NUTRIÇÃO EM PEDIATRIA

DA NEONATOLOGIA À ADOLESCÊNCIA

NUTRIÇÃO EM PEDIATRIA

DA NEONATOLOGIA À ADOLESCÊNCIA

COORDENADORES
Virgínia Resende Silva Weffort
Joel Alves Lamounier

3ª EDIÇÃO

manole
editora

Editora: Cristiana Gonzaga S. Corrêa
Projeto gráfico: Departamento Editorial da Editora Manole
Diagramação: RG Passo
Ilustrações: Eduardo Borges e Luargraf Serviços Gráficos
Capa: Departamento de Arte da Editora Manole
Imagem da capa: freepik.com

CIP-BRASIL. CATALOGAÇÃO NA PUBLICAÇÃO
SINDICATO NACIONAL DOS EDITORES DE LIVROS, RJ

N97
3. ed.

Nutrição em pediatria / coordenação Virgínia Resende Silva Weffort, Joel Alves Lamounier. - 3. ed. - Barueri [SP] : Manole, 2024.

Inclui bibliografia
ISBN 9786555769425

1. Crianças - Nutrição. 2. Adolescentes - Nutrição. 3. Crianças - Doenças - Aspectos nutricionais. 4. Hábitos alimentares. I. Weffort, Virgínia Resende Silva. II. Lamounier, Joel Alves.

24-91462 CDD: 613.2083
CDU: 613.2-053.2

Gabriela Faray Ferreira Lopes - Bibliotecária - CRB-7/6643

Edição – 2024

Editora Manole Ltda.
Alameda Rio Negro, 967, cj 717.
Barueri, SP.
CEP 06454-000
Fone: (11) 4196-6000
www.manole.com.br | https://atendimento.manole.com.br/

Impresso no Brasil
Printed in Brazil

Dedico este livro ao meu esposo José Luiz Weffort e às minhas filhas Mariana e Luiza, que sempre me incentivaram e apoiaram. Aos queridos netos Rafaella, Caetano e Fábio, que iluminam nossos dias. Minha família é o alicerce que me sustenta nos momentos difíceis e vibra nas minhas vitórias e conquistas.

Virgínia Resende Silva Weffort

Dedico a minha esposa Iria, meus filhos Carolina, Fernando e Guilherme, e minhas netas Karen, Cecília, Maria Fernanda e Ana Clara.

Joel Alves Lamounier

Dedicamos este livro aos professores Ennio Leão e José Eduardo Dutra-de-Oliveira, grandes homens, grandes amigos, grandes pesquisadores, grandes professores em Nutrologia. Seus ensinamentos estão presentes em vários capítulos deste livro.

Virgínia Resende Silva Weffort
Joel Alves Lamounier

Coordenadores

Virgínia Resende Silva Weffort

Pediatra com Área de Atuação em Nutrologia pela Associação Brasileira de Nutrologia (ABRAN)/Sociedade Brasileira de Pediatria (SBP). Mestre e Doutora em Pediatria pela Faculdade de Medicina de Ribeirão Preto da Universidade de São Paulo (FMRP-USP). Professora Aposentada de Pediatria da Universidade Federal do Triângulo Mineiro (UFTM). Presidente do Comitê de Nutrologia da Sociedade Mineira de Pediatria (SMP). Membro Participante do Departamento Científico de Nutrologia da SBP. Coordenadora do Curso de Aprimoramento em Nutrologia Pediátrica (CANP) e do Curso de Nutrologia Pediátrica em EAD da SBP/Manole. Membro do Comitê de Dificuldades Alimentares da Sociedad Latinoamericana de Gastroenterología, Hepatología y Nutrición Pediátrica (LASPGHAN). Membro da Academia Mineira de Pediatria e da Academia Brasileira de Pediatria.

Joel Alves Lamounier

Especialista em Pediatria pela Sociedade Brasileira de Pediatria (SBP) e em Nutrologia pela SBP/Associação Brasileira de Nutrologia (ABRAN)/Associação Médica Brasileira (AMB). Mestre em Bioquímica pela Universidade Federal de Minas Gerais (UFMG). Doutor em Saúde Pública pela University of California, EUA. Professor Titular do Departamento de Pediatria da Faculdade de Medicina (FM) da UFMG e do Departamento de Medicina da Universidade Federal de São João del-Rei (UFSJ). Orientador do Programa de Pós-graduação em Ciências da Saúde – Área de Concentração em Saúde da Criança e do Adolescente – da FM-UFMG e do Programa de Pós-graduação em Ciências da Saúde da UFSJ.

Autores

Ana Paula Aragão

Pediatra Nutróloga pela Sociedade Brasileira de Pediatria (SBP). Pediatra Nutróloga do Serviço de Metabologia e Nutrologia do Hospital Infantil Joana de Gusmão (HIJG), Florianópolis. Coordenadora Técnica-administrativa da EMTN do HIJG. Presidente do Departamento de Nutrologia Pediátrica da Sociedade Catarinense de Pediatria (SCP). Membro do Departamento de Suporte Nutricional da SBP.

André Everton de Freitas

Médico. Doutor em Ciências da Saúde pela Faculdade de Medicina da Universidade Federal de Minas Gerais (FM-UFMG). Professor Adjunto da Pontifícia Universidade Católica de Minas Gerais (PUC-MG).

Andréia Queiroz Ribeiro

Farmacêutica. Doutora pela Faculdade de Farmácia da Universidade Federal de Minas Gerais (UFMG). Professora Adjunta da Disciplina Bioestatística Aplicada à Nutrição do Departamento de Nutrição e Saúde da Universidade Federal de Viçosa (UFV).

Ariane Ribeiro de Freitas Rocha

Nutricionista pela Universidade Federal Fluminense (UFF). Doutoranda e Mestre em Ciência da Nutrição pela Universidade Federal de Viçosa (UFV).

Ary Lopes Cardoso

Doutor em Medicina pelo Departamento de Pediatria da Faculdade de Medicina da Universidade de São Paulo (FMUSP). Chefe da Unidade de Nutrologia do Instituto da Criança e do Adolescente (ICr) do Hospital das Clínicas (HC) da FMUSP.

Carla Cristina João Nogueira-de-Almeida

Psicóloga. Curso de Extensão em Psicoterapia Psicanalítica. Estágio na Universidade do Porto, Portugal. Membro do Centro de Estudos em Saúde e Nutrologia Infantojuvenil pelo CNPq. Membro do Grupo de Estudos Psicanalíticos Bioniano – Foco em Prática Clínica.

Carlos Alberto Nogueira-de-Almeida

Mestre e Doutor em Pediatria pela USP (Universidade de São Paulo). Pós-doutorado pelo Departamento de Clínica Médica da Faculdade de Medicina de Ribeirão Preto (FMRP) da USP. Professor da Universidade Federal de São Carlos (UFSCar). Nutrólogo com Título de Área de Atuação em Nutrologia Pediátrica. Membro Titular da Academia Latinoamerica de Nutrologia. Diretor do Departamento de Nutrologia Pediátrica da Associação Brasileira de Nutrologia (ABRAN). Professor do Programa de Pós-graduação da FMRP-USP.

Cristiane Simões Bento de Souza

Doutora e Mestre em Saúde da Criança e do Adolescente pela Faculdade de Medicina de Ribeirão Preto da Universidade de São Paulo (FMRP-USP). Nutróloga Pediátrica pela Associação Brasileira de Nutrologia (ABRAN)/Sociedade Brasileira de Pediatria (SBP). Professora do Departamento de Pediatria da Faculdade de Medicina da Universidade Federal de Goiás (UFG). Professora de Pediatria da Faculdade de Medicina da Pontifícia Universidade Católica de Goiás (PUC-GO). Coordenadora da Pós-graduação em Pediatria da APM.

Daniela da Silva Rocha

Nutricionista. Doutora em Ciências da Saúde pela Universidade Federal de Minas Gerais (UFMG). Professora Adjunta da Universidade Federal da Bahia (UFBA).

Danusa Soares Dias

Doutora em Fisiologia pelo Instituto de Ciências Biológicas da Universidade Federal de Minas Gerais (UFMG). Professora Titular de Fisiologia do Exercício da Escola de Educação Física, Fisioterapia e Terapia Ocupacional (EEFFTO) da UFMG.

Denise Alves Brasileiro

Médica Pediatra e Nutróloga. Residência Médica em Pediatria no Hospital das Clínicas da Universidade Federal de Minas Gerais (HC-UFMG). Residência Médica em Terapia Intensiva Neonatal e Pediátrica na Neocenter. Pós-graduação em Nutrologia pela Associação Brasileira de Nutrologia (ABRAN) e pelo Boston Institute, EUA.

Diana Ruffato Resende-Campanholi

Nutricionista. Especialista em Nutrição Hospitalar pelo Hospital das Clínicas (HC) da Faculdade de Medicina de Ribeirão Preto (FMRP) da Universidade de São Paulo (USP). Mestre em Saúde da Criança e do Adolescente pela FMRP-USP. Professora Titular das Disciplinas Nutrição Materno-infantil e Nutrição Humana do Departamento de Nutrição da Universidade de Franca/Cruzeiro do Sul Educacional.

Elza Daniel de Mello

Médica Pediatra pela Sociedade Brasileira de Pediatria (SBP) e Nutróloga pela Associação Brasileira de Nutrologia (ABRAN), com Área de Atuação em Gastroenterologia e Nutrologia Pediátrica pela SBP e Nutrição Enteral e Parenteral pela Sociedade Brasileira de Nutrição Parenteral e Enteral (BRASPEN). Mestre e Doutora em Pediatria pela Universidade Federal do Rio Grande do Sul (UFRGS). Professora Titular Aposentada do Departamento de Pediatria da Faculdade de Medicina da UFGRS.

Fabiane Aparecida Canaan Rezende

Nutricionista Clínica e Terapeuta Alimentar. Instrutora de *Mindfulness* pelo Instituto Mindfulness & Cia/MTI e de *Mindful Eating* para a Saúde pela Universidade Federal de São Paulo (Unifesp). Treinamento Internacional em *Intuitive Eating* pelo Centro Brasileiro de Atualização em Transtorno Alimentares (CEBRATA). Mestre e Doutora em Ciência da Nutrição pela Universidade Federal de Viçosa (UFV). Pós-doutorado em *Mindful Eating* e *Intuitive Eating* pela Universidade do Porto (UP), Portugal. Investigadora Científica na Faculdade de Ciências da Nutrição e Alimentação da UP. Diretora do Lab Eating.

Fábio da Veiga Ued

Nutricionista. Especialista em Nutrição em Pediatria pela Universidade Estadual de Campinas (Unicamp). Doutor em Saúde da Criança e do Adolescente pela Universidade de São Paulo (USP). Docente do Departamento de Ciências da Saúde da Faculdade de Medicina de Ribeirão Preto da Universidade de São Paulo (FMRP-USP). Coordenador do Curso de Especialização em Nutrição Clínica Pediátrica do HC-Criança/USP e da Liga Acadêmica de Nutrição Materno-Infantil (LANMI) da FMRP-USP.

Fernanda Luisa Ceragioli Oliveira

Doutora em Pediatria pela Universidade Federal de São Paulo (Unifesp). Título de Especialista em Pediatria – Área de Atuação em Nutrologia Pediátrica e Nutrição Parenteral e Enteral em Pediatria. Pediatra da Disciplina de Nutrologia do Departamento de Pediatria da Escola Paulista de Medicina (EPM) da Unifesp. Responsável pelo Setor de Suporte Nutricional e do Ambulatório de Dislipidemia da Disciplina Nutrologia do Departamento de Pediatria da EPM-Unifesp. Pesquisadora da Pós-graduação em Nutrição da Unifesp.

Flávio Diniz Capanema

Médico. Especialista em Nutrologia Pediátrica pela Sociedade Brasileira de Pediatria (SBP)/Associação Brasileira de Nutrologia (ABRAN). Doutor em Saúde da Criança e do Adolescente pela Faculdade de Medicina da Universidade Federal de Minas Gerais (FM-UFMG). Pós-doutorado em Gastroenterologia e Nutrição Infantil pela Assistance Publique des Hôpitaux de Paris, França. Editor-chefe do *SBP Ciência*. Membro da Coordenação de Inovação e Pesquisa da Fundação Hospitalar do Estado de Minas Gerais (FHEMIG).

Franciane Rocha de Faria Barbosa

Nutricionista. Mestre e Doutora em Ciência da Nutrição pela Universidade Federal de Viçosa (UFV). Professora Adjunta nos Módulos de Interação Comunitária e de Abrangência das Ações de Saúde do Curso de Medicina, e no Programa de Residência Multiprofissional em Saúde do Adulto e Idoso da Universidade Federal de Mato Grosso (UFMT) – *Campus* Universitário de Rondonópolis.

Francine Gelo Borges Santiago

Médica de Família e Comunidade. Graduada e Pós-graduada pela Universidade Federal do Triângulo Mineiro (UFTM).

Gustavo Damázio Heluy

Médico Ortopedista. Membro da Sociedade Brasileira de Ortopedia e Traumatologia (SBOT) e da Sociedade Brasileira de Cirurgia de Joelho (SBCJ).

Hélcio de Sousa Maranhão

Professor Titular do Departamento de Pediatria da Universidade Federal do Rio Grande do Norte (UFRN). Doutor em Ciências e Mestre em Pediatria pela Escola Paulista de Medicina da Universidade Federal de São Paulo (EPM-Unifesp). Especialista em Gastroenterologia Pediátrica pela EPM-Unifesp e pela UFRN. Especialista em Pediatria pela UFRN e pela Sociedade Brasileira de Pediatria (SBP). Área de Atuação em Gastroenterologia Pediátrica pela SBP e em Nutrologia Pediátrica pela SBP/Associação Brasileira de Nutrologia (ABRAN). Vice-coordenador do Programa de Residência Médica em Gastroenterologia Pediátrica do Hospital Universitário Onofre Lopes – UFRN. Secretário do Departamento Científico de Nutrologia da SBP.

Ieda Regina Lopes Del Ciampo

Doutora em Saúde da Criança e do Adolescente pela Faculdade de Medicina de Ribeirão Preto da Universidade de São Paulo (FMRP-USP). Professora Adjunta do Curso de

Medicina da Universidade Federal de São Carlos (UFSCar), Área de Saúde da Criança e do Adolescente.

Janine Pereira da Silva

Mestre e Doutora em Ciências da Saúde. Bacharel em Nutrição. Membro do Grupo de Pesquisa e Estudos em Avaliação da Saúde Humana da Universidade Estadual de Minas Gerais (UEMG/Divinópolis). Pesquisadora e Integrante de Projetos em Saúde Humana da Agência Internacional de Energia Atômica – Viena, Áustria.

Jocemara Gurmini

Pediatra com Área de Atuação em Gastroenterologia e Nutrologia Pediátrica. Especialista em Terapia Nutricional Parenteral e Enteral. Mestre em Ciências da Saúde pela Pontifícia Universidade Católica do Paraná (PUC-PR). Doutora em Medicina Interna e Ciências da Saúde pela Universidade Federal do Paraná (UFPR). Professora de Pediatria da Escola de Medicina da PUC-PR. Coordenadora Clínica do Serviço de Suporte Nutricional Parenteral e Enteral do Hospital Pequeno Príncipe. Membro do Departamento Científico de Nutrologia da Sociedade Brasileira de Pediatria (SBP).

Joel Alves Lamounier

Especialista em Pediatria pela Sociedade Brasileira de Pediatria (SBP) e em Nutrologia pela SBP/Associação Brasileira de Nutrologia (ABRAN)/Associação Médica Brasileira (AMB). Mestre em Bioquímica pela Universidade Federal de Minas Gerais (UFMG). Doutor em Saúde Pública pela University of California, EUA. Professor Titular do Departamento de Pediatria da Faculdade de Medicina (FM) da UFMG e do Departamento de Medicina da Universidade Federal de São João del-Rei (UFSJ). Orientador do Programa de Pós-graduação em Ciências da Saúde – Área de Concentração em Saúde da Criança e do Adolescente – da FM-UFMG e do Programa de Pós-graduação em Ciências da Saúde da UFSJ.

Josefina Aparecida Pellegrini Braga

Professora Adjunta do Departamento de Pediatria/Hematologia Pediátrica da Escola Paulista de Medicina da Universidade Federal de São Paulo (EPM/Unifesp).

Juliana Farias de Novaes

Nutricionista. Mestre pelo Programa de Pós-graduação em Ciência da Nutrição no Departamento de Nutrição e Saúde da Universidade Federal de Viçosa (UFV). Doutora pelo Programa de Pós-graduação em Ciências da Saúde – Área de Concentração em Saúde da Criança e do Adolescente – na Faculdade de Medicina da Universidade Federal de Minas Gerais (FM-UFMG).

Juliano Pinheiro Lopes

Fisioterapeuta. Doutorando do Programa de Pós-graduação em Ciências da Saúde – Área de Concentração em Saúde da Criança e do Adolescente – da Faculdade de Medicina da Universidade Federal de Minas Gerais (FM-UFMG). Professor Assistente da Pontifícia Universidade Católica de Minas Gerais (PUC-MG).

Junaura Rocha Barretto

Diretora Médica da Nutricional Serviços Médicos LTDA. Médica Nutróloga Pediatra. Doutora em Medicina e Saúde. Membro do Departamento Científico de Nutrologia Pediátrica da Sociedade Brasileira de Pediatria (SBP).

Karina Rizzardo Sella

Bacharel em Fonoaudiologia pela Universidade Guarulhos (UnG). Mestre em Distúrbios do Desenvolvimento e Doutoranda em Ciências do Desenvolvimento pela Universidade Presbiteriana Mackenzie. Especialização em Motricidade Oral com enfoque em Disfagia pelo CEFAC – Saúde e Educação. Aprimoramento Profissional em Fonoaudiologia Aplicada à Neurolinguística pelo Hospital das Clínicas da Faculdade de Medicina da Universidade de São Paulo (HC-FMUSP). Certificações em Disfagia Neonatal e Pediátrica e em Dificuldades Alimentares na Infância. Terapeuta formada no Conceito Castillo Morales de Reabilitação Corporal e Orofacial. Fonoaudióloga Clínica e Pesquisadora do Centro de Excelência em Nutrição e Dificuldades Alimentares (CENDA) do Instituto Pensi/Fundação José Luiz Egydio Setúbal.

Karla Cristina Malta Costa

Nutróloga Pediatra pela Associação Brasileira de Nutrologia (ABRAN), Sociedade Brasileira de Pediatria (SBP), Associação Médica Brasileira (AMB) e Conselho Federal de Medicina (CFM). Nutróloga pela ABRAN/AMB/CFM. Mestre e Doutora em Saúde da Criança e do Adolescente pela Faculdade de Medicina de Ribeirão Preto da Universidade de São Paulo (FMRP-USP). Membro do Departamento de Nutrologia Pediátrica da ABRAN. Professora de Pediatria no Centro Universitário Facid Wyden (UniFacid), Teresina. Preceptora de Pediatria da Universidade Estadual do Piauí (UESPI). Atuação em Nutrologia Pediátrica no Hospital Infantil Lucídio Portela (HILP), Teresina.

Keyla Christy Christine Mendes S. Cunha

Mestre e Doutora em Ciências da Saúde pela Universidade Federal de Minas Gerais (UFMG). Professora Adjunta da UFMG.

Laila Cristina Moreira Damázio

Fisioterapeuta. Especialização em Fisioterapia Neurológica pela Universidade Federal de Minas Gerais (UFMG). Mestre em Neurociências pela Universidade Federal de

São João del-Rei (UFSJ). Doutora em Biologia Celular e Estrutural pela Universidade Federal de Viçosa (UFV). Professora Associada II das Disciplinas Anatomia Clínica, Neuroanatomia e Propedêutica Ortopédica do Departamento de Medicina da UFSJ.

Larissa Lyra

Médica Pediatra e Nutróloga Pediatra graduada pela Universidade Federal de São Paulo (Unifesp).

Leandro Izoton Lorencette

Médico da Equipe de Suporte Nutricional do Hospital Pequeno Príncipe e do Hospital Infantil Waldemar Monastier.

Lilian dos Santos Rodrigues Sadeck

Doutora em Pediatria pela Faculdade de Medicina da Universidade de São Paulo (FMUSP). Médica-assistente do Centro Neonatal do Instituto da Criança e do Adolescente (ICr) do Hospital das Clínicas (HC) da FMUSP. Especialista em Pediatria com área de atuação em Neonatologia pela Sociedade Brasileira de Pediatria (SBP). Diretora de Cursos e Eventos da Sociedade Brasileira de Pediatria (SBP). Secretária do Departamento Científico de Neonatologia da SBP. Membro da Diretoria Executiva da Sociedade de Pediatria de São Paulo (SPSP). Diretora de Cursos e Eventos da SPSP.

Luciano Borges Santiago

Médico pela Universidade Federal do Triângulo Mineiro (UFTM). Especialista em Pediatria pela Faculdade de Medicina de Catanduva (Fameca) e Título de Especialista em Pediatria pela Sociedade Brasileira de Pediatria (SBP). Mestre e Doutor pela Faculdade de Medicina de Ribeirão Preto da Universidade de São Paulo (FMRP-USP). Professor Associado da Disciplina Puericultura do Departamento Materno-infantil da UFTM. Ex-presidente do Departamento Científico de Aleitamento Materno da SBP.

Luciano Sales Prado

Educador Físico. Doutor em Ciências do Esporte (Fisiologia do Exercício) pela Universidade de Konstanz, Alemanha.

Luitgard Clayre Gabriel Carvalho de Lima

Farmacêutico e Nutricionista. Especialização em Saúde, Alimentação e Nutrição Infantil pela Escola Paulista de Medicina da Universidade Federal de São Paulo (EPM/Unifesp). Pós-graduação em Nutrição Clínica Funcional pelo VP Centro de Nutrição Funcional, em Fitoterapia Aplicada à Prática Clínica pelo IPGS-RS e em Nutrição em Obstetrícia, Pediatria e Adolescência pelo NutMed/UniRedentor. Mestre em Pediatria e Ciências Aplicadas à Pediatria pelo Departamento de Pediatria da Escola Paulista de Medicina da Universidade Federal de São Paulo (EPM/Unifesp). Professor de Pós-graduação no Centro Universitário Senac – *Campus* Santo Amaro.

Luiz Antonio Del Ciampo

Mestre, Doutor e Livre-docente em Saúde da Criança e do Adolescente pela Universidade de São Paulo. Título de Nutrólogo pela Associação Brasileira de Nutrologia (ABRAN). Professor Associado, Chefe da Divisão de Hebiatria, do Departamento de Puericultura e Pediatria da Faculdade de Medicina de Ribeirão Preto (FMRP) da USP.

Márcia Rocha Parizzi

Especialista em Pediatria pela Sociedade Brasileira de Pediatria (SBP) e em Medicina do Adolescente pela Faculdade de Medicina da Universidade Federal de Minas Gerais (FM-UFMG). Doutora pelo Programa de Pós-graduação em Ciências da Saúde da FM-UFMG.

Maria Albertina Santiago Rego

Médica Pediatra – Área de Atuação Neonatologia. Mestre e Doutora em Ciências da Saúde da Criança e do Adolescente pela Universidade Federal de Minas Gerais (UFMG). Professora Associada da Disciplina Neonatologia do Departamento de Pediatria da FM-UFMG. Membro do Conselho Científico do Departamento Científico de Neonatologia da Sociedade Brasileira de Pediatria (SBP). Presidente do Departamento Científico de Neonatologia da Sociedade Mineira de Pediatria (SMP). Pesquisadora Médica do Oxford Maternal and Perinatal Health Institute.

Maria Carolina de Pinho Porto

Mestre em Saúde da Criança pela Universidade Federal Fluminense (UFF). Especialista em Nutrologia e Suporte Nutricional pela Sociedade Brasileira de Pediatria (SBP)/ Associação Médica Brasileira (AMB).

Maria Marlene de Souza Pires

Pós-graduada em Nutrologia Pediátrica e Doutora em Medicina/Pediatria pelo Departamento de Pediatria da Faculdade de Medicina da Universidade de São Paulo (FMUSP). Professora Titular do Departamento de Pediatria da Universidade Federal de Santa Catarina (UFSC). Professora Orientadora do Programa de Pós-graduação em Ciências Médicas da UFSC. Diretora de Ensino e Pesquisa da Sociedade Catarinense de Pediatria (SCP). Membro Titular da Academia Brasileira de Pediatria (ABP).

Maria Paula de Albuquerque

Pediatra Nutróloga. Doutora em Ciências pelo Departamento de Endocrinologia Clínica da Universidade Federal de São Paulo (Unifesp). Vice-coordenadora do Grupo de

Pesquisa, Nutrição e Pobreza do Instituto de Estudos Avançados da Universidade de São Paulo (USP). Gerente Geral Clínica do Centro de Recuperação e Educação Nutricional (CREN).

Marileise dos Santos Obelar

Especialista em Pediatria pela Sociedade Brasileira de Pediatria (SBP). Pós-graduada em Nutrologia Pediátrica pelo Hospital Infantil Joana de Gusmão (HIJG)/Universidade Federal de Santa Catarina (UFSC) e em Nutrologia pela Associação Brasileira de Nutrologia (ABRAN). Mestre em Ciências Médicas – Área de Concentração em Pediatria – pela UFSC. Coordenadora Clínica da EMTN do Hospital Universitário da UFSC e do HIJG.

Marília Ribeiro de Morais Ramos

Médica Pediatra e Residente em Gastroenterologia Pediátrica na Universidade Federal do Rio Grande do Norte (UFRN).

Mário Maia Bracco

Mestre em Saúde da Criança e do Adolescente pela Universidade Estadual de Campinas (Unicamp). Doutor pelo Programa de Pós-graduação em Pediatria e em Ciências Aplicadas à Pediatria da Escola Paulista de Medicina da Universidade Federal de São Paulo (EPM-Unifesp). Coordenador-médico do Centro Assistencial Cruz de Malta (CACM). Pesquisador da EPM-Unifesp. Professor Convidado da Faculdade de Ciências Médicas da Santa Casa de São Paulo (FCMSCSP). Coordenador do Comitê de Medicina do Programa Agita São Paulo.

Mauro Fisberg

Pediatra e Nutrólogo. Coordenador do Centro de Excelência em Nutrição e Dificuldades Alimentares (CENDA), do Instituto PENSI e da Fundação José Luiz Egydio Setúbal/Sabará Hospital Infantil. Professor Associado Doutor do Setor de Medicina do Adolescente do Departamento de Pediatria da Escola Paulista de Medicina da Universidade Federal de São Paulo (EPM-Unifesp). Coordenador da Força Tarefa de Dificuldades Alimentares da Sociedad Latinoamericana de Gastroenterología, Hepatología y Nutrición Pediátrica (SLAGHNP).

Michele Pereira Netto

Nutricionista. Mestre em Ciências da Nutrição e Doutora em Ciências da Saúde. Professora Adjunta do Departamento de Nutrição da Universidade Federal de Juiz de Fora (UFJF).

Milene Cristine Pessoa

Nutricionista. Mestre e Doutora em Enfermagem pela Universidade Federal de Minas Gerais (UFMG). Professora Adjunta da Área de Nutrição em Saúde Pública do Departamento de Nutrição da UFMG.

Mônica de Araújo Moretzsohn

Pediatra com Área de Atuação em Nutrologia Pediátrica e Suporte Nutricional Enteral e Parenteral. Médica do Serviço de Nutrologia Pediátrica do Instituto de Puericultura e Pediatria Martagão Gesteira da Universidade Federal do Rio de Janeiro (UFRJ). Médica do Serviço de Pediatria do Hospital Municipal Miguel Couto. Membro do Departamento de Nutrologia Pediátrica da Sociedade de Pediatria do Estado do Rio de Janeiro (SOPERJ).

Mônica Lisboa Chang Wayhs

Pediatra com Área de Atuação em Nutrologia Pediátrica e Gastroenterologia pela Sociedade Brasileira de Pediatria (SBP). Mestre em Pediatria e Doutora em Medicina pela Escola Paulista de Medicina da Universidade Federal de São Paulo (EPM-Unifesp). Professora Associada do Departamento de Pediatria da Universidade Federal de Santa Catarina (UFSC). Pediatra Nutróloga do Serviço de Nutrologia do Hospital Infantil Joana de Gusmão (HIJG).

Nathalia Gioia de Paula

Graduada em Medicina pela Escola Paulista de Medicina da Universidade Federal de São Paulo (EPM-Unifesp). Especialista em Pediatria e Gastroenterologia Pediátrica pela EPM/Unifesp. Médica Pediatra do Centro de Excelência em Nutrição e Dificuldades Alimentares (CENDA) do Instituto PENSI/Fundação José Luiz Egydio Setúbal.

Natalia Vieira Inácio dos Santos

Médica Pediatra e Nutropediatra no Hospital de Clínicas da Universidade Federal do Triângulo Mineiro (UFTM). Mestre em Medicina Tropical e Infectogia – Imunologia e Infectologia – pela UFTM. Doutoranda em Medicina Tropical e Infectogia – Imunologia e Nutrologia – pela UFTM.

Núbia de Souza de Morais

Nutricionista pela Universidade Federal de Viçosa (UFV). Mestre e Doutora em Ciência da Nutrição pela UFV.

Paola Marian Bridi

Médica. Especialista em Pediatria pelo HIJG.

Paola Micheloni Elvira Ibelli

Nutricionista pela Faculdade de Saúde Pública da Universidade de São Paulo (FSP-USP). Especialização em Nutrição Clínica Materno-infantil pelo Hospital das Clínicas da Faculdade de Medicina da USP (HCFMUSP).

Paulo César Pinho Ribeiro

Médico Pediatra com Titulação em Adolescência pela Sociedade Brasileira de Pediatria (SBP). Especialista em Administração Hospitalar pelo Centro Universitário São Camilo. Mestre em Ciências da Saúde da Criança e do Adolescente pela Universidade Federal de Minas Gerais (UFMG). Professor-assistente e Emérito da Graduação e Pós-graduação da Disciplina Adolescência do Departamento de Pediatria da Faculdade de Ciências Médicas de Minas Gerais (FCMMG). Ex-presidente do Departamento de Adolescência da SBP e da Academia Mineira de Pediatria.

Poliana Cristina de Almeida Fonseca

Nutricionista. Mestre e Doutora em Ciência da Nutrição pela UFV.

Priscila Maximino

Graduada em Nutrição. Mestre pela Universidade Federal de São Paulo (Unifesp). Especialista em Adolescência e Nutrição Materno-infantil. Formação Internacional em Dificuldades Alimentares e *Pediatric Feeding Disorders,* EUA. Pesquisadora do Instituto PENSI – Centro de Excelência em Nutrição e Dificuldades Alimentares.

Raquel Ricci

Graduada em Nutrição e Metabolismo pela Faculdade de Medicina de Ribeirão Preto da Universidade de São Paulo (FMRP-USP), com período de extensão na Universidade do Porto, Portugal. Residência em Saúde da Criança e do Adolescente pela Universidade Federal de São Paulo (Unifesp). Formação em Pesquisa Clínica pela Invitare. Nutricionista do Centro de Excelência em Nutrição e Dificuldades Alimentares (CENDA) do Instituto PENSI/FJLES, da Clínica Pediátrica Nutrociência e da Clínica André Laranjeira.

Reginaldo Gonçalves

Profissional de Educação Física. Mestre em Treinamento Esportivo e Doutor em Ciências da Saúde pela Universidade Federal de Minas Gerais (UFMG). Professor das Disciplinas Avaliação Física e Atividade Física e Saúde do Departamento de Esportes da EEFFTO-UFMG.

Renata Rodrigues Cocco

Médica Alergista/Imunologista pela Escola Paulista de Medicina da Universidade Federal de São Paulo (EPM-Unifesp). Especialista em Alergia Alimentar pelo Mount Sinai Medical Center, Nova York, EUA. Doutora em Ciências Médicas pela EPM-Unifesp. Pesquisadora Associada à Disciplina Alergia, Imunologia Clínica e Reumatologia do Departamento de Pediatria da Unifesp.

Renata Acelina Jayme Pires Perlin

Médica Especialista em Pediatria Geral e Nutrologia Pediátrica. Professora do Departamento de Pediatria da Universidade Federal de Santa Catarina (UFSC).

Roberta Stofeles Cecon

Professora Adjunta da Universidade Federal do Vale do São Francisco (UNIVASF). Graduação em Nutrição pela Universidade Federal de Viçosa (UFV). Mestre e Doutora em Ciência da Nutrição pela UFV.

Roberto Gomes Chaves

Médico. Especialista em Pediatria com área de atuação em Nutrologia Pediátrica pela Sociedade Brasileira de Pediatria (SBP)/Associação Brasileira de Nutrologia (ABRAN). Doutor em Pediatria pela Universidade Federal de Minas Gerais (UFMG). Professor Titular do Curso de Medicina da Universidade de Itaúna, MG.

Rosana Tumas

Médica Assistente da Equipe de Nutrologia do Instituto da Criança e do Adolescente (ICr) do Hospital das Clínicas da Faculdade de Medicina da Universidade de São Paulo (HCFMUSP). Especialista em Pediatria com Área de Atuação em Nutrologia pela Sociedade Brasileira de Pediatria (SBP). Mestre em Medicina pela FMUSP. Presidente do Departamento de Nutrição da Sociedade de Pediatria de São Paulo (SPSP). Membro do Departamento de Suporte Nutricional da SBP.

Rosane Costa Gomes

Doutora em Ciências da Saúde pela Universidade Federal do Rio Grande do Norte (UFRN). Mestre em Pediatria pela Escola Paulista de Medicina da Universidade Federal de São Paulo (EPM-Unifesp). Especialista em Gastroenterologia Pediátrica pela Universidade Federal de Minas Gerais (UFMG). Especialista em Pediatria pela Sociedade Brasileira de Pediatria (SBP).

Rosângelis Del Lama Soares

Nutricionista. Doutora em Ciências da Saúde/Saúde da Criança e do Adolescente pela Faculdade de Medicina da Universidade Federal de Minas Gerais (FM-UFMG).

Sarah Aparecida Vieira

Nutricionista e Doutora em Ciência da Nutrição pela Universidade Federal de Viçosa (UFV). Docente do Departamento de Nutrição e Saúde da UFV.

Silvana Guimarães Trigo

Médica Pediatra com Residência no Instituto de Puericultura e Pediatria Martagão Gesteira da Universidade Federal do Rio de Janeiro (UFRJ). Neonatologista no Hospital Federal de Bonsucesso. Pós-graduação em Nutrologia Pediátrica pela UFRJ. Radiologista Pediátrica com Título de Especialista pelo Colégio Brasileiro de Radiologia.

Silvia Eloiza Priore

Nutricionista. Mestre em Nutrição e Doutora em Ciências pela Escola Paulista de Medicina da Universidade Federal de São Paulo (EPM-Unifesp). Professora Titular do Departamento de Nutrição e Saúde da Universidade Federal de Viçosa (UFV).

Sylvia do Carmo Castro Franceschini

Nutricionista. Especialização em Nutrição Básica e Aplicada pela Faculdade de Medicina de Ribeirão Preto da Universidade de São Paulo (FMRP-USP). Mestre e Doutora em Ciências da Nutrição pela Escola Paulista de Medicina da Universidade Federal de São Paulo (EPM-Unifesp). Professora Titular do Departamento de Nutrição e Saúde e Orientadora nos Programas de Pós-graduação em Ciências da Nutrição e de Agroecologia da Universidade Federal de Viçosa (UFV).

Tamara Lazarini

Nutricionista. Doutora em Ciências da Nutrição pela Universidade Federal de São Paulo (Unifesp). Mestre pela Universidade de São Paulo (USP). MBA em Marketing pela Fundação Getulio Vargas (FGV). Especialista em Saúde Coletiva pela Associação Brasileira de Nutrição (ASBRAN). Certificada internacionalmente como Especialista em Nutrição do Prematuro pela European Foundation of Care of Newborn Infants (EFCNI Academy) e pela University of Western Australia (UWA). Especialista em Nutrição Pediátrica pela Philadelphia University e Boston University e em Nutrição Precoce pela Ludwig-Maximilian's-Universität (LMU). Ex-presidente e Conselheira da Associação Paulista de Nutrição (APAN). Membro da Diretoria da Sociedade Brasileira de Alimentação e Nutrição (SBAN).

Teresa Negreira Navarro Barbosa

Professora Titular da Disciplina de Pediatria e da Disciplina de Saúde da Criança e do Adolescente da Universidade de Santo Amaro (Unisa). Médica Pediatra. Nutróloga. Mestre em Pediatria e Doutora em Ciências pela Escola Paulista de Medicina da Universidade Federal de São Paulo (EPM-Unifesp).

Thaysa Maués Cezar

Nutricionista. MBA em Marketing pela Escola Superior de Agricultura "Luiz de Queiroz" (Esalq)/Universidade de São Paulo (USP). Gerente de Medical Affairs na Danone Nutricia.

Tulio Konstantyner

Pediatra com Área de Atuação em Nutrologia. Professor Adjunto, Chefe da Disciplina de Nutrologia e Orientador do Programa de Pós-graduação do Departamento de Pediatria da Escola Paulista de Medicina da Universidade Federal de São Paulo (EPM-Unifesp). Membro Titular do Departamento Científico de Nutrologia da Sociedade Brasileira de Pediatria (SBP). Vice-presidente do Departamento Científico de Nutrição da Sociedade de Pediatria de São Paulo (SPSP). Editor Executivo da *Revista Paulista de Pediatria*. Mestre e Doutor pelo Programa de Pós-graduação do Departamento de Pediatria da EPM-Unifesp. Pós-doutorado em Epidemiologia e Saúde Pública pela Faculty of Epidemiology and Population Health – London School of Hygiene & Tropical Medicine, University of London, e em Medicina pela Disciplina de Nefrologia do Departamento de Medicina da EPM/Unifesp.

Valmin Ramos-Silva

Biólogo e Mestre em Biologia Vegetal. Médico Pediatra e Doutor em Pediatria. Pós-doutorado em Educação. Especialista em Pediatria e Medicina Intensiva Pediátrica. Especialista em Nutrologia Pediátrica. Membro do Grupo de Pesquisa e Estudos em Avaliação da Saúde Humana da Universidade Estadual de Minas Gerais (UEMG/Divinópolis). Pesquisador e Integrante de Projetos em Saúde Humana da Agência Internacional de Energia Atômica – Viena/Áustria. Docente da Disciplina de Pediatria e Neonatologia do Curso Medicina da Faculdade de Medicina da Multivix, Cachoeiro, ES.

Valter Paulo Neves Miranda

Professor de Educação Física. Especialização em Aspectos Biodinâmicos do Movimento Humano na Faculdade de Educação Física e Desportos da Universidade Federal de Juiz de Fora (UFJF). Mestre em Educação Física pela Universidade Federal de Viçosa (UFV).

Vicky Nogueira Pileggi

Nutricionista, PhD, MSc em Ciências da Saúde pela Faculdade de Medicina de Ribeirão Preto da Universidade de São Paulo (FMRP-USP). Pós-graduação em Nutrição Clínica Funcional Materno-infantil pela VP/Universidade Cruzeiro do Sul. MBA internacional em Gerenciamento de Projetos pela Fundação Getulio Vargas (FGV), Universidade da Califórnia em Los Angeles (UCLA).

Vinícius de Oliveira Damasceno

Especialista em Fisiologia do Exercício e Avaliação Morfofuncional pela Universidade Gama Filho (UGF). Doutor em Ciências da Saúde pela Universidade Federal de Minas Gerais (UFMG). Professor do Programa de Pós-graduação em Desempenho Humano Operacional da Universidade da Força Aérea (UNIFA).

Virgínia Resende Silva Weffort

Pediatra com Área de Atuação em Nutrologia pela Associação Brasileira de Nutrologia (ABRAN)/Sociedade Brasileira de Pediatria (SBP). Mestre e Doutora em Pediatria pela Faculdade de Medicina de Ribeirão Preto da Universidade de São Paulo (FMRP-USP). Professora Aposentada de Pediatria da Universidade Federal do Triângulo Mineiro (UFTM). Presidente do Comitê de Nutrologia da Sociedade Mineira de Pediatria (SMP). Membro Participante do Departamento Científico de Nutrologia da SBP. Coordenadora do Curso de Aprimoramento em Nutrologia Pediátrica (CANP) e do Curso de Nutrologia Pediátrica em EAD da SBP/Manole. Membro do Comitê de Dificuldades Alimentares da Sociedad Latinoamericana de Gastroenterología, Hepatología y Nutrición Pediátrica (LASPGHAN). Membro da Academia Mineira de Pediatria e da Academia Brasileira de Pediatria.

Viviane de Cássia Kanufre

Nutricionista. Mestre pelo Programa de Pós-graduação em Ciências da Saúde – Área de Concentração em Saúde da Criança e do Adolescente – da Faculdade de Medicina da Universidade Federal de Minas Gerais (UFMG). Membro do Setor de Nutrologia do HC-UFMG.

Wendell Costa Bila

Bacharelado e Licenciatura em Educação Física. Mestre e Doutor em Ciências da Saúde. Especialista em Fisiologia e Biomecânica do Movimento. Docente da Universidade Estadual de Minas Gerais (UEMG), *Campus* Divinópolis. Coordenador do Grupo de Pesquisa e Estudos em Avaliação da Saúde Humana da UEMG/Divinópolis. Contraparte/Representante Brasileiro de Projetos em Saúde Humana da Agência Internacional de Energia Atômica – Viena/Áustria.

Sumário

PARTE 8 Obesidade 641

PARTE 9 Nutrição em situações especiais 877

PARTE 10 Nutrição, esporte e uso de substâncias 1057

Prefácio
Nutrição infantil: um desafio diário para profissionais de saúde

As ciências nutricionais estão em constante aprimoramento. Cada dia uma nova descoberta: inicialmente, foram os 1.000 dias que marcaram a preocupação com o aumento da obesidade e assim várias campanhas para prevenção foram documentadas. Depois, os 2.200 dias, após constatações de que a janela poderia ser ampliada, visando a proteger o desenvolvimento do sistema nervoso central e a consolidação da microbiota, que ainda se encontram em fase de construção após o segundo ano de vida.

Esta terceira edição foi feita com muito carinho, atualizando temas já existentes nas edições anteriores e acrescentando outros que a ciência mostrou serem importantes para prevenção das doenças crônicas não transmissíveis na infância, uma vez que a obesidade continua em ascensão. Assim como ainda persistem a deficiência de micronutrientes, a anemia ferropriva e a desnutrição; as dificuldades alimentares em crescente aumento; a importância dos cuidados nutricionais durante a gestação, aleitamento materno e alimentação complementar, que estabelecerão os hábitos alimentares saudáveis durante toda a vida.

Diante da importância de divulgar conceitos em Nutrologia Pediátrica, com comprovação na literatura científica, e nossa preocupação com a nutrição adequada para crianças e adolescentes visando ao crescimento e desenvolvimento adequados, finalizamos mais um livro.

Virgínia Resende Silva Weffort
Joel Alves Lamounier

PARTE 1

Nutrição no pré-natal

1 Nutrição materna e saúde fetal: prevenção das doenças crônicas do adulto

Virgínia Resende Silva Weffort
Joel Alves Lamounier
Maria Albertina Santiago Rego

INTRODUÇÃO

A nutrição tem importante papel na prevenção de doenças e na manutenção da saúde na fase adulta, devendo-se iniciar durante a gravidez e a infância. Evidências científicas mostram que as condições de saúde da mulher antes e durante a gestação são fundamentais para o feto e para a criança.

O período que envolve as 40 semanas de gestação e os primeiros 2 anos de vida é fundamental para o crescimento e o desenvolvimento da criança, sendo denominado "mil dias". Nesse período são fundamentais um bom estado nutricional materno e uma nutrição adequada da criança, provida pelo leite humano durante lactação.

A importância dos mil dias deve-se ao que se denomina "programação metabólica", que determina de forma precoce os impactos na saúde e doença, por induzir efeitos de longo prazo na saúde da criança, incluindo o risco de doenças não transmissíveis comuns, como obesidade, diabete e doenças cardiovasculares. No entanto, com o avanço do conhecimento científico, pesquisas mostraram novas evidências científicas para iniciar a prevenção a partir da idade fértil da mulher, de modo a promover um estado nutricional adequado para o crescimento e o desenvolvimento fetal. Também, deve-se prolongar após o nascimento até 5 anos, período denominado 2.200 dias. Os primeiros 370 dos 2.200 dias da janela de oportunidade referem-se aos 100 dias prévios à concepção e aos 270 dias de gestação, seguindo mais 365 até 1 ano, mais 365 até 2 anos e 1.100 até 5 anos.

A justificativa de se destacarem esses 2.200 dias baseia-se na influência, sugerida por evidências científicas, que o estado de saúde dos pais exerce sobre embriogênese, crescimento fetal intrauterino e saúde futura da criança. A nutrição é um dos fatores de grande impacto nesse período, com influência direta na programação metabólica de um novo ser, e deve fornecer todos os nutrientes em quantidade e qualidade a cada etapa:

1. Pré-concepção (até 100 dias antes da concepção): formação de um óvulo e espermatozoide saudáveis e capazes de gerar uma nova vida.
2. Gestação (270 dias): aporte adequado de substâncias essenciais para o crescimento e o desenvolvimento fetal e placentário, e adequado também aos ajustes fisiológicos, hormonais, metabólicos e psicológicos do organismo materno e da saúde da mãe.
3. Durante os primeiros 2 anos de vida, através do leite materno de forma exclusiva e de alimentação complementar, atender às necessidades de crescimento e desenvolvimento adequados da criança e auxiliar no desenvolvimento da imunidade, da microbiota (que se estabelece até 3 anos), neurocognitivo e emocional.
4. Fase pré-escolar (3-5 anos): os cuidados com a alimentação adequada e equilibrada devem ser mantidos para contribuir com o contínuo desenvolvimento neurocognitivo (até 85% do cérebro do adulto anos 5 anos), a modulação da microbiota e a programação metabólica, essencialmente na prevenção da obesidade infantil.

Os avanços no conhecimento científico possibilitaram compreender melhor o papel dos fatores envolvidos na nutrição materna e no crescimento fetal, que incluem interação entre genes, dieta e meio ambiente. A nutrição e a genética, suas interações e as condições fetais influenciam a saúde da criança e do adulto. Nesse contexto, a nutrição materna tem um papel essencial nas alterações epigenéticas que favorecem a ocorrência de doenças na fase adulta. Fatores dietéticos podem afetar a estrutura do DNA sem alterar a sequência dos genes e causar essas alterações epigenéticas.

Outro aspecto importante para a saúde e as doenças do adulto é a influência paterna no processo de formação de um novo ser humano. Os primeiros 100 dias têm a singularidade de destinar atenção também ao componente paterno. O período pré-implantação do desenvolvimento do embrião começa com a fusão dos gametas haploides fornecidos pelos progenitores, gerando um zigoto diploide. Isso significa que a primeira condição para o desenvolvimento de um embrião saudável é a boa qualidade dos gametas. E tal qualidade tem relação direta com a condição geral de saúde dos pais. Fatores comportamentais, como tabagismo e consumo excessivo de álcool, e ambientais, como estado nutricional, idade e exposição a disruptores químicos endócrinos, podem impactar na epigenética (microRNAs, RNA longo não codificante, ocupação de histonas e metilação de DNA) do sêmen e na composição do plasma seminal, influenciando negativamente o desenvolvimento do embrião, o crescimento do feto e potencialmente a saúde dos descendentes no longo prazo.

Desse modo, devem ser considerados o ambiente intrauterino e o ambiente externo, onde a criança foi gerada e em suas etapas da vida extrauterina. Na fase intrauterina, as mães transmitem ao feto, via placenta, informações do ambiente externo, como seu estado nutricional; aos lactentes, a transmissão é feita via lactação. Diversos estudos demonstraram que o crescimento do feto é o resultado do tamanho corpóreo da mãe e do fornecimento materno de nutrientes. A desnutrição no período fetal ou neonatal pode programar o indivíduo para o aumento ou a preservação dos estoques de gordura corpórea ao longo da vida. As respostas fetais ou perinatais influenciam mudanças no metabolismo, na produção hormonal e na sensibilidade tecidual aos hormônios que afetam o desenvolvimento de vários órgãos, o que resulta em alterações persistentes na homeostase metabólica dos filhos.

O efeito da nutrição materna durante a vida fetal tem impacto além do período neonatal e influencia a saúde na vida adulta, via doenças cardiovasculares, distúrbios metabólicos e doenças mentais. Excesso de peso e desnutrição durante a gestação estão relacionados tanto com o resultado da gravidez quanto com os do período neonatal e perinatal. São algumas repercussões da desnutrição intrauterina em diversos sistemas na fase adulta:

- Pâncreas: comprometimento estrutural e funcional = padrão diabético no adulto.
- Rins: menor número e tamanho de glomérulos = hipertensão arterial.
- Fígado: alterações enzimáticas = elevação de lipídios, glicose e colesterol.
- Tecido adiposo: suscetibilidade a acúmulo e inflamação, insensibilidade hormonal múltipla, mudanças na regulação de saciedade, disfunção endotelial.

Neste capítulo são abordados os conceitos e mecanismos nutrigenômicos, nutrigenéticos e epigenéticos – a relação entre a dieta materna e os agravos ambientais ocorridos na vida fetal ou nas fases iniciais da vida extrauterina e o surgimento de doenças crônicas na vida adulta.

NUTRIÇÃO E GENÉTICA

A nutrigenômica pode ser subdividida em áreas específicas, como proteômica, metabolômica e transcriptômica, que são complementares no metabolismo e no processo bioquímico. Ela possibilita estudar, ao longo do tempo, a influência da dieta na estrutura e na expressão dos genes, favorecendo condições de saúde ou de doença. Assim, procura entender os benefícios e os malefícios da ingestão dos alimentos, que diferem de pessoa para pessoa. Em outras palavras, o grau de influência da dieta na saúde pode depender da constituição genética.

1. Genoma: conjunto de todas as moléculas de DNA de determinado ser vivo. Nessas moléculas encontram-se os genes, que guardam as informações para a produção de todas as proteínas que caracterizam os seres humanos.

2. Nutrigenômica (genômica nutricional): estuda como alimentos, nutrientes e outros compostos bioativos ingeridos pela dieta influenciam o genoma. Pode ser subdividida em áreas específicas, como proteômica, metabolômica e transcriptômica, complementares entre si: as alterações no RNA mensageiro (transcriptômica) e as proteínas correspondentes (proteômica) controlam o transporte de determinados nutrientes e metabólitos (metabolômica) no processo bioquímico.
3. Nutrigenética: estuda como a constituição genética de uma pessoa afeta sua resposta à dieta. Assim, no futuro, ambas serão de fundamental importância para o estabelecimento de intervenções dietéticas personalizadas, com o objetivo de reduzir o risco de doenças e promover a saúde.
4. Epigenética: estudo das mudanças na atividade do gene que não envolvam alterações na sequência do DNA. Considera-se fenômeno epigenético qualquer atividade reguladora de genes que não envolve mudanças na sequência do DNA (código genético) e que pode persistir por uma ou mais gerações.

Epigenética

A maioria das mudanças epigenéticas ocorre em momentos específicos da vida do ser humano, desde a fase intrauterina, passando pelo desenvolvimento do recém-nascido, puberdade e terceira idade. Essas mudanças envolvem modificações moleculares do DNA, como a metilação e a acetilação de histonas (proteínas nas quais o DNA se enovela), e, portanto, têm implicações para o risco de doenças, como câncer, doenças cardíacas, obesidade e diabete melito.

Durante a vida fetal e a infância, as condições ambientais parecem determinar a sobrevida de cada geração. Nos anos 1960, Neel lançou a "hipótese do genótipo poupador". Foi, então, proposto que determinadas populações apresentavam maior propensão à resistência insulínica, tanto por seleção natural quanto por aspectos genéticos. Uma mutação aleatória levaria à resistência à insulina como uma resposta adaptativa e benéfica para indivíduos expostos a ambientes com escassez alimentar, dando origem a sua seleção natural, com a consequente transmissão do caráter para as gerações seguintes.

Na década de 1970, Ravelli et al. estudaram uma população de 300 mil homens, filhos de mulheres expostas a um período de escassez alimentar ("fome holandesa") durante a Segunda Guerra Mundial. Observou-se que, na vida adulta, esses indivíduos apresentaram padrões diferenciados de composição corpórea dependendo da idade em que tinham sido expostos à desnutrição materna durante a vida intrauterina. Esses padrões dependiam do período da gestação. A desnutrição materna no primeiro semestre da gestação aumentava muito a incidência de obesidade. Por sua vez, no último trimestre da gestação ocorria o inverso, com baixa incidência de obesidade.

PROGRAMAÇÃO FETAL

O termo programação fetal refere-se ao processo pelo qual um estímulo ou insulto, quando ocorrido no período crítico do desenvolvimento, tem efeitos permanentes sobre a estrutura e as funções do organismo. Isso ocorre em virtude da plasticidade e da sensibilidade a alterações do ambiente. Esse período crítico do desenvolvimento, para a maioria dos órgãos e sistemas humanos, ocorre especialmente na fase intrauterina. Nessa fase, a plasticidade do organismo requer uma modulação estável da expressão de genes, mediada principalmente por mecanismos epigenéticos, como a metilação do DNA e as modificações em histonas. O genoma (paterno e materno) e o epigenoma determinam a sensibilidade a fatores ambientais e o posterior risco de doenças. Assim, a influência do ambiente intrauterino sobre a saúde do feto é explicada pelo conceito de programação fetal, do qual surge a origem fetal das doenças dos adultos, também conhecida como hipótese de Barker (1989). Inicialmente foi proposto que a subnutrição em períodos críticos do desenvolvimento do feto, causada pela dieta materna pobre em nutrientes ou decorrente de problemas na transferência de nutrientes pela placenta, desencadearia adaptações no metabolismo do feto, por exemplo, diminuição da secreção de insulina e resistência à leptina, tendo como consequência o desenvolvimento futuro de resistência à insulina e a obesidade.

Posteriormente, pesquisadores passaram a investigar a programação fetal em situações maternas de excesso de nutrição, como diabete gestacional e obesidade. Com base em estudos de coortes de crianças inglesas, Barker et al. (1989) desenvolveram a hipótese de que condições adversas intrauterinas e durante a infância representavam maior risco de doenças cardiovasculares. Foram determinadas correlações de peso ao nascer e condições ambientais durante a infância com doenças cardiovasculares no adulto. Esses estudos mostraram que pessoas nascidas com baixo peso permaneceram biologicamente diferentes daquelas com peso adequado, de forma persistente, até a vida adulta. Recém-nascidos de baixo peso apresentavam maior propensão para desenvolver diabete tipo 2 e hipertensão arterial. O baixo peso ao nascer (BPN) era associado a padrão alterado de lipídios plasmáticos, redução da densidade óssea, respostas diferenciadas ao estresse, artérias menos elásticas, padrões de secreção hormonal específicos e maior incidência de depressão.

A partir dessas observações, surgiu a "hipótese do fenótipo poupador" (*thrifty phenotype hypothesis*). O feto é capaz de se adaptar a um ambiente intrauterino adverso otimizando o uso de suprimentos energéticos reduzidos para garantir sua sobrevivência. Entretanto, esse processo adaptativo levaria ao favorecimento metabólico de órgãos nobres em detrimento de outros e conferiria alterações persistentes no crescimento e na função dos tecidos. Contudo, essa hipótese não explica acertos metabólicos persistentes que acontecem em resposta a variações do ambiente fetal e que não são imediatamente necessários para a sobrevivência do indivíduo.

Assim, estudos clínicos a respeito dos efeitos da dieta utilizada por recém-nascidos pré-termo sobre diferentes desfechos tardios buscavam evidenciar a influência dos distintos tipos de dieta láctea sobre o crescimento somático e imune, bem como sobre o desenvolvimento neuropsicomotor, sendo proposto o termo "programação" por Dörner et al. Segundo Alan Lucas, esse termo refere-se ao conceito segundo o qual um insulto ou estímulo aplicado em um período crítico ou sensível pode ter efeitos duradouros ou persistentes sobre a estrutura ou função de um organismo. O desenvolvimento e a gravidade de diversas condições mórbidas dependem da vulnerabilidade genética do indivíduo, da exposição a fatores ambientais adversos, assim como do período de ocorrência desses eventos estressantes. Desse modo, períodos críticos seriam a vida pré-natal, a infância e a adolescência, que se caracterizam por alta plasticidade. A exposição a um estímulo significativo pode ter consequências de ordem organizacional e produzir alterações persistentes no funcionamento do organismo.

Outro aspecto interessante do ponto de vista adaptativo baseia-se no modelo de respostas adaptativas e preditivas, nas quais o organismo em desenvolvimento tem a capacidade de prever o ambiente extrauterino no qual terá seu crescimento. Esse processo envolve sinais hormonais maternos pela placenta e/ou via lactação, os quais fazem o feto ajustar sua fisiologia de acordo com os sinais recebidos, refletindo as condições nutricionais maternas. Portanto, já intraútero podem ser feitas previsões para o que ocorrerá após o nascimento. Se a previsão é correta, o risco para doenças é baixo; não sendo confirmada, a criança tem maior risco para doenças, que se manifestarão depois do período reprodutivo. Desse modo, o risco para doenças é o resultado do grau de concordância ou contraste (*match or mismatch*) entre o ambiente previsto pelo indivíduo durante o período de alta plasticidade e desenvolvimento e a realidade em que esse indivíduo vive na maturidade.

Esse modelo de concordância ou contraste introduz a ideia de uma plasticidade relacionada ao desenvolvimento (*developmental plasticity*), considerado um fenômeno no qual um genótipo origina estados fisiológicos diversos em resposta a diferentes condições ambientais durante o desenvolvimento. Ele tem sido apoiado por estudos pela demonstração de interações entre o ambiente e a expressão gênica em diferentes níveis. Assim, não apenas o ambiente celular afeta a expressão de genes e a produção proteica como também as relações do indivíduo com o ambiente podem influenciar aspectos comportamentais, morfológicos e a expressão gênica.

ORIGENS DESENVOLVIMENTISTAS DA SAÚDE E DA DOENÇA

Um novo ramo de conhecimento científico foi denominado origens desenvolvimentistas da saúde e da doença (DOHaD, do inglês *developmental origins of health and disease*). Consiste em uma linha de pesquisa que agrega informações de diferentes áreas do conhecimento, sendo uma interface entre as ciências biológicas e a área da saúde.

A epigenética tornou-se um modelo fundamental para pesquisa em DOHaD. Seu conceito traz implícito um importante processo de causalidade celular, regulando o crescimento e a diferenciação tecidual, e envolve alterações químicas do DNA ou de proteínas associadas. O padrão de informação epigenética é transmitido por meio de mitose, sendo específico para determinado tecido e tipo celular e essencial para a manutenção do perfil de expressão gênica do organismo. Como os efeitos epigenéticos podem sofrer interferência do ambiente durante o desenvolvimento, são extremamente relevantes no campo de estudos de DOHaD.

A maioria dos estudos de DOHaD tem sido produzida em países desenvolvidos, e a relevância da aplicação dessas evidências para a saúde de países em desenvolvimento só agora começa a ser estabelecida. O modelo da concordância ou contraste, em que o maior risco para doenças crônicas é o resultado do grau de contraste entre o ambiente fetal e o meio em que o indivíduo cresce, reflete a experiência de muitas pessoas que vivem em países em desenvolvimento. A incidência de retardo de crescimento intrauterino (RCIU) é elevada nesses locais, o que é explicado, em parte, pela prevalência elevada de desnutrição entre as mulheres. O conceito de DOHaD tem enorme potencial de implicações para estratégias de saúde pública nesses países, sendo reconhecido pela Organização Mundial da Saúde (OMS).

Diante dessas evidências, a OMS elencou várias recomendações para o cuidado pré-natal, divididas em 5 tipos de intervenções:

1. Intervenções nutricionais.
2. Avaliação da mãe e do feto.
3. Medidas preventivas.
4. Intervenções para sintomas fisiológicos comuns.
5. Intervenções nos sistemas de saúde para melhorar a utilização e a qualidade dos cuidados pré-natais.

GENÉTICA, AMBIENTE E OBESIDADE

Os mecanismos epigenéticos envolvidos na suscetibilidade ao desenvolvimento da obesidade têm sido investigados em estudos clínicos, experimentais e epidemiológicos.

Black et al. (2015), Swinburn et al. (2019), Bergmeier et al. (2020) e Skouteris et al. (2021) mostraram que as origens da saúde e do bem-estar dos adultos derivam de interações genético-ambientais que se estendem desde a concepção até a idade de 24 meses (primeiros mil dias) e continuam até a idade de 5 anos (segundos mil dias), destacando que crianças pequenas com nutrição adequada e oportunidades para aprendizado precoce têm as melhores chances de prosperar, mesmo quando enfrentam ameaças biológicas ou ambientais.

Fatores maternos

Um aspecto particular da mãe é o ambiente intrauterino no qual o feto se desenvolve. Estudos mostram que a obesidade materna afeta negativamente esse ambiente, causando alterações na transferência de glicose, ácidos graxos livres e aminoácidos ao feto. Como resultado, pode haver consequências permanentes sobre os sistemas de controle do metabolismo e do apetite, que aumentam o risco de a criança apresentar obesidade ao longo da vida.

Os cientistas tentam desvendar os mecanismos pelos quais a programação fetal influencia a suscetibilidade à obesidade e a doenças crônicas, uma vez que os mediadores e as vias de sinalização, que transmitem sinais provenientes da mãe e programam o fenótipo metabólico do feto em desenvolvimento ainda não são completamente elucidados. Sabe-se que hormônios como leptina e insulina, nutrientes como glicose e ácidos graxos livres e citocinas pró-inflamatórias parecem estar implicados nesses mecanismos.

A partir de resultados de estudos em modelos animais, postulou-se que o excesso nutricional materno leva a uma redução da deposição de tecido adiposo marrom (tecido que gera calor com consequente gasto de energia). Esse processo poderia se perpetuar durante a vida, de modo a suprimir o gasto energético e a contribuir para o desenvolvimento da obesidade. Trabalhos futuros deverão explorar o papel do tecido adiposo marrom na programação fetal, assim como sua relação com o tecido adiposo branco e a homeostase da glicose. Em uma coorte, verificaram-se os efeitos da composição corpórea materna e do ganho de peso gestacional sobre a adiposidade dos filhos no início da vida adulta. Foi analisada a composição corpórea de 276 homens e mulheres aos 30 anos de idade. A porcentagem de gordura corpórea foi maior nos filhos de mães com índice de massa corporal (IMC) elevado na primeira visita pré-natal. Associação positiva foi verificada entre a gordura corpórea dos filhos e o ganho de peso materno durante a gestação.

Fatores de risco maternos, como obesidade, ganho de peso em excesso na gravidez, tabagismo e baixo nível de vitamina D, associados a um curto período de amamentação (menos de 1 mês), podem levar ao sobrepeso ou à obesidade infantil. Os primeiros anos de vida representam um período crítico – é a fase em que o apetite e a regulação do equilíbrio de energia são programados, o que tem consequências no excesso de peso. Portanto, intervenções para prevenir a obesidade precisam começar antes mesmo da gravidez.

BAIXO PESO AO NASCER (BPN), *CATCH-UP* E DOENÇAS ASSOCIADAS

Vários estudos demonstraram associação entre BPN e maior risco de desenvolvimento de doenças da idade adulta: aumento da resistência à insulina e do diabete melito tipo 2, aumento da mortalidade por doença coronariana isquêmica e maior risco de síndrome metabólica, dislipidemia e obesidade. O fenótipo associado ao maior risco de doenças do adulto parece ser o BPN, seguido de um rápido crescimento pós-natal designado por *catch-up growth*.

O padrão de crescimento pós-natal somado ao BPN está associado ao risco de desenvolver diabete melito tipo 2 na idade adulta. A secreção e a resistência periférica à insulina podem ser programadas intraútero e no período pós-natal, embora não esteja completamente esclarecida a ordem cronológica dos acontecimentos. O fenótipo BPN, seguido de *catch-up growth*, está associado ao maior risco de desenvolvimento de diabetes melito tipo 2 na idade adulta, pois determina maior resistência à insulina e menor capacidade de secreção compensatória pelo pâncreas. O enfoque está voltado para disfunção mitocondrial/estresse oxidativo e alterações epigenéticas como potenciais mecanismos envolvidos. Apesar dos esforços desenvolvidos, ainda não foram encontrados alvos concretos de atuação de prevenção primária. Assim, o BPN deve ser encarado como um importante fator de risco cardiovascular, e cabe ao clínico a responsabilidade de atuar na prevenção secundária.

O diabete melito tipo 2 só se desenvolve quando o pâncreas não produz insulina em quantidade suficiente em resposta à hiperglicemia resultante da resistência periférica à insulina. Esse mecanismo compensatório parece envolver a expansão da massa de células beta e o aumento da função dessas células. Contudo, o RCIU pode conduzir a um incorreto desenvolvimento do pâncreas endócrino, o que resulta em uma população de células incapazes de realizar as funções de acordo com as necessidades metabólicas. O BPN relaciona-se mais com a secreção de insulina do que com a sensibilidade, enquanto o *catch-up growth* pós-natal é essencialmente um fator de risco para a obesidade visceral e o desenvolvimento de resistência à insulina.

O *catch-up growth* pós-natal origina um aumento da razão massa gorda/massa magra, e vários estudos demonstraram que se caracteriza por excesso de massa gorda de predomínio central, que se associa com maior resistência à insulina. Embora seja claro que o *catch-up growth*, característico dos indivíduos com BPN, está associado a um risco aumentado de doenças do adulto, ainda não está esclarecido qual é o período de rápido ganho de peso pós-natal mais importante na determinação desse risco. Alguns estudos apontaram os primeiros 2 anos de vida ou mesmo as primeiras semanas; outros, que o maior risco de resistência à insulina estava associado a crescimento lento durante os primeiros 2 anos de vida e a *catch-up rebound* depois dessa idade.

Dado o importante papel do *catch-up growth* pós-natal, são necessários mais estudos para concluir sobre a importância de estratégias de intervenção nutricional nos primeiros anos de vida. As evidências científicas apontam para a necessidade de investir no planejamento familiar e na vigilância da gestação para promover não somente um bom desenvolvimento fetal e o nascimento adequado da criança como também uma futura vida adulta saudável. Assim, o BPN deve ser encarado como um importante fator de risco cardiovascular, e cabe aos profissionais de saúde a responsabilidade de atuar na prevenção, tendo consciência de que um adulto aparentemente saudável com BPN pode ter um risco elevado de doença.

Algumas questões surgiram sobre o impacto da alimentação em uma fase inicial da vida na futura saúde dessas crianças, dado o importante papel do crescimento pós-natal. O leite materno fornece quantidade calórica suficiente para crescer, mas não superior à necessária, o que possibilita que o ganho de peso ocorra de forma mais lenta (Arenz et al., 2004), ao contrário do que acontece com o leite de fórmula (Kramer et al., 2004). Esse padrão de crescimento adquire particular importância nos países em desenvolvimento, nos quais se verifica atualmente uma transição nutricional: com taxas de BPN elevadas, as crianças estão cada vez mais expostas à nutrição inadequada, favorecendo o rápido *catch-up* e maior risco metabólico.

SUPLEMENTAÇÃO NUTRICIONAL DA MULHER NA GRAVIDEZ E NA LACTAÇÃO

Dos ácidos graxos poli-insaturados de cadeia longa, conhecidos pela sigla LCPUFA (do inglês *long-chain polyunsaturated fatty acids*), os mais importantes são o ômega 3 e o ômega 6. Eles contêm na molécula uma cadeia de 18 carbonos ou mais e pelo menos duas duplas ligações. A série ômega 3 alfalinolênico tem a primeira dupla ligação entre o terceiro e o quarto carbono a partir da extremidade metil. Já a série ômega 6 ácido linoleico tem a primeira dupla ligação entre o sexto e o sétimo carbono a partir da extremidade metil.

São importantes o ácido linoleico (18:2n-6) e o ácido alfalinolênico (18:3n-3), visto que não fazem parte da dieta e, por isso, são considerados ácidos graxos essenciais. Nas vias metabólicas, o ácido linoleico e o alfalinolênico sofrem processos de dessaturação e elongação sob a ação de enzimas, formando os LCPUFA:

- Ômega 6 ácido araquidônico (ARA) com a estrutura 20:4n-6.
- Ômega 3 ácido docosa-hexaenoico (DHA) com estrutura 22:6n-3.

Os LCPUFA são muito importantes durante a gestação e a lactação. O transporte dos ácidos graxos essenciais é realizado pela placenta, sendo, então, depositados no cérebro e na retina do concepto. Além disso, ocorre um acúmulo simultâneo nas glândulas mamárias durante essa fase. O depósito de DHA na retina e no córtex cerebral ocorre principalmente no último trimestre de gestação e nos primeiros 6 meses de vida extrauterina, podendo se estender até os primeiros 5 anos de vida, sendo que cerca 70 a 80% do cérebro se forma justamente nos primeiros 2 anos de vida. Os lipídios representam 50 a 60% do peso seco do cérebro; DHA e ARA representam 15 a 20% dos lipídios no cérebro.

A administração de 200 mg/dia de DHA durante a gestação previne o parto prematuro e ajuda no desenvolvimento visual e cognitivo do recém-nascido, devendo ser continuada após o nascimento, com o leite materno ou as fórmulas que contenham níveis entre 0,2 e 0,5% da gordura total associada ao ARA. O uso de 600 mg/dia de DHA depois dos 6 meses de gestação está relacionado com a diminuição do parto prematuro.

Necessidades durante a gestação de acordo com a ingestão diária recomendada (DRI)

São necessidades e relações do *Codex Alimentarius*:

- Ômega 3 – 50 mg/100 kcal (mínimo).
- Ômega 6 – 300 mg/100 kcal (mínimo).
- Relação de ômega 3:ômega 6 – 5 a 15:1.
- Relação ARA:DHA – pelo menos 1:1.

A ingestão de ômega 3 também está relacionada com a prevenção de doenças crônicas pela diferenciação do adipócito e o controle de pressão arterial. O conteúdo de LCPUFA no leite materno é diretamente proporcional à ingestão dietética da mãe. A dieta da população brasileira é deficiente em DHA, pois os alimentos fonte desse nutriente não fazem parte do cardápio básico do país. Portanto, é importante a vigilância em relação à ingestão de DHA, principalmente durante a gravidez, a lactação e os primeiros anos de vida do bebê (ESPGHAN, 2011).

São boas fontes de DHA o leite materno, as fórmulas infantis enriquecidas, os peixes de águas frias e os alimentos enriquecidos. Na Tabela 1 estão as quantidades de DHA e também de ácido eicosapentaenoico (EPA, de estrutura 20:5n-3) em alguns peixes.

Tabela 1 Quantidade de DHA e EPA em peixes

Espécie	Gordura total (%)	DHA (%)	EPA (%)
Salmão	12,4	1,45	0,69
Sardinha	10,5	0,865	0,532
Atum	6,3	1,141	0,363
Bagre	2,9	0,137	0,1
Bacalhau	0,9	0,154	0,004

DHA: ácido docosa-hexaenoico; EPA: ácido eicosapentaenoico.

As recomendações do II Consenso da Associação Brasileira de Nutrologia (Abran) em relação ao consumo e à suplementação de DHA durante a gestação, a lactação e a infância foram estabelecidas após revisão da literatura científica, em 2022. O consenso sugere a seguinte suplementação:

- Gestante: é recomendada a ingestão diária de pelo menos 200 mg de DHA. Devido ao baixo consumo de pescado no Brasil e à conversão insuficiente de ácido alfalinolênico em DHA, e considerando a alta relevância do DHA para a criança em desenvolvimento, independentemente da dieta, todas as grávidas devem receber DHA diariamente com suplementação na dose de 200 mg, preferencialmente obtido industrialmente através de algas.
- Lactante: recomendado receber 200 mg de DHA, preferencialmente pela alimentação.
- Lactente: manter o aleitamento materno até os 24 meses de idade, pois o leite materno é fonte de DHA. Se não amamentadas, crianças de 6 a 24 meses devem receber DHA através de sua fonte láctea, que deve conter DHA em teor equivalente a 0,2 a 0,5% de lipídios totais.
- Crianças com idade superior a 24 meses: especialmente durante os primeiros 5 anos de vida, devem ter garantida a ingestão dietética adequada e suficiente de lipídios da família ômega 3 a fim de terem produção endógena adequada de DHA, bem como devem ser estimuladas a consumir fontes nutricionais diretas de DHA. Em caso de comprovada deficiência dietética, deve-se considerar a suplementação com recomendações de 100 a 150 mg/dia entre 2 e 4 anos, e de 150 a 200 mg/dia entre 4 e 6 anos.

Suplementação no pré-natal com ferro e ácido fólico

Estima-se que 41,8% das gestantes em todo o mundo sejam anêmicas. Pelo menos metade dos casos pode ser atribuída à deficiência de ferro; os demais resultam de outras condições, como deficiência de folato, vitamina B12 ou vitamina A, inflamação crônica, infecções parasitárias e distúrbios hereditários. Considera-se que uma gestante está anêmica quando sua concentração de hemoglobina durante o primeiro e o terceiro trimestre da gestação está abaixo de 110 g/litro, no nível do mar.

As intervenções para evitar a deficiência de ferro e a anemia com deficiência de ferro na gestação incluem suplementação de ferro, fortificação dos alimentos básicos com ferro, educação de saúde e nutricional, controle de infecções parasitárias e melhora das condições de saneamento. O retardo no clampeamento do cordão umbilical também é eficaz para evitar a deficiência de ferro entre bebês e crianças pequenas. Durante a gestação, as mulheres precisam consumir ferro extra para garantir que tenham reservas suficientes desse nutriente para evitar sua deficiência. Portanto, na maioria dos países de baixa e média renda, os suplementos de ferro são amplamente usados por gestantes para evitar e corrigir sua deficiência e a anemia durante a gestação.

Em 2013, a OMS publicou um documento sobre os efeitos e a segurança da suplementação de ferro e ácido fólico em gestantes como medida de saúde pública para melhorar as condições da gestação, denominado *Diretriz: Suplementação diária de ferro e ácido fólico em gestantes*. A suplementação diária oral de ferro e ácido fólico foi recomendada como parte da assistência pré-natal para reduzir o risco de BPN, anemia materna e deficiência de ferro. A diretriz traz recomendações globais e baseadas em evidências em que a suplementação diária de ferro e ácido fólico é apresentada como intervenção de saúde pública com o objetivo de aprimorar os resultados da gestação e reduzir a anemia materna durante a gestação.

A suplementação diária oral de ferro e ácido fólico é recomendada como parte da assistência pré-natal para reduzir o risco de BPN, anemia materna e deficiência de ferro. As necessidades de ácido fólico aumentam durante a gravidez em razão da rápida divisão celular no feto e do aumento das perdas urinárias. Como o tubo neural se fecha no 28º dia de gestação, quando a gestação pode ainda não ter sido detectada, a suplementação do ácido fólico após o primeiro mês da gestação eventualmente não impedirá a ocorrência de defeitos do tubo neural. Todavia, contribuirá para outros aspectos da saúde materna e fetal. Os suplementos de ferro deverão ser administrados mesmo se não houver disponibilidade de ácido fólico. Em mulheres férteis, o consumo de 400 mg/dia de ácido fólico pode reduzir em 50 a 70% os casos de espinha bífida e anencefalia.

Um programa de suplementação de ferro e ácido fólico deve idealmente fazer parte de um programa integrado de assistência pré-natal e neonatal que promova ganho adequado de peso gestacional, selecionando todas as mulheres em visitas pré-natal e pós-parto com relação à anemia, como uso de medidas complementares para controlar e prever a anemia (p. ex., controle de verminoses) e um sistema de referência para gerenciar casos de anemia grave. A Tabela 2 apresenta o esquema para suplementação diária de ferro e ácido fólico em gestantes.

Tabela 2 Esquema para suplementação diária de ferro e ácido fólico em gestantes

Composição do suplemento	Ferro: 30-60 mg de ferro elementar* Ácido fólico: 400 mcg (0,4 mg)
Frequência	1 suplemento 1 vez/dia
Duração	Durante toda a gestação. A suplementação de ferro e ácido fólico deve ser iniciada o quanto antes
Grupo-alvo	Adolescentes e mulheres adultas gestantes
Cenários	Todos os cenários

* 30 mg de ferro elementar = 150 mg de heptaidrato de sulfato de ferro, 90 mg de fumarato de ferro ou 250 mg de gluconato ferroso.

No Brasil, o Ministério da Saúde tornou obrigatória a fortificação das farinhas de milho e trigo com ferro e ácido fólico (Resolução n. 344/2002 da Agência Nacional de Vigilância Sanitária – Anvisa, a partir de 18 de junho de 2004): 4,2 mg de ferro e 150 mcg de ácido fólico por 100 g de farinha.

Tabela 3 Necessidades nutricionais da gestante e do lactante

Nutriente	DRI (gestante) DRI (lactente)	DRI (não grávida)	Exemplos de alimentos fonte
Carboidrato	175 g/dia 210 g/dia	130 g/dia	Frutas, legumes, laticínios com pouca gordura, vegetais (com e sem amido), grãos integrais.
Fibra total	28 g/dia* 29 g/dia*	25 g/dia*	Frutas, legumes, vegetais, grãos integrais.
Proteína	71 g/dia 71 g/dia	46 g/dia	• Fontes animais: carne vermelha, frango, produtos lácteos, ovos, carne de porco, frutos do mar, peru. • Fontes vegetais: legumes, oleaginosas, quinoa, sementes, soja.
Gordura total	Sem ingestão diária recomendada. 20-35% do total de calorias sugeridas.		Limitar a gordura saturada e trans, aumentar o consumo de ácidos graxos poli-insaturados.
Ácido linoleico (ômega 6)	13 g/dia* 13 g/dia*	12 g/dia*	Oleaginosas, sementes, óleos vegetais (incluindo óleo de soja, cártamo e óleo de milho).
Ácido linolênico (ômega 3)	1,4 g/dia* 1,3 g/dia*	1,1 g/dia*	• Peixes gordurosos, óleos (incluindo linhaças). • Pequenas quantidades encontradas em aves, carnes em geral e ovos.
Vitamina A	770 mcg RAE/dia 1.300 mcg RAE/dia	700 mcg RAE/dia	Damasco, brócolis, cenoura, leite fortificado e ovos, couve, manga, margarina, batata-doce.
Vitamina C	85 mg/dia 120 mg/dia	75 mg/dia	Frutas cítricas, kiwi, morango, vegetais (pimentão vermelho, pimentão verde, brócolis, couve-de-bruxelas, repolho).
Vitamina D	600 UI/dia 600 UI/dia	600 UI/dia	Ovos, peixes gordurosos, alimentos fortificados como suco de laranja e leite.

(continua)

Tabela 3 Necessidades nutricionais da gestante e do lactante (*continuação*)

Nutriente	DRI (gestante) DRI (lactente)	DRI (não grávida)	Exemplos de alimentos fonte
Vitamina E	15 mg/dia 19 mg/dia	15 mg/dia	Oleaginosas, óleos à base de plantas, sementes.
Vitamina K	90 mcg RAE/dia* 90 mcg RAE/dia*	90 mcg/dia*	Brócolis, feijão-verde, couve, ervilhas, espinafre, óleos vegetais (canola, soja).
Vitamina B6	1,9 mg/dia 2 mg/dia	1,3 mg/dia	Peixe, carnes, aves em geral e grãos integrais, incluindo aveia.
Vitamina B12	2,6 mcg/dia 2,8 mcg/dia	2,4 mcg/dia	Produtos lácteos, ovos, carnes, aves em geral, frutos do mar.
Colina	450 mg/dia* 550 mg/dia*	425 mg/dia*	Carne vermelha e frango, ovos (com gema), cogumelos, salmão, gérmen de trigo.
Folato	600 mcg/dia 500 mcg/dia	400 mcg/dia	Feijões, vegetais verde-escuros (incluindo espinafre e aspargos), cereais fortificados, sucos fortificados (incluindo suco de laranja), oleaginosas.
Cálcio	1.000 mg/dia 1.000 mg/dia	1.000 mg/dia	Queijo, vegetais de folhas verdes (incluindo brócolis, couve e repolho), leite, iogurte.
Iodo	220 mcg/dia 290 mcg/dia	150 mcg/dia	Produtos lácteos, peixe, sal iodado, algas marinhas.
Ferro	30-60 mg/dia	18 mg/dia (19-50 anos) 8 mg/dia (> 51 anos)	• Fontes de ferro heme: peixe, carnes, aves em geral, frutos do mar. • Fontes de ferro não heme: cereais fortificados, oleaginosas, sementes, espinafre.
Zinco	11 mg/dia 12 mg/dia	8 mg/dia	Oleaginosas, leguminosas, carnes em geral, sementes, marisco.
Luteína	**	**	Folhas verdes cozidas (incluindo espinafre e couve), gema de ovo.
Zeaxantina	**	**	Milho, pimentão amarelo e laranja.

DRI: ingestão dietética de referência; PUFA: gordura poli-insaturada; RAE: equivalentes de atividade de retinol; UI: unidades internacionais.

* Representa uma ingestão adequada (IA).

** Não há valores recomendados diariamente estabelecidos nos EUA.

Fonte: Beluska Turkan et al. (2019); SBP (2021).

CONSIDERAÇÕES FINAIS

As influências ambientais atingem o feto pela mãe e pela placenta ou o recém-nascido via lactação, promovendo adaptações fisiológicas. O estresse materno sinaliza um ambiente externo adverso para o feto, levando a uma hiper-reatividade crônica do eixo hipotálamo-hipófise-suprarrenal. Essa condição promove maior estado de alerta e maiores chances de sobrevivência. As respostas adaptativas preditivas causariam uma alteração persistente do funcionamento do organismo, provavelmente por meio de processos epigenéticos, bastante transmissível para as gerações seguintes.

O avanço da ciência nutricional e as descobertas das interações genéticas e ambientais até o momento indicam a necessidade de estratégias para promover um estado nutricional materno adequado, com enfoque na prevenção. Um ambiente ótimo para o desenvolvimento do feto e da criança nos primeiros anos de vida pode contribuir para a redução de doenças crônicas na vida adulta, como obesidade, doenças cardiovasculares e diabete.

REFERÊNCIAS BIBLIOGRÁFICAS

1. Arenz S, Ruckerl R, Koletzko B, von Kries R. Breast-feeding and childhood obesity: a systematic review. Int J Obes Relat Metab Disord. 2004;28:1247-56.
2. Baker JL. Invited commentary: how early in life does the risk of obesity originate? Am J Epidemiol. 2012;176(2):93-6.
3. Barker DJ, Winter PD, Osmond C, Margetts B, Simmonds SJ. Weight in infancy and death from ischaemic heart disease. Lancet. 1989;2:577-80.
4. Beluska Turkan K, Korczac R, Hartell B, Moskal K, Maukonen J, Alexander DE, et al. Nutritional gaps and supplementation in the first 1000 days. Nutrients. 2019;11(12):2891.
5. Bergmeier H, Paxton SJ, Milgrom J, Anderson SE, Baur L, Hill B, et al. Early mother-child dyadic pathways to childhood obesity risk: a conceptual model. Appetite. 2020;144:104459.
6. Black MM, Pérez-Escamilla R, Rao SF. Integrando intervenções de nutrição e desenvolvimento infantil: base científica, evidência de impacto e considerações de implementação. Adv Nutr. 2015 Nov;6(6):852-9.
7. Consenso Brasileiro da Abran sobre recomendações de DHA na gestação e infância. Int J Nutrol. 2014;7.
8. Dörner G. Perinatal hormone levels and brain organization. In: Stumpf WE, Grant LD (eds.). Anatomical neuroendocrinology. Basel: S. Karger; 1975. p.245-52.
9. Durmuş B, Heppe DH, Gishti O, Manniesing R, Abrahamse-Berkeveld M, van der Beek EM, et al. General and abdominal fat outcomes in school-age children associated with infant breastfeeding patterns. Am J Clin Nutr. 2014;99(6):1351-8.
10. ESPGHAN Committee on Nutrition: Agostoni C, Braegger C, Decsi T, Kolacek S, Mihatsch W, Moreno LA, et al. Supplementation of N-3 LCPUFA to the diet of children older than 2 years: a commentary by the ESPGHAN Committee on Nutrition. JPGN. 2011;53(1).
11. Fall CH. Fetal programming and the risk of noncommunicable disease. Indian J Pediatr. 2012.
12. Gishti O, Gaillard R, Manniesing R, Abrahamse-Berkeveld M, van der Beek EM, Heppe DH, et al. Fetal and infant growth patterns associated with total and abdominal fat distribution in school-age children. J Clin Endocrinol Metab. 2014;99(7):2557-66.

13. Heppe DH, Kiefte-de Jong JC, Durmuş B, Moll HA, Raat H, Hofman A, et al. Parental, fetal, and infant risk factors for preschool overweight: the generation R study. Pediatr Res. 2013;73(1):120-7.
14. Heppe DH, Medina-Gomez C, de Jongste JC, Raat H, Steegers EA, Hofman A, et al. Fetal and childhood growth patterns associated with bone mass in school-age children: the generation R study. J Bone Miner Res. 2014;29(12):2584-93.
15. Kramer MS, Guo T, Platt RW, Vanilovich I, Sevkovskaya Z, Dzikovich I, et al. Promotion of breastfeeding intervention trials study group: feeding effects on growth during infancy. J Pediatr. 2004;145:600-5.
16. Leventakou V, Roumeliotaki T, Martinez D, Barros H, Brantsaeter AL, Casas M, et al. Fish intake during pregnancy, fetal growth, and gestational length in 19 European birth cohort studies. Am J Clin Nutr. 2014;99(3):506-16.
17. Nogueira-de-Almeida CA, Ribas-Filho D, Weffort VRS, Ued FV, Nogueira-de-Almeida CCJ, Nogueira FB, et al. Primeiros 2.200 dias de vida como janela de oportunidade de atuação multidisciplinar relativa à origem desenvolvimentista de saúde e doença: posicionamento da Associação Brasileira de Nutrologia. 2022. doi: https://doi.org/10.54448/ijn22303.
18. Nogueira-de-Almeida CA, Ribas Filho D, Philippi ST, Pimentel CVMB, Korkes HA, Mello, ED, et al. II Consensus of the Brazilian Nutrology Association on DHA recommendations during pregnancy, lactation and childhood. International Journal of Nutrology. 2022;15(3). doi:10.54448/IJN22302.
19. Organização Mundial da Saúde (OMS). Diretriz: Suplementação diária de ferro e ácido fólico em gestantes. Genebra: Organização Mundial da Saúde; 2013.
20. Plagemann A, Harder T, Brunn M, Harder A, Roepke K, Wittrock-Staar M, et al. Hypothalamic proopiomelanocortin promoter methylation becomes altered by early overfeeding: an epigenetic model of obesity and the metabolic syndrome. J Physiol. 2009;587(Pt 20):4963-76.
21. Ravelli GP, Stein ZA, Susser MW. Obesity in young men after famine exposure in utero and early infancy. N Engl J Med. 1976;295:349-53.
22. Reynolds RM, Osmond C, Phillips DI, Godfrey KM. Maternal BMI, parity, and pregnancy weight gain: influences on offspring adiposity in young adulthood. J Clin Endocrinol Metab. 2010;95(12):5365-9.
23. Rkhzay-Jaf J, O'Dowd JF, Stocker CJ. Maternal obesity and the fetal origins of the metabolic syndrome. Curr Cardiovasc Risk Rep. 2012;6(5):487-95.
24. Silveira PP, Portella AK, Goldani MZ, Barbieri MA. Origens desenvolvimentistas da saúde e da doença (DOHaD). J Pediatr (Rio J). 2007;83(6):494-504.
25. Skouteris H, Bergmeier HJ, Berns SD, Betancourt J, Boynton-Jarrett R, Davis MB, et al. Reframing the early childhood obesity prevention narrative through an equitable nurturing approach. Matern Child Nutr. 2021;17:e13094.
26. Sullivan EL, Grove KL. Metabolic imprinting in obesity. Forum Nutr. 2010;63:186-94.
27. Swinburn BA, Kraak VI, Allender S, Atkins VJ, Baker PI Bogard JR, et al. The global syndemic of obesity, undernutrition, and climate change: The Lancet commission report. The Lancet. 2019;393(10173):791-846.
28. Symonds ME, Pope M, Sharkey D, Budge H. Adipose tissue and fetal programming. Diabetologia. 2012;55(6):1597-606.
29. van den Hil LC, Rob Taal H, de Jonge LL, Heppe DH, Steegers EA, Hofman A, et al. Maternal first-trimester dietary intake and childhood blood pressure: the generation R study. Br J Nutr. 2013;110(8):1454-64.
30. World Health Organization (WHO). Recomendações da OMS sobre cuidados pré-natais para uma experiência positiva na gravidez Geneva: WHO; 2016. Disponível em: https://apps.who.int/iris/bitstream/handle/10665/250800/WHO-RHR-16.12por.pdf?sequence=2&isAllowed=y. Acesso em: 23 jun. 2023.
31. Sociedade Brasileira de Pediatria (SBP). Departamentos de Nutrologia e de Pediatria ambulatorial. Guia prático de alimentação da criança de 0 a 5 anos. São Paulo: SBP; 2021.

2 Alimentação da criança e perspectivas: pediatra-geriatra

Virgínia Resende Silva Weffort
Joel Alves Lamounier

INTRODUÇÃO

A Organização Mundial da Saúde (OMS) denominou epidemia global da obesidade as modificações ocorridas em diversos países caracterizadas pela redução da desnutrição e pelo aumento acentuado da obesidade.[1] Essa condição nutricional tem afetado tanto adultos como crianças.

Em publicação na revista *Lancet* com dados de 199 países, representativos da população, obtidos de estudos realizados nos últimos 20 anos, pode-se constatar uma tendência para aumento de peso e redução da desnutrição. Desde 1980, observam-se aumentos de obesidade e sobrepeso, avaliados pelas medidas do índice de massa corporal (IMC) da população, de cerca de 9,1 milhões de participantes, sendo mais acentuados nos países em desenvolvimento.[2]

Do mesmo modo, a transição nutricional ocorre no Brasil, cuja população encontra-se em um momento de transição também do ponto de vista demográfico, social e epidemiológico. Por se tratar de uma fase de transição, coexistem hoje problemas antigos não resolvidos e problemas das sociedades mais ricas, como elevada taxa de retardo de crescimento intrauterino (RCIU). Como resultado, observam-se maior sobrevida de recém-nascidos prematuros e maior acesso a alimentos e bens de consumo em geral, o que leva à "epidemia" de doenças crônico-degenerativas e ao aumento da longevidade. Também surgiram novos fatores de risco, como a poluição ambiental ou o estresse psicossocial das grandes cidades, cujo efeito no longo prazo e sua relação com as doenças crônicas do adulto ainda não são conhecidos.[3]

Na pediatria, as ações da puericultura são voltadas principalmente para os aspectos de prevenção e de promoção da saúde, atuando no sentido de manter a criança saudável para garantir seu pleno desenvolvimento, de modo que atinja a vida adulta sem influências desfavoráveis e problemas trazidos da infância.

O pediatra prioriza a saúde em vez da doença e contempla a promoção da saúde infantil, a prevenção de doenças e a educação da criança e de seus familiares. Nesse cenário de importantes mudanças nutricionais que envolvem a criança, o pediatra tem papel fundamental, pois conhece e compreende a criança em seu ambiente familiar e social, além de suas relações e interação com o contexto socioeconômico, histórico, político e cultural.[4] Sem dúvida, tanto de forma individual como coletiva, pode contribuir para o controle das doenças relacionadas direta e indiretamente com a nutrição infantil.

Neste capítulo são feitas considerações sobre os principais problemas da atualidade que envolvem a nutrição infantil e suas consequências para a saúde. Também são discutidos alguns aspectos do avanço do conhecimento científico na área da nutrição infantil e perspectivas no cenário da alimentação e nutrição no século XXI.

TRANSIÇÃO NUTRICIONAL

A população brasileira tem convivido com mudanças significativas em diferentes aspectos, e a melhoria das condições econômicas e sociais vem assumindo grande representatividade nas últimas décadas. Como parte importante dessa reviravolta no cenário brasileiro, uma situação de saúde pública tem despertado a atenção de especialistas: o Brasil está passando por um período de transição nutricional nas últimas décadas, cujas principais características são a redução nos índices de desnutrição infantil e o aumento da prevalência de sobrepeso e obesidade em diferentes classes sociais.[3]

Segundo a Pesquisa de Orçamentos Familiares (POF 2008-2009),[4] realizada pelo Instituto Brasileiro de Geografia e Estatística (IBGE), o peso dos brasileiros vem aumentando nos últimos anos; em crianças de 5 a 9 anos de idade, o índice de sobrepeso tem atingido níveis alarmantes nos últimos 34 anos.[4] Os dados apontam que, em 2009, 1 em cada 3 crianças de 5 a 9 anos estava acima do peso. Contudo, o déficit de altura, importante indicador de desnutrição infantil, analisado no período de 2008 a 2009, apresentou uma queda substancial quando comparado aos valores encontrados no período de 1974 a 1975.

Em 2019 foi publicado o *Atlas da obesidade infantil no Brasil*,[5] com dados de crianças acompanhadas na atenção primária derivados do Sistema de Vigilância Alimentar e Nutricional. Esse documento mostrou que as prevalências de sobrepeso e obesidade são, respectivamente, de 11 e 7,9% em menores de 2 anos; 7,8 e 6,5% entre 2 e 4 anos; 16,1 e 13,2% entre 5 e 9 anos. Aiello et al. publicaram em 2015[6] trabalho de metanálise, com dados referentes a 21 estudos com 18.463 indivíduos com idades entre 2 e 19 anos. As prevalências de obesidade variaram entre 3,79 e 34,65%.

Em 2022, foi publicado o *Estudo Nacional de Alimentação e Nutrição Infantil* (Enani),[7] sendo relatada prevalência de 2,9% de baixo peso para idade em crianças menores de 5 anos no Brasil. As maiores prevalências foram observadas nas regiões Nordeste (3,2%) e Sudeste (3,1%), e a menor, na região Sul (1,8%), sem diferenças estatisticamente significativas entre elas. A prevalência de peso elevado para a idade foi de 5%. A prevalência de baixa altura para a idade em crianças menores de 5 anos foi de 7%, e o risco de sobrepeso foi de 18,3%. As regiões Sul (22,2%) e Sudeste (18,4%) registraram as maiores prevalências, e a Centro-Oeste (14,5%), a menor, com diferença estatisticamente significativa quando comparada esta última com as regiões Sul e Sudeste. A prevalência de obesidade em crianças menores de 5 anos foi de 3%. A prevalência de magreza em crianças menores de 5 anos foi de 3%. Associando sobrepeso e obesidade, em crianças menores de 5 anos a prevalência foi de 10,1%.

As principais mudanças observadas dizem respeito a condições de habitação e saneamento, hábitos alimentares, níveis de ocupação e renda, dinâmica demográfica, acesso e uso social das informações, escolaridade, utilização dos serviços de saúde, aquisição de novos estilos de vida e outros desdobramentos. Os resultados da pesquisa desenvolvida pelo IBGE e Enani associados aos diversos estudos realizados no Brasil, visando identificar as características dessa transição nutricional, mostram que a redução dos índices de desnutrição infantil reflete a passagem de um estágio de atraso econômico e social para uma etapa superior, representativa do desenvolvimento humano. No entanto, a elevação, em um ritmo mais acelerado, da prevalência de sobrepeso/obesidade configura um importante problema de saúde pública, uma vez que está associada a um risco aumentado para distúrbios como dislipidemia, hipertensão arterial sistêmica, intolerância à glicose, puberdade precoce, baixo rendimento escolar, alterações psicossociais e isolamento social.

ALIMENTAÇÃO NA INFÂNCIA E DOENÇAS CRÔNICAS

As doenças crônicas estão entre as maiores causas de mortes no mundo. Em 2002, as principais delas foram doenças cardiovasculares, câncer, doenças respiratórias e diabete, que causaram cerca de 29 milhões de mortes em todo o mundo.[8] A prevalência global de todas as doenças crônicas está aumentando, e a maioria delas nos países em desenvolvimento. As doenças cardiovasculares são as causas mais frequentes de mortalidade nos países em desenvolvimento (Figura 1). Entre 1990 e 2020, estima-se que a mortalidade por doenças isquêmicas do coração aumente para 120% em mulheres e 137% em homens nos países em desenvolvimento.

O aleitamento materno representa uma das experiências nutricionais mais precoces do recém-nascido, dando continuidade à nutrição iniciada na vida intrauterina, o que garante a melhor saúde possível, assim como o melhor resultado no desenvolvimento e no estado psicológico da criança.[9] Apoio e envolvimento entusiásticos na promoção e na prática do aleitamento são essenciais para o alcance do ótimo estado de saúde, crescimento e desenvolvimento da criança. O aleitamento materno exclusivo protege contra

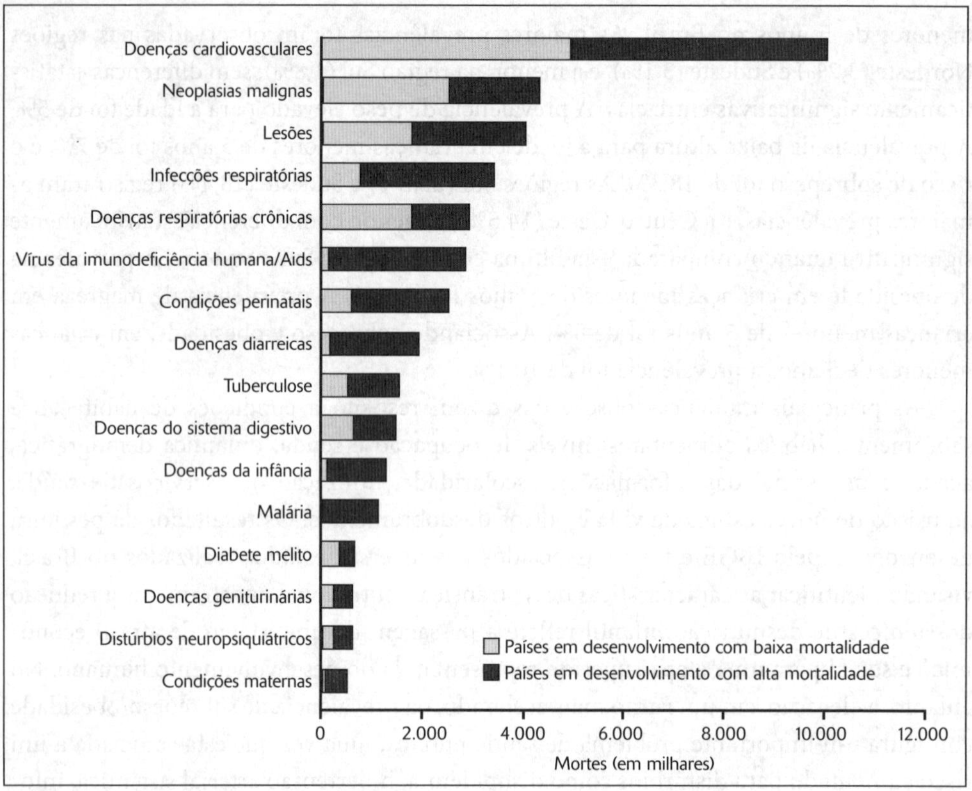

FIGURA 1 Principais causas de mortalidade nos países em desenvolvimento.
Fonte: Yach et al., 2004.9

doenças e aumenta a chance de continuidade da amamentação total durante, no mínimo, o primeiro ano de vida.[9]

O aleitamento materno deve ser promovido, em razão de seus benefícios já bem esclarecidos, no curto prazo, assim como os recentemente constatados no longo prazo. Associações consistentes entre o aleitamento materno e os fatores de risco cardiovasculares têm sido apresentadas, como obesidade, dislipidemias, hipertensão arterial, diabete e câncer na infância e na fase adulta.[10]

A obesidade e outras doenças crônicas, com sua multicausalidade e suas múltiplas consequências, representam um desafio para profissionais de saúde que trabalham com crianças, constituindo uma das situações em que ações preventivas podem evitar efeitos indesejáveis no longo prazo, tanto de origem orgânica quanto psicossocial. Deve-se dar prioridade às medidas preventivas de baixo custo, que não apresentam efeitos adversos potenciais. Confirmado o efeito protetor, o aleitamento materno poderá ser uma estratégia para a prevenção de doenças crônicas, o que se somaria a suas inúmeras vantagens.[10,11]

A obesidade destaca-se como um dos maiores problemas de saúde com efeitos médicos e psicossociais importantes.[12] Profissionais de saúde têm observado aumento crescente de hiperlipidemias, hipertensão e diabete em pacientes obesos.[13]

Os efeitos da obesidade infantil na prática pediátrica são o aumento do diabete tipo 2 como uma enfermidade infantil, além da elevação da pressão arterial em crianças,[12] que favorece complicações cerebrovasculares e cardiovasculares na vida adulta, pois é uma das principais causas de hipertensão arterial. Vários fatores de risco para doenças cardiovasculares persistem da infância para a vida adulta, caso em que o impacto da obesidade ressalta a necessidade de implantação de medidas preventivas, que estimulem o desenvolvimento de estilos de vida saudáveis ainda na infância.[13,14] A relação entre peso corpóreo, distribuição de gordura corpórea e pressão arterial é de interesse crucial na avaliação do impacto na saúde pública e clínica, estando suas origens associadas ao aumento da prevalência da obesidade na infância.[15]

O diabete tipo 1 é a principal forma de diabete observada em crianças. No entanto, é esperado que, dentro de 1 ou 2 décadas, o diabete tipo 2 predomine na faixa etária infantil.[16] O diabete melito tipo 2 é uma importante doença crônica relacionada com a obesidade, e a associação entre obesidade e dislipidemia, observada em adultos, também tem sido documentada em crianças e adolescentes.[17,18] Escolares com sobrepeso, quando comparados com seus respectivos pares eutróficos, apresentaram 2,4 a 7,1 vezes maior probabilidade de ter elevado colesterol total, LDL-colesterol, triglicérides e pressão sanguínea e 12,6 vezes maior probabilidade de hiperinsulinemia.[17] O excesso de peso em crianças está significativamente associado a resistência insulínica, perfil lipídico alterado e elevada pressão arterial no início da fase adulta.[18]

É importante destacar conhecimentos sobre o tecido gorduroso, um órgão com funções imunológicas e neuroendócrinas, com efeito regulador no balanço energético. A partir da descoberta da leptina, produzida predominantemente nos adipócitos, foi demonstrado que tal tecido exerce a função de estimular o gasto energético e a saciedade, contribuindo para os estados de glicemia normal. A adiponectina, produzida exclusivamente pelos adipócitos e que se encontra diminuída na obesidade, atua promovendo aumento da sensibilidade à insulina, da oxidação de ácidos graxos e do gasto energético, além de reduzir a produção hepática de glicose. Outros envolvidos no metabolismo do tecido adiposo incluem hormônio resistina, fatores TNF-alfa e IL-6, associados com a resistência à insulina e ao diabete.[19,20]

Estudos epidemiológicos têm evidenciado também o efeito protetor dos ácidos graxos ômega 3 na doença arterial coronariana. A modulação dos lipídios plasmáticos pela dieta é feita pelo papel regulador dos ácidos graxos poli-insaturados.[21] Evidências indicam que a gordura poli-insaturada (PUFA, inglês *polyunsaturated fatty acid*) na dieta regula os níveis plasmáticos de LDC-colesterol, aumentando a afinidade, a maior quantidade de RNAm e a expressão de seu receptor.

PERSPECTIVAS EM NUTRIÇÃO INFANTIL

A nutrição tem se tornado o mais modificável determinante das doenças crônicas no ser humano. Evidências científicas embasam a ideia de que alterações na dieta têm fortes efeitos, positivos ou negativos, sobre a saúde. A dieta pode não somente influenciar a saúde atual como também determinar se o indivíduo desenvolverá ou não doenças como obesidade, câncer, doenças cardiovasculares ou diabete. A dieta e nutrientes específicos podem afetar a função dos genes, e novas pesquisas mostram maior avanço do conhecimento de sua relação com a nutrição e a saúde. Com os conhecimentos iniciais adquiridos do estudo do genoma humano, tem-se a expectativa da promoção de uma nova história da nutrição e da genética.[22]

Desse modo, uma nova leitura deve ser feita pelos conhecimentos da genética e da nutrição humana – a epigenética, que consiste na mudança hereditária na expressão dos genes sem mudanças na sequência de DNA; a nutrigenômica, pelos efeitos da dieta/nutrientes sobre a expressão genética; a nutrigenética, pelas diferenças na resposta à dieta baseada em características genéticas. Assim, pesquisas nessa área possibilitam identificar os mecanismos envolvidos no papel dos genes e da dieta, bem como a maneira como os alimentos podem afetar as pessoas. Com isso, abrem-se, no futuro, novas maneiras de tratamento de possíveis problemas nutricionais e ação de genes, com uma dieta adequada para cada situação individual. A alimentação infantil deve suprir as necessidades nutricionais da criança para o adequado crescimento e desenvolvimento e garantir qualidade de vida em curto, médio e longo prazo.[22,23] A cada dia, as chamadas ciências "ômicas" fazem parte do vocabulário: nutrigenética, nutrigenômica, transcriptoma, metabolômica.

A nutrigenética e a nutrigenômica procuram identificar genes cuja expressão possa ser modificada por componentes alimentares. Por sua vez, a hipergenética amplia a busca por estratégias nutricionais para prevenir doenças, ou seja, investiga alterações do material genético que não afetam as sequências dos nucleotídeos, por exemplo, metilação do DNA. Esse mecanismo reforça o que se denomina "programação fetal". A hipótese da origem das doenças crônicas do adulto relacionada às exposições precoces durante o crescimento tem sua gênese nos estudos epidemiológicos de Barker, no final dos anos 1980, que demonstraram uma forte associação das doenças cardiovasculares do adulto com suas condições sociais na época do nascimento. Essa hipótese foi comprovada por outros estudos epidemiológicos e em modelos experimentais.[24]

Evidências científicas confirmaram a associação de condições perinatais com alterações no metabolismo da glicose e dos lipídios. Recentemente, trabalhos encontraram relação da osteoporose, de neoplasias e de doenças mentais do adulto com exposições a fatores de risco em fases cruciais do desenvolvimento. Na atualidade, fortes evidências mostram que fatores nutricionais precoces na vida alteram a expressão de uma série de genes, sendo a epigenética uma fronteira a ser explorada. Essa nova hipótese propõe novos modelos de causalidade e mecanismos associados ao desenvolvimento das doenças e, por esse motivo, tem grandes perspectivas de influenciar a prática nas atenções primária, secundária e terciária à saúde.

A organização internacional denominada DOHaD (International Society for Developmental Origins of Health and Disease) agrega pesquisadores de vários países na busca de novas descobertas e novos conhecimentos científicos que serão incorporados pela nutrição infantil, e muitos artigos científicos têm sido publicados.[1,23,25-28]

Os genes têm papel importante na manutenção de peso e gordura corporal estáveis ao longo do tempo. Atuam de maneiras diferentes no controle de vias eferentes (leptina, nutrientes, sinais nervosos, entre outros), de mecanismos centrais (neurotransmissores hipotalâmicos) e de vias aferentes (insulina, catecolaminas, sistema nervoso autônomo – SNA).[29]

Assim, o balanço energético, do qual participam a energia ingerida e a energia gasta, parece depender cerca de 40% da herança genética, podendo afetar ambas as partes da equação energética (apetite e gasto). Estima-se que entre 40 e 70% da variação no fenótipo associado à obesidade tem caráter hereditário. A influência genética como causa de obesidade pode manifestar-se por meio de alterações no apetite ou no gasto energético.[30]

Os fatores ambientais corroboram com 60 a 80% do fenótipo do indivíduo. Tem sido demonstrado que grandes porções, uso de prato grande, baixo nível de atividade física e sedentarismo são hábitos associados a maior risco de obesidade.[30]

Nesse novo cenário, o pediatra deve atuar por meio de uma orientação nutricional adequada cuja meta deve ser garantir o melhor desempenho da criança, em um corpo geneticamente determinado para o meio ambiente em que vive, e, com isso, obter melhores funções do organismo com menores manifestações de doenças. A prevenção de doenças do adulto já na infância deve ser uma preocupação do pediatra, pois "a boa medicina cuida da pessoa como um todo e a boa pediatria precisa cuidar para a vida toda". O atual desafio dos pediatras é assegurar que as crianças nasçam, cresçam e permaneçam sadias para que se tornem adultos saudáveis.[29]

A alimentação do século XXI deve ser entendida nesse contexto, e cabe ao pediatra preparar-se para exercer tal papel.

CONSIDERAÇÕES FINAIS

Evidências científicas revelam que alterações na dieta têm fortes efeitos, positivos ou negativos, sobre a saúde. A nutrição tem se tornado o mais modificável determinante das doenças crônicas no ser humano. O conhecimento adquirido com o estudo do genoma humano vem proporcionado importantes avanços em nutrição infantil. Aos poucos, esses conhecimentos serão incorporados à prática clínica pediátrica tanto no diagnóstico como no tratamento dos problemas nutricionais e das doenças relacionadas com a alimentação.

A alimentação infantil deve suprir as necessidades nutricionais da criança para o adequado crescimento e desenvolvimento e garantir qualidade de vida em curto, médio e longo prazos. A prevenção de doenças do adulto já na infância deve ser uma preocupação do pediatra; portanto, esse profissional precisa atuar por meio de uma orientação nutricional cuja meta seja garantir o melhor desempenho da criança considerando a genética e o meio ambiente, de modo a obter melhores funções do organismo com menores manifestações de doenças.

REFERÊNCIAS BIBLIOGRÁFICAS

1. World Health Organization Report of WHO Consulation. WHO Technical Report, series 894, 2000.
2. Finucane MM, Stevens G, Cowan MJ, Danaei G, Lin JK, Paciorek C, et al. National, regional, and global trends in body-mass index since 1980: systematic analysis of health examination surveys and epidemiological studies with 960 country-years and 9·1 million participants. Lancet. 2011;377(9765):557-67.
3. Monteiro CA, Conde WL. Tendência secular da obesidade segundo estratos sociais: Nordeste e Sudeste do Brasil. Arq Bras Endocrinol Metabol. 1999;43:186-94.
4. Instituto Brasileiro de Geografia e Estatística (IBGE). Pesquisa de Orçamentos Familiares 2008-2009. Antropometria e estado nutricional de crianças, adolescentes e adultos no Brasil. Ministério do Planejamento, Orçamento e Gestão. Instituto Brasileiro de Geografia e Estatística – IBGE, Diretoria de Pesquisas Coordenação de Trabalho e Rendimento. IBGE, 2010.
5. Brasil. Atlas da Obesidade Infantil no Brasil. Brasília: Ministério da Saúde; 2019. Disponível em: http://189.28.128.100/dab/docs/portaldab/publicacoes/dados_atlas_obesidade.pdf. Acesso em: fev. 2023.
6. Aiello AM, Marques de Mello L, Souza Nunes M, Soares da Silva A, Nunes A. Prevalence of obesity in children and adolescents in Brazil: a meta-analysis of cross-sectional studies. Curr Pediatr Rev. 2015;11:36-42.
7. Estudo Nacional de Alimentação e Nutrição Infantil (Enani). Relatório Nutricional. Disponível em https://enani.nutricao.ufrj.br/wp-content/uploads/2022/02/Relatorio_Estado_Nutricional-5.pdf. Acesso em: fev. 2023.
8. Blank D. A puericultura hoje: um enfoque apoiado em evidências. J Pediatr (Rio J). 2003;79(Supl.1):S13-S22.
9. Yach D, Hawkes C, Gould CL, Hofman KJ. The global burden of chronic diseases: overcoming impediments to prevention and control. JAMA. 2004;291:2616-22.
10. American Academy of Pediatrics (AAP). Breastfeeding and the use of human milk. Pediatrics. 2005;11:496-506.
11. Fewtrell MS. The long-term benefits of having been breast-fed. Curr Paediatr. 2004;14:97-103.
12. Dewey KG. Is breastfeeding protective against child obesity? J Hum Lact. 2003;19(1):9-18.
13. Nelms BC. Childhood obesity: taking on the issue. J Pediatr Health Care. 2001;15:47-8.
14. Ribeiro RQ, Lotufo PA, Lamounier JA, Oliveira RG, Soares JF, Botter DA. Fatores adicionais de risco cardiovascular associados ao excesso de peso em crianças e adolescentes: o estudo do coração de Belo Horizonte. Arq Bras Cardiol. 2006;86(6):406-16.
15. Bao W, Srinivasan SR, Wattigney WA, Berenson GS. Persistence of multiple cardiovascular risk clustering related to syndrome X from childhood to young adulthood: the Bogalusa heart study. Arch Intern Med. 1994;154(16):1482-87.
16. Edmunds L, Waters E, Elliot E. Evidence based management of childhood obesity. BMJ. 2001;323:916-9.

17. Barba G, Troiano E, Russo P, Strazullo P, Strazzullo P, Siani A. Arca Project Study Group. Body mass, fat distribution and blood pressure in southern Italian children: results of the Arca Project. Nutr Metab Cardiovasc Dis. 2006;16:239-48.
18. Kitagawa T, Owada M, Urakami T, Yamauchi K. Increased incidence of non-insulin dependent diabetes mellitus among Japanese school-children correlates with an increased intake of animal protein and fat. Clin Pediatr (Phila). 1998;37(2):111-5.
19. Steinberger J, Daniels SR. Obesity, insulin resistance, diabetes, and cardiovascular risk in children. An American Heart Association Scientific Statement from the atherosclerosis, hypertension, and obesity in the young Committee (Council on Cardiovascular Disease in the Young) and the diabetes Committee (Council on Nutrition, Physical Activity, and Metabolism). Circulation. 2003;107: 1448-53.
20. Freedman DS, Dietz WH, Srinivasan SR, Berenson GS. The relation of overweight to cardiovascular risk factors among children and adolescents: the Bogalusa Heart Study. Pediatrics. 1999;103: 1175-82.
21. Ahima RS. Adipose tissue as an endocrine organ. Obesity. 2006;14(Suppl 5):242S-249S.
22. Katan MB, Boekschoten MV, Connor WE, Mensink RP, Seidell J, Vessby B, et al. Which are the greatest recent discoveries and the greatest future challenges in nutrition? Eur J Clin Nutr. 2009;63(1):2-10.
23. Fernandez ML, West KL. Mechanisms by which fatty acids modulate plasma lipids. J Nutr. 2005;135:2075-8.
24. Kussmann M, Krause L, Siffert W. Nutrogenomics: where are we with genetic and epigenetic markers for disposition and susceptibility? Nutr Rev. 2010;68(S1):S38-S47.
25. Hochberg ZR, Feil R, Constancia M, Fraga M, Junien C, Carel JC, et al. Child health, developmental plasticity, and epigenetic programming. Endocr Rev. 2011;32(2):159-224.
26. Barker DJP. In utero programming of chronic disease. Clin Sci. 1998;95:115-28.
27. Gillman MW. Developmental origins of health and disease. N Engl J Med. 2005;353:1848-50.
28. Gluckman PD, Hanson MA, Beedle AS. Early life events and their consequences for later disease: a life history and evolutionary perspective. Am J Hum Biol. 2007;19:1-19.
29. Mutch DM, Clément K. Unraveling the genetics of human obesity. PLoS Genet. 2006 Dec 29;2(12):e188.
30. Pigeyre M, Rousseaux J, Trouiller P, Dumont J, Goumidi L, Bonte D, et al. How obesity relates to socio-economic status: identification of eating behavior mediators. Int J Obes (Lond). 2016 Nov;40(11):1794-801.
31. Escrivão MAMS, Oliveira FLC, Taddei JAAC, Lopez FA. Obesidade exógena na infância e na adolescência. J Pediatr. 2000;76(Supl. 3):S305-S310.
32. Koletzko B, von Kries R. Estaria o desmame precoce associado ao risco posterior de obesidade? Anais Nestlé. 2002;62:22-30.
33. Weaver LT. The child is the father of the man: paediatricians should be more interested in adult disease. Clin Med. 2001;1(1):38-43.

PARTE 2

Nutrição do lactente ao adolescente

3 Aleitamento materno: importância e dificuldades

Luciano Borges Santiago
Francine Gelo Borges Santiago

INTRODUÇÃO

O leite materno é um dos grandes responsáveis pela sobrevivência da espécie humana ao longo de milhões de anos, pois esse "sangue branco" foi sendo aperfeiçoado e se transformando a cada novo dia em um alimento fundamental e insubstituível.

Apesar de todas as suas vantagens, o aleitamento materno (AM) apresentou grande queda de sua prevalência em nível mundial no final dos anos 1980, a ponto de a Organização Mundial da Saúde (OMS) e o Fundo das Nações Unidas para a Infância (Unicef) organizarem em 1990, em Florença (Itália), um encontro onde foi solicitado aos países participantes (mais de 30 países) a implementação urgente de políticas nacionais de incentivo ao AM com metas a serem alcançadas. Nesse encontro foi definida a "Declaração de Innocenti" (o Brasil é signatário), que propôs exatamente uma série de medidas específicas segundo as quais o AM seria promovido, protegido e apoiado de forma oficial nesses países, gerando uma espécie de aparato de leis, campanhas, iniciativas, projetos, capacitações de profissionais e outras ações, para enfrentar o *marketing* agressivo das indústrias de alimentos e a falta de conhecimento geral da importância do AM em nível de saúde mundial.

A "Declaração de Innocenti" foi produzida e adotada por representantes de organizações governamentais (ONG) e defensores da amamentação de países de todo o mundo no encontro "Breastfeeding in the 1990s: A Global Initiative", organizado pela OMS/Unicef com apoio da AID – United States Agency for International Development e da SIDA – Swedish International Development Authority, em Florença, em 1990. A Declaração reflete o conteúdo dos documentos produzidos para o encontro e pontos de vista apresentados nos grupos e sessões de plenária.

Dentre as ações que o Brasil adotou, o monitoramento das taxas de AM vinha sendo feito de forma efetiva, mas ficou 13 anos sem ser realizado, entre 2006 e 2019. Em 2019 o Enani (*Estudo Nacional de Nutrição Infantil*) trouxe de volta os números desse monitoramento, apresentando pesquisa que avaliou 14.505 crianças menores de 5 anos de vida entre fevereiro de 2019 e março de 2020. O estudo revelou que 45,7% das crianças menores de 6 meses estavam em aleitamento materno exclusivo no país; 60% das crianças com idade inferior a 4 meses estavam em aleitamento materno exclusivo no país; 53,1% das crianças com idade de 12 a 15 meses estavam em aleitamento materno continuado e 60,9% das crianças menores de 24 meses foram amamentadas.

Apesar de enxergamos grandes melhorias nas taxas de AM ao longo desses anos, ficou evidente a necessidade de implementos e melhorias desse trabalho para que consigamos atingir as ambiciosas metas previstas pela OMS para 2030, pois, quando comparadas aos números já alcançados pelo Brasil, trazem a preocupação de não conseguirmos atingir tais percentuais. A melhoria de taxas do AM ocorre de forma complexa, pois se apresenta como um evento multifatorial, e um dos fatores, ainda pouco explorado e que poderia influenciar decisivamente o AM, contribuindo para o alcance das metas da OMS, é a atuação eficaz do pediatra.

O pediatra é um profissional com grande poder de influenciar positivamente a promoção, proteção e apoio ao AM junto às lactantes, desde que tenha excelente embasamento teórico e prático do tema, além de competência clínica e habilidades em aconselhamento (definido como ajuda na tomada de decisões das pessoas para resolverem seus próprios problemas, abrangendo informações objetivas que possibilitem melhor utilização dos recursos pessoais), saber ouvir sem julgar e saber se comunicar para estabelecer vínculo eficaz com as mulheres e suas famílias, o que, com certeza, trará ótimos resultados.

Entretanto, essa formação específica do pediatra não costuma ocorrer na graduação médica e nem mesmo na maioria dos programas de residência em pediatria. Claro que isso pode ainda ser compensado por meio de participação em eventos científicos, cursos de capacitação em AM e leituras específicas (como neste capítulo). Outro bom local onde o pediatra pode encontrar material para capacitação nesse tema é o *site* da Sociedade Brasileira de Pediatria (SBP) e suas filiadas, no espaço do Departamento Científico de AM (DCAM).

O objetivo deste capítulo é contribuir com informações e conhecimentos para adequada atuação do pediatra nos problemas mais comuns da amamentação, contribuindo para que esta seja mantida, as dificuldades vencidas e possamos atingir o AM até os 2 anos ou mais, sendo os primeiros 6 meses de forma exclusiva.

IMPORTÂNCIA DO ALEITAMENTO MATERNO

Um dos mais antigos escritos em que se tem documentada a prática do AM é a citação bíblica, de mais ou menos 2 mil anos, na qual "uma mulher dizia em alta voz que era bem-aventurada a mãe do mestre nazareno Jesus Cristo, que o trouxera ao seio e o amamentara".[1] Historicamente, tal prática foi bastante disseminada nos séculos XVIII e XIX, e mesmo nas primeiras décadas do século XX. Entretanto, as senhoras de classe abastada faziam uso de amas de leite, também chamadas de "mães pretas", que eram escravas comercializadas para a produção de leite humano, conforme anúncios de vários jornais brasileiros da época, como o *Jornal do Commercio*, de 1841.[2] De fato, naquela época não era bem-visto na cultura europeia, trazida até o Brasil pelos portugueses, que "uma senhora de classe" amamentasse seus filhos.

A OMS e a Unicef[3,4] enfatizam que a forma mais segura, eficaz e completa de alcançar o crescimento e o desenvolvimento adequados de uma criança até o sexto mês de vida pós-natal é garantindo a ela o aleitamento materno exclusivo (AME) desde a primeira hora de vida extrauterina.

O leite materno é o padrão ouro para recém-nascidos, recomendado de forma exclusiva até o sexto mês de vida e complementado até os 2 anos de idade. A Academia Americana de Pediatria (AAP) elaborou um documento bastante amplo no qual reconhece as vantagens do aleitamento materno não só para os bebês, mas também para as mães, os familiares e a sociedade.[5] Nesse estudo é enfatizado à sociedade que o AM traz vantagens para a saúde, o crescimento e o desenvolvimento de crianças de diferentes realidades. Com essa prática, observa-se menor incidência ou gravidade de várias doenças, como diarreias, bacteriemia, meningite bacteriana, infecções respiratórias, otite média, botulismo, infecção urinária e enterocolite necrosante (EN). Além disso, apresenta possíveis efeitos protetores contra síndrome de morte súbita, diabete melito insulinodependente, doença de Crohn, linfoma, retocolite ulcerativa, doenças alérgicas e outras doenças digestivas crônicas.[6]

Dentre as vantagens para as mães, Lana[7] destacou: realização pessoal, menor perda de sangue no pós-parto, com redução da ocorrência de anemia maternal, retorno mais fácil ao peso pré-gestacional, efeito anticoncepcional, custo zero, maior tempo disponível para atenção ao bebê e vínculo afetivo mãe-filho mais estreito.

Outra vantagem materna é a redução do risco para desenvolvimento de câncer mamário, na medida em que aumenta o tempo de duração do AM, conforme destacado em recente revisão de 47 artigos publicados sobre esse tema em 30 países, com a participação de aproximadamente 150 mil mulheres.[8,9]

O AM satisfaz todas as necessidades do binômio mãe-filho por suas inúmeras vantagens. É dotado de propriedades específicas, como células de defesa, vitaminas e células que facilitam a absorção de determinados componentes, cuja concentração de nutrientes varia no decorrer de uma mamada. Essas propriedades não são encontradas no leite de vaca, nem mesmo no leite em pó modificado para lactentes (fórmula), pois não podem ser mimetizadas por processos industriais.[10] O leite humano tem quantidades adequadas de ferro, suficientes para prevenir anemia ferropriva até o sexto mês de vida, sem a necessidade de complementação vitamínica para lactentes a termo sem baixo peso ao nascer.[11,12]

Menor morbidade é observada em bebês aleitados ao seio em razão dos fatores de proteção contidos no leite humano, como componentes imunológicos celulares e humorais, e dos fatores antivirais e antiaderentes de bactérias, reduzindo o número de doenças diarreicas e respiratórias.[13,14] O leite humano contém anticorpos modulados principalmente pela imunoglobulina A (IgA) secretória, que protegem, sobretudo, contra infecções intestinais. Contém, também, oligossacarídeos análogos a receptores epiteliais para bactérias e enzimas, como a lactoferrina e a lisozima, que conferem proteção extra e, ainda, anticorpos alimentares, que podem influenciar a resposta imune da criança amamentada às proteínas estranhas introduzidas no momento da complementação alimentar.[15]

Em uma revisão de 6 trabalhos publicada pela OMS que utilizaram a técnica de metanálise, demonstrou-se que, no primeiro semestre de vida, o AM confere elevado grau de proteção contra mortes por diarreia, protegendo, em grau menor, contra mortes por doenças respiratórias agudas. Salientou-se, ainda, que a proteção, apesar de diminuir, permanece até o segundo ano de vida, sendo mais importante quando o nível educacional da mãe é precário.[16]

Um estudo multicêntrico com 926 prematuros indicou o AM como fator de proteção contra mortalidade por EN, pois os bebês que receberam fórmula apresentavam de 6 a 10 vezes maior risco de desenvolver a doença. Nas unidades neonatais britânicas, estima-se que 500 novos casos de EN por ano decorram da redução do uso do leite humano.[17]

Na prática do AM, as manobras bucofacial-respiratórias, necessariamente realizadas pelo bebê durante a ordenha natural junto ao seio materno, são, na verdade, um exercício fisiológico para o desenvolvimento adequado dos dentes, da respiração nasal e dos músculos faciais. Além disso, a amamentação protege contra hábitos bucais deletérios, sendo o risco relativo de desenvolvê-los 7,1 vezes maior em não amamentados por pelo menos 6 meses, protegendo, também, contra maloclusões dentárias[18] e alterações fonoaudiológicas.[19]

A OMS estima que, a cada ano, 1,5 milhão de mortes poderiam ser evitadas se o AM fosse praticado. Crianças em AME sofrem pelo menos 2,5 vezes menos episódios de doenças do que aquelas que tomam leite artificial. Em virtude de todas essas vantagens e no que se refere à saúde pública, o AM é uma intervenção simples e de custo zero, que proporciona melhora significativa dos níveis de saúde infantil, com redução da morbimortalidade. O AM, sem dúvida, facilitou o alcance de metas em pactos pela saúde da criança em todo o mundo, inclusive no Brasil, com o Pacto pela Infância, em 1992.

DIFICULDADES MAIS COMUNS E ORIENTAÇÕES

Grande parte das dificuldades com a amamentação nos primeiros 6 meses de vida (época em que deveria prevalecer o AME) está relacionada com o esvaziamento mamário inadequado durante o ato de sucção do bebê. A técnica de amamentação, a frequência das mamadas e o uso de bicos e de complementos alimentares influenciam o aparecimento dessas dificuldades, sendo necessário que o pediatra esteja capacitado tanto para orientar a técnica adequada de esvaziamento das mamas quanto para oferecer suporte emocional e compreensão dos desconfortos que as lactantes sentem nesse momento tão importante para o binômio mãe-filho.

Técnica de aleitamento materno

O conhecimento da técnica correta do AM é algo "recuperado" de forma relativamente recente, pois essa prática, com certeza, era instintiva e natural, como ocorre em todos os mamíferos, conduzida apenas pela esfera biológica. Não havia, portanto, a necessidade de essa técnica ser aprendida em uma faculdade de forma didático-científica. Entretanto, isso hoje se faz necessário, pois perdeu-se a "cultura da amamentação" em nosso meio. Na verdade, o AM é bem mais complexo no ser humano que nos demais mamíferos, pois, além de biologicamente determinado, é socioculturalmente condicionado, tratando-se, portanto, de um ato impregnado de ideologias e determinantes que resultam das condições concretas de vida.[20,21]

Pode-se dizer que as principais dificuldades no AM em geral ocorrem por erros de técnica de amamentação. A técnica correta é compreendida como uma série de condições gerais e de posicionamentos do corpo da mãe e do bebê que facilitam o contato adequado da boca do bebê em relação ao mamilo e à aréola, para que, ao final, ocorra uma boa pega e uma sucção eficaz, com esvaziamento e sem ferimentos à mama. A dinâmica de sucção e extração do leite materno, quando acontece de forma correta, facilita o esvaziamento da mama e leva à produção adequada do leite materno.

Já uma técnica inadequada de amamentação contribui para várias dificuldades do AM, como ferimentos do mamilo, infecções mamilares, mastite, diminuição da produção láctea e o consequente ganho de peso inadequado do bebê.[22-24]

Para que seja possível obter uma análise mais objetiva e facilitar aos profissionais de saúde uma observação mais adequada da técnica de AM, foi desenvolvido um formulário de observação da mamada pela OMS (Tabela 1), no qual são destacadas atitudes e posições corretas e incorretas que podem ou não favorecer uma boa amamentação.[25]

No alojamento conjunto, é imprescindível a monitoração da primeira mamada (do início ao final) por uma pessoa capacitada, tranquila, sem pressa, solícita, que escute e ofereça ajuda, mas sem impor nada, que observe e avalie conforme o Formulário da Observação da Mamada da OMS.[26]

Nesse formulário são avaliados itens compreendidos entre o binômio mãe-bebê, com sinais de que a amamentação vai bem e suas possíveis dificuldades. Avalia-se a saúde da mãe, se ela está confortável e relaxada no ato da amamentação, se suas mamas parecem saudáveis e bem apoiadas e se seus dedos estão fora do mamilo. Ao mesmo tempo, a monitoração alerta para sinais como mãe que se apresenta doente, tensa, desconfortável ou deprimida, com as mamas avermelhadas, inchadas ou doloridas como sinais de possível dificuldade.

Avalia-se ainda se o bebê parece saudável, calmo e relaxado, se há vínculo com a mãe e se ele busca e/ou alcança a mama quando está com fome. Por outro lado, se o bebê parece sonolento ou doente, inquieto ou chorando, com apoio frágil, sem contato visual com a mãe, sem buscar ou sem alcançar a mama durante a fome, tais fatores são entendidos como sinais de que a amamentação vai mal. Deve-se também avaliar o posicionamento do bebê – para este estar correto, sua cabeça e seu corpo devem estar alinhados, e o bebê deve estar próximo ao corpo materno, com o nariz voltado para o mamilo e bem apoiado.

Já em relação à pega propriamente dita, deve sobrar mais aréola acima que abaixo da boca do bebê, seu queixo precisa tocar a mama, o lábio inferior deve estar evertido e sua boca bem aberta; a sucção deve ser lenta e profunda, com pausas; o bebê deve soltar a mama quando satisfeito, deve haver presença de reflexo da ocitocina e a mama tem que parecer mais leve após a mamada: todos esses são sinais de que a amamentação está bem. Já sinais como bebê mal posicionado, com pescoço e/ou cabeça girados, corpo desalinhado, não apoiado, com o queixo longe da mama, mais aréola vista abaixo do lábio do bebê, lábios invertidos, boca não completamente aberta, sucções rápidas e superficiais, interrupção da mamada pela mãe ou, ainda, mamas duras e brilhantes após a mamada e sem sinal do reflexo da ocitocina apontam erro de técnica (Tabela 1).

Ingurgitamento mamário

Três componentes estão presentes no ingurgitamento mamário:

1. Congestão e aumento de vascularização.
2. Acúmulo de leite.
3. Edema decorrente da congestão e da obstrução dos vasos linfáticos.

A distensão tecidual decorrente desse processo pode ser leve e benigna (fisiológica) ou excessiva (patológica), necessitando de tratamento. No segundo caso, as mamas ficam aumentadas, doloridas e com áreas avermelhadas, quentes, brilhantes e edemaciadas, o que contribui para tornar os mamilos achatados e, por consequência, dificultar a pega do bebê e a fluidez do leite, que se torna mais viscoso ou empedrado. Esse problema surge, geralmente, entre o terceiro e o quinto dia depois do parto e pode ficar restrito à aréola, ao corpo da mama ou se estender a ambos.

Tabela 1 Formulário de Observação da Mamada[25]

FORMULÁRIO DE OBSERVAÇÃO DA MAMADA

Nome da mãe ______________________ Data ______________

Nome do bebê ______________________ Idade do bebê ______________

Sinais de que a amamentação vai bem	Sinais de possível dificuldade
Seção A	
Observação geral	
Mãe	
☐ Mãe parece saudável	☐ Mãe parece doente ou deprimida
☐ Mãe relaxada e confortável	☐ Mãe parece tensa e desconfortável
☐ Mamas parecem saudáveis	☐ Mamas avermelhadas, inchadas/doloridas
☐ Mama bem apoiada, com dedos fora do mamilo	☐ Mama segurada com dedos na aréola
Bebê	
☐ Bebê parece saudável	☐ Bebê parece sonolento ou doente
☐ Bebê calmo e relaxado	☐ Bebê inquieto ou chorando
☐ Sinais de vínculo entre a mãe e o bebê	☐ Sem contato visual mãe/bebê, apoio frágil
☐ O bebê busca/alcança a mama se está com fome	☐ O bebê não busca, nem alcança
Seção B	
Posição do bebê	
☐ A cabeça e o corpo do bebê estão alinhados	☐ Pescoço/cabeça do bebê girados ao mamar
☐ Bebê seguro próximo ao corpo da mãe	☐ Bebê não é seguro próximo
☐ Bebê de frente para a mama, nariz para o mamilo	☐ Queixo e lábio inferior opostos ao mamilo
☐ Bebê apoiado	☐ Bebê não apoiado
Seção C	
Pega	
☐ Mais aréola é vista acima do lábio superior do bebê	☐ Mais aréola é vista abaixo do lábio inferior
☐ A boca do bebê está bem aberta	☐ A boca do bebê não está bem aberta
☐ O lábio inferior está virado para fora	☐ Lábios voltados para a frente/virados para dentro
☐ O queixo do bebê toca a mama	☐ O queixo do bebê não toca a mama
Seção D	
Sucção	
☐ Sucções lentas e profundas com pausas	☐ Sucções rápidas e superficiais
☐ Bebê solta a mama quando termina	☐ Mãe tira o bebê da mama
☐ Mãe percebe sinais do reflexo da ocitocina	☐ Sinais do reflexo da ocitocina não percebidos
☐ Mamas parecem mais leves após a mamada	☐ Mamas parecem duras e brilhantes

WHO. Positioning a baby at the breast. In: WHO. Integrated Infant Feeding Counselling: a Training Course. Trainer's Guide 2004.

Orientação preventiva

Recomenda-se iniciar a amamentação o mais precocemente possível, ainda na sala de parto, sob regime de livre demanda, com técnica correta e evitando bicos suplementares.

Orientação terapêutica

- Ordenhar a aréola antes das mamadas, caso esteja tensa, para que fique mais macia e possibilite a pega correta.
- Amamentar sob livre demanda.
- Massagear as mamas para diminuir a viscosidade do leite e estimular o reflexo de ejeção.

Quando necessário, recomenda-se usar analgésicos e/ou anti-inflamatórios (paracetamol e ibuprofeno). Deve-se usar suporte adequado e/ou sutiãs para manter as mamas em posição adequada.

Caso o bebê não consiga esvaziar a mama durante a sucção, é preciso ordenhá-la manualmente após cada mamada. O uso de compressas, frias ou mornas, é controverso na prática da amamentação, sendo defendido criteriosamente por alguns grupos e não utilizado por outros.

Mamilos doloridos e/ou trauma mamilar

Dor discreta ou desconforto no início da mamada podem ser considerados normais, desde que a dor não seja intensa e não haja lesões mamilares. Nesse caso, a causa mais comum é a técnica inadequada da amamentação. Tipos de traumas mamilares incluem eritema, edema, fissuras, bolhas, equimoses, manchas etc.

Orientação preventiva

- Utilizar a técnica correta de amamentação.
- Manter os mamilos secos e expô-los ao sol diariamente sem usar produtos que removam sua proteção natural.
- Amamentar em livre demanda.
- Ordenhar a aréola manualmente antes das mamadas.
- Evitar a utilização de protetores de mamilos.

Orientação terapêutica

- Iniciar a amamentação pela mama menos afetada.

- Ordenhar um pouco de leite antes de iniciar a mamada.
- Reduzir a pressão em pontos dolorosos por meio de mudanças de posições nas mamadas.
- Recortar um sutiã velho no local que toca os mamilos para deixá-los livres, cobrindo a região com um tecido de algodão bastante macio.
- Utilizar analgésicos quando necessário.

Recomendam-se, ainda, banhos de luz (lâmpada de 40 watts) ou de sol (tratamento seco). Outra indicação é o tratamento úmido, com o uso do próprio leite materno nos mamilos e/ou cremes adequados à base de vitaminas A e D, lanolina anidra modificada e corticosteroides, desde que esteja afastada a possibilidade de infecções. Devem-se evitar substâncias sem comprovação científica, como chás e cascas de frutas, por exemplo, de banana e mamão.

Infecções mamilares

As mais comuns são causadas por *Staphylococcus aureus* e *Candida albicans*. No primeiro caso, o tratamento sistêmico é preferível ao tópico e é feito com dicloxacilina ou cefalexina. Para o fungo em questão, recomenda-se manter os mamilos secos após as mamadas e usar topicamente nistatina, clotrimazol, miconazol ou cetoconazol por 14 dias, além de tratar o bebê. Em certos casos, pode ser necessária a utilização de fluconazol oral sistêmico por 14 a 18 dias. É importante lembrar que os bicos de chupetas e de mamadeiras são veículos e causas de infecções iniciais e reinfecções.

Bloqueio de ductos lactíferos

O bloqueio manifesta-se em geral pela presença de nódulos mamários sensíveis e doloridos, sem outras alterações da mama, podendo, ainda, ocorrer sinais inflamatórios sem febre alta.

Orientação preventiva

Adotar medidas que favoreçam o esvaziamento completo das mamas, como a técnica adequada de amamentação e o uso de sutiãs adequados.

Orientação terapêutica

Devem-se seguir praticamente as mesmas orientações dadas no caso de ingurgitamento mamário.

Mastite

Trata-se de um processo inflamatório de um ou mais segmentos da mama que pode ou não caminhar para uma infecção bacteriana. Os germes mais comumente envolvidos são os *Staphylococcus* (*aureus* e *albus*) e, em menor frequência, a *Escherichia coli* e os estreptococos (alfa, beta e não hemolítico). As fissuras mamilares costumam ser a porta de entrada desses agentes.

Orientação preventiva

Devem-se seguir as mesmas orientações dadas nos casos de ingurgitamento mamário e fissuras.

Orientação terapêutica

Realizar o esvaziamento adequado das mamas pela amamentação, que deve ser mantida no bebê sadio nascido a termo, ou pela ordenha manual. Utilizar antibioticoterapia sistêmica específica, podendo ser usadas dicloxacilina, amoxicilina, cefalosporinas, clindamicina ou eritromicina por 10 a 14 dias. São importantes o repouso materno, o uso de analgésicos e/ou anti-inflamatórios não hormonais (AINH), o uso de sutiãs adequados e a ingestão apropriada de líquidos.

O suporte emocional é de grande importância e, não havendo melhora depois de 48 horas, deve-se investigar a possibilidade de abscesso mamário.

Abscesso mamário e galactocele

O abscesso é uma consequência da mastite não tratada ou tratada de forma tardia ou ineficaz. Já a galactocele é uma formação cística que ocorre nos ductos mamários e que contém fluido leitoso, o qual, tardiamente, pode tornar-se viscoso. A ultrassonografia é bem indicada nesses casos, uma vez que ajuda a confirmar o diagnóstico e indica o melhor local para a punção ou a incisão.

Orientação preventiva

Devem-se seguir as mesmas orientações dadas nos casos de bloqueios, fissuras e mastites.

Orientação terapêutica

Realizar o esvaziamento por meio de drenagem cirúrgica ou aspiração. Em geral, a amamentação deve ser mantida. Caso não seja, a mama deve ser esvaziada por ordenha manual. No caso da galactocele, a extração cirúrgica pode ser necessária, já que o cisto costuma encher novamente depois das aspirações.

Baixo ganho ponderal

O baixo ganho ponderal do bebê pode ser real, geralmente em virtude da má técnica de amamentação e suas consequências, ou, mais raramente, da baixa produção láctea materna. Também pode ocorrer em razão de inúmeros outros fatores que devem ser tratados adequadamente, como doenças maternas, medicamentos ingeridos pela mãe, malformações da mama, sucção ineficiente do bebê, prematuridade e/ou gemelaridade, doenças sindrômicas ou malformações do bebê etc. Na maior parte das vezes, porém, o baixo ganho ponderal não é real, refletindo apenas a insegurança e o pouco conhecimento de muitas mães a respeito da anatomia e da fisiologia da lactação e do ganho ponderal nos primeiros dias de vida do recém-nascido.

Muitas mães associam o choro intenso e as mamadas frequentes a "leite fraco", "pouco leite" ou, ainda, à possibilidade de o bebê estar "passando fome". Outras vezes, o próprio pediatra desconhece o fato de um bebê normal perder até 10% de seu peso de nascimento e recuperá-lo por volta de até 14 dias de vida. Esse desconhecimento é, frequentemente, responsável pela prescrição desnecessária de outros leites, muitas vezes oferecidos em mamadeiras, que levarão, em última análise, ao desmame precoce.

Orientação preventiva

Orientar devidamente a mãe, sobretudo as primíparas, que têm maiores inseguranças a respeito da fisiologia e da anatomia de suas mamas e do comportamento do recém-nascido nos primeiros dias de vida.

Orientação terapêutica

Certificar-se de que a técnica de amamentação foi bem assimilada e executada pela lactante, bem como a ingestão suficiente de líquidos, a alimentação balanceada e o repouso. Deve-se desencorajar o uso de mamadeiras e chupetas; estimular o acompanhamento efetivo com o pediatra, com retornos frequentes para pesar o bebê e reavaliar a mamada, quando for realmente necessário; incentivar a complementação das mamadas com o próprio leite materno ordenhado; e, em casos excepcionais de baixa produção, utilizar, pelo menor período possível, a fórmula infantil, devendo nos dois últimos casos os alimentos sempre ser oferecidos no copinho ou na xícara, com a técnica adequada. Em casos de disfunções orais, o tratamento deve envolver um profissional com grande experiência em AM, preferencialmente um fonoaudiólogo.

DOENÇAS MATERNAS

Infecções causadas por vírus

Em algumas doenças virais maternas, como hepatite, herpes-vírus, sarampo, caxumba e rubéola, pode ocorrer excreção do vírus para o leite humano. Entretanto, a transmissão por essa via tem pouco valor epidemiológico, com exceção das infecções causadas pelos retrovírus, isto é, o vírus da imunodeficiência humana (HIV-1), o vírus T-linfotrópico humano tipo 1 (HTLV-1) e o vírus T-linfotrópico humano tipo 2 (HTLV-2).

Na maioria das doenças virais maternas, outras fontes de contaminação para o recém-nascido devem ser avaliadas antes de se atribuir essa possibilidade apenas ao aleitamento. O risco de transmissão pode aumentar nos casos de infecção aguda no momento do parto, pois o leite pode conter elevada concentração de partículas virais e baixos títulos de anticorpos protetores capazes de neutralizar o agente infeccioso. De modo geral, não há contraindicação formal para amamentação na maioria dos casos de doenças virais, exceto para o grupo dos retrovírus e citomegalovírus.

A transmissão de retrovírus RNA, incluindo HIV-1, HTLV-1 e HTLV-2, já foi demonstrada. O vírus HIV-2 também pode ser transmitido da mãe para o filho, mas o papel do aleitamento na transmissão via leite humano ainda não está bem estabelecido. O vírus Epstein-Barr e o herpes-vírus 6 podem ser encontrados no leite humano, mas, até o momento, são raros os relatos sobre crianças que foram infectadas por eles por meio da amamentação. É surpreendente que o leite humano não seja mais infectante, sobretudo com o volume consumido diariamente pelo lactente em AME, o que leva a supor a existência de outros fatores de proteção no leite humano, além dos já conhecidos.

Infecção pelo HIV

O HIV é excretado livremente ou no interior de células no leite de mulheres infectadas, que podem apresentar ou não sintomas da doença. Aproximadamente 65% da transmissão vertical do HIV ocorre durante o trabalho de parto e no parto propriamente dito; os 35% restantes ocorrem intraútero, principalmente nas últimas semanas da gestação, e por intermédio do AM. No recém-nascido, a porta de entrada do vírus são as mucosas nasofaríngea e gastrintestinal.

Durante o AM, a transmissão do vírus pode ocorrer em qualquer fase, mas parece ser mais frequente nas primeiras semanas e, especialmente, nas infecções maternas mais recentes. A carga viral no leite materno é um importante fator determinante do risco de transmissão. A carga viral no colostro ou no leite inicial é significativamente mais elevada que no leite maduro.

Admite-se que o aleitamento misto propicie maior risco de infecção, quando comparado ao AME, em razão do maior dano à mucosa gastrointestinal do bebê decorrente da alimentação artificial, que favorece a penetração do vírus. O risco adicional de transmissão viral varia de 5 a 20% pelo leite humano. A contaminação via leite materno em mulheres que adquiriram a infecção após o período pós-natal varia de 15 a 53% dos casos. A presença de células infectadas pelo HIV no leite humano por um período superior a 15 dias após o parto é um fator preditivo importante para a infecção da criança.

Os retrovírus podem infectar células do epitélio mamário antes mesmo do parto, podendo ser encontrados livres ou infectando monócitos do leite, que correspondem a 50% das células do leite materno. Essas células são capazes de, potencialmente, transportar vírus da circulação materna ou de tecidos linfoides para o intestino do neonato. Alguns tipos de HIV utilizam receptores de quimosinas para infectar os macrófagos. Todavia, são necessários mais estudos para conhecer, com precisão, o papel das células do leite humano na infecção pelo HIV.

A utilização de terapêutica antirretroviral durante a gestação, o parto e sua manutenção em recém-nascidos resulta em redução da transmissão vertical do HIV por até 6 meses após o parto, mesmo se mantido o AM. Entretanto, a infecção pelo HIV é uma das poucas situações em que há consenso de que a amamentação deve ser contraindicada. No Brasil, o Ministério da Saúde recomenda que mães portadoras do vírus HIV não amamentem. Em países mais pobres, porém, nos quais doenças como diarreia, pneumonia e desnutrição contribuem substancialmente para elevadas taxas de morbimortalidade infantil, o benefício do AM deve ser considerado em relação ao risco da transmissão do vírus HIV. Nesses casos, e na impossibilidade de oferta de uma alimentação artificial adequada, é preferível manter a amamentação, tendo em vista os benefícios para o lactente sob condições precárias. Nessas condições, tanto a OMS quanto o Unicef recomendam manter o AM.

Também é possível reduzir ou eliminar o HIV do leite humano por processos físico-químicos. Células infectadas pelo vírus podem ser removidas do leite, mas partículas virais são difíceis de eliminar. A inativação do vírus HIV do leite materno pelo processo de pasteurização (62,5°C por 30 minutos, seguido de resfriamento rápido) possibilita que a criança continue a receber o leite materno sem aumentar o risco pós-natal do vírus.

Infecção pelo HTLV

O HTLV é um vírus da família dos retrovírus, a mesma do HIV. São vírus linfotrópicos de células humanas T1 e T2, denominados HTLV-1 e HTLV-2. O vírus do tipo 1 causa principalmente uma modalidade rara de leucemia, além de mielite e infecção ocular, que pode levar à cegueira. O vírus HTLV-2 não está associado a doença. A transmissão viral pode ocorrer de mãe para filho por meio do AM e via contato sanguíneo, agulhas contaminadas e relações sexuais.

No Japão, tem sido utilizado o congelamento do leite de mães HTLV-1 positivas à temperatura de –20°C como método de inativação do vírus. Contudo, o Center for

Disease Control and Prevention (CDC) não emite opinião sobre o congelamento do leite humano e define que toda mãe infectada pelo HTLV-1 deve ser aconselhada a não amamentar, além de considerar insuficientes os dados atuais sobre a transmissão do HTLV-1 nos casos em que se utilizou leite materno congelado e descongelado.

Infecção pelo citomegalovírus

Após a primoinfecção e na ocorrência de reativação de sua forma latente, o citomegalovírus pode ser excretado de forma intermitente na saliva, na urina, pelo trato genital e no leite humano por vários anos. O feto ou lactente pode ser infectado pela mãe com infecções na forma primária ou pela reativação viral, sendo mais frequente durante a passagem pelo canal do parto ou no período pós-natal. Em razão da passagem de anticorpos por via placentária, porém, a doença não é comum em recém-nascidos.

Na infecção pós-natal, a relação com a amamentação é evidente, embora o vírus possa ser adquirido por meio do contato com outras pessoas soropositivas que vivem no mesmo domicílio. O risco de transmissão para a criança varia de 39 a 59% em lactantes soropositivas, e a soroconversão é de 70%. Durante o período pós-parto, pode haver reativação do vírus e transmissão para o recém-nascido pela amamentação em mulheres com infecção pelo citomegalovírus. No recém-nascido a termo, os anticorpos maternos são transferidos via placenta e previnem a doença na forma grave. Em prematuros acima de 34 semanas de gestação também se verifica a transferência de imunoglobulina G (IgG) por via placentária. O maior risco de transmissão da doença é entre 2 semanas e 2 meses após o parto, em razão da maior excreção viral no leite materno.

Em prematuros, especialmente com idade inferior a 32 semanas de gestação, a amamentação em mães positivas para citomegalovírus ainda é controversa. Estudos sugerem que a incidência e a gravidade da doença nesses prematuros seja baixa e que as taxas de aquisição de citomegalovírus não são muito diferentes daquelas em prematuros amamentados em mães negativas para doença. O leite materno cru poderia ser utilizado mesmo pelas mães com infecção pelo citomegalovírus. No entanto, o vírus pode ser inativado pela pasteurização do leite humano e a carga viral, reduzida pelo congelamento a –20°C.[20,21]

Os dados de acompanhamento em longo prazo de crianças infectadas são insuficientes para conclusões definitivas, pois as consequências clínicas resultantes do uso de leite materno pasteurizado ainda são desconhecidas. Diante disso, os autores recomendam manter a amamentação em recém-nascidos de muito e de extremo baixo peso somente após o consentimento dos pais.

Infecção pelo SARS-CoV-2 (Covid-19)

De acordo com DCAM-SBP (2022) em documento publicado no próprio *site*, "até o momento, não existem dados suficientes que permitam concluir que ocorra transmissão vertical do SARS-CoV-2 pelo leite humano, pois não houve detecção do vírus vivo no leite de mulheres confirmadamente acometidas pela Covid-19. A detecção do RNA viral no leite materno não é o mesmo que encontrar vírus viáveis e infecciosos. Desta forma, a transmissão do SARS-CoV-2 pelo leite materno exigiria não apenas a presença do vírus, mas que o vírus tivesse condições de se replicar e que fosse capaz de atingir locais-alvo no bebê e superar seus sistemas de defesa".

CONTRAINDICAÇÕES

Na maioria das vezes as dificuldades do AM podem ser vencidas e não contraindicam a amamentação. Entretanto, em algumas poucas situações, o AM deve ser contraindicado. Algumas situações estão relacionadas às mães e outras à criança.

Contraindicações relacionadas à mãe

- Infecção pelo vírus HIV e HTLV 1 e 2 (já discutidos anteriormente).
- Ingestão de alguns medicamentos específicos ou outras substâncias pela nutriz, como quimioterápicos, drogas de abuso/ilícitas ou alcoolismo.
- Psicose puerperal: transtorno mental grave e diferente da depressão, a psicose pós-parto provoca um afastamento da realidade. O primeiro ano é o mais crítico (período puerperal). Nessa condição, podem ocorrer alucinações, ideias persecutórias, desorientação, delírios, despersonalização e confusão mental, o que a diferencia da depressão.

Dessa forma, diante de risco de vida para a criança, a amamentação deve ser suspensa. Porém, poderá ser retomada assim que a mãe estiver estabilizada e em condições de fazê-la.

Contraindicações relacionadas à criança

- Galactosemia (contraindicado).
- Fenilcetonúria: aqui já temos a possibilidade de manter o AM junto com a fórmula específica de tratamento e monitorar o nível sérico de fenilalanina.
- Síndrome da urina de xarope de bordo: aqui também é possível manter o AM com monitoramento.

SITUAÇÕES ESPECIAIS

Hepatite B

Quando a mãe tem hepatite B, o recém-nascido deve ser vacinado e receber gamaglobulina específica para hepatite B nas primeiras 12 horas de vida. Com isso, o aleitamento materno pode ser liberado.

Tuberculose bacilífera

Nutriz com tuberculose deve usar máscara de proteção durante a amamentação, enquanto estiver no estado bacilífero (transmissor). O lactente deve receber isoniazida por 3 meses. Mães adequadamente tratadas por 2 a 3 semanas são consideradas abacilíferas; a mãe pode amamentar.

Varicela (catapora)

Caso o contágio ocorra de 20 a 5 dias antes do parto ou 48 horas após o parto, em quadros leves, pode-se amamentar. Caso ocorra entre 5 dias do parto e até 48 horas depois, existe alto risco e o bebê deve ser isolado da mãe e receber imunoglobulina específica. O aleitamento poderá ser retomado quando todas as lesões maternas estiverem em forma de crostas (sem lesão ativa perpetuadora).

MEDICAMENTOS USADOS PELA NUTRIZ

Diante de uma nutriz que precisa utilizar determinado medicamento, o ideal é que o pediatra seja consultado. Este deverá recorrer a publicações específicas e recentes a respeito desse tema para decidir pela manutenção ou não do AM. Existem artigos disponíveis nos *sites* da SBP e do Ministério da Saúde, como o *Manual Amamentação e Uso de Medicamentos e Outras Substâncias* (está sendo atualizado neste ano de 2023).[27]

Nesse manual didático, de fácil leitura, os medicamentos são classificados por cores, como no sinal de trânsito. Em verde estão os medicamentos de uso compatível com a amamentação. Dessa categoria fazem parte os fármacos cujo uso é potencialmente seguro durante a lactação, haja vista não haver relatos de efeitos farmacológicos significativos para o lactente. Em amarelo estão os de uso criterioso durante a amamentação, categoria em que estão os medicamentos cujo uso no período da lactação depende da avaliação do risco/benefício. Quando utilizados, exigem monitoração clínica e/ou laboratorial do lactente, devendo ser empregados durante o menor tempo e na menor dose possível. Novos medicamentos cuja segurança durante a amamentação ainda não foi devidamente documentada encontram-se nessa categoria. Por fim, os da cor vermelha são os de uso contraindicado durante a amamentação.[27] Vale ressaltar que a grande maioria dos medicamentos não contraindica formalmente o AM. Sugere-se ainda a possibilidade de verificar com o médico que está prescrevendo a medicação a possibilidade de trocá-la por outra mais segura para a amamentação, quando isso for possível.

Outras possibilidades de leitura para contribuir para a decisão de amamentar ou não com determinado medicamento são os *sites* como o e-lactância.org, além de aplicativos como o LactMed (gratuito – Biblioteca Americana) e o Hale's – Medications & Mothers'Milk (aplicativo pago).

VOLTA DA MÃE AO TRABALHO/ESTUDO

O estudo de prevalências de AM nas capitais brasileiras de 2008[28] deixou evidente que a volta ao trabalho aos 4 meses é um fator decisivo de desmame, visto que a maioria das mães que mantiveram AME até o sexto mês de vida foi justamente a que desfrutou da licença-maternidade de 6 meses. Portanto, na volta ao trabalho, as mães devem ser mais bem orientadas sobre seus direitos trabalhistas, como:

1. A licença-maternidade, subdividida em três condições:
   - Licença-maternidade I – art. 392, Seção V, CLT: dependendo da atividade da mulher, ela poderá gozar os 120 dias após o parto, desde que o primeiro dia de afastamento coincida com o dia de nascimento da criança.
   - Licença-maternidade II – Lei n. 11.770/2008, de autoria parlamentar da senadora Patrícia Saboya, sancionada em 9 de setembro de 2008. A nova lei autoriza, no âmbito da administração pública federal direta, autárquica e fundacional, os 6 meses de licença-maternidade, pelo Decreto n. 6.690 de 11 de dezembro de 2008.
   - Licença-maternidade III – no setor privado, a Lei n. 11.770 amplia a licença-maternidade para 6 meses de forma opcional para as mulheres e para as empresas. Desde o começo de 2010, quando a Receita Federal publicou instrução normativa, empresas privadas que fazem declaração pelo lucro real podem se inscrever no Programa Empresa Cidadã (www.receita.fazenda.gov.br/pessoajuridica/empresa-cidada/default.htm), obtendo ressarcimento de 100% dos custos com os 2 meses adicionais (além dos 4 estabelecidos pela Constituição) no Imposto de Renda.
2. Atestados médicos – ainda de acordo com a CLT, art. 392:
   - § 1º: a empregada deve, mediante atestado médico, notificar seu empregador da data do início do afastamento do emprego, que poderá ocorrer entre o 28º dia antes do parto e a ocorrência deste.
   - § 2º: os períodos de repouso, antes e depois do parto, poderão ser aumentados de 2 semanas cada um, mediante atestado médico.

3. O direito à estabilidade de emprego desde a confirmação da gravidez até o quinto mês após o parto – Constituição Federal, art. 10 (inciso II, letra *b*), e CLT, art. 391.
4. Direito a creche em estabelecimentos que empreguem mais de 30 mulheres com mais de 16 anos – art. 389, Seção IV, CLT.
5. Duas pausas diárias de 30 minutos cada para amamentar o bebê até o sexto mês – CLT, art. 396.

Na volta ao trabalho, é preciso ainda ensinar à nutriz como manter a produção de seu leite, mesmo trabalhando e/ou estudando fora, e como ordenhar e estocar o leite, bem como realizar o treinamento da pessoa que cuidará do bebê para que ela saiba como degelá-lo e oferecê-lo em copinho ou xícara, o que poderá prevenir a utilização de mamadeiras e o oferecimento de outros leites e alimentos complementares antes do tempo ideal, garantindo assim o AME até o sexto mês.[29]

USO DA CHUPETA E/OU MAMADEIRA

O bebê tem um reflexo importante para o desenvolvimento psíquico chamado reflexo da sucção; ele é observável em ultrassonografias, em que é possível avistar a criança sugando os dedinhos das mãos, pés e até mesmo o cordão umbilical. Esse reflexo é fundamental, sobretudo no primeiro ano de vida, para a amamentação e promove a liberação de endorfinas, modulando dor, ansiedade e humor e provocando sensação de prazer e bem-estar.[30]

O uso de chupeta e/ou mamadeira, uma prática cultural propagada de geração em geração ao longo dos tempos, apresenta prós e contras, sendo os últimos em maior quantidade que os primeiros.

Comumente, justifica-se o uso da chupeta como calmante natural e como prevenção do evento "morte súbita do recém-nascido", uma causa de óbito em lactentes ainda muito pouco compreendida. Morte súbita é definida como uma morte inesperada de crianças menores de 1 ano de idade, com pico entre 2 e 3 meses, que permanece sem explicação após extensa investigação, incluindo história clínica, necrópsia completa e revisão do local do óbito. Portanto, é uma situação cuja verdadeira causa, até o momento, não é conhecida.

Existem muitas críticas sobre as metodologias utilizadas nesses estudos, o que enfraqueceria muito e tornaria no mínimo precoce a argumentação de que a chupeta seria um possível protetor da morte súbita. Apesar de ser uma indicação oficial da AAP, essa opinião não é compartilhada por importantes órgãos, como o Ministério da Saúde do Brasil (área técnica da criança e do aleitamento materno), a OMS, o Unicef, o Waba (ONG internacional que promove a semana mundial da amamentação) e a IBFAN (rede mundial que luta pelas leis que normatizam a propaganda de alimentos que podem prejudicar a instalação e a manutenção do AM), que entendem ser necessária a realização de mais estudos sobre esse assunto controverso.[31-36]

Inúmeros estudos contraindicam o uso de chupetas e/ou bicos artificiais, já que estão, de maneira importante, associados a um tempo menor de duração do AM. A chupeta mostra-se como um indicador de dificuldades da amamentação, fato que acabou sendo decisivo para que a OMS e o Unicef optassem como recomendação oficial pela não utilização de bicos e chupetas desde o nascimento, pois o tempo de duração do AM influi diretamente na saúde do bebê e da mãe, isto é, quanto mais tempo amamentar, mais saúde para ambos. Essa orientação é compartilhada pela SBP e pelo Ministério da Saúde do Brasil, que, desde 1990, optou pela implantação da Iniciativa Hospital Amigo da Criança, que tem como regra (9º passo para o sucesso da amamenta ção) a não utilização de bicos, mamadeiras e chupetas em alojamento conjunto.[37-47]

A eletroneuromiografia em músculos da face em bebês em AME ou em uso de copinho, ou ainda em bicos artificiais, evidenciou o uso de grupos musculares muito diferentes. Os bebês que estavam em AME e em uso do copinho mobilizavam toda a musculatura da face, ao passo que os lactentes em bicos artificiais praticamente mobilizavam apenas o músculo bucinador. Assim, explicam-se o melhor desenvolvimento de seios da face, mandíbula, melhor oclusão dentária e melhor desenvolvimento na fala (pela maior mobilização e utilização da língua) nos lactentes em AME e uso do copinho que em lactentes usuários de bicos artificiais e mamadeiras.[48]

Somado a isso, observam-se elevação do palato e desvio de septo nasal, maior causa de otites. A criança usuária de bicos artificiais tende a se tornar um respirador oral, o que ocasiona menor produção de saliva e, assim, menor proteção contra cáries; além disso, o ar, que deveria ser filtrado, umidificado e aquecido em seu trajeto turbilhonado pelas conchas nasais, chega aos pulmões sem esse preparo, elevando o índice de infecções de vias aéreas. É possível citar ainda a quase impossibilidade de completa higienização dos bicos artificiais, de material plástico ou silicone porosos, o que leva a acúmulo de impurezas entre seus poros. Além disso, o processo da fervura levaria à liberação de componentes tóxicos.[38,48]

VIOLÊNCIA CONTRA A MULHER E ALEITAMENTO MATERNO

Infelizmente a violência contra a mulher tem ocorrido com muita frequência em nosso meio, com aumento inclusive dos casos de feminicídio. Vários estudos incluídos em revisões de literatura mostram menor intenção de amamentar, menos início da amamentação e menos amamentação exclusiva durante os primeiros seis meses de vida da criança, com maior probabilidade de interrupção precoce da amamentação exclusiva entre as mulheres que vivem em casa onde a violência está presente.[49]

DESAFIOS

O homem é o único mamífero que "desaprendeu" a mamar; praticamente não há mais o AM instintivo (apenas resquícios). Dessa forma, passou a ser necessário aprender e ensinar como se deve amamentar. A necessidade de treinamento de equipes de apoio à amamentação tornou-se necessária e urgente. Entretanto, esses profissionais em geral não procuram por essa formação, o que torna essa presença um grande desafio. É preciso capacitar pediatras, obstetras, médicos de família, enfermeiros, assistentes sociais, agentes comunitários, entre outros profissionais que possam estar em contato com as nutrizes, e orientá-los a respeito da técnica de pega correta, entre outras dúvidas que possam surgir, apoiando o AM até os 2 anos, de forma exclusiva até os 6 meses de vida do lactente, e aumentando, assim, as baixas taxas de AM encontradas não apenas no Brasil, mas em muitos países.

A promoção de cursos de gestantes com a participação em especial dos pais é fundamental para ajudar a resolver problemas simples e diminuir a ansiedade das mães logo após o parto. Esses cursos devem abordar temas como a técnica correta de AM, a elucidação de dúvidas e mitos a respeito do AM, os direitos das nutrizes em relação às leis que protegem a amamentação, entre outros.

É fundamental também o acompanhamento dessas mães no período pós-natal, quando surgem as dúvidas práticas. Faz-se necessário um local de fácil acesso para que as mães procurem profissionais de saúde treinados em AM, aptos para dar apoio e sanar as dificuldades da lactação.

Também se observa o desconhecimento por parte da mãe trabalhadora e da mãe estudante sobre a licença-maternidade, quando deverá iniciar, quais os direitos e leis que protegem a amamentação no Brasil, levando a uma interrupção no aleitamento quando essa mãe retoma suas atividades profissionais. Ainda há, muitas vezes, o desconhecimento dos direitos da nutriz por parte dos médicos e dos empregadores. Esses direitos estão didaticamente apresentados na *Cartilha para a mulher trabalhadora que amamenta,* que pode ser obtida gratuitamente no *site* do Ministério da Saúde ou em *sites* de busca.[50]

Um desafio alcançado foi que, em 2013, a SBP publicou o *Manual de aleitamento materno* em linguagem e custo acessíveis a profissionais e pessoas leigas, para que os profissionais e pais sejam capazes de se orientar. A dificuldade maior agora passa a ser de os profissionais adquirirem e terem como leitura básica esse importante e histórico manual da SBP.[51]

Por fim, em 2021 foi lançado o curso de AM *online* desenvolvido pelo DCAM-SBP com o título "Atuação do pediatra na promoção, proteção e apoio ao aleitamento materno", destinado para pediatras e residentes de pediatria, uma parceria Manole/SBP.

CONSIDERAÇÕES FINAIS

O pediatra encontra-se em posição privilegiada para atuar nas dificuldades mais comuns da amamentação. Todavia, para exercer adequadamente o seu papel, ele deve estar consciente da importância do AM e conhecer as formas de atuação em cada caso, sendo indispensável um treinamento adequado, que inclua a aquisição de conhecimentos atuais e habilidades clínicas e de comunicação, que resultem em atitudes favoráveis à amamentação, com cursos de capacitação em técnica de amamentação, que, por serem importantíssimos, deveriam ser obrigatoriamente oferecidos nos programas de residência médica em pediatria. Dessa forma; o desempenho adequado do pediatra resultará em um aumento significativo dos índices de AME no primeiro semestre de vida do lactente, desde que políticas de saúde favoreçam a atuação desse profissional, com melhor remuneração, mais tempo para consultas completas de puericultura e condições dignas de trabalho.

REFERÊNCIAS BIBLIOGRÁFICAS

1. Bíblia Sagrada. Galache GC, trad. São Paulo: Loyola; 1995.
2. Jornal do Commercio. Rio de Janeiro, 21/10/1841.
3. Organização Mundial da Saúde/Unicef. Reunião Conjunta OMS/Unicef sobre alimentação de lactentes e crianças na primeira infância. Declaração, recomendações e relação dos participantes. Genebra: Unicef; 1980.
4. Organização Mundial da Saúde/Unicef. Proteção, promoção e apoio ao aleitamento materno. Genebra: OMS; 1989.
5. Academia Americana de Pediatria (AAP). Workgroup on breastfeeding: breastfeeding and the use of human milk. Pediatrics. 1997;100:1035-9.
6. Rea MF. A amamentação e o uso do leite humano: o que recomenda a Academia Americana de Pediatria. Editorial. J Pediatr (Rio de Janeiro). 1998;74(3):171-3.
7. Lana APB. O livro de estímulo à amamentação: uma visão biológica, fisiológica e psicológica comportamental da amamentação. São Paulo: Atheneu; 2001.
8. Woodman I. Breastfeeding reduces risk of breast cancer, says study. BMJ. 2002;325:184.
9. Collaborative Group on Hormonal Factors in Breast Cancer. Breast cancer and breastfeeding: collaborative reanalysis of individual data from 47 epidemiological studies in 30 countries, including 50.302 women with breast cancer and 96.973 women without the disease. Lancet. 2002;360(9328):203-10.
10. Woiski JR. Nutrição e dietética em pediatria. 3a ed. Ribeirão Preto: Atheneu; 1988.
11. Szarfare SC, Berg G, Santos ALS, Souza SB de, Monteiro CA. Prevenção da anemia no primeiro ano de vida em centros de saúde do município de Santo André. J Pediatr (São Paulo). 1996;72(5):329-34.
12. Giugliani ERJ, Victora CG. O aleitamento na prática clínica. J Pediatr (Rio de Janeiro). 2000; 76(Supl 3):S238-52.
13. Goldman AS. The immune system of human milk: antimicrobial, antiinflamatory and immunomodulating properties. Pediatr Infect Dis J. 1993;12:664-71.
14. Grassi MS, Costa MTZ, Vaz FAC. Fatores imunológicos do leite humano. Pediatria. 2001;23(3):258-63.
15. Hanson LA, Ahlstedt S, Andersson B, Carlsson B, Fällström SP, Mellander L, et al. Protective factor in milk and development of immune system. Pediatrics. 1985;75(Suppl):172-6.
16. World Health Organization (WHO). Mastitis: causes and management. Genebra: WHO; 2000.
17. Lucas A, Cole TJ. Breast milk and neonatal necrotising enterocolitis. Lancet. 1990;336(1519):1523.
18. Serra Negra JMC, Pordeus IA, Rocha Jr. JF. Estudo da associação entre aleitamento, hábitos bucais e maloclusões. Rev Odontol Univ (São Paulo). 1997;11(2).
19. Neiva FCB, Cattoni DM, Ramos JL de A, Issler H. Desmame precoce: implicações para o desenvolvimento motor-oral. J Pediatr (Rio de Janeiro). 2003;79(1):7-12.

20. Almeida JAG de, Novak FR. Amamentação: um híbrido natureza-cultura. J Pediatr (Rio de Janeiro). 2004;80(5 Supl):S119-S125.
21. Almeida JAG de. Amamentação: um híbrido natureza-cultura. Rio de Janeiro: Fiocruz; 1999.
22. Neifert MR. Clinical aspects of lactation: promoting breastfeeding success. Clin Perinatol. 1999;26:35-8.
23. Ingran J, Johnson D, Greenwood R. Breastfeeding in Bristol: teaching good positioning, and support fathers and families. Midwifery. 2002;18:87-101.
24. Weigert EML, Giugliani ERJ, França MCT, de Oliveira LD, Bonilha A, do Espirito Santo LC, et al. Influência da técnica de amamentação nas frequências de aleitamento materno exclusivo e lesões mamilares no primeiro mês de lactação. J Pediatr (Rio de Janeiro). 2005;81(4):310-6.
25. World Health Organization (WHO). Positioning a baby at the breast. In: Integrated infant feeding counselling: a trade course. Genebra: WHO; 2004.
26. Teruya KM, Bueno LGS. Manejo clínico da amamentação com aconselhamento e referência. In: Santiago LB. Manual de aleitamento materno. Barueri: Manole; 2013. p.31-114.
27. Brasil. Ministério da Saúde. Secretaria da Atenção à Saúde. Departamento de Ações Programáticas e Estratégicas. Amamentação e uso de medicamentos e outras substâncias. 2a ed. Brasília: Editora do Ministério da Saúde; 2010.
28. Brasil. Ministério da Saúde. Secretaria de Atenção à Saúde. Departamento de Ações Programáticas e Estratégicas. II Pesquisa de Prevalência de Aleitamento Materno nas Capitais Brasileiras e Distrito Federal. Brasília: Ministério da Saúde; 2009.
29. Vinagre RD, Santiago LB. Proteção legal do AM. In: Santiago LB. Manual de aleitamento materno. Barueri: Manole; 2013. p.203-20.
30. Lamounier JA. O efeito de bicos e chupetas no aleitamento materno. J Pediatr (Rio de Janeiro). 2003;79:284-6.
31. Hauck FR, Omojokun OO, Siadaty MS. Do pacifiers reduce the risk of sudden infantdeath syndrome? A meta-analysis. Pediatrics. 2005;116(5). Disponível em: www.pediatrics.org/cgi/content/full/116/5/e716. Acesso em: 15 jun. 2023.
32. American Academy of Pediatrics Task Force on Sudden Infant Death Syndrome. The changing concept of sudden infant death syndrome: diagnostic coding shifts, controversies regarding the sleeping environment, and new variables to consider in reducing risk. Pediatrics. 2005;116(5):1245-55.
33. Li DK, Willinger M, Petitti DB, Odouli R, Liu L, Hoffman HJ. Use of a dummy (pacifier) during sleep and risk of sudden infant death syndrome (SIDS): population based case control study. BMJ. 2006;332(7532):18-22.
34. Cates CJ. Dummies and SIDS. Low response rates generate considerable uncertainty. Disponível em: www.ncbi.nlm.nih.gov/pmc/articles/PMC1336812/?tool=pubmed. Acesso em: 23 jun. 2023.
35. Fleming PJ. Dummies and SIDS: causality has not been established. Disponível em: www.ncbi.nlm.nih.gov/pmc/articles/PMC1336811/?tool=pubmed.
36. American Academy of Pediatrics, Policy Statement. Breastfeeding and the use of human milk. Pediatrics. 2012;129:e827-e841.
37. Castilho SD, Rocha MA. Pacifier habit: history and multidisciplinary vision. J Pediatr (Rio de Janeiro). 2009;85(6):480-9.
38. Menino AP, Sakima PRT, Santiago LB, Lamounier JA. Atividade muscular em diferentes métodos de alimentação do recém-nascido e sua influência no desenvolvimento da face. Rev Med Minas Gerais. 2009;19(4 Supl 5):S11-S18.
39. World Health Organization/Unicef. Innocenti Declaration on the protection, promotion and support of breast-feeding. Meeting "Breastfeeding in the 1990s: a global initiative". Cosponsored by the United States Agency for International Development Authority (SIDA), held at the Spedale degli Innocenti, Florence, Italy, on 30 July – 1 August, 1990.
40. World Health Organization (WHO). Evidence for the ten steps to successful breastfeeding. Division of Child Health and Development World. Geneva: World Health Organization; 1998.

41. Lamounier JA. Promoção e incentivo ao aleitamento materno – Iniciativa Hospital Amigo da Criança. J Pediatr (Rio de Janeiro). 1996;72(6):363-7.
42. Victora CG, Tomasi E, Olinto MTA, Barros FC. Use of pacifiers and breastfeeding duration. Lancet. 1993;341:404-6.
43. Victora CG, Behague DP, Barros FC, Olinto MTA, Weiderpass E. Pacifier use and short breastfeeding duration: cause, consequence, or coincidence? Pediatrics. 1997;99(3):445-53.
44. Tomasi E, Victora CG, Olinto MTA. Padrões e determinantes do uso de chupeta em crianças. J Pediatr (Rio de Janeiro). 1994;7(3):167-73.
45. Barros FC, Victora CG, Tonioli Filho S, Tomasi E, Weiderpass E. Use of pacifiers is associated with decreased breast-feeding duration. Pediatrics. 1995;95(4):497-9.
46. Barros FC, Victora CG, Morris SS, Halpern R, Horta BL, Tomasi E. Breastfeeding, pacifier use and infant development at 12 months of age: a birth cohort study in Brazil. Paediatr Perinat Epidemiol. 1997;11(4):441-50.
47. Pedroso RS, Siqueira RV. Pesquisa de cistos de protozoários, larvas e ovos de helmintos em chupetas. J Pediatr (Rio de Janeiro). 1997;73(1):21-5.
48. Gomes CF, Trezza EMC, Murade ECM, Padovani CR. Avaliação eletromiográfica com eletrodos de captação de superfície dos músculos masseter, temporal e bucinador de lactentes em situação de aleitamento natural e artificial. J Pediatr (Rio de Janeiro). 2006;82(2):103-9.
49. Mezzavilla RS, Ferreira MF, Curioni CC, Lindsay AC, Hasselmann MH. Intimate partner violence and breastfeeding practices: a systematic review of observational studies. J Pediatr (Rio J). 2018;94:226-37.
50. Brasil. Ministério da Saúde. Secretaria de Atenção à Saúde. Departamento de Ações Programáticas Estratégicas. Cartilha para a mulher trabalhadora que amamenta. 2ª ed. Brasília : Ministério da Saúde; 2015.
51. Santiago LB (coord.). Manual de aleitamento materno. Barueri: Manole; 2013.

BIBLIOGRAFIA

1. Aleitamento materno: prevalência e práticas entre crianças brasileiras menores de 2 anos. 4: Enani – 2019. Coordenado pela Universidade Federal do Rio de Janeiro, em conjunto com a Universidade do Estado do Rio de Janeiro, Universidade Federal Fluminense e Fundação Oswaldo Cruz. Kac G, coord. geral. Rio de Janeiro: UFRJ; 2021.
2. Barros Filho AA, Barbieri MA, Santoro JR, Bettiol H. Crescimento de lactentes até os 6 meses de idade alimentados com leite materno e com leite artificial. Medicina. 1996;29:479-87.
3. Carvalho MR, Tamez RN. Amamentação: bases científicas para a prática profissional. Rio de Janeiro: Guanabara Koogan; 2002.
4. Chaves RG, Santiago LB, Lamounier JA. Medicando no aleitamento materno. In: Chencinski YM (coord.). Aleitamento na era moderna: vencendo desafios. Rio de Janeiro: Atheneu; 2021.
5. Chencinski YM (coord.). Aleitamento na era moderna: vencendo desafios. Rio de Janeiro: Atheneu; 2021.
6. Del Ciampo LA, Ricco RG, Almeida CAN. Aleitamento materno: passagens e transferência mãe-filho. São Paulo: Atheneu; 2004.
7. Giugliani ERJ. Problemas comuns na lactação e seu manejo. J Pediatr (Rio de Janeiro). 2004;80(5 Supl):S147-S54.
8. Lamounier JA. Tendências do aleitamento materno no Brasil. Rev Med Minas Gerais. 1999; 9(2):59-65.
9. Lamounier JA, Borges LS, Chaves RG. Aleitamento materno. PRO-RN. Sociedade Brasileira de Pediatria. Porto Alegre: Artmed; 2006.

10. Lamounier JA, Moulin ZS, Xavier CC. Recomendações quanto à amamentação na vigência de infecção materna. J Pediatr (Rio de Janeiro). 2004;80(5 Supl):S181-8.
11. Melo SL. Amamentação: contínuo aprendizado. Belo Horizonte: Coopmed; 2005.
12. Moulin SZ, Lamounier JA, Vieira MBCM, Baêta M, Silva MAD, Araújo RSS. Contaminação bacteriana do leite humano coletado por expressão manual e estocado à temperatura ambiente. J Pediatr (Rio de Janeiro). 1998;74(5):376-82.
13. Organização Mundial da Saúde/Unicef. Proteção, promoção e apoio ao aleitamento materno. Genebra: OMS; 1989.
14. Rego JD (ed.). Aleitamento materno: um guia para pais e familiares. São Paulo: Atheneu; 2002
15. Rego JD (ed.). Aleitamento materno. 3ª ed. São Paulo: Atheneu; 2015.
16. Riva E, Banderali G, Agostoni C, Silano M, Radaelli G, Giovannini M. Factors associated with initiation and duration of breastfeeding in Italy. Acta Pediatr. 1999;88(4):411-5.
17. Santiago LB, Bettiol H, Barbieri MA, Gutierrez MRP, Del Ciampo LA. Incentivo ao aleitamento materno: a importância do pediatra com treinamento específico. J Pediatr (Rio de Janeiro). 2003;79(6):504-12.
18. Santiago LB, Giugliani ERJ, Chencinski MY. O papel do pediatra no aleitamento materno. In: Sociedade Brasileira de Pediatria - SBP (org.). Tratado de pediatria. 5ª ed. Barueri: Manole; 2022.
19. Santiago LB, Pinheiro RS, Giugliani ERJ, Matos ALVP, Salomão MCM, Issler RMS, et al. Aleitamento materno em tempos de Covid-19: recomendações na maternidade e após a alta. Departamento Científico de Aleitamento Materno da Sociedade Brasileira de Pediatria. Rio de Janeiro: SBP; 2020.
20. Santiago LB, Pinheiro RS, Giugliani ERJ, Matos ALVP, Vasconcello JV, Issler RMS, et al. Doenças maternas infecciosas e amamentação - atualização. Departamento Científico de Aleitamento Materno da Sociedade Brasileira de Pediatria. Rio de Janeiro: SBP; 2022.
21. Sociedade Brasileira de Pediatria - SBP (org.). Tratado de pediatria. 5ª ed. Barueri: Manole; 2022.
22. Vieira GO, Lamounier JA, Santiago LB, Chaves RG. Medicamentos e amamentação. In: Sociedade Brasileira de Pediatria - SBP (org.). Tratado de pediatria. 5ª ed. Barueri: Manole; 2022.
23. Vinha VHP. O livro da amamentação. Ribeirão Preto: Balieiro; 1999. p.20-2.
24. Weigert E, Giugliani E, França M, Oliveira LD, Bonilha A, Santo LE. Influência da técnica de amamentação nas frequências de aleitamento materno exclusivo e lesões mamilares no primeiro mês de lactação. J Pediatr (Rio de Janeiro). 2005;81:310-6.
25. World Health Organization (WHO). Mastitis: causes and management. Geneva: World Health Organization; 2000.

4 Alimentação do lactente

Virgínia Resende Silva Weffort

INTRODUÇÃO

A alimentação complementar (AC), definida como a alimentação do lactente que complementa a amamentação ou, em sua falta, o substituto do leite materno, é um processo que vai além de uma simples orientação sobre o que e como introduzir os alimentos. É um processo no qual vários aspectos devem ser levados em consideração, como o momento correto de introdução dos alimentos, favorecendo uma AC perceptiva (criando um ambiente correto, considerando aspectos sensoriais, interpretando os sinais de fome e saciedade), os aspectos culturais e a percepção dos pais e/ou cuidadores. Também implica uma progressão na mudança de texturas para promover os movimentos da língua, lábios e mandíbula, a fim de garantir o correto desenvolvimento dos órgãos envolvidos na mastigação, fala e pronúncia. Além disso, é um período muito importante para o estabelecimento de preferências alimentares que perdurarão nas fases posteriores.[1,2]

Nos últimos anos tem-se discutido a nutrição nos primeiros mil dias e mais; portanto a nutrição adequada inicia na pré-concepção, continua na gestação e segue por toda a vida, com destaque para os primeiros 1.000 dias e 2.200 dias, sendo 1.000 dias definidos como 270 dias de gestação + 365 dias do 1º ano + 365 do 2º ano. Além dos 1.000 dias, para os 2.200 dias, acrescentam-se 100 dias de pré-concepção + 1.100 dias do segundo ao quinto ano de vida.[56-58]

A alimentação durante o primeiro ano de vida tem grande importância em razão do crescimento e do desenvolvimento acelerados que aumentam as necessidades nutricionais nessa fase. Por isso o conhecimento correto e atualizado sobre a alimentação é essencial para avaliação e orientação adequadas sobre a nutrição da criança. Uma dieta pobre em micronutrientes pode acarretar uma série de danos, como a anemia carencial ferropriva, principal carência nutricional nos primeiros anos de vida, atingindo cerca de 50% dos lactentes brasileiros. A deficiência de ferro compromete o crescimento e o desenvolvimento motor e cognitivo, favorece a ocorrência de processos infecciosos e leva a consequências tardias, inclusive no desempenho escolar, na força de trabalho e na qualidade de vida.

As carências associadas à introdução de alimentação complementar inadequada frequentemente são múltiplas, o que mostra inadequação no conteúdo de zinco, ferro e vitamina B6, vitamina B12, riboflavina e niacina. Deficiências de micronutrientes, muitas vezes silenciosas e outras com manifestações clássicas, são identificadas como fundamentais na fisiopatologia de complicações associadas a doenças crônicas não transmissíveis.

Mais de 2 bilhões de pessoas no mundo estão em risco de desenvolver deficiências de micronutrientes, e mais de 1 bilhão está doente ou deficiente desses nutrientes, sendo portador de anemias, deficiência de vitamina A ou mesmo de sequelas como a deficiência no aprendizado decorrente de carências nutricionais no início da vida. As doenças crônicas não transmissíveis atingem 30% da população adulta brasileira, sendo mais de 10 milhões de pessoas portadoras de excesso de peso. A Organização Mundial da Saúde (OMS)[3] estimou, em 1997, que a obesidade atingia 203 milhões de adultos e 21,9 milhões de crianças no mundo. No Brasil, a Pesquisa Nacional de Orçamentos Familiares (POF)[4] 2002/2003 evidenciou que há 10,5 milhões de adultos obesos. Dados do Instituto Brasileiro de Geografia e Estatística (IBGE) da POF 2008/2009, de 2010,[4] mostraram que a prevalência de déficit de peso na faixa etária de 5 a 9 anos foi baixa em todas as regiões, oscilando ao redor da média nacional de 4%. Nesse caso, não foram detectadas diferenças sistemáticas entre domicílios urbano e rural. A prevalência de excesso de peso oscilou de 25 a 30% nas regiões Norte e Nordeste (mais do que 5 vezes a prevalência do déficit de peso) e de 32 a 40% nas regiões Sudeste, Sul e Centro-Oeste (mais do que 10 vezes a prevalência do déficit de peso).[5] O *Atlas Mundial da Obesidade* de 2023 mostra um aumento de 4,4% na obesidade infantil para o período de 2020 a 2035.[6]

ALIMENTAÇÃO E PREVENÇÃO DE DOENÇAS

A alimentação saudável e o estilo de vida adequado, iniciados nos primeiros anos de vida, são medidas comprovadamente eficazes na redução da prevalência das deficiências de macro e micronutrientes ou de excessos, principalmente de gordura e açúcar, acarretando o aparecimento das doenças crônicas não transmissíveis a curto, médio e longo prazo.

Boas práticas de alimentação infantil contemplam os seguintes itens:[7-9]

- Atendem às necessidades energéticas e quantitativas.
- Diversidade alimentar, com inclusão de todos os grupos alimentares.

- Apresentam correlação adequada entre os nutrientes.
- Apresentam adequação em relação a intervalos, horários e número de refeições diárias.
- São isentas de germes.
- Respeitam a capacidade gástrica e digestiva da criança.
- Introduzem novos alimentos de modo progressivo.
- Apresentam consistência adequada.
- Equilibram a tendência laxante e obstipante dos alimentos.
- Ministram alimentos com técnica adequada à boa aceitação e à formação psíquica da criança.
- Não adição de açúcar.
- Não consumo de alimentos e bebidas de baixo valor nutritivo.
- Amamentação continuada por 2 anos ou mais.

A OMS[10] recomenda que a alimentação infantil seja oportuna (quando a necessidade de energia e nutrientes excede o que pode ser oferecido pela amamentação exclusiva), adequada (deve fornecer energia, proteína e micronutrientes suficientes para atender às necessidades da criança em crescimento), segura bem higienizada), fornecida adequadamente (administrar os alimentos de acordo com os sinais de fome e saciedade da criança, com frequência adequada para a idade).

ALEITAMENTO MATERNO

O leite humano da mãe sadia e bem nutrida atende perfeitamente às necessidades dos lactentes, a termo e saudáveis, sendo muito mais do que um conjunto de nutrientes, um alimento vivo e dinâmico, por conter substâncias com atividades protetoras e imunomoduladoras. Ele não apenas proporciona proteção contra infecções e alergias como também estimula o desenvolvimento do sistema imunológico, a maturação dos sistemas digestório e neurológico, como também desenvolve o vínculo mãe-filho, que fará dessa união um processo de nutrir também o psiquismo de ambos.

A Sociedade Brasileira de Pediatria (SBP),[8] o Ministério da Saúde (MS)[9] e a OMS[10,11] recomendam aleitamento materno até os 2 anos de idade, com aleitamento exclusivo ao seio por período não inferior a 6 meses e introdução de alimentos complementares a partir dessa idade. Deve-se iniciar o aleitamento materno sob regime de livre demanda, isto é, sem horários prefixados, imediatamente após o parto, estando a mãe em boas condições e o recém-nascido com manifestação ativa de sucção e choro.

A OMS (2015) propôs as seguintes nomenclaturas:[11]

1. Aleitamento materno exclusivo (AME): a criança recebe somente leite materno (LM), diretamente da mama, ou leite humano ordenhado, e nenhum outro líquido

ou sólido, com possível exceção de medicamentos, ou seja, toda a energia e todos os nutrientes são fornecidos pelo leite humano.

2. Aleitamento materno predominante: o lactente recebe, além do LM, água ou bebidas à base de água, como sucos de frutas ou chás, mas não outro leite.
3. Aleitamento materno (AM): a criança recebe LM, diretamente do seio ou dele extraído, independentemente de estar recebendo qualquer alimento, inclusive leite não humano.
4. Aleitamento materno complementado: a criança recebe, além do LM, qualquer alimento sólido ou semissólido com a finalidade de complementá-lo, e não de substituí-lo. Nessa categoria, a criança pode receber, além do LM, outro tipo de leite, mas este não é considerado alimento complementar.
5. Aleitamento materno misto ou parcial: a criança recebe LM e outros tipos de leite.

O LM apresenta uma composição dinâmica de nutrientes. O conteúdo é modificado com o evoluir da lactação, ao longo do dia, dentro de uma mamada ou mesmo de acordo com a idade gestacional do recém-nascido ou da alimentação da mãe. A qualidade da proteína (70% soro e 30% caseína) difere do encontrado no leite de vaca (82% caseína e 18% soro). O tipo de proteína contida na fração soro também difere no leite humano (alfalactoalbumina) e no bovino (betalactoglobulina). Além disso, o LM contém lactoferrina, lisozima e imunoglobulina A (IgA) secretora em quantidades expressivamente superiores às do leite bovino, que contém apenas traços dessas proteínas.[12,13]

O AM oferece proteção efetiva a curto e longo prazo. Com respeito às doenças infecciosas, salienta-se o efeito protetor do AME mantido até o sexto mês de vida na proteção contra otite média, assim como nas pneumonias e na doença diarreica, que são as principais causas de mortalidade infantil de natureza infecciosa em países em desenvolvimento, como o Brasil. Em relação às doenças crônicas, há efeito protetor comprovado do AM para a doença de Crohn, linfoma, diabete melito tipo 1 e alergias, além do efeito dose-dependente na prevenção da obesidade. Melhor desenvolvimento cognitivo e de habilidades motoras foi observado em crianças a termo que recebiam AME e correlacionaram-se positivamente com a duração do aleitamento.[14-16] Estudos de metanálise concluíram pelo efeito benéfico do AM prolongado no desenvolvimento cognitivo.[14,16] A amamentação diminuiu as chances de diabete tipo 2 e, com base em estudos de alta qualidade, diminuiu em 13% as chances de sobrepeso/obesidade. A amamentação reduziu as chances de sobrepeso ou obesidade.[17,18] O aleitamento materno exclusivo influencia aspectos fundamentais, como crescimento físico, desenvolvimento neurológico, aceitação de sabores, diminuição do risco alérgico, má oclusão dentária e vínculo afetivo.[15]

As (poucas) contraindicações absolutas ao AM podem ser consultadas no *site* da SBP – Departamento Científico – Aleitamento Materno (www.sbp.com.br);[19] dentre elas, destacam-se as retroviroses HIV e HTLV, galactosemia, uso de radiofármacos e iodo-131 radioativo, usuárias de drogas ilícitas e doença materna grave que a impossibilite de amamentar.[20]

No que diz respeito ao uso de medicamentos, informações adicionais podem ser consultadas em http://www.sbp.com.br/fileadmin/user_upload/Aleitamento_-__Uso_Medicam_durante_Amament.pdf e no *site* E-lactancia.org.

A Tabela 1 ilustra alguns fatores bioativos presentes no LM que o tornam um alimento único.

Tabela 1 Fatores bioativos presentes no leite materno

IgA secretora	Ação anti-infecciosa envolvendo antígenos específicos
Lisozima	Lise bacteriana, imunomodulação
6-caseína	Antiadesividade bacteriana, flora bacteriana
Oligossacarídeos	Impede a adesão de bactérias patogênicas à mucosa intestinal
Fatores de crescimento	
Fator de crescimento epidérmico	Reparo do epitélio intestinal
Fator de crescimento de transformação	Crescimento da célula intestinal
Fator de crescimento neural	Promove o crescimento do nervo
Enzimas	
Acetil-hidrolase	Bloqueia a ação do fator ativador de plaquetas
Glutationa peroxidase	Previne a oxidação lipídica
Nucleotídeos	Estimulam a resposta imune, promovem o crescimento da mucosa
Vitaminas A, C e E	Antioxidantes
Glutamina	Favorece o crescimento do epitélio intestinal, atua positivamente na resposta imune
Lipídios	Propriedades anti-infecciosas

Fonte: AAP.[21]

Interrupção do aleitamento materno

A interrupção precoce do AM e a preconização de alimentos com baixos níveis de ferro, utilizados por tempo prolongado, favorecem a alta prevalência de anemia, um dos exemplos da inadequação da dieta às necessidades nutricionais da criança. Muitas vezes esses alimentos introduzidos precocemente não suprem as necessidades nutricionais do lactente, que tem a velocidade de crescimento elevada, tornando-o mais vulnerável tanto à desnutrição como às deficiências de certos micronutrientes. Outras vezes, há um excesso de oferta de macro e micronutrientes, predispondo a obesidade, hipertensão arterial e hipercolesterolemia em curto e longo prazos.[22,23]

Diante da impossibilidade do AM, deve-se utilizar uma fórmula infantil que satisfaça as necessidades desse grupo etário, conforme recomendado, devendo, antes do sexto mês, ser utilizada uma fórmula de partida e, a partir dessa idade, uma fórmula infantil de seguimento. Após um ano, as fórmulas infantis de primeira infância. O LM é o padrão de referência em alimentação infantil para a composição das fórmulas.

Nos últimos 50 anos, as fórmulas têm sofrido constantes modificações para melhor se adequar às necessidades do lactente. Esse avanço tecnológico das fórmulas possibilitou elaborar produtos no sentido de compensar certas deficiências digestivo-absortivas e reações alérgicas, e até mesmo contribuiu para diminuir a desnutrição (ver Capítulo 5 – Fórmulas infantis e outras soluções nutricionais em pediatria). Na Tabela 2, podem-se observar os nutrientes do leite humano, leite de vaca e das fórmulas infantis e na Tabela 3, o volume diário para crianças de 0 a 12 meses.

Tabela 2 Nutrientes do leite humano, leite de vaca integral e fórmula infantil

	Leite humano	Leite de vaca integral	Fórmulas infantis
Proteínas	Quantidade adequada, fácil digestibilidade pela relação caseína/soro (40/60), protetor contra a obesidade.	Quantidade aumentada, difícil de digerir devido à relação caseína/proteínas do soro (80/20).	Melhor relação proteínas do soro/caseína (70/30 ou 60/40) ou 100% soro de leite. Algumas fórmulas infantis têm redução proteica e adequação dos aminoácidos insulinogênicos (reduzem o risco de obesidade).
Lipídios	Perfil lipídico ideal. Suficiente em ácidos graxos essenciais, lipase para digestão.	Deficiente em ácidos graxos essenciais, não apresenta lipase. Muita gordura saturada.	Adicionados ácidos graxos essenciais (DHA, ARA), redução da gordura saturada e acréscimo de óleos vegetais (AGE). Obrigatória a adição de ácido linoleico e alfalinolênico (*Codex Alimentarius* e Anvisa).

(continua)

Tabela 2 Nutrientes do leite humano, leite de vaca integral e fórmula infantil (*continuação*)

	Leite humano	Leite de vaca integral	Fórmulas infantis
Minerais	Quantidade ideal.	Excesso de cálcio e fósforo, sódio, cloro e potássio.	Adequação dos teores dos minerais (*Codex Alimentarius* e Anvisa). Relação cálcio/fósforo adequada, favorecendo a mineralização óssea.
Ferro e zinco	Pequena quantidade, excelente absorção.	Quantidade insuficiente e baixa biodisponibilidade.	Adicionado. Absorção adequada.
Vitaminas	Quantidade ideal.	Vitaminas D, E e C insuficientes.	Vitaminas adicionadas de acordo com *Codex Alimentarius* e Anvisa.
HMO	Quantidade ideal.	Deficiente.	Adicionado. 2'FL, LNnT, LNT, 3SL, 6SL em algumas fórmulas.
Prebióticos	Quantidade ideal.	Deficiente.	Adicionado (GOS, FOS, PDX).
Probióticos	Quantidade ideal.	Deficiente.	Adicionado (ausente no Brasil).
Água	Ideal.	Necessário complementar entre as mamadas.	Pode ser necessária.

AGE: ácidos graxos essenciais; Anvisa: Agência Nacional de Vigilância Sanitária; ARA: ácido araquidônico; DHA: ácido docosa-hexaenoico; FOS: fruto-oligossacarídeos; GOS: galacto-oligossacarídeos; HMO: oligossacarídeos do leite humano.

Tabela 3 Volume das mamadas e numero diário de acordo com a idade

Idade	Volume/mamada	Número/dia
0-30 dias	60-120 mL	6-8
30-60 dias	120-150 mL	6-8
2-3 meses	150-180 mL	5-6
3-4 meses	180-200 mL	5-6
Acima de 4 meses	180-200 mL	2-3

Fonte: SBP.[8]

Contraindicações ao leite de vaca integral

Embora o leite de vaca não modificado, fluido ou em pó, recomendado pela OMS (2023), seja o único alimento lácteo disponível para a alimentação de crianças de famílias de baixa renda, pesquisas têm mostrado as grandes inadequações para os lactentes menores de 1 ano de idade.[8,12,24]

As inadequações do leite de vaca são:

- Qualidade das gorduras: contém baixos teores de ácidos graxos essenciais, como o ácido linoleico (10 vezes inferior às fórmulas infantis), sendo necessário o acréscimo de óleo vegetal para que atenda às necessidades nutricionais do recém-nascido.
- Quantidade e qualidade dos carboidratos: sua quantidade é insuficiente quando o leite é diluído a 2/3, sendo necessário o acréscimo de outros açúcares, frequentemente mais danosos à saúde, como a sacarose, com elevado poder cariogênico.
- Proteínas: fornece alto teor proteico com consequente elevação da carga renal de soluto. O excesso proteico aumenta o risco de doenças crônicas não transmissíveis como hipertensão arterial, além de a qualidade da proteína contribuir para adiposidade no futuro. Apresenta relação caseína/proteínas do soro inadequada, comprometendo a digestibilidade e a absorção de nutrientes.
- Minerais e eletrólitos: fornece altas taxas de sódio, contribuindo para a elevação da carga renal de soluto, deletéria principalmente para os recém-nascidos de baixo peso.
- Vitaminas: baixos níveis de vitaminas D, E, C.
- Oligoelementos são fornecidos em quantidades insuficientes, com baixa biodisponibilidade de todos os oligoelementos, salientando-se o ferro e o zinco.

Mesmo após os 6 meses de idade, com a adição de outros alimentos fortificados com ferro, há comprovação de que o leite de vaca integral não supre as necessidades desse oligoelemento. A própria composição do leite de vaca integral, com excessivo conteúdo de cálcio e fósforo e baixa quantidade de vitamina C, contribui para diminuir ainda mais a biodisponibilidade do ferro oriundo de outras fontes alimentares. O ferro é um micronutriente fundamental na dieta do lactente, uma vez que, além da anemia, sua deficiência está associada ao retardo no desenvolvimento neuropsicomotor e intelectual, bem como à diminuição da imunidade celular e da capacidade fagocítica e bactericida dos neutrófilos. O consumo regular do leite de vaca integral nessa faixa etária pode também induzir hipersensibilidade às proteínas do leite de vaca, predispondo ao surgimento de doenças alérgicas e de micro-hemorragias na mucosa intestinal, o que contribui ainda mais para o aumento da deficiência de ferro.[8,12,24]

PASSOS PARA A ALIMENTAÇÃO SAUDÁVEL

Em 2019, o Ministério da Saúde lançou o *Guia alimentar para crianças brasileiras menores de 2 anos*,[20] com orientações sobre amamentação; informações sobre o desenvolvimento da criança nos 2 primeiros anos de vida e sua relação com a alimentação; além da introdução da alimentação complementar. Essa publicação vem sendo reproduzida e atualizada no decorrer desses anos, sendo a última atualização realizada em 2021, na qual o MS publicou o Guia alimentar para crianças até 2 anos de idade com os 12 passos para alimentação saudável e ofereceu várias receitas e opções de alimentos saudáveis, respeitando a cultura da região em que o indivíduo mora.[59]

1. Amamentar até 2 anos ou mais, oferecendo somente o leite materno até 6 meses.
2. Oferecer alimentos in natura ou minimamente processados, além do leite materno, a partir dos 6 meses.
3. Oferecer água própria para o consumo à criança em vez de sucos, refrigerantes e outras bebidas açucaradas.
4. Oferecer a comida amassada quando a criança começar a comer outros alimentos além do leite materno.
5. Não oferecer açúcar nem preparações ou produtos que contenham açúcar até 2 anos de idade.
6. Não oferecer alimentos ultraprocessados.
7. Cozinhar a mesma comida para a criança e para a família.
8. Zelar para que a hora da alimentação da criança seja um momento de experiências positivas, aprendizado e afeto junto da família.
9. Prestar atenção aos sinais de fome e saciedade da criança e conversar com ela durante a refeição.
10. Cuidar da higiene em todas as etapas da alimentação da criança e da família.
11. Oferecer à criança alimentação adequada e saudável também fora de casa.
12. Proteger a criança da publicidade de alimentos.

A SBP, seguindo as recomendações do MS/2019, ESPGHAN/2017 e AAP/2020, destaca mais alguns pontos:

1. Deve-se oferecer aos bebês uma dieta variada, com alimentos com diferentes sabores e texturas, incluindo vegetais verdes de sabor amargo e azedo.
2. Visando à aquisição de tolerância e redução do risco de alergenicidade, recomenda que a introdução dos alimentos seja a mais ampla possível e ofereça um único alimento considerado alergênico (leite de vaca, ovo, soja, trigo, pasta de amendoim, peixes e frutos do mar) a cada 3 a 5 dias entre a idade de 4 e 11 meses.[25]

3. Para a criança desmamada e que está em uso de outro tipo de leite, esse leite é considerado refeição, por isso são 5 refeições.
4. Não se deve adicionar sal ao preparo da papa da alimentação complementar para lactentes até 12 meses, e após essa idade usar sal com moderação – recomendação feita por Fewtrell et al. (ESPGHAN 2017).[25] Alimentos ultraprocessados ou com adição de sal, açúcar e baixa qualidade nutricional não devem ser oferecidos aos lactentes (0 a 2 anos). Além de reduzir o apetite da criança e competir com os alimentos nutritivos, estão associados à anemia, ao excesso de peso e às alergias alimentares.
5. Cuidados com a higiene. É importante orientar as mães sobre a higiene adequada das mãos, dos alimentos e dos utensílios, em especial das mamadeiras, quando utilizadas (p. ex., após lavar com água e sabão, fazer a imersão da mamadeira e utensílios do lactente em água com hipoclorito de sódio 2,5% por 15 minutos – 20 gotas de hipoclorito para 1 litro de água; pode ser utilizado o vinagre, mas a eficácia do hipoclorito é maior). Deve-se preconizar a utilização de bicarbonato de sódio a 1% para reduzir a contaminação com os agrotóxicos (1 colher de sopa para 1 litro de água por 15 minutos). Os alimentos devem ser preparados em local limpo, em pequena quantidade, de preferência para uma refeição, e oferecidos à criança logo após o preparo. Os restos devem ser descartados. Os alimentos precisam ser mantidos cobertos e na geladeira, quando necessitarem de refrigeração. A água para beber deve ser filtrada e fervida ou clorada (2 gotas de hipoclorito de sódio 2,5% por litro de água, aguardando por 15 minutos).
6. Alimentação da criança doente: considerar a redução do apetite e o risco para deficiências nutricionais. Episódios frequentes de infecções podem desencadear um ciclo vicioso e comprometer o estado nutricional. As crianças que estão em aleitamento materno devem ser estimuladas a mamar, sob regime de livre demanda. Se estiverem recebendo alimentação complementar, é importante a oferta frequente de alimentos de alto valor nutricional, atendendo à demanda da criança, em pequenas quantidades e mais vezes ao dia. Caso a criança esteja consumindo a alimentação da família, pode ser necessário modificar a consistência (alimentos mais pastosos) para facilitar a aceitação. Em situações de febre e diarreia, a água (filtrada e fervida) ou o soro de reidratação oral deve ser oferecido. Após o processo infeccioso, estando convalescente, a criança estará pronta para recuperar o crescimento (fase anabólica), portanto necessita da oferta frequente e adequada de nutrientes.
7. Não oferecer adoçantes para as crianças, principalmente as menores de 2 anos. Os adoçantes estão presentes em vários alimentos ultraprocessados, como gelatinas, refrescos em pó, néctares e refrescos de caixa, bolinhos, biscoitos, sorvetes, entre outros, apresentados nos rótulos como edulcorantes (aspartame, ciclamato de sódio, acessulfame de potássio, sacarina sódica, estévia, manitol, sorbitol, xilitol e sucralose).

8. Não oferecer sucos, refrigerantes e outras bebidas açucaradas.
9. O glúten pode ser introduzido entre 4 e 12 meses (Szajewska H, et al J Pediatr Gastroenterol Nutr. 2016).
10. Não se deve adicionar sal no preparo da papa/refeição da alimentação complementar para lactentes até 12 meses; após essa idade, usar sal com moderação. Recomendação feita por Fewtrell e colaboradores, 2017 (ESPGHAN).

A quantidade de água pode ser a definida por Holliday e Segar (1957):[26]

- Até 10 kg = 100 mL/kg/dia.
- 10 a 20 kg = 1.000 mL + 50 mL/kg/dia acima de 10 kg.
- > 20 kg = 1.500 mL + 20 mL/kg/dia acima de 20 kg.

Ou seguindo as recomendações de ingestão diária (DRI, 2006): 0 a 6 meses 700 mL; 7 a 12 meses: 800 mL; 1 a 3 anos: 1,3 mL.

A água deve ser oferecida para as crianças que utilizam fórmula infantil e no início da alimentação complementar.. A melhor forma de avaliar se a quantidade de água está adequada é a observação da urina, que deve ser sempre bem clara e com pouco cheiro. Isso porque a fórmula infantil tem pouco soluto renal, e todas as recomendações da quantidade a ser ofertada, de acordo com a faixa etária, incluem a água livre dos alimentos.

INTRODUÇÃO DA ALIMENTAÇÃO COMPLEMENTAR

Entende-se por alimentação complementar (AC) aquela que se inicia como complemento ao aleitamento materno ou fórmula infantil, a partir dos 6 meses de vida, com dietas adequadas em quantidade e qualidade (consistência, nutrientes e calorias).[27,28]

Essa definição da idade de início foi feita em 2000 pela OMS, que recomendou o aleitamento materno exclusivo até o sexto mês, e a AC deveria ser iniciada no início do sétimo mês.[10] Em 2008, o Comitê de Nutrição da European Society for Paediatric Gastroenterology, Hepatology and Nutrition (ESPGHAN) passou a recomendar que o início fosse realizado nunca antes da 17ª semana de vida e nunca após a 26ª semana,[28] tendo como principal foco a questão da introdução de alérgenos, que não deveria ser precoce nem retardada, a fim de prevenir processos alérgicos. Seria uma espécie de "janela imunológica", em que se induziria mais tolerância e menos alergia. Porém, nos casos em que a mãe não consegue continuar com leite materno exclusivo até 6 meses ou uso de fórmula infantil e após avaliação neuropsicomotora do lactente, pode-se iniciar a alimentação complementar aos 4 meses de idade, ressaltando que cada criança deve ser avaliada individualmente para estabelecer a melhor idade para iniciar AC (Fewtrell, 2017; AAP, 2000).

A OMS recomenda que os bebês comecem a receber alimentos complementares aos 6 meses de idade, além do leite materno. Inicialmente, eles devem receber alimentos complementares de 2 a 3 vezes por dia entre 6 e 8 meses e aumentar para 3 a 4 vezes por dia entre 9 e 11 meses e 12 a 24 meses. Lanches nutritivos adicionais também devem ser oferecidos de 1 a 2 vezes por dia para idades de 12 a 24 meses, conforme desejado. Aumentar gradualmente a consistência e variedade dos alimentos à medida que o bebê cresce, adaptando-se às suas necessidades e habilidades. Os bebês podem comer alimentos bem cozidos e amassados, na forma de purês, com pequenos pedaços bem cozidos a partir dos 6 meses. Aos 8 meses, a maioria dos bebês também pode comer '*finger foods*'. Aos 12 meses, a maioria das crianças pode comer os mesmos tipos de alimentos consumidos pelo resto da família, tendo em vista a necessidade de alimentos densos em nutrientes, incluindo alimentos de origem animal, como carne, aves, peixes, ovos e produtos lácteos. Evitar alimentos de uma forma que possa causar asfixia, como uvas inteiras ou cenouras cruas. No primeiro ano de vida os sucos não devem ser oferecidos, assim como chás, café, bebidas açucaradas ou refrigerantes.

Para a introdução da alimentação complementar, deve-se considerar a maturidade fisiológica (capacidade funcional do trato digestório e renal), bem como o desenvolvimento motor global e sensório-motor oral da criança, a fim de que possibilitem a mastigação, a deglutição, a digestão e a excreção adequadas, habilitando a receber outros alimentos além do LM. A maioria das crianças atinge esse estágio de desenvolvimento por volta dos 6 meses de idade, quando o LM exclusivo já não supre todas as suas necessidades nutricionais e as calorias fornecidas pelo leite materno diminuem. Assim, a AC fornece as calorias necessárias e alguns micronutrientes (ferro e zinco) que estão em menor quantidade no leite materno (Tabela 4).[2,33] Além disso, a introdução precoce da alimentação aumenta a morbimortalidade, diminui a duração do AM, interfere na absorção de nutrientes, reduz a eficácia da lactação na prevenção de novas gravidezes e pode predispor a reações alérgicas, ao aumento da carga de soluto renal e a problemas futuros, como hipertensão arterial, diabete, doença cardiovascular e obesidade. A introdução tardia está associada ao déficit de crescimento e ao risco de deficiência de micronutrientes (principalmente ferro, zinco e vitamina A), energia e proteínas.[8,24,25,28]

Tabela 4 Calorias fornecidas pelo leite materno e pela alimentação complementar

Idade (meses)	Leite materno (kcal/dia)	Alimentação complementar (kcal/dia)	Total (kcal/dia)
0-2	437	0	437
3-5	474	76	550
6-8	413	269	682
9-11	379	451	830
12-23	346	746	1.092

Fonte: SBP;[5] AAP.[33]

No consenso do LASPGHAN (2023), definiu-se que a AC deve ser promovida e explicada no esquema de alimentação perceptiva, ou seja, AC perceptiva baseia-se nos sinais de fome e saciedade emitidos pela criança, em seu reconhecimento e na resposta correta do cuidador e, finalmente, na reação previsível da criança. É importante que os cuidadores entendam que os lactentes têm capacidade gástrica limitada e, portanto, precisam ser alimentados com porções e volumes adequados a sua idade e estágio de desenvolvimento, quantas vezes forem necessárias para atender a suas necessidades nutricionais.[2]

A introdução da alimentação complementar é uma fase de transição e de elevado risco para a criança, tanto pela administração de alimentos inadequados quanto pelo risco de contaminação dos alimentos, favorecendo a ocorrência de doença diarreica, desnutrição ou mesmo a obesidade.[8,25,28,34-37] Nesse período, a adequada orientação da mãe por profissionais de saúde é de fundamental importância.

Os alimentos complementares, anteriormente designados "alimentos de desmame", podem ser chamados de transicionais quando são especialmente preparados para o reconhecimento da criança nesses primeiros dias. Eles devem sofrer alteração na consistência para adequar-se à maturação da criança, sendo oferecidos inicialmente em forma de papa, passando para pequenos pedaços e, a partir do nono mês, para a mesma consistência dos alimentos consumidos pela família. Cabe ao pediatra avaliar os hábitos alimentares da família, que, muitas vezes, não são adequados, e corrigir as inadequações nutricionais.[8,21,25]

O termo "alimentos de desmame" deve ser evitado, por ter um sentido ambíguo. Pode tanto significar "acostumar-se" com novos alimentos como sugerir a completa interrupção do AM, sendo que o desejado é sua manutenção, com a introdução de novos alimentos.[8,12,21] Assim, desde 1998, a OMS sugere a expressão "alimentação complementar" para definir o processo que se inicia quando o LM já não é suficiente para suprir todas as necessidades nutricionais da criança.[11]

A partir de 1993, as recomendações alimentares foram alteradas. Em lugar das RDA (*recommended dietatry allowances*) dos EUA e das RNI (*recommended nutrient intakes*) do Canadá, definiram-se as DRI (*Dietary Reference Intakes* – www.nap.edu).[38] A distribuição das calorias totais da dieta tende a seguir determinadas proporções de macronutrientes. Os alimentos complementares devem suprir aproximadamente 200 kcal/dia entre 6 e 8 meses, 300 kcal/dia entre 9 e 11 meses e 550 kcal/dia entre 12 e 23 meses. A densidade proteica deve ser de 0,7 g/100 kcal dos 5 aos 23 meses. Os lipídios precisam assegurar 30 a 45% da energia total. Para garantir a oferta de minerais e vitaminas necessária ao crescimento, a alimentação complementar deve conter alta densidade desses nutrientes de forma a compensar a pequena quantidade ingerida diariamente.

A orientação dietética pode ser realizada conforme a pirâmide nutricional atualizada (Figura 1), que pode ser consultada em www.sbp.com.br/pdfs/14297e1-cartaz_Piramide.pdf, parte do *Manual de alimentação da SBP*,[8] do nascimento até a adolescência. Outra maneira de visualizar a alimentação equilibrada pode ser por meio da distribuição dos alimentos no prato, respeitando as porções estabelecidas na pirâmide (Figura 2).

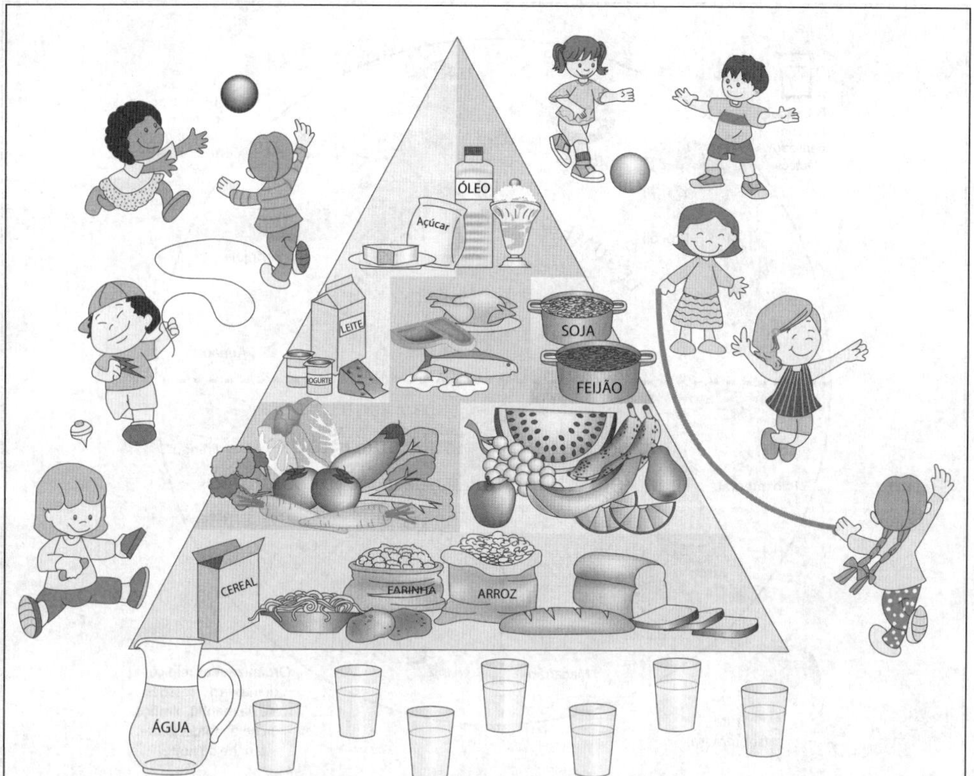

FIGURA 1 Pirâmide alimentar.

Fonte: adaptada de Philippi;39 Brasil;[9] SBP;[8] Weffort.[12]

A Tabela 5 apresenta um esquema proposto para a introdução da alimentação complementar, elaborado pelo Departamento de Nutrologia da SBP. O uso da colher deve ser iniciado com o lactente no colo da mãe ou de quem for dar as colheradas. A paciência e a suavidade, com palavras tranquilizadoras e manifestações positivas para o sucesso, devem completar os esforços de quem ajuda nessa iniciação.[8]

Pode-se iniciar a ingestão de frutas aos 6 meses, raspadas ou amassadas, oferecidas em colher, inicialmente 1 vez ao dia, depois pela manhã e à tarde, seguida pela mamada. O tipo de fruta a ser oferecido deve respeitar características regionais, custo, estação do ano e presença de fibras. Nenhuma fruta é contraindicada, exceto quando houver intolerância ou alergia. Sucos de frutas, mesmo os naturais, devem ser evitados no primeiro ano de vida para não haver comprometimento da ingestão de alimentos de melhor qualidade nutricional, maior ingestão de fibras e assim não predispor à obesidade (Tabela 6).[40,41] Tem-se relacionado, no adulto, a ingestão de suco como fator de risco para o desenvolvimento de esteatose hepática não alcoólica, já que a frutose é metabolizada no fígado, originando triglicerídeos.[23]

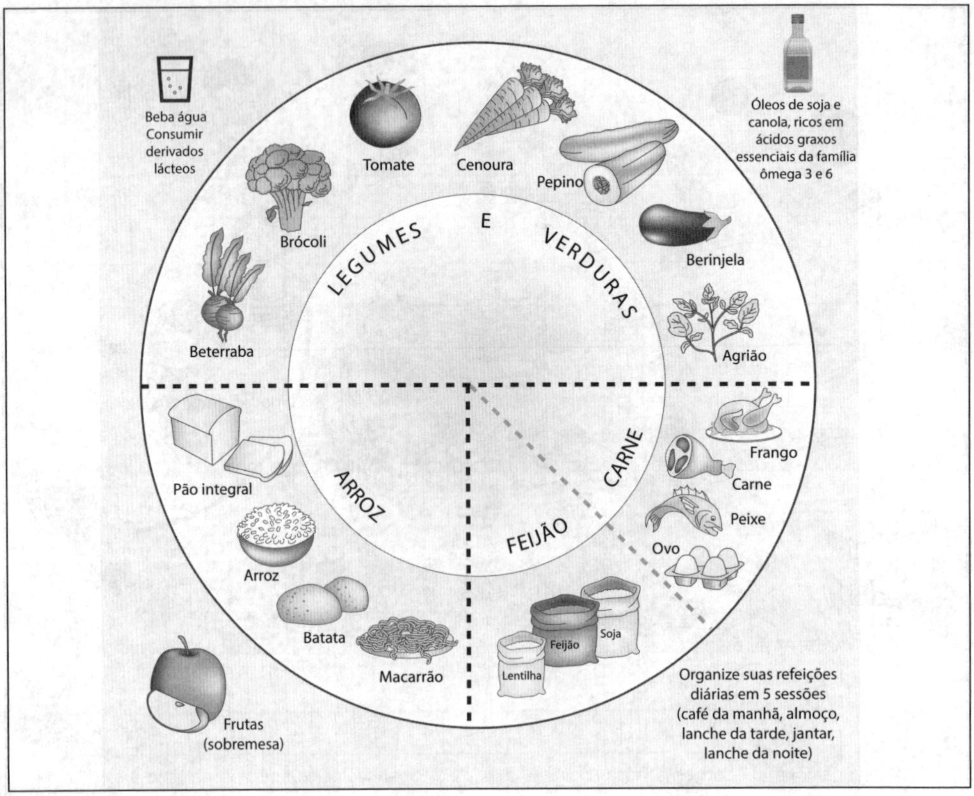

FIGURA 2 Representação esquemática de um prato equilibrado nutricionalmente.
Fonte: SBP;[8] Weffort.[12] Adaptada de Verduci, 2022.[41]

Tabela 5 Esquema para introdução da alimentação complementar

Faixa etária	Tipo de alimento
Até o 6º mês	Leite materno.
6º ao 24º mês	Leite materno complementado.
6º mês	Fruta raspada ou amassada.
6º ao 7º mês	• Primeira refeição principal com todos os grupos alimentares. • Fruta amassada ou picada em pequenos pedaços.
7º ao 8º mês	• Segunda refeição principal com todos os grupos alimentares. • Fruta em pequenos pedaços.
9º ao 11º mês	• Gradativamente, passar para a consistência da comida da família. • Fruta em pequenos pedaços.
12º mês	• Comida da família (com observação da adequação). • Evitar alimentos ultraprocessados (excesso de gordura, açúcar, sódio). • Fruta em pequenos pedaços.

Fonte: Brasil;[8] Weffort et al.;[12] Brasil;[19] Fewtrell et al.;[25] Heinrich et al.;[30] AAP.[33]

Tabela 6 Recomendação para oferta de suco

Idade	Volume
0-1 ano	Não recomendado
Após 1 ano até 3 anos	115 mL/dia
4-6 anos	115-170 mL/dia
7-18 anos	225 mL/dia

Fonte: Heyman et al.[41]

A partir dos 6 meses de vida, pode-se iniciar a introdução de cereais, incluindo as preparações compostas, misturados às frutas raspadas. Os cereais podem dar variedade e auxiliar na composição de uma dieta equilibrada, evitando monotonia. A utilização de cereais em quantidade apropriada auxilia na adequação do fornecimento de carboidratos essenciais como fonte de energia e não se associa ao futuro desenvolvimento de obesidade. Especial atenção deve ser dada ao uso de cereais integrais impróprios para lactentes e crianças, em razão do alto conteúdo de fitatos, que podem comprometer a biodisponibilidade dos minerais e micronutrientes. A absorção de ferro e zinco da dieta pode ser gravemente comprometida pelo alto conteúdo de fitatos, fibras e polifenóis encontrados em cereais não refinados (integrais). Embora o mecanismo do efeito protetor do LM ainda não esteja totalmente elucidado, é conhecido seu papel relevante como imunomodulador, e a introdução dos cereais não deve acontecer antes dos 4 meses de vida.

Consideração importante diz respeito ao conteúdo total de sódio das preparações. A oferta excessiva de sódio entre 6 e 12 meses de vida contribui para a elevação da carga renal potencial de soluto e favorece o desenvolvimento de hipertensão na vida adulta. Assim, é importante verificar o conteúdo total de sódio da dieta oferecida ao lactente. O sal não deve ser adicionado, assim como não é permitido o uso de caldos ou tabletes de carne industrializados, de legumes ou quaisquer condimentos industrializados.[2,8,25] Vale ressaltar que a preferência por determinados sabores (muito doce ou salgado, por exemplo) pode ser modificada pela exposição precoce a esse tipo de alimento.[42] Deve-se utilizar os temperos caseiros *in natura*, como cebola, alho, salsinha, cebolinha, manjericão, alecrim, tomilho, sálvia, coentro, dentre outros, na elaboração de preparações.[8,20]

A quantidade de iodo dos alimentos (como 100 g de peixes = 50 mcg; leite = 57,3 mcg; ovo = 24,7 mcg), do leite materno ou das fórmulas infantis é suficiente para as necessidades do lactente, não sendo necessária a adição do sal iodado nem suplementação medicamentosa. A necessidade recomendada para crianças de 0 a 7 anos de idade é de 90 mcg.[8,10]

O termo refeição com todos os grupos alimentares (papa ou comidinha) é utilizado para quando se referir às refeições oferecidas como almoço e jantar; inicialmente devem ser bem cozidos e amassados com garfo, seguindo com aumento da consistência, até consistência dos alimentos da família. Sempre observando e orientando a refeição da família quanto à adequação nutricional. Essa refeição deve conter alimentos de todos os grupos: cereais ou tubérculos, leguminosas, carnes e hortaliças (verduras e legumes). Carnes (bovina, frango ou peixe) e ovos cozidos devem fazer parte das refeições a partir do sexto mês de vida sem restrições (Tabela 7).

Tabela 7 Grupos alimentares para a composição das refeições principais

Cereal ou tubérculo	Leguminosa	Proteína animal	Hortaliças Legumes e verduras
Arroz	Feijão	Carne de boi	Abobrinha Alface
Milho	Soja	Carne suína	Abóbora Couve
Macarrão	Ervilha	Carne de aves	Almeirão Agrião
Batata	Grão-de-bico	Carne de peixe	Cenoura Alho-poró
Mandioca	Lentilhas	Vísceras	Couve-flor Repolho
Inhame	Fava	Ovos	Tomate Endívia
Cará			Pimentão Espinafre
Farinha de trigo			

Fonte: SBP;[8] Weffort et al.[12]

As hortaliças compreendem os legumes – vegetais cuja parte comestível não são folhas (p. ex., cenoura, beterraba, abóbora, chuchu, vagem, berinjela, pimentão) – e verduras – vegetais cuja parte comestível são as folhas (p. ex., agrião, alface, taioba, espinafre, serralha, beldroega, acelga, almeirão).

A carne, na quantidade de 50 a 70 g por dia (para duas papas), não deve ser retirada após o cozimento, mas sim picada, tamisada (cozida e amassada com as mãos) ou desfiada, e deve ser oferecida à criança (fundamental para garantir oferta adequada de ferro e zinco). Aos 6 meses, os dentes estão próximos às gengivas, o que as torna endurecidas, de tal forma que auxiliam a triturar os alimentos, o que contribui com massagem nas gengivas. Os cortes de carne com maior quantidade de ferro são as de segunda: músculo dianteiro, acém, paleta, fraldinha ou coxão duro (devem ser cozidas em pedações na panela de pressão e desfiadas para a criança comer). As carnes de primeira podem ser moídas ou picadas em pedações, por serem mais macias (coxão mole, filé *mignon*, alcatra, patinho, contrafilé).[8]

As vísceras, quando utilizadas, deverão sofrer cozimento demorado a fim de evitar possíveis contaminações de manipulação em abatedouros com grande incidência de salmoneloses.[5]

Os ovos são ricos em aminoácidos, antioxidantes e gorduras saudáveis, e também fornecem cofatores de alta eficiência nutricional, além de luteína, colina, cálcio, ferro, magnésio, fósforo, potássio e vitamina D, vitamina A, vitaminas do complexo B e selênio. Possuem baixo custo, e sua adoção deve ser incentivada na alimentação complementar. Para garantir a não contaminação por bactérias enteropatogênicas próprias da casca do ovo, este deve sempre ser consumido cozido, oferecendo clara e gema.[8,12]

O óleo vegetal precisa ser usado em pequena quantidade, 3 a 3,5 mL por 100 g da preparação pronta, por terem a melhor relação ômega 6/ômega 3 – 4:1 a 5:1 – como soja e canola (Tabela 8).[8,43]

Tabela 8 Composição dos óleos quanto ao tipo de gordura

Tipo de óleo	Gordura	Saturada	Monoinsaturada	Poli-insaturada	PUFA (n-6)	PUFA (n-3)	Colesterol
Canola	100 g	7%	59%	30%	20%	9,3%	0 mg
Milho	100 g	13%	24%	59%	58%	0%	0 mg
Girassol	100 g	10%	19%	66%	66%	0%	0 mg
Colza	100 g	7%	56%	33%	22%	11,1%	0 mg
Soja	100 g	15%	43%	38%	35%	2,6%	0 mg
Oliva	100 g	14%	74%	8%	8%	0,6%	0 mg
Gordura vegetal sólida	100 g	25%	45%	26%	3%	1,6%	0 mg
Banha de porco	100 g	39%	45%	11%	10%	1%	95 mg
Gordura láctea	81 g	50%	23%	3%	21%	1,2%	219 mg

n-6: mega 6; n-3: mega 3; PUFA: ácidos graxos poli-insaturados (*polyunsaturated fatty acids*).
Fonte: SBP;[8] Koletzko.[43]

No início, os alimentos devem ser bem cozidos, amassados com o garfo (podendo deixar pequenos pedaços) e nunca liquidificados ou peneirados. Iniciar com uma pequena quantidade de cada alimento, aproximadamente 1 colher de chá, e aumentar a quantidade à medida que a criança se acostume com o alimento (nova consistência e novos sabores). É importante oferecer o mesmo alimento, em nova preparação, em pelo menos 2 dias consecutivos, para que a criança se acostume com o novo sabor.[8,10,12,20,25]

É comum a criança rejeitar alimentos que não lhe são familiares, porém, com exposições frequentes, os novos alimentos passam a ser aceitos. Em média, são necessárias de 8 a 10 exposições para uma plena aceitação. É importante que o profissional de saúde tranquilize os pais a respeito. A redução na ingestão dos alimentos complementares pode se dar em razão da monotonia dos alimentos ofertados, da deficiência de micronutrientes e/ou dos fatores emocionais envolvidos.[8,12]

Na Tabela 9 são apontadas as necessidades calóricas para cada faixa etária e suas respectivas porções em número e energia.

Tabela 9 Necessidade calórica diária em cada faixa etária e suas respectivas porções em número e em caloria

	Crianças de 1 a 2 anos	Crianças de 2 a 3 anos
Necessidade energética média	950 kcal	1.100 kcal
Grupo de arroz, pão, massa, batata, mandioca	3 porções de 75 kcal	5 porções de 75 kcal
Grupo de verduras e legumes	2 porções de 8 kcal	3 porções de 8 kcal
Grupo de frutas	3 porções de 35 kcal	3 porções de 35 kcal
Grupo de leite, queijo e iogurte	3 porções de 120 kcal	3 porções de 120 kcal
Grupo de carnes e ovos	2 porções de 65 kcal	2 porções de 65 kcal
Grupo de feijões e oleaginosas	1 porção de 20 kcal	1 porção de 20 kcal
Grupo de óleos e gorduras	1 porção de 37 kcal	1 porção de 37 kcal
Grupo de açúcares e doces	1 porção de 55 kcal	1 porção de 55 kcal

Fonte: adaptado de Philippi et al.[44]

A alimentação adequada deve fornecer a quantidade de nutrientes para cada faixa etária, de acordo com as DRI, como mostra a Tabela 10.

A OMS recomenda 2 a 3 refeições ao dia dos 6 aos 8 meses, e 3 a 4 para as crianças dos 9 aos 24 meses. Após os 12 meses, são recomendados lanches adicionais, na quantidade de:

- Aos 6 meses, 3 colheres de sopa, aumentando gradativamente até a capacidade gástrica do lactente (25 a 30 g/kg).

Tabela 10 Ingestão diária recomendada dos principais micronutrientes para lactentes saudáveis

Idade	0-6 meses	7-12 meses	1-3 anos
Vitamina A	400 UI*	500 UI	300 UI
Vitamina C	40 mg*	50 mg	15 mg
Vitamina D	400 UI	400 UI	600 UI
Ácido fólico	65 mcg*	80 mcg	150 mcg
Vitamina B12	0,4 mcg*	0,5 mcg	0,9 mcg
Ferro	0,27 mg*	11 mg*	7 mg*
Zinco	2 mg*	3 mg	3 mg

* AI: *adequate intake*.
Fonte: SBP;[8] DRI.[38]

Na Tabela 11 estão descritas a textura e a quantidade de alimento que a criança deve ingerir.

Tabela 11 Textura e quantidade que deve ser ingerida dos 6 aos 24 meses

Idade	Textura dos alimentos	Quantidade
A partir de 6 meses	Amassados	Iniciar com 2-3 colheres de sopa e aumentar a quantidade conforme a aceitação
A partir dos 7 meses	Amassados	2/3 de uma xícara ou tigela de 250 mL
9-11 meses	Cortados ou levemente amassados	4 a 5 colheres das de sopa ou 3/4 de uma xícara ou tigela de 250 mL
12- 24 meses	Alimentos cortados	5 a 6 colheres das de sopa ou 1 xícara ou tigela de 250 mL

Fonte: WHO;[10] Brasil;[9] SBP;[8] Weffort.[12]

MEDIDAS CASEIRAS

No *Manual de alimentação da SBP*, pode-se verificar a conversão das porções em medidas caseiras,[8] como:

1. Carboidratos: 2 colheres de sopa de mandioca cozida (48 g) ou arroz branco cozido (62 g) ou aveia em flocos (18 g); 1 unidade de batata cozida (88 g); 1/2 unidade de pão tipo francês (25 g); 3 unidades de biscoito de leite; 4 unidades de biscoito tipo "maria" ou "maisena" (20 g).

2. Frutas: 1/2 unidade de banana-nanica (43 g) ou caqui (50 g) ou fruta do conde (33 g) ou pera (66 g) ou maçã (60 g); 1 unidade de caju (40 g) ou carambola (110 g) ou kiwi (60 g) ou laranja-lima ou laranja-pera (75 g) ou nectarina (69 g) ou pêssego (85 g); 2 unidades de ameixa-preta (15 g)/vermelha (70 g) ou limão (126 g); 4 gomos de laranja-baía ou seleta (80 g); 6 gomos de mexerica (84 g); 9 unidades de morango (115 g).
3. Hortaliças: 1 colher de sopa de beterraba crua ralada (21 g) ou cenoura crua (20 g) ou chuchu cozido (28 g) ou ervilha fresca (10 g) ou couve-manteiga cozida (21 g); 2 colheres de sopa de abobrinha (40 g) ou brócolis cozido (27 g); 2 fatias de beterraba cozida (15 g); 4 fatias de cenoura cozida (21 g); 1 unidade de ervilha torta ou vagem (5 g); 8 folhas de alface (64 g).
4. Leguminosas: 1 colher de sopa de feijão cozido (26 g) ou ervilha seca cozida (24 g) ou grão-de-bico cozido (12 g); 1/2 colher de sopa de feijão branco cozido (16 g) ou lentilha cozida ou soja cozida (18 g).
5. Carnes em geral: 1/2 unidade de bife bovino grelhado (21 g) ou filé de frango grelhado (33 g) ou omelete simples (25 g) ou sobrecoxa de frango cozida (37 g) ou hambúrguer (45 g); 1 unidade de espetinho de carne (31 g) ou ovo cozido (50 g) ou moela (27 g); 2 unidades de coração de frango (40 g); 1/2 fatia de carne bovina cozida ou assada (26 g); 2 colheres de sopa rasas de carne bovina moída refogada (30 g).
6. Leite e derivados: 1 xícara de chá de leite fluido (182 g); 1 pote de bebida láctea ou iogurte de frutas (120 g) ou iogurte de polpa de frutas (130 g); 2 colheres de sopa de leite em pó (30 g); 3 fatias de muçarela (45 g); 2 fatias de queijo de minas (50 g) ou pasteurizado ou prato (40 g); 3 colheres de sopa de queijo parmesão (30 g).
7. Óleos e gorduras: 1 colher de sobremesa de azeite de oliva (4 g) ou óleo de soja (4 g); 1 colher de sobremesa de manteiga ou margarina (5 g).
8. Açúcares: após 1 ano de idade, 1 colher de sopa de açúcar refinado (14 g); 1 colher de sopa de doce de leite cremoso (20 g) ou açúcar mascavo (18 g); 2 colheres de sobremesa de geleia (23 g); 3 colheres de chá de açúcar cristal (15 g).

Recomenda-se que os alimentos sejam preparados juntos, porém oferecidos separadamente, para que a criança identifique os vários sabores. Não se deve acrescentar açúcar ou leite às papas na tentativa de melhorar sua aceitação, pois podem prejudicar a adaptação da criança às modificações de sabor e consistência das dietas.

Não são recomendados alimentos industrializados, como refrigerantes, sucos artificiais, chocolates, café e chás contendo xantinas, embutidos, enlatados, água de coco (contém muito potássio) e pipoca, pelo risco de aspiração. No primeiro ano de vida, não usar mel. Nessa faixa etária, os esporos do *Clostridium botulinum* são capazes de produzir toxinas na luz intestinal e, consequentemente, o botulismo.[2,8,12]

Nos casos de mãe vegetariana estrita ou vegana, seu leite terá deficiência de ferro, zinco, vitamina B12, B6, B3, B2, A, D, cálcio, DHA, proteínas. Assim como a alimentação complementar do lactente, deve receber suplementação destas vitaminas (ver Capítulo 19).

Nos casos em que a mãe não teve condições de amamentar, deve ser oferecida uma fórmula infantil para o lactente.

Na Tabela 12, o esquema alimentar para crianças de 6 a 12 meses.

Tabela 12 Esquema alimentar para crianças de 6 a 12 meses

Refeição	Preparações/alimento
Desjejum ou café da manhã	Leite materno ou fórmula infantil
Lanche da manhã ou colação	Leite materno/fórmula + fruta
Almoço	Refeição principal: cereal ou tubérculo + proteína animal + leguminosa + carne ou ovo + hortaliça e sobremesa (fruta)
Lanche da tarde	Leite materno/fórmula + fruta
Jantar	Igual ao almoço
Lanche da noite	Leite materno ou fórmula infantil

Fonte: SBP;[8] SBP.[45]

O consenso do LASPGHAN (2023)[2] recomenda que, para lactentes alimentados com fórmula infantil (parcial ou totalmente), a alimentação complementar pode ser iniciada a partir dos 4 meses de idade, referindo que o importante para esse início é a idade ser após os 4 meses, realizando avaliação neuropsicomotora individualizada da criança, seguindo orientações do EFSA (European Food Safety Authority) e do ESPGHAN.[25,46] Publicação científica (Baldassarre et al., 2022) orienta que a AC em prematuros deve ser iniciada entre 5 e 8 meses de idade cronológica ou 3 meses de idade corrigida, ambos com desenvolvimento neuropsicomotor adequado que permitam o consumo de alimentos sólidos por via oral. A introdução de alimentos alergogênicos não deve ser postergada também em prematuros.

A Figura 3 representa as recomendações para a alimentação da criança nos primeiros 2 anos de vida, destacando o desenvolvimento relacionado com a alimentação.

A introdução de certos alimentos, potencialmente alergênicos, como ovo e peixe, pode ser realizada entre 4 e 6 meses segundo a AAP, 2019 e ESPGHAN (Vandenplas et al., 2023). A introdução do amendoim deve ser entre 4 e 11 meses de vida, mesmo em crianças com história familiar de atopia. Venter et al., 2023 defendem a introdução de amendoins e ovos bem cozidos por volta dos 4-6 meses de idade, uma vez que estes são os únicos dois alergênicos alimentares que foram estudados com resultados eficientes.

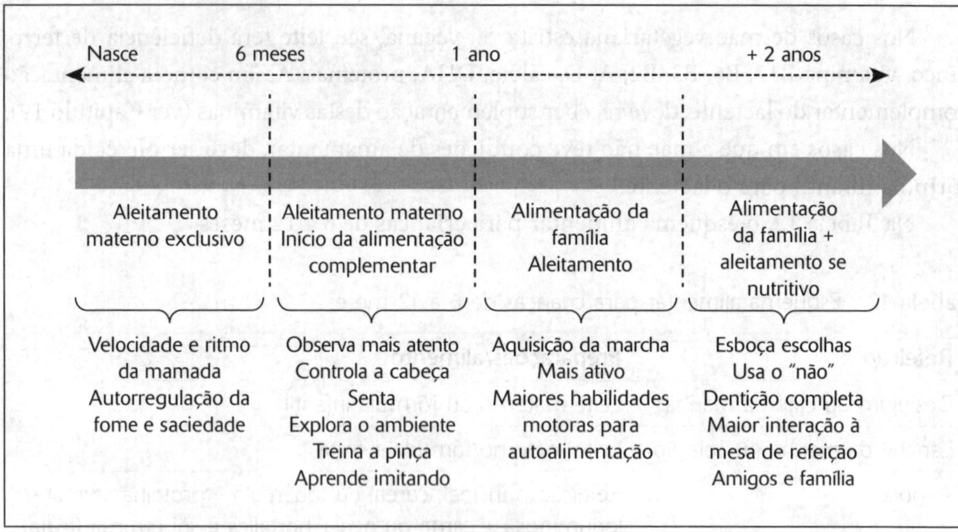

FIGURA 3 Alimentação do lactente e da criança no decorrer do crescimento e desenvolvimento.
Fonte: adaptada por Priscila Maximino de SBP.[47]

Baby-Led Weaning (BLW)

Além das recomendações publicadas oficialmente por comitês profissionais, há outras abordagens sendo difundidas pela internet, por exemplo, o *Baby-Led Weaning* (BLW),[48] que significa o desmame guiado pelo bebê. Conceitualmente, a idealizadora, a britânica Gill Rapley, defende a oferta de alimentos complementares em pedaços, tiras ou bastões.

Assumindo os grandes questionamentos dos pais e dos profissionais de saúde relativos ao BLW, como risco de engasgo e de baixa oferta de ferro e de calorias, um grupo de estudiosos neozelandeses criou uma versão chamada *Baby-led introduction to solids* (Bliss),[49] que significa introdução aos sólidos guiada pelo bebê.

Não há evidências e trabalhos publicados em quantidade e qualidade suficientes para afirmar que os métodos BLW ou Bliss sejam as únicas formas corretas de introdução alimentar e que previnem a obesidade,[25] portanto o Departamento de Nutrologia da SBP recomenda que, no momento da alimentação, o lactente pode receber os alimentos amassados oferecidos na colher, mas também deve experimentar com as mãos, explorar as diferentes texturas dos alimentos como parte natural de seu aprendizado sensório-motor. Deve-se estimular a interação com a comida, evoluindo de acordo com seu tempo de desenvolvimento (*Guia prático de atualização*: a alimentação complementar e o método BLW, DC Nutrologia-SBP, 2017).[47]

Alimentação no segundo ano de vida

No segundo ano de vida, a amamentação deve continuar, avaliando-se o risco nutricional da criança por condições socioeconômicas e as condições psicológicas de mãe e filho.

As refeições de sal devem ser semelhantes às dos adultos, desde que adequadas nutricionalmente. Podem ser consumidos todos os tipos de carnes e vísceras. É preciso estimular o consumo de frutas e verduras, lembrando que as folhas verde-escuras apresentam maior teor de ferro, cálcio e vitaminas. Evitar a utilização de alimentos artificiais e corantes, frituras e excesso de sal, assim como salgadinhos e refrigerantes, lembrando que os hábitos alimentares adquiridos nessa idade se mantêm até a vida adulta.

Uma ingestão média de 500 mL de leite deve ser incentivada, assim como os derivados (iogurtes, queijos), para um bom aporte de cálcio. Todas as fórmulas (infantis para lactentes e de seguimento para lactentes, as fórmulas infantis de primeira infância e os compostos lácteos) disponíveis no Brasil são consideradas seguras, pois seguem as resoluções da Agência Nacional de Vigilância Sanitária (Anvisa), RDC n. 43 e 44/2011; a resolução mais recente foi editada em 19 de setembro de 2011.[50] Os compostos lácteos seguem o Ministério da Agricultura e Pecuária (MAPA) e são observados na Tabela 13.

A partir do primeiro ano, os lactentes já começam a explorar seu ambiente, colocando quase tudo na boca, a tomar a iniciativa na seleção dos alimentos e no modo de comer. O uso de alimentos que podem ser segurados com a mão, assim como o uso de colher e de xícara, envolve coordenação e destreza, funcionando como importante estímulo para o desenvolvimento. Nessa fase, as crianças devem receber três refeições principais e dois lanches, em quantidade adequada por dia. A quantidade ingerida pode oscilar, sendo grande em alguns períodos e nula em outros, dando a impressão de que a criança não está comendo ou tem pouco apetite. Caprichos imprevisíveis podem fazer a refeição favorita de hoje ser inaceitável amanhã ou um único tipo de alimento ser aceito por muitos dias seguidos. As crianças devem ser estimuladas a comer vários alimentos, com diferentes sabores, cores, consistências, temperaturas e texturas. A dependência de um único alimento, como o leite, ou o consumo de grandes volumes de outros líquidos, como o suco, pode levar a um desequilíbrio nutricional. O sal deve ser usado com moderação.[8,12,33]

Os tipos de alimentos escolhidos devem ser adequados à capacidade de mastigar e de engolir da criança. As crianças pequenas são extremamente curiosas, mas sua paciência e destreza são limitadas. O tamanho e o tempero das porções servidas à mesa da família devem ser ajustados para elas.[8,12,33]

Embora dietas com baixo teor de gordura e de colesterol sejam amplamente recomendadas para os adultos, o Comitê de Nutrição da Academia Americana de Pediatria e o Comitê de Nutrição da Associação Americana de Cardiologia[8,12] e a Sociedade Brasileira de Cardiologia[52] concordam que não deve haver restrição de gordura e de colesterol durante os primeiros 2 anos de vida.

Tabela 13 Características de regulamentação e composição de nutrientes dos substitutos do leite materno

	Tipo de substituto			
	Fórmulas infantis e/ou de segmento para lactentes	**Fórmula infantil de seguimento para crianças de 1ª infância**	**Composto lácteo**	**Leite de vaca integral**
Faixa etária	0-12 meses	1- 3 anos	• Sem recomendação de faixa etária específica. • Não indicados para crianças menores de 1 ano de idade.	
Regulamentação	Anvisa		MAPA	
Resumo das características nutricionais e de composição	• Seguem exigências do Codex Alimentarius (quantidade mínima e máxima). • Exigência de requisitos específicos da formulação de acordo com a necessidade nutricional de cada faixa etária.		• Seguem apenas as exigências mínimas de proteínas. • Mínimo de 51% de ingredientes lácteos. • Adição opcional de vitaminas e minerais, gorduras vegetais e fibras. • Pode ter adição de açúcares e aditivos alimentares (emulsificantes e estabilizantes).	• Sem exigências nutricionais. • 100% de ingredientes lácteos.
	• Composição comprovada por análise. • Há necessidade de estudos que comprovem a adequação. • Sua composição nutricional deve conter apenas nutrientes que também estão presentes no leite materno. • Obrigatoriedade de adequação de aminoácidos, vitaminas e minerais.			• O leite de vaca pode receber apenas a adição de nutrientes essenciais. • Permite poucos aditivos e proíbe a adição de corantes.
	Poucos aditivos são permitidos e a adição de corantes é proibida.			

Anvisa: Agência Nacional de Vigilância Sanitária; MAPA: Ministério da Agricultura e Pecuária.
Fonte: SBP.[51]

Ao avaliar a ingestão nutricional de uma criança, deve-se aproveitar a oportunidade para verificar os hábitos e os padrões alimentares da família, uma vez que eles exercem um papel fundamental na dieta, devendo sempre evitar os alimentos com excesso de sódio, gordura e açúcar, descritos como alimentos ultraprocessados.

Os alimentos industrializados, caracterizados como processados ou ultraprocessados, segundo a classificação Nova (2016), devem ser abolidos nos primeiros anos de vida. Esses alimentos possuem maior teor de sal, açúcar e gorduras, principalmente saturadas e trans.

Apesar dos questionamentos sobre essa classificação, uma vez que a maioria dos autores considera apenas alimentos in natura ou processados, como essas publicações da FAO americana e canadense (https://www.fao.org/nutrition/education/food-based-dietary-guidelines e https://www.dietaryguidelines.gov/sites/default/files/2021-03/Dietary_Guidelines_for_Americans-2020-2025.pdf e https://food-guide.canada.ca/sites/default/files/artifact-pdf/CDG-EN-2018.pdf) mostramos aqui a classificação NOVA (Monteiro et al., 2016), que define quatro grupos:

- *In natura* ou minimamente processados: os alimentos *in natura* são obtidos de plantas ou de animais e não passam por muitas alterações. Os alimentos minimamente processados passam por alguma modificação: limpeza, remoção de partes indesejáveis, divisão, moagem, secagem, fermentação, pasteurização, refrigeração, congelamento, mas não são adicionados de sal, açúcar, óleos, gorduras ou outras substâncias. Exemplos: legumes, verduras, frutas, batata, mandioca e outras raízes e tubérculos *in natura* ou embalados, fracionados, refrigerados ou congelados; arroz branco, integral ou parboilizado, a granel ou embalado; milho em grão ou na espiga, grãos de trigo e de outros cereais; feijão de todas as cores, lentilhas, grão-de-bico e outras leguminosas; cogumelos frescos ou secos; frutas secas, carnes (boi, suína, peixe, ave), ovos, iogurte sem açúcar.
- Ingredientes culinários processados: são produtos alimentícios fabricados pela indústria a partir de substâncias que existem em alimentos *in natura* ou na natureza. São usados para preparar as refeições. Exemplos: sal de cozinha extraído de minas ou da água do mar; açúcar, melado e rapadura extraídos da cana-de-açúcar ou da beterraba; mel extraído de favos de colmeias; óleos e gorduras extraídos de alimentos de origem vegetal ou animal (como óleo de soja ou de oliva, manteiga, creme de leite e banha), amido extraído do milho ou de outra planta, sal iodado.
- Alimentos processados: são alimentos elaborados a partir de alimentos *in natura*, porém geralmente adicionados de sal ou de açúcar (ou outra substância de uso culinário) para durarem mais ou para permitir outras formas de consumo (conservas, geleias etc.). Exemplos: conservas de hortaliças, de cereais ou de leguminosas, castanhas adicionadas de sal ou açúcar, carnes salgadas, peixe conservado em óleo ou água e sal, frutas em calda, queijos e pães.

- Alimentos ultraprocessados: são produtos produzidos por grandes indústrias e que levam muitos ingredientes, como sal, açúcar, óleos, gorduras e aditivos alimentares (corantes, aromatizantes, realçadores de sabor, entre outros). Exemplos: refrigerantes e pós para refrescos; salgadinhos de pacote; sorvetes, chocolates, balas e guloseimas, pães de forma, de *hot-dog* ou de hambúrguer; pães doces, biscoitos, bolos e misturas para bolo; cereais matinais, barras de cereal; bebidas energéticas, achocolatados e bebidas com sabor de frutas; caldos liofilizados com sabor de carne, de frango ou de legumes; maioneses e outros molhos prontos; produtos congelados prontos para aquecer, incluindo tortas, pratos de massa e *pizzas* pré-preparadas; extratos de carne de frango ou de peixe empanados do tipo *nuggets*, salsicha, hambúrguer e outros produtos de carne reconstituída, e sopas, macarrão e sobremesas instantâneos.

Independente da classificação, deve-se priorizar o consumo dos alimentos in natura e minimamente processados, orientando as famílias para os seus benefícios. Porém, vale destacar que alguns alimentos processados foram elaborados para melhorar o alimento, como é o caso do leite de vaca in natura, que foi processado para melhorar a quantidade e qualidade da proteína, gordura, vitaminas e outros nutrientes, como mostra o Quadro 1. Assim contribui para diminuir as deficiências de micronutrientes, principalmente do ferro, e diminui a quantidade de proteínas, prevenindo a obesidade.

Após o segundo ano de vida, a criança inicia a percepção de outros alimentos além dos oferecidos pela família. A família deve ser orientada para manter uma alimentação saudável diária e controlar outros alimentos que fazem parte do consumo familiar. Muitas vezes, esses alimentos têm propriedade nutricional, mas o controle quantitativo é obrigatório. Necessário estabelecer regras de proteção de ingestão de alimentos industrializados, a maioria sem oferecer qualidade nutricional, sendo obrigatório harmonizar a dinâmica familiar para que o controle seja realizado.

Suplementação vitamínica e mineral

Ferro

A administração de ferro profilático deve ocorrer para todos os lactentes iniciando com 90 ou 180 dias, conforme a condição de fatores de risco ou não desse lactente – Tabelas 14 e 15 (ver Capítulo 16).

Tabela 14 Recomendação de suplementação medicamentosa profilática de ferro em lactentes SEM fator de risco

Situação	Recomendação
Recém-nascidos a termo, peso adequado para a idade gestacional, em aleitamento materno exclusivo até o 6° mês	1 mg de ferro elementar/kg/dia, iniciando aos 180 dias de vida até o 24° mês de vida

Tabela 15 Recomendação de suplementação medicamentosa profilática de ferro em lactentes COM fator de risco

Situação	Recomendação
Recém-nascidos a termo, peso adequado para a idade gestacional, em aleitamento materno exclusivo até o 6° mês.	1 mg de ferro elementar/kg/dia, iniciando aos 90 dias até o 24° mês de vida.
Recém-nascidos a termo, peso adequado para a idade gestacional, independentemente do tipo de alimentação.	1 mg de ferro elementar/kg/dia, iniciando aos 90 dias até o 24° mês de vida.
Recém-nascidos a termo com peso inferior a 2.500 g.	2 mg de ferro elementar/kg/dia, iniciando com 30 dias de vida, durante 1 ano. Após esse prazo, 1 mg/kg/dia mais 1 ano.
Recém-nascidos prematuros com peso superior a 1.500 g.	2 mg de ferro elementar/kg/dia, iniciando com 30 dias de vida, durante 1 ano. Após esse prazo, 1 mg/kg/dia mais 1 ano.
Recém-nascidos prematuros com peso entre 1.500 e 1.000 g.	3 mg de ferro elementar/kg/dia, iniciando com 30 dias, durante 1 ano. Após esse prazo, 1 mg/kg/dia mais 1 ano.
Recém-nascidos prematuros com peso inferior a 1.000 g.	4 mg de ferro elementar/kg/dia, iniciando com 30 dias, durante 1 ano. Após esse prazo, 1 mg/kg/dia mais 1 ano.
Recém-nascidos prematuros que receberam mais de 100 mL de concentrado de hemácias durante a internação.	Devem ser avaliados individualmente, pois podem não necessitar de suplementação de ferro com 30 dias de vida, mas sim posteriormente.

Vitaminas

O recém-nascido deve receber, ao nascimento, vitamina K1 na dose de 0,5 a 1 mg por via intramuscular, ou 1 a 2 mg por via oral, como forma de prevenir sangramentos resultantes da carência dos fatores de coagulação, dependentes de vitamina K (II, VII, IX e X).[8]

O Departamento de Nutrologia da SBP[8] recomenda a suplementação profilática de 400 UI/dia a partir da primeira semana de vida até os 12 meses, e de 600 UI/dia dos 12 aos 24 meses, inclusive para as crianças em AME, independentemente da região do país. Com respeito ao horário de exposição ao sol, cabe salientar que, antes das 10 e após as 15 horas, o ângulo de incidência é mais oblíquo, semelhantemente ao que ocorre no inverno, por isso pouca vitamina D3 é sintetizada pela pele. Por sua vez, a exposição ao sol no período das 10 às 15 horas pode ser associada ao aumento no risco de câncer de pele. Em vista disso, a suplementação de vitamina D é altamente recomendável.[55]

A concentração de vitamina A no leite materno varia de acordo com a dieta da mãe. Em regiões com alta prevalência de deficiência de vitamina A, a OMS, o Ministério da Saúde e a SBP preconizam o esquema para suplementação medicamentosa de vitamina A, na forma de megadoses por via oral, que devem ser administradas a cada 4 a 6 meses:

- Crianças de 6 a 12 meses: 100.000 UI.
- Crianças de 12 a 72 meses: 200.000 UI.

Administrar vitamina A, na forma de megadoses, apenas para as crianças nas regiões de alta prevalência de hipovitaminose A, que tenham diagnóstico de hipovitaminose, a cada 4 a 6 meses, após realizar investigação alimentar de deficiência e não estiver usando suplemento vitamínico que contenha a vitamina.

CONSIDERAÇÕES FINAIS

- Incentivar o aleitamento materno exclusivo até 6 meses e continuar até 2 anos ou mais.
- Na impossibilidade do AM, oferecer uma fórmula infantil.
- Desde o início da AC a criança deve receber todos os grupos de alimentos.
- A AC deve ser equilibrada e balanceada.
- Evoluir a consistência e a quantidade dos alimentos à medida que a criança cresce.
- Oferecer frutas e verduras.
- Oferecer água quando iniciar a AC e o uso de fórmula infantil ou outro tipo de leite.
- Não consumir alimentos com excesso de sódio, açúcar, gordura (refrigerantes, sucos, embutidos, frituras etc.).
- Orientar a alimentação da família para ser exemplo para a criança de alimentos saudáveis.
- Suplementar com ferro e vitamina D como indicado e com outras vitaminas sempre que observar inadequação alimentar.

- Cuidar da higiene dos alimentos e das preparações.
- Realizar as refeições à mesa.
- Não substituir as refeições principais por leite.
- Não oferecer café antes dos 24 meses.

Exemplos de preparações de papas

Papa de frango com mandioquinha e cenoura

- 25 g de peito de frango sem pele picado em tiras finas.
- 1 colher (sobremesa) de óleo de soja ou canola (5 mL).
- 1 colher (chá) de cebola picada (2 g).
- 1/2 dente de alho picado (1 g).
- 1 colher (sobremesa) de salsa e cebolinha (10 g).
- 2 mandioquinhas médias picadas (50 g).
- 2 colheres (sopa) de cenoura ralada (25 g).
- 2 colheres (sopa) de chicória picada miúda (ou acelga, couve, almeirão) (20 g).
- 200 mL de água.
- 1 colher (sopa) de feijão cozido (25 g).
- Cheiro-verde.

Modo de preparo: em uma panela, coloque óleo, cebola e alho para refogar o frango. Quando o frango estiver bem cozido, acrescente a mandioquinha e a cenoura. Quando estiver cozido, acrescente a chicória e cheiro-verde. Transfira para o prato, acrescente o feijão cozido, amasse os pedaços individuais com um garfo e ofereça à criança.

Papa de carne com moranga

- 25 g de carne (filé *mignon* ou músculo ou patinho ou fraldinha picados em tiras finas).
- 1 colher (sobremesa) de óleo de soja (5 mL).
- 1/2 dente de alho picado (1 g).
- 1 colher (chá) de cebola picada (2 g).
- 1 colher (sobremesa) (10 g) de salsa e cebolinha.
- 2 colheres (sopa) de moranga picada em cubos (50 g).
- 2 colheres (sopa) de cenoura ralada (25 g).
- 2 colheres (sopa) de tomate picado sem pele e sem sementes (40 g).
- 2 colheres (sopa) de couve picada miúda (ou acelga, chicória, almeirão) (20 g).
- 200 mL de água.

Modo de preparo: em uma panela, coloque óleo, cebola e alho para refogar a carne. Quando a carne estiver bem cozida, acrescente os outros ingredientes e deixe cozinhar, deixando a couve para o final. Passe para o prato, amasse com um garfo e ofereça à criança.

Papa de carne, macarrão e brócolis

- 1 colher (sobremesa) de óleo soja ou canola (5 mL).
- 1 colher (chá) de cebola picada (2 g).
- 2 colheres (sopa) de carne moída (patinho, músculo) (25 g).
- 1 colher (sopa) de feijão cozido com caldo (18 g).
- 1 colher (sopa) de macarrão para sopa (20 g).
- 2 colheres (sopa) de abóbora picada em cubos (30 g).
- 2 colheres (sopa) de brócolis picados (20 g).
- 200 mL de água.

Modo de preparo: em uma panela, coloque óleo, cebola e alho para refogar a carne moída, e cubra com água. Tampe a panela e cozinhe até que a carne fique quase macia. Acrescente o macarrão, se necessário acrescente mais água e cozinhe. Quando estiver quase cozido, acrescente o brócolis e a abóbora e deixe no fogo até que todos os ingredientes fiquem bem macios e com um pouco de caldo. Passe para o prato, junte o feijão e amasse todos os ingredientes com um garfo.

Papa de peixe com batata

- 40 g de peixe (pescada ou cação ou badejo ou pintado ou jaú).
- 1 colher (sobremesa) de óleo (azeite, soja ou canola) (5 mL).
- 1/2 dente de alho picado (1 g).
- 1 colher (chá) de cebola picada (2 g).
- 2 colheres (sopa) de tomate (sem pele e sem sementes) (40 g).
- 1 colher (sobremesa) de salsa, cebolinha e manjericão (15 g).
- 1 batata média picada (100 g).
- 1 colher (sopa) de couve picada miúda (ou acelga, escarola, chicória, almeirão) (20 g).
- 180 mL de água.

Modo de preparo: coloque em uma panela o óleo com cebola e alho, e os tomates. Acrescente a água. Com o molho pronto, acrescente as batatas e o peixe e no final a couve bem picada. Passe para o prato, amasse os pedaços individuais com um garfo e ofereça à criança.

REFERÊNCIAS BIBLIOGRÁFICAS

1. Meléndez LM, Vázquez Frias R, Mesa MCB, et al. Alimentação complementar. In: Manual de nutrição pediátrica da Sociedade Latino-Americana de Gastroenterologia, Hepatologia e Nutrição Pediátrica, 2022. p.125-1
2. Vázquez-Frias R, Ladino L, Bagés-Mesa MC, Hernández-Rosiles V, Ochoa-Ortiz E, Alomía M, et al. Consenso de alimentación complementaria de la Sociedad Latinoamericana de Gastroenterología, Hepatología y Nutrición Pediátrica (LASPGHAN): COCO 2023. Revista de Gastroenterología de México. 2023;88:57-70.
3. World Health Organization (WHO). Obesity: preventing and managing the total epidemic. Report of a WHO Consultation Group. Geneva: WHO; 1997.
4. Instituto Brasileiro de Geografia e Estatística (IBGE). Pesquisa de orçamentos familiares 2002-2003: primeiros resultados: Brasil e grandes regiões/IBGE, Coordenação de índices de preços. 2006. Disponível em: www.ibge.gov.br/home/estatistica/populacao/condicaodevida/pof/2003/medidas/default.shtm. Acesso em: mar. 2023.
5. Instituto Brasileiro de Geografia e Estatística (IBGE). Pesquisa de orçamentos familiares 2008-2009. Antropometria e estado nutricional de crianças, adolescentes e adultos no Brasil. Disponível em: www.ibge.gov.br/home/estatistica/populacao/condicaodevida/pof/2008_2009_encaa/pof_20082009_encaa. Pdf. Acesso em: mar. 2023.
6. World Obesity Atlas, 2023. Disponível em: https://s3-eu-west-1.amazonaws.com/wof-files/World_Obesity_Atlas_2023_Report.pdf. Acesso em: mar. 2023.
7. Unicef. Improving young children's diets during the complementary feeding period – Unicef Programming Guidance, 2020. Disponível em: https://www.unicef.org/media/131216/file/Understanding%20the%20Status%20and%20Drivers%20of%20Young%20Children%E2%80%99s%20Diets.pdf. Acesso em: mar. 2023.
8. Sociedade Brasileira de Pediatria (SBP). Departamento Científico de Nutrologia. Manual de orientação: alimentação do lactente, alimentação do pré-escolar, alimentação do escolar, alimentação do adolescente, alimentação na escola. 4ª ed. São Paulo, 2018.
9. Brasil. Ministério da Saúde. Secretaria de Atenção à Saúde. Departamento de Atenção Básica. Dez passos para uma alimentação saudável: guia alimentar para crianças menores de 2 anos: um guia para o profissional da saúde na atenção básica. 2a ed. Brasília: Ministério da Saúde; 2010, atualizado em 2013.
10. World Health Organization (WHO). Complementary Feeding Geneve: Word Health Organization; 2000. Disponível em: https://www.who.int/health-topics/complementary-feeding#tab=tab_2. Acesso em: mar. 2023.
11. WHO/Unicef. Complementary feeding of young children in developing countries: a review of current scientific knowledge. Geneva: WHO; 1998.
12. Weffort VRS, et al. Alimentação do lactente ao adolescente. In: Tratado de pediatria. Sociedade Brasileira de Pediatria. 5.ed. Barueri: Manole; 2022. p.308-15.
13. Lonnerdal B. Nutritional and physiologic significance of human milk proteins. Am J Clin Nutr. 2003;77(6):1537S.
14. Anderson JW, Jooonstone BM, Remley DT. Breast-feeding and cognitive development: a meta-analysis. Am J Clin Nutr. 1999; 70:525-35.
15. Victora CG, Bahl R, Barros AJD, França GVA, Rollins NC, Horton S, et al. Amamentação no século 21: epidemiologia, mecanismos e efeitos ao longo da vida. Lancet. 2016;387(10017):475-90.
16. Horta BL, Loret de Mola C, Victora CG. Amamentação e inteligência: uma revisão sistemática e metanálise. Acta Paediatr. 2015;104:14-9.
17. Horta BL, Loret de Mola C, Victora CG. Long-term consequences of breastfeeding on cholesterol, obesity, systolic blood pressure and type 2 diabetes: a systematic review and meta-analysis. Acta Paediatr. 2015 Dec;104(467):30-7.

18. Horta BL, Rollins N, Dias MS, Garcez V, Pérez-Escamilla R. Systematic review and meta-analysis of breastfeeding and later overweight or obesity expands on previous study for World Health Organization. Acta Paediatr. 2023 Jan;112(1):34-41.
19. Sociedade Brasileira de Pediatria (SBP). Departamento de Aleitamento Materno. Contraindicações do aleitamento materno. Disponível em: www.sbp.com.br. Acesso em: mar. 2023.
20. Brasil. Ministério da Saúde. Secretaria de Atenção Primária à Saúde. Departamento de Promoção da Saúde. Guia alimentar para crianças brasileiras menores de 2 anos. Brasília: Ministério da Saúde; 2019.
21. Academia Americana de Pediatria (AAP). Breastfeeding and the use of human milk. Pediatrics. 2012;129:827.
22. Sociedade Brasileira de Pediatria (SBP). Departamento de Aleitamento Materno. Manual de aleitamento materno. Barueri: Manole; 2013.
23. Thompson AL, Bentley ME. The critical period of infant feeding for the development of early disparities in obesity. Social Science & Medicine. 2012.
24. American Academy of Pediatrics Committee on Nutrition. The use of whole cow's milk in infancy. Pediatrics. 1992;89(6 Pt 1):1105-9.
25. Fewtrell M, Bronsky J, Campoy C, Domellöf M, Embleton N, Fidler Mis N, et al. Complementary feeding: a position paper by the European Society for Paediatric Gastroenterology, Hepatology, and Nutrition (ESPGHAN) Committee on Nutrition. J Pediatr Gastroenterol Nutr. 2017 Jan;64(1):119-32.
26. Holliday MA, Segar WE. The maintenance need for water in parenteral fluid therapy. Pediatrics. 1957;19:823-32.
27. Brasil. Ministério da Saúde. Secretaria-Executiva. Secretaria de Atenção à Saúde. Glossário temático: alimentação e nutrição. Brasília: Ministério da Saúde; 2008.
28. Agostoni C, Decsi T, Fewtrell M, Goulet O, Kolacek S, Koletzko B, et al. ESPGHAN Committee on Nutrition. Complementary feeding: a commentary by the ESPGHAN Committee on Nutrition. J Pediatr Gastroenterol Nutr. 2008;46(1):99-110.
29. Agostoni C, Braegger C, Decsi T, Kolacek S, Koletzko B, Michaelsen KF, et al. Breastfeeding: a commentary by the ESPGHAN Committee on Nutrition. J Pediatr Gastroenterol Nutr. 2009;49(1):112-25.
30. Heinrich J, Koletzko B, Koletzko S. Timing and diversity of complementary food introduction for prevention of allergic diseases: how early and how much? Expert Rev Clin Immunol. 2014;10(6):701-4.
31. World Health Organization (WHO). Exclusive breastfeeding for six months best for babies everywhere. Geneva: Organização Mundial da Saúde; 2011.
32. Kramer MS, Kakuma R. Optimal duration of exclusive breastfeeding. Cochrane Database Syst Rev. 2012;2012(8):CD003517.
33. Academia Americana de Pediatria (AAP). Alimentação complementar. In: Kleinman RE, Greer F (eds.). Nutrição pediátrica. 8ª ed. Itasca: AAP; 2019. p.163-86.
34. Brasil. Ministério da Saúde. Secretaria de Atenção à Saúde. Departamento de Atenção à Saúde. Organização Pan-Americana da Saúde. Guia alimentar para crianças menores de 2 anos. Brasília: Ministério da Saúde; 2005.
35. Brasil. Ministério da Saúde. Organização Pan-Americana de Saúde. Dez passos para uma alimentação saudável. Guia alimentar para crianças menores de 2 anos. Brasília: Ministério da Saúde; 2002.
36. Schack-Nielsen L, Sorensen T, Mortensen EL, Michaelsen KF. Late introduction of complementary feeding, rather than duration of breastfeeding may protect against adult owerweight. Am J Clin Nutr. 2010;91:619-2722.
37. Brasil. Ministério da Saúde. Secretaria de Atenção à Saúde. Departamento de Atenção Básica. Saúde da criança: nutrição infantil: aleitamento materno e alimentação complementar. Brasília: Ministério da Saúde; 2009.
38. Dietary Reference Intakes. Disponível em: https://ods.od.nih.gov/Health_Information/Dietary_Reference_Intakes.aspx . Acesso em: mar. 2023.

39. Philippi ST (org.). Pirâmide dos alimentos: fundamentos básicos da nutrição. Barueri: Manole; 2008. p.3-387.
40. Sonneville KR, Long MW, Rifas-Shiman SL, Kleinman K, Gilman MW, Teveras EM. Juice and water intake in infancy and later beverage intake and adiposity: could juice be a gateway drink? Obesity. 2015;23(1). Disponível em: www.obesityjournal.org. Acesso em: mar. 2023.
41. Heyman, Melvin B. Abrams, Steven A, Section on Gastroenterology, Hepatology, and Nutrition, Committee on Nutrition Pediatrics. AAP. Pediatrics. 2017 Jun;139(6).
42. Nazaré M, Rêgo C, Pinto E. Recomendações nutricionais em idade pediátrica: estado da arte. Acta Portuguesa de Nutrição. 2016;7:18-33.
43. Koletzko B (ed.). Pediatric nutrition in practice. Basel: Karger; 2008. p.1-305.
44. Philippi ST, Cruz ATR, Colucci ACA. Pirâmide alimentar para crianças de 2 a 3 anos. Rev Nutr (Campinas). 2003;16(1):5-19.
45. Sociedade Brasileira de Pediatria (SBP). Departamento de Nutrologia e de Pediatria Ambulatorial. Guia prático de alimentação da criança de 0 a 5 anos – 2021. Sociedade Brasileira de Pediatria. Departamentos Científicos de Nutrologia e Pediatria Ambulatorial. São Paulo: SBP; 2021.
46. Painel de Nutrição da EFSA. Faixa etária apropriada para a introdução da alimentação complementar na dieta do lactente. EFSA J. 2019;17:e05780. http://dx.doi.org/10.2903/j.efsa.2019.5780.
47. Sociedade Brasileira de Pediatria (SBP). Departamento Científico de Nutrologia. Alimentação complementar e o método BLW. 2017. Disponível em: https://www.sbp.com.br/fileadmin/user_upload/19491c-GP_-_AlimCompl_-_Metodo_BLW.pdf. Acesso em: mar. 2023.
48. Rapley G, Tracey M. Baby-led weaning. Essence. 2008;44:1.
49. Daniels L, Heath A-LM, Williams SM, Cameron SL, Flemming EA, Taylor BJ, et al. Baby-led introduction to solids (Bliss) study: a randomised controlled trial of a baby-led approach to complementary feeding. BMC Pediatrics. 2015;15(1):179.
50. Ministério da Saúde. Anvisa, Resolução-RDC n. 43, 44, 45, 46 de 19 de setembro de 2011. Disponível em: portal.anvisa.gov.br. Acesso em: mar. 2023.
51. Sociedade Brasileira de Pedaitria (SBP). Departamento Científico de Nutrologia. Fórmulas e compostos lácteos infantis: em que diferem? Atualizada em 2021. Disponível em: https://www.sbp.com.br/fileadmin/user_upload/22701g-MO_Formulas_e_compostos_Lacteos_Infantis_LayNew.pdf. Acesso em: mar. 2023.
52. Xavier HT, Izar MC, Faria Neto JR, Assad MH, Rocha VZ, Sposito A, et al. V diretriz brasileira de dislipidemias e prevenção da aterosclerose. Arq Bras Cardiol. 2013;101(4):(Supl 1).
53. Monteiro CA, Cannon G, Levy RB, et al. Classificação dos alimentos, Saúde Pública – Nova. A estrela brilha. World Nutrition. 2016;7(1-3):28-40
54. Sociedade Brasileira de Pediatria (SBP). Departamentos de Nutrologia e de Hematologia. Consenso sobre Anemia Ferropriva. Atualização: destaques 2021.
55. Sociedade Brasileira de Pediatria (SBP). Departamentos de Endocrinologia. Hipovitaminose D em pediatria: recomendações para o diagnóstico, tratamento e prevenção. 2016. Disponível em: https://www.sbp.com.br/fileadmin/user_upload/2016/12/Endcrino-Hipovitaminose-D.pdf. Acesso em: mar. 2023.
56. Bergmeier H, Paxton SJ, Milgrom J, Anderson SE, Baur L, Hill B, et al. Early mother-child dyadic pathways to childhood obesity risk: A conceptual model. Appetite. 2020 Jan 1;144:104459.
57. Skouteris H, Bergmeier HJ, Berns SD, Betancourt J, Boynton-Jarrett R, Davis MB, et al. Reframing the early childhood obesity prevention narrative through an equitable nurturing approach. Matern Child Nutr. 2021 Jan;17(1):e13094.
58. Nogueira-de-Almeida C A, Ribas Filho D, Weffort VRS, Ued F da V, Nogueira-de-Almeida CCJ, Nogueira FB, et al. First 2,200 days of life as a window of opportunity for multidisciplinary action regarding the developmental origin of health and disease: positioning of the Brazilian Association of Nutrology. International Journal of Nutrology. 2022;15(3).
59. Brasil. Guia alimentar para crianças menores de 2 anos. 2021 Disponivel em https://bvsms.saude.gov.br/bvs/publicacoes/guia_alimentar_crianca_brasileira_versao_resumida.pdf.

60. Silano M, Agostoni C, Sanz S, Guandalini S. Alimentação infantil e risco de desenvolver doença celíaca: uma revisão sistemática. BMJ. 2016;6(1):e009163 e 102.
61. Szajewska H, et al. Revisão sistemática com meta-análise: alimentação infantil precoce e doença celíaca – atualização de 2015. Farmacologia alimentar e terapêutica. 2015;41(11):1038-54.
62. Szajewska H, Shamir R, Mearin L, Ribes-Koninckx C, Catassi C, Domellöf M, et al. Gluten Introduction and the Risk of Coeliac Disease: A Position Paper by the European Society for Pediatric Gastroenterology, Hepatology, and Nutrition. J Pediatr Gastroenterol Nutr. 2016 Mar;62(3):507-13.

5 Fórmulas infantis e outras soluções nutricionais em pediatria

Virgínia Resende Silva Weffort
Junaura Rocha Barretto
Tamara Lazarini
Thaysa Maués Cezar

INTRODUÇÃO

O leite materno é considerado o melhor alimento para o lactente. Extensas evidências mostram que em sua composição contém uma variedade de nutrientes e compostos bioativos que atuam na função do trato gastrointestinal, no sistema imunológico e no desenvolvimento cerebral. Estudos recentes ainda reforçam o papel do leite materno na programação metabólica, especialmente durante os primeiros mil dias de vida do lactente, contribuindo assim para a prevenção de doenças crônicas futuras, como a obesidade e o diabete tipo 2.[1,2]

Na ausência do leite materno, as fórmulas infantis são as mais apropriadas para substituí-lo na alimentação da criança no primeiro ano de vida, uma vez que apresentam composição nutricional adaptada à velocidade de crescimento do lactente, prevenindo o aparecimento de doenças relacionadas com o excesso e a deficiência de nutrientes.[3-7] O Departamento de Nutrologia da Sociedade Brasileira de Pediatria (SBP) adota a recomendação da Organização Mundial da Saúde (OMS) que preconiza o uso de leite materno exclusivo até os 6 meses de idade. A partir daí, está indicada a introdução de alimentos complementares, promovendo-se a amamentação até os 2 anos de idade.[2,4]

Em 1784, o médico inglês M. Underwood recomendou o uso do leite de vaca como alternativa para a falta do aleitamento materno. Em 1885 foi determinada a composição do leite humano e, em 1915, desenvolvida uma fórmula em pó contendo leite de vaca desnatado, lactose e óleo vegetal, armazenada em latas. Esse produto foi lançado com o objetivo de suprir as ausências eventuais das mães, então trabalhadoras. Contudo, o competitivo incentivo da indústria, aliado à ausência de incentivo por parte dos profissionais de saúde, favoreceu a utilização indiscriminada de substitutos do leite materno, em especial do leite de vaca, contribuindo assim para uma indicação de uso distorcida, causando a desvalorização do produto.[8]

Em consequência dessa nova prática, muitos problemas nutricionais apareceram, e várias pesquisas mostraram as inadequações do uso do leite de vaca para as crianças,[9-13] surgindo a necessidade de adequar a composição do leite de vaca para os lactentes cujas mães não tinham leite ou não podiam amamentar.

Nos últimos 50 anos, as empresas produtoras de alimentos lácteos investiram muito na produção de fórmulas para que os teores proteicos, lipídicos e de carboidratos e as concentrações de minerais e oligoelementos se aproximassem dos encontrados no leite humano.[14] Na década de 1980, a produção das fórmulas infantis foi regulamentada, e as empresas passaram a sofrer um rigoroso controle do governo norte-americano, por meio do United States Food and Drug Administration Center for Food Safety and Applied Nutrition (FDA),[15] que, por sua vez, adota as recomendações do Comitê de Nutrição da Academia Americana de Pediatria (AAP),[7,8] cuja principal agência internacional regulamentadora é o Codex Alimentarius Committee on Foods for Special Dietary FAO/OMS, órgão que está sempre revisando essas normas e adequando-as de acordo com as novas pesquisas de consumo ideal (DRI).[16-18]

O avanço tecnológico das fórmulas possibilitou elaborar produtos no sentido de compensar certas deficiências digestivo-absortivas e evitar reações alérgicas, além de contribuir para diminuir a desnutrição secundária e aumentar a sobrevida dos pacientes com a função intestinal comprometida. No Brasil, a primeira regulamentação, de 1998,[19] pela Portaria MS n. 977 da Secretaria de Vigilância Sanitária, aprovou o Regulamento Técnico referente às fórmulas infantis para lactentes e às fórmulas infantis de seguimento, tomando como base o Codex Alimentarius de 1984 e a Norma Brasileira para Comercialização de Alimentos para Lactentes (NBCAL) de 1992, Resolução n. 31/1992.[20] A implantação dessa norma, recentemente revisada e ampliada para crianças maiores, tem como principais objetivos satisfazer as exigências nutricionais determinadas pelo Codex Alimentarius e promover a comercialização de produtos de qualidade, capazes de suprir adequadamente as necessidades nutricionais de cada grupo etário.[19-21]

Em 2011 novas resoluções colegiadas foram divulgadas pela Secretaria de Vigilância em Saúde do Ministério da Saúde, RDC n. 43, 44, 45 e 46:[22-25]

- RDC n. 43, de 19 de setembro de 2011: regulamento técnico para as fórmulas infantis para lactentes, definindo os requisitos mínimos de identidade, composição, qualidade e segurança para lactentes durante os primeiros 6 meses de vida. Orienta a designação do produto de acordo com a fonte proteica, como fórmula infantil para lactente à base de leite de vaca ou de soja, e apresenta aspectos relacionados à composição essencial, ingredientes opcionais e requisitos gerais para a rotulagem.[22]
- RDC n. 44, de 19 de setembro de 2011: regulamento técnico que estabelece os requisitos mínimos de identidade, composição, qualidade e segurança a que devem

obedecer as fórmulas infantis de seguimento para lactentes e crianças de primeira infância a partir do sexto mês até 36 meses (fórmula de seguimento de 6 a 12 meses e de primeira infância até 36 meses).[23]

- RDC n. 45, de 19 de setembro de 2011: dispõe sobre o regulamento técnico para fórmulas infantis para lactentes destinadas a necessidades dietoterápicas específicas e fórmulas infantis de seguimento para lactentes e crianças de primeira infância destinadas a necessidades dietoterápicas específicas.[24]
- RDC n. 46, de 19 de setembro de 2011: regulamento técnico de aditivos alimentares e coadjuvantes de tecnologia para as fórmulas infantis destinadas a lactentes e crianças de primeira infância.[25]

Em 2014 essas RDC sofreram algumas atualizações pelas resoluções REC n. 45, 46, 47, 48.[26-29] Importante mencionar que as RDC a seguir não substituem as de 2011, mas alteram alguns dos artigos lá descritos.

- RDC n. 45, de 25 de setembro de 2014: altera a Resolução da Diretoria Colegiada – RDC n. 42, de 19 de setembro de 2011, que dispõe sobre o regulamento técnico de compostos de nutrientes para alimentos destinados a lactentes e a crianças de primeira infância.[26]
- RDC n. 46, de 25 de setembro de 2014: altera a Resolução da Diretoria Colegiada – RDC n. 43, de 19 de setembro de 2011, que dispõe sobre o regulamento técnico para fórmulas infantis para lactentes.[27]
- RDC n. 47, de 25 de setembro de 2014: altera a Resolução da Diretoria Colegiada – RDC n. 44, de 19 de setembro de 2011, que dispõe sobre o regulamento técnico para fórmulas infantis de seguimento para lactentes e crianças de primeira infância.[28]
- RDC n. 48: altera a Resolução da Diretoria Colegiada – RDC n. 45, de 19 de setembro de 2011, que dispõe sobre o regulamento técnico para fórmulas infantis para lactentes destinadas a necessidades dietoterápicas específicas e fórmulas infantis de seguimento para lactentes e crianças de primeira infância destinadas a necessidades dietoterápicas específicas.[29]

As fórmulas infantis devem conter quantidades adequadas de carboidratos, proteínas, gorduras, vitaminas e minerais. A composição da fórmula infantil é estritamente regulamentada, e cada fabricante deve seguir as diretrizes estabelecidas pelas agências governamentais, que controlam desde o tipo e as características bioquímicas dos componentes até suas quantidades e proporções. Por exemplo, todos os principais componentes adicionados à fórmula (proteínas, lipídios, carboidratos) têm uma faixa de valores mínimos e máximos para sua eficácia. Além disso, a composição de cada nutriente contido na fórmula deve ser mantida durante toda a vida útil do produto.[1,2]

As fórmulas infantis têm algumas indicações:[2,30-33]

- Substituto ou complemento do leite materno para crianças cujas mães não têm leite ou estão momentaneamente impossibilitadas de amamentar.
- Substituto do leite materno quando este for contraindicado, como nos casos das infecções causadas pelos retrovírus – vírus da imunodeficiência humana (HIV-1), vírus T-linfotrópico humano tipo 1 (HTLV-1) e vírus T-linfotrópico humano tipo 2 (HTLV-2) –, citomegalovirose em prematuros, por alguns erros inatos do metabolismo, como galactosemia, e por outros casos raros que podem ser consultados no *site* da SBP.[32]
- Complementação do leite materno para recém-nascidos ou lactentes que não estão ganhando peso adequadamente (p. ex., recém-nascidos com diversas doenças que aumentem o gasto energético, como cardiopatas, lactentes com desnutrição energético-proteica grave).

DEFINIÇÕES

Leite integral

É o leite que não sofre modificação em sua composição, com todos os nutrientes intactos. Nesse grupo estão os leites em pó, os leites frescos tipos A e B, os leites tipo UHT e os longa vida. Esses leites devem ser consumidos apenas por crianças maiores de 1 ano de idade. As versões desnatadas e semidesnatadas só devem ser utilizadas sob indicação médica para os menores de 2 anos de idade. Várias pesquisas têm mostrado a inadequação do leite integral de vaca para os lactentes menores de 1 ano de idade (ver Capítulo 4 – Alimentação do lactente).[2,3,30]

Fórmulas infantis

São compostos nos quais se utiliza a proteína isolada do leite de vaca e/ou de soja, intacta ou hidrolisada, e todos os demais nutrientes são acrescidos separadamente, nas quantidades e proporções recomendadas para lactentes de até 3 anos de vida. Pela Portaria n. 977/1998, os produtos denominados fórmulas infantis para lactentes são os disponíveis para crianças de até 1 ano de idade. Nesse grupo estão as fórmulas de partida, cuja composição é adaptada para lactentes até 6 meses, as denominadas fórmulas de seguimento, que são produzidas para uso na alimentação a partir do sexto mês de vida, e de seguimento para crianças da primeira infância. A Tabela 1 mostra essas informações.

Tabela 1 Classificação das fórmulas infantis de acordo com a idade

Tipo de fórmula	Idade
Fórmula infantil de partida para lactentes	A partir do nascimento (para recém-nascido a termo) até 5 meses e 29 dias
Fórmula infantil de seguimento para lactentes	A partir de 6 meses até 12 meses
Fórmula infantil de seguimento para crianças de primeira infância	De 1 a 3 anos

As novas resoluções da Anvisa estabelecem níveis de vários nutrientes na composição das fórmulas infantis, proporcionando a elas um perfil de nutrientes mais próximo do encontrado no leite materno. Essas resoluções podem ser consultadas no *site* http://portal.anvisa.gov. br. As indústrias têm acompanhado as pesquisas e as descobertas dos componentes do leite materno e promovem constantes modificações na composição de seus produtos, visando melhor atender às necessidades dos recém-nascidos e lactentes, quando seu uso está indicado.[22-29]

As fórmulas infantis devem seguir algumas recomendações:

- Obedecer às recomendações de composição elaboradas pelo Codex/FAO/OMS/MS.
- Satisfazer as necessidades nutricionais dos lactentes durante os primeiros meses de vida até a introdução de uma alimentação complementar adequada.
- Ser seguras para alimentação.
- Assegurar crescimento e desenvolvimento normais.
- Ser isentas de contaminação.

As fórmulas infantis podem ser destinadas para situações especiais, e nesse caso são classificadas como fórmulas infantis para necessidades dietoterápicas específicas.[23,28]

Compostos lácteos

A legislação brasileira define composto lácteo como o "produto em pó resultante da mistura do leite (1) e produto(s) ou substância(s) alimentícia(s) láctea(s) (2) ou não láctea(s) (3), ou ambas (4), adicionado ou não de produto(s) ou substância(s) alimentícia(s) láctea(s) ou não láctea(s) ou ambas permitida(s) no presente Regulamento, apta(s) para alimentação humana, mediante processo tecnologicamente adequado. Os ingredientes lácteos devem representar no mínimo 51% massa/massa (m/m) do total de ingredientes (obrigatórios ou matéria-prima) do produto...".

São produtos lácteos sem recomendação de faixa etária específica, porém não indicados para crianças menores de 1 ano de idade. Seguem apenas as exigências mínimas de proteínas, um mínimo de 51% de ingredientes lácteos e têm adição opcional de vitaminas e minerais, gorduras vegetais e fibras. Podem ter adição de açúcares e aditivos alimentares (emulsificantes e estabilizantes).

Os compostos lácteos (direcionados para as crianças maiores de 1 ano) e o leite de vaca integral, por sua vez, são regulamentados pelo MAPA (Ministério da Agricultura e Pecuária). As diferenças entre os produtos podem ser vistas na Tabela 2.

Tabela 2 Características de regulamentação e composição de nutrientes dos substitutos do leite materno

	Tipo de substituto			
	Fórmulas infantis e/ou de segmento para lactentes	**Fórmula infantil de seguimento para crianças de 1ª infância**	**Composto lácteo**	**Leite de vaca integral**
Faixa etária	0-12 meses	1-3 anos	• Sem recomendação de faixa etária específica. • Não indicados para crianças menores de 1 ano de idade.	
Regulamentação	Anvisa		MAPA	
Resumo das características nutricionais e de composição	• Seguem exigências do *Codex Alimentarius* (quantidade mínima e máxima). • Exigência de requisitos específicos da formulação de acordo com a necessidade nutricional de cada faixa etária. • Composição comprovada por análise. • Há necessidade de estudos que comprovem a adequação. • Sua composição nutricional deve conter apenas nutrientes que também estão presentes no leite materno.		• Seguem apenas as exigências mínimas de proteínas. • Mínimo de 51% de ingredientes lácteos. • Adição opcional de vitaminas e minerais, gorduras vegetais e fibras. • Pode ter adição de açúcares e aditivos alimentares (emulsificantes e estabilizantes).	• Sem exigências nutricionais. • 100% de ingredientes lácteos. • O leite de vaca pode receber apenas a adição de nutrientes essenciais. • Permite poucos aditivos e proíbe a adição de corantes.

(continua)

Tabela 2 Características de regulamentação e composição de nutrientes dos substitutos do leite materno (*continuação*)

	Tipo de substituto			
	Fórmulas infantis e/ou de segmento para lactentes	**Fórmula infantil de seguimento para crianças de 1ª infância**	**Composto lácteo**	**Leite de vaca integral**
	• Obrigatoriedade de adequação de aminoácidos, vitaminas e minerais. • Poucos aditivos são permitidos e a adição de corantes é proibida.			

Anvisa: Agência Nacional de Vigilância Sanitária; MAPA: Ministério da Agricultura e Pecuária.
Fonte: SBP;[34] MAPA.[35]

Ingredientes obrigatórios no composto lácteo

1. Leite: pode ser usado qualquer tipo de leite em suas diversas formas de tratamento.
2. Produtos e substâncias alimentícias lácteas: pode ser usado qualquer produto ou substância lácteo em suas diversas formas de tratamento, por exemplo, creme de leite, sólidos de origem láctea, manteiga, gordura anidra do leite ou *butteroil*, caseinatos alimentícios, proteínas lácteas, soro do leite (em suas diversas formas), leitelho (em suas diversas formas), leites fermentados, massas coalhadas, concentrado proteico de soro, concentrado e isolado proteicos de leite e/ou seus sais, caseína em pó, proteína concentrada do leite, lactose e outros produtos lácteos.
3. Produtos e substâncias alimentícios não lácteos: pode ser usado qualquer produto ou substância não lácteos em suas diversas formas de tratamentos, por exemplo, açúcares e/ou glicídios, maltodextrina, edulcorantes nutritivos e não nutritivos, frutas em pedaços/polpa/suco e outros preparados à base de frutas, mel, cereais, vegetais, gorduras vegetais, chocolate, frutas secas, café, especiarias e outros alimentos aromatizantes naturais e inócuos e/ou sabores, amidos ou amidos modificados, gelatina ou outras substâncias alimentícias não lácteas.

ASPECTOS RELACIONADOS À COMPOSIÇÃO DAS FÓRMULAS

Osmolalidade e osmolaridade são medidas de pressão osmótica exercidas pela solução e, para efeitos de aplicação clínica, os dois termos podem ser considerados equivalentes. Quanto menor a partícula, maior a osmolaridade.

Osmolaridade

Medida da concentração das partículas osmoticamente ativas na solução, expressa em número de osmoles de soluto por litro de solução (mOsm/L).

Osmolalidade

Refere-se ao número de miliosmoles por quilo de água (mOsm/kg).

Carboidratos, eletrólitos e aminoácidos são os principais determinantes da carga osmótica gastrointestinal de uma fórmula. Fórmulas que contêm partículas menores, como aminoácidos e monossacarídeos, tendem a ter osmolaridade maior que fórmulas com proteínas e polímeros de glicose.

A osmolaridade ideal de uma fórmula para lactentes é a mesma do leite materno (277 a 303 mOsm/L) ou da plasmática (275 a 325 mOsm/L). A Academia Americana de Pediatria (AAP) recomenda que fórmulas infantis tenham osmolaridade < 460 mOsm/L. As fórmulas hipertônicas podem causar retardo do esvaziamento gástrico, náuseas, vômitos, diarreia osmótica e desidratação, além de favorecer o desenvolvimento de enterocolite necrosante em neonatos.[7]

Carga de soluto renal

Representa a medida da concentração das partículas de uma solução que o rim deve excretar. Quanto maior a carga de soluto renal (CSR), maior a exigência sobre a função renal. As variáveis que interferem nesse processo são sódio (Na), potássio (K), cloreto (Cl) e carga de proteína (ureia). Admite-se que 1 mEq de cada um desses íons equivale a 1 mOsm/L e 1 g de proteína equivale a 4 mOsm/L. A CSR corresponde à somatória dos valores obtidos e tem importante repercussão nas necessidades hídricas.[7]

$$\text{CSR (mOsm)} = [\text{proteína (g)} \times 4] + [\text{Na (mEq)} + \text{K (mEq)} + \text{Cl (mEq)}]$$

Se a dieta fornecer quantidades excessivas de proteínas e/ou eletrólitos, a quantidade de água necessária para a excreção pode ser superior à disponível (água fornecida pela dieta), o que pode levar a desidratação e, em condições extremas, ocasionar danos aos rins e ao cérebro.

A osmolaridade, a osmolalidade e a CSR devem ser seguidas para não sobrecarregar os rins da criança. Assim, a diluição de 1:30 ou 1:25 (1 colher medida para 30 ou 25 mL de água), conforme recomendado pelo fabricante, deve ser seguida para não ultrapassar o valor de 450mOsm/kg.[36] Pesquisa de Ferreira et al. (2018)[36] mostrou que a partir de 4 horas após o preparo, em ar ambiente e em refrigeração, a osmolalidade estava acima do recomendado. Diante disso, o autor reforça a importância de preparar a fórmula e consumir imediatamente.

Nucleotídeos

São compostos nitrogenados não proteicos, isto é, as unidades primárias dos ácidos nucleicos (RNA e DNA), que controlam a reprodução, o crescimento e o metabolismo.

Embora não sejam considerados essenciais, têm papel fundamental no metabolismo energético e nos processos biológicos, além de efeito benéfico na imunidade celular, na composição e na morfologia da flora intestinal e no metabolismo lipídico.[37]

A RCD n. 43 (2011)[22] da Anvisa preconiza que os nucleotídeos podem ser adicionados às fórmulas infantis de acordo com os seguintes critérios:

- A quantidade adicionada não pode ultrapassar 5 mg/100 kcal (1,2 mg/100 kJ).
- O conteúdo adicionado de citidina 5-monofosfato não pode ultrapassar 2,5 mg/100 kcal (0,6 mg/100 kJ).
- O conteúdo adicionado de uridina 5-monofosfato não pode ultrapassar 1,75 mg/100 kcal (0,42 mg/100 kJ).
- O conteúdo adicionado de adenosina 5-monofosfato não pode ultrapassar 1,5 mg/100 kcal (0,36 mg/100 kJ).
- O conteúdo adicionado de guanosina 5-monofosfato não pode ultrapassar 0,5 mg/100 kcal (0,12 mg/100 kJ).
- O conteúdo adicionado de inosina 5-monofosfato não pode ultrapassar 1 mg/100 kcal (0,24 mg/100 kJ).[37]

Ácidos graxos essenciais

Quase a totalidade dos ácidos graxos pode ser sintetizada pelo organismo a partir de proteínas e carboidratos da dieta, porém os ácidos graxos poli-insaturados como o ácido linoleico (C18:2 ômega 6) e o ácido alfalinolênico (C18:3 ômega 3) não o são, devendo, portanto, ser fornecidos pela dieta. Eles desempenham papel importante na manutenção da integridade e da função das membranas celulares, além de ser convertidos em ácidos graxos poli-insaturados de cadeia longa (LCPUFA).[38] Os ácidos graxos essenciais têm importantes funções, como transporte e oxidação de colesterol, e são componentes dos fosfolipídios da membrana celular e precursores dos LCPUFA (araquidônico e docosa-hexaenoico).[39]

Pela RDC n. 43 da Anvisa,[22] modificada em 2014 (RDC 46),[27] o conteúdo mínimo de ácido linoleico deve ser de 300 mg/100 kcal (70 mg/100 kJ), e seu limite superior de referência, 1.400 mg/100 kcal (330 mg/100 kJ); o conteúdo mínimo de ácido alfalinolênico deve ser de 50 mg/100 kcal (12 mg/100 kJ), sem limite máximo especificado, sendo a razão mínima de ácido linoleico/ácido alfalinolênico de 5:1 e a máxima de 15:1.

LCPUFA

Os ácidos graxos essenciais ácido cis-linoleico e alfalinolênico são responsáveis pela formação das duas séries de ácidos graxos poli-insaturados de cadeia longa (*long-chain polyunsaturated fatty acids* – LCPUFA), ômega 6 e ômega 3, resultando nos ácidos araquidônico (ARA) e docosa-hexaenoico (DHA), respectivamente.

O ARA é amplamente distribuído em todas as membranas celulares e em grande quantidade no sistema nervoso. É precursor de substâncias metabolicamente ativas, chamadas eicosanoides, que incluem as prostaglandinas, os leucotrienos e os tromboxanos. Essas substâncias desempenham papel na imunorregulação, em processos inflamatórios e na contração muscular. O DHA é responsável por pequena porcentagem do teor de ácidos graxos na maioria dos tecidos e em grande quantidade na retina e no córtex cerebral.[40] Alguns trabalhos mostram o papel do DHA e do ARA na prevenção da obesidade, na imunidade, na formação da retina, no desenvolvimento do sistema nervoso central, por serem integrantes de suas membranas, e no desenvolvimento da função congnitiva.[41-44]

Normalmente o ácido linoleico (18:2 ômega 6) se transforma em ácido alfalinoleico (18:3 ômega 6), que se converte em ARA (20:4 ômega 6). A síntese do ARA é mediada pelas enzimas delta-6-dessaturase e elongase. A ativação dessas enzimas alonga a cadeia de carbono, passando de 18 para 20 ou 22 átomos e inserindo de 3 a 6 duplas ligações, tornando-o, assim, mais insaturado. Excessos do próprio ácido e de outros ácidos graxos poli-insaturados de cadeia longa, como o ácido eicosapentaenoico (EPA) ou o DHA, íons de cálcio e alguns hormônios, podem inibir a ação da enzima dessaturase, tendo como consequência o bloqueio da síntese do ARA e a formação do ácido oleico (ômega 9).

A importância desse bloqueio se reflete no fato de que o ARA é precursor de mediadores bioquímicos envolvidos na inflamação, infecção e modulação do sistema imune, pois os eicosanoides, principalmente a prostaglandina e o leucotrieno, são sintetizados a partir do ARA.[45]

Na síntese do DHA, ocorre, por outra via metabólica, a transformação do ácido alfalinolênico (18:3 ômega-3) em EPA e DHA, que também são precursores da prostaglandina e do leucotrieno. Essas conversões são igualmente mediadas pela enzima dessaturase. O ARA e o EPA, por meio da ação de enzimas intracelulares (lipoxigenases) e de membranas (livres ou associadas – cicloxigenases), convertem-se em prostaglandinas, tromboxanos e leucotrienos.[46] A Figura 1 ilustra essa síntese.

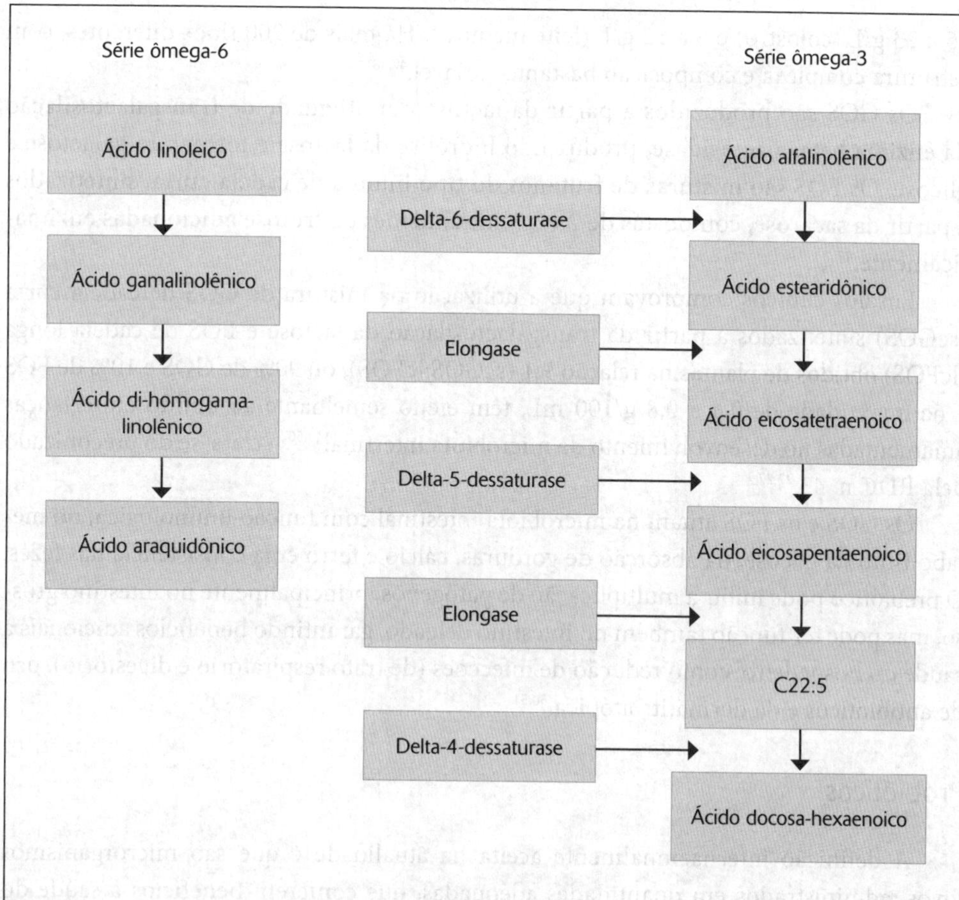

FIGURA 1 Síntese dos ácidos graxos poli-insaturados de cadeia longa (LCPUFAS).

Prebióticos

Por definição, são fibras alimentares que servem de substrato para microrganismos presentes no trato gastrointestinal (TGI). Carboidratos não digeríveis são oligossacarídeos de cadeia curta com grau de polimerização entre 2 e 60. Os principais são:

- Inulina (10 a 60 unidades de frutose).
- Fruto-oligossacarídeo (FOS) (2 a 7 unidades de frutose).
- Galacto-oligossacarídeos (GOS).
- Lactulose.

O leite humano contém cerca de 7 a 12 g/L de oligossacarídeos com propriedades prebióticas sintetizados a partir da redução da lactose. São encontradas concentrações de

15 a 23 g/L (colostro) e 8 a 12 g/L (leite maduro). Há mais de 200 tipos diferentes, com estrutura complexa e composição bastante variável.[47,48]

Os GOS são produzidos a partir da lactose por atividade de transgalactosilação da enzima betagalactosidase, produzindo hidrólise da lactose e formando galactose e glicose. Os FOS são misturas de frutanos do tipo inulina de cadeia curta, sintetizados a partir da sacarose, compostas de 2 ou 3 subunidades de frutose adicionadas enzimaticamente.[47]

Ensaios clínicos comprovam que a utilização da mistura de GOS de cadeia curta (scGOS) sintetizados a partir da transgalactosilação da lactose e FOS de cadeia longa (lcFOS) obtidos de plantas na relação 9:1 (scGOS:lcFOS), ou 90% de GOS e 10% de FOS e na quantidade de 0,4 a 0,8 g/100 mL, têm efeito semelhante ao obtido em crianças amamentadas no desenvolvimento da microbiota intestinal[49,50] – trata-se do preconizado pela RDC n. 43.[22,27]

Os GOS e os FOS atuam na microbiota intestinal com função imunológica, no metabolismo da glicose, na absorção de gorduras, cálcio e ferro e na consistência das fezes. O prebiótico pode inibir a multiplicação de patógenos, principalmente no intestino grosso, mas pode ter função também no intestino delgado, garantindo benefícios adicionais à saúde do hospedeiro, como redução de infecções (de trato respiratório e digestório), uso de antibióticos e da dermatite atópica.[50,51]

Probióticos

A definição internacionalmente aceita na atualidade é que são microrganismos vivos, administrados em quantidades adequadas, que conferem benefícios à saúde do hospedeiro.[52,53] A influência benéfica dos probióticos sobre a microbiota intestinal humana inclui fatores como efeitos antagônicos, competição e efeitos imunológicos, resultando em um aumento da resistência contra patógenos. Assim, a utilização de culturas bacterianas probióticas estimula a multiplicação de bactérias benéficas, em detrimento da proliferação de bactérias potencialmente prejudiciais, reforçando os mecanismos naturais de defesa do hospedeiro. A recomendação é que a suplementação aconteça apenas em fórmulas de seguimento, a partir do sexto mês de vida.[54]

Para ser aplicada como probiótico, a bactéria precisa:

- Ter identificação internacionalmente conhecida (espécie e subespécie da cepa).
- Resistir à acidez gástrica e à ação dos sais biliares.
- Apresentar efeitos benéficos ao hospedeiro demonstrados *in vivo* e *in vitro* por meio de uma dose conhecida.
- Ter capacidade de adesão ao muco ou epitélio intestinal.

- Apresentar segurança comprovada (baixo risco de infecção sistêmica e de produção de toxinas deletérias, não oferecer estímulo excessivo à resposta imunológica e não possibilitar a transferência de genes entre microrganismos).
- Apresentar a garantia da manutenção da viabilidade até o momento do consumo na forma de cápsula, pó ou quando adicionada a produtos lácteos.[54-56]

Os principais microrganismos utilizados por suas propriedades probióticas, sob a forma de medicamentos ou adicionados a alimentos, são: Lactobacilli (*Lactobacillus acidophilus* sp.; *L. acidophilus* LA-1; *L. casei* sp.*; *L. rhamnosus* GG; *L. reuteri; L. delbrueckii* spp.; *L. bulgaricus*; *L. plantarum* sp.; *L. plantarum* 299V; *L. fermentum* KLD; *L. johnsonii*); Bifidobacteria (*Bifidobacterium bifidum*; *B. lactis* Bb-12; *B. breve; B. infantis; B. longum*); outras bactérias (*Enterococcus faecium*; *Escherichia coli* Nissle 1917; *Streptococcus salivarius* spp., *Termophilus*); fungo (*Saccharomyces boulardii*).[55,56]

A Anvisa define que as culturas produtoras de ácido lático L(+) dos gêneros *Lactobacillus* e *Bifidobacterium* podem ser utilizadas em fórmulas infantis para lactentes, desde que a segurança, o efeito desejado e a ausência de eventos adversos da cepa sejam comprovados, preferencialmente, por meio de revisão sistemática de ensaios clínicos publicados em revistas científicas indexadas.[23,28]

No Brasil, até o momento, não existem disponíveis para aquisição fórmulas infantis contendo probióticos. Isso ocorre pelo fato de que as fórmulas infantis precisam ser reconstituídas a 70ºC, o que inviabiliza a sobrevivência das cepas.

Oligossacarídeos do leite humano

Os oligossacarídeos do leite humano (HMO) são prolongamentos do açúcar do leite, a lactose, com combinações de galactose, N-acetilglicosamina, fucose e/ou ácido siálico. São componentes biologicamente ativos com efeito prebiótico que modulam de forma benéfica a microbiota do lactente, e, portanto, o desenvolvimento do intestino e sistema imunológico. No Brasil já estão disponíveis cinco HMO (2FL, LnNT, LNT, 3SL e 6SL) para serem adicionados às fórmulas.[57-59]

Milk fat globule membrane ou membrana do glóbulo de gordura do leite

Milk fat globule membrane ou membrana do glóbulo de gordura do leite (MFGM) é uma membrana de tripla camada encontrada em cada gota de gordura do leite. Nela está presente uma série de compostos bioativos que exercem efeito benéfico na imunidade, saúde digestiva e neurodesenvolvimento.[60,61]

Na Tabela 3 estão os nutrientes encontrados no leite de vaca integral e nas fórmulas infantis, em relação ao encontrado no leite humano.

Tabela 3 Nutrientes do leite humano, leite de vaca integral e fórmula infantil

	Leite humano	Leite de vaca integral	Fórmulas infantis
Proteínas	Quantidade adequada, fácil digestibilidade pela relação caseína/soro (40/60), protetor contra obesidade.	Quantidade aumentada, difícil de digerir devido à relação caseína/proteínas do soro (80/20).	• Melhor relação proteínas do soro/caseína (60/40) ou 100% soro de leite. • Algumas fórmulas infantis possuem redução proteica e adequação dos aminoácidos insulinogênicos (reduz o risco de obesidade).
Lipídios	Suficiente em ácidos graxos essenciais, lipase para digestão.	• Deficiente em ácidos graxos essenciais, não apresenta lipase. • Muita gordura saturada.	• Adicionados ácidos graxos essenciais (DHA, ARA), redução da gordura saturada e acréscimo de óleos vegetais (AGE). Obrigatória a adição de ácido linoleico e alfalinolênico (*Codex Alimentarius* e Anvisa).
Minerais	Quantidade ideal.	Excesso de cálcio e fósforo, sódio, cloro e potássio.	• Adequação dos teores dos minerais (*Codex Alimentarius* e Anvisa). • Relação cálcio/fósforo adequada favorecendo a mineralização óssea.
Ferro e zinco	Pequena quantidade, excelente absorção.	Pouca quantidade, baixa absorção.	Adicionados. Absorção adequada.
Vitaminas	Quantidade ideal.	Vitaminas D, E e C insuficientes.	Vitaminas adicionadas de acordo com *Codex Alimentarius* e Anvisa.
HMO	Quantidade ideal.	Deficiente.	Adicionado (2FL, LnNT, LNT, 3SL e/ou 6SL).
Prebióticos	Quantidade ideal.	Deficiente.	Adicionados (scGOS, lcFOS, GOS, FOS, PDX).
Probióticos	Quantidade ideal.	Deficiente.	Adicionados (não no Brasil).
Água	Ideal.	Necessário complementar entre as mamadas.	Pode ser necessária.

AGE: ácidos graxos essenciais; ARA: ácido araquidônico; DHA: ácido docosa-hexaenoico; FOS: fruto-oligossacarídeos; GOS: galacto-oligossacarídeos; HMO: oligossaracarídeos do leite humano.

Fonte: adaptado de SBP.[2]

CARACTERÍSTICAS NUTRICIONAIS DAS FÓRMULAS INFANTIS

Por meio de processos industriais, o leite de vaca é modificado para se adequar às necessidades fisiológicas da criança quanto à qualidade e à quantidade de proteínas, gorduras, carboidratos, vitaminas e minerais, obedecendo a suas necessidades diárias e às resoluções do Codex Alimentarius.[33]

Energia

Depois de reconstituída, 100 mL da fórmula infantil deve conter não menos que 60 kcal e não mais que 70 kcal, tanto para as fórmulas de partida como para as de seguimento.[22-29,34,35,62]

Proteína

Segundo as normas da Anvisa,[22-29,34,35] nas fórmulas infantis à base de proteínas do leite de vaca não hidrolisadas (proteína intacta), o teor mínimo de proteína deve ser de 1,8 g/100 kcal (0,45 g/100 kJ) e o máximo de 3 g/100 kcal (0,7 g/100 kJ), se fórmula de partida, e de 3,5g/100 kcal se fórmula de seguimento ou primeira infância. Quando a base de proteínas do leite de vaca for proteína hidrolisada, o teor mínimo deve ser de 2,25 g/100 kcal e o máximo de 3 g/100 kcal, se fórmula de partida, e de 3,5g/100 kcal, fórmula de seguimento ou primeira infância. Para as fórmulas infantis para lactentes à base de proteínas isoladas de soja ou de uma mistura destas com proteínas do leite de vaca, o teor mínimo deve ser de 2,25 g/100 kcal (0,56 g/100 kJ) e o máximo de 3 g/100 kcal (0,7 g/100 kJ).[22-29,34,35,62-64] A Figura 2 mostra o conteúdo proteico encontrado em vários tipos de leite.

A maioria das fórmulas infantis é elaborada a partir da mistura de leite de vaca integral e soro de leite. Há redução da quantidade de proteínas e desnaturação proteica (quebra da caseína em cadeias menores), formando proteínas solúveis, que favorecem a digestão e a absorção, com melhor relação soro/caseína visando aproximar essa relação do que é encontrado no leite humano (60:40). Com o acréscimo de proteínas do soro (alfalactoalbumina), a composição de aminoácidos também se aproxima da do leite humano. Algumas fórmulas contêm proteína isolada de soja; em outras há o acréscimo de L-taurina e L-carnitina; outras, ainda, contêm uma mistura de proteínas com maior teor de alfalactoalbumina (rica em triptofano e cisteína).

A alteração na qualidade e na quantidade da proteína reduz o estresse metabólico sobre os órgãos imaturos, como os rins, além de proporcionar uma taxa de crescimento comparável à observada em crianças amamentadas. Observou-se que a ingestão de excesso de proteína durante o primeiro ano da vida, além de exceder os requisitos metabólicos, aumenta o ganho de peso e, com isso, aumenta o risco de desenvolver obesidade e suas comorbidades associadas.[63-65]

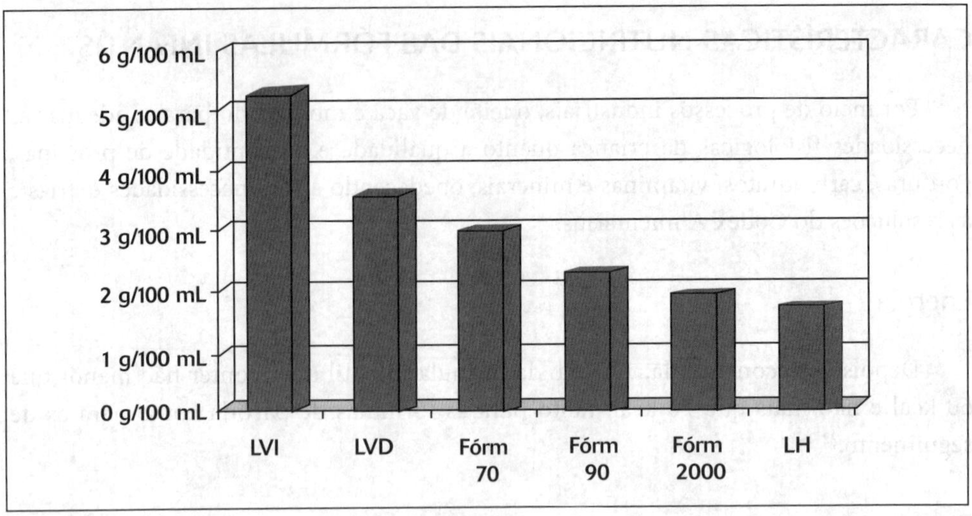

FIGURA 2 Conteúdo proteico encontrado no leite de vaca integral (LVI), no leite de vaca diluído (LVD), em fórmulas infantis (Fórm) em várias décadas e no leite humano (LH).

Lipídios

Nas fórmulas infantis atuais há uma redução da quantidade de gordura animal saturada, e o conteúdo é composto por gordura láctea e diferentes fontes de origem vegetal (soja, milho, girassol, canola, palma, palmiste), visando melhorar a digestibilidade e a composição de ácidos graxos essenciais. Segundo o Codex Alimentarius, as fórmulas devem conter, no mínimo, 300 mg/100 kcal de ácido alfalinolênico. A algumas é acrescentado óleo de peixe, visando aumentar o aporte de LCPUFA; outras, ainda, contêm triglicérides de cadeia média (TCM).

O interesse crescente na qualidade de lipídios fornecidos pela dieta como o principal fator determinante do crescimento, do desenvolvimento visual e neurológico e da promoção da saúde em curto e longo prazos tem sido muito estudado.[63]

Na tentativa de buscar maior proximidade com o padrão ouro, as fórmulas infantis foram evoluindo ao longo das décadas, e hoje em dia é possível trazerem certa semelhança relacionada aos benefícios do leite materno e à composição de lipídios, como:[66,67]

- A adição de DHA e ARA ligados aos fosfolipídios contribui para um melhor desenvolvimento cognitivo e imunológico do lactente;
- A adição de gordura do leite contribui para a presença de maior quantidade de ácido palmítico na posição beta-2, que leva a aumento na contagem de bifidobactérias nas fezes, auxiliando na manutenção de uma microbiota saudável, junto com a diminuição dos sabões de cálcio, proporcionando fezes mais macias e menos episódios de constipação.

- A presença de ácido palmítico na posição beta-2 permite que os lactentes tenham uma melhor mineralização óssea, similar à encontrada em lactentes em aleitamento materno, pois não ocorre perda fecal de cálcio, favorecendo o depósito desse mineral nos ossos e dentes.

A Anvisa preconiza o mínimo de 4,4 g e o máximo de 6 g a cada 100 kcal. Podem ser utilizados ácidos laurítico e mirítico que somados não ultrapassem 20% da quantidade total de ácidos graxos (AG). Ácidos graxos *trans* não podem ultrapassar 3% da quantidade total de ácidos graxos. Acido eurítico não pode ultrapassar 1% da quantidade total de ácidos graxos. Não se pode utilizar óleos e gorduras hidrogenadas. A quantidade total de fosfolipídios não pode ultrapassar 300 mg a cada 100 kcal. Deve conter ácido linoleico, um mínimo de 300 mg/100 kcal e um máximo de 1.400 mg/100 kcal. O ácido alfalinolênico deve estar com um mínimo de 50 mg/100 kcal, e a razão entre ácido linoleico e alfa linolênico deve ser de 5:1 com o máximo de 15:1.[22,23,26,27]

Carboidratos

O conteúdo mínimo de carboidratos totais deve ser de 9 g/100 kcal (2,2 g/100 kJ) e o máximo de 14 g/100 kcal (3,3 g/100 kJ), tanto para fórmula de partida como para de seguimento.[22-29,34,35]

Uma vez que a lactose é o carboidrato presente no leite humano, as fórmulas infantis e de seguimento têm esse açúcar como principal ingrediente de sua composição; outras fórmulas, a depender da indicação, podem ter outros carboidratos adicionados, tais como maltodextrina, polímeros de glicose e amido, não necessitando de adição de açúcar ou farinha.

A lactose está associada à acidez das fezes e à formação da microbiota intestinal específica (predominância de lactobacilos e bifidobactérias), o que pode ser importante para impedir o crescimento de bactérias indesejáveis no intestino do lactente, além de favorecer a absorção de cálcio, fósforo e outros minerais.[63]

Regulamentação[22-29,34,35]

- São permitidos: lactose, maltose, sacarose, glicose, maltodextrina, xarope de glicose, xarope de glicose desidratado e amidos.
- Mel e frutose não podem ser adicionados.
- Amidos só podem ser utilizados se gelatinizados e/ou pré-cozidos na concentração máxima de 2 g/100 mL, correspondendo a, no máximo, 30% do total de carboidratos.
- A lactose deve estar presente com concentração mínima de 4,5 g/100 kcal, exceto em fórmulas contendo mais de 50% do teor proteico total na forma de isolados de proteína de soja.

- A adição de sacarose só é permitida em fórmulas à base de proteína hidrolisada, correspondendo a, no máximo, 20% do teor total de carboidratos.
- A adição de glicose só é permitida em fórmulas à base de proteína hidrolisada com, no máximo, 2 g a cada 100 kcal.

Vitaminas e minerais

Os teores de vitaminas e minerais das fórmulas infantis devem estar de acordo com o que estabelece a legislação vigente[22-29,34,35] (Tabela 4), sendo todas enriquecidas com ferro, visando suprir as necessidades do lactente. São realizadas modificações nas concentrações dos minerais, tentando aproximar seus teores dos do leite humano, com melhora da relação cálcio/fósforo, favorecendo a mineralização óssea. Alguns estudos comprovam a importância do ferro, do zinco, do cobre e do selênio nos mecanismos de defesa do organismo.

Algumas fórmulas infantis têm o objetivo de garantir o crescimento e o desenvolvimento de uma microbiota intestinal com predominância de bifidobactérias, de importância fundamental no desenvolvimento adequado do sistema imunológico do lactente, além de fornecer nutrientes imunomoduladores, que contribuem para o bom desempenho do sistema imunológico. Os principais imunomoduladores são a arginina, o zinco, o selênio, os nucleotídeos e a vitamina A, que têm importante papel contra o estresse oxidativo e na manutenção da função normal da mucosa gastrointestinal.[47,50]

As Tabelas 5 e 6 trazem respectivamente a lista de ingredientes obrigatórios e opcionais nas fórmulas infantis segundo a legislação vigente.

Tabela 4 Componentes essenciais

Vitaminas e Minerais	Unidade	RDC nº 43/2011 e 44/2011		
		Min	Max	LSR
Ácido fólico	µg/100kcal	10	-	50
Ácido pantotênico	µg/100kcal	400	-	2000
Biotina	µg/100kcal	1,5	-	10
Niacina	µg/100kcal	300	-	1500
Riboflavina	µg/100kcal	80	-	500

(continua)

Tabela 4 Componentes essenciais (*continuação*)

Vitaminas e Minerais	Unidade	RDC nº 43/2011 e 44/2011		
		Min	Max	LSR
Tiamina	µg/100kcal	60	-	300
Vitamina A	µg RE/100kcal	60	180	-
Vitamina B6	µg/100kcal	35	-	175
Vitamina B12	µg/100kcal	0,1		0,5
Vitamina C	mg/100kcal	10		30
Vitamina D3	µg/100kcal	1	2,5	-
Vitamina E	mg αTE/100kcal	0,5	-	5
Vitamina K	µg/100kcal	4	-	27
Cálcio	mg/100kcal	50	-	140
Fósforo	mg/100kcal	25	-	100
Cloreto	mg/100kcal	50	160	-
Cobre	µg/100kcal	35	-	120
Ferro	mg/100kcal	0,9	1,3	-
Iodo	µg/100kcal	10	-	60
Magnésio	mg/100kcal	5	-	15
Manganês	µg/100kcal	1	-	100
Potássio	mg/100kcal	60	180	
Selênio	µg/100kcal	1	-	9
Sódio	mg/100kcal	20	60	-
Zinco	mg/100kcal	0,5	-	1,5
Colina	mg/100kcal	7	-	50
Inositol	mg/100kcal	4	-	40
L- carnitina	mg/100kcal	1,2	2,0	-

LSR: limites superiores de referência.

1-12 RDC n. 43 e 44, 2011, 2014.22-28

Tabela 5 Ingredientes obrigatórios em fórmulas infantis no Brasil

<table>
<tr><th></th><th>Fórmula infantil para lactentes</th><th>Fórmula infantil de seguimento para lactentes e/ou para crianças de 1ª infância</th></tr>
<tr><td>Valor energético</td><td colspan="2">Cada 100 mL de fórmula pronta para o consumo deve fornecer no mínimo 60 e no máximo 70 kcal.</td></tr>
<tr><td rowspan="2">Proteínas</td><td colspan="2">• Pode ser composto por diferentes proporções da combinação de caseína e proteínas do soro.
• Perfil de aminoácidos (quantidade disponível de cada aminoácido essencial e semiessencial) deve ser no mínimo igual ao apresentado pelo leite humano.</td></tr>
<tr><td>• Quando à base de proteínas do leite de vaca intacto, o teor mínimo deve ser de 1,8 e o máximo de 3 g/100 kcal.
• Quando à base de proteínas do leite de vaca hidrolisadas, o teor mínimo deve ser de 2,25 e o máximo de 3 g/100 kcal.</td><td>• Quando à base de proteínas do leite de vaca intacto, o teor mínimo deve ser de 1,8 e o máximo de 3,5 g/100 kcal.
• Quando à base de proteínas do leite de vaca hidrolisadas, o teor mínimo deve ser de 2,25 e o máximo de 3,5 g/100 kcal.</td></tr>
<tr><td rowspan="2">Lipídios</td><td colspan="2">O perfil lipídico é essencialmente composto por diferentes óleos vegetais, o que inclui ácidos graxos essenciais. É obrigatória a adição dos ácidos linoleico e alfalinolênico em proporções e quantidades mínimas especificadas, além de ajustar o perfil dos ácidos láurico, mirístico, erúcico e fosfolipídios. A adição de gordura ou de óleo hidrogenados é proibida.</td></tr>
<tr><td>O conteúdo mínimo de gorduras totais deve ser de 4,4 e o máximo de 6 g/100 kcal.</td><td>O conteúdo mínimo de gorduras totais deve ser de 4 e o máximo de 6 g/100 kcal.</td></tr>
<tr><td>Carboidratos</td><td colspan="2">• Toda fórmula infantil deve conter no mínimo 4,5 g de lactose/100 kcal.
• O perfil de carboidratos pode ser composto exclusivamente por lactose ou sua associação com polímeros de glicose (p. ex., maltodextrina, sólidos de xarope de milho), comumente adicionados com o propósito de reduzir osmolalidade e/ou melhorar a digestibilidade. O conteúdo mínimo de carboidratos totais deve ser de 9 g/100 kcal (2,2 g/100 kJ) e o máximo de 14 g/100 kcal.</td></tr>
<tr><td>Vitaminas</td><td colspan="2">Devem ser adicionadas considerando os valores mínimos estabelecidos: vitamina A, niacina, riboflavina, tiamina, ácido pantotênico, vitamina B6, ácido fólico, vitamina B12, vitamina C, vitamina D3, vitamina E, vitamina K.</td></tr>
<tr><td>Minerais e oligoelementos</td><td colspan="2">Devem ser adicionados considerando os valores mínimos estabelecidos: cálcio, cloreto, cobre, ferro, fósforo, iodo, magnésio, manganês, potássio, selênio, sódio, zinco, colina e mioinositol. A razão mínima de cálcio/fósforo deve ser de 1:1 e a máxima de 2:1. As fórmulas infantis para lactentes adicionalmente devem conter L-carnitina.</td></tr>
</table>

Fonte: SBP.[65]

Tabela 6 Ingredientes opcionais nas fórmulas infantis

Ingrediente	Quantidade máxima permitida
Taurina	12 mg/100 kcal.
Nucleotídeos	• 5 mg/100 kcal. • Citidina 5-monofosfato: 2,50 mg/100 kcal. • Uridina 5-monofosfato: 1,75 mg/100 kcal. • Adenosina 5-monofosfato: 1,50 mg/100 kcal. • Guanosina 5-monofosfato: 0,50 mg/100 kcal. • Inosina 5-monofosfato: 1 mg/100 kcal.
Ácido docosa-hexaenoico	• 0,5% do total de gorduras. • Ácido araquidônico deve atingir, pelo menos, a mesma concentração do ácido docosa-hexaenoico. • Ácido eicosapentaenoico não pode exceder a quantidade do ácido docosa-hexaenoico.
FOS e GOS	0,8 g/100 mL, sendo 10% FOS e 90% GOS.
Probióticos	• *Lactobacillus* e *Bifidobacterium*, com benefícios comprovados. • Conteúdo de bactérias viáveis de 106 a 108 UFC/g do produto pronto para consumo.

No Brasil, não é possível adicionar probióticos pelas leis da ANVISA, que deve diluir as fórmulas em água a 70 graus.
FOS: Fruto-oligossacarídeos; GOS: galacto-oligossacarídeos.
Fonte: adaptado de RDC 43, 44[22,23] e 45 e 46.[26,27]

CLASSIFICAÇÃO

As fórmulas infantis podem ser classificadas em completas e incompletas. São consideradas completas as fórmulas que contêm proporções adequadas de proteínas, gorduras, carboidratos, eletrólitos, vitaminas e oligoelementos, essenciais ao crescimento e ao desenvolvimento, de acordo com o Codex Alimentarius.[16]

As fórmulas completas também são classificadas de acordo com a complexidade dos nutrientes, em poliméricas ou intactas, oligoméricas ou semielementares e monoméricas ou elementares. Na prática, é o perfil proteico de uma fórmula que determina sua classificação.

Fórmulas encontradas no Brasil:

- Para prematuros (Tabela 7).
- De partida para lactentes menores de 6 meses (Tabela 8).
- De seguimento para lactentes entre 6 meses e 1 ano (Tabela 9).
- De seguimento para primeira infância para crianças de 1 a 3 anos (Tabela 10).
- Antirregurgitação (AR) (Tabela 11).
- Isentas de lactose (Tabela 12).

- De proteína isolada de soja (Tabela 13).
- Para transtornos gastrointestinais leves (Tabela 14).
- De proteínas parcialmente hidrolisadas (Tabela 15).
- De proteína hidrolisada de arroz (Tabela 17).
- De proteínas extensamente hidrolisadas (hidrolisados proteicos) (Tabelas 16 e 17).
- De aminoácidos (suspensão de aminoácidos) (Tabela 18).
- Hipercalórica (Tabela 19).
- Para erros inatos do metabolismo (Tabela 20).

Outros compostos:

- Dieta enteral pediátrica (Tabelas 21 a 24).
- Composto lácteo (Tabela 25).
- Composto lácteo isento de lactose e à base de proteína de soja (Tabela 26).
- Aditivos do leite materno (Tabela 27).
- Suplemento alimentar pediátrico incompleto (Tabela 28).

Fórmulas poliméricas ou intactas

Devem ser a primeira opção para pacientes com trato gastrointestinal funcionante, com função digestiva e absortiva normais. São compostas por proteínas, carboidratos e lipídios intactos, com proteínas naturais (base de leite de vaca), purificadas, base caseína ou proteína do soro de leite, proteínas não lácteas (soja) (Tabelas 7 a 13 e 19). A osmolaridade é normalmente menor do que a das fórmulas oligoméricas e monoméricas.

Fórmulas oligoméricas ou semielementares

Compostas de macronutrientes hidrolisados, isto é, nutrientes parcial ou extensamente hidrolisados, necessitam de função intestinal mínima para absorção. As proteínas são hidrolisadas em pequenos peptídeos (lactoalbumina ou caseína); as fontes de carboidrato são oligossacarídeos (polímeros de glicose, maltodextrina); as fontes de lipídios são habitualmente TCM e óleos vegetais. São indicadas para pacientes que não toleram fórmulas poliméricas (alergias alimentares, má absorção, transtornos gastrointestinais leves) (Tabelas 14 a 17).

Fórmulas monoméricas ou elementares

São compostas por nutrientes em sua forma mais simples e de fácil absorção. A proteína encontra-se apenas na forma de aminoácidos cristalinos e/ou peptídeos de cadeia curta; o carboidrato pode estar na forma de monossacarídeos (glicose, amido modificado) e o lipídio na forma de TCM ou ácidos graxos essenciais, óleos vegetais, minerais e vitaminas. São indicadas para crianças que não toleram fórmulas hidrolisadas e em casos de má absorção, alergias graves e alguns erros inatos do metabolismo (Tabelas 18 e 20).

CRITÉRIOS PARA INDICAÇÃO DE UMA FÓRMULA INFANTIL

Há muitos fatores que devem ser considerados para a indicação de uma fórmula:[30]

- Faixa etária.
- Indicação clínica.
- Função gastrointestinal.
- Requerimentos nutricionais e de fluidos do paciente.
- Via de administração.
- Características dos nutrientes.
- Osmolaridade.
- Carga de soluto renal.
- Densidade calórica.
- Viscosidade.
- Intolerâncias.
- Alergias alimentares.
- Custos.

FÓRMULAS PARA PREMATUROS

As recomendações das necessidades nutricionais para os recém-nascidos prematuros ou pré-termo (RNPT) variam de 110 a 150 kcal/kg/dia em nutrição enteral. Durante a nutrição parenteral, recomenda-se que as necessidades calóricas sejam de 80 a 90% das recomendadas para nutrição enteral. Neonatos também diferem qualitativamente no perfil de aminoácidos, em virtude de sua limitada capacidade de sintetizar determinados aminoácidos. As necessidades energéticas do RNPT são um pouco maiores que as de um recém-nascido a termo. A European Society of Pediatric Gastroenterology and Nutrition (ESPGAN)[68,69] estima em 130 kcal/kg/dia (110 a 135 kcal/kg/dia), enquanto o Comitê de Nutrição da AAP[7] estima 130 a 150 kcal/kg/dia para menores de 1.000 g e 110 a 130 kcal/kg/dia para os maiores de 1.000 g e menores de 1.500 g.

Tendo em vista a limitada capacidade gástrica do recém-nascido, torna-se necessário administrar fórmulas com maior densidade energética com o objetivo principal de manter a velocidade de crescimento intrauterino, tomando-se o cuidado de não causar lactobezoar, enterocolite necrosante ou desidratação em razão da sobrecarga renal.

Tabela 7 Fórmulas infantis para prematuros disponíveis no Brasil

Nome comercial	Aptamil ProExpert Pre*	Aptamil ProExpert Pre transition**	Pré Nan*	Pré Nan Transition**
Fabricante	Danone	Danone	Nestlé	Nestlé
Apresentação	400 g	400 g	400 g	400 g
Proteína (g/100 mL)	2,7	2	2,7	2
Fonte	60% soro do leite e 40% caseína	60% soro do leite e 40% caseína	70% soro do leite e 30% caseína	70% soro do leite e 30% caseína
Carboidrato (g/100 mL)	8,3	7,2	8,5	8,3
Fonte	66% lactose, 31% xarope de glicose e 3% maltodextrina	79% lactose e 21% maltodextrina	75% lactose e 25% maltodextrina	79% lactose e 21% maltodextrina
Lipídios (g/100 mL)	3,9	3,8	4	3,5
Fonte	• 53% óleos vegetais (óleo de girassol, óleo de canola, TCM, óleo de prímula); 37% gordura anidra, 7% de fosfolipídios, 2% óleo de peixe, 1% de *Mortierella alpina*	• 58% óleos vegetais (óleo de girassol, óleo de canola, TCM, óleo de prímula), 37% gordura anidra, 7% de fosfolipídios, 2% óleo de peixe, 1% de *Mortierella alpina*	• 84,5% gordura vegetal (13% TCM), 15,1% gordura láctea, 0,4% óleo de peixe	• 84% óleos vegetais (13% TCM), 15,6% gordura láctea, 0,4% óleo de peixe
DHA/ARA mg/100 mL	20/20 1:1	18/10 1:1,2	16/17 1:1	14/15 1:1
Prebióticos	8 g/L 10% lcFOS 90% scGOS	8 g/L 10% lcFOS 90% scGOS	0	0
Outros nutrientes	• Nucleotídeos. • TCM. • DHA e ARA ligados aos fosfolipídios. • Beta-2 palmítico	• Nucleotídeos. • TCM. • DHA e ARA ligados aos fosfolipídios. • Beta-2 palmítico	• TCM. • Beta-palmitato.	• TCM. • Beta-palmitato.

ARA: ácido araquidônico; DHA: ácido docosa-hexaenoico; FOS: fruto-oligossacarídeos; GOS: galacto-oligossacarídeos; TCM: triglicérides de cadeia média.

* Prematuros de muito baixo peso e de extremo baixo peso hospitalizados.

** Prematuros a partir de 1.800 g com baixo peso para a idade, até a 52ª semana pós-concepção.

Caracterizam esse grupo de fórmulas a maior densidade calórica, os níveis aumentados de proteínas e minerais, os menores teores de lactose e o diferenciado perfil lipídico que se constitui de aproximadamente 50% de TCM. Como o RNPT tem os mecanismos fisiológicos imaturos para a digestão e a absorção da gordura, os TCM, que não precisam dos sais biliares para serem absorvidos, podem ser administrados com bons resultados na absorção de gorduras e, também, de cálcio e magnésio. As quantidades de vitaminas são suficientes, sendo desnecessária a suplementação. O ESPGHAN recomenda que o consumo diário de proteínas esteja dentro de faixa que varia de 3,5 a 4,5 g/kg/dia (3,2 a 4,1 g/100 kcal), com valores diferentes de acordo com o peso dos prematuros. Assim, para prematuros com peso abaixo de 1.000 g, a recomenda ção é de 4 a 4,5 g/kg/dia (3,6 a 4,1 g/100 kcal) e, para prematuros com peso entre 1.000 e 1.800 g, recomendam-se 3,5 a 4 g/kg/dia (3,2 a 3,6 g/100 kcal) e uma osmolaridade que varia de 210 a 310 mOsm/L.[68]

A quantidade de ARA e DHA, de acordo com a ESPGHAN, parece ser de 0,5:1 1:1,[69] obedecendo às recomendações do Codex Alimentarius. Essas fórmulas também têm melhor correlação de cálcio e fósforo para atender às necessidades desse grupo. As fórmulas em questão podem ser vistas na Tabela 7.

FÓRMULAS INFANTIS DE PARTIDA E DE SEGUIMENTO PARA LACTENTES MENORES DE 1 ANO

A grande diferença de composição entre o leite humano e o leite de vaca integral está nas inúmeras inadequações nutricionais deste último, contendo excesso ou insuficiência de alguns nutrientes considerados essenciais para a alimentação do recém-nascido e lactente[1,2,9-13] Essas inadequações têm estimulado o desenvolvimento de fórmulas infantis visando a um melhor ajuste na oferta de nutrientes em relação às necessidades reais dos lactentes, bem como o estabelecimento de parâmetros de eficácia e segurança em suas composições e características, a fim de se tornarem opções mais adequadas e eficientes.[14]

O leite humano contém aproximadamente 69 kcal/100 mL – densidade calórica considerada padrão para a preparação dessas fórmulas. Em relação à composição de gorduras, são adicionados óleos vegetais em substituição a uma parte da gordura láctea. Quanto aos carboidratos, há predomínio da lactose e pequenas porcentagens de maltodextrina e/ou polímeros de glicose. O teor de proteína é reduzido, e a fonte (proteínas do soro e caseína) e a concentração são modificadas a fim de atingir uma razão proteica de 60% de lactoglobulina e 40% de caseína, principalmente no primeiro semestre, o que favorece a obtenção de níveis de aminoácidos plasmáticos mais próximos dos do leite materno. O conteúdo de vitaminas e minerais obedece às recomendações do Codex Alimentarius FAO/WHO.[16]

Tabela 8 Fórmulas infantis de partida disponíveis no Brasil – 0 a 6 meses

Produto	Aptamil Profutura Gold 1	Aptamil Profutura 1	Aptamil Premium 1	Nan Supreme Pro 0-6 meses	Nan Comfor HM-O 0-6 meses	Nestogeno 1	Kabrita 1
Marca	Danone	Danone	Danone	Nestlé	Nestlé	Nestlé	Ausnutria
Apresentação	800 g	400, 800 g	400, 800 g	400, 800 g	400, 800, 1.200 g	400, 800 g	400 g
Densidade calórica (kcal/100 mL)	66	66	66	67	68	67	68
Proteína (g/100 mL)	1,3	1,3	1,2	1,2	1,2	1,4	1,7
Proteína (g/100 kcal)	2	2	1,8	1,9	1,8	2,2	2,5
Fonte	60% soro de leite e 40% caseína	60% soro de leite e 40% caseína	60% soro de leite e 40% caseína	100% soro de leite parcialmente hidrolisado	70% soro de leite e 30% caseína	60% soro de leite e 40% caseína	60% soro de leite e 40% caseína
Carboidrato (g/100 mL)	7,1	7,1	7,7	7,8	7,2	7,4	7,7
Fonte	100% lactose	100% lactose	100% lactose	100% lactose	100% lactose	74% lactose e 26% maltodextrina	100% lactose
HMO	1g/L 2-FL	0	0	2,0g/L 1g/L 2-FL 0,3g/L LNT 0,1g/L 3-SL 0,2g/L 6-SL	0,3 g/L - 2-FL	0	0

(continua)

Tabela 8 Fórmulas infantis de partida disponíveis no Brasil – 0 a 6 meses (*continuação*)

Produto	Aptamil Profutura Gold 1	Aptamil Profutura 1	Aptamil Premium 1	Nan Supreme Pro 0-6 meses	Nan Comfor HM-O 0-6 meses	Nestogeno 1	Kabrita 1
Prebióticos	8 g/L –10% lcFOS e 90% scGOS	8 g/L – 10% lcFOS, 90% scGOS	8 g/L – 10% lcFOS e 90% scGOS	0	4g/L – 10% FOS e 90% GOS	4 g/L – 10% FOS e 90% GOS	0
Lipídios (g/100 mL)	3,6	3,6	3,3	3,4	3,7	3,5	3,4
Fonte	Óleos vegetais (óleo de palma, girassol, colza), gordura láctea, óleo de peixe e óleo de *Mortierella alpina*	Óleos vegetais (palma, girassol, colza), gordura láctea, óleo de peixe, óleo de *Mortierella alpina*	Óleos vegetais (palma, girassol, canola), gordura láctea	Óleos vegetais, óleo de peixe e *Mortierella alpina*	Óleo vegetal, gordura láctea e óleo de peixe	Óleos vegetais e gordura láctea	Óleos vegetais, óleo de *Mortierella alpina* e óleo de peixe
Ácidos alfalinolênico e linoleico	100 mg/500 mg	100 mg/500 mg	100 mg/500 mg	64 mg/500 mg	68 mg/500 mg	62 mg/500 mg	50/600 mg
DHA e ARA (mg/100 mL e razão)	11mg/13mg – 1:1,2	11mg/13mg – 1:1,2	6,6 mg/6,5 mg – 1:1	7,8 mg/7,8 mg – 1:1	7,2 mg/7,2 mg –1:1	0	6,8 mg/9,7 mg – 1:1,4
Nutriente diferencial	Beta-palmitato (sn2), nucleotídeos DHA e ARA ligados aos fosfolipídios.	Beta-palmitato (sn2), nucleotídeos DHA e ARA ligados aos fosfolipídios.	Nucleotídeos.	Redução AG sn-1 e sn-3, nucleotídeos	Nucleotídeos.	–	Beta-palmitato, leite de cabra.

Tabela 9 Fórmulas infantis de seguimento disponíveis no Brasil – 6 a 12 meses

Produto	Aptamil Profutura Gold 2	Aptamil Profutura 2	Aptamil Premium 2	Nan Supreme Pro 6-12 meses	Nan Comfor HM-O 6-12 meses	Nestogeno 2	Kabrita 2
Marca	Danone	Danone	Danone	Nestlé	Nestlé	Nestlé	Ausnutria
Apresentação	800 g	800 g	400, 800 g	800 g	800, 1.200 g	400, 800 mg	400 g
Densidade calórica (kcal/100 mL)	68	68	67	68	68	67	68
Proteína (g/100 mL)	2	2	1,4	1,5	1,2	1,5	1,8
Proteína (g/100 kcal)	2,9	2,9	2,1	2,2	1,9	2,2	2,6
Fonte	50% soro de leite e 50% caseína	50% soro do leite e 50% caseína	60% soro de leite e 40% caseína	100% soro de leite parcialmente hidrolisado	70% soro de leite e 30% caseína	60% soro de leite e 40% caseína	60% soro do leite e 40% caseína
Carboidrato (g/100 mL)	7,9	7,9	7,9	8	8,2	8,3	8,4
Fonte	100% lactose	100% lactose	100% lactose	100% lactose	100% lactose	75% lactose e 25% maltodextrina	100% lactose
HMO	1 g/L 2-FL	0	0	Quantidades totais < 0,1 g/L de 2-FL, LNT, 3-SL, 6-SL	0,2g/L 2-FL	0	

(continua)

Tabela 9 Fórmulas infantis de seguimento disponíveis no Brasil – 6 a 12 meses (*continuação*)

Produto	**Aptamil Profutura Gold 2**	**Aptamil Profutura 2**	**Aptamil Premium 2**	**Nan Supreme Pro 6-12 meses**	**Nan Comfor HM-O 6-12 meses**	**Nestogeno 2**	**Kabrita 2**
Prebióticos	8 g/L – 10% lcFOS e 90% scGOS	8g/L - 10% lcFOS 90% scGOS	8g/L - 10% lcFOS 90% scGOS	0	4g/L 90% GOS 10% FOS	4g/L 10% FOS 90% GOS	
Lipídios (g/100 mL)	3,1	3,1	3,1	3,2	3,3	3,1	3
Fonte	Óleos vegetais (palma, girassol, colza), gordura láctea, óleo de peixe e óleo de *Mortierella alpina*	Óleos vegetais (palma, girassol, colza), gordura láctea, óleo de peixe e óleo de *Mortierella alpina*	Óleos vegetais (palma, girassol, canola), gordura láctea	Óleos vegetais, óleo, óleo de peixe	Óleo vegetal, gordura láctea e óleo de peixe	Óleos vegetais e gordura láctea	Óleos vegetais, óleo de *Mortierella alpina* e óleo de peixe
Ácidos alfalinolênico e linoleico	100 mg/500 mg	100/500 mg	100 mg/500 mg	41 mg/500 mg	54 mg/500 mg	54 mg/400 mg	44/500 mg
DHA e ARA (mg/100 mL e razão)	9,3 mg/9,6 mg – 1:1,1	9,3 mg/9,6 mg – 1:1,1	6,3 mg/7 mg –1:1,1	7,8 mg/7,8 mg – 1:1	7,1 mg/7,1 mg – 1:1	0	6 mg/8,6 mg – 1:1,4
Nutriente diferencial	Ácido palmítico s-n2, nucleotídeos DHA e ARA ligados aos fosfolipídios	Ácido palmítico s-n2, nucleotídeos DHA e ARA ligados aos fosfolipídios	Nucleotídeos	Redução AG sn-1 e sn-3, nucleotídeos	Nucleotídeos		Beta-palmitato, leite de cabra

ARA: ácido araquidônico; DHA: ácido docosa-hexaenoico; FOS: fruto-oligossacarídeos; GOS: galacto-oligossacarídeos; HMO: oligossaracarídeos do leite humano.

Tabela 10 Fórmulas infantis de seguimento para crianças de 1 a 3 anos

Produto	Aptanutri Premium 3	Aptanutri Profutura 3	Nanlac Supreme HM-O	Nanlac Comfor	Nestonutri 1+	Ninho Fases 1+	Kabrimil
Marca	Danone	Danone	Nestlé	Nestlé	Nestlé	Nestlé	Ausnutria
Apresentação	800 g	800 g	800 g	800 g	800 g	800 g	400 g
Densidade calórica (kcal/100 mL)	67	68	67	67	67	63	68
Proteína (g/100 mL)	1,4	2	1,4	1,2	1,7	1,8	1,9
Fonte	50% proteína do soro e 50% caseína	50% proteína do soro e 50% caseína	80% proteína do soro e 20% caseína	70% soro de leite e 30% caseína	50% soro de leite e 50% caseína	48% soro de leite e 52% caseína	50% soro de leite e 50% caseína
Carboidrato (g/100 mL)	8,3	8	8,8	8,5	8	7,4	8,4
Fonte	80% lactose e 20% maltodextrina	80% lactos e e 20% maltodextrina	100% lactose	75% lactose e 25% maltodextrina	70% lactose e 30% maltodextrina	76% lactose e 24% maltodextrina	100% lactose
Prebióticos	8 g/L 10% lcFOS e 90% scGOS	8 g/L 10% lcFOS e 90% scGOS	Quantidades totais < 0,1g/L de 2-FL, LNT, 3-SL, 6-SL	4 g/L 10% FOS e 90% GOS	4 g/L 10% FOS e 90% GOS	5,8 g/L 10% inulina e 90% FOS	0
Lipídios (g/100 mL)	3,1	3,1	2,9	3,1	3,1	2,9	3

(continua)

Tabela 10 Fórmulas infantis de seguimento para crianças de 1 a 3 anos (*continuação*)

Produto	Aptanutri Premium 3	Aptanutri Profutura 3	Nanlac Supreme Pro HM-O	Nanlac Comfor	Nestonutri 1+	Ninho Fases 1+	Kabrimil
Fonte	97% gordura vegetal (palma, canola, girassol) e 3% gordura animal	Óleos vegetais (palma girassol, colza), gordura láctea, óleo de peixe, óleo de *Mortierella alpina*	Óleos vegetais, gordura láctea e óleo de peixe, óleo de Mortierella alpina	Óleos vegetais, gordura láctea e óleo de peixe	Óleos vegetais, gordura láctea	64,7% óleos vegetais e 35,3% gordura láctea	Óleos vegetais (alto 2-palmítico, soja, palmiste, girassol)
Ácidos alfalinolênico e linoleico	100/500 mg	100 mg/ 500 mg	49/400 mg	68/600 mg	78/642 mg	100/500 mg	40/500 mg
DHA/ARA (mg/100 mL e razão)	9,4/9,9 mg – 1:0,97	9,3/9,6 mg 1:0,97	12/12 mg 1:1	7,1/7,1 mg 1:1			6/7,5 mg 1:1,25
Outros nutrientes		Ácido palmítico s-n2, DHA e ARA ligados aos fosfolipídios		Nucleotídeos			Leite de cabra

ARA: ácido araquidônico; DHA: ácido docosa-hexaenoico; FOS: fruto-oligossacarídeos; GOS: galacto-oligossacarídeos.

Em 1983, o Comitê de Nutrição da AAP já recomendava que o leite de vaca integral não fosse oferecido a lactentes menores de 6 meses de idade. Dez anos mais tarde, o mesmo comitê reiterava essa posição e estendia a recomendação para lactentes menores de 12 meses. O Departamento de Nutrologia da SBP[2] também recomenda que, durante o primeiro ano de vida, na impossibilidade do aleitamento materno, a fonte láctea desses lactentes seja as fórmulas infantis de partida e de seguimento, que podem ser encontradas na apresentação em pó, para reconstituição, contendo 67 a 71 kcal/100 mL.

Durante a década de 1990, grandes debates acadêmicos e a própria indústria de alimentação infantil deram ênfase ao desenvolvimento de fórmulas com aditivos potencialmente benéficos, visando à obtenção de efeitos positivos no crescimento e no desenvolvimento infantil. Assim, surgiram novas fórmulas acidificadas, com adição de DHA/ARA, nucleotídeos, prebióticos (FOS/GOS), HMO e MFGM e probióticos (não disponíveis no Brasil).[37-62] As fórmulas em questão podem ser vistas nas Tabelas 8 e 9.

FÓRMULAS PARA PRIMEIRA INFÂNCIA – 1 A 3 ANOS

Considerando que o leite materno é recomendado como complementar à alimentação até os 2 anos ou mais, em sua impossibilidade, as fórmulas de primeira infância provem nutrientes essenciais para contribuir para o desenvolvimento da criança. Além das gorduras (LCPUFAS - DHA e ARA), alguns nutrientes se mantêm como chave para auxiliar no desenvolvimento e na função cerebral, como proteínas, ferro, zinco, iodo, selênio, magnésio e vitaminas A, D, E e B12. O impacto é maior no período fetal e pós-natal precoce devido às altas demandas metabólicas do cérebro nessa idade.

O leite materno contém os nutrientes ideais para o neurodesenvolvimento[70] e também para o desenvolvimento da microbiota saudável.[71] Na impossibilidade do aleitamento materno, deve-se oferecer uma fórmula infantil com todos os nutrientes para conseguir uma proximidade do padrão ouro, o que favorecerá o neurodesenvolvimento da criança[2] (Tabela 10).

FÓRMULAS ANTIRREGURGITAÇÃO (AR)

Há consenso entre as sociedades pediátricas (SBP, AAP, ESPGHAN) de que o leite de vaca integral não é o alimento adequado no primeiro ano de vida, pois o espessamento doméstico provoca um aumento excessivo da viscosidade do leite, com desequilíbrio nutricional da dieta pelo excesso de carboidratos, predispondo à obesidade.[1-7,62,64]

A fórmula antirregurgitação (AR) produz um efeito benéfico no controle do refluxo e tem qualidade nutricional. Vale lembrar que espessar fórmulas convencionais produz uma desproporção entre os nutrientes, excedendo as recomendações de carboidratos e aumentando o risco de sobrepeso e obesidade.[1-7]

O princípio das fórmulas AR é serem mais espessas, e para tanto é realizada a substituição de parte da lactose por amido pré-gelatinizado de milho ou de arroz ou de tapioca ou batata e/ou por espessantes como a goma de jataí, ou seja, açúcares/fibras que, ao entrarem em contato com o pH ácido do estômago, sofrem um processo de gelatinização, conferindo maior consistência ao conteúdo gástrico e dificultando o refluxo da fórmula ingerida. Essas fórmulas foram desenvolvidas à base de leite de vaca, mas modificadas quanto à composição de carboidratos para oferecer uma dieta com maior viscosidade, sem alteração do volume e, principalmente, garantindo o equilíbrio e a proporção dos nutrientes. A adição do soro de leite melhora o perfil dos aminoácidos, e, com isso, a relação caseína/proteínas assegura o esvaziamento gástrico adequado.

As fórmulas asseguram:

- Reduzido teor de eletrólitos para diminuir a carga renal.
- Suprimento de cálcio, fósforo e vitamina D adequados para a mineralização óssea.
- Perfil de ácidos graxos adequados e com boa absorção.
- Ótimo suprimento de ferro, outros minerais e vitaminas.
- Adição de óleos vegetais (palma, canola, palmiste, milho), garantindo um aporte adequado de ácidos graxos essenciais.

As fórmulas AR disponíveis fornecem entre 63 e 67 kcal e entre 1,2 e 1,6 g de proteínas em cada 100 mL, com osmolaridade entre 206 e 284 mOsm/L. Suas fontes de gordura são os óleos vegetais, a gordura láctea e o óleo de peixe. As fontes de carboidratos são a lactose, a maltodextrina, o amido pré-gelatinizado de milho ou de arroz e batata ou ainda goma jataí. É importante ressaltar que, nas fórmulas AR, a proporção dos macronutrientes mantém-se adequada (47% de carboidratos, 11% de proteínas e 42% de gordura), uma vez que o acréscimo do amido pré-gelatinizado se dá à custa da retirada de aproximadamente 25% da lactose. No caso da fórmula adicionada com goma jataí, o agente espessante age com papel de fibra, não impactando assim na distribuição de macronutrientes.

A doença do refluxo gastroesofágico é a principal indicação para o uso dessas fórmulas, que também podem ser utilizadas para o refluxo gastroesofágico fisiológico, quando as regurgitações são muito frequentes e/ou predispõem ao risco de broncoaspiração. Podem ser usadas do nascimento aos 12 meses de idade. As fórmulas em questão podem ser vistas na Tabela 11.

Tabela 11 Fórmulas antirregurgitação (espessadas) disponíveis no Brasil

Produto	Aptamil Proexpert Ar	Nan Science Pro Espessar	Nestogeno Espessar	Novamil Ar
Marca	Danone	Nestlé	Nestlé	Biolab
Apresentação	400, 800 g	400, 800 g	800 g	400 g
Densidade calórica (kcal/100 mL)	66	67	67	63
Proteína (g/100 mL)	1,3	1,2	1,4	1,6
Fonte	20% soro do leite e 80% caseína	70% soro do leite e 30% caseína	60% soro do leite e 40% caseína	100% soro do leite parcialmente hidrolisado
Carboidrato (g/100 mL)	8,3	7,2	7,4	6,8
Fonte	100% lactose	75% lactose e 25% amido pré-gelatinizado (5% milho; 95% batata)	74% lactose e 26% amido pré-gelatinizado (5% milho; 95% batata)	56% maltodextrina, 35% lactose e 6% fibras (goma jataí) e 3% amido de tapioca
Prebióticos	0	4 g/L 10% FOS e 90% GOS	4 g/L 10% FOS e 90% GOS	0
Lipídios (g/100 mL)	3,1	3,7	3,5	3,3
Fonte	Óleo vegetal (canola, palma, girassol alto oleico, girassol) e de gordura animal	Óleo vegetal, gordura láctea, óleo de peixe	Óleo vegetal, gordura láctea	100% óleos vegetais
Ácidos alfalinolênico e linoleico	87/472 mg	63/500 mg	62/500 mg	87/900 mg
DHA/ARA (mg/100 mL e razão)	6,3/6,4 1:1	7,8/7,8 1:1	0	0
Outros nutrientes	Goma jataí 4 g/L	Nucleotídeos		

ARA: ácido araquidônico; DHA: ácido docosa-hexaenoico; FOS: fruto-oligossacarídeos; GOS: galacto-oligossacarídeos.

FÓRMULAS ISENTAS DE LACTOSE

As fórmulas infantis à base de leite de vaca e isentas de lactose seguem o mesmo padrão nutricional das fórmulas convencionais, diferindo apenas em relação à composição de carboidratos, por terem como fonte a maltodextrina no lugar da lactose. Podem ter adição de nucleotídeos e fornecem de 66 a 67 kcal e de 1,3 a 1,4 g de proteína em cada 100 mL, apresentando osmolaridade entre 162 e 210 mOsm/L. Suas fontes de gordura são a gordura láctea e os óleos vegetais.

Os oligossacarídeos da glicose sob a forma de maltodextrina têm a vantagem de fornecer energia com pouco efeito na osmolalidade, eliminando complicações como diarreia e má absorção. É menos suscetível à fermentação por bactérias intestinais e pode ajudar na absorção de cálcio, magnésio e zinco.

As fórmulas que não contêm lactose estão indicadas na alactasia congênita, na galactosemia e nas diversas situações associadas à intolerância secundária à lactose por lesão do epitélio intestinal, como diarreia persistente (transição entre a fórmula à base de hidrolisado proteico e a fórmula infantil convencional), doença celíaca, desnutrição grave e tratamento pós-operatório de ressecção intestinal, gastrectomia e colostomia.

As fórmulas de soja têm sido incluídas nessa categoria e, embora não tenham a lactose como fonte de carboidrato, sua principal indicação clínica não é a intolerância à lactose, mas a alergia à proteína do leite de vaca, IgE mediada. Muitas vezes os termos intolerância e alergia são utilizados erroneamente como sinônimos. As fórmulas isentas de lactose e a base de proteína láctea podem ser vistas na Tabela 12.

Tabela 12 Fórmulas isentas de lactose disponíveis no Brasil

Produto	**Aptamil ProExpert SL**	**Nan Sciencepro SL**
Marca	Danone	Nestlé
Apresentação	400/800 g	400 g
Idade	0-36 meses	0-36 meses
Densidade calórica (kcal/100 mL)	66	67
Proteína (g/100 mL)	1,3	1,4
Fonte	100% caseína	60% soro do leite, 40% caseína
Carboidrato (g/100 mL)	7,3	7,8
Fonte	100% maltodextrina	100% maltodextrina

(continua)

Tabela 12 Fórmulas isentas de lactose disponíveis no Brasil (*continuação*)

Produto	Aptamil ProExpert SL	Nan Sciencepro SL
Lipídios (g/100 mL)	3,5	3,4
Fonte	Óleos vegetais (óleo de palma, canola, coco e girassol)	Óleos vegetais e gordura láctea
Ácidos alfalinolênico e linoleico	100/500 mg	67/600 mg
DHA/ARA (mg/100 mL e razão)	7/12 mg 1:2	7,6/7,8 1:1
Osmolaridade (mOsm/L)	150	161
Outros nutrientes	Nucleotídeos	Nucleotídeos

ARA: ácido araquidônico; DHA: ácido docosa-hexaenoico.

FÓRMULAS DE PROTEÍNA ISOLADA DE SOJA

As fórmulas de soja existentes no mercado são completamente isentas de proteína de leite de vaca e de lactose. São fórmulas completas e poliméricas, produzidas após um refinado processo de extração da proteína isolada da soja. Obedecendo às recomendações do Codex Alimentarius,[16] são adicionados minerais e eletrólitos especificados, fortificadas com ferro e suplementadas com L-metionina, L-carnitina e taurina nas quantidades encontradas no leite materno. As fontes de gordura são os óleos vegetais, que fornecem as quantidades de ácidos graxos essenciais para suprir as necessidades dos lactentes, e as de carboidratos a maltodextrina.

Essas fórmulas fornecem 67 a 68 kcal e 1,7 a 1,8 g de proteína em cada 100 mL, apresentando osmolaridade entre 164 e 244 mOsm/L.

Essas fórmulas não são recomendadas como primeira opção pelas sociedades científicas internacionais. Em nosso meio, preconiza-se sua utilização nas formas de alergia IgE mediadas sem comprometimento do trato gastrointestinal, apenas em crianças com idade superior a 6 meses.[68,72] Essas fórmulas podem ser utilizadas por crianças acima de 6 meses de vida com intolerância à lactose, ou por escolha de família vegetariana/flexitariana. É contraindicada para prematuros. As fórmulas em questão podem ser vistas na Tabela 13.

Embora sejam indicadas para crianças alérgicas à proteína do leite de vaca (APLV), não são consideradas hipoalergênicas. Alguns estudos de prevalência demonstram taxas entre 0,5 e 1,1% de alergia à proteína da soja e de 1,8 a 3,4% à proteína do leite de vaca.

É importante ressaltar que no mercado existem algumas bebidas à base de soja que contêm soro de leite de vaca e/ou lactose em sua composição, além de um perfil de nutrientes inadequados para os lactentes menores de 1 ano de idade, não devendo ser utilizadas nessa faixa etária, assim como alguns produtos fabricados com extrato de soja que não são considerados fórmulas.

Tabela 13 Fórmulas infantis da proteína isolada da soja disponíveis no Brasil

Produto	Aptamil ProExpert Soja	Aptanutri ProExpert Soja	Nan Sciencepro Soja
Marca	Danone	Danone	Nestlé
Apresentação	Lata 400, 800 g	Lata 400 g	Lata 800 g
Faixa etária	0-12 meses	12-36 meses	0-12 meses
Densidade calórica (kcal/100 mL)	68	66	67
Proteína (g/100 mL)	1,7	1,6	1,8
Proteína (g/100 kcal)	2,5	2,4	2,7
Fonte	100% proteína isolada de soja	100% proteína isolada de soja	100% proteína isolada de soja
Carboidrato (g/100 mL)	8,1	7	6,8
Fonte	100% maltodextrina	100% maltodextrina	100% maltodextrina
Lipídios (g/100 mL)	3,2	3,5	3,6
Fonte	100% óleos vegetais	100% óleos vegetais	100% óleos vegetais
Ácidos alfainolênico e linoleico	100 mg/500 mg	95 mg/521 mg	50 mg/521 mg
DHA/ARA (mg/100 mL e razão)	–	–	13 mg/13 mg (0,4%) 1:1

FÓRMULAS PARA TRANSTORNO GASTROINTESTINAL LEVE

São fórmulas com proteína parcialmente hidrolisada ou intacta, com baixo teor de lactose, adição de prebióticos e alteração do perfil lipídico. São utilizadas para crianças com distúrbios gastrointestinais leves como regurgitação, síndrome de ruminação, vômitos, cólicas, constipação, diarreia funcional e disquesia desde o nascimento.[73] As fórmulas em questão podem ser vistas na Tabela 14.

Tabela 14 Fórmulas infantis para transtornos gastrointestinais leves disponíveis no Brasil

Produto	**Aptamil Sensitive Active**	**Nan Sciencerpro Sensitive**	**Novamil AC**
Marca	Danone	Nestlé	Biolab
Apresentação	800 g	800 g	400 g
Densidade calórica (kcal/100 mL)	65	67	64
Proteína (g/100 mL)	1,5	1,3	1,4
Fonte	100% proteína do soro do leite parcialmente hidrolisada	100% proteína do soro do leite parcialmente hidrolisada	Proteína intacta
Carboidrato (g/100 mL)	7,2	7,6	7,6
Fonte	41% lactose, 38% polímeros de glicose (maltodextrina) e 21% amido pré-gelatinizado	75% lactose e 25% de amido pré-gelatinizado (batata)	38% lactose e 62% maltodextrina
Prebióticos	8 g/L 10% lcFOS e 90% scGOS	4 g/L 10% FOS e 90% GOS	0
Lipídios (g/100 mL)	3,4	3,5	3,3
Fonte	96% óleos vegetais e 4% gordura láctea.	Óleos vegetais, óleo de peixe e de *Mortierella alpina.*	Óleos vegetais.
Ácidos alfalinolênico e linoleico	100, 400 mg	44, 500 mg	55, 559 mg
DHA/ARA (mg/100 mL e razão)	6,4/11 1:1,7	8/8 1:1	0
Magnésio (mg/100 mL)	5,5	6,2	5,9
Outros nutrientes	Ácido palmítico sn-2	Redução AG sn1 e sn3	

ARA: ácido araquidônico; DHA: ácido docosa-hexaenoico; FOS: fruto-oligossacarídeos; GOS: galacto-oligossacarídeos.

FÓRMULAS PARCIALMENTE HIDROLISADAS

As chamadas fórmulas HA são fórmulas de partida completas, compostas por proteínas de soro do leite parcialmente hidrolisadas pela ação da tripsina, com posterior tratamento térmico. A osmolaridade está em torno de 304 mOsm/L, com grande parte da gordura de origem vegetal (palma, canola, coco, girassol) e pequena parte de gordura láctea, fornecendo os ácidos graxos essenciais. Os carboidratos são compostos por lactose e maltodextrina; as vitaminas, os minerais e os oligoelementos seguem as recomendações do Codex Alimentarius. A fórmula disponível no Brasil pode ser vista na Tabela 15.

As fórmulas parcialmente hidrolisadas parecem não demonstrar efeitos benéficos na prevenção primária de alergia à proteína do leite de vaca mesmo em crianças com risco familiar de atopia, discute-se a prevenção de eczema atópico.[80] Apesar do nome HA, ou seja, hipoalergênicas, não devem ser usadas para o tratamento de lactentes com quadros de APLV.

Tabela 15 Fórmula parcialmente hidrolisada disponível no Brasil

Produto	**Nan Sciencepro H.A.**
Marca	Nestlé
Apresentação	Lata 800 g
Densidade calórica (kcal/100 mL)	67
Proteína (g/100 mL)	1,3
Proteína (g/100 kcal)	1,9
Fonte	100% proteína do soro do leite parcialmente hidrolisada
Carboidrato (g/100 mL)	7,8
Fonte	100% lactose
Prebióticos	–
Lipídios (g/100 mL)	3,4
Fonte	95% óleos vegetais, 4% gordura láctea, 1% óleo de peixe
Ácidos alfalinolênico e linoleico	65 mg/500 mg
DHA e ARA (mg/100 mL, % lipídios totais e razão)	7,8 mg/7,8 mg (0,2%) – 1:1
Osmolaridade (mOsm/L)	256

ARA: ácido araquidônico; DHA: ácido docosa-hexaenoico.

FÓRMULAS DE PROTEÍNA DE ARROZ HIDROLISADA

As fórmulas da proteína hidrolisada do arroz existem na Europa (principalmente França e Itália) há mais de 15 anos e seguem todas as normas do Codex Alimentarius. São indicadas para APLV e como opção para famílias vegetarinas/flexitarianas. Consensos europeus como o DRACMA reforçam a indicação dessa fórmula na APLV. Válido mencionar que são consideradas fórmulas seguras,[74-79] e novo Guideline da APLV apresentado no ESPGHAN 2023 indica a fórmula de arroz como uma alternativa adicional segura à dieta de eliminação como primeira escolha junto com a fórmula extensamente hidrolisada de proteína animal, exceto para anafilaxia.[80]

As pesquisas têm mostrado que o arroz é um dos produtos menos alergênicos e que não contém fitoestrógenos. Além disso, é uma fórmula completa devido à suplementação com os nutrientes que não estão presentes no arroz ou estão em baixa quantidade, como lisina, triptofano cistina, taurina, garantindo um crescimento e desenvolvimento normal às crianças. Não contêm lactose, podendo ser usada para intolerância à lactose, sendo o carboidrato a maltodextrina e amido de tapioca. O aporte lipídico é a base de óleos vegetais e TCM, com acréscimo de ácido alfalinolênico, álcido linoleico, DHA e ARA. Possui boa palatabilidade. Com acréscimo de nucleotídeos, colina, inositol e L-carnitina.[74-80] A composição da fórmula de arroz está na Tabela 17.

FÓRMULA DE PROTEÍNA DE LEITE DE CABRA

O leite de cabra tem melhor digestibilidade que o leite de vaca por ter redução da alfa-s-1-caseína e maior percentual de ácidos graxos de cadeia curta (TCC) e média (TCM). Não é indicado para APLV, uma vez que a proteína do leite de cabra é semelhante à do leite de vaca. As fórmulas são acrescidas de ácido fólico, ausente no leite de cabra.[81,82] As Tabelas 8 a 10 trazem maiores detalhes dos produtos disponíveis no mercado.

HIDROLISADOS PROTEICOS

Os hidrolisados proteicos são fórmulas nutricionalmente completas, semielementares e hipoalergênicas nas quais a proteína se encontra extensamente hidrolisada em pequenos peptídeos ou aminoácidos livres. No mercado nacional, somente os hidrolisados de proteína do soro leite estão disponíveis. Fornecem de 66 a 70 kcal e de 1,6 a 1,9 g de proteína em cada 100 mL, apresentando osmolaridade entre 220 e 300 mOsm/L. São adicionadas vitaminas, minerais e oligoelementos.

FÓRMULAS EXTENSAMENTE HIDROLISADAS PARA LACTENTES

As fórmulas extensamente hidrolisadas são indicadas principalmente para os casos de APLV, alergia à soja, condições clínicas associadas a síndromes disabsortivas graves, na presença de hipoalbunemia, na transição da nutrição parenteral total para nutrição enteral e na realimentação de pacientes críticos.

Podem ter como fonte de carboidrato a maltodextrina e o amido, mas há opções que buscam a proximidade com o leite humano, preservando assim a lactose. As fontes de gordura são uma mistura de óleos vegetais (palma, girassol), de peixe e de pequena quantidade de gordura láctea, garantindo a oferta de ácidos graxos essenciais. As fórmulas em questão podem ser vistas nas Tabelas 16 e 17.

Tabela 16 Fórmula infantil extensamente hidrolisada, COM lactose, disponível no Brasil

Produto	**Aptamil Proexpert Pepti**
Marca	Danone
Apresentação	Lata 400, 800 g
Densidade calórica (kcal/100 mL)	66
Proteína (g/100 ml)	1,6
Proteína (g/100 kcal)	2,4
Fonte	100% proteína extensamente hidrolisada do soro do leite (85% peptídeos e 15% AA livres)
Carboidrato (g/100 mL)	7
Fonte	60% maltodextrina e 40% lactose
Fibras (g/100mL)	0,8g/100mL 10% scFOS 90% lcGOS
Lipídios (g/100 mL)	3,5
Fonte	99% óleos vegetais e 1% óleo de peixe e óleo de *Mortierella alpina*
Ácidos alfalinolênico e linoleico (mg/100 mL)	100 mg/400 mg
DHA e ARA (mg/100 mL e razão)	6,6 mg/6,6 mg 1:1

ARA: ácido araquidônico; DHA: ácido docosa-hexaenoico; FOS: fruto-oligossacarídeos; GOS: galacto-oligossacarídeos.

Tabela 17 Fórmulas infantis extensamente hidrolisadas, SEM lactose, disponíveis no Brasil

Produto	Alfaré HMO	Novamil Rice	Pregomin Pepti
Marca	Nestlé	Biolab	Danone
Apresentação	Lata 400 g	Lata 400 g	Lata 400 g
Densidade calórica (kcal/100 mL)	67	68	66
Proteína (g/100 mL)	1,9	1,8	1,8
Proteína (g/100 kcal)	2,8	2,6	2,7
Fonte	100% proteína extensamente hidrolisada do soro do leite	100% proteína de arroz extensamente hidrolisada	100% proteína extensamente hidrolisada do soro do leite
Carboidrato (g/100 mL)	7,3	7,4	6,8
Fonte	88% maltodextrina e 12% amido de batata	98% maltodextrina e 2% amido de tapioca	100% polímeros de glicose
Lipídios (g/100 mL)	3,4	3,4	3,5
Fonte	42% TCM, 22% óleo de canola de baixo teor erúcico, 15% óleo de girassol, 12% óleo de girassol de alto teor oleico, 7% óleo de coco, 1% óleo de *Crypthecodinium cohni* rico em DHA e 1% óleo de *Mortierella alpina* rico em ARA	100% óleos vegetais (8,7% TCM)	50% de TCM e 50% de óleos vegetais
Ácidos alfalinolênico e linoleico (mg/100 mL)	60 mg/452 mg	57 mg/600 mg	88 mg/476 mg
DHA e ARA (mg/100 mL e razão)	12 mg/10 mg – 1:1	Não possui	6,7 mg/6,7 mg – 1:1
Nutrientes diferenciais	HMO 2-FL + LNnT (0,1g/100mL)	–	–

ARA: ácido araquidônico; DHA: ácido docosa-hexaenoico; TCM: triglicérides de cadeia média.

FÓRMULAS INFANTIS DE SUSPENSÃO DE AMINOÁCIDOS LIVRES

São fórmulas completas, elementares e hipoalergênicas nas quais a proteína encontra-se em sua forma mais simples, com 100% de aminoácidos livres. Fornecem em torno de 67 a 70 kcal e de 1,8 a 2 g de proteína em cada 100 mL, apresentando osmolaridade aproximada de 300 mOsm/L. São adicionados aminoácidos essenciais, vitaminas, minerais e elementos-traço. Assim como nos hidrolisados proteicos, suas fontes de gordura são uma mistura de óleos vegetais e TCM. A fonte de carboidrato é a maltodextrina. São indicadas nos casos de alergia alimentar grave refratária ao uso de fórmulas altamente hidrolisadas, na transição da nutrição parenteral total para nutrição enteral e na realimentação de pacientes críticos. Há relatos de uso dessas fórmulas, com sucesso, no manejo nutricional de crianças com síndrome do intestino curto (Tabela 18).

Tabela 18 Fórmulas infantis de aminoácidos livres disponíveis no Brasil

Produto	Alfamino HMO	Neocate LCP	Alpha Pro Amino
Marca	Nestlé	Danone	Unica
Apresentação	Lata 400 g	Lata 400 g	Lata 400 g
Densidade calórica (kcal/100 mL)	66	67	69
Proteína (g/100 mL)	1,8	1,9	2
Proteína (g/100 kcal)	2,6	2,8	2,9
Fonte	100% AA livres	100% AA livres	100% AA livres
Carboidrato (g/100 mL)	7,3	7,4	7,5
Fonte	90% xarope de glicose desidratado e 10% de amido de batata	100% xarope de glicose	100% maltodextrina
Lipídios (g/100 mL)	3,3	3,4	3,3 g
Fonte	26% TCM, 26% óleo de girassol de alto teor oleico, 23% óleo de canola, 12% óleo de girassol, 11% oleína de palma	100% óleos vegetais (33% TCM)	100% óleos vegetais (coco, girassol, soja, palma) Amino
Ácidos alfalinolênico e linoleico (mg/100mL)	58mg/600mg	50 mg/504 mg	

(continua)

Tabela 18 Fórmulas infantis de aminoácidos livres disponíveis no Brasil (*continuação*)

Produto	Alfamino HMO	Neocate LCP	Alpha Pro Amino
DHA e ARA (mg/100 mL, % lipídios totais e razão)	11 mg/0 mg (0,2%) 1:1	11 mg/14 mg (0,35%) 1:1,3	44 mg/350 mg 6,4 mg/6,4 mg – 1:1
Osmolaridade (mOsm/L)	299	300	
Nutriente diferencial	TCM, beta-palmitato HMO 2-FL + LNnT (0,1g/100mL)	TCM, nucleotídeos	Prebióticos (FOS 0,4g/100mL), nucleotídeos, TCM

ARA: ácido araquidônico; DHA: ácido docosa-hexaenoico; FOS: fruto-oligossacarídeos; TCM: triglicérides de cadeia média.

FÓRMULA INFANTIL HIPERCALÓRICA

Trata-se de uma fórmula infantil (em pó ou líquida) destinada a lactentes e crianças de primeira infância, de 0 a 36 meses de idade, com necessidades dietoterápicas específicas. Sua formulação atende aos requisitos de composição estabelecidos para a faixa etária a que se destina, sendo uma fórmula hipercalórica (1 kcal/mL). É indicada para os casos de desnutrição, ingestão oral deficiente, doenças que aumentam o gasto metabólico ou requerem a restrição da ingestão de líquidos, para pacientes com cardiopatias congênitas, desnutrição e fibrose cística. Contém quantidades adequadas de proteína para a idade, adição de DHA e ARA, fibras prebióticas scGOS lcFOS, além de vitaminas e minerais (Tabela 19).

A fórmula hipercalórica à base de proteína extensamente hidrolisada pode ser usada nos casos de má absorção, desnutrição de lactentes com alergia à proteína do leite de vaca e crianças que permanecem alérgicas acima de 1 ano.

Tabela 19 Fórmulas infantis hipercalóricas disponíveis no Brasil

Produto	Infatrini	Infatrini	Pregomin Plus
Marca	Danone	Danone	Danone
Apresentação	Frasco 125 mL	Lata 400 g	Lata 400g
Faixa etária	0-36 meses	0-36 meses	0-36 meses
Densidade calórica (kcal/100 mL)	100	100	100
Proteína (g/100 mL)	2,6	2,6	2,6
Fonte	60% soro do leite, 40% caseína	60% soro do leite e 40% caseína	100% proteína extensamente hidrolisada do soro do leite
Carboidrato (g/100mL)	10	10	11

(continua)

Tabela 19 Fórmulas infantis hipercalóricas disponíveis no Brasil (continuação)

Produto	Infatrini	Infatrini	Pregomin Plus
Fonte	52% lactose e 48% maltodextrina	54% lactose e 46% maltodextrina	85% xarope de glicose e 15% maltodextrina
Prebióticos	8 g/L 90% scGOS e 10% lcFOS	8 g/L 90% scGOS e 10% lcFOS	-
Lipídios (g/100 mL)	5,4	5,5	5,1
Fonte	Óleos vegetais (canola, palma, coco, milho, girassol), óleo de peixe e de *Mortierella alpina*	Óleos vegetais (canola, palma, coco, milho, girassol), óleo de peixe e de *Mortierella alpina*	Óleos vegetais (TCM, óleo de canola, óleo de girassol, óleo de palma), óleo de peixe e *Mortierella alpina*
Ácidos alfalinolênico e linoleico (mg/100mL)	139 mg/799 mg	135 mg/712 mg	100mg/700mg
DHA e ARA (mg/100 mL, % lipídios totais e razão)	18 mg/18 mg – 1:1	10mg/18mg – 1:1,8	10mg/10mg - 1:1
Osmolaridade (mOsm/L)	305	320	301

ARA: ácido araquidônico; DHA: ácido docosa-hexaenoico; FOS: fruto-oligossacarídeos ; GOS: galacto-oligossacarídeos.

FÓRMULAS PARA ERROS INATOS DO METABOLISMO

As doenças metabólicas hereditárias (DMH) são causadas por erros inatos do metabolismo (EIM) e resultam da falta de atividade de uma ou mais enzimas específicas ou de defeitos no transporte de proteínas. As consequências podem ser o acúmulo de substâncias normalmente presentes em pequena quantidade, a deficiência de produtos intermediários críticos, a deficiência de produtos finais específicos ou, ainda, o excesso nocivo de produtos de vias metabólicas acessórias. No Brasil há incidência de algumas doenças isoladas, como a fenilcetonúria (de 1:11.818 a 1:15.000), a doença do xarope de bordo na urina (de 1:43.000) e a deficiência de biotinidase em recém-nascidos (de 1:125.000) (ver Capítulo Erros inatos do metabolismo).

As fórmulas para erros inatos do metabolismo foram exclusivamente para o manejo nutricional das doenças metabólicas e se caracterizam pelo altíssimo grau de especificidade quanto à com posição, às indicações e aos esquemas de administração.

A seguir, na Tabela 20, são descritos os produtos disponíveis no Brasil com as respectivas doenças e indicações

Tabela 20 Fórmulas para alguns erros inatos do metabolismo disponíveis no Brasil

Produto	Marca	Apresentação	Alteração metabólica	Idade	Proteína	Carboidrato	Lipídio	Fibra
Leu Med A	Comidamed	Lata 500 g	Acidúria isovalérica	0-1 ano	100% aminoácidos livres sem leucina	12 g/100 g	0	0
Leu Med B	Comidamed	Lata 500 g	Acidúria isovalérica	Acima de 1 ano	100% aminoácidos livres sem leucina	2,3 g/100 g	0	0
MSUD Med A	Comidamed	Lata 500 g	Leucinose (doença do xarope de bordo)	0-1 ano	100% aminoácidos livres sem leucina, isoleucina e valina	22 g/100 g	0	0
MSUD 2 PRIMA	Danone	Lata 500 g	Leucinose (doença do xarope de bordo)	Acima de 1 ano	100% aminoácidos livres sem leucina, isoleucina e valina	13 g/100 g	0	0
MSUD Med B	Comidamed	Lata 500 g	Leucinose (doença do xarope de bordo)	Acima de 1 ano	100% aminoácidos livres sem leucina, isoleucina e valina	11 g/100 g	0	0

(continua)

Tabela 20 Fórmulas para alguns erros inatos do metabolismo disponíveis no Brasil (*continuação*)

Produto	Marca	Apresentação	Alteração metabólica	Idade	Proteína	Carboidrato	Lipídio	Fibra
MMA/PA ANAMIX INFANT	Danone	Lata 400 g	Acidemia metilmalônica ou propiônica	0-3 anos	100% aminoácidos livres sem metionina, treonina e valina, baixo teor de isoleucina	50 g/100 g	23 g/100 g	3,7 g/100 g
MMA/PA ANAMIX JR	DANONE	Lata 400g	Acidemia metilmalônica ou propiônica	Acima de 3 anos	100% aminoácidos livres sem metionina, treonina e valina, baixo teor de isoleucina	30 g/100 g	13 g/100 g	11 g/100 g
TYR ANAMIX INFANT	Danone	Lata 400 g	Tirosinemia	0-3 anos	100% aminoácidos livres sem fenilalanina e tirosina	50 g/100 g	23 g/100 g	3,7 g/100 g
TYR ANAMIX JR	Danone	Lata 400g	Tirosinemia	Acima de 3 anos	100% aminoácidos livres sem fenilalanina e tirosina	32 g/100 g	13 g/100 g	11 g/100 g

(continua)

Tabela 20 Fórmulas para alguns erros inatos do metabolismo disponíveis no Brasil (*continuação*)

Produto	Marca	Apresentação	Alteração metabólica	Idade	Proteína	Carboidrato	Lipídio	Fibra
HCys Med A	Comidamed	Lata 500g	Homocistinúria	0-1 ano	100% aminoácidos livres isenta de metionina	4,5 g/100 g	0	0
HCys Med B	Comidamed	Lata 500g	Homocistinúria	Acima de 1 ano	100% aminoácidos livres isenta de metionina	0,5/100 g	0	0
HCU ANAMIX JR	Danone	Lata 400g	Homocistinúria ou hipermetioninemia	Acima de 3 anos	100% aminoácidos livres isenta de metionina	32 g/100 g	13 g	11 g
PKU Nutri 1 Concentrated	Danone	Lata 500 g	Fenilcetonúria	0-1 ano	100% aminoácidos livres isenta de fenilalanina	26 g/100 g	0	0
PKU Med A	Comidamed	Lata 500 g	Fenilcetonúria	0-1 ano	100% aminoácidos livres isenta de fenilalanina	6,8 g/100 g	0	0
PKU Nutri 2 Concentrated	Danone	Lata 500 g	Fenilcetonúria	1-8 anos	100% aminoácidos livres isenta de fenilalanina	13 g/100 g	0	0

(*continua*)

Tabela 20 Fórmulas para alguns erros inatos do metabolismo disponíveis no Brasil (*continuação*)

Produto	Marca	Apresentação	Alteração metabólica	Idade	Proteína	Carboidrato	Lipídio	Fibra
PKU Med B	Comidamed	Lata 500 g	Fenilcetonúria	1-8 anos	100% aminoácidos livres isenta de fenilalanina	0,5 g/100 g	0	0
PKU Nutri 3 Concentrated	Danone	Lata 500 g	Fenilcetonúria	Acima de 8 anos	100% aminoácidos livres isenta de fenilalanina	4,3 g/100 g	0	0
PKU Med C	Comidamed	Lata 500 g	Fenilcetonúria	Acima de 8 anos	100% aminoácidos livres isenta de fenilalanina	0,8 g/100 g	0	0
Monogen	Danone	Lata 400 g	Quilotórax, linfangiectasia intestinal e hiperlipoproteinemia tipo I	Até 10 anos	11% soro do leite + caseína	62% maltodextrina + lactose	27% 85% TCM e 15% TCL	0
Óleo de Lorenzo	Danone	Frasco 500 mL	Adrenoleucodistrofia ligada ao X (doença do óleo de Lorenzo) e adrenomieloneuropatia		0	0	90 g/ 100 mL	0
Ketocal	Danone	Lata 300 g	Epilepsia farmacorresistente, deficiência de GLUT1, deficiência de piruvato desidrogenase	Acima de 3 anos	8,2% 2 g/100 mL	3,2% 0,4 g/100 mL	88,6% 9,8 g/ 100 mL	0,7 g/ 100 mL

GLUT1: transportador de glicose 1.

DIETA PEDIÁTRICA ENTERAL/ORAL

Essa categoria, também sob o registro da Anvisa, regulariza as chamadas dietas enteral ou oral destinadas a crianças maiores de 1 ano. São nutricionalmente completas, podendo ser monoméricas, oligoméricas ou poliméricas.

A depender da indicação, podem ser consideradas normocalóricas (1 kcal/mL) ou hipercalóricas (1,5 kcal/mL), conter ou não fibras e outros nutrientes especiais.

A categoria abrange tanto produtos para consumo por via oral como enteral e são indicadas para os casos de risco nutricional ou desnutrição, para pacientes com neoplasias, vítimas de queimaduras e politraumas, no preparo e na recuperação de cirurgias, nos casos de seletividade alimentar, nos transtornos alimentares, como bulimia e anorexia, e em síndromes disabsortivas consumptivas (Tabelas 21 a 23).

Essa categoria emprega ainda dietas pediátricas especializadas para atender a demanda nutricional de crianças que permanecem alérgicas. São produtos em pó, à base de aminoácidos livres, nutricionalmente completas para complementar as necessidades nutricionais nos casos de alergia ao leite de vaca ou alergias múltiplas persistentes acima de 1 ano (Tabela 24).

COMPOSTO LÁCTEO

Desenvolvidos para crianças em idade pré-escolar, com quantidade de proteína variando de 2,9 a 4,6 g/100 kcal, tendo como fontes concentrações variadas de soro do leite e caseína (Tabela 25). O carboidrato predominante é a lactose e a maltodextrina, porém algumas apresentam adição de polímeros de glicose e açúcar. Há presença de gordura vegetal, láctea e óleo de peixe. Os prebióticos FOS/GOS, DHA e fibras são adicionados em algumas marcas.[34,35] Há versões isentas de lactose e base de proteína vegetal (Tabela 26).

ADITIVOS DO LEITE MATERNO

São fórmulas de nutrientes para recém-nascidos de alto risco para serem acrescidas ao leite materno, para uso hospitalar. A finalidade é promover maior quantidade de energia necessária ao rápido crescimento, proteínas do soro do leite extensamente hidrolisadas, proporcionando ótima digestibilidade, adequado perfil de aminoácidos e baixa alergenicidade, aporte de cálcio e fósforo com cálcio de alta biodisponibilidade e algumas vitaminas. Com isso mantém o aleitamento materno e o aporte adequado de nutrientes para o prematuro (Tabela 27).

A aditivação foi introduzida há mais de 20 anos e as evidências científicas mostram que oferecer leite humano aditivado aos prematuros, especialmente para os de muito baixo peso, pode beneficiar o crescimento e adequar deficiências de nutrientes, diminuindo os riscos no desenvolvimento neurológico.[83,84]

Tabela 21 Dietas enterais pediátricas normocalóricas disponíveis no Brasil

Produto	Ascenda	Fortini Complete	Pediasure	Isosource Junior	Compleat Pediatric	Nutrini Standard	Nutrini Multi Fiber	Nutrini Max Multi Fiber	Febrini Original	Febrini Original Fibre
Marca	Nestlé	Danone	Abbott	Nestlé	Nestlé	Danone	Danone	Danone	Fresenius	Fresenius
Apresentação	Lata 800 g	Lata 400, 800 g	Lata 400, 850 g	Lata 400 g	Tetra Slim 250 mL	PB 200 mL Pack 500 mL	PB 200 mL Pack 500 mL	PB 500 mL	Pack 500 mL	Pack 500 mL
Faixa etária	3 a 10 anos	3 a 10 anos	3 a 10 anos	1 a 10 anos	4 a 10 anos	3 a 10 anos	3 a 10 anos	7 a 12 anos	1 a 10 anos	1 a 10 anos
Sabor	Baunilha e sem sabor	Baunilha, chocolate e vitamina de frutas	Baunilha, morango e chocolate	Baunilha	Polpa de fruta, vegetais desidratados e proteína animal e vegetal	Isento	Isento	Isento	Isento	Isento
Densidade energética (kcal/100 mL)	100	99	100	103	104	100	100	100	100	100
Carboidratos (g/100 mL)	12	14	13	15	14	13	13	12	12,5	12,1
Fonte	73% lactose, 27% malto-dextrina	56% malto-dextrina e 44% lactose	Xarope de milho, mal-todextrina, sacarose	86% malto-dextrina, 14% sacarose	92% xarope de glicose, 3% ervilha, 2% vagem, 1% purê de pêssego, 1% pasta de tomate, 0,5% cenoura, 0,5% suco de cranberry	100% malto-dextrina	100% malto-dextrina	100% malto-dextrina	100% malto-dextrina	100% malto-dextrina

(continua)

Tabela 21 Dietas enterais pediátricas normocalóricas disponíveis no Brasil (*continuação*)

Produto	Ascenda	Fortini Complete	Pediasure	Isosource Junior	Compleat Pediatric	Nutrini Standard	Nutrini Multi Fiber	Nutrini Max Multi Fiber	Febrini Original	Febrini Original Fibre
Marca	Nestlé	Danone	Abbott	Nestlé	Nestlé	Danone	Danone	Danone	Fresenius	Fresenius
Prebióticos/ Fibras (g/L)	1,6 g/L FOS	1 g/L scGOS lcFOS	4 g/L 100% FOS	–	8 g/L	–	8 g/L MF6 (50% fibra solúvel e 50% insolúvel)	11 g/L MF6 (50% fibra solúvel e 50% insolúvel)	–	8 g/L (inulina, celulose, fibra de trigo)
Proteína (g/100 mL)	4,1	2,9	3,0	3,5	3,8	2,5	2,5	3,3	2,5	2,5
Fonte	50% soro do leite, 50% caseína	56% caseína e 44% proteína do soro do leite	Proteína concentrada do leite e proteína isolada de soja	50% soro do leite e 50% caseinato de cálcio	42% proteína do leite, 26% proteína de carne/frango, 23% proteína isolada de ervilha, 5% proteína de ervilha desidratada, 3% vagem em pó, 1% pasta de tomate	60% soro do leite e 40% caseína	60% soro do leite e 40% caseína	60% soro do leite e 40% caseína	80% caseinato e 20% soro do leite	80% caseinato e 20% soro do leite
Gorduras (g/100 mL)	3,8	3,7	3,9	3,2	3,8	4,4	4,4	4,2	4,4	4,4
Fonte	Óleos vegetais, óleo de peixe, gordura láctea	Óleos vegetais e óleo de peixe	Óleo de girassol alto oleico, óleo de canola, óleo de milho e TCM	Óleos vegetais e 25% TCM	52% óleo de canola, 26% carne de frango, 22% TCM	Óleo de girassol, canola e peixe	Óleo de girassol, canola e peixe	Óleo de girassol, colza e peixe	74% óleo de canola, 6% óleo peixe e 20% TCM	74% óleo de canola, 6% óleo de peixe e 20% TCM

Tabela 22 Dietas enterais pediátricas hipercalóricas disponíveis no Brasil

Produto	**Fortini Plus**	**Fortini Plus Multi Fiber**	**Febrini Energy Drink**	**Febrini Energy Fibre Drink**	**Nutrini Energy Multi Fiber**	**Trophic Infant**	**Febrini Energy**	**Febrini Energy Fibre**
Marca	Danone	Danone	Fresenius	Fresenius	Danone	Prodiet	Fresenius	Fresenius
Apresentação	Lata 400 g	PB 200 mL	PB 200 mL	PB 200 mL	PB 200 mL Pack 500 mL	Lata 400 g Lata 800 g	Pack 500 mL	Pack 500 mL
Faixa etária	3 a 10 anos	3 a 10 anos	1 a 10 anos	1 a 10 anos	3 a 10 anos		1 a 10 anos	1 a 10 anos
Sabor	Sem sabor, baunilha	Baunilha, chocolate, morango	Banana, morango	Baunilha, chocolate*	Isento	Baunilha	Isento	Isento
Densidade energética (kcal/mL)	150	150	150	150	150	100 a 150	150	150
Carboidratos (g/100mL)	19	19	18,7	18,1	19	13	18,7	18,1
Fonte	84% maltodextrina, 16% sacarose	42% maltodextrina, 42% xarope de glicose, 16% sacarose	83% maltodextrina 17% sacarose	82% maltodextrina, 17,5% sacarose	100% maltodextrina	27% maltodextrina, 37% sacarose, 36% amido de milho	95% maltodextrina 5% sacarose	94,3% maltodextrina, 5,7% sacarose
Prebióticos/ Fibras (g/L)	-	15 g/L MF6 (60% fibra solúvel e 40% insolúvel)	-	11 g/L (inulina, celulose microcristalina, fibra de trigo, fibra de cacau*)	8 g/L MF6 (50% fibra solúvel e 50% insolúvel)	-	-	11 g/L (inulina, celulose microcristalina, fibra de trigo)

(continua)

Tabela 22 Dietas enterais pediátricas hipercalóricas disponíveis no Brasil (*continuação*)

Produto	Fortini Plus	Fortini Plus Multi Fiber	Febrini Energy Drink	Febrini Energy Fibre Drink	Nutrini Energy Multi Fiber	Trophic Infant	Febrini Energy	Febrini Energy Fibre
Marca	Danone	Danone	Fresenius	Fresenius	Danone	Prodiet	Fresenius	Fresenius
Proteína (g/100 mL)	3,4	3,3	3,8	3,8	4	3,1	3,8	3,8
Fonte	100% caseína	100% caseinato	80% caseinato 20% soro do leite	80% caseinato 20% soro do leite	40% soro do leite e 60% caseína	59 % caseinato de cálcio, 30% proteína do soro do leite, 11% proteína concentrada do leite	80% caseinato e 20% soro do leite	80% caseinato e 20% soro do leite
Gorduras (g/100 mL)	6,9	6,9	6,7	6,7	6,7	3,9	6,7	6,7
Fonte	100% óleos vegetais	Óleo de canola, girassol e girassol de alto teor oleico	80% óleo de canola, 20% TCM	92% óleo de canola, 8% TCM	Óleo de girassol, canola e peixe	60% óleo de canola, 27% óleo de soja/milho, 13% TCM	74% óleo de canola, 6% óleo de peixe, 20% TCM	74% óleo de canola, 6% óleo de peixe, 20% TCM

Tabela 23 Dietas enterais pediátricas hidrolisadas disponíveis no Brasil

Produto	Peptamen Júnior Pó	Peptamen Júnior Líquido	Nutrini Pepti
Marca	Nestlé Health Science	Nestlé Health Science	Danone
Apresentação	Lata 400 g	Pack 500mL	Pack 500mL
Sabores	Baunilha	Sem sabor	Sem sabor
Faixa etária	1 a 10 anos	1 a 10 anos	3 a 10 anos
Porção	210 mL de água + 6 colheres-medidas (56 g)	–	–
Densidade calórica (kcal/mL)	1	1	1
Distribuição energética	28% gorduras	34% gorduras	35% gorduras
	60% carboidratos	54% carboidratos	54% carboidratos
	12% proteínas	12% proteínas	11% proteínas
Carboidratos (g/100 mL)	15	14	14
Fontes	88% maltodextrina e 12% sacarose	85% maltodextrina, 10% sacarose e 5% amido de milho	86% maltodextrina e 14% amido
Proteínas (g/100 mL)	3,1	3	2,9
Fontes	100% proteína do soro do leite hidrolisada	100% proteína do soro do leite hidrolisada	100% proteína do soro do leite hidrolisada
Gordura (g/100 mL)	3,1	4	3,9
Fontes	65% TCM, 24% óleo de canola com baixo teor erúcico, 11% óleo de girassol	66% TCM e 34% óleo de soja	50% TCM e 50% TCL
w3 e w6 (mg/100 mL)	80/300	100/500	100/1.000
DHA (mg/100 mL)	–	–	–
Fibras (g/100 mL)	0	0	0

Tabela 24 Dieta enteral pediátrica para crianças com APLV ou alergias múltiplas

Produto	**Neo Advance**	**NeoForte**	**NeoSpoon ***
Marca	Danone	Danone	Danone
Apresentação	400 g	400 g	400 g
Faixa etária	1 a 10 anos	3 a 10 anos	A partir de 6 meses
Sabores	Sem sabor	Baunilha e morango	Sem sabor
Densidade calórica (kcal/mL)	1,0	1,27	175 kcal/37 g
Proteína (g/100 mL)	2,8	3,9	3 g
Fonte	100% aminoácidos livres	100% aminoácidos livres	100% aminoácidos livres
Carboidrato (g/100 mL)	12	14	25
Fonte	100% xarope de glicose (maltodextrina)	100 % xarope de glicose (maltodextrina)	Xarope de glicose desidratado (maltodextrina), amido de arroz pré-gelatinizado, sacarose
Prebióticos (g/100 mL)	0	0,5 (FOS e inulina)	0
Lipídios (g/100 mL)	4,6	5,9	7
Fonte	100% óleos vegetais (32% de TCM)	100% óleos vegetais (33%TCM)	100% óleos vegetais

***Neospoon é registrado como mistura para preparo de mingau.**

Tabela 25 Compostos lácteos pediátricos disponíveis no Brasil

Produto	Neslac Supreme	Neslac Comfor	Ninho 3+	Milnutri Premium	Milnutri vitamina de frutas	Milnutri Profutura	Excellence
Marca	Nestlé	Nestlé	Nestlé	Danone	Danone	Danone	Piracanjuba
Apresentação	800 g	800 g	400 g	400 e 800 g	760 g	800 g	400 e 800 g
Idade	Até 5 anos	Até 5 anos	Até 5 anos	Até 5 anos	Até 5 anos	Até 5 anos	
Densidade calórica (kcal/200 mL)	136	134	146	124	124	132	129
Proteína (g/200 mL)	3,8	3,9	4,5	4,2	4,2	4	3,9
Fonte	77% soro do leite, 23% caseína	60% soro do leite, 40% caseína	25% soro do leite, 75% caseína	38% soro de leite, 62% caseína	38% soro de leite, 62% caseína	50% soro de leite, 50% caseína	
Carboidrato (g/200 mL)	17	17	17	20	20	15	16
Fonte	88% lactose, 12% maltodextrina	70% lactose, 30% maltodextrina	80% lactose, 20% maltodextrina	86% lactose, 14% maltodextrina	86% lactose e 14% maltodextrina	80% lactose, 20% maltodextrina	Lactose e maltodextrina
Prebióticos	4 g/L – 10% FOS/90% GOS	4 g/L – 10% FOS/90% GOS	5 g/L – 70% FOS/30% Inulina	4 g/L – FOS/ Inulina	4 g/L – FOS/ Inulina	8 g/L 90% scGOS/10% lcFOS	1,6 – FOS/ Inulina

(continua)

Tabela 25 Compostos lácteos pediátricos disponíveis no Brasil (*continuação*)

Produto	**Neslac Supreme**	**Neslac Comfor**	**Ninho 3+**	**Milnutri Premium**	**Milnutri vitamina de frutas**	**Milnutri Profutura**	**Excellence**
Marca	Nestlé	Nestlé	Nestlé	Danone	Danone	Danone	Piracanjuba
Lipídios (g/200 mL)	5,8	5,5	6,5	3,0	3,0	6,1	5,3
Fonte	93,1% gordura vegetal, 6,3% gordura láctea, 0,6% óleo de peixe	93,5% gordura vegetal/ 4,3% gordura láctea/ 2,2% óleo de peixe	65,3% gordura vegetal/ 34,7% gordura láctea	95% gordura vegetal (óleo de soja e óleo de canola) e 5% gordura láctea	95% gordura vegetal (óleo de soja, óleo de canola) e 5% gordura láctea	Gordura vegetal (óleo de canola, coco, girassol alto oleico, girassol e palma). Presença de DHA e EPA	Gordura vegetal (óleo de canola e girassol)
Ácidos alfalinolênico e linoleico (mg/200 mL)	130 mg/ 1.100 mg	128 mg/ 1.100 mg	141 mg/ 1.300 mg	196 mg/ 1.112 mg	196 mg/ 1.112 mg	200 mg/ 900 mg	141 mg/ 1.300 mg
DHA (mg/200 mL)	36 mg (+7,2mg EPA)	24 mg	--	-	-	34 mg (+7,8 mg EPA)	–
Gordura saturada (g/200 mL)	1,7 g	1,6 g	2,3 g	0,5 g	0,5	1,5	0,9
Cálcio (mg/200 mL)	197	192	416	180	180	216	177

(continua)

Tabela 25 Compostos lácteos pediátricos disponíveis no Brasil (*continuação*)

Produto	Neslac Supreme	Neslac Comfor	Ninho 3+	Milnutri Premium	Milnutri vitamina de frutas	Milnutri Profutura	Excellence
Marca	Nestlé	Nestlé	Nestlé	Danone	Danone	Danone	Piracanjuba
Zinco (mg/200 mL)	1,80	1,90	2,1	0,9	0,9	1,70	1,9
Ferro (mg/200 mL)	2,60	2,70	6,4	5,2	5,2	2,50	2,5
Vitamina A (mcg RE/200 mL)	139	137	154	126	126	142	150
Vitamina D (mcg/200 mL)	2,80	2,80	3,8	4,1	4,1	4,30	2,5
Vitamina C (mg/200 mL)	20	20	32	24	24	22	22
Outros					Frutas em pó (banana e maçã)	DHA ligado aos fosfolipídios	

Tabela 26 Compostos lácteos SEM lactose e bebidas à base de soja disponíveis no Brasil

Produto	**Neslac Comfor zero lactose**	**Ninho Fases Zero Lactose**	**Milnutri Soja**
Marca	Nestlé	Nestlé	Danone
Apresentação	700g	700g	800g
Idade	Até 5 anos	Até 5 anos	Até 5 anos
Densidade Calórica (kcal/200 mL)	132	140	134
Proteína (g/200 mL)	4,0	4,3	3,3
Fonte	63% soro do leite 37% caseína	46% soro do leite 54% caseína	100% proteína isolada de soja
Carboidrato (g/200 mL)	16	16,7	17
Fonte	32% glicose 32% galactose, 36% maltodextrina	32% glicose 32% galactose, 36% maltodextrina	100% maltodextrina
Prebióticos	FOS e inulina	FOS e inulina	-
Lipídios (g/200 mL)	5,8	6,3	5,9
Fonte	96% gordura vegetal 4% gordura láctea	63% gordura vegetal 35% gordura láctea	100% óleos vegetais
Ác. A-linolênico & Ác. Linoleico	130 mg/1200 mg	111mg/973mg	800mg/100mg
DHA (mg/200 mL)	-	-	-
Gordura saturada (g/200 mL)	1,6	1,6	2,5
Cálcio (mg/200 mL)	196	175	174
Zinco (mg/200 mL)	1,9	1,5	1,1
Ferro (mg/200 mL)	2,6	2,4	3,4
Vitamina A (mcgRE/200 mL)	140	157	147
Vitamina D (mcg/200 mL)	2,6	2,7	3,4
Vitamina C (mg/200 mL)	19	19	35

Tabela 27 Aditivos do leite materno disponíveis no Brasil

Produto	**FM85**
Marca	Nestlé
Apresentação	Sachê 1 g
Diluição	1 sachê (1 g) para 25 mL de LH
Densidade calórica (por sachê)	4,3
Densidade calórica (por 100 mL de leite humano aditivado)	84 kcal
Proteína (por sachê)	0,36
Proteína (por 100 mL de leite humano aditivado)	3,1
Proteína (por 100 kcal de leite humano aditivado)	3,6
Fonte	100% proteína parcialmente hidrolisada do soro do leite
Carboidrato (por sachê)	0,32
Fonte	100% maltodextrina
Lipídios (por sachê)	0,18
Fonte	96% óleo vegetal (70% TCM no pó) e 4% de gordura animal
Ácidos alfalinolênico e linoleico (por sachê)	4,2 mg/9,6 mg
DHA (por sachê)	1,6 mg
Osmolaridade (mOsm/L)	Aprox. 339
Osmolalidade (mOsm/kg)	390

Tabela 28 Suplementos pediátricos incompletos com fibras e probióticos disponíveis no Brasil

Produto/Marca	**Nan Care Fibras**	**Nan Care Flora Imune**	**Nan Care Flora ImuneVIT D**	**Colidis**	**Culturelle KIDS**	**Culturelle JUNIOR**
Apresentação	Sachês	Sachês	Gotas	Gotas	Sachês	Gomas
Marca	Nestlé	Nestlé	Nestlé	Aché	Cellera	Cellera
Idade	4 a 8 anos	0 a 3 anos	7 meses a 3 anos		A partir de 1 ano	A partir de 3 anos
Densidade calórica (por sachê)	16 kcal	4 kcal	–	–	–	–
Carboidrato (por sachê)	1,8 g	0,9 g	–	–	–	–
Fibras	4,6 g	–	–	–	–	–
Probiótico	–	*Bifidobacterium lactis* (NCC2818)	*Bifidobacterium lactis* (NCC2818)	*Limosilactobacillus reuteri* (DSM 17938)	*Lactobacillus rhamnosus* GG	*Lactobacillus rhamnosus* GG
Vitamina D	–	–	480 UI	–	–	–

SUPLEMENTOS ALIMENTARES

Os suplementos nutricionais fornecem nutrientes individuais ou combinados sem a necessidade de respeitar as proporções e as quantidades determinadas pelo Codex Alimentarius.[16] Por isso, não podem ser tidos como fontes exclusivas de nutrição.

São habitualmente utilizadas para enriquecer formulações completas ou em combinação com outras fórmulas modulares, com o objetivo de atender às necessidades específicas que se apresentam em determinadas situações clínicas. São exemplos de fórmulas incompletas ou módulos:

- módulos de aminoácidos;
- módulos de proteínas;
- módulos de glutamina;
- módulos de carboidratos;
- módulos de lipídios;
- módulos de fibras;
- módulos de vitaminas e minerais;
- módulos com probióticos.

REFERÊNCIAS BIBLIOGRÁFICAS

1. Martin CR, Ling PR, Blackburn GL. Review of infant feeding: key features of breast milk and infant formula. Nutrients. 2016:8:279
2. Sociedade Brasileira de Pediatria (SBP). Departamento Científico de Nutrologia. Manual de orientação: alimentação do lactente, alimentação do pré-escolar, alimentação do escolar, alimentação do adolescente, alimentação na escola. 4ª ed. São Paulo, 2018. Disponível em: https://www.sbp.com.br/fileadmin/user_upload/_21089k-ManNutro_Alimentacao_para_site.pdf. Acesso em: mar. 2023.
3. Weffort VRS. Alimentação do lactente. In: Weffort VRS, Lamounier JA. Nutrição em pediatria: da neonatologia à adolescência. 2ª ed. Barueri: Manole; 2017.
4. World Health Organization (WHO). Guiding principles for complementary feeding of the breastfed child. Division of Health Promotion and Protection. Food and Nutrition Program. São Paulo: SBP; 2004.
5. American Academy of Pediatrics (AAP). Committee on Nutrition. The use of whole cow's milk in infancy. Pediatrics. 1992;89(6):1105-9.
6. American Academy of Pediatrics (AAP). Committee on Nutrition. Current legislation and regulations for infant formulas. In: Pediatric nutrition handbook. 5th ed. New York: AAP Press; 2004.
7. American Academy of Pediatrics (AAP). Committee on Nutrition. Formula feeding of term infants. In: Pediatric nutrition handbook. 6th ed. New York: AAP Press; 2008.
8. Anderson SA, Chinn HI, Fisher KD. History and current status of infant formulas. Am J Clin Nutr. 1982;35(2):381-97.
9. Martinez GA, Ryan AS, Malec DJ. Nutrient intakes of American infants and children fed cow's milk or infant formula. AJDC. 1985;139:1010-8.

10. Tunnessen Jr. WW, Oski FA. Consequences of starting whole cow milk at 6 months of age. J Pediatr. 2000;111:813-6.
11. Ziegler EE, Fomon SJ, Nelson SE, Rebouche CJ, Edwards BB, Rogers RR, et al. Cow milk feeding in infancy: further observations on blood loss from the gastrointestinal tract. J Pediatr. 1990;116:11-8.
12. Zlotkin SH. Another look at cow's milk in the second 6 months of life. J Pediatr Gastroenterol Nutr. 1993;16:1.
13. Wharton B. Milk for babies and children: no ordinary cow's milk before 1 year. BMJ. 1990;301(6): 774-5.
14. Carver JD. Advances in nutritional modifications of infant formulas. Am J Clin Nutr. 2003; 77(Suppl):1550S-4S.
15. Food and Agriculture Organization, World Health Organization, United Nations Organization. Energy and protein requirements of a joint expert consultation group. WHO Technical Report Series 724. Genebra: FAO/WHO/UNO; 1985.
16. Codex Alimentarius FAO/OMS. Internacional Food standards. Nutrição e rotulagem. Disponível em: https://www.fao.org/fao-who-codexalimentarius/thematic-areas/nutrition-labelling/en/#c452837. Acesso em: mar. 2023.
17. Joint FAO/WHO. Food standards programme. Codex committee on nutrition and foods for special dietary uses. Proposed draft additional or revised nutrient reference values for labelling purposes in the codex guidelines on nutrition labelling. Seção 34. Germany, 2012.
18. Dietary Reference Intakes (DRI). Estimated average requeriments. Disponível em: http://fnic.nal.usda.gov. Food and Nutrition Information Center – Dietary Guidance. Acesso em: mar. 2023.
19. Brasil. Ministério da Saúde. Secretaria de Vigilância Sanitária. Portaria n. 33/1998, republicada em 30 de março de 1998. Tabela 2. Ingestão diária recomendada (DRI) para lactentes e crianças.
20. Brasil. Ministério da Saúde. Portaria n. 2.051/GM, de 8/11/2001. Novos critérios da norma brasileira de comercialização de alimentos para lactentes e crianças de primeira infância, bicos, chupetas e mamadeiras (NBCAL). Brasília: DOU, n. 215, p.44, 9/11/2001, Seção 1.
21. Brasil. Ministério da Saúde. Conselho Nacional de Saúde. Portaria n. 31, de 12/10/1992 – DOU, de 13 de outubro de 1992. Norma brasileira para comercialização de alimentos para lactentes.
22. Agência Nacional de Vigilância Sanitária (Anvisa). Resolução de Diretoria Colegiada – RDC n. 43. Publicada no DOU n. 182, de 19 de setembro de 2011. Disponível em: http://antigo.anvisa.gov.br/documents/10181/2968724/%282%29RDC_43_2011_COMP.pdf/523f8d51-bc15-4b5e-ac7b-738882463cee. Acesso em: mar. 2023.
23. Agência Nacional de Vigilância Sanitária (Anvisa). Resolução de Diretoria Colegiada – RDC n. 44. Publicada no DOU de 19 de setembro de 2011. Disponível em: http://antigo.anvisa.gov.br/documents/10181/2968724/%282%29RDC_44_2011_COMP.pdf/f6a7472f-4be2-45b3-ac8f-ccd3e618bff3. Acesso em: mar. 2023.
24. Agência Nacional de Vigilância Sanitária (Anvisa). Resolução de Diretoria Colegiada – RDC n. 45. Publicada no DOU de 19 de setembro de 2011. Disponível em: http://antigo.anvisa.gov.br/documents/10181/2968866/%281%29RDC_45_2011_COMP.pdf/d3a1ea6b-9514-40e2-bac1-e002a79c46e7. Acesso em: mar. 2023.
25. Agência Nacional de Vigilância Sanitária (Anvisa). Resolução de Diretoria Colegiada – RDC n. 46. Publicada no DOU de 19 de setembro de 2011. Disponível em: http://antigo.anvisa.gov.br/documents/10181/2968724/%282%29RDC_46_2011_COMP.pdf/3af1a073-d95a-4f1b-a548-06fc89e656fc. Acesso em: jun. 2023.
26. Agência Nacional de Vigilância Sanitária (Anvisa). Resolução de Diretoria Colegiada – RDC n. 45. Publicada no DOU de 25 de setembro de 2014. Disponível em: http://antigo.anvisa.gov.br/legislacao#/visualizar/29214. Acesso em: mar. 2023.
27. Agência Nacional de Vigilância Sanitária (Anvisa). Resolução de Diretoria Colegiada – RDC n. 46. Publicada no DOU de 25 de setembro de 2014. Disponível em: http://antigo.anvisa.gov.br/documents/10181/3637482/RDC_46_2014_.pdf/35f522ff-7268-495d-ae6c-5fa06c85e60d. Acesso em: mar. 2023.

28. Agência Nacional de Vigilância Sanitária (Anvisa). Resolução de Diretoria Colegiada - RDC n. 47. Publicada no DOU de 25 de setembro de 2014. Disponível em: https://bvs.saude.gov.br/bvs/saudelegis/anvisa/2014/rdc0047_25_09_2014.pdf. Acesso em: mar. 2023.
29. Agência Nacional de Vigilância Sanitária (Anvisa). Resolução de Diretoria Colegiada - RDC n. 48. Publicada no DOU de 25 de setembro de 2014. Disponível em: https://bvsms.saude.gov.br/bvs/saudelegis/anvisa/2014/rdc0048_25_09_2014.pdf. Acesso em: mar. 2023.
30. Weffort VRS, Konstantyner T. Fórmulas infantis. In: Tratado de pediatria. Sociedade Brasileira de Pediatria. 5ª ed. Barueri: Manole; 2022.
31. Academia Americana de Pediatria (AAP). Breastfeeding and the use of human milk. Pediatrics. 2012;129:827.
32. Sociedade Brasileira de Pediatria (SBP). Departamento de Aleitamento Materno. Manual de aleitamento materno. Barueri: Manole; 2013.
33. Sociedade Brasileira de Pediatria (SBP). Departamento de Aleitamento Materno. Contraindicações do aleitamento materno. Disponível em: www.sbp.com.br. Acesso em: mar. 2023.
34. Sociedade Brasileira de Pediatria (SBP). Fórmulas e compostos lácteos infantis: em que diferem? Departamento Científico de Nutrologia (2019-2021). Disponível em: https://www.sbp.com.br/fileadmin/user_upload/22701g-MO_Formulas_e_compostos_Lacteos_Infantis_LayNew.pdf. Acesso em: mar. 2023.
35. Instrução Normativa MAPA n. 28. de 12/06/2007. Aprova o Regulamento Técnico para Fixação de Identidade e Qualidade de Composto Lácteo. Disponível em: https://www.normasbrasil.com. br/norma/?id=76488. Acesso em: mar. 2023.
36. Ferreira INAF, Soares FVM, Costa ACC, Moreira MEL. Influência da diluição, do tempo e temperatura pós-preparo na osmolalidade das fórmulas lácteas oferecidas a um recém-nascido. Rev Paul Pediatr. 2018;36(4):415-21.
37. Carver JD. Dietary nucleotides: effects on the immune and gastrointestinal systems. Acta Paediatr. 1999;88:83-8.
38. Fidler N, Sauerwald T, Pohl A, Demmelmair H, Koletzko BJ Docosahexaenoic acid transfer into human milk after dietary supplementation: a randomized clinical trial. Lipid Res. 2000;41:1376-83.
39. Jensen CL, Huiming C, Fraley JK, Anderson RE, Heird WC. Biochemical effects of dietary linoleic/alinolenic acid ratio in term infants. Lipids. 1996;31:107-13.
40. Agostoni C, Massetto N, Biasucci G, Rottoli A, Bonvissutto MG, Giovannini M, et al. Visual effects of long-chain polyunsaturated fatty acids in hyperphenylalanimenic children. Pediatr Res. 1999;45:911-3.
41. Arbex AK, Bizarro VR, Santos JCS, Araújo LMM, Jesus ALC de, Fernandes mas, et al. The impact of the essential fatty acids (EFA) in human health. Open Journal of Endocrine and Metabolic Diseases. Sci Res. 2015;5:98-104. Disponível em: www.scirp.org/journal/ojemd2015.57013.
42. Uauy R, Birch E, Birch D, Peirano P. Visual and brain function measurements in studies of n-3 fatty acid requirements of infants. J Pediatr. 1992;120:768S-807S.
43. Uauy R, Mena P. Papel nutricional dos ácidos graxos ômega-3 durante o período perinatal. Clin Perinatol. 1995;22:159-78.
44. Smithers LG, Gibson RA, McPhee A, Makrides M. Effect of long-chain polyunsaturated fatty acid supplementation of preterm infants on disease risk and neurodevelopment: a systematic review of randomized controlled trials. Am J Clin Nutr. 2008;87:912-20.
45. Sauerwald TU, Hachey DL, Jensen CL, Chen H, Anderson RE, Heird WC. Intermediates in endogenous synthesis of C22: n-3 and C20:n-6 by term and preterm infants. Pediatr Res. 1997;41:183.
46. Eilander A, Hundscheid DC, Osendarp SJ, Transler C, Zock PL. Effects of n-3 long chain polyunsaturated fatty acid supplementation on visual and cognitive development throughout childhood: a review of human studies. Prostaglandins Leukot Essent Fatty Acids. 2007;76:189-203.
47. Roberfroid M. Prebiotics: the concept revisited. J Nutr. 2007;137:830S-7S.

48. Dinleyici M, Barbieur J, Dinleyici EC, Vandenplas Y. Functional effects of human milk oligosaccharides (HMOs). Gut Microbes. 2023;15:1:2186115. doi:10.1080/19490976.2023.2186115.
49. Gibson GR, Roberfroid MB. Dietary modulation of the human colonic microbiota: introducing the concept of prebiotics. J Nutr Bethesda. 1995;125:1401-12.
50. Fuller R. Probiotics in human medicine. Gut. 1991;32:439-42.
51. Bruzzese E, Volpicelli M, Squeglia V, Bruzzese D, Salvini F, Bisceglia M, et al. A formula containing galacto- and fructo-oligosaccharides prevents intestinal and extra-intestinal infections: an observational study. Clin Nutr. 2009;28(2):156-61.
52. Sanders ME. Probiotics: considerations for human health. Nutr Rev (New York). 2003;61(3):91-9.
53. Agostoni C, Axelsson I, Braegger C, Goulet O, Koletzko B, Michaelsen KF, et al. Probiotic bacteria in dietetic products for infants: a commentary by the ESPGHAN Committee on Nutrition. J Pediatr Gastroenterol Nutr. 2004;38:365-74.
54. Pineiro M, Stanton C. Probiotic bacteria: legislative framework – requirements to evidence basis. J Nutr. 2007;137:850S-3S.
55. Zuccotti GV, Meneghin F, Raimondi C, Dilillo D, Agostoni C, Riva E, et al. Probiotics in clinical practice: an overview. J Int Med Res. 2008;36:1A-53.
56. Saavedra JM, Abi-Hanna A, Moore N, Yolken RH. Long-term consumption of infant formulas containing live probiotics bacteria: tolerance and safety. Am J Clin Nutr. 2004;79:261-7.
57. Puccio G, Alliet P, Cajozzo C, Janssens E, Corsello G, Sprenger N, et al. Effects of infant formula with human milk oligosaccharides on growth and morbidity: a randomized multicenter trial. J Pediatr Gastroenterol Nutr. 2017 Apr;64:624-31.
58. Berger B, Porta N, Foata F, Grathwohl D, Delley M, Moine D, et al. Linking human milk oligosaccharides, infant fecal community types, and later risk to require antibiotics. mBio. 2020; Mar 17;11(2),e03196-19.
59. Roman Riechmann E, Villares JMM, Ortega FD, et al. Real-world study in infants fed with an infant formula with two human milk oligosaccharides. Nutr Hosp. 2020;37(4):698-706.
60. Zavaleta N, Kvistgaard AS, Graverholt G, Respicio G, Guija H, Valencia N, et al. Efficacy of an MFGM-enriched complementary food in diarrhea, anemia, and micronutrient status in infants. J Pediatr Gastroenterol Nutr. 2011;53:561-68.
61. Gurnida DA, Rowan AM, Idjradinata P, Muchtadi D, Sekwarna N. Association of complex lipids containing gangliosides with cognitive development of 6-month-old infants. Early Hum Dev. 2012;88:595-601.
62. Koletzko B, Bhutta ZA, Cai W, Cruchet S, El Guindi M, Fuchs GJ ,et al. Compositional requirements of follow-up formula for use in infancy: recommendations of an International Expert Group Coordinated by the Early Nutrition Academy. Ann Nutr Metab. 2013;62:44-54.
63. Räiha NCR, et al. Whey modified infant formula with a protein-energy ratio of 1.8g/100kcal is adequate and safe from birth 4 months (abstract). Boston: World Congress of Pediatric Gastroenterology, Hepatology and Nutrition, 2000.
64. Michaelsen KJ, Larnkjær A, Mølgaard C. Amount and quality of dietary proteins during the first two years of life in relation to NCD risk in adulthood. Nutrition, Metabolism & Cardiovascular Diseases. 2012
65. Sociedade Brasileira de Pediatria (SBP). Departamentos Científicos de Nutrologia e Pediatria Ambulatorial. Guia prático de alimentação da criança de 0 a 5 anos – 2021. SBP, 2021. Disponível em: https://www.sbp.com.br/fileadmin/user_upload/23148cf-GPrat_Aliment_Crc_0-5_anos_SITE.pdf. Acesso em: mar. 2023.
66. Falcão MC, Zamberlan P. Infant formulas: a long story. F Int J Nutrol. 2021;14(2):e61-e70.
67. Tuma Calil V, Falcão MC. Human milk composition: the ideal nutrition for in
68. Agostini C, Buonocore G, Carnielli VP, De Curtis M, Darmaun D, Decsi T, et al. Enteral nutrient supply for preterm infants: commentary from the European Society for Paediatric Gastroenterology, Hepatology, and Nutrition Committee on Nutrition. J Pediatr Gastroenterol Nutr. 2010;50:1-9.

69. Koletzko B, Cheah F-C, Domellöf M, Poindexter BB, Vain N, van Goudoever JB (eds.). Nutritional care of preterm infants: scientific basis and practical guidelines. World Rev Nutr Diet. Basel: Karger; 2021.
70. Georgieff MK, Ramel SE, Cusick SE. Nutritional influences on brain development. Acta Paediatr. 2018 Aug;107(8):1310-21.
71. Ursell LK, Metcalf JL, Parfrey LW, Knight R. Defining the human microbiome. Nutr Rev. 2012 Aug;70(Suppl 1):S38-44.
72. Yonamine GH, Castro APBM, Pastorino AC, Jacob CMA. Uso de fórmulas à base de soja na alergia à proteína do leite de vaca. Rev Bras Alerg Imunopatol. 2011;34(5):187-92.
73. Benninga MA, Faure C, Hyman PE, St James Roberts I, Schechter NL, Nurko S. Childhood functional gastrointestinal disorders: neonate/toddler. Gastroenterology. 2016;S16-5085(16):182-7.
74. Sociedade Brasileira de Pediatria (SBP). Departamento Científico de Nutrologia Nutrologia Pediátrica: Temas da atualidade em nutrologia pediátrica – 2021.
75. Fiocchi A, Brozek J, Schunemann HJ, Bahna SL, von Berg A, Beyer K, et al. World Allergy Organization (WAO). Diagnosis and rationale for action against cow's milk allergy (DRACMA) guidelines. World Allergy Organ J. 2010;3:57-61.
76. Fiocchi A, Dahda L, Dupont C, Campoy C, Fierro V, Nieto A. Cow's milk allergy: towards an update of DRACMA guidelines. World Allergy Organization Journal. 2016;9:35.
77. Vandenplas Y, De Greef E, Hauser B; Paradice Study Group. Safety and tolerance of a new extensively hydrolyzed rice protein-based formula in the management of infants with cow's milk protein allergy. Eur J Pediatr. 2014 Sep;173(9):1209-16.
78. Vandenplas Y, Dupont C, Eigenmann P, Heine RG, Høst A, Järvi A, et al.; Mosaic Study Investigator Group. Growth in infants with cow's milk protein allergy fed an amino acid-based formula. Pediatr Gastroenterol Hepatol Nutr. 2021 Jul;24(4):392-402.
79. Vandenplas Y, Dupont C, Al-Dekhail W, Hashmi HAA, Khalil AF, El-Hodhod MA-A, et al. Explorando as vantagens de uma fórmula de arroz hidrolisado no manejo dietético de bebês com alergia ao leite de vaca no Oriente Médio, Norte da África e região do Paquistão. Nutrientes. 2021;13:3429.
80. Vandenplas Y, Broekaert I, Dormellof M, Indrio F, Lapillonne A, Pienar C, et al. An ESPGHAN position paper on the diagnosis, management and prevention of cow's milk allergy. JPGN (in review). 2023.
81. Park YW, Juárez M, Ramos M, Haenlein GFW. Physico-chemical characteristics of goat and sheep milk. Small Ruminant Research. 2007;68(1-2):88-113.
82. Food and Agriculture Organization of the United Nations (FAO). Milk and dairy products in human nutrition. Rome, 2013.
83. Rigo J, Hascoët J-M, Billeaud C, Picaud J-C, Mosca F, Rubio A, et al. Growth and nutritional biomarkers of preterm infants fed a new powdered human milk fortifier: a randomized trial. JPGN. 2017;65:e83-e93.
84. Rochow N, Fusch G, Choi A, Chessell L, Elliott L, McDonald K, et al. Target fortification of breast milk with fat, protein, and carbohydrates for preterm infants. J Pediatr. 2013;163:1001-7.

6 *Human milk oligosaccharides* (HMO): bioativos fundamentais para vida e saúde futura

Tamara Lazarini

> "Imagine que o mundo criou um 'produto dos sonhos' para alimentar e imunizar todos os nascidos na Terra. Imagine também se ele estivesse disponível em todos os lugares, não exigisse armazenamento ou entrega e ajudasse as mães a planejarem suas famílias e reduzir o risco de câncer. Então imagine que o mundo se recusa a usá-lo."
>
> Dr. Frank Oski (1932-1996), pediatra

INTRODUÇÃO

Essa citação do Dr. Frank Oski, um pediatra americano, faz refletir sobre a importância de um alimento tão "sublime" em todos os sentidos do adjetivo. O leite humano tem tantos predicados que é impossível descrever sua amplitude. Sua oferta engloba aspectos nutricionais, sociais e psicológicos, que se pode considerar a verdadeira expressão do amor em estado líquido.

Por definição, o leite materno é um simbiótico natural complexo e dinâmico, de composição molecular variável e influenciado por inúmeros fatores internos e externos capazes de modificar sua composição para atender às necessidades específicas de cada recém-nascido e lactente.[1]

De acordo com a Organização Mundial da Saúde (OMS),[2] o Ministério da Saúde (MS)[3] e a Sociedade Brasileira de Pediatria (SBP),[4] o aleitamento materno deve ser preconizado como fonte exclusiva de alimentação até os 6 meses de vida e como alimento complementar à alimentação até os 2 anos de idade ou mais.

De acordo com o Estudo Nacional de Alimentação e Nutrição Infantil – Enani-2019, que avaliou 14.584 crianças com menos de 5 anos de vida, o aleitamento materno no

Brasil aumentou de forma exponencial nos últimos anos. A prevalência do aleitamento materno exclusivo entre as crianças com menos de 6 meses foi de 45,7% e a de aleitamento materno continuado aos 12 meses foi de 53,1%.[5]

Em comparação com outros estudos de representatividade nacional (PNDS de 1986, 1996 e 2006), pudemos observar que, nestes últimos 34 anos, a prevalência do aleitamento materno exclusivo entre os menores de 6 meses aumentou 42,8 pontos percentuais, passando de 2,9 para 45,7%, o que corresponde a um incremento de cerca de 1,2% ao ano, e a prevalência de aleitamento materno continuado no primeiro ano de vida passou de 22,7 para 53,1%, equivalente a um aumento de 22,7 pontos percentuais no período.[5]

Além dos componentes funcionais do leite humano e dos benefícios nutricionais sobre os quais vamos discorrer um pouco mais neste capítulo, a prática da amamentação beneficia não somente o lactente amamentado, sobretudo a saúde da mulher que amamenta, o vínculo único entre lactante e lactente, influenciando de forma positiva as gerações futuras, o ambiente e a sociedade.[6]

O leite materno contém inúmeros componentes bioativos que reduzem o risco de doenças e exercem funções no crescimento, no desenvolvimento metabólico, neurológico e imunológico do lactente.[7] Entre esses diversos componentes estão imunoglobulinas, oligossacarídeos do leite humano (HMO), lactose, lactoalbumina, ácidos graxos poli-insaturados (LC-PUFA), vitaminas (A, E, C), interleucinas, lactoferrina, lisozima, lactoperoxidase, TNF-beta antígenos alimentares oriundos da dieta materna, receptores solúveis de CD14, TLR2, fator de necrose tumoral (TNF-alfa), células de defesa como macrófagos e neutrófilos e probióticos.[7-10]

Por sua elevada abundância e ampla atuação mencionada, os oligossacarídeos do leite humano (HMO, do inglês *Human Milk Oligosaccharides*) se destacam entre esses componentes bioativos.

ORIGEM DOS OLIGOSSACARÍDEOS DO LEITE HUMANO

Oligossacarídeo é uma palavra de origem grega que traduzida significa "oligo = pouco e sachar = açúcar".

No artigo de revisão "Human milk oligosaccharides: every baby needs a sugar mama", escrito pelo Dr. Lars Bode,[11] pode-se entender melhor como a jornada de pesquisas e descobertas sobre HMO se estabeleceram nos últimos 130 anos.

No final do século XIX, as taxas de mortalidade infantil no primeiro ano chegavam a 30%, e observou-se que lactentes amamentados tinham uma chance muito maior de sobrevivência e menor incidência de diarreia infecciosa, entre outras doenças, quando comparado aos lactentes alimentados artificialmente.

Em 1886, Escherich, um pediatra e microbiologista austríaco, descobriu uma relação entre bactérias intestinais e a fisiologia da digestão em lactentes. Baseado nisso,

Moro e Tissier em 1900 encontraram diferenças na composição bacteriana em fezes de crianças amamentadas.[11]

Paralelamente, Eschbach observou em 1888 que o leite humano continha "um tipo diferente de lactose" comparado ao leite de vaca. Pouco depois, Deniges descobriu que a lactose presente no leite humano e no leite de vaca era a mesma, entretanto o leite humano continha uma fração adicional de carboidratos ainda desconhecida (Montreuil, 1992).[11]

No início da década de 1930, mais de 40 anos depois, Polonowski e Lespagnol conseguiram caracterizar essa "fração de carboidrato" e a chamaram de "ginolactose". Alguns anos depois, Polonowski e Montreuil (1954) introduziram a cromatografia de papel bidimensional para separar "ginolactose" em oligossacarídeos individuais. As estruturas exatas e funções potenciais desses oligossacarídeos eram, no entanto, desconhecidas.[11]

Mais cedo, Schönfeld (1926) havia relatado que a fração de soro do leite humano continha um fator promotor de crescimento para *Lactobacillus bifidus*, posteriormente reclassificado como *Bifidobacterium bífido*.[11]

A pesquisa sobre os HMO experimentou um avanço quando o químico Richard Kuhn e o pediatra Paul György identificaram que a natureza química do "fator bifidus" poderia ter uma conexão com a pesquisa sobre a "ginolactose". Em conclusão, pesquisadores puderam confirmar que o "fator bífido" de fato consiste na influência dos oligossacarídeos.[11]

Nos anos seguintes, pesquisadores na França e na Alemanha descobriram e caracterizaram mais de uma dúzia de oligossacarídeos individuais. Alguns dos oligossacarídeos mostraram atividades determinantes de grupos sanguíneos, o que contribuiu para a caracterização estrutural de H e Lewis (Le) determinantes do grupo sanguíneo. O interesse em glicanos de grupos sanguíneos levou ao desenvolvimento de novos métodos e ferramentas que apoiaram a descoberta e a caracterização de muitos HMO adicionais.[11]

Em 1983, Heinz Egge foi um dos primeiros a utilizar a espectrometria de massa para caracterizar HMO adicionais. Atualmente um de seus alunos, Clemens Kunz, cientista em nutrição associado a um grupo grande de novos pesquisadores, continua a estudar as propriedades nutricionais e biológicas dos HMO.[11]

IMPORTÂNCIA DOS OLIGOSSACARÍDEOS COMO COMPONENTE DO LEITE HUMANO

O leite humano é considerado um alimento altamente dinâmico, que pode sofrer influência em sua composição nutricional de acordo com alguns fatores, como:

1. Síntese proveniente dos lactócitos (células mamárias).
2. Dieta materna.
3. Reservas corporais da lactante no período de lactação.

Embora a literatura nos mostre muitas evidências sobre a composição nutricional do leite humano, pesquisas sobre a nutrição do leite materno e seus potenciais efeitos biológicos ainda não foram totalmente elucidadas.[1]

Essa característica dinâmica e volátil também pode sofrer influência de acordo com os estágios de maturação do leite e idade gestacional (a termo ou prematuridade), de acordo com a Tabela 1.

Tabela 1 Composição do colostro e do leite materno maduro de mães de crianças a termo e pré-termo

Macronutrientes	Colostro (3-5 dias)		Leite maduro (26-29 dias)	
	A termo	Pré-termo	A termo	Pré-termo
Calorias (kcal/dL)	48	58	62	70
Lipídios (g/dL)	1,8	3	3	4,1
Proteínas (g/dL)	1,9	2,1	1,3	1,4
Lactose (g/dL)	5,1	5	6,5	6

Fonte: adaptada de SBP.[4]

De maneira geral, o leite humano maduro é constituído por cerca de 87% de água, 7% de carboidratos, 4% de lipídios e 1% de proteínas, além das vitaminas e minerais[12] (Figura 1).

Considerando somente a fração soluta do leite, pode-se considerar, em ordem de quantidade, a lactose, os lipídios, os oligossacarídeos e as proteínas, ou seja, os HMO representam a terceira fração de maior abundância, e sua concentração no leite maduro varia entre 5 e 15 g/L.[11,13] No colostro a concentração costuma ser maior, variando de 20 a 25 g/L. Evidências mostram que a quantidade de oligossacarídeos diminui de acordo com o período da lactação. Em adicional, as concentrações de HMO no leite materno de mães de prematuro é maior do que nos nascidos a termo, variando de 10 a 23 g/L.[11] Ainda assim, pesquisas mais recentes não mostraram diferenças estaticamente significativas entre a concentração de oligossacarídeos no leite de prematuro e a termo.[1,7]

Em linhas gerais, os HMO são um conjunto de carboidratos não digeríveis naturalmente presentes no leite humano que, além de atuarem como prebióticos, impedem a adesão e a proliferação de patógenos no intestino e modulam o sistema imunológico do lactente.[11] Todavia, neste capítulo se discorrerá mais sobre sua estrutura, classificação, funções, metabolismo e mecanismo de ação na saúde infantil.

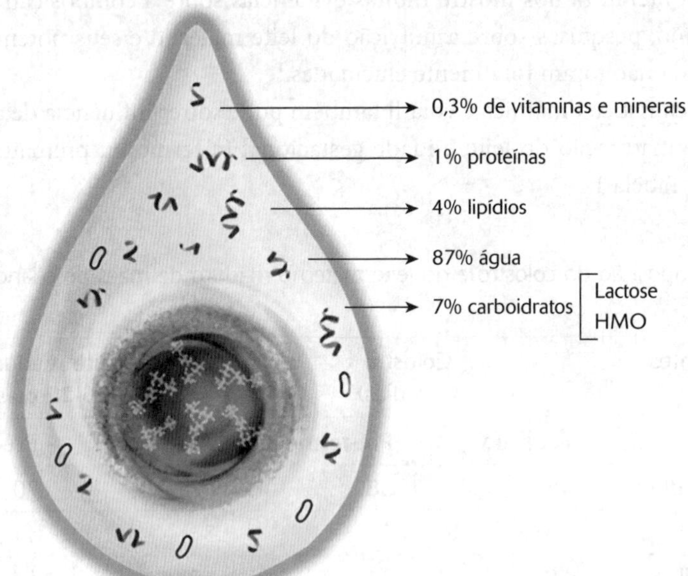

FIGURA 1 Composição nutricional média em percentual do leite humano maduro.
HMO: oligossacarídeos do leite humano.

COMO ESTÃO ESTRUTURADOS E CLASSIFICADOS OS HMO

O leite humano contém uma variedade de mais de 200 moléculas de oligossacarídeos variados e estruturalmente distintos, em uma alta concentração que varia em torno de 5 a 15 g por litro de leite materno maduro.[11-15]

Todos os HMO são denominados glicanos (carboidratos complexos) e são formados a partir de uma molécula de lactose (Galβ1-4Glc), um dissacarídeo, que pode ter 5 diferentes monossacarídeos acoplados em sua extremidade redutora, sendo eles: glicose, galactose, N-acetilglicosamina, fucose e ácido siálico[15] (Figura 2).

A maioria dos HMO pode ser classificada em 3 grandes grupos (Tabela 2):

1. Neutros de cadeia básica, representando cerca de 12% do total de HMO.
2. Neutros fucosilados, representando cerca de 68% do total de HMO.
3. Ácidos ou sializados, representando cerca de 14% do total de HMO.

Os 6% restantes são considerados como "outros".

A lactose pode ser fucosilada no terminal Gal em uma ligação α1-2 para formar 2'-fucosil-lactose ou na extremidade redutora Glc em uma ligação α1-3 para produzir 3'-fucosil-lactose.

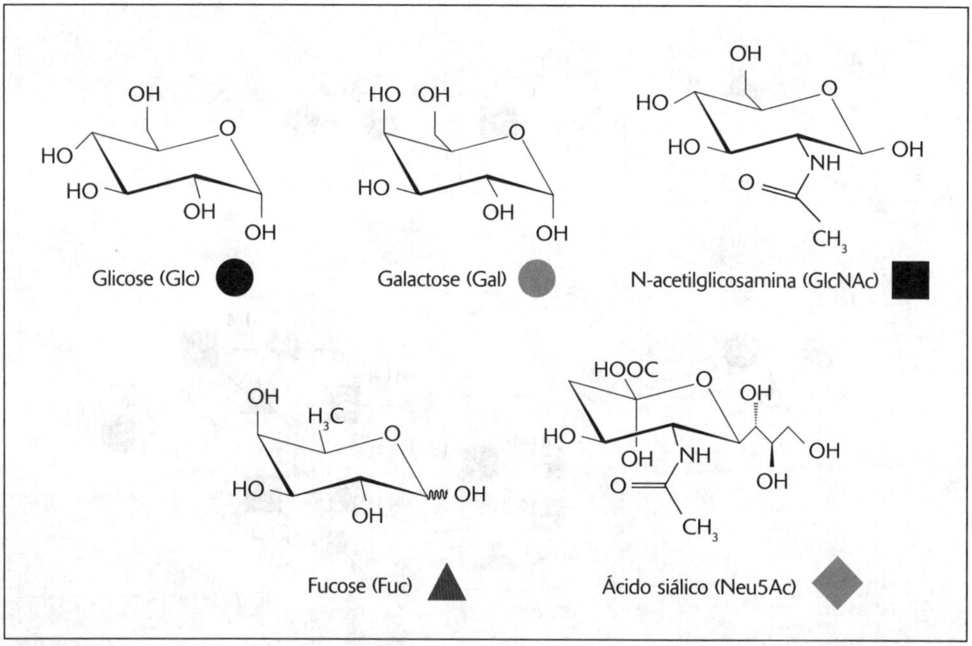

FIGURA 2 Os 5 monossacarídeos estruturais que compõem a formação das moléculas de oligossacarídeos.

Fonte: Chen.[16]

Alternativamente, a lactose pode ser sializada no terminal Gal em uma ligação α2-3 ou α2-6 para gerar 3'-sialil-lactose e 6'-sialil-lactose, respectivamente.[15] Isso confere propriedades ácidas à molécula e, por isso, os HMO que contêm uma ou mais unidades de Neu5Ac são denominados oligossacarídeos ácidos ou sializados.

Em contrapartida, os HMO que não contêm Neu5Ac são denominados neutros.[15,16]

Além dessas ligações, a extremidade não redutora da lactose pode ser alongada e ramificada com lacto-N-biose I (Galβ1-3GlcNAc) ou N-acetil-lactosamina (Galβ1-4GlcNAc) em ligações β1-3 ou β1-6. Dessa forma, uma grande diversidade de estruturas básicas pode ser formada.[15,16]

Variações adicionais podem ocorrer por meio da ligação de Fuc e/ou Neu5Ac em diferentes posições da cadeia básica.

Mais de uma dúzia de repetições de dissacarídeos por meio de ligações glicosídicas têm sido identificadas e são responsáveis pela complexidade e síntese dos HMO.[15]

Em linhas gerais, a grande diversidade dos HMO deve-se aos 5 diferentes monossacarídeos que os compõem (glicose, galactose, N-acetilglicosamina, fucose e ácido siálico), ao comprimento da cadeia e aos 12 diferentes tipos de ligação que podem ocorrer entre os monossacarídeos.[12-16]

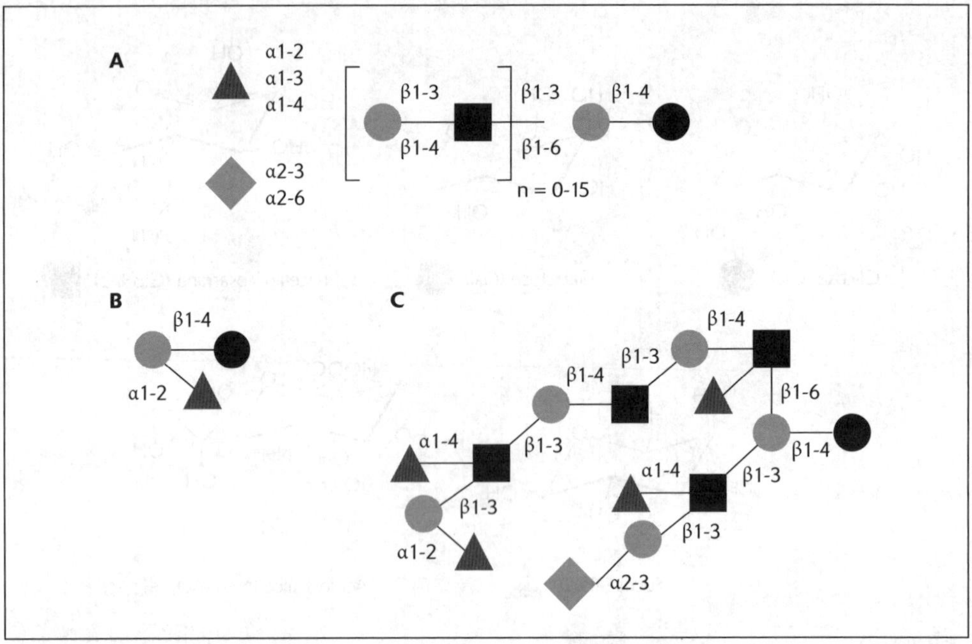

FIGURA 3 A: composição estrutural do HMO. B: estrutura da lactose sializada ou fucosilada para formar a 2′-fucosil-lactose, por exemplo. C: HMO complexos que podem ser ramificados, modificados e sializados ou fucosilados como a iso-lacto N-decaose.
HMO: oligossacarídeos do leite humano.
Fonte: adaptada de Bode.[15]

A complexidade da fração dos oligossacarídeos do leite humano é agigantada quando se mensura a quantidade de moléculas presente no grupo dos carboidratos. Atualmente a literatura identificou mais de 200 estruturas distintas,[11-15] como já mencionado, todavia acredita-se que o leite humano possa ser composto por cerca de mil oligossacarídeos diferentes.[17]

Embora essa diversidade seja um fator característico do dinamismo e especificidade do leite humano, de acordo com um artigo de revisão publicado em 2021, cerca de 15 a 25 oligossacarídeos compõem até 80% da fração total dos HMO. A molécula 2-FL constitui aproximadamente 20% do total dos HMO.[18]

Na Tabela 3 pode-se observar as 15 moléculas de HMO mais abundantes presentes no leite humano maduro segundo nome, abreviação e estrutura simbolizada.

FATORES INTER E INTRAINDIVIDUAIS DE INFLUÊNCIA NA VARIABILIDADE, COMPOSIÇÃO E CONCENTRAÇÃO DOS HMO

A composição dos oligossacarídeos e sobretudo sua variabilidade e concentração no leite humano sofrem interferência direta de alguns fatores, como:

Tabela 2 Classificação dos HMO conforme a composição de monossacarídeos e exemplos de isômeros estruturais

Neutros de cadeia básica

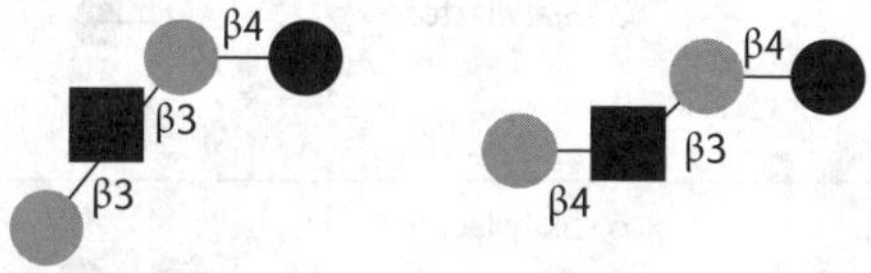

Lacto-N-tetraose	Lacto-N-neotetraose
PM: 707.63	PM: 707.63

Neutros fucosilados

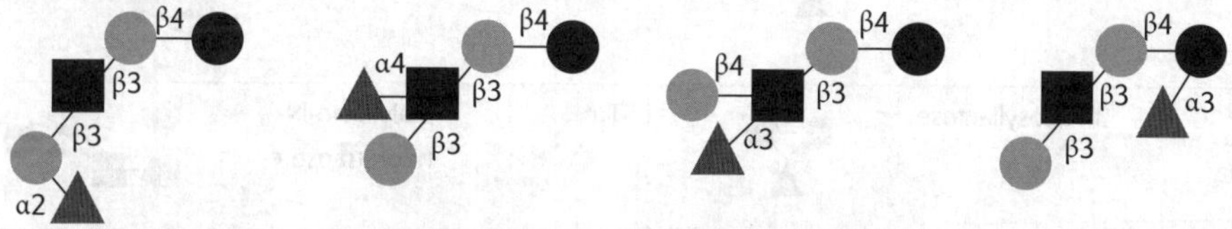

Lacto-N-fucopentaose I	Lacto-N-fucopentaose II	Lacto-N-fucopentaose III	Lacto-N-fucopentaose V
PM: 853.77	PM: 853.77	PM: 853.77	PM: 853.77

Ácidos

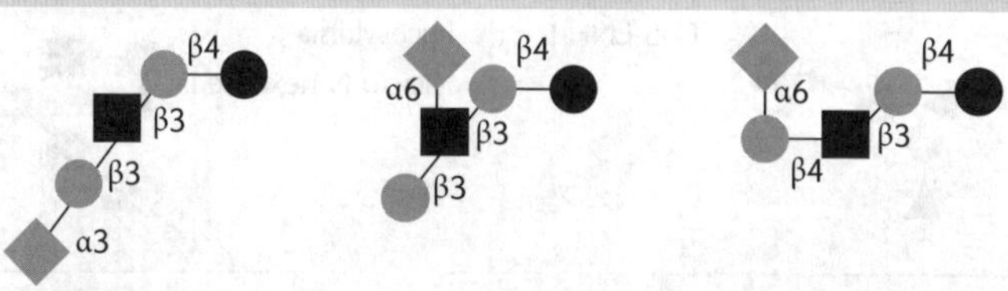

LS-tetrassacarídeo a	LS-tetrassacarídeo b	LS-tetrassacarídeo c
PM: 998.88	PM: 998.88	PM: 998.88

HMO: oligossacarídeos do leite humano; PM: peso molecular.
Fonte: adaptada de Chen et al.;[16] ILSI.[17]

a) **Genética**, que pode ser explicada pelo polimorfismo de nucleotídeo único (do inglês *single nucleotide polymorphism* – SNP), como variações de nucleotídeos no genoma de 2 genes chamados de gene Secretor (*Se*) e gene Lewis (*Le*), que codificam as enzimas (FUT 2) α1-2 fucosiltransferase e (FUT 3) α1-3/4 fucosiltransferase, respectivamente. Somente as duas enzimas FUT 2 e FUT3 estão envolvidas na biossíntese dos HMO.[12,14-16,19]

Com base nesses polimorfismos da fucosiltransferase, os perfis de HMO em mães lactantes são classificados em 4 fenótipos de leite, ou 4 "grupos de leite" diferentes, resultando em características estruturais distintas em sua fração de oligossacarídeos, e podem ser definidos[17,20,21] de acordo:

Tabela 3 Estrutura das 15 moléculas de HMO mais abundantes presentes no leite maduro

Abreviatura	Nome	Estrutura	Abreviatura	Nome	Estrutura
Neutral HMOs (neutral core and neutral fucolylated			Acidic-non-fucosylated HMOs		
LNT	Lacto-N-tetraose	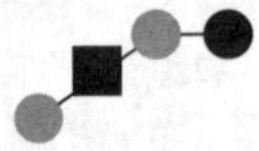	3′-SL	3′-Sialyllactose	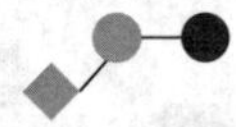
LNnT	Lacto-N-neotetraose	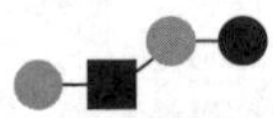	6′-SL	6′-Sialyllactose	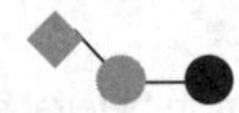
2′-FL	2′-Fucyllactose	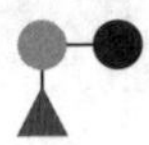	DSLNT	Disialyllacto-N-tetraose	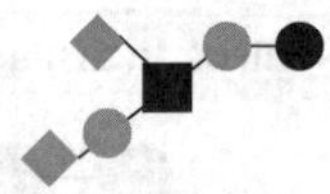
3-FL	3-Fucosyllactose	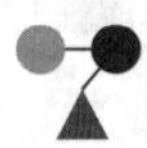	LST c	Sialyllacto-N-neotetraose c	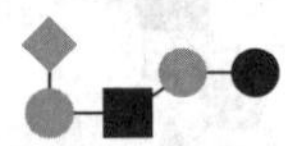
DFL (LDFT)	Difucosyllactose	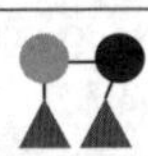		Acidic fucosylated HMO	
LNDFH-I (DFLNT)	Lacto-N-difucohexaose I	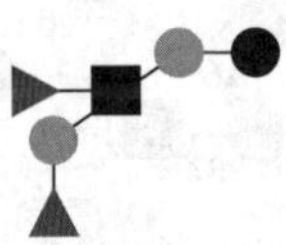	FDS-LNH-I	Fucosyldisialyllacto-N-hexaose I	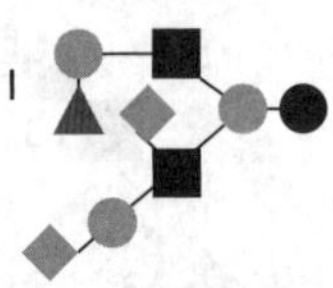
LNFP-I	Lacto-N-fucopentaose I	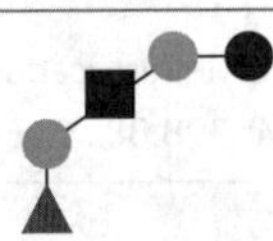			
LNFP-II	Lacto-N-fucopentaose II	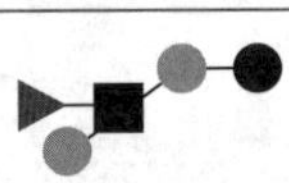			
LNFP-III	Lacto-N-fucopentaose III	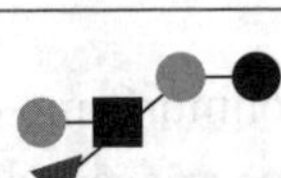			
TF-LNH	Trifucosyllacto-N-hexaose	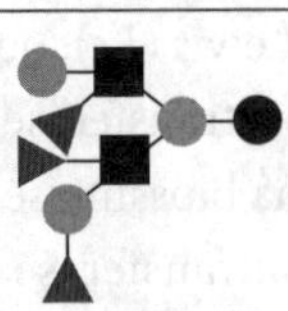			

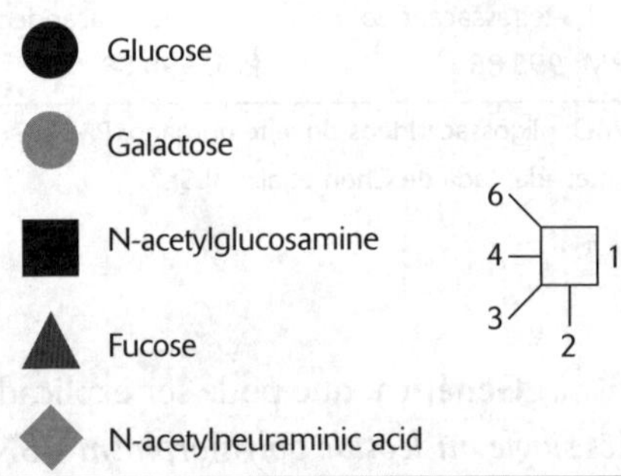

HMO: oligossacarídeos do leite humano.
Fonte: adaptada de Soyyılmaz et al.[18]

- **Grupo 1 (Le+Se+)**: possui todos os HMO fucosilados, com ligações α1-2, α1-3 e α1-4.
- **Grupo 2 (Le+Se–):** não possui os HMO α1-2 fucosilados.
- **Grupo 3 (Le–Se+):** não possui HMO α1-4 fucosilados.
- **Grupo 4 (Le–Se–):** não possui os HMO α1-2 e α1-4 fucosilados.

Embora não descrito nos grupos 2, 3 e 4, os HMO α1-3 fucosilados são produzidos por todas as lactantes, independentemente da característica genética.[17]

Cerca de 70 a 80% das mulheres mundialmente são secretoras ativas para FUT2 (Tabela 3).

Em um estudo conduzido no Brasil, Tonon et al. analisaram a composição e as concentrações de HMO no leite de 78 nutrizes, e, com base na presença de HMO α1-2 e α1-4 fucosilados, as nutrizes foram classificadas entre os 4 fenótipos acima listados. Foi observada a prevalência de 76% do fenótipo do grupo 1; 11,5% do grupo 2; 11,5% do grupo 3 e 1% do grupo 4. Tanto a diversidade quanto a concentração total de HMO variaram entre os grupos. O leite humano das nutrizes secretoras (grupos 1 e 3) apresentou maior concentração total de HMO. Considerando todas as amostras, os HMO mais abundantes foram a 2'-fucosilactose (2'-FL), a lacto-N-difucohexaose I (LNDFH I) e a lacto-N-fucopentaose I (LNFP I).[17,19]

b) **Estágio de lactação**, no qual a concentração dos HMO costuma ser maior no colostro (20 a 25 g/L) se comparado com o leite maduro (5 a 15 g/L).[11,13]

Isso corrobora os resultados encontrados em uma revisão sistemática na qual a abundância relativa dos HMO em concentrações totais e individuais diminui ao longo dos estágios de lactação. O artigo considerou as publicações no período de 1996 a 2020 em 31 países.[18]

As concentrações de HMO diferem amplamente para cada HMO individual. Por exemplo, enquanto o 2'-FL diminuiu significativamente do colostro (0 a 5 dias) para o leite tardio (> 90 dias), o 3-FL mostrou um aumento significativo do colostro para o leite tardio.[18]

Pode-se observar na Figura 4 os HMO individuais, que foram categorizados e somados de acordo com seu grupo HMO (neutro, sializado ou fucosilado). A soma do grupo fucosilado continua sendo a porção de HMO mais abundante em comparação aos outros dois grupos.[18]

c) **Idade gestacional:** ainda é um fator não genético a ser considerado, pois, embora pesquisas mais recentes não tenham mostrado diferenças estaticamente significativas entre a concentração de oligossacarídeos no leite de prematuro e a termo;[1,7] as concentrações de HMO no leite materno de mães de prematuro é maior do que nos nascidos a termo, variando de 10 a 23 g/L.[11]

d) **Outros fatores modificáveis externos**, como ambiente, alimentação materna, atividade física, uso de suplementos, estado nutricional da mãe, uso de medicações du-

Tabela 4 Principais HMO secretados e a prevalência estimada em mulheres de acordo com os genes Secretor (Se) e Lewis (Le)

Grupo leite	Classificação	Se	Le	Ligação fucose	Principais HMO secretados	Frequência estimada (global)
1	Secretor Lewis Positivo	+	+	α1-2, α1-3, α1-4	2'FL, 3-FL, DFL, LNT, LNnT, LNFP-I, LNFP-II, LNDFH-I, LNDFN-II	70%
2	Não Secretor Lewis Positivo	–	+	α1-3, α1-4	3-FL, LNT, LNnT, LNFP-II, LNFP-III, LNDFH-II	20%
3	Secretor Lewis Negativo	+	–	α1-2, α1-3	2'-FL, 3-FL, DFL, LNT, LNnT, LNFP-I, LNFP-III	9%
4	Não Secretor Lewis Negativo	–	–	α1-3	3-FL, LNT, LNnT, LNFP-III, LNFP-V	1%

HMO: oligossacarídeos do leite humano.
Fonte: adaptada de Soyyılmaz et al.[18]

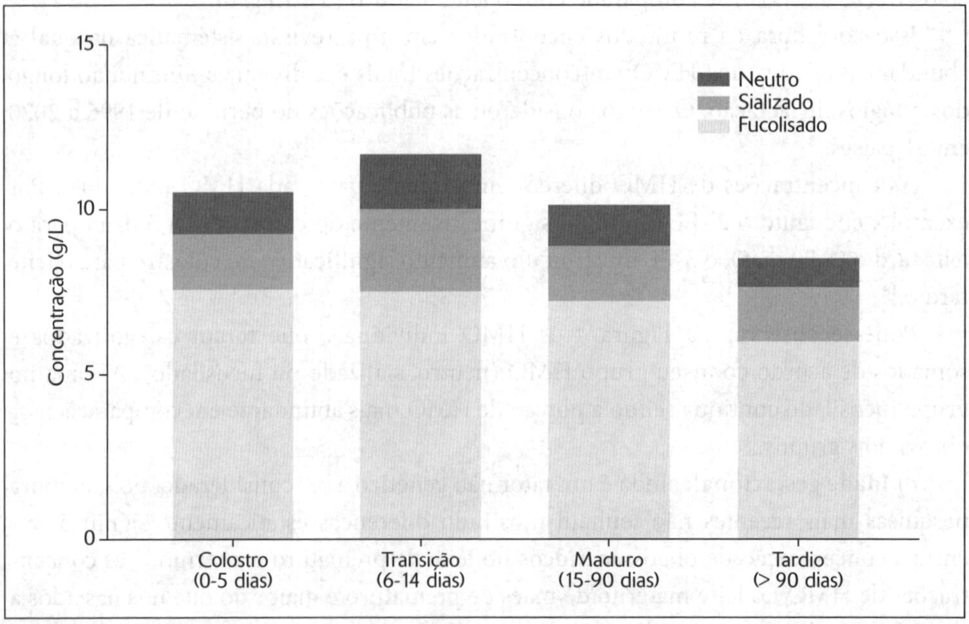

FIGURA 4 Abundância relativa de HMO, segundo a classificação dos grupos neutro, sializado ou fucosilado e períodos de lactação predefinidos (colostro 0 a 5 dias / transição 6-14 dias / maduro 10-90 dias / tardio > 90 dias).

rante a gravidez e lactação também podem afetar a composição dos oligossacarídeos do leite.[14,22]

A suplementação de probióticos, por exemplo, em gestantes no último trimestre de gestação mostrou uma diferença significativa na composição dos HMO em relação as mães que não receberam a suplementação. Contudo, segundo os autores, mais estudos comparando cepas iguais precisam ser investigados.[23]

Em suma, a complexidade dos fatores intra e interindividuais, genéticos e não genéticos e suas conexões ainda precisa ser mais bem elucidada no âmbito científico, o que pode ser uma oportunidade de investigações futuras.

METABOLISMO DOS HMO

Os HMO, embora classificados como componentes do macronutriente carboidrato, não desempenham função nutritiva, ou seja, não são digeríveis pelo organismo, haja vista, por exemplo, as fibras.

São resistentes à hidrólise por parte das enzimas digestivas, à acidez estomacal e à absorção no colón e intestino delgado. Todavia, aproximadamente 1% dos HMO ingeridos são absorvidos, transferidos para a circulação sistêmica e excretados na urina tal como foram absorvidos, intactos.[11,14,17,24]

O grande percentual restante chega ao intestino distal e ao cólon para ser metabolizado pela microbiota intestinal ou excretado de forma intacta pelas fezes.[11,24]

FUNÇÕES E POTENCIAIS BENEFÍCIOS DOS HMO ASSOCIADOS À SAÚDE INFANTIL

Embora as pesquisas sobre os HMO tenham iniciado há mais de 130 anos, somente nos últimos 15, de acordo com uma busca rápida nas bases de publicações científicas, os estudos clínicos e as evidências científicas se intensificaram de maneira exponencial.

Sabe-se até o momento que os HMO apresentam potenciais benefícios à saúde por meio de quatro modos de ação primários:[15,20,25]

- **Atividade antimicrobiana e antiviral:** impede a adesão de microrganismos indesejáveis, agindo como "receptores isca" e imitando receptores de superfície celular (Figura 5).
- **Efeito prebiótico seletivo:** exerce influência positiva e manutenção da microbiota intestinal via efeito prebiótico, estimulando o crescimento de bactérias benéficas e bloqueando o crescimento de bactérias patogênicas (Figura 6).
- **Maturação da barreira intestinal:** modula a barreira da mucosa intestinal, produzindo metabólitos favoráveis para o bom funcionamento do trato gastrointestinal (Figura 7).

- **Efeitos no desenvolvimento do sistema imune:** ação direta no sistema imunológico, modulando populações de células imunológicas e secreção de citocinas, impactando a resposta inflamatória (Figura 8).

Atividade antimicrobiana e antiviral

A adesão de microrganismos indesejáveis às superfícies celulares pode impactar na colonização de patógenos na microbiota intestinal, proporcionando uma abundância desfavorável desses microrganismos e acarretar o que chamamos de disbiose (desequilíbrio da flora intestinal), que pode ocasionar várias doenças.[15]

Os HMO desempenham um papel na prevenção de infecções em amamentados por bloqueio direto de patógenos celulares virais e bacterianos e infecção por toxinas, imitando os receptores de entrada nas células, o que impediria a adesão por parte desses microrganismos indesejáveis.[15,20]

Estudos *in vitro* e modelos animais mostraram que algumas moléculas de HMO inibem a adesão de bactérias como *Campylobacter jejuni (C. jejuni)* e *Clostridioides difficile (C. difficile)* e que a combinação com antibióticos pareceu ajudar na prevenção de recorrência de infecções, aumentando a diversidade microbiana desejada após a utilização de antibióticos.[26-28]

Outro estudo avaliou a capacidade dos HMO de diminuir o crescimento de *Escherichia coli (E. coli), Salmonella fyris (S. fyris)* e *Vibrio cholerae (V. cholerae)*, bactérias

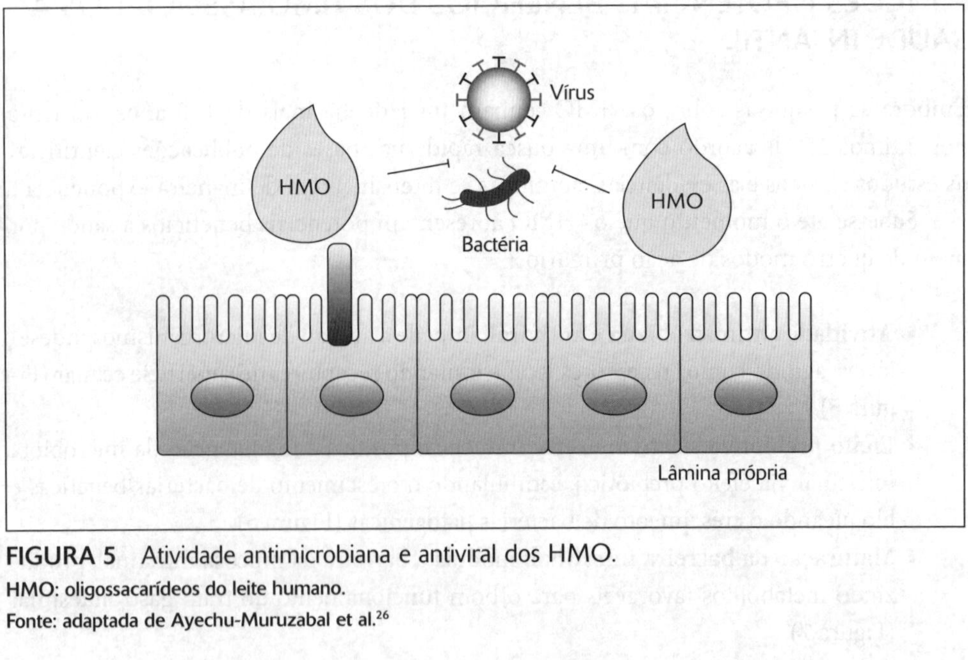

FIGURA 5 Atividade antimicrobiana e antiviral dos HMO.

HMO: oligossacarídeos do leite humano.
Fonte: adaptada de Ayechu-Muruzabal et al.[26]

patogênicas comumente associadas às infecções diarreicas. Os HMO reduziram significativamente a adesão de patógenos *E. coli* e *V. cholerae*, mas não para *S. fyris*.[29]

Em adicional, os HMO podem exercer sua propriedade antiadesiva imitando os receptores da superfície das células epiteliais utilizados por muitos vírus, bactérias, parasitas e protozoários para se fixar nas superfícies do hospedeiro como um requisito para que esses microrganismos encontrem seu nicho e proliferem, bem como intracelularmente, bloqueando a replicação viral.[14,25] Interessantemente, algumas estruturas dos HMO apontaram redução da infectividade de norovírus, rotavírus e inibição da transferência do vírus HIV-1.[25]

Efeito prebiótico seletivo

Os HMO não são classificados exclusivamente como prebióticos em si, porém fazem parte de um grupo de carboidratos que são largamente conhecidos por possuírem propriedades prebióticas.

Um prebiótico é definido como "um substrato que é utilizado seletivamente pelos microrganismos hospedeiros conferindo benefício à saúde",[30] por exemplo, os galacto-oligossacarídeos (GOS).

É bem sabido que os HMO resistem à digestão e atingem o intestino grosso intacto. Uma vez lá, são utilizados por bactérias da microbiota intestinal, seletivamente alimentando o crescimento de bactérias benéficas e limitando os nutrientes disponíveis para bactérias patogênicas.[11,30] Partindo dessa premissa, os HMO desempenham um papel fundamental do estabelecimento de uma microbiota saudável.

O desenvolvimento da microbiota intestinal infantil começa em útero, seguido por uma exposição microbiana muito maior e colonização que ocorre durante o parto e o início da alimentação.[31,32] Esse efeito prebiótico é afetado por uma ampla variedade de fatores, incluindo o tipo de parto, a exposição a antibióticos ou probióticos, o tipo de alimentação e o estilo de vida.

Dados preliminares de um estudo recente conduzido no Brasil por Lazarini et al. analisaram amostras fecais de 30 lactentes em aleitamento materno exclusivo (AME) com 1 mês e aos 4 meses de vida, e observou-se que lactentes nascidos por parto cesáreo em AME não apresentaram diferenças na diversidade da microbiota em relação aos nascidos por parto vaginal, exceto maior riqueza do gênero *Bifidobacterium* no primeiro mês que desapareceu no quarto mês de vida. A similaridade observada ao final do acompanhamento pode ter sido proporcionada pelos componentes bioativos como os HMO presentes no leite materno.[33,34]

As espécies dos gêneros *Bifidobacterium* e *Bacteroides* são os únicos grupos bacterianos capazes de hidrolisar e utilizar os HMO como fonte energética, todavia até o momento a única espécie capaz de degradar o conjunto completo de HMO é a *Bifidobacterium longum subsp. Infantis.*[17]

Metanálise recente conduzida em Bangladesh, Canadá, Haiti e EUA comparou a microbiota intestinal de amamentados exclusivamente (AME) e não AME. Os lactentes que foram amamentados exclusivamente por um período mais longo tiveram maiores concentrações de bifidobactérias e uma composição bacteriana mais estável, bem como redução da disbiose da microbiota intestinal associada com diarreia. Lactentes não AME tiveram maior abundância de Bacteroidetes e Firmicutes em comparação aos amamentados de forma exclusiva.[35] Esses achados ilustram o poderoso impacto positivo do leite humano na modulação do microbioma.

Vale destacar que as bifidobactérias predominam no intestino do lactente amamentado e podem representar cerca de 80 a 90% da composição da microbiota, proporcionando benefícios como proteção contra infecções e apoio na maturação do sistema imunológico.[36]

O entendimento de que possa existir uma utilização seletiva de certos HMO por bactérias específicas está crescendo. Descobertas nessa área reforçam o conhecimento de que os HMO têm uma funcionalidade específica por estrutura, ou seja, nem todos os HMO atendem ao mesmo propósito. Em complemento a isso, evidências reforçam que o crescimento de bactérias benéficas pode ser potencializado, enquanto o crescimento de patógenos nocivos à saúde do lactente pode ser desencorajado.[15]

Há também algumas evidências de que o *status* secretor de uma mãe influencia o microbioma do lactente e, especificamente, sua abundância de bifidobactérias. Em um estudo, Lewis et al. descobriram que, em lactentes de mães secretoras, as bifidobactérias se estabeleceram mais cedo e em maior abundância em comparação aos lactentes de mães não secretoras.[37]

Em oposição a isso, um estudo realizado no Brasil por Tonon et al. identificou que 87% das nutrizes tinham fenótipo secretor e 13% não secretor, e não houve diferenças na composição da microbiota de lactentes amamentados por nutrizes secretoras e não secretoras, mas correlações positivas e negativas foram observadas entre diversos HMO e microrganismos nas fezes dos lactentes.[38]

Na Figura 6 pode ser visualizada a ação prebiótica seletiva dos HMO na microbiota intestinal de lactentes.

Maturação da barreira intestinal

Evidências sugerem que, além de apoiar a colonização de uma microbiota intestinal saudável, os HMO podem beneficiar o trato gastrointestinal ao impactar a barreira da mucosa de forma positiva, diminuindo a permeabilidade epitelial.

Ou seja, os HMO interagem com os glicanos presentes na superfície das células epiteliais intestinais ou com células dendríticas, que se projetam para o lúmen intestinal a partir da lâmina própria. Isso resulta no suporte direto da maturação da barreira epitelial ou em um efeito indireto na integridade da barreira por meio da modulação da

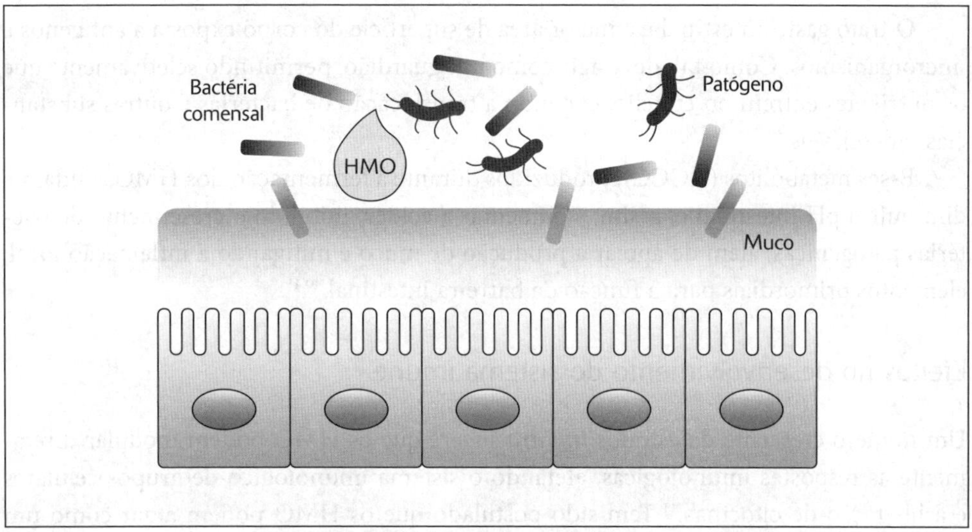

FIGURA 6 Efeito prebiótico seletivo dos HMO.
HMO: oligossacarídeos do leite humano.
Fonte: adaptada de Ayechu-Muruzabal et al.[26]

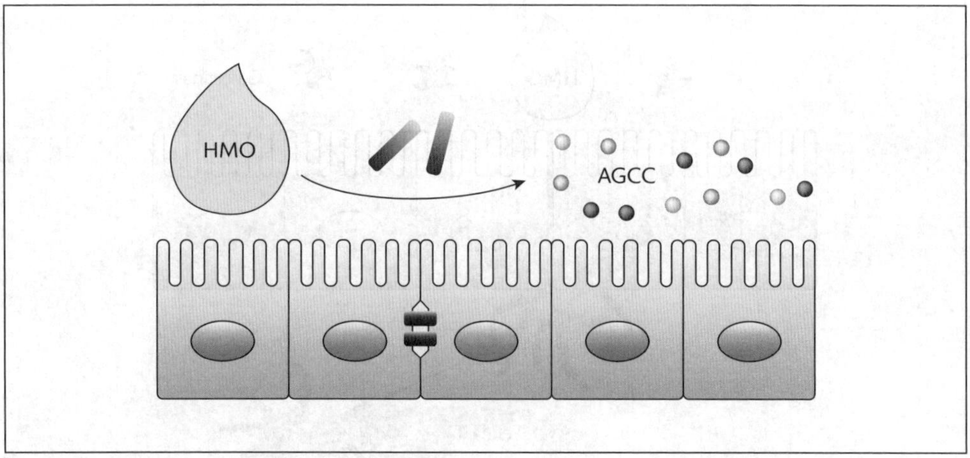

FIGURA 7 Maturação da barreira intestinal.
AGCC: ácidos graxos de cadeia curta; HMO: oligossacarídeos do leite humano.
Fonte: adaptada de Ayechu-Muruzabal et al.[26]

microbiota e consequente produção de ácidos graxos de cadeia curta (AGCC).[26] E nesse sentido, além de bloquear a invasão de patógenos, os HMO podem também promover a maturação da barreira mucosa, aumentando a diferenciação das células epiteliais intestinais.[15,26]

O trato gastrointestinal é a maior área de superfície do corpo exposta a antígenos e microrganismos. Como tal, deve agir como um guardião, permitindo seletivamente que os nutrientes entrem no epitélio, evitando a translocação de bactérias e outras substâncias indesejáveis.[39]

Esses metabólitos (AGCC), produzidos durante a fermentação dos HMO, ajudam a diminuir o pH intestinal e, assim, a aumentar a acidez, inibindo o crescimento de bactérias patogênicas, além de apoiar a produção de muco e mitigando a inflamação local, elementos primordiais para a função da barreira intestinal.[40,41]

Efeitos no desenvolvimento do sistema imune

Um número crescente de estudos *in vitro* sugere que os HMO podem modular diretamente as respostas imunológicas, afetando o sistema imunológico de grupos celulares e a liberação de citocinas.[11] Tem sido postulado que os HMO podem atuar como um modulador para orientar a maturação pós-natal do sistema imunológico, potencialmente mudando as respostas das células T para uma forma mais equilibrada de produção das citocinas pela Th1 e Th2.[11]

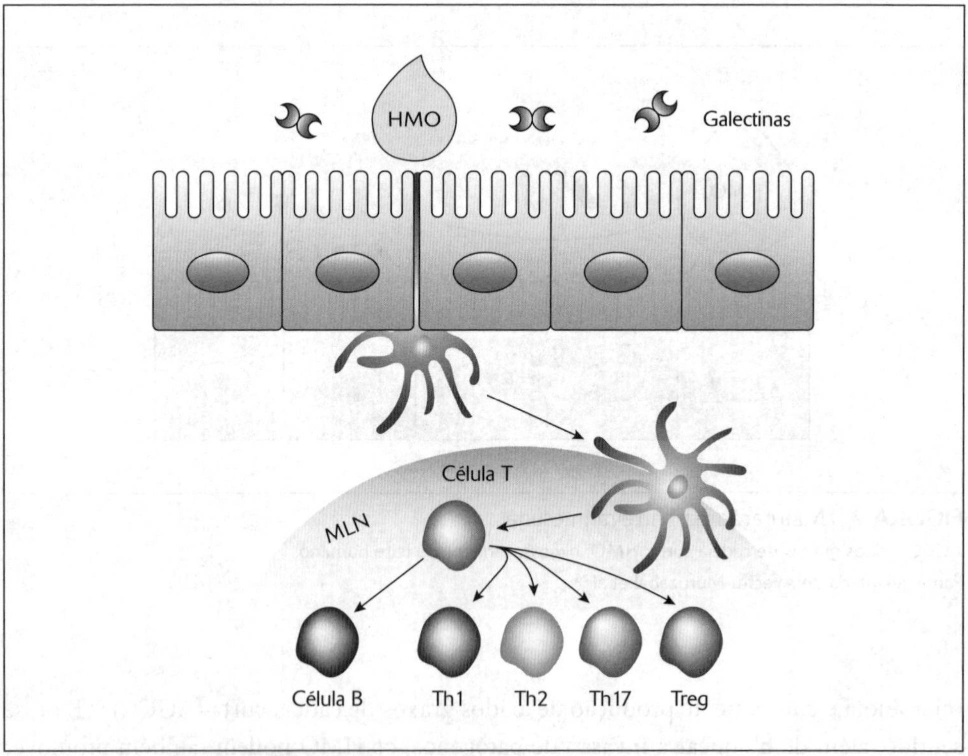

FIGURA 8 Efeitos no desenvolvimento do sistema imune.
Fonte: adaptada de Ayechu-Muruzabal et al.[26]

Vale recapitular que os linfócitos T CD4+, também chamados de auxiliar (*Helper*), quando ativados, secretam citocinas que promovem o crescimento, a diferenciação e as funções de linfócitos B, macrófagos e outras células. Dois subgrupos desses linfócitos podem ser definidos pelo tipo de citocinas que secretam: Th1 (T *helper* 1) e Th2 (T *helper* 2).

Essa ação dos HMO pode se dar localmente nas células dos tecidos linfoides associados à mucosa (GALT) ou em nível sistêmico.[11]

HMO específicos, como 2'-FL, 3'-SL, 6'-SL e LNT, foram detectados no intestino, bem como na circulação sistêmica de lactentes amamentados, reforçando os achados clínicos das últimas duas décadas, sobre a ação dos HMO diretamente nas células imunológicas.[26,42]

Outro mecanismo de regulação imunológica envolve as galectinas (Gal), que são proteínas com estrutura de beta-folha formadas por aproximadamente 135 aminoácidos, filogeneticamente conservadas e que pertencem à família de lectinas. Essas proteínas apresentam uma região de reconhecimento de carboidratos com afinidade por beta-galactosídeos, presentes nas células normais e tumorais. Pelo fato de manter essa interação lectina-células, estão envolvidas em variados processos biológicos nos organismos, como controle do ciclo celular, resposta imune, adesão celular, apoptose e metástase.[43]

Interessantemente, foi relatado que o HMO pode se ligar a vários genes humanos recombinantes galectinas, como hGal-1, -3, -4, -7, -8 e -9 em uma estrutura de maneira dependente e seletiva.[26]

Além de servir como receptores de glicanos, as galectinas também podem ser secretadas como mediadores solúveis e afetam a função imunológica. Mais pesquisas precisam elucidar o papel específico da galectinas na imunomodulação após a exposição ao HMO.[26]

A importância dos HMO no leite humano não pode ser contestada, e as evidências disponíveis até o momento confirmam isso. Ainda assim, muitas questões permanecem sobre como os HMO podem influenciar a resposta imunológica. Novas pesquisas clínicas precisam ser conduzidas com o intuito de encontrar mais respostas para as dúvidas que ainda permeiam a comunidade científica sobre os reais impactos da atuação dos oligossacarídeos no sistema imunológico no início da vida.

Após a leitura detalhada dos potenciais benefícios dos HMO na saúde do lactente no capítulo 7, pode-se observar na Figura 9 um resumo esquemático com todas as funções biológicas conhecidas por hora, baseadas em evidências científicas ao longo dos anos.[20]

- Foi demonstrado que os HMO atuam como antivirais e antimicrobianos, ligando-se a patógenos, toxinas e a receptores epiteliais. A adesão e a infecção por patógenos invasores é posteriormente bloqueado. Os HMO também previnem a captação viral ligando-se aos receptores de lectina C nas células dendríticas (CD).

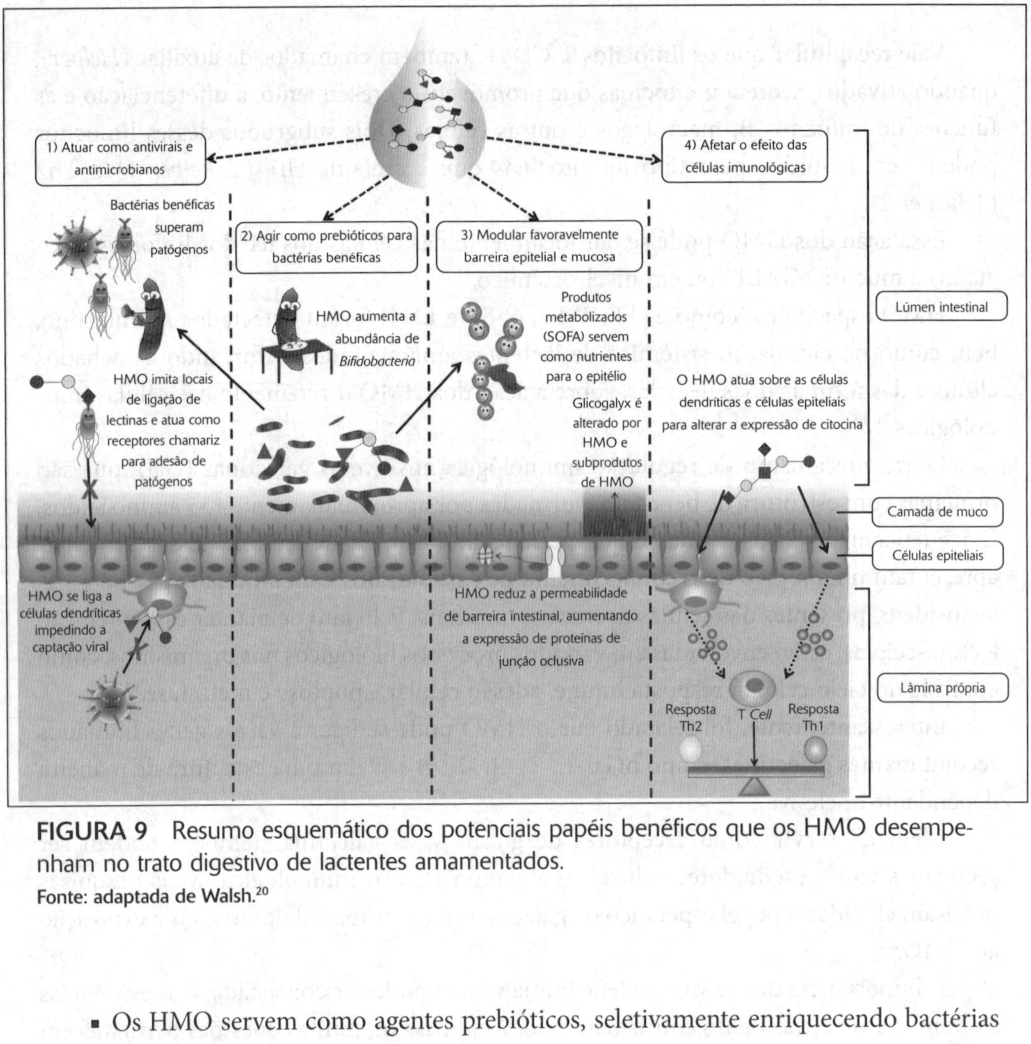

FIGURA 9 Resumo esquemático dos potenciais papéis benéficos que os HMO desempenham no trato digestivo de lactentes amamentados.
Fonte: adaptada de Walsh.[20]

- Os HMO servem como agentes prebióticos, seletivamente enriquecendo bactérias intestinais bifidogênicas. Isso confere uma vantagem seletiva às espécies de bifidobactérias sobre os patógenos, proporcionando proteção adicional contra doenças infecciosas. Os metabólitos produzidos durante a fermentação microbiana do HMO (AGCC) têm um papel importante no desenvolvimento dos bebês.
- Ácidos graxos de cadeia curta (AGCC), que são os principais metabólitos da fermentação de HMO, demonstraram influenciar a maturação das células epiteliais intestinais (CEI). Os HMO melhoram a função de barreira modulando a expressão de proteínas de junção estreita, reduzindo assim a permeabilidade da barreira intestinal. A expressão de proteínas nas camadas do glicocálice e do muco também é alterada por HMO e metabólitos de HMO.
- Os HMO interagem com células imunes (CD, células T, células B) e afetam a expressão de citocinas pró/anti-inflamatórias. Os HMO desempenham, assim, um papel na manutenção da homeostase imunológica.

OUTRAS FONTES DE HMO

Oligossacarídeos de outros mamíferos

A composição nutricional do leite humano difere do de outros mamíferos em diversos componentes. Entretanto, o leite de outro mamífero mais comumente consumido na alimentação do ser humano é o leite de vaca. Na Figura 10, como referencial comparativo, pode-se observar a quantidade de macronutrientes presentes no leite materno maduro e no leite de vaca pasteurizado.

A concentração de oligossacarídeos no leite humano atinge níveis 100 a 1.000 vezes maiores do que no leite de qualquer animal de fazenda domesticado.[20] O leite de vaca contém apenas traços de HMO.[15,20]

No leite humano, os oligossacarídeos neutros predominam sobre os ácidos, e a proporção de HMO fucosilados em relação ao total é relativamente alta.[15,44]

Em contrapartida, no leite/colostro bovino, os oligossacarídeos ácidos predominam sobre os neutros, e a concentração de oligossacarídeos neutros fucosilados é muito baixa.[44]

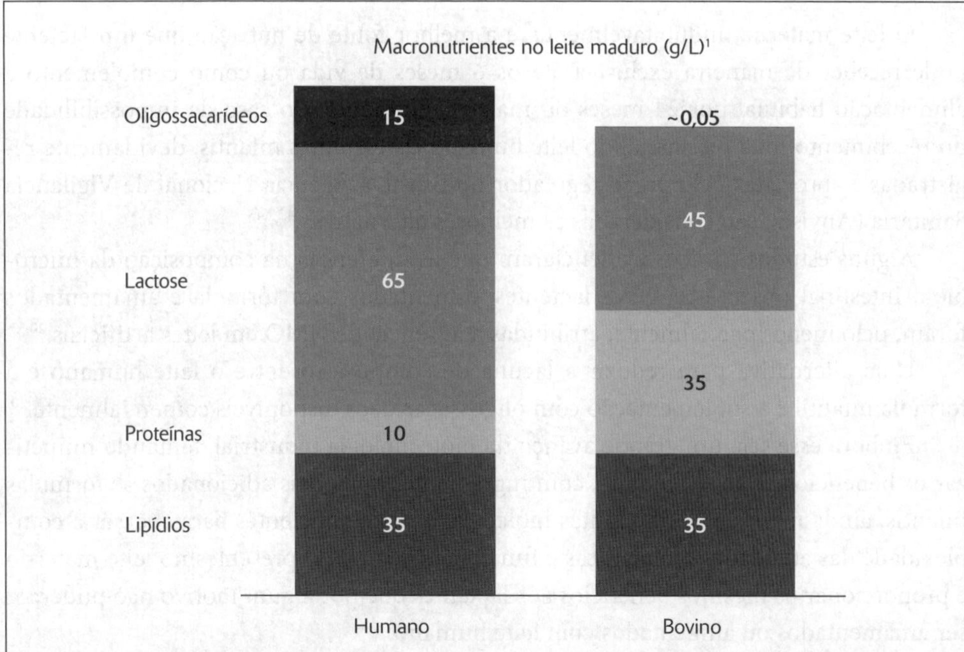

FIGURA 10 Macronutrientes presentes no leite materno maduro e no leite de vaca.
Fonte: Bode.[15]

A Tabela 5 elucida essas principais diferenças comparando em números os oligossacarídeos presentes em ambos os leites.

Tabela 5 Principais diferenças dos oligossacarídeos do leite humano e bovino

	Leite humano	Leite bovino
Oligossacarídeos (g/L)	10-15	~0,05
Número de oligossacarídeos identificados	> 200	~40
% fucosilado neutro	50-80%	~1%
% ácido siálico	10-20%	~70%

Fonte: adaptada de Bode et al.;[15] Urashima et al.[44]

Em conclusão, os HMO presentes no leite humano são mais complexos, variados, em maior concentração e estruturas diferentes dos oligossacarídeos do leite presentes em outras espécies de mamíferos.[15,44]

Oligossacarídeos adicionados em fórmulas infantis

O leite materno, indubitavelmente, é a melhor fonte de nutrição que um lactente pode receber de maneira exclusiva até os 6 meses de vida ou como complemento à alimentação habitual por 24 meses ou mais.[2-4] Entretanto, no caso da impossibilidade do recebimento total ou parcial do leite humano, as fórmulas infantis, devidamente registradas e aprovadas pelo órgão regulador no Brasil, a Agência Nacional de Vigilância Sanitária (Anvisa), são consideradas as melhores alternativas.[4,17,45]

Alguns estudos clínicos evidenciaram que as diferenças na composição da microbiota intestinal observadas entre lactentes alimentados com fórmula e amamentados foram, pelo menos parcialmente, atribuídas à ausência de HMO em leites artificiais.[20,33]

Uma alternativa para reduzir a lacuna de composição entre o leite humano e a fórmula infantil é a suplementação com oligossacarídeos disponíveis comercialmente.[20]

Embora esse seja um grande avanço da biotecnologia industrial, tentando mimetizar os benefícios do leite humano, com ingredientes opcionais adicionados às fórmulas infantis, ainda não está claro quantas moléculas seriam suficientes para abarcar a complexidade das atividades metabólicas e funcionais dos HMO presentes no leite materno e proporcionar os mesmos benefícios aos lactentes que por algum motivo não puderam ser amamentados ou alimentados com leite humano.

À medida que as pesquisas na área de tecnologia dos alimentos proporcionarem mais moléculas de HMO disponíveis para comercialização, seja como HMO isolados do leite bovino, sintetizados por processos químicos e microbianos, ou em associação a outros oligossacarídeos prebióticos, maior serão a chances de avanços nos benefícios a serem proporcionados para esses lactentes.[14,20]

A estrutura simples da molécula de 2'-FL permite sua síntese por meio de processos químicos, enzimáticos e biotecnológicos, tornando-a um dos primeiros HMO a serem produzidos sinteticamente em larga escala.[46] Por conta de sua disponibilidade, somada ao fato de ser um dos HMO mais abundantes no leite materno e a suas propriedades funcionais, a 2'-FL tem sido a molécula de HMO mais estudada, tanto em estudos experimentais quanto clínicos.[47]

Estudos clínicos têm avaliado a segurança e potenciais benefícios da adição da 2'-FL a fórmulas infantis, geralmente combinada aos oligossacarídeos não humanos – como GOS ou FOS – ou ainda a outro HMO, por exemplo, a lacto-N-neotetraose (LNnT).[42,48,49]

A adição da combinação dos prebióticos GOS e FOS (GOS/FOS) na proporção 9:1 com concentrações que variam de 4 a 8 g por litro tem sido a alternativa mais utilizada em fórmulas infantis, com segurança e tolerância comprovadas em diversos estudos clínicos.[50,51] Alguns estudos observaram melhora na consistência fecal,[52,53] redução de incidência de infecções gastrointestinais e respiratórias; redução na prevalência de alergia alimentar[54] e no número de episódios de diarreia[52] em lactentes que usaram fórmulas infantis com a combinação GOS/FOS (9:1) como fonte de oligossacarídeos.

Esses avanços abriram caminho para os primeiros estudos de segurança, crescimento e tolerância infantil com HMO específicos e resultaram na aprovação regulatória e na comercialização de dois HMO principais: 2'-FL e lacto-N-neotetraose (LNnT).[27]

Estudos clínicos recentes de novas moléculas de HMO (2'-fucosyllactose, 2',3-di-fucosyllactose, lacto-N-tetraose, 3'-sialyllactose, e 6'-sialyllactose) e potenciais combinações vêm sendo conduzidos com o intuito de aprimorar os conhecimentos sobre os impactos dos HMO na saúde do lactente e de se aproximar cada vez mais dos benefícios proporcionados ao lactente alimentado com leite humano.

Um estudo de 2022 concluiu que uma fórmula infantil com uma mistura específica de 5 HMO apoia o desenvolvimento do sistema imunológico intestinal e da função da barreira intestinal, proporcionando um microbioma intestinal com maior número de bifidobactérias, particularmente *B. infantis*, e redução de *Clostridioides difficile*.[55]

ASPECTOS REGULATÓRIOS

Os HMO são estudados há mais de 130 anos, e, conforme já mencionado anteriormente, sua composição e quantidade variam muito de acordo com fatores genéticos e não genéticos.

Somente há menos de 15 anos, por meio da biotecnologia (processos de síntese química ou de fermentação), foi possível a reprodução de moléculas de HMO estruturalmente idênticas às presentes no leite humano.

O processo de liberação do registro de um produto ou alimento para menores de 3 anos é extremamente minucioso e cauteloso, considerando prioritariamente segurança, eficácia e comprovação científica para futuras alegações de saúde.

O órgão regulador responsável pela aprovação desses registros no Brasil é a Anvisa, ao qual cabem a regulamentação, o controle e a fiscalização de produtos e serviços que envolvam risco à saúde pública, como os bens e produtos de consumo submetidos ao controle e fiscalização sanitária, dos quais os alimentos processados, bebidas, seus insumos, aditivos alimentares, embalagens e equipamentos em contato com o alimento são alvo de suas incumbências.

Outra frente reguladora no Brasil é o Ministério da Agricultura, Pecuária e Abastecimento (Mapa), que cuida da regulamentação exclusiva dos produtos agrícolas *in natura*, os produtos de origem animal, como leite, ovos, carne, mel e seus respectivos derivados, além de bebidas (refrigerantes, sucos e bebidas alcoólicas) e vinagre. O registro de produtos alimentícios é um dos processos que o Mapa supervisiona.

Na maioria dos países os HMO são considerados pelos órgãos reguladores como "ingredientes opcionais" ou "novos ingredientes/alimentos" que podem ser adicionados a um produto, por exemplo, nas fórmulas infantis.

Um processo de registro normalmente se fundamenta na tríade segurança, eficácia e comprovação científica, conforme já visto, e pode ser observado na Figura 10.

No Brasil, é necessário primeiramente submeter um dossiê científico robusto sobre os estudos de segurança, eficácia de cada molécula de HMO de modo individual e/ou combinada. Após a aprovação desse registro, um segundo dossiê é submetido com o produto pronto para consumo já adicionado da molécula de HMO ou da combinação de moléculas. Somente após a aprovação dessa sequência de processo do registro é que o produto pode ser comercializado.

Todo esse trâmite para obtenção do registro de um produto com ingredientes opcionais no Brasil normalmente tem duração de 2 anos.

As legislações que regulamentam as fórmulas infantis de partida, seguimento e primeira infância, bem como os ingredientes opcionais adicionados a elas, são as Resoluções n. 43 e 44, ambas de 19 de setembro de 2011, respectivamente.[56,58]

Na grande maioria dos países, o processo regulatório é semelhante ao ocorrido no Brasil em termos de rigorosidade científica e validação baseada em segurança e eficácia. Nos EUA, para a permissão de comercialização das moléculas adicionadas às fórmulas infantis, por exemplo, é necessária a obtenção de notificação GRAS (do inglês *Generally Recognized As Safety*) do Food and Drug Administration (FDA).[58] Na União Europeia, é necessário o registro acompanhando a EC (do inglês – *European Community*) n. 258/97 do Parlamento Europeu e do Conselho, de 27 de janeiro de 1997, que foi atualizada em 2018,[59] relativo a novos alimentos e novos ingredientes alimentares associados. Em paralelo, os dossiês científicos são encaminhados para a apreciação da EFSA (do inglês *European Food Safety Authority*), que emite seu posicionamento final sobre a aprovação.[60]

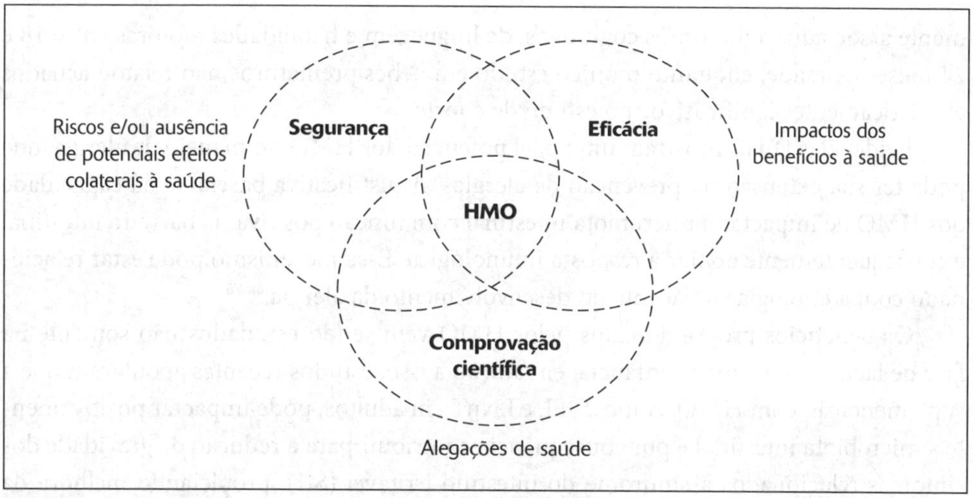

FIGURA 11 Tríade do processo de registro regulatório para novos ingredientes em produtos infantis.
HMO: oligossacarídeos do leite humano.

Vale reforçar que a estrutura regulatória para a aprovação dos HMO pode variar de acordo com a região geográfica; consequentemente, pode-se esperar processos e interpretações distintos sobre a segurança e as alegações de saúde.

NOVAS PERSPECTIVAS DE PESQUISAS CIENTÍFICAS COM HMO

Os HMO estão sendo explorados por sua capacidade de apoiar a saúde intestinal dos prematuros, incluindo um papel potencial importante na redução do risco do NEC (enterocolite necrosante), doença gastrointestinal que acomete os prematuros normalmente hospitalizados em unidades de terapia intensiva (UTI). De acordo com evidências clínicas, os HMO exercem uma influência positiva na proteção da barreira da mucosa intestinal e consequentemente melhora na proporção de bactérias benéficas como Bifidbacterias e Bacteroidetes em detrimento das patogênicas como Proteobacterias e Firmicutes, comumente presentes em prematuros com NEC.[61]

Em relação ao desenvolvimento neuro-cognitivo, estudos indicam que os HMO, tais como 2'-FL, 3'-SL e 6'-SL, podem apoiar atividades cognitivas, seja como *building blocks* para o desenvolvimento do cérebro ou com uma função nutricional específica na saúde cerebral.[62-66]

Segundo uma revisão feita por Berger et al., 6 estudos observacionais foram identificados e 5 foram realizados com nascidos a termo. Os tamanhos das amostras variaram de 35 a 659 lactentes com idade entre 1 e 6 meses. Os resultados de neurodesenvolvimento foram avaliados entre 6 e 24 meses de idade e incluíram quatro domínios. Em lactentes nascidos a termo os HMO fucosilados e sializados totais e individuais foram positivamente associados a domínios cognitivos, de linguagem e habilidades motoras entre 18 e 24 meses de idade, enquanto o único estudo em bebês prematuros não relatou achados estatisticamente significativos no estudo de coorte.[67]

Evidências atuais mostram um papel potencial dos HMO no manejo de alergia, que pode ter sua extensão na prevenção de alergias. A justificativa baseia-se na capacidade dos HMO de impactar a microbiota intestinal com função positiva na barreira intestinal e consequentemente apoiar a resposta imunológica. Esse mecanismo pode estar relacionado com a etiologia subjacente do desenvolvimento da alergia.[68-70]

Os benefícios proporcionados pelos HMO vêm sendo estudados não somente na fase de lactação e primeira infância; em adição a isso, estudos recentes apontaram que a suplementação com HMO, como 2'-FL e LNnT em adultos, pode impactar positivamente a microbiota intestinal e por consequência contribuir para a redução da gravidade dos sintomas relacionados à síndrome do intestino irritável (SII), propiciando melhora da qualidade de vida.[71-73]

O avanço exponencial nas pesquisas científicas com as moléculas de HMO, evidenciando os benefícios proporcionados aos lactentes e seus potenciais efeitos duradouros ao longo da vida, reforçam a teoria de Barker e o conceito DOHAD (do inglês *Developmental Origins of Health and Disease*), em que desempenhar um papel na promoção da saúde e na prevenção de doenças durante toda a vida é a melhor alternativa.

Em estudos clínicos recentes, Lars Bode e pesquisadores têm investigado a presença dos HMO no líquido amniótico,[74] o que sugere que de certa forma as moléculas podem afetar a saúde fetal e seu desenvolvimento, novamente com potenciais efeitos duradouros ao longo da vida. Em adição a isso, os HMO podem não somente ter seus benefícios perpetuados para os lactentes, mas também impactar a saúde materna de maneira imediata e em longo prazo. Resultados mostraram que os HMO aparecem na circulação materna já no final do primeiro trimestre de gravidez e são excretados intactos na urina materna durante toda a lactação.[75]

É muito provável que o fato de os HMO serem considerados ingredientes seguros para o consumo de lactentes os tornem também ingredientes seguros para aplicação em adultos.

Obviamente que o fato de os HMO serem o terceiro componente soluto mais abundante do leite materno por si só já é um fator de grande proeminência para a saúde humana, e, mesmo que exista um arcabouço científico robusto com estudos evidenciando seus benefícios, ainda existem possibilidades de novas pesquisas e investigações clínicas sobre seus potenciais benefícios que precisam ser mais bem elucidadas em todas as fases da vida.

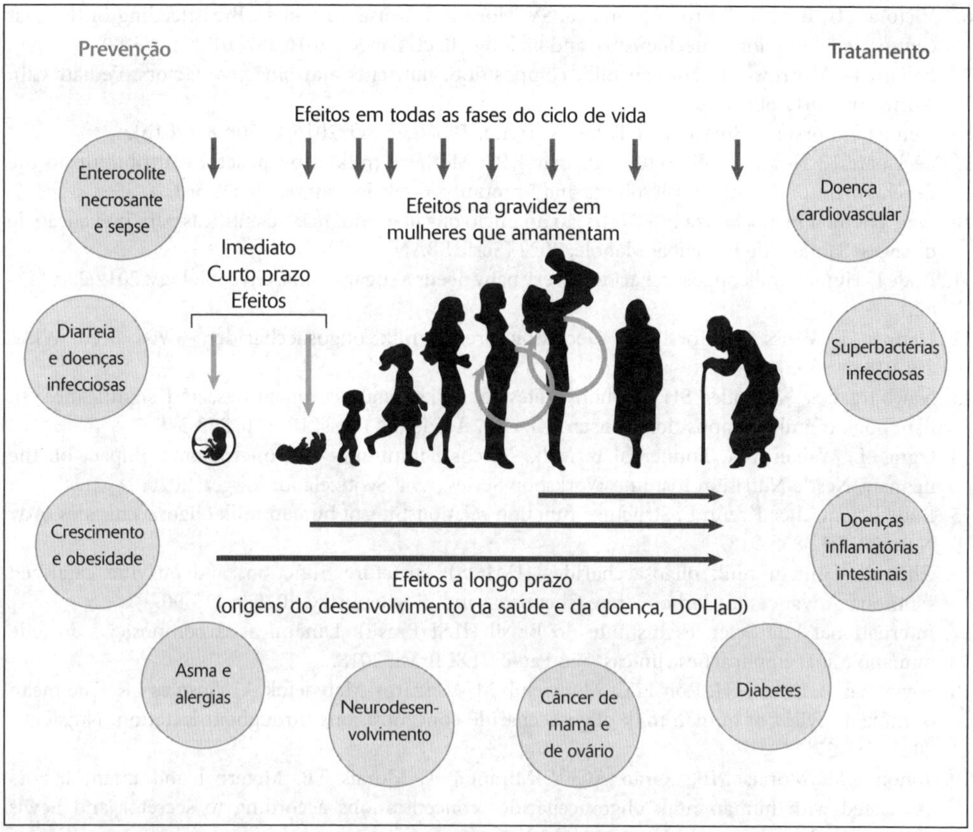

FIGURA 12 Efeitos dos HMO nas várias fases do ciclo da vida.

REFERÊNCIAS BIBLIOGRÁFICAS

1. Oliveira ALC, Mello CS. Aleitamento materno: tópicos atuais e evidências clínicas. Rio de Janeiro: Rubio; 2022.
2. World Health Organization (WHO); United Nations Children's Fund (Unicef). Global strategy for infant and young child feeding. Geneva: WHO; 2003.
3. Brasil. Ministério da Saúde. Secretaria de Atenção Primaria à Saúde. Departamento de Promoção da Saúde. Guia alimentar para crianças brasileiras menores de 2 anos. Brasília: Ministério da Saúde; 2019.
4. Sociedade Brasileira de Pediatria (SBP). Weffort VRS. Manual de alimentação: orientações para alimentação do lactente ao adolescente, na escola, na gestante, na prevenção de doenças e segurança alimentar. Sociedade Brasileira de Pediatria. Departamento Científico de Nutrologia. 4.ed. São Paulo: SBP; 2018.
5. Estudo Nacional de Alimentação e Nutrição Infantil – Enani-2019: Resultados preliminares – indicadores de aleitamento materno no Brasil. Rio de Janeiro: UFRJ; 2020. Disponível em: https://enani.nutricao.ufrj.br/index.php/relatorios/. Acesso em: 20 set. 2023.

6. Victora CG, Bahl R, Barros AJ, França GV, Horton S, Krasevec J, et al. Breastfeeding in the 21st century: epidemiology, mechanisms, and lifelong effect. Lancet. 2016;387(10017):475-90.
7. Ballard O, Morrow AL. Human milk composition: nutrients and bioactive factors. Pediatr Clin North Am. 2013;60:49-74.
8. Hennet T, Borsig L. Breastfed at Tiffany's. Trends Biochem Sci. 2016;41:508-8. (2016).
9. Le Doare K, Holder B, Bassett A, Pannaraj PS. Mother's milk: a purposeful contribution to the development of the infant microbiota and immunity. Front Immunol. 2018;9:361.
10. Ong Tribunal Pleno, Souza FIS. Nutrição no início da vida: evidências científicas para prevenção de doenças. Santana de Parnaíba: Manole; 2022 (Série SBAN).
11. Bode L. Human milk oligosaccharides: every baby needs a sugar mama. Glycobiology. 2012;22:1147-62.
12. Hennet T, Weiss A, Borsig L. Decoding breast milk oligosaccharides. Swiss Med Wkly. 2014;144:w13927.
13. Newburg DS, Neubauer SH. Carbohydrates in milks: analysis, quantities, and significance. In handbook of milk composition (Jensen RG, ed.). Academic Press; 1995. p. 273-349.
14. Ogra PL, Walker WA, Lonnerdal B. Milk. Mucosal immunity and microbiome: impact on the neonate. Nestle Nutrition Institute Workshop Series. v.94. Switzeland: Karger; 2020.
15. Bode L, Jantscher-Krenn E. Structure-function relationships of human milk oligosaccharides. Adv Nutr. 2012;3:383S-91S.
16. Chen X. Human milk oligosaccharides (HMOS): structure, function, and enzyme catalyzed synthesis. Advances in Carbohydrate Chemistry and Biochemistry. 2015; p.113-90.
17. International Life Sciences Institute do Brasil (ILSI Brasil). Dinâmica da composição do leite humano e suas implicações clínicas. São Paulo: ILSI Brasi; 2018.
18. Soyyılmaz B, Mikš MH, Röhrig C, Matwiejuk M, Meszaros-Matwiejuk A, Vigsnæs LK. The mean of milk: a review of human milk oligosaccharide concentrations throughout lactation. Nutrients. 2021;13:2737.
19. Tonon KM, Morais MB, Abrão ACFV, Miranda A, Morais TB. Maternal and infant factors associated with human milk oligosaccharides concentrations according to secretor and Lewis phenotypes. Nutrients 2019 Jun 17;11(6):1358.
20. Walsh C, Lane JA, Sinderen DV, Hickey RM. Human milk oligosaccharides: shaping the infant gut microbiota and supporting health. J Funct Foods. 2020;72:104074.
21. Thurl S, Munzert M, Henker J, Boehm G, Muller Werner B, Jelinek J, et al. Variation of human milk oligosaccharides in relation to milk groups and lactational periods. The British Journal of Nutrition. 2010;104(9):1261-71.
22. Azad MB, Robertson B, Atakora F, Becker AB, Subbarao P, Moraes TJ, et al. Human milk oligosaccharide concentrations are associated with multiple fixed and modifiable maternal characteristics, environmental factors, and feeding practices. J Nutr. 2018 Nov 1;148(11):1733-42.
23. Seppo AE, Kukkonen AK, Kuitunen M, Savilahti E, Ionemitsu C, Bode L, et al. Association of maternal probiotic supplementation with human milk oligosaccharide composition. JAMA Pediatr. 2019 Mar;173(3):286-8.
24. Kunz C, Rudloff S, Baier W, Klein N, Strobel S. Oligosaccharides in human milk: structural, functional, and metabolic aspects. Annu Rev Nutr. 2000;20:699-722.
25. Vigsnaes LK, Ghyselinck J, Van den Abbeele P, McConnell Bruce, Moens F, Marzorati M, et al. 2'FL and LNnT exert antipathogenic effects against C. difficile ATCC 9689 in vitro, coinciding with increased levels of Bifidobacteriaceae and/or secondary bile acids. Pathogens. 2021;10(8).
26. Ayechu-Muruzabal V, van Stigt AH, Mank M, Willemsen LEM, Stahl B, Garssen J, et al. Diversity of human milk oligosaccharides and effects on early life immune development. Front Pediatr. 2018;6:239.
27. Yu ZT, Nanthakumar NN, Newburg DS. The human milk oligosaccharide 2'-fucosyllactose quenches campylobacter jejuni-induced inflammation in human epithelial cells HEp-2 and HT-29 and in mouse intestinal mucosa. J Nutr. 2016;146(10):1980-90.

28. Ruiz-Palacios GM, Cervantes LE, Ramos P, Chavez-Munguia B, Newburg DS. Campylobacter jejuni binds intestinal H(O) antigen (Fuc alpha 1, 2Gal beta 1, 4GlcNAc), and fucosyloligosaccharides of human milk inhibit its binding and infection. J Biol Chem. 2003;278(16):14112-123.
29. Coppa GV, Zampini L, Galeazzi T, Facinelli B, Ferrante L, Capretti R, et al. Human milk oligosaccharides inhibit the adhesion to Caco-2 cells of diarrheal pathogens: Escherichia coli, Vibrio cholerae, and Salmonella fyris. Pediatr Res. 2006;59(3):377-82.
30. Gibson GR, Hutkins R, Sanders ME, Prescott SL, Reimer RA, Salminen SJ, et al. Expert consensus document: The International Scientific Association for Probiotics and Prebiotics (ISAPP) consensus statement on the definition and scope of prebiotics. Nat Rev Gastroenterol Hepatol. 2017;14(8):491-502.
31. Rodríguez JM, Murphy K, Stanton C, Ross RP, Kober OI, Juge N, et al. The composition of the gut microbiota throughout life, with an emphasis on early life. Microb Ecol Health Dis. 2015;26:26050.
32. Wassenaar TM, Panigrahi P. Is a foetus developing in a sterile environment? Lett Appl Microbiol. 2014;59(6):572-9.
33. Lazarini T, Araújo AF, Tonon K, Donan AC, Morais MB. Addition of 2'-fucosyllactose to infant formula results in improved fecal microbiota profile. 55th Annual Meeting of European Society for Paediatric Gastroenterology, Hepatology and Nutrition. Vienna: ESPGHAN; 2023; N-PV201. AS03.
34. Lazarini T, Araújo AF, Tonon K, Donan AC, Morais MB. Microbiota intestinal de lactentes saudáveis em aleitamento materno exclusivo no primeiro e quarto mês de vida segundo o tipo de parto. XXIV Congresso Latino-Americano e XV Congresso Ibero-Americano de Gastroenterologia, Hepatologia e Nutrição Pediátrica, Rio de Janeiro: LASPGHAN; 2023.
35. Ho NT, Li F, Lee-Sarwar KA, Tun HM, Brown BP, Pannaraj PS, et al. Meta-analysis of effects of exclusive breastfeeding on infant gut microbiota across populations. Nat Commun. 2018;9(1):4169.
36. Turroni F, Peano C, Pass DA, Peano C, Pass DA, Foroni E, et al. Diversity of Bifidobacteria within the infant gut microbiota. PLoS One. 2012;7(5):e36957.
37. Lewis ZT, Totten SM, Smilowitz JT, Popovic M, Parker E, Lemay DG, et al. Maternal fucosyltransferase 2 status affects the gut bifidobacterial communities of breastfed infants. Microbiome. 2015;3.
38. Tonon KM. Oligossacarídeos do leite humano: relação com as características socioambientais, genéticas, presença de doença alérgica materna e com a microbiota fecal do lactente [tese]. São Paulo: Unifesp; 2017.
39. Vancamelbeke M, Vermeire S. The intestinal barrier: a fundamental role in health and disease. Expert Rev Gastroenterol Hepatol. 2017;11(9):821-34.
40. Vester Boler BM, Rossoni Serao MC, Faber TA, Bauer LL, Chow J, Murphy MR, et al. In vitro fermentation characteristics of select nondigestible oligosaccharides by infant fecal inocula. J Agric Food Chem. 2013;61(9):2109-19.
41. Gao Y, Davis B, Zhu W, Zheng N, Meng D, Walker WA. Short-chain fatty acid butyrate, a breast milk metabolite, enhances immature intestinal barrier function genes in response to inflammation in vitro and in vivo. Am J Physiol Gastrointest Liver Physiol. 2021;320(4):G521-g530.
42. Marriage BJ, Buck RH, Goehring KC, Oliver JS, Williams JA. Infants fed a lower calorie formula with 2 0 FL show growth and 2 0 FL uptake like breast-fed infants. (2015).
43. Barondes SH, Cooper DNW, Gitt MA, Leffler H. Galectins: structure and function of a large family of animal lectins. J Biol Chem. 1994;269:20807-10.
44. Urashima T, Taufik E, Fukuda K, Asakuma S. Recent advances in studies on milk oligosaccharides of cows and other domestic farm animals. Biosci Biotechnol Biochem. 2013;77(3):455-66. doi:10.1271/bbb.120810. Epub 2013 Mar 7.
45. Weffort VRS, Lamounier já. Nutrição em pediatria: da neonatologia à adolescência. 2.ed. Barueri: Manole; 2017.
46. Castanys-Muñoz E, Martin MJ, Prieto PA. 2'-fucosyllactose: an abundant, genetically determined soluble glycan present in human milk. Nutr Rev. 2013; p.1-17.

47. Reverri E, Devitt A, Kajzer J, Baggs G, Borschel M. Review of the clinical experiences of feeding infants formula containing the human milk oligosaccharide 2'-fucosyllactose. Nutrients. 2018;10:1346.
48. Puccio G, Alliet P, Cajozzo C, Janssens E, Corsello G, Sprenger N, et al. Effects of infant formula with human milk oligosaccharides on growth and morbidity. J Pediatr Gastroenterol Nutr. 2017;64:624-31.
49. Kajzer J, Oliver J, Marriage BJ. Gastrointestinal tolerance of formula supplemented with oligosaccharides. Faseb J. 2016;30:2007-8.
50. Braegger C, Chmielewska A, Decsi T, Kolacek S, Mihatsch W, Moreno L, et al. Supplementation of infant formula with probiotics and/or prebiotics: a systematic review and comment by the ESPGHAN committee on nutrition. J Pediatr Gastroenterol Nutr. 2011;52:238-50.
51. Skórka A, Pieścik-Lech M, Kołodziej M, Szajewska H. Infant formulae supplemented with prebiotics: are they better than unsupplemented formulae? An updated systematic review. Br J Nutr. 2018;119:810-25.
52. Bruzzese E, Volpicelli M, Squeglia V, Bruzzese D, Salvini F, Bisceglia M, et al. A formula containing galacto- and fructo-oligosaccharides prevents intestinal and extra-intestinal infections: an observational study. Clin Nutr. 2009;28:156-61.
53. Veereman-Wauters G, Staelens S, Van de Broek H, Plaskie K, Wesling F, Roger LC, et al. Physiological and bifidogenic effects of prebiotic supplements in infant formulae. J Pediatr Gastroenterol Nutr. 2011;52:763-71.
54. Ivakhnenko OS, Nyankovskyy SL. Effect of the specific infant formula mixture of oligosaccharides on local immunity and development of allergic and infectious disease in young children: randomized study. Pediatr Pol. 2013;88:398-404.
55. Bosheva M, Tokodi I, Krasnow A, Pedersen HK, Lukjancenko O, Eklund AC, et al.; 5 HMO Study Investigator Consortium. Infant formula with a specific blend of five human milk oligosaccharides drives the gut microbiota development and improves gut maturation markers: a randomized controlled trial. Front Nutr. 2022 Jul 6; 9:920362.6;9:92036289/fnut.2022.920362.
56. Brasil. Resolução RDC n. 43, de 19 de setembro de 2011. Aprova o regulamento técnico que estabelece os requisitos mínimos de identidade, composição, qualidade e segurança a que devem obedecer às fórmulas infantis para lactentes. DOU n. 182, de 21 de setembro de 2011, v.2011. Disponível em: https://www.anvisa.gov.br.
57. Brasil. Resolução RDC n. 44, de 19 de setembro de 2011. Aprova o regulamento técnico que estabelece os requisitos mínimos de identidade, composição, qualidade e segurança a que devem obedecer às fórmulas infantis de seguimento para lactentes e crianças de primeira infância. DOU n. 182, de 21 de setembro de 2011. v. 2011. https://www.anvisa.gov.br.
58. American Academy of Pediatrics (AAP). Clinical testing of infant formulas with respect to nutritional suitability for term infants. Report to the FDA. Committee on Nutrition (1988).
59. Regulation (EC) n. 258/97 of the European Parliament and of the council of 27 January 1997 concerning novel foods and novel food ingredients.
60. EFSA Panel bon Dietetic Products Nutrition and Allergies. Minutes of the 108th plenary meeting. 26th November 2020.
61. Autran CA, Kellman BP, Kim JH, Asztalos E, Blood AB, Spence ECH, et al. Human milk oligosaccharide composition predicts risk of necrotising enterocolitis in preterm infants. Gut. 2018;67(6):1064-70.
62. Clouard C, Reimert I, Fleming SA, Koopmans SJ, Schuurman T, Hauser J. Dietary sialylated oligosaccharides in early life may promote cognitive flexibility during development in context of obesogenic dietary intake. Nutr Neurosci. 2021:1-18.
63. Mudd AT, Fleming SA, Labhart B, Chichlowski M, Berg BM, Donovan SM, et al. Dietary sialyllactose influences sialic acid concentrations in the prefrontal cortex and magnetic resonance imaging measures in corpus callosum of young pigs. Nutrients. 2017;9(12).

64. Hauser J, Pisa E, Arias Vásquez A, Tomasi F, Traversa A, Chiodi V, et al. Sialylated human milk oligosaccharides program cognitive development through a non-genomic transmission mode. Mol Psychiatry. 2021;26(7):2854-71.
65. Fleming SA, Mudd AT, Hauser J, Yan J, Metairon S, Steiner P, et al. Dietary oligofructose alone or in combination with 2'-fucosyllactose differentially improves recognition memory and hippocampal mRNA expression. Nutrients. 2020a;12(7).
66. Fleming SA, Mudd AT, Hauser J, Yan J, Metairon S, Steiner P, et al. Human and bovine milk oligosaccharides elicit improved recognition memory concurrent with alterations in regional brain volumes and hippocampal mRNA expression. Front Neurosci. 2020;14:770.
67. Berger PK, Ong ML, Bode L, Belfort MB. Human milk oligosaccharides and infant neurodevelopment: a narrative review. Nutrients. 2023;15:719.
68. Nowak-Wegrzyn A, Czerkies L, Reyes K, Collins B, Heine RG. Confirmed hypoallergenicity of a novel whey-based extensively hydrolyzed infant formula containing two human milk oligosaccharides. Nutrients. 2019;11(7).
69. Ramirez-Farias C, Baggs GE, Marriage BJ. Growth, tolerance, and compliance of infants fed an extensively hydrolyzed infant formula with added 2'-FL Fucosyllactose (2'-FL) human milk oligosaccharide. Nutrients. 2021;13(1).
70. Sekerel BE, Bingol G, Cullu Cokugras F, Cokugras H, Kansu A, Ansu A, et al. An expert panel statement on the beneficial effects of human milk oligosaccharides (HMOs) in early life and potential utility of HMO-supplemented infant formula in cow's milk protein allergy. J Asthma Allergy. 2021;14:1147-64.
71. Elison E, Vigsnaes LK, Rindom Krogsgaard L, Rasmussen J, Sorensen N, McConnell B, et al. Oral supplementation of healthy adults with 2'-O-fucosyllactose and lacto-N-neotetraose is well tolerated and shifts the intestinal microbiota. Br J Nutr. 2016;116(8):1356-68.
72. Iribarren C, Törnblom H, Aziz I, Magnusson MK, Sundin J, Vigsaes L, et al. Human milk oligosaccharide supplementation in irritable bowel syndrome patients: a parallel, randomized, double-blind, placebo-controlled study. Neurogastroenterol Motil. 2020;32(10):e13920.
73. Palsson OS, Peery A, Seitzberg D, Amundsen ID, McConnell B, Simrén M. Human milk oligosaccharides support normal bowel function and improve symptoms of irritable bowel syndrome: a multicenter, open-label trial. Clin Transl Gastroenterol. 2020;11(12):e00276.
74. Wise A, Robertson B, Choudhury B, Rautava S, Isolauri E, Salminen S, et al. Infants are exposed to human milk oligosaccharides already in utero. Front Pediatr. 2018;6:270.
75. Jantscher-Krenn E, Aigner J, Reiter B, Kofeler H, Csapo B, Desoye G, et al. Evidence of human milk oligosaccharides in maternal circulation already during pregnancy: a pilot study. Am J Physiol Endocrinol Metab. 2019;316:E347-E357.
76. Vandenplas Y, Berger B, Carnielli VP, Ksiazyk J, Lagström H, Sanchez Luna M, et al. Human milk oligosaccharides: 2'-fucosyllactose (2'-FL) and lacto-N-neotetraose (LNnT) in infant formula. Nutrients. 2018; 10(9):1161.

7 Conduta nutrológica em recém-nascido pré-termo

Lilian dos Santos Rodrigues Sadeck

A atenção à saúde de recém-nascidos pré-termo (RNPT), especialmente os que nascem com idade gestacional (IG) < 34 semanas ou peso < 1.500 g, apresenta grandes desafios, dentre eles suprir as necessidades nutricionais. Eles demandam um aporte calórico-proteico suficiente para alcançar taxas adequadas de ganho de peso, que são quase o dobro do de um lactente a termo, e para prevenir ou minimizar a falha do crescimento pós-natal.[1,2] Apesar dos avanços dos últimos anos, com estratégias nutricionais intensivas para esses recém-nascidos (RN), a falha de crescimento continua sendo um grande problema.[3]

O objetivo deste capítulo é apresentar os benefícios da alimentação enteral e propor métodos para otimizar a alimentação enteral na assistência clínica, durante a internação e após a alta hospitalar até o final do primeiro ano de vida de RNPT < 34 semanas de IG ou peso de nascimento < 1.500 g.

INTRODUÇÃO

Os RN que nascem prematuramente apresentam risco de comprometimento nutricional, sendo maior quanto menor a IG. Eles nascem com reservas limitadas de nutrientes devido a sua vida intrauterina mais curta ou à desnutrição decorrente da insuficiência placentária. Após o nascimento, eles têm digestão e vias metabólicas imaturas, além de demandas aumentadas de nutrientes devido às condições clínicas e cirúrgicas comumente associadas à prematuridade, que têm o potencial de alterar as necessidades nutricionais e de complicar o fornecimento adequado de nutrientes.

Portanto, proporcionar uma nutrição adequada é essencial para o crescimento e o desenvolvimento, sendo considerada terapia crítica para essa população de pré-termo.

Vários estudos concluíram que o fornecimento precoce e superior de nutrientes influencia o crescimento e os resultados clínicos, como o neurodesenvolvimento, a prevenção da displasia broncopulmonar (DBP) e a diminuição do risco de retinopatia da prematuridade (ROP).[4-6] O estudo de Ehrenkranz et al.[4] relacionado ao crescimento quantificou explicitamente que o aumento dos quartis para ganho de peso em RN de extremo baixo peso ao nascer estava associado a melhores resultados de neurodesenvolvimento aos 18 meses de idade.[4]

A nutrição enteral (NE) e a nutrição parenteral (NP) melhoram os resultados a curto e longo prazo, sendo a alimentação enteral o método mais adequado para fornecer nutrientes aos RNPT. Embora a NP continue sendo uma alternativa inicial para nutri-los, a literatura sugere que a alimentação enteral confere benefícios nutricionais e não nutricionais significativos. A administração precoce de NE em RNPT reduz o risco de resultados adversos na saúde e melhora o desenvolvimento neurocognitivo na idade adulta.[7]

Existe uma ampla literatura, incluindo vários estudos sobre alimentação enteral em prematuros e os desfechos subsequentes. Os resultados apoiam o início precoce e o avanço da alimentação enteral, impactando a saúde em RNPT, melhorando a oferta de micronutrientes, promovendo o desenvolvimento e a maturação intestinal, estimulando o desenvolvimento do microbioma, reduzindo a inflamação e aumentando o crescimento cerebral e o neurodesenvolvimento.[8]

O início precoce da alimentação enteral para os RNPT tem demonstrado benefícios, mas avanços muito rápidos da dieta enteral podem resultar em intolerância alimentar ou enterocolite necrosante (ECN). Além disso, é importante escolher práticas alimentares associadas a melhores desfechos, como o uso de leite humano (LH) em vez de fórmulas lácteas.[9,10]

A amamentação e o LH são os padrões normativos para alimentação e nutrição infantil. As vantagens clínicas e de neurodesenvolvimento a curto e longo prazo da amamentação torna-a, ou o fornecimento de LH, um imperativo de saúde pública. A Sociedade Brasileira de Pediatria (SBP), a Academia Americana de Pediatria (AAP) e Organização Mundial da Saúde (OMS) recomendam o aleitamento materno exclusivo por aproximadamente 6 meses após o nascimento, e deve ser continuada junto com alimentação complementar apropriada, desde que mutuamente desejado por mãe e filho por 2 anos ou mais.[10] Essas recomendações também são válidas e devem ser seguidas para os RNPT.

O documento da ESPGHAN[11] apoia fortemente o uso de LH e reconhece que a variação na densidade e absorção de nutrientes torna desafiadoras as recomendações precisas para suplementos ou fortificantes. Também reconhece a necessidade de fornecer apoio à lactação e políticas, diretrizes e ambientes hospitalares que permitam o fornecimento do leite materno da própria mãe.[11]

O grande desafio é iniciar e manter o aleitamento materno em RNPT, especialmente nos que nascem com idades gestacionais muito baixas. Para vencer esse desafio recomenda-se que as unidades neonatais implementem práticas de assistência à maternidade que facilitem o início, a duração e a exclusividade da amamentação. A equipe multiprofissional, incluindo obstetras, neonatologistas, enfermeiras, nutricionistas, fonoaudiólogas, psicólogas, entre outras, desempenha um papel crítico nos hospitais, para estimular e facilitar a amamentação, portanto precisam ser treinados sobre os benefícios do leite materno e do aleitamento materno para mães e os pré-termo, assim como no manejo da coleta do LH.

META NUTRICIONAL

A meta nutricional para os RNPT é alcançar taxas de crescimento e acreção de nutrientes que correspondam às alcançadas por lactentes de IG semelhante no útero, evitando complicações que podem ser causadas por terapias nutricionais. Os requisitos de energia (calóricos) para alcançar o crescimento ideal são calculados a partir do gasto energético de repouso (GER) estimado, mais os requisitos de energia para atividade (incluindo alimentação), termorregulação, perda fecal, crescimento e condições médicas crônicas.[11] A energia para o crescimento representa a deposição de energia, e isso variará de acordo com a composição do ganho de peso, com a deposição de proteína e gordura.[11] Portanto, para alcançar o ganho de peso de 17 a 20 g/kg/dia, e assumindo que a composição desse ganho de peso é de 13% de proteína e 20 a 30% de gordura, a energia metabolizável necessária para o crescimento com base em um GER de 60 a 70 kcal/kg/dia pode variar 106 a 138 kcal/kg/dia,[11] de acordo com a condição clínica e as atividades. Para lactentes prematuros alimentados por via enteral, as necessidades energéticas diárias médias são de 110 a 130 kcal/kg/dia,[12] e, para lactentes com doenças crônicas, como displasia broncopulmonar, as necessidades energéticas podem ser maiores devido ao aumento do GER, atividade e, possivelmente, perdas fecais.[13]

As necessidades diárias recomentadas aos RNPT com peso ao nascer < 1.500 g, dos principais grupos nutricionais, eletrólitos, minerais e vitaminas estão apresentadas na Tabela 1.[14,15]

AVALIAÇÃO E MONITORAMENTO

A avaliação nutricional do RNPT requer a determinação das necessidades diárias de energia e nutrientes para um crescimento ideal. Essa avaliação requer um conhecimento da bioquímica nutricional e das condições médicas neonatais. O progresso da criança deve ser monitorado pela taxa de crescimento e avaliações diárias da ingestão de líquidos, energia e nutrientes. As metas de nutrientes são reajustadas se a taxa de crescimento alvo não for atingida. A avaliação diária do peso e semanal do comprimento e do perímе-

Tabela 1 Necessidades diárias recomendadas de nutrição enteral de RNPT com peso ao nascer < 1.500 g

Componentes	Ingestão enteral diária
Volume	135-200 mL/kg
Caloria	110-130 kcal/kg
Proteína	3,3-4,5 g/kg
Gordura	4,5-8,1 g/kg
Carboidrato	11-13 g/kg
Eletrólitos	
Sódio	3-5 mEq/kg (69-115 mg/kg)
Potássio	2-3 mEq/kg (78-195 mg/kg)
Cloro	3-5 mEq/kg (105-177 mg/kg)
Minerais	
Cálcio	150-220 mg/kg
Fósforo	75-140 mg/kg
Magnésio	8-15 mg/kg
Ferro	1-4 mg/kg
Zinco	2-3 mg/kg
Vitaminas	
Vitamina A	1.332-3.330 UI
Vitamina D	5-10 mcg (200-400 UI)
Ácido fólico	22-100 mcg/kg
Vitamina C	16,5-41 mg/kg

RNPT: recém-nascido pré-termo.

Fonte: adaptada de Koletzko et al.;14 Abrams.15

tro cefálico (PC) é recurso fundamental para garantir uma ingestão que atenda às metas nutricionais e seja compatível com a condição médica da criança.

Taxa de crescimento

O crescimento é monitorado por medições seriadas de peso, comprimento e PC e comparado com as curvas padrões de crescimento. Fenton et al., em 2018,[16] analisaram as curvas de crescimento disponíveis, Fenton (2013), Olsen (2010), Intergrowth (2015) e a curva padrão de crescimento da OMS (2006), para verificar quão bem as recomendações de velocidade de crescimento para os RNPT se encaixavam nessas referências de crescimento. Todas as três curvas de crescimento de pré-termo foram semelhantes à taxa de 15 g/kg/dia às 34 semanas, mas as taxas foram maiores antes e menores em idades mais avançadas. Para grama/dia, as referências de crescimento mudaram de 10 para 30 g/dia com 24 a 33 semanas.

As taxas de crescimento do PC geralmente se ajustam à velocidade de 1 cm/semana por 23 a 30 semanas, e as taxas de crescimento 1 cm/semana de comprimento se encaixam às 37 a 40 semanas. As curvas g/kg/dia calculadas desviaram-se dos gráficos de crescimento, primeiro para baixo, depois cruzaram acentuadamente as curvas medianas próximo do termo. Observou-se que o crescimento humano não é constante durante a gestação e a primeira infância, mas podem ser consideradas metas razoáveis as listadas a seguir:[16]

- O peso avaliado diariamente visa a um incremento mínimo de 15 a 20 g/kg/dia de 23 a 36 semanas de gestação. Após atingir 2 kg de peso corporal, o objetivo pode ser um ganho de peso de 20 a 30 g/dia.
- O comprimento é avaliado semanalmente, visando a um incremento médio de 1 cm por semana.
- O PC é avaliado semanalmente, visando a um incremento médio de 1 cm por semana.

Os parâmetros de crescimento são plotados em curvas de crescimento específicas para avaliar o crescimento de RNPT, de acordo com o sexo. A meta é manter os bebês crescendo com taxas > percentil 10 nesses gráficos sempre que possível, mas o crescimento constante ao longo de percentis mais baixos também é aceitável. Os gráficos são úteis para monitorar o crescimento, e o cálculo da taxa semanal de crescimento também é importante.[16]

Curvas de crescimento

O monitoramento da velocidade de crescimento é crucial para avaliar a eficácia da nutrição, devendo-se utilizar as curvas de crescimento disponíveis para o acompanhamento de lactentes que nasceram prematuros, especialmente após a alta hospitalar. O grande desafio na avaliação do crescimento pós-natal dos RN prematuros é identificar quais as curvas mais indicadas. Não há consenso sobre como o crescimento desses prematuros deve ser monitorado ou o que constitui seu padrão ideal de crescimento, especialmente após atingir 40 semanas de idade corrigida. Essa situação é ainda mais incerta nos que nasceram com IG < 32 semanas.[17]

Várias curvas de crescimento[18-22] têm sido utilizadas para o monitoramento dos RNPT-MBP, mas nenhuma pode ser considerada ideal. Até atingir 40 semanas de IG corrigida, pode-se utilizar as curvas de crescimento intrauterina[19,20,21] ou baseada em curvas de crescimento pós-natal de pré-termo.[18,22] O importante é cada serviço escolher a que melhor se adéque a sua população, utilizando uma curva padrão para peso, comprimento e PC, de acordo com o sexo e a IG.[17]

Os RNPT podem ser monitorados, por meio da plotagem semanal, em curva de crescimento intrauterino de Fenton,[20] das medidas de peso, comprimento e PC, a cada semana de idade gestacional corrigida (IGc), até atingir 40 semanas. A partir de 40 semanas de IGc, deve-se utilizar as curvas de referência da OMS 2006, apresentadas na forma de escore Z, conforme padronizado na Caderneta de Criança do Ministério da Saúde. Deve-se considerar a IGc de 40 semanas o ponto zero na nova curva e continuar utilizando a idade corrigida para a prematuridade (ICP), ou seja, descontando da idade cronológica as semanas que faltaram para a IG atingir 40 semanas (termo). Para o PC, deve-se corrigir pela ICP até 1 ano e até os 2 a 3 anos para o peso e o comprimento e, posteriormente, utilizar a idade cronológica.[17] Pode-se optar por acompanhar o crescimento pós-natal dos RNPT com as curvas de crescimento pós-natal de pré-termo construídas pelo Intergrowth-21st: International Fetal and Newborn Growth Consortium for the 21st Century.[22] As curvas estão disponíveis e podem ser utilizadas para avaliar RNPT, especialmente IG > 32 semanas ao nascer, até 64 semanas de ICP (idade corrigida de 6 meses), o tempo em que se sobrepõem, sem necessidade de qualquer ajuste, com os Padrões de Crescimento Infantil da Organização Mundial da Saúde (OMS, 2006) para RN a termo.[22] Os RNPT com IG < 32 semanas ao nascer podem ser acompanhados por essas curvas, mas após 64 semanas de ICP, ao passar para a curva da OMS deve-se continuar a utilizar a ICP, conforme já mencionado.[17]

É indispensável avaliar e plotar os parâmetros antropométricos nas curvas escolhidas, de forma sequencial, avaliando se a criança apresenta uma curva ascendente, paralela ou descendente. Esses dados são os mais importantes para acompanhar, permitindo detectar desvios do crescimento e possibilitando uma intervenção mais precoce.[17]

Monitoramento laboratorial

O estado nutricional do lactente, especialmente o RNPT com peso ao nascer > 1.500 g, é monitorado por avaliações seriadas de índices bioquímicos, que devem ser padronizadas de acordo com cada serviço.

Em nossa instituição são realizados os controles apresentados a seguir, até que os valores estejam na faixa alvo e estáveis. Outras unidades de terapia intensiva neonatal (UTIN) podem monitorar com mais (ou menos) frequência. Essas avaliações incluem:

- O estado proteico é avaliado por meio da monitorização dos níveis de nitrogênio ureico no sangue (ureia), semanalmente, até atingir a NE plena. Ureia > 10 mg/dL sugere suficiência proteica,[23] enquanto ureia < 10 mg/dL pode sugerir a necessidade de aumentar a ingesta de proteína. Ainda é incerto se valores elevados de ureia (p. ex., ureia > 50 mg/dL, com função renal normal) são um marcador clinicamente útil para a ingestão excessiva de proteínas.[23]
- A albumina sérica reflete a ingestão proteica a longo prazo (meia-vida de 21 dias), por isso geralmente não é útil como marcador do *status* proteico na UTIN e não é coletado de rotina.
- Os eletrólitos (sódio sérico, cloreto e bicarbonato) são tipicamente medidos pelo menos 1 vez por semana durante a NP e após a transição da NP para alimentação enteral plena. Deve ser mais frequente em lactentes que recebem diuréticos, que são alimentados com LH não fortificado, cujas ingestões são limitadas ou que têm crescimento lento. Lactentes com resultados anormais podem necessitar de monitoramento mais frequente e potencialmente suplementação.
- A hemoglobina é monitorada para avaliar a anemia da prematuridade, o que pode afetar a taxa de crescimento. A suplementação de ferro está associada à melhora do estado hematológico e pode ter implicações no neurodesenvolvimento em RNPT.[24] Embora a idade de início da suplementação possa variar, o início às 2 semanas de vida pode reduzir a necessidade de transfusão e posterior anemia ferropriva.[8] Em nosso serviço, com 2 semanas de vida são coletados hemoglobina (Hb), hematócrito (Ht), reticulócitos e, nos casos que já receberam concentrado de hemácias, a ferritina. Caso o reticulócito se apresente ≥ a 1%, isso significa que a medula já está produzindo hemácias, e está indicado começar a suplementação de ferro para prevenir a ferropenia. Se o resultado do reticulócitos for < 1%, deve-se coletar novamente os controles com 4 semanas de idade e iniciar a suplementação de ferro, de acordo com a Tabela 2.[17]
- O estado mineral ósseo é triado, em < 28 semanas de IG, com 3 a 4 semanas de vida, com coleta de cálcio total, fósforo e creatinina em urina de 6 horas, para identificar as crianças com risco de evoluir com doença metabólica óssea. Se cálcio urinário > 4 mg/kg/dia e fósforo urinário < 1 mg/kg/dia, a ingesta de cálcio e fósforo está insuficiente, sendo indicado aumentar a oferta dos minerais para as recomendações diárias superiores, lembrando que as recomendações de ingestão diária de cálcio são de 120 a 200 mg/kg/dia e de fósforo, 60 a 140 mg/kg/dia.[15] Em todos os RN que nasceram com IG < 32 semanas ou peso < 1.500 g, o monitoramento laboratorial de rotina da atividade sérica de fósforo e fosfatase alcalina é realizado com 6 a 8 semanas, associando a avaliação com radiografia de ossos longos. O diagnóstico de doença metabólica óssea é confirmado com a detecção de fosfatase alcalina > 800 a 1.000 UI/L e/ou fósforo sérico < 4 mg/dL e sinais radiológicos de desmineralização. A conduta é manter ou otimizar a oferta de cálcio

e fósforo e vitamina D (400 a 1.000 UI/dia) e repetir os controles séricos após 30 dias. Manter a suplementação por 1 a 3 meses após a normalização dos níveis séricos de fosfatase alcalina e fósforo.

- O zinco e o cobre podem ser medidos em lactentes com perdas intestinais invulgares, como aqueles com enterostomias ou síndrome do intestino curto. Essas medidas não são necessárias em prematuros sem essas condições.

Tabela 2 Suplementação de ferro em prematuros conforme o peso de nascimento

Peso de nascimento	Recomendação
RNPT com PN entre 2.500-1-500 g	2 mg/kg/dia a partir de 30 dias durante 1 ano, depois 1 mg/kg/dia por mais 1 ano
RNPT com PN entre 1.500-1.000 g	3-4 mg/kg/dia a partir de 15-30 dias durante 1 ano, depois 1 mg/kg/dia por mais 1 ano
RNPT com PN < 1.000 g	4 mg/kg/dia a partir de 15-30 dias durante 1 ano, após 2 mg/kg/dia por mais 1 ano

PN: peso de nascimento; RNPT: recém-nascidos pré-termo.
Fonte: Sadeck e Falcão.[17]

A tendência dos índices bioquímicos pode ser mais indicativa do estado nutricional do que os valores isolados. Lactentes que estão recebendo NP requerem monitoramento mais frequente, especialmente de eletrólitos e glicose.

NUTRIÇÃO ENTERAL DURANTE A INTERNAÇÃO

Os RNPT, principalmente os com IG < 34 semanas e/ou peso < 1.500 g ao nascer, evoluem com falha de crescimento pós-natal na grande maioria dos casos. O início precoce do suporte nutricional deve ser uma prioridade, pois o aumento da ingestão de energia e proteína durante a primeira semana de vida tem sido associado a melhora do neurodesenvolvimento em longo prazo.[5]

Durante o período adaptativo inicial da vida (do nascimento até aproximadamente o sétimo dia de vida), a instabilidade hemodinâmica associada à imaturidade do trato gastrointestinal limita o uso de NE. Nesse período, a NP representa a principal via de administração de nutrientes. No entanto, a NE deve ser iniciada o mais rapidamente possível e, conforme aceitação, ir aumentando progressivamente, até atingir a alimentação enteral plena (120 kcal/kg/dia).

No período de crescimento estável, as necessidades nutricionais adequadas, incluindo macronutrientes e micronutrientes, devem ser plenamente satisfeitas pela NE. O LH, se necessário fortificado, é considerado a melhor fonte de nutrição para RNPT. Na prática clínica de rotina, a suplementação de LH com macro e micronutrientes é essencial para atender às necessidades nutricionais.[7,25]

O fornecimento de leite cru da própria mãe apresenta múltiplos benefícios, que incluem melhora da imunidade e risco reduzido de ECN DBP, sepse de início tardio e ROP em RNPT < 32 semanas.[26-28] Miller et al.,[26] em uma revisão sistemática com metanálise, incluindo 6 ensaios clínicos randomizados com 1.472 lactentes e 43 estudos observacionais com 14.950 lactentes, concluiu que o LH exclusivo, quanto algum LH, em comparação com fórmula para pré-termo exclusiva (FPTE), reduziu o ECN. O LH proporcionou um claro efeito protetor contra a ECN, com redução aproximada de 4% na incidência. O LH também proporcionou uma possível redução no sepse tardia, ROP grave e ECN grave. Particularmente para ECN, qualquer volume de LH é melhor do que FPTE, e, quanto maior a dose, maior a proteção. Uma dieta de LH exclusivo foi associada a uma possível redução de 5% em sepse tardia, no entanto não parece haver um efeito de dose. Há evidências inconclusivas de um efeito de LH exclusivo ou qualquer LH na incidência de DBP ou ROP, exceto por um possível efeito de LH exclusivo, em comparação com a fórmula, na redução de ROP grave com redução de 7,6%.[26]

Noções gerais do início e avanço da nutrição enteral

Todas as UTIN devem adotar um protocolo para garantir o início e o avanço da dieta; os detalhes do tempo de início, composição e taxa de avanço podem variar. Mas, em todos os protocolos, a NE deve ser iniciada o mais rapidamente possível com 10 a 30 mL/kg/dia (NE mínima ou nutrição trófica) e, conforme aceitação, ir aumentando progressivamente em 20 a 30 mL/kg/dia, até atingir a alimentação enteral plena com 120 kcal/kg/dia. Na Tabela 3, estão descritos os principais benefícios e riscos da NE de início o mais precoce possível.[8]

Tabela 3 Principais benefícios e riscos da nutrição enteral precoce

Práticas de nutrição enteral	Benefícios	Riscos
Comece a alimentação enteral assim que possível após o nascimento prematuro.	• O uso do TGI é fisiológico ao ambiente intrauterino. • Previne atrofia vilo e diminui a permeabilidade intestinal. • Influencia favoravelmente o microbioma intestinal. • Reduz o risco de desenvolver inflamação sistêmica. • Diminui o risco de desenvolver comorbidades (p. ex., ROP, DBP).	• Na falta do LM, alternativas: leite humano doado ou fórmula pré-termo para evitar o jejum. • Considere potenciais implicações da alimentação enteral em RN hemodinamicamente instáveis.

(continua)

Tabela 3 Principais benefícios e riscos da nutrição enteral precoce (*continuação*)

Práticas de nutrição enteral	Benefícios	Riscos
• NET: 10-30 mL/kg/dia. • NET por 1-3 dias. • NET prolongada > 3 dias.	• Promove a maturidade neurológica e fisiológica do intestino. • Possível diminuição da dismotilidade da prematuridade. • Duração breve: diminui o tempo para alcançar alimentação enteral plena. • Duração prolongada: estratégia previamente implementada em RN com IG < 28 sem ou PN < 750 g.	• Duração breve: menos evidências disponíveis para aplicação em população de RN com PN < 750 g. • Duração prolongada: inadequado; evidência para mostrar benefício claro para os com PN > 750 g.
Avançar nutrição enteral por 20-40 mL/kg/dia para atingir NEP	• Prática baseada em evidências. • Diminui o risco de infecção. • Diminui a duração do uso de NP e necessidade de acesso central. • Provisão enteral mais alta melhora os resultados, com melhor crescimento cerebral e cognitivo. • Maior provisão enteral diminui o risco de desenvolver comorbidades.	• Menos evidências disponíveis para aplicação em população de RN com PN < 750 g e/ou com IG < 28 semanas.
Leite humano fortificado quando atinge 80-100 mL/kg/dia	• Aumenta a provisão de micronutrientes. • Melhora a oferta de energia e proteína, possibilitando o desmame da NP mais rapidamente. • Pode contribuir para minimizar o período de crescimento subótimo.	

DBP: displasia broncopulmonar; IG: idade gestacional; LM: leite materno da própria mãe; NEP: nutrição enteral plena; NET: nutrição enteral trófica; NP: nutrição parenteral; PN: peso ao nascer; RN: recém-nascido; ROP: retinopatia da prematuridade; TGI: trato gastrointestinal.

Fonte: adaptada de Toene e Anderson-Berry.[8]

Na Tabela 4, apresenta-se um protocolo de terapêutica nutricional para RNPT < 34 semanas de gestação e peso de nascimento < 1.500g, clinicamente estáveis.

Tabela 4 Proposta de protocolo nutricional de acordo com peso e idade gestacional ao nascer

Grupo A: RN com IG < 30 semanas e/ou PN < 1.000 g

1. **Dieta**: LME/LHP/FPT.
2. **Como iniciar e progredir:**

Individualizado, iniciando em 24-72 horas de vida.
Introduzir nutrição enteral mínima (LME/LHP/ FPT)

- Iniciar com 10 mL/kg/dia por 24 horas e aumentar para 20 mL/kg/dia por mais 24 horas, se boa aceitação e ausência de resíduos patológicos. Manter pelo menos 48 horas de nutrição enteral mínima. Posteriormente, aumentar 20 mL/kg/dia diariamente, de acordo com a tolerância, até atingir dieta plena (160 mL/kg/dia).
- No caso de LMO/LHP, acrescentar fortificante após alcançar a oferta de 100 mL/kg/dia, sendo inicialmente com concentração de 2%, nos primeiros 3 dias de uso, e se houver tolerância aumentar para 4% (forma integral) do fortificante.
- Se em uso de FPT, iniciar com fórmula diluída 14% e, quando atingir a oferta de 60-80 mL/kg/dia, transicionar para FPT integral e aumentar diariamente 20 mL/kg, de acordo com a tolerância, até atingir a dieta plena (160 mL/kg/dia).
- Oferecer por SOG até 33-34 semanas de IG corrigida e avaliação da fonoaudióloga. Iniciar amamentação assim que apresentar coordenação sucção-deglutição.

Grupo B

RN com IG de 30-34 semanas e/ou PN de 1.000-1.500 g

1. **Dieta**: LMO/LHP/FPT integral.
2. **Como iniciar e progredir:**

Individualizado, iniciando com 3-96 horas de vida.

- Iniciar com 20 mL/kg/dia e progredir 20 mL/kg/dia de acordo com a tolerância.
- No caso LMO/LHP, acrescentar fortificante após alcançar a oferta de 80-100 mL/kg/dia, com concentração de 4%, observar a tolerância.
- Se em uso de fórmula, iniciar com FPT integral com 20 mL/kg e aumentar diariamente 20 mL/kg, de acordo com a tolerância, até atingir a dieta plena (160 mL/kg/dia).
- Oferecer por SOG até 33-34 semanas de IG corrigida e avaliação da fonoaudióloga. Iniciar amamentação assim que apresentar coordenação sucção-deglutição.

IG: idade gestacional; FPT: fórmula infantil para pré-termo; LHP: leite humano pasteurizado; LME: leite materno exclusivo; LMO: leite materno ordenhado; PN: peso de nascimento; SOG: sonda orogástrica.

Fonte: elaborada pela autora.

Colostro

Iniciar colostro nas primeiras 6 horas de vida, assim que a mãe seja capaz de ordenhar o colostro. Colocar 0,5 a 1 mL de colostro a cada 3 horas na mucosa oral usando uma seringa pequena (0,25 a 0,5 mL em cada lado da boca) em RN com peso < 1.000 g e ≥ 1.000 g, respectivamente. A administração do colostro é feita até o sétimo dia de vida.

A utilização da seringa para dar o leite, com base em um estudo, mostrou que essa dose e método de entrega estão associados ao aumento da absorção de imunoglobulina A seletiva (sIgA) e lactoferrina.[29] O colostro orofaríngeo proporciona benefícios imunológicos ao lactente, bem como um início precoce da expressão do leite materno, o que favorece o sucesso da produção de leite e da amamentação.[30-32] Estudos sugerem que a administração do colostro bucal nos primeiros dias de vida é uma prática segura que pode atuar como medida profilática contra sepse, ECN e pneumonia associada ao ventilador.

Nutrição enteral trófica

Iniciar com pequenos volumes no primeiro dia de vida e, idealmente, dentro de 6 horas de vida, se clinicamente estáveis. Para esses lactentes, as mamadas são administradas via sonda orofaríngea ou nasogástrica com volume de 10 a 20 mL/kg/dia, divididas em bolos administrados de 3 em 3 horas, para os RN com peso de nascimento < 1.000 g e ≥ 1.000 g, respectivamente. Para lactentes muito imaturos (22 a 24 semanas de IG), a abordagem deve ser mais cautelosa. A alimentação é iniciada com leite materno cru da própria mãe. Se o próprio leite materno não estiver disponível, recomenda-se LH pasteurizado de doadora[9]. Se não tiver LH disponível e for utilizar fórmula para pré-termo, é prudente aguardar pelo menos 24 a 48 horas de vida para iniciar a nutrição trófica.

A alimentação trófica estimula a maturidade intestinal, aumenta a liberação de hormônios, a motilidade intestinal, a tolerância alimentar e melhora o metabolismo. Quando é com o leite materno cru, com seus componentes tais como os oligossacarídeos, fatores antioxidantes e anti-inflamatórios e neurotróficos, proporciona a aceleração da maturação das defesas imunológicas e beneficia o desenvolvimento do sistema nervoso central. Além disso, proporciona o desenvolvimento de microbioma intestinal mais adequado e promove o crescimento intestinal através de níveis elevados do fator de crescimento IGF-1, um mediador hormonal intrauterino essencial para o crescimento.

Nutrição enteral

Aumentar progressivamente, conforme a tolerância alimentar e as condições clínicas, com volumes de 20 a 30 mL/kg/dia.

A velocidade do avanço depende da tolerância alimentar, que é um grande problema para os prematuros, especialmente naqueles com IG < 28 semanas, naqueles que necessitam de suporte de pressão positiva ou naqueles com sepse neonatal.[33] Os fatores que afetam a tolerância alimentar incluem motilidade intestinal, esvaziamento gástrico, saída de fezes, enzimas digestivas, tipo de alimentação (fórmula ou LH), rapidez de alimentação, volume de alimentação, concentração de leite, medicamentos concomitantes e condições médicas.

A intolerância de uma criança à alimentação enteral é um fator primário para a tomada de decisão clínica para iniciar, avançar e descontinuar a alimentação. Assim, a intolerância alimentar pode ser um dos principais determinantes do tempo de internação. A avaliação seriada da tolerância alimentar é importante para o manejo dos protocolos de alimentação enteral, mas não há critérios universalmente acordados sobre os quais basear esse julgamento. Os sintomas de intolerância alimentar são inespecíficos e variam entre os pacientes. A maioria dos médicos observa a presença dos seguintes sintomas clínicos para determinar a intolerância alimentar:[34]

- Êmese.
- Exame abdominal: distensão ou sensibilidade, ruídos intestinais aumentados ou ausentes.
- Resíduo gástrico (RG): alteração da quantidade de líquido (geralmente aumento de volume) ou alteração da cor para verde (bilioso) ou vermelho (sangue).
- Saída de fezes: qualquer alteração na frequência de saída de fezes e presença de sangue nas fezes.
- Outros: aumento dos episódios de apneia e bradicardia, diminuição da saturação de oxigênio (eventos de dessaturação) e letargia.

O volume residual gástrico é a quantidade de leite deixada no estômago várias horas após uma alimentação e é tipicamente medido pouco antes de uma alimentação programada.[35] É uma medida indireta de esvaziamento gástrico e função intestinal e/ou patologia, mas é inespecífica porque pode ser afetada pela posição do lactente ou pela posição do tubo de alimentação. Embora algumas UTIN meçam rotineiramente o RG em lactentes assintomáticos, não há evidências de que essa prática seja um guia útil para o avanço da alimentação ou de que ajude a evitar ou detectar o aparecimento de ECN.[35-39] De fato, em um estudo randomizado em 143 lactentes com < 1.250 g de peso ao nascer que foram alimentados com LH, evitar as medidas de RG aumentou a oferta de NE, melhorou o ganho de peso e levou a uma alta hospitalar mais precoce sem efeitos significativos sobre o risco de ECN ou outras complicações.[38] Portanto, a maioria das UTIN não recomenda a avaliação de rotina do RG, sendo indicada apenas nos casos de lactentes com sintomas de intolerância alimentar, especialmente distensão abdominal ou vômitos.

Quando um ou mais dos sinais citados levanta preocupações significativas para a intolerância alimentar, deve-se suspender as mamadas. Neste caso, a criança deve ser cuidadosamente reavaliada e examinada antes da próxima alimentação para ajudar na decisão de retomar as mamadas e/ou fazer alterações no regime. Sintomas menores ou isolados de intolerância alimentar muitas vezes podem ser corrigidos reduzindo o volume ou adiando os avanços no volume de alimentação. Diluir alimentos não é uma estratégia útil. Sintomas múltiplos ou graves geralmente requerem uma avaliação completa de um problema subjacente, como ECN e parar de se alimentar temporariamente. É importante evitar a suspensão de NE por períodos prolongados, porque o jejum prolongado acelera as complicações da NP e atrofia intestinal.

À medida que a NE avança, a solução de NP é gradualmente diminuída e é descontinuada quando a NE atinge 100 mL/kg/dia. Na NE com o leite da própria mãe ou LH, quando atingir o volume enteral de 80 a 100 mL/kg/dia, um fortificante de LH deve ser adicionado para aumentar a ingestão de micro e macronutrientes. O volume alvo para a NE plena é de 160 mL/kg/dia de LH fortificado.

Embora o LH seja a dieta ideal para lactentes prematuros, um fortificante de LH deve ser adicionado para que ele forneça nutrientes suficientes para atender suas necessidades. A alimentação com LH com fortificação adequada está associada à obtenção mais rápida de alimentação plena e alta mais precoce da UTIN em alguns centros, presumivelmente devido a seus benefícios para a tolerância alimentar e efeito protetor contra comorbidades.[40]

O LH não fortificado não fornece quantidades suficientes de proteínas, energia, ácidos graxos, minerais e outros micronutrientes que são necessários para que eles atinjam o crescimento desejado.[41] Embora o leite materno prematuro tenha mais proteína e energia do que o leite a termo, o teor desses macronutrientes ainda é menor do que as necessidades recomendadas para os RNPT. O déficit proteico é particularmente grave para o leite doado, que é predominantemente derivado de amostras agrupadas de mães de termo que doam leite que é bombeado vários meses após o nascimento.[42] Além disso, o processo de pasteurização pode reduzir a atividade da lipase, o que pode diminuir a digestibilidade da gordura e inibir ainda mais o crescimento.[43] Na Tabela 5 estão descritos a composição do LH de mãe de pré-termo e termo, de acordo com a semana pós-natal.[44]

Fortificante do leite humano

O LH para lactentes hospitalizados de MBP ao nascer e outros lactentes em risco de falha de crescimento devem ser suplementados com fortificante de LH.[45,46] Os fortificantes de LH são projetados para serem misturados com o LH antes da administração. Há uma série de produtos disponíveis, que diferem pela origem do leite usado (bovino, humano) e pela composição de nutrientes (fortificantes multinutrientes ou suplementos de proteínas, lipídios, carboidratos), podendo ser em pó ou líquido. No Brasil, os fortificantes do LH só podem ser utilizados no ambiente intra-hospitalar. Na Tabela 6 são apresentados os fortificantes em pó disponíveis em nosso meio.

Tabela 5 Composição do leite materno de mãe de pré-termo e a termo, de acordo com a idade pós-natal (média + DP)

	Energia (cal)	Proteína (g)	Gordura (g)	Cálcio (mg)	Fósforo (mg)
Pré-termo					
1ª semana	60 (45-75)	2,2 (0,3-4,1)	2,6 (0,5-4,7)	26 (9-43)	11 (1-22)
2ª semana	71 (49-94)	1,5 (0,8-2,3)	3,5 (1,2-5,7)	25 (11-39)	15 (8-21)
Semana 3/4ª	77 (61-92)	1,4 (0,6-2,2)	3,5 (1,6-5,5)	25 (13-36)	14 (8-20)
Semana 4/12ª	66 (39-94)	1,0 (0,6-1,4)	3,7 (0,8-6,5)	29 (19-38)	12 (8-15)
Termo					
1ª semana	60 (44-77)	1,8 (0,4-3,2)	2,2 (0,7-3,7)	26 (16-36)	12 (6-18)
2ª semana	67 (47-86)	1,3 (0,8-1,8)	3,0 (1,2-4,8)	28 (14-42)	17 (8-27)
Semana 3/4ª	66 (48-85)	1,2 (0,8-1,6)	3,3 (1,6-5,1)	27 (18-36)	16 (10-22)
Semana 4/12ª	68 (50-86)	0,9 (0,6-1,2)	3,4 (1,6-5,2)	26 (14-38)	16 (9-22)

DP: desvio padrão.

Fonte: adaptada de Gidrewicz e Fenton.[44]

Tabela 6 Informações nutricionais dos fortificantes do leite humano

	FM 85® (Nestlé) 1 g (sachê)	FMS® (Aptamil) 1 g (sachê)	Enfamil® human milk fortifier power (sachê)
Kcal	4,3	4,3	3,4
Proteína (g)	0,36	0,32	0,27
Lípides (g)	0,18	0,17	0,25
Hidrato carbono (g)	0,32	0,37	0,1
Cálcio (mg)	19	17,3	22,5
Fósforo (mg)	11	9,5	12,5
Sódio (mg)	9,2	8,24	4
Ferro (mg)	0,45	0,02	0,36

Fonte: elaborada pela autora.

Transição da dieta da sonda gástrica para via oral

A alimentação oral deve ser iniciada assim que a criança demonstrar sinais de prontidão, o que geralmente ocorre quando a criança alimentada por sonda tem entre 32 e 34 semanas de IG. O início de alimentação oral, incluindo a amamentação, deve ser estimulado e orientado por toda a equipe multiprofissional da unidade neonatal. Os profissionais de saúde neonatal devem apoiar a lactação na UTIN e potencialmente reduzir as disparidades no fornecimento leite materno da própria mãe, fornecendo apoio institucional para a expressão precoce e frequente do leite e promovendo o contato pele a pele e o aleitamento materno direto, quando apropriado. A promoção do LH e do aleitamento materno para lactentes pré-termo requer a adoção multidisciplinar e sistêmica de práticas de apoio à lactação.[9]

Estudos observacionais demonstram que o início com IG menores e frequentes das mamadas diretamente no seio materno está associado a maior duração do aleitamento materno durante internação hospitalar e pós-alta.[45-49] Apesar desses benefícios potenciais, barreiras significativas impedem o aleitamento materno na UTIN, como coordenação oromotora imatura prolongada e a necessidade de fortificação do próprio leite materno para otimizar o crescimento. As mães devem ser encorajadas a começar a amamentação assim que a criança mostrar prontidão fisiológica e o nível de suporte respiratório da criança permitir a alimentação oral. A amamentação pode ocorrer com a frequência que a condição do bebê e a presença da mãe permitirem.[9]

NUTRIÇÃO PÓS-ALTA HOSPITALAR

O planejamento nutricional após a alta hospitalar deve começar quando o RNPT estiver atingindo a meta de alimentação plena por via oral, seja em aleitamento materno exclusivo, aleitamento materno e fórmula láctea ou fórmula láctea exclusiva e mantendo taxas de crescimento:

- RN ≤ 2 kg – ganhar pelo menos 15 a 20 g/kg/dia.
- RN > 2 kg – ganhar 20 a 30 g/dia (não g/kg/dia).

Acompanhamento

O plano nutricional pós-alta deve ser individualizado, considerando como está sendo a alimentação na última semana antes da alta, isso é, se a mãe está conseguindo manter a amamentação exclusiva, ou se está recebendo mamadeira com LH ordenhado e/ou fórmula de partida ou de transição, bem como o *status* de crescimento do lactente. Mais da metade dos RNMBP apresenta falha no crescimento extrauterino (peso para a IG < percentil 10) na alta.[50] A fortificação pós-alta pode ser considerada entre esses lactentes.

No entanto, as evidências atuais que apoiam o uso de fortificação pós-alta entre lactentes com MBP alimentados com leite da própria mãe são limitadas.

Em um ensaio clínico randomizado[51] (ECR) com 39 lactentes, os pesquisadores compararam a fortificação de metade das mamadas com leite da própria mãe *versus* nenhuma fortificação por 12 semanas e encontraram melhores resultados de crescimento e conteúdo mineral ósseo no grupo de fortificação. Outro ECR dinamarquês,[52] com amostra maior, não encontrou benefício de crescimento entre os lactentes muito prematuros que receberam fortificação em apenas uma mamada com leite da própria mãe por dia *versus* nenhuma fortificação. Nenhum dos dois estudos demostrou diferenças no neurodesenvolvimento. A duração e a dose de fortificação pós-alta para otimizar o crescimento pós-alta e o neurodesenvolvimento entre lactentes com MBP alimentados com LH requerem mais estudos. Os desafios logísticos de extração e fortificação do leite no ambiente doméstico também devem ser considerados, sendo que no Brasil a legislação não permite acrescentar aditivos ao LH em domicílio.

Portanto, embora existam deficiências do LH para o crescimento em curto prazo de pré-termo, o conjunto total de evidências indica que há significativas vantagens nutricionais e não nutricionais do aleitamento materno e do LH,[53] sendo o próprio leite materno o padrão normativo para a nutrição infantil do MBP. A equipe médica e os profissionais de saúde que cuidam de lactentes que nasceram com MBP desempenham um papel crítico na defesa e apoio às mães na lactação da UTIN e no acompanhamento pós-alta.[9]

Os pediatras devem acompanhar rigorosamente o crescimento pós-alta hospitalar, com base em medições regulares de peso, comprimento e PC, para identificar, o mais precocemente possível, os lactentes pré-termo com desvios ou deficiências nutricionais, que podem precisar de suporte nutricional adicional. O monitoramento contínuo do crescimento é necessário para adaptar as escolhas alimentares às necessidades individuais de cada lactente e evitar a sub e a superalimentação. O suporte nutricional precoce pode reduzir o grau de falha de crescimento e pode limitar a necessidade de altos suprimentos de nutrientes para bebês prematuros após a alta. Lactentes com peso apropriado para a idade pós-concepcional na alta devem ser amamentados sempre que possível. Quando alimentados com fórmula, esses lactentes podem receber fórmulas infantis de partida com fornecimento de gordura poli-insaturada (LCPUFA).

No momento da alta hospitalar ou durante o acompanhamento ambulatorial, os lactentes pré-termo que apresentam déficits acumulados de energia, proteínas e outros nutrientes apresentam resultados menos favoráveis quanto ao crescimento e ao neurodesenvolvimento. Portanto, as evidências indicam que é necessário administrar nutrientes adicionais a esses pré-termo após a alta hospitalar.[54] Ante esse fato, a Sociedade Europeia de Gastroenterologia, Hepatologia e Nutrologia Pediátrica (ESPGHAN) recomenda:[54]

- LH aditivado, onde permitido, nos lactentes amamentados. O que não é opção no Brasil.

- Fórmulas de transição com maior concentração de proteínas, minerais, micronutrientes e ácidos graxos poli-insaturados de cadeia longa nos lactentes em uso de fórmulas.

As fórmulas de transição se caracterizam por terem níveis de proteínas, energia, cálcio e fósforo intermediários entre as fórmulas para prematuros de uso hospitalar e as fórmulas de partida.[54] As evidências disponíveis indicam que o uso de uma fórmula de transição leva a um melhor crescimento quando se analisa peso, comprimento e PC.[54] Se esses lactentes forem alimentados com fórmula, eles devem receber fórmula de transição pelo menos até uma idade pós-concepcional de 40 semanas, mas possivelmente até cerca de 52 semanas.

Alimentação complementar

Alimentação complementar é o conjunto de alimentos, além da dieta láctea, oferecido ao lactente, após os 6 meses de idade. Cabe ao pediatra a responsabilidade de orientar a introdução dessa alimentação complementar, destacando a importância de nutrientes adequados, assim como conservação e higiene. Deve-se ressaltar que a introdução da alimentação complementar deve ser gradual, sob a forma de papas, oferecida com colher de tamanho adequado e de silicone, plástico ou metal emborrachado. Em lactentes nascidos a termo, deve ser iniciada a partir dos 6 meses completos, levando em conta o desenvolvimento digestório, imunológico e neurológico do lactente.[55] Em relação aos prematuros, preconiza-se o início da alimentação complementar após 6 meses de idade cronológica e entre 4 e 6 meses de idade corrigida para a prematuridade, tanto em pré-termo em aleitamento materno quanto em uso de fórmulas lácteas.[17]

Para tanto, o pediatra, após exame físico visando avaliar postura e tônus, deve verificar se o lactente pré-termo é capaz de rolar para trás os alimentos, em forma de papa, colocados na porção anterior da língua, além de observar a mastigação, que costuma estar presente entre 5 e 6 meses de idade corrigida; ainda, deve-se avaliar o controle da abertura da boca para dar entrada à colher.[55]

A Tabela 7 mostra a introdução da alimentação complementar em lactentes pré-termo.

Além disso, deve-se manter a suplementação de vitaminas, principalmente vitamina D, ferro, zinco, cálcio e fósforo, conforme apresentado nas Tabelas 2 e 3. Em relação à suplementação de zinco, em RNPT que nasceram com IG < 32 semanas, pode ser feita com 0,5 a 1 mg/kg/dia de sulfato de zinco (formulado 10 mg/mL). Iniciar com 36 semanas e manter até 64 semanas de idade pós-conceptual (6 meses de idade corrigida para 40 semanas).[17]

Tabela 7 Esquema de introdução da alimentação complementar em lactentes prematuros

Idade corrigida para prematuridade	Tipo de alimento
Até 6 meses	Aleitamento materno exclusivo e/ou fórmula láctea
6º mês	Papa de frutas Primeira papa principal
7º ao 8º mês	Segunda papa principal
12º mês	Alimentação da família

Fonte: Sadeck e Falcão.[17]

CONSIDERAÇÕES FINAIS

Todo o conhecimento atual confirma que a NE, especialmente o início precoce e o avanço enteral mais rápido, interferem na saúde do RNPT, especialmente nos que nascem com menores IG, durante o primeiro mês de vida, melhorando a oferta de micronutrientes, promovendo o desenvolvimento e a maturação intestinal, estimulando o desenvolvimento do microbioma, reduzindo a inflamação e aumentando o crescimento cerebral e o neurodesenvolvimento. As equipes, médica e multiprofissional, devem valorizar a importância das implicações multissistêmicas de curto e longo prazo que resultam do manejo da alimentação enteral nesses pacientes. Os protocolos clínicos de alimentação devem ser frequentemente revisados, com base nas melhores evidências científicas.

REFERÊNCIAS BIBLIOGRÁFICAS

1. Schanler RJ, Garza C, Nichols BL. Fortified mothers' milk for very low birth weight infants: results of growth and nutrient balance studies. J Pediatr. 1985;107:437.
2. Butte NF, Garza C, Smith EO, Nichols BL. Human milk intake and growth in exclusively breast-fed infants. J Pediatr. 1984;104:187.
3. Dusick AM, Poindexter BB, Ehrenkranz RA, Lemons JA. Growth failure in the preterm infant: can we catch up? Semin Perinatol. 2003;27:302.
4. Ehrenkranz R, Dusick A, Vohr B, Wright L, Wrage L, Poole W. Growth in the neonatal intensive care unit influences neurodevelopmental and growth outcomes of extremely low birth weight infants. J Pediatr. 2006;117:1253-61.
5. Stephens BE, Walden RV, Gargus RA, Tucker R, McKinley L, et al. First-week protein and energy intakes are associated with 18-month developmental outcomes in extremely low birth weight infants. Pediatrics. 2009;123:1337-43.
6. Fang JL, Sorita A, Carey WA, Colby CE, Murad MH, Alahdab F. Interventions to prevent retinopathy of prematurity: a meta-analysis. Pediatrics. 2016;137:e20153387.
7. Terrin G, Di Chiara M, Sabatini G, Senterre T, De Curtis M. Enteral nutrition in preterm neonates. In: Guandalini S, Dhawan A. (eds.). Textbook of pediatric gastroenterology, hepatology and nutrition. Springer, Cham.; 2022.
8. Thoene M, Anderson-Berry A. Early enteral feeding in preterm infants: a narrative review of the

nutritional, metabolic, and developmental benefits. Nutrients. 2021;13:2289.
9. Parker MG, Stellwagen LM, Noble L, Kim JH, Poindexter BB, Puopolo KM. Promoting human milk and breastfeeding for the very low birth weight infant. Pediatrics. 2021;148(5).
10. Meek JY, Noble L; Section on Breastfeeding. Policy Statement: Breastfeeding and the Use of Human Milk. Pediatrics. 2022 Jul 1;150(1):e2022057988.
11. Embleton ND, Moltu SJ, Lapillonne A, van den Akker CHP, Carnielli V, Fusch C, et al. Enteral nutrition in preterm infants: a position paper from the ESPGHAN Committee on Nutrition and invited experts. Journal of Pediatric Gastroenterology and Nutrition. 2023 Feb 1;76(2):248-268.
12. Agostoni C, Buonocore G, Carnielli VP, De Curtis M, Darmaun D, Decsi T, et al. Enteral nutrient supply for preterm infants: commentary from the European Society of Paediatric Gastroenterology, Hepatology and Nutrition Committee on Nutrition. J Pediatr Gastroenterol Nutr. 2010;50:85.
13. Weinstein MR, Oh W. Oxygen consumption in infants with bronchopulmonary dysplasia. J Pediatr. 1981;99:958.
14. Koletzko B, Cheah F-C, Domellöf M, Poindexter B, Vain N, van Goudoever JP. Nutritional care of preterm infants: scientific basis and practical guidelines. World Review of Nutrition and Dietetics. 2021;122.
15. Abrams SA, Committee on Nutrition. Calcium and vitamin D requirements of enterally fed preterm infants. Pediatrics. 2013;131:e1676.
16. Fenton TR, Anderson D, Groh-Wargo S, Hoyos A, Ehrenkranz RA, Senterre T. An attempt to standardize the calculation of growth velocity of preterm infants-evaluation of practical bedside methods. J Pediatr. 2018;196:77.
17. Sadeck LSR, Falcão MC. Seguimento nutricional do prematuro. In: Feferbaum R (ed). Nutrição na consulta pediátrica: como conduzir. São Paulo: Atheneu; 2022. p.239-49.
18. Ehrenkranz RA, Younes N, Lemons JA, Fanaroff AA, Donovan EF, Wright LL, et al. Longitudinal growth of hospitalized very low birth weight infants. Pediatrics. 1999;104(2 Pt 1):280-9.
19. Kramer MS, Platt RW, Wen SW, Joseph KS, Allen A, Abrahamowicz M, et al.; the Fetal/Infant Health Study Group of the Canadian Perinatal Surveillance System. A new and improved population-based Canadian reference for birth weight for gestational age. Pediatrics. 2001;108;e35.
20. Fenton TR, Kim JH. A systematic review and meta-analysis to revise the Fenton growth chart for preterm infants. BMC Pediatr. 2013 Apr 20;13:59.
21. Olsen IE, Lawson ML, Ferguson AN, et al. BMI curves for preterm infants. Pediatrics. 2015;135(3). Disponível em: www.pediatrics.org/cgi/content/full/135/3/e572.
22. Villar J, Giuliani F, Barros F, Roggero P, Coronado Zarco IA, Rego MAS, et al. Monitoring the postnatal growth of preterm infants: a paradigm change. Pediatrics. 2018;141(2):e20172467.
23. Polberger SK, Axelsson IE, Räihä NC. Urinary and serum urea as indicators of protein metabolism in very low birthweight infants fed varying human milk protein intakes. Acta Paediatr Scand. 1990;79:737.
24. Mills RJ, Davies MW. Enteral iron supplementation in preterm and low birth weight infants. Cochrane Database Syst. Rev. 2012;3. CD005095 Nutrients – 43.
25. Eidelman AI, Schanler RJ. Section on breastfeeding: breastfeeding and the use of human milk. Pediatrics. 2012;129:e827-e841.
26. Miller J, Tonkin E, Damarell RA, McPhee AJ, Suganuma M, Suganuma H, et al. A systematic review and meta-analysis of human milk feeding and morbidity in very low birth weight infants. Nutrients. 2018:10:707.
27. Villamor-Martinez E, Pierro M, Cavallaro G, Mosca F, Kramer BW, Villamor E. Donor human milk protects against bronchopulmonary dysplasia: a systematic review and meta-analysis. Nutrients. 2018;10:238.
28. Villamor-Martinez E, Pierro M, Cavallaro G, Mosca F, Villamor E. Mother's own milk and bronchopulmonary dysplasia: a systematic review and meta-analysis. Front. Pediatr. 2019;7:224.
29. Maffei D, Brewer M, Codipilly C, Weinberger B, Schanler RJ. Early oral colostrum administration in preterm infants. J Perinatol. 2020;40:284.

30. Sohn K, Kalanetra KM, Mills DA, Underwood MA. Buccal administration of human colostrum: impact on the oral microbiota of premature infants. J Perinatol. 2016;36:106.
31. Lee J, Kim HS, Jung YH, Choi KY, Shin SH, Kim E-K, et al. Oropharyngeal colostrum administration in extremely premature infants: an RCT. Pediatrics. 2015;135:e357.
32. Rodriguez NA, Meier PP, Groer MW, Zeller JM. Oropharyngeal administration of colostrum to extremely low birth weight infants: theoretical perspectives. J Perinatol. 2009;29:1.
33. Jadcherla SR, Wang M, Vijayapal AS, Leuthner SR. Impact of prematurity and co-morbidities on feeding milestones in neonates: a retrospective study. J Perinatol. 2010;30:201.
34. Jadcherla SR, Kliegman RM. Studies of feeding intolerance in very low birth weight infants: definition and significance. Pediatrics. 2002;109:516.
35. Singh B, Rochow N, Chessell L, Wilson J, Cunningham K, Fusch C, et al. Gastric residual volume in feeding advancement in preterm infants (Grip study): a randomized trial. J Pediatr. 2018;200:79.
36. Riskin A, Cohen K, Kugelman A, Toropine A, Said W, Bader D, et al. The impact of routine evaluation of gastric residual volumes on the time to achieve full enteral feeding in preterm infants. J Pediatr. 2017;189:128.
37. Abiramalatha T, Thanigainathan S, Ninan B. Routine monitoring of gastric residual for prevention of necrotising enterocolitis in preterm infants. Cochrane Database Syst Rev. 2019;7:CD012937.
38. Parker LA, Weaver M, Murgas Torrazza RJ, Shuster J, Li N, Krueger C, et al. Effect of gastric residual evaluation on enteral intake in extremely preterm infants: a randomized clinical trial. JAMA. Pediatr. 2019;173:534.
39. Kumar J, Meena J, Mittal P, Shankar J, Kumar P, Shenoi A. Routine prefeed gastric aspiration in preterm infants: a systematic review and meta-analysis. Eur J Pediatr. 2021;180:2367.
40. Shah SD, Dereddy N, Jones TL, Dhanireddy R, Talati AJ. Early versus delayed human milk fortification in very low birth weight infants: a randomized controlled trial. J Pediatr. 2016;174:126.
41. Parker MG, Burnham LA, Kerr S, Belfort MB, Perrin M, Corwin M, et al. Prevalence and predictors of donor milk programs among U.S. advanced neonatal care facilities. J Perinatol. 2020;40:672.
42. Sisk PM, Lovelady CA, Gruber KJ, Dillard RG, O'Shea TM. Human milk consumption and full enteral feeding among infants who weigh </= 1250 grams. Pediatrics. 2008;121:e1528.
43. Koenig WJ, Amarnath RP, Hench V, Berseth CL. Manometrics for preterm and term infants: a new tool for old questions. Pediatrics. 1995;95:203.
44. Gidrewicz DA, Fenton TR. A systematic review and meta-analysis of the nutrient content of preterm and term breast milk. BMC Pediatr. 2014;14:216.
45. Briere CE, McGrath JM, Cong X, Brownell E, Cusson R. Direct-breastfeeding in the neonatal intensive care unit and breastfeeding duration for premature infants. Appl Nurs Res. 2016;32:47-51.
46. Casavant SG, McGrath JM, Burke G, Briere C-E. Caregiving factors affecting breastfeeding duration within a neonatal intensive care unit. Adv Neonatal Care. 2015;15(6):421-8.
47. Pineda R. Direct breast-feeding in the neonatal intensive care unit: is it important? J Perinatol. 2011;31(8):540-5.
48. Pinchevski-Kadir S, Shust-Barequet S, Zajicek M, Leibovich M, Strauss T, Leibovich L, et al. Direct feeding at the breast is associated with breast milk feeding duration among preterm infants. Nutrients. 2017;9(11):1202
49. Maastrup R, Hansen BM, Kronborg H, Bojesen SN, Hallum K, Frandsen A, et al. Breastfeeding progression in preterm infants is influenced by factors in infants, mothers and clinical practice: the results of a national cohort study with high breastfeeding initiation rates. PLoS One. 2014;9(9):e108208.
50. Horbar JD, Ehrenkranz RA, Badger GJ, Edwards EM, Morrow KA, Soll RF, et al. Weight growth velocity and post-natal growth failure in infants 501 to 1500 grams: 2000-2013. Pediatrics. 2015;136(1):e84-e92.
51. O'Connor DL, Khan S, Weishuhn K, Vaughan W, Jefferies A, Campbell DM, et al.; Postdischarge Feeding Study Group. Growth and nutrient intakes of human milk-fed preterm infants provided with extra energy and nutrients after hospital discharge. Pediatrics. 2008;121(4):766-76.

52. Zachariassen G, Faerk J, Grytter C, Esberg BH, Hjelmborg J, Mortensen S, et al. Nutrient enrichment of mother's milk and growth of very preterm infants after hospital discharge. Pediatrics. 2011;127(4). Disponível em: www.pediatrics.org/cgi/content/full/ 127/4/e995.
53. Méio MDBB, Villela LD, Gomes Júnior SCDS, Tovar CM, Moreira MEL. Breastfeeding of preterm newborn infants following hospital discharge: follow-up during the first year of life. Cien Saude Colet. 2018 Jul;23(7):2403-12.
54. ESPGHAN Committee on Nutrition; Aggett PJ, Agostoni C, Axelsson I, De Curtis M, Goulet O, Hernell O, et al. Feeding preterm infants after hospital discharge: a commentary by the ESPGHAN Committee on Nutrition. J Pediatr Gastroenterol Nutr. 2006 May;42(5):596-603.
55. Barachetti R, Villa E, Barbarini M. Weaning and complementary feeding in preterm infants: management, timing and health outcome. Pediatr Med Chir. 2017. 22;39(4):181.

8 Nutrição nas fases pré-escolar e escolar

Ana Paula Aragão
Virgínia Resende Silva Weffort
Marileise dos Santos Obelar
Maria Marlene de Souza Pires
Mônica Lisboa Chang Wayhs

INTRODUÇÃO

O período pré-escolar, que compreende as idades entre 2 e 6 anos, caracteriza-se por ser um período de crescimento estável, com menores necessidades para o crescimento que as etapas anteriores e posteriores da infância, com maior ganho de altura em relação ao peso (cerca de 5 a 7 cm/ano e 2 a 3 kg/ano).

O grau de maturidade alcançado pela maioria dos órgãos e dos sistemas se equipara ao do adulto, com graus de variabilidade individual e de atividade física, que acarretam diferenças nas necessidades energéticas. No entanto, o consumo alimentar habitual da criança nessa faixa etária é muito importante, pois repercute diretamente em seu crescimento e desenvolvimento. É um período crítico na vida da criança, em que se torna necessária e importante a sedimentação de hábitos alimentares, em razão de ser uma fase de transição: a criança sai de uma etapa de total dependência (lactente) para entrar em uma de maior independência (escolar e adolescência).[1] A criança aprimora progressivamente seu paladar e desenvolve suas preferências com base em textura, aroma, sabores e apresentação dos alimentos. A aparência do alimento contribui para a aceitação da alimentação, inclusive influenciando a percepção dos sabores.[2-4]

A estreita dependência familiar, que persiste até os 3 anos de idade, é reduzida e as relações são ampliadas a outras ambiências de seu meio sociocultural, com influência do meio externo, tendo a mídia um papel de destaque. Cabe destacar que a escolarização possibilita à criança adquirir certo grau de autonomia em sua alimentação, sem supervisão familiar. Portanto, o papel da escola é fundamental e, para que se cumpra adequadamente, é importante a construção de programas de educação nutricional em integração ao currículo, à merenda e com a participação da família.[2-4]

FASE PRÉ-ESCOLAR

Nas práticas alimentares no Brasil, o *Estudo Nacional de Alimentação e Nutrição Infantil 2019* (*Enani-2019*) mostra que o consumo alimentar de crianças entre 24 e 59 meses tem elevada prevalência de indicadores de alimentação não saudável, como o consumo de alimentos ultraprocessados em 93% e de alimentos com açúcar em 87,3% das crianças. As prevalências de ingestão de bebidas adoçadas e do não consumo de frutas e hortaliças foram de 50,3 e 27,4%, respectivamente. O indicador de diversidade alimentar mínima, relacionado à variedade de alimentos necessária para atender aos requerimentos de nutrientes essenciais ao crescimento e desenvolvimento da criança, atingiu pouco mais da metade dessa população, enquanto o consumo de alimentos fonte de vitamina A foi adequado para apenas um terço delas.[5]

Na fase pré-escolar, a velocidade de crescimento e o ganho de peso são menores que na fase de lactente. Portanto, é a velocidade de crescimento que deve ser monitorada para evitar diagnósticos errôneos e condutas inadequadas.[4]

As crianças que se beneficiaram do aleitamento materno e da introdução de alimentos sólidos de maneira harmoniosa, dentro de um contexto familiar com hábitos de vida saudáveis, entram na fase pré-escolar com maior possibilidade de perpetuar os hábitos adquiridos nessas primeiras etapas da vida.

Na idade pré-escolar, as crianças tendem a valorizar as atividades lúdicas, deixando a alimentação em segundo plano, o que pode vir a interferir no estabelecimento de uma alimentação balanceada, necessária para o crescimento e o desenvolvimento.[4] Nessa fase, em que os hábitos estão se estabelecendo, é de fundamental importância o vínculo familiar, escolar e a vigilância da velocidade de crescimento. Trata-se de um período em que há uma relação forte entre a criança, o alimento e o início do processo de escolha. Existe também uma forte influência do contexto socioafetivo na formação das preferências alimentares da criança, podendo ocorrer imitação na seleção de alimentos, decorrente da observação dos hábitos alimentares de seus familiares, de pessoas e crianças com as quais convive. As crianças demonstram interesse pelos alimentos consumidos por adultos e, como desejam participar desse "mundo", na maioria das vezes os imitam na escolha alimentar.[6]

Aos 3 anos de idade, todos os dentes da primeira dentição, ou dentes de leite, já apareceram, e as crianças podem aprender a ingerir alimentos diversificados nas diferentes texturas, amadurecendo dessa forma seu sistema digestório e propiciando ao organismo uma dieta adequada em qualidade e quantidade. Em relação à saúde bucal, observa-se também amadurecimento, sendo a mastigação uma atividade importante para o desenvolvimento da musculatura do rosto. À medida que os dentes nascem, os alimentos amassados devem ser substituídos por alimentos inteiros seguidos de alimentos crus, em pequenos pedaços, como a cenoura ou a maçã, por exemplo. Maus hábitos alimentares levam à aquisição de deformidades dentárias e de mordida, especialmente nas crianças que fazem uso prolongado de chupetas e mamadeiras, o que pode levar a criança a ser um respirador bucal.

Após os 4 anos de idade, elas se tornam mais ativas e expansivas, querendo participar das atividades de preparo dos alimentos, situação ideal para a aquisição de bons hábitos alimentares. As crianças são comumente relutantes a experimentar novos alimentos, sendo comum dizer que não gostam sem que nunca os tenham experimentado.[4,7] Repetidas exposições ao alimento podem reduzir essa resposta neofóbica, evidenciando a importância do papel da experiência com novos sabores para o estabelecimento do padrão de aceitação alimentar da criança. Por essa razão, é necessário conhecer alguns aspectos importantes da evolução do comportamento alimentar na infância. Na alimentação do pré-escolar, dois traços de personalidade são conhecidos por dificultarem o estabelecimento de uma dieta qualitativa e quantitativamente saudável e variada que apesar de distintos, podem se manifestar de forma associada, dependendo da idade e do meio ambiente:[4,7]

1. Neofobia: caracterizada pela dificuldade em aceitar alimentos novos ou desconhecidos: a criança se nega a experimentar qualquer tipo de alimento desconhecido que não faça parte de suas preferências alimentares.
2. *Picky/fussy eating*: refere-se à criança que tem uma dieta caracterizada por uma variedade muito restrita e que rejeita vários tipos de alimentos. A criança *picky/fussy* ingere baixas quantidades de alimentos com vitaminas e fibras, em decorrência do baixo consumo de vegetais.

O apetite mostra-se bastante alternante, ou seja, as crianças podem ter muito apetite pela manhã ou em determinado dia e total anorexia em outros. Essa grande variabilidade da quantidade de ingestão energética a cada refeição é outra característica da idade pré-escolar. Os estudos de Birch[8] demonstraram que o coeficiente individual de variação comparativa mente entre uma refeição e outra pode chegar a 33,6%, embora a média de variação para cada criança, em relação à ingestão energética total em um dia, seja de 10,4 a 18%. Geralmente, grande ingestão energética em uma refeição é compensada por baixa ingestão na refeição seguinte. Há também o desenvolvimento da predileção por um grupo específico de alimentos durante determinado período, o que pode mudar radicalmente em outro momento.

Isto pode acarretar diagnósticos e condutas equivocadas, como de anorexia, e o uso inadequado de medicamentos estimulantes do apetite. Mais informações no Capítulo Dificuldades alimentares.

A alimentação correta da criança é fundamental para favorecer seu adequado crescimento e desenvolvimento. O manejo para uma educação alimentar satisfatória deve ter como princípios o respeito à criança e a alimentação como fonte nutricional e de bem-estar.

Alguns passos importantes devem ser adotados:[1,9-12]

- Respeitar os limites da criança quanto à oferta quantitativa de alimentos.
- Deixar a criança escolher seus alimentos, adaptando a refeição de forma que, além de ser ideal para suas necessidades, também seja de seu agrado.
- Estabelecer e respeitar horários das refeições, preferencialmente com a participação dos pais.
- Realizar três grandes refeições (desjejum, almoço e jantar) e oferecer dois lanches nos intervalos das refeições, frequentemente distribuídos da se guinte forma: café da manhã às 8 horas; lanche matinal às 10 horas; almoço às 12 horas; lanche vespertino às 15 horas; jantar às 19 horas; e, algumas vezes, lanche antes de dormir.
- Propiciar ambiente adequado para a realização das refeições. Evitar o uso de tela (TV, *tablet,* celular) ou outros mecanismos de distrações da atenção da criança durante a alimentação.
- Limitar a ingestão de guloseimas (alimentos ricos em gordura, sal e açúcar), que apresentam alta densidade energética, baixa qualidade nutricional e são comprovadamente fatores de risco para as doenças crônicas não transmissíveis do adulto. Lembrar que os alimentos preferidos pela criança são os de sabor doce e muito calóricos, portanto muito cuidado nessa fase. Observar o consumo de no máximo 25 gramas por dia de açúcar, o que equivale a 6 colheres de chá (AAP, 2019).
- Orientar a ingestão de alimentos ricos em ferro, cálcio, vitamina D, zinco e fibras.
- Propiciar que a criança interaja com os alimentos e com a preparação deles, tendo o cuidado de prevenir acidentes domésticos.
- Respeitar as leis da alimentação, que servem para orientar uma dieta equilibrada. A alimentação saudável deve ser quantitativamente suficiente, qualitativamente completa, harmoniosa em seus componentes e adequada a sua finalidade e ao organismo a que se destina.
- Lembrar que o apetite sofre a influência de vários fatores, entre eles a quantidade ingerida na refeição anterior.
- Estimular a criança que já tem coordenação a se servir à mesa e alimentar-se sozinha.
- Comportamentos como recompensas, chantagens, subornos ou castigos para forçar a criança a comer devem ser evitados, pois podem reforçar a recusa alimentar ou estimular a ingestão excessiva.
- Ao redor dos 2 aos 3 anos, a criança pode vir a apresentar intolerância à lactose, devendo-se observar a quantidade e o tipo de alimento que ela pode aceitar, por exemplo, menores volumes de leite, leites com baixo teor de lactose, iogurtes, iogurtes com probióticos e queijos.
- A oferta de líquidos nos horários das refeições deve ser controlada, porque o suco ou a água podem reduzir o tempo de mastigação. O ideal é oferecer água ou suco natural, este no volume máximo de 120 a 150 mL/dia, nos intervalos das refeições.

- Cabe aos pais orientar o que consumir e quantidade. Observar o consumo de no máximo 25 gramas por dia de açúcar, o que equivale a 6 colheres de chá (AAP, 2019).
- Estimular o consumo de frutas *in natura* como sobremesa.
- Não é recomendado nos primeiros 5 anos de vida o consumo de algumas bebidas:[13]
  - Leites vegetais, exceto se por indicação médica ou preferência dietética da família (vegetarianismo). Observar sua composição.
  - Leites "flavorizados" (em decorrência da adição de açúcar, que é proibida nos primeiros 2 anos e minimizada entre 2 e 5 anos).
  - Bebidas açucaradas (refrigerantes, energéticos, isotônicos, bebidas flavorizadas, água flavorizada, chás adoçados, café adoçado, néctar de fruta, refrescos, refrescos em pó).;
  - Bebidas com adoçantes (por ser desconhecido o impacto a longo prazo na saúde da criança).
  - Bebidas com cafeína (café, chá, refrigerantes).
  - Bebidas alcoólicas.

É importante estar atento à qualidade de gordura consumida, limitar o uso de gorduras trans e saturadas e estimular o consumo de gorduras monoinsaturadas e poli-insaturadas principalmente na forma de ômega 3. Dietas ricas em gorduras, sal e açúcares, guloseimas e salgadinhos (os chamados *junk food*) levam a distúrbios nutricionais a curto, médio e longo prazos (da infância à idade adulta), como anemia, desnutrição, hipertensão arterial sistêmica, doenças cardiovasculares, obesidade, diabete tipo 2, osteoporose, entre outras.

Atenção especial deve ser dada ao consumo de biscoitos recheados (pelo elevado conteúdo de gordura no recheio, rico em gordura trans) e sorvetes de massa (grande quantidade de gorduras). As gorduras trans são um tipo específico de gordura formado por um processo de hidrogenação natural (que se dá no lúmen dos animais) ou industrial. Elas estão presentes nos alimentos industrializados, como biscoitos, salgadinhos, bolos, frituras, entre outros. Nos alimentos de origem animal, como carnes, leites e derivados, estão presentes em pequenas quantidades. É importante orientar os pais quanto à busca dessa informação nutricional na avaliação dos rótulos de todos os produtos industrializados.

A regulamentação sobre a rotulagem nutricional de alimentos no Brasil iniciou-se a partir da Resolução n. 360 da Agência Nacional de Vigilância Sanitária (Anvisa), publicada em 2003, que fixou a obrigatoriedade da informação do conteúdo total de gordura trans, na qual é descrita como zero a presença de ≤ 0,2 g por porção de alimento. Uma nova resolução foi publicada em 23 de dezembro de 2019, a RDC n. 332, que definiu de forma progressiva, mais criteriosamente, os requisitos para uso de gorduras trans industriais em alimentos. Estabeleceu que, a partir de 1º de julho de 2021, a quantidade de gorduras trans industriais nos óleos refinados não pode exceder 2 g por 100 g de gordura total. Entre 1º de julho de 2021 e 1º de janeiro de 2023, a quantidade de gorduras trans industriais não pode exceder 2 g por 100 g de gordura total nos alimentos; e que, a partir de 1º de janeiro de 2023, ficam proibidos a produção, a importação, o uso e a oferta de óleos e gorduras parcialmente hidrogenados para uso em alimentos e de alimentos formulados com esses ingredientes.[14]

A classificação Nova dividiu os alimentos em quatro grupos, de acordo com o tipo de processamento empregado em sua produção:[15,16]

1. Alimentos *in natura* ou minimamente processados: "os alimentos *in natura* são obtidos diretamente de plantas ou animais e adquiridos para consumo sem que tenham qualquer alteração após deixarem a natureza. Os alimentos minimamente processados são alimentos *in natura* que, antes de sua aquisição, foram submetidos a alterações mínimas, como carnes resfriadas, grãos secos polidos ou empacotados ou moídos, raízes e tubérculos lavados, leite pasteurizado".[16]
2. "Produtos extraídos de alimentos *in natura* ou diretamente da natureza e usados para temperar e cozinhar os alimentos, por exemplo: óleos, gorduras, açúcar, sal."[16]
3. Alimentos processados: "produtos fabricados essencialmente com adição de sal ou açúcar a um alimento *in natura* ou minimamente processado, como legumes em conserva, frutas em calda, queijos e pães."[16]
4. Alimentos ultraprocessados: "produtos cuja fabricação envolve várias etapas e técnicas de processamento e vários ingredientes. Exemplos: biscoitos recheados, refrigerantes, salgadinho de pacote, macarrão instantâneo".[16]

Os alimentos ultraprocessados são pobres em fibras e ricos em gordura, açúcar e sal, e seu consumo está associado a um impacto negativo na saúde da criança e o desenvolvimento futuro de doenças crônicas não transmissíveis. Há alteração da composição corporal com aumento do percentual de gordura corporal; excesso de peso; maior risco do desenvolvimento de doenças autoimunes em indivíduos geneticamente suscetíveis, como diabete, doença inflamatória intestinal e doença celíaca.[17-19] Em adultos, o consumo de alimentos ultraprocessados está associado a 10,5% das mortes prematuras em indivíduos entre 30 e 69 anos.[20] Visando à saúde da criança e ao desenvolvimento de um adulto saudável, deve-se priorizar a oferta de alimentos *in natura* ou minimamente processados.

A formação da microbiota intestinal ocorre nos 2 a 3 primeiros anos de vida. Uma microbiota intestinal saudável está relacionada ao adequado crescimento e desenvolvimento, e é protetora contra várias enfermidades e obesidade. A microbiota intestinal influencia no desenvolvimento intestinal, auxiliando na maturação e diferenciação da mucosa intestinal e de seu sistema imune. Além disso, a microbiota intestinal produz neurotransmissores e substâncias neuroquímicas que regulam processos fisiológicos do sistema nervoso central e funções mentais, como aprendizado, memória e humor. A disbiose intestinal está associada à falência do crescimento, autismo, doença celíaca, doença inflamatória intestinal, enterocolite necrosante, doenças alérgicas, asma, obesidade e doenças cardiovasculares.

Para o desenvolvimento de uma microbiota intestinal saudável, são determinantes o período pré-concepcional (qualidade de vida e dieta paterna e materna), pré-natal (dieta materna, microbiota intestinal materna, microbiota vaginal, saúde materna e exposição a antibióticos), o parto vaginal, o aleitamento materno e uma alimentação rica em fibras e carboidratos. Bactérias "saudáveis" do intestino distal fermentam fibras e polissacarídeos, produzindo ácidos graxos de cadeia curta, vitaminas e aminoácidos. Dentre os ácidos graxos produzidos, o butirato é um importante combustível para os colonócitos, influenciando na homeostase intestinal e inibindo a inflamação; o acetato e o propionato desempenham importante papel na homeostase energética. A alimentação rica em açúcares simples e alimentos ultraprocessados está relacionada à disbiose intestinal, assim como o uso de antibióticos e inibidores de bomba de prótons.[21-27]

Necessidades nutricionais

Convém destacar a importância do desjejum, que idealmente seria uma das principais refeições, devendo contribuir com 20 a 25% da ingestão diária total de energia. Para isso, a alimentação da criança deve conter todos os nutrientes necessários para uma dieta equilibrada, contemplando os seguintes grupos de alimentos: carnes, leites e derivados, frutas, legumes, verduras e cereais.[9] Na Tabela 1 é exibida a quantidade necessária de calorias diárias para crianças de 2 a 8 anos.

Tabela 1 Necessidade calórica para crianças de 2-8 anos e sua distribuição quantitativa nos diversos grupos alimentares, equivalente ao número de porções e ao valor energético correspondente

	Crianças de 2-3 anos	**Crianças de 4-8 anos**
Necessidade energética média	1.100 kcal	1.500 kcal
Grupo de arroz, pão, massa, batata, mandioca	5 porções de 75 kcal	4 porções de 150 kcal
Grupo de verduras e legumes	3 porções de 8 kcal	3 porções de 15 kcal
Grupo de frutas	3 porções de 35 kcal	3 porções de 35 kcal
Grupo de leite, queijo e iogurte	3 porções de 120 kcal	3 porções de 120 kcal
Grupo de carnes e ovos	2 porções de 65 kcal	1 porção de 190 kcal
Grupo de feijões e oleaginosas	1 porção de 20 kcal	1 porção de 55 kcal
Grupo de óleos e gorduras	1 porção de 37 kcal	1 porção de 73 kcal
Grupo de açúcares e doces	1 porção de 55 kcal	1 porção de 110 kcal

Tabela 2 Distribuição diária ideal do tipo e da quantidade percentual de gordura na dieta de crianças acima de 2 anos de idade

Lipídios	% do total no VET	Exemplos
Gordura 30% VET	≥ 1%*	Gorduras trans: alimentos industrializados (preparados com gordura vegetal hidrogenada): pães, bolachas, margarinas, batatas fritas, salgadinhos.
	< 10%	Gorduras saturadas: derivados lácteos, carne, coco, embutidos, gordura de palma (presente em produtos industrializados em substituição a gorduras trans).
5-15% PUFA	1-2%	PUFA ômega 3: peixes, principalmente os marinhos (salmão, sardinha, tainha), produtos enriquecidos, óleos vegetais (canola e soja), semente de linhaça.
	4-13%	PUFA ômega 6: óleos vegetais (girassol e milho), sementes de gergelim e nozes.
	Sem restrição	MUFA: azeite de oliva, abacate, amendoim, avelãs, amêndoas, castanhas (no Brasil, de caju).

Gorduras trans: isômero trans dos ácidos graxos poli-insaturados que sofreram hidrogenação, p. ex., de origem vegetal, ácido eládico (C18:1 9t), e animal, transvacênico (C18:1 11t).

MUFA: ácido graxo monoinsaturado; PUFA: ácido graxo poli-insaturado: ômega 6 e ômega 3; VET: valor energético total.

* Quantidade: < 2 g/dia.

Fonte: Philippi; WHO, 2023.[42]

Tabela 3 Quantidade de cálcio em alguns alimentos

Alimento	Porção	Peso (g)	Cálcio (mg)
Iogurte natural	1 copo grande	250	358
Leite desnatado	1 copo grande	250	335
Leite integral	1 copo grande	250	207
Laranja	1 unidade média	150	60
Filé de merluza assado	1 filé grande	155	56
Mamão	1 unidade pequena	135	30
Agrião cru	1 prato de sobremesa cheio	20	27
Espinafre cozido	1 colher de sopa cheia	25	25
Figo	1 unidade grande	70	19
Feijão-carioca cozido	1 concha	86	18

(continua)

Tabela 3 Quantidade de cálcio em alguns alimentos (*continuação*)

Alimento	Porção	Peso (g)	Cálcio (mg)
Abacaxi	1 fatia pequena	50	11
Brócolis cozido	1 colher de sopa cheia	10	9
Pão francês	1 unidade	50	8
Chicória crua	1 folha grande	17	8
Alface lisa crua	1 folha grande	15	4
Filé mignon grelhado	1 unidade média	100	4
Arroz cozido	1 colher de sopa	31	0,38

As necessidades nutricionais seguem os novos valores estabelecidos nas *Dietary Reference Intake* (DRI).[28] Sugestões de porções para compor a pirâmide alimentar do pré-escolar podem ter como base a pirâmide alimentar infantil (2 a 3 anos de idade) de Philippi et al.[29] É importante assegurar um aporte calórico suficiente de acordo com a idade e a ati vidade física da criança, e distribuir esse aporte segundo o desempenho da criança ao longo do dia, mantendo adequada hidratação. Deve-se enfatizar que a dieta seja variada, com o objetivo de proporcionar uma adequada oferta de vitaminas e oligoelementos, e evitar a monotonia alimentar.

A Tabela 2 exibe a distribuição diária ideal do tipo e da quantidade percentual de gordura na dieta de crianças acima de 2 anos. Já na Tabela 3 expõe-se a quantidade de alimentos exigida para atingir as necessidades de cálcio de crianças entre 2 e 6 anos.

Considera-se que o consumo diário de gordura trans não deva ultrapassar 2 g ou 1% do valor energético total. É importante observar na lista de ingredientes a presença de gordura vegetal hidrogenada, que equivale à trans, e a quantidade de sal, a exemplo do macarrão instantâneo (o condimento adicional é rico em sal) e de alimentos pré-prontos congelados (também ricos em gordura e sal). As preparações caseiras também devem evitar o uso exagerado de óleo para cocção; o uso frequente de frituras (em substituição a alimentos grelhados ou assados); a ingestão de carnes com aparas de gordura e pele; a utilização de *bacon* em preparações nutritivas como o feijão; e o acréscimo de condimentos industrializados com quantidade excessiva de sal. Em regra, os alimentos ultraprocessados são ricos em sal: molhos e temperos, pratos pré-prontos congelados, enlatados e embutidos (p. ex., salsicha, presunto, linguiça etc.). Exemplos: condimentos industrializados (987 mg de sódio em 1/2 cubo), macarrão instantâneo (2.068 mg sódio/pacote), embutidos (salsicha para *hot dog* – 575 mg/unidade) e molhos prontos (340 mg – 3 colheres de sopa).[1,9]

Para evitar essas deficiências, deve-se reforçar a importância do consumo alimentar adequado, com todos os grupos de alimentos, em quantidades recomendadas de ingestão (DRI) por dia. A Organização Mundial da Saúde recomenda que os carboidratos sejam ingeridos preferencialmente na forma de cereais integrais, vegetais, frutas e leguminosas. Para pré-escolares a ingestão de frutas e vegetais deve ser no mínimo de 250 g/dia e a de fibras que ocorrem naturalmente na dieta de no mínimo 15 g/dia. (WHO 2023).[43 44]

Sugestões de planejamento alimentar para crianças de 2 a 3 anos (1.100 kcal):[1,8]

1. Grupo de pães e cereais (5 porções) – arroz branco cozido: 2 colheres de sopa; batata cozida: 1 1/2 colher de servir ou 1 unidade pequena; macarrão: 2 colheres de sopa; pão francês: 1/2 unidade; pão de forma: 1 unidade; farinha de mandioca: 1 1/2 colher de sopa.
2. Grupo de verduras e legumes (3 porções) – legumes cozidos: 1 colher de sopa do legume picado; legumes crus: 1 a 2 colheres de sopa; verdura e folhas cruas: 3 médias/6 pequenas; verdura e folhas cozidas/refogadas: 1 colher de sopa.
3. Grupo de frutas (3 porções) – banana-nanica: 1/2 unidade; mamão papaia: 1/2 unidade pequena; maçã média: 1/2 unidade; suco de laranja: 200 mL (1/2 copo); goiaba: 1/2 unidade pequena; laranja: 1 unidade pequena.
4. Grupo de leite e derivados (3 porções) – leite de vaca líquido: 200 mL; – queijo prato: 2 fatias finas (30 g); queijo muçarela: 2 fatias médias (40 g); iogurte de polpa de frutas: 1 pote (120 g); leite em pó integral: 2 colheres de sopa; queijo minas: 1 1/2 fatia média.
5. Grupo de carnes e ovos (2 porções) – carne de boi cozida/refogada/grelhada: 2 colheres de sopa rasas ou 1/2 bife pequeno (35 g); carne de frango cozida/grelhada: 1/2 sobrecoxa ou 1 filé pequeno (35 g); carne de peixe cozida/grelhada/refogada: 1 posta pequena (65 g); ovo cozido: 1 unidade; ovo frito: 1/2 unidade; bife de fígado: 1/2 bife pequeno (35 g).
6. Grupo de leguminosas (1 porção) – feijão cozido (grãos): 1 colher de sopa; lentilha cozida: 1 colher de sopa rasa; ervilha cozida: 1 colher de sopa; grão-de-bico: 1 colher de sopa.
7. Grupo de óleos e gorduras (máximo 1 porção) – manteiga ou creme vegetal: 1 colher de chá cheia (5 g); óleo de soja: 1 colher de sopa rasa.
8. Grupo de açúcares e doces (máximo 1 porção) – açúcar: 1 colher de sopa; achocolatado: 1 colher de sopa; doce caseiro: 1 colher de sopa (20 g); geleia: 2 colheres de sobremesa (Figura 1).

Em 2011, o Departamento de Agricultura dos EUA lançou o "My Plate", um guia internacional que pode ser visitado no *site* www.choosemyplate.gov, com o propósito

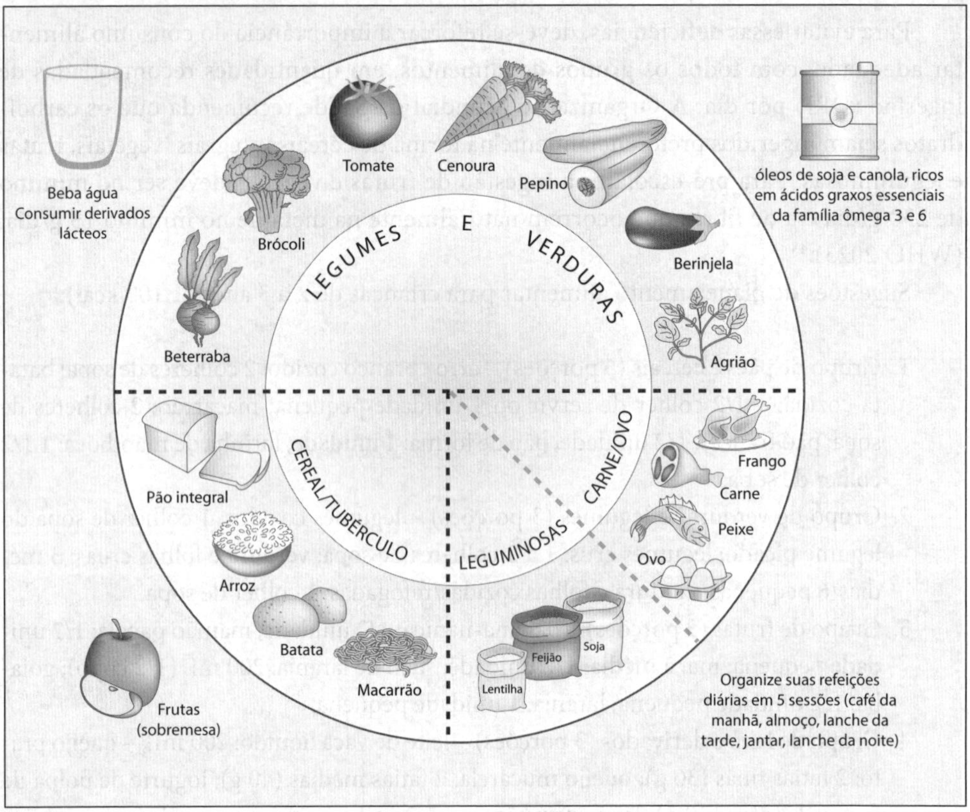

FIGURA 1 Representação esquemática quantitativa da distribuição dos tipos de alimentos no prato.
Fonte: Weffort et al.[9] Adaptada de Verduci, 2022.[41]

de auxiliar a aplicação das recomendações nutricionais mostradas na pirâmide alimentar, adaptada na Figura 1.[30] A Sociedade Brasileira de Pediatria (SBP), por meio de seu Departamento Científico de Nutrologia, em 2014, adotou a utilização do prato saudável com o mesma objetivo, sem dispensar as orientações da pirâmide alimentar (Figura 2) e associando também a prática de atividades físicas regulares.[9]

FASE ESCOLAR

A faixa etária escolar, que compreende crianças de 7 a 10 anos, caracteriza-se por uma fase de maior atividade física e ritmo de crescimento constante, com ganho mais acentuado de peso próximo ao estirão da adolescência.[31] A independência da criança é maior nesse período, com a formação de novos laços sociais com indivíduos da mesma idade e adultos, que, aliada ao processo educacional, torna-se determinante para o aprendizado,

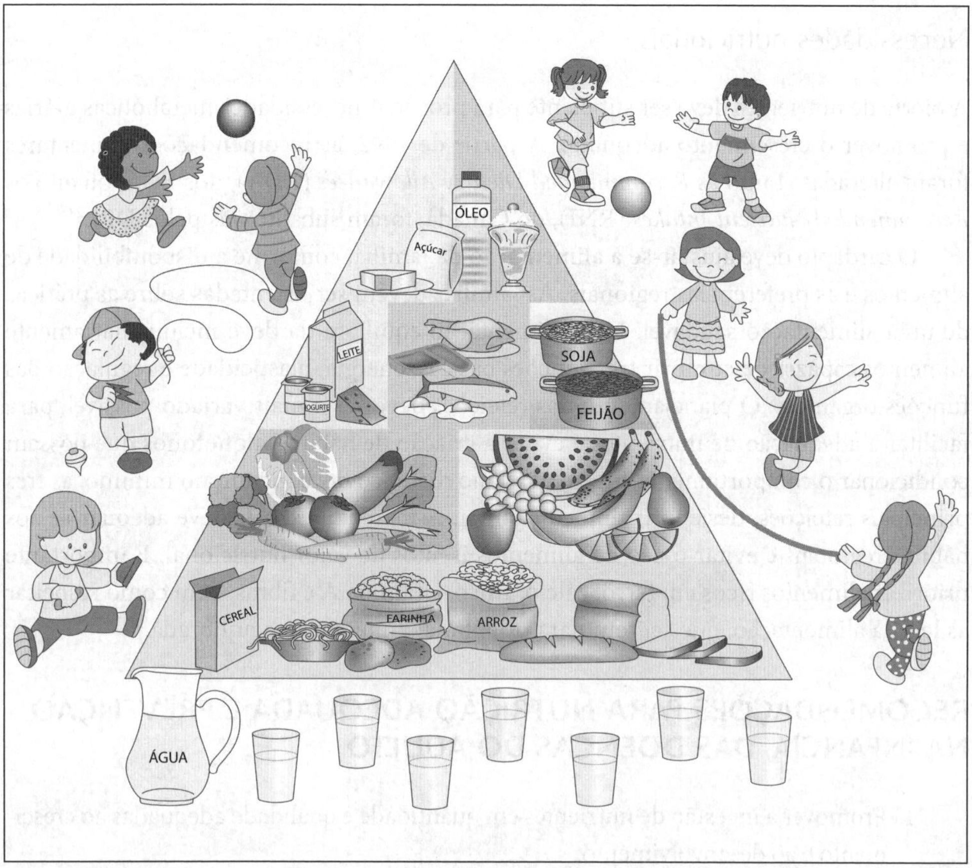

FIGURA 2 Pirâmide alimentar.
Fonte: Weffort et al.;[9] Philippi et al.[29]

o estabelecimento de novos hábitos e a solidificação dos hábitos já adquiridos. O vínculo familiar, a escola e os amigos passam a desempenhar papel de destaque na manutenção da saúde e na qualidade de vida da criança. Os hábitos de vida nesse período, principalmente na proximidade da adolescência, podem criar situações de estresse no escolar, que está em busca da inclusão social e de autoafirmação, podendo desencadear distúrbios alimentares.

A necessidade de um equilíbrio alimentar que responda à demanda nutritiva é importante em qualquer época da vida, porém é maior em períodos de crescimento, nos quais o organismo mostra-se mais sensível diante de qualquer desequilíbrio. A construção de um hábito alimentar saudável deve ter como base diretrizes norteadoras para a oferta adequada de nutrientes (DRI), e a vigilância da qualidade, da composição, da biossegurança e dos aspectos toxicológicos relacionados aos novos alimentos disponíveis para a alimentação da criança.

Necessidades nutricionais

A oferta de nutrientes deve ser suficiente para prover as necessidades metabólicas diárias e promover o crescimento adequado. A partir de 1993, as recomendações alimentares foram alteradas. Tanto as *Recommended Dietary Allowances* (RDA), dos EUA, quanto os *Recommended Nutrient Intakes* (RNI), do Canadá, foram substituídas pelos DRI.[28]

O cardápio deve ajustar-se à alimentação da família, conforme a disponibilidade de alimentos e as preferências regionais. As famílias devem ser orientadas sobre as práticas de uma alimentação saudável. Uma alimentação equilibra da deve incluir diariamente alimentos capazes de cumprir três funções básicas: energia, plasticidade e regulação das funções orgânicas. O planejamento das refeições deve ser o mais variado possível, para facilitar a adequação de nutrientes e evitar a criação de hábitos monótonos que possam condicionar o comportamento futuro. O plano dietético deve incluir, no mínimo, as três principais refeições: desjejum, almoço e jantar. A merenda escolar deve adequar-se aos hábitos regionais e evitar o uso de alimentos isentos de valor nutricional. É importante priorizar alimentos ricos em ferro, cálcio, zinco, vitamina A e fibras, bem como respeitar as leis da alimentação, que servem para orientar a alimentação equilibrada.[31]

RECOMENDAÇÕES PARA NUTRIÇÃO ADEQUADA E PREVENÇÃO, NA INFÂNCIA, DAS DOENÇAS DO ADULTO

1. Promover a ingestão de nutrientes em quantidade e qualidade adequadas ao crescimento e ao desenvolvimento.
2. Variar a dieta alimentar, incluindo todos os grupos alimentares, conforme as DRI, e distribuídos conforme pirâmide alimentar ou prato (Figuras 1 e 2).[28]
3. Consumir, de modo diário e variado, 6 ou mais porções de frutas e hortaliças, garantindo um fornecimento adequado de fibras, vitaminas e minerais.
4. Estimular o consumo de carboidratos complexos, 5 ou mais porções, encontrados em cereais integrais (arroz, trigo, aveia, centeio, milho). Seu consumo adequado evita que as proteínas sejam desviadas de sua função plástica para o fornecimento de energia.
5. Reduzir a ingestão de açúcares livres, que incluem monossacarídeos ou dissacarídeos, adicionados a alimentos ou bebidas, pelo fabricante, na produção, pelo cozinheiro, durante o preparo, ou pelo consumidor; reduzir os açúcares naturalmente presentes no mel, xaropes e sucos no geral para < 10% da ingestão energética diária, com meta mais rígida para < 5% da ingestão energética diária para alcançar benefícios adicionais à saúde.[32] Observar o consumo de no máximo 25 gramas por dia de açúcar, o que equivale a 6 colheres de chá. (AAP, 2019).
6. Diminuir o consumo de gorduras totais, saturadas e colesterol, aumentando o consumo proporcional de gorduras poli-insaturadas e monoinsaturadas, para preven-

ção das doenças cardiovasculares; e restringir o consumo de gorduras saturadas (30% do valor energético total – VET): < 2% de trans (para profilaxia de aterosclerose na vida adulta), 10% de monoinsaturadas, < 300 mg de colesterol e 10% de poli-insaturadas (ômega 6:ômega 3; 5 a 10:1).[9]

7. Estimular o consumo de peixes marinhos – 2 vezes por semana.
8. Evitar a substituição de refeições por lanches.
9. Controlar a ingestão de sal (menos de 5 g/dia de sal ou 2 g/dia de sódio).[31,33] O consumo de sódio tem aumentado conforme o aumento da idade e está relacionado principalmente com o maior consumo de produtos industrializados. Na Tabela 5 estão as possíveis substituições para o sal.
10. Manter o consumo moderado de proteínas para permitir um crescimento adequado. A oferta de alimentos de origem animal, como carnes, além de proporcionar proteínas de alto valor biológico, é uma boa fonte de ferro e apresenta melhor biodisponibilidade desse mineral. As recomendações de ferro seguem as DRI:[28]
    - 1 a 3 anos: 7 mg/dia.
    - 4 a 8 anos: 10 mg/dia.
    - 9 a 13 anos: 8 mg/dia.
11. Controlar o ganho excessivo de peso por meio da adequação da ingestão de alimentos ao gasto energético e ao desenvolvimento de atividade física regular.
12. Reduzir o tempo gasto com atividades sedentárias (TV, *videogame* e computador). Limitar o tempo de assistir à TV em 2 horas por dia ou menos.
13. Orientar o escolar e a sua família sobre a importância de ler e interpretar corretamente os rótulos de alimentos industrializados.
14. Promover o consumo adequado de cálcio, fósforo e vitamina D, propiciando uma excelente aquisição óssea com a otimização do pico de massa óssea, cuja finalidade é prevenir o desenvolvimento de doença óssea (osteopenia e osteoporose).

Comparando-se a Pesquisa de Orçamentos Familiares de 1974 com a de 2008/2009, verifica-se redução no consumo de arroz, feijões, raízes e tubérculos, peixes e ovos (84%) e aumento no consumo de embutidos, refeições prontas e biscoitos. Tais resultados se refletem nos riscos de aumento da prevalência de doenças crônicas não transmissíveis.[34]

O consumo de refrigerantes, sucos artificiais e bebidas à base de soja nos horários das refeições e nos lanches pode comprometer a ingestão de cálcio. O consumo regular de refrigerantes fosfatados (bebidas tipo cola) pode contribuir para o aumento da excreção urinária de cálcio, elevando suas necessidades e contribuindo para o comprometimento da massa óssea.[9]

À deficiência da ingestão de cálcio, o consumo de alimentos ricos em gordura, sal e açúcares, salgadinhos, bolachas, lanches e produtos panificados que contêm gorduras trans e saturada aumenta o risco de desenvolvimento de doença cardiovascular. Além da deficiência de cálcio, há a deficiência de vitamina D, ocasionada pela falta de exposição solar e por erro alimentar.

Os produtos lácteos e derivados são excelentes fontes de cálcio e proteínas, mas deve-se evitar os que tenham densidade calórica e conteúdo de gordura elevados, como o creme de leite. Ademais, deve-se orientar que esse grupo alimentar não é substituto de refeições basilares. As recomendações para um aporte adequado de cálcio e vitamina D seguem as DRI de 2011[35] (Tabela 4).

Tabela 4 Recomendações de cálcio e vitamina D para crianças na faixa etária entre 1 e 8 anos

Faixa etária	Recomendação de cálcio	Recomendação de vitamina D
1-3 anos	700 mg/dia	600 UI
4-8 anos	1.000 mg/dia	600 UI

As recomendações de vitamina D são para as crianças que representam os grupos de risco: exposição solar inadequada e/ou limitada; pele escura; necessidade de rigorosa fotoproteção; má absorção de gorduras; insuficiência renal; síndrome nefrótica; uso de drogas que interfiram no metabolismo de vitamina D, como rifampicina, isoniazida e anticonvulsivantes (fenitoína e fenobarbital).[36] Recomendações nutricionais de macro e micronutrientes nos Anexos.

ALIMENTAÇÃO PRÉ-ESCOLAR X MÍDIA

A estreita dependência familiar, fundamentalmente materna, que existe até os 3 anos de idade é suavizada e as relações são ampliadas a outras ambiências de seu meio sociocultural, com forte influência do meio externo, tendo a mídia um papel de destaque. Hábitos alimentares ruins durante a infância aumentam os riscos de obesidade, doenças cardiovasculares e diabete tipo 2 na juventude e na fase adulta.[37] A escolarização possibilita adquirir certo grau de autonomia em sua alimentação, sem supervisão familiar. Portanto, o papel da escola é fundamental, e, para que se cumpra adequadamente, é importante a construção de programas de educação nutricional em integração ao currículo, à merenda e com a participação da família.

Na alimentação, a influência da mídia/*marketing* digital vai além da informação nutricional, acerca dos nutrientes e de seus benefícios à saúde. A alimentação está relacionada à cultura, aos valores da sociedade e à estrutura familiar. Por isso, é comum que os meios de comunicação e a mídia utilizem o contexto familiar ou cultural para exemplificar algum alimento a ser comercializado e poder trazer créditos a esse alimento.[38] É

Tabela 5 Sugestões de temperos para substituição do sal

Temperos	Como usar
Alecrim	Recomendado no preparo de carnes, principalmente suína e de carneiro. Também utilizado no preparo de batatas.
Alfavaca	Realça o sabor de molhos e sopas.
Cebolinha	Usada em todos os tipos de preparos.
Coentro	Realça o sabor de molhos e pratos à base de aves, peixes e vegetais.
Louro	Realça o sabor de sopas, guisados, cozidos e feijões.
Manjericão	Base para diversos pratos, muito utilizado em molho de tomate.
Manjerona	Utilizada no preparo de carnes, sopas, molho de tomate, batatas, pratos com queijo e omeletes.
Orégano	Muito utilizado em recheios, saladas e pratos à base de tomates e de queijos,
Salsa	Usada em todos os tipos de preparos.
Sálvia	Realça o sabor de pães, molhos, carnes bovina e suína, aves, peixes, carneiros e carnes de caça.
Tomilho	Combina com ensopados, marinados e molhos à base de vinho.

evidente como a grande maioria dos veículos de *marketing* alimentar promove alimentos não saudáveis, distorcendo a imagem de consumo e causando a impressão de normalização na utilização desses produtos.[39]

A comercialização de alimentos ricos em gorduras trans, açúcar, sal e/ou gorduras saturadas direcionados às crianças é onipresente e é divulgada em vários meios de comunicação (televisão, canais de internet). Dessa maneira, pode-se afirmar que a publicidade através dos meios de comunicação pode ser um fator decisivo para a promoção de dietas e hábitos não saudáveis à população. A literatura aponta que crianças que consomem menos publicidade infantil desfrutam de hábitos de vida mais saudáveis.[38] É imprescindível orientar os pais quanto à importância da busca e compreensão dessa informação nutricional nos rótulos de todos os produtos industrializados.

As novas leis de rotulagem entraram em vigor em outubro de 2022. A partir dessa data, os alimentos deverão ter rotulagem frontal, na qual será colocada a imagem de uma lupa para destacar a presença de três ingredientes: açúcares adicionados, gorduras saturadas e sódio. Será obrigatória a declaração de açúcares totais adicionados, do valor energético e de nutrientes por 100 g ou 100 mL, e deverá constar o número de porções por embalagem.[40]

CONSIDERAÇÕES FINAIS

A importância do crescimento e do desenvolvimento bioneuropsicomotor durante os períodos pré-escolar e escolar passa pela construção de hábitos sadios na infância, que determinarão os hábitos do adulto. As evidências de que a boa forma física, intelectual e emocional se baseia em uma alimentação equilibrada certificam que essa etapa da vida é uma época preciosa para desenvolver bons hábitos alimentares e de qualidade de vida, dentro de um processo de aprendizagem, que ocorre nos ambientes familiar e escolar. Os hábitos aprendidos nessa etapa têm grande possibilidade de se manterem por toda a vida, tendo em vista que é durante a infância que os hábitos adquiridos têm maior repercussão no futuro.

As consequências dos desequilíbrios alimentares durante a infância refletirão na saúde do adulto. Portanto, é necessário insistir na importância da educação alimentar durante toda a infância, tanto no meio familiar como no escolar, permeado por constante troca de experiências.

É primordial que sejam respeitadas as "Leis de Escudero" na alimentação:[1]

- 1ª lei – Quantidade: a quantidade de alimento deve ser suficiente para abranger as exigências principalmente energéticas e proteicas do organismo e mantê-lo em equilíbrio.
- 2ª lei – Qualidade: o regime alimentar diário deve ser completo, ou seja, contemplar em sua composição todos os nutrientes necessários à manutenção e ao desenvolvimento do organismo.
- 3ª lei – Harmonia: as quantidades dos diversos nutrientes que integram a alimentação devem guardar uma relação de proporção entre si.
- 4ª lei – Adequação: a finalidade da alimentação está subordinada a sua adequação ao organismo. A adequação está subordinada ao momento biológico da vida, aos hábitos individuais e à situação socioeconômica do indivíduo. Na vigência de doenças, considerar o órgão ou sistema alterado pela enfermidade.

REFERÊNCIAS BIBLIOGRÁFICAS

1. Pires MMS, Wayhs M, Obelar MS. Alimentação do pré-escolar. In: Manual de orientação para alimentação do lactente, do pré-escolar, do escolar, do adolescente e na escola. 3ª ed. São Paulo: Sociedade Brasileira de Pediatria; 2012. p.37-42.
2. Ballabriga A, Carrascosa A. Nutrición en la edad preescolar y escolar. In: Nutrición en la infancia y adolescencia. 2ª ed. Madrid: Ediciones Ergon; 2001. p.425-47.
3. Nicklas TA, Hayes D. Position of the American Dietetic Association: nutrition guidance for healthy children ages 2 to 11 years. J Am Diet Assoc. 2008 Jun;108(6):1038-47. Disponível em: https://linkinghub.elsevier.com/retrieve/pii/S0002822308004963. Acesso em: 25 jun. 2023.

4. Dovey TM, Staples PA, Gibson EL, Halford JCG. Food neophobia and "picky/fussy" eating in children: a review. Appetite. 2008 Mar;50(2-3):181-93. Disponível em: https://linkinghub.elsevier.com/retrieve/pii/S0195666307003716. Acesso em: 25 jun. 2023.
5. UFRJ. Alimentação infantil: prevalência de indicadores de alimentação de crianças menores de 5 anos: Enani 2019. Kac G (ed.). Rio de Janeiro: UFRJ; 2021.
6. Mustonen S, Oerlemans P, Tuorila H. Familiarity with and affective responses to foods in 8-11-year-old children. The role of food neophobia and parental education. Appetite. 2012 Jun;58(3):777-80. Disponível em: https://linkinghub.elsevier.com/retrieve/pii/S0195666312000281. Acesso em: 25 jun. 2023.
7. Tan CC, Holub SC. Maternal feeding practices associated with food neophobia. Appetite. 2012 Oct;59(2):483-7.Disponível em: https://linkinghub.elsevier.com/retrieve/pii/S0195666312002139. Acesso em: 25 jun. 2023.
8. Birch LL. Effects of Peer Models' food choices and eating behaviors on preschoolers' food preferences. Child Dev. 1980 Jun;51(2):489. Disponível em: https://www.jstor.org/stable/1129283?origin=crossref. Acesso em: 25 jun. 2023.
9. Weffort VRS, Maranhão HDS, de Almeida CAN, Lourenço B, Fisberg M. Alimentação do lactente à adolescência. In: Tratado de pediatria. 5ª ed. Barueri; Manole; 2022.
10. Rhee KE, Appugliese DP, Prisco A, Kaciroti NA, Corwyn RF, Bradley RH, et al. Controlling maternal feeding practices associated with decreased dieting behavior in sixth-grade children. J Am Diet Assoc. 2010 Apr;110(4):619-23. Disponível em: https://linkinghub.elsevier.com/retrieve/pii/S0002822309020884. Acesso em: 25 jun. 2023.
11. Gibson EL, Kreichauf S, Wildgruber A, Vögele C, Summerbell CD, Nixon C, et al. A narrative review of psychological and educational strategies applied to young children's eating behaviours aimed at reducing obesity risk. Obes Rev. 2012 Mar;13:85-95.
12. Dazeley P, Houston-Price C, Hill C. Should healthy eating programmes incorporate interaction with foods in different sensory modalities? A review of the evidence. Br J Nutr. 2012 Sep 14;108(5):769-77. Disponível em: https://www.cambridge.org/core/product/identifier/S0007114511007343/type/journal_article. Acesso em: 25 jun. 2023.
13. Dentistry AA of P. Healthy beverage consumption in early childhood: recommendations from key national health and nutrition organizations: Summary of oral health considerations. In: The Reference manual of pediatric dentistry. Chicago, Ill; 2021. p. 565-8.
14. Agência Nacional de Vigilância Sanitária (Anvisa). Resolução RDC n. 332. Brasília: Diário Oficial – Imprensa Oficial da República Federativa do Brasil; 2019.
15. Monteiro C, Cannon G, Lawrence M, Costa Louzada M, Pereira Machado P. Ultra-processed foods, diet quality, and health using the Nova classification system. Rome: FAO; 2019.
16. Brasil. Ministério da Saúde. BM da SS de A à SD de AB. Guia alimentar para a população brasileira. 2a ed. Brasília: Ministério da Saúde; 2014.
17. Aguayo-Patrón S, Calderón de la Barca A. Old Fashioned vs. ultra-processed-based current diets: possible implication in the increased susceptibility to type 1 diabetes and celiac disease in childhood. Foods. 2017 Nov 15;6(11):100. Disponível em: http://www.mdpi.com/2304-8158/6/11/100. Acesso em: 25 jun. 2023.
18. De Amicis R, Mambrini SP, Pellizzari M, Foppiani A, Bertoli S, Battezzati A, et al. Ultra-processed foods and obesity and adiposity parameters among children and adolescents: a systematic review. Eur J Nutr. 2022 Aug 24;61(5):2297-311. Disponível em: https://link.springer.com/10.1007/s00394-022-02873-4. Acesso em: 25 jun. 2023.
19. Sarni ROS, Kochi C, Suano-Souza FI. Childhood obesity: an ecological perspective. J Pediatr (Rio J). 2022 Mar;98:S38-46. Disponível em: https://linkinghub.elsevier.com/retrieve/pii/S0021755721001418. Acesso em: 25 jun. 2023.
20. Nilson EAF, Ferrari G, Louzada MLC, Levy RB, Monteiro CA, Rezende LFM. Premature deaths attributable to the consumption of ultraprocessed foods in Brazil. Am J Prev Med. 2022 Nov.

Disponível em: https://linkinghub.elsevier.com/retrieve/pii/S0749379722004299. Acesso em: 25 jun. 2023.

21. Giles EM, Couper J. Microbiome in health and disease. J Paediatr Child Health. 2020 Nov 5;56(11):1735-8. Disponível em: https://onlinelibrary.wiley.com/doi/10.1111/jpc.14939. Acesso em: 25 jun. 2023.
22. Robertson RC, Manges AR, Finlay BB, Prendergast AJ. The human microbiome and child growth – first 1000 days and beyond. Trends Microbiol. 2019 Feb;27(2):131-47. Disponível em: https://linkinghub.elsevier.com/retrieve/pii/S0966842X1830204X. Acesso em: 25 jun. 2023.
23. Dahl WJ, Rivero Mendoza D, Lambert JM. Diet, nutrients and the microbiome. Progress in Molecular Biology and Translational Science. 2020; p.237-63. Disponível em: https://linkinghub.elsevier.com/retrieve/pii/S1877117320300508. Acesso em: 25 jun. 2023.
24. Saeed NK, Al-Beltagi M, Bediwy AS, El-Sawaf Y, Toema O. Gut microbiota in various childhood disorders: implication and indications. World J Gastroenterol. 2022 May 14;28(18):1875-901. Disponível em: https://www.wjgnet.com/1007-9327/full/v28/i18/1875.htm. Acesso em: 25 jun. 2023.
25. Ihekweazu FD, Versalovic J. Development of the pediatric gut microbiome: impact on health and disease. Am J Med Sci. 2018 Nov;356(5):413-23. Disponível em: https://linkinghub.elsevier.com/retrieve/pii/S0002962918303021. Acesso em: 25 jun. 2023.
26. Kumbhare SV, Patangia DV, Patil RH, Shouche YS, Patil NP. Factors influencing the gut microbiome in children: from infancy to childhood. J Biosci. 2019 Jun 11;44(2):49. Disponível em: http://link.springer.com/10.1007/s12038-019-9860-z. Acesso em: 25 jun. 2023.
27. Suther C, Moore MD, Beigelman A, Zhou Y. The gut microbiome and the big eight. nutrients. 2020 Dec 3;12(12):3728. Disponível em: https://www.mdpi.com/2072-6643/12/12/3728. Acesso em: 25 jun. 2023.
28. National Institutes of Health (NIH). Engineering F and NB of the NA of S.Nutrient recommendations: dietary reference intakes (DRI). Disponível em: https://ods.od.nih.gov/HealthInformation/nutrientrecommendations.aspx#dri.
29. Philippi ST, Cruz ATR, Almada AC. Pirâmide alimentar para crianças de 2 a 3 anos. Rev Nutr. 2003;16(1):5-19.
30. Ogata BN, Hayes D. Position of the Academy of Nutrition and Dietetics: nutrition guidance for healthy children ages 2 to 11 years. J Acad Nutr Diet. 2014;114(8):1257-76.
31. Sociedade Brasileira de Pediatria (SBP). Departamento Cientifico de Nutrologia. Manual de alimentação: orientações para alimentação do lactente ao adolescente, na escola, na gestante, na prevenção de doenças e segurança alimentar. 4a ed. São Paulo, 2018. Disponível em: https://www.sbp.com.br/fileadmin/user_upload/_21089k-ManNutro_Alimentacao_para_site.pdf. Acesso em: jan. 2023.
32. World Health Organization (WHO). Guideline: sugars intake for adults and children. Geneve: World Health Organization; 2015.
33. Malachias M, Souza W, Plavnik F, Rodrigues C, Brandão A, Neves M, et al. Capítulo 6 – Tratamento não medicamentoso. In: VII Diretriz Brasileira de Hipertensão Arterial. 2016. Disponível em: https://www.scielo.br/scielo.php?script=sci_arttext&pid=S0066-782X2016004800030. Acesso em: 25 jun. 2023.
34. Instituto Brasileiro de Geografia e Estatística (IBGE). Pesquisa de Orçamentos Familiares 2008-2009. Antropometria e estado nutricional de crianças, adolescentes e adultos no Brasil. Rio de Janeiro; 2010.
35. Institute of Medicine. Dietary Reference intakes for calcium and vitamin D. Washington, D.C., 2011.
36. Sociedade Brasileira de Pediatria (SBP). Departamento Cientifico de Nutrologia. Deficiência de vitamina D em crianças e adolescentes. 2014. Disponível em: https://redacao.sbp.com.br//fileadmin/user_upload/2015/02/vitamina_d_dcnutrologia2014-2.pdf. Acesso em: jan. 2023.
37. Alruwaily A, Mangold C, Greene T, Arshonsky J, Cassidy O, Pomeranz JL, et al. Child social media

influencers and unhealthy food product placement. Pediatrics. 2020 Nov 1;146(5). Disponível em: https://publications.aap.org/pediatrics/article/146/5/e20194057/75307/Child-Social-Media-Influencers-and-Unhealthy-Food. Acesso em: 25 jun. 2023.

38. Elías Zambrano R, Jiménez-Marín G, Galiano-Coronil A, Ravina-Ripoll R. Children, media and Food: a new paradigm in food advertising, social marketing and happiness management. Int J Environ Res Public Health. 2021 Mar 30;18(7):3588. Disponível em: https://www.mdpi.com/1660-4601/18/7/3588. Acesso em: 25 jun. 2023.
39. Meléndez-Illanes L, González-Díaz C, Álvarez-Dardet C. Advertising of foods and beverages in social media aimed at children: high exposure and low control. BMC Public Health. 2022 Sep 22;22(1):1795. Disponível em: https://bmcpublichealth.biomedcentral.com/articles/10.1186/s12889-022-14196-4. Acesso em: 25 jun. 2023.
40. Agência Nacional de Vigilância Sanitária (Anvisa). Rotulagem nutricional: novas regras entram em vigor em 120 dias. 2022. Disponível em: https://www.gov.br/anvisa/pt-br/assuntos/noticias-anvisa/2022/rotulagem-nutricional-novas-regras-entram-em-vigor-em-120-dias. Acesso em: 4 dez. 2022.
41. Verduci E, Zuccotti GV. Dietary needs and challenges in toddlers and young children. In. Koletzko et al, Pediatric nutrition in practice. 3.ed. Revised Karger. 2022
42. World Health Organization Total fat intake for the prevention of unhealthy weight gain in adults and children: WHO guideline. Geneva:; 2023. Licence: CC BY-NC-SA 3.0 IGO).
43. WHO guideline. Use of non-sugar sweeteners Geneva: World Health Organization;: 2023. Licence: CC BY-NC-SA 3.0 IGO).
44. Word Health Organization. Complementary Feeding. Infant and Young child feeding. Model chapter for textbooks for medical students and allied professionals. Genova: WHO; 2009. P.19-28.

9 Nutrição do adolescente

Ieda Regina Lopes Del Ciampo
Luiz Antonio Del Ciampo

INTRODUÇÃO

A adolescência é uma fase da vida em que ocorrem grandes modificações físicas, emocionais e sociais, transformando a até então criança em um adulto pleno para o desempenho de suas competências. Para tanto, o ser humano sofre influências do meio ambiente que, associadas ao seu potencial genético, atuarão sobre os processos de aceleração do crescimento, maturação sexual e modificação da composição corporal, definindo a constituição física e emocional do indivíduo, que atingirá sua plena capacidade produtiva.

Dentre as fases de crescimento do ser humano com maior velocidade, a adolescência – durante a qual ocorre o estirão puberal – é o segundo período mais rápido, quando se verifica grande aumento de peso, de altura e modificações na composição corporal. Devido a todos esses processos, a adolescência é uma fase em que os indivíduos apresentam necessidades nutricionais particularizadas, a fim de que os estímulos hormonais possam modular o crescimento e o desenvolvimento de modo harmônico.

CARACTERÍSTICAS DA ALIMENTAÇÃO NA ADOLESCÊNCIA

Além do crescimento físico próprio da faixa etária, o amadurecimento emocional com as transformações neurocognitivas pelas quais passam os adolescentes repercutem diretamente sobre os hábitos e as condições alimentares durante essa fase da vida, tornando-os indivíduos de alta vulnerabilidade nutricional. A necessidade de independência em relação à família e a busca de seus pares fora do ambiente doméstico fazem com que os adolescentes tomem suas próprias decisões quanto à alimentação e aos hábitos alimentares, que muitas vezes não atendem às recomendações dietéticas.

A preferência pelo *fast food* – grande disponibilidade, palatáveis, identificados com jovens consumidores e de relativo baixo custo – leva a um consumo excessivo de alimentos ricos em nutrientes de baixo valor nutritivo, constituídos por grandes quantidades de açúcares de adição, sódio, ácidos graxos saturados, colesterol, gordura trans, combinados com ingestão inadequada de ácido fólico, vitaminas A, C, D, cálcio e zinco, servidos em porções inadequadas e acompanhados por doces e bebidas.

Além das características físicas e emocionais próprias da faixa etária, o adolescente é considerado um indivíduo de vulnerabilidade nutricional por causa do consumo de dietas inadequadas às suas necessidades, que se caracterizam por serem de alta densidade calórica, baixo valor nutricional e contendo pequenas quantidades de leite e produtos lácteos, frutas, legumes, cereais, grãos e fibras.

Diante disso, podem-se destacar alguns aspectos relacionadas aos hábitos alimentares do adolescente:

- Geralmente não toma o café da manhã.
- Não obedece aos horários tradicionais das refeições.
- Passa longos intervalos entre as refeições.
- Faz refeições fora de casa com muita frequência.
- Substitui refeições por lanches, doces e refrigerantes, que elevam o consumo de açúcar, sal e gordura saturada.
- Alta suscetibilidade a propagandas, modismos alimentares e necessidade de experimentar as novidades.
- Sofre grande influências dos grupos de pares e da mídia.
- Desenvolve muitas atividades diárias, o que o leva a comer o que está disponível.
- Tem grande preocupação com a autoimagem (aparência e dimensões do corpo).

NECESSIDADES NUTRICIONAIS

As necessidades nutricionais dos adolescentes variam principalmente de acordo com o sexo e o estágio de desenvolvimento puberal, quando os efeitos hormonais da testosterona, dos estrógenos e da progesterona definem a composição corporal com maior aumento de massa muscular entre os meninos e maior quantidade de gordura entre as meninas.

Energia

O balanço energético da dieta adequada deve ser distribuído em pelo menos 50% de carboidratos, 35% de gordura e 15% de proteína. As necessidades de energia, elevadas durante a adolescência, atingem o período de maior ingestão no pico de velocidade de crescimento, quando ocorre um aumento de aproximadamente 12% na taxa metabólica basal e de 18% no gasto energético total. Tais necessidades são influenciadas também pelo nível de atividade física, acúmulo de massa magra e condições ambientais. Enquanto para o sexo feminino as necessidades calóricas aumentam de 2.100 para 2.300 kcal/dia, para o sexo masculino podem se elevar de 2.400 para 3.100 kcal/dia.

Proteína

As exigências proteicas correspondentes a 15% da energia total diária devem atender às demandas do estirão puberal - preferentemente sendo 2/3 de origem animal e 1/3 de alto valor biológico -, sendo de 44 a 46 g/dia para as mulheres e de 46 a 59 g/dia para os homens.

Carboidrato

Considerando a energia total, 50% das calorias devem ser oferecidas pelos carboidratos, preferencialmente os denominados açúcares naturais (amilose e amilopectina) e polissacarídeos. Açúcares refinados devem ser limitados a menos de 10% da ingestão diária total a fim de evitar ganho excessivo de peso.

Gordura

As gorduras da dieta devem contribuir com cerca de 35% da energia total diária. As diferentes frações lipídicas devem ser distribuídas em 7% de gordura saturada, 10 a 15% de gordura monoinsaturada, 13% e não mais de 300 mg/dia de colesterol.

EDUCAÇÃO NUTRICIONAL

A fim de preservar as boas condições de saúde, é necessário que o adolescente receba frequentemente orientações acerca de sua nutrição, sendo esse um dos principais aspectos que devem ser considerados nos atendimentos dos programas de atenção à saúde do adolescente. A educação nutricional tem como objetivos principais suprir as necessidades a fim de promover crescimento e maturação física adequados. Durante esse processo, devem-se considerar os seguintes tópicos:

- Orientar o adolescente sobre a importância de sua participação ativa e do desenvolvimento de habilidades e comportamentos para a aquisição de uma nutrição saudável.
- Analisar a dieta atual a fim de identificar riscos, excessos, carências e suas repercussões a longo prazo.
- Identificar o comportamento de seus pares.

- Orientar sobre a importância da elaboração de um cardápio em que estejam incluídas 5 a 6 refeições ao dia.
- Discutir sobre a importância de variar a composição das refeições.
- Conversar a respeito da necessidade de incluir frutas, legumes, verduras e grãos nas refeições diárias.
- Elaborar um plano alimentar que inclua gorduras saturadas em até 10% do total calórico, 300 mg/dia de colesterol, 25 e 35% do total calórico de gorduras (com preferência para as monoinsaturadas e as poli-insaturadas, como peixes, óleos vegetais, nozes, e mantendo a ingestão de gorduras trans em menores quantidades possíveis), 230 mg/dia de sódio no máximo.
- Enfatizar a importância de reduzir a ingestão de açúcar (guloseimas, refrigerantes).
- Devido às complicações agudas e crônicas da ingestão de álcool, é muito importante que o adolescente seja orientado a evitar ou reduzir sua ingestão.
- A intensa deposição óssea de cálcio nessa fase da vida torna essencial o diálogo para que o adolescente compreenda a necessidade de ingerir alimentos ricos em cálcio.
- Além do aumento da massa muscular, a ocorrência da menarca é um aspecto que justifica educar o adolescente, principalmente do sexo feminino, a aumentar a ingestão de ferro heme, não heme e vitamina C.

NUTRIÇÃO PARA CONDIÇÕES ESPECIAIS

Gravidez e lactação

Durante a adolescência aumentam as necessidades nutricionais que, quando não supridas adequadamente, irão repercutir sobre o crescimento materno, visto que o organismo feminino nessa faixa etária ainda não está suficientemente preparado para as demandas nutricionais que essas condições requerem.

Adolescentes grávidas precisam ser priorizadas nos programas de atenção pré-natal e receber aconselhamento nutricional diferenciado. A Organização Mundial da Saúde (OMS) recomenda que gestantes aumentem a ingestão de energia em 85 kcal/dia durante o primeiro trimestre, 285 kcal/dia no segundo trimestre e 475 kcal/dia no terceiro trimestre, que deve ser mantida ao longo de todo o período de lactação.

Atividade física

As atividades físicas desenvolvidas pelos adolescentes também requerem quantidades adequadas de energia para essa demanda. Uma dieta mista tradicional pode oferecer as quantidades de energia e macronutrientes necessários quando as atividades físicas forem apenas recreacionais. Ocasionalmente se pode oferecer uma porção de carboidratos para aumentar a quantidade de energia que será consumida. Principalmente, não esquecer da hidratação.

Dietas alternativas

Os adolescentes, devido às características de seu desenvolvimento neurocognitivo, estão predispostos a sofrer influências diversas, inclusive relacionadas aos hábitos e preferências alimentares. Dentre esses, deve-se considerar a adesão aos comportamentos vegetarianos em suas diferentes modalidades (vegano, flexitariano, ovolactovegetariano, ovovegetariano, lactovegetariano, piscitariano, frugívoro e apivegetariano), que podem expor o organismo a algumas deficiências nutricionais, principalmente ferro, cálcio, zinco, ácidos eicosapentaenoico e docosa-hexaenoico e vitaminas B12 e D, além da ingestão de menores quantidades de proteína de alta qualidade. Ainda, as dietas que excluem nutrientes de origem animal apresentam menor densidade energética e são ricas em fibras que podem comprometer a absorção de ferro e zinco.

Portanto, torna-se muito importante a orientação dietética adequada e o acompanhamento clínico e, se necessário, avaliação laboratorial desses indivíduos, principalmente durante o período de estirão puberal.

Tabela 1 Distribuição das necessidades nutricionais e recomendações de ingestão diárias (RDA e AI) durante a adolescência

	Masculino		Feminino	
Faixa etária (anos)	9-13	14-19	9-13	14-19
Energia (kcal)	2.280	3.150	2.070	2.370
Carboidrato (g)	130	130	130	130
Proteínas (g)	34	52	34	46
Ácido linoleico (g)	12	16	10	11
Ácido linolênico (g)	1,2	1,6	1	1,1
Cálcio (mg)	1.300	1.300	1.300	1.300
Ferro (mg)	8	11	8	15
Zinco (mg)	8	11	8	9
Iodo (mcg)	120	150	120	150
Cobre (mcg)	700	890	700	890
Magnésio (mg)	240	410	240	360

(continua)

Tabela 1 Distribuição das necessidades nutricionais e recomendações de ingestão diárias (RDA e AI) durante a adolescência (*continuação*)

	Masculino		**Feminino**	
Flúor (mg)	2	3	2	3
Folato (mcg)	300	400	300	400
Vitamina A (mcg)	600	900	600	700
Vitamina C (mg)	45	75	45	65
Vitamina D (mcg)	5	5	5	5
Tiamina (mg)	0,9	1,2	0,9	1
Riboflavina (mg)	0,9	1,3	0,9	1
Niacina (mg)	12	16	12	14
Vitamina B6 (mg)	1	1,3	1	1,2
Sódio (g)	1,5	1,5	1,5	1,5
Potássio (g)	4,5	4,7	4,5	4,7
Cloro (g)	2,3	2,3	2,3	2,3
Água (L)	2,4	3,3	2,1	2,3

AI: ***Adequate Intakes;*** **RDA**: ***Recommended Dietary Allowances.***

Fonte: adaptada de IOM.

REFERÊNCIAS BIBLIOGRÁFICAS

1. Aljaraedah TY, Takruri HR, Tayyem RF. Dietary practices and nutrient intake among adolescents: a general review. Obes Med. 2019;16:10045.
2. Alves MM, Souza AM, Barufaldi LA, Tavares BM, Bloch KV, Vasconcelos FAG. Padrões alimentares de adolescentes brasileiros por regiões geográficas: análise do Estudo de riscos cardiovasculares em adolescentes (Erica). Cad Saúde Pública 2019;35(6):e00153818.
3. Baxter JB, Lassi ZS, Bhutta ZA. Adolescent nutrition: issues and actions. World Rev Nutr Diet. 2022;124:179-88.
4. Berg EK. Performance nutrition for the adolescent athlete: a realistic approach. Clin J Sport Med. 2019;29:345-52.
5. Christian P, Smith ER. Adolescent undernutrition: global burden, physiology, and nutritional risks. Ann Nutr Metab. 2018;72:316-28.
6. Daly AN, O'Sullivan EJ, Kearney JM. Considerations for health and food choice in adolescents. Proceed Nutri Soc. 2022;81:75-86.
7. Das JK, Salam RA, Thornburg KL, Prentice AM, Campisi S, Lassi ZS, et al. Nutrition in adolescents: physiology, metabolism, and nutritional needs. Ann NY Acad Sci. 2017;1393:21-33.
8. Del Ciampo LA, Del Ciampo IRL. Adolescent nutrition. Austin Pediatr 2020;7:1-5.
9. Desbrow B. Youth athlete development and nutrition. Sports Med. 2021;51(Suppl 1):3-12.

10. Duarte C, Ferreira C, Trindade IA, Pinto-Gouveia J. Normative body dissatisfaction and eating psychopathology in teenage girls: the impact of inflexible eating rules. Eat Weight Disord. 2016;21:41-50.
11. Falcone G, Iofrida N, Stillitano T, De Luca AI. Impacts of food and diets' life cycle: a brief review. Cur Op Envir Sci Health. 2020,13:75-9.
12. Giannini DT. Recomendações nutricionais do adolescente. Adolesc Saúde. 2007;4:1-7.
13. Golper S, Nagao-Sato S, Overcash F, Reicks M. Frequency of meals prepared away from home and nutrient intakes among US adolescents (NHANES 2011-2018). Nutrients. 2021;13:2-11.
14. Gutiérrez T, Espinoza P, Penelo E. Association of biological, psychological and lifestyle risk factors for eating disturbances in adolescents. J Health Psychol. 2015;20:839-46.
15. Hargreaves D, Mates E, Menon P, Alderman H, Devakumar D, Fawzi W, et al. Strategies and interventions for healthy adolescent growth, nutrition, and development. Lancet. 2022;399:198-210.
16. Hodge A. Challenges in child and adolescent nutrition. Public Health Nutr. 2019 Jan;22(1):1-2.
17. Isong IK, Akinluwade OE, Esiere KS, Bassey IE, Akwiwu EC, Asuquo JA, et al. Puberty and nutritional status in adolescents. Int J Biol Pharm Sci Arch. 2022,03:1-8.
18. Jain S, Maheshwari A, Jain SK. Maternal nutrition and fetal/infant development. Clin Perinatol. 2022 Jun;49(2):313-30.
19. Kelishadi R, Mozafarian N, Qorbani M. Is snack consumption associated with meal skipping in children and adolescents? The Caspian-IV study. Eat Weight Disord. 2017;22:321.
20. Koletzko B, Godfrey KM, Poston L, Szajewskad H, Van Goudoever JB, De Waard M, et al. Nutrition during pregnancy, lactation and early childhood and its Implications for maternal and long-term child health: The Early Nutrition Project recommendations. Ann Nutr Metab. 2019;74:93-106.
21. Lobo S, Lucas CJ, Herbert JS, Townsend ML, Smith M, Kunkler E, et al. Nutrition information in pregnancy: where do women seek advice and has this changed over time? Nutr Diet. 2020 Jul;77(3):382-91.
22. Norris SA, Frongillo EA, Black MM, Dong Y, Fall C, Lampl M, et al. Nutrition in adolescent growth and development. Lancet. 2022;399:172-84.
23. Patton GC, Neufeld LM, Dogra S, Frongillo EA, Hargreaves D, He S, et al. Nourishing our future: the Lancet Series on adolescent nutrition. Lancet. 2022;399:123-5.
24. Rah JH, Chalasani S, Oddo VM, Sethi V. Adolescent health and nutrition. New Delhi: Unicef; 2017.
25. Ryan D, Holmes M, Ensaff H. Adolescents' dietary behaviour: the interplay between home and school food environments. Appetite. 2022;1:1-9.
26. Salam RA, Bhutta ZA. Adolescent nutrition. World Rev Nutr Diet. 2015;113:122-65.
27. Soliman A, Alaaraj N, Hamed N, Alyafei F, Shayma Ahmed S, et al. Nutritional interventions during adolescence and their possible effects. Acta Biomed. 2022;93:e2022087.
28. Watts AW, Loth K, Berge JM, Larson L, Neumark-Sztainer D. No time for family meals? Parenting practices associated with adolescent fruit and vegetable intake when family meals are not an option. J Acad Nutr Diet. 2017;117:707.

10 Consumo de fibras na alimentação das crianças e adolescentes

Elza Daniel de Mello

A fibra é um componente essencial da dieta humana, devendo ser incluída na alimentação de todas as crianças. A ausência de fibras na dieta tem sido associada a várias enfermidades, como constipação, síndrome do intestino irritável, alergias e outros distúrbios relacionados ao sistema imunológico. Apesar da importância, as crianças consomem uma quantidade abaixo do ideal de fibra dietética, devido à ingestão limitada de vegetais, frutas e grãos integrais.

A fibra tem sido frequentemente descrita pelas suas propriedades físico-químicas, como a solubilidade ou a viscosidade, e não nos termos mais relevantes de seus efeitos/funcionalidades fisiológicos. As fibras dietéticas podem ser à base de plantas, processadas ou sintéticas e podem ter outros componentes, como vitaminas, minerais e fitoquímicos. A Tabela 1 fornece exemplos de fibras vegetais incluídas na dieta humana categorizadas por fermentabilidade – uma característica que pode mudar dependendo da extensão do processamento (p. ex., moagem) antes do consumo. Elas também podem ser classificadas em fibras dietéticas e fibras funcionais (Tabela 2).

A solubilidade descreve uma propriedade físico-química da fibra. As fibras insolúveis, como as derivadas da celulose e do farelo de trigo, fornecem volume fecal, estimulam o movimento intestinal, diluem o conteúdo colônico (protegendo assim o intestino de substâncias nocivas) e adsorvem conteúdo colônico indesejável (p. ex., certos xenobióticos), garantindo sua remoção junto com a matéria fecal, mas também podem ser fermentados em graus variados.

Da mesma forma, o amido resistente pode ser solúvel ou insolúvel, e diferentes amidos mostram diferentes fermentabilidades em diferentes regiões do cólon, ou pelo menos podem ser fermentados por diferentes bactérias dentro da microbiota intestinal. Algumas fibras demonstraram reduzir o colesterol no sangue e a glicemia pós-prandial

Tabela 1 Exemplos de fibras vegetais fermentáveis e não/pouco fermentáveis

Fibra fermentável
Frutas e vegetais (polissacarídeos solúveis). **Fontes:** alho, cebola, alho-poró, raiz de chicória, aspargo, banana, feijão, laticínios.
Grãos (polissacarídeos solúveis, como glucana). **Fontes:** aveia, cevada.
Inulina. **Fontes:** frutas, legumes, ervas, trigo.
Polissacarídeo de soja. **Fonte:** soja.
Goma arábica. **Fonte:** goma da árvore acácia.
Fibra pouco fermentável
Farelo de trigo Farelo/casca de aveia Celulose Lignina Alginato Metilcelulose

Fonte: Hojsak et al. (2022).

Tabela 2 Classificação das fibras em dietéticas e funcionais

Fibras dietéticas
Celulose Hemicelulose Pectina Lignina Gomas Betaglucanos Fructanos Amidos resistentes
Fibras funcionais
Celulose Pectina Lignina Gomas Betaglucanos Fructanos Quitina e quitosana Polidextrose e polióis *Psyllium* Dextrinas resistentes Amidos resistentes

Fonte: Gropper e Smith (2013).

devido a um aumento na viscosidade do intestino e a uma desaceleração da fermentação de carboidratos complexos e outros macronutrientes.

A fermentabilidade da fibra refere-se à extensão em que ela pode ser decomposta pela microbiota intestinal, e é determinada pela estrutura química e física da fibra e sua acessibilidade às bactérias. A velocidade e a extensão da fermentação diferem entre fibras e diferentes fontes. A fermentação da fibra no intestino humano resulta na produção de ácidos graxos de cadeia curta (AGCC), que estimulam a motilidade intestinal e têm múltiplos benefícios dentro e fora do intestino, incluindo a manutenção da função de barreira efetiva da parede intestinal e propriedades anti-inflamatórias. Sabe-se que os AGCC aumentam a absorção de minerais colônicos (p. ex., cálcio e magnésio), estimulam o crescimento de bactérias benéficas (p. ex., bifidobactérias) no intestino (através da alimentação cruzada) e aumentam a biomassa bacteriana, que pode beneficiar a evacuação. A fibra de volume (não/pouco fermentável) é predominantemente insolúvel e, portanto, confere os benefícios descritos para a fibra insolúvel. Uma dieta saudável deve conter fibras fermentáveis e de volume.

Os tipos principais de fibras são os seguintes:

- Pectina: compostos de pectina são uma coleção diversificada de polissacarídeos formados principalmente por composto de ácido D-galacturônico. São componentes estruturais das paredes celulares das plantas e servem como composto de ácido D-galacturônico como cimento intercelular. A pectina é altamente solúvel em água e é quase completamente digerida pelas bactérias colônicas. Esses polissacarídeos solúveis podem retardar o esvaziamento gástrico e influenciam o tempo de trânsito do intestino delgado devido a suas propriedades gelificantes. Por sua particular capacidade de formar géis, as pectinas são utilizadas em várias geleias e compotas na indústria alimentar. Cascas de frutas cítricas e bagaço de maçã são fontes comerciais de pectina.
- Betaglucanos: polissacarídeos chamados betaglucanos são encontrados na subaleurona e no endosperma de sementes de cereais, como trigo, aveia e cevada. Os benefícios do consumo de betaglucanos incluem a diminuição do colesterol sérico no sangue e a regulação dos níveis de glicose no sangue, o que pode beneficiar pessoas com diabete. Essas vantagens para a saúde estão frequentemente ligadas ao número e ao peso molecular de betaglucanos solubilizados no sistema gastrointestinal.
- Hidrocoloides: a fibra dietética solúvel inclui hidrocoloides à base de polissacarídeos, que são pouco digeríveis por enzimas humanas. Goma-arábica, gomas de sementes (galactomananas: goma de alfarroba, goma guar), gomas fermentadas (p. ex., goma xantana e goma gelana) e gomas de algas marinhas estão todas incluídas nessa categoria. Em vez de fazer parte da parede celular de uma planta, as gomas são uma fibra solúvel produzida em células vegetais secretoras específicas. São polissacarídeos extensamente ramificados que se ligam à água e formam gel.

- Mucilagens: as mucilagens são fibras hidrossolúveis encontradas na camada externa das sementes de banana; são compostas de células mucilaginosas distintas. As mucilagens mais populares são casca de *psyllium*, mucilagem de mostarda amarela e goma de linhaça. A casca de *psyllium* contém cerca de 70% de fibras solúveis, também conhecidas como goma *psyllium*. A goma de *psyllium* é um laxante natural que pode ajudar a melhorar a saúde e a função do cólon. A mucilagem da mostarda amarela é um estabilizador de emulsão eficaz. A goma de linhaça tem baixa viscosidade e é adequada para produtos lácteos.
- Oligossacarídeos: numerosos oligossacarídeos derivados de plantas não podem ser digeridos por humanos e são agrupados como fibras dietéticas solúveis de baixo peso molecular. A inulina é um oligossacarídeo comum que aparece como um carboidrato de reserva em vários grupos de plantas, incluindo centeio, cebola e chicória. A inulina é solúvel em água morna, não digerível no intestino delgado, mas rapidamente degradada em AGCC por bactérias no intestino grosso. As indústrias alimentícias podem utilizá-lo para substituir o açúcar e a gordura em diversos produtos alimentícios, incluindo sobremesas e iogurtes.
- Fibras insolúveis: as fibras insolúveis são derivadas da casca externa das plantas, são menos propensas à fermentação, não são solúveis em água e, na maioria dos casos, não podem ser fermentadas por bactérias no cólon. Como efeito, elas compõem a maior parte das fezes e ajudam na laxação. Fontes de fibras insolúveis incluem celulose encontrada em batatas, farelo de milho, a casca da maioria das frutas, muitos vegetais verdes e algumas plantas frutíferas. Grãos integrais contêm hemicelulose, enquanto nozes e sementes contêm lignina. As fibras insolúveis têm um efeito de volume, aumentando a massa das fezes, aliviando a constipação e melhorando a regularidade da digestão. O aumento do peso das fezes é causado pela água contida na matriz de fibra. As fibras insolúveis também estão ligadas à redução do tempo de trânsito intestinal, o que ajuda a evitar e aliviar a constipação.
- Celulose: na natureza, a celulose é o carboidrato mais dominante; ocorre em conjunto com lignina, pectina e hemiceluloses. Por ser um componente crucial da parede celular da maioria das plantas, é encontrado em frutas, vegetais e cereais. É um polissacarídeo composto de até 10 mil unidades monoméricas de glicose por molécula; as moléculas lineares são compactadas juntas e são altamente insolúveis e resistentes à digestão por enzimas humanas. A celulose representa aproximadamente um quarto da fibra dietética encontrada em grãos e frutas e um terço da fibra encontrada em vegetais e nozes. Devido a sua disponibilidade em fontes vegetais, a celulose é a fibra alimentar mais prevalente na dieta dos mamíferos.
- Hemicelulose: as hemiceluloses são uma coleção diversificada de polissacarídeos encontrados nas paredes celulares das plantas. Eles contêm xilose, açúcares pentose e arabinose, com diferentes unidades de açúcar presentes em quantidades e substituintes variados. A hemicelulose geralmente ocupa os espaços entre as fibri-

las de celulose e, em alguns casos, combina-se com a pectina para formar a matriz da parede celular da planta. Os cereais são uma boa fonte de hemiceluloses.

- Lignina: a lignina é encontrada em quase todas as matérias-primas utilizadas na indústria alimentícia. É composta de polissacarídeos ligados covalentemente a produtos químicos fenólicos. A lignina liga-se à celulose e à hemiceluloses para criar complexos de lignina-carboidrato nos tecidos vegetais, onde forma a parede celular da planta. Quando a lignina é ligada a polissacarídeos, ligações glicosídicas, ligações éter e ligações éster estabelecem uma ligação covalente entre os monolignóis da lignina e os resíduos de monossacarídeos do polissacarídeo. A lignina é uma fibra alimentar insolúvel que auxilia na prevenção do desenvolvimento de cálculos biliares e na redução do colesterol. Cascas de coco, cascas de aveia, cascas de arroz, cascas de amêndoas e cascas de avelã são todos alimentos que contêm lignina.

Carboidratos não digeríveis são componentes alimentares, incluindo polissacarídeos não amiláceos e amidos resistentes, sendo muitos classificados como fibras dietéticas (betaglucana, pectina, arabinoxilana, goma guar, alginato, casca de *psyllium*, inulina, fruto-oligossacarídeos e oligofrutose, galacto-oligossacarídeos, polidextrose, celulose, soja fibra, maltodextrina/dextrina resistente).

Embora existam recomendações de ingestão alimentar para fibras alimentares totais, não existem tais recomendações para carboidratos não digeríveis. Eles são heterogêneos em sua composição química e propriedades físico-químicas – características que contribuem para seus níveis toleráveis de ingestão. O consumo excessivo pode levar a efeitos colaterais gastrointestinais indesejáveis, incluindo distensão abdominal, flatulência, borborigmo e alteração no tempo de trânsito intestinal e na frequência e consistência das fezes.

Várias definições do que constitui fibra dietética são usadas atualmente. O Institute of Medicine (IOM) define fibra dietética como carboidratos não digeríveis e lignina, que são intrínsecos e intactos nas plantas. Em 2009, a Organização Mundial da Saúde (OMS) e a Comissão do Codex Alimentarius adotaram uma definição de fibra dietética como polímeros de carboidratos com 10 ou mais unidades monoméricas, que não são hidrolisadas pelas enzimas endógenas do intestino delgado de humanos. Mais recentemente, o Consórcio Internacional de Qualidade de Carboidratos descreve fibra dietética como carboidratos vegetais não absorvidos. A Tabela 3 apresenta a recomendação de fibras conforme a faixa etária e de acordo com várias sociedades.

A fibra é uma fonte de energia para o microbioma intestinal. A fermentação da fibra por esse microbioma resulta na produção de uma variedade de compostos benéficos para a saúde a curto e a longo prazo. Esses benefícios vão além do intestino, estendem-se ao sistema imunológico e a órgãos como fígado, rins e cérebro. Os benefícios a curto prazo incluem o apoio ao sistema imunológico, especialmente dentro do próprio intestino, prevenindo ou melhorando doenças autoimunes, como diabete, artrite inflamatória,

Tabela 3 Recomendações para ingestão de fibras em pediatria

Órgão	Recomendação conforme a idade
Scientific Advisory Committee on Nutrition (Inglaterra), 2015	2-5 anos: 15 g/dia 5-11 anos: 20 g/dia 11-16 anos: 25 g/dia 16-18 anos: 30 g/dia
European Food Safety Authority (EU), 2019	1-3 anos: 10 g/dia 4-6 anos: 14 g/dia 7-10 anos: 16 g/dia 11-14 anos: 19 g/dia
Institute of Medicine (EUA), 2005	1-3 anos: 19 g por 1.000 kcal 4-8 anos: 25 g por 1.000 kcal

Fonte: Hojsak et al. (2022).

doenças gastrointestinais inflamatórias e doenças alérgicas. Os benefícios a longo prazo incluem uma redução no risco de desenvolver diabete, obesidade, hipertensão arterial sistêmica, acidente vascular cerebral e doença cardíaca coronariana.

O microbioma intestinal humano é um ecossistema composto por bilhões de bactérias, vírus e fungos, representando cerca de mil espécies diferentes. Os oligossacarídeos do leite humano, o terceiro componente mais abundante do leite materno, não são digeridos por enzimas humanas e atuam como substratos para bactérias intestinais, estimulando seletivamente as bifidobactérias, que se tornam os membros dominantes da microbiota em lactentes amamentados. Posteriormente, com a alimentação complementar, com a introdução de diversas fibras alimentares nos alimentos sólidos, desenvolve-se uma microbiota mais complexa e diversificada, impulsionada por interações entre as propriedades físico-químicas da fibra e as capacidades enzimáticas de diferentes bactérias intestinais.

Um alto grau de cooperação e comportamentos mutualísticos ocorrem entre diferentes bactérias durante a fermentação da fibra dietética. Da mesma forma, diferentes populações bacterianas usarão diferentes subprodutos da fermentação como sua principal fonte de energia. Os AGCC acetato, propionato e butirato são os principais produtos finais da fermentação da fibra pela microbiota intestinal. O butirato fornece cerca de 50% das necessidades diárias de energia necessárias para a mucosa intestinal, e os AGCC regulam a permeabilidade intestinal, a produção de mucina, a apoptose (crítica para a proteção contra cânceres intestinais), o peristaltismo e a secreção de incretinas, que regulam nossa saciedade e a ingestão de alimentos. Os AGCC entram na corrente sanguínea, onde parecem conferir efeitos sistêmicos benéficos ao sistema imunológico, como promover a diferenciação de células T, imunidade associada e tolerância imunológica. Os AGCC também podem ser protetores contra o desenvolvimento de alergias, bem como ter efeitos anti-inflamatórios mais amplos, com benefícios potenciais em termos de prevenção ou melhora de doenças autoimunes, por exemplo, diabete, artrite inflamatória, distúrbios gastrointestinais inflamatórios e doenças alérgicas. Eles podem também fornecer proteção contra outras doenças crônicas de natureza inflamatória, incluindo obesidade e câncer.

É referido que o excesso de fibra pode comprometer o crescimento linear das crianças. No entanto, Dierkes et al. (2023) não encontraram associação entre alta ingestão de fibra alimentar e crescimento, nem no *status* do ferro. Identificaram, sim, que a maior ingestão de fibras teve um efeito positivo nos movimentos intestinais e na constipação.

Verstegen et al. (2021) estudaram se as fibras dietéticas e seus produtos de fermentação bacteriana poderiam afetar a fisiopatologia da asma alérgica. Concluíram que os AGCC modulam a imunidade do hospedeiro e podem reduzir o risco de desenvolvimento de asma alérgica.

Fortes evidências apoiam o papel das fibras alimentares no manejo da doença inflamatória intestinal. Uma dieta enriquecida com fibras pode ajudar a minimizar a inflamação, modular a resposta imune, restaurar o microbioma intestinal e prevenir o câncer colorretal na doença inflamatória intestinal. No entanto, deve-se notar que o metabolismo de um indivíduo e a composição do microbioma podem influenciar a extensão da resposta à ingestão de fibras alimentares.

Menos de 10% da maioria das populações ocidentais consomem níveis adequados de frutas inteiras e fibras alimentares, sendo a ingestão típica de cerca de metade dos níveis recomendados. A evidência dos efeitos benéficos para a saúde do consumo de níveis adequados de frutas inteiras tem crescido constantemente, sobretudo em relação aos efeitos prebióticos das fibras bioativas e ao papel no melhor controle de peso, bem-estar e envelhecimento saudável. Esses potenciais benefícios à saúde incluem:

- Proteção da saúde gastrointestinal do cólon (p. ex., constipação, síndrome do intestino irritável, doenças inflamatórias intestinais e doença diverticular).
- Promoção do controle de peso a longo prazo.
- Redução do risco de doença cardiovascular, diabete tipo 2 e síndrome metabólica.
- Defesa contra câncer colorretal e de pulmão.
- Melhora das chances de envelhecimento bem-sucedido.
- Redução da gravidade da asma e da doença pulmonar obstrutiva crônica.
- Melhora do bem-estar psicológico e diminuição do risco de depressão.
- Contribuição para maior densidade mineral óssea em crianças e adultos.
- Redução do risco de dermatite seborreica.
- Ajuda na atenuação da gravidade do transtorno do espectro autista.

A baixa ingestão de frutas inteiras representa uma ameaça potencialmente mais séria à saúde da população global do que anteriormente reconhecido.

Devido à possível pouca tolerância ao aumento da ingestão de fibras em pediatria, não é recomentado que sejam sugeridas doses maiores das recomendadas no tratamento de enfermidades gastrointestinais, que acometem em torno de 30% das crianças até o momento.

A Tabela 4 fornece exemplos de fontes de fibras, bem como do teor de fibras dentro dos tamanhos de porções recomendados nas faixas etárias pediátricas.

Tabela 4 Quantidade de fibras em alimentos

Conteúdo de fibra alimentar em porções comuns				
Alimento	**Total de fibra por porção**	**Fibra solúvel por porção**	**Fibra insolúvel por porção**	**Porção**
Vegetais cozidos				
Aspargos	2,8	1,7	1,1	1/2 xícara
Beterraba, crua somente	1,8	0,8	1	1/2 xícara
Brócolis	2,4	1,2	1,2	1/2 xícara
Milho, enlatado	1,6	0,2	1,4	1/2 xícara
Cenoura, fatiada	2	1,1	0,9	1/2 xícara
Vagem	2	0,7	1,8	1/2 xícara
Couve	2,5	0,7	1,8	1/2 xícara
Quiabo, congelado	4,1	1	3,1	1/2 xícara
Ervilhas, congelada	4,3	1,3	3	1/2 xícara
Batata-doce, crua somente	4	1,8	2,2	1/2 xícara
Espinafre	1,6	0,5	1,1	1/2 xícara
Molho de tomate	1,7	0,8	0,9	1/2 xícara
Nabo	4,8	1,7	3,1	1/2 xícara
Vegetais crus				
Repolho-vermelho	1,5	0,6	0,9	1 xícara
Cenoura	2,3	1,1	1,2	1 xícara chá ralada
Aipo	1,7	0,1	1	1 xícara picado
Pepino	0,5	0,2	0,3	1 xícara
Alface	0,5	0,1	0,4	1 xícara

(continua)

Tabela 4 Quantidade de fibras em alimentos (*continuação*)

Conteúdo de fibra alimentar em porções comuns				
Alimento	**Total de fibra por porção**	**Fibra solúvel por porção**	**Fibra insolúvel por porção**	**Porção**
Cogumelos	0,8	0,1	0,7	1 xícara picado
Cebola	1,7	0,9	0,8	1 xícara picado
Pimentão verde	1,7	0,7	1	1 xícara picado
Tomate, fresco	1	0,1	0,9	1 médio
Maçã, com casca	2,8	1	1,8	1 pequena
Molho de maçã	2	0,7	1,3	1/2 xícara
Damasco, seco	2	1,1	0,9	7 metades
Damasco, fresco com casca	3,5	1,8	1,7	4 unidades
Banana, fresca	1,1	0,3	0,8	1/2 pequena
Mirtilo, fresco	1,4	0,3	1,1	3/4 xícara
Cereja preta, fresca	1,3	0,6	0,7	12 grandes
Figo, seco	3	1,4	1,6	1 ½
Toranja, fresca	1,6	1,1	0,5	1/2 média
Uva, fresca com casca	0,5	0,2	0,3	15 pequenas
Kiwi, fresco	1,7	0,7	1	1 grande
Manga	2,9	1,7	1,2	1/2 pequena
Melão	1,1	0,3	0,8	1 copo, picado
Laranja	2,9	1,8	1,1	1 pequena
Pêssego, fresco com casca	2	1	1	1 médio
Pera, fresca com casca	2,9	1,1	1,8	1/2 grande
Ameixa vermelha, fresca	2,4	1,1	1,3	2 médias
Ameixa seca	1,7	1	0,7	3 médias
Uva-passa seca	0,4	0,2	0,2	3 colheres sopa
Morangos, frescos	2,8	1,1	1,7	1 ¼ xícara

(continua)

Tabela 4 Quantidade de fibras em alimentos (*continuação*)

Conteúdo de fibra alimentar em porções comuns				
Alimento	**Total de fibra por porção**	**Fibra solúvel por porção**	**Fibra insolúvel por porção**	**Porção**
Melancia	0,6	0,4	0,2	1 ¼ xícara, cubos
Legumes cozidos				
Feijão-preto	6,1	2,4	3,7	1/2 xícara
Lentilha	5,2	0,6	4,6	1/2 xícara
Feijão	4,3	1,1	3,2	1/2 xícara
Feijão-branco	6,5	2,2	4,3	1/2 xícara
Massa, arroz, grãos				
Cevada, cozida	3	0,8	2,2	1/2 xícara
Milho de pipoca	2	0,1	1,9	3 xícaras
Arroz branco, cozido	0,8	Traço	0,8	1/2 xícara
Espaguete branco, cozido	0,9	0,4	0,5	1/2 xícara
Espaguete de trigo, cozido	2,7	0,6	2,1	1/2 xícara
Farelo de trigo	12,3	1	11,3	1/2 xícara
Gérmen de trigo	3,9	0,7	3,2	3 colheres sopa
Pão e bolachas				
Pão de centeio	2,7	1,2	1,5	1 fatia
Pão branco	0,6	0,3	0,3	1 fatia
Pão integral	1,5	0,3	1,2	1 fatias
Nozes e sementes				
Amêndoas	0,6	0,1	0,5	6 unidades
Linhaça	3,3	1,1	2,2	1 colher sopa
Pasta de amendoim	1	0,3	0,7	1 colher sopa
Amendoim torrado	0,6	0,2	0,4	10 unidades
Sementes de gergelim	0,5	0,2	0,3	1 colher sopa
Nozes	0,3	0,1	0,2	2 unidades

Fonte: Ross et al. (2016).

CONCLUSÕES

A fibra é um nutriente essencial, e sua importância para a saúde humana é frequentemente negligenciada. A qualidade da fibra alimentar consumida pelas crianças é tão relevante quanto a quantidade consumida. Embora a ingestão de fibras alimentares seja baixa em muitas crianças, a tendência atual para dietas à base de vegetais está associada a maior ingestão de fibras em crianças criadas com essas dietas.

Alguns tipos de fibras dietéticas favorecem a absorção de determinados micronutrientes, incluindo cálcio e magnésio, ao contrário da crença de que altas ingestões de fibras reduzem a absorção de minerais. A fibra desempenha um papel essencial na manutenção da estrutura e função do microbioma intestinal em benefício da saúde do hospedeiro.

Os efeitos fisiológicos e funcionais da fibra dietética estão associados a uma ampla gama de benefícios à saúde a curto e longo prazo. As recomendações atuais sugerem uma quantidade diária de fibras em torno de 10 g para crianças pequenas, aumentando para cerca de 20 g para adolescentes.

REFERÊNCIAS BIBLIOGRÁFICAS

1. Axelrod CH, Saps M. The role of fiber in the treatment of functional gastrointestinal disorders in children. Nutrients. 2018;10:1650.
2. Dierkes J, Nwaru BI, Ramel A, Arnesen EK, Thorisdottir B, Lamberg-Allardt C, et al. Dietary fiber and growth, iron status and bowel function in children 0-5 years old: a systematic review. Food & Nutrition Research. 2023; 67:9011.
3. Dreher ML. Whole fruits and fruit fiber emerging health effects. Nutrients. 2018;10:1833.
4. Fu J, Zheng Y, Gao Y, Xu W. Dietary fiber intake and gut microbiota in human health. Microorganisms. 2022;10:2507.
5. Gropper SS, Smith JL. Advanced nutrition and human metabolism. 6.ed. Belmonte: Wadsworth; 2013.
6. Healey GR, Celiberto LS, Lee SM, Jacobson K. Fiber and prebiotic interventions in pediatric inflammatory bowel disease: what role does the gut microbiome play? Nutrients. 2020;12:3204.
7. Hojsak I, Benninga MA, Hauser B, Kansu A, Kelly VB, Stephen AM, et al. Benefits of dietary fibre for children in health and disease. Arch Dis Child. 2022;107:973-9.
8. Ionită-Mîndrican CB, Ziani K, Mititelu M, Oprea E, Neacsu SM, Morosan E, et al. Therapeutic benefits and dietary restrictions of fiber intake: a state of the art review. Nutrients. 2022;14:2641.
9. Mahan KL, Raymond JL. Krause: alimentos, nutrição e dietoterapia. 14a. ed. Elsiever; 2018.
10. Mysonhimer AR, Holscher HD. Gastrointestinal effects and tolerance of nondigestible carbohydrate consumption. Adv Nutr. 2022;13:2237-76.
11. Ross AC, Cabelloro B, Cousins RJ, Tucker KL, Ziegler TR. Nutrição moderna de Shils. 11.ed. Barueri: Manole; 2016.
12. Verstegen REM, Kostadinova AI, Merenciana Z, Garssen J, Folkerts G, Hendriks RW, et al. Dietary fibers: effects, underlying mechanisms and possible role in allergic asthma management. Nutrients. 2021;13:4153.
13. Yusuf K, Saha S, Umar S. Health benefits of dietary fiber for the management of inflammatory bowel disease. Biomedicines. 2022;10:1242.

11 Aconselhamento em amamentação

Roberto Gomes Chaves

INTRODUÇÃO

> "Sempre vejo anunciados cursos de oratória. Nunca vi anunciado curso de escutatória. Todo mundo quer aprender a falar. Ninguém quer aprender a ouvir. Pensei em oferecer um curso de escutatória. Mas acho que ninguém vai se matricular.".
>
> Rubem Alves

O aleitamento materno está comprovadamente associado a benefícios, em curto e longo prazos, para a criança e para a mãe. Tais benefícios são alcançados em sua plenitude quando a amamentação é praticada de forma exclusiva até os 6 meses de vida e complementada até 2 anos ou mais. Assim, seria razoável supor que essa prática fosse adotada pela grande maioria das mães. Contudo, os índices de aleitamento materno e de aleitamento materno exclusivo estão muito distantes do considerado ideal em todo o mundo, inclusive no Brasil.

No intuito de entender tal paradoxo, é fundamental conhecer os fatores que determinam o desmame e a introdução precoce de alimentos complementares. A Organização Mundial da Saúde (OMS) afirma que entre as causas do insucesso da amamentação está a incapacidade dos profissionais de saúde para resolver problemas que possam surgir durante o processo da lactação.

As ações para sanar essa deficiência incluem o treinamento dos profissionais de saúde no manejo das dificuldades e intercorrências no gesto de amamentar e a aplicação de técnicas de aconselhamento em amamentação.

O pediatra treinado em aleitamento materno desempenha um importante papel na promoção da amamentação, influenciando diretamente sua taxa e duração. Santiago et al. investigaram a importância da capacitação em amamentação para a manutenção do aleitamento materno exclusivo. Os autores compararam três grupos e concluíram que o pediatra com treinamento em aleitamento materno e uma equipe multidisciplinar também capacitada apresentaram maiores percentuais de aleitamento materno exclusivo quando comparados a um pediatra sem treinamento em amamentação.

Contudo, apenas o conhecimento científico para a prevenção e o tratamento dos problemas relacionados com a amamentação não são suficientes para aumentar a duração do aleitamento materno. Os profissionais de saúde devem conhecer e aplicar as técnicas de aconselhamento em amamentação. A base do aconselhamento consiste em compreender profundamente os problemas que cercam uma consulta de maneira a diagnosticá-los corretamente e, assim, ajudar efetivamente uma mãe a resolver seu problema. As evidências científicas mostram que os índices de aleitamento materno aumentam quando a mulher é assistida por profissionais que desenvolveram habilidades de aconselhamento. Nesse sentido, a OMS e o Fundo Internacional de Emergências das Nações Unidas para a Infância (Unicef) publicaram, em 1993, um documento divulgando o tema aconselhamento em amamentação, que serviu de base para a construção deste capítulo.

HABILIDADES PARA O ACONSELHAMENTO EM AMAMENTAÇÃO

> "As pessoas querem mais que uma presença física na comunicação humana; elas querem que o outro esteja presente psicológica, social e emocionalmente."
>
> Gerard Egan

Aconselhamento é a maneira de trabalhar com pessoas na qual se entende como elas se sentem e as ajuda a decidir o que fazer. É diferente de dar conselho, que é dizer à pessoa o que ela deve fazer. Aconselhamento em amamentação é uma forma de atuação do profissional com a mãe em que este a escuta, procura compreendê-la e, com seus conhecimentos, oferece ajuda para que possa planejar, tomar decisões e se fortalecer para lidar com pressões, aumentando sua autoconfiança e autoestima.

Um estudo de revisão sistemática e metanálise publicado em 2019 por McFadden et al. comprovou que o aconselhamento é uma intervenção de saúde pública eficaz para aumentar as taxas de amamentação. Mostrou ainda que o aconselhamento sobre amamentação deve ser feito presencialmente e, além disso, pode ser fornecido por telefone, tanto no pré-natal como no pós-natal, a todas as mulheres grávidas e mães com filhos pequenos.

As habilidades para o aconselhamento não são úteis apenas para a amamentação, mas em todas as situações que envolvem o relacionamento humano, na área profissional ou pessoal. Portanto, o estudo e a utilização prática dessas habilidades na vida diária certamente auxiliarão o profissional de saúde na assistência à nutriz.

A OMS e a Unicef propõem uma divisão didática das habilidades de aconselhamento em amamentação em "Habilidades de ouvir e aprender" e "Habilidades para aumentar a confiança e dar apoio", conforme mostrado na Tabela 1.

Tabela 1 Habilidades para o aconselhamento em amamentação

Habilidades de ouvir e aprender
Usar comunicação não verbal útil
Fazer perguntas abertas
Usar gestos e expressões que demonstrem interesse
Repetir o que a mãe diz com suas próprias palavras
Demonstrar empatia
Evitar o uso de palavras que soem como julgamento
Habilidades para aumentar a confiança e dar apoio
Aceitar o que a mãe pensa e sente
Reconhecer e elogiar o que a mãe estiver fazendo certo
Oferecer ajuda prática
Emitir poucas e relevantes informações
Usar linguagem simples
Dar sugestões, e não ordens

HABILIDADES DE OUVIR E APRENDER

> "A falta de atenção à mãe, às suas queixas e preocupações, leva à má coleta de dados, à não adesão às orientações e a maus desfechos."
>
> Frederick W. Platt et al.

A mãe, ao procurar um profissional, traz a expectativa de uma boa assistência e da resolução de seus problemas, mas frequentemente não encontra espaço para expor seus sentimentos e contextualizar suas dificuldades. Barr verificou que os médicos interrompiam a fala do paciente em média após 47 segundos do início da consulta. Essa realidade revela a necessidade do desenvolvimento de habilidades que o auxiliem a ouvir e a aprender quais são as reais demandas da mãe e da criança.

Uma mãe que amamenta pode apresentar dificuldade de expor seus sentimentos e seus desejos se for tímida, não conhecer bem o profissional de saúde ou imaginar que o que disser não será bem aceito socialmente. Portanto, o profissional que a assiste deve ter a habilidade de ouvir e de mostrar interesse em sua fala. Isso a encorajará a falar mais e expor seus reais medos e desejos.

Além disso, uma escuta atenta:

- Sinaliza ao paciente o interesse do médico.
- Previne a elaboração prematura de hipóteses.
- Reduz o aparecimento de queixas tardias.
- Possibilita avaliar a resposta emocional do paciente.
- Facilita a captação de pistas verbais e não verbais.

As atitudes preconizadas para que se possa ouvir a mãe e aprender sobre suas necessidades são descritas a seguir.

USAR COMUNICAÇÃO NÃO VERBAL ÚTIL

"Se ficamos presos às palavras, não temos sensibilidade, somos mecanicistas."
Augusto Cury

Comunicação não verbal significa mostrar sua atitude por meio de sua postura, expressão ou de qualquer outra maneira que não inclua a fala. Representa a maior parte da comunicação e incentiva a mãe a sentir o interesse nela, além de estimulá-la a falar sobre si mesma.

Algumas formas de comunicação não verbal útil incluem:

- Manter a cabeça no mesmo nível da mãe.
- Prestar atenção por meio do contato visual.
- Adotar uma postura corpórea relaxada e receptiva, por exemplo, inclinando levemente o corpo para a frente.
- Utilizar expressões faciais e gestos que revelem interesse, como acenos com a cabeça e movimentação adequada das mãos.
- Cuidar da altura, da tonalidade e do ritmo da voz.
- Adotar o silêncio quando pertinente.
- Remover as barreiras físicas para estar mais próximo da mãe.
- Dedicar tempo às demandas maternas.
- Tocar a mãe de forma apropriada.

FAZER PERGUNTAS ABERTAS

As perguntas abertas são muito úteis, pois, para respondê-las, a mãe deve dar uma informação. Já as perguntas fechadas admitem como resposta apenas sim ou não. Para formular uma pergunta aberta, são utilizados os seguintes termos: como?; quando?; onde?; o quê?; por quê?.

Exemplo:

- Utilizando pergunta aberta:
  - Bom dia, sou o Dr. João. Como está o Matheus?
  - Ele parece estar com muita fome.
  - Por quê, Dona Maria?
  - Ele quer mamar a toda hora. Parece que meu leite não está sustentando...
  - Como você está alimentando o Matheus?
  - Ofereço o peito durante o dia e... dou uma mamadeira à noite.
- Utilizando pergunta fechada:
  - Bom dia, sou o Dr. João. O Matheus está bem?
  - Sim, ele está.
  - Ele já mamou hoje?
  - Sim.
  - Você está com dificuldade para amamentá-lo?
  - Não.

Percebe-se que a informação do uso de mamadeira foi fornecida quando foram utiliza das as perguntas abertas, que estimulam a mãe a falar mais.

Muitas vezes é necessário o uso de perguntas fechadas para o melhor entendimento de questões não esclarecidas por meio da pergunta aberta. Assim, sugere-se iniciar o questionamento com perguntas abertas e utilizar as perguntas fechadas se necessário.

USAR GESTOS E EXPRESSÕES QUE DEMONSTREM INTERESSE

Expressões como "Hum, hum...", "É?", "Nossa!", "Sei...", "É mesmo?" mostram para a mãe que o profissional está interessado naquilo que ela diz. No mesmo sentido, gestos como balançar a cabeça para a frente e para trás e elevar as sobrancelhas também revelam que o profissional está interessado no discurso.

Exemplo:

– Fale-me sobre a amamentação...

– Está tudo bem.

– É mesmo?

– Sim. Não tenho tido problemas, mas meu marido acha que não devo mais amamentá-la de madrugada.

Os profissionais de saúde devem demonstrar, verbalmente e não verbalmente, que os personagens mais importantes da consulta são a mãe e a criança. Isso os ajudará a aprender sobre a realidade das mães.

Repetir o que a mãe diz com suas próprias palavras

Repetir aquilo que a mãe disse mostra a ela que você está prestando atenção e a estimula a falar mais, e os receios, as angústias e as crenças aflorarão mais facilmente durante a consulta. Significa devolver o que ela diz utilizando palavras diferentes.

Exemplo:

– Boa tarde, Joana. Em que posso ajudar?

– Estou muito cansada, doutor. O Luís quer mamar o dia inteiro...

– O Luís está mamando muito e deixando você exausta...

– É! Ele mama de 2 em 2 horas, inclusive à noite. Acho que meu leite está secando...

– Ele está mamando mais nos últimos dias?

– Sim. Minha mãe disse que meu leite é fraco e quer que eu dê mamadeira para ele.

Nesse exemplo, o recurso de repetir o que a mãe disse a estimulou a expor uma importante informação: uma influência negativa sobre a segurança materna e, consequentemente, sobre a amamentação.

Demonstrar empatia

O termo empatia provém do grego – *em* (dentro) + *pathos* (emoção) –, portanto "dentro da emoção". No contexto aqui estudado, significa mostrar para a mãe que você a ouviu e que entendeu suas emoções, seus sentimentos, do ponto de vista dela.

Exemplo:

– Boa tarde, Maria. Como estão você e o Pedro?

– Eu não estou bem. O Pedro quer mamar a toda hora...

– Ele mama muito e você está ficando cansada...

– É. Acho que meu leite não o está sustentando mais.

– Você pensa em oferecer outro alimento?

– Na verdade minha mãe já está dando mamadeira à noite para ele me deixar dormir.

Empatia promove conexão e sensação de acolhimento. Assim, age como valiosa ferramenta para o estabelecimento de uma sólida relação médico-paciente-família.

Evitar o uso de palavras que soem como julgamento

O uso de palavras que soam como julgamento pode inibir a mãe ou fazê-la imaginar que algo está errado com suas atitudes ou mesmo com o bebê, além de contribuir para a redução da autoconfiança materna. Tais palavras incluem: certo, errado, direito, suficiente, bem, mal...

Exemplo:

– Bom dia, tudo bem?

– Bom dia, eu acho que sim.
– O Pedro está mamando direitinho?
– Não sei, doutor... imagino que sim.
– Você tem leite suficiente para ele?
– Talvez sim.

Habilidades para aumentar a confiança e dar apoio

"O desenvolvimento de habilidades de comunicação efetivas eleva a autoconfiança e o autocuidado dos pacientes."

Russell E. Glasgow et al.

A mulher que amamenta vivencia muitas situações que podem reduzir sua autoconfiança. Muitos palpites de parentes e amigos podem fazer a mãe acreditar que não será capaz de amamentar. As mães adolescentes, as primíparas e aquelas que não tiveram sucesso anterior com a amamentação são especialmente vulneráveis.

Os profissionais de saúde precisam apoiar essas mães e utilizar técnicas para aumentar sua autoconfiança.

Aceitar o que a mãe pensa e sente

É frequente a mãe apresentar ideias cientificamente incorretas acerca da amamentação. Caso o profissional a critique ou discorde dela, fará com que se sinta errada e, consequentemente, estará contribuindo para a redução de sua autoconfiança. Não se deve, contudo, concordar com conceitos equivocados das mães. Basta o profissional aceitar o que a mãe diz e pensa, respondendo de forma neutra ou utilizando palavras e gestos que demonstrem interesse.

Exemplo:

– Bom dia, Maria. Como estão você e o Pedro?
– Doutor, estou preocupada. Acho que meu leite parece estar secando...
– Mmmm? [Acenando com a cabeça para a frente e para trás.]
– Acho que aumentou um pouco depois que minha mãe me deu canjica. Hoje vou comer mais.
– Você poderia colocar o Pedro para mamar?
– Claro.
– Posso lhe dar algumas sugestões? [Após a avaliação da mamada.]
– Sim, doutor.
– É importante que o Pedro abocanhe grande parte da aréola, e não somente o mamilo. Você deve ver mais aréola sobrando na parte de cima da boca do que na parte de

baixo. Os lábios devem ficar virados para fora. Deixe ele mamar sempre que tiver fome. Dessa forma, a produção do leite será sempre adequada.

Perceba que o profissional passou orientações importantes para a adequada produção láctea sem discordar do pensamento da mãe.

Algumas vezes a mãe mostra preocupação sobre uma situação que o profissional sabe não se tratar de um problema sério. Caso o profissional diga algo como "Não se preocupe, isso não é nada!", ele pode fazê-la julgar que está errada em sentir o que manifestou. Nesse caso, há redução da confiança materna. Mais uma vez, basta aceitar o que mãe disse e pensa. Isso aumentará a autoconfiança dela. A empatia é um método valioso para essa situação.

Reconhecer e elogiar o que a mãe estiver fazendo certo

Os profissionais de saúde, em geral, são treinados para procurar problemas, defeitos, imperfeições. Buscam encontrar o que as pessoas fazem errado para, então, corrigir seu comportamento e sua conduta. Devem, contudo, aprender a reconhecer o que a mãe e o bebê estão fazendo certo e elogiá-los.

O elogio sincero às boas práticas da mãe traz os seguintes benefícios:

- Aumenta a autoconfiança materna.
- Encoraja a mãe a continuar fazendo o que está certo.
- Facilita que, mais tarde, ela aceite as sugestões.

Oferecer ajuda prática

Muitas vezes a ajuda prática é melhor que uma orientação. Por exemplo:

- Quando a mãe se sente cansada ou desconfortável.
- Quando ela está com fome ou sede.
- Quando ela já recebeu muitas orientações.
- Quando ela apresenta um problema prático que a incomoda.
- São formas de dar ajuda prática:
- Ajudar a mãe a se sentir à vontade, confortável.
- Segurar o bebê até que ela se sinta confortável.
- Dar-lhe algo para comer ou beber.
- Auxiliá-la na resolução do problema atual. Por exemplo, ajudar na extração do leite em caso de ingurgitamento.

Exemplo: Maria está deitada em seu leito no alojamento conjunto. No berço ao lado está Pedro, seu filho que nasceu há 8 horas. À chegada do profissional, Maria diz:

– Doutor, meu leite ainda não desceu. Minhas mamas estão vazias e é muito doloroso ficar sentada.

Qual dentre as respostas abaixo é mais adequada nesse momento?

– Você deve colocar seu filho para mamar agora. Somente dessa forma o leite descerá.

– Deixe-me ajudá-la a ficar mais confortável. Trarei algo para você beber.

Emitir poucas e relevantes informações

Informação relevante é a informação útil para a mãe *agora*.

Ao dar informações, o profissional deve se ater aos seguintes pontos:

- Dizer à mãe coisas que ela pode fazer hoje, e não dentro de alguns dias ou semanas.
- Tentar dar uma ou duas informações em cada encontro, especialmente se ela se mostrar cansada e já tiver recebido muitas outras informações.
- Aguardar até a conquista da confiança materna para a emissão de informações. A confiança será conquistada por meio da escuta atenta, aceitando o que a mãe diz e elogiando o que ela faz de certo.
- Dar informações de forma positiva, evitando criticar. Isso é especialmente importante se é necessário corrigir uma ideia materna incorreta.

Usar linguagem simples

Utilizar termos que serão entendidos pela mãe. É importante lembrar que a maioria das pessoas não entende termos técnicos utilizados pelos profissionais de saúde.

Quais das questões a seguir serão mais facilmente compreendidas pelas mães?

- Você deve praticar o aleitamento materno exclusivo até os 6 meses.
- Até os 6 meses, o melhor para seu filho é mamar somente o seu leite.
- O bebê deve abocanhar o mamilo e a aréola.
- O bebê deve pegar não somente o mamilo, mas também a pele mais escura ao redor dele.

Dar sugestões, e não ordens

Sugerir em vez de ordenar é uma prática que aumenta a autoconfiança materna. Ao fazer isso, o profissional faz a mãe decidir se aceitará ou não a sugestão. Isso a deixa no controle da situação e, caso não aceite, estará disposta a discutir outras soluções mais adequadas para ela e para seu filho.

CONSIDERAÇÕES FINAIS

As habilidades do aconselhamento podem, e devem, ser utilizadas no dia a dia do profissional de saúde, em qualquer relacionamento interpessoal. A prática diária auxilia na aquisição das habilidades. Afinal, a repetição leva à perfeição.

Na prática clínica, o aconselhamento deve ser aplicado em todos os momentos nos quais o profissional estiver com a mãe: no pré-natal, na sala de parto, no alojamento conjunto ou durante a puericultura.

Todas as habilidades do aconselhamento devem ser atentamente usadas na consulta, com ênfase na empatia. Aceitar o que a mãe diz, não julgá-la, não cobrar dela posturas e atitudes em face da amamentação, elogiá-la, informar e sugerir para que a mãe possa decidir o que é melhor para o seu filho.

A utilização das habilidades do aconselhamento em conjunto com o adequado manejo da amamentação é um desafio a ser vencido e, também, uma arma valiosa para a melhora dos índices de aleitamento materno.

REFERÊNCIAS BIBLIOGRÁFICAS

1. Barr DA. A time to listen. Ann Intern Med. 2004;140:44.
2. Bueno LGS, Teruya KM. Aconselhamento em amamentação e sua prática. J Pediatr (Rio de Janeiro). 2004;80(5 Supl):S126-S130.
3. Egan G. The skilled helper: a problem management approach to helping. 6th ed. Brooks Cole; 1998.
4. Glasgow RE, Davis CL, Funnell MM, Beck A. Implementing practical interventions to support chronic illness self-management. Jt Comm J Qual Saf. 2003;29(11):563-74.
5. Guideline: counselling of women to improve breastfeeding practices. Geneva: World Health Organization; 2018.
6. McFadden A, Siebelt L, Marshall JL, Gavine A, Girard A-C, Symon A, et al. Counselling interventions to enable women to initiate and continue breastfeeding: a systematic review and meta-analysis. International Breastfeeding Journal. 2019;14:42.
7. Norfolk T, Birdi K, Walsh D. The role of empathy in establishing rapport in the consultation: a new model. Medical Education. 2007;41:690-97.
8. Platt FW, Gaspar DL, Coulehan JL, Fox L, Adler AJ, Weston WW, et al. "Tell me about yourself": the patient-centered interview. Ann Int Med. 2001;134(11):1079-85.
9. Santiago LB, Bettiol H, Barbieri MA, Guttierrez MRP, Del Ciampo LA. Incentivo ao aleitamento materno: a importância do pediatra com treinamento específico. J Pediatr (Rio de Janeiro). 2003;79(6):504-12.
10. Stewart M, Brown JB, Boon H, Galajda J, Meredith L, Sangster M. Evidence on patient-doctor communication. Cancer Prev Control. 1999;3(1):25-30.
11. Stewart M, Brown JB, Donner A, McWhinney IR, Oates J, Weston WW, et al. The impact of patient-centered care on outcomes. J Fam Pract. 2000;49(9):796-804.
12. Williams S, Weinman J, Dale J. Doctor-patient communication and patient satisfaction: a review. Fam Pract. 1998;15(5):480-92.
13. World Health Organization/Unicef. Breastfeeding counselling: a training course. Geneva: WHO/Unicef, 1993.

12 Microbiota intestinal e nutrição

Junaura Rocha Barretto
Virgínia Resende Silva Weffort

DESENVOLVIMENTO DA MICROBIOTA INTESTINAL NA INFÂNCIA

O corpo humano abriga trilhões de células microbianas, e essas populações atingem sua maior densidade no compartimento intestinal, onde compõem uma comunidade microbiana complexa conhecida como microbiota intestinal. Esta se desenvolve ao longo da infância e por volta dos 3 anos de idade se assemelha à microbiota da idade adulta.[1-3]

A microbiota intestinal desempenha um papel importante na saúde humana, tanto que as alterações em sua composição, especialmente no período neonatal, bem como durante a infância (especialmente entre 1 mês e 2 anos de idade), associa-se ao desenvolvimento de doenças ao longo da vida.[1]

A colonização do intestino infantil tem início na vida intrauterina e é influenciada por vários fatores, tanto ambientais quanto do hospedeiro. Até pouco tempo atrás acreditava-se que a colonização da microbiota intestinal se iniciava apenas durante o nascimento, partindo do princípio de que o ambiente intrauterino era estéril. Entretanto, um conjunto de evidências científicas nos trouxe informações importantes sobre a presença de bactérias na placenta, líquido amniótico, cordão umbilical de bebês a termo e sem patologias prévias.[1,4]

À luz desses dados científicos, a microbiota materna passa a ter um papel importante desde a gestação na colonização inicial da microbiota da sua prole.[1]

No início da vida, a microbiota intestinal é instável e menos resistente à perturbação do que a microbiota intestinal adulta, mas se desenvolve em diversidade alfa até cerca de 3 a 5 anos de idade, quando uma microbiota estável semelhante à de um adulto se estabelece. No entanto, antes que esse estado seja alcançado, a microbiota intestinal é mais suscetível à modulação por fatores externos.[1,5-7]

A composição dessa microbiota pode ser influenciada ainda por diversos outros fatores e condições perinatais, como a via de parto, o tipo de alimentação e o uso de antibióticos, além da dieta, da idade e do estado metabólico da mãe, da genética familiar e do estilo de vida.[7,8]

FATORES QUE INFLUENCIAM NA COLONIZAÇÃO INICIAL DA MICROBIOTA INTESTINAL

Tipo de parto

O tipo de parto é reconhecido como um importante fator que interfere na composição inicial da microbiota intestinal. Bebês nascidos de parto vaginal entram em contato com a microbiota vaginal e fecal materna, fato que resulta na colonização do intestino neonatal por microrganismos presentes na vagina, como Lactobacillus e Prevotella.[9] Em contrapartida, os bebês nascidos de parto cesariano são expostos à colonização por microrganismos ambientais da pele materna, da equipe do hospital ou do ambiente hospitalar. Bebês nascidos de parto cesáreo também apresentam menor diversidade da microbiota intestinal e são menos frequentemente colonizados por *Bifidobacterium* e Bacteroides, sendo mais frequentemente colonizados por membros de *Clostridium* e *Clostridium difficile*.[1,7-10]

Essas diferenças entre a microbiota intestinal de bebês nascidos de parto normal ou cesariano podem desaparecer ao longo do tempo, mas sabe-se as variações da microbiota intestinal no início da vida podem estar relacionadas ao aumento da incidência de doenças crônicas não transmissíveis que aparecem mais tarde. Bebês nascidos por cesariana apresentam maior risco de desenvolver asma, obesidade e diabete tipo 1.[9,11]

Exposição materna e infantil a antibióticos

A exposição a antibióticos durante a gestação ou na fase precoce de vida da criança pode repercutir a curto e longo prazo na microbiota intestinal infantil. Estudos experimentais demonstram que a exposição indireta (por intermédio da mãe) causa alterações na composição da microbiota intestinal, inclusive com persistência da disbiose intestinal por 21 semanas e aumentando a suscetibilidade a colites.[9,12]

Vários estudos associam o uso de antibióticos no primeiro ano de vida e o desenvolvimento da obesidade,[13] doença inflamatória intestinal[14] e atopias,[15,16] demonstrando um papel importante da microbiota intestinal no desenvolvimento de doenças crônicas.

A utilização materna de antibióticos no intraparto modifica a composição microbiana do leite materno, interferindo assim na colonização inicial da microbiota intestinal do recém-nascido. Sabe-se que tais repercussões nessa composição da microbiota estão presentes até 1 mês após o parto.[17,18]

O tratamento materno com antibióticos durante a lactação reduziu a comunidade microbiana do leite materno, incluindo lactobacilos e bifidobactérias, e pode causar supercrescimento de bactérias oportunistas indutoras de mastite associada a menor diversidade bacteriana no leite materno.[1,8,9]

Obesidade materna

É descrita em literatura uma relação entre a composição da microbiota intestinal e sua relação com a obesidade. Em obesos, existe um desequilíbrio na proporção dos filos Firmicutes/Bacteroidetes no intestino.[1,8,9,19,20] Estudos de coorte demonstram que crianças nascidas de mães com sobrepeso ou obesidade tiveram uma colonização inicial com os gêneros bacterianos pertencentes aos filos Firmicutes, e com isso maior risco de desenvolvimento de excesso de peso entre 1 e 3 anos de idade.[9,21]

Alguns estudos já abordam a hipótese de transmissão intergeracional de uma microbiota obesogênica, respaldados inclusive por estudos experimentais.[9]

As espécies de *Staphylococcus, Enterobacteriaceae* e *Escherichia coli* foram relatadas como mais prevalentes em gestantes com excesso de peso em comparação com as eutróficas. A endotoxemia induzida por bactérias Gram-negativas gera inflamação de baixo grau presente na resistência periférica à insulina e na obesidade.[9]

Além disso, informações recentes associam o metaboloma do leite materno à obesidade materna e infantil, sugerindo que as alterações nessa composição da microbiota do leite materno de mães com excesso de peso podem ser mais um fator para contribuir para o desenvolvimento da obesidade na primeira infância.[9]

Alimentação do bebê

Entre os fatores que afetam a colonização precoce da microbiota intestinal, o tipo de alimentação é de grande importância. O leite materno é considerado padrão ouro para a nutrição infantil, pois atende de forma exclusiva a todas as necessidades nutricionais do bebê durante os primeiros 6 meses de vida e segue mantendo os benefícios quando a alimentação complementar é iniciada.[1,9,22] Somado a isso, o leite materno contém moléculas biologicamente ativas que são essenciais e protetoras nos primeiros anos de vida, como os oligossacarídeos, imunoglobulina A, peptídeos antimicrobianos (lactoferrina, lisozima, lactaderina, mucina), antioxidantes, células-tronco, glicoconjugados e microrganismos com ação probiótica (Estafilococos, Estreptococos, *Corynebacteria, Propionibacteria, Lactobacillus* spp. e *Bifidobacterium* spp.).[1,8,9]

Por meio de estudos que compararam a composição bacteriana das fezes de recém-nascidos amamentados, sabe-se que a transferência materna de bactérias através do leite humano tem um importante impacto na colonização precoce da microbiota intestinal, no desenvolvimento da integridade da mucosa intestinal e na maturação dos sistemas imunológico e neuroendócrino do recém-nascido.[1,8,9]

O leite humano contém oligossacarídeos (HMO), um tipo de prebiótico que, além de ser fonte de energia para os componentes da microbiota intestinal, promove uma fermentação que estimula o crescimento de bifidobactérias, Lactobacillus e Bacteroides, contribuindo para a homeostase dessa microbiota intestinal.[1,8,9,23]

Durante o primeiro mês de vida, no intestino de bebês amamentados há uma predominância de bifidobactérias e estafilococos, enquanto no intestino de lactentes alimentados com fórmulas predominam os enterococos, coliformes e clostrídios.[1,8,9]

Há relato de literatura segundo o qual a predominância de *Bifidobacterium* spp. na microbiota de lactentes auxilia na competição com outras espécies no intestino infantil e produz nutrientes vitais para o desenvolvimento inicial, incluindo o ácido siálico. O ácido siálico (ácido N-acetil-neuramínico) é um nutriente essencial para o desenvolvimento e a cognição e é oriundo da hidrólise de HMO presentes no leite materno.[1,8,9,23]

O leite materno é alimento único, e sua composição varia de acordo com a idade gestacional, o estágio de lactação, exposições ambientais, a localização geográfica e práticas diárias de aleitamento. A microbiota de recém-nascidos prematuros possui menores concentrações de *Bifidobacterium* spp. No entanto, todos os grupos microbianos presentes no leite materno de bebês prematuros ou a termo são semelhantes, atribuindo ao leite materno seu papel indispensável, como modo preferido de alimentação para todos os bebês, tanto a termo quanto pré-termo.[9,24-26]

O leite materno oriundo de bancos de leite é considerado superior às fórmulas infantis para bebês gravemente enfermos, ou na indisponibilidade do leite de sua própria mãe.[9,24]

Embora saibamos que a pasteurização reduz os microrganismos do leite doado, os componentes biologicamente ativos do leite humano mantêm-se inalterados.[24] Descreve-se como uma abordagem para melhorar a diversidade bacteriana do leite materno pasteurizado o acréscimo de cerca de 10% do volume de leite materno cru da genitora, e incubação por pelo menos 4 horas, aumentando assim a diversidade e a quantidade de microrganismos com ação probiótica.[9,24]

Dieta materna

Estudos longitudinais de coorte demonstraram que o consumo de uma dieta rica em gordura na gestação modificou a colonização bacteriana precoce independentemente da presença de excesso de peso da gestante.[27] Dados de estudos experimentais e em humanos demonstraram composição diferente da microbiota meconial com redução significativa do filo Bacteroides imediatamente após o parto, alteração essa que persistiu até 6 semanas de idade.[9]

Essa disbiose intestinal causada pela dieta rica em gordura durante a gestação e a lactação também pode aumentar a suscetibilidade a doenças imunomediadas.[9]

A dieta rica em gordura modifica também a composição da microbiota transferida ao bebê através do leite materno. Apesar de já descritas em literatura as vantagens da dieta mediterrânea (dieta rica em frutas, vegetais, gorduras insaturadas, oleaginosas, legumes e grãos integrais) para o equilíbrio da microbiota intestinal, mais estudos são necessários para abordar as lacunas de conhecimento sobre o papel da dieta ocidental materna e da microbiota do leite materno.[28]

Outros fatores

Vários outros fatores têm sido descritos como potenciais moduladores da microbiota intestinal e aumento do risco de desenvolvimento de doenças relacionadas à disbiose intestinal, entretanto os estudos ainda são escassos em literatura, necessitando de ampliação para maiores esclarecimentos de tais associações.

O estresse materno na primeira semana de gestação em estudos experimentais mostrou uma redução da diversidade microbiana intestinal na gestação após o nascimento.[29] Em humanos, estudo de coorte observou níveis intestinais mais elevados de proteobactérias e níveis mais baixos de *Lactobacillus* e *Bifidobacterium* na prole de mães submetidas ao estresse durante a gestação.[30]

Há também descrição de que o leite materno de mães atópicas tem níveis significativamente reduzidos de bifidobactérias.[9]

Sabe-se que a disbiose relacionada ao diabete melito gestacional pode ser transmitida verticalmente para a prole.[9]

Fatores ambientais importantes, como a poluição ambiental, o etilismo e o tabagismo materno, apesar de existirem achados relacionais em estudos experimentais, ainda carecem de dados consistentes de literatura que os descrevam como fatores causais da disbiose intestinal em lactentes.[1,7,9]

A Figura 1 ilustra os principais fatores envolvidos no desenvolvimento da microbiota intestinal na infância.

ALIMENTAÇÃO E MICROBIOTA INTESTINAL

Além dos fatores ambientais, a dieta pode ser o mais relevante fator na formação da microbiota intestinal em todas as fases da vida.

A microbiota intestinal de bebês amamentados é caracterizada por maior abundância de bifidobactérias, níveis mais baixos de enterobactérias e apresentam uma diversificação mais lenta dessa microbiota em comparação com os bebês alimentados com fórmula até os 6 meses de idade.[1,7-9]

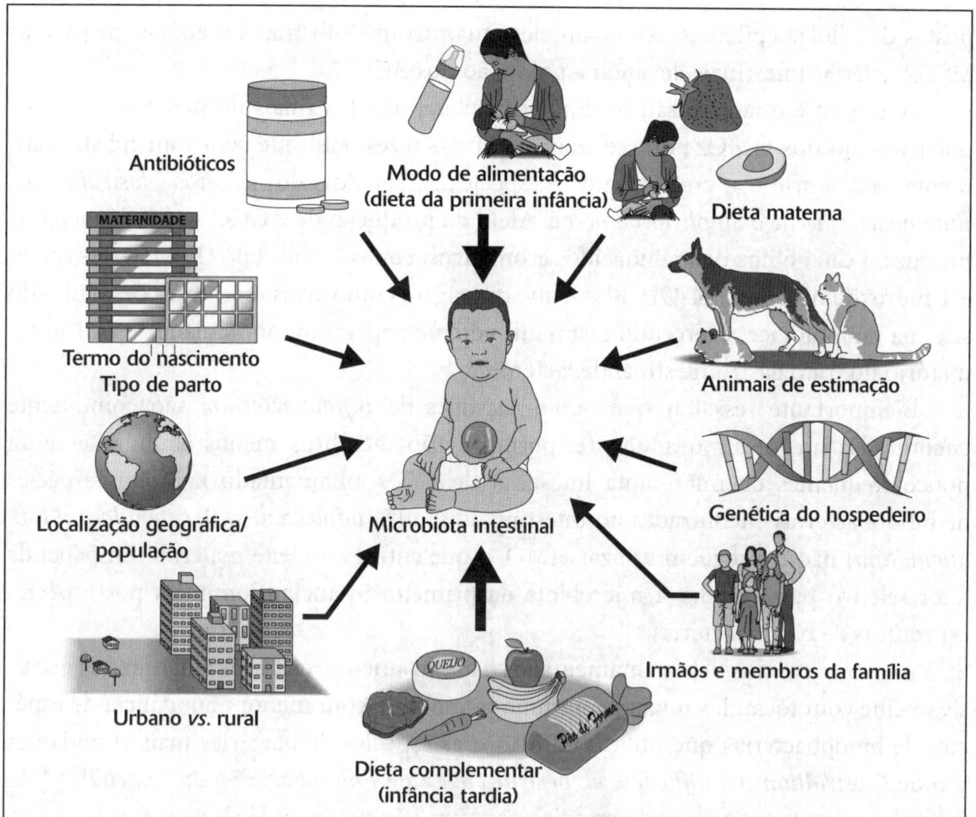

FIGURA 1 Fatores que influenciam a microbiota intestinal no início da vida.
Fonte: adaptada de Laursen.[8]

Os oligossacarídeos do leite humano têm a capacidade de auxiliar na maturação da microbiota intestinal, além de modular seletivamente o crescimento de certos microrganismos, incluindo as bifidobactérias. Além dos oligossacarídeos do leite humano, os esfingolipídios presentes no leite materno auxiliam no desenvolvimento imunológico, e também podem interferir na composição da microbiota intestinal, tendo-se como consequência dessa interação algumas alterações fisiológicas benéficas.[8,31]

Os HMO são descritos como o terceiro componente mais abundante do leite materno, podendo chegar a 20 a 25 g/L no colostro a 5 a 15 g/L no leite humano maduro. São sacarídeos de cadeia curta, compostos por 5 blocos de construção monoméricos (glicose, galactose, N-acetilglicosamina, fucose e ácido siálico). Como resultado da combinação desses 5 blocos, mais de 200 estruturas diferentes de HMO já foram identificadas. Uma das características mais importantes dos HMO é que eles passam pelo trato digestivo superior e chegam ao cólon praticamente intactos. Ao longo desse trajeto no sistema digestório, exercem várias funções, como antiadesão de patógenos e modulação de respostas de células epiteliais. No cólon eles atuam como substratos metabólicos para as bifidobactérias intestinais, levando à produção dos AGCC.

O acetato e o lactato são os dois principais produtos finais do metabolismo bifidobacteriano dos HMO. Eles reduzem o pH nas fezes, fato que contribui substancialmente para suprimir o crescimento de espécies patogênicas dos gêneros *Clostridiaceae*, *Enterobacteriaceae* e *Staphylococcaceae*. Além da produção de AGCC, as bifidobactérias produzem catabólitos de aminoácidos aromáticos, como indolactato (ILA), fenil-lactato e 4-hidroxifenil-lactato (4-OH-PLA), que interagem com vários receptores de células do sistema imunológico, exercendo assim um potente papel imunomodulador e anti-inflamatório no trato gastrointestinal de lactentes.[8,31,32]

É importante ressaltar que outras espécies de *Bifidobacterium* são comumente encontradas no intestino adulto (e, portanto, são membros menos abundantes e/ou pouco frequentes da microbiota intestinal de bebês amamentados). Muitas espécies de bifidobactérias encontradas no intestino adulto (*B. adolescentis, B. catenulatum* e *B. angulatum*) não conseguem utilizar HMO, o que entrega ao leite materno um papel de fator seletivo para moldar a microbiota da primeira infância, dominada por espécies específicas de bifidobactérias.[8,31]

Ao contrário dos bebês amamentados exclusivamente, os bebês alimentados exclusivamente com fórmulas infantis têm uma microbiota com menor abundância de espécies de bifidobactérias que utilizam HMO, e as espécies de bactérias mais abundantes são de *Clostridium* (*C. difficile* e *C. perfringens*) e de *Enterobacteriaceae* (*E. coli*).[1,8,9] As fórmulas contêm maior teor de proteína e muitas não possuem HMO.

Mesmo a presença de fruto-oligossacarídeos e/ou galacto-oligossacarídeos não supera os benefícios dos HMO, pois esses não são tão seletivos, e podem ser utilizados pela maioria das espécies de bifidobactérias (incluindo as presentes no intestino adulto), podendo estimular o crescimento de várias espécies de *Lactobacillus, Streptococcus* e *Bacteroides*.[8] No intestino de bebês que usam fórmula, o metabolismo bacteriano que predomina é o de proteínas em detrimento da fermentação de carboidratos, e com isso as aminas biogênicas produzidas pelo metabolismo de aminoácidos bacterianos (como triptamina e histamina) podem causar sintomas gastrointestinais e reações alérgicas. Além disso, *C. perfringens* e *C. difficile,* que frequentemente colonizam o intestino de bebês que se alimentam exclusivamente com fórmulas infantis, são potenciais patógenos oportunistas produtores de toxinas.

Já foi descrito em literatura que a microbiota intestinal de bebês que utilizam fórmulas como fonte exclusiva de alimentação possuem maior abundância de genes de resistência antimicrobiana, além de níveis mais elevados de marcadores de inflamação do que os bebês amamentados.[1,7-9]

Em resumo, a amamentação, devido à presença de HMO, promove o crescimento de bifidobactérias benéficas no intestino infantil, que produzem metabólitos capazes de contribuir para a prevenção de infecções gastrointestinais e apoiar o desenvolvimento do sistema imunológico. Por outro lado, a alimentação com fórmula leva a uma microbiota intestinal com maior abundância de patógenos oportunistas e a um metabolismo intestinal principalmente proteolítico, ocasionando efeitos potencialmente prejudiciais à saúde. Entretanto, recentemente se tornou técnica e legalmente possível adicionar HMO produzidos sinteticamente à fórmula infantil, a fim de estimular uma microbiota intestinal e um metabolismo semelhantes aos de crianças. amamentadas.[33]

Em um ensaio clínico randomizado e controlado duplo cego que comparou dois grupos de bebês em uso de fórmulas contendo dois tipos de HMO (2'FL e LNnT) e outro com fórmulas sem os HMO, concluiu-se que, no grupo que consumiu as fórmulas com HMO, a composição da microbiota intestinal era mais semelhante à dos lactentes amamentados; eles também apresentaram um quantitativo maior de bifidobactérias e menor de enterobactérias e *Peptostreptococcos* (a família bacteriana que inclui o *C. difficile*) em comparação com o grupo de bebês que receberam fórmulas sem adição dos HMO.[34]

Existem poucos estudos envolvendo o uso de fórmulas com HMO e os benefícios para a microbiota intestinal, entretanto se sabe que essa suplementação parece ser promissora e reforça a necessidade dos avanços tecnológicos em benefício de modulações imunológicas benéficas para a saúde infantil.

ALIMENTAÇÃO COMPLEMENTAR, ALIMENTAÇÃO INFANTIL E MICROBIOTA INTESTINAL

A alimentação complementar corresponde ao período de transição entre a alimentação exclusivamente láctea (aleitamento materno ou substituto) e a alimentação familiar, e esse período ocorre entre 6 e 24 meses de idade. A Organização Mundial da Saúde (OMS) recomenda iniciar a alimentação complementar por volta do sexto mês, no entanto em alguns países essa introdução ocorre de forma precoce.[8,35]

Tanto a introdução da alimentação complementar precoce quanto a tardia podem ser prejudiciais para saúde da criança. A introdução precoce (antes dos 4 meses de idade) tem sido associada ao aumento do risco de infecções gastrointestinais e respiratórias, obesidade e alergias, e a introdução tardia pode aumentar o riscos de dificuldades alimentares, implicar deficiências nutricionais, comprometer o crescimento adequado, bem como o desenvolvimento da tolerância oral.[8]

No período de alimentação complementar, com a introdução de novos alimentos, ocorre uma mudança na microbiota intestinal, com redução das espécies de Bifidobacterium degradadoras de HMO e aumento na diversidade alfa e no surgimento de espécies de *Bacteroidaceae*, *Lachnospiraceae* e *Ruminococcaceae*. Esse aumento da complexidade da dieta com a introdução de fibras de várias frutas, verduras, cereais etc., bem como fontes variadas de proteína, ou seja, na forma de carnes, laticínios e leguminosas, é responsável pelas alterações da microbiota intestinal.[8]

Os carboidratos, na forma de fibras dietéticas, são as fontes de energia preferidas para as bactérias que compõem a microbiota intestinal. Na ausência deles ocorre maior grau de fermentação proteolítica no intestino. Os principais metabólitos originados da degradação das fibras dietéticas são os AGCC acetato, butirato e propionato. Os gêneros *Bifidobacterium, Lactobacillus* e *Enterobacteraceae* spp. produzem, além de lactato, formiato e succinato, pequenas quantidades de butirato e propionato, que aumentam com o avanço da idade. Por causa do aumento da fermentação proteica, a produção de ácidos graxos de cadeia ramificada também aumenta com a idade. A alimentação complementar marca o início da transição de uma microbiota rica em bifidobactérias para um quantitativo maior de bactérias produtoras de butirato, propionato e ácidos graxos de cadeia ramificada.[1,8]

Como os AGCC têm uma variedade de efeitos fisiológicos, incluindo influência na função da barreira intestinal, metabolismo do hospedeiro, sistema imunológico e sistema nervoso, são importantes mediadores das interações microbiota-hospedeiro durante a alimentação complementar e ao longo da vida. Os gêneros *Lachnospiraceae*, produtores de butirato, aumentam, por exemplo, com a introdução de carnes e cereais integrais na alimentação complementar, mostrando que a diversificação de grupos alimentares é importante na modulação da microbiota intestinal.[7,8]

Em um padrão típico de desenvolvimento da microbiota intestinal, algumas espécies são importantes: *Lachnospiraceae* (*Anaerostipes*, *Roseburia* e *Eubacterium*) e *Ruminococcaceae* (*Faecalibacterium*, *Gemminger* e *Subdoligranulum*) são produtoras de butirato, enquanto *Bacteroides* são comuns produtoras de propionato.[8,36]

A progressão na alimentação complementar, caracterizada por maior ingestão de fibras e proteínas dietéticas de fontes variadas, correlacionou-se significativamente com a diversidade alfa-microbiana do intestino, independentemente de ter a criança uma alimentação prévia de leite materno exclusivo ou fórmula infantil.[8,37]

Cada espécie de bactéria que compõe a microbiota intestinal utiliza substratos específicos para manutenção e reprodução, gerando metabólitos variados, que podem ser favoráveis ou desfavoráveis para saúde humana.[38]

Alem da produção de AGCC, a microbiota participa ativamente da produção de vitaminas (K, B7 e B9), de neurotransmissores (serotonina, dopamina e acetilcolina), moléculas diversas como folato, indol, ácidos biliares secundários e trietilamina (TMA). Mas, dentre os metabólitos mais abundantes e estudados destacam-se os AGCC, atuantes em diversas funções no organismo. O AGCC mais abundante é o acetato, usado no metabolismo de várias bactérias, que atua no metabolismo do colesterol e na lipogênese (síntese de ácidos graxos e triglicérides), também desempenhando um papel na regulação do apetite. O propionato atua no fígado, regulando a gliconeogênese, bem como na regulação indireta da saciedade por meio da interação com receptores de ácidos graxos no intestino.[8]

O butirato é a principal fonte de energia para os enterócitos, podendo induzir a apoptose de células de cancerígenas no cólon e ativar a gliconeogênese intestinal, tendo efeitos benéficos na glicose e na homeostase energética.[8,39,40] O butirato é essencial para as células epiteliais consumirem grandes quantidades de oxigênio por meio da beta-oxidação, gerando um estado de hipóxia que mantém o equilíbrio de oxigênio no intestino, evitando o crescimento de determinados grupos de bactérias patogênicas e prevenindo a disbiose intestinal.[8,39,40]

Estudos controlados randomizados mostraram que maior produção de AGCC se correlaciona com menor risco de desenvolver obesidade e resistência à insulina.[41] O butirato e o propionato parecem controlar hormônios intestinais, reduzindo o apetite e a ingestão de alimentos em dados de estudos experimentais. As enzimas microbianas intestinais contribuem para o metabolismo dos ácidos biliares, gerando ácidos biliares não conjugados e secundários que atuam como moléculas de sinalização e reguladores metabólicos para influenciar importantes vias do hospedeiro.[40,42]

Uma dieta de má qualidade pode causar uma baixa diversidade da microbiota, aumentando o risco de infecções e inflamação. Disbiose é um termo usado para descrever desequilíbrios nas comunidades da microbiota intestinal e está relacionado a algumas condições patologicas. Para várias dessas doenças, o estado disbiótico se manifesta como uma redução na diversidade microbiana e, muitas vezes, um aumento de anaeróbios facultativos em relação ao padrão da microbiota intestinal descrita como saudável.[43,44]

Vários estudos descrevem a influência da dieta na composição da microbiota intestinal. Até mesmo mudanças dietéticas de curto prazo (4 dias) demonstraram alterar a composição da microbiota intestinal humana.[43,45-48]

O elevado consumo de alimentos processados e ultraprocessados na infância, especialmente durante os 3 primeiros anos de vida, quando a microbiota intestinal está em formação e em transição para sua composição mais definitiva, pode interferir negativamente na homeostase desse microambiente tão atuante na prevenção de doenças. Os alimentos ultraprocessados impactam negativamente no conteúdo de micronutrientes da dieta, uma vez que possuem menos vitaminas e minerais e sofrem adição de excesso de gordura trans, sódio e açúcar, além de outros ingredientes sem valor nutritivo, como os edulcorantes, conservantes, corantes e emulsificantes.[8,39,49,50]

Adoçantes de alta intensidade são comumente usados como alternativas ao açúcar, sendo muitas vezes mais doces que o açúcar com calorias mínimas. Apesar de serem "geralmente reconhecidos como seguros" pelas agências reguladoras, alguns estudos em animais mostraram que esses substitutos do açúcar podem ter efeitos negativos na microbiota intestinal.[46] Sucralose, aspartame e sacarina demonstraram perturbar o equilíbrio e a diversidade da microbiota intestinal com o aumento de expressão no intestino de genes pró-inflamatórios bacterianos.[39,50]

Outra classe de aditivos alimentares onipresente em alimentos processados é dos emulsificantes, também citados em estudos experimentais como agressores da microbiota intestinal. Os mais conhecidos são a carboximetilcelulose e o polissorbato-80.[39,50,51]

Em relação aos corantes alimentícios, sabe-se que as nanopartículas de dióxido de titânio exercem efeitos moleculares e estruturais em células epiteliais intestinais, interferindo assim nas funções de barreira intestinal.[49,50,52]

Os nitritos e nitratos presentes em embutidos contendo carne crua (*bacon*, presunto, linguiça, salame), dióxido de enxofre e sulfitos também interferem negativamente na homeostase da microbiota intestinal.[49]

Os alimentos processados e ultraprocessados são ricos em açúcar (açúcar de mesa, xarope de milho com alto teor de frutose, frutose) e gordura trans. O açúcar na forma de frutose dos sucos concentrados tem ações pró-oxidativas e inflamatórias, causando aumento da permeabilidade intestinal e endotoxemia.[49,53]

A gordura trans (mais conhecida como gordura hidrogenada), presente uniformemente em margarinas, cremes vegetais, bolachas, pães e produtos de padaria, tem sido associada a respostas inflamatórias, disbiose intestinal e eventos cardiovasculares futuros.[49,54,55]

Os nutrientes dietéticos estão em contato próximo com a comunidade microbiana intestinal, e as fibras alimentares funcionam como substratos-chave para gerar AGCC. As fibras dietéticas podem ser classificadas como fibras alimentares integrais e fibras funcionais sintéticas. As fibras dietéticas derivam de grãos, frutas, vegetais e legumes. As fibras dietéticas insolúveis incluem celulose, algumas hemiceluloses e lignina, e atuam principalmente como agentes formadores de massa no trânsito intestinal. As fibras solúveis incluem dextrina de trigo, pectina, gomas, betaglucana, *psyllium*, frutanos e algumas hemiceluloses.[40,56,57]

O perfil enzimático do intestino humano não é suficiente para metabolizar completamente a fibra dietética. As fibras solúveis, resistentes à digestão pelo hospedeiro, representam os carboidratos acessíveis à microbiota (MAC). A microbiota tem um grande poder de codificação gênica e é essencial para garantir a digestão completa da fibra por meio da fermentação cecal e colônica. Portanto, sabe-se que uma dieta rica em MAC em humanos está associada a um aumento do conteúdo de AGCC colônicos e fecais, metabólitos microbianos que atuam com efeitos tanto no nível intestinal local quanto no nível sistêmico.[49,58,59,60]

Sem dúvida, a dieta desempenha um papel importante para a formação e a manutenção da microbiota intestinal saudável, mas ainda temos um entendimento muito incompleto de detalhes.

Diferentes padrões de alimentação mostram diferentes respostas na microbiota intestinal. Sabe-se que a dieta do Mediterrâneo (rica em vegetais, alimentos integrais e gorduras de boa qualidade) traz benefícios, enquanto a dieta ocidental, rica em alimentos ultraprocessados, associa-se a disbiose e a inflamações (Figura 2).

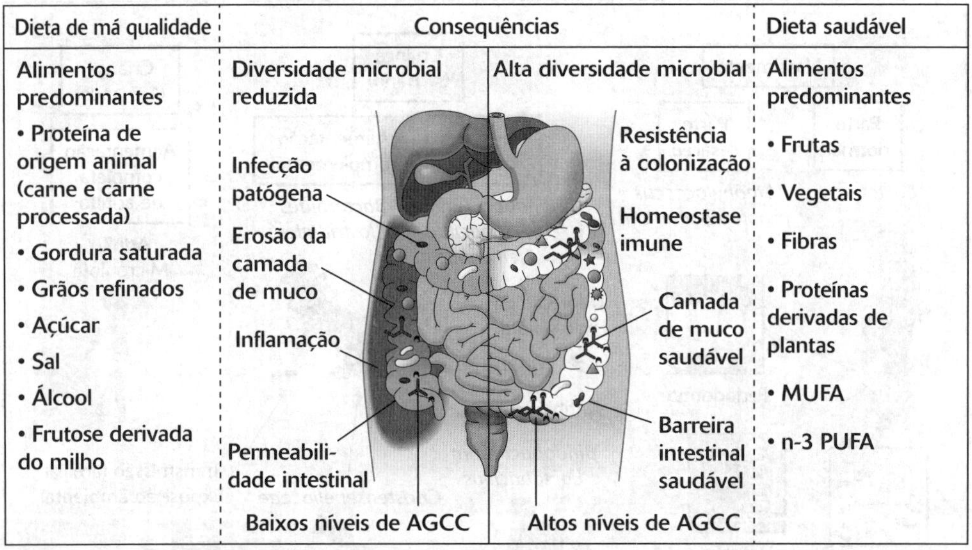

FIGURA 2 Comparação das consequências de uma dieta de baixa qualidade com uma dieta saudável no intestino e na microbiota intestinal.
AGCC: ácidos graxos de cadeia curta; MUFA: ácidos graxos monoinsaturados; PUFA: ácidos graxos poli-insaturados.
Fonte: adaptada de Mills et al.[43]

Há necessidade de intervenções bem projetadas e bem desenvolvidas em várias populações diferentes a fim de avaliar, por exemplo, o impacto destas na microbiota intestinal e metabolômica na primeira infância, incluindo medidas do impacto do hospedeiro, como prevalência de doenças infecciosas e imunológicas, durante e após a intervenção.

Fatores que moldam o microbioma neonatal, como as infecções vaginais maternas ou a periodontite, podem resultar em invasões de bactérias para o ambiente uterino, assim como serem transportadas pela corrente sanguínea da mãe para o feto. O tipo de parto indiscutivelmente molda o inócuo bacteriano inicial do recém-nascido, assim como outros fatores pós-natais. O uso de antibióticos, a dieta (por exemplo, amamentação *versus* fórmula e introdução de alimentos sólidos), a genética da criança e a exposição ambiental são os fatores que interferem na configuração desse microbioma durante o início da vida.

A microbiota se estabelece aos 3 anos de idade, sendo esses cenários campos importantes de atuação do pediatra na prevenção das doenças relacionadas a alterações da microbiota intestinal na infância (Figura 3).

Ainda assim, sem sombra de dúvida o maior investimento para uma microbiota intestinal saudável é alimentação adequada, especialmente nos primeiros mil dias de vida, período de janela de oportunidades metabólicas e epigenéticas, no qual a formação da microbiota se faz importante para a homeostase imunológica e metabólica, prevenindo o desenvolvimento de doenças futuras.

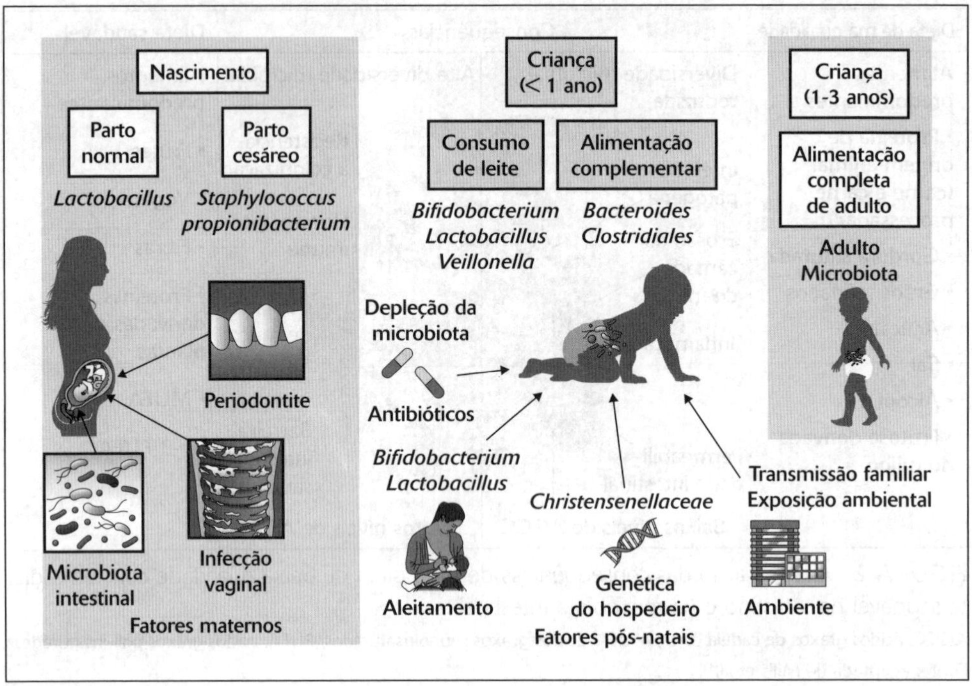

FIGURA 3

Fonte: adaptada de Tamburini et al.[61]

REFERÊNCIAS BIBLIOGRÁFICAS

1. Milani C, Duranti S, Bottacini F, Casey E, Turroni F, Mahony J, et al. the first microbial colonizers of the human gut: composition, activities, and health implications of the infant gut microbiota. Microbiol Mol Biol Rev. 2017 Nov 8;81(4):e00036-17.
2. Lozupone CA, Stombaugh JI, Gordon JI, Jansson JK, Knight R. Diversity, stability and resilience of the human gut microbiota. Nature. 2012;489:220-30.
3. Yatsunenko T, Rey FE, Manary MJ, Trehan I, Dominguez-Bello MG, Contreras M, et al. Human gut microbiome viewed across age and geography. Nature. 2012;486:222-7.
4. Rodríguez JM, Murphy K, Stanton C, Ross RP, Kober OI, Juge N, et al. The composition of the gut microbiota throughout life, with an emphasis on early life. Microb Ecol Health Dis. 2015 Feb 2;26:26050.
5. Huh SY, Rifas-Shiman SL, Zera CA, Edwards JW, Oken E, Weiss ST, et al. Delivery by caesarean section and risk of obesity in preschool age children: a prospective cohort study. Arch Dis Child. 2012 Jul;97(7):610-6.
6. Ihekweazu FD, Versalovic J. Development of the pediatric gut microbiome: impact on health and disease. Am J Med Sci. 2018 Nov;356(5):413-23.
7. Codagnone MG, Stanton C, O'Mahony SM, Dinan TG, Cryan JF. Microbiota and neurodevelopmental trajectories: role of maternal and early-life nutrition. Ann Nutr Metab. 2019;74(Suppl 2):16-27.
8. Laursen MF. Gut Microbiota development: influence of diet from infancy to toddlerhood. Ann Nutr Metab. 2021 Aug 30:1-14.
9. Kapourchali FR, Cresci GAM. Early life gut microbiome: the importance of maternal and infant factors in its establishment. Nutr Clin Pract. 2020 Jun;35(3):386-405.

10. Korpela K, de Vos WM. Early life colonization of the human gut: microbes matter everywhere. Curr Opin Microbiol. 2018 Aug;44:70-8.
11. Neu J, Rushing J. Cesarean versus vaginal delivery: long-term infant outcomes and the hygiene hypothesis. Clin Perinatol. 2011 Jun;38(2):321-31.
12. Schulfer AF, Battaglia T, Alvarez Y, Bijnens L, Ruiz VE, Ho M, et al. Intergenerational transfer of antibiotic-perturbed microbiota enhances colitis in susceptible mice. Nat Microbiol. 2018 Feb;3(2):234-42.
13. Azad MB, Bridgman SL, Becker AB, Kozyrskyj AL. Infant antibiotic exposure and the development of childhood overweight and central adiposity. Int J Obes (Lond). 2014 Oct;38(10):1290-8.
14. Hviid A, Svanström H, Frisch M. Antibiotic use and inflammatory bowel diseases in childhood. Gut. 2011 Jan;60(1):49-54.
15. Netea SA, Messina NL, Curtis N. Early-life antibiotic exposure and childhood food allergy: a systematic review. J Allergy Clin Immunol. 2019 Nov;144(5):1445-8.
16. Pitter G, Ludvigsson JF, Romor P, Zanier L, Zanotti R, Simonato L, et al. Antibiotic exposure in the first year of life and later treated asthma, a population based birth cohort study of 143,000 children. Eur J Epidemiol. 2016 Jan;31(1):85-94.
17. Turta O, Rautava S. Antibiotics, obesity and the link to microbes: what are we doing to our children? BMC Med. 2016 Apr 19;14:57.
18. Hermansson H, Kumar H, Collado MC, Salminen S, Isolauri E, Rautava S. Breast milk microbiota is shaped by mode of delivery and intrapartum antibiotic exposure. Front Nutr. 2019 Feb 4;6:4.
19. Kozyrskyj AL, Kalu R, Koleva PT, Bridgman SL. Fetal programming of overweight through the microbiome: boys are disproportionately affected. J Dev Orig Health Dis. 2016 Feb;7(1):25-34.
20. Kumari M, Kozyrskyj AL. Gut microbial metabolism defines host metabolism: an emerging perspective in obesity and allergic inflammation. Obes Rev. 2017 Jan;18(1):18-31.
21. Tun HM, Bridgman SL, Chari R, Field CJ, Guttman DS, Becker AB, et al.; Canadian Healthy Infant Longitudinal Development (Child) Study Investigators. Roles of birth mode and infant gut microbiota in intergenerational transmission of overweight and obesity from mother to offspring. JAMA Pediatr. 2018 Apr 1;172(4):368-77.
22. Azad MB, Konya T, Maughan H, Guttman DS, Field CJ, Chari RS, et al.; Child Study Investigators. Gut microbiota of healthy Canadian infants: profiles by mode of delivery and infant diet at 4 months. CMAJ. 2013 Mar 19;185(5):385-94.
23. Plaza-Díaz J, Fontana L, Gil A. Human milk oligosaccharides and immune system development. Nutrients. 2018 Aug 8;10(8):1038.
24. Section on Breastfeeding. Breastfeeding and the use of human milk. Pediatrics. 2012 Mar;129(3):e827-41
25. Moossavi S, Sepehri S, Robertson B, Bode L, Goruk S, Field CJ, et al. Composition and variation of the human milk microbiota are influenced by maternal and early-life factors. Cell Host Microbe. 2019 Feb 13;25(2):324-335.e4.
26. Brown JVE, Walsh V, McGuire W. Formula versus maternal breast milk for feeding preterm or low birth weight infants. Cochrane Database Syst Rev. 2019 Aug 12;8(8):CD002972.
27. Chu DM, Antony KM, Ma J, Prince AL, Showalter L, Moller M, et al. The early infant gut microbiome varies in association with a maternal high-fat diet. Genome Med. 2016 Aug 9;8(1):77.
28. Rinninella E, Cintoni M, Raoul P, Lopetuso LR, Scaldaferri F, Pulcini G, et al. Food components and dietary habits: keys for a healthy gut microbiota composition. Nutrients. 2019 Oct 7;11(10):2393.
29. Jašarević E, Howard CD, Misic AM, Beiting DP, Bale TL. Stress during pregnancy alters temporal and spatial dynamics of the maternal and offspring microbiome in a sex-specific manner. Sci Rep. 2017 Mar 7;7:44182.
30. Zijlmans MA, Korpela K, Riksen-Walraven JM, de Vos WM, de Weerth C. Maternal prenatal stress is associated with the infant intestinal microbiota. Psychoneuroendocrinology. 2015 Mar;53:233-45.
31. Le Roy CI. Defining and directing gut microbiota maturation in early life: a nutrition perspective. Nestle Nutr Inst Workshop Ser. 2023;97:11-9.

32. O'Brien CE, Meier AK, Cernioglo K, Mitchell RD, Casaburi G, Frese SA, et al. Early probiotic supplementation with B. infantis in breastfed infants leads to persistent colonization at 1 year. Pediatr Res. 2022 Feb;91(3):627-36.
33. Salminen S, Stahl B, Vinderola G, Szajewska H. Infant formula supplemented with biotics: current knowledge and future perspectives. Nutrients. 2020 Jun 30;12(7):1952.
34. Berger B, Porta N, Foata F, Grathwohl D, Delley M, Moine D, et al. Linking human milk oligosaccharides, infant fecal community types, and later risk to require antibiotics. mBio. 2020 Mar 17;11(2):e03196-19.
35. World Health Organization (WHO). Complementary feeding: global. 2020. Disponível em: https://www.who.int/health-topics/complementary-feeding#tab=tab_2. Acesso em: 16 mar. 2021.
36. Tsukuda N, Yahagi K, Hara T, Watanabe Y, Matsumoto H, Mori H, et al. Key bacterial taxa and metabolic pathways affecting gut short-chain fatty acid profiles in early life. ISME J. 2021 Sep;15(9):2574-90.
37. Laursen MF, Andersen LB, Michaelsen KF, Mølgaard C, Trolle E, Bahl MI, et al. Infant gut microbiota development is driven by transition to family foods independent of maternal obesity. mSphere. 2016 Feb 10;1(1):e00069-15.
38. Postler TS, Ghosh S. Understanding the holobiont: how microbial metabolites affect human health and shape the immune system. Cell Metab. 2017 Jul 5;26(1):110-30.
39. Valdes AM, Walter J, Segal E, Spector TD. Role of the gut microbiota in nutrition and health. BMJ. 2018 Jun 13;361:k2179.
40. Portincasa P, Bonfrate L, Vacca M, De Angelis M, Farella I, Lanza E, et al. Gut microbiota and short chain fatty acids: implications in glucose homeostasis. Int J Mol Sci. 2022 Jan 20;23(3):1105.
41. Zhao L, Zhang F, Ding X, Wu G, Lam YY, Wang X, et al. Gut bacteria selectively promoted by dietary fibers alleviate type 2 diabetes. Science. 2018;359:1151-6.
42. Lin HV, Frassetto A, Kowalik EJ, Jr, Nawrocki AR, Lu MM, Kosinski JR, et al. Butyrate and propionate protect against diet-induced obesity and regulate gut hormones via free fatty acid receptor 3-independent mechanisms. PLoS One. 2012;7:e35240.
43. Mills S, Stanton C, Lane JA, Smith GJ, Ross RP. Precision nutrition and the microbiome, part I: current state of the science. Nutrients. 2019 Apr 24;11(4):923.
44. Kriss M, Hazleton KZ, Nusbacher NM, Martin CG, Lozupone CA. Low diversity gut microbiota dysbiosis: drivers, functional implications and recovery. Curr Opin Microbiol. 2018;44:34-40.
45. Cotillard A, Kennedy SP, Kong LC, Prifti E, Pons N, Le Chatelier E, Almeida M, et al. ANR MicroObes Consortium. Dietary intervention impact on gut microbial gene richness. Nature. 2013;500:585-8.
46. David LA, Maurice CF, Carmody RN, Gootenberg DB, Button JE, Wolfe BE, et al. Diet rapidly and reproducibly alters the human gut microbiome. Nature. 2014;505:559-63.
47. Klimenko NS, Tyakht A, Popenko AS, Vasiliev AS, Altukhov IA, Ischenko DS, al. Microbiome responses to an uncontrolled short-term diet intervention in the frame of the Citizen Science Proj ect. Nutrients. 2018;10:576.
48. De Filippo C, Cavalier D, Di Paolo M, Ramazotti M, Poullet JB, Massart S, et al. Impact of diet in shaping gut microbiota revealed by a comparative study in children from Europe and rural Africa. Proc Natl Acad Sci USA. 2010;107:14691-6.
49. Pereira M, Gouveia F. Modulação intestinal: fundamentos e estratégias práticas. Brasília: Editora Trato; 2019.
50. Wang QP, Browman D, Herzog H, Neely GG. Non-nutritive sweeteners possess a bacteriostatic effect and alter gut microbiota in mice. PLoS One. 2018 Jul 5;13(7):e0199080.
51. Chassaing B, Koren O, Goodrich JK, Poole AC, Srinivasan S, Ley RE, et al. Dietary emulsifiers impact the mouse gut microbiota promoting colitis and metabolic syndrome. Nature. 2015;519: 92-6.
52. Guo Z, Martucci NJ, Moreno-Olivas F, Tako E, Mahler GJ. Titanium dioxide nanoparticle ingestion alters nutrient absorption in an in vitro model of the small intestine. NanoImpact. 2017 Jan;5:70-82.

53. Jensen T, Abdelmalek MF, Sullivan S, Nadeau KJ, Green M, Roncal C, et al. Fructose and sugar: a major mediator of non-alcoholic fatty liver disease. J Hepatol. 2018 May;68(5):1063-75.
54. Okamura T, Hashimoto Y, Majima S, Senmaru T, Ushigome E, Nakanishi N, et al. Trans fatty acid intake induces intestinal inflammation and impaired glucose tolerance. Front Immunol. 2021 Apr 29;12:669672.
55. Xu AA, Kennedy LK, Hoffman K, White DL, Kanwal F, El-Serag HB, et al. Dietary fatty acid intake and the colonic gut microbiota in humans. Nutrients. 2022 Jun 29;14(13):2722.
56. De Angelis M, Ferrocino I, Calabrese FM, De Filippis F, Cavallo N, Siragusa S, et al. Diet influences the functions of the human intestinal microbiome. Sci Rep. 2020;10:4247.
57. Yang Q, Liang Q,Balakrishnan B, Belobrajdic DP, Feng QJ, Zhang W. Role of dietary nutrients in the modulation of gut microbiota: a narrative review. Nutrients. 2020;12:381.
58. Pham VT, Calatayud M, Rotsaert C, Seifert N, Richard N, Van den Abbeele P, et al. Antioxidant vitamins and prebiotic FOS and XOS differentially shift microbiota composition and function and improve intestinal epithelial barrier in vitro. Nutrients. 2021;13:1125.
59. Morrison DJ, Preston T. Formation of short chain fatty acids by the gut microbiota and their impact on human metabolism. Gut Microbes. 2016;7:189-200.
60. Sonnenburg ED, Smits SA, Tikhonov M, Higginbottom SK, Wingreen NS, Sonnenburg JL. Diet-induced extinctions in the gut microbiota compound over generations. Nature. 2016;529:212-5.
61. Tamburini S, Shen N, Wu HC, Clemente JC. The microbiome in early life: implications for health outcomes. Nat Med. 2016 Jul 7;22(7):713-22.

PARTE 3

Avaliação nutrológica

13 Avaliação nutrológica em pediatria

Virgínia Resende Silva Weffort
Fábio da Veiga Ued
Natalia Vieira Inácio dos Santos

INTRODUÇÃO

A avaliação nutrológica é de grande importância para o diagnóstico nutricional, para definir estratégias de prevenção ou tratamento de carências ou excessos relativos à ingestão de nutrientes e para o acompanhamento da criança em condições de normalidade.[1] Entende-se por avaliação nutrológica ou avaliação do estado nutricional a análise de dados diretos (clínicos, bioquímicos, antropométricos) e indiretos (consumo alimentar, condições socioeconômicas e disponibilidade de alimentos) de um indivíduo ou população.[2]

Este capítulo abordará detalhadamente a avaliação antropométrica (avaliação do crescimento, medidas antropométricas, métodos complementares de avaliação da composição corpórea, avaliação do desenvolvimento somático e classificação do estado nutricional antropométrico) e a avaliação bioquímica. A avaliação do consumo alimentar e os aspectos clínicos serão abordados de forma detalhada em outros capítulos.

AVALIAÇÃO ANTROPOMÉTRICA

A infância representa uma fase de intenso crescimento e desenvolvimento. Assim, avaliar a evolução física e mental em toda consulta pediátrica é parte mandatória da semiologia infantil. O crescimento é definido pelo aumento linear contínuo, mas não constante, das estruturas corporais e é resultante da interação de fatores intrínsecos ou orgânicos (genéticos, neuroendócrinos) e extrínsecos ou ambientais (condições nutricionais, culturais, geofísicas, psicoemocionais, nível de atividade física).

Embora a informação genética tenha papel importante nas características físicas de cada indivíduo, como peso, altura e outras características fenotípicas, outros fatores intrínsecos e extrínsecos, como citados, interferem na tradução da mensagem genética, podendo comprometer sua expressão (potencial de crescimento). Tal interferência determina maior ou menor expressão conforme o tempo e a intensidade do agravo e da fase de desenvolvimento do indivíduo. Evidências científicas mostram que até 20% dos genes são influenciados pela herança genética; os outros 80% são influenciados pelo estilo de vida, principalmente a nutrição.[3-5]

Algumas doenças podem repercutir predominantemente sobre determinadas medidas antropométricas, podendo ser utilizadas como indicadoras dessa condição, como:

- Estatura: síndromes de Noonan, Seckel, Russell-Silver, Klinefelter.
- Peso: síndrome de Prader-Willi, hipotireoidismo, doença de Cushing.
- Envergadura: síndrome de Marfan, gigantismo.
- Segmento inferior: desnutrição energético-proteica, hipogonadismo, hipocondroplasia.
- Perímetro cefálico: infecções congênitas, síndrome alcoólica fetal, hidrocefalia.
- Perímetro abdominal: obesidade, dislipidemias, cardiopatias.

FATORES EXTRÍNSECOS

A alimentação é, primordialmente, o fator mais diretamente relacionado ao processo de crescimento.[5] A inadequação da oferta de alimentos, seja por privação ou excesso, pode cursar com desequilíbrios de maior ou menor gravidade, repercutindo negativamente sobre o estado de eutrofia do indivíduo, impactando na saúde e seus determinantes, a curto, médio e longo prazo. Diante do predomínio de um dos fatores, ocorrem subnutrição, desnutrição energético-proteica, anemia ferropriva e megaloblástica, deficiência de vitamina A, raquitismo, fome oculta, ou a hipernutrição, manifestando-se com obesidade, diabete, hipervitaminoses e tantas outras alterações imunometabólicas. Nas Tabelas 1 e 2 são apresentados fatores extrínsecos do crescimento nos períodos pré e pós-natal.

FATORES INTRÍNSECOS

- Pré-concepcionais ou genéticos: fisiológicos ou patológicos, com ou sem alterações cromossômicas.
- Pós-concepcionais (hormonais).
- Os fatores genéticos são as características herdadas dos pais. Esses influenciam a velocidade de crescimento e maturação óssea, sendo determinantes na estatura final. A herança genética também pode determinar a transmissão de genes capazes de alterar os ritmos de crescimento e de desenvolvimento, de forma patológica, como ocorre nas cromossomopatias e nos erros inatos do metabolismo.

Tabela 1 Fatores extrínsecos no período pré-natal

Ambientais	Condição geofísica (altitude, sazonalidade) Condições socioeconômicas
Placentários	Anóxicos (função placentária deficiente) Mecânicos (ectopias, posição fetal anormal)
Maternos	Nutricionais Endócrinos (hipotireoidismo, diabetes, idade) Imunitários (incompatibilidade sanguínea) Fármacos de efeito teratogênico Irradiações Infecciosos (toxoplasmose, sífilis, rubéola)

Fonte: adaptada de Gabbard;[6] Marcondes.[7]

Tabela 2 Fatores extrínsecos no período pós-natal

Ambientais	Condições socioeconômicas Estímulos biopsicossociais (interação mãe-filho-pai)
Pessoais	Atividade física Hormonais Nutricionais Processos mórbido-crônicos

Fonte: Marcondes.[7]

Determinantes hormonais das quatro principais fases do crescimento infantil:

1. Crescimento intrauterino: insulina, lactogênio placentário (ação semelhante à do hormônio de crescimento hipofisário [GH]), somatotrofina coriônica e somatomedinas).
2. Fase de lactente: os hormônios tireoidianos são os mais importantes, associados à insulina e ao GH.
3. Fase pré-puberal: a ação fisiológica mais importante é a do GH.
4. Fase puberal: dependente do aumento dos esteroides sexuais, GH e somatomedinas.

Os agravos decorrentes das alterações nutricionais (desnutrição e obesidade) justificam a avaliação da condição nutricional em crianças e adolescentes em toda consulta médica, in dependentemente de seu motivo, para identificar, o mais precocemente possível, pacientes com risco ou distúrbio alimentar e planejar o aporte nutricional mais adequado. Nos casos de pacientes hospitalizados, a avaliação deve ser realizada nas primeiras 24 horas da internação.

A Figura 1 mostra um esquema da intervenção dos fatores intrínsecos e extrínsecos no indivíduo.[8]

AVALIAÇÃO DO CRESCIMENTO

A velocidade média de crescimento (VC) do feto é de 1,2 a 1,5 cm/semana, podendo apresentar grandes variações, com média de 2,5 cm/semana na primeira metade da gestação e 0,5 cm/semana próximo ao termo. O final da gestação é caracterizado, portanto, por baixa VC e intenso ganho ponderal. As Tabelas 3 a 5 apresentam aspectos do crescimento fetal e a classificação dos recém-nascidos de acordo com peso e idade gestacionais

A idade gestacional pode ser classificada pelo método de Capurro[9] (Tabela 6), em que se analisam critérios somáticos/neurológicos para os recém-nascidos saudáveis e com mais de 6 horas de vida e, apenas os critérios somáticos antes desse período.

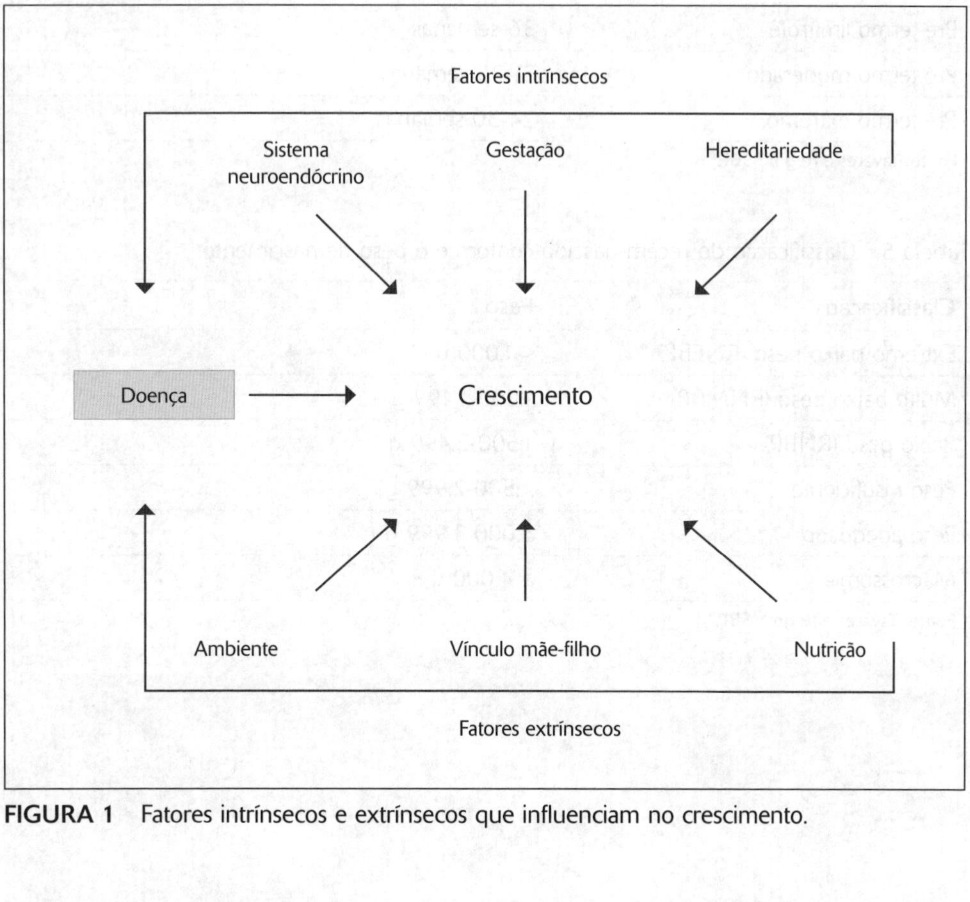

FIGURA 1 Fatores intrínsecos e extrínsecos que influenciam no crescimento.

Tabela 3 Aspectos do crescimento fetal

Período	Crescimento
Embrionário (até 8-12 semanas)	Lento
Fetal pré-viável (até 28 semanas)	Acelerado (85 g/semana)
Fetal viável: • Até 38 semanas. • Até 42 semanas.	 Máximo (200 g/semana) Desacelerado (70 g/semana)

Fonte: Marcondes.[7]

Tabela 4 Classificação do recém-nascido conforme a idade gestacional

Classificação	Idade gestacional
Pós-termo	≥ 42 semanas
Termo	37-41 semanas e 6 dias
Pré-termo	< 37 semanas
Pré-termo limítrofe	36 semanas
Pré-termo moderado	31-35 semanas
Pré-termo extremo	24-30 semanas

Fonte: Tavares e Rego;[10] SBP.[8]

Tabela 5 Classificação do recém-nascido conforme o peso de nascimento

Classificação	Peso
Extremo baixo peso (RNEBP)	< 1.000 g
Muito baixo peso (RNMBP)	1.000-1.499 g
Baixo peso (RNBP)	1.500-2.499 g
Peso insuficiente	2.500-2.999 g
Peso adequado	3.000-3.999 g
Macrossomia	≥ 4.000 g

Fonte: Tavares e Rego;[10] SBP.[8]

Tabela 6 Classificação da idade gestacional pelo método de Capurro

Formação do mamilo A	Mamilo pouco visível; sem aréola 0	Mamilo nítido; aréola lisa; diâmetro < 7,5 mm 5	Mamilo puntiforme; aréola de borda não elevada > 7,5 mm 10	Mamilo puntiforme; aréola de borda elevada > 7,5 mm 15	
Textura da pele B	Fina, gelatinosa 0	Fina e lisa 5	Pouco mais grossa, com discreta descamação superficial 10	Grossa, com sulcos superficiais, descamação de mãos e pés 15	Grossa, apergaminhada com sulcos profundos 20
Forma da orelha C	Chata, disforme, pavilhão não encurvado 0	Pavilhão parcialmente encurvado na borda 8	Pavilhão parcialmente encurvado em toda a borda superior 16	Pavilhão totalmente encurvado 24	
Tamanho da glândula mamária D	Ausência de tecido mamário 0	Diâmetro < 5 mm 5	Diâmetro de 5-10 mm 10	Diâmetro > 10 mm 15	
Sulcos plantares E	Ausentes 0	Marcas mal definidas na metade anterior da planta 5	Marcas bem definidas na metade anterior e no terço anterior 10	Sulcos na metade anterior da planta 15	Sulcos em mais da metade anterior da planta 20
Sinal do xale (posição do cotovelo) F	Na linha axilar do lado oposto 0	Entre a linha axilar anterior do lado oposto e a linha média 6	No nível da linha média 12	Entre a linha média e a linha axilar anterior do mesmo lado 18	
Posição da cabeça ao levantar o recém-nascido (ângulo (Â) cervicotorácico) G	Totalmente deflexionada Â = 270 0	Â entre 180-270 4	Â = 180 8	Â < 180 12	

Somático: somatória dos pontos em A, B, C, D, E + 204/7.

Somático-neurológico: somatória dos pontos em B, C, D, E, F, G + 200/7.

Fonte: Capurro et al.[9]

Para os recém-nascidos com peso de nascimento < 1.500 g, utilizam-se o método de Ballard et al.[11] (Figura 2) ou o modificado por Constantine et al.[12] (Tabela 7), que correlacionaram três métodos clínicos na determinação da idade gestacional dos recém-nascidos de baixo peso (critérios físicos, neurológicos e físico-neurológicos, pelo método de Ballard et al.[11]) com a data da última menstruação (DUM). Os autores observaram melhor correlação (0,81) com a idade gestacional obtida por critérios físicos. Na Tabela 8 é apresentada a classificação do recém-nascido em relação ao peso e à idade gestacional de nascimento.

Maturidade neuromuscular

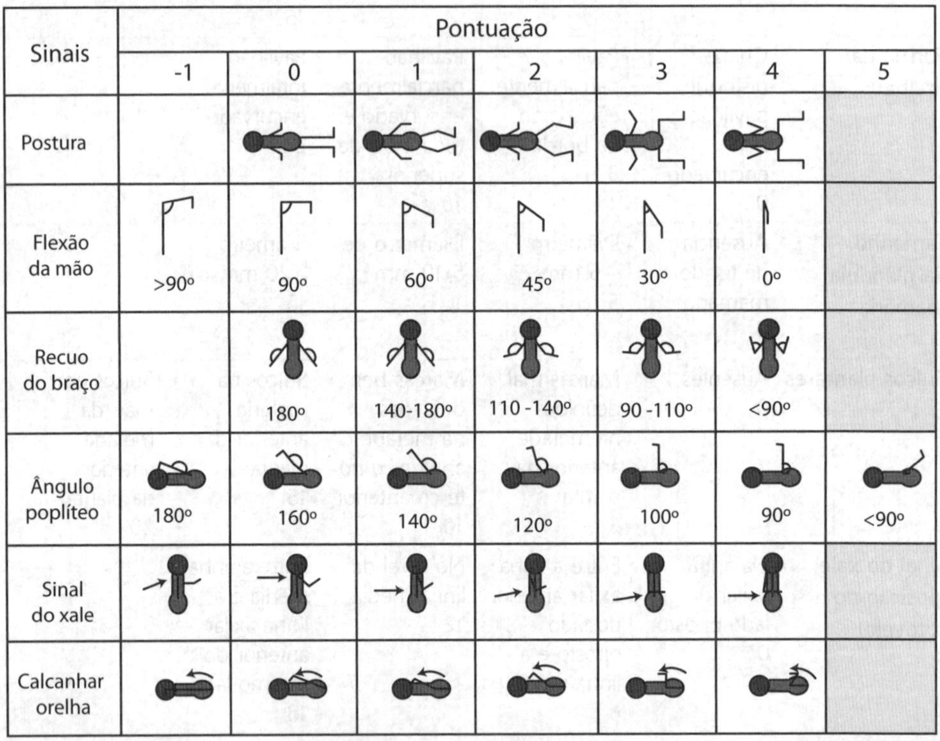

Pontuação total da maturidade neuromuscular

Pontuação	-10	-5	0	5	10	15	20	25	30	35	40	45	50
Semanas	20	-22	24	26	28	30	32	34	36	38	40	42	44

FIGURA 2 Classificação da idade gestacional pelo método de Ballard et al. – maturidade neuromuscular.

Fonte: Capurro et al.[9]

Tabela 7 Classificação da idade gestacional pelo método de Constantine et al. – critérios físicos

Maturidade física	**0**	**1**	**2**	**3**	**4**	**5**
Pele	Gelatinosa, vermelha, transparente	Lisa, rosa, veias visíveis	Descamação superficial e/ou *rash*, poucas veias	Fenda superficial, raras veias	Apergaminhada, fenda profunda	Fenda profunda enrugada
Lanugo (no dorso)	Nenhum	Abundante	Delgado	Pequena quantidade	Praticamente sem lanugo	
Seio	Apenas perceptível	Aréola chata, sem botão	Aréola puntiforme, borda não elevada, glândula mamária 1-2 mm	Aréola puntiforme, borda elevada, glândula mamária 3-4 mm	Aréola bem formada, glândula mamária 5-10 mm	
Orelha	Pavilhão liso, permanece dobrado	Pavilhão levemente encurvado, desdobra lentamente	Pavilhão encurvado, desdobra facilmente	Pavilhão bem formado e firme, desdobra imediatamente	Cartilagem grossa, orelha rígida	
Sulcos plantares	Sem sulcos	Marcas	Sulcos somente no terço anterior	Sulcos nos 2/3 anteriores	Sulcos em toda a sola	
Genital masculino	Bolsa escrotal vazia, sem rugas		Testículos descendo, poucas rugas	Testículos na bolsa, rugas	Testículos na bolsa, rugas profundas	
Genital feminino	Pequenos lábios, clitóris proeminente		Pequenos e grandes lábios igualmente proeminentes	Grandes lábios quase cobrindo os pequenos lábios	Clitóris e pequenos lábios completamente cobertos	
Total multiplicado por 2						
Escore	5 10	15 20	25 30	35 40	45 50	
Semanas	26 28	30 32	34 36	38 40	42 44	

Fonte: Constantine et al.[12]

Tabela 8 Classificação do recém-nascido em relação ao peso e à idade gestacional de nascimento

Classificação	Percentil
Pequeno para a idade gestacional (PIG)	< 10
Adequado para a idade gestacional (AIG)	Entre 10-90
Grande para a idade gestacional (GIG)	> 90

Fonte: Marcondes et al..[7]

Estão disponíveis mais de 25 tipos diferentes de curvas de crescimento intrauterino, des de Battaglia e Lubchenco[13] (Anexo A2 Figura 1) até as de Fenton,[14] Olsen[15] (Anexo A2 Figura 2) e o projeto Intergrowth-21[16] (Anexo A2 Figura 3),[17] que é um estudo multicêntrico, multiétnico, com uma amostra representativa populacional de 8 áreas geográficas (Brasil, China, Índia, Itália, Quênia, Omã, Reino Unido e Estados Unidos) a partir do planejamento da Organização Mundial da Saúde (*Multicenter growth reference study*). O objetivo principal foi estudar o crescimento, saúde, nutrição e desenvolvimento neuromotor desde 14 semanas de gestação até os 2 anos de idade, utilizando o mesmo modelo conceitual dos Padrões Multicêntricos de Crescimento da OMS. Dessa forma foram produzidos padrões prescritivos para idade gestacional por meio de ultrassom, ganho de peso materno durante a gravidez, crescimento fetal, antropometria do recém-nascido, crescimento pós-natal de recém nascidos pré-term e desenvolvimento cognitivo até os 2 anos de idade.

Esses instrumentos clínicos podem ser utilizados para avaliar e monitorar o bem-estar materno e fetal, assim como a saúde e o bem-estar infantil, tanto em nível individual como populacional. Assim, foram produzidas curvas prescritivas do crescimento intrauterino e neonatal que podem ser adotadas como padrão internacional. As curvas acompanham os prematuros até 64 semanas de idade cronológica (seriam 6 meses com idade corrigida, sem precisar fazer a correção da idade), depois se passa para a curva da OMS.[18] Pode-se acompanhar as orientações para o uso das curvas no *link* https://www.youtube.com/watch?v=Zo5Cm_ZYDrE.

Após o nascimento, a criança deve ter seu desenvolvimento acompanhado pelas escalas próprias, como Denver (Anexo A2 Tabela 1) ou outras. Na Tabela 9 é apresentada uma delimitação dos grupos etários com as respectivas denominações, idade e período associado.

Tabela 9 Delimitação dos grupos etários

Denominação[5]	Idade	Período[7]
Neonatal	0-28 dias	Recém-nascido
Lactente	29 dias a 2 anos incompletos	Primeira infância
Pré-escolar	2-6 anos incompletos	Segunda infância
Escolar	6-10 anos incompletos	
Pré-púbere	10-14 anos incompletos	Adolescência
Púbere	14-16 anos incompletos	
Pós-púbere	16-20 anos incompletos	
Adulto	≥ 20 anos	Adulto

Fonte: Marcondes et al.;[7] Murahovschi;[19] SBP.[8]

MEDIDAS ANTROPOMÉTRICAS

Para a avaliação do crescimento físico, utiliza-se a antropometria com as seguintes medidas:[20]

- Fundamentais: peso e estatura/altura; IMC (índice de massa corporal)
- Acessórias:
  - Circunferências (braço, perna, cintura, abdominal).
  - Comprimento superior do braço (CSB), da tíbia (CT) e do membro inferior a partir do joelho (CJ).
  - Diâmetros (bicrista, biacrômio).
  - Envergadura.
  - Fontanelas.
  - Perímetros cefálico (PC), torácico (PT) e abdominal (PA).
  - Dobras ou pregas cutâneas (tricipital, subescapular, suprailíaca, abdominal).
  - Segmento superior (SS) e inferior (SI).

O crescimento infantil é um processo altamente dinâmico ao longo do tempo que deve ser observado e quantificado mediante múltiplas medidas, em várias ocasiões, conforme a idade, o sexo e a fase do crescimento. Na avaliação dinâmica do crescimento são obtidos os dados atuais, plotados nas curvas de crescimento já padronizadas (avaliação transversal), analisando o canal ou a zona de crescimento específicos do momento atual. A VC é calculada com os dados obtidos nas consultas anteriores (avaliação longitudinal). O desenvolvimento somático é avaliado por meio da dentição, da idade óssea e do desenvolvimento sexual.

Todas as medidas estão sujeitas a erros se não forem adequadamente padronizadas. Por isso, o observador deve estar com as técnicas treinadas e com equipamentos adequados, ajustar os equipamentos necessários antes de cada medição e repetir as medidas até que a diferença entre elas seja a menor possível (Anexo A1).

As medidas de peso, comprimento e perímetros cefálico, torácico e abdominal devem ser realizadas mensalmente até os 2 anos de idade.

As novas curvas de referência para a avaliação do crescimento preconizadas pela OMS foram publicadas em 2006, 2007 e 2008, podendo ser acessadas pelo *site* https://www.who.int/toolkits/child-growth-standards ou https://www.sbp.com.br/departamentos/endocrinologia/graficos-de-crescimen. Essas curvas avaliam: peso/idade; altura-comprimento/idade; peso/altura-comprimento; IMC/idade; PC; circunferência braquial; pregas cutâneas: tricipital e subescapular; curvas de VC; e perda de peso materno pós-parto. Estão disponíveis programas (*softwares*) para cálculo dos índices antropométricos em percentis e escore Z (Anexo A2, Figuras 4 a 13):

- WHO Anthro and macros (versão 3.2.2, January 2011), para a faixa etária de 0 a 5 anos, disponível em: https://www.who.int/toolkits/child-growth-standards/software;
- WHO AnthroPlus (5 a 19 anos), disponível em: https://www.who.int/tools/growth-reference-data-for-5to19-years/application-tools.

Peso

É uma medida de relevância em pediatria em razão da fácil obtenção e da alta sensibilidade durante os agravos nutricionais agudos e crônicos. Uma observação isolada tem valor relativo, por isso se deve valorizar a análise da curva ponderal. A pesagem precisa ser feita com a criança despida, quando até 24 meses, e com roupas leves, nas crianças maiores, sendo posicionadas de modo que o peso seja igualmente distribuído pela superfície da balança, que deve ser previamente calibrada. É preciso utilizar um pano ou papel sobre a balança, que deve ser colocado antes da calibração e ajustado antes de se proceder à medida. A criança maior de 2 anos ou o adolescente devem ser pesados em pé, com os braços estendidos ao longo do corpo, e descalços. Para crianças até 24 meses, utiliza-se a balança "pesa-neném" graduada até 10 kg; para as crianças maiores, as balanças tipo adulto. Antes de cada medida e sempre que for removida do lugar, a balança deve ser regulada, voltando-se a zero, esquema mostrado na Figura 2 e orientações para as aferições no Anexo A1. A aferição periódica da balança, por assistência técnica credenciada pelo Instituto Nacional de Metrologia, Normalização e Qualidade Industrial (Inmetro), é de extrema importância para a confiabilidade dos dados coletados.[8]

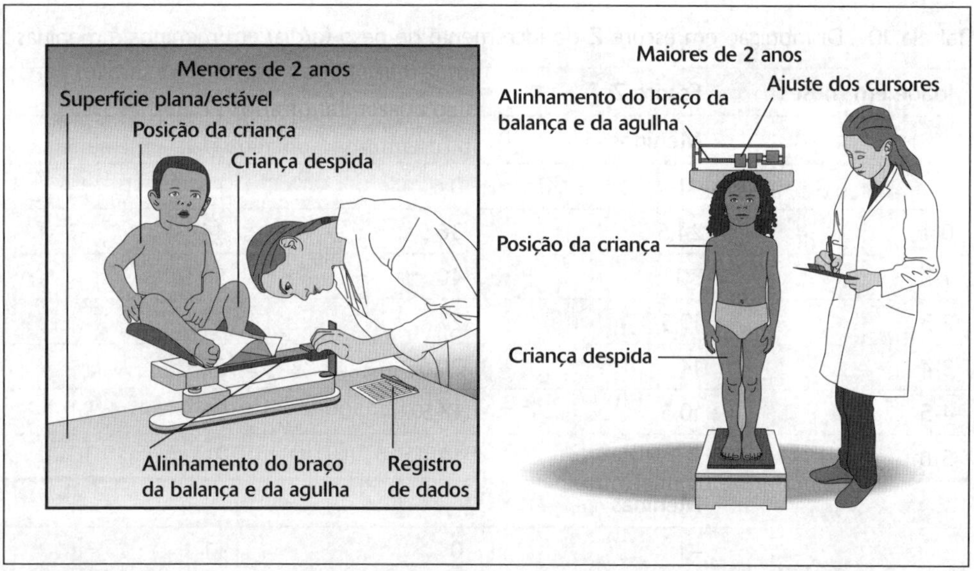

FIGURA 3 Esquema de orientação para aferir o peso (balança mecânica ou eletrônica).

Em geral, o peso de nascimento de um recém-nascido a termo varia de 3.300 a 3.500g.[10] Além disso, outras características do ganho de peso após o nascimento são:

- Dobra o peso aos 5 meses.
- Triplica o peso com 1 ano.
- Quadruplica o peso aos 2 anos.

Aumento ponderal médio do peso em trimestre, no primeiro ano:[8,10,21]

- 1º trimestre: 700 g/mês – 25 a 30 g/dia.
- 2º trimestre: 600 g/mês – 20 g/dia.
- 3º trimestre: 500 g/mês – 15 g/dia.
- 4º trimestre: 300 g/mês – 10 g/dia.

Nos primeiros dias, o recém-nascido a termo pode perder até 10% do seu peso de nascimento, que deverá ser recuperado até o décimo dia de vida. A Tabela 10 apresenta a distribuição em escore Z do incremento de peso (g/dia) de meninos e meninas de acordo com a faixa etária.

Tabela 10 Distribuição em escore Z do incremento de peso (g/dia) em meninos e meninas

Idade em meses	Escore Z		
	Meninos		
	–1	0	+1
0-1	24,5	36,5	44
1-2	30	40	50,5
2-3	19,5	27	35,5
3-4	14	20,5	28
4-5	10,5	17,5	25
5-6	7,5	14	21
	Meninas		
	–1	0	+1
0-1	22	33,5	41,5
1-2	25	33,5	45
2-3	17	24	31,5
3-4	13	20	26,5
4-5	10	20	26,5
5-6	7	13,5	20

Fonte: WHO;[18] SBP.[8]

Equações para estimativa do peso de crianças e adolescentes com limitações físicas ainda não foram desenvolvidas. Quando a criança maior de 2 anos não conseguir ficar em pé sobre a balança do tipo plataforma, o adulto acompanhante pode ser pesado individualmente e a seguir ser novamente pesado sustentando a criança no colo. O peso da criança é assim obtido subtraindo-se os valores encontrados.

Na presença de doenças, o peso atual pode não representar o peso real devido à presença de edema, desidratação, tumores sólidos, visceromegalias volumosas etc. Nesses casos pode-se optar pelo peso usual ou peso mais recente anterior a essas alterações, informado pelos familiares.[8] Em casos de retenção hídrica, o peso correspondente ao edema e que precisa ser descontado ainda não está validado para a população pediátrica.

Em algumas condições adversas (congênitas ou adquiridas), a amputação ou falta de um segmento corpóreo pode modificar a estimativa do peso ideal; nestas, pode ser necessária a utilização de regras que possibilitem calcular novas referências. Uma delas baseia-se na subtração do percentual representado pelo segmento comprometido, tendo-se como base o peso ideal. Sabe-se que, no indivíduo adulto, o segmento cefálico representa 8% do peso corpóreo, o tronco 50% e os membros os 42% restantes. Contudo, em crianças, principalmente lactentes, essas proporções estão em constante modificação e não são suficientemente precisas. Apenas como valor estimativo, descreve-se que cada membro superior representa 5% do peso corpóreo total (braço: 2,7%; antebraço: 1,6%; e mão: 0,7%); por sua vez, cada membro inferior representa 16% do total (coxa: 10,1%; perna: 4,4%; e pé: 1,5%).[22] Nesses casos, pode-se estimar o peso não amputado a partir da equação a seguir.[23] Em seguida, é possível classificar o estado nutricional antropométrico nas curvas de crescimento.

$$\text{Peso não amputado corrigido (estimado)} = \frac{\text{peso atual} \times 100}{100 - \%\ \text{amputação}}$$

Estatura/altura

Essa medida reflete o estado nutricional atual e pregresso e sofre alteração e recuperação mais lentas. O comprimento ao nascimento é, em média, de 50 cm (de 49 a 55 cm).

O termo estatura compreende o comprimento (medido com o indivíduo deitado) e a altura (medida com o indivíduo em pé). O comprimento é utilizado para crianças até 2 a 3 anos de idade, medido com régua antropométrica horizontal, graduada em centímetros e milímetros, com haste fixa junto à graduação zero e, na parte oposta, um cursor que desliza sobre a escala milimetrada. Mantém-se o ápice da cabeça apoiado no anteparo vertical fixo da régua, e os membros inferiores devem ser mantidos em extensão e juntos, com a planta dos pés apoiada no anteparo vertical móvel.

O observador deve estar atento ao posicionamento do corpo, observando se o dorso toca a superfície de apoio, se o corpo da criança se mantém alinhado e se os dois pés tocam a superfície e o apoio para a medida. Para a altura, utiliza-se estadiômetro vertical com um esquadro móvel (de madeira ou de metal), graduado em milímetros, que corre paralelamente ao plano vertical e forma com este um ângulo de 90 graus, conforme mostrado na Figura 4. A diferença da medida do comprimento (deitado) em relação à altura (em pé) é em média de 0,5 cm e tem pouco impacto na avaliação antropométrica individual (Anexo A1).

O ganho mensal em comprimento é:[1]

- 0 a 3 meses: 3 cm.
- 4 a 6 meses: 2 cm.
- 7 a 9 meses: 1,5 cm.
- 10m a 3 anos: 1 cm.
- 4 a 9 anos: 4 cm/ano.

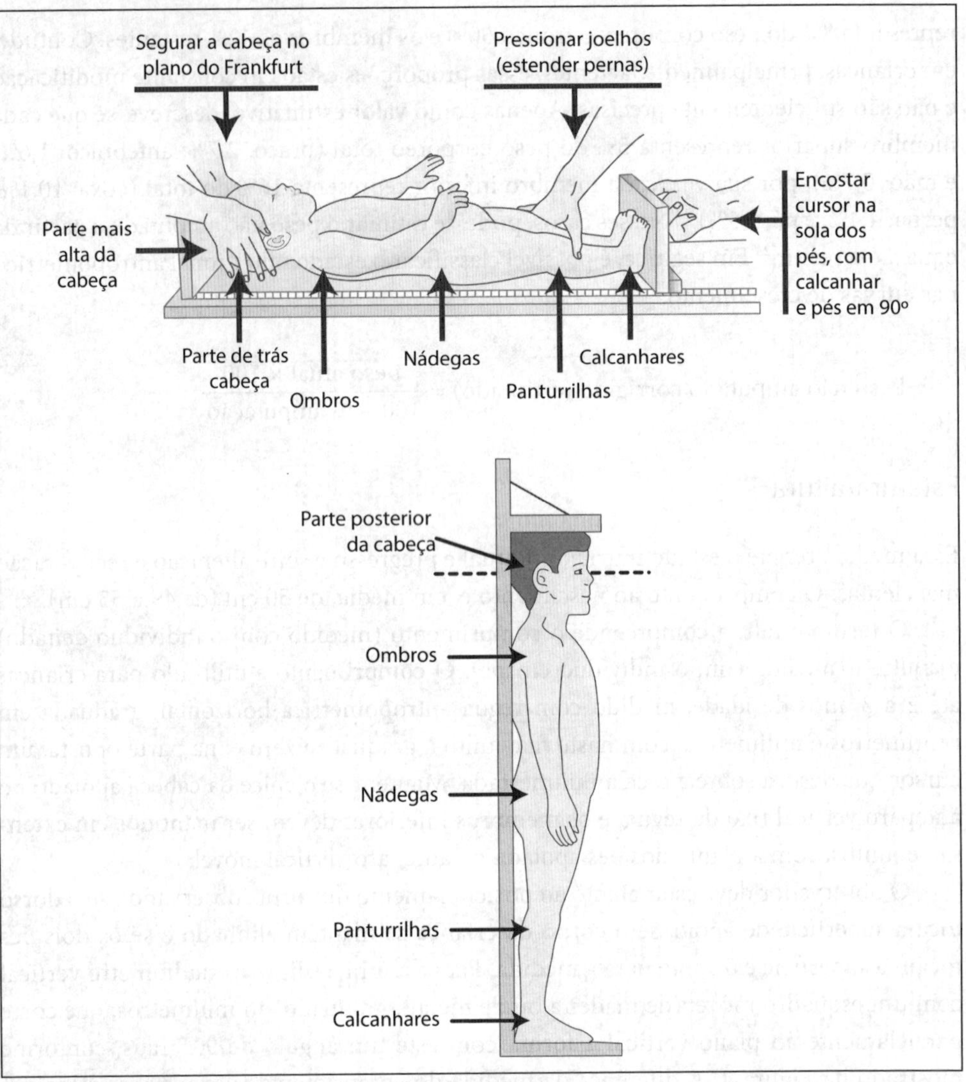

FIGURA 4 Técnica de aferição do comprimento/estatura, segundo plano de Frankfurt, para medida deitada e em pé.
Fonte: SBP.[8]

Em crianças de 2 a 12 anos com limitações físicas, pode-se estimar a estatura por meio das medidas de comprimento superior do braço (CSB), comprimento tibial (CT) ou comprimento do membro inferior a partir do joelho (CJ);[22] as medidas desses segmentos possibilitam estimar a estatura com a utilização de equações propostas por Stevenson:[24]

- CSB: distância do acrômio até a cabeça do rádio medida com o membro superior fletido a 90 graus.

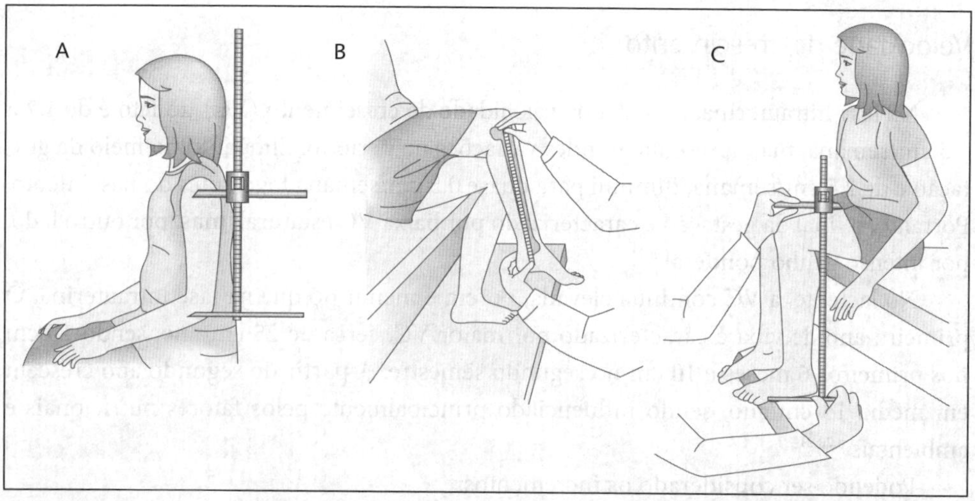

FIGURA 5 Medidas do comprimento superior do braço (A), tibial (B) e membro inferior a partir do joelho (C), segundo Stevenson (1995).
Fonte: Stevenson.[24]

- CT: medida da borda superomedial da tíbia até a borda do maléolo medial inferior;
- CJ: comprimento do joelho ao tornozelo (Figura 4 e Tabela 11).

Tabela 11 Medidas do segmento, estatura estimada e desvio- padrão

Medida do segmento	Estatura estimada (cm)	Desvio-padrão (cm)
CSB	E = (4,35 × CSB) + 21,8	± 1,7
CT	E = (3,26 × CT) + 30,8	± 1,4
CJ	E = (2,69 × CJ) + 24,2	± 1,1

CJ: comprimento do joelho; CSB: comprimento superior do braço; CT: comprimento da tíbia.
Fonte: Stevenson.[24]

Envergadura

A medida da envergadura deve ser tomada com o indivíduo em pé ou sentado corretamente e com os braços abertos formando ângulo reto, 90 graus, com o corpo. Posicionada por trás da criança, a fita métrica deve ser estendida da ponta de um dos dedos médios até a extremidade do outro.[22,25]

A medida obtida corresponde à estimativa de estatura do indivíduo.

Estatura estimada = [0,73 × (2 × envergadura do braço (m)] + 0,43

Velocidade de crescimento

Na fase intrauterina, a média da velocidade de crescimento (VC) do feto é de 1,2 a 1,5 cm/semana, mas apresenta grandes variações no período. Enquanto no meio da gestação é de 2,5 cm/semana, diminui para quase 0,5 cm/semana logo antes do nascimento. Portanto, o final da gestação é caracterizado por baixa VC estatural, mas, por outro lado, por intenso ganho ponderal.[8,21]

No lactente, a VC continua elevada, porém é menor do que na fase intrauterina. O primeiro ano de vida é caracterizado por maior VC, cerca de 25 cm/ano, sendo 15 cm nos primeiros 6 meses e 10 cm no segundo semestre. A partir do segundo ano crescem em média 15 cm/ano, sendo influenciado principalmente pelos fatores nutricionais e ambientais.[8,20,21]

Podendo ser considerado os incrementos:

- Do nascimento até os 3 meses de vida: aumento de 3,5 cm/mês.
- 4 a 6 meses: aumento de 2 cm/mês.
- 7 a 9 meses: aumento de 1,5 cm/mês.
- 10 a 12 meses: aumento de 1,2 cm/mês.
- No fim do primeiro ano de vida o lactente deverá ter aumentado 50% da estatura de nascimento.

A fase pré-púbere caracteriza-se por crescimento mais estável, de aproximadamente 5 a 7 cm/ano. Nela, os fatores genéticos e hormonais (hormônio de crescimento) têm maior relevância. É importante lembrar que a VC, apesar de mais estável, também sofre oscilações. Portanto, a avaliação em curtos períodos pode levar a erro de interpretação dos resultados.[8,26]

O crescimento puberal ocorre mais cedo nas meninas do que nos meninos, porém o estirão pubertário nos meninos é maior. Nessa fase, a aceleração do crescimento está principalmente relacionada com os esteroides sexuais e o hormônio de crescimento. No final dessa fase, o crescimento é lento, de cerca de 1 a 1,5 cm/ano, sobretudo na região do tronco, com duração média de 3 anos.[26,27]

A estatura da criança deve também ser relacionada com a estatura de seus pais, pois se constitui em uma das características fenotípicas de grande influência da herança genética. É necessário confirmar a estatura dos pais, visto que as medidas informadas por eles têm baixa precisão. Quando o percentil do pai e da mãe são semelhantes, existe grande probabilidade de a criança atingir, na vida adulta, um percentil muito próximo do familiar.[8,26] A estatura alvo (TH, do inglês *target height*), ou altura média parental, pode ser calculada pelas fórmulas a seguir ou pode-se também inserir a altura do pai e da mãe na curva de crescimento para estatura e considerar o intervalo entre as duas como o canal de crescimento do filho.

$$\text{Paciente do sexo feminino: } TH = \frac{(\text{estatura do pai} - 13) + \text{estatura da mãe}}{2}$$

$$\text{Paciente do sexo masculino: } TH = \frac{\text{estatura do pai} + (\text{estatura da mãe} + 13)}{2}$$

O resultado desse cálculo indica o canal de crescimento da família. Considera-se normal a variação de ± 5 cm do valor resultante da fórmula; quando há diferença acima de 1 desvio-padrão (DP) entre a estatura do pai e a da mãe ou o padrão familiar é inferior a –2 DP, deve-se interpretar a estatura alvo (EA) com cautela.[8] Alguns autores sugerem adicionar à fórmula da TH a variável do crescimento secular, que é diferente de acordo com a população. Avaliação mais efetiva se dá no período de 2 a 3 anos até 9 a 10 anos.[26]

O retardo constitucional do crescimento e da puberdade é uma condição que consiste em baixa estatura e VC no limite inferior de normalidade, associados a atraso de idade óssea e puberal. Nesses casos em que o paciente não apresenta restrição de crescimento intrauterino ou outras patologias associadas e atrasa para entrar na puberdade, terá um período maior de crescimento, atingindo seu padrão familiar.[25]

É importante o acompanhamento adequado desses pacientes, pois cerca de 30% deles iniciam a puberdade em idade normal, o que determina perda de estatura final.

Outra situação considerada variante da normalidade é a baixa estatura familiar: a criança apresenta baixa estatura; idade óssea compatível com a cronológica; VC normal; e estatura adequada para o padrão familiar. Essas duas condições têm sido englobadas no grupo de baixa estatura idiopática.[26]

A VC é calculada pela equação apresentada a seguir, sendo importante que tenha um intervalo (delta) mínimo de 6 meses e máximo de 12 meses entre as medidas.[27]

$$\text{VC (cm/ano)} = \frac{\text{altura atual} - \text{altura anterior}}{\Delta \text{ tempo entre as duas medidas (anos)}}$$

Para evitar erro de cálculo, o período mínimo entre as determinações da estatura não deve ser inferior a 6 meses. Considera-se normal a variação entre os percentis 25 e 75 da VC, porém a interpretação dessa variável deve incluir um aspecto cumulativo longitudinal, ou seja, o paciente que cresce sucessivamente no percentil 25 acumula perda anual de estatura em relação à média populacional, e essa perda pode representar tanto uma variante normal quanto uma doença subjacente.[8]

Perímetro cefálico

A medida do perímetro cefálico (PC) deve ser realizada prioritariamente durante os primeiros 3 anos de vida, pois reflete o crescimento cerebral e é a última medida a ser comprometida na desnutrição. No prematuro, a primeira medida que deve mostrar aceleração (*catch-up*) é o perímetro cefálico, o que deve acontecer por volta dos 8 meses de vida. A medida deve ser realizada por meio de fita métrica inextensível, que deve passar pela glabela e pelo ponto mais saliente do osso occipital.[21,25]

- PC do recém-nascido: 34 a 35 cm.
- 6 meses: 42 a 44 cm.
- 1 ano: 45 a 47 cm.

Crescimento do PC no primeiro ano de idade:

- 1º trimestre: 2 cm/mês.
- 2º trimestre: 1 cm/mês.
- 3º trimestre: 0,5 cm/mês.
- 4º trimestre até 3 anos: 0,25 cm/mês.
- Ao final do primeiro ano, o PC do lactente deverá ter aumentado cerca de 12 cm.
- Do primeiro ao terceiro ano de vida, esperam-se aumentos da ordem de 0,25 cm/mês. Após esse período e até o sexto ano de vida, espera-se aumento de 1 cm/ano (Anexo A2, Tabela 2 e Figura 5).

Os indicadores que avaliam VC, ganho de peso e crescimento da circunferência craniana podem ser acessados no *link* http://www.who.int/childgrowth/standards/en/.

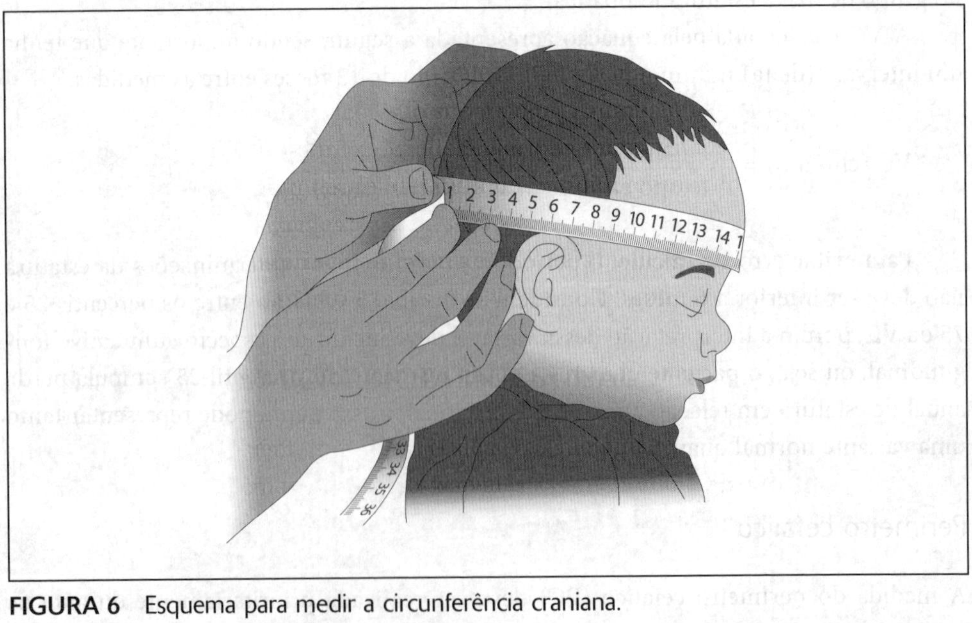

FIGURA 6 Esquema para medir a circunferência craniana.

Perímetro torácico

Na adolescência, a fita métrica passa pelo apêndice xifoide. Antes dessa idade, a fita deve passar pelos mamilos com o tórax em inspiração. Até os 2 anos de idade, tem valor como índice de estado nutricional (funciona como indicador de reserva adiposa e massa muscular); depois, sofre influência da atividade física. A relação entre perímetro torácico (PT) e PC pode ser utilizada na classificação de desnutrição. Do nascimento aos 6 meses de idade, PT e PC são próximos ou iguais (PT até 2 cm a menos que o PC), observando-se uma relação de PT/PC = 1. Dos 6 meses aos 5 anos, a relação anormal PT/PC < 1 pode ser um fator indicativo de desnutrição. O PT não se desenvolve em razão da atrofia do músculo torácico e da redução do tecido adiposo.[21,25]

- PT do recém-nascido: 32 a 34 cm.

Circunferência abdominal

A criança deve estar apoiada em ambos os pés, separados entre si em 25 a 30 cm. Localiza-se o ponto médio entre a borda inferior da última costela e a crista ilíaca (cintura natural), aproximadamente 2 dedos acima da cicatriz umbilical. Mede-se a circunferência com fita métrica inextensível, sem comprimir os tecidos. A leitura é realizada ao final de uma expiração normal.[28,29]

A medida da circunferência abdominal (CA) pode ser relacionada, em adultos, com risco relativo de diabete, alterações no perfil de lipídios sanguíneos e maior risco de hipertensão arterial e doenças cardiovasculares. Na infância e na adolescência, a CA é utilizada a partir dos 5 anos de vida, sendo adotada a referência de Freedma[30] ou McCarthy.[31] Para a referência de Freedman,[30] o percentil 90 é usado como ponto de corte para risco cardiovascular, enquanto na referência de McCarthy[31] considera-se risco cardiovascular aumentado quando os valores são superiores ao percentil 95.[31]

Pode-se usar a equação: circunferência abdominal / estatura (CA/E). Se o resultado for maior que 0,5, está alterada. Nos casos de obesidade, encontrou-se correlação com morbidades como hiperinsulinemia de jejum e o aumento das lipoproteínas plasmáticas. Com base nessas correlações, a CA pode ser adotada como dado adicional durante o exame físico ou como alternativa simples e barata em casos de ausência de equipamento para aferição da composição corpórea[21,25,30] (Anexo A2 Tabela 5). A Figura 7 esquematiza a medida da CA.

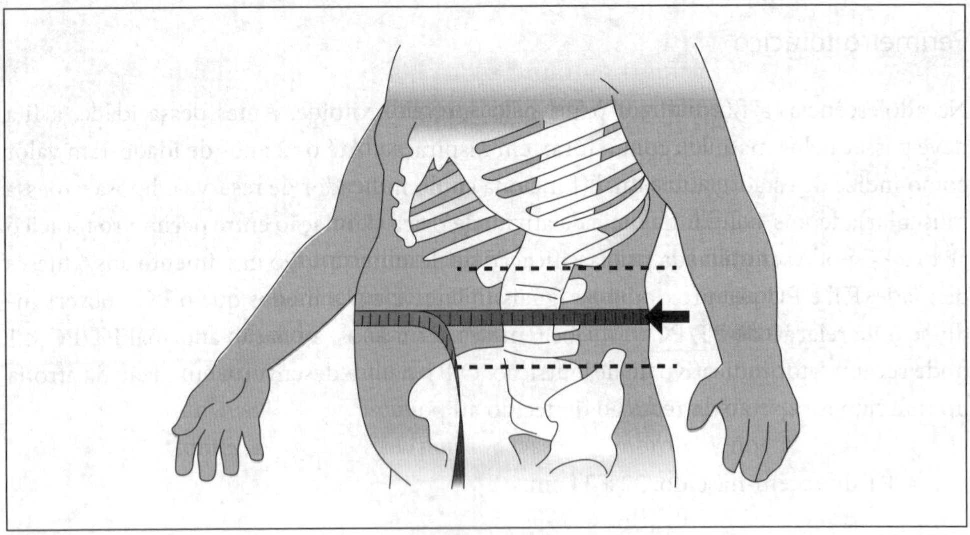

FIGURA 7 Esquema para aferir a circunferência abdominal.

Circunferência da panturrilha e do pescoço

A circunferência da panturrilha (CP) é pouco utilizada em pediatria, mas pode ser útil para avaliar a perda de massa muscular, sendo um bom indicador de desnutrição. Com o indivíduo sentado, formando um ângulo de 45 graus, pode-se aferir a CP com a fita métrica posicionada na maior porção da perna.[25] Em pacientes portadores do vírus da imunodeficiência humana (HIV), essa medida também é válida na rotina de atendimento, para avaliar as perdas ou redistribuições de gorduras corpóreas em pacientes que apresentam a lipodistrofia.[31] Apesar de não existir um ponto de corte, é possível comparar as medidas do paciente com as dele mesmo.

A medida da circunferência de pescoço tem sido utilizada no diagnóstico de síndrome metabólica (SM) a partir dos 10 anos de idade, para predizer a resistência insulínica e a avaliação de fatores de risco para doença cardiovascular em adolescentes, apresentando valores entre 27,4 e 31,3 cm para meninos e 26,3 e 34,4 cm para meninas – estudos realizados com crianças e adolescentes com idade entre 6 e 18 anos.[32,33]

Segmentos corpóreos

As proporções entre segmento superior e inferior alteram-se com a idade. Essa relação tem valor para o exame físico, uma vez que alguns agravos implicam modificações, ora com menor crescimento do segmento inferior (desnutrição, síndrome de Down, hipotireoidismo) ou do segmento superior (malformações e/ou desvios do eixo da coluna

Tabela 12 Medidas de referência da circunferência do pescoço em adolescentes

Sexo	Idade (anos)	Sobrepeso (cm)	Obesidade (cm)
Feminino	10-12	≥ 29,35	≥ 30,95
	13-15	≥ 31,25	≥ 32,6
	16-17	≥ 31,65	≥ 32,45
Masculino	10-12	≥ 29,65	≥ 30,20
	13-15	≥ 33,90	≥ 33,55
	16-17	≥ 36,45	≥ 38,45

Fonte: Ferreti et al.[32]

vertebral), ora com maior crescimento dos membros inferiores (eunucos, síndrome de Klinefelter).[21,25]

O segmento inferior é definido pela distância entre o solo e a borda superior da sínfise púbica, estando o indivíduo em pé, descalço, com os braços pendentes ao lado do corpo e com os pés ligeiramente afastados, para que se possa posicionar a fita métrica bem rente ao solo.

O segmento superior é definido do ponto da sínfise púbica até o ápice da cabeça. Poderá ser medido, também, com o indivíduo sentado sobre estrutura plana, com o dorso e o polo occipital em contato com a escala de medição, os joelhos fletidos, as coxas formando ângulo reto com o tronco, os braços descansando sobre as pernas e olhando para a frente (posição de Frankfurt). A medida é tomada com o esquadro móvel posicionado sobre o polo cefálico (Figura 8). Do ponto de vista prático, pode-se dizer que o crescimento é proporcionado quando os valores da relação são:

- Ao nascimento SS/SI = 1,7 (ponto médio: umbigo).
- Entre 8 e 10 anos: SS/SI = 1 (ponto médio: sínfise púbica).
- Maior de 10 anos: SS/SI < 1.

Fontanela

O acompanhamento do fechamento das fontanelas pode indicar desnutrição quando ultrapassa os seguintes períodos:

- Fontanela anterior (bregmática): fecha entre 9 e 18 meses (Figura 9).
- Fontanela posterior (lambdoide): nasce fechada ou fecha aos 2 meses de idade.

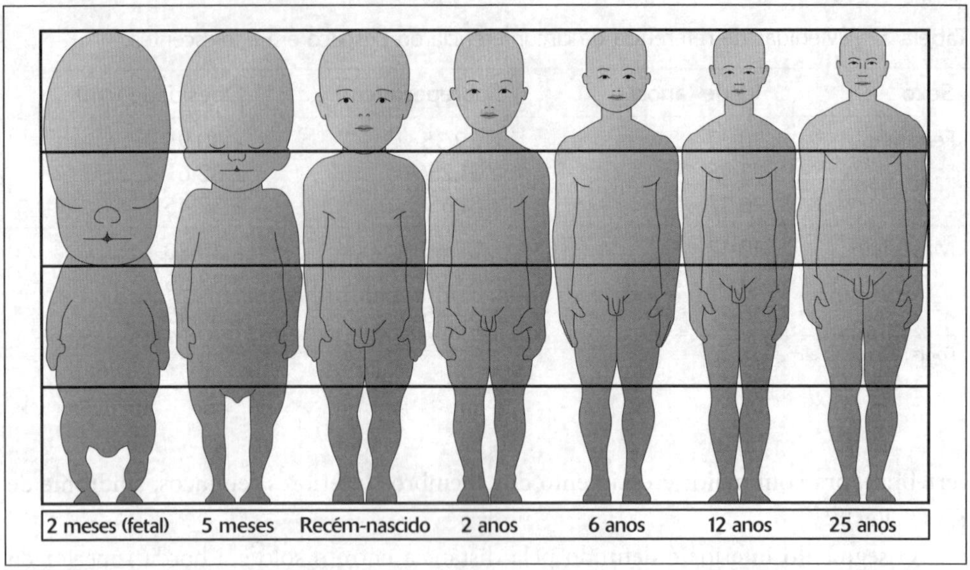

FIGURA 8 Esquema dos segmentos corpóreos.

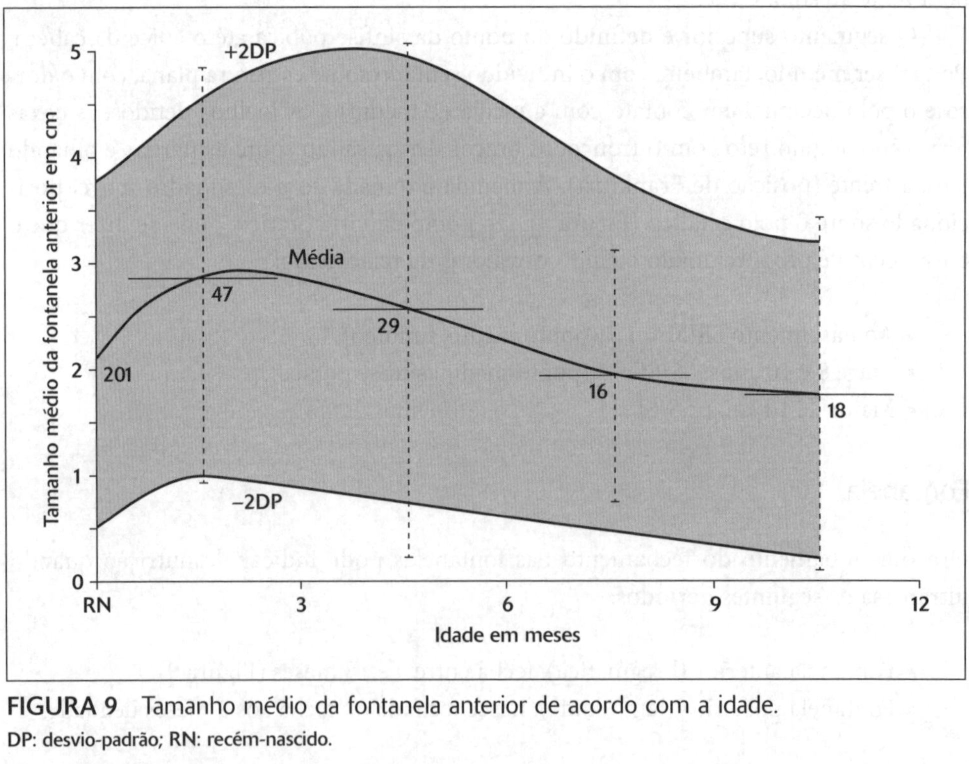

FIGURA 9 Tamanho médio da fontanela anterior de acordo com a idade.
DP: desvio-padrão; RN: recém-nascido.

OUTRAS MEDIDAS

Existem várias outras medidas (nariz, palato, língua, face, pés, mãos, membros etc.) que são importantes no diagnóstico de alterações genéticas. Em razão do desenvolvimento complexo dos olhos, algumas anormalidades congênitas podem ocorrer, levando a alterações na posição dos olhos (mucopolissacaridoses, síndrome de Down). A inserção, a forma e o tamanho das orelhas também podem indicar alterações genéticas, como as síndromes de Down e de Marfan.[21,25]

MÉTODOS COMPLEMENTARES PARA AVALIAÇÃO DA COMPOSIÇÃO CORPÓREA

Os métodos de avaliação da composição corporal podem ser divididos em três tipos, diretos, indiretos e duplamente indiretos, sendo os dois últimos os mais viáveis em avaliações clínicas e de campo. A Tabela 13 apresenta resumidamente as principais técnicas de cada um dos métodos.[8]

Tabela 13 Métodos de avaliação da composição corporal e suas principais técnicas

Direto	Indiretos	Duplamente indiretos
Dissecação de cadáveres	Pesagem hidrostática Absorciometria de raio X de dupla energia (DXA) Pletismografia por deslocamento de ar Água duplamente marcada Ressonância nuclear magnética	Antropometria Impedância bioelétrica Ultrassom Scanner 3D

Fonte: SBP.[8]

Serão abordados alguns métodos neste capítulo.

A estimativa da composição corporal por meio da antropometria utiliza medidas relativamente simples, como massa corporal, estatura, perímetros, diâmetros ósseos e espessura de dobras cutâneas. Quando o objetivo é estimar somente a quantidade de gordura corporal, as medidas mais utilizadas são as de dobras cutâneas.

Dobras cutâneas (tricipital, subescapular, suprailíaca abdominal e da coxa média)

As dobras (ou pregas) cutâneas refletem a disposição da gordura localizada na região sub cutânea, informam as alterações na massa magra e gorda do organismo e, consequentemente, o estado nutricional atual, além de serem as mais utilizadas na prática clínica pediátrica. Esses aspectos são de particular interesse em situações nas quais ocorre acúmulo ou diminuição dos tecidos em regiões localizadas. Pode ser método de avaliação nutricional alternativo nos casos de impossibilidade de aferição de peso e estatura (paciente acamado, indivíduo amputado ou politraumatizado), nas condições de peso superestimado (tumor, visceromegalia, corticoterapia com edema localizado) e em doenças catabólicas (câncer e Aids), nas quais há maior necessidade de identificar e acompanhar compartimentos.

O instrumento a ser utilizado para essa medida é o paquímetro, também chamado de plicômetro, adipômetro ou compasso de Lange, capaz de gerar e manter uma pressão-padrão de 10 g/mm^2. Deve ser manuseado com cuidado por profissional com treinamento prévio, e as medidas devem ser realizadas com os indivíduos em pé e relaxados.

Com o polegar e o indicador, pinça-se a pele subcutânea do ponto médio do braço, entre o olécrano e o acrômio (dobra cutânea tricipital – DCT) ou abaixo do ângulo inferior escapular (dobra cutânea subescapular – DCSE); coloca-se o calibrador e deixa-se por 3 segundos, com ligeira inclinação vertical (cerca de 45 graus) (Figura 9). A dobra suprailíaca é obtida acima da crista ilíaca superior (a cerca de 1 cm). Define-se a dobra cutânea com os dedos indicador e polegar, na posição vertical, e aplica-se o aparelho mantendo a mesma distância em relação ao local pinçado. A dobra abdominal é definida à distância de cerca de 1 cm da cicatriz umbilical, paralela à linha alba; e aplica-se o compasso a 1 cm dos dedos do examinador, os quais devem delimitar a dobra cutânea.

Dobra cutânea da coxa médica é medida paralelamente ao eixo longitudinal, sobre o músculo reto femoral, na metade dessa distância entre o ligamento inguinal e a borda superior da patela. Para facilitar o pinçamento dessa dobra, o avaliado deverá deslocar o membro inferior direito à frente, com uma semiflexão do joelho, e manter o peso do corpo no membro inferior esquerdo.[8,21,25]

Outro decúbito pode ser utilizado para fazer a medição, caso o indivíduo não possa se manter em pé, mas essa modificação pode comprometer os resultados encontrados. O valor obtido em milímetros é a densidade subcutânea. Devem-se tirar três medidas e usar a média. Esses valores são comparados com a curva-padrão da OMS. Pode-se usar também o *software* disponibilizado pelo Ministério da Saúde, nos *sites* https://www.who.int/toolkits/child-growth-standards/software e https://www.who.int/tools/growth-reference-data-for-5to19-years/application-tools (Anexo A2, Tabelas 2 e 3, Figuras 14 e 15).

Pode-se consultar as tabelas de referência do National Center for Health Statistics (NCHS)[34] referentes aos percentis da DCT e DCSE, de acordo com o sexo e a idade (a partir de 1 ano até 19 anos de idade). Valores abaixo do P5 são indicadores de risco de doenças e distúrbios associados à desnutrição, e valores acima do P95 representam risco de doenças relacionadas com o excesso de peso.

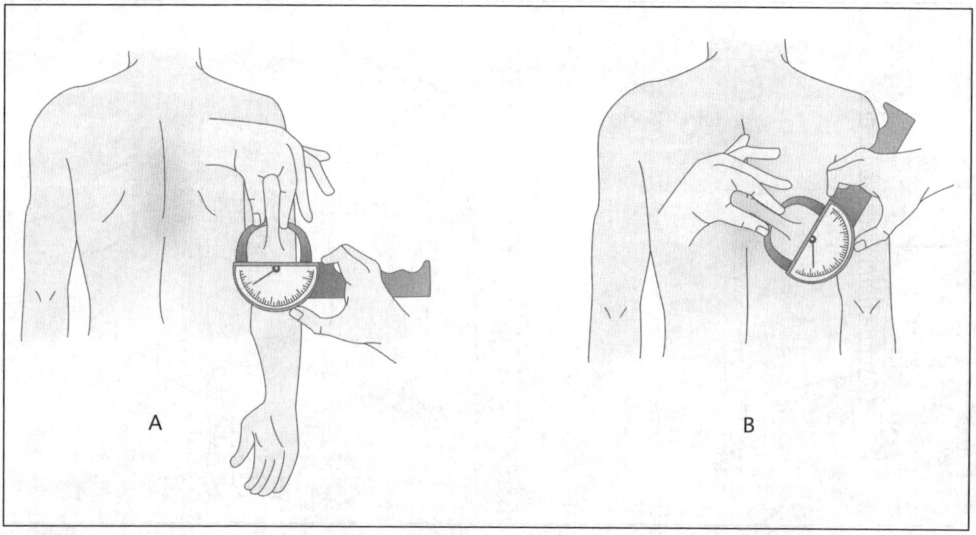

FIGURA 10 Medidas das dobras cutâneas tricipital (A) e subescapular (B).

A partir da somatória das medidas de DCT e DCSE também é possível obter a porcentagem de gordura corporal e classificar em percentis segundo sexo e faixa etária (1 a 17 anos).[35]

Circunferência e área muscular do braço

A circunferência do braço (CB) avalia a massa muscular (reserva proteica) e é útil para quantificar diferenças intraindividuais durante o acompanhamento nutricional. Apesar das críticas que essas medidas têm sofrido nos últimos anos, elas são utilizadas diretamente em algumas regiões do corpo para serem correlacionadas com a composição corpórea (massa magra e/ou massa gorda). Por meio de fórmulas específicas, são calculados os valores estimados para as variáveis. Valores médios no Anexo 2, Tabela 4 e Figura 16.

A medida da CB representa o perímetro ocupado pelos tecidos ósseo e muscular, acrescidos do tecido adiposo.[35] O instrumento a ser utilizado é a fita métrica inextensível, que deve passar pelo ponto médio do braço esquerdo, fazendo um ângulo de 90 graus. A partir da CB e dos valores da PCT, pode-se estimar a circunferência muscular do braço (CMB) (Figura 11):

$$\text{CMB (cm)} = \text{CB(cm)} - [\text{PCT(mm)} \times 0{,}31416]$$

Nesse caso, a CMB inclui o espaço ocupado pela massa óssea (Anexo A2, Tabela 4, Figura 16).

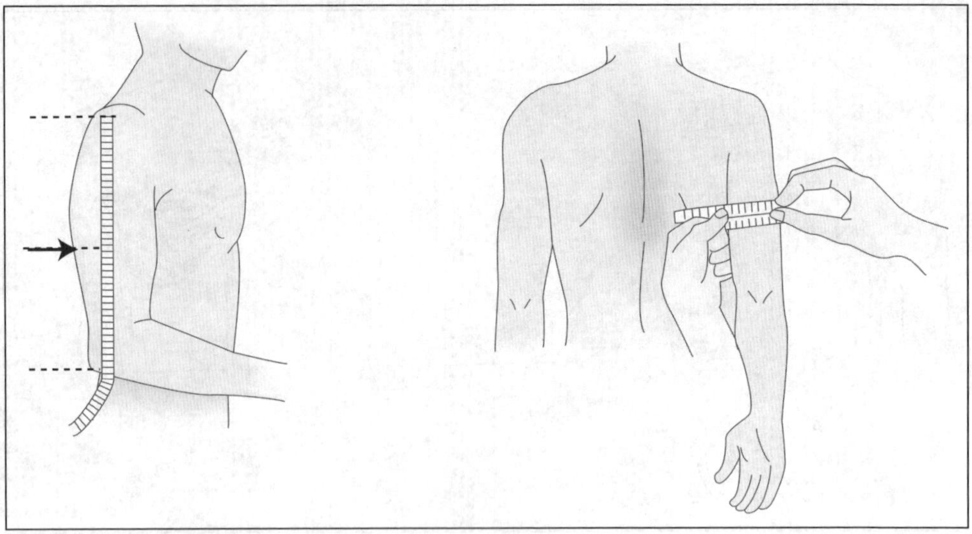

FIGURA 11 Circunferência muscular do braço.

Para o cálculo da área muscular do braço (AMB), utiliza-se a seguinte equação:

$$\text{AMB (cm}^2) = \frac{\text{CB(cm)} - (\text{PCT(mm)} \times 0{,}31416)^2}{4 \times 3{,}1416}$$

A OMS disponibiliza medidas de circunferência do braço em seu *site* (https://www.who.int/toolkits/child-growth-standards/standards) com tabelas e gráficos, sob a forma de percentis e escore Z, para crianças de 3 meses a 5 anos de idade, estratificadas por sexo.[18]

Bioimpedância, densitometria óssea, tomografia computadorizada (TC), análise de ativação de nêutrons, diluição isotópica, ressonância magnética (RM) e pesagem hidrostática são métodos que podem ser usados em situações especiais para estimar a composição corpórea e orientar a terapia nutricional.

Bioimpedância

A bioimpedância (BIA) baseia-se no fato de que a resistência de um tecido biológico a uma corrente elétrica é inversamente proporcional ao volume desse tecido. Assim, o método da BIA é utilizado para determinar a água corpórea total e, posteriormente, estimar a massa livre e o percentual de gordura. É liberada uma corrente elétrica (cerca de 800 A) a uma ou mais frequências (de 1 a 800 kHz) entre dois eletrodos, o emissor e o detector. A facilidade de condução elétrica é diretamente proporcional à quantidade de água corpórea e de eletrólitos dos tecidos corpóreos. Os tecidos livres de gordura, por sua composição em água e eletrólitos, são altamente condutores e apresentam baixa resistência à passagem da corrente elétrica, enquanto o tecido adiposo e o ósseo são dielétricos ou muito resistentes.[8]

Esse método tem sido muito empregado por ser de baixo custo em comparação a outros, além de simples, não invasivo e útil para medir a composição corpórea (massa gorda e massa magra) em estudos populacionais. Para utilizá-lo em crianças, é necessário considerar equações específicas para sexo e idade, pois a concentração de água e eletrólitos é variável na infância.[36]

O exame de BIA pode ser feito com o paciente em decúbito dorsal, membros superiores e inferiores afastados e mãos abertas. Os eletrodos devem ser colocados no lado direito, no pé (eletrodo distal na base do dedo médio e proximal acima da linha da articulação do tornozelo) e na mão (eletrodo distal na base do dedo médio e proximal acima da linha da articulação do punho), respeitando-se as condições de preparo:[8,36]

- Jejum de 4 horas.
- Evitar a ingestão de álcool durante 24 horas antes do exame.
- Não realizar atividade física nas 4 horas anteriores ao exame.
- Não estar em período pré-menstrual.
- Fazer boa hidratação no dia anterior ao teste.
- Não estar em uso de medicação que retenha líquido.
- Não ser portador de marca-passo.
- Esvaziar a bexiga pelo menos 30 minutos antes do teste.
- Permanecer pelo menos 5 a 10 minutos deitado na posição de realização do teste, em total repouso, antes da execução deste.

Além do exame em decúbito dorsal, a BIA vertical é uma técnica que consiste no uso de uma balança com eletrodos situados na superfície da plataforma que medem, simultaneamente, o peso e a impedância, podendo ser bipolar ou tetrapolar (quando dispõe de hastes móveis para o indivíduo segurar com as mãos).

Como foi verificada pouca diferença quanto à precisão entre a BIA horizontal e a vertical, por ser portátil, a BIA vertical bipolar é mais indicada para trabalhos de campo. No entanto, ainda não existem estudos que validem o uso da BIA vertical bipolar na avaliação da composição corpórea em crianças. O uso da BIA vertical tetrapolar apresenta boa performance para predizer excesso de gordura corporal em adolescentes.[37]

Existem ainda novas abordagens relacionadas ao uso dos valores obtidos com a BIA, conhecidas como Análise Vetorial de Impedância Bioelétrica (AVIB) e cálculo do Ângulo de Fase (AF).[38] Por meio da AVIB é possível detectar o estado de hidratação do paciente, bem como a distribuição de tecidos moles. O AF é importante na avaliação do prognóstico e da gravidade do comprometimento celular. O baixo valor de AF sugere morte celular ou diminuição de integridade de membrana, enquanto valores altos são compatíveis com maior valor de reactância e grande quantidade de membranas celulares intactas. Valores de referência para AF de 4,1 e 5,4 foram propostos para crianças até 5 anos e de 5 a 19 anos, respectivamente.[39]

A utilização da BIA é limitada nos casos de:

- Doenças degenerativas.
- Pacientes criticamente doentes.
- Doenças nas quais o componente inflamatório é intenso.
- Indivíduos em crescimento.

Os valores de referência para o percentual de gordura corporal por sexo e idade estão disponíveis a partir de 5 anos de idade,[31] sendo os percentis 2, 85 e 95 os pontos de corte para desnutrição, sobrepeso e obesidade, respectivamente. Para crianças menores de 5 anos, a utilização da BIA se dá por comparação intraindivíduos, ou seja, comparando o indivíduo com ele mesmo.

Densitometria

A densitometria de dupla emissão de raios X, técnica de absorciometria por dupla emissão de raios X (*dual-energy X-ray absorptiometry* – DEXA ou DXA), utiliza uma técnica baseada na diferença de atenuação de raios X em tecidos para estimar a gordura corpórea e o tecido ósseo. As vantagens desse método são a baixa exposição à radiação, a curta duração do exame e o mínimo desconforto imposto ao paciente.

A DXA é um método não invasivo com mínima dose de radiação (inferior a 10 mcSv) e tempo curto de execução, podendo ser aplicada em indivíduos de todas as idades, exceto gestantes. É considerada padrão ouro de avaliação dos compartimentos corpóreos, por realizar a medida direta da massa muscular, do tecido adiposo e da densidade óssea com precisão e acurácia. Estudos que compararam a DXA com outras técnicas de avaliação da composição corpórea, como a BIA, a pesagem hidrostática e as dobras cutâneas, em diferentes populações, faixas etárias e raças, mostraram de modo geral que a DXA tem boa correlação com os métodos avaliados.[8]

Esse método não diferencia a gordura subcutânea da visceral, porém, quando se compara a gordura do tronco com a gordura mensurada por TC, há correlação positiva em indivíduos obesos.

Em virtude de sua baixa radiação, a DXA constitui-se em método interessante de avaliação das mudanças de composição corpórea de crianças e adolescentes. Para a análise da avaliação, utiliza-se um *software* apropriado para a faixa etária pediátrica (crianças acima de 7 anos de idade). A DXA possibilita medidas diretas de conteúdo mineral ósseo, tecido muscular e porcentagem de gordura, seja de corpo total, seja de regiões do corpo.[40,41]

Apesar de a DXA ter se tornado um método de referência aceitável para estimar a composição corpórea, ainda faltam estudos que esclareçam suas limitações de acurácia e dados de referência indicativos de normalidade para uso em diferentes faixas etárias.[40]

Diluição de isótopos e ativação de nêutrons – deutério

O deutério (^2H) é um isótopo estável, não radioativo, do hidrogênio. Administrado por via oral, rapidamente se mistura aos líquidos corporais, sendo eliminado pela saliva, urina, suor e leite materno. A técnica é precisa, de alta acurácia e permite avaliar a composição corporal com base no conteúdo de água corporal total (ACT), de modo seguro e inócuo ao ser humano. O óxido de deutério (D_2O) é medido pela técnica de espectrometria de infravermelho com transformação de Fourier (FTIR) e segundo o método descrito por Slater el al.[42]

Procedimentos prévios:

- Jejum absoluto de 2 horas.
- Urinar antes do teste.
- Pesar o avaliado, de acordo com protocolo padronizado.
- Coletar amostra de saliva basal, de acordo com protocolo padronizado.
- Administra a dose de D_2O (0,5 g/kg peso corporal), de acordo com o protocolo padronizado, e esperar 3 horas para que o D_2O se equilibre com a água corporal.
- Coletar amostra de saliva pós-dose, 3 horas após administração do D_2O, de acordo com o protocolo padronizado.

Ultrassom abdominal

Pode ser realizado para avaliar a gordura abdominal e a esteatose hepática, em casos de obesidade.[38]

Hidrodensitometria ou pesagem hidrostática

É um método não invasivo e indireto, realizado em laboratório, que mede a densidade do corpo por meio da avaliação da quantidade de líquido deslocado quando é imerso em água.[25]

Tomografia computadorizada e ressonância magnética

Esses dois métodos de avaliação da composição corpórea possibilitam que o profissional da saúde avalie com maior rigor os percentuais de massa magra e massa gorda, em razão da melhor definição das estruturas nas quais esses tecidos tendem a se acumular. Uma das dificuldades é o alto custo desses exames, e, para crianças e adolescentes, não há dados de referência validados.[25]

AVALIAÇÃO DO DESENVOLVIMENTO SOMÁTICO

Dentição

Dentição decídua ou de leite[7]

Na Figura 12 pode-se evidenciar a idade da erupção dentária.

- De 6 a 7 meses: dois incisivos centrais inferiores.
- De 8 a 9 meses: dois incisivos centrais superiores.
- 10 meses: dois incisivos laterais superiores.
- 12 meses: dois incisivos laterais inferiores.
- De 14 a 18 meses: quatro primeiros pré-molares (ou primeiro molar decíduo).
- De 18 a 24 meses: quatro caninos.
- De 24 a 30 meses: quatro segundos pré-molares (ou segundo molar decíduo).
- De 6 a 7 anos inicia-se a queda dos dentes de leite, com a erupção dos dentes definitivos ou permanentes.

Dentição permanente

- 6 anos: quatro primeiros molares (superiores e inferiores) e dois incisivos centrais inferiores.
- 7 anos: dois incisivos centrais superiores e dois incisivos laterais inferiores.
- 8 anos: dois incisivos laterais superiores.
- 10 anos: dois caninos inferiores e quatro primeiros pré-molares.
- 11 anos: quatro segundos pré-molares e quatro segundos molares.
- De 18 a 22 anos: quatro terceiros molares (siso).

Na maioria das crianças, o movimento eruptivo é precedido por um aumento de salivação e a criança tende a levar as mãos ou objetos à boca. Podem-se formar pequenos hematomas antes da erupção, que deixam a gengiva edemaciada. Se a gengiva for muito grossa, pode ser preciso levar a criança ao odontólogo para a realização de uma incisão que possibilite o nascimento do dente.

Em caso de dentes natais e neonatais, deve-se realizar exame radiológico para verificar se são supranumerários e, então, extraí-los. Dentes muito móveis devem ser extraí dos para evitar riscos de aspiração. O melhor mantedor de espaço é o próprio dente. Se ocorrer a perda de um dente em acidente, deve-se colocar mantedores do espaço para

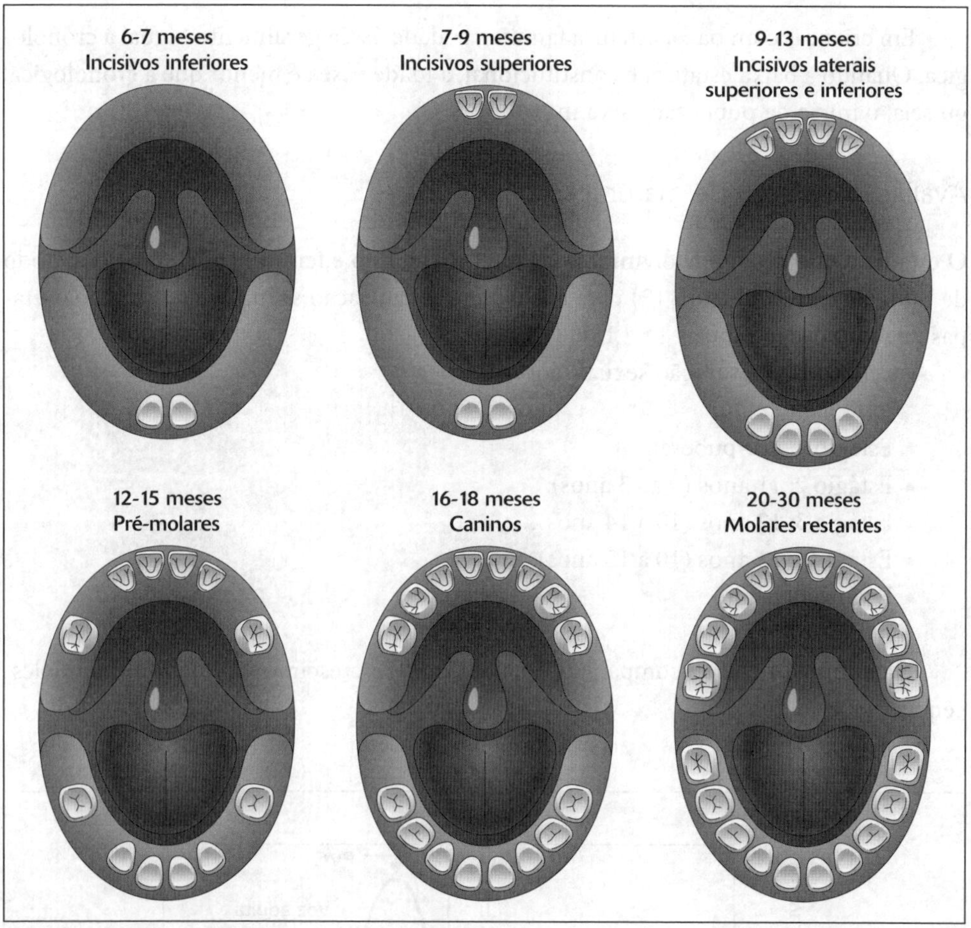

FIGURA 12 Esquema da dentição decídua.

que a criança tenha uma oclusão adequada. O uso de chupetas e a sucção de dedo levam ao deslocamento dos dentes anterossuperiores, deslocando o maxilar superior e resultando em maloclusão. Os hábitos de sucção geralmente desaparecem entre 18 e 24 meses, podendo-se retirar as chupetas. No sexo feminino, a dentição permanente costuma ser mais precoce.

Idade óssea

É determinada pela avaliação da maturação óssea epifisária (núcleos de ossificação), analisando-se a região das mãos e dos punhos (em menores de 1 ano de idade, analisam-se o pé e o quadril) e comparando-a com o atlas de Greulich e Pyle ou pelo método de Tanner-Whitehouse.[43]

Em crianças com baixa estatura familiar, a idade óssea geralmente é igual à cronológica. Quando a baixa estatura é constitucional, a idade óssea é menor que a cronológica, ou seja, o início da puberdade será mais tardio.

Avaliação do grau de maturação sexual

O estadiamento do desenvolvimento puberal masculino e feminino é feito pelo método de J. M. Tanner[36,44] (Figura 13) para avaliação da maturação sexual, classificada nas etapas da puberdade (Tabelas 14 e 15).

As etapas da maturação sexual são:

- Estágio 1: pré-puberal.
- Estágio 2: 11 anos (9 a 13 anos).
- Estágio 3: 12 anos (10 a 14 anos).
- Estágio 4: 13 anos (10 a 15 anos).
- Estágio 5: adulto.

Na Figura 14 pode acompanhar a velocidade de crescimento estatural na adolescência.[45]

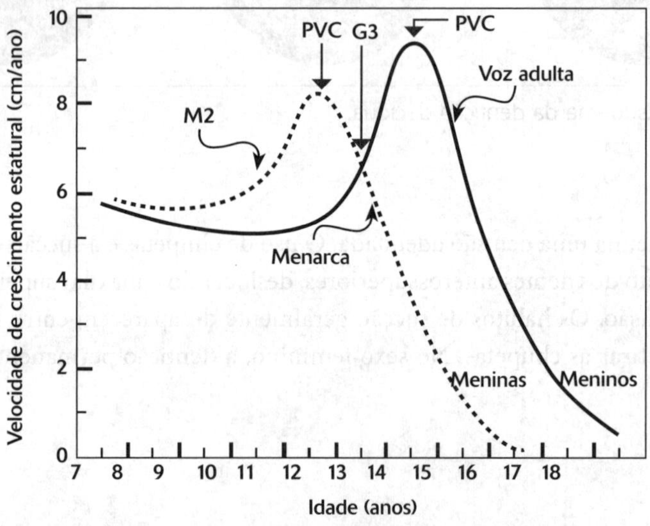

FIGURA 13 Estadiamento puberal segundo Tanner.

G3: testículos no estádio G3; M2: mama no estádio M2; PVC: pico de velocidade de crescimento.

Fonte: Tanner et al.[45]

Tabela 14 Estadiamento do desenvolvimento puberal em meninas

M1	Fase de pré-adolescência. Mama infantil, com elevação da papila.
M2	Mamas em fase de botão: broto mamário. Aumento inicial da glândula mamária, com elevação da aréola e da papila, formando um pequeno montículo saliente. Aumenta o diâmetro da aréola, com modificação da textura.
M3	Maior aumento da mama, sem separação dos contornos.
M4	Projeção da aréola e das papilas para formar montículo secundário por cima da mama.
M5	Mamas com aspecto adulto. O contorno areolar é novamente incorporado ao contorno da mama.
P1	Fase de pré-adolescência. Ausência de pelos púbicos. Pode haver uma leve penugem semelhante à observada na parede abdominal.
P2	Presença de pelos longos, macios, ligeiramente pigmentados ao longo dos grandes lábios.
P3	Pelos mais escuros, encaracolados e grossos, espalhando-se esparsamente pela sínfise púbica.
P4	Pelos do tipo adulto, cobrindo mais densamente a região púbica, mas ainda sem atingir a face interna das coxas.
P5	Pelos do tipo adulto, cobrindo todo o púbis e a virilha.

Tabela 15 Estadiamento do desenvolvimento puberal em meninos

G1	Fase de pré-adolescência. Pênis, testículos e escroto de tamanho e proporções infantis.
G2	Aumento inicial do volume testicular (> 4 mL). A pele escrotal muda de textura e torna-se avermelhada. Aumento mínimo ou ausente do pênis.
G3	Aumento do pênis em comprimento. Maior crescimento dos testículos e do escroto.
G4	Aumento do diâmetro do pênis e da glande e crescimento dos testículos e do escroto, cuja pele escurece.
G5	Desenvolvimento completo da genitália, que assume tamanho e forma de adulto
P1	Fase de pré-adolescência. Ausência de pelos púbicos. Pode haver uma leve penugem semelhante à observada na parede abdominal.
P2	Presença de pelos longos, macios e ligeiramente pigmentados na base do pênis.
P3	Pelos mais escuros, encaracolados e grossos, espalhando-se esparsamente pela sínfise púbica.
P4	Pelos do tipo adulto, cobrindo mais densamente a região púbica, mas ainda sem atingir a face interna das coxas.
P5	Pelos do tipo adulto, estendendo-se até a face interna das coxas.

Fonte: Tanner e Gibbons.[43]

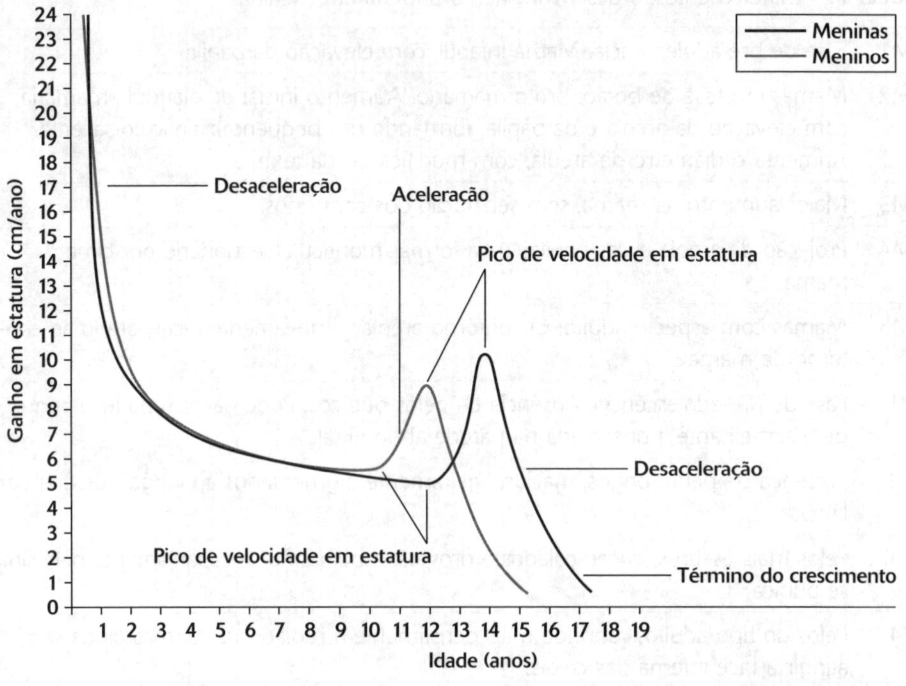

FIGURA 14 Comportamento da velocidade de crescimento estatural em cm/ano em função do estadiamento puberal.

Fonte: Tanner et al.[45]

Vigilância do crescimento

A realização de medidas, sistematizada e cronologicamente determinadas, possibilita o acompanhamento do processo de crescimento e a detecção precoce de situações de risco que possam interferir negativamente na condição nutricional e, consequentemente, na saúde do indivíduo. Recomenda-se que a frequência das medidas seja adequada à VC esperada para cada faixa etária.

Esse acompanhamento é realizado por meio das curvas de crescimento (Anexo 2, Figuras 8, 9, 17 e 18) já existentes e adotadas pelo Ministério da Saúde no Brasil e pela SBP. As curvas de crescimento do National Center for Health Statistics (NCHS), preconizadas pela OMS e adotadas pelo Ministério da Saúde, foram substituídas pelas curvas de crescimento de 2000, após revisão pelo Centers for Disease Control and Prevention (CDC), com modificações importantes para seu uso clínico até 2006, quando o Ministério da Saúde passou a adotar as novas curvas da OMS para crianças e adolescentes entre 5 e 19 anos e para crianças menores de 5 anos de idade, disponíveis no *site* www.who.int/child- growth/software/en/ e www.who.int/growthref/tools/en (ver Anexo A2).

O Ministério da Saúde, por meio do Sistema de Vigilância Alimentar e Nutricional (Sisvan), publicou o material *Orientações para a coleta e análise de dados antropométricos em serviços de saúde: norma técnica*, que pode ser consultado pelo *site*: https://bvsms.saude.gov.br/bvs/publicacoes/orientacoes_coleta_analise_dados_antropometricos.pdf.[46] Essa publicação é dirigida aos serviços de saúde e ressalta a importância da antropometria como método não invasivo, de baixo custo, prático e de fácil aplicação, e apresenta os indicadores antropométricos e a classificação nutricional.

Os indicadores antropométricos mais frequentemente utilizados e padronizados são peso/idade (P/I), estatura/idade (E/I), peso/estatura (P/E) e IMC/idade (IMC/I), expressos na forma de percentis, percentual de adequação ou escore Z (ver Anexo A2, Figuras 4 a 13).

Em condições normais, uma criança segue, com pequenas oscilações, uma linha (percentil) ou um canal de crescimento (espaço entre um percentil e outro), correspondente a um percentil. Por definição, percentil (P) é a frequência acumulada de crianças ou adolescentes que estão abaixo do percentil, e é representado pela área à esquerda da linha vertical que define a porcentagem da população que apresenta exatamente aquele P ou escore Z. O P possibilita classificar uma criança em relação ao grupo. Esse é o seu padrão individual de crescimento. Os valores ideais de crescimento para cada idade cronológica estão no P50, com variação de dois desvios-padrão (P90 – P10), ou pode ser adotado o escore Z, em que o padrão de normalidade é o escore Z 0, com variação de dois desvios-padrão (Z-2 a Z+2 para P/I, E/I e Z-2 a Z+1 para IMC/I).

Cada valor de escore Z apresenta um valor de P correspondente, por isso pode-se converter um valor de escore Z em P e vice-versa, utilizando as fórmulas apropriadas. Assumem-se as equivalências entre P e escores Z conforme apresentado na Figura 15, em uma distribuição normal.

A utilização das curvas de crescimento possibilita, em determinado momento, classificar uma criança em relação aos limites da normalidade; observando-se a evolução do processo de crescimento. Várias medidas por ano produzem uma curva e permitem calcular a VC daquele período.

A criança nascida prematura deve ser avaliada com curvas próprias para seu acompanhamento, considerando-se a idade cronológica (a partir da data do nascimento).[13-15] Após 2021 são usadas as curvas do projeto *Intergrowth-21*,[17] que permite acompanhar a criança prematura até 64 semanas de idade cronológica para depois passar para as curvas da OMS utilizadas para criança a termo. Podem ser acessadas pelo *link* da SBP https://www.sbp.com.br/departamentos/endocrinologia/graficos-de-crescimento/. Se usar as curvas antigas, deve-se fazer a idade corrigida (a partir da idade gestacional), durante os 24 primeiros meses de vida. É preciso ter em conta a continuidade do ajuste da idade gestacional a partir do primeiro dia de vida após 40 semanas até 2 anos, para o peso, e 3 anos de idade corrigida, para o comprimento.[7]

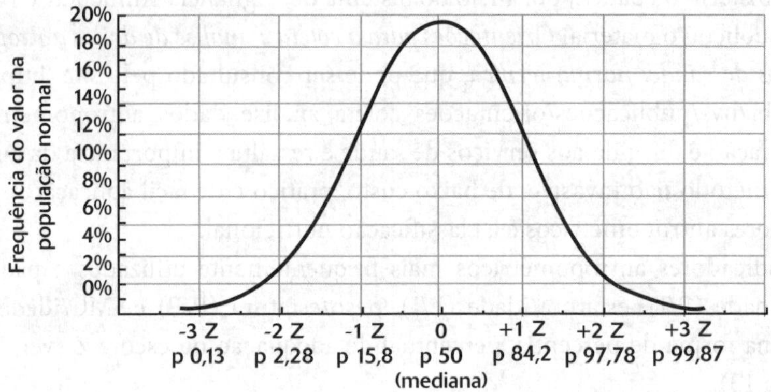

FIGURA 15 Curva de Gauss evidencia as correlações entre percentil e escore Z, sua distribuição ao redor da mediana e a frequência com que esses valores são observados na população normal.

p: percentil correspondente ao escore Z; Z: escore Z (desvios-padrão).

A idade gestacional corrigida (IGC) deve ser calculada acrescentando-se, a cada semana de vida pós-natal, 1 semana a sua idade gestacional. Por exemplo, o recém-nascido de 32 semanas de idade cronológica, após 1 semana de vida, terá 33 semanas de IGC, e, assim, procede-se até a 40ª semana, quando deveria nascer. Depois dessa data, a correção é realizada em meses, o que possibilita a continuidade da avaliação do crescimento e do desenvolvimento de forma adequada. A idade gestacional, então, para uma criança que está com 5 meses e nasceu com 32 semanas (faltando 8 semanas ou 2 meses para 40), é de 40 semanas, e sua idade corrigida (para ser registrada nos gráficos de peso e compri mento) é de 3 meses (5 meses cronológicos – 2 meses).

Outras curvas podem ser acessadas pelo *link* da SBP https://www.sbp.com.br/departamentos/endocrinologia/graficos-de-crescimento/, como para acondroplasia e síndrome de Down.

Síndrome de Down

Para pacientes com síndrome de Down (SD), devem-se utilizar tabelas específicas com curvas apropriadas de acordo com o sexo e a idade, corrigidas para estatura menor e taxas de crescimento mais lentas. Como o peso e o comprimento/estatura são os indicadores mais importantes na avaliação do estado nutricional, as curvas disponíveis para meninos e meninas com SD são referentes a P/I, E/I e IMC/I, abrangendo a faixa etária do nascimento aos 20 anos de idade, segundo as curvas internacionais de

Zemel et al.[47] e segundo as curvas brasileiras de Bertapelli et al.[48] Podem ser acessadas pelo *link* http://www.movimentodown.org.br/wp-content/uploads/2017/03/Curvas-SD-Bertapelli-2-em-1.pdf (Anexo 2, Figuras 19 a 23). As curvas de Zemel e Bertapelli também permitem avaliar o perímetro cefálico de crianças com SD de 0 a 24 meses,[48,49] substituindo as curvas usadas anteriormente, de Cronk et al.[50] e Mustacchi et al.[51] Para a correta avaliação nutricional na SD, ver Capítulo Cuidados nutricionais para a criança com síndrome de Down.

Paralisia cerebral

A paralisia cerebral pode ser definida como uma encefalopatia crônica não evolutiva da infância, adquirida até os 2 anos de idade, cujo problema reside na incapacidade do cérebro de controlar os músculos, acarretando prejuízo motor, que pode estar associado a alterações intelectuais, sensitivas, visuais, auditivas, entre outras. No Brasil, a prevalência estimada é de 30 mil a 40 mil casos novos por ano. As curvas de crescimento, segundo Brooks et al.,[52] são úteis para crianças de 2 a 20 anos, desenvolvidas de acordo com o desempenho motor (GMFCS-IV com ou sem sonda); PI, E/I, IMC/I estão no Anexo 2.

CLASSIFICAÇÃO DO ESTADO NUTRICIONAL ANTROPOMÉTRICO

O acompanhamento sistemático do crescimento e do desenvolvimento infantis é de grande importância, pois corresponde ao monitoramento das condições de saúde e nutrição da criança e do adolescente assistidos. Os índices antropométricos são utilizados como o principal critério desse acompanhamento. A classificação do estado nutricional começou com a classificação de Gomez, Waterlow/Batista, e atualmente são utilizados os parâmetros da OMS/Ministério da Saúde.

Classificação de Gomez

Baseia-se na adequação percentual do peso para a idade para crianças de zero a 2 anos (Tabela 16), classificando o estado nutricional em quatro categorias, segundo o cálculo a seguir:[53]

$$\% \text{ P/I} = \frac{\text{peso observado} \times 100}{\text{peso esperado/idade e sexo (p 50)}}$$

Tabela 16 Classificação de Gomez adequação P/E

Percentagem de adequação do peso normal por idade	Classificação do estado nutricional
Entre 110-91%	Normal ou eutrofia
Entre 90-76%	Desnutrição grau I – DI (leve)
Entre 75-61%	Desnutrição grau II – DII (moderada)
Menos de 60%	Desnutrição grau III – DIII (grave)

Fonte: Gomez.[53]

Classificação de Waterlow/Batista[54,55]

Recomendada para crianças entre 2 e 10 anos de idade. Baseia-se nos índices P/E e E/I (Tabela 17).

$$P/E = \frac{\text{peso encontrado} \times 100}{\text{peso ideal para a estatura observada}}$$

$$E/I = \frac{\text{estatura encontrada} \times 100}{\text{estatura ideal (p 50)}}$$

Tabela 17 Classificação de Waterlow/Batista

	P/E > 90%	P/E < 90%
E/I > 95%	Eutrófico	Desnutrido atual ou agudo (*wasted*)
E/I < 95%	Desnutrido pregresso (*stunted*)	Desnutrido crônico (*wasted and stunted*)

Fonte: Lohman et al.;[41] Slatter e Borner.[42]

Classificação da OMS

Este é o referencial de classificação do estado nutricional antropométrico mais utilizado atualmente, sendo adotado pelo Ministério da Saúde e pela Sociedade Brasileira de Pediatria. A classificação da OMS utiliza curvas e gráficos organizados sob a forma de percentil e/ou escore Z, para a vigilância de parâmetros antropométricos segundo sexo e idade. As medidas corpóreas que podem ser avaliadas e classificadas são peso, estatura, comprimento, circunferências e dobras cutâneas (maiores informações no capítulo 11).

As curvas disponíveis atualmente correspondem à avaliação de P/I, E/I, P/E, IMC/I, PC/I, dobra cutânea tricipital/idade, dobra cutânea subescapular/idade e circunferência do braço/idade. A classificação do estado nutricional é analisada segundo faixas etárias correspondentes. Para crianças de zero a 5 anos incompletos, utilizam-se os índices de P/I, E/I, P/E e IMC/I. Para crianças de 5 a 10 anos incompletos, os índices de P/I, E/I e IMC/I. Para adolescentes até 19 anos, os índices de IMC/I e E/I. As curvas de perímetro cefálico são para crianças desde o nascimento até os 5 anos. Já as curvas de dobras cutâneas e circunferência do braço abrangem a faixa etária de 3 meses a 5 anos.

O diagnóstico da condição nutricional de crianças e adolescentes, com base na distribuição em percentis ou escore Z, conforme a classificação da OMS, está apresentado nas Tabelas 16 e 17. Também é possível obter as referidas curvas e gráficos já traduzidos para o português[56,57] no *site* https://www.who.int/tools/child-growth-standards/standards ou no *site* da SBP https://www.sbp.com.br/departamentos/endocrinologia/graficos-de-crescimento . Se necessário, podem ser utilizados programas (*softwares*) para o cálculo dos índices antropométricos em percentis e escore Z, disponíveis para serem consultados no documento da SBP (https://www.sbp.com.br/fileadmin/user_upload/22066E-GPA_-_Avaliacao_Crescimento_Infantil.pdf) *Avaliação do crescimento infantil – entendendo o Anthro e Anthro plus.*[58]

- WHO Anthro and macros (versão 3.2.2, January 2011), para a faixa etária de 0 a 5 anos, disponível em: https://www.who.int/toolkits/child-growth-standards/software.
- WHO AnthroPlus (5 a 19 anos), disponível em: https://www.who.int/tools/growth-reference-data-for-5to19-years/application-tools.

Para os adolescentes, recomenda-se a utilização do IMC associado à avaliação de E/I e estadiamento puberal de acordo com o método de Tanner.

$$\text{IMC} = \text{peso}/\text{estatura}^2$$

Em 2009, a OMS e o Fundo das Nações Unidas para a Infância (Unicef) recomendaram como critérios diagnósticos para desnutrição aguda grave (SAM – *severe acute malnutrition*) em crianças de 6 a 60 meses de idade o uso dos seguintes parâmetros: peso para a estatura < –3 DP (pelo referencial OMS-2006), circunferência do braço (MUAC – *mid-upper arm circumference*) < 115 mm e/ou a presença de edema bilateral como sinal clínico. Os dois últimos critérios são muito úteis, por exemplo, para situações em que as condições ambientais são bastante adversas para a verificação adequada do peso e da estatura.[8,59]

Após a verificação das medidas antropométricas da criança ou adolescente por técnica padronizada, o profissional de saúde deve estar apto para o uso dos índices antropométricos. Destes, os mais amplamente usados, recomendados pela OMS e adotados pelo MS e pela SBP, na avaliação do estado nutricional de acordo com a faixa etária da criança e adolescente, estão na Tabela 18.

Tabela 18 Indicadores antropométricos utilizados de acordo com idade

Crianças de 0 a 5 anos incompletos	Crianças de 5 a 10 anos incompletos	Adolescentes (10 a 19 anos)
Peso para a idade	Peso para a idade	–
Peso para a estatura	–	–
IMC para a idade	IMC para a idade	IMC para a idade
Estatura para a idade	Estatura para idade	Estatura para a idade

IMC: índice de massa corpórea.
Fonte: SBP;[8] Brasil.[60]

Os pontos de corte para a avaliação do estado antropométrico de crianças e adolescentes segundo cada índice e a nomenclatura adotada para cada faixa de percentil ou escore Z seguem a recomendação da OMS, e podem ser observados na Tabela 19.

AVALIAÇÃO BIOQUÍMICA

A avaliação bioquímica ou laboratorial é imprescindível e pode auxiliar na monitoração do estado nutricional e na caracterização ou diagnóstico de uma deficiência nutricional específica em crianças e adolescentes.

Dosagem de proteínas plasmáticas

As proteínas plasmáticas sofrem queda em resposta ao estresse metabólico ou aumentam com a simples resolução do processo. As proteínas, como pré-albumina e proteína ligada ao retinol, apresentam maior sensibilidade para avaliação nutricional, mas são influenciadas pelos níveis de vitamina A e zinco. Na fase aguda, a albumina e a transferrina sofrem redução de seus níveis quando em estresse ou agressões (traumáticas, inflamatórias e infecciosas) e podem ser úteis se acompanhadas pela dosagem da proteína C-reativa, a qual estará elevada no estresse, como parâmetro da resposta inflamatória. A Tabela 21 mostra a resposta dos biomarcadores na fase aguda da resposta inflamatória. A Tabela 22 mostra os níveis de albumina sérica e gravidade clínica para crianças maiores de 1 ano, e a Tabela 23, os valores considerados normais.

Tabela 19 Classificação do estado nutricional (0 a 10 anos) segundo a OMS, modificada

Valores críticos		Índices antropométricos						
		Crianças de 0 a 5 anos incompletos				Crianças de 5 a 10 anos incompletos		
		Peso para idade	**Peso para estatura**	**IMC para idade**	**Estatura para idade**	**Peso para idade**	**IMC para idade**	**Estatura para idade**
< Percentil 0,1	< Escore Z −3	Muito baixo peso para a idade	Magreza acentuada	Magreza acentuada	Muito baixa estatura para a idade	Muito baixo peso para a idade	Magreza acentuada	Muito baixa estatura para a idade
≥ Percentil 0,1 e < percentil 3	≥ Escore Z −3 e < escore Z −2	Baixo peso para a idade	Magreza	Magreza	Baixa estatura para a idade	Baixo peso para a idade	Magreza	Baixa estatura para a idade
≥ Percentil 3 e < percentil 15	≥ Escore Z −2 e < escore Z −1	Peso adequado para a idade	Eutrofia	Eutrofia	Estatura adequada para a idade	Peso adequado para a idade	Eutrofia	Estatura adequada para a idade
≥ Percentil 15 e ≤ percentil 85	≥ Escore Z −1 e ≤ escore Z +1							
> Percentil 85 e ≤ percentil 97	> Escore Z +1 e ≤ escore Z +2		Risco de sobrepeso	Risco de sobrepeso			Sobrepeso	
> Percentil 97 e ≤ percentil 99,9	> Escore Z +2 e ≤ escore Z +3	Peso elevado para a idade	Sobrepeso	Sobrepeso		Peso elevado para a idade	Obesidade	
> Percentil 99,9	> Escore Z +3		Obesidade	Obesidade			Obesidade grave	

Fonte: SBP;[8] Brasil.[60]

Tabela 20 Classificação do estado nutricional de adolescentes segundo a OMS

Valores críticos		Índices antropométricos para adolescentes	
		IMC/I	**E/I**
< Percentil 0,1	< Escore Z −3	Magreza acentuada	Muito baixa estatura para a idade
> Percentil 0,1 e < percentil 3	≥ Escore Z −3 e < escore Z −2	Magreza	Baixa estatura para a idade
≥ Percentil 3 e < percentil 15	≥ Escore Z −2 e < escore Z −1	Eutrofia	Estatura adequada para a idade
≥ Percentil 15 e ≤ percentil 85	≥ Escore Z −1 e ≤ escore Z +1		
> Percentil 85 e ≤ percentil 97	> Escore Z +1 e ≤ escore Z +2	Sobrepeso	
> Percentil 97 e ≤ percentil 99,9	> Escore Z +2 e ≤ escore Z +3	Obesidade	
> Percentil 99,9	> Escore Z +3	Obesidade grave	

IMC: índice de massa corpórea.
Fonte: SBP;[8] WHO.[59]

Tabela 21 Proteínas séricas que aumentam e diminuem na fase aguda da resposta inflamatória

Proteínas que aumentam (fase aguda positiva)	Proteínas que diminuem (fase aguda negativa)
Proteína C-reativa	Albumina
Alfa-1-antitripsina	Pré-albumina
Complemento C3	Proteína transportadora do retinol
Ferritina	Transferrina
Fibrinogênio	Globulina ligada à tiroxina

Fonte: SBP.[8]

Tabela 22 Níveis de albumina sérica e gravidade clínica para crianças maiores de 1 ano

Gravidade	Valor sérico de albumina (g/dL)
Depleção leve	3,2-2,8
Depleção moderada	2,7-2,1
Depleção grave	< 2,1

Fonte: Koletzko.[61]

Tabela 23 Proteínas séricas que podem ser utilizadas na avaliação nutricional

Exame	Meia-vida	Valores normais	Considerações
Albumina	18-20 dias	Pré-termo: 25-4,5 g/dL Termo: 2,5-5 g/dL 1-3 meses: 3-4,2 g/dL 3-12 meses: 2,7-5 g/dL > 1 ano: 3,2-5 g/dL	↓ Resposta na fase aguda (infecção, inflamação, trauma). ↓ Disfunção hepática, renal, enteropatia perdedora de proteína. Alterada pela hidratação.
Pré-albumina	2-3 dias	20-50 mg/dL	↓ Disfunção hepática, fibrose cística, hipertireoidismo, infecção e trauma.
Transferrina	8-9 dias	180-260 mg/dL	↓ Inflamação, disfunção hepática. ↑ Deficiência de ferro. Alterada pela hidratação.
Proteína transportadora de retinol	12 horas	30-40 mcg/mL	↓ Disfunção hepática, deficiência de zinco e vitamina A, infecção. ↑ Doença renal.

Fonte: SBP.[8]

Avaliação imunológica

A utilização de testes de hipersensibilidade cutânea tardia para avaliação nutricional em pacientes graves hospitalizados, com doença de base ou uso de medicamentos que interfiram na resposta imunológica, tem valor limitado e baixas especificidade e sensibilidade.

A contagem de linfócitos circulantes pode ser analisada da seguinte forma:

- Valores aceitáveis: acima de 1.200 células/mm^3.
- Valores moderadamente reduzidos: entre 800 e 1.200 células/mm^3.
- Valores reduzidos: abaixo de 800 células/mm^3.

Análises bioquímicas

As dosagens iniciais devem incluir hemoglobina, glicemia de jejum, lipidograma (colesterol total e frações e triglicérides), proteína total e frações, cálcio, fósforo, potássio e magnésio e fosfatase alcalina. Devem ser evitadas coletas de sangue desnecessárias, que espoliam o paciente e pouco acrescentam no acompanhamento nutricional.

As dosagens de albumina e de fósforo têm sido consideradas um bom indicador de morbimortalidade em crianças hospitalizadas. Em casos selecionados, a avaliação pode se estender para dosagem de vitaminas, oligoelementos, homocisteína, exames de função hepática (fosfatase alcalina, AST, ALT, gama GT, bilirrubinas) e exames de função renal (ureia, creatinina, ácido úrico), colesterol total e frações e triglicérides.

As alterações das dosagens bioquímicas de vitaminas e oligoelementos antecedem o aparecimento dos sinais clínicos de carência e excesso em crianças e adolescentes. A Tabela 24 mostra os testes laboratoriais que podem ser utilizados para avaliação nutricional. Na Tabela 25 estão os indicadores bioquímicos utilizados para abordagem de anemia e deficiência de ferro. Já na Tabela 26 são apresentados os indicadores bioquímicos subsidiários para avaliação de crianças e adolescentes obesos.

Tabela 24 Indicadores séricos bioquímicos e valores considerados normais utilizados para avaliação nutricional

Exame	Valores normais	Considerações
Retinol plasmático	> 1,05 mcmol/L	↓ Disfunção hepática e deficiência de zinco
Zinco plasmático	> 70 mcg/dL	↓ Hipoalbuminemia
Vitamina E sérica	< 11 anos: 7-35 mcmol/L > 11 anos: 14-42 mcmol/L	Influenciada pelo perfil lipídico (realizar ajuste de vitamina E: colesterol + triglicérides)
Vitamina D (25-OH plasmático)	Verão: 15-80 mcg/dL Inverno: 14-42 mcg/dL	↓ Utilização de medicamentos anticonvulsivantes
Vitamina C plasmática	22,7-85,2 mcmol/L	
Vitamina B12	147-616 pmol/L	↓ Utilização de fenitoína, inibidores de bomba de prótons, neomicina e na deficiência de folato
Vitamina B6 (piridoxina no plasma)	14,6-72,8 nmol/L	↓ Utilização de isoniazida
Folato sérico	Neonatos: 11-147 nmol/L Lactentes: 34-125 nmol/L 2-16 anos: 11-48 nmol/L > 16 anos: 7-45 nmol/L	Metotrexato, fenitoína e sulfassalazina antagonizam a utilização do folato
Cálcio total	8-10,5 mg/dL	Não reflete de forma direta os estoques corpóreos e está ↓ na hipoalbuminemia
Cálcio ionizável	1,2-1,37 mmol/L	

(continua)

Tabela 24 Indicadores séricos bioquímicos e valores considerados normais utilizados para avaliação nutricional (*continuação*)

Exame	Valores normais	Considerações
Fósforo	4-7 mg/dL	Sofre queda importante na "síndrome de realimentação", que pode acontecer em crianças com desnutrição no início da terapia nutricional
Magnésio sérico	1,8-2,5 mg/dL	↓ Na presença de hipoalbuminemia
Fosfatase alcalina	250-950 UI/L	Marcador do metabolismo de cálcio
Homocisteína	5-15 mmol/L	↑ Na deficiência de vitamina B12, B6 e ácido fólico.

Fonte: SBP, 2012;[20] Koletzko, 2008.[45]

Tabela 25 Indicadores bioquímicos utilizados para abordagem de anemia e/ou deficiência de ferro

Exame laboratorial	Valores	Descrição
Hemoglobina (mg/dL)	< 11	Indicativo de anemia
Hematócrito (%)	< 33	Indicativo de anemia
Volume corpuscular médio (VCM) (fL)	< 75 > 95	Indicativo de anemia microcítica Indicativo de anemia macrocítica
Hemoglobina corpuscular média (HCM) (g/dL)	< 28 > 34	Indicativo de anemia hipocrômica Indicativo de anemia hipercrômica
Índice de saturação de transferrina (%)	< 12	Depleção do ferro funcional
Capacidade de ligação do ferro total (mcg/dL)	< 200	Indicativo da presença de doença infecciosa e/ou inflamatória
Ferritina (ng/mL)	< 12	Depleção dos estoques de ferro
Receptor de transferrina (nmol/L)	> 28	Depleção de ferro funcional
Ferro sérico (mcg/dL)	< 40	Indicativo de anemia, infecções, fluxo menstrual intenso, hemorragias

Fonte: SBP.[8,62]

Tabela 26 Indicadores bioquímicos subsidiários para avaliação de crianças e adolescentes obesos

Exame		**Valores de referência**	**Interpretação dos valores laboratoriais**
Glicemia de jejum (jejum mínimo de 8 horas e máximo de 12 horas)[47]		< 100 mg/dL	Adequado
		100-126 mg/dL	Duvidoso (ampliar a investigação com TTOG)
		≥ 126 mg/dL	Diabetes melito
TTOG 2 h após 75 g de glicose[47]		< 140	Adequado
		≥ 140 a < 200	Aumentada – Intolerância à glicose
		≥ 200	Diabetes melito
Glicemia casual*[47]		≥ 200	Diabetes melito
Perfil lipídico (jejum de 12 horas)[48]	Colesterol total	< 150 mg/dL	Desejável
		150-169 mg/dL	Limítrofe
		≥ 170 mg/dL	Aumentado
	LDL-colesterol	< 100 mg/dL	Desejável
		100-129 mg/dL	Limítrofe
		≥ 130 mg/dL	Aumentado
	NHDL-colesterol	< 123 mg/dL	Desejável
		123-143 mg/dL	Limítrofe
		> 144 mg/dL	Aumentado
	HDL-colesterol	≥ 45 mg/dL	Desejável
		40-45	Limítrofe
		< 40	Diminuído
	Triglicérides	< 100 mg/dL	Desejável
		100-129 mg/dL	Limítrofe
		≥ 130 mg/dL	Aumentado
ALT ou TGP[48]		< 40 U/L	Há alguns estudos que propõem valores inferiores, em especial para crianças. O acompanhamento longitudinal desses valores nestes pacientes é importante. Valores aumentados podem indicar doença hepática gordurosa não alcoólica, intoxicação.

(continua)

Tabela 26 Indicadores bioquímicos subsidiários para avaliação de crianças e adolescentes obesos (*continuação*)

Exame	Valores de referência	Interpretação dos valores laboratoriais
AST ou TGO	< 40 U/L	É produzida no fígado e está presente também no coração, músculos, rim e cérebro, portanto não é específica para diagnóstico de problemas hepáticos. Valores aumentados podem indicar doença hepática gordurosa não alcoólica, intoxicação.

ALT: alanina aminotransferase; TGP: transaminase glutâmico-pirúvica; TTOG: teste de tolerância oral à glicose.

* Glicemia plasmática casual é aquela realizada a qualquer hora do dia, sem observar o intervalo desde a última refeição. Deve ser confirmada.

Fonte: SBP;[63] Perfil lipídico: adaptado de Expert Panel, 2011;[64] Jacobson et al.;[65] Radaelli et al.;[66] Faludi et al.[67] Genovesi et al.;[68] Precoma et al.[69]

A Associação Americana de Diabetes (ADA)[70] define como glicemia de jejum alterada quando os valores estão entre 100 e 125 mg/dL e como intolerância à glicose quando a glicemia 2 horas após sobrecarga oral de glicose fica entre 140 e 199 mg/dL. O jejum é definido como ausência de ingestão calórica por pelo menos 8 horas. Os níveis de hemoglobina glicada (ou HbA1c) mostram a média da glicemia nos últimos 3 meses, que deve ser menor que 5,7%. Alguns estudos questionam a validade da HbA1C na população pediátrica, especialmente entre certas etnias, e sugerem teste de tolerância oral à glicose (TOTG) ou glicose plasmática de jejum (GJ) como testes diagnósticos mais adequados.

Tabela 27 Critérios laboratoriais para diagnóstico de DM2 e pré-diabete

Critérios	Normal	Pré-DM	DM2
Glicemia de jejum (mg/dL)*	< 100	100-125	> 125
Glicemia 2 horas após TOTG (mg/dL)**	< 140	140-199	> 199
HbA1c(%)	< 5,7	5,7-6,4	> 6,4

DM2: diabetes tipo 2; GJ: glicemia de jejum; HbA1c: hemoglobina glicada; TOTG: teste de tolerância oral à glicose.

* Considera-se jejum a cessação de ingestão calórica por ≥ 8 horas.

** Carga oral equivalente a 75 g de glicose anidra diluída em água.

Fonte SBP;[8] ADA;[70] SBD.[71]

Testes cutâneos

A resposta do sistema imunológico pode ser um indicador do estado nutricional. A administração de antígenos cutâneos, como PPD (Mantoux®), estreptoquinas/estreptodornase 1:1.000 (Viradase®, Lederle®), cândida 1:1.000 (Hollister-S Lab®) e caxumba (Lilly), quando não acompanhados por reações de igual magnitude, pode ser indica tivo de comprometimento do estado nutricional. Esses testes devem ser avaliados de acordo com o comprometimento do estado nutricional/imunológico e com o uso de medicamentos que interferem na resposta imune.

CONSIDERAÇÕES FINAIS

A avaliação nutrológica completa, na qual é possível associar a avaliação antropométrica com a avaliação clínica, bioquímica e do consumo alimentar, enriquece o diagnóstico do estado nutricional da criança e do adolescente em situações de saúde e doença, contribui para a interpretação correta das necessidades nutricionais e permite uma prescrição dietética personalizada, levando em conta a condição clínica do paciente.

REFERÊNCIAS BIBLIOGRÁFICAS

1. Sociedade Brasileira de Pediatria (SBP). Avaliação nutrológica no consultório. Guia prático de atualização. Departamento Científico de Nutrologia. São Paulo: SBP; 2016. Disponível em: https://www.sbp.com.br/fileadmin/user_upload/Nutrologia-GuiaPratico_AvalNutrol_Consultorio-retificado20dez16.compressed.pdf. Acesso em: jan. 2023.
2. Conselho Federal de Nutricionistas (CFN). Resolução CFN n. 600, de 25 de fevereiro de 2018. Brasília, DF, 2018.
3. Gluckman PD, Hanson MA, Buklijas T. A conceptual framework for the developmental origins of health and disease. J Develop Origins Health Dis. 2010;1(1):6-18.
4. Laphm AS, Lillycrop KA, Burdge GC, Gluckman PD, Hanson MA, Godfrey KM. Epigenetic approaches to control obesity. In: Tollefsbol T (ed.). Epigenetics in human disease. Kidlington: Academic Press; 2012. p.297-320.
5. Godfrey KM, Sheppard A, Gluckman PD, Lillycrop KA, Burdge GC, McLean C, et al. Epigenetic gene promoter methylation at birth is associated with child's later adiposity. Diabetes. 2011;60(5): 1528-34.
6. Gabbard CP. Lifelong motor development. 3rd ed. Boston: Allyn & Bacon; 2000.
7. Marcondes E, Okay Y, Costa Vaz FA, Ramos JLA (orgs.). Pediatria básica. 9ª ed. São Paulo: Sarvier; 2002.
8. Sociedade Brasileira de Pediatria (SBP). Departamento Científico de Nutrologia. Manual de avaliação nutricional. 2ª ed. atual. São Paulo, 2021 Disponível em: https://www.sbp.com.br/fileadmin/user_upload/_22962f-ManAval_Nutricional_-_2Ed_Atualizada_SITE.pdf. Acesso em: jan. 2022.
9. Capurro H, Korichzky S, Fonseca O, Caldeiro-Barcia R. A simplified method for diagnosis of gestational age in the newborn enfant. J Pediatr. 1978;93:120-2.

10. Tavares EC, Rego MAS. Prematuridade e retardo de crescimento. In: Lopez FA, Campos Jr. D (eds.). Tratado de pediatria – Sociedade Brasileira de Pediatria. Barueri: Manole; 2007.
11. Ballard JL, Novak KK, Driver M. A simplified score for assessment of fetal maturation of newly born infants. J Pediatr. 1979;95:769-74.
12. Constantine NA, Kraemer HC, Kendalltackett KA, Benett FC, Tyson JE, Gross R. Use of physical and neurologic observations in assessment of gestational age in low birth weight infants. J Pediatr. 1987;110:921-8.
13. Battaglia FC, Lubchenco LO. A practical classification of newborn infants by weight and gestational age. J Pediatr. 1967;71(2):159-63.
14. Fenton TR, Kim JH. A systematic review and meta-analysis to revise the Fenton growth chart for preterm infants. BMC Pediatr. 2013;13:59.
15. Olsen IE, Lawson ML, Ferguson AN, Cantrell R, Grabich SC, Zemel BS, et al. BMI curves for preterm infants. Pediatrics. 2015;135(3).
16. Papageorghiou AT, Ohuma EO, Altman DG, Todros T, Cheikh Ismail L, Lambert A, et al. International standards for fetal growth based on serial ultrasound measurements: the Fetal growth longitudinal study of the Intergrowth-21st Project. Lancet. 2014;384(9946):869-79. Erratum in: Lancet. 2014;384(9950):1264.
17. Villar J, Giuliani F, Bhutta ZA, Bertino E, Ohuma EO, Ismail LC, et al.; International Fetal and Newborn Growth Consortium for the 21(st) Century (Intergrowth-21(st)). Postnatal growth standards for preterm infants: the Preterm postnatal follow-up study of the Intergrowth-21(st) Project. Lancet Glob Health. 2015;3(11):e681-91.
18. World Health Organization (WHO). WHO child growth standards: length/height-for-age, weight-for-age, weight-for-length, weight-for-height and body mass index-for-age. Methods and development. WHO (nonserial publication). Genebra: WHO; 2006. Disponível em: www.who.int/childgrowth/en/. Acesso em: fev. 2016.
19. Murahovschi J. Pediatria: diagnóstico e tratamento. 5ª ed. São Paulo: Sarvier; 1994.
20. Ricco RG, Del Ciampo LA, Almeida CAN. Puericultura: princípios e práticas – atenção integral à saúde da criança. São Paulo: Atheneu; 2000.
21. Weffort VRS, et al. Avaliação do estado nutricional. In: Campos Jr D, Burns D (orgs.). Tratado de pediatria – Sociedade Brasileira de Pediatria. 3ª ed. Barueri: Manole; 2014.
22. Osterkamp LK. Current perspective on assessment of human body proportions of relevance to amputees. J Am Diet Assoc. 1995;95(2):215-8.
23. Sociedade Brasileira de Pediatria (SBP). avaliação nutrológica da criança hospitalizada. Guia prático de atualização. Departamento Científico de Nutrologia. São Paulo: SBP; 2017. Disponível em: https://www.sbp.com.br/fileadmin/user_upload/publicacoes/Nutrologia-AvalNutrol-Criana-Hospitalizada.pdf. Acesso em: jan. 2023.
24. Stevenson RD. Use of segmental measures to estimate stature in children with cerebral palsy. Arch Peediatr Adoles Med. 1995;149:658-62.
25. Weffort VRS, Lopes LA. Avaliação antropométrica e nutricional. In: Weffort VRS, Lamounier JA. Nutrição na infância: da neonatologia à adolescência. Barueri: Manole; 2009.
26. Monte O, Longui CA, Calliari LEP. Endocrinologia para o pediatra. 2ª ed. São Paulo: Atheneu; 1998.
27. Tanner JM. The use and abuse of growth standards. In: Falkner F, Tanner JM (eds.). Human growth. 2ª ed. New York: Plenum Press; 1986. p.95-112.
28. McCarthy HD, Cole TJ, Fry T, Jebb SA, Prentice AM. Body fat reference curves for children. Int J Obes (Lond). 2006;30(4):598-602.
29. World Health Organization (WHO). Physical status: the use and interpretation of anthropometry. Genebra, 1995. (Report of a WHO Expert Committe. WHO Technical Report Series, n. 854.)
30. Freedman DS, Serdula MK, Srinivasan SR, Berenson GS. Relation of circumference and skinfold thicknesses to lipid and insulin concentrations in children and adolescents: the Bogalusa Heart Study. Am J Clin Nutr. 1999;69:308-17.

31. Beraldo RA, Vassimon HS, Navarro AM, Foss-Freitas MC. Development of predictive equations for total and segmental body fat in HIV-seropositive patients. Nutrition. 2015;31(1):127-31.
32. Ferretti R de L, Cintra I de P, Passos MAZ, Ferrari GLM, Fisberg M. Elevated neck circumference and associated factors in adolescentes. BMC Public Health. 2015;15:208. Disponível em: www.biomedcentral.com/1471-2458/15/208. Acesso em: fev. 2016.
33. Silva CC, Zambon MP, Vasques ANJ, Rodrigues AMB, Camilo DF, Antonio MG, et al. Circunferência do pescoço como um novo indicador antropométrico para predição de resistência à insulina e componentes da síndrome metabólica em adolescentes: Brazilian metabolic syndrome study. Rev Paul Pediatr. 2014;32(2):221-9.
34. NCHS - Nacional Center for Health Statistics - Vital and Health Statistics Series 11, n. 238, 1976-1980.
35. Frisancho AR. Anthropometric standards for the assessment of growth and nutricional status. Ann Arbor: University of Michigan Press; 1990.
36. Associação Médica Brasileira (AMB). Projeto diretrizes. Utilização da bioimpedância para avaliação da massa corpórea. 2009.
37. Neves FS, Leandro DA, Silva FA, Netto MP, Oliveira RM, Cândido AP. Evaluation of the predictive capacity of vertical segmental tetrapolar bioimpedance for excess weight detection in adolescents. J Pediatr (Rio J). 2015 Nov-Dec;91(6):551-9.
38. Sociedade Brasileira de Pediatria (SBP). Obesidade na infância e adolescência. 3ª ed. Departamento Científico de Nutrologia. São Paulo: SBP; 2019.
39. Pileggi VN, Monteiro JP, Margutti AVB, Camelo Jr JS. Prevalence of child malnutrition at a university hospital using the World Health Organization criteria and bioelectrical impedance data. Braz J Med Biol Res. 2016;49(3).
40. Bolanowski M, Nilsson BE. Assessment of human body composition using dual energy X-ray absorptiometry and bioelectrical impedance analysis. Med Sci Monit. 2001;7(5):1029-33.
41. Lohman TG, Harris M, Teixeira PJ, Weiss L. Assessing body composition and changes in body composition. Another look at dual energy X-ray absorptiomentry. Ann N Y Acad Sci. 2000; 904: 45-54.
42. Slater EC, Borner WD., Jr The effect of fluoride on the succinic oxidase system. Biochem J. 1952 Oct;52(2):185-96.
43. Tanner JM, Gibbons RD. A computerized image analysis system for estimating Tanner-Whitehouse 2 bone age. Horm Res. 1994;42(6):282-7.
44. Tanner JM. Growth at adolescence. 2nd ed. Oxford: Blackwell; 1962.
45. Tanner JM, Whitehouse R, Cameron N, Marshall W, Healy M, Goldstein H. Assessment of skeletal maturity and prediction of adult height (TW2 Method). New York: Academic Press; 1983
46. Brasil. Ministério da Saúde. Secretaria de Atenção à Saúde. Departamento de Atenção Básica. Coordenação-Geral de Alimentação e Nutrição. Orientações para a coleta e análise de dados antropométricos em serviços de saúde: Norma Técnica do Sistema de Vigilância Alimentar e Nutricional - Sisvan. Brasília: Ministério da Saúde; 2011. Disponível em: http://189.28.128.100/dab/docs/portaldab/publicacoes/orientacoes_coleta_analise_dados_ antropometricos.pdf. Acesso em: fev. 2016.
47. Zemel BS, Pipan M, Stallings VA, Hall W, Schadt K, Freedman DS, et al. Growth charts for children with Down syndrome in the United States. Pediatrics. 2015 Nov 1;136(5):e1204-11.
48. Bertapelli F, Agiovlasitis S, Machado MR, do Val Roso R, Guerra-Junior G. Growth charts for Brazilian children with Down syndrome: birth to 20 years of age. J Epidemiol. 2017A Jun;27(6): 265-73.
49. Bertapelli F, Machado MR, Roso RD, Guerra-Júnior G. Body mass index reference charts for individuals with Down syndrome aged 2-18 years. J Pediatr (Rio J). 2017B Jan-Feb;93(1):94-9.
50. Cronk C, Crocker AC, Pueschel SM, Shea AM, Zackai E, Pickens G, et al. Growth charts for children with Down syndrome: 1 month to 18 years of age. Pediatrics. 1988;81(1):102-10.

51. Mustacchi Z. Curvas padrão pôndero-estatural de portadores de síndrome de Down: procedentes da região urbana da cidade de São Paulo [Tese de doutorado.]. São Paulo: Faculdade de Ciências Farmacológicas, Área de Análises Clínicas, Toxicologia e Bioquímica, Universidade de São Paulo; 2001.
52. Brooks J, Day S, Shavelle R, Strauss D. Low weight, morbidity, and mortality in children with cerebral palsy: new clinical growth charts. Pediatrics. 2011;128:299-307. Disponível em: https://www.lifeexpectancy.org/articles/newgrowthcharts.shtml. Acesso em: jan. 2023.
53. Gomez F. Desnutrición. Bol Med Hosp Inf Mex. 1946;3(4):543-51.
54. Waterlow JC. Classification and definition of protein caloric malnutrition. WHO Monograph no 62. Genebra: WHO; 1976. p.530-55.
55. Batista Filho M. Nomenclatura e classificação da desnutrição: 1ª parte. J Pediatr. 1976;41:45-51.
56. WHO Multicentre Growth Reference Study Group. WHO Child Growth Standards: length/height-for-age, weight-for-age, weight-for-length weight-for-height and body mass index-for-age: Methods and development. Genebra: WHO; 2006 .
57. Victora CG, Araújo CL, Onis M. Uma nova curva de crescimento para o século XXI. Disponível: em: http://189.28.128.100/nutricao/docs/geral/nova_curva_cresc_sec_xxi.pdf. Acesso em: jan. 2023.
58. Sociedade Brasileira de Pediatria (SBP). Departamento Científico de Nutrologia. Guia prático de atualização. Avaliação do crescimento infantil – entendendo o WHO Anthro e o WHO Anthro Plus. Disponível em https://www.sbp.com.br/fileadmin/user_upload/22066E-GPA_-_Avaliacao_Crescimento_Infantil.pdf. Acesso em: jan. 2023.
59. World Health Organization (WHO). Anthro for personal computers, version 3.2.2, 2011: Software for assessing growth and development of the world's children. Geneva: WHO; 2010. Disponível em: http://www.who. int/childgrowth/software/en; WHO AnthroPlus for personal computers Manual: Software for assessing growth of the world's children and adolescents. Geneva: WHO; 2009. Disponível em: http://www.who.int/growthref/ tools/en/. Acesso em: jan. 2023.
60. Brasil. Ministério da Saúde. Secretaria de Atenção à Saúde. Departamento de Atenção Básica. Orientações para a coleta e análise de dados antropométricos em serviços de saúde: Norma Técnica do Sistema de Vigilância Alimentar e Nutricional – Sisvan. Brasília: Ministério da Saúde; 2011. Disponível em: http://bvsms.saude.gov.br/bvs/publicacoes/orientacoes_coleta_analise_dados_antropometricos.pdf. Acesso em: jan. 2023.
61. Koletzko B. Pediatric nutrition in practice. Switzerland: Karger; 2008.
62. Sociedade Brasileira de Pediatria (SBP). Consenso sobre anemia ferropriva: atualizações. Destaques 2021. Disponível em: https://www.sbp.com.br/fileadmin/user_upload/23172d-Diretrizes-Consenso_sobre_Anemia_Ferropriva-OK.pdf. Acesso em: jan. 2023.
63. Sociedade Brasileira de Pediatria (SBP). Departamento de Endocrinologia. Guia prático de atualização. Dislipidemia da criança e adolescente – orientações para o pediatria. Disponível em: https://www.sbp.com.br/fileadmin/user_upload/22336c-GPA_-_Dislipidemia_Crianca_e_Adoles.pdf. Acesso em: jan. 2023.
64. Expert Panel on Integrated Guidelines for Cardiovascular Health and Risk Reduction in Children and Adolescents: Summary Report. Pediatrics. 2011;128(Suppl 5):S213-56.
65. Jacobson TA, Maki KC, Orringer CE, Jones PH, Kris-Etherton P, Sikand G, et al. National lipid association recommendations for patient-centered management of dyslipidemia: Part 2. J Clin Lipidol. 2015;9(6 Suppl):S1-122.e1.
66. Radaelli G, Sausen G, Cesa CC, Portal VL, Pellanda LC. Secondary dyslipidemia in obese children: is there evidence for pharmacological treatment? Arq Bras Cardiol. 2018;111(3):356-61.
67. Faludi AA, Izar MCO, Saraiva JFK, Chacra APM, Bianco HT, Afiune na, et al. Atualização da Diretriz Brasileira de Dislipidemias e Prevenção da Aterosclerose. Arq Bras Cardiol. 2017;109(2 Supl 1):1-76.
68. Genovesi S, Giussani M, Orlando A, Battaglino MG, Nava E, Parati G. Prevention of cardiovascular diseases in children and adolescents. High Blood Press Cardiovasc Prev. 2019;26(3):191-7.

69. Precoma DB, Oliveira GMM, Simao AF, Dutra OP, Coelho OR, Izar com, et al. Updated cardiovascular prevention guideline of the Brazilian Society of Cardiology – 2019. Arq Bras Cardiol. 2019;113(4):787-891.
70. American Diabetes Association. Classification and diagnosis of diabetes: Standards of Medical Care in Diabetes – 2021. Diabetes Care 2021;44(Suppl. 1):S15-S33. Disponível em: https://diabetesjournals.org/care/article/44/Supplement_1/S15/30859/2-Classification-and-Diagnosis-of-Diabetes. Acesso em: jan. 2023.
71. Sociedade Brasileira de Diabetes (SBD). Cobas R, Rodacki M, Giacaglia L, Calliari L, Noronha R, Valerio C, et al. Diagnóstico do diabetes e rastreamento do diabetes tipo 2. Diretriz Oficial da Sociedade Brasileira de Diabetes (2022). Disponível em: https://diretriz.diabetes.org.br/diagnostico-e-rastreamento-do-diabetes-tipo-2/. Acesso em: jan. 2023.

14 Semiologia nutrológica

Virgínia Resende Silva Weffort
Joel Alves Lamounier

INTRODUÇÃO

Os principais elementos para um bom diagnóstico são representados pela anamnese e exame físico completos e detalhados. Segundo estudos que avaliam o peso da anamnese, do exame físico e dos exames laboratoriais, a coleta de uma boa história representa entre 75 e 82%, enquanto o exame físico, entre 12 e 19% e os exames estritamente necessários para confirmar a hipótese diagnóstica, entre 8 e 20%.[1,2]

De acordo com a Organização Mundial da Saúde (OMS), "Saúde é um estado de completo bem-estar físico, mental e social e não apenas a ausência de doença ou enfermidade".[3]

Nesse contexto, a nutrição adequada é fundamental para que possamos atingir o bem-estar físico, mental e social completos e não apenas a ausência de doença ou enfermidade". Assim, uma completa avaliação nutricional é necessária. Essa avaliação compreende a avaliação clínica (semiologia), a avaliação antropométrica (Capítulo 13), a avaliação bioquímica e a avaliação do consumo alimentar (Capítulo 15). Neste capítulo será abordada a semiologia nutrológica, que compreende anamnese e exame físico.

A semiologia nutricional pode indicar inadequação nutricional ou não, e compreende a observação do estado nutricional a partir dos sinais e sintomas, que contribuem para o diagnóstico diferencial com outras doenças que cursam com alteração nutricional. Os sintomas de deficiência nutricional pode estar ou não presentes ao exame físico.

ANAMNESE

A anamnese compreende história clínica e nutricional (padrão alimentar), antecedentes pessoais, gestacionais da mãe e familiares, além de avaliação socioeconômica e cultural, hábitos de higiene, do estilo de vida, da rotina diária, horários de sono, hábito intestinal, e do vínculo mãe-filho. É importante orientar a família sobre o acompanhamento periódico do crescimento e do desenvolvimento independentemente da presença de doenças.

Dentre as informações importantes a respeito da semiologia relacionada ao diagnóstico nutricional, destacam-se:[4]

- Avaliação dos fatores socioeconômicos e culturais: ocupação e escolaridade dos pais, condições de saneamento (coleta de lixo, água encanada, esgoto, luz elétrica etc.), presença de animais e condições de habitação.
- Antecedentes gestacionais: realização ou não de pré-natal na gestação atual, número de consultas, intercorrências durante a gestação (infecções, trabalho de parto prematuro e presença de distúrbios nutricionais, como anemia), estado nutricional prévio e na gestação atual, uso de medicamentos e de suplementação vitamínica e/ou mineral (início e duração), utilização de álcool, fumo ou drogas.

ANTECEDENTES PESSOAIS

Neonatais

- Peso e comprimento ao nascer. Salienta-se a importância do peso ao nascer como indicador do que ocorreu durante a fase fetal. Peso inferior a 2.500 g, que permite classificar as crianças como de baixo peso ao nascer, pode ser decorrente de prematuridade e/ou crescimento intrauterino restrito. Os prematuros com peso adequado para a idade gestacional (exceto aqueles com menos de 1.000 g) têm melhor prognóstico, especialmente se vivem em condições ambientais favoráveis. As crianças com crescimento intrauterino restrito tendem a apresentar maior prevalência de distúrbios nutricionais (principalmente deficiência de ferro) a curto e longo prazo e requerem atenção especial dos serviços de saúde.
- Tipo de parto e intercorrências.
- Apgar.
- Idade gestacional.
- Intercorrências perinatais (incubadora, oxigênio, infecções, icterícia, anomalias congênitas etc.).

Desenvolvimento neuropsicomotor e cognitivo

Anotar a idade das principais aquisições motoras de acordo com o proposto pela Organização Mundial da Saúde (OMS) em 2006 (https://www.who.int/tools/child-growth-standards/who-multicentre-growth-reference-study)[5] para crianças menores de 5 anos.

Para pré-escolares e escolares, avaliar o desempenho escolar e o relacionamento com colegas e familiares. Avaliação do desenvolvimento pela classificação de Denver,[6] que compreende pessoal-social, abrangendo aspectos da socialização da criança; motor fino-adaptativo, que inclui coordenação olho/mão; motor grosso, que diz respeito ao controle motor-corporal; linguagem, que envolve a capacidade de reconhecer, entender e usar a linguagem.

Antecedentes mórbidos

Pesquisar doenças agudas e crônicas e a utilização de medicamentos que podem interferir no estado nutricional, por exemplo, durante uma internação (é preciso saber motivo, idade, duração e estado nutricional).

Antecedentes nutricionais

Informações sobre aleitamento materno (exclusivo e total) e introdução de outros alimentos (suco, fruta, cereal, papa como refeição principal, carne, ovos, leite artificial, refeição da família). Avaliar a utilização prévia de suplementos vitamínicos e minerais em todas as faixas etárias (p. ex., vitamina D e ferro até 2 anos de idade).[7]

Estilo de vida

- Atividade física curricular e extracurricular (tipo, duração, frequência e continuidade no tempo); período destinado a atividades como ver televisão, jogar *videogame* e utilizar computador.
- Brincadeiras preferidas, como boneca, carrinho, bicicleta e patins.
- Frequência de outras atividades preferidas, como idas a *fast foods* e praças de alimentação.
- Hábitos de sono (Tabela 1).
- Creche/escola (período integral ou não?).
- Exposição regular ao sol (tempo e área exposta).

Tabela 1 Distribuição das horas de sono por idade

Idade	Sono durante a noite	Sonecas	Total
1 mês	Ciclos de sono de 1-4 horas de duração, intercalados por 1-2 horas acordado – independentemente de ser noite ou dia	—	16-20 horas
3 meses	6-9 horas	5-9 horas, divididas em 3-4 sonecas	15 horas
6 meses	9-11 horas	2-3 horas, divididas em 2-3 sonecas	14 horas
1 ano	9-10 horas	2,5-3 horas, sendo uma de manhã e outra à tarde	13 horas
2 anos	10,5 horas	1,5-2 horas, em uma soneca à tarde	12,5 horas
3 anos	10,5 anos	1-1,5 hora, em uma soneca à tarde	12 horas
4 anos	11-12 horas	Nesta fase, acaba soneca	12 horas
6 anos	10-11 horas	Não há soneca	10-11 horas
10 anos	10-11 horas	Não há soneca	10-11 horas
10-18 anos	8-10 horas	Não há soneca	8-10 horas

Fonte: Hirshkowitz et al.[8]

INTERROGATÓRIO SOBRE OS DIVERSOS APARELHOS

Investigar dificuldade de sucção e deglutição, ocorrência de vômitos, regurgitação e/ou distensão abdominal, hábito intestinal (frequência de evacuações, aspecto e consistência das fezes), manifestações respiratórias, alterações ortopédicas e articulares, alterações de comportamento e outras relacionadas ao sistema nervoso central, como crises convulsivas e mudanças em pelos, cabelos e unhas.

ANTECEDENTES FAMILIARES

Investigar em parentes de primeiro e segundo grau (pais, irmãos e avós) a presença de doenças cardiovasculares, diabete, dislipidemia ou obesidade e a ocorrência de doenças alérgicas (tais como asma, rinoconjuntivite ou alergia alimentar). Presença de consanguinidade.

Pontos de destaque durante a anamnese para avaliação nutricional

Gestação

- Estado nutricional prévio e ganho de peso durante a gestação.
- Doenças associadas (hipertensão, diabete, hemorragias, anemia e infecções).
- Uso de medicamentos e de suplementos vitamínicos e minerais.
- Tabagismo, etilismo ou uso de drogas ilícitas.
- Complicações durante a gestação.

Período neonatal

- Peso, comprimento e perímetro cefálico ao nascer.
- Intercorrências ou doenças no primeiro mês de vida.
- Aleitamento materno (se exclusivo ou não, se há sinais de dificuldade).
- Classificação do recém-nascido (Capítulo 13).
- Observar a mamada (Tabela 2).

Fase de lactente (1-2 anos)

- Aleitamento materno.
- Intercorrências (doenças, internações e cirurgias, entre outras).
- História alimentar detalhada (introdução da alimentação complementar, diversidade e quantidade da alimentação oferecida, cuidados higiênicos com a preparação dos alimentos, como foi a aceitação).
- Uso de suplementos vitamínicos e minerais (ferro, flúor, vitamina D).
- Condições de habitação e saneamento.
- Atividades da vida diária [incluindo as lúdicas (tipo e tempo destinado) e as sedentárias (TV, *videogame* e computador)].
- Desenvolvimento neuropsicomotor, cognitivo e social.

Fase pré-escolar e escolar (2 a 6 anos incompletos e 6 a 10 incompletos)

- Hábitos alimentares (qualidade e quantidade da alimentação oferecida).
- Atividade física curricular e extracurricular (incluir atividades dos períodos de lazer).
- Internações e doenças (infecciosas, anemia, desnutrição).

Tabela 2 Observação da mamada

Sinais de que a amamentação vai bem	Sinais de possível dificuldade na amamentação
Mãe Mãe parece estar saudável Mãe relaxada e confortável Sinais de vínculo entre a mãe e o bebê	**Mãe** Mãe parece estar mal e deprimida Mãe parece tensa ou desconfortável Sem contato visual com o bebê
Bebê Bebê parece saudável Bebê calmo e relaxado Bebê procura o peito, se com fome	**Bebê** Bebê parece sonolento ou doente Bebê está impaciente ou chorando Bebê não procura o peito
Mamas Mama parece saudável Sem dor ou desconforto Mama apoiada com dedos longe	**Mamas** Mama vermelha, inchada ou ferida Mama ou mamilo dolorosos Mama apoiada com os dedos na aréola do mamilo
Posição do bebê Cabeça e tronco do bebê alinhados Corpo do bebê bem perto do corpo da mãe Nádegas do bebê apoiadas Nariz do bebê na altura do mamilo	**Posição do bebê** Bebê com pescoço ou tronco torcidos Bebê longe da mãe Bebê apoiado pela cabeça ou costas somente Nariz do bebê acima ou abaixo do mamilo
Pega do bebê Mais aréola acima da boca do bebê Boca do bebê bem aberta Lábio inferior virado para fora Queixo do bebê toca a mama	**Pega do bebê** Mais aréola abaixo da boca do bebê Bebê com boca pouco aberta Lábios para a frente ou para dentro Queixo do bebê não toca a mama
Sucção Sugadas lentas e profundas, com pausas Bochecha redonda durante a mamada Bebê solta o peito quando termina a mamada Mãe apresenta sinais do reflexo da ocitocina	**Sucção** Sugadas rápidas Esforço da bochecha durante a mamada Mãe tira o bebê do peito Mãe sem sinais do reflexo da ocitocina

Fonte: SBP;[7] WHO.[9]

- Presença de risco familiar de desenvolvimento de doenças crônicas não transmissíveis (obesidade, diabete, doenças cardiovasculares e neoplasias, entre outras).

Adolescência (10 a 20 anos)

- Avaliação do estadiamento puberal.
- Percepção da imagem corporal.

- Comportamento: relacionamento com amigos e parentes, rendimento escolar, atividades físicas e de lazer e frequência a *fast foods* e praças de alimentação.
- Hábitos alimentares.
- Atividade física curricular e extracurricular.
- Consumo de álcool, anabolizantes e suplementos, tabagismo e uso de drogas ilícitas.

EXAME FÍSICO

O exame físico minucioso traz dados importantes relacionados direta ou indiretamente com a queixa principal registrada na anamnese e com possíveis distúrbios nutricionais a ela associados. Além da pesquisa de dados gerais do exame físico é importante observar sinais clínicos específicos relacionados a distúrbios nutricionais.

Vale ressaltar a importância da aferição da pressão arterial sistêmica, para crianças acima de 3 anos, a cada 6 meses, utilizando manguitos apropriados. Utilizar as tabelas de referência para sexo, idade e estatura para que se classifique o valor da pressão arterial aferida. As tabelas para classificação encontram-se disponíveis no Manual "Obesidade na Infância e Adolescência", 3ª edição, do Departamento Científico de Nutrologia da Sociedade Brasileira de Pediatria (SBP).[10]

É fundamental orientar a família sobre o acompanhamento periódico do crescimento e do desenvolvimento, independentemente da presença de doenças, além de trazer a caderneta de saúde sempre nas consultas.

As principais condições clínicas que devem ser observadas ao exame físico para identificação dos distúrbios nutricionais são apresentadas a seguir.

Desnutrição grave

A diferenciação entre as formas clínicas Kwashiorkor e Marasmo deve ser realizada pelos parâmetros clínicos descritos a seguir.

Marasmo

Acomete com mais frequência lactentes jovens. Trata-se de criança com baixa atividade, pequena para a idade, com membros delgados devido à atrofia muscular e subcutânea, com desaparecimento da bola de Bichat (último depósito de gordura a ser consumido, localizado na região malar), o que favorece o aspecto envelhecido (fácies senil), fontanela deprimida, olhos encovados, visualização das proeminências ósseas (costelas visíveis) e nádegas atróficas. O abdome pode ser globoso, mas raramente se observa hepatomegalia. Os cabelos são finos e escassos e o comportamento, apático. Ao exame físico escore

Z do peso/estatura (ZPE) ou índice de massa corporal (ZIMC) < –3 desvios-padrão e/ou circunferência braquial (CB) < 11,5 cm.

Kwashiorkor

Em geral, acomete crianças maiores de 2 anos e pode cursar com apatia e/ou irritabilidade. Caracteriza-se por alterações de pele (lesões hipocrômicas ao lado de hipercrômicas, com descamação, aspecto de esmalte descascado e coloração avermelhada), acometimento dos cabelos (textura seca, descolorido, ralos e quebradiços, e facilidade de se soltar do couro cabeludo), hepatomegalia (decorrente de esteatose), edema de intensidade variada (+ leve – ambos os pés; ++ moderado – pés, pernas, mãos e antebraços e +++ grave – edema generalizado, incluindo ambos os pés, pernas, mãos, braços e rosto), ascite, face de lua (edema de face).[11,12]

Obesidade

Observar se há predomínio da distribuição de gordura na região truncal ou abdominal (mais associada ao desenvolvimento de doença cardiovascular), presença de estrias, respiração bucal, *acanthosis nigricans* e hirsutismo (marcadores de resistência insulínica), infecção fúngica em dobras, hepatomegalia (sugestiva de esteato-hepatite não alcoólica), edema e dor em articulações, desvios de coluna, alterações de marcha e outros desvios ortopédicos.[10,11]

Anemia ferropriva

É a carência nutricional de maior prevalência em nosso meio. Antes da instalação da anemia por deficiência de ferro, o comprometimento dos estoques desse mineral já afeta uma série de processos metabólicos. O aparecimento de palidez cutânea e de mucosas é tardio e indica anemia importante. São comuns também apatia, astenia, atraso de desenvolvimento neuropsicomotor (especialmente alteração do equilíbrio e da linguagem) e cognitivo, comprometimento do crescimento ponderoestatural e maior suscetibilidade a infecções.[13]

Hipovitaminoses[14]

- Hipovitaminose A: a faixa etária de maior risco é a pré-escolar. Didaticamente, a deficiência de vitamina A é dividida em duas fases: a subclínica (retinol plasmático 20 a 40 mcg/dL), em que ocorre a diminuição progressiva das reservas hepáticas e não há ainda alterações clínicas evidentes; e a clínica (retinol plasmático < 20 mcg/dL), em que se pode observar:

1. Alterações de crescimento.
2. Maior predisposição a infecções.
3. Alterações cutâneas, como xerose (pele seca, com aspecto escamoso, mais frequente em membros inferiores) e hiperceratose folicular (pele áspera devido ao intumescimento dos folículos pilosos por secreção insuficiente da glândula sebácea e acúmulo de células descamadas).
4. Alterações oculares, que se desenvolvem de forma insidiosa e progressiva e são divididas em seis estágios:
   a. Nictalopia (cegueira noturna): a mais precoce das alterações visuais, impede a criança de enxergar bem em ambientes pouco iluminados. Frequentemente não referida por crianças muito pequenas (menores de 7 anos).
   b. Xerose conjuntival: a conjuntiva (mais comumente na porção nasal e temporal do globo ocular) torna-se seca e perde o brilho; os reflexos luminosos tornam-se difusos e de pequena intensidade.
   c. Manchas de Bitot: placas acinzentadas de aparência espumosa encontradas com mais frequência na região nasal da conjuntiva ocular.
   d. Xerose corneal: a córnea torna-se seca e perde o brilho, assumindo aspecto granular (reflexo luminoso difuso no lugar de puntiforme).
   e. Ulceração da córnea: devido à xerose há destruição do epitélio e estroma corneal com ou sem perfuração,
   f. Queratomalácia: ulceração progressiva da córnea com destruição do globo ocular (cegueira irreversível).

- Deficiência de vitamina B1 (tiamina): restringe-se a alguns grupos populacionais cujas dietas são baseadas no consumo exclusivo de arroz polido, farinha de trigo refinada e alcoolismo. Há duas apresentações clínicas clássicas:
  1. Beribéri seco (polineuropatia com perda de massa muscular), úmido (edema, anorexia, fraqueza muscular, confusão mental e insuficiência cardíaca) ou infantil, que acomete crianças de 2 a 3 meses desnutridas ou amamentadas por mães carentes de tiamina (forma cardíaca e pseudomeningítica).
  2. Síndrome de Wernick-Korsakoff: é a forma aguda da deficiência. Trata-se de encefalopatia que evolui com oftalmoplegia, confusão, diminuição do nível de consciência e perda de memória.
- Deficiência de vitamina B12: relacionada a dietas vegetarianas estritas ou a situações de má absorção crônica. As manifestações associadas a sua deficiência são: anemia megaloblástica, irritabilidade, glossite, diarreia, parestesias, transtornos psiquiátricos e neuropatia desmielinizante central e periférica.
- Deficiência de vitamina C: tem início insidioso e dor intensa como característica importante, que faz a criança reagir com irritabilidade e choro à manipulação. Outros achados clínicos dessa deficiência são: hematomas subperiostais, micro e macrofraturas, tumefações (hematomas) em superfícies cutâneas (joelhos e torno-

zelos) e nas junções condrocostais, rosário costal, pseudoparalisias e posições antálgicas (posição de batráquio, na qual os membros inferiores estão afastados da linha média, imóveis, em rotação externa, os joelhos semifletidos e as articulações coxofemorais semifletidas e em abdução), sangramentos em mucosas e no globo ocular, hematúria, febre (relacionada à presença dos hematomas), xerose conjuntival e ceratoconjuntivite.

- Deficiência de vitamina D: leva ao raquitismo carencial, que cursa com uma série de deformidades ósseas, como o afilamento da calota craniana (craniotabe) e fontanela ampla, alargamento de epífises (alargamento de punhos, tornozelos e junções condrocostais, o que resulta no chamado rosário raquítico), arqueamento de ossos longos (*genu valgum* ou *genu varum*), fraturas patológicas, sulco de Harrison (que corresponde a depressão da caixa torácica na inserção do diafragma nas costelas), deformidades torácicas ("peito de pombo" ou "tórax em quilha"), atraso da erupção e alteração do esmalte dentário e baixa estatura. Além das alterações ósseas, o quadro é acompanhado de fraqueza muscular e hipotonia generalizada.
- Deficiência de zinco: pode comprometer o crescimento, a função imunológica e o desenvolvimento neuropsicomotor. As lesões de pele variam de dermatite bolhosa pustular a dermatite acro-orificial, anorexia, distúrbios emocionais, infecções recorrentes e diarreia. A acrodermatite enteropática é doença autossômica recessiva rara e pode ser fatal se não tratada precocemente com doses elevadas de zinco.

Os sinais clínicos e os diagnósticos a eles associados, apresentados por sistemas e por aparelhos, estão descritos na Tabela 3.

Seguindo com cuidado os guias de orientações nutricionais, com bases científicas, pode-se diangnosticar e orientar adequadamente o paciente. As Figuras 1 e 2 apresen-

Tabela 3 Áreas acometidas, sinais clínicos e diagnóstico da deficiência

Áreas	Sinais clínicos	Deficiência
Cabelo	Perda de brilho natural: seco e feio Fino e esparso Quebradiço Despigmentado Fácil de arrancar Sinal de bandeira	Zinco, vitamina A, vitamina B7 Kwashiorkor e, menos frequentemente, Marasmo Proteína
Face	Seborreia nasolabial (pele seca ao redor das narinas) Face edemaciada ("lua cheia") Palidez	Riboflavina Kwashiorkor Ferro

(continua)

Tabela 3 Áreas acometidas, sinais clínicos e diagnóstico da deficiência (*continuação*)

Áreas	**Sinais clínicos**	**Deficiência**
Olhos	Conjuntiva pálida	Ferro
	Membranas vermelhas	Vitamina C
	Mancha de Bitot	Vitamina A
	Xerose conjuntival	Vitamina A
	Xerose de córnea	Vitamina A
	Queratomalácia	Vitamina A
	Vermelhidão e fissura de epicantos	Vitaminas Riboflavina (B2) e piridoxina (B6)
	Arco córneo (anel branco ao redor dos olhos)	Hiperlipidemia
	Xantelasma (bolsas pequenas amareladas ao redor dos olhos)	Hiperlipidemia
	Conjuntiva vermelha	Vitamina B2
	Oftalmoplegia	Vitamina B1, fósforo
Lábios	Estomatite angular (lesões róseas ou brancas no cantos da boca) Queilose ou quelite angular (avermelhamento ou edema dos lábios)	Vitaminas: riboflavina (B2), niacina (B3), piridoxina (B6)
Língua	Língua escarlate e inflamada	Ácido nicotínico (B3)
	Língua magenta (púrpura)	Riboflavina (B2)
	Língua edematosa	Niacina (B3)
	Papila filiforme, atrofia e hipertrofia	Acido fólico e vitamina B12
	Redução de sensibilidade ao sabor	Zinco
	Petéquias	Ferro, zinco, vitaminas: B2, B6, C, folato e proteína
Dentes	Esmalte manchado	Flúor
Gengivas	Esponjosas: sangrando e ressecada	Vitamina C
Glândulas	Aumento da tireoide	Iodo
	Aumento da paratireoide	Inanição
Pele	Xerose Hiperqueratose folicular (pele em papel de areia)	Vitamina A
	Petéquias (pequenas hemorragias na pele)	Vitamina C
	Dermatose, pelagra (pigmentação edematosa avermelhada nas áreas de exposição ao sol)	Vitamina (B3) niacina
	Equimoses em excesso, petéquias Edema postural	Vitamina K, Vitamina C Proteína, tiamina

(continua)

Tabela 3 Áreas acometidas, sinais clínicos e diagnóstico da deficiência (*continuação*)

Áreas	Sinais clínicos	Deficiência
Pele	Dermatose cosmética descamativa	Kwashiorkor
	Dermatose vulvar e escrotal - Riboflavina (B2) Hiperqueratose folicular	Riboflavina, vitamina B2 Vitamina A
	Xantomas (depósito de gordura sob a pele e ao redor das articulações) Dermatite simétrica das áreas expostas ao sol	Hiperlipidemia Niacina
Unhas	Coiloníquia (forma de colher), quebradiças e rugosas	Ferro
	Com manchas brancas pequenas	Zinco, cálcio
Sistema musculoesquelético	Redução da massa muscular Alargamento epifisário (aumento das extremidades) Bossa frontoparietal (edema da frente/lateral da cabeça) Persistência da abertura da fontanela anterior Perna em X ou torta Hemorragias musculoesqueléticas Frouxidão da panturrilha Rosário raquítico Rosário escorbútico	Inanição, marasmo Raquitismo Vitamina D Vitamina D Vitamina D Vitamina C Vitamina tiamina Vitamina D Vitamina C
	Raquitismo	
Sistema cardiovascular	Aumento do coração	Tiamina
Sistema digestório	Hepatoesplenomegalia	Kwashiorkor
Sistema nervoso	Alteração psicomotoras Depressão e confusão mental Perda sensitiva Fraqueza motora Perda do senso de posição Perda da sensibilidade vibratória Perda da contração de punho e tornozelo Parestesia (formigamento das mãos e pés)	Kwashiokor Vitaminas niacina (B3) e tiamina (B1) Vitaminas B12 e B6 Vitamina B12 e B6 Tiamina (B1) Vitaminas B1, B6, B9, B12 Vitaminas B1, B6, B12

Fonte: SBP;[7] Weffort;[15] More;[16] Koletzko.[17]

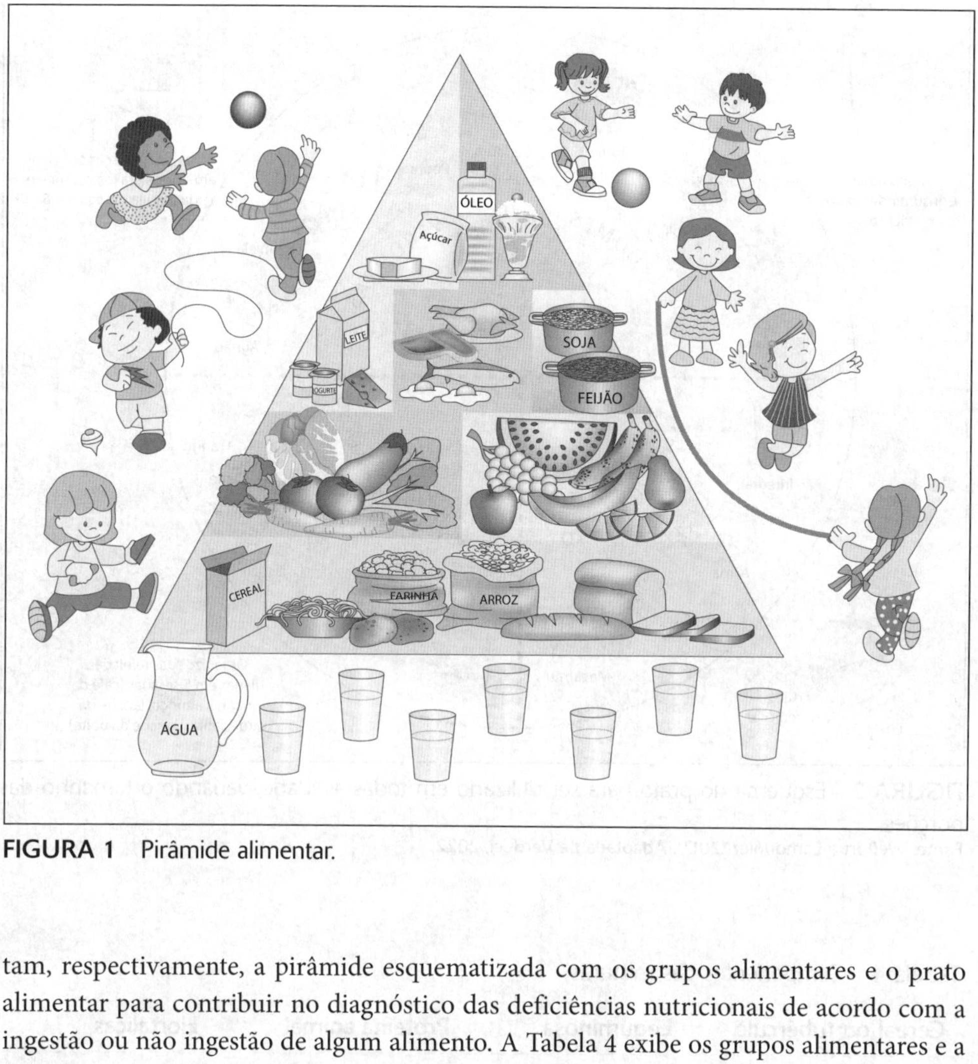

FIGURA 1 Pirâmide alimentar.

tam, respectivamente, a pirâmide esquematizada com os grupos alimentares e o prato alimentar para contribuir no diagnóstico das deficiências nutricionais de acordo com a ingestão ou não ingestão de algum alimento. A Tabela 4 exibe os grupos alimentares e a Tabela 5 as porções indicadas para cada faixa etária.

CONSIDERAÇÕES FINAIS

É importante fazer uma anamnese detalhada e com cuidado, o mesmo para o exame físico, com olhar atento para todos os sinais, assim se obtém uma hipótese diagnóstica adequada, evitando exames desnecessarios.

A prática, a experiência e a ética são indispensáveis em uma consulta, e a satisfação do paciente/família é gratificante.

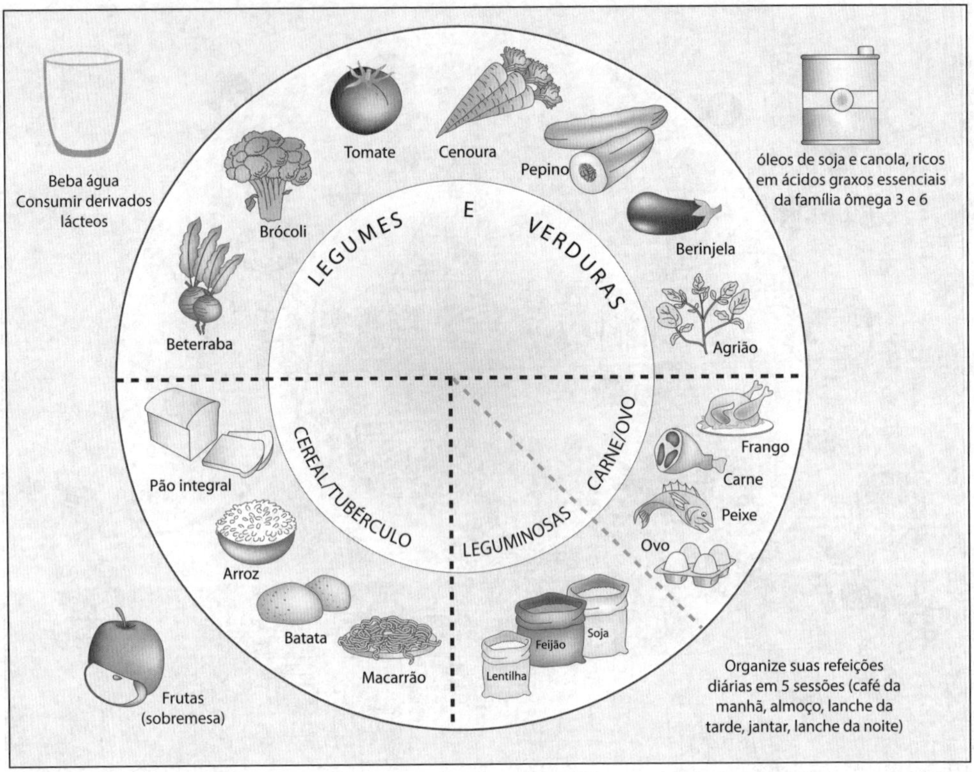

FIGURA 2 Esquema do prato para ser utilizado em todas as idade, variando o tamanho das porções.
Fonte: Weffort e Lamounier (2017). Adaptada de Verduci, 2022.

Tabela 4 Componentes das misturas

Cereal ou tubérculo	Leguminosa	Proteína animal	Hortaliças
Arroz	Feijões	Carne bovina	**Verduras**
Milho	Soja	Vísceras	Alface
Macarrão	Ervilha	Carne de frango	Couve
Batatas	Lentilhas	Carne suína	Repolho
Mandioca	Grão-de-bico	Carne de peixe	**Legumes**
Inhame		Ovos	Tomate
Cará			Abóbora
Farinha de trigo			Cenoura
Aveia			Pepino

Tabela 5 Número de porções ao dia recomendadas de acordo com a faixa etária, segundo grupos da pirâmide alimentar

Nível pirâmide	Grupo alimentar	Idade 6 a 11 meses	Idade 1 a 2 anos	Idade pré-escolar e escolar	Adolescentes e adultos
1	Cereais, pães, tubérculos e raízes	3	5	5	5- 9
2	Verduras e legumes	3	3	3	4- 5
	Frutas	3	4	3	4- 5
3	Leites, queijos e iogurtes	Leite materno*	3	3	3
	Carnes e ovos	2	2	2	1-2
	Feijões	1	1	1	1
4	Óleos e gorduras	2	2	1	1-2
	Açúcar e doces	0	1	1	1-2

***Na impossibilidade do leite materno, oferecer uma fórmula infantil adequada para a idade.**

Fonte: adaptado de: Philippi et al.;[18] SBP.[7]

REFERÊNCIAS BIBLIOGRÁFICAS

1. Silva LR, Solé D. A anamnese. In: Silva LR, Solé D. Diagnósticos em pediatria. 2ª ed. Barueri: Manole; 2022.
2. Roshan R, Rao AP. A study on relative contributions of the history, physical examination and investigations in making medical diagnosis. J Assoc Physicians. India. 2000;48(8):771-5.
3. Saúde. BM da SS de AP à SD de P da, Saúde OPDA. Indicadores de Saúde – Elementos conceituais e práticos. 2018. p.84.
4. Weffort VRS, et al. Como realizar avaliação nutrológica. In: Manual de avaliação nutricional. Sociedade Brasileira de Pediatria. Departamento de Nutrologia. 2ª ed. atual. 2021. Disponível em: https://www.sbp.com.br/fileadmin/user_upload/_22962f-ManAval_Nutricional_-_2Ed_Atualizada_SITE.pdf. Acesso em: mar. 2023.
5. Organização Mundial da Saúde (OMS). Child growth standards. 2016. Disponível em: https://www.who.int/tools/child-growth-standards/who-multicentre-growth-reference-study. Acesso em: 27 jun. 2023.
6. Frankenburg WK, Dodds J, Archer P, Shapiro H, Bresnick B. The Denver II: a major revision and restandardization of the Denver Developmental Screening Test. Pediatrics. 1992;89:91-7.
7. Sociedade Brasileira de Pediatria (SBP). Departamento Científico de Nutrologia. Manual de alimentação. 4ª ed. rev. e atual. São Paulo: SBP; 2018 Disponível em: https://www.sbp.com.br/fileadmin/user_upload/_21089k-ManNutro_Alimentacao_para_site.pdf. Acesso em: mar. 2023.
8. Hirshkowitz M, Whiton K, Albert SM, Alessi C, Bruni O, DonCarlos L, et al. National Sleep Foundation's sleep time duration recommendations: methodology and results summary. Journal of the National Sleep Foundation / Sleep Health 1. 2015; p.40-3. Disponível em: https://www.sleephealthjournal.org/action/showPdf?pii=S2352-7218%2815%2900015-7. Acesso em: mar. 2023.

9. World Health Organization (WHO). Positioning a baby at the breast. In: WHO. Integrated Infant Feeding Counselling: a Training Course. Trainer's Guide 2004.
10. Sociedade Brasileira de Pediatria (SBP). Departamento Científico de Nutrologia. Manual de obesidade. 3ª ed. 2019. Disponível em: https://www.sbp.com.br/fileadmin/user_upload/Manual_de_Obesidade_-_3a_Ed_web_compressed.pdf .
11. Sociedade Brasileira de Pediatria (SBP). Departamento CientÍfico de Nutrologia. Princípios da abordagem e tratamento da desnutrição grave em crianças. 2022. Disponível em: https://www.sbp.com.br/fileadmin/user_upload/23924c-NA-PrincipiosAbordagemTratam_Desnutr_Grave_Crc__NL2022.pdf. Acesso em: mar. 2023.
12. Weffort VRS. Avaliação do estado nutricional: quais dados são importantes para a nutrologia na anmnese e no exame físico? In: Silva LR, Solé D. Diagnóstico em pediatria. 2ª ed. Barueri: Manole; 2022.
13. Weffort VRS, Lamounier JA. Aspectos epidemiológicos, clínicos e metabólicos da obesidade na infância e adolescência. In: Weffort VRS, Lamounier JA. Nutrição em pediatria: da neonatologia à adolescência. 2ª ed. Barueri: Manole; 2017.
14. Weffort VRS, Lamouner JA. Anemia ferropriva: metabolismo, aspectos clínicos e laboratoriais, e tratamento. In: Weffort VRS, Lamounier JA. Nutrição em pediatria: da neonatologia à adolescência. 2ª ed. Barueri: Manole; 2017.
15. Weffort VRS, Souza CSB. Carências vitamínicas. In: Weffort VRS, Lamounier JA. Nutrição em pediatria: da neonatologia à adolescência. 2ª ed. Barueri: Manole; 2017.
16. More J. Infant, child and adolescent nutrition: a practical handbook. Taylor & Francia Group. 2013.
17. Koletzko B, Cooper P, Makrides M, Garza C, Uauy R, Wang W. Pediatric nutrition. München: Karger;2008.
18. Philippi ST, Cruz ATR, Colucci CA. Pirâmide alimentar para crianças de 2 a 3 anos. Rev Nutr. 2003;16(1):5-19.
19. Verduci E, Zuccotti GV. Dietary needs and challenges in toddlers and young children. In. Koletzko et al, Pediatric nutrition in practice. 3a ed, resised Karger. 2022.

15 Avaliação nutricional: inquéritos alimentares para crianças

Diana Ruffato Resende-Campanholi
Vicky Nogueira Pileggi
Virgínia Resende Silva Weffort

INTRODUÇÃO

Medir a ingestão alimentar em crianças leva a numerosos desafios. Crianças mais novas provavelmente não têm capacidade cognitiva para lembrar o que comeram, podem não conseguir escrever ainda e, provavelmente, apresentam pouco conhecimento sobre nomes de alimentos, tipos de comidas e detalhes de preparação. Para que os inquéritos alimentares com crianças obtenham algum grau de veracidade, é necessário confiar as respostas dos questionários aos pais e/ou cuidadores. Uma vez que pode haver várias pessoas envolvidas no cuidado da criança ao longo de um dia, a avaliação de sua alimentação fica ainda mais comprometida.

Outro problema é o conhecimento dos pais sobre o que seu filho come fora de casa, que pode ser limitado, uma vez que professores e/ou funcionários de creches ou escolas nem sempre fornecem informações precisas sobre a alimentação de todas as crianças que estão sob seus cuidados.

Entretanto, talvez o maior desafio nesse grupo etário seja a estimativa ou a medida das sobras alimentares. Isso é particularmente importante para crianças em idade pré-escolar, pois nessa idade as sobras provavelmente se encontrarão no chão ou serão derrubadas na roupa. Incluir a quantidade de sobras dos alimentos de crianças menores é muito relevante, uma vez que elas podem deixar de comer uma quantidade substancial dos alimentos oferecidos.

Com relação a adolescentes, o desafio principal é provavelmente motivá-los a participar dos questionários. Uma das causas da dificuldade de os adolescentes reportarem seu consumo alimentar é a grande quantidade de tempo que eles passam fora de casa e o fato de o que é consumido nesse período ser esquecido. Além disso, adolescentes podem não desejar que seus pais saibam o que eles comem, e alguns podem já ter preocupação com seu peso e sua imagem corporal.

Dessa forma, os instrumentos para a coleta de dados de alimentação para crianças devem ser adaptados em termos de linguagem e demanda cognitiva para promover dados válidos. O método a ser usado depende da quantidade de detalhes necessários sobre a dieta e o período de interesse. Em geral, a ferramenta mais apropriada para coletar dados alimentares depende do objeto de estudo e do grupo-alvo. Antes de selecionar o método a ser usado, devem-se verificar a seguir as vantagens e desvantagens de cada um.[1]

MÉTODOS TRADICIONAIS DE INQUÉRITOS ALIMENTARES PARA CRIANÇAS

Existem diversos métodos para avaliar o consumo alimentar de crianças e adolescentes. Como mencionado anteriormente, eles são de suma importância para a anamnese nutricional, uma vez que inferem na adequação e na qualidade da alimentação em um período em que o crescimento e o desenvolvimento da criança estão diretamente relacionados com o que é ingerido. Na Tabela 1 estão os principais métodos propostos na literatura.

Tabela 1 Métodos de inquérito alimentar para crianças e adolescentes

Tipo de inquérito	Definição	Pontos positivos	Pontos negativos ou críticos
Recordatório de 24 horas	Entrevista na qual o responsável e a criança recordam toda a alimentação ingerida (sólida ou líquida) nas 24 horas anteriores à consulta.	Quando realizado de forma seriada, reflete o consumo habitual. Baixo custo.	Pode ser afetado pela percepção do que se come. Depende da memória dos entrevistados. A influência do ambiente e da própria coleta de dados pode afetar as informações. Um dia não reflete a ingestão, pois este pode ser atípico.
Registro alimentar	Preenchimento de pelo menos 3 dias (sendo dias alternados com um dia no fim de semana) de toda a alimentação da criança. Geralmente, se utiliza uma planilha estruturada.	Detalha o tipo de preparação e o dia alimentar no momento do consumo. Não depende da memória. Menor erro quando há orientação.	Exige tempo e dedicação; longos períodos comprometem a adesão. A anotação pode conter vieses de consultas prévias (p. ex., não inclusão de alimentos sabidamente danosos à saúde). O consumo pode ser alterado.

(continua)

Tabela 1 Métodos de inquérito alimentar para crianças e adolescentes (*continuação*)

Tipo de inquérito	Definição	Pontos positivos	Pontos negativos ou críticos
Questionário de frequência alimentar	Estima o número de vezes que determinado alimento ou grupo alimentar foi ingerido durante um período. Usado principalmente em estudos epidemiológicos. Existem estudos validados para a população infantil no Brasil.	Estima a ingestão individual habitual. Não afeta o consumo. Classifica em categorias de consumo. Minimiza a variação intrapessoal ao longo dos dias.	Depende da memória. Requer tempo e esforço. Viés de informação atual. Quantificação pouco exata.
História alimentar	Protocolo estruturado com perguntas referentes a número de refeições, preferências alimentares, uso de suplementação, recordatório de 24 horas, detalhes do padrão de consumo, tamanho da porção, frequência de consumo de alimentos e variações sazonais.	Elimina variações do dia a dia. Descrição da ingestão habitual em relação aos aspectos qualitativos e quantitativos.	Requer nutricionistas treinados. Dificuldade de padronização. Depende da memória. Tempo longo de administração.

Fonte: Lauzon-Guillain et al.[2]

INQUÉRITOS ALIMENTARES VALIDADOS PARA CRIANÇAS NO BRASIL

Alguns métodos de avaliação do consumo alimentar requerem a descrição de alimentos previamente selecionados e, por esse motivo, devem ser elaborados de acordo com a localidade em que são aplicados. Isso porque a alimentação é muito heterogênea entre os países ou mesmo entre as regiões de um mesmo país, por exemplo, em regiões do Brasil.

A validação de diversos métodos já aconteceu em diversas regiões do país, sendo o Questionário de Frequência Alimentar (QFA) o inquérito mais utilizado pelos pesquisadores. Os questionários são de fácil administração e de baixo custo, além de poderem ser utilizados não só em pesquisa como em prática de consultório.

Um exemplo utilizado na região Sudeste é o Questionário Quantitativo de Frequência Alimentar (QQFA), elaborado por Fumagalli et al.,[3] feito com crianças de Mirandópolis (São Paulo) com idade entre 5 e 10 anos. Esse questionário conta com uma extensa lista de alimentos com três porções predefinidas (P25, P50 e P75) e é capaz de analisar a ingestão destas.

Em 2021 foi realizada uma validação de um QFA comparando-o com a análise de micronutrientes. O objetivo do presente estudo foi validar um QFA para crianças e adolescentes de 9 a 13 anos residentes em Ribeirão Preto, sudeste do Brasil, comparando a ingestão de vários nutrientes e grupos de alimentos com biomarcadores. O questionário semiquantitativo de 71 itens utilizado foi inicialmente desenhado para adultos e posteriormente validado em crianças. As porções também são avaliadas em pequena, média e grande (p25, 50 2 75). Os resultados mostraram que a ferramenta é válida para crianças e adolescentes do Sudeste brasileiro especialmente para avaliação de ingestão proteica animal, vitaminas do complexo B (B3, B5, B6 e folato), além de betacaroteno e ácidos graxos eicosapentaenoico (EPA) e docosa-hexaenoico (DHA).

Em 2018 foi desenvolvido um QFA semiquantitativo adaptado culturalmente para avaliar o consumo alimentar de crianças e adolescentes na América do Sul. O resultado permitiu sua realização em uma elevada proporção da população, podendo ser utilizado em estudos epidemiológicos com crianças e adolescentes sul-americanos.

Em 2020, apresentou-se uma amostra de crianças e adolescentes da América Latina (incluindo as cidades de Buenos Aires, Lima, Medelín, Montevideo, Santiago, São Paulo e Teresina) com o uso de QFA sul-americano para crianças e adolescentes cardiovascular e ambiental (*Saycare – South American Youth/Child Cardiovascular and Environmental*) para 3 a 18 anos. O questionário foi adaptado dependendo da cidade, variando de 57 a 69 itens (sendo 67 em São Paulo e 69 em Teresina).

A confiabilidade e a validade de um QFA semiquantitativo foram avaliadas comparando-se duas administrações do questionário durante um período de 2 semanas e comparando-se o recordatório de 24 horas. Demonstrou-se que havia uma confiabilidade razoável e validade de leve a moderada para quase todos os grupos de alimentos ingeridos. A conclusão indica ainda que seria indicado para classificar a ingestão nessas populações.

Em 2022, esse mesmo questionário foi usado para validar a ingestão de ferro e concluiu que a força de concordância foi boa quando comparada com níveis séricos de ferro e ferritina em crianças de 3 a 10 anos de idade.

É possível encontrar ainda outros questionários validados, como o da Bahia, que abrange a faixa etária de 4 a 11 anos,[4] o de Porto Alegre, com adolescentes de 12 a 14 e de 15 a 19 anos,[5] e o do Rio de Janeiro, com crianças/adolescentes de 12 a 19 anos de idade.[6] Todos esses métodos contêm uma lista de alimentos frequentemente consumidos nas regiões e elaborados a partir de recordatórios de 24 horas ou mesmo por adequação de questionários para a população adulta.

Os métodos que dependem da memória dos pais ou cuidadores costumam ser os de melhor acurácia para esse tipo de abordagem. Vale ressaltar, entretanto, que, no Brasil, muitos pais não participam da vida alimentar dos filhos por trabalharem fora ou mesmo por dificuldades em dizer quais alimentos são ingeridos. Portanto, ao escolher o tipo de análise de ingestão de crianças e adolescentes, deve-se levar em consideração esses possíveis vieses. Além disso, é importante frisar que os métodos que incluam especificidades regionais são os mais acurados.

NOVOS MÉTODOS DE INQUÉRITOS ALIMENTARES

Novas aplicações de tecnologias de informação e comunicação têm sido exploradas para melhorar o estudo da alimentação e da atividade física em crianças e adolescentes.

O acesso de estudantes brasileiros às novas tecnologias de comunicação e informação vem aumentado como um resultado de políticas nacionais para equipar as escolas públicas com computadores e internet [p. ex., Programa Nacional de Tecnologia Educacional (ProInfo) e Programa Um Computador por Aluno].[7]

Sites, *softwares* e aplicativos de instrumentos utilizados na área da saúde são uma alternativa promissora e atrativa ao método tradicional de coleta de dados. Eles têm uma série de vantagens sobre os métodos tradicionais, como administração de questionários padronizados, eliminação dos vieses associados ao pesquisador, redução de custos e melhora da qualidade dos dados fornecidos em virtude de seu armazenamento e de sua conferência automática.[8]

Em especial para o grupo de pré-adolescentes e adolescentes, o consumo de aplicativos que incluem alimentos, em especial para a perda de peso, cresceu muito nos últimos anos. Uma revisão de literatura mostrou que a maior parte deles tem enfoque quantitativo e ingestão comparada a porções recomendadas de grupos alimentares. No estudo, 37% dos usuários tinham entre 15 e 19 anos, mostrando grande participação dessa faixa etária utilizando esse tipo de recurso.

A associação das tecnologias para promoção da alimentação saudável com o uso de celulares e aplicativos para prevenção de doenças pode ser uma alternativa para melhorar o controle alimentar. O uso desse mecanismo pode ajudar na avaliação do consumo por adolescentes e no controle de peso.

Avaliação computadorizada

Os questionários de frequência alimentar e o recordatório 24 horas computadorizados são ferramentas autoaplicáveis, em que os participantes registram e avaliam sua ingestão alimentar. O indivíduo armazena os dados de sua alimentação, e os pesquisadores não precisam estar presentes durante toda a entrevista, o que economiza tempo e dinheiro. Além disso, as ferramentas computadorizadas podem calcular diretamente a ingestão de nutrientes e energia, o que torna possível um *feedback* imediato. Entretanto, alguns participantes podem precisar de maiores instruções antes e durante o preenchimento dos questionários e dos recordatórios. A aplicação de alertas para avisar sobre respostas erradas pode diminuir os erros.[9]

Assistente digital pessoal (PDA) e aplicativos de *smartphones*

O PDA (do inglês, *personal digital assistant*) é um computador portátil que pode ser usado para vários propósitos, sendo uma tecnologia empregada na coleta de dados no cenário médico há mais de 15 anos. Um PDA com um *software* para cálculo de inquéritos alimentares ou um aplicativo de *smartphone* podem ser usados para registrar e automonitorar a ingestão alimentar. Os indivíduos registram sua ingestão alimentar imediatamente após o consumo.[9]

Assistente digital pessoal com câmeras

O PDA com câmeras pode ser usado para registrar a ingestão alimentar individual por meio de fotos em vez de acrescentar manualmente os itens alimentares. As fotos são enviadas para o nutricionista, que estimará e analisará os nutrientes e a energia ingerida.

Registros feitos em PDA têm várias vantagens, uma vez que o indivíduo pode obter um *feedback* imediato e os dados armazenados nos aparelhos podem ser revisados em qualquer momento. A transferência dos dados para um computador possibilita que o pesquisador ou nutricionista analise a ingestão alimentar daquele indivíduo sempre que o paciente fornecer novas informações.

Algumas das limitações do PDA são o aumento da responsabilidade do entrevistado, que deve fornecer informações precisas, e a dificuldade de alguns ao usar essa ferramenta.[9]

Smart card

Podendo ser empregado como pagamento para refeições, o *smart card* é carregado com certa quantia que pode ser gasta em cafeterias ou restaurantes participantes. Quando o consumidor paga pela refeição usando o *smart card*, as comidas compradas serão imediatamente registradas e enviadas para um computador central. Com isso, podem ser coletadas não apenas informações de escolhas alimentares, mas também sobre data e hora da refeição, custos e o número do *smart card*. Assim, os dados são armazenados no computador e podem ser ligados à base de dados de nutrientes.

Suas vantagens são que os sistemas de *smart card* usados para medir as escolhas alimentares podem coletar dados a longo prazo de grandes grupos sobre o comportamento alimentar individual. Além disso, os custos são relativamente baixos.

Entretanto, os sistemas de *smart card* também apresentam limitações em sua utilização como método de inquérito alimentar. Alguns autores observaram que as crianças trocam *smart card* ou compram alimentos para os amigos em seus próprios cartões. Portanto, essa ferramenta é mais bem utilizada como método para avaliar escolhas alimentares, e não para ingestão alimentar.[9]

Dessa forma, pode-se observar que a última década foi marcada por um rápido desenvolvimento de tecnologias de comunicação e informação voltadas para a avaliação de consumo alimentar e a prática de atividade física, um grande número delas especificamente para crianças e adolescentes. Algumas ferramentas disponíveis estão listadas na Tabela 2.

Tabela 2 Resumo de alguns métodos computadorizados de inquéritos alimentares para crianças

Nome	Idade (anos)	País de origem	Método	Comentários
Consumo alimentar e Atividade Física de Escolares (CAAFE)	7-10	Brasil	Recordatório de 24 horas computadorizado e avaliação de atividade física	Boa aceitação entre as crianças e os pais
Food Intake Recording Software System (FIRRSt)	9-10	EUA	Recordatório de 24 horas *on-line*	60% de combinação com recordatório 24 horas aplicado por nutricionista
WebDASC	8-11	Dinamarca	Recordatório de 7 dias feito na internet	Tem um jogo computadorizado feito para aumentar a motivação das crianças
The Rowett Energy Intake and Lifestyle Internet Tool for You (Reality)	9-11	Reino Unido	Ferramenta *on-line* para estimar a ingestão alimentar e atividade física	Estudos-piloto demonstraram falta de alguns itens alimentares
Young Adolescents Nutrition Assessment on Computer (YANA-C)	11-14	Bélgica	Recordatório de 24 horas computadorizado baseado em 6 refeições e lanches	Boa correlação com recordatório de 24 horas aplicado por nutricionista
INTAKE 24h	11-24	Reino Unido	Recordatório de 24 horas *on-line*	Boa aceitação entre pais e crianças

Fonte: adaptada de Foster e Adamson.[1]

INSTRUMENTOS DE TRIAGEM NUTRICIONAL PARA CRIANÇAS

Em hospitais, a triagem nutricional de crianças, com os métodos de avaliação da ingestão alimentar, é uma ferramenta importante para o prognóstico. Essas ferramentas são bem descritas para a população adulta, entretanto uma revisão sistemática mostrou que não houve consenso sobre qual seria a melhor abordagem para a análise nutricional de crianças e adolescentes internados.[10] A conclusão é que cada tipo de serviço ou país deve personalizar sua ferramenta, uma vez que as características de cada serviço e a população que ele recebe são diferentes.

Todos esses instrumentos de triagem visam avaliar de forma rápida a condição do paciente na juventude no momento da internação.

Na Tabela 3 estão os métodos de triagem para avaliação nutricional mais conhecidos.

Tabela 3 Instrumentos para triagem nutricional infantil

Método	O que considera	País de origem
Avaliação Subjetiva Global (ASG)	Antropometria e questionário contendo perguntas sobre sintomas, ingestão alimentar e exame físico	Canadá
STRONGkids	ASG somada à patologia da criança; dados sobre a ingestão alimentar e se houve ganho ou perda de peso	Holanda
Paediatric Yorkhill Malnutrition Score (PYMS)	Índice de massa corpórea, história recente de perda de peso, mudança na ingestão alimentar e efeito previsto pela condição clínica do paciente	Reino Unido
Screening Tool for the Assessment of Malnutrition in Paediatrics (STAMP)	Medidas antropométricas, alterações na ingestão alimentar e condição clínica subjacente Utiliza sistema de escore para classificação	Reino Unido
Protocolo HC criança	Medidas antropométricas e valores de impedância bioelétrica Utiliza sistema de escore para classificação	Brasil em processo de validação

REFERÊNCIAS BIBLIOGRÁFICAS

1. Foster E, Adamson A. Challenges involved in measuring intake in early life: focus on methods. Proc Nutr Soc. 2014;73(2):201-9. Disponível em: www.ncbi.nlm.nih.gov/pubmed/24555806. Acesso em: 11 nov. 2014.

2. Lauzon-Guillain B, Oliveira A, Charles MA, Grammatikaki E, Jones L, Rigal N, et al. A review of methods to assess parental feeding practices and preschool children's eating behavior: the need for further development of tools. J Acad Nutr Diet. Elsevier; 2012;112(10):1578-602, 1602.e1-8. Disponível em: www.ncbi.nlm.nih.gov/pubmed/23017568. Acesso em: 28 nov. 2014.
3. Fumagalli F, Pontes Monteiro J, Sartorelli DS, Vieira MNCM, de Lourdes Pires Bianchi M. Validation of a food frequency questionnaire for assessing dietary nutrients in Brazilian children 5 to 10 years of age. Nutrition. 2008;24(5):427-32. Disponível em: www.ncbi.nlm.nih.gov/pubmed/18343639. Acesso em: 28 nov. 2014.
4. Matos SM, Prado MS, Santos CST, D'Innocenzo S, Assis MO, Dourado LS, et al. Validation of a food frequency questionnaire for children and adolescents aged 4 to 11 years living in Salvador, Bahia. Nutr Hosp. 2012;27(4):1114-9. Disponível em: www.ncbi.nlm.nih.gov/pubmed/23165550. Acesso em: 28 nov. 2014.
5. Henn RL, Fuchs SC, Fuchs FD. Desenvolvimento e validação de um questionário de frequência alimentar (QFA-Porto Alegre) para a população. Cad Saude Publica. 2010;26(11):2068-79.
6. Araujo MC, Yokoo EM, Pereira RA. Validation and calibration of a semiquantitative food frequency questionnaire designed for adolescents. J Am Diet Assoc. 2010;110(8):1170-7. Disponível em: www.ncbi.nlm.nih.gov/pubmed/20656092. Acesso em: 28 nov. 2014.
7. Governo do Estado de Santa Catarina. Assessoria de análise estatística. Cadastro de unidades escolares com laboratório de informática. 2011. Disponível em: http://comportamentoalimentar.paginas.ufsc.br.
8. Van Gelder MMHJ, Bretveld RW, Roeleveld N. Web-based questionnaires: the future in epidemiology? Am J Epidemiol. 2010;172:1292-8.
9. Ngo J, Engelen A, Molag M, Roesle J, García-Segovia P, Serra-Majem L. A review of the use of information and communication technologies for dietary assessment. Br J Nutr. 2009;101(Suppl):S102-12. Disponível em: www.ncbi.nlm.nih.gov/pubmed/19594959. Acessado em: 11 nov. 2014.
10. Hartman C, Shamir R, Hecht C, Koletzko B. Malnutrition screening tools for hospitalized children. Curr Opin Clin Nutr Metab Care. 2012;15(3):303-9. Disponível em: www.ncbi.nlm.nih.gov/pubmed/22588189. Acesso em: 28 nov. 2014.
11. Collins CE, Burrows TL, Truby H, Morgan PJ, Wright IMR, Davies PSW, et al. Comparison of energy intake in toddlers assessed by food frequency questionnaire and total energy expenditure measured by the doubly labeled water method. J Acad Nutr Diet. 2013;113(3):459-63. Disponível em: www.ncbi.nlm.nih.gov/pubmed/23317500. Acesso em: 28 nov. 2014.
12. Mejía-Rodríguez F, Neufeld LM, García-Guerra A, Quezada-Sanchez AD, Orjuela MA. Validation of a food frequency questionnaire for retrospective estimation of diet during the first 2 years of life. Matern Child Health J. 2014;18(1):268-85. Disponível em: www.ncbi.nlm.nih.gov/pubmed/23532627. Acesso em: 28 nov. 2014.

PARTE 4

Carências nutricionais

16 Anemia ferropriva e deficiência de ferro: epidemiologia e prevenção

Flávio Diniz Capanema
Daniela da Silva Rocha
Joel Alves Lamounier

INTRODUÇÃO

A anemia é definida, segundo a Organização Mundial da Saúde (OMS), como uma condição na qual o número de glóbulos vermelhos ou a concentração de hemoglobina é inferior ao normal para a idade e o sexo, com consequente incapacidade de transporte de oxigênio pelo sangue, impossibilitando ao organismo suprir plenamente suas demandas fisiológicas. É um importante problema de saúde pública mundial, com maior prevalência em países de baixa e média renda e afetando particularmente populações que vivem em ambientes rurais, famílias de baixa renda e que não foram adequadamente alfabetizadas.[1]

Dados populacionais globais estimam que, no ano de 2019, 40% de todas as crianças entre 6 e 59 meses estejam afetadas por anemia no mundo, comparados a 48% no ano 2000, em uma redução de 296 milhões para 269 milhões de acometidas. Na maioria dos países analisados a prevalência de anemia, em sua forma leve, pouco mudou. Já as formas moderada e grave apresentaram reduções significativas na maioria das populações. Embora haja progressos nos últimos anos, a prevalência de anemia em crianças permanece bastante elevada em todo o mundo, urgindo por medidas de prevenção e controle.[2]

Em crianças, a anemia leva a um comprometimento do desenvolvimento motor e cognitivo, com prejuízo no processo de aprendizagem, sobretudo nos casos mais graves. Sendo a anemia uma condição evitável e tratável, sua etiologia deve ser sempre determinada. Suas principais causas são as carências nutricionais, infecções, doenças crônicas, menstruação intensa e histórico familiar positivo. Destas, a deficiência de ferro aparece como principal causa das anemias carenciais no mundo, denotando ser a maior deficiência por micronutriente do planeta e apresentando-se como grande desafio a ser enfrentado.

Este capítulo aborda os aspectos epidemiológicos e nutricionais relacionados com a deficiência de ferro e a anemia, apresentando as estratégias atuais voltadas para o manejo dessa importante adversidade nutricional.

EPIDEMIOLOGIA E FATORES RELACIONADOS

A anemia, por seu aspecto multifatorial, deve ser considerada um fiel marcador tanto de nutrição inadequada quanto de condição adversa à saúde de populações. Nesse sentido, a OMS propõe dimensionar esse agravo de acordo com a prevalência de anemia encontrada em localidades ou países, sendo considerado um problema de baixa relevância se prevalência entre 5 e 19,9%, média entre 20 e 39,9% e elevada quando acima de 40%.[3] A Figura 1 apresenta o panorama mundial da anemia em crianças pré-escolares, evidenciando a significância do problema entre os diversos países.[4]

A anemia está frequentemente associada a condições socioeconômicas desfavoráveis. Assim, há diferenças em sua distribuição por regiões brasileiras, com maiores taxas de ocorrência naquelas de menor poder aquisitivo ou sob risco social.

Estudos nacionais mais recentes têm reforçado a dimensão da anemia entre as crianças brasileiras. Vieira e Ferreira, em uma metanálise na qual foram incluídos 37 artigos, em um total de 17.741 crianças de 6 a 60 meses de idade, sob diferentes cenários epidemiológicos, encontram uma prevalência geral de anemia da ordem de 40,1%.[5] Outro estudo nacional abrangente, realizado por Nogueira-de-Almeida et al., em uma revisão sistemática composta por 134 artigos elegíveis e um universo de 46.978 crianças de zero a 83,9 meses de idade, encontrou mediana de prevalência da ordem de 33% de anemia em nível nacional. Quando estratificado por regiões geográficas brasileiras, a prevalência foi maior na região Nordeste (38%) e semelhante para as regiões Norte e Centro-Oeste (36%), tendo o Sul (35%) e o Sudeste (28%) alcançado as menores taxas.[6] Em Belo Horizonte (MG), um estudo de prevalência realizado em creches públicas revelou prevalência global de 38,3% em pré-escolares, atingindo 56,1% em crianças com até 2 anos de idade.[7]

Tais estudos apontam taxas de prevalência elevadas na população infantil, devendo ser a anemia considerada um problema de moderado a grave em termos de saúde pública no país. Reconhecer os grupos de risco e seus fatores de associação, bem como a realização do diagnóstico precoce, interfere no curso natural da doença, prevenindo danos futuros, às vezes de caráter irreversível. Frequentemente a anemia está associada com redução na imunidade, levando a outras doenças e formando um verdadeiro círculo vicioso desnutrição-infecção, o que contribui para um aumento na morbimortalidade infantil.

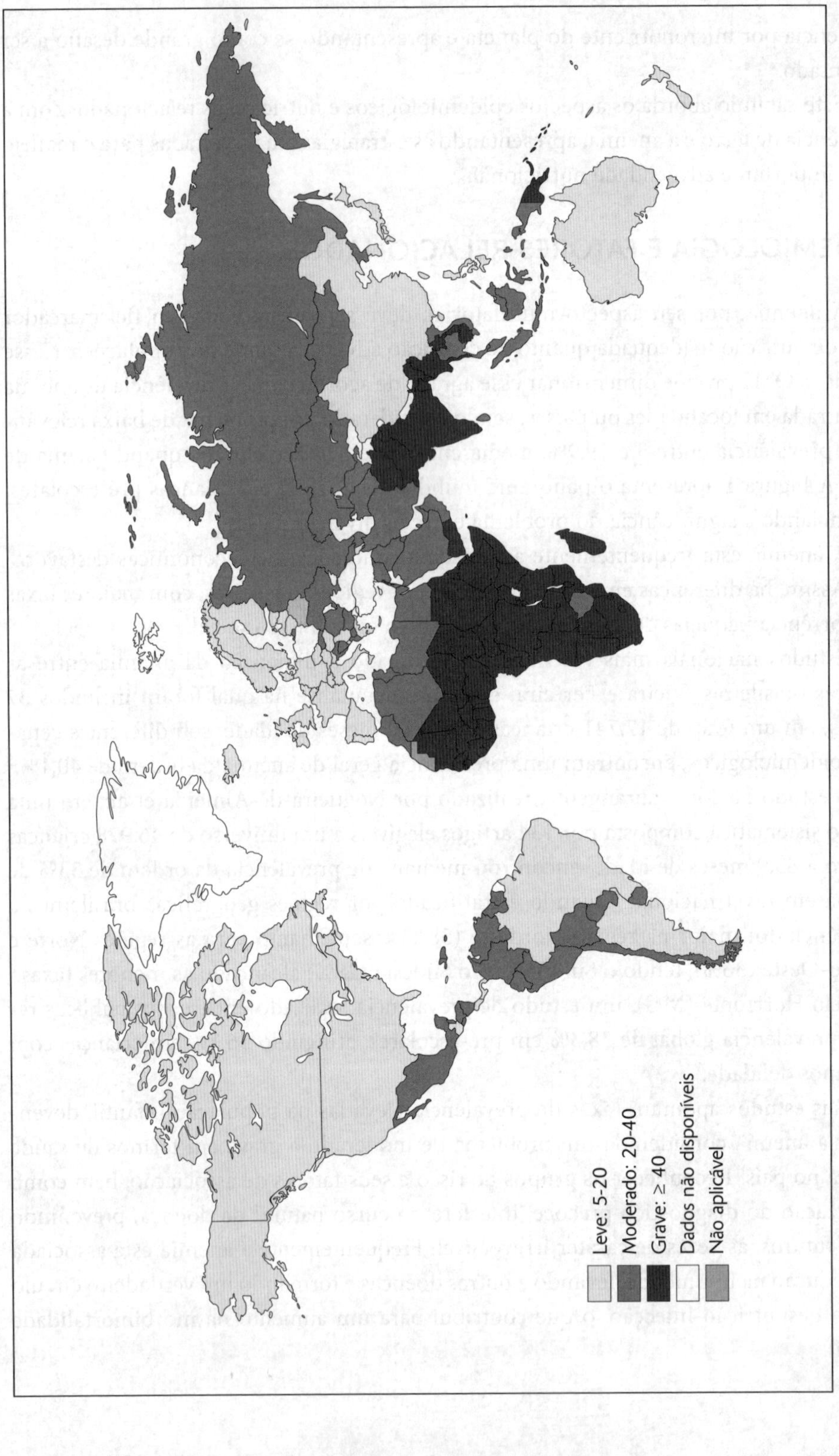

FIGURA 1 Distribuição global da anemia em pré-escolares por países e sua relevância em saúde pública no ano de 2019.[4]
Fonte: WHO, The Global Health Observatory, 2023.

O fenômeno da transição nutricional, presente no Brasil, caracterizado pela ingestão de alimentos com maior concentração calórica e insuficientes em vitaminas e minerais, embora tenha proporcionado redução nas taxas de desnutrição proteico-energética, vem contribuindo para um aumento nas deficiências de micronutrientes em crianças, com destaque para a anemia por deficiência de ferro.[8]

Essas microdeficiências, sobretudo na forma subclínica, têm ganhado importância crescente em estudos populacionais, diante das deficiências de macronutrientes, reforçando o conceito da "fome oculta", definida como carência não explícita de um ou mais micronutrientes, em um estágio anterior ao surgimento dos sinais clínicos de carência detectáveis. Com frequência, a "fome oculta" ocorre de forma combinada com outras deficiências vitamínicas e de minerais, em razão da estreita associação entre fontes dietéticas, vias metabólicas e funções fisiológicas, de modo que carências múltiplas podem estar mascaradas pela carência maior de um único micronutriente.[9]

Populações de pré-escolares com deficiência de vitamina A apresentam maior associação com a anemia ferropriva. Os mecanismos envolvidos na patogênese dessa associação parecem estar relacionados com uma eritropoiese ineficaz e menor mobilização de reservas de ferro do organismo. O Grupo Internacional de Consultores de Vitamina A da OMS concluiu que há evidências da associação entre a deficiência de vitamina A e a anemia ferropriva, e que a suplementação com vitamina A pode ter efeito benéfico no estado nutricional do ferro.[10]

Embora o ferro seja o elemento mineral mais abundante na crosta terrestre, sua deficiência é considerada a carência nutricional de maior prevalência em todo o mundo. A deficiência de ferro é o resultado do *balance* negativo, durante um longo período, entre a quantidade de ferro biologicamente disponível e sua necessidade orgânica, sendo a anemia o último estágio da deficiência. A deficiência de ferro se instala a partir do desequilíbrio, ou *balance* negativo, entre a quantidade de ferro biodisponível fornecido pela dieta e necessidades apresentadas pelo organismo, tornando as reservas de ferro do organismo insuficientes para a síntese normal de componentes que dependem desse mineral. O padrão alimentar próprio da idade e a alta demanda do mineral em virtude do metabolismo acelerado são os principais responsáveis pela maior vulnerabilidade das crianças em relação à anemia.[11]

A reserva de ferro é proporcional ao peso de nascimento e à idade gestacional. É menor nos prematuros e recém-nascidos de baixo peso, que apresentam um ritmo rápido de crescimento pós-natal, com esgotamento mais precoce dos estoques de ferro. Os primeiros mil dias de vida (fase intrauterina, primeiro e segundo anos de vida) denotam o período no qual a velocidade de crescimento é maior do que em qualquer outra fase da vida. No primeiro ano as crianças triplicam o peso de nascimento e praticamente duplicam o ferro corpóreo. Essa velocidade de crescimento acelerada provoca aumento da necessidade de ferro em razão da expansão do volume sanguíneo, do crescimento dos tecidos e da reposição das reservas. Estudos têm demonstrado que o ferro biodisponível na dieta é frequentemente insuficiente para manter adequado o estado nutricional de ferro no lactente que, sobreposto às baixas taxas de aleitamento materno alcançadas, leva esse grupo etário a ser considerado de risco aumentado para anemia ferropriva.[3,6,11]

Já os adolescentes, do ponto de vista nutricional, pertencem a uma faixa de risco também vulnerável para a ocorrência de anemia, no que diz respeito ao estilo de vida e à alimentação inadequada. O consumo excessivo de lanches em substituição às principais refeições afeta não somente a ingestão diária de macronutrientes, mas também a de vitaminas e minerais. Outro hábito alimentar inadequado é a presença de substâncias que interferem na absorção do ferro, como o consumo de refrigerantes durante as refeições. Além disso, é frequente nesse grupo a adoção de dietas bizarras para controle de peso, impondo um risco de ferropenia diante da elevada demanda apresentada pelo estirão da puberdade.[12,13]

As necessidades basais de ferro variam de acordo com o gênero, o estado pubertário e as alterações fisiológicas advindas da adolescência. Nesse período há um aumento das necessidades de ferro em razão da expansão do volume plasmático para disposição de maior massa eritrocitária e de maior quantidade de mioglobina, importante no desenvolvimento da massa muscular. Durante o pico de crescimento pubertário, o adolescente do sexo masculino chega a aumentar em 33% suas células eritrocitárias. Já as meninas, depois da menarca, têm necessidade de ferro 3 vezes maior que a dos meninos em virtude das perdas menstruais, que podem representar até 1,4 mg/dia. A necessidade diária basal de ferro para adolescentes varia de 12 a 16 mg/dia, podendo chegar a 14 a 28 mg/dia no sexo feminino após a menarca, cerca de 3 vezes mais do que no masculino.[13]

Quadros diarreicos frequentes e prolongados, uso contínuo de ácido acetilsalicílico e parasitoses intestinais estão associados à perda crônica de sangue pelo trato gastrointestinal, apresentando-se como fatores espoliantes do ferro corpóreo. As infecções parasitárias por *Ascaris lumbricoides, Necator americanus, Trichuris trichiura, Ancylostoma duodenalis* e *Schistosoma mansoni* podem desencadear perdas fecais de sangue, variando com a intensidade de infestação, o que pode levar a uma perda significativa de ferro.[3,14]

O déficit de ferro é capaz de levar a alterações de pele e mucosas, baixo peso para a idade, alterações gastrointestinais, redução do trabalho físico e mental em decorrência da limitação do transporte de oxigênio, perda do apetite, adinamia e diminuição da função imunitária. Além disso, a deficiência de ferro pode causar alterações na função cerebral, dependendo da idade do paciente, da duração e da gravidade do quadro anêmico, o que repercute em um prejuízo no desenvolvimento psicológico e cognitivo.[3,15] Na criança, estudos mostram que a terapia de reposição férrica produz melhora na atenção, sem alterar significativamente o déficit de aprendizado conceitual.[16]

A instalação da deficiência de ferro ocorre em três estágios progressivos. De início os níveis de ferro diminuem no organismo, pois o aporte se mostra incapaz de suprir as necessidades do elemento, com redução em seus depósitos, observada pela queda na ferritina sérica. A seguir, instala-se a segunda fase: a eritropoiese deficiente, caracterizada por diminuição do ferro sérico, saturação de transferrina abaixo de 16% e elevação da protoporfirina eritrocitária. No terceiro estágio há anemia com redução na síntese da hemoglobina e com hemácias microcíticas e hipocrômicas.[3,11,15] Os valores de hemoglobina e hematócrito de acordo com as faixas etárias estão representados na Tabela 1.

Tabela 1 Valores de hemoglobina e hematócrito abaixo dos quais se considera anemia

Grupo etário	Hemoglobina (g/dL)	Hematócrito (%)
Crianças de 6-59 meses	11	33
Crianças de 5-11 anos	11,5	34
Crianças de 12-14 anos	12	36
Mulheres (> 15 anos)	12	36
Homens (> 15 anos)	13	39

Fontes: WHO;[3] SBP.[11]

IMPORTÂNCIA DO DIAGNÓSTICO PRECOCE

O reconhecimento dos grupos de risco é a base da suspeita diagnóstica. Prematuros e recém-nascidos de baixo peso, crianças menores de 24 meses, mesmo em aleitamento materno depois dos 6 meses de vida, apresentam maior desequilíbrio entre a necessidade e a oferta de ferro dietético, com depleção dos estoques desse elemento. As reservas fisiológicas de ferro acumuladas durante o último trimestre de gestação, com a fonte exógena proveniente do leite materno, garantem as necessidades de ferro para o crescimento e a reposição das perdas ocorridas somente até os 6 meses de vida.[17]

Lactentes com história de desmame antes dos primeiros 6 meses de vida ou em aleitamento artificial, sobretudo em uso de leite de vaca ou cabra integral e fórmulas lácteas não enriquecidas com ferro, levam a uma forte suspeita de deficiência de ferro. Também aqueles com ganho insuficiente de peso e/ou que não estão fazendo uso de suplementação profilática de ferro de modo adequado devem ser considerados de risco para ferropenia.[11,15]

Idealmente, o diagnóstico da deficiência de ferro, em sua forma oculta, deve preceder o aparecimento da anemia. Estudo sobre a determinação da anemia por meio do exame físico revelou baixas sensibilidade (53,3%) e acurácia (61%) para a forma leve, alertando para a necessidade de propedêutica complementar para os lactentes, na tentativa de detecção precoce do problema, levando a melhor prognóstico.[18]

Nos países desenvolvidos, existe uma grande preocupação com a precocidade no diagnóstico e no desenvolvimento de estratégias de prevenção. A Academia Americana de Pediatria recomenda rastreamento entre 9 e 12 meses para todas as crianças, além de promover medidas para prevenção da deficiência de ferro:

- Aleitamento materno nos primeiros 6 a 12 meses.
- Uso de fórmulas fortificadas com ferro.
- Não uso do leite de vaca no primeiro ano de vida.
- Uso de cereais enriquecidos com ferro.[19]

Com tais medidas, os índices de prevalência para menores de 1 ano nos EUA permanecem baixos, mostrando a efetividade das ações no combate ao problema.

ESTRATÉGIAS DE PREVENÇÃO E CONTROLE

A OMS considera medidas básicas para controle e prevenção da anemia:

- Educação alimentar com o objetivo de aumentar o consumo de alimentos ricos em ferro, conhecendo-se os fatores estimuladores e inibidores da absorção do ferro.
- Programas de controle das doenças parasitárias, sendo mais efetivo em populações com altos níveis de infestação.
- Suplementação medicamentosa e fortificação de alimentos com ferro.[3,11,20]

Orientação alimentar

A estratégia de educação nutricional visa ao consumo quantitativo e qualitativo adequado de indesejáveis. Embora seja a maneira ideal para o combate à carência de ferro, seus resultados geralmente são de longo prazo e as interrupções no processo educativo, frequentes. O leite materno, por atender às particularidades fisiológicas e oferecer os nutrientes em proporção e quantidade adequados, é a melhor e deve ser a única fonte de nutrição em lactentes menores de 6 meses, em razão de sua alta biodisponibilidade de ferro, diretamente ligado à lactoferrina, devendo ser mantido até os 2 anos de vida associado a uma alimentação complementar.[3,11,20] Contudo, nas situações em que o aleitamento materno não for possível ou necessitar de complementação, o aleitamento artificial se faz necessário. O leite de vaca integral, embora seja um alimento de alto valor biológico, mostra-se inadequado em menores de 1 ano, associado tanto à insuficiência quanto ao excesso de alguns nutrientes considerados elementares nessa faixa etária, como o ferro, o zinco, o sódio e o *pool* de proteínas.[21]

Um estudo desenvolvido no município de São Paulo com crianças entre 6 e 12 meses de idade mostrou que o aumento na participação relativa do leite de vaca na dieta estava significativamente associado ao risco de anemia. Os autores sugerem dois mecanismos para explicar a influência negativa do leite de vaca sobre a concentração de hemoglobina: um efeito diluidor, em razão da baixa concentração de ferro no leite de vaca; e um efeito inibidor, que estaria relacionado com as presenças de cálcio e proteínas do soro, elementos inibidores da absorção do ferro.[22]

As diferenças observadas na composição do leite de vaca integral em relação ao leite materno e suas implicações nutricionais levaram ao desenvolvimento de fórmulas lácteas infantis visando ao melhor ajuste na oferta de nutrientes necessárias ao lactente. Embora não apresentem a complexidade imunológica e a digestibilidade do leite materno, as fórmulas infantis passaram a ser uma importante opção no regime alimentar de lactentes em seu primeiro ano de vida, visando corrigir as desvantagens existentes na utilização do leite de vaca integral nessa faixa etária. Tais fórmulas apresentam menor osmolaridade, gorduras de mais fácil digestibilidade, menor teor proteico, baixo conteúdo de sais e presença de vitaminas, ferro e oligoelementos, além de manterem melhor relação entre o cálcio e o fósforo.[21]

Vários estudos que compararam o uso de leite de vaca integral e fórmulas lácteas infantis demonstram que a introdução do leite de vaca integral durante o primeiro ano de vida é um importante fator de risco para o desenvolvimento de deficiência de ferro. Além da baixa biodisponibilidade do ferro, observou-se a perda de sangue oculto nas fezes com menores valores na ferritina sérica, contribuindo para a gênese da anemia ferropriva, além de acometimento potencial respiratório, cutâneo, gastrointestinal e anafilático.[23] Assim, o Departamento Científico de Nutrologia da Sociedade Brasileira de Pediatria (SBP) recomenda que, durante o primeiro ano de vida, na impossibilidade do aleitamento materno, a fonte láctea seja a fórmula infantil enriquecida com ferro.[21]

Outro aspecto a ser considerado na deficiência de ferro diz respeito à introdução de alimentos complementares após os 6 meses de idade, visto que, após esse período, mesmo com a excelente biodisponibilidade de ferro do leite humano, há a necessidade de introdução de outros alimentos ricos em ferro, de caráter complementar. O excesso de aleitamento artificial, substituindo ou complementando uma refeição principal, e a demora na introdução de outros alimentos ricos em ferro, contribuem para o aparecimento da ferropenia.[21,23]

Durante a introdução da alimentação complementar, sobretudo em maiores de 6 meses, a orientação dos pais ou responsáveis sobre as características desses alimentos é fundamental, quando a absorção de ferro na dieta está influenciada por sua interação com os demais constituintes. Práticas incorretas na alimentação do lactente, muitas vezes ligadas a fatores culturais, são bastante frequentes. A utilização do leite próximo às grandes refeições é comumente observada, sendo uma conduta considerada de risco para a deficiência de ferro.[11,21]

Para assegurar uma dieta nutricionalmente adequada para a criança em relação ao ferro, não basta considerar a quantidade de alimentos ofertada, mas também sua biodisponibilidade, sendo consideradas dietas de alta biodisponibilidade aquelas com absorção de ferro > 19%, média biodisponibilidade entre 11 e 18% e baixa biodisponibilidade entre 5 e 10%. A biodisponibilidade pode ser afetada pela concentração de ferro, fatores dietéticos, forma química de ferro, interação do ferro com outros nutrientes e características individuais.[24] Na dieta são encontrados dois tipos de ferro: forma não heme (inorgânico), presente nos vegetais; e ferro heme, presente na mioglobina e na hemoglobina. Alimentos de origem animal, sobretudo carnes e vísceras, são fontes de ferro do tipo heme, de maior biodisponibilidade diante de alimentos de origem vegetal, do tipo não heme. Estima-se que o ferro heme contribua em 10 a 15% na ingestão de ferro, entretanto é responsável por mais de 40% do ferro absorvido em decorrência de sua melhor e mais uniforme absorção.

Já a absorção do ferro não heme é de 2 a 10%. Para absorção do ferro não heme, torna-se necessária sua oxidação na forma ferrosa, que é menos reativa com fitatos e polifenóis.[22,24] Para prevenir a anemia, é importante que os responsáveis pelo preparo dos alimentos tenham conhecimento da existência de fatores estimuladores e inibidores da absorção do ferro. Entre os estimuladores, estão os ácidos orgânicos (ascórbico, málico, cítrico e lático), além da presença de carne na refeição. Em dietas vegetarianas, o ácido ascórbico é o principal estimulador da absorção do ferro, e seu consumo deve ser estimulado às refeições. A vitamina A e o betacaroteno formam um complexo com o ferro, mantendo-o solúvel na luz intestinal, além de diminuir o efeito inibitório dos fitatos e polifenóis.[20-24]

Entre os fatores inibidores, estão principalmente o cálcio, presente no leite de vaca e de cabra; oxalatos, presentes em vegetais folhosos; e fitatos, presentes em fibras dietéticas e cereais. A ingestão concomitante de ácido ascórbico compensa o efeito negativo dos fitatos. Algumas proteínas inibem a absorção do ferro, como proteínas do leite (caseína e soro), ovo, soja e albumina. Já os compostos fenólicos, encontrados em chás, café, chocolate e alguns refrigerantes, têm ação quelante do ferro na luz intestinal. Assim, deve-se evitar o consumo dessas substâncias em até 2 horas após a ingestão de alimentos ricos em ferro.[20-24]

Suplementação medicamentosa

A recomendação da suplementação profilática de ferro até os 2 anos de vida, proposta pela SBP,[11] difere em razão da presença ou ausência de fatores de risco para ferropenia. Recém-nascidos a termo, de peso adequado para a idade gestacional e em aleitamento materno exclusivo até o sexto mês de vida, são considerados sem fator de risco, sendo a suplementação recomendada conforme a Tabela 2.

Tabela 2 Recomendação de suplementação medicamentosa profilática de ferro em lactentes SEM fator de risco

Situação	Recomendação
Recém-nascidos a termo, peso adequado para a idade gestacional, em aleitamento materno exclusivo até o 6º mês.	1 mg de ferro elementar/kg/dia, iniciando aos 180 dias de vida até o 24º mês de vida.

Já com relação aos fatores de risco para ferropenia em lactentes, são considerados:

- Baixa reserva materna: gestações múltiplas, baixo intervalo entre as gestações, dieta materna deficiente em ferro, sangramentos, anemia materna, esquema insuficiente ou não suplementação de ferro na gestação e/ou lactação.
- Aumento de demanda metabólica: prematuridade, baixo peso ao nascimento (< 2.500 g), ritmo de crescimento acelerado (> percentil 90).
- Diminuição de oferta: clampagem precoce de cordão umbilical (< 60 segundos), desmame precoce, aleitamento materno exclusivo acima de 6 meses, consumo de leite de vaca no primeiro ano de vida, alimentação complementar deficiente em ferro ou de baixa biodisponibilidade, prática familiar vegetariana ou vegana.

Lactentes com fatores de risco presentes deverão antecipar o início da profilaxia, com a adoção de esquema de doses maiores em razão do maior risco de cada caso, conforme a Tabela 3.

A efetividade da suplementação profilática com ferro é limitada pela dificuldade de manter a profilaxia durante os primeiros 2 anos de vida da criança, em razão da intolerância e dos efeitos colaterais do ferro no trato gastrointestinal: náuseas, flatulências, diarreia e dentes escurecidos. A suplementação medicamentosa também apresenta o esquecimento na administração do medicamento por parte dos pais ou responsáveis como fator dificultador, além de a adesão muitas vezes estar prejudicada em razão de aspectos socioculturais e motivacionais.

Fortificação de alimentos

Em virtude da elevada prevalência da anemia ferropriva no Brasil, medidas de controle de caráter individual tendem a ser pouco efetivas. Assim, a fortificação de alimentos com ferro pode ser considerada um método mais efetivo para seu combate, por ser mais econômica, não depender de decisão individual, ser dirigida a todos os setores da população e apresentar baixo custo inicial. A fortificação de alimentos consiste na adição complementar de nutrientes ao alimento *in natura*.

Tabela 3 Recomendação de suplementação medicamentosa profilática de ferro em lactentes COM fator de risco

Situação	Recomendação
Recém-nascidos a termo, peso adequado para a idade gestacional, em aleitamento materno exclusivo até o 6º mês.	1 mg de ferro elementar/kg/dia, iniciando aos 90 dias de vida até o 24º mês de vida.
Recém-nascidos a termo, peso adequado para a idade gestacional, independentemente do tipo de alimentação.	1 mg de ferro elementar/kg/dia, iniciando aos 90 dias de vida até o 24º mês de vida.
Recém-nascidos a termo com peso inferior a 2.500 g.	2 mg de ferro elementar/kg/dia, iniciando com 30 dias de vida, durante 1 ano. Após esse prazo, 1 mg/kg/dia mais 1 ano.
Recém-nascidos prematuros com peso superior a 1.500 g.	2 mg de ferro elementar/kg/dia, iniciando com 30 dias de vida durante 1 ano. Após esse prazo, 1 mg/kg/dia mais 1 ano.
Recém-nascidos prematuros com peso entre 1.500-1.000 g.	3 mg de ferro elementar/kg/dia, iniciando com 30 dias de vida, durante 1 ano. Após esse prazo, 1 mg/kg/dia mais 1 ano.
Recém-nascidos prematuros com peso inferior a 1.000 g.	4 mg de ferro elementar/kg/dia, iniciando com 30 dias de vida, durante 1 ano. Após esse prazo, 1 mg/kg/dia mais 1 ano.
Recém-nascidos prematuros que receberam mais de 100 mL de concentrado de hemácias durante a internação.	Devem ser avaliados individualmente, pois podem não necessitar de suplementação de ferro com 30 dias de vida, mas sim posteriormente.

A OMS considera a fortificação de alimentos com ferro uma das alternativas mais eficientes para o combate da deficiência de ferro, por alcançar todos os segmentos populacionais, com possibilidade de utilização por longo período e sem necessidade de cooperação individual efetiva.[25] Os custos diretos da fortificação alimentar são extraordinariamente baixos comparados aos custos sociais da deficiência.

Nas Américas, a fortificação alimentar é amplamente praticada e pode ser classificada em três tipos de programas:

- Fortificação obrigatória de alimentos de consumo por grande parte da população, como a farinha de trigo e a de milho.
- Fortificação para grupos específicos, como alimentos consumidos pela população infantil (p. ex., cereais, leite em pó, biscoitos e outros).
- Fortificação voluntária, quando as empresas de alimentos adicionam ferro e outros micronutrientes aos alimentos industrializados.

Na Venezuela, a farinha de milho pré-cozida é fortificada com fumarato ferroso (30 mg/kg) e ferro reduzido (20 mg/kg) e, na Costa Rica, com diglicinato ferroso (22 mg/kg). No Equador, no México e no Peru, o ferro, na forma de sulfato ferroso e fumarato ferroso, é adicionado a alimentos complementares infantis e em alimentos utilizados nos lanches escolares. No Chile, o sulfato ferroso (100 mg/kg) e o ácido ascórbico (700 mg/kg) são adicionados ao leite em pó e distribuídos por meio de programas de alimentação infantil.[26]

No Brasil, o Ministério da Saúde tornou obrigatória a adição de ferro e ácido fólico às farinhas de milho e trigo, largamente consumidas pela população brasileira, com o objetivo de prevenir e reduzir as carências nutricionais. A partir de 2004, a fortificação das farinhas deixou de ser facultativa e passou a ser obrigatória com acréscimo de 4,2 mg de ferro e 150 mcg de ácido fólico por 100 g de farinha.[27] Entretanto, muitas vezes esses alimentos não estão presentes na alimentação de modo regular, sem beneficiar, assim, essa população como desejado.

Nas últimas décadas, novos estudos sobre a fortificação alimentar com ferro no país têm sido conduzidos na tentativa de encontrar uma maneira viável de controlar a anemia ferropriva na população. Os pesquisadores vêm utilizando vários tipos de alimentos e também diferentes sais de ferro para o combate da deficiência nutricional, e os estudos, em sua maioria, são desenvolvidos em crianças matriculadas em creches. Biscoitos, pães e arroz também têm sido utilizados como estratégia para prevenção da anemia, com resultados promissores na redução da anemia e consequente aumento da concentração sérica da hemoglobina. O problema da fortificação de pães e biscoitos é que esses alimentos não são consumidos em quantidades suficientes para suprir a necessidade do lactente, e, muitas vezes, nem fazem parte do hábito alimentar dessa faixa etária, grupo de maior risco para anemia. Em relação ao arroz, são necessários mais estudos para avaliar a periodicidade e a dose necessária desse veículo de fortificação, a fim de serem alcançados efeitos preventivos e/ou curativos significativos, bem como verificada a influência da utilização simultânea com outros suplementos contendo ferro. Outros veículos utilizados na fortificação com ferro são o açúcar, a farinha de mandioca, o feijão em pó e o suco de laranja. Todos esses veículos apresentaram resultados adequados, porém é necessário salientar que o açúcar apresenta desvantagens como veículo fortificante em virtude de fatores como a quantidade necessária a ser consumida para atingir sua efetividade, além de favorecer o aparecimento de cárie e obesidade, muito comuns na faixa etária infantil.[25,28]

Também a utilização da água potável como veículo para fortificação tem se mostrado uma alternativa interessante para a abordagem da anemia por deficiência de ferro em pré-escolares. Pode-se atingir uma grande parte dessa população em todas as camadas sociais. A água potável, uma vez fortificada, também deve ser utilizada na preparação de alimentos, contribuindo para o aumento na oferta de ferro para essas crianças. Estudos brasileiros que empregaram a estratégia de fortificação da água para consumo em crianças atendidas em creches apresentaram resultados significativos na redução da anemia com recuperação nutricional.[29,30]

CONSIDERAÇÕES FINAIS

A anemia por deficiência de ferro figura entre os principais fatores de risco para morbidade e redução da qualidade de vida em todo o mundo, com piores consequências para as crianças, e, no caso da deficiência de ferro, mulheres em idade fértil, sobretudo em regiões economicamente desfavorecidas. Medidas capazes de reverter esse panorama estão entre as mais rentáveis intervenções de saúde pública, impactando na melhora da saúde da população em geral e na qualidade de vida desses indivíduos em particular.

No Brasil, apesar de todo o conhecimento científico alcançado, a questão da anemia ainda está longe de ser resolvida. Na população infantil, a prevenção por meio da educação alimentar e nutricional nem sempre é alcançada. Verifica-se que, aliada às condições desfavoráveis de vida, a anemia ferropriva encontra obstáculos importantes a sua abordagem. Falta de recursos financeiros, ausência de ações políticas específicas e baixa adesão ao tratamento contribuem para a redução na eficácia terapêutica e a manutenção das altas taxas de prevalência observadas no país.

Deve-se ressaltar a alta prevalência da ferropenia entre prematuros e menores de 24 meses de idade, faixas de maior risco para a anemia, sobretudo pela possibilidade de prevenção a danos potenciais quando o diagnóstico e o tratamento são feitos precocemente. A possibilidade da detecção da deficiência de ferro em sua fase inicial, antecipando o aparecimento da anemia, apresenta-se como maior desafio. A triagem para a anemia ainda no primeiro ano de vida, na assistência de puericultura, nos moldes preconizados pela SBP, poderá contribuir para uma mudança em seu perfil.

No nível individual, deve-se buscar maior envolvimento dos profissionais da área da saúde, no sentido de promover medidas capazes de interferir no curso natural da doença e antecipar seu diagnóstico. Do ponto de vista coletivo, torna-se fundamental maior comprometimento das autoridades públicas, com a alocação de recursos específicos para prevenção e controle da deficiência de ferro, por meio da implantação e do desenvolvimento de programas de ampla cobertura.

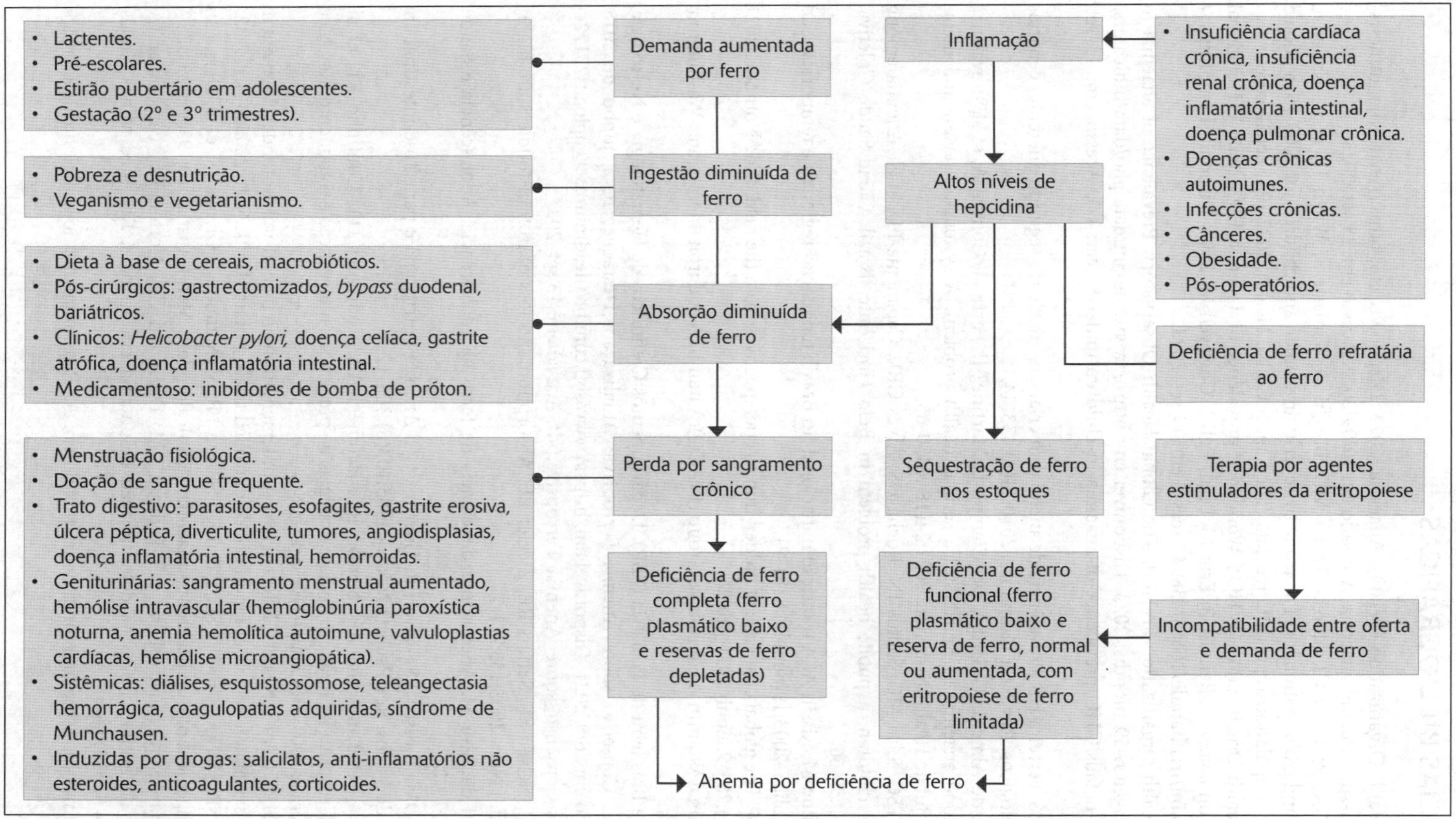

FIGURA 2 Fluxograma: panorama etiológico da anemia por deficiência de ferro.

Fonte: Cappellini et al.[31]

REFERÊNCIAS BIBLIOGRÁFICAS

1. World Health Organization (WHO). Anaemia. 2023. Disponível em: https://www.who.int/news-room/fact-sheets/detail/anaemia. Acessado em 10/09/2023. Acesso em: 25 set. 2023.
2. Stevens GA, Paciorek CJ, Flores-Urrutia MC, Borghi E, Namaste S, Wirth JP, et al. National, regional, and global estimates of anaemia by severity in women and children for 2000-19: a pooled analysis of population-representative data. The Lancet Global Health. 2022;10;(5):e627-e639.
3. World Health Organization (WHO). Worldwide prevalence of anaemia 1993-2005: WHO global database on anaemia. Benoist B, Erin McLean, Egli I, Cogswell M. 2008. Disponível em: https://apps.who.int/iris/handle/10665/43894. Acesso em: 13 set. 2023.
4. World Health Organization (WHO). The Global Health Observatory. Prevalence of anaemia in children aged 6-59 months. 2023. Disponível em: https://www.who.int/data/gho/data/indicators/indicator-details/GHO/prevalence-of-anaemia-in-children-under-5-years-(-). Acesso em: 13 set. 2023.
5. Vieira RCS, Ferreira HS. Prevalência de anemia em crianças brasileiras segundo diferentes cenários epidemiológicos. Rev Nutr Campinas. 2010;23(3):433-44.
6. Nogueira-de-Almeida C, Ued F, Del Ciampo L, Martinez E, Ferraz I, Contini A, et al. Prevalence of childhood anaemia in Brazil: still a serious health problem. A systematic review and meta-analysis. Public Health Nutrition. 2021;24(18):6450-65.
7. Oliveira TSC, Silva MC, Santos JN, Rocha DS, Alves CRL, Capanema FD, et al. Anemia among preschool children: a public health problem in Belo Horizonte, Brazil. Ciênc Saúde Coletiva. 2014;19(1):59-66.
8. Batista Filho M, Rissin A. A transição nutricional no Brasil: tendências regionais e temporais. Cad Saúde Pública. 2003;19(Suppl1):S181-91.
9. Lowe NM. The global challenge of hidden hunger: perspectives from the field. Proc Nutr Soc. 2021 Aug;80(3):283-9. Epub 2021 Apr 26.
10. International Vitamin A Consultive Group (IVACG). Vitamin A and iron interactions. Washington, DC, 1998.
11. Sociedade Brasileira de Pediatria (SBP). Departamentos Científicos de Hematologia e Nutrologia. Diretrizes. Consenso sobre Anemia Ferropriva: Atualização: Destaques n. 2, junho de 2018. Atualizado em 26/8/2021. Disponível em: https://www.sbp.com.br/fileadmin/user_upload/23172c-Diretrizes-Consenso_sobre_Anemia_Ferropriva.pdf. Acesso em: 13 set. 2023.
12. Fomon SJ, Nelson SE, Serfass RE, Ziegler EE. Absorption and loss of iron in toddlers are highly correlated. J Nutr. 2005;135:771-7.
13. Cordellini da Silva M. Anemia por deficiência de ferro na adolescência. Adolescência e Saúde. 2007;4(1):19-22.
14. Sigulem DM, Tudisco ES, Paiva ER, Guerra CCC. Anemia nutricional e parasitose intestinal em menores de 5 anos. Rev Paulista Médica.1985;103(6):308-12.
15. Capanema FD, Lamounier JA, Norton RC, Jacome AAA, Rodrigues DA, Coutinho RL, et al. Anemia ferropriva na infância: novas estratégias de prevenção, intervenção e tratamento. Rev Med Minas Gerais. 2003;13(4 Suppl 2):S30-4.
16. Sachdev HPS, Gera T, Nestel P. Effect of iron supplementation on mental and motor development in children: systematic review of randomized controlled trials. Public Health Nutr. 2005;8(2):117-32.
17. Pasricha SR, Flecknoe-Brown SC, Allen KJ, Gibson PR, McMahon LP, Olynyk JK, et al. Diagnosis and management of iron deficiency anaemia: a clinical update. Med J Aust. 2010;193(9):525-32.
18. Capanema FD, Cerqueira Filho LC, Pedrosa RM, Drumond CA, Norton RC, Lamounier JA. Acurácia do exame clínico na determinação de anemia em crianças. Rev Med Minas Gerais. 2011;21(4 Supl 1):S6-11.
19. Kohli-Kumar M. Screening for anemia in children: AAP recommendations acritique. Pediatrics. 2001;108(3):56.

20. Sociedade Brasileira de Pediatria (SBP). Departamentos Científicos de Hematologia e Nutrologia. Diretrizes. Consenso sobre Anemia Ferropriva: Mais que uma doença, uma urgência médica! Destaques n. 2, junho de 2018. Atualizado em 24/7/2018. Disponível em: https://www.sbp.com.br/fileadmin/user_upload/21019f-Diretrizes_Consenso_sobre_anemia_ferropriva-ok.pdf. Acesso em: 13 set. 2023.
21. Sociedade Brasileira de Pediatria (SBP). Guia prático de alimentação da criança de 0 a 5 anos. Departamentos Científicos de Nutrologia e Pediatria Ambulatorial. São Paulo: SBP; 2021.
22. Levy-Costa RB, Monteiro CA. Consumo de leite de vaca e anemia na infância no município de São Paulo. Rev Saúde Pública. 2004;39:492-8.
23. Oliveira MAA, Osório MM. Consumo de leite de vaca e anemia ferropriva na infância. J Pediat. 2005;81(5):361-7.
24. Hambidge KM. Micronutrient bioavailability: Dietary Reference Intakes and a future perspective. Am J Clin Nutr. 2010;91(5):S1430-2.
25. Lamounier JA, Capanema FD, Rocha DS. Iron food fortification for the control of childhood anemia in Brazil. In: Skomersic R. Public health: social and behavioral health. Rijeka: Intech, 2012..
26. Pan American Health Organization (Paho). Iron compounds for food fortification: guidelines for Latin America and the Caribbean 2002. Nutrition Reviews. 2002;60(Suppl7):S50-61.
27. Brasil. Ministério da Saúde. Fabricantes de farinhas terão de adicionar ferro e ácido fólico ao produto. Anvisa. Resolução – RDC n. 344, de 13 de dezembro de 2002. Disponível em: www.anvisa.gov.br. Acesso em: 20 out. 2015.
28. Lamounier JA, Capanema FD, Rocha DS, Dutra-de-Oliveira JE, Silva MC, Nogueira de Almeida CA. Iron fortification strategies for the control of childhood anemia in Brazil. J Trop Pediatr. 2010;56(6):448-51.
29. Rocha DS, Capanema FD, Netto MP, Nogueira de Almeida CA, Franceschini SC, Lamounier JA. Effectiveness of fortification of drinking water with iron and vitamin C in the reduction of anemia and improvement of nutritional status in children attending day-care centers in Belo Horizonte, Brazil. Food Nutr Bull. 2011;32(4):340-6.
30. Nogueira de Almeida CA, Mello ED, Ramos AP, João CA, João CR, Dutra-de-Oliveira JE. Assessment of drinking water fortification with iron plus ascorbic acid or ascorbic acid alone in day care centers as a strategy to control iron-deficiency anemia and iron deficiency: a randomized blind clinical study. J Trop Pediatr. 2014;60(1):40-6.
31. Cappellini MD, Mussalan KM, Taher AT. Iron deficiency anaemia revisited. Journal of Internal Medicine. 2020;287:153-70.

17 Anemia ferropriva: metabolismo, aspectos clínicos e laboratoriais, e tratamento

Virgínia Resende Silva Weffort
Joel Alves Lamounier

INTRODUÇÃO

A anemia, definida como a baixa concentração de hemoglobina no sangue, tem se mostrado um problema de saúde pública que afeta países de baixa, média e alta renda com consequências adversas significativas para a saúde, bem como impactos adversos no desenvolvimento social e econômico.[1]

A anemia pode resultar de várias causas, sendo o contribuinte mais significativo a deficiência de ferro. A anemia ferropriva e a deficiência de ferro muitas vezes são utilizadas como sinônimos. Entretanto, anemia representa a forma mais grave das carências, sendo detectada quando os valores de hemoglobina e hematócrito estão abaixo de 2 desvios-padrão (DP) da referência para idade e sexo. Já a deficiência de ferro é uma condição na qual o suprimento absorvido é inadequado para a síntese normal de compostos dependentes desse metal.[2]

Aproximadamente 50% dos casos de anemia são devidos à deficiência de ferro. Outras causas de anemia incluem outras deficiências de micronutrientes (p. ex., folato, riboflavina, vitaminas A e B12), infecções agudas e crônicas (p. ex., malária, câncer, tuberculose e HIV) e doenças hereditárias ou adquiridas que afetam a hemoglobina síntese, a produção de glóbulos vermelhos ou a sobrevivência de glóbulos vermelhos (p. ex., hemoglobinopatias). A anemia resultante da deficiência de ferro afeta negativamente o desenvolvimento cognitivo e motor, causa fadiga e baixa produtividade e, quando ocorre na gravidez, pode estar associada a baixa de peso e a risco aumentado de mortalidade materna e perinatal.[1]

FERRO CORPÓREO

Em condições fisiológicas, o ferro está sempre ligado a proteínas, formando compostos que podem ser agrupados em duas categorias:[3]

1. Essenciais ou funcionais (70 a 80% do ferro corpóreo):
   - Hemoglobina.
   - Mioglobina.
   - Heme-enzima: citocromos, catalases, peroxidases, mieloperoxidases.
   - Não heme-enzima: proteínas que contêm ferro ligado à protoporfirina.
2. De armazenagem (20 a 30%):
   - Ferritina.
   - Hemossiderina.
   - Transferrina (proteína de transporte no sangue).

Os compostos essenciais têm funções metabólicas ou enzimáticas relacionadas com o transporte e a utilização do oxigênio para a produção de energia celular. Todas as proteínas do grupo heme estão ligadas ao metabolismo oxidativo, e a hemoglobina é a proteína do grupo heme em maior quantidade no organismo (65% do ferro funcional), tendo como finalidade o transporte de oxigênio dos pulmões para os tecidos pela corrente sanguínea. Após a destruição das hemácias, que têm meia-vida de 120 dias, a hemoglobina é degradada, sendo o heme eliminado após ser transformado em bilirrubina. O ferro e a globina são reutilizados.

A mioglobina é o pigmento vermelho dos músculos. Contém aproximadamente 10% do teor total de ferro corpóreo e representa a reserva de oxigênio para a contração muscular.

Outras proteínas do grupo heme consideradas essenciais ao transporte de elétrons são os citocromos, as catalases e as peroxidases. O ferro também está presente no organismo ligado às proteínas do grupo não heme, como proteínas que contêm ferro e enxofre, e às metaloproteínas, sendo, ainda, um cofator essencial à ação de várias enzimas. Apenas uma pequena porção do ferro total pode ser encontrada no plasma (0,1%), ligada às proteínas como transferrina e lactoferrina.

O ferro é estocado como ferritina (70 a 80%) ou hemossiderina, principalmente na medula óssea, no fígado e, em menor quantidade, no baço e na musculatura esquelética. A maior parte do ferro é transportada pela proteína transferrina (1% do ferro corpóreo total) e adentra as células ligadas a um receptor de transferrina presente na membrana celular.

Durante a vida intrauterina, o ferro é transportado de maneira eficiente para o feto. O recém-nascido a termo e com peso adequado para a idade gestacional nasce com taxas de hemoglobina e reservas de ferro dentro da normalidade, mesmo que a mãe apresente anemia leve ou moderada. Com o início da respiração pulmonar, há um aumento da oferta de oxigênio com diminuição da eritropoietina, levando à redução das taxas de hemoglobina (chegando a 10 g/dL) até 4 a 6 semanas, quando a eritropoietina é estimulada e a hemoglobina volta a subir. Dessa maneira, entre o nascimento e os 4 meses de vida praticamente não existe mudança no teor de ferro corpóreo total e a anemia é rara, a menos que a mãe tenha tido deficiência durante a gestação sem fazer suplementação e não esteja fazendo suplementação durante a lactação.[1] O recém-nascido seja prematuro, de baixo peso ou gemelar, pois, quanto menor o peso do recém-nascido, menor é o estoque de ferro e mais precoce é o término das reservas.

FERRO ALIMENTAR

Nos primeiros meses de vida, o leite representa a única fonte alimentar do lactente, sendo fundamental o estímulo ao aleitamento materno exclusivo (AME) até o sexto mês de vida. Enquanto todos os leites apresentam baixos teores de ferro, o leite materno é o que apresenta maior biodisponibilidade (aproximadamente 50%). Por isso é importante que a mãe não tenha anemia, nem deficiência de ferro, e que faça a suplementação com a dose correta do ferro durante a gestação e a lactação.[1] Os níveis altos de caseína e de proteínas no leite de vaca fluido diminuem a absorção desse mineral, fazendo as fórmulas infantis serem enriquecidas com ferro e adicionadas de ácido ascórbico para melhorar a biodisponibilidade de ferro no leite.

Crianças alimentadas com leite de vaca integral devem ser acompanhadas clinicamente, pois o baixo teor de ferro, aliado à baixa biodisponibilidade desse alimento, pode predispor ao aparecimento de anemia ferropriva, já que muitas vezes o leite é usado como único alimento infantil por um longo período.

A biodisponibilidade de ferro dietético pode variar de 1 a 50%, dependendo da fonte de ferro e da necessidade corpórea fisiológica momentânea. Na Tabela 1 são apresentados os alimentos com seu teor de ferro e sua biodisponibilidade. A absorção aumenta quando estoques de ferro estão baixos e diminui quando estão adequados.

ABSORÇÃO DO FERRO

Em condições fisiológicas normais, o organismo consegue conservar e reutilizar o ferro absorvido; apenas pequena quantidade é perdida, de modo que a quantidade de ferro corpóreo é mantida dentro da normalidade. Esse mecanismo regulador é promovido no feto pela placenta e, após o nascimento, pela mucosa intestinal.

No homem, o conteúdo corpóreo de ferro é de aproximadamente 3 a 5 g, e há equilíbrio entre o ferro da dieta e a perda. Cerca de 1 mg de ferro é perdido por dia em virtude da descamação da pele e da mucosa. Na mulher, durante a menstruação, a perda é de 2 mg/dia, aumentando a necessidade de complementação com a dieta. Na Tabela 2 estão

(continua)

Tabela 1 Alimentos fonte de ferro e sua biodisponibilidade

Alimento	Teor de ferro (mg/100 g)	Biodisponibilidade
Carnes		
Bovina	1,5 a 3,2	Alta
Suína	1,4 a 3,1	Alta
Peixes	1,1 a 2,8	Alta
Aves (galinha)	1,1 a 2	Alta
Vísceras		
Fígado bovino	8,2	Alta
Miúdos de galinha	4,3	Alta
Coração de boi	3,7	Alta
Língua de boi	4,3	Alta
Ovo de galinha cozido		
Gema	4,8	Baixa
Inteiro	2,7	Baixa
Clara	0,8	Baixa
Leite		
Humano	0,5	Alta
Vaca	0,3	Baixa
Leguminosas		
Lentilha	8,6	Baixa
Soja	3,4	Baixa
Feijão	1,1 a 11,9	Baixa
Ervilha	1,9 a 6	Baixa
Cereais		
Cereais matinais	12,5	Alta
Farinha láctea	4	Alta
Aveia (farinha)	4,1	Baixa
Aveia (flocos)	4,5	Baixa

(continua)

Tabela 1 Alimentos fonte de ferro e sua biodisponibilidade (*continuação*)

Alimento	Teor de ferro (mg/100 g)	Biodisponibilidade
Hortaliças		
Nabo	0,5	Alta
Brócolis	1,3	Alta
Couve	2,2	Média
Batata	1	Média
Cenoura	0,6	Média
Espinafre	3	Baixa
Beterraba	1	Baixa
Frutas		
Suco de limão	0,6	Alta
Laranja	0,3	Alta
Banana	0,6 a 2,2	Média
Manga	0,7	Média
Abacate	0,7	Baixa
Outros		
Açúcar mascavo	4,2	Alta
Rapadura	4,2	Alta

Fonte: adaptada de De Angelis e Ctenas;[4] Franco, 2005.[5]

as necessidades diárias de ferro de acordo com a idade, conforme recomendado pelas *Dietary Reference Intake* (DRI).[6]

Durante o período neonatal, no primeiro ano de vida e na adolescência, quando o crescimento é acelerado e há aumento da massa corpórea, há maior demanda de ferro. Uma dieta equilibrada fornece cerca de 1 a 2 mg de ferro diários para absorção. A quantidade de ferro absorvida aumenta com a dose administrada até 100 mg. Acima dessa dose, a mucosa atua como barreira, impedindo a absorção excessiva.

A formação de células vermelhas do sangue e sua destruição são responsáveis pela maior parte do *turnover* de ferro no corpo. Enquanto o homem adulto obtém 95% da necessidade de ferro a partir de hemoglobina reciclada, as crianças obtêm apenas 70% a partir da rotatividade de células sanguíneas vermelhas, precisando obter os outros 30% do ferro necessário por meio de dietas.

Tabela 2 Necessidades diárias de ferro conforme a idade

Categoria	Idade	Ferro (mg/dia)
Criança	0-6 meses	0,27
	7-12 meses	11
	1-3 anos	7
	4-8 anos	10
Homens	9-13 anos	8
	14-18 anos	11
Mulheres	9-13 anos	8
	14-18 anos	15
Gestante	< 18 anos	27
Lactante	< 18 anos	10

Fonte: DRI.[6]

O ferro existe em dois estados oxidativos estáveis: a forma ferrosa (Fe^{++}) ou heme e a forma férrica (Fe^{+++}) ou não heme, ambas absorvidas por mecanismos diferentes e com biodisponibilidades distintas. A forma ferrosa, presente nos alimentos de origem animal, apresenta alta biodisponibilidade e não sofre influência dos fatores inibidores. A forma férrica, presente na maioria dos alimentos de origem vegetal, deve ser convertida, na luz intestinal, em sal ferroso para ser absorvida. Essa conversão é facilitada por fatores endógenos, como o ácido clorídrico, ou por constituintes da dieta (fatores facilitadores). A absorção do ferro não heme pode ser prejudicada pela presença de substâncias que formam complexos insolúveis, fatores antinutricionais (fatores inibidores).

A acidez gástrica favorece a solubilização e a redução do ferro não heme, e o pH baixo no duodeno favorece a solubilidade e a captação do íon férrico. Alguns estudos propõem que proteínas existentes no suco gástrico (mucina ou gastroferrina) e a enzima redutase férrica ligam-se ao ferro em meio ácido e o solubilizam para captação no meio alcalino duodenal. Essa absorção é estimulada quando os estoques estão em depleção. Em indivíduos com níveis normais de ferro, a absorção da dieta está em torno de 5 a 10%, enquanto nos deficientes chega a 20%.

O duodeno é responsável pela homeostase do ferro, regulando sua absorção na dependência do estado corpóreo de ferro. A dieta fornece o ferro inorgânico (não heme), presente nos alimentos de origem vegetal, e o ferro heme, presente nos alimentos de origem animal, na mioglobina e na hemoglobina. O ferro heme é absorvido intacto; depois de ser liberado da mioglobina/hemoglobina pelo processo digestivo, é transportado para dentro das células intestinais por uma proteína carreadora (PCFT/HCP1).[7] O ferro não heme no estado férrico (3+) é convertido para o estado ferroso (2+) pela enzima redutase citocromo B duodenal (Dcytb) e absorvido pelos enterócitos por meio de um transportador específico *divalent metal transporter* (DMT1), localizado na membrana apical dos enterócitos. No interior do enterócito, o ferro pode ser armazenado na forma de ferritina ou ser transportado para o plasma por meio da ferroportina. Na circulação, a ferroxidase (hepaestina) transforma o ferro ferroso em férrico e se liga à transferrina. Nos eritroblastos, os receptores de transferrina formam complexos ferro-transferrina, que sofrem endocitose, sendo o ferro incorporado à hemoglobina[8,9] (Figura 1).

O principal regulador da absorção de ferro é a hepcidina, que regula a expressão da ferroportina.[9] A hepcidina é um hormônio peptídico circulante composto por 25 aminoácidos, sintetizada no fígado e detectável no sangue e na urina. A ferroportina é a molécula exportadora de ferro presente nos macrófagos, nos hepatócitos e na membrana basolateral dos enterócitos, sendo essencial para a transferência do ferro para o plasma. A ligação da hepcidina com a ferroportina induz sua endocitose e proteólise nos lisossomos, reduzindo sua presença e a exportação do ferro das células e preservando os depósitos de ferro.[10] A hepcidina é regulada pela concentração de ferro no organismo e pela necessidade de ferro para eritropoiese. Quando a oferta de oxigênio está inadequada, nas anemias hemolíticas ou hemorragias, a resposta homeostática é o aumento

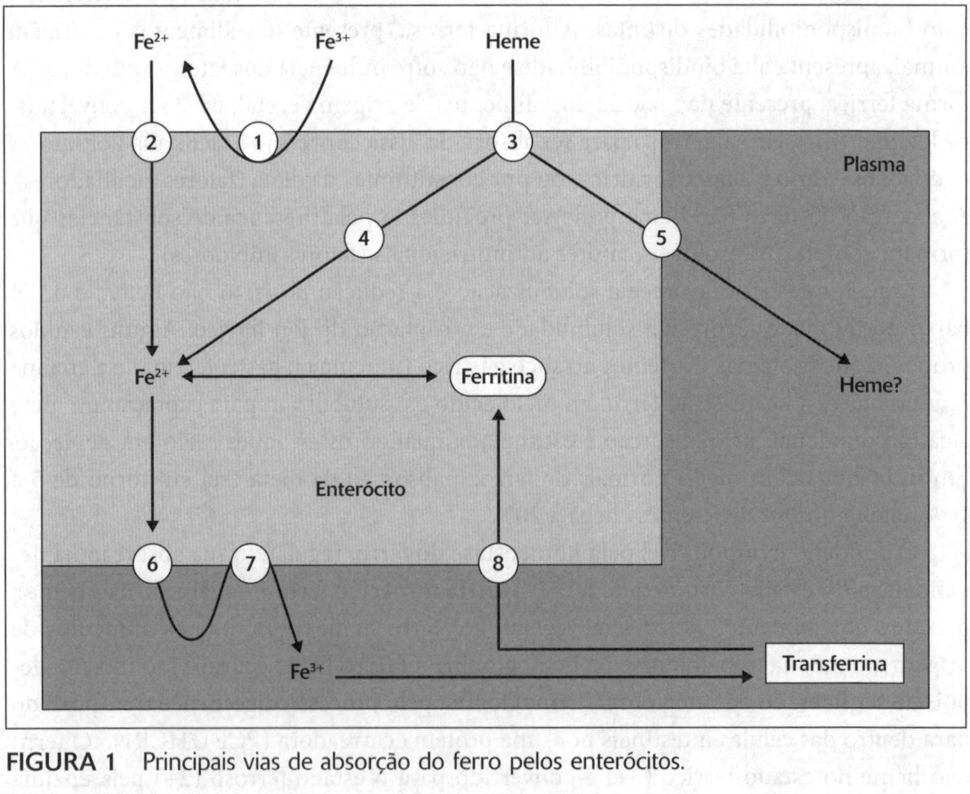

FIGURA 1 Principais vias de absorção do ferro pelos enterócitos.

da produção de eritrócitos, levando à diminuição do nível de hepcidina e aumentando a disponibilidade do ferro proveniente da dieta e dos estoques dos macrófagos e hepatócitos. A deficiência de ferro induz a diminuição dos níveis da hepcidina; ao contrário, a sobrecarga de ferro e as doenças inflamatórias aumentam a hepcidina.[11]

Alguns estudos têm avaliado a utilização da hepcidina como um biomarcador da regulação do metabolismo do ferro (Figura 2). A determinação das concentrações da hepcidina pode ser utilizada para diferentes diagnósticos de anemia, como a anemia por deficiência de ferro, caracterizada por níveis reduzidos desse hormônio. Na anemia da inflamação, observa-se aumento da hepcidina. Em princípio, dosagens de hepcidina poderiam complementar os indicadores mais utilizados de reservas corpóreas de ferro total, como o ferro e a ferritina séricos. A validação do índice hepcidina/ferritina poderá ser útil no diagnóstico da hemocromatose hereditária.[11]

O ferro heme deriva da hemoglobina, da mioglobina e de outras hemeproteínas presentes em alimentos de origem animal. Essa forma tem elevada biodisponibilidade (10 a 30% de absorção) e não é influenciada por fatores inibidores. O ferro não heme tem baixa biodisponibilidade (1 a 7% de absorção) e está presente, principalmente, em alimentos de origem vegetal. Sua absorção sofre influência de fatores facilitadores e inibidores:

- Fatores facilitadores:
  – Ácido ascórbico, frutose, citrato.

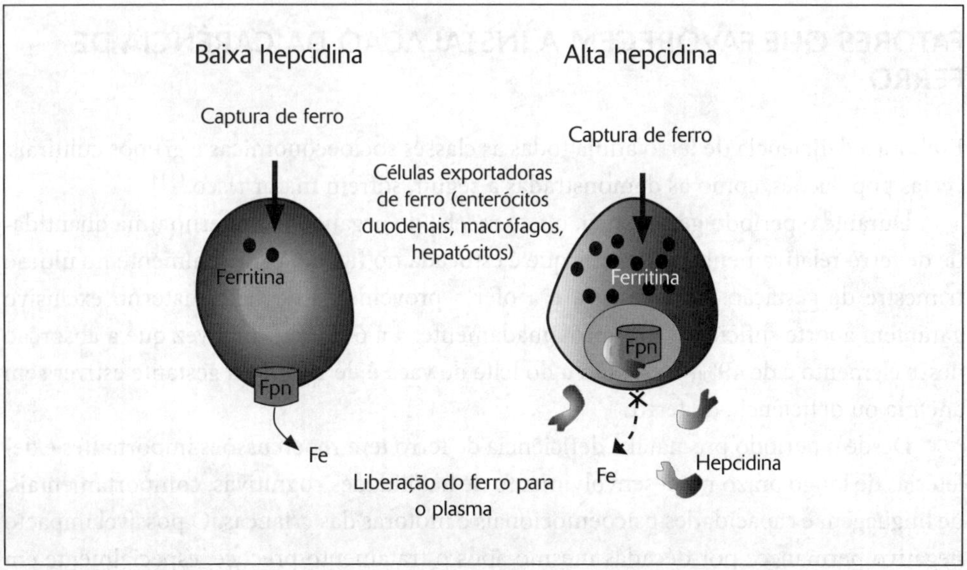

FIGURA 2 Mecanismo de regulação celular do ferro pela hepcidina.

Fpn: ferroportina.

Fonte: adaptada de Ganz.[11]

- Alguns aminoácidos presentes nas carnes em geral (cisteína, lisina e histidina).
- Vitamina A e carotenoides.

- Fatores inibidores:
  - Fitato (ou ácido fítico), presente em cereais (aveia, farelos de trigo e arroz) e em sementes de leguminosas.
  - Fibras.
  - Cafeína.
  - Sais de cálcio e fósforo, presentes nos hidrolisados proteicos da soja, nas proteínas do leite e do ovo (fosfoproteína).
  - Oxalatos e compostos fenólicos (flavonoides, ácidos fenólicos e tanino), presentes nos vegetais, na cebola e nas bebidas como achocolatados, chás, cafés, vinhos e refrigerantes.

O ácido ascórbico, contido em várias frutas e hortaliças, é considerado, até o momento, o mais importante fator potencializador da absorção do ferro não heme. O acréscimo desse ácido à alimentação pode inibir ou mesmo anular os efeitos negativos dos polifenóis e dos fitatos presentes em uma mesma dieta.

A vitamina A e os carotenoides também apresentam ação potencializadora na absorção do ferro não heme, efeito que parece estar relacionado com a formação de complexos solúveis entre essa substância e o ferro na luz intestinal, prevenindo o efeito inibitório de fitatos e polifenóis.[12]

FATORES QUE FAVORECEM A INSTALAÇÃO DA CARÊNCIA DE FERRO

Embora a deficiência de ferro atinja todas as classes socioeconômicas e grupos culturais, certas populações, como as demonstradas a seguir, sofrem maior risco.[13,14]

Durante o período gestacional, o feto recebe do organismo materno uma quantidade de ferro relativamente constante, que é estocada no fígado, principalmente no último trimestre de gestação. Essa reserva e a oferta proveniente do leite materno exclusivo garantem aporte suficiente até, aproximadamente, 4 a 6 meses, uma vez que a absorção desse elemento é de 49%, enquanto a do leite de vaca é de 10%, se a gestante estiver sem anemia ou deficiência de ferro.

Desde o período pré-natal a deficiência de ferro tem repercussões importantes e deletérias de longo prazo no desenvolvimento de habilidades cognitivas, comportamentais, de linguagem e capacidades psicoemocionais e motoras das crianças. O possível impacto negativo permanece por décadas mesmo após o tratamento precoce, especialmente em crianças pouco estimuladas ou de baixo nível social e econômico.[15]

As necessidades de ferro durante a gestação são 6 vezes maiores, exigindo o uso das reservas maternas e de suplementação medicamentosa para o adequado desenvol-

Tabela 3 Principais fatores de risco para deficiência de ferro/anemia ferropriva na infância e adolescência

Baixa reserva materna

- Pouco intervalo entre as gestações.
- Gestação múltipla.
- Dieta materna inadequada em ferro.
- Perdas sanguíneas da gestante.
- Falta de suplementação de ferro na gestação e na lactação.

Aumento da demanda metabólica

- Prematuridade.
- Baixo peso ao nascer (< 2.500 g).
- Lactentes em crescimento rápido (velocidade de crescimento p > 90).
- Meninas com grandes perdas menstruais.
- Atletas de competição.

Diminuição da oferta de ferro

- Clampeamento do cordão umbilical antes de 1 minuto de vida.
- Falta de suplementação de ferro.
- Aleitamento materno exclusivo prolongado.
- Alimentação complementar com alimentos pobres em ferro ou de baixa biodisponibilidade.
- Consumo de leite de vaca antes de 1 ano de vida.
- Dietas restritivas.
- Baixa adesão à suplementação profilática.
- Consumo de fórmula infantil com baixo teor de ferro ou quantidade insuficiente.
- Dietas vegetarianas sem orientação de médico/nutricionista.

Perda sanguínea

- Traumática ou cirúrgica.
- Hemorragia gastrointestinal (doença inflamatória intestinal, polipose colônica, Aine, infecção por *Helicobacter pylori*, verminose – estrongiloides, necatur, ancilostoma, enteropatias/colites alérgicas, esquistossomose)
- Hemorragia ginecológica (menorragia, dispositivos intrauterinos).
- Hemorragia urológica (esquistossomose, glomerulonefrite, trauma renal).
- Hemorragia pulmonar (tuberculose, malformação pulmonar, hemossiderose pulmonar idiopática, síndrome de Goodpasture).
- Discrasias sanguíneas.
- Malária.
- Covid-19.

(continua)

Tabela 3 Principais fatores de risco para deficiência de ferro/anemia ferropriva na infância e adolescência (*continuação*)

Má absorção de ferro
• Síndromes de má absorção (doença celíaca, doença inflamatória intestinal). • Gastrite atrófica. • Cirurgia gástrica. • Cirurgia bariátrica. • Redução da acidez gástrica (antiácidos, bloqueadores H2, inibidores de bomba de prótons). • Anemia ferropriva refratária ao ferro. • Obesidade.

Aine: anti-inflamatórios não esteroides.

Fonte: adaptada de SBP.[14]

vimento do feto. Marques et al. observaram que a anemia ferropriva materna exerceu influência sobre os valores de hemoglobina do lactente aos 6 meses de vida, mesmo em AME.[16] Filhos de mães com anemia podem ser mais propensos a terem deficiência de ferro e anemia no início da vida.[16]

Os recém-nascidos prematuros e os de baixo peso têm baixas reservas de ferro, que se esgotam rapidamente, mesmo em aleitamento materno. A suplementação de ferro é necessária a partir do primeiro mês de vida.

No período de 4 meses a 1 ano de idade, os lactentes devem incorporar cerca de 200 mg de ferro e, para tanto, requerem uma absorção de 0,8 mg/dia. Apresentam maior risco de deficiência de ferro entre 6 e 18 meses de idade, período de crescimento rápido no qual a criança chega a triplicar o peso, quando os estoques de ferro estão reduzidos e a ingestão é frequentemente inadequada (a dieta deve conter 8 mg de ferro para uma absorção eficiente de 10%), e as perdas gastrointestinais crônicas podem afetar o equilíbrio entre perdas e ganhos (em decorrência de alergia ao leite de vaca, parasitoses, doença diarreica de repetição e refluxo gastroesofágico).[17]

No pré-escolar e no escolar, o risco de a criança desenvolver deficiência de ferro geralmente diminui em virtude da menor necessidade do mineral, uma vez que a velocidade de crescimento diminui, e de sua maior ingestão por meio de dietas mais amplas e equilibradas (atenção especial aos erros nutricionais). Não sendo satisfeita essa condição, a criança deve ser observada.[18]

O risco de deficiência de ferro aumenta na adolescência em razão da maior necessidade associada ao crescimento púbere. No sexo masculino, a massa muscular aumenta, o que leva à necessidade de expansão do volume sanguíneo; no feminino, o risco é maior em virtude do período pós-menarca e dos erros nutricionais das dietas.[18]

MANIFESTAÇÕES CLÍNICAS

Os sinais e sintomas surgem lentamente, guardando relação com os estágios de depleção do ferro corpóreo. A anemia é precedida por um estágio de depleção de ferro no qual ocorre, inicialmente, a diminuição do ferro de depósito com posterior redução do ferro circulante. De modo geral, quando as primeiras manifestações surgem, a anemia já é moderada.

Sinais e sintomas mais frequentes

Anorexia, perversão do apetite (compulsão por comer gelo, sabão, espuma de colchão ou cabelo), geofagia, apatia, adinamia, irritabilidade, cefaleia, dispneia aos esforços, fraqueza muscular, intolerância aos exercícios e prejuízo do desenvolvimento físico são os sinais e sintomas mais frequentes. Ao exame físico, há palidez cutaneomucosa, entretanto a avaliação clínica não é objetiva. Um estudo de Rezende et al.[19] mostrou que a concordância entre avaliação clínica comparada com valores de hemoglobina capilar obtidos por um fotômetro portátil (HemoCue®) foi pior entre as crianças menores de 2 anos de idade e com anemia moderada-grave. Portanto, os resultados mostram baixa sensibilidade e especificidade entre avaliação clínica e valores de hemoglobina.

Outros sinais que podem contribuir para o diagnóstico

Atrofia papilar na língua, unhas côncavas, esponjosas e com estrias longitudinais, edema de membros, sopros cardíacos, esplenomegalia e esclerótica azulada são alguns sinais que podem contribuir para o diagnóstico. Algumas vezes podem aparecer sopros cardíacos leves proto/mesossistólicos suaves, sem irradiação, em razão do estado hiperdinâmico da circulação sanguínea. Nos lactentes, é possível notar um aumento do baço de até 3 cm abaixo do rebordo costal esquerdo. A esclerótica azulada é explicada pelo adelgaçamento da esclera, possibilitando a visualização da coroide por transparência. Esse sinal tem sido referido como indicador clínico de anemia, embora possa estar presente em outras doenças, como osteogênese imperfeita, doenças do colágeno e decorrentes de uso incorreto de corticosteroide.[18,19]

Manifestações não hematológicas da deficiência de ferro

Redução da capacidade de atenção; déficits psicomotores e comportamentais; menor capacidade de manter a temperatura corpórea em ambientes frios; e alteração da função imune, caracterizada por inibição da capacidade bactericida dos neutrófilos em crianças com baixos níveis de hemoglobina, deixando-as mais suscetíveis a apresentar diarreia, doenças respiratórias e infecções comuns em crianças com nível normal de ferro, e prejudicando, também, a imunidade mediada por células. A deficiência de ferro pode alterar a neurotransmissão dopaminérgica, com redução do processo de mielinização, o que prejudica as funções cognitivas. Crianças anêmicas apresentam um padrão consistente de atraso na aquisição da linguagem, da coordenação de equilíbrio corpóreo e do desenvolvimento motor, além de parecerem não reagir ao meio ambiente, mostrando perda de prazer e de alegria e ficando mais quietas.

A anemia por deficiência de ferro associa-se negativamente ao comportamento em sala de aula, ao aprendizado e ao desempenho nas avaliações do teste de quociente de inteligência (QI). Essas alterações podem persistir mesmo após a terapêutica ferruginosa.[20,21]

DIAGNÓSTICO

Em circunstâncias comuns, testes hematológicos simples, aliados à história clínica e ao teste terapêutico, são suficientes para o diagnóstico de anemia ferropriva. Havendo dúvidas ou incongruência dos dados clínicos e laboratoriais, podem-se realizar outros exames que auxiliem no diagnóstico.

A deficiência de ferro ocorre em três estágios evolutivos. No primeiro ocorre depleção dos estoques de ferro (ferritina), com diminuição dos depósitos de ferro no organismo (fígado, baço e medula óssea). No segundo estágio (deficiência de ferro sem anemia), as reservas de ferro são esgotadas, mas o paciente ainda não manifesta a anemia. No terceiro estágio (anemia ferropriva), após um longo período de deficiência de ferro, ocorre queda na síntese de hemoglobina, com consequente anemia microcítica e hipocrômica,[22] como mostra a Tabela 4. As manifestações clínicas da deficiência de ferro ocorrem nos três estágios da doença, porém é na anemia ferropriva que as repercussões clínicas, como palidez, apatia, cansaço e irritabilidade, são mais frequentes.[23]

A Organização Mundial da Saúde (OMS) avalia o estado do ferro nas populações com hemoglobina e ferritina sérica e/ou receptor da transferrina.[23] A Academia Americana de Pediatria e a Sociedade Brasileira de Pediatria recomendam investigar deficiência de ferro a partir de 12 meses de vida ou, nas crianças de risco para deficiência de ferro, a qualquer momento, com o diagnóstico feito com hematimetria (hemoglobina, hematócrito, RDW, VCM, HCM) ferritina sérica e proteína C-reativa, em alguns casos dosagem de reticulócitos (CHr).[14,17]

Sob o ponto de vista da saúde pública, a OMS considera a avaliação da hemoglo bina para a caracterização da anemia em populações.[1] Vale lembrar que, na vigência de infecção ou logo em seguida, o nível de hemoglobina é mais baixo independentemente da presença de anemia. A desidratação e a ingestão excessiva de líquidos também podem causar diferença nos níveis de hemoglobina.[2]

Na Tabela 5 estão os valores mínimos da concentração de hemoglobina, do hematócrito e dos índices hematimétricos (volume corpuscular médio [VCM] – hemoglobina

Tabela 4 Avaliação laboratorial dos diferentes estágios da deficiência de ferro

	Depleção dos estoques	**Deficiência de ferro**	**Anemia ferropriva**
Morfologia da hemácia (VCM, HCM, RDW)	Normal	Normal	↓ VCM* (microcitose) ↓ HCM* (hipocromia) ↑ RDW (> 24%)
Ferritina	Diminuída	Diminuída	Diminuída
Ferro sérico	Normal	Diminuído	Diminuído
TIBC	Normal	Aumentada	Aumentada
Índice de saturação da transferrina**	Normal	Diminuída	Diminuída
PEL	Normal	Normal	Aumentada

HCM: hemoglobina corpuscular média; PEL: protoporfirina eritrocitária livre; RDW: *red cell distribution width* (medida da anisocitose); TIBC: capacidade de ligação do ferro à transferrina; VCM: volume corpuscular médio.
*** Variam com a idade.**
**** Cálculo do índice de saturação da transferrina = (Ferro/TIBC) x 100.**
Fonte: adaptada de Grotto.[22]

Tabela 5 Valores mínimos da concentração de hemoglobina, hematócrito e índices VCM--HCM para as diversas faixas etárias

Idade	**Hb (g/dL)**	**Ht (%)**	**VCM (mc³)**	**HCM (pg)**
Sangue do cordão umbilical	13,5	42	98	31
1-3 dias de vida	14,5	45	95	31
4 dias a 1 semana	13,5	42	88	28
2 semanas	12,5	39	86	28
3 semanas a 1 mês	10	31	85	28
2 meses	9	28	77	26
3-6 meses	9,5	29	74	25
7 meses a 2 anos	10,5	33	70	23
3-6 anos	11,5	34	75	24
7-12 anos	11,5	35	77	25
13-18 anos (F)	12	36	78	25
13-18 anos (M)	13	37	78	25

F: feminino; Hb: hemoglobina; HCM: hemoglobina corpuscular média; Ht: hematócrito; M: masculino; VCM: volume corpuscular médio.
Fonte: adaptada de Dallman.[24]

corpuscular média [HCM]) para as diversas faixas etárias, considerando anemia quando hemoglobina < 11 g/dL para crianças de 6 meses a 6 anos; < 12 g/dL de 6 a 14 anos; e < 12,5 g/dL para idades maiores.[24] A Tabela 6 apresenta os valores de ferritina.

Quanto aos índices hematimétricos, o VCM define a microcitose, e a HCM ou a concentração de hemoglobina corpuscular média (CHCM) definem a hipocromia.

O *red cell distribution width* (medida da anisocitose) (RDW), obtido nos contadores eletrônicos, é um elemento útil no diagnóstico diferencial das anemias, além de ser o sinal mais precoce da deficiência de ferro e uma medida quantitativa da anisocitose. Na anemia ferropriva, há uma heterogeneidade do tamanho das hemácias, resultando em anemia microcítica com RDW elevado.

As novas diretrizes da OMS sobre o uso de concentrações de ferritina para avaliar o estado do ferro em indivíduos e populações ajudarão os profissionais de saúde a detectar precocemente a deficiência de ferro e evitar os impactos mais graves.[25]

Tabela 6 Valores de ferritina conforme a idade e a presença ou não de infecção que indicam deficiência de ferro

Idade	Ferritina sérica (mcg/dL)	
	Saudáveis	Com infecção ou inflamação
0-23 meses	< 12	< 30
24-59 meses	< 12	< 30
5 a < 10 anos	< 15	< 70
10 a < 20 anos	< 15	< 70

Fonte: WHO.[25]

Durante os primeiros meses de vida, há queda fisiológica dos níveis de hemoglobina, resultante da substituição da hemoglobina fetal pela hemoglobina A, e do contato com o ar atmosférico, cuja saturação de oxigênio é maior do que a do sangue arterial da placenta. Durante esse período, a hemoglobina pode atingir valores de 9 g/dL entre a oitava e a décima semana de vida do recém-nascido a termo, sendo mais precoce em prematuros. Na anemia ferropriva, os níveis de hemoglobina podem ser baixos, associados a pouca sintomatologia. O tempo de instalação da anemia, de maneira lenta, propicia a criação de mecanismos cardiocirculatórios que compensam a hipóxia tecidual.

A ferritina sérica reflete o estoque de ferro no organismo, porém o teste somente deve ser realizado em indivíduos que tenham se mantido saudáveis nas últimas 2 semanas, pois a ferritina também é uma proteína de fase aguda, estando elevada na inflamação, na infecção, na doença hepática e nos tumores. Concentrações reduzidas de ferritina e ferro séricos podem estar presentes no hipotireoidismo e na deficiência de vitamina C.[24] Na presença de infecção, consideram-se normais valores > 30 mcg/L de ferritina, apresentando uma flutuação circadiana (pela manhã, valores até 30% maiores que à tarde) após os 3 anos de idade e sofrendo influência de processos inflamatórios agudos ou crônicos.[26] Na vigência de infecção aguda ou crônica, deve ser solicitado a proteína C-reativa.[25]

Casos complexos ou de má resposta terapêutica (desde que a medicação seja adequadamente administrada) podem exigir ampliação da propedêutica por meio da realização de exames mais específicos, como contagem de reticulócitos, ferritina sérica, dosagem do ferro sérico, capacidade total de ligação do ferro à transferrina (TIBC), índice de saturação da transferrina (IST), protoporfirina eritrocitária livre (PEL), receptores da transferrina e exame da medula óssea e do nível de hemoglobina no reticulócito.[24]

O nível do ferro sérico representa o equilíbrio entre o ferro absorvido, o utilizado na síntese de hemoglobina, o liberado pela destruição dos eritrócitos e o tamanho do depósito, porém é pouco específico para o diagnóstico de anemia ferropriva. A quantificação do ferro sérico está sujeita a algumas variáveis que devem ser consideradas na análise dos resultados obtidos, desde procedimentos técnicos, contaminação durante a coleta do sangue, armazenamento ou realização do teste por resíduos metálicos até variações fisiológicas. A concentração do ferro circulante tem ritmo circadiano (mais alta de manhã, entre 7 e 10 horas, e menor perto das 21 horas); está baixa tanto na deficiência de ferro quanto na inflamação; e não deve ser usada para o diagnóstico da deficiência de ferro, além de alterar-se apenas nos estágios avançados de anemia, ou seja, quando os depósitos já foram consumidos.[2,24]

Tabela 7 Testes confirmatórios da anemia ferropriva: valores de referência e níveis indicativos de anemia ferropriva

Testes	Normal	Anemia ferropriva
Hb (g/dL) 6 meses a 6 anos	> 11	< 11
VCM (mc³)	70-80	< 70
Ferritina (ng/mL)	100 ± 60	< 12 ou < 30*
Ferro sérico (mcg/dL)	91 ± 54	< 50
TIBC (mcg/dL)	250-400	> 400
Transferrina IST (%)	35 ± 15	< 16
Receptor de transferrina (mg/L)	4,54 ± 1,08	> 13
PEL (mcg/dL)	30	> 50

IST: índice de saturação da transferrina; PEL: protoporfirina eritrocitária livre; TIBC: capacidade de ligação do ferro-transferrina; VCM: volume corpuscular médio.

* < 12 sem infecção e < 30 com infecção.

Fonte: adaptada de Dallman et al.[26]

A avaliação dos reticulócitos (células vermelhas imaturas sem núcleo) também auxilia o diagnóstico, e a contagem de reticulócitos realizada por citometria de fluxo em número absoluto é mais exata do que a contagem manual (valor normal 0,5-1,5%), sendo, portanto, mais fidedigna. Reticulocitose sugere hemólise (aumento da eritropoese), e reticulocitopenia sugere hipoplasia/aplasia de medula óssea (falha de produção). A eritropoese na deficiência de ferro ainda pode ser avaliada pelo volume reticulocitário médio e pela fração de reticulócitos imaturos. O conteúdo de hemoglobina dos reticulócitos (CHr) fornece de forma indireta o ferro disponível para a produção dos eritrócitos na medula óssea, portanto sua diminuição é um forte indicador de deficiência de ferro.[27]

A TIBC é uma medida indireta da transferrina circulante. Para obter seu valor a partir da transferrina sérica, deve-se multiplicar o resultado da dosagem da transferrina por 25. O aumento dos valores da TIBC é consequência da deficiência de ferro.

O IST é calculado por meio da divisão da concentração sérica do ferro pela TIBC, multiplicando por 100, e o resultado é dado em porcentagem. Essa medida é mais específica que seus componentes isoladamente. A saturação de transferrina pode diminuir nas doenças inflamatórias, bem como na deficiência de ferro, circunstâncias nas quais a TIBC é útil para distinguir as duas condições.

A protoporfirina representa a penúltima etapa na biossíntese do heme, de modo que, na ferropenia, há quantidade insuficiente de ferro para combinar e formar o grupo heme da hemoglobina, ocorrendo, consequentemente, acúmulo de protoporfirina livre nas células vermelhas.

A determinação do receptor solúvel de transferrina (sTfR) pode medir as necessidades tissulares de ferro. Havendo diminuição do ferro funcional, há o estímulo para a síntese de receptor de transferrina (TfR) e os níveis de sTfR elevam-se. A determinação do sTfR pode ser realizada por testes imunoenzimáticos, como o teste de Elisa. Esse receptor permite que as células retirem ferro do composto ferro-transferrina sérica, e seu aumento antecede o aparecimento da anemia. Sua principal indicação é na diferenciação entre anemia ferropriva e anemia da inflamação (ou anemia de doença crônica), já que está elevado na primeira e normal na segunda.[18]

A CHr representa a concentração de hemoglobina no reticulócito. É o produto do volume celular e a concentração celular da hemoglobina. A concentração da hemoglobina aumenta e o volume celular diminui à medida que o reticulócito amadurece em eritrócito. É um marcador sensível e precoce da deficiência de ferro em decorrência da meia-vida de 4 dias do reticulócito.[20] A CHr já apresenta valores de referência para crianças e representa o ferro disponível para as células recém-liberadas da medula óssea. Uma concentração baixa de CHr é o mais forte preditor de deficiência em ferro em crianças.[21]

A curva de resistência globular osmótica está desviada para a esquerda, demonstrando aumento da resistência à lise osmótica, nos casos de anemia ferropriva.

A punção da medula óssea pode mostrar uma hiperplasia eritroide com predominância de normoblastos ou de microeritroblastos policromatófilos. Esse exame deve ser realizado apenas nos casos de dificuldade no diagnóstico e reflete os estoques de ferro no organismo.

Diagnóstico diferencial

- Síndromes talassêmicas: microcitose resistente ao tratamento com ferro. RDW normal.
- Intoxicação por chumbo: anemia microcítica e hipocrômica. RDW normal. Pontilhado basófilo grosseiro dos eritrócitos, elevação nos níveis sanguíneos de chumbo, protoporfirina eritrocitária livre e coproporfirina urinária.
- Infecções crônicas: normalmente levam à anemia normocítica e normocrômica (às vezes podem apresentar microcitose e ferritina normal ou aumentada).
- Traço talassêmico: RDW normal.
- Anemia sideroblástica: RDW alto com VCM normal.
- Deficiência de G6PD.

TRATAMENTO

Os objetivos do tratamento são corrigir a causa determinante da anemia e restabelecer os níveis de hemoglobina e os demais índices hematimétricos, além de repor os estoques de ferro dos tecidos. Para tanto, deve-se fazer a adequação nutricional e a administração oral de sais ferrosos (sulfato, fumarato, citrato, polimaltosado, ferrocarbonila) ou férricos (glicinato), que é um ferro quelado por duas glicinas que favorecem a absorção mais rápida que os ferrosos e também não produzem efeitos colaterais. A dose diária de ferro elementar recomendada é de 3 a 6 mg/kg/dia.[14]

O tempo de administração do sal de ferro depende da gravidade da anemia. Com 1 mês de tratamento, a resposta clínica é evidente na maioria dos casos (aumento de 1 g/dL na hemoglobina), mas é recomendável manter a medicação por 4 a 6 meses para que os estoques de ferro no organismo sejam refeitos.

A absorção dos sais ferrosos varia conforme o sal utilizado. A absorção do sulfato ferroso é favorecida quando o fármaco é administrado com o estômago vazio ou no intervalo das refeições, concomitantemente à vitamina C; nos casos do glicinato férrico não há necessidade de jejum e a absorção é facilitada, uma vez que a molécula de ferro está ligada a 2 ou 3 moléculas de aminoácidos. Como a intolerância ao medicamento por via oral é rara nos lactentes, pode-se administrá-lo em dose única, 30 minutos antes das refeições ou 2 horas depois. Nas crianças maiores, divide-se em 2 tomadas. Caso haja intolerância gástrica (náuseas, dor epigástrica, distensão abdominal) ou intestinal (diarreia ou constipação), deve-se reduzir a dose e aumentá-la progressivamente quando a intolerância desaparecer. Quando se usa glicinato férrico ou ferro polimaltosado, as manifestações adversas são muito raras.

Quando administrar sulfato ferroso, deve-se orientar a família sobre o escurecimento das fezes e dos dentes, o que não tem importância clínica e não ocorre com os sais de ferro quelatos ou polimaltosados. A coloração escura dos dentes não é permanente, desde que haja a higienização bucal imediatamente após a administração do ferro. Lembrando que não acontece quando é usado glicinato férrico.

A administração de ferro via intramuscular deve ser evitada em crianças, a menos que existam condições especiais, como paciente em nutrição parenteral prolongada, pois seu uso pode desencadear reações locais, como dor e hiperpigmentação no local da aplicação, ou sistêmicas, como febre, reação anafilática, hipotensão, broncoespasmo, artralgia e mialgia. Transfusões de sangue são indicadas somente em casos extremamente graves.

Vale lembrar que o uso indiscriminado de ferro em doses maiores que as referidas não é isento de riscos. Devem-se considerar as possibilidades de agravamento de hemocromatose em indivíduos suscetíveis, interferência no ritmo de crescimento das crianças sem deficiência de ferro, efeito pró-oxidante e uso inadequado em portadores de anemia hemolítica.[12]

São causas potenciais de resposta insatisfatória à suplementação de ferro oral:

- Não adesão ao tratamento.
- Oferta alimentar inadequada.
- Perda sanguínea contínua.
- Duração insuficiente da terapia.
- pH gástrico elevado em virtude do uso de antiácidos, bloqueadores histamínicos 2 e inibidores da bomba de acidez gástrica.
- Inibidores da absorção do ferro (chumbo, intoxicação por alumínio, inflamação crônica, neoplasia).
- Diagnóstico incorreto: talassemia, anemia sideroblástica.

EDUCAÇÃO ALIMENTAR

Com a finalidade de aumentar a absorção do ferro não heme e, assim, prevenir a anemia ferropriva, alguns pontos foram destacados para os programas educativos:

- Estimular o AME até o sexto mês de idade, continuado até 2 anos ou mais.
- Fazer a escolha correta dos alimentos complementares, de maneira a propiciar uma dieta balanceada.
- Estimular o consumo de alimentos com alta biodisponibilidade de ferro, folatos e ácido ascórbico, ou enriquecidos com ferro.
- Potencializar a absorção do ferro não heme combinando, em uma mesma refeição, alimentos-fonte de vitamina C e de carotenoides (abóbora, cenoura).

- Orientar a não ingestão de alimentos inibidores da absorção do ferro e dos alimentos que contenham grande quantidade de EDTA (conservante alimentar) na rotulagem, inibindo a absorção do ferro.
- Usar um sal de ferro que não provoque efeitos adversos

Pequenas porções de carne na dieta, por conterem ferro heme, aumentam em até 4 vezes a absorção do ferro não heme. O ideal é que a carne seja cozida e não frita, com aproveitamento do caldo do cozimento. Qualquer tipo de carne (tecido muscular), incluindo as de baixo custo, apresenta teor de ferro de alta biodisponibilidade.

Quando o aleitamento materno for interrompido, deve ser substituído pela fórmula infantil fortificada, e não pelo leite de vaca, em razão de seu baixo teor de ferro e de sua baixa biodisponibilidade, que pode provocar perda oculta de sangue pelas fezes, principalmente antes do primeiro ano de idade.

Os ovos têm quantidade expressiva de ferro, mas baixa biodisponibilidade em razão da presença de fosfoproteínas na clara, que podem comprometer a absorção do ferro não heme de outros alimentos quando consumidos em uma mesma refeição. Todavia, quando o ovo é consumido sem a clara e com alimentos que facilitem a absorção do ferro hemínico, como a polpa ou o molho de tomate, há um aumento significativo na absorção do ferro não heme da refeição.

O feijão é outro alimento de consumo habitual, sendo importante fonte proteica e energética, cujo teor de ferro é relativamente alto, mas com baixa biodisponibilidade em virtude da presença de fitatos e de tanino no grão. A biodisponibilidade do ferro pode ser melhorada por meio de técnicas de preparo, como deixar o feijão em água durante 30 a 60 minutos antes do cozimento (desprezando-se essa água) e retirar sua película antes do consumo.

No caso dos vegetais folhosos de cor verde-escura, pode-se melhorar a biodisponibilidade do ferro com o cozimento com ferro heme, como as carnes e a ingestão concomitante de alimentos-fonte de vitamina C. Alguns alimentos tradicionalmente conhecidos como ricos em ferro contêm esse mineral na forma de complexos insolúveis (oxalatos) e de baixa absorção, como o espinafre ou a beterraba, que contêm baixo teor (1 mg/100 g) e baixa biodisponibilidade.

PREVENÇÃO

A recomendação do ESPGHAN[28] é de 0,9 a 1,3 mg/kg/dia e salienta que, aos 6 meses de idade, as reservas de ferro endógeno da criança estão esgotadas e a necessidade de ferro exógeno aumenta rapidamente como o requerimento fisiológico por kg/peso. Betsy Lozoff[15] acompanhou crianças do nascimento aos 19 anos de idade e observou o quanto a deficiência de ferro interfere no quociente de inteligência. Marques et al.[16] mostram em pesquisa a correlação entre hemoglobina materna e de seus filhos em

AME, recomendando a adoção de três estratégias para garantir o adequado nível de ferro corporal no início da vida: suplementação efetiva de ferro às gestantes durante o pré-natal, clampeamento do cordão em tempo oportuno (no mínimo após 1 minuto do nascimento) e incentivo contínuo à prática da amamentação exclusiva no primeiro semestre de vida. A Academia Americana de Pediatria recomenda a suplementação de ferro aos 4 meses de vida, mesmo em AME, desde 2011.[29] Para prevenir a deficiência de ferro, os Departamentos Científicos de Nutrologia e de Hematologia da Sociedade Brasileira de Pediatria, em 2018[30] e revisado em 2021,[14] passaram a recomendar o início da suplementação de ferro aos 3 meses de idade, se o lactente tem fator de risco, e aos 6 meses, sem fator de risco, como mostram as Tabelas 8 e 9. A Tabela 10 apresenta os principais fatores de risco para deficiência de ferro no lactente. Publicação da ESPGHAN de 2022 recomenda uma ingestão diária de ferro de 2 a 3 mg/kg/dia a partir de 2 semanas de idade para lactentes de muito baixo peso, até 6 a 12 meses de idade corrigida. Recém-nascidos que recebem tratamento com eritropoetina precisam de uma dose mais alta (até 6 mg/kg/dia). Se a ferritina for < 35 a 70 mcg/L, a dose de ferro pode ser aumentada a 3 a 4 (ou máximo 6) mg/kg/dia por um período limitado.[31]

A Figura 3 mostra um infográfico com o resumo da idade de início de suplementação de ferro medicamentoso para lactentes em amamentação exclusiva, nascidos a termo e com peso adequado (≥ 2.500 g), de acordo com a presença ou ausência de fatores de risco para deficiência de ferro.[14]

A partir de 4 a 6 meses de idade, a criança é totalmente dependente da oferta dietética de ferro. Portanto, deve-se estimular o AME até o sexto mês de vida e, após essa idade, introduzir os alimentos que contenham agentes facilitadores, como derivados heme (carnes) e frutas cítricas, além de evitar a oferta de chás, leite, café e refrigerantes durante as refeições. Não esquecendo da suplementação profilática, como mostram as Tabelas 8 e 9.

A prescrição de alimentos enriquecidos com ferro (fórmulas infantis, cereais, bolachas, iogurtes, bolos, macarrão, entre outros) deve ser recomendada sempre que possível. Em creches e pré-escolas, quando avaliada a necessidade, pode-se recomendar a administração de sais ferrosos pela água, acrescentando-se 10 mg de ferro elementar para cada litro de água filtrada, que a criança pode ingerir à vontade.[32]

Outra opção para a prevenção, avaliando-se o estado nutricional da criança, é a suplementação com ferro-aminoácido-quelato, oferecido por meio de uma mistura preparada por indústrias farmacêuticas, acrescentada ao leite e oferecida diariamente na merenda ou no suco.

A biodisponibilidade do ferro em alguns alimentos fortificados pode variar de baixa a alta, dependendo do tipo de sal utilizado, do processamento e da composição química do alimento usado como veículo. Nesse sentido, destacam-se o açúcar da Guatemala, as farinhas de trigo e de milho da Venezuela e o leite em pó ou fluido do Brasil.[33,34]

Quando panelas de ferro são utilizadas para o cozimento, ocorre aumento do teor de ferro nos alimentos.[35]

Tabela 8 Recomendação de suplementação medicamentosa profilática de ferro em lactentes SEM fator de risco para deficiência de ferro

Situação	Recomendação
Recém-nascidos a termo, peso adequado para a idade gestacional, em aleitamento materno exclusivo até o 6º mês	1 mg de ferro elementar/kg/dia, iniciando aos 180 dias de vida até o 24º mês de vida.

Tabela 9 Recomendação de suplementação medicamentosa profilática de ferro em lactentes COM fator de risco para deficiência de ferro

Situação	Recomendação
Recém-nascidos a termo, peso adequado para a idade gestacional, em aleitamento materno exclusivo	**1 mg de ferro elementar/kg/dia,** iniciando **aos 90 dias de vida** até o 24º mês de vida.
Recém-nascidos a termo, peso adequado para a idade gestacional, independentemente do tipo de alimentação	**1 mg de ferro elementar/kg/dia,** iniciando **aos 90 dias de vida** até o 24º mês
Recém-nascidos a termo com peso < 2.500 g	**2 mg de ferro elementar/kg/dia**, iniciando **com 30 dias de vida**, durante 1 ano. Após esse prazo, 1 mg/kg/dia mais 1 ano.
Recém-nascidos pré-termo com peso > 1.500 g	**2 mg de ferro elementar/kg/dia**, iniciando **com 30 dias de vida**, durante 1 ano. Após esse prazo, 1 mg/kg/dia mais 1 ano.
Recém-nascidos pré-termo com peso entre 1.500 e 1.000 g	**3 mg de ferro elementar/kg/dia**, iniciando **com 30 dias de vida**, durante 1 ano. Após esse prazo, 1 mg/kg/dia mais 1 ano.
Recém-nascidos pré-termo com peso < 1.000 g	**4 mg de ferro elementar/kg/dia**, iniciando **com 30 dias de vida**, durante 1 ano. Após esse prazo, 1 mg/kg/dia mais 1 ano.
Recém-nascidos pré-termo que receberam mais de 100 mL de concentrado de hemácias durante a internação	Devem ser avaliados individualmente, pois podem não necessitar de suplementação de ferro com 30 dias de vida, mas sim posteriormente.

Fonte: SBP.[14]

Tabela 10 Lactentes em risco para deficiência de ferro

Prematuros < 37 semanas
Baixo peso ao nascer
Gestante com anemia ferropriva ou sem suplementação de ferro durante a gestação
Lactante com anemia ferropriva ou sem suplementação de ferro durante a lactação
Aleitamento materno exclusivo por mais de 6 meses de idade
Aleitamento materno exclusivo por mais de 4 meses de idade sem profilaxia com ferro
Interrupção do aleitamento materno e em uso de leite de vaca integral ou alimentos complementares não fortificados com ferro ou sem alimentos ricos em ferro
Crescimento deficiente e nutrição inadequada, geralmente em bebês com necessidades especiais de saúde ou baixo nível socioeconômico
Exposição ao chumbo

Fonte: SBP.[14]

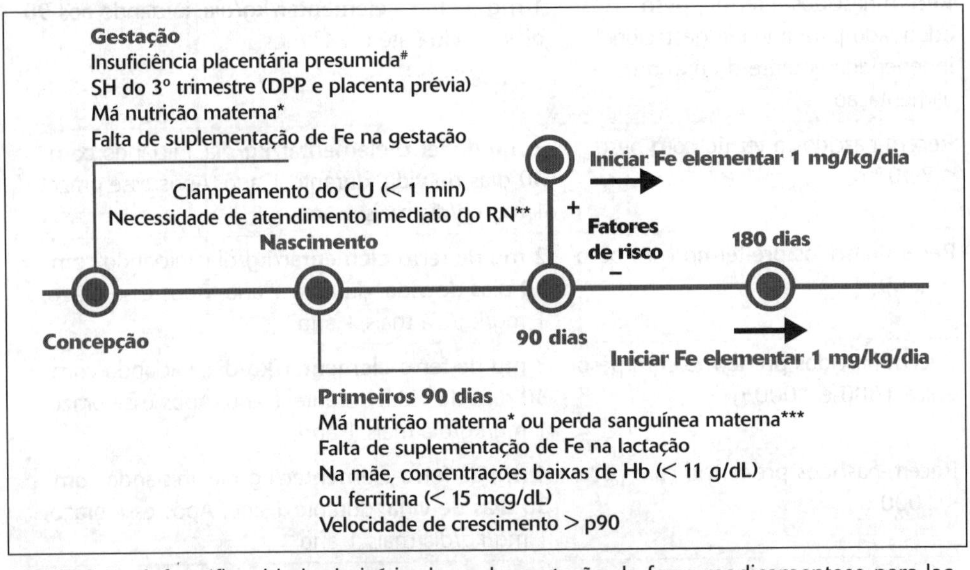

FIGURA 3 Infográfico: idade de início de suplementação de ferro medicamentoso para lactentes em amamentação exclusiva, nascidos a termo e com peso adequado (≥ 2.500 g), de acordo com a presença ou ausência de fatores de risco para deficiência de ferro.

CU: cordão umbilical; DPP: descolamento prematuro de placenta; Hb: hemoglobina; RN: recém-nascido; SH: síndrome hemorrágica.

Doença hipertensiva específica da gestação, tabagismo ou anormalidades vasculares.

* Má nutrição materna (anemia, desnutrição, obesidade, baixo consumo de alimentos-fonte de ferro).

** Na ausência de informação precisa, o clampeamento precoce e a necessidade de atendimento imediato podem ser consideradas se Apgar 1 minuto ≤ 5.

*** Perda sanguínea materna (sangramento uterino disfuncional ou perda sanguínea secundária a doenças).

Fonte: SBP.[14]

A fortificação de alimentos consiste na adição complementar de nutrientes ao alimento *in natura*. O objetivo de programas de fortificação alimentar é o aumento do aporte de ferro por meio dos alimentos para prevenir carências alimentares em grupos populacionais de risco. A OMS considera a fortificação de alimentos com ferro uma das alternativas mais eficientes para o combate à deficiência de ferro, sendo possível observar o impacto na melhora dentro de 1 a 3 meses. Nas últimas décadas, os estudos sobre a fortificação alimentar com ferro têm sido conduzidos na tentativa de encontrar uma maneira viável de controle da anemia ferropriva na população brasileira. Vários tipos de alimentos e também diferentes sais de ferro têm sido utilizados (Tabela 11).[36]

Em 2001, o Ministério da Saúde determinou como obrigatória a adição de ferro (30% IDR – 4,2 mg/100 g) e de ácido fólico (70% IDR – 150 mcg/100 g) às farinhas de milho e trigo, de modo que, a partir de 2004, todos deveriam ser fortificados.[36]

As medidas profiláticas para o controle da anemia ferropriva devem ser abrangentes, incluindo a garantia de condições adequadas de vida, como água tratada, rede de esgoto, coleta de lixo, moradia, salários dignos, alimentação apropriada, vínculos afetivos preservados, acesso à educação e assistência à saúde.

Tabela 11 Fortificação alimentar com ferro no Brasil e suas características

Autor/ano	Veículo alimentar	Sal de ferro	Redução da anemia	Duração do estudo
Nogueira et al. (1992)	Biscoitos	Hemoglobina bovina	75 para 0%	3 meses
Dutra de Oliveira et al. (1994)	Água	Sulfato ferroso	58 para 3%	8 meses
Torres et al. (1995)	Leite em pó	Sulfato ferroso + vitamina C	66,4 para 20,6% 72,8 para 18%	6 meses
Torres et al. (1996)	Leite	Ferro-aminoácido-quelato	62,3 para 26,4%	12 meses
Braga (1996)	Fórmula láctea	Sulfato ferroso + ácido ascórbico		6 meses
Fisberg et al. (1998b)	Biscoitos e pães	Ferro-amino-quelato	32 para 11%	2 meses
Ferreira (2000)	Leite	Sulfato ferroso + vitamina C	63,24 para 33,82%	6 meses
Giorgini et al. (2001)	Pães	Ferro-quelato	62 para 22%	6 meses
De Paula e Fisberg (2001)	Açúcar	Triglicinato-quelato	38,1 para 19,7% 29,4 para 19,6%	6 meses

(continua)

Tabela 11 Fortificação alimentar com ferro no Brasil e suas características (*continuação*)

Autor/ano	Veículo alimentar	Sal de ferro	Redução da anemia	Duração do estudo
Tuma et al. (2003)	Farinha de mandioca	Ferro-amino--quelato	22,7 para 8%	4 meses
Fisberg et al. (2003)	Feijão em pó	Pirofosfato férrico	13 para 0%	4 meses
Almeida et al. (2003)	Suco de laranja	Sulfato ferroso	60 para 20%	4 meses
Beinner et al. (2005)	Água	Sulfato ferroso	43,2 para 21%	8 meses
Almeida et al. (2005)	Água	Sulfato ferroso + vitamina C	45,9 para 31,1%	6 meses
Beinner et al. (2009)	Arroz	Pirofosfato férrico	69,1 para 25%	5 meses
Bagni et al. (2009)	Arroz	Biglicinato-quelato	37,8 para 23,3%	4 meses

Fonte: Lamounier et al.[36]

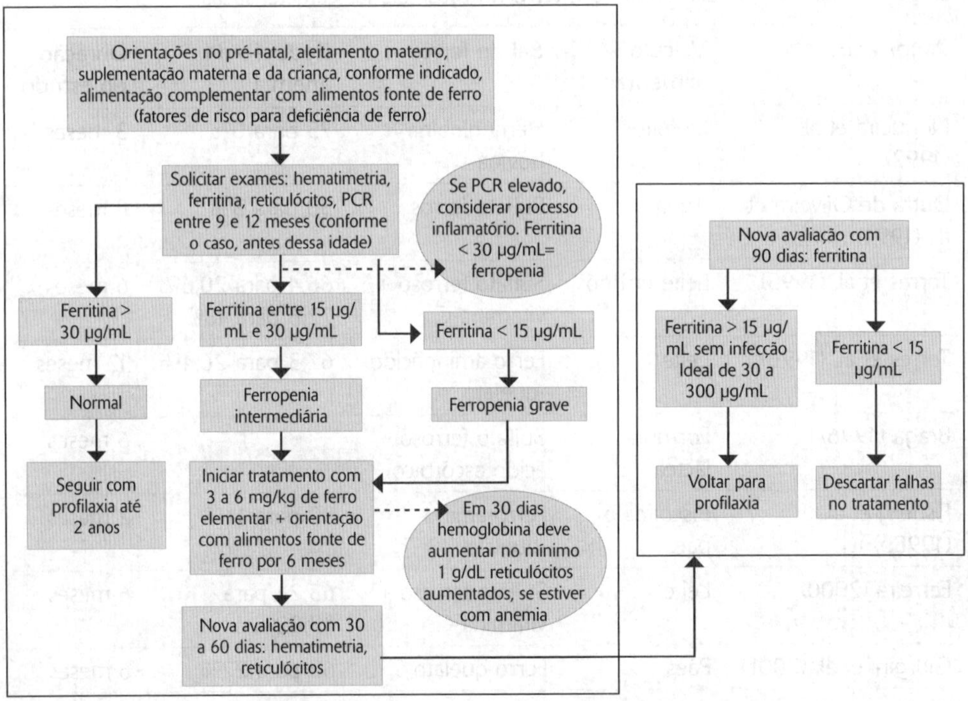

FIGURA 4 Fluxograma para diagnóstico, tratamento e acompanhamento da deficiência de ferro em crianças menores de 2 anos.

Fonte: Weffort, Anemia ferropriva. Nutrição em pediatria, 2024 OMS; Ferritina, 2020, SBP. Consenso anemia, 2021.

CONSIDERAÇÕES FINAIS

A anemia ferropriva ainda é muito prevalente no Brasil, o que requer maior cuidado com as crianças para prevenir a deficiência de ferro, principalmente em fases iniciais da vida. Assim, evitam-se consequências de longo prazo, com repercussões negativas no neurodesenvolvimento infantil. Os profissionais da saúde e a família devem ser conscientizados sobre a importância da profilaxia e do tratamento adequados da carência nutricional do ferro e da importância da alimentação saudável.

REFERÊNCIAS BIBLIOGRÁFICAS

1. World Health Organization (WHO). The global prevalence of anemia in 2011. Geneva: WHO; 2015.
2. World Health Organization (WHO). Iron deficiency anaemia: assessment, prevention, and control. A guide for programme managers. Genebra: WHO; 2001.
3. Cozzolino SMF. Biodisponibilidade de nutrientes. 4.ed. Barueri: Manole; 2012. p.645-73.
4. De Angelis RS, Ctenas MLB. Biodisponibilidade de ferro na alimentação infantil. Temas de Pediatria. 1993;52.
5. Franco G. Tabela de composição química dos alimentos. 9.ed. São Paulo: Atheneu; 2005.
6. Food and Nutrition Information Center – Dietary Guidance. Dietary Reference Intakes (DRI). Estimated average requirement. Washington, DC, 2002. Disponível em: http://fnic.nal.usda.gov. Acesso em: 18 maio 2015.
7. Theil EC. Iron homeostasis and nutritional iron deficiency. J Nutr. 2011;23.
8. Camaschella C, Strati P. Recent advances in iron metabolism and related disorders. Intern Emerg Med. 2010;5(5):393-400.
9. Pasricha SR, Flecknoe-Brown SC, Allen KJ, Gibson PR, McMahon LP, Olynyk JK, et al. Diagnosis and management of iron deficiency anaemia: a clinical update. Med J Aust. 2010;193(9):525-32.
10. Thell EC. Iron homeostasis and nutritional iron deficiency. J Nutr. 2011;141(4):724S-8S.
11. Ganz T. Hepcidin and iron regulation, ten years later. Blood. 2011.
12. Mejía LA, Arroyave G. La interrelación biológica entre vitamina A y hierro. Arch Latinoa Nutr. 1982;32:32-7.
13. Weffort VRS. Anemia ferropriva. Programa Nacional de Educação Continuada em Pediatria – Pronap – SBP. Ciclo VIII, n. 3, 2004/2005.
14. Sociedade Brasileira de Pediatria (SBP). Departamento de Nutrologia e de Hematologia. Consenso sobre anemia ferropriva: atualização. Destaques 2021. Disponível em: https://www.sbp.com.br/imprensa/detalhe/nid/consenso-sobre-anemia-ferropriva-atualizacao-destaques-2021/. Acesso em: 13 ago. 2023.
15. Lozoff B, Jimenez E, Smith J. Double burden of iron deficiency in infancy and low socioeconomic status: a longitudinal analysis of cognitive test scores to 19 years. Arch Pediatr Adolesc Med. 2006;160(11):1108-13.
16. Marques RFSV, Taddei JAAC, Konstantyner T, Marques ACV, Braga JAP. Correlation between hemoglobin levels of mothers and children on exclusive breastfeeding in the first six months of life. J Pediatr (Rio J). 2016;92:479-85.
17. Baker RD, Greer FR; Committee on Nutrition American Academy of Pediatrics. Diagnosis and prevention of iron deficiency and iron-deficiency anemia in infants and young children (0-3 years of age). Pediatrics. 2010;126(5):1040-50.

18. Weffort VRS, et al. Anemias carências na infância. In: Campos Jr. D, Burn DAR. Tratado de pediatria. Sociedade Brasileira de Pediatria. 3.ed. Barueri: Manole; 2014. p.2023-30.
19. Rezende LR, Lamounier JA, Magalhães WLR, Bragança CR, Rezende PIRC, Bohrer FJM, et al. Eficácia do exame clínico para o diagnóstico de anemia na criança pela palidez palmar e dosagem de hemoglobina. Pediatria (São Paulo). 2009;31(3):161-9.
20. Lozoff B, Jimenez E, Hagen J, Mollen E, Wolf AW. Poorer behavioral and developmental outcome more than 10 years after treatment for iron deficiency in infancy. Pediatrics. 2000;105(4):E51.
21. Lozoff B, Jimenez E, Wolf AW. Long-term developmental outcome of infants with iron deficiency. N Engl J Med. 1991;325(10):687-94.
22. Grotto HZW. Diagnóstico laboratorial da deficiência de ferro. Rev Bras Hematol Hemoter. 2010;32(Suppl 2).
23. World Health Organization (WHO). Nutritional anaemias: tools for effective prevention and control. Geneve: WHO; 2017.
24. Dallman PR. Diagnóstico laboratorial da deficiência de ferro no lactente e na criança pequena. Anais Nestlé. 1996;52:18-24.5.
25. World Health Organization (WHO). WHO guideline on use of ferritin concentrations to assess iron status in individuals and populations. Geneva: WHO; 2020. Licence: CC BY-NC-SA 3.0 IGO.
26. Dallman PR, Yip R, Oski FA. Iron deficiency and related nutritional anemia. In: Nathan SG, Oski FA. Hematology of infancy and childhood. Philadelphia: WB Saunders; 1993.
27. Mast AE, Blinder MA, Dietzen DJ. Reticulocyte hemoglobin content. AM J Hematol. 2008;83(4):307-10.
28. Fewtrell M, Bronsky J, Campoy C, Domellöf M, Embleton N, Fidler N, et al. Complementary feeding: a position paper by the European Society for Paediatric Gastroenterology, Hepatology, and Nutrition (ESPGHAN) Committee on Nutrition. J Pediatr Gastroenterol Nutr. 2017;64:119-32.
29. Academia Americana de Pediatria. Bright futures: nutrition, pocket guide Library of Congress Control Number: 2010917945. 3.ed. 2011.
30. Sociedade Brasileira de Pediatria (SBP). Diretrizes dos Departamentos de Nutrologia e Hematologia-hemoterapia. Consenso sobre anemia ferropriva: mais que uma doença, uma urgência médica. 2018. Disponível em: http://www.sbp.com.br/fileadmin/user_upload/21019f-Diretrizes_Consenso_sobre_anemia_ferropriva-ok.pdf. Acesso em: dez. 2018.
31. Embleton ND, Moltu SJ, Lapillone A, van den Akker CHP, Carnielli V, Fusch C, et al. Enteral nutrition in preterm infants: ESPGHAN Position Paper 2022. JPGN. 2023 Feb;76(2). doi:10.1097/MPG.0000000000003642.
32. Lamounier JA, Capanema FD, Rocha DS, de Oliveira JE, da Silva MC, de Almeida CA. Iron fortification strategies for the control of childhood anemia in Brazil. J Trop Pediatr. 2010;56(6):448-51.
33. Viteri FE, Alvarez E, Batres R, Torún B, Pineda O, Mejía LA, et al. Fortification of sugar with iron sodium ethylenediaminotetraacetate (FeNaEDTA) improves iron status in semirural Guatemalan populations. Am J Clin Nutr. 1995;61:1153-63.
34. Torres MAA, Sato K, Queiroz SS. Anemia em crianças menores de dois anos atendidas nas unidades básicas de saúde no Estado de São Paulo/Brasil. Rev Saúde Publ. 1994;28:290-4.
35. Martinez FE, Vannucchi H. Bioavailability of iron added to the diet by cooking food in an iron port. Nutr Res. 1986;6:421-8.
36. Lamounier JA, Capanema FD, Almeida CAN, Wayhs MLC, Weffort VRS. Anemia ferropriva. Programa Nacional de Educação Continuada em Pediatria (Pronap). SBP, 2011.
37. Brasil. Ministério da Saúde. Fabricantes de farinhas terão de adicionar ferro e ácido fólico ao produto – Resolução n. 344/2002. Disponível em: www.saude.gov.br/nutricao/deficiencia_ferro.php.
38. Sociedade Brasileira de Pediatria (SBP). Departamento de Nutrologia. Manual de alimentação: orientações para alimentação do lactente ao adolescente, na escola, na gestante, na prevenção de doenças e segurança alimentar. 4.ed. São Paulo: SBP; 2018.

18 Anemias megaloblásticas nutricionais

Teresa Negreira Navarro Barbosa
Josefina Aparecida Pellegrini Braga

INTRODUÇÃO

O termo anemia megaloblástica é utilizado para descrever um grupo de desordens caracterizadas por semelhanças na expressão clínica e nas alterações morfológicas das células hematopoiéticas, caracterizadas por assincronismo da maturação nuclear e citoplasmática nas células da linhagem eritroide e mieloide.[1,2]

As anemias megaloblásticas de origem nutricional correspondem às doenças caracterizadas por anemia macrocítica proveniente das deficiências de vitamina B12 e/ou de ácido fólico. Tanto a vitamina B12 quanto o ácido fólico, também denominado folato, pertencem ao grupo das vitaminas hidrossolúveis, que têm como característica o fato de serem facilmente dissolvidas em água. A vitamina B12 não é sintetizada pelo organismo, devendo ser obtida exclusivamente de fontes alimentares de origem animal, como carnes, frutos do mar, ovos e derivados lácteos, cujo consumo é suficiente para atingir as necessidades diárias recomendadas do nutriente.[3]

Embora o folato também não seja sintetizado pelo organismo, diferentemente, é abundante em vários grupos de alimentos, como vegetais de folhas verde-escuras, como espinafre e brócolis, leguminosas, como feijão e lentilhas, leveduras, frutas cítricas, leite de vaca, frutos do mar, ovos, carnes e vísceras. As necessidades diárias das vitaminas são semelhantes em ambos os gêneros, porém variam com a idade e o estado metabólico.[3,4]

As deficiências nutricionais são as causas mais frequentes de anemia megaloblástica, contudo uma variedade de doenças medulares de ocorrência mais rara, como síndromes mielodisplásicas e erros inatos do metabolismo das vitaminas, também pode ser causa de anemia megaloblástica e deve ser lembrada no diagnóstico etiológico diferencial, pois pode ser responsável pela não resposta à suplementação vitamínica.[1,5]

CAUSAS DA DEFICIÊNCIA DE VITAMINA B12 E FOLATO

As anemias megaloblásticas nutricionais ocorrem principalmente em determinados grupos populacionais de maior risco, como crianças, adolescentes, gestantes e idosos.

A deficiência de vitamina B12 decorre da depleção do nutriente em lactentes filhos de mães deficientes por falta de ingestão de alimentos de origem animal ou pode ocorrer também na anemia perniciosa devido à falta na produção de fator intrínseco (FI), pós-cirurgia bariátrica ou resseções intestinais, doenças inflamatórias intestinais crônicas, por deficiência de absorção da vitamina.[6] Lactentes que recebem leite materno de mães veganas ou com anemia perniciosa poderão desenvolver a deficiência já nos primeiros meses de vida.

A deficiência de folato pode ocorrer por deficiência de aporte dietético, excesso de cozimento dos alimentos fonte, hemólises crônicas e em casos de ressecções intestinais ou síndromes de má absorção.[5]

Anemia megaloblástica também pode ser causada pelo uso prolongado de drogas citotóxicas, como imunossupressores e antineoplásicos, drogas antifolato, como antiepiléticos, inibidores da bomba de prótons e sulfonamidas.[4,7]

ANEMIA POR DEFICIÊNCIA DE VITAMINA B12

A vitamina B12, também denominada cobalamina, diferencia-se das demais vitaminas por ser a que tem a maior e mais complexa molécula orgânica, por ser única vitamina hidrossolúvel com capacidade de estoque prolongado e por conter um elemento traço, cobalto, em sua estrutura. A cobalamina exerce funções fundamentais no organismo, com participação no metabolismo celular e na síntese do DNA, multiplicação e crescimento celular, síntese de mielina, formação e maturação dos glóbulos vermelhos e formação de estruturas cerebrais implicadas no crescimento e desenvolvimento neurológico.[8,9]

A vitamina B12 nos alimentos encontra-se ligada a proteínas, de onde é liberada no estômago mediante ação da pepsina e da acidez do suco gástrico. Outra função fundamental do estômago é a produção do FI pelas células parietais do fundo gástrico e cárdia. Essa proteína terá sua ação quando alcançar o intestino, onde irá se ligar avidamente à cobalamina, sendo a responsável pelo transporte da vitamina através do intestino até o íleo distal, local onde ocorre a absorção.[9]

As manifestações clínicas clássicas da deficiência tardam a aparecer, pois o organismo tem reservas que podem durar até 5 anos. Os sintomas iniciais da deficiência são inespecíficos, como fraqueza, anorexia e apatia. Com a manutenção da carência, os sinais e sintomas clínicos se tornam mais evidentes e intensos nos sistemas com maior taxa de renovação celular, como o hematopoiético e o digestório. A manifestação clínica mais sugestiva é a anemia megaloblástica, e outras manifestações são as parestesias, hipotonia, perdas cognitivas e quadros psiquiátricos. No sistema digestório podem ocorrer glossite, alterações no paladar, queilite, náuseas, constipação e icterícia.[8,10]

Crianças também podem manifestar atraso no crescimento e desenvolvimento e mau rendimento escolar. Dentre as manifestações neurológicas, pode ocorrer tontura, tremores, ataxia, crises convulsivas ou síncope, independentemente da presença de anemia. Quando as manifestações clínicas surgem durante o primeiro ano de vida, a provável etiologia da deficiência é materna, devido a anemia perniciosa ou grave deficiência materna por falta de fontes de origem animal na dieta.[1,11]

ANEMIA POR DEFICIÊNCIA DE FOLATO

Folato é um termo genérico para designar um grupo de substâncias com estrutura química, formas biológicas e propriedades nutricionais similares, referentes à família da vitamina B9.[9] O folato é a forma presente naturalmente nos alimentos, ocorre predominantemente na forma de poliglutamatos, é termolábil e fotossensível.[2,12]

O ácido fólico, ácido pteroilglutâmico ou vitamina B9 é uma vitamina pertencente ao complexo B. Os termos ácido fólico e folato, embora sejam utilizados para se referirem à mesma vitamina, não são intercambiáveis e diferem estruturalmente. Ácido fólico é a forma da vitamina totalmente oxidada a monoglutamato, biologicamente inativa, sintética, utilizada nos suplementos dietéticos e alimentos fortificados.[4,9]

O folato é indispensável para inúmeras reações metabólicas. Exerce função de coenzima na síntese dos ácidos nucleicos, atua como cofator na formação da metionina, no crescimento da placenta e do feto, sendo essencial na formação e maturação dos glóbulos vermelhos e brancos.[8]

Após a ingestão, ácido fólico e folato são transportados intactos até o duodeno e o jejuno proximal.[4,13] Como apenas o monoglutamato pode adentrar no enterócito, os poliglutamatos alimentares são hidrolisados a monoglutamatos na borda em escova, ocorrendo o transporte através do intestino na forma de 5-metil-tetra-hidrofolato (5-MTHF). Uma vez na corrente circulatória, o 5-MTHF é transportado ligado a proteínas plasmáticas e levado às células, onde exercerá suas funções. Sua excreção é predominantemente por via urinária.[9]

A deficiência de ácido fólico pode cursar com sintomatologia semelhante à da deficiência de vitamina B12. Sintomas gerais, como anorexia, apatia e perda de peso, ocorrem precocemente. A manifestação mais sugestiva está presente no sistema hematopoiético, a anemia megaloblástica. A deficiência cursa com alterações comportamentais como depressão, confusão mental e dificuldades na memória. Embora semelhantes, os sintomas digestivos, como diarreia, úlceras bucais e faríngeas, são habitualmente mais acentuados na deficiência de ácido fólico do que na deficiência de cobalamina. A maior diferença, no entanto, está na ausência de danos progressivos ao sistema nervoso que pode ocorrer apenas na deficiência de vitamina B12. Um achado em comum entre as deficiências de vitamina B12 e folato e que necessita de atenção é o risco aumentado de doença cardiovascular e trombose, consequente à hiper-homocisteinemia gerada pelo metabolismo alterado.[5]

No caso das gestantes, a carência de ácido fólico aumenta em até 10 vezes a probabilidade no concepto de defeitos do fechamento do tubo neural (DFTN), como anencefalia, mielocele e espinha bífida. O fechamento do tubo neural ocorre no período embrionário, entre os 22 e 28 dias pós-concepção, e falhas no fechamento nesse período serão irreversíveis.[4]

DIAGNÓSTICO LABORATORIAL

A interpretação dos exames laboratoriais nas anemias megaloblásticas não tem uniformidade ou especificidade, tornando necessária a combinação de ao menos dois critérios para o diagnóstico: sintomas clínicos e/ou um marcador de vitamina B12 ou folato circulante e um dos marcadores funcionais elevado, especialmente a homocisteína ou o ácido metilmalônico (AMM).

As alterações hematológicas são as mesmas para a deficiência de vitamina B12 e de folato. No hemograma a típica manifestação é a anemia megaloblástica, que é uma anemia macrocítica, reconhecida pelo volume corpuscular médio (VCM) acima de 100 fL. Pode ocorrer também neutropenia e plaquetopenia.[5,14]

No esfregaço de sangue periférico são observados macrocitose, anisocitose, neutrófilos grandes com núcleos hipersegmentados (5 ou mais lóbulos), e pode haver a presença de discreta reticulocitose.[10,15]

Casos suspeitos de deficiência de cobalamina devem ser investigados mesmo com VCM dentro da normalidade, uma vez que as manifestações neurológicas podem preceder as alterações no hemograma, ou pela combinação com outras anemias nutricionais, por exemplo, a anemia ferropriva.[15]

A eritropoiese inefetiva com hemólise intramedular libera desidrogenase lática (DHL), que pode mostrar valores muito elevados. Da mesma forma podem estar aumentados o ferro e a bilirrubina indireta.[2]

Dosagem sérica de vitamina B12 e folato

O exame inicial e amplamente disponível na avaliação da anemia megaloblástica é a dosagem da vitamina B12 e do folato circulantes. Ambos devem ser sempre solicitados e de forma simultânea, pois os níveis de vitamina B12 podem estar baixos tanto na deficiência da própria vitamina quanto na deficiência de folato.[12] Por não apresentar boa especificidade ou sensibilidade, a dosagem sérica de vitamina B12 não deve ser utilizada como marcador de forma isolada da deficiência, devendo ser pesquisado ao menos um metabólito para complementar o diagnóstico; não obstante, o exame tem utilidade no controle de seguimento e prognóstico.[16] Quanto aos pontos de corte para definição da deficiência de cobalamina, não há consenso na literatura. Valores de 150 pmoL/L são considerados o limite inferior da normalidade para a vitamina B12, com base na concentração plasmática abaixo da qual os metabólitos se encontram elevados.[17] Quando, contudo, é utilizado o valor menor que 100 pg/mL como referência, a especificidade pode se elevar de 60 a 90%.[1]

O conteúdo de folato pode ser determinado no plasma ou intraeritrocitário. Os valores obtidos com a dosagem sérica de folato circulante refletem especificamente o estado atual da vitamina, referente a sua ingestão nos últimos 1 a 2 dias. O marcador do estado nutricional do folato de longo prazo é a dosagem do folato eritrocitário, refletindo a ingestão pregressa e os estoques, uma vez que os eritrócitos acumulam folato durante a eritropoiese e têm vida média de 120 dias. Níveis de folato sérico inferiores a 3 ng/mL (6,8 nmol/L) são indicativos da deficiência, entre 3 e 5,9 ng/mL (6,8 a 13,4 nmol/L) sugerem possível deficiência, enquanto folato entre 6 e 20 ng/mL (13,5 a 45,3 nmoL/L) reflete normalidade. Níveis séricos de folato acima de 20 ng/mL (45,3 nmol/L) são interpretados como valores acima da normalidade. Em relação ao folato eritrocitário, valores inferiores a 151 ng/mL (340 nmol/L) são considerados indicativos de deficiência.[18]

Marcadores funcionais do status de vitamina B12 e folato

Recomenda-se a dosagem associada de ao menos um metabólito das vitaminas com o objetivo de aumentar a sensibilidade e a precocidade diagnóstica. Os metabólitos mais frequentemente avaliados são a homocisteína e o AMM. Os níveis plasmáticos de homocisteína elevam-se precocemente na deficiência de vitamina B12, apresentando dessa forma boa sensibilidade. Contudo, não é um marcador específico, pois a homocisteína pode estar elevada também na deficiência de folato e vitamina B6 (piridoxina).

A elevação plasmática da homocisteína, além de marcador das deficiências, tem uma implicação adicional. Devido a sua capacidade neurotóxica, está associada a condições patológicas como MFTN, aumento do risco cardiovascular e de doenças vasculares cerebrais.[5,7]

O AMM é o marcador mais sensível e específico pois se altera na deficiência de cobalamina, permanecendo em níveis normais na deficiência de folato.[12,15] Algumas situações, como insuficiência renal, sobrecrescimento bacteriano intestinal e hipovolemia, também podem aumentar o AMM, enquanto o uso de antibióticos que interfiram na flora intestinal pode reduzir os valores do AMM.[15] Na Tabela 1 estão apresentados os indicadores da deficiência de vitamina B12 e folato.

Tabela 1 Indicadores da deficiência de vitamina B12 e/ou ácido fólico

Teste	Deficiência de B12	Deficiência de folato
Vitamina B12 sérica	Reduzida	Usualmente normal
Folato sérico	Normal ou aumentado	Reduzido
Ácido metilmalônico sérico	Aumentado	Normal
Homocisteína plasmática	Aumentada ++	Aumentada +

Fonte: Braga e Barbosa.[10]

TRATAMENTO

Antes de iniciar o tratamento é importante determinar o diagnóstico etiológico da anemia megaloblástica, pois a reposição de ácido fólico na vigência de deficiência de vitamina B12 pode resultar em melhora dos padrões hematológicos, porém as repercussões neurológicas causadas pela deficiência seguirão evoluindo.[12]

A deficiência de vitamina B12 deve ser tratada com a administração de hidroxicobalamina (solução aquosa) ou cianocobalamina (suspensão oleosa).[10] A via parenteral, administrada na forma intramuscular profunda, é a via de escolha para iniciar o tratamento nos casos com clínica manifesta de deficiência da vitamina, para que a normalização dos níveis séricos da cobalamina ocorra mais rapidamente, prevenindo, dessa forma, a possibilidade de danos neurológicos permanentes. Essa via também está indicada quando a deficiência for consequente a má absorção intestinal.

Pacientes com anemia grave por deficiência de vitamina B12 podem desenvolver hipocalemia transitória com a terapia em altas doses, devendo os níveis de potássio ser monitorados. A hidroxicobalamina costuma ser bem tolerada, podendo, eventualmente, desencadear manifestações alérgicas como prurido, exantema, febre e mais raramente anafilaxia.[12]

A administração de cobalamina, por via oral, poderá ser utilizada de forma efetiva nas seguintes situações:

- Em indivíduos assintomáticos ou com sinais clínicos inespecíficos com diminuição da cobalamina e que apresentam trato digestório sem evidência de má absorção.
- Em pacientes com carência dietética.
- Em lactentes filhos de mães com deficiência de vitamina B12 e que recebem leite materno.
- Para manutenção após tratamento parenteral.[10]

Outras vias de administração de vitamina B12, como *sprays* nasais e sublinguais, vêm se mostrando efetivas no tratamento da deficiência e podem ser opção para pacientes que apresentam má absorção. Em crianças, contudo, os dados com relação à segurança, absorção e posologia ainda são insuficientes e necessitam de maior comprovação para sua indicação rotineira.[19,20]

A duração do tratamento depende da etiologia e deverá incluir também a mãe quando esta for deficiente. Se a etiologia for corrigida, a suplementação poderá ser descontinuada após a normalização dos exames laboratoriais. A administração de cobalamina pode ser mantida por tempo indeterminado, de forma contínua ou intermitente, caso o fator causal da carência não possa ser controlado ou a doença de base seja irreversível, como a anemia perniciosa ou pós-cirurgia bariátrica.[5,6]

Não está descrito qualquer nível máximo de ingestão tolerável de vitamina B12 para qualquer faixa etária. Altas doses de vitamina B12 têm sido relacionadas ao aparecimento de acne. Pacientes com sensibilidade ao cobalto, um componente da cobalamina, podem apresentar reação alérgica.[10]

No tratamento com ácido fólico, a dose recomendada é de 1 a 5 mg por dia, via oral, até a normalização laboratorial. O ácido fólico não deve ser administrado para tratamento de forma isolada, sem doses adequadas de vitamina B12 na suspeita de anemia megaloblástica.[1,10]

Quando for necessária manutenção devido à impossibilidade de controle da etiologia da deficiência, recomenda-se administrar 1 mg diário ou em dias alternados.[1,10] Os limites superiores toleráveis estabelecidos referem-se exclusivamente ao ácido fólico, e não ao folato alimentar.[3] O ácido fólico é considerado um suplemento seguro e bem tolerado. Excesso de ácido fólico suplementar pode, contudo, atrasar o diagnóstico da deficiência de vitamina B12 e potencialmente resultar em aumento de risco de dano neurológico progressivo.[13,21]

Na Tabela 2 estão apresentados alguns dos esquemas de tratamento da deficiência de vitamina B12.

RESPOSTA AO TRATAMENTO

A resposta hematológica à terapia com vitamina B12 é rápida. Os reticulócitos iniciam aumento em 3 a 5 dias após o início do tratamento, com valores máximos em 6 a 8 dias. A resposta medular ocorre em até 72 horas e os níveis de hemoglobina elevam-se ao redor de 1 g/dL/semana, com correção da anemia megaloblástica em 4 a 8 semanas.[12,19] Leucócitos e plaquetas retornam aos valores normais após 7 dias. A diminuição dos níveis séricos de AMM e homocisteína se inicia após 3 dias do tratamento, com normalização em 7 a 14 dias.[19] A resposta clínica também é precoce, ao redor de 2 dias após o início do tratamento. Os sintomas neurológicos decorrentes da deficiência de vitamina B12, quando presentes, melhoram em 6 semanas a 3 meses sendo eventualmente irreversíveis.

Tabela 2 Terapêutica medicamentosa na deficiência de vitamina B12 e/ou folato

	Vitamina B12[1,10,19]	Folato[1]
Composição	Hidroxicobalamina	Ácido fólico
Via de administração	Intramuscular	Oral
Dose inicial	0,2 mcg/kg por 2 dias seguido por 1.000 mcg/dia por 2-7 dias ou 100 mcg por 7 dias ou 1.000 mcg/dia por 4-7 dias na presença de quadros neurológicos por até 3 semanas até melhora[19]	1-5 mg por 4 semanas
Manutenção	100-1.000 mcg 1 vez a cada 1-3 meses[1,10]	100-200 mcg/dia

Existem diversas opções terapêuticas propostas, pois a dosagem pediátrica não está bem estabelecida.
Fonte: Braga e Ivankovich;[1] Braga e Barbosa;[10] Langan.[19]

No caso do ácido fólico a resposta clínica e a hematopoiese normalmente são restabelecidas em 1 a 2 dias e a normalização dos níveis de hemoglobina ocorre em 2 a 6 semanas.[1]

PROFILAXIA

A estratégia mais adequada de prevenção da deficiência de cobalamina ou folato a longo prazo é a promoção do consumo de alimentos ricos na vitamina deficiente e o controle de outros fatores associados como o uso de determinados medicamentos ou doenças subjacentes, se houver.

Pacientes que não atinjam as recomendações diárias da vitamina B12 pela dieta devem ser orientados a monitorar seus níveis de cobalamina e receber suplementação profilática.[11,16] Suplementação contínua está indicada também em portadores de má absorção, doenças inflamatórias intestinais crônicas e em indivíduos que foram submetidos a cirurgia bariátrica. Pacientes em uso prolongado de medicamentos que interfiram no metabolismo da cobalamina também devem ser monitorados laboratorialmente devido à possibilidade de apresentarem deficiência.[19]

A profilaxia da deficiência de folato focada na prevenção dos defeitos de fechamento do tubo neural está bem estabelecida. A suplementação diária de 400 mcg de ácido fólico à mulher desde 3 meses antes da concepção ou a partir do momento da detecção da gravidez até o final do primeiro trimestre gestacional é suficiente para manter os níveis maternos de folato adequados.[12,22] Gestantes que já tiveram uma criança com DFTN são consideradas de maior risco e devem receber diariamente 5 mg de ácido fólico. A profilaxia está indicada também em pacientes gastrectomizados ou em uso contínuo de medicamentos que interfiram no metabolismo da vitamina.[21]

A fortificação alimentar mandatória com ácido fólico tem se mostrado uma medida de saúde pública eficaz na diminuição dos defeitos do tubo neural do embrião, bem como outras potenciais anomalias do desenvolvimento, sem relatos de toxicidade em estudos de seguimento.[13,21] Em nosso meio está em vigência a lei federal de 13 de dezembro de 2002 que tornou mandatória a fortificação com ácido fólico e ferro nas farinhas de trigo e milho e seus derivados.[23]

REFERÊNCIAS BIBLIOGRÁFICAS

1. Braga JAP, Ivankovich DT. Anemia megaloblástica. In: Braga JAP, Tone LG, Loggetto SR (eds.). Hematologia e hemoterapia pediátrica. São Paulo: Atheneu; 2014. p.97-106.
2. Castellanos-Sinco HB, Ramos-Peñafiel CO, Santoyo-Sánchez A, Collazo-Jaloma J, Martínez-Murillo C, Montaño-Figueroa E, et al. Megaloblastic anaemia: folic acid and vitamina B12 metabolism. Rev Med Hosp Gen Méx. 2015;78(3):135-43.
3. IOM, 2018
4. Shulpekova Y, Nechaev V, Kardasheva S, Sedova A, Kurbatova A, Bueverova E, et al. The concept of folic acid in health and disease. Molecules. 2021;26(12):3731.
5. Socha DS, De Souza SI, Flagg A, Sekeres M, Rogers HJ. Severe megaloblastic anemia: vitamin deficiency and other causes. Clevel Clin J Med. 2020;87(3):153-64.
6. Braga JAP, Angel, A. Vitamina B12. In: Leite HP, Konstantyner T (eds.). Micronutrientes em pediatria. Barueri: Manole; 2021. p.104-19.
7. Hesdorffer CS, Longo DL. Drug-induced megaloblastic anemia. New Engl J Med. 2015;373(17):1649-58.
8. Mahmood L. The metabolic processes of folic acid and vitamin B12 deficiency. J Health Res Rev. 2014;1(1):5-9.
9. Alpers DH. Absorption and blood/cellular transport of folate and cobalamin: pharmacokinetic and physiological considerations. Biochimie. 2016;126:52-56.
10. Braga JAP, Barbosa TNN. Vitamina B12. In: Braga JAP, Amancio OMS (eds.). Deficiências nutricionais: manual para diagnóstico e condutas. Santana de Parnaíba: Manole; 2022. p.175-95.
11. Bakaloudi DR, Halloran A, Rippin HL, Oikonomidou AC, Dardavesis TI, Williams J, et al. Intake and adequacy of the vegan diet: a systematic review of the evidence. Clin Nutr. 2021;40(5)3503-21.
12. Devalia V, Hamilton MS, Molloy AM. British Committee for Standards in Haematology. Guidelines for the diagnosis and treatment of cobalamin and folate disorders. Br J Haematol. 2014;166(4):496-513.
13. Field MS, Stover PJ. Safety of folic acid. Ann NY Acad Sci. 2018;1414:59-71.
14. Lamounier FB, Wefort VRS, Lamounier JA. Anemia megaloblásticas nutricionais. In: Wefort VRS, Lamounier JA (coords.). Nutrição em pediatria: da neonatologia à adolescência. Barueri: Manole; 2009. p.155-9.
15. Green R. Vitamin B12 deficiency from the perspective of a practicing hematologist. Blood. 2017;129(19):2603-11.

16. Hannibal L, Lysne V, Bjørke-Monsen AL, Behringer S, Grünert SC, Spiekerkoetter U, et al. Biomarkers and algorithms for the diagnosis of vitamin B12 deficiency. Front Mol Biosci. 2016;27:3-27.
17. World Health Organization (WHO). Vitamin and mineral requirements in human nutrition. 2nd ed. 2005. Disponível em: https://apps.who.int/iris/handle/10665/42716. Acesso em: 5 jul. 2023.
18. World Health Organization (WHO). Guideline: optimal serum and red blood cell folate concentrations in women of reproductive age for prevention of neural tube defects. 2015.
19. Langan RC, Goodbre AJ. Vitamin B12 deficiency: recognition and management. AM Fam Physician. 2017;96(6):384-89.
20. Estourgie-van Burk GF, van der Kuy PHM, de Mej TG, Benninga MA, Kneep-kens CMF. Intranasal treatment of vitamin B12 deficiency in children. Eur J Pediatr. 2020;179(2):349-52.
21. Moussa HN, Hosseini Nasab S, Haidar ZA, Blackwell SC, Sibai BM. Folic acid supplementation: what is new? Fetal, obstetric, long-term benefits and risks. Future Sci OA. 2016;2(2):FSO116.
22. Palchetti CZ, Steluti J, Sales CH, Fisberg RM, Marchioni DML. Folate and vitamin B12 status: temporal evaluation after mandatory fortification in Brazil. Eur J Clin Nutr. 2022;76(9):1266-72.
23. Brasil. Ministério da Saúde. Agência Nacional de Vigilância Sanitária (Anvisa). Resolução da Diretoria Colegiada – RDC/ANVISA n. 604, de 10 de fevereiro de 2022. Dispõe sobre o enriquecimento obrigatório do sal com iodo e das farinhas de trigo e de milho com ferro e ácido fólico destinados ao consumo humano.
24. Institute of Medicine (IOM). National Academy of Sciences. Dietary Reference Intakes for thiamine, riboflavin, niacin, vitamin B6, folate, vitamin B12, pantothenic acid, biotin, and choline. Washigton, DC: National Academy Press; 1998.

19 Carências vitamínicas

Virgínia Resende Silva Weffort
Cristiane Simões Bento de Souza

INTRODUÇÃO

As vitaminas são micronutrientes de origem orgânica, essenciais ao desenvolvimento e ao crescimento, obtidas por meio da dieta. São necessárias em pequenas quantidades, porém apresentam grande atividade biológica e participam da mobilização e do metabolismo de carboidratos, lipídios e proteínas. Em virtude da incapacidade do organismo humano de sintetizá-las em quantidade adequada às necessidades metabólicas, são adquiridas de fontes alimentares exógenas, com exceção da vitamina D, que o organismo é capaz de sintetizar adequadamente, desde que seja exposto de forma regular à luz solar, e da vitamina K, que pode ser produzida pela microbiota intestinal.

As vitaminas podem ser classificadas, de acordo com sua solubilidade, em lipossolúveis (A, D, E, K) e hidrossolúveis (C, complexo B). Apesar de não ser oficialmente considerada uma vitamina, a colina é uma amina quaternária associada ao grupo das vitaminas do complexo B, e é considerada um nutriente essencial. As vitaminas também podem ser classificadas conforme sua função, em:

- Coenzimas: B1, B2, B3 ou niacina, B5 ou ácido pantotênico, B6, B7 (biotina ou vitamina H), B9 ou acido fólico, B12, colina e K.
- Antioxidantes: C e E.
- Indutoras da síntese de proteínas específicas: A e D.
- Pré-hormônio: D.

Vários fatores podem determinar e influenciar as necessidades dietéticas específicas de cada vitamina, como:

- Fisiológicos: biodisponibilidade, quantidades requeridas para seu papel fisiológico, distribuição corpórea (capacidade de armazenamento) e fase do ciclo de vida do individuo.

- Patológicos: doenças adquiridas que alteram as quantidades de nutrientes necessários (síndrome de má absorção), hábitos e estilos de vida que possam alterar a biodisponibilidade e/ou sua utilização.

Por mais de cinquenta anos, os pesquisadores em nutrição formularam tabelas com informações sobre nutrientes e fontes de energia, conhecidas como RDA (*Recommended Dietary Allowances*) ou Compensações Dietéticas Indicadas. Atualmente, a RDA foi renomeada para DRI (*Dietary Reference Intakes*), em português IDR (Ingestão Diária Recomendada) ou Consumações de Referência Dietéticas. As DRI são as recomendações de ingestão diária de nutrientes para a população americana saudável, estabelecidas pela (FNB) Food and Nutrition Board da National Research Council (NRC) da Academia Nacional de Ciências do Estados Unidos, que são seguidas por vários países, inclusive o Brasil.

Periodicamente são feitas revisões e novas publicações, baseadas em trabalhos científicos. Em 1989, a RDA passou por modificações e passou a se chamar DRI (Dietary Reference Intakes), em português IDR – Ingestão Diária Recomendada ou Consumações de Referência Dietéticas.

As recomendações dietéticas utilizadas atualmente, as DRI, valores-padrão para indivíduos saudáveis, consideram não apenas a ausência de sinais de deficiência, mas também a redução do risco das doenças crônicas não transmissíveis (DCNT) e incluem 5 categorias, considerando a população saudável pesquisada, de mesmo sexo e estágio de vida:

- EAR (*Estimated Average Requirement*), necessidade média estimada: ingestão média diária de nutrientes, que é necessária para suprir as necessidades de 50% da população saudável de uma determinada idade e sexo.
- RDA (*Recommended Dietary Allowance*), o nível médio de ingestão diária de nutrientes, que é suficiente para atender às necessidades de quase todos (97 a 98%) os indivíduos saudáveis de uma determinada idade e sexo.
- AI (*Adequate Intake*), ingestão adequada: quando não é possível calcular as EAR e RDA, é um valor estimado da RDA; o nível de ingestão média diária recomendada, com base na ingestão estimada de pessoas aparentemente saudáveis.
- UL (*Tolerable Upper Intake Level*), limite superior tolerável de ingestão: representa a quantidade máxima de ingestão de um nutriente que não exponha a população saudável e de mesmo sexo e estágio de vida a riscos de efeitos adversos à saúde.
- AMDR (*Acceptable Macronutrient Distribution Range*): ou Alcance de Distribuição de Macronutrientes Aceitável, é o alcance de ingestão de um nutriente para uma fonte de energia particular, como carboidrato, proteína e gordura, que é associado com risco reduzido de doença crônica, enquanto provendo ingestão desses nutrientes essenciais. Se um indivíduo consumir mais do AMDR, há um potencial de aumentar o risco de doenças crônicas e se consumir menos, ingestão insufi-

ciente de nutrientes essenciais. O AMDR pode ser o valor máximo ou o mínimo necessário para o aproveitamento do nutriente.

Esses conceitos, disponíveis no site www.nap.edu, foram elaborados pelo comitê do Food and Nutrition Board (FNB) do Institute of Medicine (IOM), e sua utilização proporciona maior segurança ao uso dos nutrientes, não apenas visando evitar as deficiências, mas melhorando o estado de saúde e prevenindo doenças crônicas. As Recomendações Nutricionais Diárias junto com a Pirâmide Alimentar, são ótimos instrumentos para uma educação alimentar. Além de planejar uma boa alimentação e uma melhor ingestão de nutrientes.

A Tabela 1 apresenta a ingestão diária recomendada de vitaminas segundo o IOM.

Tabela 1 Ingestão diária recomendada de vitaminas

Nutriente	Formas de prescrição	DRI criança			UL criança		
		6-12 meses	1-3 anos	4-8 anos	6-12 meses	1-3 anos	4-8 anos
Vitamina A (mcg/dia)*	• Acetato de vitamina A. • Palmitato de vitamina A. • Betacaroteno.	500	300	400	600	600	900
Vitamina C (mg/dia)	• Vitamina C revestida. • Ascorbato.	50	15	25	ND	400	650
Vitamina D (mcg/dia)**	• D2 (ergocalciferol). • D3 (colecalciferol).	10	15	15	38	63	75
Vitamina E (mg/dia)***	• Natural (d-alfa-tocoferol). • Sintética (dl-alfa-tocoferol). • Acetato de alfa-tocoferol.	5	6	7	ND	200	300
Vitamina K (mcg/dia)	• K1 (filoquinona). • K2 (menaquinona). • K3 (menadiona).	2,5	30	35	ND	ND	ND
Tiamina (B1) (mg/dia)	• Cloridrato de tiamina. • Bentiamina ou benfotiamina.	0,3	0,5	0,6	ND	ND	ND
Riboflavina (B2) (mg/dia)	• Riboflavina.	0,4	0,5	0,6	ND	ND	ND
Niacina (B3) (mg/dia)	• Nicotinamida. • Ácido nicotínico. • Hexaniacinato de inositol. • Nicotinamida ribosídeo.	4	6	8	ND	10	15
Ácido pantotênico (B5) (mg/dia)	• Pantotenato de cálcio	1,8	2	3	ND	ND	ND
Piridoxina (B6) (mg/dia)	• Piridoxina. • Piridoxal-5-fosfato.	0,3	0,5	0,6	ND	30	40

(continua)

Tabela 1 Ingestão diária recomendada de vitaminas (*continuação*)

Nutriente	Formas de prescrição	DRI criança			UL criança		
		6-12 meses	1-3 anos	4-8 anos	6-12 meses	1-3 anos	4-8 anos
Ácido fólico (B9) (mcg/dia)	• Ácido fólico. • 5-metilfolato. • Ácido folínico.	80	150	200	ND	300	400
Cobalamina (B12) (mcg/dia)	• Cianocobalamina. • Metilcobalamina.	0,5	0,9	1,2	ND	ND	ND
Biotina (mcg/dia)	• Biotina	6	8	12	ND	ND	ND
Colina (mg/dia)	• Fosfatidilcolina. • Bitartarato de colina.	150	200	250	ND	1 g	1 g

* 1 mg de retinol = 3,33 UI de vitamina A.
** 1 mg de colecalciferol = 40 UI vitamina D.
*** 1 UI de vitamina E = 1 mg de acetato de rac-alfa-tocoferol (forma disponível comercialmente).
ND: não determinado.
Fonte: adaptada de IOM (1998, 2001).

VITAMINAS LIPOSSOLÚVEIS

São vitaminas solúveis em lipídios e não solúveis em água, que apresentam a característica de serem armazenadas no organismo. São absorvidas na luz intestinal e, com a gordura da dieta, por meio da ação dos sais biliares e da secreção pancreática, formam micelas, sendo transportadas pelo sistema linfático como quilomícrons e depositadas principalmente no fígado e nos tecidos gordurosos.

Vitamina A

Termo usado para definir compostos essenciais (de origem animal, vegetal ou sintéticos). Caracterizada por uma estrutura de cadeia isoprenoide insaturada, com o anel betaionona e propriedades biológicas semelhantes. Alguns derivados sintéticos, de segunda, terceira e quarta gerações, embora aparentemente diferentes em sua estrutura, apresentam a cadeia básica semelhante e interagem com os receptores retinoides.

O termo retinoide refere-se ao retinol, a seus metabólitos endógenos e a seus análogos sintéticos. Atualmente são classificados em quatro gerações:

1. Primeira: as formas encontradas na natureza, como retinol, retinal, ácido retinoico, tretinoína, alitretinoína e isotretinoína.
2. Segunda: derivados dos de primeira geração: etretinato, acitretin.
3. Terceira: adapaleno, tazarotene, bexarotene.
4. Quarta: inclui apenas o trifaroteno, por enquanto apenas aprovado nos EUA (Figura 1).

O termo vitamina A se refere a todo composto com atividade de vitamina A, e o termo retinoide se refere ao retinol, seus metabólitos endógenos e seus análogos sintéticos. A vitamina A é encontrada no tecido animal sob a forma de pré-vitamina A e em tecidos vegetais como pró-vitamina A, sob a forma de carotenoides. A vitamina A é termolábil ou termossensível e fotossensível (em especial aos raios ultravioleta). Praticamente toda provitamina A ingerida a partir de alimentos de origem animal é absorvida, enquanto, dos carotenoides, obtidos a partir dos vegetais, absorve-se apenas 50%. O licopeno, o alfa caroteno e a beta-criptoxantina possuem atividade de vitamina A, entretanto o betacaroteno, o mais abundante e o mais importante dos carotenoides, é produzido por organismos capazes de realizar fotossíntese, os vegetais, e por bolores, leveduras, algas e cianobactérias. Nas dietas com baixa concentração de gordura há diminuição da absorção principalmente dos carotenos.

Após ingerida, a vitamina A de fontes de origem animal é absorvida na forma de ésteres de retinil (ER) e de origem vegetal (betacaroteno) pelos enterócitos associada aos quilomícrons (emulsificada com a gordura da dieta sob a ação dos sais biliares). Essa absorção é influenciada pela gordura da dieta e por micronutrientes, como o zinco. Aproximadamente um terço dos carotenoides que chegam à luz intestinal é absorvido, parte em forma inalterada e parte metabolizados em retinol, por difusão passiva ou via receptores *scavenger receptor class* 1 e 3 (SCARB1e SCARB3). Os ER passam dos enterócitos diretamente para a corrente sanguínea, são hidrolizados a retinol e formam complexos com a proteína ligadora de retinol (*retinol binding protein* – RBP) que são transportados pela transtirretina (TTR). O retinol pode ser encontrado na circulação

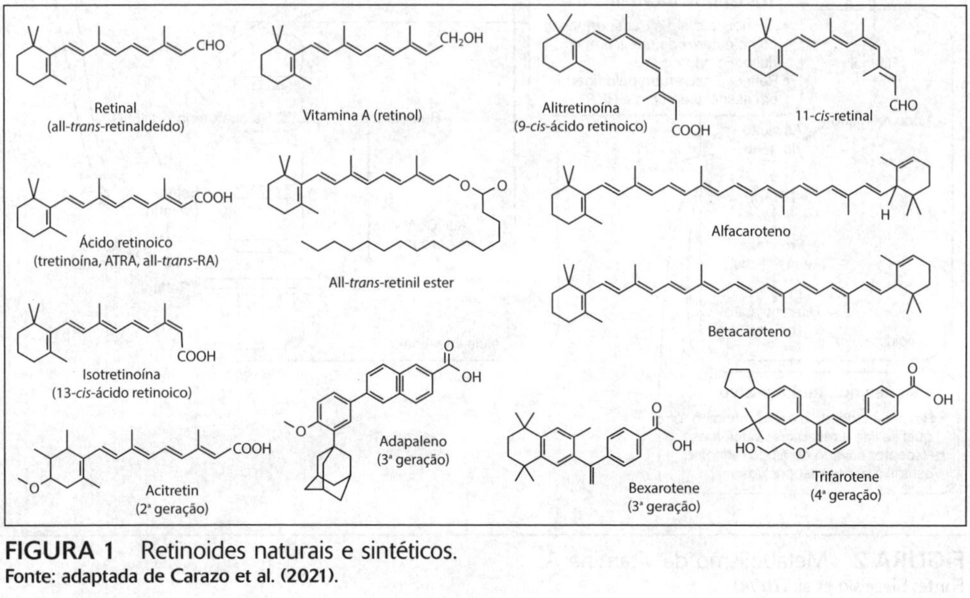

FIGURA 1 Retinoides naturais e sintéticos.
Fonte: adaptada de Carazo et al. (2021).

também ligado a outras proteínas de ligação, como a albumina, e ao LDL e ao VLDL. Uma vez nos órgãos-alvo, A vitamina A é utilizada como ácido retinoico (AR), forma ativa da vitamina A em quase todos os sítios, com exceção dos bastonetes, onde a forma ativa é o retinaldeído. O fígado armazena até 90% dos estoques de vitamina A do organismo e pequena parte é eliminada pela bile ou via renal (Figura 2).

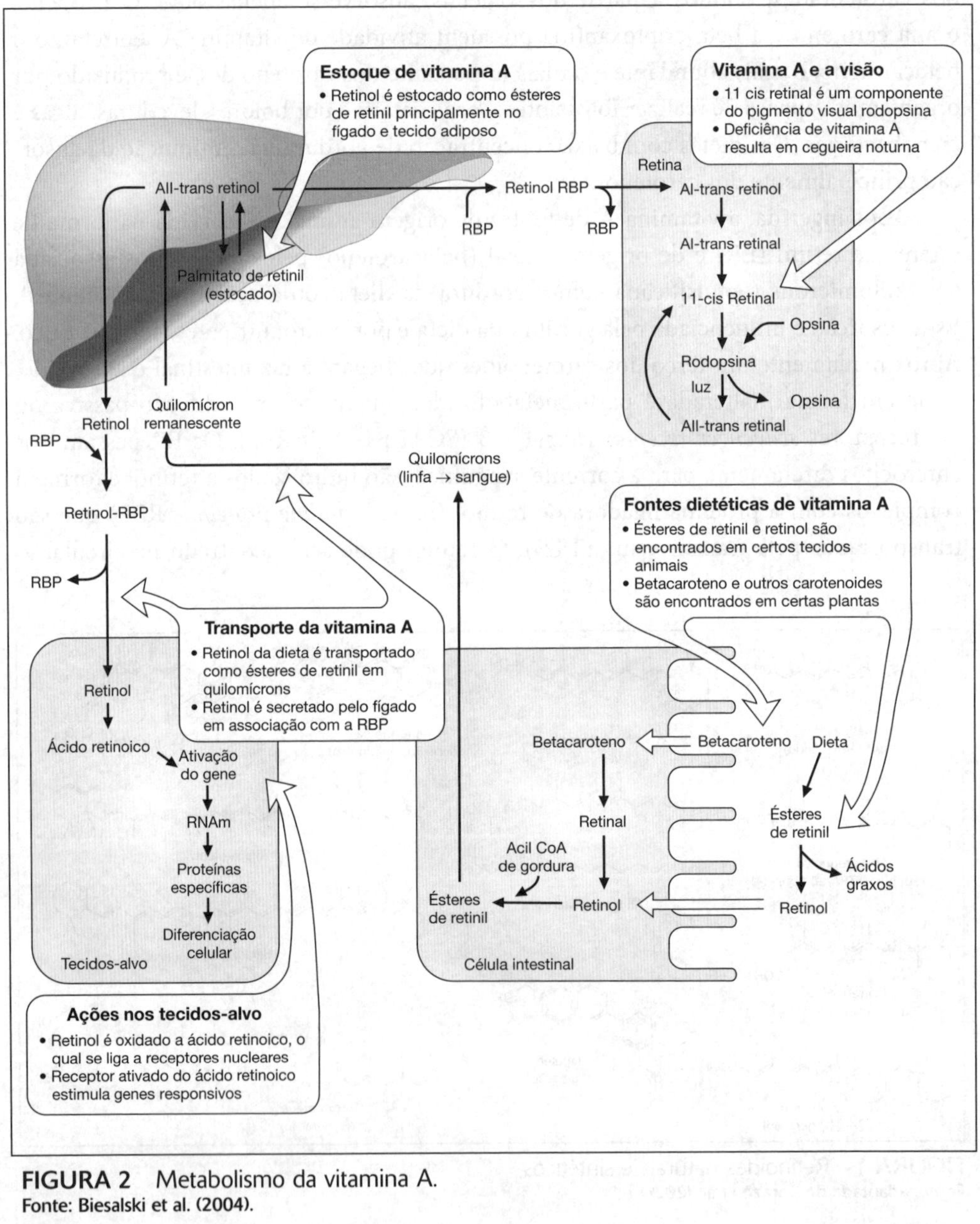

FIGURA 2 Metabolismo da vitamina A.
Fonte: Biesalski et al. (2004).

O cozimento, o congelamento e o armazenamento dos alimentos podem levar a uma perda da vitamina A em torno de 10 a 50%, como no caso da farinha de mandioca, quando armazenada por mais de 6 meses à temperatura ambiente. Quanto aos carotenoides, a biodisponibilidade da vitamina A é limitada pela ligação dos carotenoides a proteínas, e isso pode ser superado pelo cozimento, que dissocia as proteínas e libera o carotenoide. O betacaroteno é reconhecido como o mais potente precursor de retinol.

Como as vitaminas A dependem de gordura, enzimas pancreáticas e sais biliares para serem absorvidas, em doenças como fibrose cística, doença celíaca e doenças colestáticas, assim como em dietas com baixa concentração de gordura, há diminuição de sua absorção, principalmente dos carotenos.

Fontes

As principais fontes da vitamina A pré-formada são: leite e seus derivados integrais; carne, principalmente vísceras (em especial o fígado); gema de ovo; ostras; óleo de fígado; óleo de peixes, principalmente de bacalhau; e margarina (depois de ter entrado em vigor a legislação bromatológica, que obriga à fortificação do produto com vitamina A durante a fabricação).

A provitamina A (carotenos) é encontrada em hortaliças e em frutas amarelo-alaranjadas e verde-escuras, como cenoura, abóbora, batata-doce, mamão, ervilha, agrião, almeirão, mostarda, couve, alguns óleos de origem vegetal (dendê, pequi e buriti), caju, manga, mamão e açaí.

O colorido acentuado do vegetal não indica que seja rico em provitamina A. A maioria dos carotenoides encontrados na natureza não é considerada precursora da vitamina A, como o licopeno (tomate), as xantofilas (milho), a betanina (beterraba) e a luteína (milho, ovo, brócolis e leite materno). Todavia, esses alimentos apresentam pequena quantidade de betacaroteno e, dependendo da quantidade ingerida, podem vir a ser fonte de vitamina A. O valor biológico de vitamina A é expresso pelo equivalente retinol (ER) ou pelas unidades internacionais (UI). Dessa maneira, 1 ER equivale a 1 mcg de all-trans-retinol ou a 3,33 UI de vitamina A, a 12 mcg de betacaroteno alimentar e a 24 mcg de outros carotenoides que tenham atividade de vitamina A – 1 mcg de betacaroteno equivale a 0,167 mcg ER.

Em relação à biodisponibilidade, aproximadamente 70 a 90% da vitamina A pré-formada (de origem animal) é absorvida, utilizada ou armazenada. Por outro lado, a absorção dos carotenoides da provitamina A na dieta (origem vegetal) pode variar de 35 a 88%, utilizando inicialmente outra via metabólica, resultando em menor eficiência de bioconversão. Nota-se uma biodisponibilidade maior nas frutas amarelo-alaranjadas em comparação aos vegetais verde-escuros, e quando ingeridos com ácidos graxos monoinsaturados e poli-insaturados ômega 3.

Funções

- É indispensável à visão, como componente da rodopsina ou púrpura visual, o pigmento fotossensível dos cones e dos bastonetes (células responsáveis pela excitação visual mediante a ação da luz) que transmitem os impulsos visuais e contribuem para a manutenção da morfologia e função da córnea e da conjuntiva.
- Mantém a integridade da pele e mucosas, atuando na diferenciação celular dos epitélios produtores de muco (revestimento dos tratos geniturinário, respiratório e gastrointestinal) e de queratina do organismo e na formação do esmalte dos dentes.
- Atua na osteogênese, na espermatogênese, no crescimento embrionário e na transcrição genética e tem possível ação antitumoral.
- Atua na produção de colágeno e fibronectina, promovendo a cicatrização de feridas.
- Contribui para a eficiência dos mecanismos de defesa do organismo, tanto na imunidade celular quanto na humoral. Atua aumentando a atividade fagocítica dos macrófagos e neutrófilos.
- Atua na expressão de diversas citocinas [fator de crescimento transformador-beta, fator de necrose tumoral-alfa, interferon-gama, interleucinas (IL) 1, IL-2, IL-4, IL-6, IL-10, moléculas de adesão (ICAM-1)], e como auxiliar na produção de linfócitos B, T na regulação das respostas Th1 e Th2, na fagocitose, na produção de citocinas, interleucinas e na ação das células *natural-killer*.
- Os carotenoides, por sua ação antioxidante, atuam positivamente nas doenças cardiovasculares e no diabetes *mellitus* tipo II. Alguns estudos apontam seu papel em reduzir as espécies reativas de oxigênio, induzindo apoptose de células tumorais e prevenindo o câncer.
- Devido a sua ação em receptores nucleares, atua no metabolismo dos lipídios e na resistência à insulina, agindo na regulação do transporte de glicose, oxidação de ácidos graxos, lipólise e diferenciação dos adipócitos, prevenindo e melhorando a síndrome metabólica.
- Participa da transmissão sináptica rápida não genômica com papel importante no desenvolvimento da memória e aprendizagem.
- Está envolvida na síntese do colesterol, na produção de esteroides adrenocorticoides, na absorção do ferro, além de ter possível ação inibitória dos efeitos do excesso de vitamina D.
- A vitamina A atua ainda modulando indiretamente a homeostase sistêmica do ferro, agindo na expressão da hepcidina com mobilização do ferro para a eritropoese, e da eritropoietina.

Epidemiologia

A deficiência de vitamina A (DVA) é uma das carências nutricionais mais prevalentes, representando grave problema de saúde pública em 73 países (grave prevalência > 20%;

moderada de 10 a 20%). Estima-se que aproximadamente um terço da população infantil mundial e 15% das gestantes sofram de DVA, e 500 mil crianças apresentam cegueira noturna ao ano em decorrência da desnutrição. Calcula-se que a DVA contribua para a morte de mais de 650 mil crianças ao ano em países em desenvolvimento. No Brasil, em 2006 foi estimada em 17,4% pela Pesquisa Nacional de Demografia e Saúde da Criança e da Mulher (PNDS), e em 2019 estimada em 6% pelo Enani (Estudo Nacional de Alimentação e Nutrição Infantil), sendo maior nas regiões Centro-Oeste (9,5%), Sul (8,9%) e Norte (8,3%) e menor na região Sudeste (4,3%). No Brasil a DVA é considerada um problema de saúde pública moderado (prevalência de 10 a 20%), principalmente na região Nordeste e em alguns locais das regiões Norte e Sudeste.

Causas da deficiência de vitamina A

As causas da DVA podem ser:

- Primárias: dieta carente em vitamina A ou em gordura (veículo da vitamina), falta de amamentação ou desmame precoce, prematuridade, desnutrição energético-proteica, desnutrição; pessoas em risco social e insegurança alimentar, deficiência de zinco, de vitamina E ou outros antioxidantes que melhoram a sua absorção.
- Secundárias: doenças que interferem na absorção e no armazenamento da vitamina (giardíase, doença celíaca, fibrose cística, colite ulcerativa, cirrose, atresia biliar, pancreatite, insuficiência pancreática); na conversão do caroteno em vitamina A (hipotireoidismo, diabete *mellitus*); ou em decorrência do rápido consumo das reservas da vitamina (processos infecciosos, como pneumonia e infecções gastrointestinais).

Manifestações clínicas

A DVA pode cursar com alterações oculares, cutâneas e fetais. As estruturas oculares mais diretamente afetadas pela DVA são a conjuntiva, a córnea (causando alterações somáticas) e a retina (na qual provoca alterações funcionais). À série de eventos clínicos sucessivos que ocorrem nos olhos dá-se o nome de xeroftalmia (olho seco). Inicia-se com cegueira noturna (nictalopia), xerose conjuntival (conjuntiva sem brilho, apresentando pregas aos movimentos oculares), mancha de Bitot (manchas de cor branca ou acinzentada, em geral triangulares, formando um discreto relevo sobre a conjuntiva) e xerose corneana, sendo lesões reversíveis. Persistindo a deficiência, pode ocorrer úlcera de córnea sem perfuração, deixando como sequela a cicatriz (nébula, mácula e leucoma). Na ceratomalácia, estágio mais avançado da carência, há necrose coliquativa com amolecimento da córnea, perfuração e extrusão do cristalino, com perda definitiva da visão. Na Tabela 2 está a classificação da xeroftalmia.

Tabela 2 Classificação da xeroftalmia e prevalência mínima em crianças menores de 6 anos para identificação da deficiência de vitamina A como problema de saúde pública

Classificação	Indicador	Prevalência mínima
XN	Cegueira noturna	1%
X1A	Xerose da conjuntiva	Não usado
X1B	Mancha de Bitot	0,5%
X2	Xerose corneal	0,01%
X3A	Ulceração corneal/queratomalácia	0,01% < 1/3 da superfície corneal
X3B	Ulceração corneal/queratomalácia	0,01% ≥ 1/3 da superfície corneal
XS	Cicatriz corneal	0,05%
XF	Fundo xeroftálmico	Não usado

Fonte: WHO (1996).

O diagnóstico de cegueira noturna (XN) tem sido baseado na história relatada pela mãe. Para tanto devem ser feita 3 perguntas:

1. Tem dificuldade de enxergar durante o dia?
2. Tem dificuldade de enxergar durante a noite?
3. Tem cegueira noturna?

Se a resposta 1 foi "não" e pelo menos 2 ou 3 foi sim, a criança é diagnosticada com DVA. Um teste objetivo para estimar a curva de adaptação à variação de luminosidade pode ser utilizado (adaptometria). A xerose conjuntival, por envolver subjetividade em sua identificação, não é considerada isoladamente como critério diagnóstico.

À medida que decrescem os níveis de vitamina A, a morbimortalidade por doenças infecciosas, como o sarampo e a diarreia, aumenta antes mesmo do aparecimento da xeroftalmia. A ceratinização do epitélio dos tratos respiratório, digestório e geniturinário torna-os escamosos e dificulta a passagem de imunoglobulinas. A diminuição da produção de mucina pelas células de Goblet no intestino e a menor produção de células-tronco hematopoiéticas pelo comprometimento da transcrição gênica contribuem ainda mais para a redução da resposta imunológica.

A ceratinização das papilas gustativas causa diminuição do paladar. Os sinais cutâneos (hiperqueratose folicular ou frinoderma, xerose cutânea ou xerodermia) não são específicos da DVA. Outras manifestações inespecíficas são perda do apetite, diminuição do crescimento com deformidades ósseas e diminuição dos linfócitos T.

As alterações fetais e neonatais levam a prematuridade, retardo de crescimento intrauterino e predisposição a infecções neonatais. Os níveis normais da vitamina contribuem para a recuperação e a cura mais rápida nos casos de displasia broncopulmonar em recém-nascido pré-termo (RNPT), em razão da regeneração das lesões pulmonares. Tanto a deficiência quanto o excesso podem ser responsáveis por malformações congênitas.

Ao nascer, o bebê apresenta baixos níveis de vitamina A, ainda que suas mães não apresentem DVA. A amamentação restaura os níveis, por isso as necessidades nutricionais na lactante estão aumentadas. A vitamina A está presente no leite materno principalmente na forma de ácido trans-retinol por ser pouco mais solúvel em água quando comparado às outras formas.

Diagnóstico

A OMS propõe que a DVA seja diagnosticada por meio dos seguintes indicadores:

- Citológicos: exame da impressão conjuntival.
- Fisiológicos: avaliando o comprometimento da visão com o tempo de adaptação rápida ao escuro (*rapid dark adaptation time* – RDAT) e tempo de restauração da visão (*vision restoration time* – VRT), avaliando a função dos bastonetes da retina.
- Dietéticos: obtidos por inquéritos alimentares qualitativos e quantitativos.
- Bioquímicos: dosagens de retinol plasmático no plasma, na secreção lacrimal e no leite, da RBP e da relação entre as concentrações da RBP com transtirretina. Os métodos de resposta à dose RDR (*relative dose response*), MRDR (*modified relative dose response*) e +S30DR (*serum 30-day dose response*) avaliam indiretamente as reservas hepáticas de vitamina A, que correspondem a 90% da vitamina A no organismo. Outras medidas e métodos empregados para avaliação bioquímica são a concentração de RBP no sangue, a RDR, a RDR modificada (MRDR), a resposta sérica de 30 dias a uma dose de VA (+S30DR) e a avaliação das reservas corporais por meio da diluição isotópica.

O teste RDR avalia a dosagem de retinol em jejum (vitamina A jejum) e 5 horas (vitamina A 5 horas) após a administração de uma solução de palmitato de retinil (450 a 1.000 mcg). A RDR é calculada pela fórmula:

$$\frac{\text{RDR} = (\text{VA 5 horas} - \text{VA jejum}) \times 100}{\text{VA 5 horas}}$$

A resposta será positiva (indicativa de reserva hepática comprometida) se RDR > 20%. O RDR pode estar alterado em crianças com infecção, visto que há redução da síntese da RBP na fase aguda, em virtude da priorização da síntese de proteínas de fase aguda.

Os métodos de (ultra)cromatografia líquida de alta eficiência [(U)HPLC] acoplado à detecção espectrofotométrica (UV-Vis/DAD), espectrofluorimétrica (FLD), eletroquímica (ECD), espectrometria de massa (MS e MS/MS) e cromatografia de fluido supercrítico (SFC) e imunoensaios apresentam diferentes graus de sensibilidade, efetividade em face de diversos materiais biológicos, benefícios e limitações. Quanto aos métodos de imunoensaios, os ensaios imunossorventes ligados a enzimas (Elisa) são amplamente utilizados na dosagem de carotenoides por seu alto rendimento de amostras, facilidade de uso e melhor custo-benefício.

Segundo a Organização Mundial da Saúde (OMS), o termo deficiência inclui tanto a forma subclínica quanto a clínica (leve, moderada ou grave), vistas na Tabela 3 e definidas como:

- Forma clínica: presença de cegueira noturna (nictalopia), manchas de Bitot ou xerose, com ou sem ulcerações e cicatrizes relacionadas com a xeroftalmia; se possível, realizar a dosagem sérica de retinol além das constatações clínicas referidas (os níveis devem ser inferiores a 0,35 mcmol/L).
- Forma subclínica: o diagnóstico é feito pela dosagem sérica de retinol > 0,7 mcmol/L (20 mcg/dL), definida como DVA; quando > 0,35 mcmol/L (10 mcg/dL), como DVA grave. Em populações bem nutridas, com estoques adequados de vitamina A, a média dos níveis de retinol sérico, em geral, é superior a 1,05 mcmol/L (equivalente a 30 mcg/dL).

Tabela 3 Classificação e pontos de corte para os níveis de retinol

Classificação	**Níveis de vitamina A**	
	mcmol/L	**mcg/dL**
Deficiente	< 0,35	< 10
Baixa	0,35-0,69	10-19,9
Aceitável	0,70-1,04	20-29,9
Normal	> 1,05	> 30

Fonte: WHO (1996); SBP (2007, 2018).

Suplementação e tratamento

As necessidades diárias seguem as recomendações das DRI. As recomendações de ingestão dietética de vitamina A são expressas na unidade Equivalente de Atividade de Retinol (RAE, do inglês, *retinol activity equivalent*), onde: 1 mcg de retinol; 12 mcg de betacaroteno; 24 mcg de alfa-caroteno ou beta-criptoxantina. A dose recomendada para crianças varia de 400 a 500 RDA, vistos na Tabela 4.

Tabela 4 Ingestão dietética recomendada

DRI (mcg RAE/dia)				
Estágio de vida	**RDA Masculino**	**RDA Feminino**	**AI**	**UL**
0-6 meses			400	600
7-12 meses			500	600
1-3 anos	300	300		600
4-8 anos	400	400		900
9-13 anos	600	600		1.700
14-18 anos	900	700		2.800
19-30 anos	900	700		3.000
31-50 anos	900	700		3.000
51-70 anos	900	700		3.000
> 70 anos	900	700		3.000
Gravidez				
< 18 anos		750		2.800
19-50 anos		770		3.000
Lactação				
< 18 anos		1.200		2.800
19-50 anos		1.300		3.000

AI: ingestão adequada; RAE: equivalente de atividade de retinol; RDA: ingestão dietética recomendada; UL: limite superior tolerável de ingestão.
Fonte: IOM (2006).

O Programa Nacional de Suplementação de Vitamina A e a Sociedade Brasileira de Pediatria (SBP) recomendam o uso de suplementos de vitamina A oral para alguns grupos de risco, conforme mostrado na Tabela 5. A cápsula de vitamina A é líquida, diluída em óleo de soja e acrescida de vitamina E. Deve ser cortada a extremidade e espremida na boca da criança, recebimento que precisa ser marcado no cartão de vacinas. O Ministério da Saúde preconiza que crianças em aleitamento materno e com dieta adequada não necessitam de suplementação. Deve-se atentar para a realização de anamnese alimentar para identificar crianças em risco de DVA ou as que recebam outro suplemento vitamínico com a vitamina A associada, para não causar a hipervitaminose. Para as crianças fora da área de risco, deve-se fazer orientação nutricional usando os alimentos ricos em vitamina A ou provitamina, seguindo as recomendações de ingestão.

Tabela 5 Esquema para administração de vitamina A em crianças

Idade	Dose
Nascimento – 5 meses	50.000 UI
6-11 meses	100.000 UI
Acima de 12 meses	200.000 UI

Fonte: adaptada de SBP (2007); Brasil (2013).

A Estratégia de Fortificação da Alimentação Infantil com Micronutrientes em Pó (NutriSUS) tem como objetivo potencializar o pleno desenvolvimento infantil, a prevenção e o cuidado da anemia e outras deficiências nutricionais por meio da suplementação com micronutrientes em pó (15 vitaminas e minerais). A OMS recomenda o uso dessa estratégia para aumentar o teor de micronutrientes da alimentação da criança, prevenindo assim as deficiências de vitaminas e minerais (MS, 2020). O NutriSUS deve contemplar, prioritariamente, crianças de 6 a 24 meses de idade acompanhadas na Atenção Primária à Saúde (APS) e beneficiárias de programas de transferência de renda, bem como as crianças indígenas de 6 a 59 meses assistidas diretamente pelo Subsistema de Atenção à Saúde Indígena (SasiSUS).

A criança que estiver recebendo o NutriSUS não deve receber outra suplementação, pelo risco de efeitos de hipervitaminose (Tabela 6).

Tabela 6 Composição dos sachês de micronutrientes – NutriSUS

Composição	Dose	Composição	Dose
Vitamina A RE	400 mcg	Niacina	6 mg
Vitamina D	5 mcg	Ácido fólico	150 mcg
Vitamina E	5 mg	Ferro	10 mg
Vitamina C	30 mg	Zinco	4,1 mg
Vitamina B1	0,5 mg	Cobre	0,56 mg
Vitamina B2	0,5 mg	Selênio	17 mcg
Vitamina B6	0,5 mg	Iodo	90 mcg
Vitamina B12	0,9 mcg		

Fonte: Brasil (2022).

Para crianças gravemente desnutridas internadas para tratamento, mesmo na ausência de sinais clínicos de DVA, a OMS preconiza a administração de megadose de vitamina A no primeiro dia de internação, a menos que a criança tenha recebido a dose no mês anterior (Tabela 5). A dose profilática é a recomendada na Tabela 7, sendo, para menores de 6 meses de idade, de 50.000 UI. Se houver sinais clínicos, a dose inicial deve ser repetida após 2 e 60 dias.

Tabela 7 Megadose administrada profilaticamente a grupos de risco

Idade/condição	Dose	Frequência
Crianças: 6-11 meses	100.000 UI	1 vez
Crianças: 12-59 meses	200.000 UI	1 vez a cada 6 meses
Puérperas no pós-parto imediato, antes da alta hospitalar	200.000 UI	1 vez

Fonte: Brasil (2004, 2013, 2022).

A OMS recomenda, no momento do diagnóstico de DVA, a administração oral de 200.000 UI de vitamina A (110 mg de palmitato de retinila ou 66 mg de acetato de retinila), dose repetida depois de 24 horas e, posteriormente, uma terceira após 1 a 4 semanas, quando houver piora clínica, e a cada 2 a 4 semanas, no caso de kwashiorkor. Nas crianças menores de 1 ano de idade ou com peso inferior a 8 kg, administra-se a metade da dose (Tabela 5).

Na Tabela 8 está listado o esquema de tratamento para xeroftalmia.

Tabela 8 Tratamento medicamentoso da xeroftalmia

Dose	Administração
110 mg de palmitato de retinil ou 66 mg de acetato de retinil (200.000 UI), via oral	Imediatamente após o diagnóstico.
110 mg de palmitato de retinil ou 66 mg de acetato de retinil (200.000 UI), via oral	No dia seguinte.
110 mg de palmitato de retinil ou 66 mg de acetato de retinil (200.000 UI), via oral	Dentro de 1-4 semanas, quando houver piora clínica; a cada 2-4 semanas, no caso de persistência de desnutrição grave provocada primariamente por deficiência de proteína.

Fonte: APA (2004); Brasil (2013).

Crianças entre 6 e 11 meses de vida recebem metade da dose e crianças com menos de 6 meses, um quarto da dose.

Os pacientes com deficiência de zinco devem suplementar esse mineral concomitantemente, favorecendo dessa forma a correção da hipovitaminose A.

Prevenção

- Promoção do aleitamento materno exclusivo até o sexto mês e complementar até 2 anos de idade, pelo menos.
- Garantia de suplementação periódica e regular às crianças de 6 a 59 meses de idade com doses maciças de vitamina A distribuídas pelo Ministério da Saúde, nas crianças com risco de DVA.
- Garantia de suplementação com megadoses de vitamina A para puérperas no pós-parto imediato, antes da alta hospitalar.
- Promoção da alimentação saudável, assegurando informações para incentivar o consumo de alimentos ricos em vitamina A pela população (Tabela 9).

Tabela 9 Exemplo de alguns alimentos com maior concentração de vitamina A

Alimento (100 g)	Retinol (mcg/RE)
Abóbora cozida/refogada	525
Acelga	292
Agrião	370
Ameixa vermelha	200
Azeite de dendê	45.920
Batata-doce	300
Batata-doce cozida	252
Batata-doce frita	630
Bertalha refogada	1.164
Bife de fígado	11.116,3
Brócolis refogado	425
Caqui	250
Cenoura	1,100
Chicória	330
Couve	650
Couve refogada	1.300
Creme de leite	310
Damasco dessecado	1.270
Espinafre	1.170
Manga	210

(continua)

Tabela 9 Exemplo de alguns alimentos com maior concentração de vitamina A (*continuação*)

Alimento (100 g)	Retinol (mcg/RE)
Ovo de galinha cozido	500
Omelete	259
Queijo minas	270
Queijo gorgonzola	230
Queijo parmesão	254
Queijo prata	240

Fonte: Vieira (2001); Cozzolino (2020).

Concentrações de vitamina A no leite materno

O teor de vitamina A no leite humano é um indicador relativamente novo e tem vantagens metodológicas: é pouco invasivo e de fácil aceitação e obtenção de amostras. É o único indicador capaz de avaliar o estado nutricional de vitamina A do binômio mãe-filho simultaneamente, sendo considerado um indicador bioquímico precoce da DVA no grupo materno-infantil. O Equivalente de Retinol (RE) é a unidade universalmente aceita para determinar a atividade da vitamina A, 1 RE = 1 mcg de vitamina A (all-trans retinol). No leite humano, o conteúdo de vitamina A varia de 40 a 70 RE/100 mL, enquanto o de carotenoides é de 20 a 40 RE/100 mL. Esse indicador é recomendado pela OMS para a identificação de grupos ou populações de alto risco de deficiência e para avaliação da eficácia das medidas de intervenção e monitoramento das mudanças do estado nutricional de vitamina A nas comunidades.

O ponto de corte adotado por esse indicador para apontar o estado nutricional de vitamina A no grupo de nutrizes e lactentes é de 1,05 mcmol/L (< 30 mcg/dL). Segundo esse indicador, a DVA é considerada um problema de saúde pública quando 10% das nutrizes do país apresentam concentrações inadequadas de retinol em seu leite; quando esse percentual se encontra entre 10 e 25% é considerado um problema de saúde pública moderado e, quando o percentual excede 25%, um problema grave.

Toxicidade

A ingestão de 10 a 15 vezes o valor diário recomendado leva a intoxicação aguda ou crônica, com quadro de vômitos e dor de cabeça (por aumento da pressão intracraniana), anorexia, lesões ósseas dolorosas, crescimento ósseo precoce, lesões descamativas e secura na pele e hepatotoxicidade, além de sinais inespecíficos como irritabilidade, queda dos cabelos, unhas quebradiças, mialgia, artralgia, dores abdominais e anemia. O efeito teratogênico deve ser considerado em adolescentes do sexo feminino. Há evidências de que vitamina A em excesso durante as primeiras semanas de gestação é teratogênica em humanos, porém o tipo do defeito depende da quantidade e do estágio gestacional em que a vitamina é administrada, (ácido transretinoico, ácido 13-cis retinoico e seus oxiderivados, no decorrer das 6 primeiras semanas de gestação). A Academia Americana de Pediatria (AAP) alerta que o perigo de intoxicação pelo uso rotineiro e profilático de concentrados de vitamina A em lactentes e crianças saudáveis e bem alimentadas é consideravelmente maior do que o perigo de DVA em lactentes e crianças saudáveis que não recebem concentrados de vitamina A.

Pais de crianças seletivas que não consumam adequadamente alimentos fonte de vitamina A, identificadas pelo recordatório de 24 horas e pela análise quantitativa e qualitativa dos hábitos alimentares, da dinâmica familiar e do comportamento infantil, devem receber orientação nutricional adequada. A suplementação em crianças saudáveis que mostrem deficiência pelo consumo alimentar ou exame laboratorial deve ser feita de forma criteriosa e específica, na dose de 400 a 900 mcg de retinol/dia (1.200 a 3.000 UI/dia), atentando-se para o surgimento de efeitos colaterais. A suplementação de rotina de crianças portadoras de doença hepática crônica pode ser necessária, quando indicada, na dose de 10.000 a 15.000 UI/dia.

Vitamina D

São consideradas vitamina D substâncias esteroides (do grupo dos secosteroides) lipossolúveis obtidas pela dieta, suplementos ou exposição adequada da pele à irradiação solar ultravioleta via conversão fotoquímica e térmica do precursor do colesterol 7-deidrocolesterol. Existem duas formas biologicamente ativas:

1. D2 (ergocalciferol), obtida pela irradiação ultravioleta do ergosterol vegetal (vegetais, fungos, levedos) e pela dieta, principalmente por meio de alimentos fortificados.
2. D3 (colecalciferol), resultado da transformação não enzimática do precursor 7-deidrocolesterol (intermediário na síntese do colesterol) existente na pele dos mamíferos, pela ação dos raios ultravioleta. A síntese dérmica após radiação ultravioleta-B (UVB) é a principal via de obtenção de vitamina D, sendo responsável por 90% da reposição de vitamina D.

A vitamina D proveniente da dieta é absorvida no intestino delgado com os sais biliares. Assim como a vitamina A, é transportada com quilomícrons e lipoproteínas pelos vasos linfáticos ao fígado, no qual é convertida em 25(OH)D (calcidiol ou calcifediol), a principal forma circulante. Nos rins, é convertida pela enzima 25-OH-D-1-alfa-(OH)ase (que tem sua transcrição ativada pelo paratormônio, secretado em resposta a níveis de cálcio séricos diminuídos) na forma ativa $1,25(OH)_2D$ (calcitriol), e uma menor parte em 24,25-di-hidroxivitamina D [24,25(OH)2D] (Figura 3).

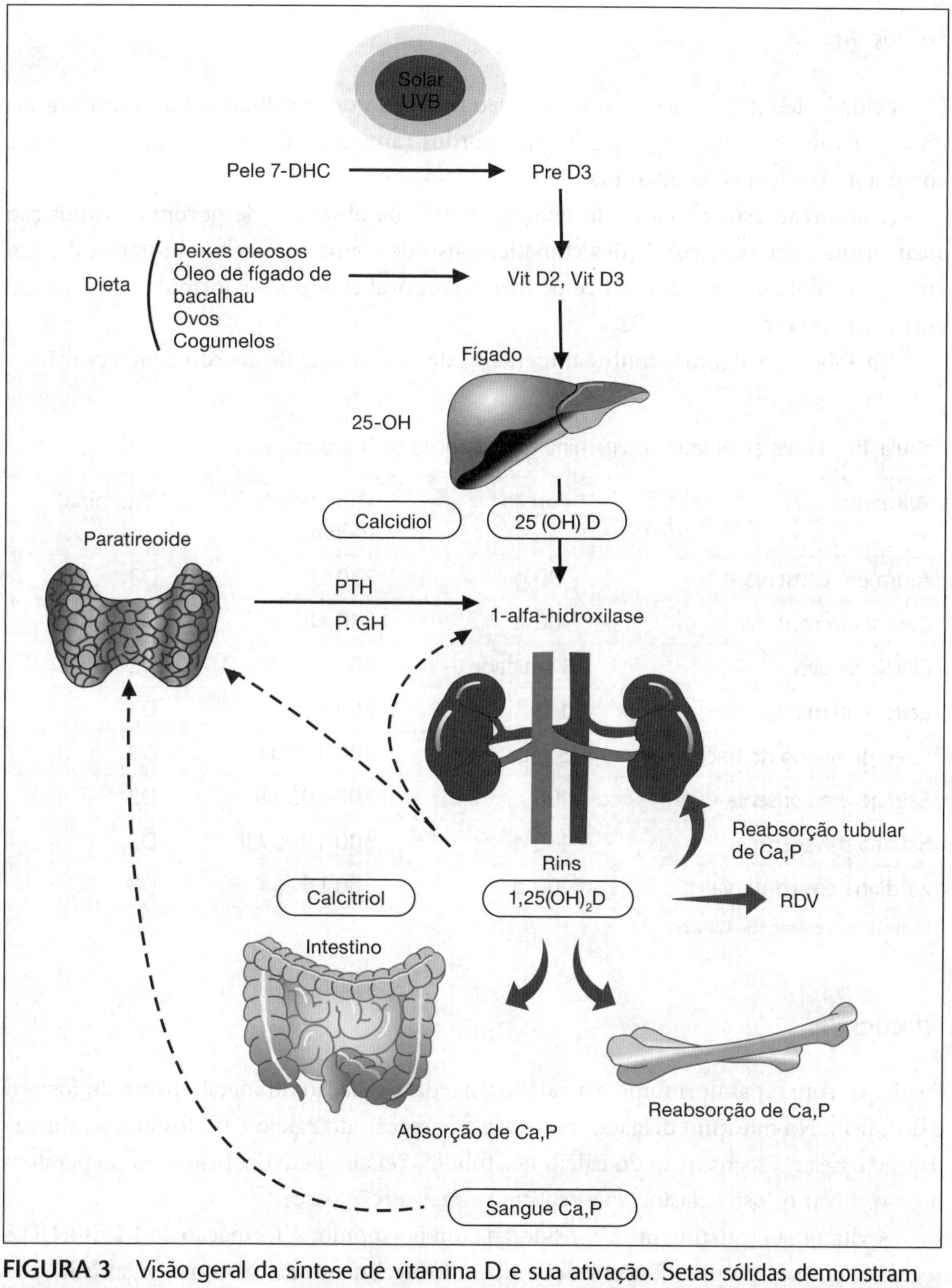

FIGURA 3 Visão geral da síntese de vitamina D e sua ativação. Setas sólidas demonstram os efeitos diretos dos seus produtos e linhas pontilhadas indicam o *feedback* negativo do cálcio plasmático ou $1,25(OH)_2D$.

UVB: radiação ultravioleta-B; 7-DHC: 7-desidrocolesterol; GH: hormônio do crescimento; 25-(OH)D: 25-hidroxilase; PTH: hormônio da paratireoide; P: fosfato; Ca: cálcio; RVD: receptor de vitamina D; Vit: vitamina.
Fonte: Chang e Lee (2019).

Fontes

O 7-deidrocolesterol é encontrado em: óleo de fígado de bacalhau; atum; cação; sardinha; gema de ovo; manteiga; e pescados gordos (arenque). O leite humano e de vaca contém baixos teores da vitamina.

A absorção está prejudicada quando existe ma absorção de gorduras, exposição solar insuficiente (por condições climáticas, uso de roupas ou de fotoprotetores) e em crianças e adolescentes com índice de massa corporal elevado. As fórmulas infantis são enriquecidas com vitamina D2.

Na Tabela 10 algumas fontes alimentares de vitamina D de acordo com a porção.

Tabela 10 Fonte alimentar de vitamina D de acordo com a porção

Alimento	Porção	Quantidade média	Vitamina
Atum em conserva	100 g	230 UI	D3
Cavala em conserva	100 g	230 UI	D3
Gema de ovo	1 unidade	20 UI	D2 ou D3
Leite materno	1 L	20 UI	D3
Óleo de fígado de bacalhau	5 mL	400-1.000 UI	D3
Salmão em conserva	100 g	300-600 UI	D3
Salmão selvagem	100 g	600-1.000 UI	D3
Sardinha em conserva	100 g	300 UI	D3

Fonte: Braga e Amancio (2022).

Funções

Participa, com o paratormônio e a calcitonina, da regulação do metabolismo do fósforo e do cálcio. No intestino delgado, promove a absorção do cálcio e do fosfato, a mineralização óssea e a reabsorção do cálcio nos túbulos renais, além de, pela ação do paratormônio, ativar os osteoclastos, que realizam a reabsorção óssea.

A vitamina D atualmente é considerada um hormônio. A formação da 1,25(OH)D é regulada por sua própria concentração e pelo fornecimento de cálcio no organismo por retroalimentação (*feedback*); sua síntese ocorre na pele e tem efeito em outros órgãos. O calcitriol atua em células que contenham o receptor de vitamina D (RVD) e regula mais de 200 genes, em células como os osteoblastos, as células beta pancreáticas, os tecidos periféricos que respondem à insulina (músculo e gordura) e as células vasculares. Atua na diferenciação e na multiplicação celular, na homeostase da glicose e na secreção da insulina, apresenta funções autócrinas e parácrinas nos adipócitos, além de ter um papel na prevenção da obesidade e de infecções.

Outras funções da vitamina D são:

- Sistema cardiovascular: atua na função endotelial, no metabolismo dos lipídios, no controle da pressão arterial e na redução da calcificação vascular.
- Pele: atua na diferenciação, na supressão e na proliferação celular da pele e na regulação do ciclo do folículo piloso. A vitamina D e seus análogos têm sido utilizados em aplicação tópica em casos de psoríase.
- Dentes: a deficiência de vitamina D (DVD) na gravidez e durante a infância está associada ao aumento da incidência de cárie dentária.
- Sistema respiratório: melhora a função pulmonar, diminui a hiper-reatividade brônquica e a ocorrência de infecções e melhora a resposta à corticoterapia; a $1,25(OH)_2D_3$ induz a expressão do peptídeo CAMP/LL37 que tem atividade antiviral.
- Sistema nervoso: a vitamina D atravessa a barreira hematoencefálica. Os RVD são encontrados em células neuronais e não neuronais do cérebro e induzem apoptose e diferenciação celular durante o desenvolvimento; o calcitriol atua na regulação de neurotropinas (proteínas que levam a desenvolvimento, função e sobrevivência dos neurônios). A DVD parece estar associada a um cérebro menos diferenciado e, no período neonatal, ao autismo e à esquizofrenia.
- Sistema digestório: reduz sintomas da doença inflamatória intestinal.
- Pâncreas: secreção de insulina.
- Tireoide e paratireoide: síntese e secreção de hormônios.
- Ação anticancerígena: o mecanismo pelo qual o câncer de mama, próstata e colo estão relacionados com a DVD está ainda em estudo.
- Musculatura esquelética: está relacionada com a homeostase do cálcio e a diferenciação celular, o tamanho da fibra muscular, a prevenção da degeneração gordurosa, a proteção contra a resistência insulínica e a mobilização do ácido araquidônico. A DVD com nível sérico inferior a 16 ng/mL associa-se à redução da força e da função muscular e da capacidade de exercício.
- sistema hematopoiético: o calcitriol atua na hematopoiese na medula óssea, e sua deficiência leva à anemia.
- sistema linfático/imunológico: inibição de produção de interleucina por linfócitos T ativados e de imunoglobina por linfócitos B ativados; atua na diferenciação de células precursoras de monócitos.

Outras funções da vitamina D

- A suplementação parece não interferir no risco de doenças cardiovasculares, mas tem mostrado efeito benéfico na acne, na psoríase e durante a gestação. Alguns estudos apontam sazonalidade no início do diabetes *mellitus* tipo 1, o que pode sugerir que a redução na concentração de vitamina D acelera o início da doença. Vários estudos apontam associação entre a DVD e diabetes gestacional, pré-eclâmpsia, vaginose bacteriana e o nascimento de bebês pequenos para a idade gestacional (PIG).

- Um estudo duplo-cego, randomizado, incluindo 120 mães com diabetes gestacional, mostrou que o uso de vitamina D associada ao ômega-3 e reduziu marcadores inflamatórios, incidência de hiperbilirrubinemia e hospitalização dos recém-nascidos. Estudos também apontam que a vitamina D associada ao magnésio melhora o comportamento em crianças com transtorno do déficit de atenção e hiperatividade (TDAH, 50.000 UI/semana + 6 mg/kg/dia por 8 semanas) e redução da glicemia e dos triglicerídeos em diabéticos (800 UI/dia + 3 mg/kg/dia por 180 dias).
- Baixos níveis de vitamina D estão associados à hipertensão, hiperglicemia, síndrome metabólica, infecções respiratórias, asma, alergias alimentares, além de várias doenças infecciosas como otite média, infecção do trato urinário, pneumonia, influenza e outras infecções respiratórias agudas.
- Em razão do amplo papel da vitamina no organismo, a prevenção da DVD está indicada em todas as idades.
- Imunidade: vários estudos relatam associação de valores adequados e suplementação de vitamina D com melhor atividade do sistema imune inato. A vitamina D exerce um papel fundamental na supressão de citocinas pró-inflamatórias e na regulação da resposta imune adaptativa por meio de seu envolvimento na expressão de receptores de vitamina D em células do sistema mononuclear fagocitário. O calcitriol é um potente imunomodulador capaz de induzir a produção do peptídeo catelicidina, que tem capacidade de destruir patógenos. Assim, manter o valor de 25(OH)D superior a 20 ng/mL parece ser benéfico, e as doses usuais recomendadas podem ser adotadas.
- Doença falciforme: deficiência vitamínica é um fator contribuinte para pior desfecho, com complicações agudas comuns da doença (como crises álgicas e síndrome torácica aguda) e maior duração do tempo de internação. A suplementação de vitamina D está associada com redução dos episódios de crise vaso-oclusiva e evidências de redução da internação por quadros agudos. Não há recomendação de doses específicas, podendo-se utilizar as recomendações da população em geral.
- Doença renal crônica e hiperparatireoidismo: a insuficiência renal crônica altera a regulação do FGF-23, que interfere diretamente no eixo PTH-vitamina D, aumentando os níveis de PTH e levando à diminuição da produção de calcitriol. Desse modo, em razão do hiperparatireoidismo secundário, a hipovitaminose D é mais intensa quanto mais avançado o estágio da doença renal. A suplementação diária com 1.000 UI independentemente do estágio da doença ou semanal com 50.000 UI pelo menos no primeiro mês em pacientes dialíticos deve ser considerada.

Durante a gestação: menor risco de parto cesariano, de pré-eclâmpsia, diabete gestacional e vaginose bacteriana. A vitamina influencia a expressão de genes durante o desenvolvimento cerebral, como os envolvidos na neurotransmissão e estrutura neuronal. Sua deficiência associa-se a malformações cerebrais, como alargamento dos ventrículos laterais e redução do fator de crescimento dos nervos.

Na Tabela 11 estão listados os fatores de risco para deficiência de vitamina D.

Tabela 11 Grupos de risco e principais causas de hipovitaminose D

Mecanismos	Exemplos
Diminuição da transferência materno-fetal	• Gestantes com hipovitaminose D. • Prematuridade.
Diminuição da síntese cutânea	• Exposição solar inadequada. • Pele mais pigmentada. • Idade (lactentes, adolescentes e idosos). • Protetor solar. • Roupas que cubram quase todo o corpo (bloqueio físico à exposição aos raios ultravioleta-B). • Poluição atmosférica. • Horários da exposição solar. • Envelhecimento. • Fatores geográficos (elevada latitude, baixa altitude, inverno).
Diminuição da ingesta	• Aleitamento materno exclusivo. • Lactentes que ingerem menos de 1 litro/dia de fórmula láctea fortificada com vitamina D. • Dieta pobre em vitamina D. • Dieta vegetariana. • Distúrbios alimentares.
Diminuição da absorção intestinal	Síndromes de má absorção: doença celíaca, doença inflamatória intestinal, fibrose cística (insuficiência pancreática), síndrome do intestino curto, cirurgia bariátrica, atresia biliar.
Diminuição da síntese	• Hepatopatia crônica. • Nefropatia crônica.
Redução da biodisponibilidade	• Obesidade. • Dieta pobre em vitamina D. • Síndrome de má absorção.
Mecanismos variados: diminuição da absorção e/ou aumento da degradação	Medicamentos: anticonvulsivantes (p. ex., fenobarbital, fenitoína, carbamazepina, topiramato, oxcarbazepina, primidona), glicocorticosteroides, antifúngicos azólicos (p. ex., cetoconazol), antirretrovirais, colestiramina, orlistat, rifampicina, isoniazida.

(continua)

TABELA 11 Grupos de risco e principais causas de hipovitaminose D (*continuação*)

Mecanismos	Exemplos
Outros	• Doenças hepáticas ou renais crônicas. • Hiperparatireoidismo. • Deficiência do hormônio do crescimento. • *Diabetes mellitus* • Resistência hereditária à vitamina D.

Fonte: adaptada de Chang e Lee (2019); SBP (2016).

Deficiência de vitamina D – manifestações clínicas

É um problema de saúde pública mundial, sendo a principal causa de raquitismo na infância e de osteopenia em adolescentes. O raquitismo ocorre em virtude do balanço negativo de íons cálcio e fósforo durante o crescimento, alterando a mineralização da matriz óssea e cartilaginosa. A DVD causa, ainda, perda da resistência óssea e redução do pico de massa óssea no final da puberdade. A consequência da desmineralização óssea em adultos é a osteomalácia.

A DVD pode ser carencial ou resultado de problemas nas várias fases do metabolismo da vitamina D, levando aos seguintes tipos de raquitismo:

- Carencial: resulta de falta de exposição à luz solar, suplementação oral deficiente, vegetarianismo estrito, dietas macrobióticas, dietas com baixos teores de vitamina D, cálcio e fósforo e com grande concentração de fitatos (farinhas e cereais integrais), síndromes de má absorção (esteatorreia, doença de Crohn, fibrose cística, doença celíaca), obesidade (acúmulo de gordura no tecido subcutâneo que sequestra a vitamina) e depois de cirurgia bariátrica. Responde ao tratamento com doses habituais da vitamina.
- Dependente tipo 1A, um defeito na síntese da forma ativada da vitamina D: resulta de defeito de hidroxilação da 25(OH)D para 1,25(OH)2 D e responde a doses fisiológicas da 1,25(OH)2D ou a doses elevadas da vitamina.
- Dependente tipo 2A causada por mutações no gene *CYP27B1* do receptor de vitamina D nas células e tipo 2B, por anormalidade na proteína HNRNPC, que interfere no gene do receptor de vitamina D: resulta da resistência periférica ao metabólito ativo da vitamina D. É de difícil tratamento.
- Dependente tipo 3: causada por inativação acelerada dos metabólitos da vitamina D devido a mutações no gene *CYP3A4*.
- Por deficiência de hidroxilação hepática: ainda em estudos.
- Induzido por medicamentos: descrito em usuários de fenobarbital, fenitoína, carbamazepina, rifampicina, inibidor da monotranscriptase reversa e hidantoína.

Na Figura 4 encontra-se um algoritmo para diagnóstico das diferentes formas de raquitismo.

Entre os fatores de risco para afecções relacionadas com a mineralização óssea, têm-se baixo peso, dietas deficientes, hábitos de vida inadequados, alergia à proteína do leite de vaca, intolerância à lactose, doença celíaca, fibrose cística, hepatopatias, doença inflamatória intestinal, síndrome do intestino curto, uso de corticosteroides, limitação da atividade física, baixo peso ao nascer e prematuridade.

As alterações clínicas e radiológicas do raquitismo podem demorar vários meses para aparecer, dependendo da velocidade de crescimento da criança, do grau da deficiência da vitamina D e do conteúdo de cálcio da dieta.

Sinais gerais

Crescimento ponderoestatural diminuído e desenvolvimento neuropsicomotor atrasado resultam de lento desenvolvimento das funções estáticas e motoras. Há ainda palidez, diminuição da resistência às infecções, irritabilidade, sudorese e tetania.

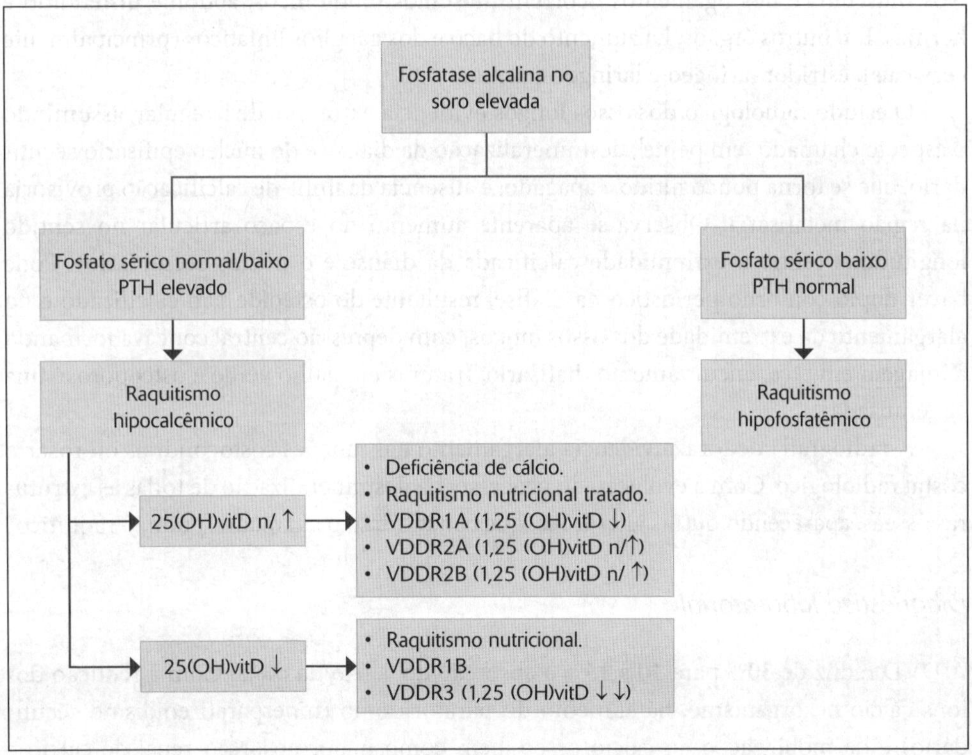

FIGURA 4 Algoritmo para diagnóstico das diferentes formas de raquitismo.
n: normal; VDDR: raquitismo dependente de vitamina D; Vit D: vitamina D.

Sinais ósseos

As alterações ósseas são simétricas e indolores e acometem a cartilagem de crescimento:

- No segmento cefálico: craniotabes, aumento do crânio, cabeça "quadrada", atraso no fechamento das fontanelas, atraso e irregularidades na erupção dentária.
- No segmento torácico: rosário raquítico, cintura diafragmática (sulco de Harrison), tórax em peito de pombo ou quilha de navio.
- Na coluna: escoliose, lordose e cifose dorsolombar.
- Nas extremidades: alargamento epifisário (principalmente punho e tornozelo), encurvamento da diáfise (*genu varum* e *genu valgum*), fraturas (geralmente em galho verde), pé chato.
- Na cintura pélvica: pelve estreita, desproporção da relação segmento superior/segmento inferior.

Outros sinais

Nos músculos e nos ligamentos ocorrem músculos hipotônicos, abdome distendido e hérnias. Em outros órgãos, há aumento do baço e dos gânglios linfáticos (principalmente cervicais), estridor laríngeo e laringoespasmo.

O estudo radiológico dos ossos longos evidencia extremidade irregular, assumindo o aspecto chamado "em pente", desmineralização da diáfise e do núcleo epifisário secundário, que se torna pouco nítido e apagado, e ausência da linha de calcificação provisória na região metafisária. Observa-se aparente aumento do espaço articular no sentido longitudinal (entre a extremidade calcificada da diáfise e o núcleo secundário). Pode haver duplo contorno perióstico na diáfise, resultante do osteoide não calcificado e do alargamento da extremidade dos ossos longos, com depressão central côncava formando a imagem em taça, encurvamento diafisário, fraturas em galho verde e osteoporose fina generalizada.

A radiografia de tórax evidencia alargamento das junções costocondrais ou rosário costal radiológico. Com a evolução do processo, há desmineralização de todas as estruturas ósseas, aparecendo outras alterações, que constituirão o chamado "pulmão raquítico".

Diagnóstico laboratorial

A DVD reduz de 30% para 10 a 15% a absorção do cálcio da dieta. Com a redução dos íons cálcio no organismo, há aumento do paratormônio (hiperparatireoidismo secundário) e da mobilização do cálcio ósseo, bem como maior absorção renal de cálcio e diminuição da absorção de fosfato nos túbulos proximais, com consequentes hiperfosfatúria e hiperaminoacidúria.

Há diminuição dos valores de fósforo sérico, com concentrações normais de cálcio (exceto nos casos mais graves, em que seus valores podem estar reduzidos) e aumento da fosfatase alcalina. O aumento do PTH eleva a 1,25(OH)D, por isso o *status* de vitamina D no organismo deve ser determinado pelos níveis séricos de 25(OH)D, que pode ser avaliada pelos critérios da Global Consensus for Nutritional Rickets, *Endocrine Society clinical practice guideline e* Academia Americana de Pediatria (Tabela 12).

Tabela 12 Definição da suficiência de vitamina D de acordo com os níveis séricos de 25-(OH)-vitamina D (ng/mL)*

Diagnósticos	Global Consensus on Prevention and Management of Nutritional Rickets (2016)	Endocrine Society Clinical Practice Guideline (2011)	American Academy of Pediatrics (2008)
	Níveis séricos de 25-OH-vitamina D (ng/mL)		
Suficiência	> 20	30-100	21-100
Insuficiência	12-20	21-29	16-20
Deficiência	< 12	< 20	< 15
Toxicidade	> 100	> 100	> 150

* 1 ng/mL= 2,5 nmol/L.
Fonte: SBP (2016).

A Tabela 13 apresenta as alterações bioquímicas resultantes dos diferentes estágios da DVD.

A síntese na pele depende da latitude geográfica, do grau de pigmentação da pele e do uso de roupas e protetores solares. A deficiência é prevenida pela exposição direta da pele à luz solar. Crianças pequenas, que normalmente têm pouca atividade ao sol, devem ser expostas regularmente a ele – principalmente aquelas em aleitamento natural.

Estudos sugerem que a exposição direta ao sol durante 30 minutos/semana (6 a 8 minutos/dia, 3 dias/semana), com a criança com fralda, ou 2 horas/semana (17 minutos/dia) com exposição parcial (abrangendo cabeça e mãos), produz as quantidades mínimas necessárias de vitamina paratormônio D. A maior concentração de melanina na pele pode limitar, em parte, a síntese cutânea da vitamina, o que poderia exigir maior tempo de exposição ao sol.

Tendo em vista a prevenção do câncer de pele, que deve ser iniciada na infância, recomenda-se que a criança, especialmente a de pele muito clara, seja protegida da exposição solar no período das 10 às 15 horas, horário de maior incidência de radiação. Vidros, ambientes poluídos com fumaça ou neblina e uso de protetores solares impedem ou diminuem a penetração da radiação ultravioleta e a síntese da vitamina D3.

Tabela 13 Evolução laboratorial da hipovitaminose D

Exames	Estágio 1	Estágio 2	Estágio 3
Cálcio sérico	Normal ou ↓	Normal ou ↓	↓↓
Fósforo sérico	Normal ou ↓	↓	↓↓
Fosfatase alcalina	↑	↑↑	↑↑↑
Paratormônio	↑	↑↑	↑↑↑
25-OH-vitamina D	↓	↓↓	↓↓↓

Fonte: SBP (2016).

A Sociedade Brasileira de Pediatria (SBP) adota essa preconização tendo em vista a inexistência de estudos em nosso meio. Crianças e adolescentes devem ser estimulados à prática de atividades ao ar livre e ao consumo regular de alimentos-fonte de vitamina D. Com respeito ao horário de exposição ao sol, cabe salientar que, antes das 10 e após as 15 horas, o ângulo de incidência é mais oblíquo, semelhante ao que ocorre no inverno; por isso, pouca vitamina D3 é sintetizada pela pele. Contudo, a exposição ao sol no período das 10 às 15 horas pode ser associada ao aumento no risco de câncer de pele. Em vista disso, a suplementação de vitamina D é altamente recomendável.

As DRI de 2011 aumentaram as recomendações de 200.000 para 600.000 UI (15 mcg/dia) para indivíduos de 1 a 70 anos em países do hemisfério norte, mesmo onde o consumo de peixes é alto, como no Japão e nos países do Norte Europeu. Recomendam, ainda, a suplementação com vitamina D3 durante os meses de inverno no hemisfério norte (novembro e fevereiro) com 80.000 a 100.000 UI.

Teoricamente, no Brasil, não haveria necessidade da ingestão de vitamina D, mas o ângulo de incidência dos raios ultravioleta mais oblíquos em situações como durante o inverno, a neblina, a poluição ambiental e o hábito de manter crianças com muita roupa ou dentro de casa a maior parte do dia podem provocar a deficiência de vitamina D (DVD).

O Departamento de Nutrologia da SBP recomenda:

- Para recém-nascidos a termo, suplementação medicamentosa profilática de 400 UI de vitamina D/dia, a partir da primeira semana de vida até os 12 meses, e de 600 UI/dia dos 12 aos 24 meses, inclusive para lactentes em aleitamento materno exclusivo, independentemente da região do país.
- Para recém-nascidos pré-termo, suplementação profilática oral de vitamina D (400 UI/dia), que deve ser iniciada quando o peso for superior a 1.500 g e houver tolerância plena à nutrição enteral.

- Crianças e adolescentes devem ser incentivados a adotar hábitos alimentares saudáveis e estilo de vida adequado, incluindo o consumo de alimentos-fonte de vitamina D (p. ex., peixes marinhos) e a prática de atividades ao ar livre associada à exposição solar segura.
- Para crianças e adolescentes pertencentes aos grupos de risco.

Tratamento

O tratamento deve ser iniciado em situações de deficiência (concentrações séricas de 25-OH-D < 20 ng/mL), independentemente da presença de sintomas.

Nos adolescentes, para a prevenção da osteopenia e da osteoporose na vida adulta, é importante corrigir a ingestão de cálcio (caso esteja inferior ao índice normal) (Tabela 14), o hiperparatireoidismo, o hipotireoidismo, a ingestão excessiva de cafeína e refrigerantes contendo cola, o sedentarismo, entre outros fatores.

Tabela 14 Recomendações de ingestão diária de cálcio e vitamina D para crianças e adolescentes

Faixa etária	Recomendação cálcio (mg/dia*)	Recomendação vitamina D (UI/dia)
Lactentes		
0-6 meses	200	400
6-12 meses	260	400
Crianças/adolescentes		
1-3 anos	700	600
4-8 anos	1.000	600
9-13 anos	1.300	600
14-18 anos	1.300	600

*AI: adequate intake (ingestão adequada).
Fonte: IOM (2011).

A terapêutica consiste na suplementação de vitamina D em altas doses, diárias ou semanais, combinada com a suplementação de cálcio, quando necessário (Tabela 15).

Tabela 15 Esquema terapêutico em caso de deficiência de vitamina D

Faixa etária	Tratamento com vitamina D (1 mcg = 40 UI)		Dose de manutenção
	Dose diária	**Dose semanal**	
Global Consensus Recommendations on Prevention and Management of Nutritional Rickets (2016)			
< 1 ano	2.000 UI, por 12 semanas	Não há recomendação específica sobre doses semanais	Pelo menos 400 UI/dia
1-12 anos	3.000-6.000 UI, por 12 semanas		Pelo menos 600 UI/dia
> 12 anos	6.000 UI, por 12 semanas		Pelo menos 600 UI/dia
Endocrine Society Clinical Practice Guidelines (2011)			
< 1 ano	2.000 UI, por 8-12 semanas	50.000 UI, por 6-8 semanas	400-1.000 UI/dia
1-18 anos	2.000 UI, por 8-12 semanas	50.000 UI, por 6-8 semanas	600-1.000 UI/dia
> 18 anos	6.000 UI, por 6-8 semanas	50.000 UI, por 6-8 semanas	1.500-2.000 UI/dia

Fonte: SBP (2016).

A dose cumulativa de vitamina D é mais importante do que a frequência das doses. Por exemplo: 2.000 UI/dia = 14.000 UI/semana = 60.000 UI/mês. Uma regra prática é considerar que, a cada 100 UI suplementada, há o aumento de 0,7 a 1 ng/mL nos níveis séricos de vitamina D. A melhora radiológica pode ser observada após 2 a 4 semanas do início do tratamento, que deve ser mantido por até 3 meses.

Uma alternativa à baixa adesão ao tratamento é a terapia com doses elevadas (*stoss-therapy*), que consiste na administração de doses elevadas de vitamina D (10.000 a 600.000 UI) uma vez, seguida por uma dose de manutenção, podendo ser repetidas a cada 3 meses. Deve-se atentar ao risco de intoxicação pelo propilenoglicol quando essa substância faz parte da formulação e hipercalcemia em lactentes jovens e não deve ser administrado a menores de 1 mês de vida.

Há evidências cada vez mais robustas indicando benefícios da combinação da vitamina D com o cálcio (500 mg/dia).

O Global Consensus on Nutritional Rickets recomenda para o tratamento com altas doses de vitamina D:

- < 3 meses: não usar.
- Entre 3 e 12 meses: 50.000 UI via oral (VO), dose única, seguida por dose de manutenção de 400 UI/dia.
- Entre 12 meses e 12 anos: 150.000 UI VO, dose única, seguida por dose de manutenção de 600 UI/dia.
- Maiores de 12 anos: 300.000 UI VO, dose única, seguida por dose de manutenção de 600 UI/dia.

O tipo de formulação utilizada no tratamento e na prevenção da deficiência de vitamina D, segundo as recomendações da Sociedade Americana de Endocrinologia, deve ser a vitamina D3 (colecalciferol),por se tratar de metabólito mais ativo. A D2 (ergocalciferol) é um metabólito menos ativo que o colecalciferol, porém uma alternativa diante da indisponibilidade das outras formas.

O uso do calcitriol (1,25-OH-vitamina D) é indicado nos casos de hipoparatireoidismo, insuficiência renal crônica, raquitismo dependente de vitamina D tipo 1 ou tipo 2 e na síndrome de absorção intestinal grave.

O raquitismo pode ser secundário a ingestão insuficiente de cálcio, uma vez que a hipocalcemia induz o catabolismo da 25-OH-vitamina D devido ao hiperparatireoidismo secundário ao aumento da 1,25-OH-vitamina D. No tratamento da DVD a suplementação de cálcio é recomendada em casos de raquitismo ou ingestão insuficiente de cálcio, por 2 a 4 semanas.

Em crianças com baixa ingestão de cálcio, a resposta terapêutica é, às vezes, prejudicada, sendo necessária a correção dietética ou a suplementação de cálcio oral (500 a 800 mg de cálcio elemento/dia).

A suplementação de cálcio é feita na forma de carbonato de cálcio (1 g = 400 mg de cálcio elementar) como primeira escolha, devendo ser ingerido junto com as refeições para otimizar sua absorção. A dose recomendada é de 30 a 80 mg/kcal/dia, de cálcio elementar, VO, 8/8 horas. Ou usar na forma de citrato de cálcio (1 g = 211 mg de cálcio elementar), indicado para pacientes com acloridria ou em uso de inibidores da bomba de prótons. A dose de ambas é de 30 a 80 mg/kg/dia de cálcio elementar, fracionada de 8 em 8 horas.

Em casos de tetania ou convulsão, preconiza-se o uso de gluconato de cálcio (1 g = 90 mg de cálcio elementar) na dose de 10 a 20 mg/kcal/dose endovenoso (EV) lento, em 5 a 15 minutos.

Avalia-se a resposta terapêutica pelas dosagens da 25-OH-vitamina D a cada 3 meses, até que se atinjam valores superiores a 20 ou 30 ng/mL. Se houver alteração bioquímica, ou diagnóstico de raquitismo na avaliação inicial, solicita-se trimestralmente, junto com a 25-OH-vitamina D: cálcio, fósforo, magnésio, fosfatase alcalina e PTH. A razão cálcio urinário/creatinina, radiografia de crânio e de ossos longos no caso de alterações ósseas iniciais devem ser solicitados 3 meses após o início do tratamento.

A normalização dos valores de fósforo sérico ocorre em 7 a 10 dias. Monitorar a cura das lesões radiológicas solicitando raio X de mãos e punhos ou de joelhos, após 1 a 3 meses de iniciado o tratamento.

Toxicidade

Não há evidências de que doses elevadas de vitamina D potencializem a mineralização óssea, e a hipervitaminose D pode levar a anorexia, fraqueza, náuseas, vômitos, constipação intestinal, dores articulares, desorientação, perda de peso, hipercalcemia, depressão do sistema nervoso central, calcificação ectópica irreversível em tecidos moles, hipercalciúria, levando a nefrocalcinose e nefrolitíase. A intoxicação causa sérios danos nos rins, nos pulmões e no coração.

Na literatura há casos de intoxicação relacionados com automedicação com suplementos vitamínicos e uso regular de óleos de peixe. Não é possível estabelecer a dose mínima que leva à hipervitaminose D, pois a sensibilidade individual ao excesso é muito variável. Doses diárias acima de 1.000 UI na infância podem resultar em toxicidade.

A toxicidade é considerada quando os valores de 25(OH)D estão acima de 100 ng/mL de acordo com o *Endocrine Society clinical practice guideline* e o Global Consensus for Nutritional Rickets.

As manifestações tóxicas podem ocorrer quando ocorre ingestão diária contínua de doses que excedem 100.000 UI. Os sintomas podem incluir náuseas e vômitos, constipação, poliúria e desidratação, hipercalcemia e hiperfosfatemia e fraqueza generalizada.

A reversão desses sintomas ocorre com a depuração do excesso de vitamina D no organismo. Hidratação venosa e prescrição de diuréticos e corticosteroides também são descritas na literatura.

Os cuidados maiores devem ser tomados com as medicações com procedência de farmácias de manipulação e também em pacientes específicos, como no caso de doenças granulomatosas e de alguns linfomas em que há produção anômala de calcitriol nos tecidos, quando a lactante faz uso de altas doses de vitamina D e o bebê recebe dose profilática.

Destaques

A prevenção e o tratamento da hipovitaminose D devem seguir as orientações internacionais.

Assim que diagnosticada deficiência da vitamina, mesmo que assintomática, deve-se iniciar o tratamento.

Tabela 16 Recomendações para prevenção da hipovitaminose D em crianças e adolescentes

Gestantes

Suplementar vitamina D, com 600-2.000 UI/dia, em:
Gestantes, com o objetivo de assegurar que quantidade suficiente de vitamina D cruze a placenta e forneça suprimento adequado para o feto, principalmente no 3º trimestre gestacional.

Lactantes

Suplementar vitamina D, com 600-2.000 UI/dia, em:
Mulheres em aleitamento materno.

Crianças e adolescentes

Suplementar vitamina D, com 400 UI/dia (< 1 ano) e 600 UI/dia (> 1 ano), em:

- Crianças em aleitamento materno exclusivo, iniciando logo após o nascimento. Para os prematuros, a suplementação deve ser iniciada quando o peso for superior a 1.500 g e houver tolerância à ingestão oral.
- Crianças em uso de fórmula láctea fortificada com vitamina D que ingerem um volume menor que 1.000 mL/dia.
- Crianças e adolescentes que não ingerem pelo menos 600 UI de vitamina D/dia na dieta.
- Crianças e adolescentes que não se exponham ao sol regularmente.

Suplementar vitamina D, com 600-1.800 UI/dia, nos seguintes grupos de risco:

- Gestação.
- Lactação.
- Dieta estritamente vegetariana.
- Obesidade.
- Hepatopatia crônica.
- Nefropatia crônica.
- Má absorção intestinal (p. ex., doença celíaca, doença de Crohn, fibrose cística, cirurgia bariátrica).
- Hiperparatireoidismo.
- Doenças granulomatosas (p. ex., tuberculose, sarcoidose, histoplasmose).
- Uso de medicamentos: anticonvulsivantes (fenobarbital, fenitoína, carbamazepina, oxcarbazepina), corticoides, antifúngicos azólicos (p. ex., cetoconazol), antirretrovirais, colestiramina, orlistat, rifampicina.

Estimular a prática de atividades ao ar livre.
Não existe consenso em relação a duração, horário e frequência da exposição ao sol devido aos riscos dessa exposição em causar câncer de pele.

Estimular o consumo regular de alimentos ricos em vitamina D

Vitamina E

Termo que se refere a um grupo de 8 compostos termolábeis, denominados tocoferóis (alfa, beta, gama e delta) e tocotrienóis (alfa, beta, gama e delta), que existem na natureza. O alfa-tocoferol é o que apresenta maior atividade biológica, o mais encontrado nos alimentos e o único sintetizado comercialmente (com exceção do gamatocoferol, presente em grande quantidade no óleo de soja).

A absorção da vitamina E diminui com o aumento da dose e aumenta com a quantidade de lipídios na dieta, especialmente dos triglicérides de cadeia média. Circula no organismo ligada às frações LDL-colesterol (*low density lipoprotein* – lipoproteínas de baixa densidade) e VLDL-colesterol (*very low density lipoprotein* – lipoproteínas de muito baixa densidade), de modo que há alta correlação entre os níveis de colesterol e de tocoferol.

Funções

Tem ação antioxidante, protegendo os ácidos graxos poli-insaturados presentes nas membranas celulares da ação dos radicais livres, e atua quebrando a cadeia de formação de radicais livres e protegendo as estruturas enzimáticas celulares. Inibe a ação da xantino-oxidase, diminuindo a formação do radical superóxido e reduzindo o radical peróxido a peróxido de hidrogênio. Além de ser armazenada no tecido hepático, acumula-se em locais de elevada produção de radicais livres, como a membrana mitocondrial e o retículo endotelial dos pulmões e do coração. Atua na manutenção do sistema imune em geral, por aumentar a fluidez da membrana das células desse sistema, e assim impede a autodestruição de neutróficos durante o estresse oxidativo.

Estudos sugerem que a vitamina E pode reduzir o risco de aterosclerose por reduzir o estresse oxidativo e a inflamação, além de ter efeito protetor no diabetes tipo 2. Tem ação antimicrobiana, promove homeostase endotelial e melhora a função imune principalmente no paciente idoso, tem função neuroprotetora e alguns estudos procuram associar sua suplementação à prevenção ou ao retardo da doença de Alzheimer.

A absorção se dá no lúmen intestinal por meio de difusão passiva, sendo efetiva na presença de micelas, gorduras dietéticas (principalmente ácidos graxos de cadeia média) e secreções biliares e pancreáticas.

Alguns fatores dietéticos têm sido apontados como redutores da biodisponibilidade da vitamina E, como aumento na ingestão de lipídios insaturados, especialmente os ácidos graxos poli-insaturados, acelera a depleção e aumenta os requerimentos de vitamina; alta ingestão de vitamina A, farelo de trigo e pectina, ocorre redução da biodisponibilidade da vitamina E.

Fontes

Pode ser encontrada em: azeite de oliva; óleos vegetais (soja, girassol, milho, algodão, dendê, amendoim); amêndoas; avelãs; cereais; germe de trigo; gordura animal; gema de ovo; manteiga; folhas verdes; e legumes. O leite materno contém quantidades adequadas de vitamina E, assim como a relação apropriada vitamina E/ácidos graxos das fórmulas lácteas. As necessidades diárias de vitamina E dependem da ingestão de ácidos graxos poli-insaturados da dieta. Uma dieta com altas concentrações desses ácidos aumenta a necessidade da vitamina, que pode variar de 4 a 7 mg em lactentes e crianças, e de 11 a 15 mg em adolescentes e adultos.

Tabela 17 Conteúdo de vitamina E em alguns alimentos

Alimento	Quantidade (g)	Vitamina E mg (alfa-tocoferol)
Abacate	100	1,4
Acelga cozida	88	1,65
Amêndoa	78	4,3
Avelã	68	16
Castanha-do-brasil	70	5
Fígado de peru cozido	100	3
Gema de ovo cozido	48-50	0,5
Mamão papaia	140	1,6
Óleo de germe de trigo	1,6	26
Semente de girassol	33	17

Fonte: Cozzolino (2020).

Manifestações clínicas

As deficiências metabólicas de vitamina E podem ser categorizadas em deficiências primárias e secundárias, e as últimas incluem distúrbios de absorção e transporte de lipídios, bem como metabolismo de lipoproteínas prejudicado, como doença hepática colestática, fibrose cística e ressecção extensa do intestino delgado. síndrome da bacia curta, doença de Crohn, abetalipoproteinemia e doença de Niemann-Pick tipo C, bem como a doença de Tangier. Como também por ingestão inadequada.

Os principais problemas observados são anemia hemolítica, reticulocitose e neuropatia periférica. Outras manifestações clínicas de carência de vitamina E são trombocitose; edema de pálpebras, de membros inferiores e de genitais ocorrem mais comumente em recém-nascidos prematuros. Revisão da base de dados Cochrane demonstrou redução do risco de hemorragia intraventricular e retinopatia da prematuridade, exceto nos recém-nascidos de muito baixo peso, nos quais a suplementação com a vitamina E poderia aumentar o risco de sepse.

A obesidade pode contribuir para o desenvolvimento de DVE por meio do sequestro de alfa-tocoferol pelo tecido adiposo, limitando sua disponibilidade nos tecidos e no plasma.

Valores bioquímicos

O valor de vitamina E plasmática adequado é ≥ 0,6 mg/d ou entre 23 e 46 mcmol/L, e valores < 0,2 mg/dL são indicativos de deficiência.

Tratamento e prevenção

A ingestão recomendada de vitamina E foi baseada na ingestão adequada (IA) por meio da ingestão média calculada de vitamina E de lactentes alimentados com leite materno. Portanto, bebês de 0 a 6 meses a ingestão adequada (IA) é de 4 mg/dia de alfa-tocoferol, e bebês de 7 a 12 meses a ingestão adequada (IA) é de 5 mg/dia de alfa-tocoferol. Para crianças de 1 a 3 anos a RDA é de 6 mg/dia; 4 a 8 anos de 7 mg/dia; 9 a 13 anos de 11 mg/dia; e maiores de 14 anos de 15 mg/dia.

A profilaxia para os recém-nascidos prematuros em oxigenoterapia, visando à prevenção da retinopatia da prematuridade ou a melhorar lesões já estabelecidas, pode ser feita com 25 UI/dia da vitamina, VO e com uso do leite materno. Alguns especialistas recomendam a suplementação diária de 5 mg. Nos casos de má absorção e causas de deficiências clínicas evidentes, administram-se 15 a 25 mg/kg de alfa-tocoferol por VO, 1 vez ao dia.

Nas crianças maiores com má absorção intestinal, má absorção de lipídios e doenças congênitas em que há prejuízo da absorção e estocagem de vitamina E no fígado, são possíveis quadros de neuropatia periférica, oftalmoplegia e ataxia, que podem ser irreversíveis se a deficiência não for prontamente corrigida.

A vitamina E parece apresentar ação antioxidante, prevenindo doenças crônicas não transmissíveis em adultos, como doenças cardiovasculares e neoplasias, e tem sido utilizada na esteatose hepática. Outra possível ação seria a redução do estresse oxidativo em órgãos-alvo na beta-talassemia e a recuperação da plaquetopenia em pacientes com dengue hemorrágica.

O incentivo ao aleitamento materno, a introdução alimentar adequada e a boa formação de hábitos alimentares saudáveis desde a infância são imprescindíveis e contribuem efetivamente para a diminuição das carências nutricionais em lactentes.

O alfa-tocoferol é o mais biologicamente ativo, com atuação no plasma e nos tecidos humanos com capacidade de reverter os sintomas de deficiência de vitamina E (DVE) em seres humanos. Outras formas naturais de vitamina E (beta, gama e delta-tocoferol e os tocotrienóis) não contribuem para atender à necessidade dessa vitamina porque, embora absorvidos, eles não são convertidos em alfa-tocoferol por humanos e são mal reconhecidos pela proteína de transferência de alfa-tocoferol (alfa-TTP) no fígado.

Toxicidade

As doses tóxicas correspondem a níveis de 50 a 100 vezes as RDA, podendo causar fraqueza muscular, fadiga, náuseas ou diarreia, em geral com doses acima de 1.000 mg/dia. Por isso, tanto a deficiência quanto o excesso são raros. Pacientes em uso de anticoagulantes não devem receber doses elevadas pelo risco de hemorragias. Doses elevadas em lactentes prematuros por via parenteral, levando a níveis séricos elevados, aumentaram a incidência de sepse bacteriana e fúngica, provavelmente por inibição da função neutrofílica.

Vitamina K

A designação "vitamina K" deriva da primeira letra da palavra dinamarquesa *koagulation*. É fotossensível e pertence a um grupo de compostos lipossolúveis que podem se tornar hidrossolúveis quando transformados em sais orgânicos. Após serem absorvidas no intestino delgado, sendo necessária para isso uma pequena quantidade de gorduras, as vitaminas K incorporam-se a lipoproteínas ricas em triglicérides e são transportadas ao fígado, onde são armazenadas. Compreendem:

- Vitamina K1 ou filoquinona: encontrada em vegetais verdes folhosos, óleo de soja, frutas, sementes, leite de vaca, tomate, espinafre, couve-flor, repolho e batata. A biodisponibilidade em vegetais é de cerca de 10 a 20%, é maior em óleos vegetais, sendo cerca de 80% da vitamina K1 livre absorvida. Corresponde à maior parte da vitamina K circulante.
- Vitamina K2 ou menaquinona: sintetizada pelas bactérias intestinais (tem maior importância para o recém-nascido e o lactente) e corresponde a cerca de 90% da vitamina K armazenada no fígado.
- Vitamina K3 ou menadiona: forma sintética com melhor solubilidade em água em comparação às formas naturais.

A vitamina K2 possui uma cadeia lateral alifática com um número variável de unidades prenil, sendo que o número de unidades indica o tipo de menaquinona. Por exemplo, MK-4 e MK7 contêm, respectivamente, 4 e 7 unidades. A vitamina K2 tem meia-vida mais longa, melhor biodisponibilidade e atividade extra-hepática quando comparada à K1. Ambas são cofatores essenciais para a enzima gama-glutamilcarboxilase (GGCX) e na carboxilação de vitaminas K-dependentes envolvidas na coagulação.

Funções

A vitamina K é essencial para a ativação dos fatores de coagulação II, VII, IX e X e desempenha funções no metabolismo ósseo, por meio da proteína osteocalcina, cuja síntese é 10 vezes maior no organismo durante o período de crescimento, comparado ao período em que o pico de massa óssea é atingido, e também no crescimento celular. O aumento do consumo de alimentos prontos processados e lanches rápidos reduziu a ingestão de alimentos-fonte de vitamina K por crianças durante o período de crescimento, levando ao aparecimento de deficiência subclínica de vitamina K em fases posteriores da vida. Sabe-se que essa vitamina tem papel importante na prevenção da osteoporose e da calcificação vascular e, via Gas 6 (um ligante da tirosinaquinase), é reguladora do crescimento e da sobrevida celulares e do processo de mielinização.

Fontes

A vitamina K1 é encontrada principalmente nos vegetais com folhas verde-escuras (couve, brócolis, espinafre, algas, alface, repolho, couve-de-bruxelas), óleos vegetais (soja, girassol, oliva e canola) e algumas frutas. A vitamina K2 é encontrada em alimentos de origem animal (carnes, gema de ovos, laticínios ricos em gordura, como queijos "duros"), alimentos fermentados, como também formada pela conversão da vitamina K1 pelas bactérias da flora intestinal, originando várias formas das menaquinonas.

Tabela 18 Fontes de vitamina K

Alimento	Peso (g)	Quantidade vitamina K (mcg)
Alface	56	118
Banana	118	1,2
Brócolis cozido	85	248
Cenoura crua	72	104
Couve-de-bruxelas	78	460
Leite desnatado	245	8,6
Leite integral	244	9,8
Morango fresco	152	23
Ovo cozido	48-50	24

Fonte: Cozzolino (2020).

Causas de deficiência de vitamina K

- Ingestão inadequada de alimentos-fonte da vitamina em razão da lise das bactérias intestinais pelo uso prolongado de antibióticos.
- Fisiologia do recém-nascido: quando a placenta tem dificuldade na transferência de lipídios e de vitamina K (em virtude dos baixos níveis de filoquinona no sangue do cordão), visto que o leite materno é pobre em vitamina K e o intestino do recém-nascido é estéril, além da imaturidade hepática que não produz protrombina em um primeiro momento, o predispõe à doença hemolítica.
- Nutrição parenteral prolongada sem complementação de vitamina K.
- Absorção inadequada em decorrência da obstrução biliar intra ou extra-hepática, síndrome de má absorção (mucoviscidose, enterocolite, ressecção intestinal intensa).
- Utilização inadequada decorrente de doença hepatocelular.
- Indução por medicamentos e venenos, como dicumarínicos, warfarina e derivados de indanediona e salicilatos, ingestão excessiva de vitamina A e picadas de vespas e de cobras.

Manifestações clínicas

As manifestações clínicas resultam da ativação ineficaz dos fatores de coagulação, caracterizando-se por fenômenos hemorrágicos, principalmente cutâneos, nasais, gastrointestinais, geniturinários e pós-cirúrgicos, hipoprotrombinemia e aumento do tempo de coagulação. No período neonatal, a carência de vitamina K leva à doença hemorrágica do recém-nascido (DHRN), devido a baixa transferência placentária, baixos níveis no leite materno e de uma flora intestinal ainda em formação. Apresenta as seguintes formas:

- Precoce: instala-se no primeiro dia de vida. Relaciona-se com o uso materno de medicamentos que inibam a vitamina K (fenitoína, carbamazepina, barbitúricos, rifampicina, isoniazida, cefalosporina) e seus antagonistas (cumarínicos, warfarina). Apresentação clínica grave, com cefaloematoma, hematoma intracraniano e hemorragia intra-abdominal.
- Clássica: surge entre o segundo e o sétimo dia de vida, pela diminuição dos fatores da coagulação decorrente do atraso na oferta ou da aceitação insuficiente da alimentação. Clinicamente, manifesta-se como equimoses, perda de sangue gastrointestinal e sangramento no coto umbilical ou locais de venopunção.
- Tardia: ocorre a partir da segunda semana de vida, com a forma primária, relacionada com a falta da profilaxia neonatal e baixa ingestão de vitamina K, ou secundária, ligada à hipoprotrombinemia, como na colestase neonatal. De apresentação mais grave, com risco de hemorragia craniana em 50%, com dano neurológico em até 20% nos sobreviventes.

Diagnóstico

O diagnóstico de deficiência de vitamina K (DVK) é sugerido pelo RNI (*International Normalized Ratio*) ≥ 4 ou tempo de protrombina ≥ 4 do valor controle, com nível de fibrinogênio e contagem de plaquetas normais e confirmado pela normalização rápida (dentro de 2 horas) dos testes de coagulação após a administração parenteral de 1 mg de vitamina K e/ou presença de PIVKA (proteína induzida pela ausência de vitamina K, forma subcarboxilada das proteínas da coagulação vitamina K dependentes).

As necessidades diárias variam de 2 a 55 mcg em lactentes e crianças e de 60 a 75 mcg em adolescentes e adultos. Os estados de carência resultam da dieta deficiente ou de modificações da microbiota intestinal responsável pela síntese da menaquinona, como diarreia, estados de má absorção de gorduras e uso de antibióticos. A ingestão de óleo mineral reduz a absorção intestinal de vitamina K.

São fatores de risco para deficiência da vitamina K: uso de anticoagulantes, enfermidades que cursam com má absorção de gorduras (doença celíaca, doença inflamatória intestinal, ressecções intestinais, sobrecrescimento bacteriano, hepatopatias, colestase, doenças pancreáticas, fibrose cística), uso de antibióticos (reduzem a produção da vitamina K pela flora intestinal, p. ex., cefalosporinas), uso de medicamentos que alteram a absorção das gorduras como anticonvulsivantes (carbamazepina, fenitoina e barbitúricos) e medicamentos usados no tratamento da tuberculose (isoniazida e rifampicina). Os recém-nascidos filhos de mães com enfermidades que cursam com má absorção de gorduras, que usam anticonvulsivantes, anticoagulantes antagonistas da vitamina K, antibióticos ou que não receberam vitamina K profilática, apresentam maior risco de deficiência da vitamina K.

Profilaxia, suplementação e tratamento

O Comitê de Nutrição da Academia Americana de Pediatria (AAP) recomenda a profilaxia da DHRN com administração de vitamina K1 a todo recém-nascido, na dose de 0,5 mg (para prematuros) a 1 mg, via intramuscular, ou dose de 1 a 2 mg, VO, logo após o nascimento (menos efetiva, na dose de 2 mg ao nascer, com 4 a 6 dias e entre 4 e 6 semanas; ou 2 mg ao nascer seguido de 1 mg por semana por 3 meses). A via oral não deve ser prescrita para recém-nascidos prematuros, ou com colestase, má absorção ou para aqueles cuja mãe fez uso de medicamentos que interferem no metabolismo da vitamina K. Nos recém-nascidos, utiliza-se a vitamina K1 em razão do risco de hemólise e *kernicterus* quando usadas outras formas da vitamina K (p. ex., a menadiona sintética). Nos casos graves e de urgência, recomenda-se o uso de plasma fresco ou sangue total fresco. A AAP preconiza dose de 2,5 a 5 mg de 2 a 7 vezes/semana nos casos de má absorção de gordura.

O tratamento da DVK constitui-se na administração de 5 mg de vitamina K1 por via intramuscular ou venosa, em dose única. Nos casos graves, deve-se administrar plasma fresco ou sangue total fresco.

A presença de lipídios na dieta tende a melhorar a absorção da vitamina K1. A forma sintética da vitamina K, conhecida como menadiona, interfere na glutationa, é tóxica e não pode ser utilizada para o tratamento da deficiência da vitamina K.

VITAMINAS HIDROSSOLÚVEIS

Vitamina C

A vitamina C, ou ácido ascórbico, é hidrossolúvel, termo e fotossensível e apresenta propriedades redutoras, tendo como principais fontes as frutas e as hortaliças de folhas verdes.

Fontes

As principais fontes de vitamina C são laranja, frutas cítricas, kiwi, morangos, goiaba, cranberries, manga, melão, tomate, espinafre, acelga, aspargos e couve-de-bruxelas. Alimentos como grãos (arroz, trigo, cuscuz, milho), algumas raízes e tubérculos, carne (exceto fígado), ovos e laticínios possuem pequena quantidade de vitamina C. Na Tabela 19 estão listados alguns alimentos fontes de vitamina C e a quantidade encontrada em 100 mg. Importante ressaltar que a vitamina C tem labilidade ao calor e a luz, ou seja, pode ser destruída pelo cozimento e pela exposição á luz.

A ingestão ideal de vitamina C, é de 200 mg/dia, que pode ser alcançada com 5 porções de frutas e verduras frescos,

Tabela 19 Alimentos fontes de vitamina C em 100 mg

Alimentos ricos em vitamina C	Quantidade de vitamina C
Abacaxi	34,6 mg
Acerola	941,1 mg
Batata-doce cozida	23,8 mg
Brócolis cozido	42 mg
Caju	219,3 mg
Couve-flor cozida	23,7 mg
Goiaba vermelha	80,6 mg

(continua)

Tabela 19 Alimentos fontes de vitamina C em 100 mg *(continuação)*

Alimentos ricos em vitamina C	Quantidade de vitamina C
Kiwi	70,8 mg
Laranja-baía	57 mg
Limão	38,2 mg
Mamão papaia	82,2 mg
Manga palmer	65 mg
Melancia	6,1 mg
Morango	63,6 mg
Pimentão amarelo cru	201,4 mg
Repolho roxo refogado	40,5 mg
Suco de abacaxi	20 mg
Suco de laranja natural	73,3 mg
Suco de limão natural	34,5 mg
Tangerina poncã	48,8 mg
Tomate cru com semente	21,2 mg

Fonte: Taco (2020).

Funções

- Atua na biossíntese do colágeno, da carnitina, dos ácidos biliares.
- Ajuda no metabolismo da tirosina e da fenilalanina.
- Atua no funcionamento do sistema misto da oxigenase.
- Facilita a absorção intestinal do ferro não heme dos alimentos por reduzir íons férricos em ferrosos.
- Participa na modulação de funções do sistema nervoso central.
- Atua como antioxidante na neutralização de espécies reativas de oxigênio.
- Síntese de hormônios (adrenalina/noradrenalina e hormônios peptídeos).
- Na transcrição gênica.

Outros estudos sugerem sua ação na anticarcinogênese e na imunidade; em doses elevadas, passa a ser um agente pró-oxidante.

As necessidades diárias (RDA) de vitamina C são: de 1 a 3 anos, de 15 mg; de 4 a 8 anos, de 25 mg; de 9 a 13 anos, de 45 mg; maiores de 14 anos de 75 mg.

Manifestações clínicas da deficiência

A manutenção da vitamina C no organismo depende da ingestão dietética, da absorção adequada e da recaptação renal da vitamina. A ingestão diária de 70 a 100 mg/dia (máximo 200mg/dia) de vitamina C, por meio de alimentos fontes, manterá a concentração sérica em um estado adequado, ou seja, 68 a 85 mcmol/L ou 12 a 15 mg/L. Os sintomas da deficiência da vitamina C aparecem quando a concentração está abaixo de 23 mcmol/L ou 0,2 mg/100 mL. Entretanto, a avaliação da concentração plasmática da vitamina C apresenta uma série de limitações, visto que a estabilidade do ácido ascórbico é afetada pela luz, temperatura, pH, presença de oxigênio e íons metálicos

Os principais sintomas dessa hipovitaminose são letargia, fadiga e alterações do humor (irritabilidade e depressão), petéquias e equimose. A deficiência grave leva ao quadro clínico do escorbuto (vitamina C está abaixo de 0,2 mg/100 mL) e ocorre geralmente associada à desnutrição proteico-energética, ao uso de dietas exóticas e restritivas em autistas e neuropatas, pessoas em condições de cuidados precários, absorção reduzida em doenças gastrointestinais ou renais (diálise ou falência renal crônica). Os achados clínicos observados no escorbuto são encontrados com mais frequência em crianças entre 6 meses e 2 anos de idade.

As manifestações clínicas podem evidenciar:

- Escorbuto latente: perda de peso, anorexia, irritabilidade, palidez, sudorese, aumento da sensibilidade dolorosa (principalmente nos membros).
- Escorbuto declarado: sinais relacionados com o defeito da formação da substância intercelular (colágeno), levando a manifestações hemorrágicas como petéquias, púrpuras, equimoses e hematomas gengivais, se houver erupção dentária. Ocorre dor à manipulação dos membros, principalmente os inferiores, em consequência das hemorragias subperiósticas, das incapacidades motoras, das posições de defesa (antálgicas), simulando pseudoparalisias, e da "posição de rã". Nas hemorragias subperiósticas volumosas, geralmente nas extremidades dos ossos longos, ocorrem tumefações cutâneas muito dolorosas, que podem evoluir para calcificação ou absorção após o tratamento. Pode-se observar também a presença do rosário costal escorbútico.

As manifestações não hemorrágicas são dentes frouxos, anemia microcítica e hipocrômica ou macrocítica e megaloblástica, febre e alteração da cicatrização.

A suplementação com vitamina C não mostrou benefícios em processos inflamatórios de vias aéreas superiores, mas sim em infecções recorrentes, e com diminuição do período de doença. Apresenta potencial efeito na depressão em crianças e na redução da dor pós-herpética, dor oncológica e síndromes dolorosas regionais e na asma induzida pelo exercício. Alguns trabalhos mostram correlação da vitamina com doença cardiovascular, sugerindo que a deficiência do ácido ascórbico pode ser um dos fatores de risco para doença cardiovascular. Junto com a glutamina e a vitamina E, tem papel de reduzir o estresse oxidativo, principalmente em indivíduos com diabetes *mellitus*.

Em pacientes em diálise, contribui para a redução de níveis séricos de ácido úrico e melhora do perfil lipídico.

Diagnóstico

O diagnóstico é clínico (história alimentar), radiológico (ossos longos) e laboratorial, com dosagem de ácido ascórbico na urina e no sangue (inferior a 0,2 mg/dL no plasma como sugestivo de hipovitaminose C e bom estado nutricional quando maior ou igual a 0,6 mg/dL).

As alterações radiológicas podem evidenciar halo epifisário, linha branca escorbútica, esporão de Pelkan, zona porótica, osteopenia, hematoma subperiostal, cortical adelgaçada, osteoporose na diáfise e no centro da metáfise, fratura e fragmentação das metáfises com epifisiólise. A radiografia de tórax pode evidenciar a presença do rosário costal radiológico nas junções costocondrais.

Diagnóstico diferencial deve ser feito com doenças neurológicas, como paralisias flácidas, raquitismo, síndrome da criança espancada, osteomielites e doenças hematológicas.

Tratamento

O tratamento é feito com administração de ácido ascórbico medicamentoso, na dose de 300 a 500 mg/dia, fracionada em 2 a 3 doses/dia, VO, até a cura radiológica, que acontece, em geral, após 3 a 4 semanas.

Toxicidade

O uso de doses elevadas da vitamina pode produzir diarreia, aumento do oxalato urinário com predisposição à formação de cálculos e precipitação de crises hemolíticas em portadores de deficiência de glicose-6-fosfato-desidrogenase (G6PD), também aumenta o ferro sérico. Até o momento, não há dados científicos que justifiquem a recomendação de doses elevadas da vitamina C para a prevenção de infecções, especialmente respiratórias, em indivíduos sadios e com dieta equilibrada. Lembrando que, quando a concentração plasmática atinge o limiar renal, a vitamina C é excretada. Megadose de vitamina C pode levar a deficiência de vitamina B12.

VITAMINAS DO COMPLEXO B

O complexo vitamínico B é composto por 8 vitaminas principais: B1 (tiamina); B2 (riboflavina); B3 (niacina); B5 (ácido pantotênico); B6 (piridoxina); B7 (biotina ou vitamina

H); B9 (folacina ou ácido fólico); e B12 (cobalamina). Todas agem como coenzimas em vários processos metabólicos do organismo e, por não serem armazenadas, devem ser constantemente consumidas na dieta. A hidrossolubilidade e as fontes alimentares nas quais podem ser encontradas são características comuns a todas.

Vitamina B1 tiamina

Termossensível e fotoestável, seu fornecimento depende do consumo de alimentos fonte na dieta.

Funções

Atua no metabolismo de carboidratos, lipídios, proteínas e como cofator em 4 enzimas envolvidas no processo de formação de energia e ATP e como coenzima na diminuição do acúmulo de ácidos lático e pirúvico. Participa da síntese de vários neurotransmissores, como a acetilcolina e ácidos nucleicos, e do controle do estresse oxidativo, além de evitar a degeneração de nervos periféricos.

Existem 5 formas naturais de tiamina fosfatada: tiamina monofosfato (ThMP), tiamina difosfato (ThDP), que é a forma ativa, também chamada tiamina pirofosfato (TPP), tiamina trifosfato (ThTP), tiamina adenosina difosfato (AThDP) e tiamina adenosina trifosfato (AThTP).

É rapidamente absorvida no jejuno por transporte ativo mediado por carreadores e em concentrações maiores e pode ser sintetizada por bactérias da microbiota intestinal. A absorção é comprometida pelo consumo de álcool e pela deficiência de folato.

Causas de deficiência

São fatores de risco para deficiência: desnutrição, sepse, queimadura, disfagia moderada a grave, anorexia nervosa, insuficiência cardíaca ou acidose láctica inexplicadas, distúrbio neurológico incapacitante, ou em paciente com história de alcoolismo, nutrição parenteral prolongada, cirurgia bariátrica, longos períodos de jejum, inanição, ingestão alimentar precária, devido a muito baixa condição socioeconômica ou secundária a doença consumptiva grave como Aids, câncer ou tuberculose, anorexia nervosa.

As necessidades diárias de vitamina B1, segundo a DRI, estão apresentadas a seguir, com AI para lactente e RDA para outras faixas etárias:

- 0 a 6 meses: 0,2 mg/dia.
- 7 a 12 meses: 0,3 mg/dia.
- 1 a 3 anos: 0,5 mg/dia.
- 4 a 8 anos: 0,6 mg/dia.

- Meninos e meninas de 9 a 13 anos: 0,9 mg/dia.
- De 14 a 18 anos: 1,2 e 1 mg/dia, respectivamente.
- Gestantes e lactantes de 14 a 18 anos: 1,4 mg/dia.

As principais fontes alimentares de tiamina são: leveduras, farelo de trigo, cereais integrais e castanhas. Hortaliças, frutas, ovos e carnes de frango, carneiro e boi são fontes intermediárias, enquanto o leite contém quantidades relativamente baixas de tiamina. Apesar disso, por ser uma das vitaminas do complexo B mais sensíveis à temperatura, podem ocorrer perdas durante o processamento térmico de alimentos. É perdida durante o processamento da farinha de trigo e a moagem do arroz branco, o que os torna alimentos pobres em tiamina. Os ácidos ascórbico, tartárico e cítrico aumentam sua biodisponibilidade. As fórmulas lácteas e os cereais para alimentação infantil são enriquecidos com tiamina.

Tabela 20 Quantidade de vitamina B1 – tiamina em alimentos

Alimento	Peso (g)	Quantidade de tiamina (mg)
Avelã	68	0,3
Caju	234	0,26
Carne de porco grelhada	100	0,9
Castanha-do-brasil	70	0,7
Feijão	100	0,61
Germe de trigo	100	2
Leite	245	0,09
Milho	100	0,33

Fonte: Cozzolino (2020).

Manifestações de deficiência

A deficiência dessa vitamina pode ser:

- Primária: em virtude da dieta carente em tiamina ou com fatores antitiamina, como os polifenóis (cafeína e ácido tânico presentes em chás, café, repolho vermelho, cereais e sementes gelatinosas), os sulfitos (utilizados no processamento de alimentos) e os flavonoides (quercetina e rutina presentes em frutas, vegetais e trigo sarraceno).
- Secundária: em razão da insuficiência de ácido clorídrico no estômago, lesão do epitélio intestinal (diarreia), da alteração na absorção (ingestão de tiaminase presente em alguns peixes, mariscos e moluscos crus), da ingestão dietética insufi-

ciente (alimentação monótona à base de arroz polido e carboidratos simples), do uso crônico de diurético e do tratamento dialítico prolongado.

Classicamente, os estados de carência manifestam-se por um quadro denominado beribéri, que pode ter sintomas gerais, como anorexia, perda de peso, vômitos e diarreia, e específicos, com 4 modalidades.

1. Beribéri seco, caracterizado pela polineuropatia periférica com distúrbios motores e sensitivos (forma cerebral e paralítica) de caráter crônico. É a forma mais usual em pacientes com restrição alimentar e inatividade. Inicia com sensação de calor significativa nos pés, cãibras (sobretudo nas panturrilhas) e dores ao longo dos membros inferiores. Continuando, a deficiência de tiamina evolui com perda da sensibilidade vibratória, propriocepção dos dedos e atrofia da panturrilha e atonia dos pés.
2. Beribéri úmido, identificado pelo quadro sindrômico de insuficiência cardíaca de alto débito. Criança/adolescente podem ter alta ingestão calórica e costumam ser praticantes de atividades físicas intensas e exaustivas. Apresenta cardiomegalia, miocardiopatia, insuficiência cardíaca congestiva, edema periférico e taquicardia sinusal. E também estase jugular, sopro sistólico, ritmo cardíaco em galope, pressão arterial divergente e ausculta sugestiva de congestão pulmonar.
3. Beribéri Shoshin: além de apresentar acometimento cardíaco, tem curso agudo e mais frequentemente fatal. Apresenta insuficiência cardíaca fulminante de início agudo, manifestando uma série de sintomas inespecíficos, como pressão arterial divergente, taquicardia, ritmo de galope, aparecimento de sopros, hiperfonese, cardiomegalia, congestão e edema pulmonar, dispneia, hepatomegalia e, por fim, levando a um choque hemodinâmico.
4. Síndrome de Wernicke-Korsakoff (WK), que se diferencia pelo acometimento nervoso central (nistagmo, oftalmoplegia, ataxia, depressão e alucinações).

Nas crianças, as manifestações agudas incluem anorexia, choro, emagrecimento, diarreia e insuficiência cardíaca. A forma crônica caracteriza-se por palidez, anorexia, prostração e insônia. O beribéri infantil ocorre com frequência em crianças menores de 12 meses amamentadas por mães com deficiência subclínica de tiamina (por ingestão insuficiente, abuso de álcool, doença gastrointestinal, hiperêmese gravídica, infecção pelo HIV), por volta do segundo ou terceiro mês de vida, e cursa com choque precedido de rouquidão, choro fraco, dificuldade de alimentação e vômitos.

Diagnóstico

Pelo método de cromatografia líquida de ultraeficiência, são considerados valores adequados de 28 a 85 ng/mL.

A avaliação laboratorial pode ser pelo teste da atividade da transcetolase eritrocitária (enzima dependente da tiamina). Um aumento da atividade da transcetolase acima de 23% com adição de tiamina pirofosfato (TPP, principal forma ativa da tiamina), é compatível com a deficiência. Os sintomas de beribéri em geral ocorrem após um aumento de 40%. A medida da TPP pela cromatografia líquida de alto desempenho (*high performance liquid cromatograph* – HPLC) correlaciona-se bem com o teste da transcetolase. Outra forma é solicitando a excreção urinária de tiamina em urina de 24 horas. Sua concentração no organismo não sofre influência da inflamação. A dosagem do lactato é um indicador indireto da deficiência de tiamina.

A deficiência de tiamina e níveis baixos de tiamina são característicos da síndrome de realimentação, na desnutrição proteico-calórica, como complicação de alterações de eletrólitos e fluidos que pode ser potencialmente fatal. Essa síndrome pode ocorrer na fase inicial da terapia nutrológica, quando há reversão abrupta do catabolismo ao anabolismo com a oferta de carboidratos ou administração de glicose, uma vez que a oxidação de glicose é um processo dependente de tiamina. A Academia Americana de Nutrição Parenteral e Enteral desenvolveu um consenso que preconiza a administração de tiamina 2 mg/kg até o máximo de 100 a 200 mg/dia, antes de começar a alimentação ou de iniciar fluidos que contenham glicose em pacientes de alto risco, mantendo a reposição por 5 a 7 dias ou mais, se grave inanição.

Tratamento

O tratamento do beribéri infantil requer correção da dieta e administração de 25 a 50 mg da vitamina intravenosa (IV) de tiamina, muito lentamente, seguido de 10 mg de tiamina intramuscular (IM) 1 vez ao dia, por 10 dias, depois 3 a 5 mg/dia VO por 6 semanas ou 2 mg IM. Se estiver sendo amamentado, a mãe deve receber 300 mg de tiamina VO e/ou 3 a 5 mg VO por pelo menos 6 semanas.

Encefalopatia de Wernicke: 200 mg de tiamina 3 vezes ao dia, preferencialmente endovenoso.

Lactentes e crianças com falência cardíaca devido a deficiência de tiamina: 25 mg endovenoso e 25 mg intramuscular, depois 25 mg diariamente até que a criança possa comer, seguido por 10 mg oral por 2 a 3 semanas. Tratar a mãe simultaneamente com 100 mg, 2 vezes ao dia, por 1 mês, até que a mãe possa se alimentar.

Casos de deficiência leve, incluindo mães lactantes com risco de baixa ingestão: 10 mg/dia via oral por 1 semana, seguido de 3 a 5 mg, VO, diariamente por 6 semanas.

Toxicidade

Não há evidência de efeito tóxico da tiamina. Porém, existem na literatura algumas evidências limitadas de efeitos adversos após grandes ingestões de tiamina por medicamento: anafilaxia (incluem ansiedade, prurido, desconforto respiratório, náusea, dor abdominal e choque, algumas vezes progredindo para a morte); sensibilidade alérgica e prurido.

Vitamina B2 riboflavina

É uma vitamina termoestável e fotossensível que atua em reações redox.

Funções

Possui função antioxidante e participa do metabolismo de outras vitaminas do complexo B (niacina, B6, B12 e folato). Faz parte da produção de energia no metabolismo intracelular, sendo precursora dos cofatores flavina mononucleotídeo (FMN) e flavina adenina dinucleotídeo (FAD), que atuam em flavoenzimas como a xantina oxidase, desidrogenase succínica, glutationa redutase, metileno-tetraidrofolato redutase (MTHFR), piridoxina fosfato oxidase e na conversão de triptofano em niacina. Algumas etapas da beta-oxidação dos ácidos graxos também dependem das flavinas como aceptores de elétrons, o que explica a melhora do erro inato do metabolismo deficiência múltipla das acil-CoA desidrogenases (MADD) com a suplementação com riboflavina.

A vitamina B2 participa da formação de eritrócitos, estimula o crescimento, tem provável sinergismo com a vitamina A e influencia na utilização do ferro na síntese da hemoglobina, sendo ainda essencial nos processos de multiplicação celular (cicatrização), no metabolismo de carboidratos, gorduras e proteínas.

Fontes

As fontes dessa vitamina são: leite e derivados; carnes, especialmente miúdos (fígado, coração); peixes gordurosos; vegetais folhosos (alface, brócolis, almeirão, repolho, espinafre, couve); frutas; ovos; leguminosas; e cereais integrais e feijão. Uma pequena quantidade é sintetizada pelos microrganismos intestinais.

Em relação à biodisponibilidade, com exceção dos produtos lácteos, carnes e ovos (que apresentam um grande percentual de riboflavina livre, de absorção direta), a maioria dos alimentos possui uma pequena quantidade de riboflavina livre, e grande quantidade na forma de FAD e FMN ligada a proteínas, que precisam de enzimas fosfatases para sua liberação.

A riboflavina produzida pelas bactérias intestinais apresenta uma quantidade considerável da forma livre (absorvível), contribuindo para a manutenção dos níveis dessa vitamina, para a nutrição celular e a saúde dos colonócitos locais.

É absorvida no jejuno por transporte ativo saturável mediado por carreadores e pode ser produzida por bactérias da microbiota intestinal. É excretada pela urina, necessitando de suprimento constante. A deficiência em geral é acompanhada de deficiência de uma ou mais vitaminas do complexo B, em virtude de seu papel no metabolismo do folato, da piridoxina e da niacina. Pode ser primária (dieta carente) ou secundária em virtude de:

- Ingestão inadequada (intolerância à lactose, desnutrição, seletividade alimentar).
- Falha na absorção (cirrose, nefrites, insuficiência cardíaca).
- Aumento das necessidades (crescimento, hipertireoidismo, infecções crônicas, gestação, lactação).
- Aumento da excreção (diabete insípido).

Pode ocorrer perda durante o cozimento, em decorrência da lixiviação das flavinas termoestáveis para a água, quando esta é desprezada, e no processamento para estocar o leite materno nos bancos de leite humano.

Tabela 21 Quantidade de vitamina B2 – riboflavina em alguns alimentos

Alimento	Quantidade de riboflavina (mg/100 g)
Carne magra de boi	0,3
Farelo de aveia	1,2
Fígado de galinha cozido	1,8
Gema de galinha cozida	0,5
Leite	
Manga	0,1
Semente de abóbora	0,3

Fonte: Cozzolino (2020).

Manifestações clínicas

Os achados clínicos mais frequentes da carência de riboflavina na forma grave são faringite, queilose ou queilite angular, estomatite, glossite (língua de cor magenta com crescimento e achatamento das papilas gustativas), dermatite seborreica com envolvimento das pregas nasolabiais, flexura de extremidades e região genital. Outros sinais são palidez de mucosas e manifestações oculares, como aumento na vascularização da córnea, lacrimejamento, fotofobia e blefarite angular. Populações em risco da deficiência são aquelas com dieta limitada em carnes e laticínios, incluindo lactentes amamentados após o desmame.

Estudos apontam que riboflavina reduzida em recém-nascidos submetidos a fototerapia e arriboflavinose foi descrita na desnutrição proteico-energética, no kwashiorkor, na anorexia nervosa, em doenças com má absorção prolongada (doença celíaca e síndrome do intestino curto), na fibrose cística e na insuficiência suprarrenal e tireoidiana (pelo prejuízo da síntese de cofatores), diabetes, doenças renais (pré-diálise, diálise peritoneal ou hemodiálise), cirurgias, queimaduras, traumas e fraturas, pacientes em uso de drogas psicotrópicas e antidepressivos tricíclicos ou barbitúricos. A deficiência de riboflavina pode estar relacionada ainda a malformações fetais, como fendas labial e palatina, carcinogênese e vascularização corneana.

A deficiência da vitamina B2 também pode afetar a conversão do triptofano em niacina.

Diagnóstico

A determinação dessa deficiência pode ser feita pela dosagem da glutationa-redutase no eritrócito, que se encontra reduzida e pela dosagem de riboflavina pelo HPLC (VR: 137-370 mcg/dL).

Tratamento

O tratamento pode ser realizado pela associação de correção dietética e pela administração de riboflavina oral na dose de 2 a 4 mg/dia, durante 8 semanas. Menores de 2 anos podem responder a 0,5 mg, 2 vezes/semana.

No caso de recém-nascidos em fototerapia, uma dose oral diária profilática de riboflavina (0,3 mg) por 3 dias seria suficiente para prevenir o desenvolvimento dessa deficiência.

Vitamina B3 niacina

Nicotinamida e ácido nicotínico são as duas vitaminas comumente referidas como niacina ou vitamina PP. São convertidas em coenzima NAD por todos os tecidos do corpo, sua forma ativa que atua como catalizadora de reações de mais de 400 enzimas, mais do que qualquer outra coenzima derivada de vitaminas.

Funções

A vitamina B3 é termo e fotoestável, essenciais ao metabolismo de carboidratos, lipídios e proteínas (controlam níveis de colesterol, triglicérides e glicose), participa do reparo do DNA e tem ação antioxidante. A principal função metabólica da niacina é na formação das coezimas NAD e NADP. O ácido nicotínico tem como um dos precursores o triptofano, que é um aminoácido essencial, cuja ingestão diária é obrigatória.

Novos estudos têm mostrado sua função anti-hiperlipidêmica quando utilizada em grandes doses (1 a 3 g/dia), por reduzir o VLDL-colesterol e o LDL-colesterol e por aumentar as lipoproteínas de alta densidade (HDL-colesterol). A utilização de niacina pode levar à regressão das placas ateroscleróticas, e seu uso nas cefaleias tensionais tem sido discutido, em virtude de seu efeito vasodilatador periférico. Efeitos adversos da niacina farmacológica incluem rubor, prurido, náusea, vômitos e, raramente, hepatotoxicidade.

Fontes

As principais fontes de niacina são carnes vermelhas, vísceras, peixes, crustáceos, aves, levedo de cerveja, grãos de cereais, leguminosas e castanha-do-pará. Pode ser sintetizada pelas bactérias intestinais e no fígado a partir do aminoácido triptofano (apesar de limitado grau de armazenamento) e nos rins. O triptofano é encontrado em leite e ovos (67 mg de triptofano pode ser convertido em 1 mg de niacina, em uma sequência de eventos que requer tiamina, riboflavina e piridoxina).

Tabela 22 Quantidade de niacina em alguns alimentos

Alimento	Quantidade niacina (mg/100 g)
Abacate	1,9
Amêndoa	3,5
Amendoim	14,6
Bife de fígado de boi	14,4
Levedo de cerveja	38,1
Milho cozido	1,5
Peito de frango cozido	13,4
Salmão cozido	8
Semente de girassol	5

Fonte: Cozzolino (2020).

A nicotinamida e o ácido nicotínico são rapidamente absorvidos nas mucosas no estômago e do intestino delgado.

Manifestações clínicas

As necessidades diárias da vitamina B3 variam de 2 a 8 mg em lactentes e crianças e de 12 a 20 mg em adolescentes e adultos.

O quadro clínico da deficiência inclui manifestações gerais como adinamia, anorexia, fraqueza muscular e lesões de pele. Outros sinais mais comuns de deficiência de niacina são apatia, perda de memória, humor deprimido e alteração na mucosa lingual. A deficiência crônica de niacina leva ao quadro de pelagra, um termo italiano que significa "pele áspera", e se caracteriza pelos 3D (dermatite, diarreia e demência), além de manifestações: dermatológicas (dermatose, alterações cutâneas semelhantes às da queimadura solar, na forma de um eritema doloroso que se tornam pigmentadas ou bolhosas nas regiões expostas ao sol, como dorso das mãos, do rosto e do pescoço, distinguindo-as das lesões cutâneas do kwashiorkor, caracterizada por exantema em áreas expostas ou não ao sol), em que a pele se torna áspera, dura e escamosa e pode atingir cabelos e unhas; digestivas (diarreia secundária à inflamação da mucosa intestinal, estomatite oral e glossite); e neurológicas (alteração da personalidade com demência, delírios, desorientação, apatia, prejuízo da memória, alucinações, cefaleia, insônia, fadiga, irritabilidade, sensação de queimadura nos pés e nas mãos). Ocorre em populações em situação de risco alimentar em países pobres (pela desnutrição ou por dieta à base de milho sem fortificação), estados nutricionais de autoprivação e secundária a doenças com má absorção, como a diarreia prolongada. Surgem pelagra secundária na doença de Hartnup e distúrbio de transporte do triptofano em pacientes em uso de isoniazida para tratamento da tuberculose, tumores carcinoides, uso de quimioterápicos, radioterapia, drogas que causem dano ao DNA e de anticonvulsivantes a longo prazo.

Diagnostico laboratorial

A RDA é de 6 a 18 equivalentes de niacina (EN) por dia (1 EN = 1 mg de niacina ou 60 mg de triptofano). Para que não apresente efeitos adversos, a dose máxima recomendada pelo Instituto de Medicina (EUA) para a população adulta em geral, é de 35 EN ao dia.

Os valores de DRI para crianças são: 0 a 6 meses 2 mg/dia (AI); 7 a 12 meses 4 mg/dia (AI); 1 a 3 anos 6 mg/dia (RDA) com UL de 10 mg/dia; 4 a 8 anos 8 mg/dia (RDA) com UL de 15mg/dia; 9 a 13 anos 12 mg/dia (RDA) com UL de 20 mg/dia; maiores de 14 anos 14 mg/dia (RDA) e UL de 30 mg/dia.

O diagnóstico laboratorial é feito pela dosagem da excreção urinária de N-metilnicotinamida e pela dosagem do NAD ou do NADP (mais estável) eritrocitários. Os marcadores bioquímicos para dosar a niacina no organismo são pouco confiáveis e os efeitos da inflamação não são bem conhecidos. Dados sobre a prevalência mundial podem estar sendo subestimados. O diagnóstico laboratorial é feito pela dosagem da excreção urinária nucleotídeos de piridina maiores (N1-metilniacinamida e 2-piridona), geralmente em coleta de urina de 24 horas.

Tratamento

O tratamento inclui correção da dieta com introdução de alimentos ricos em triptofano e doses de 10 mg/dia de nicotinamida. Nos casos avançados ou graves, doses de 50 a 100 mg de nicotinamida devem ser usadas até a reversão das manifestações clínicas.

Toxicidade

Em caso de toxicidade, pode ocorrer como efeito colateral rubor no rosto, braços e tórax dentro de 30 minutos após a ingestão, que diminui após 60 minutos. Está associado a doses de 30 mg em adultos. Pode causar hepatotoxicidade, que pode variar de elevação moderada de enzimas hepáticas à insuficiência hepática aguda, levando à necessidade de transplante hepático e à falência de múltiplos órgãos. Em geral, ocorre com doses de niacina acima de 3 g em adultos, com relato de casos associados a ingestão de grande quantidade de bebidas energéticas ou ingestão de altas doses de vitamina com o objetivo de mascarar testes de triagem de drogas.

Vitamina B5 ácido pantotênico

Vitamina termolábil e fotoestável, pode ser sintetizada pela microflora intestinal, tem funções no ciclo de Krebs como constituinte da coenzima A (CoA) e da proteína transportadora de acila (ACP).

Funções

Está incorporado à coezima A, participando de várias reações bioquímicas relacionadas ao crescimento celular, metabolismo intermediário e síntese de neurotransmissores, e participa de processos essenciais de liberação de energia, bem como da síntese de moléculas acetiladas (aminoácidos e carboidratos), ácidos graxos, hormônios esteroides, porfirina, acetilcolina e hemoglobina.

Fontes

Está presente em vísceras, carnes vermelhas, peixes, batata, tomate, germe de trigo, brócolis, couve-flor e leveduras. O ácido pantotênico também é produzido pelas bactérias do cólon.

Tabela 23 Alguns alimentos fontes de vitamina B5

Alimento	Quantidade de vitamina B5 (mcg/100 mg)
Abacate	1
Avelã	1,2
Banana	0,3
Batata cozida	0,6
Brócolis cozido	0,5
Caju	1,2
Cogumelo cozido	2,2
Farelo de trigo	2,2
Fígado de frango cozido	5,4
Frango e peru (carne escura)	1,3
Queijo cottage	1,9
Salmão cozido	1,4
Semente de girassol	3,4

Fonte: Cozzolino (2020).

Manifestações de deficiência

Sua deficiência é carencial e extremamente rara, e as manifestações clínicas são inespecíficas, incluindo fadiga, depressão (pela diminuição de acetilcolina ou alteração da mielinização), distúrbios do comportamento, cefaleia, irritabilidade, distúrbios de personalidade, câibras musculares, parestesia de mãos e pés, reflexos profundos hiperativos, insônia, vômitos, emagrecimento, distúrbios do crescimento, lesões descamativas na mucosa e dor abdominal, náuseas, incoordenação muscular, mal-estar e dormência, aumento da suscetibilidade a infecções de vias aéreas superiores.

Diagnóstico laboratorial

Valores normais de ácido pantotênico no sangue total são de: 1,57 a 2,66 mmol/L.

A excreção da creatinina em urina de 24 horas < 4,5 micromol/mmol indica deficiência, conforme a publicação da SBP. O guia de micronutrientes publicado pela Espen acrescenta o ensaio microbiológico com um organismo como o *Lactobacillus plantarum*, método histórico e ainda considerado padrão ouro; a dosagem do ácido pantotênico em fluidos biológicos por cromatografia acoplada a detecção ótica e espectrométrica de massa também deve ser solicitada no contexto de investigação de sintomas neurológicos. O impacto da inflamação nos níveis dessa vitamina não é conhecido.

Recomendação diária, seguindo AI e RDA: crianças < 6 meses: 1,6 mg/dia; 7 a 12 meses: 1,8 mg/dia; 1 a 3 anos: 2 mg/dia; 4 a 8 anos: 3 mg/dia; 9 a 13 anos: 4 mg/dia; 14 a 18 anos: 5 mg/dia.

Toxicidade

As necessidades diárias de vitamina B5 variam de 1,7 a 3 mg em lactentes e crianças e de 4 a 10 mg em adolescentes e adultos. Sua deficiência é rara e pode ser prevenida pelo consumo de alimentos fonte dessa vitamina. Quando ingerida em altas doses, os efeitos colaterais relatados são diarreia leve e dores musculares. Alguns antibióticos interagem com o ácido pantotênico, não sendo recomendado o uso concomitante com azitromicina, claritromicina, eritromicina e roxitromicina.

Vitamina B6 piridoxina

A vitamina B6 faz parte das vitaminas do complexo B e é um nome genérico para um grupo de compostos quimicamente semelhantes que podem ser interconvertidos em sistemas biológicos. Existe nas formas de álcool piridoxina, aldeído piridoxal, amina piridoxamina, piridoxina 5-fosfato (PMP), piridoxal 5-fosfato (PLP) e ácido 4-piridóxico (PNP), sendo a piridoxina a forma mais utilizada para preparações medicamentosas e fortificação de alimentos.

Sua forma ativa é o piridoxal fosfato, e atua como coenzima para mais de 160 reações enzimáticas que incluem racemizações, descarboxilações, transaminações e clivagens aldólicas. É termo e fotoestável e participa do metabolismo de lipídios, carboidratos e de alguns aminoácidos (principalmente do triptofano) e neurotransmissores. Regula o metabolismo da pele e do sistema nervoso, influencia na eritropoiese e atua como coenzima na síntese de neurotransmissores, como ácido gamabutírico (Gaba), serotonina, taurina, dopamina, norepinefrina e histamina.

Depositada principalmente no fígado.

Funções

O PLP (piridoxal 5-fosfato), forma metabolicamente ativa da vitamina B6, participa do metabolismo de macronutrientes (aminoácidos, lipídios, carboidratos), síntese de neurotransmissores, síntese de histamina, síntese e função de hemoglobina, e regula o metabolismo da pele e a expressão genética. O PLP geralmente serve como uma coenzima (cofator) para muitas reações, incluindo descarboxilação, transaminação, racemização, eliminação, substituição e interconversão do grupo beta.

Fontes

É encontrada em carnes e miúdos (fígado, rim, coração), banana, milho, peixes como salmão, leite, levedura; ovos; gérmen de trigo; soja; melão; batatas; e cereais fortificados. A microflora intestinal também sintetiza pequena parcela dessa vitamina.

As perdas por cozimento e processamento (enlatados) de carnes e vegetais são altas. A moagem do trigo para a fabricação da farinha leva a perdas de 70 a 90% e o congelamento de vegetais, de 35 a 55%. Vegetais são os que menos perdem vitamina B6 durante seu processamento, porque contêm piridoxina, que é muito mais estável do que piridoxal e piridoxamina, encontrados em alimentos de origem animal.

Tabela 24 Conteúdo de vitamina B6 em alguns alimentos

Alimento	Peso (g)	Quantidade de vitamina B6 (mg)
Avelã	100	0,60
Banana	118	0,70
Bife de fígado	100	1,43
Carne de boi cozida	100	0,40
Espinafre cozido	95	0,14
Leite	245	0,10
Melão	160	0,18
Milho cozido	75	0,11
Ovos	48-50	0,07
Salmão cozido	100	0,65

Fonte: Cozzolino (2020).

Manifestações de deficiência

A deficiência isolada é rara, pois seu metabolismo depende de níveis adequados de niacina, riboflavina e zinco. A deficiência é descrita em populações com nutrição com prometida, leucemia infantil, insuficiência renal crônica, síndromes raras, dependência de vitamina B6, uso de fármacos antagonistas (isoniazida, penicilamina, cloranfenicol, hidralazina, cafeína, pirimetamina e contraceptivos hormonais orais, corticosteroides e anticonvulsivantes), comprometimento neurológico, migrânea, imunossupressão com timoglobulina para transplante de órgãos e uso de alimentos que perdem a vitamina no processo de industrialização.

Tabela 25 Necessidades diárias

Idade	EAR (mg/dia)	AI/RDA (mg/dia)	UL (mg/dia)
0-6 meses	–	0,1	–
7-12 meses	–	0,3	–
1-3 anos	0,4	0,5	30
4-8 anos	0,5	0,6	40
9-13 anos	0,8	1	60
14-18 anos (M)	1,1	1,3	80
14-18 anos (F)	1,1	1,2	80

AI: ingestão adequada; EAR: necessidade média estimada; RDA: ingestão dietética recomendada; UL: limite superior tolerável de ingestão.

Fonte: IOM (2001).

A convulsão dependente de piridoxina é um distúrbio autossômico recessivo; as convulsões em lactentes respondem a doses altas de piridoxina, e outras síndromes dependentes incluem a anemia responsiva à vitamina B6 (microcítica e hipocrômica), acidúria xanturênica, cistationúria e homocistinúria. Em altas doses, pode levar à neuropatia sensorial periférica, com parestesias bilaterais, hiperestesia, dor nos membros, ataxia e falta de coordenação.

As manifestações clínicas incluem irritabilidade excessiva, alterações cutâneas (seborreia), glossite, estomatite, hipodesenvolvimento, neurite periférica, anemia B6-dependente (anemia microcítica e hipocrômica, com ferro sérico aumentado, hiperplasia eritrocitária medular sem sinais de hemólise) e convulsões no recém-nascido B6-dependente em razão da administração de altas doses durante o período gestacional (200 mg/dia por 30 dias).

Diagnóstico laboratorial

Na Tabela 26 estão alguns valores de referência para avaliação do *status* de vitamina B6 no organismo. Outros exames que podem contribuir no diagnóstico: o teste de sobrecarga de triptofano. Em excesso no organismo, ele é convertido em quantidades mensuráveis de ácido xanturênico, quando deveria ser convertido em niacina. O hemograma evidencia anemia microcítica e hipocrômica, mas a concentração sérica de ferro é normal. A atividade da transaminase eritrocitária encontra-se diminuída.

Os exames devem ser solicitados na presença de sinais clínicos. A inflamação pode reduzir os níveis plasmáticos.

Tabela 26 Valores bioquímicos

Exame	Valor de referência
Vitamina B6 (plasma)	2,8-74,6 mcg/L
Piridoxina (sangue total)	8,7-27,2 ng/mL
Piridoxina (plasma)	12-141 nmol/L
Piridoxal 5'fosfato (plasma)	> 7,5 mcg/L (20 nmol/L)
Ácido 4-piridóxico (urina)	3 mmol/dia
Coeficiente de ativação eritrócito aspartato aminotransferase	< 1,80

Fonte: Blender e Blender (1997); Leklem (1990).

Tratamento

O tratamento requer mudança da dieta e administração de 2 a 10 mg/dia, VO. Quando possível, devem ser suspensos medicamentos antagonistas da ação da vitamina. Nos casos de dependência, as crianças devem receber doses diárias de 10 a 100 mg de vitamina B6, VO, regularmente. Nos pacientes com convulsões, devem ser administrados 100 mg da vitamina por via intramuscular. Em caso de superdosagem de isoniazida, administrar 1 g de piridoxina para cada 1 g de isoniazida ingerida. Fazer 1 g IM ou EV a cada 30 minutos, dose máxima de 5 g.

Toxicidade

Como é uma vitamina hidrossolúvel, é rapidamente metabolizada e excretada, não apresentando toxicidade. Entretanto, estudos em animais mostram lesões dermatológicas, neuropatia periférica com ataxia, fraqueza muscular.

Vitamina B7 ou vitamina H biotina

A biotina (vitamina H ou vitamina B7) atua como uma coenzima essencial para 5 carboxilases: piruvatocarboxilase, 3-metilcrotonil-CoA carboxilase, propionil-CoA carboxilase e coenzima para acetil-CoA carboxilases 1 e 2. É uma vitamina hidrossolúvel.

Funções

Atua como coenzima na fixação de CO_2 em processos metabólicos importantes, como a síntese de ácidos graxos e de RNA e o metabolismo de proteínas e carboidratos, além de auxiliar na desaminação dos resíduos de alguns aminoácidos. É uma vitamina essencial para o desenvolvimento fetal.

Fontes

É encontrada em nozes, amendoim, vísceras, gema de ovo, cogumelos, peixes, e aveia. Pode ser sintetizada pela microbiota intestinal.

Tabela 27 Conteúdo de biotina (B7) em alguns alimentos

Alimento	Quantidade de biotina (mcg/100 mg)
Amendoim	101,4
Atum enlatado em água	2
Avelã	75
Cogumelo cru	16
Farelo de aveia	35
Leite desnatado	2
Ovo	16,5
Queijo camembert	7,7
Tomate	4

Fonte: Cozzolino (2020).

Causas de deficiência

A deficiência é rara devido à ampla distribuição nos alimentos. Sua deficiência pode ser primária, resultante de dieta deficiente e congênita (erro inato do metabolismo decorrente de anormalidades na holocarboxilase sintetase ou biotinidase), ou secundária ao consumo exagerado de clara de ovo crua (a avidina inibe a absorção de biotina no intestino), à nutrição parenteral prolongada sem reposição de biotina, ao uso de anticonvulsivantes (carbamazepina fenobarbital, primidona e fenitoina), isotretinoína (para tratamento de acne) e à destruição da microflora intestinal pelo uso prolongado de antibióticos. Deve ser investigada em caso de colite, doença de Crohn, síndrome do intestino curto, doença celíaca, desnutrição grave, fumo e gravidez.

Manifestações clínicas da deficiência

As manifestações clínicas da deficiência de biotina são decorrentes de alterações na síntese e na oxidação dos ácidos graxos, e na degradação dos aminoácidos de cadeia ramificada. Incluem dermatite perioral, periorificial eritematoescamosa semelhante à da deficiência de zinco, glossite, anorexia, palidez, alopecia, conjuntivite, hipercolesterolemia, função imunológica prejudicada, levando a maior suscetibilidade a infecções virais e fúngicas. O comprometimento neurológico pode manifestar-se com hipotonia, ataxia, dores musculares, convulsões, ataxia, parestesias e atraso no desenvolvimento em crianças, além de sintomatologia psiquiátrica, como depressão e alucinações.

Diagnóstico

A biotina pode ser mensurada no salgue, soro/plasma e urina. A pesquisa de metabólitos na urina: ácido 3-hidroxivalérico (3 HIA) e 3 hidroxi-isovalerilcarnitina (3-HIA-carnitina). A Espen recomenda ainda dosar da atividade da biotinidase. Não há evidências de influência de inflamação nos níveis de biotina.

Tratamento

As necessidades diárias de vitamina B7 pela AI são: 0 a 6 meses 5 mcg/dia; 7 a 12 meses 6 mcg/dia; 1 a 3 anos 8 mcg/dia; 4 a 8 anos 12 mcg/dia e maiores de 9 anos 20 mcg/dia.

O tratamento é feito com doses de 100 mcg/dia. Nas formas congênitas, a absorção intestinal de biotina é normal, respondendo ao tratamento diário de 5 a 20 mg/dia. A suplementação na deficiência de biotinidase (investigada no teste do pezinho) é de 10 mg/dia independentemente do peso corporal e deve ser oferecida em formulação manipulada.

Toxicidade

Não tem dados disponíveis; considera-se valor de toxicidade acima de 2.500 mcg.

Vitamina B9 ácido fólico e folato

Trata-se de uma vitamina termossensível que compreende um grupo de compostos formados por ácido glutâmico, ácido para-aminobenzoico e pteridina e variam em função ao seu estado de oxidação, natureza química, grupos de substituição de um carbono (metil, metileno, metenil, formil, formimino) e do comprimento da cadeia na extremidade do glutamato. A forma ativa é o ácido tetraidrofólico (THF).

Funções

O THF participa como coenzima na síntese dos ácidos nucleicos (DNA e RNA), sendo fundamental na divisão celular, na síntese das purinas e pirimidinas e na conversão de serina em glicina e de homocisteína em metionina. Está envolvida na síntese do timidil e atua no equilíbrio das funções neurológicas, na formação medular e na maturação dos glóbulos vermelhos e brancos. Atua junto com a vitamina B12.

Causas de deficiência

Sua deficiência pode ser:

- Primária, em razão de dieta deficiente (uso exclusivo de leite de cabra).
- Secundária a:
  - Absorção inadequada (síndrome de má absorção).
  - Interação com fármacos como pirimetamina, trimetoprim, metotrexato, anticonvulsivantes (fenobarbital e difenil-hidantoína), etanol, barbitúricos, colestiramina, metformina, inibidores da bomba de prótons, bloqueadores H2, excesso de glicina.
  - Aumento das necessidades, como nos portadores de anemia hemolítica, portadores de HIV, câncer e doenças hepáticas.
  - Aumento da excreção na dermatite esfoliante crônica e na diálise.

Fontes

É encontrada em feijão, vísceras, folhas verde-escuras (brócolis, espinafre), e leveduras e, em menor quantidade, leite, ovos e frutas, além de ser produzida pela microflora intestinal.

Causas de deficiência

Há risco de deficiência no uso prolongado de anticonvulsivantes (fenitoína e fenobarbital), medicamentos (barbitúricos, metotrexato, sulfatrimetoprim, sulfasalazina, nitrofurantoína, pirimetamina), em doenças crônicas como a Aids, anemias hemolíticas, em pacientes em tratamento dialítico, gestação, drogas antiepilépticas (gabapentina, fenitoína, carbamazepina, valproato e primidona)

Para a absorção do folato no intestino é necessário que seja hidrolisado por uma enzima dependente de zinco; portanto, em caso de deficiência desse mineral pode haver deficiência de folato.

Sua absorção ocorre no duodeno e jejuno, em um processo mediado por carreadores dependentes do pH. A vitamina C aumenta sua biodisponibilidade, limitando a degradação de coenzimas do folato natural e dos suplementos no estômago.

Os ácidos fólicos natural e sintético são absorvidos de modo diferente. O natural apresenta-se como poliglutamato que deve ser metabolizado pelas conjugases intestinais

Tabela 28 Conteúdo de ácido fólico (B9) em alguns alimentos

Alimento	Peso (g)	Quantidade de folato (mcg)
Abacate	100	62
Brócolis cozido	85	52
Castanha assada	72	50
Ervilha	98	64
Espinafre cozido	95	103
Feijão-carioca cozido	80	74,7
Fígado de galinha cozido	100	770
Laranja	1 unidade	39,3
Levedo de cerveja	16	626
Mamão papaia	140	53
Soja verde cozida	90	100
Salmão cozido	100	34

Fonte: Cozzolino (2020); Taco (2020).

ao monoglutamato para ser absorvido. O ácido fólico sintético, por sua vez, é o monoglutamato com absorção facilitada e maior fonte de folato em relação ao alimentar. Em vista disso, ficou estabelecido um equivalente dietético de folato (EDF), mantendo-se o valor de 1 mcg de folato natural ou 1 EDF. O ácido fólico sintético, quando ingerido puro ou acrescentado aos alimentos, fornece 1,7 mcg de EDF. Se ingerido com estômago vazio, corresponde a 2 EDF. Um dos microrganismos responsáveis por essa produção é o *Lactobacillus reuteri*.

Manifestações clínicas

A carência de ácido fólico pode ocasionar: alterações desde a vida intrauterina até a adulta, como defeitos de fechamento do tubo neural por alteração da síntese de DNA e, consequentemente, da divisão celular; doença vascular coronariana e cerebral por alteração no ciclo da metilação, levando à elevação dos níveis de homocisteína; disfunção do endotélio capilar e predisposição à aterosclerose; anemia megaloblástica (termo que se refere à anormalidade nos núcleos celulares das séries granulocítica e megacariocítica, podendo acometer, em menor proporção, todas as séries hematopoiéticas), cujo diagnóstico baseia-se na história clínica, no exame físico e nas alterações laboratoriais, como baixas concentrações séricas da vitamina e presença de anemia macrocítica e segmentação do núcleo dos neutrófilos ao hemograma; glossite; fraqueza; anorexia; esplenomegalia; febre; cefaleia; perda de peso; irritabilidade; e déficit de memória.

Em 2002 foi adotado no Brasil o enriquecimento das farinhas de trigo e milho com ferro e ácido fólico pela RDC n. 344/2002, com impacto importante na redução dos defeitos do tubo neural. Em 2017, foi publicada a RDC Anvisa n. 150/2017, estabelecendo os limites mínimo e máximo de fortificação, entre 140 e 220 mcg de ácido fólico para cada 100 g de farinha. Em 2022 a Resolução RDC n. 604 corrobora as disposições anteriores e determina que a rotulagem dessas farinhas apresente a frase: "O enriquecimento de farinhas com ferro e ácido fólico é uma estratégia para combate da má formação de bebês durante a gestação e da anemia". Destaca-se que as farinhas de trigo e milho também são fortificadas com ferro, com teor igual ou superior a 4 mg e com limite de 9 mg de ferro por 100 g dessas farinhas.

Diagnóstico

O diagnóstico da deficiência de vitamina B9 está no Quadro 2. Deve-se concomitantemente avaliar o *status* de vitamina B12, uma vez que a diminuição do folato diminui a concentração de cobalamina, e a deficiência de ambos eleva a homocisteína, mas apenas a deficiência de vitamina B12 aumenta o ácido metilmalônico. Na deficiência de folato, a homocisteína estará elevada, e estarão normais a vitamina B12 e o ácido metilmalônico. O esfregaço do sangue periférico revela hemácias macrocíticas e células polimorfonucleares hipersegmentadas.

Tabela 29 Índices para avaliação do estado nutricional em relação ao folato

Exame	Variação de referência		Deficiência	
	nmol/L	mcg/L	nmol/L	mcg/L
Folato sérico	13,5-45,3	6-20 ng/mL	< 6,8	< 3
Folato eritrocitário	420-620	185-270	< 226,5	< 140
Vitamina B12 sangue total	0,22-0,65	0,29-0,87	–	–
Vitamina B12 sérica	0,14-0,52	0,19-0,69	< 0,075	< 0,10
Homocisteína sérica		–	> 15 mcmol/L	–
Volume celular médio	–	–	> 100 fL	–
Ácido metilmalônico soro (AMM)	0,04-0,37 mcmol/L	–	> 0,75 mcmol/L	
Teste de Schilling (excreção urinária de B12)	16-45%	–	< 5%	–

Fonte: Cozzolino (2020); WHO (2015).

Tratamento

Tabela 30 Ingestão recomendada de folato

Idade	EAR (mcg/dia)	RDA (mcg/dia)
0-6 meses	–	65 (AI)
7-12 meses	–	80 (AI)
1-3 anos	120	150
4-8 anos	160	200
9-13 anos	250	300
14-18 anos	330	400
Gestante	520	600
Lactante	450	500

Fonte: Cozzolino (2020); IOM (2011).

O tratamento da deficiência inclui a correção da dieta com aumento de vegetais crus ou cozidos no vapor, laranja, fígado e com a administração de ácido fólico, VO, na dose de 1 a 5 mg/dia. Pacientes que não podem receber ou não toleram medicamentos por VO podem usar o ácido fólico por via endovenosa, subcutânea ou IM. O ácido folínico (leucovorin) é a forma reduzida do folato, e é utilizado para prevenção da toxicidade do metotrexato e da pirimetamina (usada para tratamento da toxoplasmose). Se for o caso, substituir o leite de cabra pelo de vaca e interromper o uso de medicamentos antifolato.

Para prevenção dos defeitos do tubo neural, toda mulher em idade fértil deve tomar 400 a 800 mcg de ácido fólico ao dia. Se uma gestação estiver sendo planejada, a suplementação idealmente deve ser iniciada 5 a 6 meses antes da concepção, que é o tempo necessário para se atingir o nível corporal para redução do risco. Além da redução do risco dos defeitos do tubo neural, a suplementação de ácido fólico também reduz o risco de parto prematuro e cardiopatias congênitas.

A suplementação com 1 mg de ácido fólico ao dia pode prevenir a deficiência de folato em pacientes considerados de risco, como desnutridos, alcoólatras, pós-cirurgia bariátrica, anemia hemolítica crônica e uso de medicamentos.

Além da prevenção dos defeitos do tubo neural, tratamento da anemia megaloblástica e do vitiligo, a suplementação com ácido fólico está relacionada à prevenção de neoplasias, colite ulcerativa e doenças cardiovasculares. Para doença cardiovascular, o efeito está relacionado à capacidade de reduzir os níveis de homocisteína, e é potencializado quando associado à vitamina B12. A hiper-homocisteinemia (homocisteína sérica > 15 mcmoles/L) é considerada um fator de risco independente para doença cardiovascular, e esses pacientes podem se beneficiar da suplementação com 0,5 a 5 mg ao dia de ácido fólico.

Toxicidade

Até o presente momento não foram evidenciados possíveis efeitos adversos decorrentes dos programas de fortificação com essa vitamina. Porém, estudos demonstram que altas doses de suplementação de ácido fólico podem acarretar consequências negativas relacionadas ao sistema imune, sistema inflamatório e estresse oxidativo. Em indivíduos expostos à fortificação de alimentos e submetidos a intervenção com altas doses diárias de 5 mg de ácido fólico por um período de 90 dias, observou-se aumento na expressão de RNA mensageiro (mRNA) de TNF-alfa e interleucina 8 (IL-8) e redução no número e na citotoxicidade das células *natural killers* (NK), as quais fazem parte da imunidade inata e atuam na resposta imediata às infecções virais e células tumorais.

Vitamina B12 cobalamina

A vitamina B12, também denominada cobalamina, apresenta outras sinonímias: cianocobalamina, metilcobalamina, hidroxicobalamina, aquacobalamina e deoxiadenosilcobalamina, conforme seus diferentes ligantes. Engloba todas as cobamamidas ativas no homem, sendo duas enzimaticamente ativas: a metilcobalamina e a 5-desoxiadenosil cobalamina. A cianocobalamina (mais estável e produzida comercialmente a partir da fermentação bacteriana) e a hidroxicobalamina (predominante nos alimentos) são formas não fisiológicas da cobalamina que, no organismo, se transformam nas formas ativas da vitamina.

Embora hidrossolúvel, é termo e fotossensível, diferencia-se por ser a vitamina com a molécula orgânica maior e mais complexa, e a única que contém um elemento traço essencial, o cobalto. A vitamina B12 ingerida chega ao estômago, sofre digestão pela pepsina e acidez gástrica e libera a cobalamina para se ligar à proteína (haptocorrna – HaC) ou proteína R; no duodeno, sob ação das proteases pancreáticas, a cobalamina é novamente liberada para se ligar ao fator intrínseco, que é uma glicoproteína, produzido pelas células parietais do fundo gástrico e cárdia. A cianocobalamina é transportada através do intestino delgado é absorvida no íleo. A vitamina B12 é absorvida por endocitose (mediante saturação) e pequena quantidade por difusão passiva (não saturável). Na circulação, liga-se à proteína transportadora plasmática, transcobalamina I, II e III em diferentes proporção, e dá origem à holotranscobalaminina (fração biologicamente ativa), enquanto o fator intrínseco é degradado no enterócito, sem ser absorvido. A vitamina pode ser armazenada no fígado, até 3 mg, possibilitando manter estoques suficientes durante 3 a 5 anos.

Funções

Atua no metabolismo geral, sendo mais necessária na medula óssea e nos sistemas nervoso e digestório. Como cofator no metabolismo celular, participa da transferência de grupos metil na síntese dos ácidos nucleicos, participação no metabolismo celular e na síntese de DNA (ácido desoxirribonucleico), na formação da porção heme da hemoglobina, na maturação dos glóbulos vermelhos e na formação da mielina no sistema nervoso e na manutenção do funcionamento do sistema imune.

As funções mais importantes da vitamina B12 estão relacionadas a sua participação na síntese do DNA necessário para a divisão e o crescimento celular, na formação e maturação dos glóbulos vermelhos, na manutenção de estruturas para o crescimento e desenvolvimento neurológico e na mielinização do sistema nervoso central e periférico.

Causas de deficiência

Sua deficiência pode ser:

- Primária, em virtude de dieta deficiente (veganos ou vegetarianos ou lactente filho de mãe vegetariana em aleitamento materno e populações de baixa renda).
- Secundária a doenças ou interações medicamentosas.

Tabela 31 Principais fatores de risco para deficiência de vitamina B12 e mecanismos fisiopatogênicos envolvidos

Dieta vegana ou vegetariana estrita – ausência de aporte de vitamina B12 pela dieta.
Gastrite atrófica, cirurgia bariátrica e outras ressecções gástricas – diminuição da produção de fator intrínseco e ácido clorídrico.
Doenças inflamatórias intestinais crônicas, ressecção de íleo terminal – absorção inadequada, síndrome do intestino curto.
Doenças hepáticas – armazenamento inadequado.
Interação com medicamantos (inibidores da bomba de prótons ou antagonistas H2, neomicina, colestiramina, metotrexato, trimetoprim, pirimetamina, sulfadiazina).
Uso prolongado de metformina – provável interferência na absorção do fator intrínseco em íleo terminal e alteração da absorção tissular de B12.
Anticonceptivos – diminuição na absorção (dose-dependente).
Inibidores da bomba de prótons, antagonistas H2 – retardo ou inibição da secreção ácida gástrica.

(continua)

Tabela 31 Principais fatores de risco para deficiência de vitamina B12 e mecanismos fisiopatogênicos envolvidos *(continuação)*

Gestantes – aumento das necessidades.
Recém-nascidos de mães com deficiência de vitamina B12 em aleitamento materno exclusivo – diminuição dos estoques hepáticos.
Idade avançada – diminuição da capacidade de absorção.
Síndromes mielodisplásicas – deficiência de produção.
Anemia perniciosa – falta de produção de fator intrínseco (absorção inadequada).
Doenças pancreáticas – diminuição da secreção de proteases.
Infecção pelo *Helicobacter pylori* – alteração e destruição de células parietais da mucosa gástrica com redução da disponibilidade de fator intrínseco.
Aumento das necessidades (hipertireoidismo), da destruição (ação dos antioxidantes), da excreção (doenças hepáticas).
Má absorção intestinal (doença de Crohn, doença celíaca, enteropatia da Aids e ressecção cirúrgica do íleo terminal).

Fonte: adaptada de Braga (2022).

Fatores de riscos maternos para deficiência de vitamina B12 em recém-nascidos e lactentes recebendo leite materno exclusivo:

- Ingestão muito pobre de alimentos, insegurança alimentar.
- Dieta restritiva por motivos culturais ou religiosos.
- Histórico de submissão à cirurgia de trato gastrointestinal: *bypass* gástrico, gastrectomia ou ressecção ileal.
- Anemia perniciosa não diagnosticada.
- Doenças autoimunes como diabetes *mellitus* tipo 1, vitiligo ou doenças da tireoide, que aumentam o risco de desenvolver gastrite autoimune.
- Presença de má absorção intestinal.
- Uso crônico de inibidores da acidez gástrica.
- Desnutrição grave.

Fontes

Todos os tecidos animais, carnes bovina, suína, de aves e de peixes, vísceras, principalmente fígado, rins e coração de boi, gema de ovo, frutos do mar, levedo de cerveja e, em menor quantidade, leite e derivados.

Tabela 32 Conteúdo de vitamina B12 em alguns alimentos

Alimento	Porção (g)	Quantidade de cobalamina (mcg/porção)
Arenque	100	10
Bife de fígado cozido	100	112
Coração cozido	100	14
Fígado de frango cozido	100	19
Leite integral	245	0,87
Marisco no vapor	100	99
Ovo	1 unidade	0,50
Salmão	100	2,8

Fonte: Cozzolino (2020).

Manifestações clínicas da deficiência

A deficiência causa anemia megaloblástica por falta de vitamina B12 (capítulo 18) e síndrome neurológica complexa pela degeneração subaguda da medula espinal, do nervo óptico, da substância branca cerebral e dos nervos periféricos, ocasionando parestesias, distúrbios motores (hiper-reflexia, clônus), irritabilidade, sonolência, apatia, psicose, deterioração mental, demência, escotomas e diminuição da acuidade visual. Na Tabela 33 estão listados os sintomas de acordo com o sistema acometido.

Tabela 33 Manifestações clínicas da deficiência de vitamina B12

Hematológicas
Anemia macrocítica
Leucopenia
Trombocitopenia/trombocitose
Pancitopenia
Tromboembolismo/trombose arterial primária
Microangiopatia trombótica
Neuropsiquiátricas
Arreflexia
Irritabilidade

(continua)

Tabela 33 Manifestações clínicas da deficiência de vitamina B12 *(continuação)*

Apatia/sonolência
Anormalidades na marcha
Tremores
Atraso e perdas cognitivas
Perda de propriocepção
Diminuição do olfato ou audição
Parestesias/dormência/formigamento periférico/neuropatia periférica
Dificuldade de concentração
Manifestações psiquiátricas (psicose aguda, depressão, demência)
Perdas cognitivas
Digestivas
Língua com perda de papilas, intensamente vermelha, lisa e dolorosa – glossite de Hunter
Alteração no paladar
Náuseas ou vômito
Icterícia
Constipação
Incontinência fecal
Cutâneas
Hiperpigmentação
Vitiligo
Unhas azuis
Alterações em cabelos
Queilite
Na infância
Hidropisia fetal
Atraso no crescimento
Atraso no desenvolvimento neuropsicomotor
Anemia
Mau rendimento escolar/diminuição da memória
Alterações nos movimentos, como ataxia de marcha e tremores

(continua)

Tabela 33 Manifestações clínicas da deficiência de vitamina B12 *(continuação)*

Hipotonia
Tontura
Crise convulsiva
Síncope
Doenças imunológicas associadas
Tireoidite, hipoparatireoidismo, gastrite, diabetes melito

Fonte: Braba e Barbosa (2022).

A deficiência secundária de vitamina B12 no primeiro ano de vida decorre, em sua maior parte, da deficiência dos estoques maternos de cobalamina, em geral decorrente de dieta vegana estrita por anos, ou decorrente de fenômenos autoimunes que interfiram no metabolismo da vitamina B12 durante a gestação. As manifestações clínicas são de apresentação precoce em decorrência dos poucos estoques hepáticos ao nascimento e incluem sintomas inespecíficos como irritabilidade, apatia, anorexia e atraso no crescimento. Anemia, icterícia, atraso no desenvolvimento motor e cognitivo, hipotonia, ataxia, síncope e mais raramente crises convulsivas são manifestações mais graves da deficiência de vitamina B12. Crises convulsivas decorrem de atraso na mielinização, desmielinização nervosa e degeneração axonal. Convulsões também têm sido atribuídas ao aumento de metabólitos da vitamina no sangue, como a homocisteína e o ácido metilmalônico, que atuariam como neurotransmissores excitatórios na formação de citocinas neurotóxicas e acúmulo de lactato no cérebro. Esse fato é especialmente grave nos primeiros 2 anos de vida, período em que ocorrem a mielinização dos neurônios e a aquisição de habilidades fundamentais ao desenvolvimento.

Estudos apontam a associação entre índice de massa corporal (IMC) e índice de massa gorda (IMG) elevados e a resistência insulínica (HOMA – *high homeostatic model assessment*) com redução dos níveis de vitaminas do complexo B: B6, B9 e B12, sendo comum a forma subclínica. A deficiência de vitamina B12 é acompanhada de homocisteinemia, pois a cobalamina e o folato são necessários para a remetilação da homocisteína pela metionina sintase. Acredita-se que a homocisteinemia seja um fator de risco para doença cardiovascular.

Diagnóstico

A RDA para prover *status* normal de vitamina B12 é baseada na quantidade necessária para manter normais o estado hematológico e os valores de vitamina B12 sérica. As recomendações para ingestão diária de vitamina B12 em pediatria, conforme a idade, segundo o Instituto de Medicina (EUA), são: lactentes (AI): 0 a 6 meses: 0,4 mcg/dia; 7 a

12 meses: 0,5 mcg/dia. Crianças e adolescentes (RDA): 1 a 3 anos: 0,9 mcg/dia; 4 a 8 anos: 1,2 mcg/dia; 9 a 13 anos: 1,8 mcg/dia; 14 a 18 anos: 2,4 mcg/dia. Gestantes e lactantes de 14 a 18 anos: 2,6 e 2,8 mcg/dia, respectivamente.

Os valores de normalidade para a vitamina B12 variam conforme o laboratório e o método utilizados, e a referência sempre deverá ser consultada de acordo com as recomendações laboratoriais. A interpretação dos exames laboratoriais não possui uniformidade ou especificidade, tornando necessária a combinação de ao menos dois critérios para o diagnóstico: sintomas clínicos e/ou um marcador de vitamina B12 circulante (vitamina B12 ou holotranscobalamina baixas) e um dos marcadores funcionais elevado, homocisteína ou ácido metilmalônico.

Tabela 34 Indicadores da deficiência de vitamina B12 e/ou ácido fólico

Teste	Deficiência de B12	Deficiência de folato
Vitamina B12 sérica	Reduzido	Usualmente normal
Folato sérico	Normal ou aumentado	Reduzido
Ácido metilmalônico sérico	Aumentado	Normal
Homocisteína plasmática	Aumentada ++	Aumentada +

Fonte: Braga e Barbosa (2022).

Os valores bioquímicos da cobalamina aceitos para recém-nascidos apresentam maior variação, de 86 a 939 pmol/L, com média de 264 pmol/L.

O diagnóstico é feito pela dosagem da cobalamina sérica (< 150 pg/mL), do ácido metilmalônico (> 0,45 micromol/L) e da homocisteína (aumentada na deficiência de vitamina B12 e B9 > 20 mcmol/L).

Ao hemograma, há presença de oligocitemia, hemoglobina baixa, macrocitose com o volume corpuscular médio (VCM) acima de 100 fL, anisocitose, poiquilocitose acentuada com presença de corpos de Howell-Jolly, eritroblastos, leucopenia com neutrófilos com núcleo hipersegmentado e plaquetopenia. O aumento do volume corpuscular médio (VCM) não é específico da deficiência de vitamina B12 e pode existir também na deficiência de folato, nas síndromes mielodisplásicas e com a utilização de determinadas drogas.

A eritropoiese inefetiva leva a hemólise intramedular e libera desidrogenase láctica (DHL), que pode estar aumentada na deficiência de vitamina B12.

O ácido metilmalônico (AMM) é o marcador mais sensível e específico para a deficiência de vitamina B12, é mais estável e as concentrações séricas são cerca de mil vezes maiores do que as da vitamina B12, o que torna sua medida mais precisa. Níveis acima de 0,75 mcmol/L são observados na deficiência. Antibioticoterapia que interfira na flora intestinal pode reduzir os valores do AMM. Situações como insuficiência renal, sobrecrescimento bacteriano intestinal e hemoconcentração podem aumentar o AMM.

A holotranscobalamina é a fração ativa da cobalamina no plasma. Níveis abaixo de 35 pmol/L têm sido sugeridos como indicativos para a avaliação da deficiência de vitamina B12.

Tratamento

O tratamento deve incluir modificações na dieta e a administração, conforme a faixa etária:

- 6 meses a 3 anos: 250 mcg/dia por 3 meses.
- 4 a 6 anos: 500 mcg 4 vezes/semana por 3 meses.
- 7 a 10 anos: 500 mcg 6 vezes/semana por 3 meses.
- Maiores de 11 anos: 1.000 mcg/dia por 3 meses.

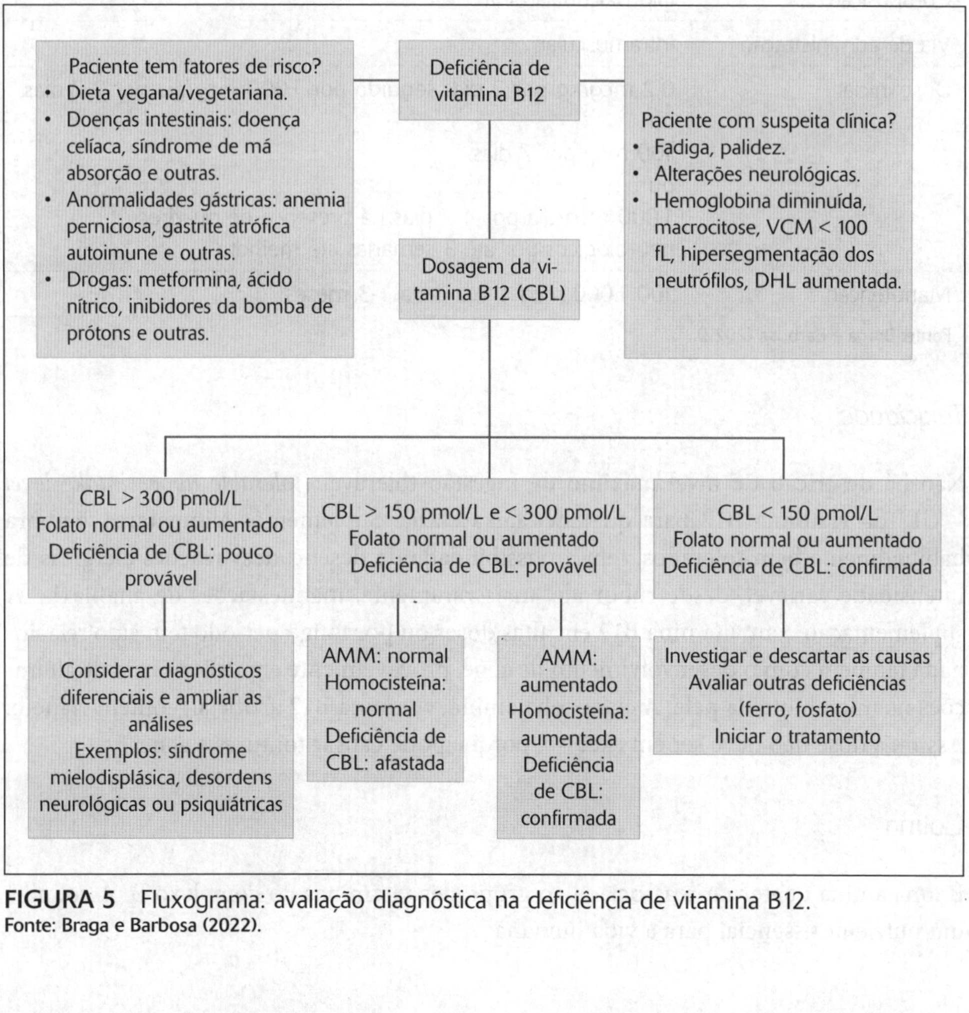

FIGURA 5 Fluxograma: avaliação diagnóstica na deficiência de vitamina B12.
Fonte: Braga e Barbosa (2022).

Crianças vegetarianas, gestantes e lactantes devem receber suplementação regular de vitamina B12.

- Lactentes e pré-escolares: 5 mcg/dia via oral ou sublingual.
- Escolares: 25 mcg/dia.
- Adolescentes: 50 mcg/dia.

Pacientes com quadros de má absorção intestinal devem receber doses por via parenteral. Deve-se atentar para a possibilidade de reação anafilática com a administração IM da vitamina B12.

Tabela 35 Terapêutica medicamentosa na deficiência de vitamina B12

	Vitamina B12
Composição	Hidroxicobalamina
Via de administração	Intramuscular
Dose inicial	0,2 mcg/kg por 2 dias seguido por 1.000 mcg/dia por 2-7 dias. ou 100 mcg por 7 dias. ou 1.000 mcg/dia por 4-7 dias na presença de quadros neurológicos por até 3 semanas até melhora
Manutenção	100-1.000 mcg 1 vez cada 1-3 meses

Fonte: Braga e Barbosa (2022).

Toxicidade

Não há descrição de nível máximo de ingestão tolerável (*tolerable upper intake level* – UL) da vitamina B12 para qualquer faixa etária. Suplementos alimentares, embora habitualmente bem tolerados, têm a possibilidade de desencadear reações alérgicas de intensidade variável, desde rubor até, mais raramente, manifestações de anafilaxia. A suplementação com vitamina B12 em altas doses ou por longo período tem sido relacionada também com o desenvolvimento de acne, provavelmente em decorrência de alterações na microbiota da pele. A cianocobalamina, vitamina B12 artificial, contém cianeto. Assim, a dose não deve ser em excesso, porque pode causar tonturas e acne.

Colina

É uma amina quaternária associada ao grupo das vitaminas do complexo B. A colina é um nutriente essencial para a vida humana.

Funções

Suas funções estão relacionadas ao metabolismo celular e ao crescimento, como neurotransmissão, síntese de membranas, transporte lipídico e metabolismo do carbono. A colina é precursora da biossíntese da: acetilcolina, importante para a neutrotransmissão (ajudando a melhorar a memória e facilitando a aprendizagem); fosfatidilcolina, que representa o fosfolipídeo mais abundante no corpo humano; esfingomielina; fator de ativação de plaquetas. E importante para exortação hetática de lipoproteínas de baixa densidade, e no metabolismo da homocisteína (relacionada ao metabolismo de folato e vitamina B12, diminui a concentração de homocisteina). Está envolvida em várias reações de metilação, imprescindível para a regulação epigenética da expressão do gene.

No intestino grosso, a colina é metabolizada pela microbiota intestinal em trimetilamina. No fígado, a trimetilamina é metabolizada em N-óxido-trimetilamina. A colina também pode ser oxidada em betaína, que participa na remetilação da homocisteína em metionina. Os níveis de trimetilamina e N-óxido-trimetilamina estão associados a uma flora com mais Firmicutes e menos Bacteroidetes.

Fontes

É amplamente distribuída nos alimentos, na forma hidrossolúvel (colina, fosfocolina e glicerofosfocolina) ou na forma lipossolúvel (fosfatidilcolina e esfingomielina), estando em maior parte na forma de fosfatidilcolina. A concentração de colina é maior em alimentos de origem animal, como fígado, ovos, leite, carne de gado, peixe, carne suína e frangos, na forma de fosfatidilcolina e esfingomielina.

Tabela 36 Conteúdo de colina em alguns alimentos

Alimento	Porções (g)	Quantidade de colina (mg)
Caviar	85	285
Cogumelos *shiitake*	145	116
Fígado bovino	85	240
Gema de ovo	17	238
Leveduras	100	275
Ovo inteiro	48-50	238,4
Salmão	85	187

Fonte: Cozzolino (2020); Taco (2020).

Fatores de risco para deficiência

Veganos, dificuldades alimentares, doença hepática.

Manifestações de deficiência

Manifestações comuns são: fraqueza, falta de concentração, atraso cognitivo, dificuldade para dormir, dores musculares, salivação excessiva, aumento do colesterol.

A deficiência de colina está associada a defeitos congênitos (tubo neural, cardiopatias, hipospádias, fenda palatina), alterações do desenvolvimento neuropsicomotor e da cognição, esteatose hepática, doenças cardiovasculares e câncer. Recém-nascidos prematuros têm maior risco da deficiência de colina, comprometendo o ganho de massa magra e os desenvolvimentos pulmonar e cognitivo, sendo recomendado maior aporte de colina nessa fase.

O aumento da trimetilamina é associado ao maior risco de doenças cardiovascular e renal, eventos trombóticos, aterosclerose e câncer colorretal; o nível baixo é associado a esteato-hepatite não alcoólica.

Tratamento/necessidades diárias

Segundo a IOM, não existem dados suficientes para estimar as EAR para a colina, sendo estimado pelos valores de AI. Valores de ingestão recomendada são: 0 a 6 meses 125 mg/dia; 7 a 12 meses 250 mg/dia; 1 a 3 anos 200 mg/dia; 4 a 8 anos 250 mg/dia; 9 a 13 anos 375 mg/dia; maiores de 14 anos 400 mg/dia.

Toxicidade

O uso da colina em excesso, ou seja, acima da dose recomendada e por períodos prolongados, pode causar alterações adversas como sudorese e/ ou salivação excessiva, odor corporal mais forte, vômitos, diminuição da pressão arterial, alterações hepáticas e infarto.

CONSIDERAÇÕES FINAIS

1. Todo recém-nascido deve receber, ao nascimento, vitamina K1, na dose de 0,5 a 1 mg, via intramuscular, como forma de prevenir a doença hemorrágica, que é resultante da carência dos fatores de coagulação dependentes da vitamina K.
2. O recém-nascido prematuro ou pequeno para a idade gestacional deve receber multivitamínicos, principalmente com a vitamina D, ferro, zinco, cálcio e fósforo. Vitamina D na mesma dose de recém-nascidos a termo, iniciando quando o peso for > 1.500 g, 400 UI no primeiro ano e 600 UI no segundo ano; cálcio e fósforo:

120 a 160 mg/kg/dia e 60 a 90 mg/kg/dia até 40 semanas; ferro: segundo peso ao nascer até 1 ano (< 1.000 g (4 mg/kg/dia); 1.000 a 1.500 g (3 mg/kg/dia); 1.500 a 2.500 g (2 mg/kg/dia) seguida de 1 mg/kg/dia até 2 anos; zinco: 0,5 a 1 mg/kg/dia 36 semanas até 6 meses.

3. Para a profilaxia do raquitismo, a National Academy of Sciences, a AAP e a SBP recomendam a administração de 400 UI/dia de vitamina D no primeiro ano de vida e 600 UI/dia no segundo ano de vida.
4. Profilaxia da deficiência de vitamina A nas regiões endêmicas. A OMS, a Unicef e a SBP preconizam o seguinte esquema para suplementação medicamentosa de vitamina A, que deve ser administrado a cada 4 a 6 meses:
   - Crianças de 6 a 11 meses: 100.000 UI.
   - Crianças de 12 a 72 meses 200.000 UI.
5. Repor piridoxina nos casos dependentes da vitamina ou induzida pelo uso de medicamentos ou por doenças ou alimentação seletiva ou cirurgia bariátrica
6. Administrar ácido fólico quando a criança estiver em uso prolongado de seus antagonistas, como pirimetamina, trimetoprim, metotrexato, anticonvulsivantes (fenobarbital e fenitoína), barbitúricos e colestiramina; nos casos de aumento da hematopoiese, como nas crises de hemólise da anemia falciforme; e nos casos da fonte láctea ser o leite de cabra e de não haver oferta por meio de outros alimentos.
7. Vegetarianos estritos ou filhos de mães vegetarianas estritas que estão em aleitamento materno exclusivo devem receber vitaminas B2, D, A, B12, zinco e ferro, além de atenção para ácido docosa-hexaenoico (DHA) e proteína.
8. Cirurgia bariátrica, repor todas as vitaminas.
9. Desnutridos moderados ou graves: suplementação de polivitamínicos (pode ser até 2 vezes o recomendado) acrescido de ácido fólico (1 mg/dia), zinco (2 mg/kg/dia), cobre (0,2 mg/kg/dia) e vitamina A. O tempo de suplementação de cada vitamina dependerá da capacidade de ingerir alimentos fonte e até que a criança atinja valor de escore Z de P/E= –1.
10. A criança em nutrição parenteral total deve receber todas as vitaminas, de acordo com as DRI.
11. Síndrome de má absorção: administrar as vitaminas lipossolúveis.
12. Hepatopatias crônicas: todas as vitaminas podem estar diminuídas, especialmente as lipossolúveis e as hidrossolúveis, B1, B6, ácido fólico e C. Prevenir a deficiência com 1 a 2 vezes a necessidade diária, lembrando que é preciso monitorar a 25-(OH)D. Zinco, ferro e selênio podem necessitar de reposição.
13. Insuficiência renal crônica: atender à DRI e suplementar a vitamina D biologicamente ativa (1,25-di-hidroxivitamina). Caso contrário, não haverá as hidroxilações necessárias para a sua ação nos tecidos. Recomenda-se suplementação de ferro e, se comprovada uma ingestão deficiente de zinco e de cobre, estes também devem ser suplementados.

14. Aids: deve-se administrar os multivitamínicos, com atenção especial para as vitaminas A, D, E, K, B12 e ácido fólico e para os oligoelementos, zinco, cobre e selênio.
15. Sarampo: administrar vitamina A.
16. Corticoterapia prolongada: repor vitaminas C, B6, D e ácido fólico.
17. Anticonvulsivantes: barbitúricos diminuem os níveis de vitamina B6, folato, riboflavina, vitaminas B12 e C; fenitoína diminui a absorção e o metabolismo de folato e dos níveis séricos de vitaminas B12, D e K; fenobarbital diminui os níveis de vitamina D.
18. Nos casos de carências associadas, a suplementação isolada pode não proporcionar o efeito esperado e o excesso de um nutriente pode interferir em outro, devendo optar por suplemento alimentar completo isocalórico ou hipercalórico conforme a indicação. Por exemplo, a deficiência de vitamina A piora a mobilização e a utilização do ferro depositado; o excesso da vitamina C aumenta a excreção urinária de vitamina B6 e de B12; a deficiência de zinco interfere no metabolismo e na utilização da vitamina A; altas doses de vitamina A diminuem a absorção de vitamina K; e altas doses crônicas de vitamina A diminuem os níveis tissulares e a excreção urinária de vitamina D.
19. O uso indiscriminado de megadoses de vitaminas não apresenta benefícios clínicos comprovados e pode trazer alguns efeitos adversos à saúde, como:
    - Excesso de vitamina D: hipocalcemia, hipercalciúria, anorexia, constipação, vômitos, poliúria, hipotonia muscular e calcificações metastáticas, em especial nos rins, com lesão irreversível.
    - Excesso de vitamina A: sintomas relacionados com hipertensão craniana, alopecia, hepatomegalia, hiperostose cortical e teratogenia.
    - Excesso de vitamina C: predisposição à litíase.

As medidas de suplementação medicamentosa devem estar sempre associadas à educação nutricional, que possibilita mudanças nos hábitos alimentares e no controle das deficiências a longo prazo.

REFERÊNCIAS BIBLIOGRÁFICAS

1. Abrams SA, the Committee on Nutrition, Bhatia JJS, Abrams SA, Corkins MR, De Ferranti SD, et al. Calcium and vitamin d requirements of enterally fed preterm infants. Pediatrics. 2023 May 1;131(5):e1676-83. Disponível em: https://publications.aap.org/pediatrics/article/131/5/e1676/31271/Calcium-and-Vitamin-D-Requirements-of-Enterally. Acesso em: 11 mar. 2023.
2. Abraham A, Kattoor AJ, Saldeen T, Mehta JL. Vitamin E and its anticancer effects. Crit ver Food Sci Nutr. 2019;59(17):2831-8.
3. Academia Americana de Pediatria (APA). Vitaminas. In: Manual de nutrição pediátrica. 6.ed. São Paulo: Pharmabooks; 2011.

4. Academia Americana de Pediatria (APA). Vitaminas. In: Manual de nutrição pediátrica. Tradução da 6.ed. São Paulo: Pharmabooks; 2011.
5. Awasthi S, Awasthi A. Role of vitamin A in child health and nutrition. Clin Epidemiol Glob Heal. 2020;8(4):1039-42.
6. Berger MM, Shenkin A, Schweinlin A, Amrein K, Augsburger M, Biesalski HK, et al. Espen micronutrient guideline. Clinical Nutrition. 2022 Jun;;41(6):1357-424. Disponível em: https://linkinghub.elsevier.com/retrieve/pii/S0261561422000668. Acesso em: 11 mar. 2023.
7. Biesalski HK, Nohr D. New aspects in vitamin a metabolism: the role of retinyl esters as systemic and local sources for retinol in mucous epithelia. J Nutr. 2004 Dec;134(12 Suppl):3453S-3457S.
8. Blender DA, Blender AE. Nutrition, a reference handbook. New York: Oxford University Press; 1997.
9. Booth SL, Rajabi AA. Determinants of vitamin k status in humans. In: Vitamins & hormones. Elsevier; 2008. p.1-22. Disponível em: https://linkinghub.elsevier.com/retrieve/pii/S0083672907000015. Acesso em: 11 mar. 2023.
10. Braga JAP, Amancio OMS. Deficiências nutricionais: manual para diagnóstico e condutas. Braga JAP, Amancio OMS (orgs.). Santana de Parnaíba: Manole; 2022.
11. Braga JAP, Barbosa TNN. Vitamina B12, In: Braga JAP, Amancio OMS. Deficiências nutricionais: manual para diagnóstico e condutas. Braga JAP, Amancio OMS (orgs.). Santana de Parnaíba: Manole; 2022.
12. Brasil. Ministério da Saúde. Manual de condutas gerais do Programa Nacional de Suplementação de Vitamina A. 2013;34. Disponível em: https://bvsms.saude.gov.br/bvs/publicacoes/manual_condutas_suplementacao_vitamina_a.pdf. Acesso em: 25 set. 2023.
13. Brasil. Ministério da Saúde. Secretaria de Atenção à Saúde. Departamento de Atenção Básica. Vitamina A mais: Programa Nacional de Suplementação de Vitamina A: condutas gerais. Brasília, DF: Ministério da Saúde; 2004.
14. Brasil. Ministério da Saúde. Secretaria de Atenção à Saúde. Coordenação-Geral da Política de Alimentação e Nutrição. Manual de atendimento da criança com desnutrição grave em nível hospitalar. Brasília, DF: Ministério da Saúde; 2013. Disponível em: https://bvsms.saude.gov.br/bvs/publicacoes/manual_condutas_suplementacao_vitamina_a.pdf. Acesso em: 25 set. 2023.
15. Brasil. Ministério da Saúde. Secretaria de Atenção Primária à Saúde. Departamento de Promoção da Saúde. Caderno dos programas nacionais de suplementação de micronutrientes [recurso eletrônico]. Brasília, DF: Ministério da Saúde; 2022.
16. Brion LP, Bell EF, Raghuveer TS. Vitamin E supplementation for prevention of morbidity and mortality in preterm infants. Cochrane Neonatal Group (org.). Cochrane Database of Systematic Reviews. 2003 Oct 20;2010(1). Disponível em: http://doi.wiley.com/10.1002/14651858.CD003665. Acesso em: 11 mar. 2023.
17. Brown B, Long K, Agdere L, Kulpa J, Zarzoso-Fernandez S, Choudhary D, et al. The association between vitamin D deficiency and hospitalization outcomes in pediatric patients with sickle cell disease. Blood Cells Mol Dis. 2020;82:102415.
18. Carazo A, Macáková K, Matoušová K, Krčmová LK, Protti M, Mladěnka P. Vitamin a update: forms, sources, kinetics, detection, function, deficiency, therapeutic use and toxicity. Nutrients. 2021 May 18;13(5):1703. Disponível em: https://www.mdpi.com/2072-6643/13/5/1703. Acesso em: 11 mar. 2023.
19. Castano L, Madariaga L, Grau G, García-Castaño A. 25(Oh)vitamin d deficiency and calcifediol treatment in pediatrics. Nutrients. 2022 Apr 29;14(9):1854. Disponível em: https://www.mdpi.com/2072-6643/14/9/1854. Acesso em: 11 mar. 2023.
20. Chang SW, Lee HC. Vitamin D and health: the missing vitamin in humans. Pediatrics & Neonatology. 2019 Jun;60(3):237-44. Disponível em: https://linkinghub.elsevier.com/retrieve/pii/S187595721830651X. Acesso em: 11 mar. 2023.

21. Committee on Nutrition. Report of committee on nutrition. Pediatrics. 1961 Sep 1;28(3):501-7. Disponível em: https://publications.aap.org/pediatrics/article/28/3/501/41339/REPORT-OF-COMMITTEE-ON-NUTRITION-VITAMIN-K. Acesso em: 11 mar. 2023.
22. Condoleo V, Pelaia C, Armentaro G, Severini G, Clausi E, Cassano V, et al. Role of vitamin D in cardiovascular diseases. Endocrines. 2021 Oct 18;2(4):417-26. Disponível em: https://www.mdpi.com/2673-396X/2/4/37. Acesso em: 11 mar. 2023.
23. Cozzolino SF. Biodisponibilidade de nutrientes. 6.ed. Barueri: Manole; 2020.
24. Cunha MSB, Siqueira EMA, Trindade LS, Arruda SF. Vitamin A deficiency modulates iron metabolism via ineffective erythropoiesis. J Nutr Biochem. 2014;25(10):1035-44
25. Dietary Reference Intakes for calcium and vitamin D. Washington, DC: National Academies Press; 2011. Disponível em: http://www.nap.edu/catalog/13050. Acesso em: 11 mar. 2023.
26. Dietary Reference Intakes for thiamin, riboflavin, niacin, vitamin B6, folate, vitamin B12, pantothenic acid, biotin, and choline. Washington, DF: National Academies; 1998. Disponível em: http://www.nap.edu/catalog/6015. Acesso em: 25 set. 2023.
27. Elder SJ, Haytowitz DB, Howe J, Peterson JW, Booth SL. Vitamin K contents of meat, dairy, and fast food in the U. S. Diet. J Agric Food Chem. 2006 Jan 1;54(2):463-7. Disponível em: https://pubs.acs.org/doi/10.1021/jf052400h. Acesso em: 11 mar. 2023.
28. Gregory JF. Linus Pauling Institute. Micronutrient Information Center, Oregon State University, Corvallis, OR. Disponível em: http://lpi.oregonstate.edu/mic/vitamins/vitamin-B6. Acesso em: 25 set. 2023.
29. Green R, Allen LH, Bjørke-Monsen AL, Brito A, Guéant JL, Miller JW, et al. Vitamin B12 deficiency. Nat Rev Dis Primers. 2017;3(1):17040.
30. Grundman M. Vitamin E and Alzheimer disease: the basis for additional clinical trials. The American Journal of Clinical Nutrition. 2000 Feb;71(2):630-6. Disponível em: https://linkinghub.elsevier.com/retrieve/pii/S0002916523070338. Acesso em: 11 mar. 2023.
31. Hemamy M, Pahlavani N, Amanollahi A, Islam SMS, McVicar J, Askari G, et al. The effect of vitamin D and magnesium supplementation on the mental health status of attention-deficit hyperactive children: a randomized controlled trial. BMC Pediatr. 2021 Dec;21(1):178. Disponível em: https://bmcpediatr.biomedcentral.com/articles/10.1186/s12887-021-02631-1. Acesso em: 11 mar. 2023.
32. Holick MF, Brinkley NC, Bischoff-Ferrari HA, Gordon CM, Hanley DA, Heaney RP, et al. Evaluation, treatment and prevention of vitamin D deficiency: an Endocrine Society clinical practice guideline. J Clin Endocrinol Metab. 2011;6:1911-30.
33. Iglesia I, González-Gross M, Huybrechts I, De Miguel-Etayo P, Molnar D, Manios Y, et al. Associations between insulin resistance and three B-vitamins in European adolescents: the Helena study. Nutr Hosp. 2017 Jun 5;34(3):568. Disponível em: http://revista.nutricionhospitalaria.net/index.php/nh/article/view/559. Acesso em: 13 mar. 2023.
34. Institute of Medicine (US), Institute of Medicine (US), Institute of Medicine (US), orgs. Dietary Reference Intakes for thiamin, riboflavin, niacin, vitamin B6, folate, vitamin B12, pantothenic acid, biotin, and choline. Washington, DC: National Academy Press; 1998. Disponível em: https://www.ncbi.nlm.nih.gov/books/NBK114310/. Acesso em: 11 mar. 2023.
35. Institute of Medicine (US), org. DRI: Dietary Reference Intakes for vitamin A, vitamin K, arsenic, boron, chromium, copper, iodine, iron, manganese, molybdenum, nickel, silicon, vanadium, and zinc: a report of the Panel on Micronutrients ... and the Standing Committee on the Scientific Evaluation of Dietary Reference Intakes, Food and Nutrition Board, Institute of Medicine. Washington, DC: National Academy Press; 2001. Disponível em: https://nap.nationalacademies.org/catalog/10026/dietary-reference-intakes-for-vitamin-a-vitamin-k-arsenic-boron-chromium--copper-iodine-iron-manganese-molybdenum-nickel-silicon-vanadium-and-zinc. Acesso em: 11 mar. 2023.
36. Institute of Medicine (US). Panel on Dietary Antioxidants and Related Compounds. Dietary Reference Intakes For vitamin C, vitamin E, selenium, and carotenoids. Washington, DC: National

Academies Press (US); 2000. Disponível em: http://www.ncbi.nlm.nih.gov/books/NBK225483/. Acesso em: 11 mar. 2023.
37. Institute of Medicine (IOM). DRIs: Dietary Reference Intakes for thiamin, riboflavin, niacin, vitamin B6, folate, vitamin b12, pantothenic acid, biotin, and choline. Washington, DC: National Academy Press; 2001. Disponível em www.nap.edu. Acesso em: fev. 2022.
38. Institute of Medicine (IOM). Dietary REFERENCE INTAKES: the essencial guide to nutrient requirements. Washinggton, DC: The Nacional Academies Press; 2006.
39. Institute of Medicine (IOM). Dietary Reference Intakes for calcium and vitamin D. Washington, DC: The Nacional Academies Press; 2011.
40. International Life Sciences Institute do Brasil. In: Micronutrientes nos primeiros 6 anos de vida. São Paulo: ILSI Brasil; 2019. (Série de publicações ILSI Brasil: força-tarefa de nutrição da criança; v.9.)
41. Kočovská E, Fernell E, Billstedt E, Minnis H, Gillberg C. Vitamin D and autism: Clinical review. Research in Developmental Disabilities. 2012 Sep;33(5):1541-50. Disponível em: https://linkinghub.elsevier.com/retrieve/pii/S0891422212000431. Acesso em: 11 mar. 2023.
42. Koklesova L, Liskova A, Samec M, Buhrmann C, Samuel SM, Varghese E, et al. Carotenoids in cancer apoptosis: the road from bench to bedside and back. Cancers. 2020 Aug 26;12(9):2425. Disponível em: https://www.mdpi.com/2072-6694/12/9/2425. Acesso em: 11 mar. 2023.
43. Leão E, Correa EJ, Viana MB, Mota JA. Vitaminas e minerais. In: Pediatria ambulatorial. 4.ed Belo Horizonte: Coopmed; 2005.
44. Leklem JE. Vitamin B-6: a status report. J Nutr. 1990;120(Suppl 11)(4):1503-7.
45. Mailhot G, White JH. Vitamin d and immunity in infants and children. Nutrients. 2020 Apro 27;12(5):1233. Disponível em: https://www.mdpi.com/2072-6643/12/5/1233. Acesso em: 11 mar. 2023.
46. Maranhão HS, Weffort VRS, Konstantyner T, Fisberg M, Maia JMC, Mattos AP. Micronutrientes. In: Tratado de pediatria. SBP. 5.ed. Barueri: Manole; 2022.
47. Martini L, Pecoraro L, Salvottini C, Piacentini G, Atkinson R, Pietrobelli A. Appropriate and inappropriate vitamin supplementation in children. J Nutr Sci. 2020;9:e20. Disponível em: https://www.cambridge.org/core/product/identifier/S2048679020000129/type/journal_article. Acesso em: 11 mar. 2023.
48. Mason JB. The micronutrient report: current progress and trends in the control of vitamin A, iron, and iodine deficiencies. Ottawa: International Development Research Centre; 2001. Disponível em: https://www.nutritionintl.org/wp-content/uploads/2017/06/The-Micronutrient-Report-Current-Progress-and-Trends-in-the-Control-of-Vitamin-A-Iodine-and-Iron-Deficiencies.pdf. Acesso em: 11 mar. 2023.
49. McLaren DS, Frigg M. Manual de ver y vivir sobre los trastornos por deficiencia de vitamina A (Vadd). OPS; 1999. Disponível em: https://docplayer.es/14208667-Manual-de-ver-y-vivir-sobre-los-trastornos-por-deficiencia-de-vitamina-a-vadd.html. Acesso em: 11 mar. 2023.
50. Meyer-Ficca M, Kirkland JB. Niacin. Adv Nutr. 2016;7(3):556-8.
51. Milan SJ, Hart A, Wilkinson M. Vitamin C for asthma and exercise-induced bronchoconstriction. Cochrane Airways Group (org.). Cochrane Database of Systematic Reviews. 2013 Oct 23. Disponível em: https://doi.wiley.com/10.1002/14651858.CD010391.pub2. Acesso em: 11 mar. 2023.
52. Misra M, Pacaud D, Petryk A, Collett-Solberg PF, Kappy M, on behalf of the Drug and Therapeutics Committee of the Lawson Wilkins Pediatric Endocrine Society. Vitamin D deficiency in children and its management: review of current knowledge and recommendations. Pediatrics. 2008 Aug 1;122(2):398-417. Disponível em: https://publications.aap.org/pediatrics/article/122/2/398/73042/Vitamin-D-Deficiency-in-Children-and-Its. Acesso em: 11 mar. 2023.
53. Mosegaard S, Dipace G, Bross P, Carlsen J, Gregersen N, Olsen RKJ. Riboflavin deficiency: implications for general human health and inborn errors of metabolism. Int J Mol Sci. 2020;21(11):3847.
54. Munns CF, Shaw N, Kiely M, Specker BL, Thacher TD, Ozono K, et al. Global consensus recommendations on prevention and management of nutritional rickets. The Journal of Clinical

Endocrinology & Metabolism. 2016 Feb;101(2):394-415. Disponível em: https://academic.oup.com/jcem/article-lookup/doi/10.1210/jc.2015-2175. Acesso em: 11 mar. 2023.

55. National Institutes of Health. Choline. Disponível em: https://ods.od.nih.gov/factsheets/Choline-HealthProfessional/. Acesso em: 11 mar. 2023.
56. Nik WNFHW, Zulkeflee HA, Rahim SNA, Ismail TST. Association of vitamin D and magnesium with insulin sensitivity and their influence on glycemic control. World J Diabetes. 2023 Jan 15;14(1):26-34. Disponível em: https://www.wjgnet.com/1948-9358/full/v14/i1/26.htm. Acesso em: 11 mar. 2023.
57. Nishino H, Murakoshi M, Ii T, Takemura M, Kuchide M, Kanazawa M, et al. [No title found]. Cancer and Metastasis Reviews. 2002;21(3/4):257-64. Disponível em: http://link.springer.com/10.1023/A:1021206826750. Acesso em: 11 mar. 2023.
58. Nogueira-de-Almeida CA, Mello ED. Deficiência de vitaminas. In: Nutrologia pediátrica: prática baseada em evidências. 2.ed Barueri: Manole; 2022. Disponível em: https://manole.vitalsource.com/reader/books/9786555765045/epubcfi/6/88%5B%3Bvnd.vst.idref%3Dchapter31%5D!/4/2/74/1:295%5Bxa%20%2Cet%C3%A1%5D. Acesso em: 11 mar. 2023.
59. Pacei F, Iaccarino L, Bugiardini E, Dadone V, Franceschini LT, Colombo C. Wernicke's encephalopathy, refeeding syndrome and wet beriberi after laparoscopic sleeve gastrectomy: the importance of thiamine evaluation. Eur J Clin Nutr. 2020;74(4):659-62.
60. Park HA, Hayden MM, Bannerman S, Jansen J, Crowe-White KM. Anti-apoptotic effects of carotenoids in neurodegeneration. Molecules. 2020 Jul 29;25(15):3453. Disponível em: https://www.mdpi.com/1420-3049/25/15/3453. Acesso em: 11 mar. 2023.
61. Pattaragarn A, Alon US. Antacid-induced rickets in infancy. Clin Pediatr (Phila). 2001 Jul;40(7):389-93. Disponível em: http://journals.sagepub.com/doi/10.1177/000992280104000705. Acesso em: 11 mar. 2023.
62. Prousky J, Seely D. The treatment of migraines and tension-type headaches with intravenous and oral niacin (nicotinic acid): systematic review of the literature. Nutr J. Dec 2005;4(1):3. Disponível em: http://nutritionj.biomedcentral.com/articles/10.1186/1475-2891-4-3. Acesso em: 11 mar. 2023.
63. Rahman MM, Wahed MA, Fuchs GJ, Baqui AH, Alvarez JO. Synergistic effect of zinc and vitamin A on the biochemical indexes of vitamin A nutrition in children. Am J Clin Nutr. 2002;75(1):92-8.
64. Ramalho A. Vitamina A. In: Funções plenamente reconhecidas de nutrientes. ILSI Brasil. v.12. São Paulo: ILSI; 2017 (Série de Publicações ILSI Brasil).
65. Rocha DM, Caldas AP, Oliveira LL, Bressan J, Hermsdorff HH. Saturated fatty acids trigger TLR4-mediated inflammatory response. Atherosclerosis. 2016 Jan;244:211-5. Disponível em: https://linkinghub.elsevier.com/retrieve/pii/S0021915015302112. Série de Acesso em: 11 mar. 2023.
66. Roncada MJ. Vitaminas lipossolúveis. In: Ciências nutricionais. 2.ed. São Paulo: Sarvier; 2008.
67. Ross AC. Vitamina A e carotenoides. In: Shils ME, Shike M, Ross AC, Caballero B, Cousins RJ (eds.). Nutrição moderna na saúde e na doença. Barueri: Manole; 20.
68. Saleem F, Soos MP. Biotin deficiency. StatPearls. 2021;13:96. Disponível em: http://www.ncbi.nlm.nih.gov/pubmed/31613531. Acesso em: 25 set. 2023.
69. Saleem H, Simpson B. Biotinidase deficiency. StatPearls. 2021;68:81-3.
70. Sayers A, Fraser WD, Lawlor DA, Tobias JH. 25-Hydroxyvitamin-D3 levels are positively related to subsequent cortical bone development in childhood: findings from a large prospective cohort study. Osteoporos Int. 2012 Aug;23(8):2117-28. Disponível em: http://link.springer.com/10.1007/s00198-011-1813-9. Acesso em: 11 mar. 2023.
71. Semba RD, Chiphangwi JD, Miotti PG, Dallabetta GA, Hoover DR, Canner JK, et al. Maternal vitamin A deficiency and mother-to-child transmission of HIV-1. The Lancet. 1994 Jun;343(8913):1593-7. Disponível em: https://linkinghub.elsevier.com/retrieve/pii/S0140673694930562. Acesso em: 11 mar. 2023.
72. Semba RD. The role of vitamin a and related retinoids in immune function. Nutrition Reviews. 2009 Apr 27;56(1):S38-48. Disponível em: https://academic.oup.com/nutritionreviews/article-lookup/

doi/10.1111/j.1753-4887.1998.tb01643.x. http://www.ncbi.nlm.nih.gov/pubmed/31613531. Acesso em: 11 mar. 2023.

73. Shehade KD, Lamdan R, Aharoni D, Yeshayahu Y. What can you C in a limping child? Scurvy in an otherwise healthy picky eater. Nutrition. 2021;82:111019
74. Simes DC, Viegas CSB, Araújo N, Marreiros C. Vitamin K as a diet supplement with impact in human health: current evidence in age-related diseases. Nutrients. 2020;12(1):1-24.
75. Smith TJ, Johnson CR, Koshy R, Hess SY, Qureshi UA, Mynak ML et al. Thiamine deficiency disorders: a clinical perspective. Ann N Y Acad Sci. 2020;nyas.14536.
76. Sociedade Brasileira de Pediatria (SBP). Anemias carenciais na infância. In: Tratado de pediatria. 5.ed. Barueri: Manole; 2022.
77. Sociedade Brasileira de Pediatria (SBP). Departamento de Nutrologia Manual de Alimentação: orientações para alimentação do lactente ao adolescente, na escola, na gestante, na prevenção de doenças e segurança alimentar. 4.ed. São Paulo: SBP; 2018. Disponivel em https://www.sbp.com.br/fileadmin/user_upload/_21089k-ManNutro_Alimentacao_para_site.pdf. Acesso em: abr. 2023.
78. Sociedade Brasileira de Pediatria (SBP). Departamento Científico de Nutrologia. Deficiência de vitamina A. Documento científico. Rio de Janeiro: SBP; fev. 2007. Disponível em: https://redacao.sbp.com.br//fileadmin/user_upload/2015/02/doc_deficiencia_vitamina_A.pdf Acesso em: abr. 2023.
79. Sociedade Brasileira de Pediatria (SBP). Departamento Científico de Nutrologia. Deficiência de vitamina D em crianças e adolescentes. Out. 2014. Documento Cientifico. Disponível em: https://redacao.sbp.com.br//fileadmin/user_upload/2015/02/vitamina_d_dcnutrologia2014-2.pdf. Acesso em: abr. 2023.
80. Sociedade Brasileira de Pediatria (SBP). Departamento Científico de Endocrinologia. Hipovitaminose D em pediatria: recomendações para o diagnóstico, tratamento e prevenção. Guia prático de atualização. São Paulo: SBP; dez. 2016. Disponível em: https://www.sbp.com.br/fileadmin/user_upload/2016/12/Endcrino-Hipovitaminose-D.pdf. Acessado em: abr. 2023.
81. Sociedade Brasileira de Pediatria (SBP). Departamento Científico de Nutrologia. Nutrologia Pediátrica: Temas da atualidade em Nutrologia Pediátrica. São Paulo: SBP; 2021. Disponível em: https://www.sbp.com.br/fileadmin/user_upload/Manual_de_atualidades_em_Nutrologia_2021_-_SBP_SITE.pdf. Acesso em: abr. 2023.
82. Sommer A, Sommer A. Vitamin A deficiency and its consequences: a field guide to detection and control. 3.ed. Geneva: World Health Organization; 1995;343(8913):1593-7. Disponível em: https://apps.who.int/iris/bitstream/handle/10665/40535/92415447783_eng.pdf. Acesso em: 11 mar. 2023.
83. Souberbielle JC. Actualités sur la vitamine D. Cahiers de Nutrition et de Diététique. 2013 Apr;48(2):63-74. Disponível em: https://linkinghub.elsevier.com/retrieve/pii/S0007996013000023. Acesso em: 11 mar. 2023.
84. Stevens SL. Fat-soluble vitamins. Nurs Clin North Am. 2021;56(1):33-45.
85. Tabela Brasileira de Composição de Alimentos. Versão 7.1. Universidade de São Paulo (USP). Food Research Center (FoRC). São Paulo, 2020. Disponível em: http://www.fcf.usp.br/tbca.
86. Theodoratou E, Tzoulaki I, Zgaga L, Ioannidis JPA. Vitamin D and multiple health outcomes: umbrella review of systematic reviews and meta-analyses of observational studies and randomized trials. BMJ. 2014 Apr 1;348(apr01 2):g2035-g2035. Disponível em: https://www.bmj.com/lookup/doi/10.1136/bmj.g2035. Acesso em: 11 mar. 2023.
87. Universidade Federal do Rio de Janeiro (UFRJ). Biomarcadores do estado de micronutrientes: prevalências de deficiências e curvas de distribuição de micronutrientes em crianças brasileiras menores de 5 anos 3: Enani 2019. Documento eletrônico. Rio de Janeiro: UFRJ; 2021. Kac G (coord.-geral). Disponível em: https://enani.nutricao.ufrj. br/index.php/relatorios/. Acesso em: jun. 2023.
88. Vellozo EP, Braga JAP, Passos MAZ, Hall PR, Fisberg M. Nutritional status, anemia and associated factors in children and adolescents attending public schools in the northeast of Brazil: a before and after intervention with iron supplementation. Intern Educ Res J. 2018;4:45-8.
89. Vieira Pinheiro AB, Lacerda EMA, Benzecry EH, Gomes MCS, Costa VM. Tabela para avaliação de consumo alimentar em medidas caseiras. 4.ed. São Paulo: Atheneu; 2001.

90. Weffort VRS. Concentração plasmática da vitamina A e da proteína ligadora de retinol (RBP) em parturientes, no espaço interviloso da placenta e na veia umbilical de recém-nascidos a termo e pré-termo [tese]. Ribeirão Preto: Faculdade de Medicina de Ribeirão Preto da Universidade de São Paulo; 1994.
91. Weffort VRS. Vitamina B6 In: Braga, Amancio. Deficiências nutricionais: manual para diagnóstico e condutas. Braga JAP, Amancio OMS (orgs.). Santana de Parnaíba: Manole; 2022.
92. Weffort VRS, Silva VR, Pires MMS, Wayhs MLC, Obelar MS, Barreto JR, et al. Micronutrientes. In: Tratado de pediatria – Sociedade Brasileira de Pediatria. 3.ed. Barueri: Manole; 2014.
93. Weffort VRS, Souzas CSB. Carências vitamínicas. In: Weffort VRS, Lamounier JA. Nutrição em pediatria: da neonatologia à adolescência. 2.ed. Manole: Barueri; 2017.
94. Wharton B, Bishop N. Rickets. The Lancet. 2003 Oct;362(9393):1389-400. Disponível em: https://linkinghub.elsevier.com/retrieve/pii/S0140673603146363. Acesso em: 11 mar. 2023.
95. Wilson MP, Plecko B, Mills PB, Clayton PT. Disorders affecting vitamin B6 metabolism. J Inherit Metab Dis. 2019;42(4):629-46.
96. World Health Organization (WHO). Global prevalence of vitamin A deficiency in populations at risk 1995-2005: WHO Global Database on Vitamin A Deficiency. Genebra: WHO; 2009.
97. World Health Organization (WHO). Guideline: vitamin A supplementation in infants and children 6-59 months of age. WHO; 2011.
98. World Health Organization (WHO). Indicators for assessing vitamin A deficiency and their application in monitoring and evaluation intervention programmes. Genebra: WHO; 1996. Disponível em: www. who.int/nutrition/publications/micronutrients/vitamin_a_deficieny/WHONUT96.10.pdf. Acesso em: 11 mar. 2023.
99. World Health Organization (WHO). Serum and red blood cell folate concentrations for assessing folate status in populations. Vitamin and mineral nutrition information system. Geneva: WHO; 2015.
100. World Health Organization (WHO). Serum retinol concentrations for determining the prevalence of vitamin A deficiency in populations. Vitamin and Mineral Nutrition Information System. Genebra: WHO; 2011. Disponível em: www.who.int/vmnis/indicators/retinol.pdf. Acesso em: 11 mar. 2023.

20 Carência e excesso de minerais

Luitgard Clayre Gabriel Carvalho de Lima
Larissa Lyra
Tulio Konstantyner

INTRODUÇÃO

Os minerais de importância para a saúde humana são elementos essenciais necessários ao organismo apenas em pequenas quantidades (mg ou mcg). No entanto, desempenham funções metabólicas essenciais, como a formação, proliferação, divisão e sinalização celular, carreamento de oxigênio, imunidade, cognição, saúde óssea e produção de hormônios. Essas características fazem com que o adequado estado nutricional relativo aos minerais seja fundamental na faixa pediátrica, principalmente pela alta demanda metabólica associada ao crescimento físico acelerado e a aquisição progressiva de habilidades inerentes ao desenvolvimento neuropsicomotor.[1]

Neste capítulo serão apresentados os principais minerais de importância clínica e nutricional para a saúde de crianças e adolescentes (Figura 1), com foco nas recomendações de ingestão diária de acordo com a faixa etária e o sexo e nas características clínicas associadas à deficiência e à intoxicação.

No final do texto são apresentadas três tabelas que agrupam as recomendações diárias de ingestão dietética (Tabela 1), os níveis superiores toleráveis de ingestão (Tabela 2) e os sinais e sintomas em crianças e adolescentes associados à deficiência e ao excesso de cada um desses minerais (Tabela 3).

CÁLCIO

O cálcio é um dos elementos mais comuns na Terra, sendo o mineral mais abundante no organismo humano. O papel mais conhecido do cálcio é estrutural, sendo o principal constituinte do esqueleto, responsável pela resistência dos ossos e dentes.[2,3] Entretanto,

Cálcio, Fósforo, Magnésio, Ferro, Flúor, Zinco, Iodo, Cobre, Selênio, Cromo, Manganês, Molibdênio.

FIGURA 1 Principais minerais de importância clínica e nutricional para a saúde de crianças e adolescentes.

também é essencial em muitos processos biológicos, como mensageiro nas vias de transdução do sinal celular e participante na fertilização, proliferação celular, desenvolvimento, aprendizagem, memória, contração muscular e secreção glandular.[4]

A principal fonte alimentar de cálcio para a faixa etária pediátrica é o grupo de leite e derivados, que inclui o leite materno. As recomendações de ingestão variam de acordo com o estágio da vida (Tabelas 1 e 2), e a principal consequência da sua deficiência é o raquitismo, uma vez que a maior parte do cálcio encontrado no organismo humano localiza-se em tecidos mineralizados, como ossos e dentes (Tabela 3).[5]

Normalmente, o excesso de ingestão de cálcio não ocorre em razão do consumo de alimentos, e sim do uso de suplementos ou alimentos fortificados, que não são suas fontes naturais. A ingestão de cálcio em excesso e a alteração de seu metabolismo podem resultar em alguns efeitos adversos, uma vez que o mineral exerce papel fundamental no metabolismo de praticamente todas as células do organismo e interage com um grande número de outros nutrientes. A toxicidade do cálcio refere-se a um aumento na concentração sanguínea desse mineral, conhecida por hipercalcemia, em razão do consumo excessivo ou do aumento da excreção urinária até um ponto em que ocorre calcificação renal ou desenvolvimento de cálculos renais (Tabela 3).[3,6,7]

FÓSFORO

No organismo humano, o fósforo é encontrado principalmente sob a forma de fosfatos e apenas uma pequena porção está em forma livre. Cerca de 85% do fósforo está contido no tecido ósseo (ossos e dentes), 14% está nos músculos esqueléticos e nos tecidos moles e 1% está nos fluidos corporais.[8,9]

O fósforo está bem distribuído na natureza e facilmente disponível ao ser humano. Por isso, a deficiência de fósforo é incomum em indivíduos saudáveis, mas possível. O fósforo ingerido, proveniente dos alimentos, apresenta-se nas formas orgânica e inorgânica, e as recomendações de ingestão para o fósforo variam de acordo com a idade e o estado fisiológico dos indivíduos (Tabelas 1 e 2).[10]

A dosagem de fósforo inorgânico sérico é o indicador mais adequado para avaliar o estado nutricional em relação ao mineral. Desse modo, o fósforo sérico acima dos limites inferiores de normalidade para a idade significa que a ingestão do mineral tem sido suficiente para atender às necessidades do organismo.[10]

As principais repercussões associadas a sua deficiência/excesso podem ser vistas na Tabela 3. O tratamento para a deficiência em fósforo tem como base o consumo de alimentos fonte e o uso de medicamentos por via oral ou intravenosa.[9,10]

MAGNÉSIO

O magnésio é o principal cátion intracelular e afeta muitas funções celulares, incluindo transporte de íons potássio (K) e cálcio (Ca). Além disso, participa na modulação de sinais de transdução, metabolismo de energia e proliferação celular.[11] A maior quantidade de magnésio encontra-se nos tecidos mineralizados (ossos e dentes).[12]

A deficiência de magnésio está associada à diminuição de sua ingestão e às alterações da absorção intestinal e/ou excreção renal, que podem se dar tanto na presença de doenças como diarreia crônica, má absorção intestinal, diabetes e alcoolismo quanto pelo uso de drogas que alterem sua homeostase, como diuréticos, antibióticos e quimioterápicos.[13-15] A baixa ingestão de proteína também diminui a absorção intestinal do magnésio. Os valores de ingestão recomendados estão apresentados nas Tabelas 1 e 2.[16]

Para reverter a deficiência, recomenda-se a adequação da ingestão com o consumo de alimentos fonte e, em alguns casos, a indicação de suplementação por via oral. Casos de toxicidade por magnésio pela ingestão alimentar excessiva são incomuns, pois ocorre redução da biodisponibilidade do mineral por interação com componentes da alimentação e pelo fato de os rins removerem eficientemente o excesso, evitando seu acúmulo no organismo. As manifestações clínicas associadas à carência/excesso podem ser vistas na Tabela 3.

Especificamente em pacientes com problemas renais, o tratamento da hipermagnesemia demanda o controle da ingestão de magnésio, o uso de infusão de cálcio e a realização de diálise.[17]

FERRO

O ferro é um micronutriente essencial para o organismo humano. Entre suas principais funções, está a participação na eritropoiese, que possibilita a manutenção do volume diário de hemácias, e no neurodesenvolvimento, sendo um nutriente essencial para o crescimento, maturação, formação de sinapses e arborização dendrítica das células neuronais.[18]

As orientações para ingestão de ferro seguem as recomendações conforme estágio de vida (Tabelas 1 e 2). As principais fontes alimentares de ferro são o leite humano (contém em média 0,35 mg/L), as carnes vermelhas, fígado de boi, vegetais verde-escuros e leguminosas.[19] A biodisponibilidade do ferro ingerido é influenciada por sua estrutura química (férrica ou ferrosa) e por componentes da dieta que reduzem sua absorção, como fitatos, fibras alimentares e cálcio, e que a facilitam, como o ácido ascórbico e as carnes.[20,21]

As condições clínicas que levam à deficiência de ferro são a falta de depósitos ao nascimento, a ingestão alimentar insuficiente, a redução de absorção e o aumento de perda e de demanda. A principal consequência clínica da deficiência de ferro é a anemia ferropriva e repercussões negativas no desenvolvimento cognitivo. Assim, sua prevenção é uma ação fundamental nos primeiros anos de vida, sendo a suplementação medicamentosa a estratégia ideal nos primeiros 2 anos.[22]

A quantidade de ferritina circulante no sangue está diretamente relacionada aos estoques totais de ferro no organismo, o que a torna um importante marcador do estado de ferro corporal.[18] O tratamento da deficiência de ferro, especialmente da anemia ferropriva, é feito com sais de ferro por no mínimo 8 semanas até 6 meses até o alcance de concentração de ferritina > 15 mcg/L (meta segura: 30 a 300 mcg/L).[23,24]

Embora sua deficiência seja um importante problema de saúde pública, há várias condições que podem causar intoxicação pelo ferro, pois não há mecanismo fisiológico para a remoção de seu excesso no organismo, levando a quantidades anormalmente altas de hemossiderina nos tecidos (hemocromatose). Os sinais e sintomas clínicos mais comumente associados à deficiência e ao excesso de ferro na faixa etária pediátrica estão descritos na Tabela 3.

FLÚOR

O flúor é abundante no meio ambiente e existe apenas em combinação com outros elementos, que são constituintes de minerais em rochas e solos. Suas principais fontes incluem água fluoretada (geralmente a 1 mg/L), suplementos (como comprimidos de flúor) e dentifrícios de flúor (contendo em média 1 a 1,5 g/kg).[25] Além disso, está presente no leite materno e em pequenas quantidades no sal, leite, farinha e cereais.[26]

A incorporação dos íons de flúor na formação do esmalte dentário, em baixas concentrações, promove a mineralização e a diminuição da incidência de cárie dentária.[27] Por isso, o uso de fluoreto tem sido considerado a principal medida de saúde pública para controlar a cárie dental, tanto em países desenvolvidos como nos em desenvolvimento. A concentração limite de fluoretação da água de consumo humano foi estabelecida pela Organização Mundial da Saúde (OMS) em 1,5 mg/L. As fases de maior absorção e demanda de flúor são a de baixo peso corporal, alta taxa de crescimento esquelético e períodos de remodelamento ósseo.[26] As recomendações de ingestão diária encontram-se nas Tabelas 1 e 2.[28]

A ação benéfica ou tóxica do flúor depende da dose ingerida. A exposição adequada aos fluoretos ajuda na prevenção da cárie dentária, porém exposições prolongadas a altas concentrações podem causar fluorose dentária, caracterizada por uma hiperpigmentação acastanhada e hipomineralização superficial dos dentes, e à fluorose esquelética, caracterizada por deformações ósseas, osteosclerose, calcificação de ligamentos, osteoporose ou osteopenia.[25,26,29]

Além disso, a tireoide parece ser o tecido mais sensível aos fluoretos. Estes têm a capacidade de aumentar a produção do hormônio estimulante da tireoide (TSH) e diminuir a concentração dos hormônios T3 e T4, desencadeando hipotireoidismo em algumas populações.[26]

A intoxicação aguda acomete o metabolismo do cálcio e do magnésio e os sistemas digestivo, neurológico, renal, cardiovascular. Os sinais e sintomas estão apresentados na Tabela 3.[26]

A Sociedade Brasileira de Pediatria (SBP) recomenda o uso de creme dental com flúor nas quantidades adequadas: 0,1 g (ou um grão de arroz) para bebês e crianças que não conseguem cuspir e 0,3 g (ou um grão de ervilha) para crianças que conseguem cuspir.[30] O aleitamento materno deve ser sempre encorajado, pois garante a ingestão de cerca de 0,01 mg/dia, que é definida como adequada para crianças abaixo de 6 meses.[26]

ZINCO

O zinco é o segundo oligoelemento mais abundante no corpo humano e participa de inúmeros processos metabólicos, sendo um nutriente dietético crítico, principalmente nas primeiras fases da vida. Desempenha papéis cruciais na divisão celular, metabolismo, desenvolvimento sexual, imunidade e capacidade cognitiva, sendo responsável por importantes ações estruturais, catalíticas e regulatórias.[31,32] Sua deficiência pode prejudicar principalmente a função imunológica, contribuindo para a carga global de doenças infecciosas, incluindo diarreia, pneumonia e malária.[33] O zinco está presente em alimentos como frutos do mar, carne vermelha, grãos integrais e cereais matinais.[32]

As recomendações de ingestão diária do zinco nos primeiros 6 meses de vida são baseadas na concentração desse mineral no leite materno de 2 mg/dia. O leite humano sozinho é uma fonte inadequada de zinco após os primeiros 6 meses. Dessa forma, nas demais faixas etárias consideram-se outros fatores para estimar a adequação de zinco, como fontes alimentares complementares, perdas intestinais e urinárias e requerimentos para o crescimento. Os valores de ingestão diária de zinco encontram-se na Tabela 1, seguindo as recomendações do Institute of Medicine (2001) e as atualizadas (2014) da European Food Safety Authority (EFSA).[34,35]

A quantidade de zinco presente no leite materno é suficiente para os primeiros 6 meses de vida, com exceção do prematuro, que tem menor estoque e aumento da demanda. Além da prematuridade, condições que prejudicam a absorção do trato gastrointestinal também predispõem à deficiência de zinco, como doença celíaca, doença de Crohn, diarreia crônica e acrodermatite enteropática.[32,33] A maior prevalência de deficiência de zinco nos países em desenvolvimento se deve principalmente à baixa ingestão de fontes animais e ao alto consumo de fitato na dieta, que limita a biodisponibilidade do zinco.[36]

Quando ocorre deficiência de zinco, a integridade do trato gastrointestinal é afetada, assim como o crescimento e a função imune. A deficiência leve a moderada leva a atraso da maturação sexual, alterações neurossensitivas e diminuição da resistência a infecções. Na deficiência moderada a grave, ocorre retardo do crescimento, hipogonadismo, hiporexia, alterações de paladar e olfato, irritabilidade, humor depressivo e cicatrização prejudicada. Já na deficiência grave, ocorre dermatite perioral e de extremidades, alopecia e diarreia.[32]

Ainda não há um biomarcador que reflita acuradamente o estado nutricional do zinco. Em populações vulneráveis, o zinco plasmático ou sérico pode ser utilizado, porém sofre interferência de diversos fatores, como inflamação sistêmica, alimentos consumidos e o uso de certos medicamentos. Em bebês a termo, o valor de referência varia de 10 a 17 mcmol/L, semelhante ao de adultos saudáveis.[33]

O tratamento da deficiência de zinco depende de sua etiologia. Nos casos de acrodermatite enteropática, requer-se a suplementação com 3 mg/kg/dia por toda a vida. Na deficiência adquirida, a terapia de reposição varia de 0,5 a 1 mg/kg/dia, podendo se estender por até 6 meses. Além disso, nos quadros de diarreia aguda, a OMS recomenda a administração de zinco em 10 mg/dia entre 0 e 6 meses e 20 mg/dia entre 6 meses e 5 anos, por 10 a 14 dias.[36] Para os prematuros, a SBP recomenda suplementação com 0,5 a 1 mg/kg/dia de sulfato de zinco desde 36 semanas até 6 meses de idade corrigida.[37]

A toxicidade do zinco está associada à exposição acidental de suplementos, contato com o ambiente ou ingestão excessiva de alimentos fortificados. Doses acima de 4 g levam a dor abdominal, náuseas, vômitos, diarreia, febre, cefaleia e letargia. Além disso, o consumo excessivo de zinco também pode interferir na absorção de outros micronutrientes, como o cobre e o ferro.[36]

IODO

O iodo é um componente essencial dos hormônios tireoidianos que estão envolvidos na regulação de várias enzimas e processos metabólicos. Além do sal iodado, leite, outros produtos lácteos, pão e alimentos marinhos são as principais fontes de iodo na dieta. O teor de iodo dos alimentos depende de vários fatores, incluindo o teor de iodo natural do solo em que os alimentos são cultivados, a iodização de alimentos para animais e o uso de compostos contendo iodo na irrigação.[38]

A recomendação de ingestão diária de iodo nos primeiros 6 meses de vida baseia-se no teor de iodo do leite materno, que sofre influência da ingestão materna de iodo, sendo estimada em 110 mcg/dia. As recomendações para as demais faixas etárias estão apresentadas nas Tabelas 1 e 2.[39]

A ingestão inadequada de iodo na dieta resulta em um espectro de efeitos adversos coletivamente conhecidos como distúrbios da deficiência de iodo (DDI), que inclui retardo mental, hipotireoidismo, bócio, cretinismo e graus variados de outras anormalidades de crescimento e desenvolvimento. Estes resultam da produção inadequada de hormônios da tireoide por falta de iodo suficiente, e o efeito mais prejudicial da deficiência de iodo é no cérebro em desenvolvimento. O hormônio tireoidiano é particularmente importante para a mielinização do sistema nervoso central, que é mais ativo no período perinatal e durante o desenvolvimento fetal e pós-natal precoce. Globalmente, a deficiência de iodo é a causa mais comum de retardo mental evitável. Além disso, em bebês e crianças a deficiência de iodo pode causar anomalias físicas e afetar a estatura.[39]

A maioria dos indivíduos tolera altas exposições de iodo sem dificuldade devido a mecanismos homeostáticos. Normalmente, em resposta à exposição suprafisiológica ao iodo, ocorre um desligamento transitório da síntese de hormônios tireoidianos, conhecido como efeito Wolff-Chaikoff. Indivíduos com algum grau de disfunção tireoidiana prévia são suscetíveis ao desenvolvimento de hipertireoidismo induzido por iodo, também conhecido como fenômeno de Jod-Basedow.[39,40]

O iodo urinário é considerado um indicador confiável para avaliar seu estado. A concentração do iodo urinário médio é considerada adequada quando ≥ 100 mUIC (mcg/L) em crianças. O valor acima de 300 mUIC (mcg/L) é considerado excessivo, com riscos à saúde. O TSH é considerado um biomarcador insensível da nutrição iodada em crianças e adultos, já que, mesmo em condições de deficiência de iodo, suas concentrações séricas estão frequentemente dentro do normal. Em contraste, o TSH é considerado um indicador sensível do estado de iodo em recém-nascidos, encontrando-se aumentado na deficiência desse mineral.[39]

A iodização do sal é uma estratégia eficaz, segura e econômica para aumentar a ingestão de iodo nas populações e garantir sua ingestão adequada. O sal com 15 a 40 mg/kg de iodo é considerado adequadamente iodado, porém regulamentos ou recomendações sobre os níveis de fortificação do sal podem diferir entre os países.[39,41]

COBRE

O cobre atua como cofator para enzimas envolvidas na respiração celular e na proteção contra lesão oxidativa. Exerce principalmente a função catalítica em associação com as cuproenzimas. Esse mineral é encontrado em fontes alimentares como carnes, mariscos, frutas oleaginosas e cereais integrais.[42]

As recomendações de ingestão adequada de cobre na infância variam conforme a faixa etária. Nos primeiros 6 meses de vida a adequação é baseada no conteúdo de cobre do leite materno, que oferta cerca de 200 mcg/dia. Para as demais faixas etárias, a adequação das necessidades diárias de cobre é extrapolada a partir de valores do requerimento estimado médio (EAR, do inglês, *Estimated Average Requirement*) de adultos (Tabelas 1 e 2)[43].

A prevalência da deficiência de cobre na população geral não é conhecida, uma vez que seus efeitos não são claros e os marcadores não são sensíveis nas formas menos graves de deficiência. As concentrações séricas de cobre refletem apenas deficiências moderadas a graves, porém seus níveis podem estar aumentados durante uma inflamação sistêmica. Além disso, a citopenia hematológica pode levantar a suspeita de deficiência desse mineral. Os valores normais de cobre sérico são 75 a 153 mcg/dL em crianças até 10 anos, 64 a 132 mcg/dL de 10 a 12 anos e 57 a 129 mcg/dL para crianças acima de 12 anos.[42]

A carência desse mineral manifesta-se mais comumente como citopenia hematológica, caracterizada por anemia normo ou macrocítica e hipocrômica, com diminuição da contagem de reticulócitos. Além disso, pode levar a alterações ósseas, que incluem lesões metafisárias e fraturas. Em lactentes prematuros com síndrome do intestino curto e nutrição parenteral, a deficiência de cobre deve ser considerada como diagnóstico diferencial da doença metabólica óssea.[42]

Os grupos mais suscetíveis à deficiência de cobre incluem: diálise peritoneal prolongada, uso de suplementação de zinco, prematuros que consomem fórmulas à base de leite, desnutridos, diarreia crônica, síndrome do intestino curto e doença celíaca.[44] Para crianças desnutridas, recomenda-se suplementar cobre por via oral por 3 meses, em dose equivalente a 150% da ingestão diária recomendada (RDA, do inglês, *Recommended Dietary Allowance*).[42]

Além disso, problemas genéticos podem alterar a homeostase do cobre. A síndrome de Menkes e a doença de Wilson representam os clássicos exemplos de condições genéticas que induzem diminuição das concentrações teciduais e acúmulo tecidual com efeitos tóxicos graves, respectivamente.

A toxicidade por cobre é rara na infância, podendo ocorrer após a ingestão acidental de altas doses ou o consumo de alimentos ou bebidas contaminados. Nesses casos, podem ocorrer vômitos, dor abdominal, acometimento hepático e coma. As concentrações urinárias de cobre podem ser úteis na detecção de seu excesso.[42]

SELÊNIO

O selênio exerce suas funções por meio das selenoproteínas, participando de vias metabólicas que neutralizam radicais livres. Sua função antioxidante o torna essencial em processos de imunomodulação de respostas inflamatórias, funções cerebrais e cardiovasculares, e na proteção da tireoide contra lesão oxidativa. A concentração de selênio nos solos reflete diretamente a quantidade presente nos alimentos. Por isso, populações da China, Nova Zelândia, Finlândia e Turquia são mais suscetíveis aos menores estoques de selênio no organismo. A castanha-do-pará é considerada o alimento com maior teor de selênio. Além disso, alimentos como vísceras, alho, cebola, cogumelos, leveduras e atum enlatado podem ser boas fontes desse mineral.[45,46]

A determinação da ingestão adequada (AI) para selênio nos primeiros 6 meses de vida é baseada em dados de lactentes alimentados com leite humano. As recomendações de ingestão para as demais faixas etárias são apresentadas nas Tabelas 1 e 2[47].

A deficiência de selênio pode ocorrer pela baixa ingestão, ou estar associada a condições como síndrome de má absorção, fenilcetonúria, nutrição parenteral prolongada, estados de alto estresse oxidativo (sepse e queimaduras) e doenças crônicas com processo inflamatório recorrente. Sua expressão clínica pode variar de meses a anos para se manifestar, pois o organismo lança mão dos estoques e de mecanismos de adaptação até que ocorra a deficiência subclínica. Os sinais e sintomas da deficiência caracterizam a doença de Keshan, que cursa com cardiomiopatia com lesões necróticas, inflamação e calcificações no miocárdio secundárias a lesão oxidativa, que podem se manifestar desde a forma aguda, com choque cardiogênico, até a forma crônica, com insuficiência cardíaca congestiva e cardiomegalia.[48] A carência de selênio também está associada à doença de Keshan-Beck, caracterizada por osteocondropatia, necrose das placas de crescimento e retardo do crescimento. Além disso, a conversão de hormônios tireoidianos também pode ser afetada pela carência de selênio, levando a um quadro semelhante à deficiência de iodo.[45]

Os valores séricos ou plasmáticos de selênio permitem avaliar seu estado nutricional, apesar de baixas concentrações plasmáticas em pacientes com inflamação sistêmica não indicarem necessariamente a deficiência desse mineral, podendo refletir a intensidade do processo inflamatório. Na faixa etária pediátrica não há valores de normalidade estabelecidos para crianças brasileiras. Em países europeus e nos EUA, estabelecem-se valores médios que variam de 48,1 a 126,3 mg/L, a depender da faixa etária.[45]

Não existe consenso na literatura quanto à dose de tratamento para deficiência de selênio. A suplementação com 0,5 mg de selenito de sódio em crianças de 1 a 5 anos e de 1 mg em crianças de 6 a 9 anos foi efetiva em reduzir a incidência da doença de Keshan.[48] A suplementação de selênio na nutrição parenteral varia de 7 mcg/kg/dia em prematuros a 2 a 3 mcg/kg/dia nas demais crianças.[49]

O excesso de selênio pode levar a intoxicação aguda ou crônica. A forma aguda decorre da inalação de gases, exposição da pele ou ingestão acidental de suplementos. A inalação provoca irritação da mucosa ocular, coriza, tosse, broncoespasmo, dispneia, dores de cabeça, tontura, náuseas e vômitos.[46] A exposição da pele causa dor em queimação e eritema local. Já a ingestão excessiva pode levar a alopecia, alterações periungueais, náuseas, vômitos e fadiga. A intoxicação crônica é também chamada de selenose, e suas manifestações mais comuns são irritabilidade, labilidade emocional, distúrbios gastrointestinais, cárie dentária e perda de cabelo e unhas.[45] O selênio urinário pode ser um bom método de avaliação do selênio ingerido em excesso.

CROMO

O cromo está envolvido na regulação do metabolismo de carboidratos e lipídios, atuando como potencializador da insulina.[50] Ele é amplamente distribuído em diversas fontes alimentares, porém geralmente contribui com menos de 1 a 2 mcg por porção e ainda não há nenhum banco de dados que forneça corretamente dados sobre a ingestão de cromo pela dieta.[51]

As recomendações da ingestão de cromo nos primeiros 6 meses de vida baseiam-se no teor de leite de mães saudáveis e bem nutridas que não estão tomando suplementos. Para as demais faixas etárias não há dados específicos sobre o teor de cromo nos alimentos, sendo uma área que precisa ser ampliada nos campos de pesquisa. Dessa forma, os valores de adequação extrapolam-se das recomendações de adultos. Além disso, não há valores de níveis tolerados de ingestão (UL, do inglês, *Tolerable Upper Intake Level*) estabelecidos até o momento (Tabelas 1 e 2).[51]

Uma limitação na caracterização da deficiência de cromo em humanos é a falta de um biomarcador aceito do estado nutricional do cromo. Além disso, não foram estabelecidos sintomas definitivos de sua deficiência. Estudos de caso de suplementação de cromo de pacientes que desenvolveram resistência à insulina, perda de peso inexplicável e neuropatia periférica e estavam em nutrição parenteral total foram citados como evidência de que o cromo é um oligoelemento essencial, embora menos de 10 estudos de caso com efeitos benéficos tenham sido relatados em toda a literatura.[50,51]

O cromo trivalente (III) é a principal forma encontrada em alimentos e suplementos. O cromo hexavalente (VI), que tem um nível de toxicidade muito maior do que o cromo trivalente, não é encontrado nos alimentos. O cromo III ingerido tem um baixo nível de toxicidade que se deve, em parte, a sua baixa absorção pelo organismo, não sendo caracterizados sinais e sintomas de seu excesso na literatura.[51]

MANGANÊS

O manganês é um mineral ativador não específico de enzimas, principalmente as metaloenzimas (p. ex., arginase, glutamina sintetase e manganês superóxido dismutase), que são essenciais para o sistema imunológico, reprodutivo e digestivo. Também tem um papel antioxidante celular e participa da formação óssea e do metabolismo de aminoácidos, carboidratos e colesterol.[52]

As melhores fontes de manganês na dieta são cereais integrais, nozes, folhas verdes, chá, carne e derivados de leite.[52,53] A deficiência de manganês não tem sido considerada um problema de saúde pública em humanos. Por sua vez, a toxicidade é mais comum e leva a sintomas neurológicos.[54]

Dietas ricas em ferro levam à diminuição da absorção de manganês, e a deficiência de ferro pode levar a intoxicação por manganês, pois ambos têm o mesmo estado de valência em condições fisiológicas (+2 e +3), dividem a mesma proteína de transporte, a DTM1 (transportador divalente de metais – 1), e concorrem pelo mesmo transportador sanguíneo (transferrina). As recomendações de ingestão diária são apresentadas nas Tabelas 1 e 2, e os sinais e sintomas observados na carência e no excesso estão apresentados na Tabela 3.[55]

MOLIBDÊNIO

Semelhante ao manganês, o molibdênio funciona como cofator para inúmeras enzimas no funcionamento do corpo humano, como a sulfito oxidase e a xantina oxidase.[56] Este oligoelemento é encontrado em diversas fontes alimentares, sendo os feijões as fontes mais ricas desse mineral. Grãos, incluindo trigo, aveia e arroz, também podem ser boas fontes. Apesar de apresentarem menores concentrações de molibdênio, os produtos e derivados lácteos fornecem a maior parte do molibdênio na dieta de crianças e adolescentes.[57]

Nos primeiros 6 meses de vida, recomenda-se a ingestão de 2 mcg/dia de molibdênio, conforme o leite materno de lactantes saudáveis. As recomendações para as demais faixas etárias são apresentadas nas Tabelas 1 e 2.[56]

A deficiência nutricional induzida pelo baixo teor de molibdênio é rara, e foi descrita em um relato de caso isolado na literatura, que descreveu o caso de uma paciente de 24 anos que evoluiu com náuseas, aumento de frequência cardíaca, problemas de visão e, finalmente, coma, após o uso prolongado de nutrição parenteral sem a oferta desse oligoelemento.[56] Os sintomas de deficiência de molibdênio podem ocorrer devido a um raro distúrbio genético na produção de molibdopterina (cofator de molibdênio). Essa deficiência leva ao acúmulo de sulfito, que por sua vez causa danos neurológicos, convulsões e morte na primeira infância.[58]

O potencial de toxicidade do molibdênio em humanos é baixo, e na literatura há apenas descrições de efeitos colaterais em animais.[56,58]

Tabela 1 Ingestão dietética recomendada e ingestão adequada (RDA): minerais

Estágio da vida	Cálcio (mg/d)	Cromo (mcg/d)	Cobre (mcg/d)	Flúor (mg/d)	Iodo (mcg/d)	Ferro (mg/d)	Magnésio (mg/d)	Molibdênio (mcg/d)	Fósforo (mg/d)	Selênio (mcg/d)	Zinco[a] (mg/d)	Potássio (mg/d)	Sódio (mg/d)	Cloro (g/d)
0-6 meses	200*	0,2*	200*	0,01*	110*	0,27*	30*	2*	100*	15*	2*	400*	110*	0,18*
7-12 meses	260*	5,5*	220*	0,5*	130*	**11**	75*	3*	275*	20*	3*	860*	370*	0,57*
1-3 anos	**700**	11*	**340**	0,7*	**90**	**7**	**80**	**17**	**460**	**20**	3,6	2.000*	800*	1,5*
4-8 anos	**1.000**	15*	**440**	1*	**90**	**10**	**130**	**22**	**500**	**30**	**5**	2.300*	1000*	1,9*
Sexo masculino														
9-13 anos	**1.300**	25*	**700**	2*	**120**	**8**	**240**	**34**	**1.250**	**40**	**8**	2.500*	1200*	2,3*
14-18 anos	**1.300**	35*	**890**	3*	**150**	**11**	**410**	**43**	**1.250**	**55**	11,8	3.000*	1500*	2,3*
Sexo feminino														
9-13 anos	**1.300**	21*	**700**	2*	**120**	**8**	**240**	**34**	**1.250**	**40**	**8**	2.300*	1200*	2,3*
14-18 anos	**1.300**	34*	**890**	3*	**150**	**15**	**360**	**43**	**1.250**	**55**	9,9	2.300*	1500*	2,3*

Nota: Esta tabela apresenta a ingestão dietética recomendada (RDA) em negrito e a ingestão adequada (AI) em formatação simples seguida de asterisco (*). Uma RDA é o nível médio de ingestão dietética diária suficiente para atender às necessidades nutricionais de quase todos (97-98%) os indivíduos saudáveis em um grupo. É calculada a partir do requerimento estimado médio (EAR). Se não houver evidências científicas suficientes para estabelecer um EAR e, assim, calcular uma RDA, geralmente é desenvolvida uma AI. Para lactentes saudáveis em aleitamento, a AI é a ingestão média. Acredita-se que a AI para outros estágios de vida e grupos de gênero cubra as necessidades de todos os indivíduos saudáveis nos grupos, mas a falta de dados ou a incerteza nos dados impede que seja possível especificar com confiança a porcentagem de indivíduos abrangidos por esta ingestão.

[a] Os valores de zinco foram baseados nas recomendações do Institute of Medicine (2001) e do European Food Safety Authority (2014).

Fontes: Dietary Reference Intakes for calcium, phosphorous, magnesium, vitamin D, and fluoride (1997); Dietary Reference Intakes for vitamin C, vitamin E, selenium, and carotenoids (2000); Dietary Reference Intakes for vitamin A, vitamin K, arsenic, boron, chromium, copper, iodine, iron, manganese, molybdenum, nickel, silicon, vanadium, and zinc (2001); Dietary Reference Intakes for water, potassium, sodium, chloride, and sulfate (2005); Dietary Reference Intakes for calcium and vitamin D (2011); Dietary Reference Intakes for sodium and potassium (2019); European Food Safety Authority (EFSA). Scientific opinion on Dietary Reference Values for zinc (2014).

Tabela 2 Níveis superiores toleráveis de ingestão (UL): minerais

Estágio da vida	Cálcio (mg/d)	Cromo (mcg/d)	Cobre (mcg/d)	Flúor (mg/d)	Iodo (mcg/d)	Ferro (mg/d)	Magnésio[a] (mg/d)	Molibdênio (mcg/d)	Fósforo (g/d)	Selênio (mcg/d)	Zinco (mg/d)	Potássio (mg/d)	Sódio[b] (mg/d)	Cloro (g/d)
0-6 meses	1.000[c]	ND	ND	0,7	ND	40	ND	ND	ND	45	4	ND	ND	ND
7-12 meses	1.500[c]	ND	ND	0,9	ND	40	ND	ND	ND	60	5	ND	ND	ND
1-3 anos	2.500	ND	1.000	1,3	200	40	65	300	3	90	7	ND	ND	2,3
4-8 anos	2.500	ND	3.000	2,2	300	40	110	600	3	150	12	ND	ND	2,9
Sexo masculino														
9-13 anos	3.000	ND	5.000	10	600	40	350	1.100	4	280	23	ND	ND	3,4
14-18 anos	3.000	ND	8.000	10	900	45	350	1.700	4	400	34	ND	ND	3,6
Sexo feminino														
9-13 anos	3.000	ND	5.000	10	600	40	350	1.100	4	280	23	ND	ND	3,4
14-18 anos	3.000	ND	8.000	10	900	45	350	1.700	4	400	34	ND	ND	3,6

Nota: O nível superior tolerável de ingestão (UL) é o nível mais alto de ingestão diária de nutrientes que provavelmente não representa nenhum risco de efeitos adversos à saúde para quase todos os indivíduos da população em geral. A menos que especificado de outra forma, a UL representa a ingestão total de alimentos, água e suplementos. Devido à falta de dados adequados, as UL não puderam ser estabelecidas para cromo, potássio ou sódio. Na ausência de uma UL, deverá haver cuidado extra ao consumir níveis acima das ingestões recomendadas. A população em geral deve ser aconselhada a não exceder rotineiramente a UL. A UL não se aplica a indivíduos em tratamento com o uso do nutriente sob supervisão médica ou a indivíduos com condições predisponentes que modifiquem sua sensibilidade ao nutriente.

[a] As UL para magnésio representam apenas a ingestão de um agente farmacológico e não incluem a ingestão de alimentos e água; [b] O nível mais baixo de ingestão para o qual havia evidência suficiente para caracterizar uma redução de risco de doença crônica foi usado para derivar os valores de ingestão de redução de risco de doença crônica (CDRR) de sódio; [c] Estágio da vida: 0-5,9 meses e 6-11,9 meses; ND: Não determinável devido à falta de um efeito toxicológico específico.

Fontes: Dietary Reference Intakes for calcium, phosphorous, magnesium, vitamin D, and fluoride (1997); Dietary Reference Intakes for vitamin C, vitamin E, selenium, and carotenoids (2000); Dietary Reference Intakes for vitamin A, vitamin K, arsenic, boron, chromium, copper, iodine, iron, manganese, molybdenum, nickel, silicon, vanadium, and zinc (2001); Dietary Reference Intakes for water, potassium, sodium, chloride, and sulfate (2005); Dietary Reference Intakes for calcium and vitamin D (2011); and Dietary Reference Intakes for sodium and potassium (2019).

Tabela 3 Sinais e sintomas associados à deficiência e ao excesso de minerais em crianças e adolescentes

Mineral	Sinais e sintomas	
	Carência	**Excesso**
Cálcio	**Raquitismo** (atraso do desenvolvimento e do crescimento ósseo, irritabilidade, sudorese, dor óssea, hipotonia muscular, fronte olímpica, crânio tabes, deformidades de membros inferiores, sulco de Harrison (atrofia diafragmática) e alargamento das junções costocondrais (rosário raquítico) e de punhos e tornozelos.	Cálculo renal, constipação, calcificação de tecidos moles.
Fósforo	Tremor, parestesia, ataxia, confusão mental, convulsão, coma, fraqueza, rigidez articular, dores ósseas, osteomalácia, palidez cutaneomucosa, hemorragia, anorexia.	Tetania, hipotonia e taquicardia.
Magnésio	Anorexia, náusea, vômitos, letargia, fraqueza, espasmo carpopedal, parestesia, irritabilidade, déficit de atenção, confusão mental, convulsões, apatia e câibras, fasciculação e fraqueza muscular.	Náuseas, vômitos, hipotensão, sonolência, bradicardia, visão dupla e fraqueza.
Ferro	**Alterações de pele/mucosa** (palidez, glossite, atrofia de papilas linguais e unhas quebradiças/rugosas). Fadiga, anorexia, fraqueza, astenia, geofagia, disfagia, estomatite angular, dores em membros inferiores, cefaleia, tontura, falta de ar. Disfunção cognitiva, dificuldade de atenção e aprendizado, distúrbios do sono e déficit de crescimento.	Sintoma gastrintestinais. **Hemocromatose** (letargia, artralgia, hiperpigmentação da pele, perda da libido, hepatoesplenomegalia, angiomas aracneiformes, artropatia, ascite, arritmias cardíacas, insuficiência cardíaca congestiva, perda de pelos corporais, atrofia testicular e icterícia).
Zinco	Diarreia, anorexia, hipogeusia, dor abdominal, glossite, cicatrização lenta, dermatite em couro cabeludo, alopecia, xerodermia, estomatite, paroníquia, blefarite, queilite. Alterações neurossensoriais, comprometimento psicológico, tremor intencional, dificuldade de concentração, nistagmo, depressão, cegueira noturna, anosmia, demência, disartria. Retardo do crescimento, diminuição da massa magra e fraturas ósseas.	Dor abdominal, náuseas, vômitos, diarreia, febre, cefaleia, letargia e fadiga.

(continua)

Tabela 3 Sinais e sintomas associados à deficiência e ao excesso de minerais em crianças e adolescentes (*continuação*)

Mineral	Sinais e sintomas	
	Carência	**Excesso**
Flúor	Cárie dentária e descalcificação óssea.	**Agudos**: dor abdominal, vômitos, hematêmese, melena, tremores, convulsões, tetania, delírio, hematúria, arritmias, hipertensão, apneias, hipocalcemia, hipomagnesemia e hipercalemia. **Crônicos**: hipotireoidismo e fluoroses dentária e esquelética.
Iodo	**Cretinismo** (atraso de crescimento e do desenvolvimento mental, distúrbio da marcha, surdez, mudez, estrabismo) e imunodeficiência.	Dor abdominal, náusea, vômito e diarreia.
Cobre	Neuropatia axonal periférica, fratura óssea, palidez cutaneomucosa.	Dor epigástrica, vômito, diarreia e icterícia.
Selênio	**Doença de Keshan** (miocardiopatia) e **doença de Kashin-Beck** (retardo do crescimento e osteoartrose).	**Selenose** (unhas quebradiças e com pontos brancos, cabelos opacos e quebradiços). Sintomas gastrointestinais, erupções cutâneas, odor de alho na respiração, fadiga e irritabilidade.
Cromo	Diminuição da massa magra.	Sintomas gastrointestinais, choque cardiocirculatório e disfunção renal.
Manganês	Déficit de crescimento, osteoporose e perda da função reprodutora.	**Manganismo** (movimentos lentos e desajeitados, espasmos nos músculos faciais, tremores e dificuldades de locomoção), irritabilidade, agressividade, alucinações e, potencialmente, psicose.
Molibdênio	Náuseas, taquicardia, irritabilidade, distúrbios visuais e neurológicos e, em casos graves, coma e morte.	Mal-estar, alucinações visuais e auditivas e hiperuricemia.

REFERÊNCIAS BIBLIOGRÁFICAS

1. Leite HP, Konstantyner T. Micronutrientes em pediatria. São Paulo: Manole; 2021.
2. Shils ME, Olson JA, Shike M, Ross AC. Tratado de nutrição moderna na saúde e na doença. 11ª ed. São Paulo: Manole; 2003.
3. Cozzolino SMF, Cominetti C. Bases bioquímicas e fisiológicas da nutrição: nas diferentes fases da vida, na saúde e na doença. Barueri: Manole; 2013. P.177-94.
4. Peacock M. Calcium metabolism in health and disease. Clin J Am Soc Nephrol. 2010;5(1):23-30.
5. Cashman KD. Calcium intake, calcium bioavailability and bone health. Br J Nutr. 2002;87(2):69-77.
6. Institute of Medicine (IOM). Dietary Reference Intake for calcium and vitamin D. Washington, DC: National Academy of Press; 2011.
7. Weaver C, Heaney R. Modern nutrition in health and disease: calcium. Baltimore: Lippincott Williams; 2005.
8. Cozzolino SMF, Cominetti, C. Bases bioquímicas e fisiológicas da nutrição: nas diferentes fases da vida, na saúde e na doença. Barueri: Manole; 2013. P.195-212.
9. Knochel JP. Nutrição moderna na saúde e na doença: fósforo. Barueri: Manole; 2009. p.228-40.
10. Institute of Medicine. Fluoride. Dietary Reference Intakes for calcium, phosphorus, magnesium, vitamin D, and fluoride. The Nation. Washington (DC): National Academy of Press; 1998. p.146-89.
11. Cozzolino, SMF. Biodisponibilidade de nutrientes. 6ª edição. Barueri: Manole, 2020. 451-461.
12. Colli C, Sales CH, Rocha VS. Assessment of magnesium status: advances in medicine and biology. Hauppauge: Nova Science Publishers Inc; 2012. p.191-216.
13. Elin RJ. Re-evaluation of the concent of chronic, latent, magnesium deficiency. Magnes Res. 2011;24(4):225-7.
14. Saris NEL, Mervaala E, Karppanen H, Kawaja JA, Lewenstam A. Magnesium an update on phsyiological, clinical and analytical aspects. Clin Chim Acta. 2000;294(1-2):1-26.
15. Topf JM, Murray PT. Hypomagnesemia and hypermagnesemia. Rev Endocr Metab Dis. 2003;4(2):195-206.
16. Martin KJ, González EA, Slatopolsky E. Clinical consequences and management of hypomagnesemia. J Am Soc Nephrol. 2009;20(11):2291-5.
17. Shils ME, Olson JA, Shike M, Ross AC. Tratado de nutrição moderna na saúde e na doença. 11ª ed. São Paulo: Manole; 2003.
18. Leite HP, Konstantyner T. Micronutrientes em pediatria. São Paulo: Manole; 2021. p.194-208.
19. Sociedade Brasileira de Pediatria (SBP). Departamento de Nutrologia. Manual de alimentação: orientações para alimentação do lactente ao adolescente, na escola, na gestante, na prevenção de doenças e segurança alimentar. Departamento Científico de Nutrologia. 4ª ed. São Paulo: SBP; 2018.
20. Platel K, Srinivasan K. Bioavailability of micronutrients from plant foods: an update. Critical Reviews in Food Science and Nutrition. 2016;56(10):1608-19.
21. Reddy MB, Hurrell RF, Cook JD. Estimation of nonheme-iron bioavailability from meal composition. The American Journal of Clinical Nutrition. 2000;71(4):937-43.
22. World Health Organization (WHO). Guideline: daily iron supplementation in infants and children. Geneva: WHO; 2016. Disponível em: https://apps.who.int/iris/bitstream/handle/10665/204712/9789241549523_eng.pdf. Acesso em: 5 jul. 2023.
23. Lopez A, Cacoub P, Macdougall IC, Peyrin-Biroulet L. Iron deficiency anaemia. Lancet. 2016;387(10021):907-16.
24. Sociedade Brasileira de Pediatria (SBP). Departamentos Científicos de Nutrologia e Hematologia. Consenso sobre anemia ferropriva – atualizações: destaques. 2021. Disponível em: https://www.sbp.com.br/fileadmin/user_upload/23172c-Diretrizes-Consenso_sobre_Anemia_Ferropriva.pdf. Acesso em: 5 jul. 2023.
25. Barbier O, Arreola-Mendoza L, Del Razo LM. Molecular mechanisms of fluoride toxicity. Chemico-Biological Interactions. 2010;(188):319-33.

26. Magalhães H. Efeitos do flúor na saúde humana. Porto: Universidade Fernando Pessoa; 2018.
27. Aulestia FJ, et al. Fluoride exposure alters Ca2+ signaling and mitochondrial function in enamel cells. Science Signaling. 2020;(13):619.
28. Institute of Medicine (IOM). Fluoride. Dietary Reference Intakes for calcium, phosphorus, magnesium, vitamin D, and fluoride. The Nation. Washington (DC): The National Academies Press; 2001. p.288-313.
29. World Health Organization (WHO). Inadequate or excess fluoride: a major public health concern. Geneva, 2019.
30. Global Child Dental Fund. Guia de saúde oral materno-infantil. Sociedade Brasileira de Pediatria; 2018.
31. Pedraza DF, Sales MC. Brazilian studies on zinc deficiency and supplementation: emphasis on children. Rev Bras Saúde Matern Infant. 2017;17(2):217-32.
32. Leite HP, Konstantyner T. Micronutrientes em pediatria. São Paulo: Manole 2021. p.172-93.
33. Ackland ML, Michalczyk AA. Zinc and infant nutrition. Arch Biochem Biophys. 2016;(611):51-7.
34. European Food Safety Authority. Scientific opinion on Dietary Reference Values for zinc. EFSA Journal. 2014;12(10):3844.
35. Institute of Medicine (IOM). Zinc. Dietary Reference Intakes for vitamin A, vitamin K, arsenic, boron, chromium, copper, iodine, iron, manganese, molybdenum, nickel, silicon, vanadium, and zinc. The Nation. Washington (DC): The National Academies Press; 2001. p.442-501.
36. Larson CP, Roy SK, Khan AI, Rahman AS, Qadri F. Zinc treatment to under-five children: applications to improve child survival and reduce burden of disease. J Health Popul Nutr. 2008;(26):356-65.
37. Sociedade Brasileira de Pediatria (SBP). Departamento Científico de Neonatologia. Seguimento ambulatorial do prematuro de risco. SBP; 2012.
38. Bertinato J. Iodine nutrition: disorders, monitoring and policies. Advances in Food and Nutrition Research. 2012;(96):365-415.
39. Institute of Medicine (IOM). Iodine. Dietary Reference Intakes for vitamin A, vitamin K, arsenic, boron, chromium, copper, iodine, iron, manganese, molybdenum, nickel, silicon, vanadium, and zinc. The Nation. Washington (DC): The National Academies Press; 2001. p.258-89.
40. Pearce EN. Iodine nutrition: recent research and unanswered questions. European Journal of Clinical Nutrition. 2018;(72):1226-8.
41. World Health Organization (WHO). Assessment of iodine deficiency disorders and monitoring their elimination: a guide for programme managers. WHO, 2007.
42. Leite HP, Konstantyner T. Micronutrientes em pediatria. São Paulo: Manole; 2021. p.194-208.
43. Institute of Medicine (IOM). Copper. Dietary Reference Intakes for vitamin A, vitamin K, arsenic, boron, chromium, copper, iodine, iron, manganese, molybdenum, nickel, silicon, vanadium, and zinc. The Nation. Washington (DC): The National Academies Press; 2001. P.224-57.
44. Lonnerdal B. Copper nutrition during infancy and childhood. The American Journal of Clinical Nutrition. 1998;(67):1046S-1053S.
45. Leite HP, Konstantyner T. Micronutrientes em pediatria. São Paulo: Manole; 2021. p.209-31.
46. Fordyce F. Selenium deficiency and toxicity in the environment. British Geological Survey. 2013.
47. Institute of Medicine (IOM). Selenium. Dietary Reference Intakes for vitamin C, vitamin E, selenium, and carotenoids. The Nation. Washington (DC): The National Academies Press (US); 2000. P.284-324.
48. Chen X, Yang G, Chen J, Chen X, Wen Z, Ge K. Studies on the relations of selenium and Keshan disease. Biol Trace Elem Res. 1980;(2):91-107.
49. Domellof M, Szitanyi P, Simchowitz V, Franza A, Mimouni F. ESPGHAN/ESPEN/ESPR/CSPEN guidelines on pediatric parenteral nutrition: Iron and trace minerals. Clin Nutr. 2018;(37):2354-9.
50. Vincent JB, Lukaski HC. Chromium. Advances in Nutrition. 2018;(9):505-6.
51. Institute of Medicine (IOM). Chromium. Dietary Reference Intakes for vitamin A, vitamin K, arsenic, boron, chromium, copper, iodine, iron, manganese, molybdenum, nickel, silicon,

vanadium, and zinc. The Nation. Washington (DC): The National Academies Press; 2001. P.197-223.
52. Cozzolino SMF. Biodisponibilidade de nutrientes. 6ª ed. Barueri: Manole; 2020. p.566-78.
53. Hands ES. Nutrients in food. Lippincott Williams & Wilkins; 2000.
54. Martinez-Finley EJ, Gavin CE, Aschner M, Gunter TE. Mn neurotoxicity and the role of reactive oxygen species. Free Rad Biol Med. 2013;(62):65-75.
55. Institute of Medicine (IOM). Manganese. Dietary Reference Intakes for vitamin A, vitamin K, arsenic, boron, chromium, copper, iodine, iron, manganese, molybdenum, nickel, silicon, vanadium, and zinc. The Nation. Washington (DC): The National Academies Press; 2001. p.394-419.
56. Institute of Medicine (IOM). Molybdenum. Dietary Reference Intakes for vitamin A, vitamin K, arsenic, boron, chromium, copper, iodine, iron, manganese, molybdenum, nickel, silicon, vanadium, and zinc. The Nation. Washington (DC): The National Academies Press; 2001. p.420-41.
57. Novotny JA, Peterson CA. Molybdenum. Advances in Nutrition. 2018;(9):272-3.
58. Novotny JA. Molybdenum nutriture in humans. Journal of Evidence-Based Complementary & Alternative Medicine. 2011;16(3):164-8.

21 A importância do cálcio e da vitamina D na saúde da criança e do adolescente

Ana Paula Aragão
Maria Marlene de Souza Pires
Marileise dos Santos Obelar
Mônica Lisboa Chang Wayhs
Paola Marian Bridi
Renata Acelina Jayme Pires Perlin

INTRODUÇÃO

A vitamina D é uma vitamina lipossolúvel cujos efeitos no metabolismo ósseo são bem conhecidos. A descoberta de receptores da vitamina D em vários tecidos evidenciou suas funções extraesqueléticas, relacionadas ao sistema imunológico, cardiovascular, ao metabolismo glicídico e à proliferação e diferenciação celular. A principal fonte de vitamina D é a conversão na pele do 7-deidrocolesterol em colecalciferol (vitamina D3) pela exposição aos raios ultravioleta B (UVB).

Fontes alimentares da vitamina D são provenientes de vegetais (ergocalciferol – vitamina D2) ou animais (colecalciferol). As vitaminas D2 e D3 são convertidas no fígado em 25OH-D (25 hidroxivitamina D ou calcidiol), que é submetido a nova conversão para a vitamina D em sua forma ativa (1,25 di-hidroxivitamina D ou calcitriol) no rim e em vários outros tecidos do organismo pela ação da 1-alfa-hidroxilase. O calcitriol agirá na própria célula (ação autócrina) ou a distância (ação parácrina), motivo pelo qual a vitamina D é considerada um pró-hormônio (secosteroide).[1]

O cálcio é o mineral mais abundante no corpo humano, com um conteúdo total que varia de 25 a 30 g ao nascimento até 1 a 1,5 kg em um adulto saudável e bem nutrido. Cerca de 99% do cálcio é depositado nos ossos e dentes, e o 1% restante é distribuído entre o fluido extracelular, sangue e tecidos. No osso é encontrado na forma de hidroxiapatita, com importante função estrutural, determinando a força e a densidade mineral óssea (DMO). A oferta dietética de cálcio é o fator mais importante para o desenvolvimento normal do esqueleto e a manutenção da massa óssea no adulto.

O cálcio apresenta importantes funções vitais, como transmissão nervosa, contração muscular, coagulação, fertilização, resposta imune, diferenciação e morte celular, e ativação de enzimas. A homeostase do cálcio é determinada principalmente pela absorção intestinal, regulada pelo paratormônio; pelo calcitriol; pela calcitonina, e pelos rins e ossos.

A ingestão adequada de cálcio na infância previne a osteoporose na vida adulta, e reduz o risco de doenças crônicas não transmissíveis, como câncer, hipertensão arterial sistêmica, obesidade, dislipidemia e litíase renal.[2-4]

O crescimento ósseo é um processo de complexidade extraordinária, sendo o eixo ao redor do qual se estruturam os mecanismos para a adequada evolução do crescimento e do desenvolvimento do ser humano. Como todo processo biológico, resulta da constituição genética, do meio ambiente e da interação entre ambos. Falhas nesses mecanismos ou desequilíbrio nessa interação produzem enfermidades específicas associadas a um déficit de crescimento e desenvolvimento com diferentes níveis de gravidade.[5]

O papel da nutrição nesse processo é fundamental, pois o cálcio (Ca) e a vitamina D são nutrientes essenciais para a aquisição e a manutenção da massa óssea. O processo do crescimento e a mineralização óssea do esqueleto iniciam no ambiente intrauterino e continuam em ritmos diferentes durante a infância e a adolescência até a idade adulta, entrando em declínio gradativo entre a quinta e a sexta décadas da vida. Nessa ação é de fundamental importância a participação do hormônio da paratireoide (PTH), da 25(OH) vitamina D (calcidiol) e da $1,25(OH)_2$ vitamina D (calcitriol) como os principais reguladores da homeostase do cálcio, da mineralização óssea e do crescimento adequado. A quantidade de calorias e de proteínas ingerida interfere na síntese do fato de crescimento semelhante à insulina tipo 1 (IGF-1) e do paratormônio, na atividade osteoblástica e osteoclástica e, consequentemente, na excreção urinária de cálcio.[5-7]

Na infância, a formação óssea excede a reabsorção, e a modelação óssea é intensa, com dois períodos de aceleração do crescimento: nos primeiros 2 anos de vida e durante a adolescência, entre 11 e 16 anos nas meninas e entre 13 e 18 anos nos meninos. O estirão puberal é acompanhado por intenso ganho de densidade óssea. A quantidade de massa óssea (MO) adquirida durante a adolescência é o principal determinante do pico de massa e representa o fator mais importante para a saúde óssea. A ingestão correta de cálcio, de vitamina D e a prática de hábitos de vida saudáveis são importantes para a promoção da qualidade de vida e a prevenção de distúrbios nutricionais, como raquitismo, osteopenia e osteoporose.[8,9]

Em relação ao sistema imunológico, o calcitriol produzido pelos macrófagos e monócitos age de forma autócrina, aumentando a atividade dessas células, estimulando a produção de catalecidina, defensina, interleucina 1 e a proliferação celular. Ainda de maneira autócrina, altera a diferenciação e função das células apresentadoras de antígenos, reduzindo a produção do complexo de histocompatibilidade classe II e de moléculas coestimulatórias da superfície celular. De forma parácrina, há a supressão da proliferação dos linfócitos B e T, com consequente redução da produção de imunoglobulinas e de interleucinas (IL) inflamatórias, como IL-2, IL-6, IL-17, IL-21, fator de necrose tumoral e onterferon gama (IFN-gama). Por outro lado, há aumento da produção de interleucinas "anti-inflamatórias", como IL-4, IL-5, IL-9, IL-10 e IL-13. Essas alterações resultam na supressão de um estado pró-inflamatório, o que poderia explicar a proteção contra doenças autoimunes.[10]

A deficiência da vitamina D está relacionada ao maior risco de desenvolvimento de algumas enfermidades, como a artrite reumatoide, neoplasias, e ao agravamento de outras, como a psoríase, a doença inflamatória intestinal e também a piora do quadro clínico de pacientes criticamente enfermos. O potencial terapêutico da vitamina D para várias doenças inflamatórias e autoimunes ainda carece de evidências científicas, não justificando seu uso para o tratamento. Entretanto, é unanimidade que a deficiência da vitamina D deva ser tratada sempre, evitando o maior risco do desenvolvimento de várias doenças.[10]

FISIOPATOLOGIA: SAÚDE ÓSSEA

A deficiência de vitamina D provoca um balanço negativo do cálcio e do fósforo, e, durante o crescimento, a falta desses dois íons ocasiona alteração da mineralização da matriz óssea e cartilaginosa, desencadeando o raquitismo. Nos adultos, a desmineralização dos ossos pode causar a osteomalácia ou osteoporose.

A deficiência de vitamina D diminui a absorção intestinal de cálcio da dieta de 30% para 10 a 15%. O cálcio ionizado começa a cair e leva ao aumento da liberação de PTH (hiperparatireoidismo secundário), que tenta compensar o nível sérico de cálcio, aumentando a mobilização do cálcio ósseo e a absorção tubular renal. O aumento do PTH ocasiona também uma diminuição da reabsorção tubular proximal de fosfatos, levando à hiperfosfatúria e à hiperaminoacidúria. A relação cálcio/fósforo torna-se inadequada para a mineralização óssea. Como o PTH também aumenta a produção renal de $1,25(OH)_2$ vitamina D, sua concentração está normal ou elevada, razão pela qual o diagnóstico da deficiência de vitamina D é feito pela aferição do nível sérico da 25(OH) vitamina D.[8,9]

A deficiência de vitamina D ou de cálcio pode ocorrer em virtude de:[8,9,11,12]

- Ingestão abaixo dos níveis recomendados (o que pode levar ao raquitismo nutricional ou carencial, mais comum em menores de 2 anos de idade, ou à osteopenia ou osteoporose).
- Exposição solar insuficiente.
- Deficiência da conversão renal da vitamina D para sua forma ativa.
- Má absorção.

FATORES DE RISCO PARA DEFICIÊNCIA DE VITAMINA D

Fatores de risco para afecções relacionadas com a mineralização óssea incluem baixo peso, dietas deficientes em vitamina D e/ou cálcio, hábitos de vida inapropriados, enfermidades que cursam com má absorção intestinal, hepatopatias e uso de medicamentos que comprometem a absorção ou o metabolismo da vitamina D. Crianças prematuras e de baixo peso ao nascer também são de risco para o desenvolvimento do raquitismo carencial e de osteoporose na idade adulta.

Estudos recentes mostram que as populações jovens e de meia-idade também estão sob risco de desenvolver deficiência de vitamina D em virtude da presença desses fatores. Os adolescentes, apesar da elevada taxa de crescimento esquelético e da demanda aumentada de vitamina D, geralmente não apresentam deficiência, pois têm o hábito de ficarem expostos ao sol. O espessamento da pele decorrente do envelhecimento reduz a eficiência da síntese, o que, associado ao estilo de vida do idoso com menor exposição ao sol, aumenta o risco de deficiência nesse grupo. Além do baixo peso, a obesidade também está associada à deficiência, pois a vitamina D é armazenada de maneira eficiente no tecido adiposo e torna-se não biodisponível.[8,9,11,13,14]

SITUAÇÕES CLÍNICAS QUE COMPROMETEM A SAÚDE ÓSSEA PEDIÁTRICA

Doenças gastrointestinais

Indivíduos com doenças crônicas do trato gastrointestinal apresentam maior risco de desenvolver osteopenia/osteoporose. Vários mecanismos fisiopatológicos podem contribuir para o desenvolvimento da doença óssea, por exemplo, ingestão insuficiente de nutrientes e absorção inadequada de cálcio e/ou vitamina D, o processo inflamatório crônico, a limitação da atividade física e o uso de medicamentos que contribuem para a reabsorção óssea. Geralmente esses mecanismos estão inter-relacionados, podendo ocorrer a preponderância de um em relação ao outro, dependendo da doença de base.[8,9,11,13-16]

O denominador comum a essas enfermidades do trato gastrointestinal é a síndrome de má absorção de nutrientes por comprometimento da absorção propriamente dita, ou da digestão luminal. Enfermidades que causam atrofia (total ou parcial) da mucosa intestinal colaboram para a menor absorção do cálcio e da vitamina D: doença celíaca, doença inflamatória intestinal, enteropatia ambiental e as alergias alimentares, entre outras.

A digestão luminal dos nutrientes pode estar comprometida em enfermidades que envolvem a formação ou *turnover* da bile, a secreção das enzimas pancreáticas com prejuízo para digestão e/ou a absorção das gorduras e, consequentemente, das vitaminas lipossolúveis, mais especificamente da vitamina D. Apresentam essa fisiopatologia as doenças hepáticas (principalmente as colestáticas) e aquelas com comprometimento da função pancreática, como a fibrose cística. Na síndrome do intestino curto, há redução importante da área de superfície absortiva do intestino, podendo ocorrer também alteração do conteúdo circulante dos sais biliares decorrente da ressecção do íleo terminal.[8,9,11,13-16]

Outro mecanismo importante, presente em várias doenças gastrointestinais, é o processo inflamatório crônico, com aumento das interleucinas 1 e 6 (IL-1 e IL-6) circulantes, além do fator de necrose tumoral alfa (TNF-alfa), que contribui para o aumento da reabsorção óssea. Além disso, a própria desnutrição desencadeada por essas doenças pode retardar a maturação sexual da criança, com alteração do perfil hormonal e diminuição dos estrogênios, contribuindo para a maior reabsorção óssea

O tratamento de algumas dessas doenças, como a doença inflamatória intestinal, a fibrose cística e as doenças autoimunes, entre outras, envolve o uso prolongado de corticosteroides, que pode desencadear ou agravar a doença óssea em razão da inibição da atividade dos osteoblastos, dos fatores de crescimento, do aumento da reabsorção óssea, da alteração da absorção do cálcio e da maior excreção renal do cálcio.[15,17]

Paralisia cerebral

Vários fatores afetam adversamente a saúde óssea das crianças com paralisia cerebral (PC), entre os quais estão a limitação da deambulação durante o crescimento, as imobilizações temporárias por procedimentos ortopédicos ou cirúrgicos; a disfunção motora oral e o distúrbio da deglutição, que levam à dificuldade e à insuficiência alimentar, e o baixo aporte de nutrientes, principalmente cálcio e vitamina D, além da utilização de fármacos que interferem no metabolismo ósseo. O uso de fármacos anticonvulsivantes, como difenil-hidantoína, fenobarbital, carbamazepina e valproato, também prejudica a mineralização óssea, em razão do aumento do catabolismo da vitamina D ou da inibição da 25-hidroxilação do colecalciferol.

A prevalência de baixa DMO é elevada nas crianças com PC moderada a grave, o que pode propiciar a ocorrência de fraturas com trauma mínimo nessa população. Aproximadamente 20% das crianças com PC apresentam fratura de fêmur em algum período da vida, e muitas poderão apresentá-las repetidamente. A avaliação e a monitoração do estado nutricional dessas crianças com intervenção nutricional, bem como a exposição ao sol e a fisioterapia, são fundamentais. Recomenda-se a dosagem laboratorial rotineira do calcidiol, PTH, cálcio, magnésio e fósforo, além da realização da densitometria óssea. Indica-se uma oferta maior de vitamina D para crianças com paralisia cerebral que estão usando anticonvulsivantes.[18-20]

Corticosteroides

Deve-se ter cuidado com o uso de medicação esteroide em longo prazo. Corticosteroides podem ter efeitos colaterais, como a diminuição da absorção de cálcio, e há alguma evidência de que podem atrapalhar o metabolismo da vitamina D, contribuindo para a perda óssea e para o desenvolvimento de osteoporose.

Os efeitos dos corticosteroides são:

- Inibição direta nos osteoblastos.
- Inibição dos fatores de crescimento.
- Apoptose dos osteoblastos.
- Reabsorção óssea (redução dos estrogênios).
- Diminuição da absorção de cálcio.
- Aumento da excreção renal de cálcio.

Recomenda-se que todo paciente que esteja recebendo corticoterapia por mais de 3 meses seja avaliado em relação à DMO, além de ser assegurada a ingestão adequada de cálcio e/ou vitamina D e a prática satisfatória de atividade física. Os pacientes adultos em uso de dose de prednisona maior que 7,5 mg/dia devem receber tratamento medicamentoso para reduzir a perda óssea.

Particularmente na fibrose cística e na doença inflamatória intestinal, e outras enfermidades com uso crônico de corticosteroides, recomenda-se a monitoração periódica dos níveis séricos de cálcio, 25(OH)D, PTH, fosfatase alcalina e avaliação da DMO por meio da densitometria. Associados à vigilância do estado nutricional, deve-se garantir uma ingestão adequada de cálcio, vitamina D, magnésio, vitamina K e atividade física regular com um mínimo de impacto.[9,21-24]

Reações adversas ao leite

Nas reações adversas ao leite, é consenso que a substituição correta do leite de vaca ou a suplementação de cálcio (quando necessária) praticamente anulam o risco do desenvolvimento da osteopenia. O monitoramento regular do estado nutricional desses pacientes e a orientação correta de sua dieta, respeitando as necessidades diárias, são de fundamental importância para a manutenção da saúde do osso e a prevenção da osteopenia.

RAQUITISMO

Diagnóstico clínico

Déficit de peso e estatura, desaceleração do crescimento, hipotonia (principalmente proximal), hipermotilidade ligamentar, esclerótica azulada, angulação anteroposterior da tíbia, *genu valgum* ou *varum*, deformidade dos corpos vertebrais, cifoescoliose, atraso na erupção e hipoplasia do esmalte dos dentes permanentes, aplanamento biparietal, protrusão frontal do crânio (cabeça semelhante a uma caixa), craniotabes (consistência de bola de pingue-pongue ao palpar o crânio), disjunção das suturas cranianas, rosário raquítico (aumento palpável e visível das junções costocondrais), espessamento dos punhos e tornozelos e sulco de Harrison (depressão horizontal ao longo da borda inferior do tórax) são indicadores de raquitismo. Esse quadro aparece no final do primeiro e durante o segundo ano de vida. As infecções respiratórias são frequentes, principalmente quando a deformidade torácica é acentuada.[13,14,24-27]

Diagnóstico radiológico

O sinal mais precoce é a osteopenia. Na sequência são evidentes epífises e metáfises alargadas, "em taça", com linhas de mineralização irregulares, sem contornos definidos e atraso na maturação, observadas no diagnóstico radiológico. Observa-se também encurvamento dos ossos longos; varismo ou valgismo em membros inferiores; pseudofraturas (zonas de Looser), que são mais frequentes em colo de fêmur, escápula e púbis; fraturas e deformidades na caixa torácica e na coluna vertebral (vértebras bicôncavas, cifoescoliose, lordose acentuada). Flutuações na gravidade da doença durante o crescimento resultam no aparecimento de linhas radiodensas, paralelas à metáfise.[27,28]

Diagnóstico laboratorial

Devem-se dosar os níveis séricos de cálcio, fósforo, fosfatase alcalina e paratormônio. Nas fases iniciais, há redução do fósforo sérico, aumento do paratormônio e da fosfatase alcalina, e o cálcio pode estar normal. Nos quadros graves, há redução ainda maior dos níveis de fósforo e do cálcio, e aumento mais significativo na fosfatase alcalina e no paratormônio. O calcidiol (25OHD) estará reduzido[13] (Tabela 1).

Tabela 1 Evolução dos exames laboratoriais de acordo com a gravidade da deficiência da vitamina D

	Cálcio	Fósforo	FA	PTH	25OHD
Leve	N / ↓	N / ↓	↑	↑	↓
Moderado	N / ↓	↓	↑↑	↑↑	↓↓
Grave	↓↓	↓↓	↑↑↑	↑↑↑	↓↓↓

25OHD: calcidiol; FA: fosfatase alcalina: PTH: paratormônio.

Tratamento

O tratamento do raquitismo carencial é feito por meio da administração de vitamina D nas seguintes doses:[29]

- 1 a 6 meses: 3.000 UI/dia por 8 a 12 semanas; depois, manutenção de 400 UI/dia.
- 6 a 12 meses: 6.000 UI/dia por 8 a 12 semanas; depois, manutenção de 400 UI/dia.

- 12 a 18 meses: 10.000 UI/dia por 8 a 12 semanas; depois, manutenção de 600 UI/dia.

DEFICIÊNCIA DE VITAMINA D

Como definir a deficiência de vitamina D? Não é correto considerar a ingestão insuficiente de vitamina D como um critério, pois a maior parte da vitamina D é sintetizada pela pele; a concentração sérica da vitamina D também não é um bom parâmetro de quantidade global dessa vitamina, por refletir a exposição solar muito recente (a vitamina D sérica é rapidamente absorvida pelo fígado e outros órgãos); a fração 1,25 (OH) 2D também não é um bom parâmetro porque tem meia-vida curta e depende da regulação de outros hormônios e íons.[30,31] Há consenso geral de que a definição de deficiência de vitamina D deverá ser realizada por meio da dosagem da 25 OH vitamina D (calcidiol), pois a vitamina D de qualquer origem é rapidamente convertida em 25 OH vitamina D, tem meia-vida longa (2 semanas aproximadamente) e é a precursora obrigatória do hormônio ativo.[30-32]

Atualmente, não existe consenso na definição de deficiência ou insuficiência de vitamina D. Alguns autores definem a deficiência de vitamina D como níveis séricos de 25 OH vitamina D inferiores a 50 nmol/L (equivalente a 20 ng/mL - 1 ng/mL = 2,5 nmol/L).[32,33] Um dos critérios mais conhecidos para avaliação do status de vitamina D é o publicado em 2016 no *Global Consensus for Nutritional Rickets,* que sugere o ponto de corte para deficiência de vitamina D o calcidiol inferior a 12 ng/mL.[34] Em publicação recente da Sociedade Brasileira de Pediatria (SBP), no *Tratado de pediatria* 5.ed., expõem-se como referências de deficiência de vitamina D valores menores que 10 ng/mL, insuficiência entre 10 e 29 nd/mL e suficiência valores maiores de 30 ng/mL.[35] Pacientes pediátricos com raquitismo têm dosagem de 25 OH vitamina D abaixo de 10 ng/mL em sua maioria.[32]

A dosagem de 25 OH de vitamina D não deverá ser realizada de forma rotineira em todas as crianças. Recomenda-se a dosagem somente nas crianças dos grupos de riscos, como pacientes com síndromes de má absorção; hepatopatas; nefropatas; crianças com pouca exposição solar; crianças em aleitamento materno exclusivo de mães com hipovitaminose D; crianças em uso de alguns medicamentos, como anticonvulsivantes, corticoides; prematuridade e crianças com obesidade.[31,36]

A deficiência de vitamina D deverá ser sempre tratada, mesmo em pacientes assintomáticos. O colecalciferol deverá ser usado no tratamento da hipovitaminose D.[31] As doses de tratamento da deficiência de vitamina D são variáveis. A SBP recomenda:[35]

- Menores de 1 mês de vida – 1.000 UI/dia.
- 1 a 12 meses de vida: 1.000 a 5.000 UI/dia.
- Mais de 12 meses de vida: 5.000 UI/dia.

AVALIAÇÃO DA SAÚDE ÓSSEA

O melhor exame para avaliar a DMO e o conteúdo mineral ósseo (CMO) em pediatria é a densitometria óssea (DXA), que possibilita identificar indivíduos em risco de fragilidade óssea, determinar a magnitude do comprometimento da massa óssea, além de guiar e monitorar o tratamento. Em crianças e adolescentes, deve-se utilizar preferencialmente a posição posteroanterior da coluna (entre L1 e L4), além do corpo total menos a cabeça, para mensuração da DMO e do CMO. A avaliação da coluna lombar é rápida, precisa e com os pontos anatômicos bem determinados. A avaliação do corpo total excetuando a cabeça, além de precisa, torna possível a análise simultânea da composição corpórea, com a determinação da massa magra e gorda.[13,37] A força e a massa musculares exercem importante influência na aquisição da massa óssea e sua geometria na criança (hipótese mecanoestática), e a avaliação da composição corporal auxilia na identificação de pacientes em risco, principalmente naqueles com doenças ósseas primárias, secundária a doenças crônicas e que façam uso de determinadas medicações.[13,37,38]

Segundo o posicionamento oficial da Sociedade Internacional de Densitometria Clínica publicado em 2019, a densitometria de coluna lombar fornece medidas reprodutíveis de CMO e DMO em lactentes e pré-escolares (0 a 5 anos de idade), e a densitometria de corpo inteiro fornece medidas reprodutíveis de CMO e DMO a partir de 3 anos. As medidas do antebraço e do fêmur, apesar de tecnicamente viáveis em bebês e pré-escolares, não dispõem de informações suficientes sobre metodologia, reprodutibilidade e dados de referência. É importante reforçar que, em lactentes e pré-escolares menores de 5 anos, o impacto do atraso no crescimento na interpretação dos resultados da DXA precisaria ser considerado, mas não é quantificável atualmente.[37]

Para análise de DXA em pediatria é necessário o uso de um *software* no densitômetro que utilize dados de referência validados para a faixa etária do estudo.[37,38] Nos casos indicados, o intervalo mínimo entre as avaliações é de 6 a 12 meses. É importante lembrar que a radiação emitida pelo DXA é 10 a 100 vezes menor que uma radiografia simples.[13,37,38]

PREVENÇÃO: ALIMENTAÇÃO, SUPLEMENTAÇÃO E EXPOSIÇÃO SOLAR

Alimentação

Uma dieta adequada em cálcio e vitamina D é importante na prevenção do raquitismo carencial e da osteoporose na vida adulta. A ingestão adequada (*Adequate Intake* – AI) para a vitamina D na ausência de exposição à luz solar apropriada é de 10 mcg/dia para lactentes até 12 meses, e de 15 mcg/dia para os maiores de 12 meses. O valor de 1 mcg de vitamina D corresponde a 40 UI.[13,39-43]

O Departamento de Nutrologia da SBP recomenda a suplementação profilática de vitamina D até os 24 meses de idade, mesmo para os lactentes em AM exclusivo. A suplementação profilática para os lactentes que recebem fórmula infantil dependerá do volume ingerido e da quantidade de vitamina D na fórmula. Recém-nascidos prematuros devem receber suplementação quando o peso for superior a 1.500 g. Importante ressaltar que a ingestão de cálcio deve ser assegurada dentro da Ingestão Dietética de Referência (DRI).[13,44] A ingestão diária recomendada de cálcio está representada na Tabela 2.

Tabela 2 Ingestão diária recomendada de cálcio

Idade	mg/dia
Lactentes de 0-6 meses	200*
Lactentes de 7-11 meses	260*
Crianças de 1-3 anos	700**
Crianças de 4-8 anos	1.000**
Crianças e adolescentes de 9-18 anos e gestantes e lactantes menores de 18 anos	1.300**

* *Adequate Intake* (AI).
** *Recommended Dietary Allowance* (RDA).

Poucos alimentos contêm boas quantidades de vitamina D. Óleo de fígado de bacalhau (1.360 UI/colher de sopa) e peixes oleosos, como salmão (360 UI/100 g cozido) e sardinha (250UI/50 g enlatada em óleo), são boas fontes dessa vitamina. Comer esses peixes de 3 a 4 vezes por semana ajuda a suprir o requerimento. Atum enlatado em óleo contém cerca de 200 UI/85 g, um ovo inteiro, 20 UI (a vitamina D é encontrada na gema), e bife de fígado, cerca de 15 UI/100 g. Há no mercado, ainda, alimentos enriquecidos com vitamina D. Deve-se lembrar que, se há disponibilidade de exposição solar, essa é a principal fonte da vitamina.

O cálcio da dieta é fornecido principalmente pelo leite e por seus derivados. A lactose do leite, que favorece a acidez do meio intestinal e sua boa proporção de fósforo, ajuda na absorção do cálcio dietético. Importante lembrar que a gordura também é um fator facilitador da absorção do cálcio, razão pela qual as crianças e adolescentes não deveriam receber leite desnatado. As fontes vegetais costumam ter menor biodisponibilidade pela interferência em alguns fatores, como o oxalato (presente no espinafre, batata doce, couve e feijão) e os fitatos (presente na soja e cereais integrais). Alguns exemplos de quantidade de cálcio (mg) nos alimentos lácteos são apresentados na Tabela 3:[13,39,41-43,45,46]

Tabela 3 Quantidade de cálcio por tipo de alimento

Alimento	Quantidade	Teor de cálcio
Leite integral	1 copo grande (240 mL)	290 mg
Leite semidesnatado	1 copo grande (240 mL)	297 mg
Leite desnatado	1 copo grande (240 mL)	302 mg
Iogurte integral	1 copo grande (240 mL)	415 mg
Iogurte desnatado	1 copo grande (230 mL)	452 mg
Sorvete de leite	1 xícara (240 g)	176 mg
Queijo branco	1 ½ fatia (30 g)	205 mg
Queijo muçarela	1 ½ fatia (30 g)	183 mg
Castanha-do-brasil	1/2 xícara de chá (70 g)	123 mg
Couve cozida	1 xícara (130 g)	150 mg
Feijão cozido	1 ½ concha média (120 g)	64 mg

O leite materno contém cerca de 300 mg de cálcio/L, e o lactente retém, em média, 2/3 dessa quantidade, satisfazendo suas necessidades. As fórmulas lácteas para lactentes suprem as necessidades diárias. O leite de vaca contém 1.170 mg de cálcio/L e seu aproveitamento está em torno de 25 a 30%. Acelga, agrião, couve, salsa, castanha-do-pará, soja, grão-de-bico, folhas de beterraba, nabo e rabanete também são boas fontes de cálcio. A probabilidade de deficiência de fósforo é menor que a de cálcio, por ser mais largamente distribuído na natureza.[7,28-33]

A SBP sugere que, entre 1 e 18 anos, crianças e adolescentes consumam pelo menos 3 porções de laticínios por dia para cobrir as necessidades de cálcio. Para crianças e adolescentes que recebem menos de 300 mg de cálcio ao dia, especialmente naqueles que seguem uma dieta vegana, seria recomendada a prescrição de 500 a 1.000 mg/dia de suplementação de cálcio, não devendo exceder a ingestão diária recomendada para a idade (Tabela 1).[46,47]

A suplementação de cálcio normalmente é realizada com o uso do carbonato e do citrato de cálcio. O carbonato de cálcio deve ser consumido durante as refeições para que ocorra a maior absorção, ao contrário do citrato, que pode ser administrado com ou sem alimentos e é a forma preferencial em situações de hipocloridria (uso de inibidor de bomba de prótons, bloqueadores H2). O percentual de cálcio elementar em cada grama de carbonato de cálcio é de 40%, enquanto no citrato é de 21%.[48] Ainda há a possibilidade de uso do lactato de cálcio (13% de cálcio elementar) e do gluconato de cálcio (9% de cálcio elementar), sendo menos utilizados pelo baixo teor de cálcio elementar, necessitando uma quantidade maior de suplementação.[49]

A suplementação não deve exceder 500 mg de cálcio elementar por dose, sendo indicado dividi-la em doses menores para otimizar a absorção.[49]

Exposição solar

A exposição excessiva aos raios ultravioleta (UV) é uma causa importante e evitável de câncer de pele, sendo responsável por pelo menos dois terços dos casos de melanoma em pessoas de pele clara. Como a produção de melanina nas crianças é pequena, elas são mais suscetíveis aos efeitos danosos dessa radiação. Assim, lactentes menores de 6 meses não devem ser expostos ao sol.[50-52] A recomendação é a combinação de sombra com o uso de roupas de trama densa e de fotoprotetor em áreas expostas.[51] A Academia Americana de Pediatria (AAP) recomenda que os bebês menores de 6 meses fiquem na sombra e usem roupas e chapéus adequados e protetor solar nas áreas expostas, como face e mãos, quando a exposição solar for inevitável.[50]

Crianças maiores e adolescentes devem:

- Evitar queimaduras solares e câmeras de bronzeamento.
- Evitar exposição solar entre 10 e 16 horas, sempre procurando ficar na sombra nesse período.
- Usar roupas apropriadas, com tecido denso e cor escura.
- Usar óculos solares com proteção UV.
- Usar chapéu com aba que proteja o rosto.
- Aplicar protetor solar com fator maior a 15 a cada 2 horas.[50-53]

Contudo, crianças e adolescentes devem ser encorajados a seguir um estilo de vida saudável, com dieta que inclua alimentos fontes de vitamina D e atividades ao ar livre com exposição solar seguindo as orientações de fotoproteção.[46,54]

Suplementação profilática oral

Devido ao cuidado com a fotoproteção e a variação na síntese da vitamina D conforme pigmentação da pele, latitude, estação do ano e horário de exposição ao sol (sendo máxima entre 10 e 15 horas), é necessária a orientação de pais e cuidadores sobre a necessidade de suplementação.[51] É consenso, por muitas sociedades de especialidades, a suplementação de vitamina D na dose de 400 UI/dia para crianças de até 12 meses de vida.[35,48,55] A SBP recomenda a suplementação de 400 UI/dia a partir da primeira semana de vida até os 12 meses e de 600 UI/dia dos 12 aos 24 meses. Os recém-nascidos prematuros devem receber 400 UI/dia quando o peso for superior a 1.500 g e houver tolerância à nutrição enteral.[35] Crianças obesas ou que estejam usando anticonvulsivantes, corticoides sistêmicos, antifúngicos e antirretrovirais podem necessitar de 2 a 4 vezes o valor recomendado para a faixa etária.[48,55]

Não há necessidade de suplementar crianças sem fatores de risco para deficiência de vitamina D ou fora da faixa etária (< 2 anos) recomendada para suplementação rotineira. Importante ressaltar que a suplementação indiscriminada em um estado de suficiência não confere benefícios. É necessária especial atenção na prescrição e orientação dos responsáveis, tendo em vista que são disponíveis diversas apresentações no mercado brasileiro, com variações de 200 a 1.000 UI por gota e de 1.000 a 50.000 UI por comprimido de colecalciferol.

A suplementação indiscriminada e com doses além do recomendado pode levar a intoxicação da criança, que pode ocorrer com doses diárias superiores a 10.000 UI. A intoxicação pode se manifestar com distúrbios neuropsiquiátricos (dificuldade de concentração, confusão mental, apatia, depressão, tontura, psicose, estupor e coma), gastrintestinais (vômitos, dor abdominal, polidipsia, anorexia, constipação, úlceras pépticas, pancreatite), cardiovasculares (hipertensão arterial, alterações eletrocardiográficas) e renais (hipercalciúria, poliúria, desidratação, nefrocalcinose, insuficiência renal). Laboratorialmente há hipercalcemia, hipercalciúria, aumento do calcidiol (> 150 ng/mL) e diminuição do paratormônio. A intoxicação pelo ergocalciferol ou colecalciferol pode levar meses para resolver; já a intoxicação pelo calcidiol cerca de 15 dias, e, pelo calcitriol, até 15 horas.

O tratamento primordial da intoxicação é a suspensão da suplementação, além da redução da ingestão de cálcio. Em casos mais graves pode-se usar, em ordem progressiva, corticoides, bifosfonatos, fenobarbital, cetoconazol e cloroquina/hidroxicloroquina.[56]

PREVENÇÃO: ATIVIDADE FÍSICA

A realização de atividade física é fundamental para a aquisição de uma massa óssea adequada durante a infância e a juventude, exercendo um efeito anabólico sobre o tecido ósseo com mudanças significativas em sua microarquitetura.[57] É importante que crianças e adolescentes adotem e incorporem o hábito de serem fisicamente ativos, com atividades ao ar livre, prevenindo problemas na vida adulta e diminuindo o tempo em frente a telas de computadores e celulares.[7,27-34]

Segundo as novas recomendações da Organização Mundial da Saúde (OMS), é indicado que crianças a partir dos 6 anos de idade até a adolescência façam pelo menos 60 minutos ao dia de atividade física, principalmente aeróbica, de intensidade moderada a vigorosa. Atividades de fortalecimento muscular devem ser incorporadas pelo menos 3 dias na semana.[58]

Para as crianças, as atividades físicas são realizadas de forma lúdica com jogos, brincadeiras ou em aulas de educação física, devendo ser alegres, seguras e supervisionadas.[59]

Crianças de 1 a 5 anos precisam realizar pelo menos 3 horas ao dia de atividades físicas lúdicas de qualquer intensidade, podendo ser distribuídas ao longo do dia; dos 3 aos 5 anos, dessas 3 horas, deveriam realizar no mínimo 1 hora de atividade física com intensidade moderada a vigorosa, que pode ser acumulada ao longo do dia. Lactentes menores de 1 ano também têm de ser estimulados pelo menos 30 minutos ao dia, em posição prona, enquanto acordados, estimulando o lactente a alcançar objetos, engatinhar, rastejar, rolar, equilibrar-se com ou sem apoio, entre outras atividades a depender da idade.[58,59]

Deve-se lembrar também que, além de uma alimentação equilibrada e da atividade física, é necessário evitar fatores de risco para um menor pico de massa óssea (tabagismo, consumo excessivo de álcool, peso inadequado para a idade e baixa atividade física), principalmente na adolescência, a fim de prevenir a osteoporose na vida adulta. As mulheres, os caucasianos e pessoas que tiveram puberdade tardia têm maior risco para menor pico de massa óssea e, portanto, devem estar mais atentos a esses fatores.[7,27-34]

REFERÊNCIAS BIBLIOGRÁFICAS

1. Dobnig H. A review of the health consequences of the vitamin D deficiency pandemic. J Neurol Sci. 2011;311(1-2):15-8.
2. Shkembi B, Huppertz T. Calcium absorption from food products: food matrix effects. Nutrients. 2022;14(1):1-31.
3. Zhu K, Prince RL. Calcium and bone. Clin Biochem. 2012;45(12):936-42.
4. Bushinsky DA, Monk RD. Calcium. Lancet. 1998;352(9124):306-11.
5. Addo OY, Stein AD, Fall CH, Gigante DP, Guntupalli AM, Horta BL, et al. Maternal height and child growth patterns. J Pediatr. 2013;163(2):549-554.e1.
6. Lee AW, Cho SS. Association between phosphorus intake and bone health in the Nhanes population. Nutr J. 2015;14(1):1-7.
7. Kueper J, Beyth S, Liebergall M, Kaplan L, Schroeder JE. Evidence for the adverse effect of starvation on bone quality: a review of the literature. Int J Endocrinol. 2015;2015.
8. Golob AL, Laya MB. Osteoporosis: screening, prevention, and management. Med Clin North Am. 2015;99(3):587-606.
9. Heaney RP. Biologia óssea na saúde e na doença. In: Nutrição moderna na saúde e na doença. 10.ed. Rio de Janeiro: Manole; 2009. p.1408-20.
10. Charoenngam N, Holick MF. Immunologic effects of vitamin D on human health and disease. Nutrients. 2020 Jul 15;12(7):2097.
11. Elder CJ, Bishop NJ. Rickets. Lancet. 2014;383(9929):1665-76.
12. Sociedade Brasileira de Pediatria (SBP). Documento científico do Departamento de Nutrologia. Deficiência de vitamina D em crianças e adolescentes. Rio de Janeiro: SBP; 2014. Disponivel em: https://redacao.sbp.com.br//fileadmin/user_upload/2015/02/vitamina_d_dcnutrologia2014-2.pdf. Acesso em: jan. 2023.
13. Sociedade Brasileira de Pediatria (SBP). Nutrologia DC de. Deficiência de vitamina D em crianças e adolescentes. 2014. Disponível em: www.sbp.com.br/src/uploads/2015/02/ vitamina_d_dcnutrologia2014-2.
14. Saggese G, Vierucci F, Boot AM, Czech-Kowalska J, Weber G, Camargo CA, et al. Vitamin D in childhood and adolescence: an expert position statement. Eur J Pediatr. 2015;174(5):565-76.
15. Sun J. Vitamin D and mucosal immune function. Curr Opin Gastroenterol. 2010;26(6):591-5.

16. Jayawardena R, Sooriyaarachchi P, Chourdakis M, Jeewandara C, Ranasinghe P. Enhancing immunity in viral infections, with special emphasis on Covid-19: a review. Diabetes Metab Syndr Clin Res Rev. 2020 Jul;14(4):367-82.
17. Li YC, Chen Y, Du J. Critical roles of intestinal epithelial vitamin D receptor signaling in controlling gut mucosal inflammation. J Steroid Biochem Mol Biol. 2015 Apr;148:179-83.
18. Hossein-Nezhad A, Holick MF. Vitamin D for health: a global perspective. Mayo Clin Proc. 2013;88(7):720-55.
19. Hough JP, Boyd RN, Keating JL. Systematic review of interventions for low bone mineral density in children with cerebral palsy. Pediatrics. 2010;125(3).
20. Wayhs M, Gurmini J, Miyakawa D, Aragão A, Perlin R. Terapia nutricional nas doenças neurológicas. In: Tratado de pediatria. 5.ed. Barueri: Manole; 2022. p.1010-32.
21. Mellibovsky L, Prieto-Alhambra D, Mellibovsky F, Güerri-Fernández R, Nogués X, Randall C, et al. Bone tissue properties measurement by reference point indentation in glucocorticoid-induced osteoporosis. J Bone Miner Res. 2015;30(9):1651-6.
22. Pandya D, Puttanna A, Balagopal V. Systemic Effects of inhaled corticosteroids: an overview. Open Respir Med J. 2015;8(1):59-65.
23. Gröber U, Spitz J, Reichrath J, Kisters K, Holick MF. Vitamin D: update 2013 – from rickets prophylaxis to general preventive healthcare. Dermatoendocrinol. 2013;5(3):331-47.
24. Gordon CM, Leonard MB, Zemel BS. 2013 pediatric position development conference: executive summary and reflections. J Clin Densitom. 2014;17(2):219-24.
25. Zerofsky M, Ryder M, Bhatia S, Stephensen CB, King J, Fung EB. Effects of early vitamin D deficiency rickets on bone and dental health, growth and immunity. Matern Child Nutr. 2016;12(4):898-907.
26. Cavalli-Sforza LT. Public health & nutrition in the Asia-Pacific: reflections on a quarter century. Asia Pac J Clin Nutr. 2015;24(1):1-9.
27. Crabtree NJ, Arabi A, Bachrach LK, Fewtrell M, El-Hajj Fuleihan G, Kecskemethy HH, et al. Dual-energy x-ray absorptiometry interpretation and reporting in children and adolescents: the revised 2013 ISCD pediatric official positions. J Clin Densitom. 2014;17(2):225-42.
28. Misra M, Pacaud D, Petryk A, Collett-Solberg PF, Kappy M. Vitamin D deficiency in children and its management: review of current knowledge and recommendations. Pediatrics. 2008 Aug 1;122(2):398-417.
29. Janz KF, Letuchy EM, Francis SL, Metcalf KM, Burns TL, Levy SM. Objectively measured physical activity predicts hip and spine bone mineral content in children and adolescents ages 5-15 years: Iowa bone development study. Front Endocrinol (Lausanne). 2014;5(Jul):1-7.
30. Bouillon R, Antonio L, Olarte OR. Calcifediol (25OH vitamin D3) Deficiency: a risk factor from early to old age. Nutrients. 2022;14(6):1-18.
31. Alves C de AD, Cargnin KRN, Paula LCP de, Garcia LS, Collet-Solberg PF, Liberatore Jr RDR, et al. Hipovitaminose D em pediatria: recomendações para o diagnóstico, tratamento e prevenção. Soc Bras Pediatr. 2016;(1):1-11.
32. Alonso MA, Mantecón L, Santos F. Vitamin D deficiency in children: a challenging diagnosis! Pediatr Res. 2019;85(5):596-601.
33. Jullien S. Vitamin D prophylaxis in infancy. BMC Pediatr. 2021;21(Suppl 1):1-8.
34. Munns C, Shaw N, Kiely M, Specker B, Thacher T, Ozono K, et al. Global consensus recommendations on prevention and management of nutrition rickets. Pediatriya. 2016;56(1):60-3.
35. Maranhão HDS, Weffort VRS, Konstantyner T, Fisberg M, Maia J, Mattos A. Micronutrientes. In: Tratado de pediatria. 5.ed. Barueri: Manole; 2022.
36. Castano L, Madariaga L, Grau G, García-Castaño A. 25(OH)vitamin D Deficiency and calcifediol treatment in pediatrics. Nutrients. 2022;14(9).
37. Shuhart CR, Yeap SS, Anderson PA, Jankowski LG, Lewiecki EM, Morse LR, et al. Executive summary of the 2019 ISCD Position Development Conference on Monitoring Treatment, DXA Cross-calibration and Least Significant Change, Spinal Cord Injury, Peri-prosthetic and Orthopedic Bone Health, Transgender Medicine, and Pediatrics. J Clin Densitom. 2019 Oct;22(4):453-71.

38. Guss CE, McAllister A, Gordon CM. DXA in children and adolescents. J Clin Densitom. 2021;24(1):28-35.
39. Moon RJ, Harvey NC, Davies JH, Cooper C. Vitamin D and skeletal health in infancy and childhood. Osteoporos Int. 2014;25(12):2673-84.
40. Holick MF, Binkley NC, Bischoff-Ferrari HA, Gordon CM, Hanley DA, Heaney RP, et al. Evaluation, treatment, and prevention of vitamin D deficiency: an endocrine society clinical practice guideline. J Clin Endocrinol Metab. 2011;96(7):1911-30.
41. Kim SY. The pleiomorphic actions of vitamin D and its importance for children. Ann Pediatr Endocrinol Metab. 2013;18(2):45.
42. Glorieux FH, Pettifor JM. Vitamin D/dietary calcium deficiency rickets and pseudo-vitamin D deficiency rickets. Bonekey Rep. 2014;3(Mar):1-6.
43. Lee JY, So T-Y, Thackray J. A review on vitamin D deficiency treatment in pediatric patients. J Pediatr Pharmacol Ther. 2013;18(4):277-91.
44. Institute of Medicine (IOM). Dietary Reference Intakes for calcium and vitamin D. In Washington, DC; 2011.
45. Holick MF. Vitamin D: a D-lightful solution for health. J Investig Med. 2011;59(6):872-80.
46. Sociedade Brasileira de Pediatria (SBP). Departamento Cientifico de Nutrologia. Manual de alimentação: orientações para alimentação do lactente ao adolescente, na escola, na gestante, na prevenção de doenças e segurança alimentar. 4.ed. São Paulo; 2018. Disponível em https://www.sbp.com.br/fileadmin/user_upload/_21089k-ManNutro_Alimentacao_para_site.pdf. Acesso em: jan. 2023.
47. Bacchetta J, Edouard T, Laverny G, Bernardor J, Bertholet-Thomas A, Castanet M, et al. Vitamin D and calcium intakes in general pediatric populations: a French expert consensus paper. Arch Pediatr. 2022;29(4):312-25.
48. Golden NH, Abrams SA, Daniels SR, Corkins MR, De Ferranti SD, Magge SN, et al. Optimizing bone health in children and adolescents. Pediatrics. 2014;134(4):e1229-43.
49. Straub DA. Calcium supplementation in clinical practice: a review of forms, doses, and indications. Nutr Clin Pract. 2007;22(3):286-96.
50. Long M. Sun Exposure. Pediatr Rev. 2017;(38):446.
51. National Institute for Health and Care Excellence (Nice). Sunlight exposure: risks and benefits. Nice Guidel. 2016;(Feb):1-40.
52. Giraldi S, Campos T, Gomes I. A pele da criança: desenvolvimento e cuidados. In: Tratado de pediatria. 5.ed. Barueri: Manole; 2022. p.1079-81.
53. Raimondi S, Suppa M, Gandini S. Melanoma epidemiology and sun exposure. Acta Derm Venereol. 2020;100(100-year theme Skin malignancies):250-8.
54. Grossman Z, Hadjipanayis A, Stiris T, del Torso S, Mercier JC, Valiulis A, et al. Vitamin D in European children: statement from the European Academy of Paediatrics (EAP). Eur J Pediatr. 2017;176(6):829-31.
55. Stoffers AJ, Weber DR, Levine MA. An update on vitamin D deficiency in the twenty-first century: nature and nurture. Curr Opin Endocrinol Diabetes Obes. 2022;29(1):36-43.
56. Marcinowska-Suchowierska E, Kupisz-Urbanska M, Lukaszkiewicz J, Pludowski P, Jones G. Vitamin D toxicity a clinical perspective. Front Endocrinol (Lausanne). 2018;9(Sep):1-7.
57. Sociedade Brasileira de Pediatria (SBP). Departamento Científico de Adolescência. Como otimizar a ingestão de cálcio e o ganho de massa óssea em adolescentes. Soc Bras Pediatr. 2017;5:1-15. Disponível em: http://www.sbp.com.br/fileadmin/user_upload/Adolescencia_-_Ca_e_ganho_massa_ossea__002_.pdf. Acesso em: 5 jul. 2023.
58. World Health Organization (WHO). World Health Organization guidelines for physical activity, sedentary behaviour, and sleep for children under 5 years of age. 2019.
59. Coelho-Ravagnani C de F, Sandreschi PF, Piola TS, Santos L dos, Santos DL dos, Mazo GZ, et al. Atividade física para idosos: guia de atividade física para a população brasileira. Revista Brasileira de Atividade Física & Saúde. 2021;26:1-8.

PARTE 5

Terapia nutricional em Pediatria

22 Suporte nutricional – nutrição enteral

Mônica de Araújo Moretzsohn

INTRODUÇÃO

A terapia nutricional pediátrica enteral e parenteral é uma área altamente especializada e de extrema importância para redução da desnutrição hospitalar, diminuição da morbidade e mortalidade, tempo de internação e custos hospitalares.[1] Pode ser realizada também em ambiente domiciliar por intermédio de empresas de *home care*, propiciando mais conforto para o paciente e cuidadores.

A Agência Nacional de Vigilância Sanitária (Anvisa), por meio da Resolução n. 503, de 2021, define a nutrição enteral como: "Alimento para fins especiais, como ingestão controlada de nutrientes, de fome isolada ou combinada, de composição definida ou estimada, especialmente formulada e elaborada para uso por sondas ou via oral em pacientes desnutridos ou não, conforme suas necessidades nutricionais, em regime hospitalar, ambulatorial ou domiciliar, visando a síntese ou manutenção dos tecidos, órgãos ou sistemas".[2]

Tem como objetivos suprir energia e nutrientes que possibilitem crescimento e desenvolvimento adequados, promover hábitos alimentares e habilidades orais e tratar doenças (alergias alimentares, doença de Crohn). A nutrição através do trato gastrointestinal deve ser iniciada o mais precocemente possível, considerando-se os inúmeros benefícios para o paciente: previne a atrofia e mantém a integridade da mucosa intestinal (por meio da produção de muco), estimula a peristalse (que limita a translocação bacteriana e a sepse), diminui a incidência de falência de múltiplos órgãos, é menos dispendiosa economicamente e oferece menores riscos que a nutrição parenteral.[3,4]

INDICAÇÕES

A nutrição enteral (NE) deve ser a primeira escolha em vigência do trato gastrointestinal funcionante, com a motilidade preservada. Está indicada quando uma ou mais das situações a seguir estiverem presentes. Caso não haja resposta às intervenções orais, o uso de sonda deverá ser considerado.[4,5]

- Não atingir ≥ 60 a 80% das necessidades energéticas para a idade por via oral por mais de 10 dias; em crianças > 1 ano deve ser iniciada em até 5 dias de ingestão deficiente; em crianças < 1 ano, iniciar em até 3 dias.
- Tempo gasto com alimentação > 4 horas/dia em crianças com necessidades especiais.
- Ganho ponderal ou estatural inadequado >1 mês em crianças < 2 anos.
- Perda de peso ou não ganho de peso por 3 meses em crianças > 2 anos.
- Mudança de 2 pontos no percentil ou Z escore do parâmetro peso/idade.
- Prega tricipital consistentemente < percentil 5 para idade.

As contraindicações incluem íleo paralítico, obstrução intestinal, perfuração e enterocolite necrosante. As contraindicações relativas são dismotilidade intestinal, megacólon tóxico, peritonite, sangramento gastrointestinal, fístulas de grande débito, vômitos graves e diarreia intratável.[5]

As indicações clínicas de nutrição enteral (gástrica ou pós-pilórica) podem ser vistas na Tabela 1.[6]

VIAS DE ADMINISTRAÇÃO

As vias gástrica e pós-pilórica (duodenal ou jejunal) são as mais frequentemente utilizadas e podem ser colocadas via nasal ou oral (especialmente em recém-nascidos ou nos casos de lesão nasal). Ambas as vias têm indicações e características específicas em relação a tempo de infusão, tipo de dieta (osmolaridade), risco de aspiração e duração da NE.

A posição intragástrica oferece vantagens como: facilidade no posicionamento, menor frequência de diarreia e *dumping*, melhor tolerância osmótica e de volume, estímulo à produção de enzimas digestivas e resposta hormonal, proteção antimicrobiana pela acidez gástrica e maior flexibilidade de horários. Por outro lado, requer reflexos de proteção de vias aéreas preservados, esfíncter esofágico competente e motilidade gástrica mantida.[4,6] A via pós-pilórica fica reservada para quando há risco para broncoaspiração, gastroparesia e obstrução na via de saída gástrica.

O fluxograma apresentado na Figura 1 orienta quanto à escolha da via de administração da NE considerando os fatores mencionados. O principal critério que influencia

Tabela 1 Indicações clínicas de nutrição enteral

Causas	Indicações clínicas
Ingestão oral inadequada	Anorexia, aversão alimentar, mucosite, distúrbios da deglutição e sucção, comprometimento neurológico (paralisia cerebral), refluxo gastroesofágico grave
Aumento das necessidades de nutrientes	Fibrose cística, cardiopatias congênitas, displasia broncopulmonar, doença renal, infecção
Aumento das perdas gastrointestinais	Insuficiência pancreática, síndrome do intestino curto, colestase, má absorção, atresia de vias biliares, diarreia intratável
Terapia primária	Dieta não palatável (fórmulas elementar ou metabólica), dieta cetogênica, doença inflamatória intestinal (doença de Crohn)
Alterações estruturais ou funcionais do TGI	Malformações congênitas, pseudo-obstrução, fístulas, obstrução intestinal proximal, imunodeficiência
Doenças graves	Queimadura, trauma, cirurgia, tumores, ventilação mecânica

TGI: trato gastrointestinal
Fonte: Yi;[6] Braegger et al.[5]

na escolha da via a ser utilizada é o tempo de duração da NE. Nos pacientes que necessitam de terapia com sonda por tempo prolongado (> 6 a 8 semanas), deve ser considerada a gastrostomia (mais frequentemente utilizadas em crianças) ou a jejunostomia. Outras indicações de ostomias são doenças cardiorrespiratórias graves, anomalias congênitas, dificuldade de sucção e deglutição (encefalopatias crônicas não progressivas, doenças neuromusculares) e estenose de esôfago.[4,6,7]

As contraindicações relativas para a realização de gastrostomia são: parede abdominal de difícil transiluminação (obesidade, ascite) e comorbidades do paciente (hipertensão porta, gastrite severa ou úlcera gástrica, peritonite, diálise peritoneal, *shunt* ventriculoperitoneal).[1]

MODOS DE ADMINISTRAÇÃO

- Bolo: a dieta pode ser infundida com equipo de infusão ou seringa com velocidade de 5 a 10 mL/minuto em média, pois infusões rápidas podem causar desconforto para o paciente.
- Intermitente: é mais fisiológica, permitindo maior trofismo intestinal por meio da produção e atuação cíclica dos hormônios gastrointestinais e do esvaziamento regular da vesícula biliar; pode ser realizada com bomba de infusão ou gravitacional com intervalos de repouso, a cada 3, 4 ou 6 horas.

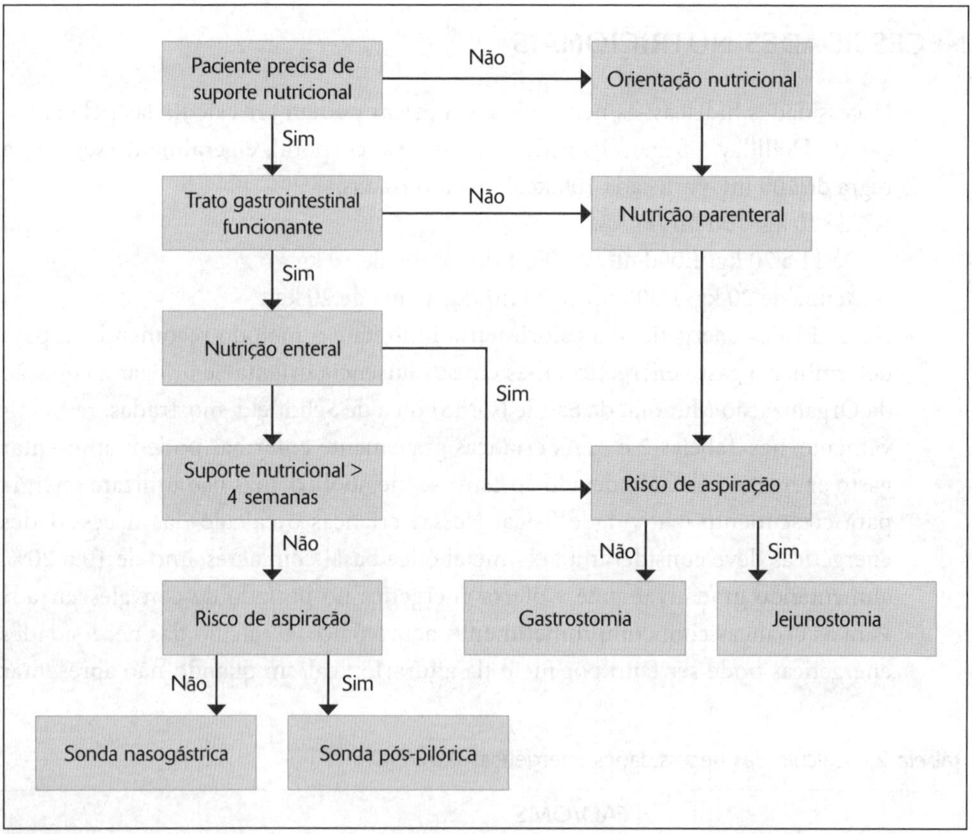

FIGURA 1 Fluxograma – orientação da escolha da via de administração da NE.
Fonte: Yi.[6]

- Contínua: realizada com bomba de infusão em 20 a 24 horas, sem intervalos de repouso. Indicada nos casos de desnutrição grave, nas diarreias crônicas graves e na falência intestinal quando há diminuição da superfície absortiva do intestino.[3,7]

O modo de infusão noturno pode ser uma alternativa quando é necessária a suplementação para atingir os requerimentos energéticos, permitindo a mobilidade do paciente durante o dia e estimulando as habilidades orais e motoras.[6]

A sondas ou cateteres podem ser de PVC (polivinil propileno), siliconizadas ou de poliuretano. As mais utilizadas são as de silicone e de poliuretano, que são mais finas e flexíveis, proporcionando mais conforto para o paciente e podendo ser mantidas por até 8 semanas.[1,3]

NECESSIDADES NUTRICIONAIS

- Necessidades hídricas: as necessidades hídricas podem ser calculadas pela equação de Holliday e Segar,[1] considerando o peso corporal, e geralmente seguem a regra de 100 mL para cada 100 kcal metabolizadas:
  - Até 10 kg: 100 mL/kg/dia.
  - De 11 a 20 kg: 1.000 mL + 50 mL/kg acima de 10 kg.
  - Acima de 20 kg: 1.500 mL + 20 mL/kg acima de 20 kg.
- Necessidades energéticas: a calorimetria indireta é o método recomendado para determinar o gasto energético, mas em sua ausência orienta-se utilizar a equação da Organização Mundial da Saúde (OMS) ou a de Schofield, mostradas, respectivamente, nas Tabelas 2 e 3. As crianças gravemente enfermas podem apresentar gasto energético elevado devido ao estresse metabólico, mas não utilizam energia para crescimento e atividade física. Nessas crianças o cálculo das necessidades energéticas deve considerar a taxa metabólica basal com acréscimo de 10 a 20%, aumentando gradativamente a oferta energética no período de convalescença.[1,3] Para as crianças com comprometimento neurológico, o cálculo das necessidades energéticas pode ser feito por meio da altura:15 kcal/cm quando não apresentar

Tabela 2 Cálculo das necessidades energéticas (kcal/dia)

	FAO/OMS	
Idade	**Meninos**	**Meninas**
< 3 anos	60,9 × peso – 54	61 × peso – 51
3-10 anos	22,7 × peso + 495	22,4 × peso + 499
10-18 anos	12,2 × peso + 746	17,5 × peso + 651

FAO: Organização das Nações Unidas para Alimentação e Agricultura; OMS: Organização Mundial da Saúde.
Fonte: Oliveira et al.[4]

Tabela 3 Cálculo das necessidades energéticas (kcal/dia)

	Schofield	
Idade	**Meninos**	**Meninas**
< 3 anos	(0,167 × p) + (1.517,4 × est) – 617,6	(16,25 × p) + (1.023,2 × est) – 413,5
3-10 anos	(19,6 × p) + (130,3 × est) + 414,9	(16,97 × p) + (161,8 × est) + 371,2
10-18 anos	(16,25 × p) + (137,2 × est) + 515,5	(8,365 × p) + (465 × est) + 200

p: peso (kg); est: estatura (cm).
Fonte: Oliveira et al.[4]

disfunção motora; 14 kcal/cm quando apresentar disfunção motora, mas deambular; 11 kcal/cm quando não deambular.[8]

- Macronutrientes: a proporção de macronutrientes no cálculo do valor energético total deve ser: carboidratos (30 a 50%), proteínas (10 a 20%) e lipídios (30 a 40%). Nas crianças criticamente enfermas preconiza-se uma oferta maior de proteína visando minimizar o catabolismo, mantendo uma relação de nitrogênio: calorias não proteicas entre 1:100 e 1:150. Como regra geral, a oferta máxima de proteínas para lactentes deve ser de 4 g/kg/dia e de 3 g/kg/dia para crianças maiores.[1,4]
- Micronutrientes: vitaminas e minerais devem ser ofertados de acordo com a ingestão diária recomendada (IDR), publicada pelo Institute of Medicine para manutenção das reações metabólicas.[9] Nos pacientes gravemente enfermos, no hipermetabolismo e em outras situações clínicas (câncer, diálise), as necessidades podem estar aumentadas.[1]

DIETAS ENTERAIS

As dietas enterais apresentam várias especificações em relação ao tipo de proteína, carboidrato, lipídio, osmolaridade, densidade calórica e perfil de micronutrientes. A escolha da dieta e da via de administração deve ser criteriosa, considerando os requerimentos nutricionais para cada faixa etária, função intestinal, hepática e pancreática, intolerâncias alimentares ou alergias e também custo e sabor.[1,3]

As dietas, para serem consideradas nutrição enteral, devem suprir como única fonte dietética no mínimo 100% das necessidades nutricionais de uma criança saudável. Os suplementos nutricionais são indicados para complementar a dieta do paciente, mas não necessariamente com uma composição balanceada.[1] As fórmulas infantis podem ser utilizadas por sondas enterais ou gastrostomia e moduladas com lipídio ou carboidrato para aumentar a densidade energética.

Quando não há possibilidade de aquisição de fórmulas, podem ser utilizadas dietas artesanais à base de leite de vaca ou soja e módulos de lipídios (óleo vegetal) e carboidratos (sacarose ou maltodextrina), acrescidos de micronutrientes (vitaminas e oligoelementos). O uso de sopas liquidificadas deve ser evitado devido à inadequação nutricional e ao risco de contaminação.[10]

Em relação ao tipo de proteína da dieta, esta pode ser composta por polipeptídeos (fórmulas poliméricas), oligopeptídeos (fórmulas oligoméricas) ou aminoácidos livres (fórmulas monoméricas). Quanto maior o grau de hidrólise, maior a osmolaridade, e dietas com osmolaridade superior a 350 podem induzir a diarreia, especialmente se a via de administração for pós-pilórica. A fonte proteica pode ser de origem vegetal (soja, arroz) ou animal (leite ou ovo).[1]

Tabela 4 Seleção de fórmulas de acordo com a fonte de nitrogênio

	Polimérica	Semielementar	Elementar
Nitrogênio (caseína, lactoalbumina, soja)	Proteína intacta	Pequenos peptídeos	Aminoácidos
Carboidratos	Complexos	Açúcar simples, polímeros de glicose	Polímeros de glicose
Gorduras		TCL ou TCL/TCM	
Osmolaridade	300	300-450	300-600
Indicações	Múltiplas	Alergia, má absorção	Alergias múltiplas, má absorção grave
Vantagens	Palatabilidade, custo	Hipoalergênica, rápida absorção	Não alergênica
Desvantagens	TGI íntegro	Sabor, custo	Custo, sabor, osmolaridade elevada

TCL: triglicerídeos de cadeia longa; TCM: triglicerídeos de cadeia média; TGI; trato gastrointestinal.
Fonte: SBP.[1]

Os carboidratos podem ser polímeros de glicose ou amido, açúcar simples ou complexo, oligossacarídeos e fibras. Os lipídios podem ser triglicerídeos de cadeia longa (TCL) ou de cadeia média (TCM). Dietas com maior proporção de TCM podem ser vantajosas nos quadros de má absorção de gordura, síndrome do intestino curto ou doenças do sistema linfático, pois não necessitam de sais biliares para sua absorção.

MONITORIZAÇÃO

- Tolerância gastrointestinal: aceitação da dieta, resíduo gástrico, perímetro abdominal, vômitos, evacuações (frequência, consistência, volume).
- Bioquímica: no início da nutrição enteral e a seguir 1 a 2 vezes na semana, incluindo glicemia, proteínas totais e frações, sódio, potássio, magnésio, cálcio, fósforo, TGO, TGP, gama GT, fosfatase alcalina, ureia, creatinina.

COMPLICAÇÕES

As complicações relacionadas à nutrição enteral podem ser gastrointestinais, mecânicas, infecciosas e metabólicas (Tabela 6). A complicação mecânica mais comum é devida ao posicionamento inadequado da sonda, que pode ser evitado com controle radiológico após o procedimento. As complicações gastrointestinais podem acontecer devido a ele-

Tabela 5 Critérios utilizados para a classificação das fórmulas enterais

Quanto a	Tipos	Definição
Forma de preparo	Caseiras	Produzidas manualmente a partir de alimentos *in natura*, minimamente processados ou processados ou mistura destes.
	Industrializadas	Produzidas industrialmente.
Apresentação (fórmulas industrializadas)	Pó para reconstituição (sistema aberto)	Necessitam de água ou outro diluente para reconstituição.
	Líquidas semiprontas (sistema aberto)	Reconstituídas industrialmente.
	Líquidas prontas para uso	Envasadas em bolsas e ligadas diretamente ao equipo.
Indicação (fórmulas industrializadas)	Fórmulas padrão	Atendem aos requisitos de composição de macro e micronutrientes com base nas recomendações para população saudável.
	Fórmulas modificadas	Sofrem alteração em relação à composição da fórmula padrão que implique a redução, ausência ou aumento de nutrientes, adição de substâncias não previstas ou de proteínas hidrolisadas.
	Módulo de nutrientes	Carboidratos, lipídios, proteínas, fibras alimentares ou micronutrientes (vitaminas e minerais).
Suprimento de calorias	Hipocalóricas	Densidade calórica < 0,9 kcal/mL.
	Normocalóricas	Densidade calórica ≥ 0,9 kcal/mL e ≤ 1,2 kcal/mL.
	Hipercalóricas	Densidade calórica > 1,2 kcal/mL.
Presença de elementos específicos	Poliméricas	Proteína intacta.
	Oligoméricas	Proteína parcialmente hidrolisada.
	Hidrolisadas	Proteína totalmente hidrolisada.
Quantidade de proteínas	Hipoproteica	Proteína < 10% do VET.
	Normoproteica	Proteína ≥ 10% e < 20% do VET.
	Hiperproteica	Proteína ≥ 20% VET.
Osmolaridade	Hipotônica	280-300 mOsm/kg.
	Isotônica	300-350 mOsm/kg.
	Hipertônica	> 350 mOsm/kg.
Complexidade de nutrientes		

VET: valor energético total.

Fonte: Cardoso et al.[11]

vada osmolaridade da dieta, rápida velocidade de infusão, intolerância alimentar e uso de medicamentos como antibióticos e narcóticos.

Das complicações metabólicas, merece destaque a síndrome de realimentação, que consiste em alterações clínicas e metabólicas decorrentes da oferta excessiva de carboidratos com consequente liberação de insulina e consumo dos íons intracelulares (potássio, fósforo e magnésio). A hipofosfatemia pode causar falência cardíaca, arritmia, falência respiratória e morte. Os fatores de risco para síndrome de realimentação são a desnutrição grave, o jejum prolongado ou a oferta inadequada de nutrientes por tempo prolongado e condições clínicas que acarretam desnutrição, como neoplasia, anorexia e encefalopatia crônica não progressiva com disfagia grave. Nesses casos a oferta inicial de calorias deve ser menor que 75% dos requerimentos.[1,4,6]

Tabela 6 Complicações relacionadas à nutrição enteral

Gastrointestinais	Mecânicas	Infecciosas	Metabólicas
Distensão	Obstrução da sonda	Pneumonia aspirativa	Desidratação
Náuseas/vômitos	Posicionamento incorreto	Infecção no óstio	Hiperglicemia
Diarreia/constipação	Perfuração de órgão (pneumotórax)	Sepse	Síndrome de realimentação
Esofagite	Remoção acidental		Distúrbios hidroeletrolíticos

Fonte: adaptada de Oliveira et al.;[4] Yi.[6]

REFERÊNCIAS BIBLIOGRÁFICAS

1. Sociedade Brasileira de Pediatria (SBP). Manual de suporte nutricional da Sociedade Brasileira de Pediatria. 2.ed. Rio de Janeiro: Departamento Científico de Suporte Nutricional da Sociedade Brasileira de Pediatria; 2020.
2. Brasil. Ministério da Saúde. Agência Nacional de Vigilância Sanitária. Diário Oficial da União. Resolução RDC n. 503, de 27 de maio de 2021. Dispõe sobre os requisitos mínimos exigidos para a Terapia de Nutrição Enteral. Publicado em: 31/5/2021. Disponível em: https://www.in.gov.br/en/web/dou/-/resolucao-rdc-n-503-de-27-de-maio-de-2021- 322985331. Acesso em: 5 jul. 2023.
3. Sociedade Brasileira de Pediatria (SBP). Nutrição enteral em pediatria. Documento Científico do Departamento de Suporte Nutricional, 2018.
4. Oliveira F, Leite H, Sarni R, Palma D. Manual de terapia nutricional pediátrica. Barueri: Manole; 2014.
5. Braegger C, Decsi T, Dias JA, Hartman C, Kolacek S, Koletzko B, et al.; ESPGHAN Committee on Nutrition. Practical approach to paediatric enteral nutrition: a comment by the ESPGHAN committee on nutrition. J Pediatr Gastroenterol Nutr. 2010 Jul;51(1):110-22.
6. Yi DY. Enteral nutrition in pediatric patients. Pediatr Gastroenterol Hepatol Nutr. 2018 Jan;21(1): 12-9.

7. Szajewska H, Shamir R (eds.). Evidence-based research in pediatric nutrition. World Rev Nutr Diet (Basel, Karger). 2013;108:86-90.
8. Sociedade Brasileira de Pediatria (SBP). Terapia nutricional pediátrica domiciliar. Documento Científico do Departamento de Suporte Nutricional, 2017.
9. Institute of Medicine (IOM). Dietary Reference Intakes. Disponível em: http://fnic.nal.usda.gov/nal_display/index.php. Acesso em: 6 jun. 2023.
10. Nogueira-de-Almeida C, Mello E. Nutrologia pediátrica: prática baseada em evidências. 2.ed. Barueri: Manole; 2021.
11. Cardoso M, Prates S, Anastácio L. Fórmulas para nutrição enteral padrão e modificada disponíveis no Brasil: levantamento e classificação. Braspen J. 2018;33(4):402-17.
12. Klepper CM, Moore J, Gabel ME, Fleet SE, Kassel R. Pediatric formulas: categories, composition, and considerations. Nutr Clin Pract. 2023;38:302-17.

23 Suporte nutricional – nutrição parenteral em Pediatria

Maria Carolina de Pinho Porto
Silvana Guimarães Trigo

INTRODUÇÃO

A nutrição parenteral é uma abordagem vital para fornecer suporte nutricional apropriado em pacientes pediátricos que não podem receber uma alimentação oral ou enteral adequada. No entanto, a administração de nutrientes por via parenteral em crianças apresenta desafios únicos e requer cuidadosa consideração das necessidades nutricionais específicas dessa população. Essa modalidade de tratamento é regulamentada no Brasil pelo Ministério da Saúde, por meio da Portaria n. 272, de 8 de abril de 1998, que estabelece o Regulamento Técnico para a Terapia de Nutrição Parenteral.

Pacientes que não podem receber alimentação por via oral ou nos casos em que esta é insuficiente para atender às necessidades nutricionais têm indicação de suporte nutricional artificial. A maior parte desses pacientes pode ser alimentada por via enteral. Em uma minoria, em que a nutrição enteral está contraindicada ou é insuficiente, a nutrição parenteral (NP) é o recurso terapêutico para evitar a desnutrição, recuperar o estado nutricional e promover o crescimento.

A indicação deve contemplar as relações custo-benefício e risco-benefício e a implementação feita por equipe multidisciplinar de suporte nutricional.

PARTICULARIDADES DA PEDIATRIA

O suporte nutricional em pediatria tem características próprias. As crianças estão em fase de crescimento e maturação, o que as faz particularmente suscetíveis aos efeitos da desnutrição. As necessidades hídricas e de nutrientes, por sua vez, variam não apenas em relação ao tamanho, mas também à fisiologia e à composição corpórea, que são diferentes em função de uma faixa etária que se estende desde o neonato prematuro até a adolescência (Fusch et al., 2009; Corkins et al., 2013).

INDICAÇÕES

A NP é indicada quando a via enteral não pode ser utilizada ou é insuficiente para atender às necessidades nutricionais.

Considerando que as consequências biológicas do tempo de jejum dependem da condição clínica, da idade e do tamanho da criança, são candidatos à NP:

- Pacientes previamente eutróficos sem perspectiva de receber nutrição enteral efetiva em 5 a 7 dias.
- Lactentes e crianças desnutridas sem perspectiva de alimentação em curto prazo pela via digestiva em 3 a 5 dias.
- Prematuros de muito baixo peso ou extremo baixo peso: logo após o nascimento.

CONTRAINDICAÇÕES DA NUTRIÇÃO PARENTERAL

- Instabilidade hemodinâmica.
- Hiperglicemia grave.
- Trato gastrointestinal funcionante e acesso para uso da via enteral.
- Distúrbios hidroeletrolíticos e/ou do equilíbrio ácido-básico graves.

VIAS DE ACESSO

A NP pode ser infundida por acesso venoso periférico ou central, a depender do tempo de uso e da osmolaridade da solução. Deve ser exclusiva para administração da nutrição parenteral.

- Acesso venoso periférico: por curto período (menor que 2 semanas) e quando a solução tiver osmolaridade até 600 mOsm/L. Soluções com osmolaridade entre 600 e 900 mOsm/L podem ser infundidas em via periférica, porém com maior risco de complicações, como flebite e extravasamento. Esse risco é diminuído quando o acesso venoso é trocado a cada 48 horas.
- Acesso venoso central: quando a osmolaridade é maior que 900 mOsm/L, as necessidades hídricas nutricionais não são atingidas pela via periférica ou na perspectiva do uso prolongado de NP. Tem maior risco de complicações infecciosas, mecânicas e de trombose venosa profunda. Pode ser obtido por punção ou dissecção de vaso periférico calibroso (veia basílica, cefálica ou jugular externa) ou profundo (veia jugular interna ou subclávia). Qualquer que seja a via utilizada, a ex-

tremidade distal do cateter deve ser localizada na entrada da veia cava superior (ou inferior) com o átrio direito. Utilizar cateter de poliuretano ou silicone; o cateter venoso central de inserção periférica (PICC) é vantajoso pelo menor risco de trombose e infecção em relação à flebotomia. Em caso de NP prolongada, como ocorre em tratamento de pacientes com síndrome do intestino curto, considerar o uso de cateter central totalmente ou semi-implantável.

A fórmula a seguir foi validada para estimar a osmolaridade de NP em crianças:

Osmolaridade (mOsm/L) = (A × 8) + (G × 7) + (Na × 2) + (P × 0,2) – 50
A: aminoácidos (mg/L); G: glicose (g/L); Na: sódio (mEq/L); P: fósforo (mg/L).

Essa fórmula é útil nos casos de concentração final de glicose superior a 7% ou quando esta é inferior a 7% e a de aminoácidos superior a 10%, situações que não garantem uma osmolaridade final da solução inferior a 600 mOsm/L.

Na Figura 1 é mostrado um algoritmo para a indicação de NP.

COMO PRESCREVER

Para a formulação da NP devem ser determinadas, na sequência, as ofertas de volume hídrico, energia, carboidrato, proteína, lipídio, eletrólitos, vitaminas e oligoelementos.

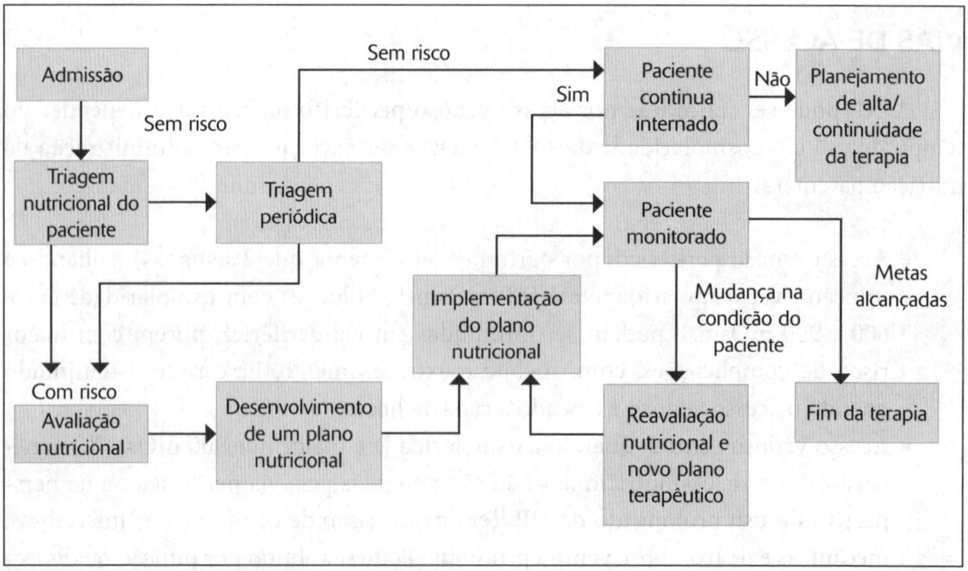

FIGURA 1 Algoritmo para indicação de nutrição parenteral.
Fonte: adaptada de Corkins et al. (2013).

VOLUME HÍDRICO

O cálculo da oferta hídrica é feito com base na fórmula de Holliday e Segar, que estima a atividade metabólica diária a partir do peso corporal (Tabela 1). Esse cálculo refere-se ao volume total a ser infundido. Portanto, deve-se considerar que, além da NP, medicações parenterais e hidratação venosa também podem contribuir para o volume hídrico final. Os parâmetros para avaliar a adequação do volume total a ser ofertado são mostrados na Tabela 2.

Tabela 1 Necessidades hídricas basais

Peso corpóreo	Volume
≤ 10 kg	100 mL/kg
> 10-20 kg	1.000 mL + 50 mL/kg para cada kg acima de 10 kg
> 20 kg	1.500 mL + 20 mL/kg para cada kg acima de 20 kg

Fonte: adaptada de Holliday e Segar (1957).

Tabela 2 Parâmetros para avaliar a adequação do volume da nutrição parenteral

Parâmetros	Desidratação	Sobrecarga hídrica
Alteração de peso	Perda rápida de peso	Ganho rápido de peso
Ganhos: líquidos via intravenosa ou digestiva, hemoderivados, medicações	Oferta total < perdas	Ganho total > perdas
Perdas: urina, sonda gástrica, fezes, bile, drenos, pele	Redução do débito urinário. Urina concentrada	Aumento do débito urinário em pacientes com função renal e hepática normais
Laboratório	↑ Ureia ↑ Sódio ↑ Osmolaridade plasmática ↑ Densidade urinária ↑ Hemoglobina ↑ Albumina	↓ Sódio ↓ Osmolaridade plasmática ↓ Densidade urinária ↓ Hemoglobina ↓ Albumina
Sinais vitais	↑ Frequência cardíaca ↑ Perdas com febre	↑ Frequência respiratória
Medicações	Diuréticos	Retenção hídrica com uso de esteroides ou excesso de administração de sódio
Exame físico	Sede, mucosas secas, cefaleia, tontura	Edema periférico, facial e palpebral, ↑ perímetro abdominal

Fonte: adaptada de Szeszycki et al. (2010).

OFERTA ENERGÉTICA

A necessidade energética é o somatório das necessidades para manter o metabolismo basal, a atividade e o crescimento. Em crianças sadias, a taxa metabólica basal (TMB) representa aproximadamente 50% do gasto energético total; a atividade e o crescimento representam os outros 50%. Para a estimativa das necessidades de energia em crianças que não estejam em estresse metabólico, são adotadas as recomendações da Sociedade Americana de Nutrição Parenteral e Enteral (Aspen), conforme mostra a Tabela 3.

Tabela 3 Necessidades energéticas por via parenteral

Idade	Kcal/kg de peso por dia
Neonato prematuro	110-120
0-1 ano	90-100
1-7 anos	75-90
7-12 anos	60-75
12-18 anos	30-60
> 18 anos	25-30

Fontes: Koletzko et al. (2005); Aspen (2002).

Durante o estresse metabólico não há consumo de energia para crescimento e atividade física, portanto uma oferta baseada em recomendações para crianças sadias é excessiva. Se não for possível medir o gasto energético, estima-se a TMB, que é a energia necessária para manter os processos vitais do organismo O gasto energético pode ser estimado pela fórmula de Seashore:

$$\text{TMB (kcal/dia)} = (55 - 2 \times \text{idade em anos}) \times (\text{peso em kg})$$

Deve-se evitar a hiperalimentação, que é particularmente prejudicial aos pacientes hipermetabólicos, dada sua limitada capacidade de utilizar substratos energéticos exógenos. Nessa situação podem ocorrer hiperglicemia, hipofosfatemia, hipopotassemia, hipomagnesemia, deficiência de tiamina, hipercapnia, esteatose hepática e hipertrigliceridemia.

Informações para o cálculo da oferta de energia:

- 1 g de glicose = 3,4 kcal.
- 1 g de proteína = 4 kcal.
- 1 g de lipídio = 9 kcal.*

* A presença do glicerol na emulsão lipídica fornece 0,2 kcal/mL, portanto:

- Emulsões lipídicas a 10%= 1,1 kcal/mL.
- Emulsões lipídicas a 20% = 2 kcal/mL.

A distribuição das calorias totais segue estas proporções:

- Carboidratos: 40 a 50%;
- Lipídios: 25 a 40%;
- Proteínas: 8 a 20% (> 20% se houver hipercatabolismo).

$$\text{Relação g de nitrogênio/kcal não proteica} = \frac{(\text{kcal lipídios} + \text{kcal glicose}) \times 6{,}25}{\text{proteína (g)}}$$

Para promover o anabolismo, a relação nitrogênio/calorias não proteicas (ver o cálculo) deve estar entre 1/150 e 1/250; no hipercatabolismo, entre 1/90 e 1/150; (1:100 = 20% da oferta calórica total como aminoácidos; 1:150 = 14%; 1:200 = 11%; 1:250 = 9%).

As recomendações de oferta de proteína, carboidrato e lipídio para início e progressão da NP são mostradas na Tabela 4.

OFERTA DE CARBOIDRATOS

A taxa de infusão de glicose, equivalente a sua produção no fígado, deve ser inicialmente de 2 a 5 mg/kg por minuto (2 a 4 mg/kg nos adolescentes e 4 a 5 mg/kg nas crianças menores). Nos neonatos prematuros inicia-se com 4 a 8 mg/kg por minuto. Para neonatos a termo e crianças menores de 2 anos a taxa máxima de infusão de glicose é 12 g/kg/minuto (equivalente 18 g/kg/dia). Em lactentes a oferta de glicose pode ser calculada com base na taxa ou na velocidade de infusão da glicose (TIG ou VIG). Para saber o valor da glicose em gramas, efetua-se a multiplicação: TIG × peso (kg) × 1,44.

Recomendações:

- A taxa de infusão de glicose deve ser diminuída se houver hiperglicemia, estresse metabólico ou corticoterapia.
- A hiperglicemia pode causar glicosúria com diurese osmótica, prejudica a função imunológica, a cicatrização. Hiper e hipoglicemia estão associadas ao aumento da mortalidade em pacientes de unidade de terapia intensiva (UTI); a desnutrição aumenta o risco de mortalidade e morbidade em crianças com hiper ou hipoglicemia, de modo independente da gravidade clínica.
- Se ocorrer hiperglicemia, a conduta é tratar a causa e reduzir a concentração ou a velocidade de infusão de glicose.

Tabela 4 Recomendações de oferta de proteína, carboidrato e lipídio para início e progressão da nutrição parenteral

	Início		Progressão		Objetivo final	
Lactentes (< 1 ano)	**Pré-termo**	**Termo**	**Pré-termo**	**Termo**	**Pré-termo**	**Termo**
Proteína (g/kg/dia)	1,5-3	1,5-3	1	1	3-4	2-3
Glicose (mg/kg/minuto)	5-7	6-8	1-2 mg/kg/ minuto/dia	1-2 mg/kg/ minuto/dia	8-12 (máx.: 14-18 g/dia)	8-12 (máx.: 14-18 g/dia)
Lipídios (g/kg/dia)	1-2	1-2	0,5-1	0,5-1	3-3,5 (máx.: 0,17 g/kg/hora)	3 (máx.: 0,15 g/kg/h)
Crianças (1-10 anos)						
Proteína (g/kg/dia)	1-2		1		1,5-3	
Glicose (mg/kg/minuto)	10% glicose		5% glicose		8-10	
Lipídios (g/kg/dia)	1-2		0,5-1		2-3	
Adolescentes						
Proteína (g/kg/dia)	0,8-1,5		1		0,8-2,5	
Glicose (mg/kg/minuto)	3,5 ou 10% de glicose		1-2 ou 5% de glicose		5-6	
Lipídios (g/kg/dia)	1		1		1-2,5	

Fonte: adaptada de Nieman Carney et al. (2011).

- Não há evidências de vantagens do controle glicêmico rígido com o uso de insulina em crianças. A conduta inicial é tratar a causa da hiperglicemia e reduzir a velocidade de infusão de glicose se glicemia ≥ 150 mg/dL. Se ultrapassar 180 mg/L (ou 216 mg/L), deve-se infundir insulina na dose de 0,01 a 0,05 U/kg/hora, em diluição de 0,1 U/mL.
- Deve-se evitar a infusão de soluções com concentração de glicose inferior a 2,5%, pelo risco de hemólise e hipercalemia.

OFERTA DE AMINOÁCIDOS

A necessidade proteica varia de acordo com o estado nutricional, o grau de catabolismo e a idade do paciente. As soluções para uso pediátrico são indicadas para crianças até 3 meses de idade por terem maiores quantidades de aminoácidos semiessenciais cisteína, taurina e tirosina e menores de fenilalanina e metionina. A classificação e as quantidades recomendadas de aminoácidos são mostradas nas Tabelas 5 e 6, respectivamente.

Tabela 5 Aminoácidos essenciais, não essenciais e condicionalmente essenciais

Essenciais	Não essenciais	Condicionalmente essenciais
Histidina	Alanina	Arginina
Isoleucina	Ácido aspártico	Cisteína
Leucina	Asparagina	Glicina
Lisina	Ácido glutâmico	Prolina
Metionina	Glutamina	Tirosina
Fenilalanina	Serina	
Treonina		
Triptofano		
Valina		

Tabela 6 Quantidades recomendadas de aminoácidos segundo a faixa etária

Idade	g/kg/dia
Neonato prematuro	3-4
Neonato a termo e lactentes	2-3
Crianças de 1-10 anos	1-2,5
Adolescentes	0,8-1,5

Fonte: Koletzko et al. (2005); Mirtallo et al. (2004).

A suplementação de glutamina (0,3 a 0,5 g/kg/dia) associou-se à diminuição do tempo de internação em pacientes adultos gravemente doentes. Não há evidências que apoiem o uso rotineiro de glutamina em neonatos prematuros e crianças maiores. Nos estados hipercatabólicos a relação nitrogênio/calorias não proteicas deve ficar entre 1/90 e 1/150 e, para atingir o anabolismo, entre 1/150 e 1/250.

OFERTA LIPÍDICA

As fontes de gordura habitualmente utilizadas são o óleo de soja ou girassol com triglicérides de cadeia média (50% TCM) e 1,2% de fosfolípides de ovo como emulsificante. As emulsões lipídicas a 20% são preferíveis, pelo maior teor energético e pela melhor relação fosfolípide/triglicéride, que possibilita melhor *clearance* plasmático de triglicerídeos. O uso rotineiro de heparina deve ser evitado, pois não melhora a utilização da emulsão lipídica e favorece a instabilidade da solução (separação de fases).

As novas emulsões lipídicas (SMOF) nas quais o óleo de soja é parcialmente substituído por triglicérides de cadeia média, óleo de oliva e óleo de peixe seriam potencialmente benéficas por terem menor efeito oxidativo e inflamatório e para a imunidade celular. Podem ter potencial efeito terapêutico em situações específicas, mas ainda não há evidências que apoiem seu uso rotineiro em NP.

A quantidade mínima de ácido linoleico para prevenir deficiência de ácidos graxos essenciais em neonatos prematuros é de 0,25 g/kg/dia e em crianças maiores 0,1 g/kg/dia. A quantidade mínima de ácido alfalinolênico não está definida. As recomendações de oferta lipídica são mostradas na Tabela 7.

Tabela 7 Recomendações de oferta lipídica por via parenteral

Faixa etária	g/kg/dia	g/kg/hora
Lactentes	3-4	0,13-0,17
Crianças > 2 anos	2-3	0,08-0,13

Fonte: adaptada de Fusch et al. (2009); Koletzko et al. (2005).

OFERTA DE ELETRÓLITOS

A oferta de eletrólitos deve atender às necessidades basais e, excepcionalmente, repor perdas anormais. Se for necessário corrigir distúrbios eletrolíticos, deve-se obter uma linha venosa paralela à da NP. A oferta de eletrólitos deve ser ajustada de acordo com a situação clínica, o uso de drogas e de métodos dialíticos. A desnutrição e a realimentação estão associadas a alterações do balanço hidroeletrolítico. Na desnutrição há perdas de potássio intracelular, magnésio e fósforo e ganho de sódio e água. Durante anabolismo aumentam as necessidades de fósforo, potássio e magnésio.

OFERTA DE CÁLCIO E DE FÓSFORO

Na NP, a oferta segue a relação cálcio:fósforo 1,3:1. Deve-se estar atento para a incompatibilidade físico-química entre os sais desses dois íons. Situações em que há necessidade de restrição hídrica podem favorecer a precipitação dos íons na solução se for utilizado o fósforo inorgânico (fosfato de potássio 2 mEq/mL); nesse caso, recomenda-se uma oferta hídrica de 120 a 150 mL/kg/dia e o uso de solução pediátrica de aminoácidos em concentração > 25 g/L.

Para evitar o risco, é preferível utilizar o fósforo orgânico, que tem maior solubilidade. As soluções disponíveis contêm [0,23 mg ou 0,33 mMol de fósforo + 0,66 mEq de sódio + 60,1 mg de glicose por mL] ou [1 mMol de fósforo e 2 mMol de sódio por mL]. Para garantir adequada solubilidade da NP, a soma das ofertas de sódio e magnésio não deve ultrapassar 16 mEq/L. As recomendações diárias de eletrólitos por via parenteral, considerando funções orgânicas e perdas normais, são mostradas na Tabela 8.

Tabela 8 Recomendações diárias de eletrólitos por via parenteral

Eletrólito	Neonatos	Lactentes/ crianças	Adolescentes e crianças > 50 kg	Adolescentes e crianças > 50 kg
Sódio	2-5 mEq/kg	2-5 mEq/kg	1-2 mEq/kg	1-2 mEq/kg
Potássio	2-4 mEq/kg	2-4 mEq/kg	1-2 mEq/kg	1-2 mEq/kg
Cálcio	2-4 mEq/kg	0,5-4 mEq/kg	10-20 mEq/dia	10-20 mEq
Fósforo	1-2 mmol/kg	0,5-2 mmol/kg	10-40 mEq/dia	10-40 mmol
Magnésio	0,3-0,5 mEq/kg	0,3-0,5 mEq/kg	10-30 mEq/dia	10-30 mEq
Acetato	O necessário para manutenção do equilíbrio ácido-básico			
Cloreto	O necessário para manutenção do equilíbrio ácido-básico			

Fonte: Mirtallo et al. (2004); Corkins (2011).

OFERTA DE MICRONUTRIENTES

As vitaminas e oligoelementos devem compor todas as formulações de NP. Considerando deficiências preexistentes e o aumento das perdas, o uso de solução de oligoelementos desde o primeiro dia é desejável.

Recomendações:

- A oferta de ferro não é recomendada rotineiramente, mas só quando há deficiência e não é possível a suplementação oral. Em pacientes em NP prolongada, pode ser acrescentado às misturas sem emulsão lipídica (2:1) com cautela, pois a compatibilidade é limitada. A recomendação é de 200 mcg/kg para crianças, e para adultos 1 a 1,2 mg/dia.
- Incluir selênio 2 mcg/kg/dia em todas as formulações pediátricas e neonatais.
- Se houver colestase, as ofertas de cobre e manganês devem ser reduzidas; na insuficiência renal pode ser necessário reduzir a oferta de selênio e cromo.
- Por serem armazenadas em pequenas quantidades, as vitaminas hidrossolúveis associam-se ao maior risco de deficiência, em especial nos pacientes que têm aumento do *turnover* de água.
- A deficiência aguda de vitamina B1 (tiamina) pode ser precipitada em pacientes que recebem apenas soluções glicosadas ou durante a realimentação de pacientes desnutridos, principalmente com alto teor de carboidratos. A deficiência resulta em acidose láctica, insuficiência cardíaca, alterações do sistema nervoso periférico e encefalopatia. Desnutridos, cardiopatas em uso de diuréticos e pacientes em diálise devem receber suplementação extra de tiamina em dose diária de 10 a 25 mg por 5 dias, seguida de 5 a 10 mg/dia por 1 mês.
- Caso haja indicação, há uma preparação de fitomenadiona (vitamina K) isenta de propilenoglicol e óleo de rícino polietoxilado, compatível para uso endovenoso, intramuscular e oral, o Kanakion® MM.

As recomendações para oferta de vitaminas e oligoelementos, considerando funções orgânicas e perdas normais, são mostradas nas Tabelas 9 e 10, respectivamente. Foram feitas para crianças saudáveis e não consideram os estados de hipercatabolismo e inflamação sistêmica, que alteram a distribuição e a utilização de micronutrientes, o que torna difícil estabelecer recomendações de oferta.

PARTICULARIDADES DO RECÉM-NASCIDO PREMATURO

Um recém-nascido prematuro (RNPT) de 1 kg tem reserva calórica não proteica de 110 kcal de peso corporal. Na ausência de substratos exógenos, essa reserva permite sobreviver à inanição por apenas 4 dias, tempo que será ainda menor se houver sepse e insuficiência respiratória. Portanto, nos RNPT de muito baixo peso ou extremo baixo peso a NP deve ser iniciada após o nascimento, tão logo haja estabilidade clínica. Desde o início, a solução deve conter glicose, lipídios, aminoácidos, cálcio, vitaminas, zinco e selênio. O aumento da taxa de infusão de glicose e a inclusão dos íons sódio, potássio, fósforo e magnésio devem ser feitos mediante monitoração laboratorial.

Tabela 9 Oferta diária recomendada de vitaminas por via parenteral

Vitamina	Crianças e RN a termo (dose total)	RN pré-termo (dose por kg/peso)
A (UI)	2.300	1.640
E (mg)	7	2,8
K (mcg)	200	80
D (UI)	400	160
C (mg)	80	25
Tiamina (mg|)	1,2	0,35
Riboflavina (mg)	1,4	0,15
Piridoxina (mg)	1	0,18
Niacina (mg)	17	6,8
Pantotenato (mg)	5	2
Biotina (mcg)	20	6
Folato (mcg)	140	56
B-12 (mcg)	1	0,3

RN: recém-nascido.

Fonte: Greene et al. (1988).

Tabela 10 Oferta diária recomendada de oligoelementos por via parenteral

Oligoelementos	Neonatos pré-termo < 3 kg (mcg/kg/dia)	Neonatos termo 3-10 kg (mcg/kg/dia)	Crianças 10-40 kg (mcg/kg/dia)	Adolescentes > 40 kg Por dia
Zinco	400	50-250	50-125	2-5 mg
Cobre	20	20	5-20	200-500 mcg
Manganês	1	1	1	40-100 mcg
Cromo	0,05-02	0,2	0,14-0,2	5-15 mcg
Selênio	1,5-2	2	1-2	40-60 mcg

Doses máximas diárias: zinco 5 mg; selênio 100 mcg; cobre 500 mcg; cromo 5 mcg; manganês 50 mcg.

Fonte: Greene et al. (1988); Corkins (2011); Mirtallo et al. (2004).

Oferta hídrica

O RNPT extremo tem função renal limitada: há redução da taxa de filtração glomerular e capacidade de reabsorção tubular, aumento da fração de excreção de sódio e menor capacidade de concentração da urina. Somam-se à imaturidade renal outras condições associadas (anoxia perinatal, sepse, pneumonia, síndrome do desconforto respiratório, hipotensão e acidose metabólica) que contribuem para a diminuição da taxa de filtração glomerular e do fluxo urinário. A oferta hídrica depende do peso de nascimento, da idade pós-natal, do balanço hídrico e das condições clínicas. Na Tabela 11 são mostradas as recomendações de oferta hídrica.

Tabela 11 Recomendações de oferta hídrica para RNT e RNPT

	1º dia	2º dia	3º dia	4º dia	5º dia	6º dia
RNT	60-120	80-120	100-130	120-150	140-160	140-180
RNPT > 1.500 g	60-80	80-100	100-120	120-150	140-160	140-160
RNPT < 1.500 g	80-90	100-110	120-130	130-150	140-160	160-180

RNPT: recém-nascidos prematuros; RNT: recém-nascidos termo.
Fonte: ESPGHAN (2005).

Oferta energética

No RNPT a oferta energética deve contemplar a taxa metabólica basal, a atividade, a termorregulação e o crescimento. A recomendação por via parenteral é de aproximadamente 100 a 120 kcal/kg no final da primeira semana, em geral mais baixa do que a necessária por via enteral. Uma oferta inicial de 40 a 50 mkcal/kg/dia pode prevenir o catabolismo até que a oferta total seja atingida. A proporção de carboidratos, gordura e aminoácidos como fonte energética deve ser de aproximadamente 55, 30 e 15% da energia total.

Carboidratos

A glicose é o principal substrato de energia para o cérebro. O RNPT tem reserva limitada de glicogênio, cuja síntese e depósito ocorrem no terceiro trimestre de gestação, e também baixo estoque de gordura, o que limita a capacidade de utilizar corpos cetônicos como fonte de energia alternativa. Some-se a esses fatores o maior consumo de órgãos metabolicamente ativos, como coração, fígado, rim e encéfalo, o que coloca o RNPT em risco de desenvolver hipoglicemia (< 45 a 50 mg/dL). Por outro lado, o uso excessivo de glicose resulta em lipogênese, produção excessiva de CO_2, hiperglicemia com diurese osmótica e risco aumentado de hemorragia intraventricular. A incidência de hiperglicemia é maior em RNPT de extremo baixo peso (< 1.000 g) e pode ser minimizada com uma taxa de infusão de glicose entre 4 e 6 mg/kg/minuto com aumentos progressivos até 12 mg/kg/minuto. A glicemia deve ser mantida entre 50 e 120 mg/dL.

Não há evidência das vantagens do uso de insulina no tratamento da hiperglicemia no RNPT. A melhor estratégia para o tratamento da hiperglicemia é a diminuição da taxa de infusão da glicose. A infusão de emulsão lipídica e a suplementação precoce de aminoácidos – esta última por estimular a secreção de insulina – são estratégias que podem diminuir a gliconeogênese hepática, melhorar a utilização da glicose e assim prevenir a hiperglicemia.

Oferta de aminoácidos

A adição de aminoácidos à NP objetiva minimizar os efeitos do catabolismo, manter os estoques de proteína endógena e garantir o crescimento. O RNPT que recebe apenas glicose intravenosa perde aproximadamente 1% do estoque de proteína endógena por dia; o prematuro extremo perde proteína à razão de aproximadamente 1,2 g/kg a cada dia em que não recebe aminoácidos, o que corresponde a 1 a 2% de seus estoques endógenos de proteína. Por outro lado, a imaturidade do metabolismo hepático e intestinal e da função renal coloca-o em risco de toxicidade por excesso de oferta.

Ainda não existe consenso sobre a oferta ideal de aminoácidos para os prematuros. A maior parte deles tolera uma oferta parenteral de aminoácidos de 1,5 a 2 g/kg/dia no primeiro dia de vida, que é o suficiente para não haver catabolismo proteico. A oferta máxima situa-se provavelmente entre 3,5 e 4 g/kg/dia e deve ser alcançada até o final da primeira semana de vida.

Soluções com os aminoácidos condicionalmente essenciais cisteína, glicina, histidina, tirosina e taurina são indicadas devido à imaturidade dos RNPT em sintetizá-los. Comparadas às soluções padrão, resultam em perfil plasmático de aminoácidos semelhante ao que é obtido em crianças com crescimento normal, amamentadas ao seio, e possibilitam maior retenção de nitrogênio e ganho ponderal. A cisteína é o maior substrato para síntese de glutationa, que tem propriedades antioxidantes e participa na manutenção do potencial redox e na homeostase do cálcio. A necessidade é de 30 mg/g de aminoácido na solução de NP. A tirosina é fundamental para síntese de hormônios tireoidianos, formação de melanina e síntese dos neurotransmissores adrenalina e noradrenalina. A taurina participa do metabolismo dos ácidos biliares na integridade da membrana celular. Sua deficiência prejudica o desenvolvimento do cérebro e da retina. A suplementação parenteral de glutamina não diminui a mortalidade nem a incidência de sepse tardia em RNPT de extremo baixo peso. A administração excessiva de proteínas causa aumento das concentrações no sangue de ureia e amônia e eleva concentrações de aminoácidos potencialmente tóxicos, como fenilalanina e metionina. As quantidades recomendadas de aminoácidos para RNPT são mostradas nas Tabelas 4 e 6.

Lipídios

As emulsões lipídicas intravenosas podem ser infundidas desde o primeiro dia de vida na dose de 0,5 a 1 g/kg/dia, aumentando-se gradativamente até o máximo de 3,5 g/kg/dia (0,13 a 0,17 g/kg/hora). Na falta de oferta lipídica em RNPT, a deficiência pode manifestar-se a partir da primeira semana por dermatite, trombocitopenia, aumento da probabilidade de infecção e atraso do crescimento e, a longo prazo, por malformação da retina e do sistema nervoso central. Essa deficiência pode ser evitada com a oferta de pelo menos 4% da energia total diária na forma de ácidos graxos essenciais, o que corresponde a 0,5 g/kg/dia de emulsão lipídica. A proporção lipídica deve ser de 25 a 40% das calorias não proteicas ofertadas na NP.

- A infusão lipídica endovenosa pode reduzir a PO_2 arterial pelos seguintes mecanismos:
  - Alteração na relação ventilação:perfusão pela produção de eicosanoides que alteram o tônus vascular. A vasodilatação em alvéolos pouco ventilados ocasiona *shunt* intrapulmonar e hipoxemia.
  - Deposição de gordura na membrana alveolocapilar. Esse efeito é minimizado pela infusão lenta da emulsão lipídica, em 20 a 24 horas.
- Comparados às crianças maiores, os prematuros e os recém-nascidos de baixo peso têm depuração lipídica mais lenta e redução da atividade da lípase lipoproteica endotelial.
- Nos neonatos prematuros ictéricos inicia-se a infusão lipídica com 0,5 g/kg/dia; a dose pode ser aumentada gradativamente até a oferta lipídica de 3 g/kg/dia.
- O risco de hipertrigliceridemia é maior quanto menor é a idade gestacional e aumenta com a sepse. A trigliceridemia deve ser monitorada a cada aumento de 0,5 a 1 g/kg/dia ou semanalmente quando a dose máxima for alcançada, devendo ser mantida abaixo de 150 mg/dL.
- O uso de heparina deve ser evitado, pois não melhora a utilização do lipídio intravenoso e, na presença de cálcio, favorece a instabilidade da solução (separação em fases).
- A emulsão com TCM e TCL é preferível, pois *clearance* mais rápido pelas lipases lipoproteicas. As emulsões lipídicas a 20% são preferidas, pois oferecem mais calorias em menor volume e resultam em concentrações mais baixas de triglicerídeos plasmáticos. A nova emulsão SMOFlipid (à base de óleos de soja, açafrão, óleos de oliva e de peixe), cuja composição inclui ácidos graxos poli-insaturados

das cadeias ômega 3 e ômega 6, teria potencial aplicação no RNPT. Sua indicação deve ficar a critério da equipe multidisciplinar.

- A carnitina facilita o transporte dos ácidos graxos de cadeia longa através da membrana mitocôndria, para posterior oxidação e produção de energia. Prematuros estão em risco de deficiência, sendo indicada sua administração (10 a 20 mg/kg/dia) quando há hipertrigliceridemia persistente naqueles que recebem NP exclusiva por mais de 2 semanas, até que a alimentação enteral seja efetiva.

As recomendações das quantidades de energia, aminoácidos, carboidrato e lipídio para início e progressão da NP no RNPT são mostradas na Tabela 12.

Tabela 12 Recomendações de macronutrientes para NP no RNT, conforme o peso corpóreo

Peso	< 750 g	750-1.250 g	1.250-1.500 g	> 1.500 g
Energia (kcal/kg/d)				
Início	> 30-40	> 40-50	> 40-50	50-60
Objetivo	80-100	80-100	80-100	90-100
Aminoácidos (g/kg/d)				
Início	2-3	2-3	2-3	2-3
Progressão/dia	0,5	0,5	0,5	0,5
Máximo	4	4-3,5	3,5-3,2	3,2-3
Glicose (mg/kg/min)				
Início	6-8	6-8	6-8	6-8
Progressão/dia	2-3	2-3	2-3	2-3
Máximo	10-12	10-12	10-12	12
Lipídios (g/kg/d)				
Início	0,5-1	1-1,5	1-2	2-3
Progressão/dia	0,5-1	0,5-1	0,5-1	0,5-1
Máximo	3,5	3,5	3,5	3,5

NP: nutrição parenteral; RNT: recém-nascido termo.
Fonte: adaptada de Heiman et al. (2007).

Oferta de eletrólitos

Não é necessário ofertar sódio e potássio para RNT inicialmente, pois eles nascem com excesso de líquido extracelular, que é eliminado após 24 a 48 horas de vida. À medida que ocorre perda ponderal fisiológica e diminuição do sódio sérico, a suplementação pode então ser iniciada.

Pode ocorrer acidose metabólica por diminuição da excreção de bicarbonato e pelo pH ácido da solução de aminoácidos (especialmente quando é acrescentado o hidrocloreto de cisteína). O uso de acetato (1 a 2 mEq/kg/dia), como acetato de sódio, corrige e previne a acidose sem afetar a solubilidade de cálcio e fósforo.

Cálcio e fósforo

- O RNPT está propenso a distúrbios de minerais. A hipocalcemia ocorre pelas baixas reservas, uma vez que a transferência materno-fetal ocorre no último trimestre de gestação, e por ingestão pós-natal diminuída, resposta alterada ao PTH, aumento de calcitonina e das perdas urinárias. A hiperfosfatemia ocorre devido à baixa taxa de filtração glomerular e excreção reduzida de fósforo. À medida que esta melhora e começa o anabolismo e a captação intracelular de fósforo, é necessário suplementar.
- O RNPT tem necessidades aumentadas de minerais por apresentar crescimento rápido e imaturidade funcional. A oferta inadequada de cálcio e fósforo pode resultar em desmineralização óssea, cujas manifestações são osteopenia da prematuridade, raquitismo e fraturas.
- Na NP, a oferta de cálcio e fósforo obedece à relação cálcio:fósforo de 1,3:1 a 1,7:1. Para evitar o risco de precipitação desses dois minerais na solução é preferível utilizar o fósforo orgânico. No caso de se utilizar o fósforo inorgânico, a solubilidade desses dois minerais na solução pode ser melhorada com a oferta de no mínimo 20 a 25 g/L de solução pediátrica de aminoácidos (essa solução contém cisteína, que reduz o pH e aumenta a solubilidade) e pela ordem de mistura do cálcio e do fósforo na solução de NP; o cálcio deve ser adicionado por último.
- Com objetivo de evitar a instabilidade da solução (separação de fases), o limite farmacotécnico para cátions divalentes, segundo a European Society for Parenteral and Enteral Nutrition (Espen), é: cálcio + magnésio = 16 mEq/L.

As recomendações diárias de eletrólitos por via endovenosa são mostradas na Tabela 13.

Micronutrientes

As recomendações de oferta de vitaminas e oligoelementos por via endovenosa são mostradas nas Tabelas 9 e 10.

- Não há polivitamínico de uso exclusivo para prematuros, por isso a oferta de algumas vitaminas fica aquém da necessidade (vitaminas A e E), especialmente nos RNPT com peso inferior a 1 kg. A reserva limitada de vitaminas hidrossolúveis requer que a oferta dessas vitaminas seja constante.

Tabela 13 Recomendações diárias de eletrólitos para RNPT, por via endovenosa

Sódio	2-5 mEq/kg/d (cloreto ou acetato)
Potássio	1-4 mEq/kg/d (cloreto ou acetato)
Cloro	1-5 mEq/kg/d
Magnésio	0,3-0,5 mEq/kg/d
Cálcio	3-4 mEq/kg/d
Fósforo	1-2 mmoL/kg/d

RNPT: recém-nascidos prematuros.

Fonte: Aspen (2002).

- No primeiro dia de NP, os oligoelementos a serem suplementados são zinco e selênio; os demais não são necessários nas 2 primeiras semanas de vida. O ferro não é rotineiramente incluído na NP.
- O alumínio é um contaminante de componentes da NP e, em altas doses, pode prejudicar, em curto prazo, o desenvolvimento cognitivo e a saúde óssea em animais e seres humanos adultos. Concentrações ósseas de alumínio 10 vezes maiores que no grupo controle foram observadas em prematuros que receberam NP por mais que 3 semanas.

Complicações

1. Relacionadas ao cateter venoso:
   - Infecção, oclusão, trombose venosa central, embolia pulmonar, quebra do cateter, flebite e extravasamento.
   - O risco de sepse associada ao cateter pode ser diminuído com as seguintes medidas: tunelização do cateter (para NP prolongada), uso de PICC, educação, treinamento e protocolos para o manuseio adequado do cateter.
2. Metabólicas (Tabela 14).
3. Doença hepática associada à NP: a disfunção hepática pode ocorrer em crianças que estão em uso prolongado de NP e tem causa multifatorial. Os fatores de risco são prematuridade, jejum prolongado, drogas hepatotóxicas, doença de base, excesso de glicose, toxicidade de aminoácidos (metionina), emulsões lipídicas à base de soja (efeito pró-inflamatório de fitoesteróis e ácidos graxos de cadeia ômega 6), peroxidação lipídica pela luz, oligoelementos (cobre, cromo, manganês), medicações, déficit de taurina, colina e de ácidos graxos. A suspensão da NP pode reverter a colestase. Quando a criança não pode prescindir da NP, recomenda-se:
   - Retirar a NP por um período do dia.
   - Evitar o fornecimento de excesso de calorias sob a forma de glicose.

Tabela 14 Principais complicações metabólicas da nutrição parenteral

Complicação	Causas mais frequentes
Acidose metabólica	Oferta proteica excessiva, desidratação.
Alcalose metabólica	Diminuição de cloreto e potássio do líquido extracelular. Uso de corticosteroides, furosemida.
Acidose respiratória	Sobrecarga de hidratos de carbono com alteração da função pulmonar.
Hiper ou hipoglicemia	Oferta insuficiente ou excessiva. Resistência periférica à insulina durante o estresse metabólico.
Hipertrigliceridemia	*Clearance* diminuído (sepse, prematuridade), uso de corticosteroide, hipoalbuminemia.
Distúrbios hídricos	Doenças que alteram o balanço hídrico ou infusão rápida da NP.
Distúrbios do sódio	Oferta insuficiente ou excessiva.
Hipofosfatemia	Aumento das perdas, consumo, oferta insuficiente, anabolismo.
Hipocalcemia	Doença subjacente, drogas (furosemida, corticosteroides, anticonvulsivantes).
Hipomagnesemia	Anabolismo durante a recuperação nutricional.

NP: nutrição parenteral.

- Administrar soluções de aminoácidos para uso pediátrico.
- Suspender temporariamente a emulsão lipídica e/ou utilizar emulsões SMOF.
- É essencial iniciar nutrição por via enteral, mesmo com volumes mínimos, para estimular a função digestiva e a liberação de hormônios entéricos, que melhoram o fluxo biliar e reduzem a colestase.

Monitoração

Os principais parâmetros a serem monitorados são mostrados na Tabela 15.

Recomendações:

- A glicemia capilar deve ser monitorada, inicialmente, a cada 12 horas. Se houver disglicemia, a monitoração passa a ser feita cada 1 a 4 horas, e a cada 1 a 2 horas nos casos de hiperglicemia grave (> 180 mg/kg/minuto), hipoglicemia ou após o uso de insulina.
- Recomenda-se manter a trigliceridemia < 150 mg/dL em RNPT e < 200 mg/dL em RNT. Reduzir a oferta se trigliceridemia > 250 mg/dL em lactentes ou > 400 mg/dL em crianças maiores.

Tabela 15 Monitoração da criança em nutrição parenteral

Parâmetros	Período inicial	Período estável
Exame físico, sinais vitais, peso, balanço hídrico	Diário	Diário
Triglicerídeos (TG)	A cada aumento de 0,5-1/kg/dia	Semanal
Painel metabólico básico	Diário	Com o painel completo
Painel metabólico completo	Semanal	1-4 semanas
Ureia e creatinina	2-3 vezes/semana	Semanal
Albumina	Semanal	2-4 semanas
Hemograma	Semanal	1-4 semanas
Fósforo, magnésio	Diário/semanal	1-4 semanas
Vitaminas e oligoelementos	Quando indicado	3-12 meses
Crescimento	Inicial	Mensal

Painel metabólico básico: glicemia, Na, K, Cl, Ca, CO_2, ureia e creatinina.

Painel metabólico completo: painel básico mais albuminemia, transaminases, bilirrubinas.

Fonte: adaptada de Szeszycki et al. (2010).

- Pacientes em NP prolongada têm risco de toxicidade por alguns oligoelementos (cobre, manganês, alumínio, cromo e selênio), sendo necessária a monitoração.
- A concentração plasmática dos micronutrientes carece de sensibilidade e especificidade durante a resposta inflamatória sistêmica, sendo recomendável que sua avaliação seja feita no sangue total ou nas hemácias

REFERÊNCIAS BIBLIOGRÁFICAS

1. Agostoni C, Axelson I, Colomb V, Goulet O, Koletzko B, et al. The need for nutrition support teams in pediatric units : a commentary by the ESPGHAN Committee on Nutrition. J Pediatr Gastroenterol Nutr. 2005;41:8-11
2. American Society for Parenteral and Enteral Nutrition (Aspen). Guidelines for the use of parenteral and enteral nutrition in adult and pediatric patients. JPEN J Parenter Enteral Nutr. 2002;26:1SA-138SA.
3. Brasil. Secretaria de Vigilância Sanitária do Ministério da Saúde. Regulamento técnico para terapia de nutrição parenteral. Portaria MS/SNVS n. 272, de 8 abril de 1998. Diário Oficial da União; Poder Executivo, Brasília, DF, 1998.
4. Casaer MP, Van den Berghe G. Nutrition in the acute phase of critical illness. N Engl J Med. 2014;370:1227-36.
5. Corkins MR (ed.). Pediatric nutrition support handbook. American Society for Parenteral and Enteral Nutrition, 2011. Chapter 4:92-9.

6. Corkins MR, Griggs KC, Groh-Wargo S, Han-Markey TL, Helms RA, Muir LV, et al.; Task Force on Standards for Nutrition Support. Pediatric Hospitalized Patients; American Society for Parenteral and Enteral Nutrition Board of Directors; American Society for Parenteral and Enteral Nutrition. Standards for nutrition support: pediatric hospitalized patients. Nutr Clin Pract. 2013;28(2):263-76.
7. Fuentebella J, Kemer JA. Refeeding syndrome. Pediatr Clin North Am. 2009;56:1201-10.
8. Greene HL, Hambidge KM, Schanler R, Tsang RC. Guidelines for the use of vitamins, trace elements, calcium, magnesium, and phosphorus in infants and children receiving total parenteral nutrition: report of the Subcommittee on Clinical Practice Issues of The American Society of Clinical Nutrition. Am J Clin Nutr. 1988;48:1324-42.
9. Heiman H, Schanler RJ. Enteral nutrition for premature infants: the role of human milk. Seminars in Fetal & Neonatal Medicine. 2007;12:26-34
10. Holliday MA, Segar WE. The maintenance need for water in parenteral fluid therapy. Pediatrics. 1957;19:823-32.
11. Koletzko B, Goulet O, Hunt J, Krohn K, Shamir R, et al. Guidelines on Paediatric parenteral nutrition of the European Society of Paediatric Gastroenterology, Hepatology and Nutrition (ESPGHAN) and the European Society for Clinical Nutrition and Metabolism (Espen), supported by the European Society of Paed. Journal of Pediatric Gastroenterology and Nutrition. 2005;41(Suppl2):S1-S87.
12. Koletzko B, Jauch KW, Verwied-Jorky S, Krohn K, Mittal R; Working group for developing the guidelines for parenteral nutrition of The German Society for Nutritional Medicine. Guidelines on parenteral nutrition from the German Society for Nutritional Medicine (DGEM) – overview. GMS German Medical Science. 2009;7:1-23.
13. Kuwahara T, Asanami S, Kubo S. Experimental infusion phlebitis: tolerance osmolality of peripheral venous endothelial cells. Nutrition. 1998;14:496-501.
14. Leite H, Iglesias S. Nutrição parenteral. In: Oliveira FLC, et al. Manual de Terapia nutricional pediátrica. Barueri: Manole; 2014. p.77-92.
15. Leite HP, Lima LF, de Oliveira Iglesias SB, Pacheco JC, de Carvalho WB. Malnutrition may worsen the prognosis of critically ill children with hyperglycemia and hypoglycemia. JPEN J Parenter Enteral Nutr. 2013;37:335-41.
16. Nehra D, Carlson SJ, Fallon EM, Kalish B, Potemkin AK, Gura KM, et al.; American Society for Parenteral and Enteral Nutrition. Aspen clinical guidelines: nutrition support of neonatal patients at risk for metabolic bone disease. JPEN J Parenter Enteral Nutr. 2013;37(5):570-98.
17. Nieman Carney L, Nepa A, Cohen SS, Dean A, Yanni C, Markowitz G. Parenteral and enteral nutrition support: determining the best way to feed. In: Corkins MR (ed.). The Aspen Pediatric Nutrition Support Core Curriculum. Silver Spring: American Society for Parenteral and Enteral Nutrition; 2010. p.433-47. In: Corkins MR (ed.). Pediatric nutrition support handbook. American Society for Parenteral and Enteral Nutrition; 2011. Chapter 4:92-9.
18. Pereira da Silva L, Virella D, Henriques G, Rebelo M, Serelha M, Videira-Amaral JM. A simple equation to estimate the osmolarity of neonatal parenteral nutrition solutions. JPEN J Parenter Enteral Nutr. 2004;28:34-7.
19. Schanler RJ. Parenteral nutrition in premature infants. Abrams AS, Kim MS (eds.). Disponível em: http://www.uptodate.com/contents/parenteral-nutrition-in-premature-infants. Acesso em: 5 jul. 2023.
20. Seashore JH. Nutritional support of children in the intensive care unit. Yale J Biol Med 1984;57:111-34.
21. Sedman AB, Klein GL, Merritt RJ, Miller NL, Weber KO, Gill WL, et al. Evidence of aluminum loading in infants receiving intravenous therapy. N Engl J Med. 1985;312:1337-43.
22. Szeszycki E, Cruse W, Strup M. Evaluation and monitoring of pediatric patients receiveing specialized nutrition support. In: Corkins MR (ed.). The Aspen Pediatric Nutrition Support Core Curriculum. American Society of Parenteral and Enteral Nutrition. 2010. p.460-76.
23. Tanuri U. Suporte nutricional no pré e no pós-operatório. In: Telles Jr, Leite HP. Terapia nutricional no paciente pediátrico grave. São Paulo: Atheneu: p.349-68.

24. Mirtallo M, Canada T, Johnson D, Kumpf V, Petersen C, Sacks G, et al. Task Force for the Revision of Safe Practice for Parenteral Nutrition. Safe practices for parenteral nutrition. JPEN J Parenter Enteral Nutr. 2004;28:S39-S70.
25. Vanek VW, Borum P, Buchman A, Fessler TA, Howard L, Jeejeebhoy K, et al.; Novel Nutrient Task Force, Parenteral Multi-Vitamin and Multi-Trace Element Working Group; American Society for Parenteral and Enteral Nutrition (Aspen) Board of Directors. Aspen position paper: recommendations for changes in commercially available parenteral multivitamin and multi-trace element products. Nutr Clin Pract. 2012;27:440-91.
26. Wischmeyer PE, Dhaliwal R, McCall M, Ziegler TR, Heyland DK. Parenteral glutamine supplementation in critical illness: a systematic review. Crit Care. 2014;18(2):R76.
27. Ziegler TR. Parenteral nutrition in the critically ill patient. N Engl J Med. 2009;361(11):1088-97.

24 Requerimentos nutricionais na infância e na adolescência

Valmin Ramos-Silva
Wendell Costa Bila
Janine Pereira da Silva

INTRODUÇÃO

A avaliação nutricional e a adequação de requerimentos nutricionais são peculiares no paciente pediátrico, em razão da maior necessidade energética nas diversas fases do crescimento, desde a lactância até a adolescência, e da menor reserva nutricional em comparação aos pacientes adultos. Há fortes evidências de que a avaliação do crescimento desde a concepção até os 2 anos de idade identifica risco posterior de problemas de saúde e de desenvolvimento da doença do adulto.[1]

Para determinar as necessidades individuais de nutrientes, objetivando o planejamento nutricional, são utilizadas as Recomendações Nutricionais de Energia segundo a Food and Agriculture Organization/World Health Organization/United Nations University (FAO/WHO/UNU),[2] e, para os macronutrientes e micronutrientes, as *Recommended Dietary Allowance* (RDA) e as *Dietary Reference Intake* (DRI),[3,4] respectivamente.

REQUERIMENTO HÍDRICO

A necessidade hídrica varia conforme o peso da criança (Tabela 1).

REQUERIMENTO CALÓRICO

As necessidades calóricas na criança sadia variam de acordo com a faixa etária e o sexo, sendo maiores nos lactentes e adolescentes. Elas são estimadas por um conjunto de requerimentos associados para atender a todas as demandas metabólicas. Compreendem

Tabela 1 Taxa hídrica diária

Peso	Oferta/dia
< 1.500 g	130-150 mL/kg
1.500-2.000 g	110-130 mL/kg
2.000 g a 10 kg	100 mL/kg
> 10-20 kg	1.000 mL para 10 kg + 50 mL/kg para cada kg > 10 kg
> 20 kg	1.500 mL para 20 kg + 20 mL/kg para cada kg > 20 kg

Fonte: Mirtallo et al.[5]

as necessidades para o metabolismo basal (taxa metabólica basal – TMB), para a atividade física e para o crescimento, que constituem o gasto energético ou calórico total diário.[6]

A literatura não tem indicado mudanças nos requerimentos nutricionais na infância nas últimas três décadas,[4] conforme indicado na Tabela 2.

Tabela 2 Requerimentos energéticos durante o 1° ano de vida

Idade	Meninos		Meninas	
Meses	Cal/dia	Cal/kg/dia	Cal/dia	Cal/kg/dia
0-1	518	113	464	107
1-2	570	104	517	101
2-3	596	95	550	94
3-4	569	82	537	84
4-5	608	81	571	83
5-6	639	81	599	82
6-7	653	79	604	78
7-8	680	79	629	78
8-9	702	79	652	78
9-10	731	80	676	79
10-11	752	80	694	79
11-12	775	81	712	79

Fonte: FAO/WHO/UNU.[2]

TAXA METABÓLICA BASAL

A taxa metabólica basal (TMB) é determinada como a quantidade mínima de energia em quilocalorias (kcal) necessárias para manter as funções vitais do organismo. Indica a quantidade mínima de energia necessária para manutenção das funções orgânicas vitais, como respiração, circulação, metabolismo cerebral, atividade glandular, manutenção da temperatura corpórea, homeostasia celular e outras reações bioquímicas envolvidas no metabolismo em repouso. Alguns fatores interferem na TMB, aumentando ou reduzindo o gasto energético. No paciente desnutrido, o metabolismo está em torno de 50% abaixo do normal, bem como durante o sono em 10%; já nos períodos febris e de aumento do tônus muscular, há aumentos variáveis na TMB.[7,8]

Os requerimentos enérgicos (Tabela 3) e a TMB podem ser estimados de acordo com a OMS[9] (Tabela 4) ou a fórmula prática de Seashore,[10] em cal/kg/dia, até os 15 anos de idade. Para crianças menores de 1 ano, considerar a TMB de 55 cal/kg/dia, que é reduzida, gradativamente, até a adolescência para 25 cal/kg/dia.

Fórmula de Seashore: TMB = 55 – (2 × idade em anos)[10]

ATIVIDADE/CRESCIMENTO

O gasto de energia com a atividade física aumenta à medida que a criança cresce e varia de 20 a 30% da necessidade calórica diária. A atividade física é o único componente do gasto energético que poderá ser alterado e consiste em atividade espontânea (comportamental), do cotidiano (estilo de vida) e planejada (esporte e recreação).

A energia despendida com o crescimento corresponde de 1 a 2% do gasto energético total diário durante a infância, sendo maior durante o estirão da adolescência (2 a 4%).[11]

REQUERIMENTOS NUTRICIONAIS

Macronutrientes

As faixas de distribuição adequadas de macronutrientes – *Acceptable Macronutrient Distribuition Ranges* (AMDR) – são expressas em percentual de energia que asseguram a ingestão suficiente para cada faixa etária (Tabela 5). Consumos abaixo ou acima das faixas sugeridas levam ao risco potencial de desenvolvimento de doenças crônicas ou de aporte insuficiente de outros nutrientes.[12]

Tabela 3 Requerimentos energéticos em crianças e adolescentes de 1 a 18 anos

	Meninos Atividade física						Meninas Atividade física					
Idade anos	Leve		Moderada		Intensa		Leve		Moderada		Intensa	
	Cal/dia	Cal/kg/dia	Cal/dia	Cal/kg/dia	Cal/dia	Cal/kg/dia	Cal/dia	Cal/kg/dia	Cal/dia	Cal/kg/dia	Cal/dia	Cal/kg/dia
1-2			950	82					850	80		
2-3			1.125	84					1.050	81		
3-4			1.250	80					1.150	77		
4-5			1.350	77					1.250	74		
5-6			1.475	74					1.325	72		
6-7	1.350	62	1.575	73	1.800	84	1.225	59	1.425	69	1.650	80
7-8	1.450	60	1.700	71	1.950	81	1.325	57	1.550	67	1.775	77
8-9	1.550	59	1.825	69	2.100	79	1.450	54	1.700	64	1.950	73
9-10	1.675	56	1.975	67	2.275	76	1.575	52	1.850	61	2.125	70
10-11	1.825	55	2.150	65	2.475	74	1.700	49	2.000	58	2.300	66
11-12	2.000	53	2.350	62	2.700	72	1.825	47	2.150	55	2.475	63
12-13	2.175	51	2.550	60	2.925	69	1.925	44	2.275	52	2.625	60
13-14	2.350	49	2.750	58	3.175	66	2.025	42	2.375	49	2.725	57
14-15	2.550	48	3.000	56	3.450	65	2.075	40	2.450	47	2.825	54
15-16	2.700	45	3.175	53	3.650	62	2.125	39	2.500	45	2.875	52
16-17	2.825	44	3.325	52	3.825	59	2.125	38	2.500	44	2.875	51
17-18	2.900	43	3.400	50	3.925	57	2.125	37	2.500	44	2.875	51

Fonte: FAO/WHO/UNU.[2]

Tabela 4 Taxa metabólica basal

Idade (anos)	Masculino	Feminino
	Energia (cal/kg/dia)	Energia (cal/kg/dia)
0-3	60,7 × P – 54	61 × P – 51
3-10	22,7 × P + 495	22,5 × P + 499
10-18	17,5 × P + 651	12,2 × P + 746

Fonte: WHO.[9]

Tabela 5 Faixa de distribuição aceitável de macronutrientes (ingestão adequada)

Idade	Proteína	Carboidrato	Lipídio
0-6 meses	9,1 g*	60 g*	31 g*
7-12 meses	11 g	95 g*	30 g*
1-3 anos	5-20%	45-65%	30-40%
4-18 anos	10-30%	45-65%	25-35%

Fonte: IOM.[3]

Proteína

As principais funções da proteína são a formação e a reparação de tecidos. Para o crescimento adequado, deve ser assegurado o consumo de proteína de alto valor biológico na forma de aminoácidos essenciais (histidina, isoleucina, leucina, lisina, metionina, fenilalanina, treonina, triptofano e valina), com uma proporção de dois terços do total recomendado para a faixa etária[13] (Tabela 6).

As proteínas de alto valor biológico estão presentes em carnes, vísceras, ovos, leites e derivados. A ingestão proteica acima de 5 g/kg/dia pode causar azotemia; por isso, a função renal deve ser monitorada laboratorialmente quando a oferta de proteínas ultrapassar 4 g/kg/dia. Nas crianças desnutridas, pode-se chegar até o máximo de 6 g/kg/dia, observando a proporção do valor percentual energético total e a relação grama de nitrogênio/caloria não proteica. Para que ocorra o anabolismo, são necessárias 150 a 300 calorias não proteicas (CNP) por grama de nitrogênio ou 25 CNP por grama de proteína.[14,15]

Tabela 6 Recomendações de ingesta de proteína (RDA)

Idade	Proteína (g/kg/dia)	Proteína (g/dia)
0-6 meses	1,5	9,1
7-12 meses	1,2	11
1-3 anos	1,05	13
4-8 anos	0,95	19
9-13 anos	0,95	34
14-18 anos (meninos)	0,85	52
14-18 anos (meninas)	0,85	46

Fonte: IOM.[3]

Carboidrato

Os carboidratos (Tabela 5) são a principal fonte de energia do organismo, devem corresponder a 45 a 65% do valor energético total (VET), com 4 cal/g, e são responsáveis pela integridade funcional do tecido nervoso em situações normais.[13]

Lipídios

A oferta de lipídio constitui uma fonte energética de alto valor calórico (9 cal/g), com grande valor metabólico, em virtude da fonte de ácidos graxos essenciais (AGE). A ingestão de gordura deve seguir o percentual adequado para cada faixa etária (Tabela 5).

Os TCM são absorvidos sem necessitar da atuação dos sais biliares ou da lipase pancreática, difundem-se pela mucosa intestinal e passam diretamente para a circulação portal. A proporção máxima deve ser de 50% do total da gordura da dieta, pois podem inibir a motilidade gastrointestinal, e sua sobrecarga poderá ocasionar flatulência, vômitos e diarreia.[17] Na Tabela 8 é possível observar a composição dos óleos e das gorduras mais comumente utilizados.

Micronutrientes

Os micronutrientes são classificados como essenciais orgânicos – as vitaminas hidrossolúveis e lipossolúveis – e inorgânicos – os oligoelementos, por serem necessários em pequenas quantidades na ingesta diária.[18] As recomendações de vitaminas, oligoelementos e minerais para crianças e adolescentes, segundo as DRI,[19-23] estão listadas nas Tabelas 9 a 11.

Tabela 7 Recomendações do percentual e distribuição de ingestão de gordura para crianças acima de 2 anos

Gordura	**Percentual ofertado e fontes**
Percentual	30-40%
Gordura trans	< 2% Alimentos industrializados (preparados com gordura vegetal hidrogenada): pães, margarinas, bolachas, batata frita, salgadinhos.
Gordura saturada	< 10% Derivados lácteos, carne, coco, embutidos, gordura de palma.
Gordura poli-insaturada	5-15%
PUFA mega 6 (n-6)	4-13% Óleos vegetais (girassol e milho), sementes de gergelim e nozes.
PUFA mega 3 (n-3)	1-2% Peixes, principalmente os marinhos (salmão, sardinha, tainha), produtos enriquecidos, óleos vegetais (canola e soja), semente de linhaça.
Relação n-6:n-3	5:1 a 10:1
Monoinsaturada	Sem restrição Azeite de oliva, abacate, amendoim, aveia, amêndoa, castanhas.
Colesterol	< 300 mg/dia

MUFA: ácidos graxos monoinsaturados; PUFA: ácidos graxos poli-insaturados; VET: valor energético total.
Fonte: SBP.[16]

Tabela 8 Composição dos óleos e gorduras

Tipo de gordura	**Gordura (g)**	**Saturada**	**MUFA**	**PUFA**	**PUFA (n-6)**	**PUFA (n-3)**	**Colesterol (mg)**
Canola	100	7	59	30	20	9,3	0
Milho	100	13	24	59	58	0	0
Girassol	100	10	19	66	66	0	0
Colza	100	7	56	33	22	11,1	0
Soja	100	15	43	38	35	2,6	0
Oliva	100	14	74	8	8	0,6	0
Gordura vegetal	100	25	45	26	3	1,6	0
Banha de porco	100	39	45	11	10	1	95
Gordura I láctea	81	50	23	3	21	1,2	219

Fonte: SBP.[16]

Tabela 9 Recomendações de vitaminas lipossolúveis e de oligoelementos para crianças e adolescentes, de acordo com DRI, RDA e AI

Idade	Vitaminas				Oligoelementos						
	A (mcg/dia)	D (UI)	E (mg/dia)	K (mcg/dia)	Se (mcg/dia)	Cr (mcg/dia)	Cu (mcg/dia)	Fe (mg/dia)	I (mcg/dia)	Ma (mcg/dia)	Zn (mcg/dia)
0-6 meses	400*	400*	4*	2*	15*	0,2*	200*	0,27*	110*	0,003*	2*
6-12 meses	500*	400*	5*	2,5*	20*	5,5*	220*	11	130*	0,6*	3
1-3 anos	300	600	6	30*	20	11*	340	7	90	1,2*	3
4-8 anos	400	600	7	55*	30	15*	440	10	90	1,5*	5
Meninos											
9-13 anos	600	600	11	60*	40	25*	700	8	120	1,9*	8
14-18 anos	900	600	15	75*	55	35*	890	11	150	2,2*	11
Meninas											
9-13 anos	600	600	11	60*	40	21*	700	8	120	1,6*	8
14-18 anos	700	600	15	75*	55	24*	890	15	150	1,6*	9

AI: *Adequate Intake*; DRI: *Dietary Reference Intakes*; RDA: *Recommended Dietary Allowances*.
Fonte: adaptada de IOM;[19] Trumbo et al.;[20] IOM.[2]

Tabela 10 Recomendações de vitaminas hidrossolúveis para crianças e adolescentes, de acordo com as DRI, RDA e AI

Idades	Vitaminas									
	C (mg/dia)	B1 (mg/dia)	B2 (mg/dia)	N (mg/dia)	B6 (mg/dia)	B7 (mcg/dia)	B12 (mcg/dia)	AP (mg/dia)	Bio (mcg/dia)	Col (mg)/dia
0-6 meses	40*	0,2*	0,3*	2*	0,1*	65*	0,4*	1,7*	5*	125*
7-12 meses	50*	0,3*	0,4*	4*	0,3*	80*	0,5*	1,8*	6*	150*
1-3 anos	15	0,5	0,5	6	0,5	150	0,9	2*	8*	200*
4-8 anos	25	0,6	0,6	8	0,6	200	1,2	3*	12*	250*
Meninos										
9-13 anos	45	0,9	0,9	12	1	300	1,8	4	20*	375*
14-18 anos	75	1,2	1,3	16	1,3	400	2,4	5	25*	550*
Meninas										
9-13 anos	45	0,9	0,9	12	1	300	1,8	4	20*	375*
14-18 anos	65	1	1	14	1,2	400	2,4	5	25*	400*

AI: *Adequate Intake*; DRI: *Dietary Reference Intakes*; RDA: *Recommended Dietary Allowances*.

Fonte: adaptada de Trumbo et al.;[20] IOM.[23]

Tabela 11 Recomendações de minerais para crianças e adolescentes

Idades	Minerais			
	Cálcio (mg/dia)	Fósforo (mg/dia)	Magnésio (mg/dia)	Flúor (mg/dia)
0-6 meses	200*	100*	30*	0,01*
7-12 meses	260*	275*	75*	0,5*
1-3 anos	700	460	80	0,7*
4-8 anos	1.000	500	130	1*
Meninos				
9-13 anos	1.300	1.250	240	2*
14-18 anos	1.300	1.250	410	3*
Meninas				
9-13 anos	1.300	1.250	240	2*
14-18 anos	1.300	1.250	360	3*

* AI: *Adequate Intake.*

Fonte: adaptada de IOM;[21] IOM.[23]

Fibras

As fibras alimentares são carboidratos não digeríveis e são classificadas em solúveis e insolúveis.[16,17]

As fibras solúveis são fermentáveis e regulam o trânsito intestinal tanto na constipação quanto na diarreia. Já as insolúveis não são fermentadas pelas bactérias do cólon e aumentam o volume do bolo fecal em decorrência da absorção de água.[24]

O excesso de fibras na alimentação pode reduzir a biodisponibilidade de alguns nutrientes e inibir a ação de algumas enzimas intestinais.[25] As recomendações de ingestão de fibras estão listadas na Tabela 12.

Tabela 12 Recomendações de fibras para crianças e adolescentes

Idade	Fibras (g/dia)
0-6 meses	ND
7-12 meses	ND
1-3 anos	19
4-8 anos	25

(continua)

Tabela 12 Recomendações de fibras para crianças e adolescentes (*continuação*)

Idade	Fibras (g/dia)
Meninos	
9-13 anos	31
14-18 anos	38
Meninas	
9-13 anos	26
14-18 anos (meninas)	26

ND: não determinado.
Fonte: adaptada de IOM.[3]

REFERÊNCIAS BIBLIOGRÁFICAS

1. Owino VO, Murphy-Alford AJ, Kerac M, Bahwere P, Friis H, Berkley JA, et al. Measuring growth and medium- and longer-term outcomes in malnourished children. Matern Child Nutr. 2019 Jul;15(3):e12790.
2. FAO Food and Nutrition Technical Report Series 1. Human energy requirements. Report of a Joint FAO/WHO/UNU Expert Consultation. Rome, 2004.
3. Institute of Medicine (IOM). Food and Nutrition Board. Dietary Reference Intakes for energy, carbohydrate, fiber, fat, fatty acids, cholesterol, protein, and amino acids. Washington, DC: National Academy Press; 2002/2005.
4. Institute of Medicine (IOM). Dietary Reference Intakes. Disponível em: www.iom.edu/~/media/Files?Report%20Files/2010. Acesso em: 17 abr. 2023.
5. Mirtallo J, Johnson D, Kumpf V, Petersen C, Sacks G, Seres D, et al. Safe practices for parenteral nutrition. Journal of Parenteral and Enteral Nutrition. 2004:S39-70.
6. Luca A-C, Miron IC, Mindru DE, Curpán AS, Stan RC, Tarcá E, et al. Optimal Nutrition Parameters for Neonates and Infants with Congenital Heart Disease. Nutrients. 2022;14.8:1671.
7. Santos IC, et al. Elaboração de uma equação para predição da taxa metabólica basal (TMB) via regressão linear. International Journal of Development Research. 2020;10.11:42368-73.
8. San Martin R, Brandão CFC, Junqueira-Franco MVV, Junqueira GP, Chueire FB, et al. Conceitos da calorimetria indireta sobre distúrbios metabólicos: uma revisão narrativa. Rev Med (São Paulo). 2020;99.6:581-90.
9. World Health Organization (WHO). Energy and protein requirements: report of a joint FAO/WHO/UNU expert consultation. WHO Technical Report Series n. 724. Genebra: WHO; 1985.
10. Seashore JH. Nutritional support of children in the intensive care unit. Yale Biol Med. 1984;57:111-34.
11. Sampaio IPC. Balanço energético. In: Palma D, Escrivão MAMC, Oliveira FLC. Guias da medicina ambulatorial e hospitalar da Unifesp-EPM. Nutrição clínica na infância e adolescência. Barueri: Manole; 2009. p.69-77.
12. Juzwiac CR. DRIs: um novo conceito de recomendações nutricionais. In: Lopez F, Brasil ALD. Nutrição e dietética em clínica pediátrica. Rio de Janeiro: Atheneu; 2004. p.341-50.
13. Benedini JM, Zamberlan P. Avaliação e recomendações nutricionais da criança normal. In: Delgado AF, Cardoso AL, Zamberlan P. Nutrologia básica e avançada. Barueri: Manole; 2010. p.3-21.

14. Monte CMG. Desnutrição: um desafio secular à nutrição infantil. J Pediatr (Rio J). 2000;76(Supl 3):285-97.
15. Silva SN, Nogueira RJN. Nutritional treatment of a young infant with cystic fibrosis presenting with severe kwashiorkor dermatosis. Journal of Tropical Pediatrics. 2019;65.6:634-7.
16. Sociedade Brasileira de Pediatria (SBP). Departamento de Nutrologia. Manual de orientação para alimentação do lactente, do pré-escolar, do escolar, do adolescente e na escola. 2.ed. São Paulo: SBP; 2008. p.101.
17. Ribeiro Junior HC (coord.). Manual de terapia nutricional em pediatria. Nestlé Nutrição Infantil: [s. d.]. p.1-142.
18. Leite HP. Metabolismo de vitaminas e oligoelementos. In: Telles Junior M, Leite HP. Terapia no paciente pediátrico grave. São Paulo: Atheneu; 2005. p.213-23.
19. Institute of Medicine (IOM). Food and Nutrition Board. Dietary Reference Intakes for vitamin C, vitamin E, selenium, and carotenoids. Washington, DC: National Academy Press; 2000.
20. Trumbo P, Yates AA, Schilicker S, Poos M. Dietary Reference Intakes: vitamin A, vitamin K, arsenic, boron, chromiun, copper, iodine, manganese, molybdenium, nickel, silicon, vanadium, and zinc. J Am Diet Assoc. 2001;101(3):294-301.
21. Institute of Medicine (IOM). Food and Nutrition Board. Dietary Reference Intakes for calcium and vitamin D. Washington, DC: National Academy Press; 2011.
22. Institute of Medicine (IOM). Food and Nutrition Board. Dietary Reference Intakes for thiamin, riboflavin, niacin, vitamin B6, folate, vitamin B12, panthotenic acid, biotin, and choline. Washington, DC: National Academy Press; 1998.
23. Institute of Medicine (IOM). Food and Nutrition Board. Dietary Reference Intakes of calcium, phosphorus, magnesium, vitamin D and fluoride. Washington, DC: National Academy Press; 1997.
24. Del Ciampo IRL. Constipação intestinal. In: Ricco RG, Del Ciampo LA, Almeida CAN. Puericultura: princípios e práticas: atenção integral à saúde da criança. São Paulo: Atheneu; 2000. p.135-41.
25. Coppini LZ, Waitzberg DL, Campos FG, Habr-Gama A. Fibras alimentares e ácidos graxos de cadeia curta. In: Waitzberg DL. Nutrição enteral e parenteral na prática clínica. São Paulo: Atheneu; 2000. p.79-94.

25 Suporte nutricional na criança hospitalizada

Valmin Ramos-Silva
Wendell Costa Bila
Janine Pereira da Silva

INTRODUÇÃO

A desnutrição intra-hospitalar pode ser atribuída à doença de base, à hospitalização prolongada, ao estado nutricional no momento da internação, à falta de avaliação nutricional e à oferta inadequada de calorias e nutrientes. Outras causas prováveis residem no desconhecimento dos profissionais da saúde sobre a importância da nutrição no tratamento global da criança doente e da fisiopatologia da desnutrição energético-proteica (DEP) grave. Consequentemente, a instituição de uma terapia inadequada resulta em sérias complicações logo nos primeiros dias da internação hospitalar, o que pode culminar na morte da criança.[1-3]

A hospitalização, portanto, é uma condição associada à ocorrência de desnutrição ou de seu risco, o que justifica a avaliação nutricional nas primeiras 24 horas da internação – momento ideal para diagnosticar a desnutrição primária. Nos pacientes mais graves, com dificuldade de maior manuseio, deve ser realizada em até 72 horas depois da hospitalização. Depois desse período, a desnutrição pode ser considerada secundária, estando geralmente associada às doenças disabsortivas, à ingestão calórica quantitativa e qualitativamente inadequada, à demanda metabólica aumentada em resposta ao estresse em decorrência de politraumatismo, pós-operatório, insuficiência orgânica aguda ou crônica, e neoplasia maligna, entre outros.[4-6]

O metabolismo aumentado e o jejum prolongado representam risco nutricional da ingestão insuficiente ou da perda de nutrientes, o que contribui para a ocorrência de desnutrição proteico-calórica (DPC) e proteólise acentuada. A proteólise interfere na função do diafragma e dos músculos intercostais, alterando a dinâmica cardiopulmonar.

As alterações hormonais desencadeadas pelo estresse influenciam no metabolismo proteico e lipídico e no gasto energético, enquanto os mediadores da inflamação interferem na mobilização dos estoques de nutrientes do organismo.[7] Apesar de todo o conhecimento atual sobre a fisiopatologia da desnutrição e das repercussões na evolução e no prognóstico da doença, a frequência da desnutrição entre as crianças hospitalizadas ainda é alta e varia de 24,8 a 91,6%. Ainda assim, em muitos hospitais, não é feita a avaliação nutricional nem o acompanhamento da condição nutricional dos pacientes.[8,9]

O fato de existirem poucos estudos sobre o cumprimento da Portaria n. 272/1998[10] e da Resolução RDC n. 63/2000[11] reforça a ideia do desconhecimento da importância dada à nutrição da criança hospitalizada. Nessas portarias foram fixados os requisitos mínimos relacionados com a execução, a supervisão e a avaliação permanente em todas as etapas da terapia de nutrição parenteral e enteral sob a responsabilidade da equipe multidisciplinar de terapia nutricional (EMTN), que deve ser constituída por profissional médico, farmacêutico, enfermeiro e nutricionista habilitados e com treinamento específico para a prática de terapia nutricional.[10,11]

A falta de informações a respeito do cumprimento da legislação dificulta a identificação precoce de crianças que, à internação, têm maiores riscos de desenvolver desnutrição. A avaliação nutricional de rotina tem sido falha, justificando a oferta calórica inferior ao recomendado para as necessidades nutricionais da criança, ocasionando maior risco de sequelas, maior custo financeiro e sofrimento desnecessário aos pacientes e a seus familiares. Assim, o sucesso do suporte nutricional das crianças criticamente enfermas depende fundamentalmente do conhecimento prévio do estado nutricional, da estimativa das necessidades calóricas basais e do conhecimento das necessidades calóricas e metabólicas relacionadas com os diferentes fatores causadores do estresse.[12,13]

AVALIAÇÃO NUTRICIONAL, ESTRESSE METABÓLICO E ADAPTAÇÃO ORGÂNICA

Para a identificação da DPC, têm sido utilizadas medidas objetivas como antropometria (peso, estatura/comprimento), concentração sérica de proteínas hepáticas, função imunológica, índice de massa corporal (IMC) e índice de risco nutricional. Embora considerada o padrão ouro para a avaliação da composição corporal, e ainda pouco utilizada, a diluição isotópica com óxido de deutério deve ser utilizada para identificar com segurança as crianças com DPC.[14] A avaliação clínica, que inclui a história e o exame clínico detalhados, ainda é um método efetivo para fazer o diagnóstico e o acompanhamento nutricional.[15,16]

O estresse decorrente de trauma, infecções e grandes cirurgias é caracterizado, sobretudo, por catabolismo e hipermetabolismo, perda de proteínas, comprometimento do sistema imune e disfunção múltipla de órgãos.[17] Simultaneamente, há aumento da síntese de proteína hepática com a produção de proteínas de fase aguda, como a heptaglobina, a alfa-2-macroglobulina, a alfa-1-ácido glicoproteína e a proteína C-reativa. Ainda em resposta a estresse, são produzidos mediadores da resposta de fase aguda, como as citocinas pró-inflamatórias, as interleucinas 1-beta (IL-1), IL-6, IL-8, o fator de necrose tumoral (TNF-alfa), as citocinas anti-inflamatórias e os hormônios cortisol, insulina e fator I de crescimento insulina-*like*. Todas essas alterações são mediadas por mecanismos neuro-humorais, que incluem a ativação do sistema nervoso simpático e do eixo hipotálamo-hipófise-suprarrenal.[18]

Durante o processo de agressão sistêmica, ocorrem hipertermia, taquicardia, taquipneia e aumento do débito cardíaco e do consumo energético, caracterizando o estado hipermetabólico e hiperdinâmico. Em resposta ao aumento do requerimento energético, há glicogênese, lipogênese, alteração no metabolismo de carboidratos, lipídios, proteínas, micronutrientes e eletrólitos, além de alterações hormonais que interferem no metabolismo de nutrientes.[19,20]

REQUERIMENTOS NUTRICIONAIS

As necessidades calóricas na criança sadia representam um conjunto de requerimentos para atender a todas as demandas associadas às necessidades metabólicas basais, à atividade e ao crescimento, de acordo com a faixa etária da criança. A taxa metabólica basal representa aproximadamente 50% do total do requerimento calórico da criança. Durante o período de doença, o crescimento está geralmente abolido, razão pela qual, nessas situações, é necessário apenas adicionar o percentual correspondente ao fator lesão para obter o requerimento nutricional mínimo necessário ao paciente.[21]

SUPORTE NUTRICIONAL

Oferta calórica e hídrica

A terapêutica nutricional, que deve ser individualizada, compreende a reabilitação nutricional e o tratamento da doença de base, devendo corrigir os distúrbios metabólicos e hidroeletrolíticos e ofertar adequadamente os macro e micronutrientes. Deve-se iniciar a dieta com densidade calórica de 0,8 a 1 cal/mL e aumentar, gradativamente, com acréscimos de 25 a 30%, até atingir 1,5 cal/mL. Em neonatos prematuros ou a termo e em pacientes com instabilidade clínica, o aumento deve ser mais lento, em torno de 15%. Nos pacientes clinicamente estáveis, com dieta enteral gástrica, a densidade calórica pode atingir até 2 cal/mL. Não se deve ultrapassar a densidade calórica de 1,5 cal/mL em paciente com dieta enteral transpilórica.[22]

A oferta calórica excessiva a doentes graves, na fase inicial da doença, está associada a maior morbimortalidade. Portanto, na fase de estabilização, recomenda-se ofertar de

80 a 100 kcal/kg/dia, enquanto na fase de recuperação a oferta calórica pode ser aumentada para 150 a 200.[22,23]

A estimativa do estado de hidratação deve ser baseada na avaliação do peso diário, do volume urinário, da densidade urinária e do balanço hídrico. As necessidades hídricas devem ser ofertadas de acordo com a fórmula de Holliday e Segar[23] (Tabela 1), que estima a atividade metabólica diária a partir do peso corpóreo, sendo a necessidade hídrica basal diária de 100 mL/100 kcal metabolizadas. As perdas hídricas adicionais (febre, diarreia e outros) devem ser repostas, enquanto o ganho de peso deve ser esclarecido e a restrição hídrica pode ser necessária. Cuidado especial deve ser dispensado à oferta hídrica, sobretudo aos pacientes com insuficiência renal, hepática e nas doenças envolvendo o sistema nervoso central.

Tabela 1 Oferta hídrica de acordo com Holliday e Segar[23]

Peso	Volume (mL/kg)
Até 10 kg	100 mL/kg
10-20 kg	1.000 mL + 50 mL para cada kg acima de 10 kg
> 20 kg	1.500 mL + 20 mL para cada kg acima de 20 kg

Fonte: Holliday e Segar.[23]

Oferta de macronutrientes

Proteínas

Na criança sadia, a oferta proteica prioriza o crescimento. Nos estados hipercatabólicos, as proteínas têm por objetivo manter o balanço nitrogenado positivo, o que, na maioria das vezes, não ocorre. Nas situações normais, a proteína contribui com 8 a 15% do gasto energético total, mas, nos estados hipercatabólicos, valores de 20% ou mais podem ser esperados. Quantidades excessivas de aminoácidos estão associadas à ocorrência de acidose, hiperamonemia, uremia, disfunção hepática e icterícia. Para minimizar os efeitos deletérios da perda de nitrogênio e do catabolismo proteico, deve-se respeitar o mínimo de 1:100 (100 cal não proteica por grama de nitrogênio), e, para pacientes com insuficiência renal e hepática, deve-se ofertar proteínas com cautela colestática.[24,25]

A recomendação proteica depende da faixa etária, sendo indicada para:

- Neonatos: 2,5 a 3 g/kg/dia.
- Lactentes: 2 a 2,5 g/kg/dia.
- Pré-escolar e escolar: 1 a 1,2 g/kg/dia.
- Adolescentes: 0,8 a 1 g/kg/dia.

Lipídios

A oferta de lipídio constitui uma fonte energética de alto valor calórico, com grande valor metabólico em razão da fonte de ácidos graxos essenciais. A ingestão de gordura superior a 55% das calorias da dieta pode desenvolver cetose, de modo que essa oferta não deve ultrapassar 30% do valor calórico total da dieta. Para crianças maiores de 2 anos, deve-se ofertar menos de 10% na forma de gordura saturada. Na nutrição parenteral, a oferta de lipídios deve ser iniciada com 1 g/kg/dia, com aumento diário de 0,5 g/kg/dia até o máximo de 4 g/kg/dia. A infusão rápida de lipídios está associada à imunossupressão com diminuição quimiotática dos neutrófilos, da fagocitose e da atividade bactericida, além da possibilidade de redução na PaO_2.[26]

Carboidrato

O carboidrato representa de 50 a 55% do total calórico diário, devendo a taxa de infusão de glicose (TIG) ser iniciada com 4 a 6 mg/kg/minuto e podendo haver necessidade de infundir até 13 mg/kg/minuto. É necessário manter os níveis de glicose dentro dos valores normais (70 a 99 mg/dL), pois níveis elevados estão associados a aumento da morbidade e da mortalidade.[28] Dietas com mais de 65% das calorias à base de carboidrato podem exceder a capacidade de absorção e causar diarreia.[27]

Oferta de micronutrientes aos pacientes criticamente doentes

Os micronutrientes são assim designados por serem encontrados em pequenas quantidades nos tecidos, e, apesar das baixas concentrações plasmática e tecidual, exercem papel importante nas funções celular e imune, no metabolismo e como antioxidantes. São divididos em compostos orgânicos (vitaminas) e inorgânicos (minerais traços), e ambos têm suas necessidades aumentadas precocemente em doentes muito enfermos. A dificuldade de dosagem de seus níveis séricos faz suas deficiências não serem diagnosticadas, o que exige maior grau de suspeita clínica. A suplementação de micronutrientes na forma medicamentosa inclui ácido fólico (1 mg/dia), ferro (3 mg/kg/dia após estabilização) na forma de sulfato ferroso, zinco (2 mg/kg/dia) e cobre (0,2 mg/kg/dia) na forma de módulo acrescido à dieta. Na Tabela 2 estão especificadas algumas recomendações de micronutrientes para crianças e adolescentes (ver Capítulo 24 – Requerimentos nutricionais na infância e na adolescência).

Tabela 2 Recomendações de micronutrientes para crianças e adolescentes

Micronutriente (via oral)	Dose
Cobre	0,2 mg/kg/dia
Zinco	2 mg/kg/dia
Ferro	3 mg/kg/dia. Iniciar depois da fase de estabilização, quando livre de infecção
Vitaminas	2 vezes (recomendação RDA)
Ácido fólico	5 mg no 1° dia e, depois, 1 mg/dia

RDA: *Recommended Dietary Allowance*.

REFERÊNCIAS BIBLIOGRÁFICAS

1. Moreno JP, Navazo SM, Arteta EL-H, Hernani MT, Martínez FG, Sánchez MIG, et al. Influence of nutritional status on clinical outcomes in hospitalised children. Anales de Pediatría (English Edition). 2019;91.5:328-35.
2. Triarico S, Rinninella E, Cintoni M, Capozza MM, Mastrangelo S, Mele MC, et al. Impact of malnutrition on survival and infections among pediatric patients with cancer: a retrospective study. Eur Rev Med Pharmacol Sci. 2019;23.3:1165-75.
3. McCarthy A, Delvin E, Marcil V, Belanger V, Marchand V, Boctor D, et al. Prevalence of malnutrition in pediatric hospitals in developed and in-transition countries: the impact of hospital practices. Nutrients. 2019;11.2:236.
4. Jackson AA. Identifying children at risk of malnutrition. Nutrition Journal. 2018;17.1:1-4.
5. Karki S, Koirala S, Shrestha S. Risk factors of malnutrition among under five children admitted in Kanti Children's Hospital in Nepal. Kathmandu University Medical Journal. 2021;19.4:486-93.
6. Hasegawa M, Tomiwa K, Higashiyama Y, Kawaguchi C, Kin H, Kubota M, et al. Risk factors of malnutrition in children with severe motor and intellectual disabilities. Brain and Development. 2020;42.10:738-46.
7. Moura EFA. Estado nutricional de crianças hospitalizadas. J Pediatr. 1990;66:243-6.
8. da Silva JP. Avaliação nutricional em crianças internadas em hospitais públicos do estado do Espírito Santo: atuação da equipe multidisciplinar de terapia nutricional. (2010). Disponível em: https://repositorio.ufmg.br/handle/1843/ECJS-85DQBE. Acesso em: 5 jul. 2023.
9. do Vale FC. Segurança alimentar e nutricional nas crianças e adolescentes internados em hospitais vinculados ao SUS em Belo Horizonte. 2009. Disponível em: https://repositorio.ufmg.br/handle/1843/ECJS-7TGMLA. Acesso em: 5 jul. 2023.
10. Brasil. Ministério da Saúde. Secretaria de Vigilância Sanitária. Regulamento técnico para a terapia de nutrição parenteral. Portaria n. 272, de 8 de abril de 1988.
11. Brasil. Ministério da Saúde. Agência Nacional de Vigilância Sanitária (Anvisa). Regulamento técnico para a terapia de nutrição enteral. Resolução n. 63, de 6 de julho de 2000.
12. Oliveira TC, Albuquerque IZ, Stringhini MLF, Mortoza AS, Morais BA. Estado nutricional de crianças e adolescentes hospitalizados: comparação entre duas ferramentas de avaliação nutricional com parâmetros antropométricos. Revista Paulista de Pediatria. 2017;35:273-80.
13. Imanzadeh F, Olang B, Khatami K, Hosseini A, Dara N, Rohani P, et al. Assessing the prevalence and treatment of malnutrition in hospitalized children in Mofid Children' Hospital during 2015-2016. Arch Iran Med. 2018 Jul 1;21(7):302-9.

14. Bila WC, Lamounier JA, Freitas AE, Silva VR, Turani SD, Oliveira J. Stable isotopes and body composition in children: history, fundamentals, and clinical applications. Health. 2013;5:61-8
15. Taberna DJ, Navas-Carretero S, Martinez JA. Current nutritional status assessment tools for metabolic care and clinical nutrition. Current Opinion in Clinical Nutrition & Metabolic Care. 2019;22.5:323-8.
16. El Koofy N, Moawad EMI, Fahmy M, Mohamed MA, Mohamed HFA, Edi EM, et al. Anthropometric, biochemical and clinical assessment of malnutrition among Egyptian children with chronic liver diseases: a single institutional cross-sectional study. BMC Gastroenterology. 2019;19:1-9.
17. Anand K. The stress response to surgical trauma: from physiological basis to therapeutic implications. Prog Food Nutr Sci. 1986;10:67-132.
18. Chandra RK. Nutrition and immunology: from the clinic to cellular biology and back again. Proc Nutr Soc. 1999;58:681-3.
19. Hellenthal KEM, Brabenec L, Wagner N-M. Regulation and dysregulation of endothelial permeability during systemic inflammation. Cells. 1935;11.12:1935.
20. Barabutis N. Unfolded protein response in endothelial injury. Cell Cycle. 2022;21.19:2009-12.
21. Lakenman PLM, et al. Energy expenditure and feeding practices and tolerance during the acute and late phase of critically ill Covid-19 patients. Clinical Nutrition Espen. 2021;43:383-9.
22. World Health Organization (WHO). Management of severe malnutrition: a manual for physicians and other senior health works. Genebra: WHO; 1999.
23. Holliday MA, Segar WE. The maintenance need for water in parenteral fluid therapy. Pediatrics. 1957;19:823-32.
24. Tian T, Coons J, Chang H, Chwals WJ. Overfeeding-associated hyperglycemia and injury-response homeostasis in critically ill neonates. Journal of Pediatric Surgery. 2018;53.9:1688-91.
25. Tume LN, Valla FV, Joosten K, Jotterand Chaparro C, Latten L, Marino LV, et al. Nutritional support for children during critical illness: European Society of Pediatric and Neonatal Intensive Care (ESPNIC) metabolism, endocrine and nutrition section position statement and clinical recommendations. Intensive Care Med. 2020;46(3):411-25. doi:10.1007/s00134-019-05922-5. Acesso em: 5 jul. 2023.
26. Sobotka L, Soeters PB. Nutritional support in critically ill patients. In: Sobotka L (ed.). Basic in clinical nutrition. Galen: Aspen; 2000.
27. Van Den Berghe G. Intensive insulin therapy in critically ill patients. N Engl J Med. 2001;345:1359-67.

PARTE 6

Nutrição em saúde pública

26

A legislação e a equipe multidisciplinar de terapia nutricional

Valmin Ramos-Silva
Wendell Costa Bila
Janine Pereira da Silva

INTRODUÇÃO

A desnutrição no paciente hospitalizado, especialmente na criança, é pouco reconhecida e subdiagnosticada, apesar das altas taxas de prevalência e dos maus resultados clínicos associados. O envolvimento de especialistas em nutrição clínica no atendimento de pacientes de alto risco com desnutrição permanece baixo, apesar de as evidências demonstrarem taxas de complicações mais baixas com o gerenciamento da equipe multidisciplinar de terapia nutricional (EMTN).[1]

O processo de desnutrição já se inicia nas primeiras 48 horas de internação, podendo chegar a 50% depois de 15 dias de hospitalização, especialmente em pacientes com infecções graves, politraumatismo e outras doenças com grandes demandas metabólicas. Nesse sentido, a triagem nutricional é de fundamental importância na prevenção ou redução de danos decorrentes da desnutrição.[2,3]

A piora nutricional é estimada entre 10 e 65% entre pacientes previamente bem nutridos ou nutricionalmente comprometidos. As causas frequentemente relatadas são interrupções nas refeições, insatisfação com a refeição, jejum relacionado ao procedimento, efeitos de doença ou tratamento, dificuldades de mastigação, falta de apetite e desnutrição como baixa prioridade clínica.[4]

Ingestão reduzida de calorias e nutrientes, inadequação da oferta hídrica, instabilidade hemodinâmica, diminuição da absorção gastrintestinal, interação fármaco-nutriente, pouca atenção dos profissionais de saúde ao cuidado nutricional, indicação inadequada da terapia nutricional, falta de avaliação nutricional e monitoração pouco frequente dos pacientes sob maior risco são fatores que contribuem para o desenvolvimento de desnutrição ou de risco nutricional.[5]

Para minimizar a ocorrência de desnutrição hospitalar e assegurar a atenção adequada aos pacientes hospitalizados, a Agência Nacional de Vigilância Sanitária (Anvisa) regulamentou, por meio da Portaria n. 272/1998[6] e da Resolução RDC n. 63/2000,[7] a instituição da EMTN, tornando-a obrigatória nos hospitais brasileiros desde 1998. Entretanto, passados quase 20 anos, os hospitais ainda não realizam todas as atividades necessárias e contidas na legislação, o que indica a despreocupação e a ignorância em face de um assunto de tão grande relevância, como é a nutrição infantil. A implementação irrestrita da legislação permitiria o trabalho conjunto de especialistas, possibilitando integrar, harmonizar e complementar os conhecimentos e as habilidades dos integrantes da equipe para cumprir o objetivo proposto, que é identificar, intervir e acompanhar o tratamento dos distúrbios nutricionais.[8]

A Portaria n. 272/1998[6] é o regulamento técnico que fixa os requisitos mínimos exigidos para a terapia de nutrição parenteral (TNP), e a Resolução RDC n. 63/2000,[7] para a terapia de nutrição enteral (TNE). Nesse sentido, para a execução, supervisão e avaliação permanentes em todas as etapas da TNP e da TNE, é condição formal e obrigatória a constituição de uma EMTN.

Por se tratar de procedimento realizado em pacientes que necessitam de cuidados especiais e para garantir a vigilância constante de seu estado nutricional, a EMTN deve ser obrigatoriamente constituída de pelo menos um profissional médico, um farmacêutico, um enfermeiro e um nutricionista, habilitados e com treinamento específico para a prática da terapia nutricional (TN), tendo cada membro a competência específica na equipe.

Ainda de acordo com a legislação, deve haver um coordenador técnico-administrativo e um coordenador clínico, ambos integrantes da equipe e escolhidos por seus componentes. O coordenador técnico-administrativo deve, preferencialmente, ter título de especialista reconhecido na área de TN. O coordenador clínico deve ser médico e especialista em TN, com título reconhecido, ou ter mestrado, doutorado ou livre-docência em área relacionada com a TN.[6]

ATRIBUIÇÕES DA EQUIPE MULTIDISCIPLINAR DE TERAPIA NUTRICIONAL[6]

1. Estabelecer as diretrizes técnico-administrativas que devem nortear as atividades da equipe e suas relações com a instituição.
2. Criar os mecanismos para que se desenvolvam as etapas de triagem e vigilância nutricional em regime hospitalar, ambulatorial ou domiciliar, sistematizando uma metodologia capaz de identificar pacientes que necessitam de TN, a serem encaminhados aos cuidados da EMTN.
3. Atender às solicitações de avaliação do estado nutricional do paciente, indicando, acompanhando e modificando a TN quando necessário e em comum acordo com

o médico responsável pelo paciente, até que sejam atingidos os critérios de reabilitação nutricional preestabelecidos.

4. Assegurar condições adequadas de indicação, prescrição, preparação, conservação, transporte, administração, controle clínico e laboratorial e avaliação final da TNP e da TNE, visando obter os benefícios máximos do procedimento e evitar riscos.
5. Capacitar os profissionais envolvidos, direta ou indiretamente, com a aplicação do procedimento, por meio de programas de educação continuada, devidamente registrados.
6. Estabelecer auditorias periódicas, realizadas por um dos membros da equipe multiprofissional, para verificar o cumprimento, o registro dos controles e a avaliação da TNP e da TNE.
7. Estabelecer protocolos de avaliação nutricional, indicação, prescrição e acompanhamento da TNE e da TNP.
8. Documentar todos os resultados do controle e da avaliação da TNP e da TNE visando à garantia de sua qualidade.
9. Analisar o custo e o benefício no processo de decisão que envolve a indicação, a manutenção ou a suspensão da TNP e da TNE.
10. Desenvolver, rever e atualizar regularmente as diretrizes e os procedimentos relativos aos pacientes e aos aspectos operacionais da TNP e da TNE.

Atribuições do coordenador técnico-administrativo

1. Assegurar condições para o cumprimento das atribuições gerais da equipe e de seus profissionais, visando, prioritariamente, à qualidade e à efetividade da TNP e da TNE.
2. Representar a equipe em assuntos relacionados com as atividades da EMTN.
3. Promover e incentivar programas de educação continuada para os profissionais envolvido na TNP e na TNE devidamente registrados.
4. Padronizar indicadores de qualidade para TNP e TNE para aplicação pela EMTN.
5. Gerenciar aspectos técnico-administrativos das atividades da TNP e da TNE.
6. Analisar o custo e o benefício da TNE em âmbito hospitalar, ambulatorial e domiciliar.

Atribuições do coordenador clínico

1. Estabelecer e coordenar os protocolos de avaliação nutricional, indicação, prescrição e acompanhamento da TNP e da TNE.
2. Zelar pelo cumprimento das diretrizes de qualidade estabelecidas nas boas práticas de preparação e de administração da nutrição enteral (NE) e da parenteral (NP).

3. Assegurar a atualização dos conhecimentos técnicos e científicos relacionados com a TNP com a TNE e sua aplicação.
4. Garantir que a qualidade dos procedimentos de TNP e TNE prevaleçam sobre quaisquer outros aspectos.

Atribuições do médico

1. Indicar e prescrever a TNE e a TNP.
2. Estabelecer o acesso intravenoso central, assegurando sua correta localização, para a administração da NP.
3. Assegurar o acesso ao trato gastrointestinal para a TNE e estabelecer a melhor via, incluindo estomias de nutrição por vias cirúrgica, laparoscópica e endoscópica.
4. Orientar o paciente, os familiares ou o responsável legal quanto aos riscos e benefícios do procedimento.
5. Participar do desenvolvimento técnico-científico relacionado com o procedimento.
6. Garantir os registros da evolução e dos procedimentos médicos.

Atribuições do nutricionista

1. Realizar a avaliação e o acompanhamento do estado nutricional do paciente, utilizando os indicadores nutricionais subjetivos e objetivos, com base em protocolo preestabelecido, de modo a identificar o risco ou a deficiência nutricional e a evolução de cada paciente, independentemente da via de administração da TNE, até a alta nutricional estabelecida pela EMTN.
2. Avaliar qualitativa e quantitativamente as necessidades de nutrientes baseadas na avaliação do estado nutricional do paciente e elaborar a prescrição dietética com base nas diretrizes estabelecidas na prescrição médica.
3. Formular a NE estabelecendo sua composição qualitativa e quantitativa, seu fracionamento segundo horários e suas formas de apresentação.
4. Adequar a prescrição dietética, em consenso com o médico, com base na evolução nutricional e na tolerância digestiva apresentadas pelo paciente.
5. Garantir o registro claro e preciso das informações relacionadas com a evolução nutricional do paciente.
6. Orientar o paciente, a família ou o responsável legal quanto à preparação e à utilização da NE prescrita para o período após a alta hospitalar.
7. Utilizar técnicas preestabelecidas de preparação da NE que assegurem a manutenção das características organolépticas e a garantia microbiológica e bromatológica dentro de padrões recomendados nas boas práticas de preparação da nutrição enteral (BPPNE).

8. Selecionar, adquirir, armazenar e distribuir criteriosamente os insumos necessários ao preparo da NE, bem como da NE industrializada.
9. Qualificar fornecedores e assegurar a entrega dos insumos e da NE.
10. Assegurar que os rótulos da NE apresentem, de maneira clara e precisa, todos os dizeres exigidos para rotulagem e embalagem das BPPNE.
11. Assegurar a correta amostragem da NE preparada para análise microbiológica segundo as BPPNE e atender aos requisitos técnicos na manipulação da NE.
12. Desenvolver, atualizar e supervisionar regularmente as diretrizes e os procedimentos relativos aos aspectos operacionais e de autoinspeção da preparação da NE.

Atribuições do farmacêutico

1. Adquirir, armazenar e distribuir criteriosamente a NE industrializada quando tais atribuições, por razões técnicas e/ou operacionais, não forem da responsabilidade do nutricionista. Ainda, respeitadas as atribuições profissionais legais, participar das atividades de garantia de qualidade.
2. Selecionar, adquirir, armazenar e distribuir criteriosamente os produtos necessários ao preparo da NP.
3. Participar da qualificação de fornecedores e assegurar que a entrega da NE industrializada e os insumos da NP sejam acompanhados de certificado de análise emitido pelo fabricante.
4. Avaliar a formulação da prescrição médica quanto a sua adequação, concentração e à compatibilidade físico-química de seus componentes e dosagem de administração.
5. Avaliar a formulação das prescrições médicas e dietéticas quanto à compatibilidade físico-química, fármaco-nutriente e nutriente-nutriente.
6. Utilizar técnicas preestabelecidas de preparação da NP que assegurem compatibilidade físico-química, esterilidade, apirogenicidade e ausência de partículas.
7. Determinar o prazo de validade para cada NP padronizada, com base em critérios rígidos de controle de qualidade.
8. Assegurar que os rótulos da NP apresentem, de maneira clara e precisa, todos os dizeres exigidos na Portaria n. 272/1998.[6]
9. Assegurar a correta amostragem da NP preparada para análise microbiológica e para o arquivo de referência.
10. Atender aos requisitos técnicos de manipulação da NP.
11. Organizar e operacionalizar as áreas e as atividades da farmácia.
12. Participar de estudos para o desenvolvimento de novas formulações para NE e NP e de estudos de farmacovigilância, com base em análise de reações adversas e interações fármaco-nutriente e nutriente-nutriente, a partir do perfil farmacoterapêutico registrado.

13. Participar, promover e registrar as atividades de treinamento operacional e de educação continuada, garantindo a atualização de seus colaboradores, bem como para todos os profissionais envolvidos na preparação da NP.
14. Fazer o registro, que pode ser informatizado, no qual constem, no mínimo:
    - Data e hora da manipulação da NE.
    - Nome completo e registro do paciente.
    - Número sequencial da manipulação.
    - Número de doses manipuladas por prescrição.
    - Identificação (nome e registro) do médico e do manipulador.
    - Prazo de validade.
15. Desenvolver, atualizar e supervisionar regularmente as diretrizes e os procedimentos relativos aos aspectos operacionais e de autoinspeção da preparação da NE.
16. Supervisionar e promover autoinspeção nas rotinas operacionais da preparação da NP.

Atribuições do enfermeiro

1. Orientar o paciente, a família ou o responsável legal quanto à utilização e ao controle da TNE e da TNP.
2. Preparar o paciente, o material e o local para a inserção do cateter intravenoso ou para o acesso enteral.
3. Prescrever os cuidados de enfermagem na TNE e na TNP, em níveis hospitalar, ambulatorial e domiciliar.
4. Proceder ou assegurar a punção venosa periférica, incluindo a inserção periférica de cateter central (PICC).
5. Proceder ou assegurar a colocação da sonda oro/nasogástrica ou transpilórica.
6. Assegurar a manutenção das vias de administração.
7. Receber a NP da farmácia e assegurar sua conservação até sua completa administração.
8. Receber a NE e assegurar sua conservação até a completa administração.
9. Proceder à inspeção visual da NP e da NE antes de sua administração.
10. Avaliar e assegurar a instalação e a administração da NP observando as informações contidas no rótulo, confrontando-as com a prescrição médica, observando os princípios de assepsia.
11. Assegurar a infusão do volume prescrito, por meio do controle rigoroso do gotejamento, de preferência com uso de bomba de infusão.
12. Avaliar e assegurar a instalação e a administração da NE, observando as informações contidas no rótulo, confrontando-as com a prescrição médica e observando os princípios de assepsia.

13. Detectar, registrar e comunicar à EMTN e/ou ao médico responsável pelo paciente as intercorrências de qualquer ordem técnica e/ou administrativa.
14. Garantir o registro claro e preciso de informações relacionadas com a administração e a evolução do paciente quanto a peso, sinais vitais, tolerância digestiva, balanço hídrico, glicosúria, glicemia, entre outros que se fizerem necessários.
15. Efetuar e/ou supervisionar a troca do curativo do cateter venoso ou o curativo e/ou a fixação da sonda enteral, com base em procedimentos preestabelecidos.
16. Participar e promover atividades de treinamento operacional e de educação continuada, garantindo a atualização de seus colaboradores.
17. Elaborar e padronizar os procedimentos de enfermagem relacionados com a TNE e a TNP.
18. Zelar pelo perfeito funcionamento das bombas de infusão.
19. Participar do processo de seleção, padronização, licitação e aquisição de equipamentos e materiais utilizados na administração e controle da TNE.
20. Assegurar que qualquer outro fármaco e/ou nutriente prescritos não sejam infundidos na mesma via de administração da NE e da NP sem a autorização formal da EMTN.

CONSIDERAÇÕES FINAIS

Os profissionais não participantes da EMTN que queiram atuar na prática de TNE devem fazê-lo de acordo com as diretrizes traçadas pela equipe. A indicação da TNE deve ser precedida da avaliação nutricional do paciente, que deve ser repetida, no máximo, a cada 10 dias. Qualquer alteração na prescrição dietética deve ser registrada e comunicada à EMTN.[6]

Nos hospitais sem monitoramento por EMTN, a frequência de avaliação nutricional pode variar de 3 a 7%; com a presença da equipe, esse percentual aumenta para até 60%.

Os pacientes não acompanhados por EMTN podem apresentar limitações na ingestão e na absorção dos nutrientes, o que os coloca em risco nutricional. Além disso, a reposição ou a suplementação das necessidades individuais, quando administradas de maneira inadequada, podem levar a complicações metabólicas, infecciosas e mecânicas. Essas complicações podem ser minimizadas quando orientadas pela EMTN.[4,9] Apesar dos efeitos benéficos da equipe multidisciplinar na qualidade da terapia nutricional, nem todos os hospitais contam com uma equipe atuante[10,11]

Além do avanço da ciência, existe a necessidade de mais educação de estudantes e das equipes de terapia nutricional no hospital para melhorar a triagem de pacientes na admissão hospitalar em relação ao risco nutricional com o início de intervenções de suporte nutricional individualizado, trazendo assim cuidados nutricionais ideais à beira do leito.[12]

A EMTN requer tempo para a adaptação do corpo clínico, que, inicialmente, pode ter problemas para sua aceitação. Para a efetiva atuação da EMTN, é necessária a convivência harmoniosa com o corpo clínico assistencial e responsável pelo acompanhamento diário dos pacientes. A insatisfação diante das mudanças nas rotinas pode ocasionar a não aceitação da EMTN, o que pode prejudicar o trabalho e a qualidade da atenção ao doente. As dificuldades para a implantação da EMTN têm sido a falta de informação e de recursos disponíveis, as questões de política hospitalar e a pouca aceitação por parte da equipe assistencial, além das próprias dificuldades relacionadas com a gravidade dos pacientes em estado crítico.[13]

Segundo Leite et al.,[13] as dificuldades no processo de implantação da EMTN nos hospitais devem ser resolvidas pela informação e pela educação continuada em nutrição, em conjunto com os profissionais das diversas áreas, de modo a favorecer a integração de todos os envolvidos no cuidado ao paciente. A aplicação de protocolos e a integração e colaboração entre todos podem contribuir para a melhoria da qualidade da assistência prestada aos doentes.

REFERÊNCIAS BIBLIOGRÁFICAS

1. Mundi MS, Mechanick JI, Elfadil OM, Patel JJ, Bonnes SL, Blackmer AB, et al. Optimizing the nutrition support care model: analysis of survey data. Journal of Parenteral and Enteral Nutrition. 2022;46.7:1709-24.
2. Gomes DF, et al. Campanha "Diga não à desnutrição Kids": 11 passos importantes para combater a desnutrição hospitalar. Braspen J. 2019;34.1:3-23.
3. Cordelini S. Triagem e avaliação nutricional em pediatria. In: Manual da equipe multidisciplinar de terapia nutricional (EMTN) do Hospital Universitário da Universidade de São Paulo-HU/USP. 2014. p.29.
4. Cass AR, Charlton KE. Prevalence of hospital-acquired malnutrition and modifiable determinants of nutritional deterioration during inpatient admissions: a systematic review of the evidence. Journal of Human Nutrition and Dietetics. 2022;35.6:1043-58.
5. Moate T, Rabie T, Minnie C, Mäenpää A. Comorbidities of child malnutrition in low-and medium-income countries: a systematic review. Journal of Pediatric Gastroenterology and Nutrition. 2022;75.4:400-10.
6. Brasil. Ministério da Saúde. Secretaria de Vigilância Sanitária. Regulamento técnico para a terapia de nutrição parenteral. Portaria n. 272, de 8 de abril de 1988.
7. Brasil. Ministério da Saúde. Agência Nacional de Vigilância Sanitária (Anvisa). Regulamento técnico para a terapia de nutrição enteral. Resolução n. 63, de 6 de julho de 2000.
8. Borba LG. Perfil do atendimento em terapia nutricional nos hospitais públicos estaduais da Cidade de São Paulo – Patenut. 2012.
9. Wong A, Huang Y, Sowa PM, Banks MD, Bauer JD. Effectiveness of dietary counseling with or without nutrition supplementation in hospitalized patients who are malnourished or at risk of malnutrition: a systematic review and meta-analysis. Journal of Parenteral and Enteral Nutrition. 2022;46.7:1502-21.
10. da Silva JP. Avaliação nutricional em crianças internadas em hospitais públicos do estado do Espírito Santo: atuação da equipe multidisciplinar de terapia nutricional. 2010. Disponível em: https://repositorio.ufmg.br/handle/1843/ECJS-85DQBE. Acesso em: 5 jul. 2023.

11. do Vale FC. Segurança alimentar e nutricional nas crianças e adolescentes internados em hospitais vinculados ao SUS em Belo Horizonte. 2009. Disponível em: https://repositorio.ufmg.br/handle/1843/ECJS-7TGMLA. Acesso em: 5 jul. 2023.
12. Gressies C, Tribolet P, Schuetz P. Nutrition issues in the general medical ward patient: from general screening to specific diagnosis and individualized treatment. Journal of Parenteral and Enteral Nutrition. 2023;47(2023):S16-S23.
13. Leite HP, Carvalho WB de, Meneses JFS. Atuação da equipe multidisciplinar na terapia nutricional de pacientes sob cuidados intensivos. Rev Nutr (Campinas). 2005;18:777-84.

27 Legislação brasileira de apoio ao aleitamento materno

Roberto Gomes Chaves
Joel Alves Lamounier
Luciano Borges Santiago

INTRODUÇÃO

A amamentação está associada a diversos benefícios para as crianças, para suas mães e a sociedade. Contudo, muitas mães não amamentam seus filhos ou o fazem por um período inferior ao considerado ideal. Como resultado, no Brasil, as taxas de aleitamento materno estão abaixo das consideradas ideais pela Organização Mundial da Saúde (OMS) e pelo Fundo das Nações Unidas para a Infância (Unicef). Em 2019, o Enani (Estudo Nacional de Nutrição Infantil) apresentou taxas atualizadas do monitoramento nacional de aleitamento materno (AM). Nosso último monitoramento oficial ocorreu em 2006 (há 13 anos).

A pesquisa Enani 2019 avaliou 14.505 crianças menores de 5 anos de vida entre fevereiro de 2019 e março de 2020. O estudo revelou que:

- 45,7% das crianças menores de 6 meses estavam em aleitamento materno exclusivo no país.
- 60% das crianças com idade inferior a 4 meses estavam em aleitamento materno exclusivo no país.
- 53,1% das crianças com idade de 12 a 15 meses estavam em aleitamento materno continuado.
- 60,9% das crianças menores de 24 meses foram amamentadas.

Apesar de melhorias nas taxas de AM ao longo desses anos, evidencia-se a necessidade de implementos e melhorias desse trabalho, para que se consiga atingir as exigentes metas previstas pela OMS para 2030, das quais o Brasil está distante em muitos indicadores.

Vários são os fatores que contribuem para que os lactentes sejam privados do AM, entre eles o não cumprimento da legislação que protege a mulher trabalhadora e das ações envolvendo a venda e a propaganda de substitutos do leite humano e utensílios usados na alimentação da criança, incluídas na Norma Brasileira de Comercialização de Alimentos para Lactentes e Crianças de Primeira Infância, Bicos, Chupetas, Mamadeiras e Protetores de Mamilo (NBCAL e Lei n. 11.265/2006).

LEGISLAÇÃO E AMAMENTAÇÃO

Nas últimas décadas, tem ocorrido um aumento significativo da participação das mulheres no mercado de trabalho, estando a maioria em idade fértil, e muitas sendo mães de lactentes. Diversos estudos mostram uma associação entre trabalho materno e menor tempo de aleitamento materno. Assim, vivencia-se um cenário no qual o trabalho pode ser um fator que dificulta a amamentação, principalmente no cenário no qual o empregador deseja que suas funcionárias se ausentem o mínimo possível do trabalho.

Urge, portanto, o conhecimento por parte das mães, dos empregadores e dos profissionais de saúde das leis, descritas a seguir, que protegem a amamentação. Um material muito útil do Ministério da Saúde e destinado a leigos (mas também usado por profissionais da saúde) é a *Cartilha para a mulher trabalhadora que amamenta*, que traz direitos e leis que protegem o AM na volta ao trabalho, além de orientações para extração, transporte e estoque do leite humano. Eles estão didaticamente apresentados nessa cartilha, que pode ser obtida gratuitamente no *site* do Ministério da Saúde ou em *sites* de busca.

DIREITOS DA MULHER TRABALHADORA QUE AMAMENTA

1. Licença-maternidade de 120 dias (CLT, art. 392): a empregada gestante tem direito à licença-maternidade de 120 (cento e vinte) dias, sem prejuízo do emprego e do salário. (Redação dada pela Lei n. 10.421, 15.4.2002) (*Vide* Lei n. 13.985, de 2020):

> Art. 392. A empregada gestante tem direito à licença-maternidade de 120 dias, sem prejuízo do emprego e do salário.
>
> § 1º A empregada deve, mediante atestado médico, notificar o seu empregador da data do início do afastamento do emprego, que poderá ocorrer entre o 28º (vigésimo oitavo) dia antes do parto até a ocorrência deste.
>
> § 2º Os períodos de repouso, antes e depois do parto, poderão ser aumentados de 2 (duas) semanas cada um, mediante atestado médico. (Redação dada pela Lei n. 10.421, 15.4.2002).

2. Direito à licença-maternidade de 180 dias: a Lei n. 11.770, de 9 de setembro de 2008, institui o Programa Empresa Cidadã, destinado à prorrogação de 60 dias da licença-maternidade mediante concessão de incentivo fiscal, e altera a Lei n. 8.212, de 24 de julho de 1991. Trata-se de uma lei facultativa, que não limita o benefício às mães que amamentam, sendo garantida, na mesma proporção, também à empregada que adotar ou obtiver guarda judicial para fins de adoção de criança. Durante o período de prorrogação da licença-maternidade, a empregada terá direito a sua remuneração integral, nos mesmos moldes devidos no período de percepção do salário-maternidade pago pelo regime geral de previdência social. Em 2010, a Receita Federal publicou instrução normativa para que as empresas tributadas com base no lucro real possam deduzir do imposto devido, em cada período de apuração, o total da remuneração integral da empregada pago nos 60 dias de prorrogação de sua licença-maternidade. O cadastro deve ser realizado no *site* https://www.gov.br/pt-br/servicos/aderir-ao-programa-empresa-cidada. Em 11 de dezembro de 2008 foi sancionado o Decreto n. 6.690, instituindo, no âmbito da Administração Pública federal direta, autárquica e fundacional, o Programa de Prorrogação da Licença à Gestante e à Adotante.
3. Intervalos para a amamentação (art. 396 da CLT): depois dos 120 dias preconizados de licença-maternidade, a mulher ainda pode contar com dois intervalos de 30 minutos no seu horário de trabalho (até 6 meses pós-parto):

> Art. 396. Para amamentar o próprio filho, até que este complete 6 meses de idade, a mulher terá direito, durante a jornada de trabalho, a 2 descansos especiais, de meia hora cada um.
>
> Parágrafo único. Quando a saúde do filho exigir, o período de 6 meses poderá ser dilatado, a critério da autoridade competente.

4. Estabilidade no emprego (art. 10, II, da Constituição Federal e CLT, art. 391, seção V): toda trabalhadora tem direito à estabilidade no emprego desde o momento da concepção até 5 meses após o parto, sendo vedada a dispensa arbitrária ou sem justa causa.
5. Garantia de local para deixar seu filho (art. 389, seção IV, da CLT):

> Parágrafos 1º e 2º Todo estabelecimento que empregue mais de 30 mulheres com mais de 16 anos de idade deverá ter local apropriado onde seja permitido às empregadas guardar sob vigilância e assistência os seus filhos no período de amamentação.
>
> Essa exigência poderá ser suprida por meio de creches distritais mantidas, diretamente ou mediante convênios, com outras entidades públicas ou privadas, como Sesi, Sesc, LBA ou entidades sindicais.

A Portaria n. 3.296, de 3 de setembro de 1986, garante o reembolso do valor gasto com a creche, pago diretamente à empregada, em virtude da ausência de creche no local de trabalho.

6. Direitos da mãe estudante (art. 1º da Lei n. 6.202/1975): permitem que a mãe obtenha suas notas por meio de trabalhos realizados em casa desde o oitavo mês de gestação e durante um período de 3 meses após o parto, sendo assistida pelo regime de exercícios domiciliares.
7. Direitos da mãe privada de liberdade (presidiárias): o art. 5º da Constituição Federal garante em seu inciso L que às presidiárias serão asseguradas condições para que possam permanecer com seus filhos durante o período de amamentação.

A Lei de Execuções Penais, no art. 82, § 2º, permite às mulheres privadas de liberdade permanecer com seus bebês até o sexto mês (antes era apenas por 4 meses) para amamentarem, e determina que os estabelecimentos penais femininos sejam dotados de berçário, a fim de que as presidiárias possam permanecer com seus filhos durante esse período.

8. Sala de apoio à amamentação (Portaria n. 193, de 23/2/2010, da Anvisa): a portaria recomenda a instalação de salas de apoio à amamentação em empresas e órgãos públicos que deverão ser fiscalizados pelas vigilâncias sanitárias locais. Trata-se de espaços adequados para que a mãe trabalhadora possa extrair seu leite e guardá-lo de forma apropriada, permitindo o transporte para casa, onde o leite será oferecido a seu filho. O leite excedente, caso a mãe seja cadastrada e esteja apta, poderá ser doado a um banco de leite humano.

COMENTÁRIOS ACERCA DAS LEIS TRABALHISTAS PARA AS MÃES TRABALHADORAS

- Recomenda-se a toda mulher trabalhadora que não goza da licença-maternidade até 6 meses que acumule suas férias para somá-las aos 120 dias previstos em lei, pois dessa forma ela poderá estar próxima de seu filho por mais tempo.
- A licença-maternidade deve ser solicitada no dia de nascimento do bebê; caso a mulher precise se afastar antes do trabalho por motivo de doença, é justo o fornecimento de um atestado médico, preferencialmente por até 14 dias, para não cair em perícia.
- A licença-maternidade de 180 dias no âmbito estadual, municipal ou privado vai depender da adesão de cada governo/empresa (é lei facultativa), mas vale a pena

as mulheres solicitarem junto ao setor de recursos humanos e lutarem por esse benefício (preferencialmente via sindicatos).

- Raros são os presídios femininos com berçários conforme determinado em lei. Faz-se necessária a ação conjunta da sociedade e do Ministério Público a fim de exigir do poder público e privado o cumprimento dessa lei, que propiciará maior tempo de amamentação aos filhos de mães privadas de liberdade.
- O Projeto de Emenda Constitucional (PEC) n. 64/2007, de autoria da senadora Rosalba Ciarlini (DEM/RN), que propõe a ampliação da licença-maternidade obrigatória para 180 dias para todo setor público e privado, foi aprovado em 10 de agosto de 2010 e, desde então, aguarda votação pela Câmara federal. Percebe-se que não há vontade política para aprovação da lei, pois tal fato provocará aumento das despesas com a Previdência Social. Há necessidade de mobilização popular e de eleição de políticos comprometidos com essa causa para que essa e outras leis trabalhistas em prol da mulher e da amamentação sejam criadas e cumpridas.
- As mulheres, apoiadas pelos profissionais de saúde, devem exercer sua cidadania, garantindo a si mesmas e a seus filhos os direitos assegurados por lei. O diálogo com seu patrão deve ser sempre o primeiro passo, mantendo, dessa forma, uma boa harmonia no trabalho. Contudo, seus direitos devem ser respeitados. Caso contrário, é legítima a denúncia das infrações, estando a empresa passível de punições penais. Quando possível, deve-se acionar o sindicato nessa luta.

DIREITOS DE CRIANÇAS PREMATURAS OU COM INTERNAÇÕES RELACIONADAS AO PARTO

Em ação impetrada no STF pela deputada Federal Marina Santos (médica), em 3/4/2020, por 9 votos a 1, o Supremo Tribunal Federal (STF) decidiu ampliar o prazo de licença--maternidade para mães de bebês prematuros. Nesse dia, os ministros confirmaram, em caráter definitivo, uma decisão antes provisória (liminar) emitida no dia 12 de março desse mesmo ano, no sentido de que a licença de mães de prematuros só deve contar oficialmente após a alta da mulher ou do bebê do hospital – o que acontecer por último.

De acordo com a cartilha (disponível *on line* gratuitamente) da ONG Associação Brasileira de Pais, Familiares, Amigos e Cuidadores de Bebês Prematuros (Prematuridade.com), citada na seção de referências bibliográficas deste capítulo, não é necessário esperar o término do prazo padrão de 120 ou 180 dias de licença-maternidade para realizar esse pedido.

A Portaria n. 28/2021 do Instituto Nacional do Seguro Social (INSS) informa que a partir do 16º dia de internação esse pedido já deve ser feito. E, se a internação for menor que 15 dias, já existe previsão legal de licença de 2 semanas para amamentação, a qual também poderá ser solicitada ao empregador, mediante atestado médico (art. 93, § 3º, do Decreto n. 3.048/99). Importante destacar aqui que a ONG Prematuridade.com (que tem Denise Suguitani como fundadora e diretora executiva e Aline Hennemann como vice-diretora executiva), teve um papel determinante em todo esse processo de conquista, enviando para o STF os relatos das mães de prematuros que tinham seus direitos negados. A ONG também intercedeu de forma decisiva junto ao STF a fim de que esse tribunal determinasse um prazo de 30 dias para que o INSS regulamentasse a concessão de ampliação da licença-maternidade em casos de internação hospitalar. Dessa forma, em 19/3/2021 foi publicada a Portaria Conjunta n. 28 do Ministério da Economia/INSS, que regulamentou a referida decisão judicial do STF, a Ação Direta de Inconstitucionalidade (ADI) n. 6.327. A novidade foi que essa portaria não limitou o benefício aos prematuros, estendendo-o também a bebês que permaneceram internados por problemas relacionados ao parto.

DIREITOS DOS PAIS E AMAMENTAÇÃO

O apoio do marido ou companheiro à nutriz é, comprovadamente, um fator que favorece o aleitamento materno. Sua participação nesse processo pode incluir a presença ao lado da mulher durante o período de permanência hospitalar e em casa, auxiliando no cuidado com os filhos mais velhos, nas tarefas de casa e no acolhimento das visitas nos primeiros dias pós-parto. Para tanto, existem leis que favorecem a presença do homem ao lado de sua esposa/companheira e de seu filho.

1. Licença-paternidade (CLT, capítulo II, art. 7º, XIX): a licença é de 5 dias para pais em regime CLT, podendo ser ampliada para 20 dias. Para ter direito ao período ampliado, o pai deve ser servidor público federal ou a empresa em que o pai trabalha deve estar vinculada ao Programa Empresa Cidadã (Lei n. 11.770/2008).

   O marido/companheiro ou outra pessoa de escolha da mãe tem o direito de estar ao lado dela durante o trabalho de parto e o parto, conforme descrito a seguir.

2. Lei n. 11.108/2005, que abrange os hospitais conveniados do SUS – Capítulo VII:

   > Art. 19. Os serviços de saúde do Sistema Único de Saúde – SUS, da rede própria ou conveniada, ficam obrigados a permitir a presença, junto à parturiente, de 1 acompanhante durante todo o período de trabalho de parto, parto e pós-parto imediato.
   >
   > § 1º O acompanhante será indicado pela parturiente. [...]

3. Os hospitais privados também estão obrigados a permitir a presença do acompanhante, já que a Resolução da Diretoria Colegiada n. 36, de 3 de junho de 2008, da Anvisa, item 9.1 prevê que "o Serviço deve permitir a presença de acompanhante de

livre escolha da mulher no acolhimento, trabalho de parto, parto e pós-parto imediato".

NORMA BRASILEIRA DE COMERCIALIZAÇÃO DE ALIMENTOS PARA LACTENTES E CRIANÇAS DE PRIMEIRA INFÂNCIA, BICOS, CHUPETAS, MAMADEIRAS E PROTETORES DE MAMILO (NBCAL)

A NBCAL é um conjunto de normas que regulam a promoção comercial e a rotulagem de alimentos e produtos destinados a recém-nascidos e crianças de até 3 anos de idade, como fórmulas infantis, leites, papinhas, chupetas, mamadeiras e protetores de mamilo. Seu objetivo é assegurar o uso apropriado desses produtos de modo que não haja interferência na prática do aleitamento materno.

No Brasil, a Anvisa, por meio da Gerência de Monitoramento e Fiscalização de Propaganda, de Publicidade, de Promoção e de Informação de Produtos Sujeitos à Vigilância Sanitária (GPROP), é o órgão responsável pelas ações de educação, informação, monitoração, fiscalização e regulação da promoção comercial dos produtos abrangidos pela NBCAL, com o objetivo de garantir a promoção, a proteção e o apoio ao aleitamento materno.

A NBCAL reúne a Portaria n. 2.051, de 8/11/2001, e as Resoluções RDC n. 222, de 5/8/2002 (Regulamento Técnico para Promoção Comercial dos Alimentos para Lactentes e Crianças de Primeira Infância), e RDC n. 221, de 5/8/2002 (Regulamento Técnico sobre Chupetas, Bicos, Mamadeiras e Protetores de Mamilo). Em 3/1/2006 foi publicada a Lei n. 11.265, que regulamenta a comercialização de alimentos para lactentes e crianças de primeira infância e também a de produtos de puericultura correlatos, com base na NBCAL. Sua publicação fortalece ainda mais as ações de proteção e promoção ao aleitamento materno, haja vista se tratar de uma norma federal promulgada pelo Congresso Nacional.

Sobre rótulos dos alimentos, bicos, chupetas, mamadeiras e protetores de mamilos

A NBCAL proíbe em rótulos dos alimentos:

1. Para fórmulas infantis de partida ou de seguimento para lactentes:
   - Inserção de fotos, desenhos ou imagens de lactentes ou crianças pequenas e/ou figuras humanizadas.
   - Denominação de produtos para crianças pequenas como "leite humanizado" ou expressão semelhante.
   - Utilização de frases que coloquem em dúvida a capacidade das mães de amamentarem seus filhos.

- Colocação de frases que identifiquem o produto como mais adequado para a alimentação infantil.
- Adição de informações que induzam o uso baseado em falso conceito de vantagem ou segurança.
- Promoção de produtos da empresa fabricante ou de outros estabelecimentos.
- Inclusão de expressões que indiquem as condições de saúde para as quais o produto é adequado.

2. Para as fórmulas de nutrientes apresentadas ou indicadas para recém-nascidos de alto risco, deve-se obedecer, além das 6 primeiras normas supracitadas, à não utilização de frases que sugiram que o leite materno necessita de complementos. É importante ressaltar que é proibida a venda das fórmulas de nutrientes para recém-nascidos de alto risco em farmácias e supermercados, sendo seu uso exclusivo para ambiente hospitalar.
3. Para as fórmulas infantis de seguimento para crianças de primeira infância, também se deve obedecer às 6 primeiras proibições listadas, incluindo a não utilização de marcas sequenciais presentes nas fórmulas para lactentes.
4. Para os leites fluidos, leites em pó, leites em pó modificados e similares de origem vegetal, as proibições em rótulos são as mesmas informadas para fórmulas infantis de partida e seguimento para lactentes.
5. Para alimentos de transição e à base de cereais e/ou bebidas à base de leite ou não, quando comercializados ou apresentados como apropriados para a alimentação de lactentes e crianças de primeira infância, são proibidos:
   - Colocar fotos ou imagens de lactentes ou crianças de primeira infância.
   - Utilizar frases que coloquem em dúvida a capacidade das mães de amamentarem seus filhos.
   - Inserir informações que induzam o uso baseado em falso conceito de vantagem e segurança.
   - Promover as fórmulas infantis, leites, produtos com base em leite e os cereais que possam ser administrados por mamadeira.
6. Para bicos, chupetas, mamadeiras e protetores de mamilo, são proibidos:
   - Utilizar ilustrações, fotos ou imagens de crianças.
   - Inserir figuras humanizadas, ilustrações ou personagens infantis que se assemelhem a lactentes ou crianças de primeira infância, humanos ou não, que estejam utilizando ou não mamadeiras, bicos ou chupetas.
   - Colocar frases ou expressões que induzam dúvida quanto à capacidade das mães de amamentarem seus filhos ou que possam sugerir semelhança desses produtos com a mama ou o mamilo.
   - Adicionar expressões ou denominações como *baby* e similares, ou outras que identifiquem o produto como apropriado para o uso infantil.

- Usar informações que induzam o uso do produto baseado em falso conceito de vantagem e segurança.
- Promover o produto, ou outros produtos, de que trata o regulamento.

Os rótulos desses produtos devem conter as seguintes advertências:

- Bicos, chupetas e mamadeiras: "O Ministério da Saúde adverte: A criança que mama no peito não necessita de mamadeira, bico ou chupeta. O uso de mamadeira, bico ou chupeta prejudica o aleitamento materno".
- Protetor de mamilo: "O uso de protetor de mamilo prejudica a amamentação".

AMOSTRAS, DOAÇÕES, PATROCÍNIOS, APOIO E PARCERIAS

1. Amostra: é permitido o fornecimento de amostra grátis de fórmula infantil somente para pediatras e nutricionistas, com entrega e assinatura de protocolo no lançamento do produto, com prazo máximo de 18 meses, sendo proibida a distribuição de amostra por ocasião do relançamento do produto ou da mudança de marca do produto, sem que haja modificação significativa em sua composição nutricional. Ressalta-se que é proibido o fornecimento de fórmula de nutrientes indicadas para recém-nascidos de alto risco, assim como bicos, chupetas, mamadeiras e protetores de mamilos. É obrigatória a presença, no painel frontal, da frase: "Amostra grátis para avaliação profissional. Proibida a distribuição a mães, gestantes e familiares".
2. Doações: é vedada a doação ou venda dos produtos contemplados na NBCAL a preços reduzidos a maternidades e instituições que prestem assistência às crianças, a não ser em situações de emergência, a critério da autoridade fiscalizadora competente. É permitida a doação para fim de pesquisa mediante a apresentação de protocolo aprovado pelo Comitê de Ética em Pesquisa da instituição à qual o profissional estiver vinculado, observados os regulamentos editados pelos órgãos competentes. É obrigatória a presença, no painel frontal, da frase: "Doação para pesquisa, de acordo com a legislação em vigor".
3. Patrocínio, apoio e parceria: são proibidos às pessoas físicas e permitidos às entidades científicas de ensino e pesquisa ou associativas de pediatras e nutricionistas que sejam reconhecidas nacionalmente.

Instituições de saúde

É vedado às unidades prestadoras de serviço em saúde:

- Promover os produtos abrangidos nessa legislação.

- Tornar possível a presença de representantes comerciais em suas dependências, exceto para comunicar ou tratar de aspecto técnico-científico do produto com nutricionistas e pediatras.
- Receber doações ou realizar compras a preços reduzidos dos produtos abrangidos nessa legislação.

Exposição comercial dos produtos

A NBCAL proíbe a realização de promoção comercial dos produtos em qualquer meio de comunicação. Define-se exposição comercial como qualquer forma de expor um produto de modo a destacá-lo dos demais, no âmbito de um estabelecimento comercial, como vitrine, ponta de gôndola, empilhamento de produtos em forma de pirâmide ou ilha, engradados, ornamentação de prateleiras e outras definidas em regulamento.

São considerados promoção comercial: *merchandising*; divulgação por meios eletrônicos (internet), escritos (*folder*, mala direta, *outdoors*, encartes e/ou panfletos com informação de preço/promoções/descontos); auditivos e visuais (propaganda de TV, rádio, internet); estratégias promocionais para induzir vendas ao consumidor no varejo, como exposições especiais (vitrines, expositores, ilhas), sinalizadores internos (*displays*, bandeirolas, cartazes), cupons de descontos ou preço abaixo do custo, prêmios, brindes e vendas vinculadas a produtos não cobertos pela NBCAL, entre outras modalidades de anúncio. Os produtos contemplados pela NBCAL sobre os quais a exposição comercial é permitida ou proibida são mostrados na Tabela 1.

Para os alimentos de transição para lactentes e crianças de primeira infância, alimentos à base de cereais indicados para lactentes e crianças de primeira infância e outros alimentos e bebidas à base de leite ou não que forem apresentados como apropriados para crianças menores de 3 anos, deve ser incluída, obrigatoriamente, a seguinte frase, visual e/ou auditiva, de acordo com o meio de divulgação: "O Ministério da Saúde informa: após os seis meses de idade, continue amamentando seu filho e ofereça novos alimentos".

Descumprimento da NBCAL

Em caso de descumprimento da NBCAL, as infrações serão apuradas em processo administrativo iniciado com a lavratura de auto de infração. A Lei n. 6.437/1977 dispõe sobre as infrações à legislação sanitária federal e estabelece suas respectivas sanções. As infrações sanitárias serão punidas, alternativa ou cumulativamente, por meio das seguintes penalidades:

A. Advertência;
B. Multa;

Tabela 1 Permissão e proibição da promoção comercial de produtos, segundo a NBCAL

Promoção comercial não permitida	Promoção comercial permitida*
Fórmulas infantis para lactentes	Leites em geral
Fórmulas infantis de seguimento para lactentes	Fórmulas infantis de seguimento para crianças de primeira infância
Fórmulas de nutrientes apresentadas e/ou indicadas para recém-nascidos de alto risco	Alimentos de transição para lactentes e crianças de primeira infância
Mamadeiras	Alimentos à base de cereais indicados para lactentes e crianças de primeira infância
Bicos	Alimentos e bebidas à base de leite ou não que, durante sua promoção comercial, forem apresentados como apropriados para crianças menores de 3 anos
Chupetas	
Protetores de mamilo	

NBCAL: Norma Brasileira de Comercialização de Alimentos para Lactentes e Crianças de Primeira Infância, Bicos, Chupetas, Mamadeiras e Protetores de Mamilo.

* A promoção comercial desses produtos deve incluir os dizeres, em caixa-alta e negrito: **O MINISTÉRIO DA SAÚDE INFORMA: O ALEITAMENTO MATERNO EVITA INFECÇÕES E ALERGIA E É RECOMENDADO ATÉ DOIS ANOS DE VIDA OU MAIS.**

C. Inutilização de produto;
D. Interdição;
E. Suspensão de venda do produto;
F. Cancelamento de registro de produto;
G. Proibição de propaganda;
H. Imposição de mensagem retificadora;
I. Suspensão de propaganda e publicidade.

Em face de uma situação de descumprimento da NBCAL, recomenda-se reunir as provas para realizar a denúncia, conforme descrito a seguir.

1. Para rótulos, revistas, jornais:
   - Compre o produto.
   - Não danifique o exemplar.
   - Encaminhe o exemplar na íntegra.
   - Peça nota fiscal.
2. Infrações referentes à promoção comercial:
   - Locais de venda:
   - Fotografe;
   - Recolha o folheto promocional do estabelecimento;

- Televisão ou rádio:
  - Grave a propaganda em áudio ou vídeo, sem cortes, identificando o nome da emissora, do programa e a frequência da vinculação.
- Internet:
  - Imprima a página correspondente diretamente do *site*, com a informação da data e horário.

As denúncias sobre o descumprimento da NBCAL devem ser feitas aos seguintes órgãos:

- Vigilância Sanitária Municipal.
- Procon.
- Ministério Público.

As cópias das infrações podem ser enviadas para uma ou mais das seguintes instituições:

- Secretarias de Saúde Municipal e Estadual.
- Ouvidoria do Ministério da Saúde (www.saude.gov.br).
- Organização Pan-Americana de Saúde (www.opas.org.br).
- Organização Mundial da Saúde (e-mail@bra.ops-oms.org).
- Unicef (brasilia@unicef.org).
- IBFAN Brasil (ibfanbrasil@terra.com.br).

No intuito de garantir o reparo imediato do descumprimento da NBCAL, é desejável, também, a comunicação da infração ao responsável pela empresa.

A NBCAL é um importante instrumento para o controle da publicidade indiscriminada dos alimentos e produtos de puericultura que concorrem com a amamentação. É fundamental que os cidadãos, em especial os profissionais de saúde, permaneçam vigilantes para o cumprimento dessa lei visando à proteção do aleitamento materno.

CONSIDERAÇÕES FINAIS

As leis trabalhistas apresentadas e a NBCAL (conjunto de leis que coíbem o *marketing* agressivo das indústrias envolvidas) são importantes instrumentos de proteção do AM, sendo fundamental que todos os cidadãos, incluídos os profissionais de saúde, as conheçam e exijam seu cumprimento.

É inegável o avanço das medidas legais de proteção à amamentação, contudo muito esforço ainda precisa ser feito no sentido de ampliar as medidas protetivas em diferentes cenários, por exemplo, as trabalhadoras informais, a licença-maternidade de 6 meses na formada Constituição (para todas as mulheres) e outras medidas que beneficiem as mães de prematuros.

REFERÊNCIAS BIBLIOGRÁFICAS

1. Aleitamento materno: prevalência e práticas entre crianças brasileiras menores de 2 anos. 4: Enani 2019. Coordenado pela Universidade Federal do Rio de Janeiro, em conjunto com a Universidade do Estado do Rio de Janeiro, Universidade Federal Fluminense e Fundação Oswaldo Cruz. Kac G (coordenador-geral). Rio de Janeiro: UFRJ; 2021.
2. Associação Brasileira de Pais, Familiares, Amigos e Cuidadores de Bebês Prematuros (ONG Prematuridade.com). Cartilha sobre direitos no contexto da prematuridade: ampliação da licença-maternidade em casos de parto seguido de internação hospitalar. Porto Alegre: ONG Prematuridade.com; 2022. Disponível em: https://drive.google.com/file/d/1y9euyFaA4HG80eF2zdxxPO-lVCDzvFAa/view. Acesso em abril/2023.
3. Brasil. Agência Nacional de Vigilância Sanitária (Anvisa). Propaganda de produtos sujeitos à Vigilância Sanitária. Norma Brasileira de Comercialização de Alimentos para Lactentes e Crianças de Primeira Infância, Bicos, Chupetas e Mamadeiras (NBCAL). Disponível em: www.anvisa.gov.br/propaganda/nbcal/index.htm. Acesso em: 29 nov. 2014.
4. Brasil. Agência Nacional de Vigilância Sanitária (Anvisa)/Ministério da Saúde. Promoção comercial dos produtos abrangidos pela NBCAL. Cartilha informativa. 2007.
5. Brasil. Lei n. 11.265, de 3 de janeiro de 2006. Regulamenta a comercialização de alimentos para lactentes e crianças de primeira infância e produtos de puericultura correlatos. Diário Oficial da União, Brasília, DF, 4 de janeiro de 2006, Seção 1. p.1. Disponível em: https://www.planalto.gov.br/ccivil_03/_ato2004-2006/2006/lei/l11265.htm. Acesso em: abr. 2023.
6. Brasil. Ministério da Fazenda. Secretaria da Receita Federal. Programa Empresa Cidadã. Disponível em: http://www.planalto.gov.br/ccivil_03/_ato2007-2010/2008/lei/l11770.htm. Acesso em: abr. 2023.
7. Brasil. Ministério da Saúde. A legislação e o marketing de produtos que interferem na amamentação: um guia para o profissional de saúde. Brasília, DF: Ministério da Saúde; 2009.
8. Brasil. Ministério da Saúde. Secretaria de Atenção à Saúde. Departamento de Ações Programáticas Estratégicas. Cartilha para a mulher trabalhadora que amamenta. 2.ed. Brasília, DF: Ministério da Saúde; 2015. Disponível em: http://bvsms.saude.gov.br/bvs/publicacoes/cartilha_mulher_trabalhadora_amamenta.pdf. Acesso em: abr. 2023.
9. Brasil. Ministério da Saúde. Secretaria de Atenção à Saúde. Departamento de Ações Programáticas e Estratégicas. II Pesquisa de Prevalência de Aleitamento Materno nas Capitais Brasileiras e Distrito Federal. Brasília, DF: Ministério da Saúde; 2009.
10. International Baby Food Action Network (IBFAN), Brasil. Alimentos para crianças de até 3 anos, bicos, chupetas e mamadeiras. Cartilha informativa. 2007.
11. Rea MF. Legislação de proteção à mulher que trabalha fora do lar. In: Issler H. O aleitamento materno no contexto atual: políticas, práticas e bases científicas. São Paulo: Savier; 2008.
12. Vinagre RD, Santiago LB. Proteção legal ao aleitamento materno. In: Santiago LB (coord.). Manual de aleitamento materno. Barueri: Manole; 2013.
13. WHO, Unicef, et al. The extension of the 2025 maternal, infant and young child nutrition targets to 2030. Geneva: WHO; 2018.

PARTE 7

Desnutrição energético--proteica

28 Desnutrição energético-proteica

Mônica de Araújo Moretzsohn
Virgínia Resende Silva Weffort

INTRODUÇÃO

Os relatos científicos sobre desnutrição energético-proteica (DEP) em crianças com edema nutricional foram descritos inicialmente por Hijanosa em 1865 no México e posteriormente na América Latina, África Central e China nas décadas de 1920 e 1930. Em 1933, na Costa do Marfim e em Gana, a médica inglesa Cecily Williams descreveu os sinais de uma doença nutricional caracterizada por edema, perda de peso, irritabilidade, diarreia, lesões em mucosas e pele, denominada kwashiorkor, que no dialeto de Gana significa "a doença do primeiro filho quando nasce o segundo", que descreve a condição nutricional em que a criança mais velha é retirada do peito quando nasce o irmão mais novo.[1]

Duas décadas depois, a Organização Mundial da Saúde (OMS) denominou essa doença desnutrição proteica, apontando o déficit na ingestão de proteína como responsável pela condição nutricional. McLaren, em publicação na *The Lancet* em 1974, afirma que o maior problema nutricional era uma deficiência geral de alimentos e, consequentemente, de energia, na qual a criança fica extremamente emagrecida, consumida, caracterizada como desnutrição energética do tipo marasmo, sendo que o kwashiorkor representava apenas 5% dos casos.[2]

Atualmente a OMS define desnutrição energético-proteica como um grupo de condições patológicas causadas pela falta concomitante de calorias e proteínas em proporções variáveis, quase sempre associadas à infecção. É uma doença de natureza clínico-social multifatorial cujas raízes se encontram na pobreza e que constitui uma das causas de morbidade e mortalidade mais comuns entre crianças de todo o mundo, especialmente os menores de 5 anos de idade.[3]

Cerca de 45% das mortes de crianças menores de 5 anos estão associadas à desnutrição, principalmente em países de média e baixa renda. Paradoxalmente, nesses mesmos países as taxas de sobrepeso e obesidade vêm aumentando e se tornando um grave problema de saúde pública. Em 2020, segundo a OMS, 38,9 milhões de crianças menores de 5 anos apresentavam sobrepeso e obesidade, sendo que 75% dessas crianças viviam em países em desenvolvimento, entre eles a África. Quanto à desnutrição, 149 milhões de crianças abaixo de 5 anos apresentavam déficit estatural e 45 milhões estavam desnutridas; destas, 13,6 milhões tinham desnutrição grave.[4,5]

A fome oculta ou deficiência de micronutrientes é a forma menos visível da desnutrição e afeta globalmente cerca de 340 milhões de crianças menores de 5 anos. A deficiência de ferro e a de vitamina A são consideradas os dois maiores problemas de saúde pública no mundo, principalmente nos países em desenvolvimento. A deficiência de ferro, mesmo sem anemia, quando ocorre em períodos críticos do desenvolvimento, como nos primeiros 5 anos de vida, tem impacto significativo na cognição, com sequelas irreversíveis.

A OMS estima que 273 milhões de crianças em idade pré-escolar estejam sofrendo de anemia e que globalmente 140 milhões de crianças apresentem deficiência de vitamina A. Cerca de 250 mil crianças menores de 5 anos ficam parcialmente cegas anualmente devido à carência de vitamina A, e 50% delas morrem dentro de 12 meses após perderem a visão. As deficiências de vitamina A e zinco aumentam o risco de desenvolver doenças respiratórias e diarreias infecciosas, aumentando significativamente a mortalidade nessa faixa etária. As doenças infecciosas desempenham um importante papel no agravamento da condição nutricional da criança, pela redução do apetite, pelo aumento das perdas intestinais e pelo intenso catabolismo, contribuindo para o ciclo vicioso da desnutrição.[6]

A desnutrição energético-proteica atinge cerca de 200 milhões de crianças menores de 5 anos nos países em desenvolvimento e é responsável por mais de 25% de mortes anuais nesses países. Os grupos mais vulneráveis são constituídos pelos fetos em período de desenvolvimento e por crianças de até 3 anos de idade. A OMS estima que mais de 20 milhões de crianças nasça com baixo peso a cada ano e que cerca de 150 milhões de crianças menores de 5 anos de idade tenham baixo peso para a idade.

A desnutrição fetal resulta em retardo de crescimento intrauterino e recém-nascidos com baixo peso ao nascer e representa o grupo de maior mortalidade e maior risco aos agravos nutricionais. Se eles sobrevivem, é improvável que recuperem em longo prazo o crescimento, e provavelmente apresentarão graus variáveis de déficits de desenvolvimento. Além disso, evidências atuais indicam que o baixo peso ao nascer está relacionado a maior risco de várias doenças crônicas da idade adulta.[1]

Segundo Barker, a origem fetal das doenças do adulto tem relação com eventos ocorridos em fases precoces do desenvolvimento e determinados padrões de doença e saúde ao longo da vida. De acordo com a teoria do fenótipo poupador, fetos submetidos a deficiência de nutrientes fazem adaptações metabólicas intraútero, como a diminuição da sensibilidade à ação da insulina, garantindo assim melhores condições de sobrevivência. A persistência desse processo após o nascimento e a exposição em excesso à oferta de nutrientes tem como consequência um rápido ganho de peso e adiposidade visceral, explicando a associação entre a desnutrição e o desenvolvimento de doenças crônicas não transmissíveis como a obesidade, o diabetes tipo 2 e doenças cardiovasculares.[7,8]

Embora exista dificuldade de quantificar a real prevalência de desnutrição em crianças hospitalizadas, estudos internacionais apresentam taxas de desnutrição que variam entre 19 e 45,6%. No Brasil, pesquisas apontam índices de 18 a 58%.[9] Crianças com doenças crônicas hospitalizadas podem evoluir com piora do estado nutricional agravado pela doença, assim como crianças previamente eutróficas podem ter seu estado nutricional comprometido, interferindo no prognóstico e aumentando o tempo de internação hospitalar. A triagem nutricional, quando realizada no momento da internação, possibilita identificar as crianças em risco nutricional, e a adequada avaliação nutricional permite diagnosticar aquelas com desnutrição, possibilitando identificar os pacientes que se beneficiarão de uma intervenção nutricional precoce e adequada.[10]

> O conceito ampliado de má nutrição engloba a desnutrição energético-proteica (aguda e crônica), a deficiência de micronutrientes (fome oculta), o sobrepeso e a obesidade. A desnutrição é responsável por 45% das mortes em crianças menores de 5 anos no mundo.

CLASSIFICAÇÃO

Clinicamente, a desnutrição se apresenta em quatro formas: *wasting* (definida como baixo peso por estatura), *stunting* (baixa estatura para a idade), baixo peso para a idade e a deficiência de micronutrientes (fome oculta). A desnutrição crônica resulta na forma clínica *stunting* com parada de crescimento, e a desnutrição aguda (*wasting*) é a consequência da rápida perda de peso ou dificuldade em ganhá-lo. Essas duas formas de desnutrição podem estar associadas.

Considerando a etiologia, pode ser classificada como desnutrição primária, quando envolve a deficiência de macro e micronutrientes (geralmente associada à insegurança alimentar – IA), problemas com a moradia, problemas familiares relacionados com a situação socioeconômica, precário conhecimento das mães sobre os cuidados com a criança pequena (alimentação, higiene e cuidados com a saúde de modo geral) e um fraco vínculo mãe e filho.[11] A desnutrição infantil de causa secundária decorre do inadequado aproveitamento funcional e biológico dos nutrientes disponíveis ou do aumento da demanda energética na presença de doenças associadas, como cardiopatias congênitas, fibrose cística, doenças pulmonares crônicas, neuropatias, síndrome da imunodeficiência adquirida (Aids), entre outras.[12]

De acordo com o tempo de evolução, a desnutrição edematosa aguda, conhecida como kwashiorkor, é considerada aquela com duração menor que 3 meses e pode ser precipitada por infecções, traumas, queimaduras. O organismo busca preservar a massa muscular (reserva proteica) diminuindo a síntese de proteínas plasmáticas, entre elas a albumina. A deficiência de micronutrientes, especialmente os antioxidantes (zinco, vitamina A, C, E, selênio), contribui para a ação de radicais livres que causam lesão endotelial, contribuindo para o edema. A forma crônica, com mais de 3 meses de duração, é caracterizada pela deficiência na ingestão de macro e micronutrientes, levando a extremo emagrecimento pelo consumo da gordura subcutânea e posteriormente das proteínas musculares para produção de energia. Pode também estar associada a doenças crônicas.[3]

Metha et al.[13] propuseram uma nova classificação da desnutrição considerando cronicidade, etiologia, gravidade e o mecanismo pelo qual a inadequação de nutrientes resulta em desnutrição, sua associação com inflamação e os impactos no crescimento e desenvolvimento.

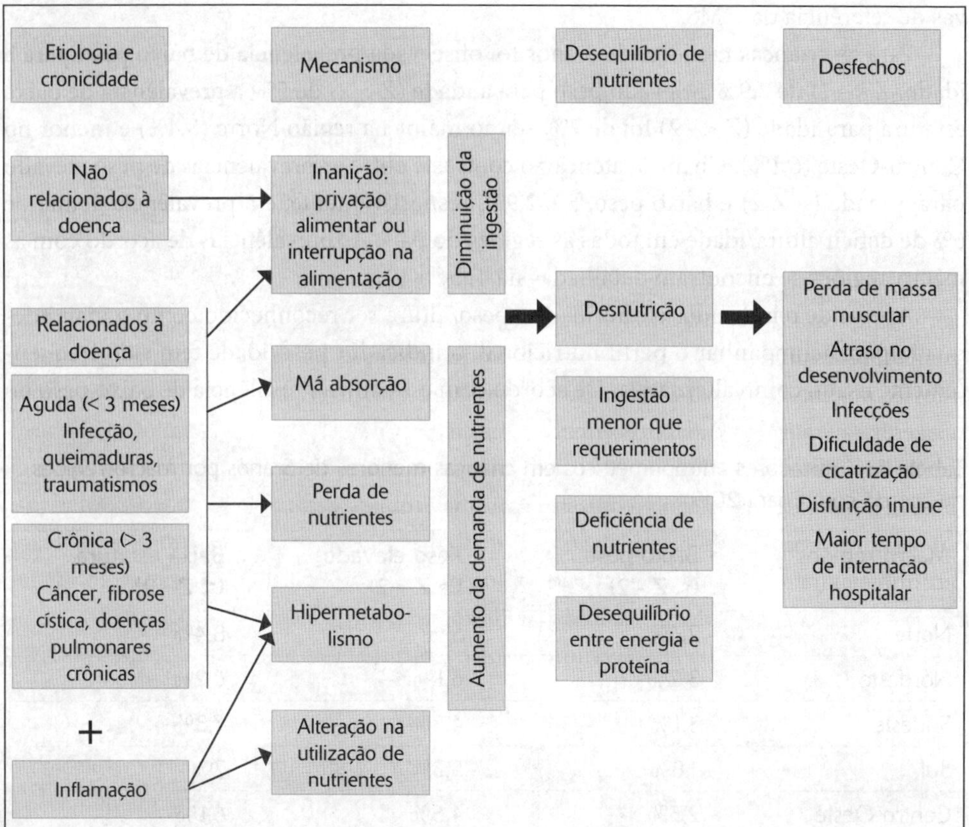

FIGURA 1 Desnutrição infantil: etiologia, mecanismo, desequilíbrio de nutrientes e desfecho.
Fonte: Metha et al.[13]

A SITUAÇÃO ATUAL DA DESNUTRIÇÃO NO BRASIL

O Brasil passou por uma rápida transição demográfica, epidemiológica e nutricional que afetou o padrão de consumo alimentar e a saúde da população. Hoje há uma tripla carga de doenças, em que a desnutrição, a anemia e a hipovitaminose A coexistem com o sobrepeso e a obesidade, associados a doenças crônicas não transmissíveis. O país reduziu significativamente a desnutrição crônica entre menores de 5 anos nas últimas décadas (de 19,6% em 1990 para 7% em 2006), porém sem mudanças em sua prevalência de 2006 até o último inquérito populacional realizado em 2019.[14]

O Enani[15] (Estudo nacional de alimentação e nutrição infantil), publicado em 2019, avaliou 14.558 crianças, distribuídas em 123 municípios dos 26 estados da Federação e no Distrito Federal. Foram realizadas as medidas antropométricas de peso e altura (comprimento/estatura) corporal, e as estimativas de frequência foram descritas para o Brasil e estratificadas por macrorregião (Norte, Nordeste, Sudeste, Sul e Centro-Oeste); situação do domicílio (urbana e rural) e sexo (masculino e feminino), utilizando as curvas de referência da OMS.

Para as crianças menores de 5 anos foi observada prevalência de baixo peso para a idade (Z < –2) de 2,9% e elevado peso para a idade (Z > 2) de 5%; a prevalência de baixa estatura para idade (Z < –2) foi de 7%, sendo maior na região Norte (8,4%) e menor no Centro-Oeste (6,1%). Chama a atenção o contraste entre as prevalências de peso elevado para a idade (> Z 2) e baixo peso, 5 e 2,9%, respectivamente, e a prevalência acima de 6% de déficit altura/idade em todas as regiões do país. As prevalências de acordo com as macrorregiões se encontram detalhadas na Tabela 1.

Apesar de o indicador altura/idade e peso/altura ser reconhecido como o mais adequado para acompanhar o perfil nutricional, o indicador peso/idade tem sido frequentemente usado como alternativa. De acordo com o Enani, a prevalência de baixo peso no

Tabela 1 Indicadores antropométricos em crianças menores de 5 anos por macrorregiões de acordo com Enani 2019

Macrorregiões	Baixo peso (< Z –2)	Peso elevado (> Z +2)	Baixa estatura (< Z –2)
Norte	2,6%	5%	8,4%
Nordeste	3,2%	6,1%	6,2%
Sudeste	3,1%	4,3%	7,3%
Sul	1,8%	5,3%	7%
Centro-Oeste	2,5%	4,5%	6,1%
Brasil	2,9%	5%	7%

Fonte: Enani, 2019.

Brasil é maior nos primeiros 24 meses de vida (3,8% entre 0 e 11 meses, 3,6% entre 12 e 23 meses, caindo para 1,8% de 24 a 35 meses), indicando que as crianças menores de 2 anos de idade devem ser a prioridade para ações preventivas da desnutrição. Estudos indicam que essa é a faixa etária em que se inicia o nanismo nutricional nos países em desenvolvimento, diretamente relacionado à interrupção precoce do aleitamento materno e alimentação complementar inadequada.[15] A transição nutricional observada nas últimas décadas aponta que o excesso de peso atualmente é mais prevalente do que o baixo peso, porém a prevalência de desnutrição crônica (baixa estatura/idade) se mantém distante do limiar de 2,3%, compatível com condições ótimas de saúde e nutrição.

> A prevalência de desnutrição aguda vem diminuindo no país nas últimas décadas, porém a desnutrição crônica, que resulta em comprometimento do crescimento e desenvolvimento, ainda se mantém elevada, com consequências desastrosas para a saúde da criança, que podem permanecer até a vida adulta.

Em 2014, a ONU retirou o Brasil do Mapa da Fome (que indica menos de 5% da população geral em pobreza extrema) por ter atingido antes do prazo a meta dos Objetivos de Desenvolvimento do Milênio (ODM). No entanto, entre 2014 e 2019, 4,5 milhões de pessoas passaram para a extrema pobreza, o maior percentual desde 2012.[14] A última Pesquisa de Orçamentos Familiares (POF; 2017-2018) revelou 10,3 milhões de brasileiros com IA grave, correspondendo a 5% da população em convívio com a fome, podendo, no meio rural, chegar a 7%, o que levou o país a voltar ao Mapa da Fome.

A IA é um dos pilares da desnutrição, relacionada diretamente com pobreza, baixa instrução e condições insalubres de moradia. Pode ser definida como leve, quando há preocupação ou incerteza em relação ao acesso de alimentos no futuro, porém a qualidade inadequada dos alimentos não compromete a quantidade. Na IA moderada há redução quantitativa dos alimentos, resultante de sua falta. A IA grave se caracteriza por fome, não comer por falta de dinheiro para aquisição de alimentos, fazer apenas uma refeição ao dia ou ficar o dia inteiro sem comer.[16]

O II Inquérito Nacional da Insegurança Alimentar no Brasil no contexto da Covid-19 (II Vigisan) contribuiu para a compreensão e o monitoramento da IA no país no momento em que a situação se agravou devido à pandemia. Os dados foram coletados entre novembro de 2021 e abril de 2022 por meio de entrevistas em 12.745 domicílios em áreas urbanas e rurais de 577 municípios dos 26 estados e Distrito Federal.

Esse estudo mostrou que 33,1 milhões de pessoas não têm garantido o que comer, o que representa 14 milhões de novos brasileiros em situação de fome. Além disso, 58,7% da população brasileira convive com a IA em algum grau. Chamou a atenção a IA moderada a grave acima de 30% nos domicílios com presença de menores de 10 anos, sobretudo nas regiões Norte e Nordeste, com maior prevalência nos estados do Maranhão, Amapá, Alagoas, Sergipe, Amazonas, Pará, Ceará e Roraima.[16]

Grupos de origem quilombola, indígenas e ribeirinhos mostram padrões diferenciados de vulnerabilidade quando comparados com a população urbana e rural do país. Em 2006, a Chamada Nutricional Quilombola, realizada com famílias com membros menores de 5 anos, foi a primeira pesquisa que evidenciou a IA vivenciada por essa população em nível nacional. A desnutrição por déficit de crescimento altura/idade foi de 11,6%, e a incidência de déficit de peso para a idade de 8,1%, maior do que entre as crianças do semiárido brasileiro (6,6%). Em 2011, na Avaliação da Situação de Segurança Alimentar e Nutricional em Comunidades Quilombolas Tituladas, abrangendo 169 comunidades, foi encontrada uma elevada prevalência de IA (55,6%), além de precárias condições de vida nos domicílios pesquisados.[17]

O Inquérito Nacional de Saúde e Nutrição Indígena realizado entre 2008-2009 avaliou o estado nutricional de crianças menores de 5 anos residentes em 113 aldeias de quatro macrorregiões do país, a saber: Norte, Nordeste, Centro-Oeste e Sul/Sudeste.[18]

O estudo mostrou que 25,7% das crianças apresentavam déficit de crescimento para a idade, com prevalência de desnutrição crônica de 40,8% na região Norte. Comparativamente, a prevalência de déficit de crescimento em crianças não indígenas nessa mesma faixa etária foi de 5,5% (14,7% na região Norte). De acordo com o Ministério da Saúde, em 2018 a prevalência de desnutrição crônica entre crianças indígenas menores de 5 anos era de 28,6%, alcançando 79,3% nas crianças ianomâmi.[18]

Em 2021, período que coincide com a pandemia de Covid-19, dados do Departamento de Atenção Primária à Saúde Indígena do Ministério da Saúde fornecidos via Lei de Acesso à Informação mostraram que 56,5% das crianças indígenas atendidas pelo Subsistema de Atenção à Saúde Indígena no Sistema Único de Saúde (SasiSUS) apresentavam déficit de peso. Dos 4.245 ianomâmi de até 5 anos monitorados, 1.269 (28,8%) apresentavam peso baixo para a idade e 1.130 (26,6%), peso muito baixo. Em 2022, em alguns polos bases de atendimento, as frequências foram maiores, como Paapiu (81%), Aratha-u (78%) e Surucucu (71,4%).[19]

A tragédia humanitária dos povos ianomâmi, maior reserva indígena do Brasil, foi retratada pela imprensa no final de dezembro de 2022. Relatório produzido pela equipe técnica do Ministério da Saúde enviada ao território destacou a expressiva IA e fome em diversas regiões do território ianomami, afetando principalmente as crianças. Em 2022, segundo o relatório, 99 crianças menores de 5 anos morreram de causas evitáveis, e 67,6% tinham menos de 1 ano de idade. Os agravos à saúde constatados foram malária (aumento de 105% em 2022, sendo 30% em crianças de 0 a 9 anos), pneumonia e desnutrição, que, além das doenças diarreicas, foram as principais causas de morte em crianças e adultos. Não existem dados oficiais do ano de 2023, porém a força-tarefa instituída pelo governo federal nos primeiros 3 meses de intervenção relata um número expressivo de crianças e adultos resgatados em situação de extrema vulnerabilidade.[19]

A DEP tem como consequência imediata altas taxas de mortalidade e morbidade infantil, principalmente em crianças menores de 5 anos. Para cada caso de desnutrição grave em uma comunidade, existem muitos outros que são moderados ou leves, às vezes sem sinais clínicos aparentes. Essas crianças também necessitam de intervenção nutricional, pois as repercussões clínicas em longo prazo da carência de nutrientes têm impacto no crescimento (nanismo nutricional), limitação da capacidade de aprendizagem e maior suscetibilidade a infecções, além da possibilidade de evoluírem para desnutrição grave.

AS CAUSAS DA DESNUTRIÇÃO INFANTIL

Os diversos modelos causais propostos por autores e instituições para explicar a gênese da desnutrição concordam entre si que esta não é resultado apenas da carência exclusiva de alimentos, e sim multifatorial, envolvendo aspectos de natureza médica e social que têm suas raízes na pobreza. O esquema proposto pelo Unicef e adotado pela OMS pode ser utilizado como instrumento que sinaliza a interação dos vários determinantes da desnutrição nos diferentes níveis da sociedade, destacando os fatores de forma abrangente na gênese da desnutrição infantil, como as práticas inadequadas nos cuidados dos filhos, a alimentação inadequada, as doenças decorrentes da IA, os serviços de saúde deficientes e as consequências em curto e longo prazo.[1]

Segundo a Unicef, as causas são classificadas em imediatas, intermediárias e básicas, como mostra a Figura 2.[20]

Causas imediatas

Destacam-se o consumo inadequado de alimentos e as doenças, que se reforçam mutuamente.

Causas intermediárias

Acesso inadequado aos alimentos: situações em que falta o alimento ou ele está presente, mas as práticas alimentares são inadequadas.

Serviços de água, saneamento e saúde inadequados: falta de acesso imediato a algum tipo de abastecimento de água limpa e de saneamento adequado, manipulação de alimentos sem cuidados higiênicos e más condições de higiene são importantes fatores para a ocorrência de doenças diarreicas, infestações intestinais por parasitas e outras infecções.

Práticas inadequadas de cuidados materno-infantis: indicam a falta de cuidados adequados e conhecimento para alimentar, estimular, ensinar, orientar a criança etc. Além de influenciados pela pobreza e pela falta de educação, esses cuidados também são influenciados por crenças, tabus e valores culturais. Quando a mãe não recebe informação adequada e não é devidamente apoiada pela equipe de saúde, ela pode ter

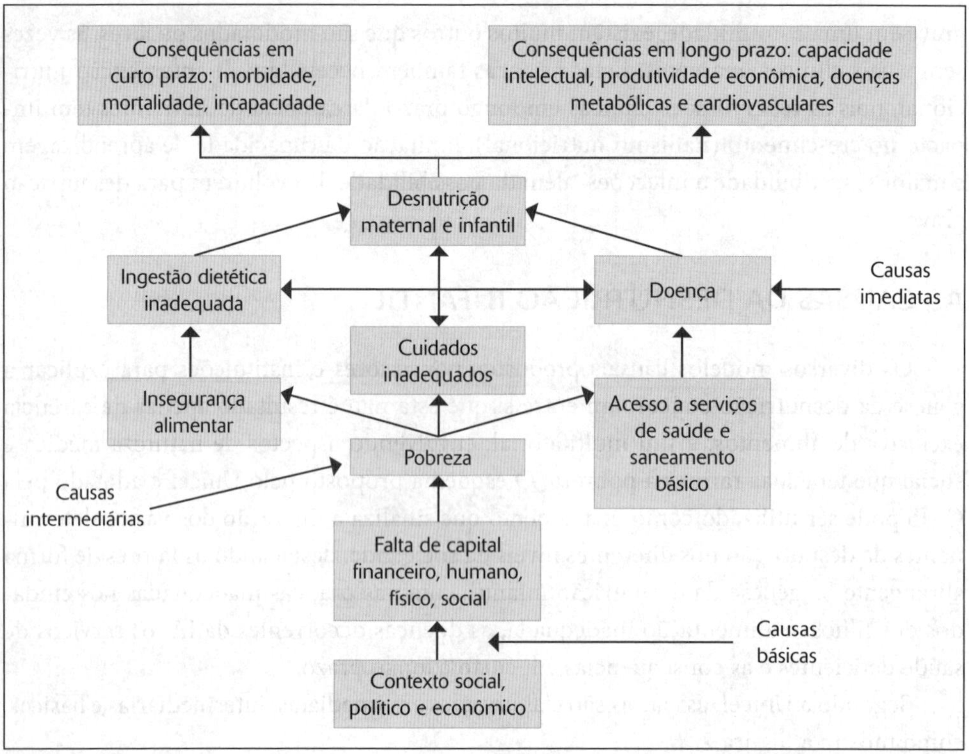

FIGURA 2 Modelo hierarquizado mostrando relação entre pobreza, insegurança alimentar e as causas de desnutrição materno-infantil e suas consequências.
Fonte: Young et al.;[20] Black et al.[21]

muitas dificuldades para vencer as condições de pobreza em que vive e prestar o cuidado adequado ao filho.

Causas básicas

Pertencem ao nível social, econômico e político e estão relacionadas à distribuição desigual da riqueza onde faltam, além de recursos, educação, informação, acesso aos serviços básicos de saúde e saneamento básico, ou seja, todos os fatores de risco já apresentados para a desnutrição gerados por fatores estruturais da sociedade.

FISIOPATOLOGIA

A deficiência de macro e micronutrientes tem impacto em diversos órgãos e sistemas (imune, endócrino, sistema nervoso central, gastrointestinal, renal, cardiovascular), que se adaptam de maneira complexa na tentativa de manter a homeostase. A escassez prolongada de nutrientes leva ao consumo dos estoques de glicogênio, favorecendo a hipoglicemia. O organismo começa, então, a utilizar outras vias metabólicas para a produção de glicose, inicialmente mobilizando os estoques de gordura por meio da lipólise, liberando o glicerol dos ácidos graxos livres para gliconeogênese. Ao se esgotar essa reserva energética, os aminoácidos livres passam a ser o substrato disponível, com consumo da massa magra muscular. Ao mesmo tempo, há redução na síntese de insulina e aumento dos hormônios contrarreguladores, como glucagon, hormônio de crescimento, epinefrina e cortisol.[22]

Os estudos mostram que a diminuição da leptina, hormônio produzido pelo tecido adiposo, pode ser utilizada como preditor de mortalidade ao refletir a reserva adiposa no desnutrido grave.[23] A deficiência de micronutrientes como zinco, vitamina A, selênio e cobre contribui para disfunção imune, aumento de radicais livres, diminuição na síntese de enzimas antioxidantes (como glutationa peroxidase) e proteínas. A enteropatia secundária à privação de nutrientes e infecções de repetição caracteriza-se por inflamação do intestino delgado, achatamento das vilosidades com prejuízo da síntese de dissacaridases (lactase), translocação bacteriana, aumento da permeabilidade intestinal e má absorção, reforçando o ciclo infecção-desnutrição. A redução da síntese de fosfatos para o metabolismo energético e a falência da bomba sódio-potássio levam a aumento do sódio corporal, hiponatremia, hipopotassemia, hipercalcemia e edema intracelular.

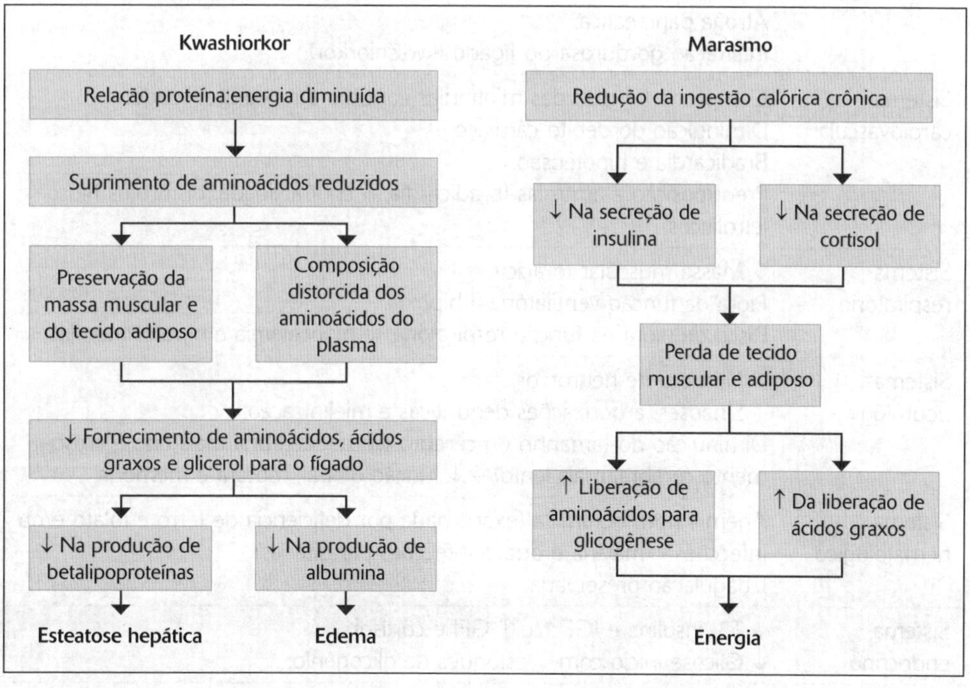

FIGURA 3 Fisiopatologia da desnutrição aguda e crônica.
Fonte: Adaptada de Padilha, 2022.

A gênese da patogenia do edema no kwashiorkor parece estar associada a vários fatores: hipoalbuminemia por diminuição da síntese e extravasamento por aumento da permeabilidade endotelial associada a falência da bomba sódio-potássio, aumento da secreção do hormônio antidiurético, aumento das citocinas inflamatórias e prioritariamente a lesão endotelial secundária ao aumento dos radicais livres e diminuição da produção de enzimas antioxidantes secundária a deficiência de zinco, selênio, vitaminas A e E. Como consequência, ocorre aumento da permeabilidade endotelial e extravasamento para o terceiro espaço.[12,22]

Tabela 2 Principais aspectos da fisiopatologia da desnutrição grave e suas repercussões

Sistema imunológico	↓ Imunidade celular (atrofia do timo, linfonodos e amígdalas). ↓ Contagem de linfócitos CD4 com CD8 preservado. Hipersensibilidade tardia. ↓ Fagocitose. ↓ IgA secretora. Aumento da suscetibilidade a infecções.
Sistema gastrointestinal	Atrofia vilositária com perda de dissacaridases. Hipoplasia de cripta. Permeabilidade intestinal alterada. Sobrecrescimento bacteriano (↓ acidez gástrica). Atrofia pancreática. Infiltração gordurosa do fígado (kwashiorkor).
Sistema cardiovascular	Comprometimento das miofibrilas com piora na contratilidade. Diminuição do débito cardíaco. Bradicardia e hipotensão. Predisposição a arritmias (bradicardia, ↓ contratilidade, distúrbios hidroeletrolíticos).
Sistema respiratório	↓ Massa muscular torácica. Piora da função ventilatória à hipóxia. Risco de piora da função respiratória se hipocalemia e hipofosfatemia.
Sistema neurológico	↓ Número de neurônios. ↓ Sinapses, arborizações dendríticas e mielinização. Diminuição do tamanho do cérebro (córtex cerebral mais fino e crescimento cerebral mais lento) – ↓ função global, motora e memória.
Sistema hematológico	Anemia normocrômica (exacerbada por deficiência de ferro e folato e/ou infecções – malária e outras infecções parasitárias). Coagulação preservada.
Sistema endócrino	↓ T3, insulina e IGF-1 e ↑ GH e cortisol. ↓ Glicose início com ↓ estoques de glicogênio.

Fonte: SBP.[12]

A deficiência de micronutrientes é o estágio anterior à desnutrição e desempenha papel importante na gênese do edema no kwashiorkor

DIAGNÓSTICO DA DESNUTRIÇÃO INFANTIL

O diagnóstico da desnutrição deve incluir:

- Anamnese; fatores de risco sociais e familiares; desenvolvimento neuropsicomotor; doenças infecciosas e nutricionais associadas; outras doenças e agravos à saúde; condições socioeconômicas; características familiares.
- Exame físico: sinais clínicos de desnutrição; avaliação do estado nutricional pela antropometria.
- Exames complementares.

Na anamnese, é importante dar ênfase aos antecedentes neonatais (prematuridade, crescimento intrauterino restrito), nutricionais (aleitamento materno; se sim, por quanto tempo; identificar na alimentação se há deficiência na qualidade ou quantidade), aspectos psicossociais, saneamento básico e moradia, presença ou não de doenças associadas.

Para avaliar o estado nutricional, diversas classificações têm sido propostas com base em índices antropométricos. Em geral, as tabelas de classificação do estado nutricional são feitas com base em sistema de percentis, escore Z e percentual de adequação em relação à mediana.[24,25]

Tabela 3 Classificação da desnutrição de acordo com Gomez[24]

Peso esperado para a idade (P/I) em %	Classificação	Categoria do estado nutricional
Entre 110 e 91	Eutrofia (normal)	Eutrofia
76-90	Desnutrição leve	Desnutrição de 1º grau
61-75	Desnutrição moderada	Desnutrição de 2º grau
< 60	Desnutrição grave	Desnutrição de 3º grau

Fonte: Gomez.[24]

Como entender a classificação:

- Se a criança estiver com mais de 90% do peso esperado para sua idade: eutrófica ou normal.
- Se a criança estiver com 76 a 90% do peso esperado para sua idade: desnutrição leve ou de 1º grau.

- Se a criança estiver com 61 a 75% do peso esperado para sua idade: desnutrida moderada ou de 2º grau.
- Se a criança estiver com 60% ou menos do peso esperado para sua idade: desnutrida grave ou de 3º grau.

Se a criança apresentar edema nutricional, independentemente do peso/idade, ela é classificada como desnutrida grave ou de 3º grau.

Em 1976, Waterlow[25] propôs uma classificação do estado nutricional que utiliza dois parâmetros antropométricos: a porcentagem de adequação de estatura esperada para a idade, definindo como limite inferior de adequação 95% (ponto de corte) do valor esperado para a idade e o sexo, e, em seguida, o peso para a estatura, fixando o ponto de corte em 90% do esperado.

$$\text{Waterlow E/I} = \frac{\text{Estatura observada}}{\text{Estatura esperada/idade cronológica e sexo (p50)}} \times 100$$

$$\text{Waterlow P/E} = \frac{\text{Peso observado}}{\text{Peso esperado para a idade/estatura e sexo (p50)}} \times 100$$

A classificação de Waterlow é preconizada para crianças de 2 a 10 anos de idade, fase em que predomina o crescimento estatural. Por essa classificação é possível avaliar, além da gravidade do processo, se a desnutrição é aguda ou crônica.

Tabela 4 Classificação de desnutrição de acordo com Waterlow[25]

Estado nutricional	Estatura esperada para a idade (E/I) em %	Peso esperado para a estatura (P/E) em %
Eutrofia	E/I > 95	P/E > 90
Desnutrido atual (*wasted*)	E/I > 95	P/E < 90
Desnutrido crônico ativo (*stunted and wasted*)	E/I < 95	P/E < 90
Desnutrido pregresso (*stunted*)	E/I < 95	P/E > 90

Fonte: Waterlow et al.[25]

Dessa forma, entende-se a classificação como:

- Criança não desnutrida: estatura para a idade superior a 95% e peso para a estatura acima de 90% dos valores esperados.

- Desnutrição aguda ou recente (*wasted*): criança com estatura para a idade superior a 95% e peso para a estatura abaixo de 90% dos valores esperados.
- Desnutrição crônica ainda ativa (*stunted and wasted*): criança com estatura inferior a 95% para a idade e peso para a estatura abaixo de 90% dos valores esperados.
- Desnutrição pregressa (*stunted*): criança com estatura inferior a 95% para a idade e peso para a estatura acima de 90% dos valores esperados.

Na avaliação do estado nutricional, o Ministério da Saúde adota as curvas padrão OMS, peso/idade, altura/idade, peso/estatura e IMC/idade para crianças de 0 a 5 anos e peso/idade, estatura /idade e IMC/idade para crianças de 5 a 10 anos. Para adolescentes de 10 a 19 anos utiliza-se a altura/idade e IMC/idade, referidos na Tabela 5.[26]

Tabela 5 Classificação nutricional segundo Ministério da Saúde e SBP

Faixa etária	Crianças de 0-5 anos incompletos	Crianças de 5-10 anos incompletos	Adolescentes (10-19 anos)
Índice antropométrico	Peso para a idade	Peso para a idade	
	Peso para a estatura		
	IMC para a idade	IMC para a idade	IMC para a idade
	Estatura para a idade	Estatura para a idade	Estatura para a idade

IMC: índice de massa corporal.
Fonte: SBP.[26]

A avaliação do indicador peso/idade é o mais utilizado para avaliar e acompanhar crianças com baixo peso, mas não diferencia se o comprometimento nutricional é agudo ou crônico, pois está alterado nas duas situações. Por isso é importante avaliar outros indicadores antropométricos, como peso/altura e estatura/idade.

O indicador estatura/idade detecta o déficit de crescimento linear, que ocorre geralmente por comprometimento nutricional crônico. O déficit nutricional persistente na infância compromete inicialmente o peso da criança, a seguir diminui a velocidade de crescimento e, por fim, compromete a altura.

O indicador peso/estatura dispensa dados sobre a idade e expressa a harmonia entre massa corporal e estatura. Ele detecta a perda de massa corporal que ocorre geralmente em função de agravo nutricional atual ou de início recente. A OMS apresenta referência de peso para a estatura apenas para menores de 5 anos. A partir dessa idade deve ser utilizado o IMC para a idade. A classificação do estado nutricional segundo a OMS/MS e adotada pela SBP está na Tabela 6.

Tabela 6 Classificação do estado nutricional segundo OMS/MS e adotado pela SBP

Valores críticos	Indicadores antropométricos: Crianças de 0-5 anos incompletos				Crianças de 5-10 anos incompletos			Adolescentes de 10-18 anos	
	Peso para a idade	**Peso para a estatura**	**IMC para a idade**	**Estatura para a idade**	**Peso para a idade**	**IMC para a idade**	**Estatura para a idade**	**IMC para a idade**	**Estatura para a idade**
< escore Z −3	Muito baixo peso para a idade	Magreza acentuada	Magreza acentuada	Muito baixa estatura para a idade	Muito baixo peso para a idade	Magreza acentuada	Muito baixa estatura para a idade	Magreza acentuada	Muito baixa estatura
≥ escore Z −3 e < escore Z −2	Baixo peso para a idade	Magreza	Magreza	Baixa estatura para a idade	Baixo peso para a idade	Magreza	Baixa estatura para a idade	Magreza magreza	Baixa estatura
≥ escore Z −2 e < escore Z −1	Peso adequado para a idade	Eutrofia	Eutrofia	Estatura adequada para a idade	Peso adequado para a idade	Eutrofia	Estatura adequada para a idade	Eutrofia	Estatura adequada

IMC: índice de massa corporal.

Fonte: SBP.[26]

O escore Z é a classificação adotada pela OMS e indica quando um determinado valor do índice está distante da média esperada para uma população, em números de desvio-padrão. Assim, consideram-se os valores de –1 DP, –2 DP, –3 DP, 0 (média) ou +1, +2, +3 DP. O estado nutricional é, então, expresso em termos de números de desvios-padrão ou escore Z de diferença entre a população de referência e a população estudada.[26]

De acordo com o indicador antropométrico, pode-se classificar o estado nutricional como:

- Baixa estatura ou nanismo nutricional (estatura/idade < –2 DP).
- Emagrecimento (peso/estatura < –2 DP e IMC/idade < –2 DP).
- Baixo peso para a idade (peso/idade < –2 DP).

O ponto de corte de –2Z identifica as formas moderadas e graves da desnutrição, e para as formas de desnutrição leve pode-se utilizar o ponto de corte –1 DP ou escore Z, conforme a Tabela 7.

Tabela 7 Classificação do estado nutricional em escore Z[26]

Indicador	Normal	Desnutrição leve	Desnutrição moderada	Desnutrição grave
Peso/idade	+1 a –1Z	–1,1 a –2Z	–2,1 a –3Z	< –3Z
Peso/estatura	+1 a –1Z	–1,1 a –2Z	–2,1 a –3Z	< –3Z
Estatura/idade	≥ –1Z	–1,1 a –2Z	–2,1 a –3Z	< –3Z

Fonte: SBP.[26]

Segundo a OMS,[6] para o diagnóstico de desnutrição aguda grave no paciente entre 6 e 59 meses, utiliza-se a curva de crescimento peso/estatura (P/E), circunferência do braço (CB) e/ou a presença de edema nutricional.

É considerado como desnutrição grave quando se tem:

- P/E < escore Z –3 e/ou
- CB < 11,5 cm e/ou
- Edema.

Se o P/E está entre o escore Z –3 e –2 e a CB entre 11,5 e 12,5 cm, considera-se desnutrição moderada. O uso da circunferência do braço é uma medida simples, eficaz e de boa precisão para o diagnóstico de desnutrição grave, sendo um fator preditor do risco de mortalidade. Se inferior a 11,5 cm, apresenta sensibilidade e especificidade similar à do escore Z de peso/estatura < –3 para risco de mortalidade.[6,22]

Nos lactentes até 6 meses de idade, para o diagnóstico de desnutrição grave, utilizam-se as curvas de peso/idade, peso/estatura (sendo abaixo do escore Z –3 considerado desnutrição grave) e/ou a presença de edema nutricional. A circunferência de braço não é levada em consideração nessa população mesmo com diversos estudos comprovando sua associação com pior prognóstico.[6]

O quadro clínico da desnutrição energético-proteica engloba situações clínicas que variam desde quadros graves, como kwashiorkor e marasmo, com manifestações clínicas características, até os quadros de desnutrição moderado e leve, cuja manifestação clínica se apresenta apenas em retardo de crescimento.

A criança com marasmo é muito magra, apresenta-se mais alerta que apática, tem evidente perda de massa muscular, extremidades muito delgadas e abdome às vezes proeminente. A face tem aparência envelhecida, com desaparecimento da bola de Bichat (último depósito de gordura a ser consumido, localizado na região malar). As costelas são visíveis e pregas soltas da pele podem ser vistas, especialmente nas nádegas atróficas. Apresenta peso muito baixo, retardo do crescimento, gordura cutânea escassa ou ausente, sinais de carência de micronutrientes (como xeroftalmia), anemia ferropriva, entre outras. Acomete mais lactentes jovens.[3]

O kwashiorkor acomete geralmente crianças acima de 2 anos e apresenta-se com apatia e/ou irritabilidade, com retardo de crescimento, perda de gordura subcutânea e muscular (menos intensa que no marasmo), edema depressível, localizado preferencialmente em membros inferiores (mas pode atingir todo o corpo), hepatomegalia pela esteatose hepática e alterações mentais e de humor, podendo apresentar, também, lesões de pele (despigmentação, dermatose, descamação) e alterações do cabelo (textura, cor, brilho, queda).[3,27]

A desnutrição pode se apresentar de duas formas, com manifestações clínicas e fisiopatológicas específicas: kwashiorkor (forma edematosa, de evolução aguda) e marasmo (de evolução crônica)

De acordo com a OMS, os exames podem ajudar a diagnosticar problemas específicos, mas é importante considerar que a interpretação dos resultados é frequentemente alterada pela desnutrição. Exames que podem ser úteis: hemograma, glicemia, eletrólitos, parasitológico e exames de cultura. Em áreas endêmicas de malária deve ser realizado esfregaço sanguíneo por microscopia, teste para vírus da imunodeficiência humana (HIV) quando indicado, e exames radiológicos quando há suspeita de pneumonia. Proteínas totais e frações, especialmente albumina, devem ser interpretados com cautela, pois sofrem influência de processos infecciosos e não são bons indicadores do estado nutricional.[11]

As manifestações clínicas e bioquímicas nos casos graves de desnutrição estão resumidas na Tabela 8.[27]

Tabela 8 Manifestações clínicas e bioquímicas nos casos graves de desnutrição[27]

Marasmo	Kwashiorkor	Marasmo-kwashiorkor
• Apetite preservado. • Face senil. • Baixo peso/idade. • Irritabilidade. • Magreza extrema. • Atrofia muscular. • Pele frouxa. • Perda intensa de tecido subcutâneo. • Albumina normal ou pouco baixa. • Potássio baixo. • Anemia frequente.	• Alterações de humor. • Anorexia. • Apatia. • Cabelo seco, quebradiço. • Edema bilateral simétrico. • Hepatomegalia (esteatose hepática). • Lesões de pele: despigmentação, descamação). • Perda moderada de tecido subcutâneo e muscular. • Albumina sérica baixa. • Potássio muito baixo. • Anemia frequente.	• Características de marasmo com edema ou kwashiorkor com perda intensa de tecido subcutâneo e peso/idade inadequado. • As características do marasmo aparecem quando o edema cessa.

TRATAMENTO

No que se refere à intervenção na desnutrição, a literatura atual revela que existem três níveis de intervenção: internação hospitalar, centros de reabilitação nutricional e ambulatório/domicílio. Há poucos estudos referentes à intervenção da desnutrição em nível de ambulatório e de domicílio. Grande parte da literatura disponível descreve o tratamento da criança desnutrida grave em nível hospitalar, como o *Manual de atendimento à criança com desnutrição grave em nível hospitalar* do Ministério da Saúde (2005),[11] baseado no manual da Organização Mundial da Saúde (OMS, 1999) sobre o manejo da desnutrição grave. Em 2013 a OMS publicou um manual com atualizações sobre o manejo da desnutrição grave infantil.[6]

O atendimento em regime de internação hospitalar pode ser muito efetivo para resolver a desnutrição grave e as complicações associadas (p. ex., pneumonia, diarreia com distúrbio hidroeletrolítico, anemia grave) que motivaram a internação e que necessitam de cuidados médicos intensivos e especializados. No entanto, o atendimento hospitalar, além de ter alto custo e de tratar a criança fora de seu ambiente domiciliar, atinge apenas uma pequena parcela dos desnutridos, pois a criança desnutrida moderada e leve sem complicações muitas vezes não é diagnosticada, ficando sem assistência nas comunidades.

O atendimento em centros de recuperação nutricional ou em hospital-dia é uma alternativa intermediária entre o hospital e o ambulatório. Pode ser efetivo, mas a prestação de serviços de centros de nutrição, nem sempre disponíveis, exige um nível de estrutura e capacitação profissional que frequentemente está ausente. É importante considerar que, mesmo disponíveis, o comparecimento diário da mãe com a criança ao serviço pode se tornar difícil, contribuindo para o abandono do tratamento e possíveis recaídas.

O atendimento em nível ambulatorial/domicílio diminui os custos para o setor de saúde e geralmente é o preferido pelas famílias. A dificuldade de atuação nesse nível se deve ao fato de a criança ter de ficar praticamente sob a responsabilidade dos pais, em ambiente sem os recursos necessários que permitam uma adequada reabilitação. Com o Programa de Saúde da Família (PSF), existe a oportunidade de a equipe de saúde, desde que treinada adequadamente, estar dentro do domicílio das crianças desnutridas, permitindo acompanhar a recuperação nutricional, educar e ajudar as mães a adquirir práticas adequadas de cuidados infantis.

MANEJO DA DESNUTRIÇÃO EM NÍVEL AMBULATORIAL/ DOMICILIAR

O atendimento em nível ambulatorial e domiciliar é destinado ao desnutrido leve e moderado sem complicações metabólicas ou infecciosas. Os trabalhadores que atuam nas unidades básicas de saúde e em nível domiciliar precisam estar devidamente capacitados para orientar, apoiar e supervisionar adequadamente o cuidado prestado pelas famílias à criança desnutrida, bem como para identificar em tempo hábil os casos que necessitam de atendimento hospitalar, de acordo com o fluxograma apresentado na Figura 4.

A avaliação de triagem nos centros de saúde permite identificar os pacientes que podem ser tratados em nível ambulatorial ou domiciliar e aqueles que necessitam de intervenção em nível hospitalar. As crianças que preenchem critérios para desnutrição grave (CB < 11,5 cm e/ou edema bilateral +++) devem ser encaminhadas para internação hospitalar mesmo que não possuam complicações como desidratação, diarreia, hipoglicemia, febre. Nos casos de crianças com CB entre 11,5 e 12,5 cm com presença de edema leve a moderado (+ a ++), que não apresentam complicações e passam no teste do apetite, considerar tratamento ambulatorial/hospital dia. Verificar se os familiares/cuidadores compreendem a importância dos cuidados com a criança e possuem meios de garantir oferta adequada de alimentos, cuidados com higiene e acesso aos centros de saúde/ambulatório para acompanhamento, e considerar a possibilidade de tratamento em regime de internação hospitalar.[6,12]

O teste do apetite é realizado com a oferta do alimento habitualmente aceito pela criança, em ambiente tranquilo, por 30 minutos. É esperada a aceitação de pelo menos um terço da quantidade oferecida. Na ausência de critérios para desnutrição grave, a criança deve ser tratada ambulatorialmente.[6] A abordagem da criança desnutrida atendida nos Centros de Recuperação Nutricional (CRN) norteia também o tratamento em nível ambulatorial e nos centros de saúde. A terapia de recuperação nutricional visa à suplementação de micronutrientes, à orientação nutricional e à monitorização do crescimento.

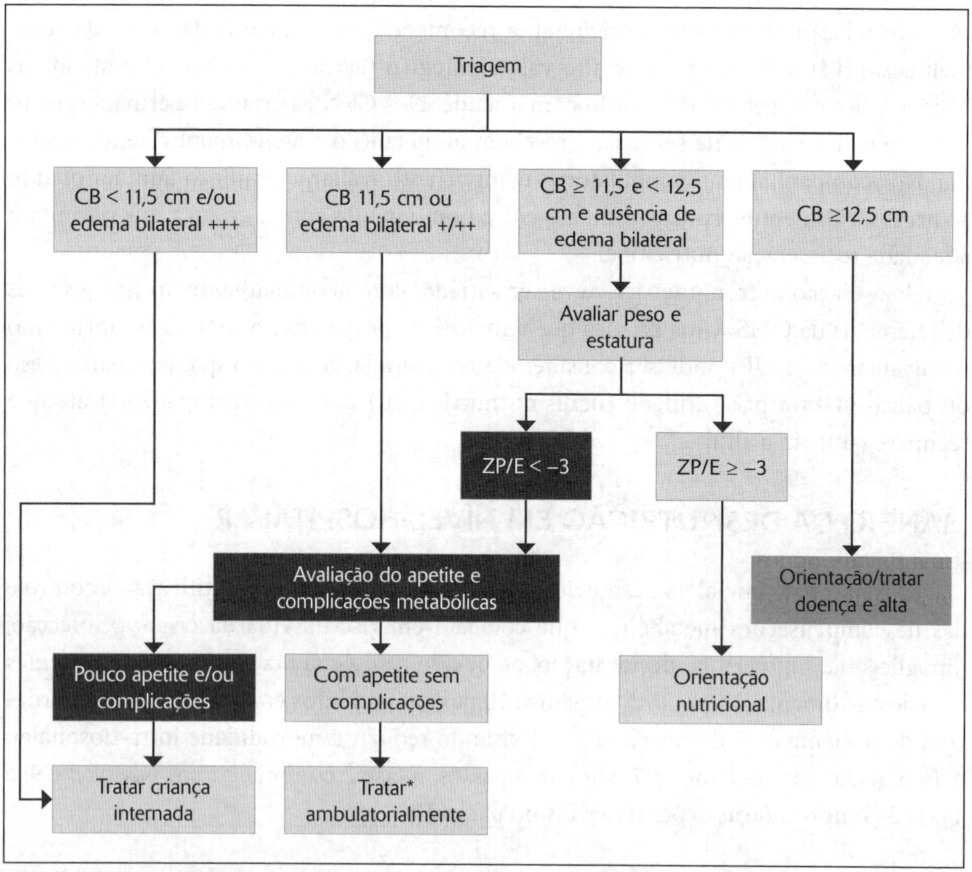

FIGURA 4 Procedimentos de triagem em centros de saúde.

Fonte: adaptada de WHO.[6]

CB: circunferência do braço.

Edema leve +: ambos os pés; edema moderado ++: ambos os pés, pernas mãos ou braços; edema grave +++: generalizado, incluindo pés, pernas, braços, mãos e face.

* Avaliar as condições da família (moradia, acesso a alimentos e saneamento básico). Na falta de condições que permitam o tratamento ambulatorial, tratar o paciente internado.

Toda criança desnutrida tem algum grau de deficiência de vitaminas e minerais que é mais acentuado quanto maior for a gravidade da desnutrição. Nos casos leves a moderados, iniciar a suplementação de vitaminas C, A, D, E, as vitaminas do complexo B e zinco nas doses recomendadas de acordo com as DRI (*Dietary Reference Intake*), conforme a faixa etária. As crianças menores de 2 anos devem receber a dose profilática de ferro e vitamina D de acordo com as recomendações do Departamento de Nutrologia da Sociedade Brasileira de Pediatria (SBP) e tratar a anemia e deficiência de ferro. Se confirmada doença parasitária, tratar.

Em relação ao suporte nutricional, a recomendação é que atenda 100% da recomendação diária de proteína de alto valor biológico (carnes, ovos e leite) e atenda às necessidades energéticas de acordo com a idade. Nos CRN as crianças permanecem 10 horas por dia, 5 vezes na semana, e recebem alimentação e atendimento multidisciplinar. No acompanhamento ambulatorial é importante avaliar a condição familiar quanto ao acesso a alimentos, cuidados de higiene e bom vínculo com a criança que permitam adequada recuperação nutricional.

A avaliação antropométrica deve ser seriada, com acompanhamento nos gráficos de referência da OMS. Uma criança que tem 90% do peso para a altura ou comprimento (equivalente a –1 DP) pode ser considerada recuperada. A criança que tem baixo peso ou baixa estatura para a idade (nanismo nutricional) deve ser acompanhada até que recupere também a altura.[28]

MANEJO DA DESNUTRIÇÃO EM NÍVEL HOSPITALAR

O tratamento inicial da desnutrição aguda grave consiste na identificação e controle das descompensações metabólicas que colocam em risco a vida da criança: infecção, hipoglicemia, hipotermia, desidratação, associado a suplementação de micronutrientes e início da alimentação. A OMS[6] organiza 10 passos, divididos em 3 fases, para a abordagem do paciente com desnutrição grave visando reduzir a mortalidade intra-hospitalar. A fase inicial compreende os 7 primeiros passos; a fase 2 compreende os passos 8 e 9; e a fase 3 compreende as ações descritas no passo 10.

- Passo 1: tratar/prevenir hipoglicemia.
- Passo 2: tratar/prevenir hipotermia.
- Passo 3: tratar desidratação e choque séptico.
- Passo 4: corrigir os distúrbios hidroeletrolíticos.
- Passo 5: tratar infecção.
- Passo 6: corrigir as deficiências de micronutrientes.
- Passo 7: reiniciar a alimentação cautelosamente.
- Passo 8: reconstruir os tecidos perdidos (fase de crescimento rápido).
- Passo 9: afetividade, recreação, estimulação e cuidado.
- Passo 10: preparar para alta.

Fase I

1. Tratar ou prevenir hipoglicemia: é uma das principais causas de óbito, ocasionada pela infecção sistêmica grave ou período prolongado de jejum. A aferição da glicemia deve ser realizada na admissão, e o valor de referência é glicemia < 54 mg/dL. Caso a criança esteja consciente, administrar soro glicosado a 10% por via oral ou

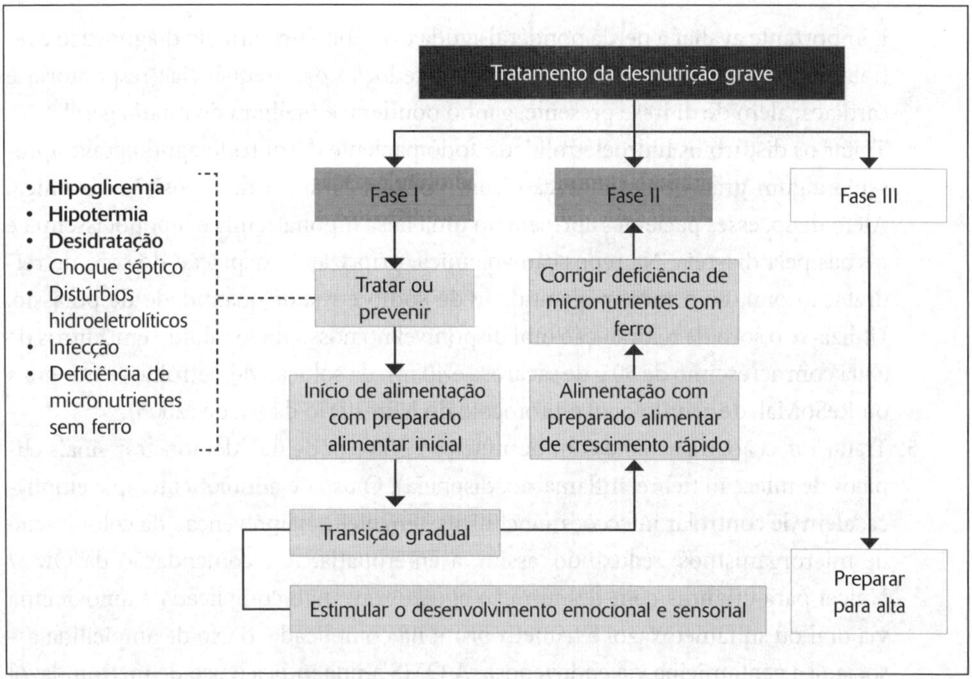

FIGURA 5 Tratamento da desnutrição grave.
Fonte: Ministério da Saúde.[11]

sonda nasogástrica, mantendo a terapia nutricional durante o tratamento da hipoglicemia. No caso da criança inconsciente, administrar via endovenosa soro glicosado a 10% e manter monitoramento da glicemia a cada 2 horas.

2. Tratar ou prevenir hipotermia: tem relação direta com a glicemia e infecção do paciente desnutrido grave, e constitui importante causa de óbito. O paciente com marasmo maior é mais suscetível ao descontrole térmico que consiste em temperatura axilar menor que 35°C ou retal menor que 35,5°C. No aquecimento da criança, pode-se utilizar cobertor quente, aquecedores, lâmpadas ou ainda o contato de pele com pele com o acompanhante. É recomendado deixar o paciente coberto durante toda a noite e monitorar a temperatura a cada 2 horas até que esta fique acima de 36,5°C.
3. Tratar desidratação e choque séptico: a desnutrição aguda grave e a desidratação, quando associadas, são a maior causa de morbidade e mortalidade em crianças em países em desenvolvimento. A diarreia é frequente, e os sinais de desidratação quase sempre estão mascarados. No paciente com kwashiorkor a hipovolemia é mascarada pelo edema, e no marasmo pela ausência de tecido subcutâneo; a prega cutânea e os olhos fundos fazem parte da clínica da doença. Procurar sinais que demonstrem alteração no nível de consciência, como prostração, sonolência e irritabilidade.

É importante avaliar a perda ponderal aguda e o débito urinário no diagnóstico e no tratamento da desidratação. É esperada a redução das frequências respiratória e cardíaca, além de diurese presente, ganho ponderal e melhora do estado geral.

4. Tratar os distúrbios hidroeletrolíticos: todo paciente desnutrido agudo grave apresenta algum grau de desidratação, com pouca tolerância de reposição volêmica. Além disso, esses pacientes apresentam uma falsa hiponatremia e hipopotassemia e perdas pela diarreia. Na reposição volêmica, priorizar a adaptação do soro de reidratação oral, com menor quantidade de sódio e maior quantidade de potássio. Utiliza-se o soro de reidratação oral disponível no nosso meio diluído em 2 litros de água com acréscimo de 50 g de sacarose e 40 mL da solução de eletrólitos e minerais ou ReSoMal, de acordo com o protocolo do Ministério da Saúde (2005).[11,22]
5. Tratar infecção: o paciente com desnutrição grave pode não demonstrar sinais clínicos de infecção (febre, inflamação, dispneia). O uso de antibioticoterapia empírica, além de controlar infecções subclínicas, tem efeito na prevenção da colonização de microrganismos, reduzindo, assim, a enteropatia. A recomendação da OMS/Unicef para crianças com desnutrição aguda grave não complicada é amoxicilina via oral ou sulfametoxazol e trimetroprim; na complicada, o uso de ampicilina associada a gentamicina via endovenosa. A OMS ainda indica o uso de metronidazol no paciente com desnutrição complicada.[22]
6. Tratar a deficiência de micronutrientes:
   - Iniciar no dia e manter até 3 meses após a alta hospitalar.[29]
   - Ácido fólico: 5 mg/dia (1º dia), depois 1 mg/dia.
   - Polivitamínico: 1 vez a dose diária recomendada.
   - Ferro: 3 mg/kg/dia (iniciar na fase 2).
   - Zinco: 2 mg/kg/dia (máx. 20 mg/dia).
   - Cobre: 0,2 mg/kg/dia (máx. 3 mg/dia).
   - Vitamina A (em dose única via oral): 50.000 UI < 6 meses; 100.000 UI > 6 meses; 200.000 UI > 12 meses.
   - A SBP propõe também a reposição de selênio e vitamina D, além das recomendadas pelo Ministério da Saúde. As outras vitaminas devem repor uma vez a recomendação diária:[30]
     - Selênio – 0,005 mg/kg/dia (máx. 0,05 mg/dia).
     - Vitamina D < 1 ano 400 UI/dia e ≥ 1 ano 600 UI/dia.

> Hipoglicemia, hipotermia e desidratação são as principais causas de óbito em crianças com desnutrição grave.

7. Reiniciar a alimentação: a terapia nutricional do paciente com desnutrição grave aguda consiste em 2 fases, porém sua progressão deve ser feita com cautela, para evitar as alterações metabólicas que levam ao risco de morte (síndrome de reali-

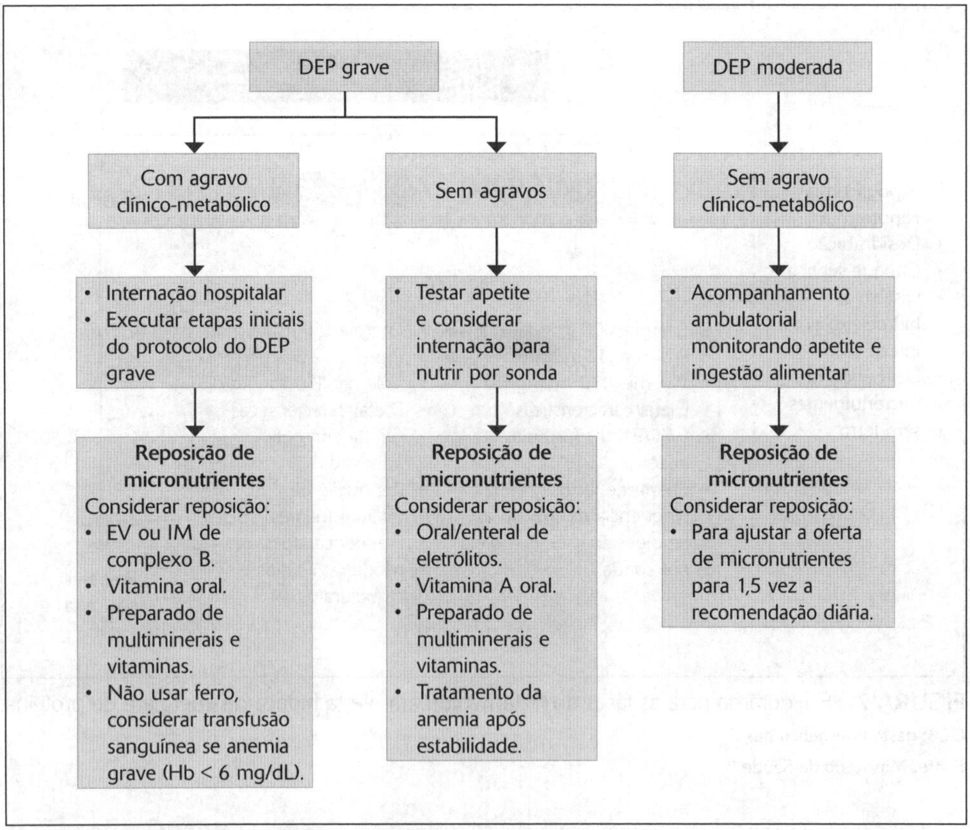

FIGURA 6 Fluxo para reposição de micronutrientes.

DEP: desnutrição energético-proteica; Hb: hemoglobina; EV: endovenoso; IM: intramuscular.
Fonte: adaptada de Padilha;[3] WHO;[6] SBP.[30]

mentação). A oferta calórica diária deve ser de aproximadamente 100 kcal/kg/dia, sendo recomendável iniciar com 80 kcal/kg/dia no primeiro dia. A oferta proteica inicial é de 1 a 1,5 g/kg/dia. Pode ser utilizado preparado alimentar artesanal contendo 75 kcal e 0,9 g de proteína/100 mL ou fórmula infantil polimérica isenta de lactose a cada 3 horas por via oral ou sonda nasogástrica.

Fase II

8. O objetivo é promover o ganho ponderal e o *catch-up* do crescimento: aumentar a oferta calórica, hídrica e proteica de acordo com a Figura 7. Pode ser utilizada a fórmula infantil com baixo teor de lactose ou preparado artesanal contendo 100 kcal e 2,9 g de proteína/100 mL. A utilização de módulos de carboidratos e lipídios para aumentar a densidade energética da dieta pode ser útil. Manter oferta de mi-

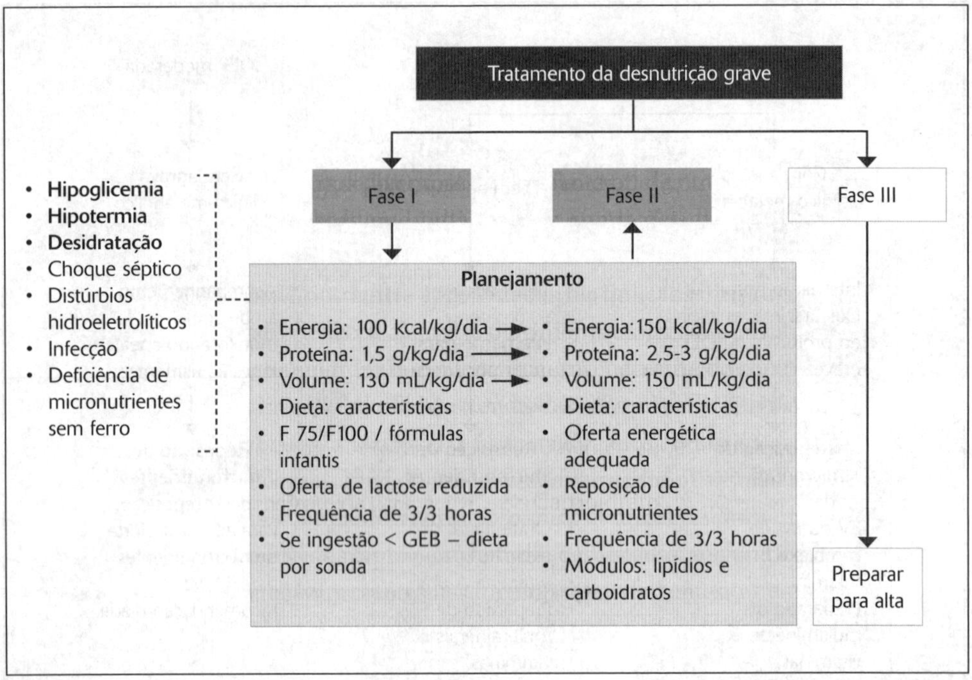

FIGURA 7 Fluxograma para as fases do tratamento para oferta hídrica de energia e de proteína.
GEB: gasto energético basal.
Fonte: Ministério da Saúde.[11]

cronutrientes como iniciado na fase 1 e acrescentar o ferro. O ganho de peso considerado bom é de 10 g/kg/dia, moderado quando entre 5 e 10 g/kg /dia e insuficiente se < 5 g/kg/dia. Diante dessa situação é necessário rever a terapia nutricional.

9. Promover estimulação emocional e física e preparar a família para alta: é importante assegurar que a mãe/cuidador tenha condições de cuidar da criança em casa. Os critérios para alta hospitalar do paciente desnutrido grave são: quando o peso para a estatura é ≥ Z –2 e não apresenta edema há pelo menos 2 semanas; a circunferência do braço é ≥ 12,5 cm e não apresenta edema há pelo menos 2 semanas. O indicador utilizado para confirmar a desnutrição aguda grave deve ser o utilizado para avaliar se a criança alcançou a recuperação nutricional (peso/estatura ou circunferência do braço); o ganho percentual de peso não deve ser utilizado como critério para alta.[6]

Fase III

10. Acompanhamento pós-alta ambulatorial com monitorização do crescimento para evitar recaída e assegurar a continuidade do tratamento.

SÍNDROME DE REALIMENTAÇÃO

A síndrome da realimentação (SR) é uma condição metabólica grave gerada por rápido e inadequado suporte nutricional em pacientes desnutridos. Em consequência da desnutrição (inflamação, disfunção da membrana celular, reação ao estresse), há uma depleção dos íons intracelulares potássio, magnésio e fosfato e retenção de sódio. A realimentação abrupta, quando não implantada adequadamente, particularmente com excesso de carboidratos, precipita muitas complicações metabólicas, levando a perda dos íons intracelulares e aumento da retenção do sódio, afetando todos os sistemas orgânicos e podendo levar a morte.

O jejum prolongado leva a diminuição da insulina e aumento do glucagon, com o objetivo de manter a glicemia por meio de catabolismo. Com a oferta de glicose, ocorre aumento da insulina, que resulta em aumento intracelular de glicose, potássio, fósforo, magnésio e água. O aumento da fosforilação de glicose causa desequilíbrio na produção de adenosina trifosfato (ATP), com queda dos níveis sanguíneos de fosfato, cálcio e magnésio, causando letargia e chegando, nos casos mais graves, à insuficiência cardíaca e respiratória e até mesmo à morte.

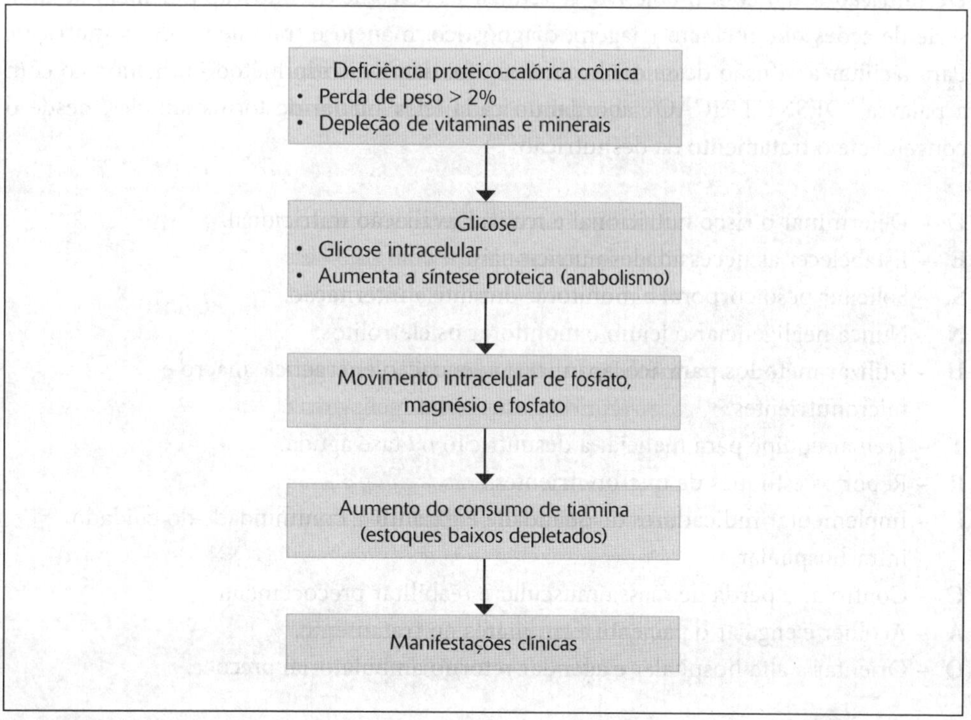

FIGURA 8 Fluxo da síndrome de realimentação.

Fonte: adaptada de WHO.[6]

Por outro lado, a tiamina está diretamente envolvida no metabolismo da glicose como cofator, e a realimentação leva à precipitação de sua deficiência.[12]

CONSIDERAÇÕES FINAIS

O adequado manejo do desnutrido grave deve se basear nos aspectos fisiopatológicos da doença e na atuação do profissional de saúde em cada etapa da hospitalização, seguindo as diretrizes da OMS[6] e do Ministério da Saúde.[11] Estudos mostram a redução da letalidade quando esses pacientes são rapidamente identificados e manejados de acordo com protocolos de atendimento específicos. Sarni et al. analisaram a evolução de crianças internadas e tratadas de acordo com as diretrizes da OMS e observaram que a implementação das práticas possibilitou a reabilitação nutricional, com baixos índices de mortalidade.[31]

A prevenção e o controle da desnutrição dependem de políticas públicas eficazes de combate à pobreza e à fome, de políticas de inclusão social e da atuação dos profissionais de saúde na identificação e atendimento de crianças em risco nutricional na atenção básica, além da triagem nutricional de crianças hospitalizadas. A Sociedade Brasileira de Nutrição Enteral e Parenteral (Braspem) publicou em 2019 uma campanha (Diga Não à Desnutrição Kids) com o objetivo de reduzir as taxas de desnutrição por meio de uma série de ações que incluem triagem, diagnóstico, manejo e tratamento da desnutrição. Para facilitar a difusão desse conhecimento, foi desenvolvido método mnemônico com a palavra "DESNUTRIÇÃO", abordando cada letra inicial de forma simples, desde o conceito até o tratamento da desnutrição:[32]

D – Determinar o risco nutricional e realizar avaliação nutricional.
E – Estabelecer as necessidades nutricionais.
S – Solicitar peso corporal e monitorar durante a internação.
N – Nunca negligenciar o jejum e monitorar os eletrólitos.
U – Utilizar métodos para acompanhar a adequação energética, macro e micronutrientes.
T – Treinar equipe para manejar a desnutrição na fase aguda.
R – Repor os estoques de micronutrientes.
I – Implementar indicadores de qualidade e garantir a continuidade do cuidado intra-hospitalar.
C – Controlar a perda de massa muscular e reabilitar precocemente.
A – Acolher e engajar o paciente e familiares no tratamento.
O – Orientar a alta hospitalar e agendar retorno ambulatorial precoce.

A desnutrição pediátrica é definida como um desequilíbrio entre a necessidade e a ingestão de nutrientes, resultando em déficits cumulativos de energia, proteína e micronutrientes que podem afetar negativamente o crescimento, o desenvolvimento e outros resultados relevantes. A antropometria tem papel fundamental em seu diagnóstico. Deve ser prevenida e, quando diagnosticada, deve ser tratada imediatamente para não causar danos maiores.

REFERÊNCIAS BIBLIOGRÁFICAS

1. Monte CMG. Desnutrição: um desafio secular à nutrição infantil. Jornal de Pediatria. 2000;76(Suppl 3).
2. Mc Laren DS. The great protein fiasco. Lancet. 1974 Jul 13;2(7872):93-6.
3. Padilha PC. A nutrição aplicada à pediatria. Accioly E. Rio de Janeiro: Rubio; 2022.
4. World Health Organization (WHO). Malnutrition. Disponível em: WHO.int/News-room/fact-sheets/detail/malnutrition. Acesso em: mar. 2023.
5. United Nations Children's Fund (Unicef). World Health Organization (WHO). International Bank for Reconstruction and Development / The World Bank. Levels and trends in child malnutrition: key findings of the 2020. Edition of the Joint Child Malnutrition Estimates. Geneva: WHO; 2020.
6. World Health Organization (WHO). Guideline: updates on the management of severe acute malnutrition in infants and children. Geneva: World Health Organization; 2013. Disponível em: https://www.who.int/publications/i/item/9789241506328. Acesso em: jun. 2023.
7. Barker DJP. Maternal nutrition, fetal nutrition and disease in later life. Nutrition. 1997;13(9):807-13.
8. Ribeiro AM. Baixo peso ao nascer e obesidade: associação causal ou casual? Rev Paul Pediatr. 2015;33(3):340-8.
9. Teixeira AF, Viana KD. Nutritional screening in hospitalized pediatric patients: a systematic review. J Pediatr (Rio J). 2016;92:343-52.
10. Manual de suporte nutricional da Sociedade Brasileira de Pediatria (SBP). 2.ed. Rio de Janeiro: Departamento Científico de Suporte Nutricional da Sociedade Brasileira de Pediatria; 2020.
11. Brasil. Ministério da Saúde. Secretaria de Atenção à Saúde. Coordenação Geral da Política de Alimentação e Nutrição. Manual de atendimento da criança com desnutrição grave em nível hospitalar. Brasília, DF: Ministério da Saúde; 2005.
12. Sociedade Brasileira de Pediatria (SBP). Tratado de pediatria. 5.ed. Barueri: Manole; 2022.
13. Metha NM, Corkins MR, Lyman B, Malone A, Goday PS, Carney LN, et al. Defining pediatric malnutrition: a paradigm shift toward etiology-related definitions. J Parenter Enteral Nutr. 2013;37(4):460-81.
14. Brasil. Instituto Brasileiro de Geografia e Estatística (IBGE). Coordenação de População e Indicadores Sociais. Síntese de indicadores sociais: uma análise das condições de vida da população brasileira: 2018. Rio de Janeiro: IBGE; 2018.
15. Estado nutricional antropométrico da criança e da mãe: prevalência de indicadores antropométrico de crianças brasileiras menores de 5 anos de idade e suas mães biológicas: Enani 2019. Rio de Janeiro: UFRJ; 2022.
16. II Inquérito Nacional sobre Insegurança Alimentar no Contexto da Pandemia da Covid-19 no Brasil: II Vigisan: relatório final. Rede Brasileira de Pesquisa em Soberania e Segurança Alimentar – Penssan. São Paulo: Fundação Friedrich Ebert: Rede Penssan; 2022.
17. Silva EKP, Medeiros DS, Martins PC, Sousa LA, Lima GP, Rêgo MAS, et al. Insegurança alimentar em comunidades rurais no Nordeste brasileiro: faz diferença ser quilombola?. Cad Saúde Pública. 2017;33(4).
18. Coimbra Jr. CEA, Santos RV, Welch JR, Cardoso AM, Souza MC, Garnelo L, et al. The First National Survey of Indigenous People's Health and Nutrition in Brazil: rationale, methodology, and overview of results. BMC Public Health. 2013;13:52.

19. Relatório integrado de ações emergência Yanomami. Disponível em RelatorioYanomamiversao_FINAL_07_02.pdf (www.gov.br). Acesso em: jun. 2023.
20. Young H. Nutrition in Africa's drylands: a conceptual framework for addressing acute malnutrition. Boston: Feinstein International Center, Tufts University; 2020.
21. Black RE, Allen LH, Bhutta ZA, Caulfield LE et al; Maternal and Child Undernutrition Study Group. Maternal and child undernutrition: global and regional exposures and health consequences. Lancet. 2008 Jan 19;371(9608):243-60.
22. Lima A, Gamallo S, Oliveira FL. Desnutrição energético-proteica grave durante hospitalização: aspectos fisiopatológicos e terapêuticos. Rev Pau Pediatr. 2010 Sep;28(3).
23. Freemark M. Metabolomics in nutrition research: biomarkers predicting mortality in children with severe acute malnutrition. Food Nutr Bull. 2015 Mar;36(1 Suppl):S88-92.
24. Gomez F. Desnutrición. Bol Med Hosp Inf. 1946;3:543-51.
25. Waterlow JC, Buzina R, Keller W, Lane JM, Nichaman MZ, Tanner JM. The presentation and use of height and weight data for comparing the nutrition status of groups of children under the age of 10 years. Bull World Health Org. 1977;55:489-98.
26. Sociedade Brasileira de Pediatria (SBP). Manual de avaliação nutricional. 2.ed. Departamento Científico de Nutrologia. São Paulo: SBP; 2021.
27. Antwi S. Assessment and management of severe malnutrition in children. West African Journal of Medicine. 2011 Jan/Feb;30(1).
28. Albuquerque MP, Pires RC, Martins PA, Sawaya AL. A importância do tratamento em hospital dia para criança com subnutrição primária. Est Avançados. 2013;27(78):103-20.
29. Sarni R, Souza F, Buzzini R. Terapia nutricional no paciente pediátrico com desnutrição energético-proteica. 2011 Jul. Disponível em: https://amb.org.br/files/_BibliotecaAntiga/terapia_nutricional_no_pacientes_pediatrico_com_desnutricao_energetico_proteica.pdf. Acesso em: 13 jul. 2023.
30. Sociedade Brasileira de Pediatria (SBP). Departamento Científico de Nutrologia. Manual de atualidades em nutrologia pediátrica. 2021. Disponível em: https://www.sbp.com.br/fileadmin/user_upload/Manual_de_atualidades_em_Nutrologia_2021_-_SBP_SITE.pdf. Acesso em: jun. 2023.
31. Sarni ROS, Souza FIS de, Catherino P, Kochi C, Oliveira FLC, Nóbrega FJ. Tratamento da desnutrição em crianças hospitalizadas em São Paulo. Rev Assoc Med Bras. 2005Mar;51(2):106-12.
32. Gomes DF, Gandolfo AS, Oliveira AC, et al. Campanha Diga Não à Desnutrição Kids: 11 passos importantes para combater a desnutrição hospitalar. Braspem J. 2019;34(1): 3-23.

29 Tratamento em centro de recuperação nutricional

Maria Paula de Albuquerque
Paola Micheloni Elvira Ibelli

MÁ NUTRIÇÃO INFANTIL: PANORAMA NO MUNDO E NO BRASIL

As múltiplas formas da má nutrição, seja na forma de subnutrição aguda (magreza) ou crônica (baixa estatura), seja na forma de obesidade e doenças crônicas não transmissíveis (DCNT), podem coexistir no mesmo indivíduo, família ou comunidade. É o que se chama de "dupla carga da má nutrição", que representa um grande desafio de saúde global.[1]

Embora a prevalência de excesso de peso e obesidade venha aumentando de forma significativa em todo o mundo, a subnutrição aguda, caracterizada pelo estado nutricional de magreza (índice IMC/I < –2 escore Z), ainda é uma das grandes preocupações em saúde, especialmente na infância, e está relacionada a mais de um terço de todas as mortes de crianças menores de 5 anos.[2] A subnutrição crônica, caracterizada pela baixa estatura de causa nutricional (índice E/I < –2 escore Z), é o melhor indicador do bem-estar geral das crianças, bem como um reflexo preciso das desigualdades sociais em que vivem, e ainda acomete 22% das crianças menores de 5 anos em todo o mundo.[3,4]

O Brasil, que historicamente apresenta queda das prevalências de subnutrição infantil nas últimas décadas, também sofreu, como o resto do globo, os impactos negativos da pandemia de Covid-19, de forma mais marcante nas regiões Norte e Nordeste. Projeções do Instituto Brasileiro de Geografia e Estatística (IBGE) apontam que a pandemia tenha aumentado em 54,5% a proporção de crianças brasileiras com muito baixo peso (P/I < –3 escore Z) (aumento de 0,6 ponto percentual, de 1,1 para 1,7%). Esse aumento totaliza em 128 mil crianças nessa condição entre 2018 e 2021, período marcado pelo aumento da inflação de alimentos, desemprego e suspensão das atividades presenciais das escolas, que impediu que as crianças tivessem acesso a políticas públicas como o Programa Nacional de Alimentação Escolar (PNAE).[5,6] Em 2021, o Sistema Único de Saúde (SUS) registrou o maior número de internações por subnutrição entre crianças menores de 1 ano desde os últimos 13 anos.[7]

O último estudo realizado em 2019 (*Estudo Nacional de Alimentação e Nutrição Infantil - Enani*) apontou prevalência de 3% de subnutrição aguda (índice IMC/I < –2 escore Z) entre os menores de 5 anos. Com relação à subnutrição crônica (baixa estatura), observou-se prevalência de 7,1% no estrato de menor renda e 4,4% no de maior renda nessa mesma faixa etária, denotando a forte associação que a renda familiar ainda exerce sobre o risco da subnutrição infantil em nosso país.[8] Nas populações mais vulneráveis, como a população indígena e dos aglomerados subnormais, a subnutrição é ainda mais preocupante. Cerca de 30% das crianças indígenas são afetadas por sua forma crônica, sendo que entre os ianomâmis o percentual supera os 80%.[9] Buscas ativas realizadas em aglomerados subnormais da cidade de São Paulo também demonstraram que 42,8% das crianças menores de 5 anos encontravam-se em risco nutricional (índice E/I < 1 escore Z) ou já subnutridas cronicamente.[10]

Cabe lembrar que, a despeito dos avanços alcançados na área da saúde e educação, o Brasil continua sendo um país de grandes desigualdades sociais, ocupando o nono lugar no *ranking* mundial.[11] Cerca de 58% da população urbana apresenta algum grau de insegurança alimentar (IA), sendo que 15,5% vive em situação de fome (IA grave). Nas áreas rurais esse percentual sobe para 18,6%. Em termos populacionais, há 125,2 milhões de pessoas em IA e 33 milhões em situação de fome em 2022, um aumento de 14 milhões em 2 anos e um retrocesso de quase 3 décadas. O cenário é ainda mais preocupante nas regiões Norte e Nordeste, onde apenas 20,1 e 16,4%, respectivamente, encontram-se em segurança alimentar.[12]

De acordo com a Organização das Nações Unidas para Alimentação e Agricultura,[13] a coexistência de fome, subnutrição, obesidade e DCNT nos países em desenvolvimento está intimamente ligada à falta de acesso a uma alimentação de qualidade, e muitas vezes com acesso facilitado a alimentos ultraprocessados (os chamados "desertos" e "pântanos" alimentares). No Brasil, a alimentação adequada é considerada um direito fundamental, sendo considerada inerente à dignidade da pessoa humana e indispensável à realização dos direitos consagrados na Constituição Federal.[14,15]

CENTROS DE RECUPERAÇÃO NUTRICIONAL (CRN)

A erradicação da má nutrição infantil deve ser prioridade absoluta em todas as nações e configura uma das metas do Objetivo de Desenvolvimento Sustentável (ODS) 2 proposto pela ONU para 2030. No entanto, em face do insucesso da prevenção de desvios nutricionais decorrentes da má alimentação e diante da criança com subnutrição, é de suma importância oferecer os cuidados adequados para sua recuperação nutricional.

O conceito de CRN foi proposto em meados do século passado com o objetivo de reduzir a mortalidade infantil decorrente da elevada prevalência de subnutrição infantil.

Esses centros tinham como proposta a recuperação do estado nutricional da criança a partir de uma estrutura física simples, respeitando a organização social da comunidade, com a participação das mães no preparo das refeições sob supervisão de um técnico e utilizando alimentos baseados no acesso e na cultura local, oferecendo, assim, um serviço essencialmente mais barato de que um hospital.[16] Há vários relatos de experiências exitosas com os CRN na década de 1970 na América Latina. O Chile apresentou expressiva redução nas taxas de mortalidade infantil em decorrência da melhoria na qualidade de serviços de saúde prestados à população.[17] Outro aspecto importante dos CRN diz respeito aos custos do tratamento da criança desnutrida, que era 4,7 vezes menor se comparado ao tratamento hospitalar.[18]

A Organização Mundial da Saúde (OMS) no final da década de 1990 lançou o *Manual do manejo da criança desnutrida grave para equipe técnica e seus auxiliares*, com o objetivo de reduzir a elevada taxa de mortalidade infantil nesse grupo de crianças e favorecer a melhor abordagem clínica. Esse documento foi adaptado à realidade brasileira e em 2005 foi lançado o *Manual de atendimento da criança com desnutrição grave em nível hospitalar*. Esses manuais orientam reduzir o tempo de hospitalização para recuperação nutricional em virtude do elevado risco de infecção hospitalar cruzada e da elevada demanda por leitos, e coloca os CRN como estratégia para monitoramento mais constante das crianças após a alta hospitalar com vistas a reduzir o risco de recaídas e progredir no processo de recuperação nutricional, também em estatura, o que geralmente demanda maior tempo de tratamento.[19]

CENTRO DE RECUPERAÇÃO DE EDUCAÇÃO NUTRICIONAL (CREN)

O CREN é uma organização da sociedade civil que nasceu de um projeto de extensão universitária da Universidade Federal de São Paulo (Unifesp) no final da década de 1980 utilizando-se da mesma premissa educativa dos CRN precursores, mas com uma proposta de enfrentamento da má nutrição infantil em um contexto urbano, principalmente nas regiões de maior vulnerabilidade. O centro é um serviço de referência para o tratamento da má nutrição infantojuvenil e oferece cuidado nutricional nos modelos de atendimento ambulatorial, semi-internato e diretamente nas comunidades, utilizando método reconhecido pela Unicef e pelo Banco Interamericano de Desenvolvimento (BID).

O semi-internato utiliza a estrutura de um centro de educação infantil (CEI) para somar ao equipamento de saúde, configurando assim algo semelhante a um hospital-dia. Essa modalidade de tratamento é indicada para crianças menores de 5 anos que apresentam subnutrição primária, com escore $Z < -2$ em quaisquer índices antropométricos das curvas de crescimento da OMS (P/I, IMC/I e E/I),[20,21] e que não apresentam intercorrências infecciosas que demandem tratamento hospitalar (Figura 1). As crianças permanecem no serviço 10 horas por dia e recebem um cuidado interdisciplinar por nutricionistas, pediatras, pedagogos e psicólogos.

A identificação das crianças com má nutrição ocorre por meio de buscas ativas e censos antropométricos nas comunidades, realizados pela própria equipe CREN ou por encaminhamento das equipes das Unidades Básicas de Saúde (UBS) e outros equipamentos, como os da assistência social. Outra estratégia importante é a avaliação do estado nutricional por meio da antropometria realizada nos equipamentos de educação, conforme orienta o Programa Saúde na Escola (PSE).

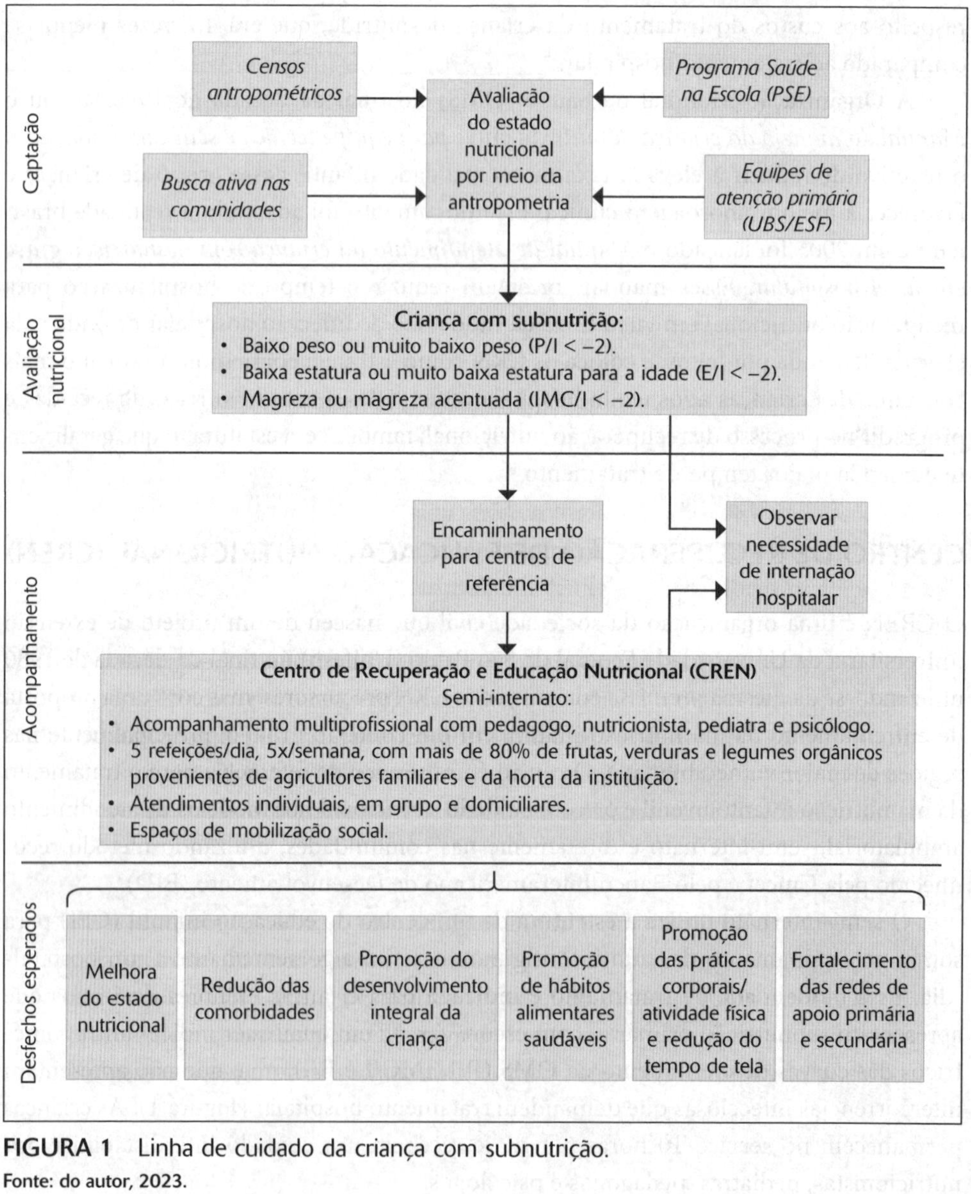

FIGURA 1 Linha de cuidado da criança com subnutrição.
Fonte: do autor, 2023.

CUIDADO NUTRICIONAL

O cuidado nutricional no semi-internato está em consonância, e muitas vezes à frente de políticas públicas e suas diretrizes. Um exemplo disso é a proibição de oferta de alimentos ultraprocessados, açúcar, mel ou adoçantes para crianças de até 3 anos de idade e a destinação de pelo menos 75% dos recursos para a compra de alimentos *in natura* ou minimamente processados na alimentação escolar, que foi oficializada pelo Programa Nacional de Alimentação Escolar (PNAE) na Resolução n. 6 em 2020.[22] O CREN realiza essa prática em seu cardápio desde sua fundação, e busca priorizar ao máximo preparações caseiras e sem adição de açúcar, inclusive para as crianças maiores de 3 anos.

No centro, as crianças recebem 5 refeições diárias, de segunda a sexta-feira, com alimentos da dieta habitual das famílias atendidas e que podem ser adquiridos ou encontrados por elas nos locais que normalmente frequentam. A alimentação é servida em cardápio variado, à base de alimentos *in natura* ou minimamente processados e em quantidade que permita cobrir 70% das necessidades energéticas, além de alcançar a oferta recomendada de fibras para a faixa etária segundo as *Dietary Reference Intakes* (DRI).[23] O porcionamento é realizado de acordo com a faixa etária,[24] e o consumo estimulado e/ou assistido por educadores durante as refeições. À família, é orientado oferecer mais 2 refeições à criança no domicílio.

Atualmente, 100% das hortaliças e 80% das frutas ofertadas na alimentação do semi-internato são orgânicas, provenientes da horta da própria instituição ou de parcerias estabelecidas com agricultores familiares urbanos, atingindo com excelência ao preconizado em 2015 pela Lei n. 16.140, que determina a obrigatoriedade de inclusão progressiva de alimentos orgânicos ou de base agroecológica na alimentação escolar.[25] Tanto a horta do CREN como os espaços de cultivo dos agricultores familiares são cenários potentes para as ações de Educação Alimentar e Nutricional (EAN), apropriação dos territórios e fortalecimentos da economia local e de forma sustentável. Por essas iniciativas, o centro foi premiado pelo Laboratório de Inovação da OPAS em 2021.[26]

No centro, para além da EAN no processo de ensino e aprendizagem preconizado pelo PNAE de forma transversal no currículo escolar,[22] as crianças participam de oficinas e atividades em grupo visando ao enfrentamento dos problemas de alimentação, comum em crianças com má nutrição, como paladar seletivo, aversões e dificuldades alimentares. A abordagem educativa busca promover o desenvolvimento neuropsicomotor, a melhoria da relação da criança com os alimentos e a diversidade do paladar.

CUIDADO CLÍNICO

As crianças com subnutrição em sua formas clínicas graves (P/I, E/I ou IMC/I < –3 escore Z), especialmente na forma de magreza acentuada (IMC/I < –3 escore Z), devem ser periodicamente avaliadas quanto à necessidade de tratamento hospitalar. Na ocorrência de recusa alimentar, hipoglicemia, desidratação, hipotermia, anemia grave e sinais de infecção, o tratamento hospitalar deve ser considerado.[19]

As consultas periódicas com o pediatra têm como objetivo diagnosticar e tratar doenças associadas ao quadro de má nutrição, intervir em tempo oportuno nos processos infecciosos e nas carências de micronutrientes, quebrando assim o binômio infecção/desnutrição. Os exames úteis para o acompanhamento das crianças com subnutrição estão demonstrados na Figura 2, a serem monitorados de acordo com os resultados e a evolução do paciente.

As crianças com subnutrição grave (P/I, E/I ou IMC/I < –3 escore Z) recebem suplementação de 100% das necessidades (*Dietary Reference Intake* – DRI) de vitaminas (C, A, D, E e complexo B) e minerais (ferro, zinco, iodo, cobre e selênio), conforme a faixa etária, com atenção ao ferro, que deve ser suspenso temporariamente na vigência de febre ou uso de antibióticos. Para crianças menores de 24 meses, independentemente do estado nutricional, deve-se manter profilaxia de vitamina A, D e ferro conforme preconizado pela Sociedade Brasileira de Pediatria (SBP), mesmo após a recuperação do estado nutricional e considerando peso ao nascer e idade gestacional (ver Capítulos 17 e 19).[27]

A suplementação de zinco é recomendada na vigência de quadro diarreico em crianças de 6 a 59 meses de idade. Recomenda-se 20 mg/dia de sulfato de zinco, via oral, por 10 a 14 dias. A suplementação é realizada independentemente do estado nutricional do paciente e reduz a morbidade da doença com redução do tempo de duração, com efeito mais evidente em crianças subnutridas.[28]

CUIDADO PSICOPEDAGÓGICO

As crianças em tratamento no CREN, além dos cuidados de nutricionista e pediatra, são acompanhadas por profissionais da pedagogia e psicologia 10 horas por dia. Estes garantem ambiente de afeto e escuta, fundamentais para que a criança valorize suas origens e cultura, construindo uma imagem de respeito consigo e com o outro.

- Hemograma completo.
- Glicemia.
- Sódio, potássio, cálcio, fósforo e magnésio.
- Proteína C-reativa.
- Urina tipo 1.
- Urocultura.
- PPF – 3 amostras.

- Ferritina.
- Proteína total e frações (albumina e globulina).
- Ureia e creatinina.
- TGO, TGP, GGT e FA.
- Vitamina D (25OH).
- Raio X de idade óssea.
- TSH.
- Tiroxina (T4) livre.

FIGURA 2 Exames úteis para o monitoramento e investigação clínica dos casos de subnutrição.

FA: fosfatase alcalina; GGT: gamaglutamiltransferase; PPF: parasitológico de fezes; TGO: transaminase glutâmico-oxalacética; TGP: transaminase glutâmico-pirúvica; TSH: hormônio tireoestimulante.

Tendo em vista que crianças com má nutrição podem apresentar atrasos no desenvolvimento neuropsicomotor,[29] o centro oferece ainda atividades psicopedagógicas de acordo com a prontidão psicomotora e cognitiva de cada criança a fim de promover o desenvolvimento global e possibilitar uma intervenção precoce e multidisciplinar.

CUIDADO COM A FAMÍLIA

A subnutrição tem profundas raízes na pobreza e nas desigualdades sociais. Identificar e compreender a situação familiar de vulnerabilidade social e insegurança alimentar é de suma importância. A metodologia de trabalho social construída pelo CREN utiliza o cadastro do Sistema de Gestão Social (SIG) e a abordagem de rede social, a fim de investigar os Determinantes Sociais de Saúde (DSS), isto é, "fatores sociais, econômicos, culturais, étnicos/raciais, psicológicos e comportamentais que influenciam a ocorrência de problemas de saúde e seus fatores de risco na população".[10,30]

Para investigação da insegurança alimentar, utiliza-se uma versão reduzida da Escala Brasileira de Insegurança Alimentar (EBIA), que permite graduar a insegurança alimentar em leve, moderada ou grave, caso esteja presente.[31] O envolvimento das famílias acontece nos atendimentos individuais, grupais, oficinas na cozinha experimental de EAN, para reconhecimento e valorização da cultura alimentar, ampliação de habilidades culinárias e promoção de bons hábitos alimentares. Encontros são oferecidos como espaços para convivência e fortalecimento do vínculo com a instituição e para ampliação de suas redes sociais.

A despeito de uma tendência ao incremento na renda *per capita* e na escolaridade materna na população de aglomerados subnormais, outros aspectos expressam vulnerabilidade social, como o elevado percentual de famílias que apresentam conflito com a lei ou a presença de um dos membros em reclusão (19,3%), que utilizam drogas ilícitas (26,3%) ou apresentam alcoolismo materno ou paterno (21,1%).[32]

EVOLUÇÃO E RECUPERAÇÃO NUTRICIONAL

A evolução da estatura é avaliada mensalmente e o peso é mensurado quinzenalmente, e a média aritmética das duas medidas é utilizada para o cálculo de incremento mensal, utilizando-se as curvas de crescimento da OMS.[21] Para os pacientes com antecedente de prematuridade, é realizado um ajuste para a idade gestacional conforme a orientação da SBP.[33]

Nos casos de magreza acentuada, o ganho de peso deve ser monitorado preferencialmente a cada 72 horas e é considerado:

- Satisfatório, se atingido mais de 10 g/kg de peso/dia.
- Regular, se atingido entre 5 e 10g/kg de peso/dia.
- Insuficiente, se menor que 5 g/kg de peso/dia.[19]

Almeja-se a recuperação nutricional de forma gradual, com ganho de peso associado a ganho de estatura. Na experiência do CREN, nas crianças menores de 5 anos com subnutrição crônica, o incremento de 0,5 no escore Z no índice de E/I, além de reduzir a prevalência de processos infecciosos,[32] melhora o crescimento linear,[34] promove a normalização da composição corporal[35] e dos níveis de leptina[36] em pacientes previamente subnutridos.

Crianças que pertencem às famílias com maior vulnerabilidade social, com menores níveis de hemoglobina e menores valores no índice E/I apresentam maior incremento desse mesmo índice quando tratadas no CREN, apontando, assim, qual o segmento social da população que mais se beneficia com esse modelo de intervenção.[32]

DESAFIOS PARA O ENFRENTAMENTO DA MÁ NUTRIÇÃO

A coexistência das múltiplas formas de má nutrição no mesmo território[37] exigiu que os CRN ampliassem sua abordagem para abarcar as crianças com excesso de peso e suas comorbidades. Dessa forma, tornou-se importante a implementação de ações de "dupla utilização", com capacidade simultânea de tratar tanto os casos de subnutrição quanto os de excesso de peso.

Um dos desafios para o enfrentamento da má nutrição na infância tem sido o impacto dos fatores econômicos, ambientais e dos sistemas de produção, distribuição e comercialização de alimentos. Dessa forma, a abordagem para o enfrentamento da má nutrição não deve ser apenas no nível individual, mas também no âmbito coletivo e comunitário, trazendo reflexões e criticidade sobre fatores determinantes de sua saúde e alimentação.

O período de pandemia da Covid-19 trouxe luz à fragilidade brasileira com relação à soberania alimentar e nutricional, mas mobilizou mudanças significativas. A partir de então surgiram parcerias para promover a cadeia curta de alimentos e incentivar a produção local, bem como fortalecer coalizões informais e redes de solidariedade para doação emergencial de alimentos às famílias em insegurança alimentar.

Tal cenário evidencia a importância da sociedade civil organizada e do terceiro setor, bem como o desafio constante de pensar a erradicação da má nutrição de forma ampliada e sistêmica, considerando os sistemas alimentares em um contexto de sindemia global[38] no contexto de cada território, com o "pensar global" e o "agir local".

REFERÊNCIAS BIBLIOGRÁFICAS

1. World Health Organization (WHO). Double-duty actions for ending malnutrition within a decade. London: WHO; 2017. Disponível em: https://www.who.int/en/news-room/commentaries/detail. Acesso em: 12 jan. 2023.
2. World Health Organization (WHO). World Health Statistics. 2009.

3. De Onis M, Branca F. Childhoodstunting: a global perspective. Matern Child Nutr. 2016;2(1):12-26.
4. Food and Agriculture Organization, International Fund for Agricultural Development, United Nations Children's Fund, World Food Programme and World Health Organization (FAO, IFAD, Unicef, WFP and WHO). The State of Food Security and Nutrition in the World 2021. Transforming food systems for food security, improved nutrition and affordable healthy diets for all. Rome: FAO; 2021.
5. Instituto Brasileiro de Geografia e Estatística (IBGE). Projeções da população: Brasil e unidades da federação – revisão 2018. Rio de Janeiro, 2018;40(2):56.
6. Fundação Maria Cecilia Souto Vidigal. Desigualdades e impactos da covid-19 na atenção à primeira infância. São Paulo, 2022.
7. Portal Fiocruz. Hospitalização de bebês por desnutrição atinge pior nível dos últimos 13 anos. Rio de Janeiro: Fundação Oswaldo Cruz; 2022. Disponível em: https://portal.fiocruz.br. Acesso em: 4 jan. 2023.
8. Universidade Federal do Rio de Janeiro (UFRJ). Estado nutricional antropométrico da criança e da mãe: prevalência de indicadores antropométricos de crianças brasileiras menores de 5 anos de idade e suas mães biológicas: Enani 2019. Rio de Janeiro: UFRJ; 2022. Disponível em: https://enani.nutricao.ufrj.br/index.php/relatorios/. Acesso em: 5 jan. 2023.
9. Fundo das Nações Unidas para a Infância (Unicef Brasil). Desnutrição. Brasil, 2023. Disponível em: https://www.unicef.org/brazil/desnutricao. Acesso em: 12 jan. 2023.
10. Sawaya AL, Peliano A, Solymos GMB, Wanderley BM, Domene SMA. Desnutrição, Pobreza e Sofrimento Psíquico. São Paulo: Edusp, 2011.
11. The World Bank. Brazil poverty and equity assessment: looking ahead of two crises. Washington DC: World Bank; 2022.
12. Rede Brasileira de Pesquisa em Soberania e Segurança Alimentar (Penssan). II Inquérito Nacional sobre Insegurança Alimentar no Contexto da Pandemia da Covid-19 no Brasil: II Vigisan: relatório final. São Paulo: Fundação Friedrich Eber: Rede Penssan; 2022.
13. Organización de las Naciones Unidas para la Alimentación y la Agricultura (FAO). América Latina y el Caribe: panorama de la seguridad alimentaria y nutricional. Santiago: FAO; 2016.
14. Honorio OS, Mendes LL, Horta PM, Pessoa MC, Veiros MB. Desertos e pântanos alimentares em uma metrópole brasileira [dissertação]. Minas Gerais: Universidade Federal de Minas Gerais; 2020.
15. Brasil. Lei n. 11.346, de 15 de setembro de 2006. Cria o Sistema Nacional de Segurança Alimentar e Nutricional – Sisan com vistas a assegurar o direito humano à alimentação adequada e dá outras providências. Brasília, DF: Diário Oficial da União, 2006.
16. Beaudry-Darisme M, Latham MC. Nutritional rehabilitation centers: an evaluation of their performance. Environmental Child Health. 1973:299-332.
17. Kaempfer AM, Medina E. La salud infantil en Chile durante la década del setenta. Rev Chil Pediatr. 1982;53:468-80.
18. Radrigan ME, Atalah E, Fernandes E. Costo de recuperación del lactante desnutrido em um servicio hospitalario especializado. Pediatria (Santiago). 1979;22:122-5.
19. Brasil. Ministério da Saúde. Secretaria de Atenção à Saúde. Coordenação Geral da Política de Alimentação e Nutrição. Manual de atendimento da criança com desnutrição grave em nível hospitalar. Brasília, DF, 2005.
20. Frisancho AR. Antropometric classification: anthropometric standarts for the assessment of growth and nutritional status. Ann Arbor: University of Michigan Press; 1993. p.31-6.
21. World Health Organization (WHO). Multicenter Growth Reference Study Group. WHO child growth standards based on length/height, weight and age. Acta Paediatr Suppl. 2006;450:76-85.
22. Brasil. Resolução n. 6, de 8 de maio de 2020. Dispõe sobre o atendimento da alimentação escolar aos alunos da educação básica no âmbito do Programa Nacional de Alimentação Escolar – PNAE. Brasília, DF: Diário Oficial da União, 2020.
23. Institute of Medicine/Food and Nutrition Board (IOM/FNB). Dietary Reference Intakes for energy, carbohydrate, fiber, fat, fatty acids, cholesterol, protein, and amino acids (macronutrients). Washington DC: National Academy Press; 2005.

24. Sociedade Brasileira de Pediatria (SBP). Departamento de Nutrologia. Manual de orientação: alimentação do lactente, alimentação do pré-escolar, alimentação do escolar, alimentação do adolescente. SBP, 2006.
25. Brasil. Lei n. 16.140, de 17 de março de 2015. Dispõe sobre a obrigatoriedade de inclusão de alimentos orgânicos ou de base agroecológica na alimentação escolar no âmbito do Sistema Municipal de Ensino de São Paulo e dá outras providências. Brasília, DF: Diário Oficial da União, 2015.
26. Brasil. Ministério da Saúde/Organização Pan-Americana da Saúde/Organização Mundial da Saúde, Organização das Nações Unidas para a Alimentação e Agricultura e Programa Mundial de Alimentos/Centro de Excelência Contra a Fome. Série Técnica Navegador SUS. Laboratório de inovação: incentivo à produção, à disponibilidade, ao acesso e ao consumo de frutas, legumes e verduras. Brasília, DF, 2022.
27. Sociedade Brasileira de Pediatria (SBP). Departamentos Científicos de Nutrologia e Hematologia. Consenso sobre anemia ferropriva – atualização: destaques 2021. São Paulo: SBP; 2021.
28. The United Nations Children's Fund/World Health Organization (Unicef/WHO). Clinical management of acute diarrhoea. Geneva, 2004.
29. Dos Anjos CC, Costa LFM, Costa AFM, Soutinho RSR, Biitencourt HS, Brum EHM. Relação entre o estado nutricional e o desenvolvimento neuropsicomotor de pré-escolares de uma creche escola particular na cidade de Maceió-AL. Cad Pós-Grad Distúrb Desenvolv. 2019;19(1):126-43.
30. Buss PM. Globalização, pobreza e saúde. Ciênc Saúde Coletiva. 2007;12(6):1575-89.
31. Interlenghi CS, Reichenheim ME, Segall-Correa AM, Perez-Escamilla R, Moraes CL, Costa RS. Proposta de versão reduzida da escala brasileira de insegurança alimentar: capacidade de classificar adequadamente domicílios com menores de 18 anos com base nos 8 itens gerais. In: Anais do IV Encontro Nacional de Pesquisa em Soberania e Segurança Alimentar. Campinas, 2019.
32. Albuquerque MP, Pires RC, Martins PA, Sawaya AL. A importância do tratamento em hospital-dia para a criança com subnutrição primária. Est Avançados. 2013;27(78):103-20.
33. Sociedade Brasileira de Pediatria (SBP). Departamento Científico de Neonatologia. Manual de seguimento ambulatorial do prematuro de risco. São Paulo: SBP;, 2012.
34. Vieira MFA, Ferraro AA, Nascimento Souza MH, Fernandes MT, Sawaya AL. Height and weight gains in a nutrition rehabilitation day-care service. Public Health Nutrition. 2010;13(10):1505-10.
35. das Neves J, Martins PA, Sesso R, Sawaya AL. Malnourished children treated in day-hospital or outpatient clinics exhibit linear catch-up and normal body composition. J Nutr. 2006;136:648-55.
36. Martins VJB, Andrea PO, Neves APO, Franco MCP, Clemente APG, Sawaya AL. Impact of nutritional recovery with linear growth on the concentrations of adipokines in undernourished children living in Brazilian slums. Br J Nutr. 2014;112(6):937-44.
37. Wells JC, Sawaya AL, Wibaek RW, Mwangome M, Poullas MS, Yajnik CS, et al. The double burden of malnutrition: aetiological pathways and consequences for health. The Lancet. 2020;395:75-88.
38. Swinburn BA, Kraak VI, Allender S, Atkins VJ, Baker PI, Bogard JR, et al. The global syndemic of obesity, undernutrition, and climate change: The Lancet Commission report. The Lancet. 2019;393:791-846.

PARTE 8

Obesidade

30

Aspectos epidemiológicos, clínicos e metabólicos da obesidade na infância e na adolescência

Virgínia Resende Silva Weffort
Joel Alves Lamounier

INTRODUÇÃO

A obesidade, uma doença crônica considerada um grave problema de saúde pública, pode ser definida pelo excesso de gordura corporal, que não é a mesma coisa que excesso de peso. Para o diagnóstico são utilizados o índice de massa corporal (IMC) associado a algum método que comprove, em face do excesso de massa corporal, que se trata, efetivamente, de gordura, como a avaliação da medida da circunferência abdominal (CA). A palavra obesidade vem do latim *obesitas* (*atis* – gordura excessiva) e é definida pela Organização Mundial da Saúde (OMS) como "uma doença na qual existe uma acumulação excessiva de massa gorda, de tal forma que a saúde pode ser adversamente afetada".[1] Nessa definição, deve-se reconhecer o que são massa gorda e massa magra: a primeira é constituída pela gordura presente em todo o organismo e tem funções de armazenamento energético, proteção do organismo contra o frio e traumas e produção hormonal; já a segunda é representada pelos músculos que dão sustentação e movimento ao corpo.

Muitos dados indicam que o excesso de peso na infância é o primeiro indício da história natural da obesidade. Segundo vários outros estudos, é comum que as crianças com excesso de peso e obesas se tornem adultos obesos. Charney et al.[2] demonstraram que 36% dos indivíduos com percentil superior a 90 na infância apresentavam excesso de peso na idade adulta, em comparação a 14% daqueles com peso normal ($p < 0,001$). Dietz[3] relatou que as crianças obesas apresentam um risco 2 vezes maior de se tornarem adultos obesos em comparação com as não obesas.

A obesidade exerce pressão sobre os recursos do sistema de saúde em virtude do aumento das doenças associadas. Nesse caso, envolve os custos diretos de cuidados de saúde com tratamento, prevenção e diagnóstico. Os custos indiretos representam o valor da produção perdida em decorrência de doença e morte prematura. A doença reduz a produtividade econômica da população, enquanto a morte diminui o número de pessoas com capacidade produtiva. A grande preocupação é o impacto econômico global de crianças e adolescentes obesos que podem resultar em futuros adultos obesos, com repercussões para o aumento das taxas de morbidade e mortalidade, visto que se trata de uma doença crônica.

A OMS concluiu que a obesidade é atualmente a quinta causa de mortes globais e responsável por 44% do fardo do diabete melito (DM), 23% das doenças isquêmicas do coração e 7 a 41% de certos tipos de câncer, com grande impacto sobre custos de saúde, perda de produtividade e a economia global. Segundo a OMS (2016),[4] a taxa de mortalidade no Brasil por doença crônica não transmissível (DCNT) foi de 74%, sendo: doença cardiovascular com 31%; doença respiratória crônica com 6%; DM com 6%; e outras doenças crônicas não transmissíveis (DCNT), 15%. Segundo o Ministério da Saúde, em 2019,[5] 54,7% dos óbitos registrados no Brasil foram causados por DCNT e 11,5% por agravos. As DCNT, principalmente as doenças cardiovasculares, cânceres, diabetes e doenças respiratórias crônicas, são causadas por vários fatores ligados às condições de vida dos sujeitos

DISTRIBUIÇÃO DA GORDURA CORPORAL

Embora os indivíduos obesos apresentem diferenças tanto quanto à quantidade de gordura como quanto a sua distribuição corporal, as doenças associadas à obesidade estão mais correlacionadas com a distribuição morfológica da gordura. Conforme a localização topográfica de gordura corporal, pode-se classificá-la em dois modelos de obesidade: ginecoide e androide[6] (Figura 1).

- Ginecoide: tipo pera, cuja gordura se distribui sobretudo nas regiões das coxas, quadris e nádegas, característica do sexo feminino.
- Androide: tipo maçã, cuja gordura se distribui principalmente no abdome e está presente sobretudo no sexo masculino. Esse tipo está associado a vários distúrbios metabólicos, como dislipidemias, hipertensão arterial, patologias cardíacas, intolerância à glicose e problemas pulmonares, entre os quais apneia do sono.

EPIDEMIOLOGIA DA OBESIDADE

A prevalência da obesidade, segundo dados da OMS, aumenta com o desenvolvimento econômico dos países, atingindo valores muito elevados em países desenvolvidos.[7] Segundo Dietz[3] e Cole et al.,[8] o aumento da prevalência de obesidade é responsável pelo aumento da morbidade e da mortalidade, com implicações no indivíduo, na família e na comunidade.

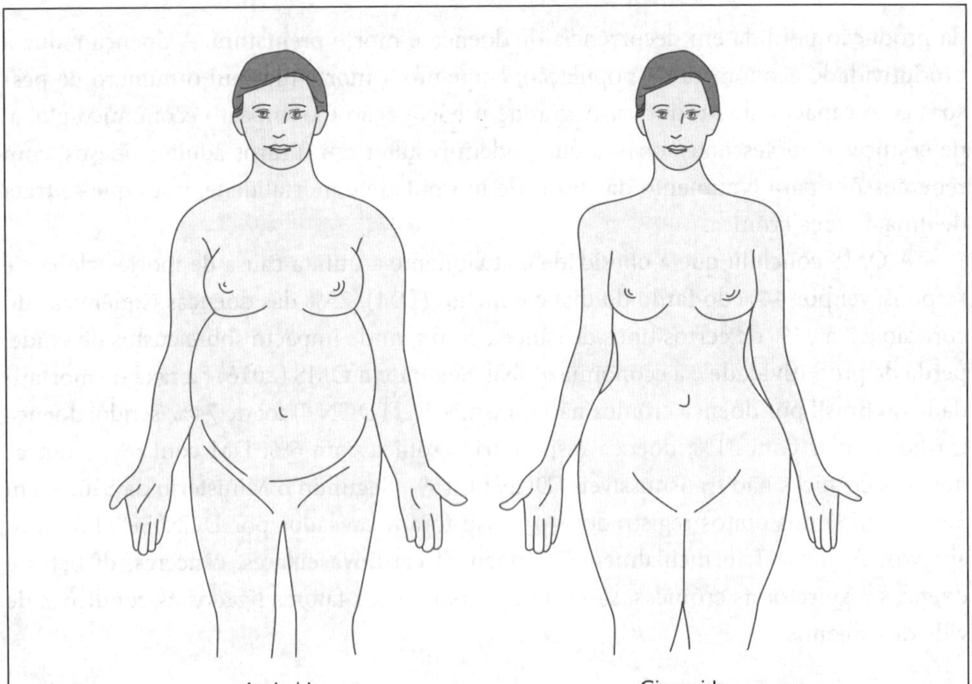

FIGURA 1 Subgrupos da obesidade: ginecoide (mais comum nas mulheres) e androide (característico do sexo masculino).

Nos EUA, os dados sobre a prevalência de obesidade em crianças e adolescentes são de 1999 a 2000 (dados do National Health and Nutrition Examination Survey – Nhanes), quando se estimou que 15,8% das crianças de 6 a 11 anos e 16,1% dos adolescentes de 12 a 19 anos apresentavam IMC > 95 percentil para idade e sexo. Esses dados indicam que, em duas décadas, a prevalência de obesidade dobrou entre as crianças e triplicou entre os adolescentes naquele país. Tais dados determinaram a ocorrência de excesso de peso em 47% na faixa etária de 6 a 19 anos.[9] Em 2011 a 2012, as crianças e os adolescentes com idades entre 2 e 19 anos consumiram uma média de 12,4% de suas calorias diárias em *fast food*.

Adolescentes com idades entre 12 e 19 anos consomem 2 vezes a porcentagem média diária de calorias de *fast food* do que as crianças mais jovens.[10]

O Brasil, assim como outros países em desenvolvimento, passa por um período de transição epidemiológica, caracterizada por uma mudança no perfil dos problemas relacionados com a saúde pública, predominando as doenças crônico-degenerativas, embora as doenças transmissíveis ainda desempenhem papel importante. Essa transição é acompanhada de modificações demográficas e nutricionais, com a desnutrição sendo reduzida a índices cada vez menores, e a obesidade atingindo proporções epidêmicas.

Documento da posição da Federação Global de Sociedades Internacionais de Gastroenterologia Pediátrica, Hepatologia e Nutrição (FISPGHAN) destaca alguns fatores como determinantes para o estabelecimento da obesidade exógena na infância, como: desmame precoce e introdução de alimentos complementares não apropriados com excesso de carboidratos; emprego de fórmulas lácteas incorretamente preparadas; distúrbios de comportamento alimentar; e inadequada relação familiar.[11]

Dados do último censo do Instituto Brasileiro de Geografia e Estatística (IBGE) 2008/2009[12] mostram que o excesso de peso e a obesidade são encontrados com grande frequência, a partir de 5 anos de idade, em todos os grupos de renda e em todas as regiões brasileiras. O censo mostrou que 1 em cada 3 três crianças de 5 a 9 anos estava acima do peso recomendado pela OMS. O número de crianças acima do peso mais que dobrou entre 1989 e 2009, passando de 15 para 34,8%. Analisando os dados de obesidade e sobrepeso juntos, observou-se que 51,4% dos meninos e 43,8% das meninas estavam acometidos. O número de obesos aumentou mais de 300% nesse mesmo grupo etário, indo de 4,1% em 1989 para 16,6% em 2008 a 2009. Entre as meninas, essa variação foi ainda maior, de 11,9 para 32%. Na faixa etária entre 10 e 19 anos, observaram-se 27,6% dos meninos e 23,4% das meninas com sobrepeso/obesidade.[12] A Figura 2 apresenta as prevalências de magreza, risco de sobrepeso, sobrepeso e obesidade de acordo com o IMC para a idade em crianças menores de 5 anos para o Brasil e segundo macrorregião, realizado pelo Enani (Estudo nacional de nutrição infantil - *2019*).

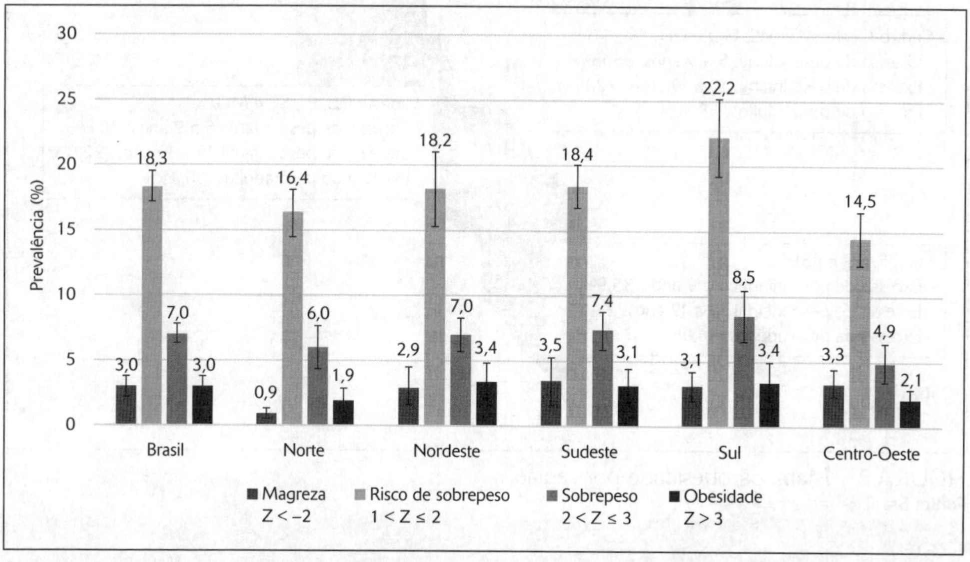

FIGURA 2 Prevalências de magreza, risco de sobrepeso, sobrepeso e obesidade de acordo com o índice de massa corporal para idade em crianças menores de 5 anos para o Brasil e por macrorregião.
Fonte: Brasil.[13]

Em 2019 foi publicado o *Atlas da obesidade infantil no Brasil*,[13] com dados de crianças acompanhadas na atenção primária derivados do Sistema de Vigilância Alimentar e Nutricional. Segundo esse documento, as prevalências de sobrepeso e obesidade são, respectivamente, de 11 e 7,9% em menores de 2 anos; 7,8 e 6,5% entre 2 e 4 anos; 16,1 e 13,2% entre 5 e 9 anos. A prevalência de excesso peso, estimada pela Pesquisa Nacional de Saúde (PNS) 2019, para os adolescentes de 15 a 17 anos foi de 19,4%, que corresponde a um total estimado de 1,8 milhão de pessoas, sendo mais elevada entre os adolescentes do sexo feminino (22,9%) do que entre os do sexo masculino (16%), conforme mostra a Figura 3, com distribuição por região.

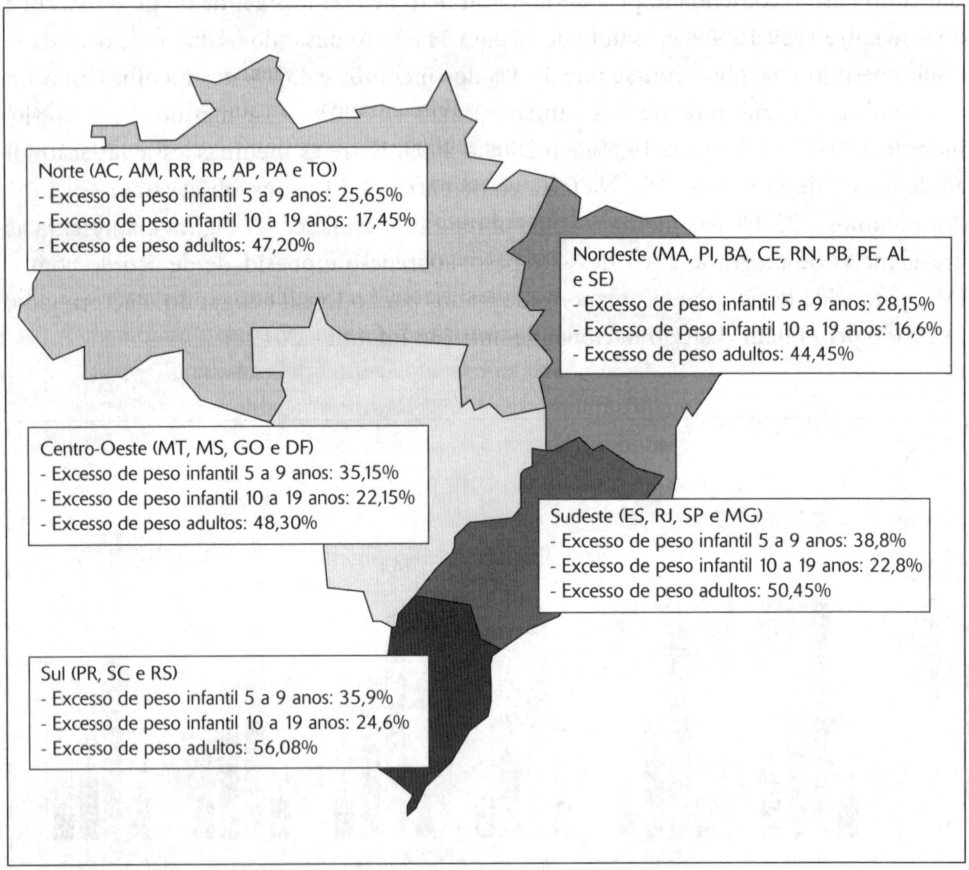

FIGURA 3 Mapa da obesidade por região.
Fonte: Brasil.[14]

CAUSAS DA OBESIDADE

Quanto à etiologia, os fatores externos socioambientais são mais relevantes na incidência de obesidade do que os fatores genéticos.[15] Entre os principais fatores externos relacionados com o desenvolvimento da obesidade, foram destacados:[15-17]

- A exposição prolongada à escassez de alimentos – intra ou extrauterina, levando à desnutrição e posterior tendência à obesidade.
- Bebês pequenos ou grandes para a idade gestacional.
- Prematuridade.
- Introdução inadequada da alimentação complementar.
- Transição nutricional com a troca do padrão tradicional para o padrão contemporâneo (preferência por alimentos industrializados).
- Aumento na ingestão de alimentos ricos em energia, ricos em gordura e açúcares.
- O estilo de vida urbano, marcado pelo sedentarismo da população nas últimas décadas.
- Filhos de mães com diabete ou pais com obesidade.
- Publicidade infantil.
- Interrupção precoce do aleitamento materno exclusivo.
- Inatividade física pelo aumento do sedentarismo e mudança nos modos de transporte e urbanização.
- Regulação e taxação de alimentos não saudáveis.

Durante a avaliação clínica de uma criança ou adolescente que apresente excesso de peso ou obesidade, são fundamentais a avaliação das causas e a procura de possíveis patologias associadas. A obesidade pode ser classificada em:[17]

- Obesidade de causa nutricional ou exógena – é o tipo mais frequente de obesidade (> 95% dos casos), associada a alimentação inadequada, sedentarismo e problemas emocionais.
- Obesidade de causa endógena – é o tipo menos frequente (< 5% dos casos), relacionada com patologias hormonais ou endocrinopatias, principalmente tireoide, pâncreas e suprarrenal.

É fundamental a distinção entre essas duas causas, uma vez que as causas endógenas devem ser tratadas no sentido de corrigir o distúrbio de base, com consequente normalização dos valores ponderais. Já as causas exógenas são responsáveis pela maior parte dos casos de obesidade, uma vez que há excesso de gordura corporal quando o total de consumo de energia, na forma de alimentos, excede seu gasto, na forma de metabolismo em repouso e atividade física adicional.

A classificação proposta por Nogueira-de-Almeida[18] resume as várias situações que podem levar à obesidade, e assim aumentam as chances de se propor um tratamento individualizado com êxito (Figura 4).

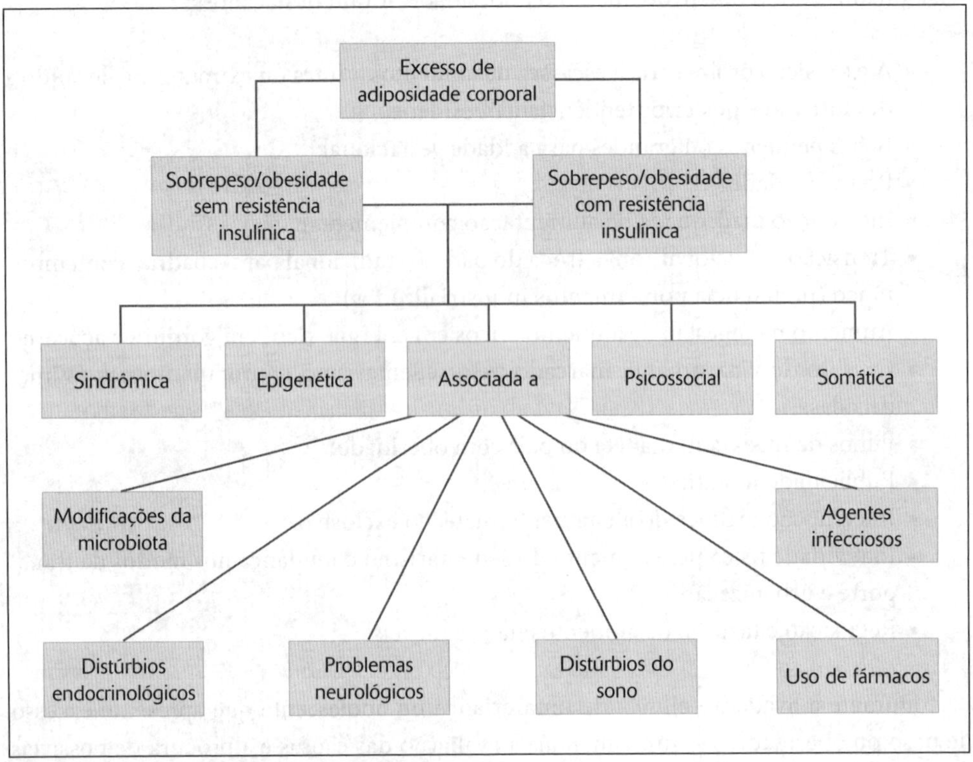

FIGURA 4 Classificação da obesidade.
Fonte: Nogueira-de-Almeida.[18]

FISIOPATOLOGIA DA OBESIDADE

A obesidade é um distúrbio metabólico, traduzido por um aumento persistente do balanço positivo entre o consumo e o gasto de energia. Por um lado, ocorre um aumento da ingestão de alimentos calóricos, e por outro uma diminuição da atividade física. O resultado é um balanço energético positivo, com consequente acumulação de gordura corporal. O balanço energético é determinado pela ingestão de macronutrientes, pelo gasto energético e pela termogênese dos alimentos. O balanço energético positivo durante determinado período pode resultar em ganho de peso corpóreo na forma de gordura, enquanto o balanço energético negativo leva ao efeito oposto. Na maioria dos casos, ambos atuam conjuntamente. O excesso de calorias consequente a um balanço positivo armazena-se no organismo sob a forma de gordura, levando à obesidade. A caloria é unidade-padrão que mede a energia proporcionada pelos alimentos. É importante lembrar que não é o açúcar o que mais engorda, mas sim as gorduras (1 g de gorduras contém 9 calorias, e 1 g de proteínas ou 1 g de carboidratos contêm 4 calorias).[19]

O equilíbrio energético é controlado por meio de um sistema neuro-hormonal, processo em que a leptina e a insulina são elementos essenciais. Tanto a insulina quanto a leptina são segregadas em proporção à massa adiposa. A leptina é produzida no tecido adiposo branco e atua nos receptores expressos no hipotálamo para promover a sensação de saciedade e regular o balanço energético.[20-22] No entanto, em elevadas concentra ções séricas, a leptina não consegue exercer essa ação em virtude da resistência que limita seu efeito anoréxico. Estudos sugerem que a leptina age no sistema nervoso central por meio de mediadores como neuropeptídeo Y, peptídeo agouti, hormônio liberador de corticotrofina, hormônio estimulador dos melanócitos e colecistocinina.[23,24]

A insulina é produzida pelas células beta do pâncreas, e sua concentração sérica é proporcional à adiposidade. A insulina, por meio de seu efeito anabólico, aumenta a captação de glicose, sendo a queda da glicemia um estímulo para o aumento do apetite. A insulina tem uma função essencial no sistema nervoso central para estimular a saciedade, aumentar o gasto energético e regular a ação da leptina. Interfere na secreção do *glucagon-like-peptide*, que age inibindo o esvaziamento gástrico e promovendo uma sensação de saciedade prolongada. Os fatores neuronais estão envolvidos no mecanismo de controle metabólico.

O controle na ingestão de nutrientes e a resposta ao estado de equilíbrio homeostático dependem de uma série de sinais periféricos, que agem diretamente sobre o sistema nervoso central, levando a respostas adaptativas apropria das. A ingestão alimentar e o gasto energético são regulados pela região hipotalâmica do cérebro. A expressão do apetite também é quimicamente codificada no hipotálamo, e existem dois grandes grupos de neuropeptídeos envolvidos nos processos orexígenos e anorexígenos. Os neuropeptídeos orexígenos são o neuropeptídeo Y e o peptídeo agouti. Os neuropeptídeos anorexígenos são o hormônio estimulador dos alfamelanócitos e o transcrito relacionado com a cocaína e a anfetamina. Os neurônios que expressam esses neuropeptídeos interagem também com sinais periféricos, como leptina, insulina, grelina e os glicocorticoides, agindo, assim, na regulação do controle alimentar e do gasto energético.

Embora seja possível identificar os locais do hipotálamo envolvidos na regulação do apetite, ainda não se conhece a localização exata dos receptores neuronais de cada sinal orexígeno e anorexígeno. Os receptores desses sinais concentram-se no núcleo paraventricular do hipotálamo, mas não estão restritos a essa área.[23,24] Na Figura 5 é apresentada a atuação dos hormônios da fome: a leptina e a grelina.

Os fatores intestinais também estão envolvidos na obesidade. A absorção ou a presença de alimento no trato gastrointestinal contribuem para a modulação do apetite e para a regulação de energia. A colecistocinina, um peptídeo intestinal, age na promoção

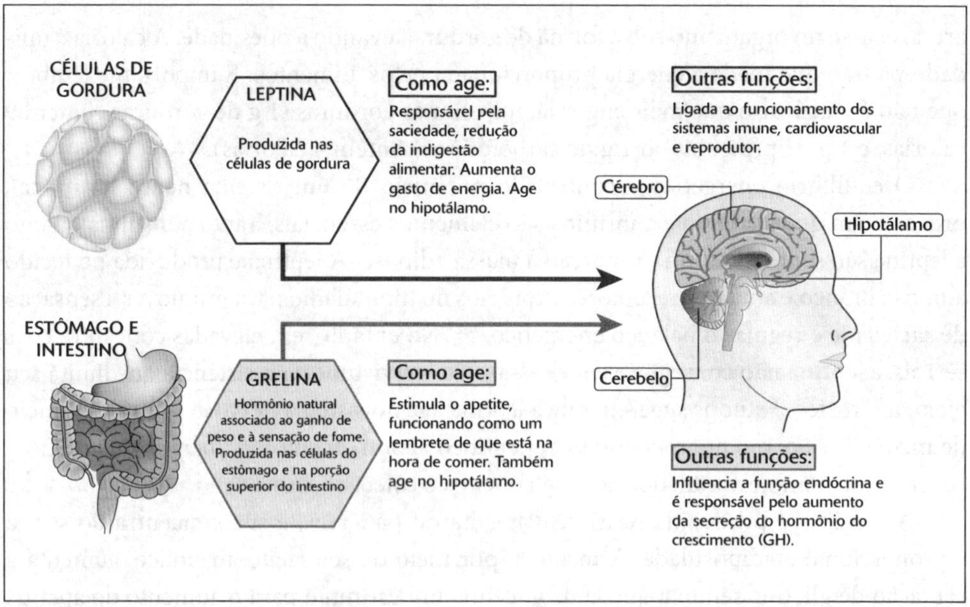

FIGURA 5 Atuação da leptina e da grelina no controle da saciedade e do apetite.
Fonte: Abeso.[20]

da saciedade prandial. Isso ocorre em virtude de sua liberação pelas células I do trato gastrointestinal em resposta à presença de gorduras e proteínas no intestino. A colecistocinina, além de inibir a ingestão alimentar, induz a secreção pancreática e biliar e a contração vesicular. Admite-se que o peptídeo Y seja expresso pelas células da mucosa intestinal por meio da regulação neuronal, já que seus níveis aumentam quase imediatamente após a ingestão de alimentos. Os indivíduos obesos apresentam menor elevação dos níveis de peptídeo Y pós-prandial, principalmente depois de refeições noturnas.

O hormônio oxintomodulina atua como supressor da ingestão alimentar a curto prazo. É segregado na porção distal do intestino e parece agir diretamente nos centros hipotalâmicos, com diminuição do apetite, ingestão calórica e níveis séricos de grelina. A grelina, secretada pelas células A/X da mucosa gástrica, é importante hormônio regulador da ingesta alimentar, uma vez que aumenta o apetite, estimula as secreções digestivas e a motilidade gástrica. A concentração de grelina permanece elevada nos períodos de jejum e pré-prandial, diminuindo imediatamente após a alimentação, sugerindo um controle neuronal. Nesse controle hormonal, o aumento da concentração de grelina diminui a ação da leptina e vice-versa.[25]

PERÍODOS CRÍTICOS PARA OBESIDADE

Os períodos críticos da vida nos quais pode aumentar o número de células adiposas (hiperplasia) são: último trimestre da gravidez, primeiro ano de vida e adolescência.[26,27]

Durante a gravidez, os hábitos nutricionais da mãe podem modificar a composição corporal do feto em desenvolvimento. Alguns fatores são determinantes para o estabelecimento da obesidade na infância: o desmame precoce e a introdução de alimentos inadequados; a utilização de fórmulas lácteas preparadas incorretamente; distúrbios de comportamento alimentar; e relação familiar problemática.

No período de crescimento da adolescência, há um tipo de obesidade (hiperplásica) que já se manifesta na infância, causada pelo aumento do número de células adiposas no organismo, aumentando a dificuldade da perda de peso e gerando uma tendência natural à obesidade futura. Quanto à obesidade hipertrófica, pode manifestar-se ao longo de qualquer fase da vida adulta e é causada pelo aumento do volume das células adiposas.

ETIOLOGIA DA OBESIDADE

A etiologia da obesidade é complexa e multifatorial, resultando da interação de diversos fatores de risco. A obesidade resulta de um conjunto de condições que incluem fatores genéticos, orgânicos, físicos, comportamentais e sociais. Segundo a OMS, estudos epidemiológicos sugerem uma variabilidade individual na suscetibilidade para o desenvolvimento de excesso de peso e obesidade.[4] O ambiente moderno é um potente estímulo para a obesidade. A diminuição dos níveis de atividade física e o aumento da ingestão calórica são os fatores determinantes ambientais mais fortes. As alterações socioeconômicas, decorrentes da melhoria das condições de vida das populações, associaram-se a uma mudança nos hábitos de vida, principalmente nos padrões alimentares, traduzidos em um aumento do consumo de comidas rápidas (*fast food*) e do sedentarismo.[19]

Pesquisas destacam os fatores determinantes para o obesidade nos períodos pré-natais e primeira infância: IMC materno, padrão alimentar materno, colesterol total, parto cesariana, depressão materna, parto prematuro, rápido ganho de peso, peso ao nascer, tempo de aleitamento materno, início da alimentação complementar, comportamento nutricional (excesso de proteína animal e láctea), alimentos obesogênicos (ultraprocessados, excesso de sódio e de bebidas adoçadas), brinquedos associados a alimentação, ambiente alimentar, influência dos avós, assistir TV e usar a internet, padrão do sono, nível socioeconômico, comportamento de atividade física, ambiente social, determinantes socioeconômicos, determinantes biológicos e doenças, determinantes genéticos e promoção e prevenção da saúde na escola.[28-31]

Os fatores genéticos determinam a suscetibilidade de um indivíduo para o excesso de peso e a obesidade, no entanto a genética está condicionada pela exposição a determinados fatores ambientais, os quais atuam como fatores de risco. O início do estudo genético da obesidade começou com a clonagem dos genes agouti e da leptina em roedores. Em 1994 foi clonado o gene da leptina, o que desencadeou uma verdadeira revolução na compreensão biológica da obesidade. A leptina é um hormônio produzido no tecido adiposo branco, e seu receptor encontra-se em vários tecidos, mas seus efeitos sobre o peso corpóreo manifestam-se por meio de ação hipotalâmica.[32]

Crianças que não produzem leptina nascem com peso normal, mas, em virtude de um apetite voraz, rapidamente se tornam obesas. Esses pacientes se beneficiam da utilização da leptina, à semelhança das experiências realizadas com os ratos *ob* (ratos deficientes em leptina). No entanto, a maioria das pessoas obesas apresenta um excesso de leptina, e não um déficit, o que sugere um mecanismo mais de resistência ao hormônio do que ao déficit, talvez pela dificuldade de atravessar a barreira hematoencefálica.

São conhecidos 7 genes causadores da obesidade humana. Os dois primeiros genes implicados foram o agouti e o da leptina, e vários princípios surgiram do estudo deles. A obesidade humana mais comum é causada pela interação de múltiplos genes. Assim, nenhum gene único é conhecido como causador de obesidade. Van den Bree et al.[33] constataram que é muito provável uma herança poligênica como determinante da obesidade. O risco de obesidade é de 9% se nenhum dos pais é obeso, 50% se um dos pais é obeso e 80% quando ambos são obesos. O fator genético foi documentado em algumas pesquisas, com destaque para os polimorfismos FTO rs9930506 e MC4R rs17782313,[34] que foram significativamente associados à obesidade em crianças. Outros marcadores têm se destacado, como miR-15b-5p, miR-486-5p e hsa-miR-122-5p[35] e polimorfismo ADRB3 rs4994.[36] O FTO foi o primeiro gene a ser identificado.[37]

Os fatores ambientais propiciam o desenvolvimento da obesidade, sendo essa situação baseada principalmente no aumento da sua prevalência nos países desenvolvidos e industrializados. Esse aumento encontra-se associado às alterações dos estilos de vida e dos hábitos nutricionais nas últimas décadas. A maior prevalência de obesidade ocorre em populações com maior grau de pobreza e menor nível educacional, o que pode ser explicado pela maior disponibilidade e pelo baixo custo de alimentos de elevada densidade energética, como açúcar e gorduras.[38]

Para o aumento da obesidade infantil, podem contribuir vários fatores ambientais. Alguns agem diminuindo o gasto energético e outros atuam sobre o aumento do consumo de calorias na dieta, como o aumento do tempo gasto com jogos eletrônicos e televisão e a diminuição do aleitamento materno e consequente introdução de alimentação complementar inadequada com maior quantidade de calorias. As necessidades nutritivas das crianças variam de acordo com o ritmo de crescimento, o grau de maturação do organismo, o sexo, a atividade física e a capacidade para utilizar os nutrientes provenientes da ingestão.[39]

Nos últimos anos, tem sido constatada uma redução na participação dos alunos nas aulas de educação física, bem como na prática de desporto extracurricular e na participação em programas recreativos. A Figura 6 apresenta a pirâmide de atividades com a carga horaria recomendada.

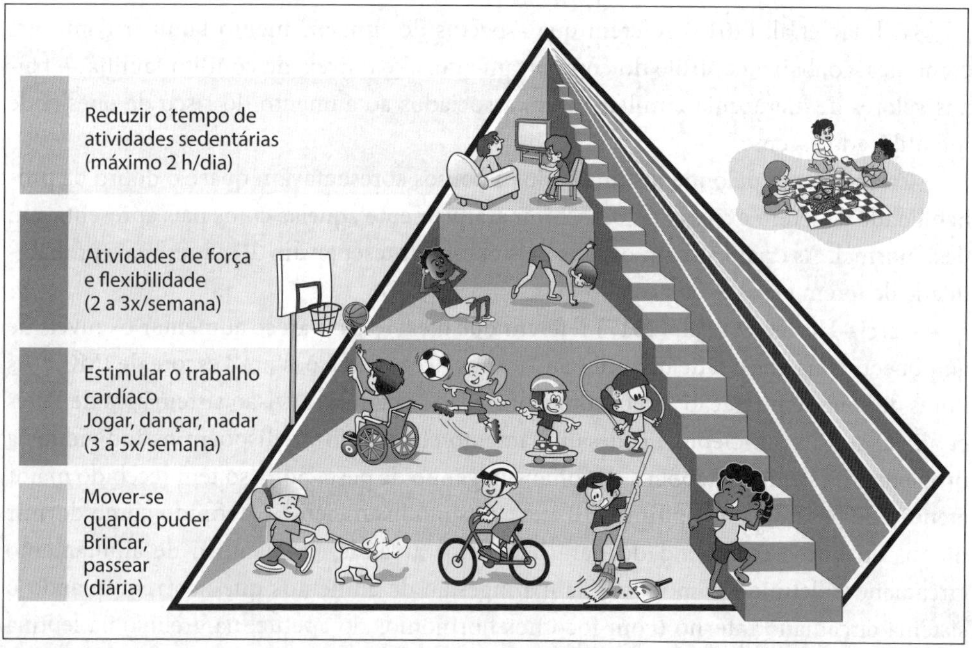

FIGURA 6 Pirâmide de atividades com a carga horária recomendada.
Fonte: University of Missouri.[40]

Assistir televisão e utilizar jogos eletrônicos e computadores por longos períodos, assim como outros aspectos culturais ligados a influências ambientais e sociais nos grandes centros urbanos, diminuem as oportunidades para a prática regular de exercício físico.[39] O estudo de Gortmaker et al., realizado em Boston, entre 1986 e 1990, com crianças entre 10 e 15 anos, mostrou uma relação dose-efeito entre a prevalência de excesso de peso e o número de horas que passam por dia assistindo à televisão. Segundo esse estudo, as crianças que passam mais de 5 horas/dia nessa atividade apresentam um risco superior de se tornarem obesas, quando comparadas com crianças que passam de zero a 2 horas/dia.[41] Aghasi et al. (2020) também observam uma associação significativa e positiva entre o maior uso da internet em comparação com o menor (variando de ≥ 5 horas/dia a nenhum uso entre os estudos) e sobrepeso/obesidade.[42]

O ambiente familiar influencia o desenvolvimento da obesidade na criança. Os hábitos de comer alimentos tipo *fast food*, ricos em gorduras e açúcar, beber refrigerantes e a comida em excesso podem contribuir para a obesidade infantil. Jakobsen et al. (2023) concluíram que maior ingestão de bebidas açucaradas aumentou as chances de sobrepeso/obesidade em 1,20% e maior ingestão de *fast food* aumentou a chance de sobrepeso/obesidade em 1,17%. Além disso, maior ingestão de carne e grãos refinados foi associada a um risco aumentado de sobrepeso/obesidade.[43]

Halliday et al. (2014) referem que aspectos do funcionamento familiar como má comunicação, baixo controle do comportamento, altos níveis de conflito familiar e baixos valores de hierarquia familiar foram associados ao aumento do risco de obesidade infantil e adolescente.[44]

Crianças com pelo menos um dos pais obesos apresentavam quase o dobro da probabilidade de terem excesso de peso comparativamente àquelas cujos pais apresentavam peso normal. As crianças com os dois pais obesos apresentavam 2,4 vezes mais probabilidade de terem excesso de peso.[45]

García-Hermoso et al. (2017) referem que o exercício parece aumentar os níveis de adiponectina na obesidade infantil (6 a 18 anos), com reduções no *Z* escore de IMC.[46] As horas de sono têm relação direta com a obesidade, segundo revisão sistemática de Bates et al.[47] O sono insuficiente e o desalinhamento circadiano predispõem os indivíduos a problemas de saúde metabólica e promovem ganho de peso, por isso têm recebido maior atenção de pesquisas nos últimos 10 anos. O sono insuficiente é definido como dormir menos do que o recomendado para benefícios à saúde, enquanto o desalinhamento circadiano é definido como a vigília e a ingestão de alimentos que ocorrem quando o sistema circadiano interno (com foco nos hormônios do apetite, na grelina, na leptina e no peptídeo YY) está promovendo o sono.[48] As melhorias na higiene do sono, como uma rotina consistente na hora de dormir, horários regulares de sono e vigília e redução do tempo de tela à noite, provavelmente terão muitos cobenefícios e efeitos positivos em outros comportamentos relacionados ao peso.[49]

As durações de sono recomendadas estão apresentadas na Tabela 1.[50]

METABOLISMO E OBESIDADE

Existe um consenso sobre o fato de a obesidade na infância e na adolescência estar associada a diversas comorbidades, como dislipidemia (elevação de LDL-colesterol e triglicérides e diminuição do HDL-colesterol), intolerância à glicose, aumento das enzimas hepáticas, frequentemente associadas a esteatose hepática, hepatite, fibrose ou cirrose hepática. A obesidade é fator de risco para dislipidemia, promovendo aumento de colesterol, triglicérides e redução do HDL-colesterol. A perda de peso melhora o perfil lipídico e diminui o risco de doenças cardiovasculares. A determinação sistemática do perfil lipídico na infância e na adolescência não é recomendável. Entretanto, deve ser realizada entre 2 e 19 anos de idade em situações de risco.[45,51,52]

O diabete melito 2 (DM2) clássico caracteriza-se pela combinação de resistência à insulina com a incapacidade da célula beta de manter uma adequada secreção de insulina. A resistência à ação da insulina no fígado leva ao aumento da produção hepática de glicose. Em uma fase inicial, a elevação nos níveis de glicemia é compensada pelo aumento da secreção de insulina, mas, à medida que o processo persiste por períodos prolongados, associa-se a um efeito glicotóxico. Até alguns anos, apresentava-se como

Tabela 1 Duração recomendada de horas de sono por faixa etária

Idade	Sono durante a noite	Sonecas	Total
1 mês	Ciclos de sono de 1-4 horas de duração, intercalados por 1-2 horas acordado – independentemente de ser noite ou dia	–	16-20 horas
3 meses	6-9 horas	5-9 horas, divididas em 3-4 sonecas	15 horas
6 meses	9-11 horas	2-3 horas, divididas em 2-3 sonecas	14 horas
1 ano	9-10 horas	2,5-3, sendo 1 de manhã e outra à tarde	13 horas
2 anos	10,5 horas	1,5-2 horas em 1 soneca à tarde	12,5 horas
3 anos	10,5 horas	1-1,5 hora, em 1 soneca à tarde	12 horas
4 anos	11-12 horas	Nesta fase acaba a soneca	12 horas
6 anos	10-11 horas	Não há soneca	10-11 horas
10 anos	10-11 horas	Não há soneca	10-11 horas
10-18 anos	8-10 horas	Não há soneca	8-10 horas

Fonte: Hirshkowitz National Sleep Foundation.[50]

uma entidade rara entre crianças e adolescentes, mas atualmente corresponde, em certas populações, à metade dos novos casos de diabete diagnosticados.

O aumento da prevalência de dia betc tipo 2 em faixas etárias menores é atribuído à elevação da obesidade infantil, uma vez que excesso de peso triplica o risco de desenvolvimento da doença. Aproximadamente 70 a 90% das crianças com diabete tipo 2 são obesas e, destas, 38% apresentam obesidade mórbida. A obesidade e a história familiar parecem ter um efeito aditivo no risco de desenvolvimento da doença, uma vez que o impacto da obesidade no risco de DM2 é superior em crianças com história familiar positiva para a doença.

A acantose nigricante, presente em aproximadamente 90% das crianças com DM2, consiste em hiperpigmentação com espessamento das pregas de flexão do pescoço, das axilas e da região inguinal, com aspecto aveludado. Histologicamente, caracteriza-se por papilomatose e hiperqueratose, sendo o escurecimento cutâneo decorrente do espessamento do epitélio superficial, que contém queratina. Existe hiperplasia de todos os elementos da derme e epiderme, sugerindo estimulação por um fator de crescimento local. O aumento do IGF-1 e do *epiderme growth fator* (EGF) estaria implicado nesse processo.[51-53]

OBESIDADE E MICROBIOTA INTESTINAL

A microbiota intestinal, composta por trilhões de microrganismos, principalmente bactérias, é regulada por fatores genéticos e ambientais. Alguns indivíduos apresentam tendência maior à obesidade do que outros, e estudos recentes sugerem que fatores genéticos apresentem impacto reduzido nesse contexto. A alimentação é o principal fator modulador da composição da microbiota intestinal. Assim, alimentos com elevados teores de gorduras saturadas e poli-insaturadas, típicos de padrões alimentares ocidentais, criam um ambiente propício para seleção das bactérias do filo *Firmicutes.* A ingestão de frutas e hortaliças, por sua vez, resulta em aumento da produção de derivados da fermentação de carboidratos, que criam um ambiente desfavorável para a proliferação de *Firmicutes,* favorecendo a proliferação de bactérias de outros filos. Dessa forma, a microbiota intestinal pode se adaptar rapidamente à disponibilidade de um nutriente específico, produzindo diferentes respostas metabólicas no indivíduo.[54-56]

A evidência de que a composição da microbiota intestinal pode variar entre indivíduos magros e obesos levou à especulação de que poderia participar na fisiopatologia da obesidade. Diferentes mecanismos têm sido propostos para explicar a ligação entre a flora intestinal e a obesidade. O primeiro consiste no papel da microbiota intestinal na extração de energia a partir de polissacarídeos não digeríveis. O segundo consiste no papel modulador da microbiota intestinal, dos níveis plasmáticos de lipopolissacarídeo (LPS), que desencadeiam a inflamação crônica sistêmica de baixo grau, que causa a obesidade e o diabete. Um terceiro mecanismo propõe que a microbiota intestinal pode induzir a regulação de genes do hospedeiro que modulam como a energia é gasta e armazenada.

No entanto, muitas perguntas ainda estão sem resposta. Em primeiro lugar, não está claro se as pequenas mudanças na extração energética podem realmente levar a diferenças significativas no peso corporal. Além disso, é essencial comprovar se as diferenças observadas na microbiota intestinal de pessoas obesas são causa ou consequência da obesidade.[56] O intestino humano é mais densamente povoado com microrganismos que qualquer outro órgão, e a manipulação da microbiota intestinal pode representar uma nova abordagem para o tratamento da obesidade. Gerber et al., avaliando mais de 142 mil crianças, encontraram associação persistente, progressiva e reversível entre o uso de antibióticos e subsequentes alterações do IMC. Destacando a importância para o uso racional de antibióticos em pediatria: prevenir alteração de flora infantil e o desenvolvimento de obesidade.[57]

Muitos resultados sugerem que um aumento da proporção *Firmicutes/Bacteroidetes* ao nível do filo é uma característica importante da microbiota intestinal na obesidade. A família *Christensenellaceae* e os gêneros *Methanobacteriales, Lactobacillus, Bifidobacteria* e *Akkermansia* são geralmente considerados probióticos, e sua abundância relativa é frequentemente inversamente associada à obesidade.

A microbiota intestinal regula a obesidade regulando a absorção de energia, o apetite central, o armazenamento de gordura, a inflamação crônica e os ritmos circadianos. Deve-se considerar, também, os efeitos de fatores genéticos e ambientais na microbiota intestinal na obesidade.[58]

DIAGNÓSTICO DA OBESIDADE

O diagnóstico de uma criança ou adolescente obeso é clínico, com base no aspecto geral, revelador de excesso de tecido subcutâneo; na história clínica (antecedentes intrauterinos, de nascimento, história familiar, estilo de vida, interrogatório sobre os diversos aparelhos) e na história nutricional (tipo de alimentação e época de introdução, recordatório e frequência alimentar, quantitativo e qualitativo); no exame físico detalhado à procura de sinais sugestivos da obesidade (Tabela 2); e nos dados antropométricos.[51]

Os dados antropométricos - peso, altura e IMC (obtido pela fórmula: peso dividido pelo quadrado da estatura) - definem a classificação nutricional. A principal limitação do IMC é que não é possível diferenciar o excesso de peso por obesidade do aumento por hipertrofia muscular, edema e ossos. É preciso lembrar que os valores de IMC não são absolutos, pois um desportista pode ter o corpo musculoso e, pelo valor de IMC, ser considerado obeso. Entretanto, o IMC correlaciona-se muito bem com a gordura subcutânea e a gordura total, com o aumento da pressão arterial e com os lipídios e as lipoproteínas do plasma.

A OMS divide a obesidade em três níveis, para crianças maiores de 5 anos de idade, como mostra a Tabela 2. Para as menores de 5 anos, tem o risco de sobrepeso no escore Z entre +1 e +2, seguindo com sobrepeso e obesidade.[59] A Tabela 3 apresenta a classificação antropométrica segundo o IMC e o risco de comorbidades definidos pela Associação Brasileira para Estudo da Obesidade (Abeso).[20]

A circunferência abdominal (CA) é importante para o diagnóstico da síndrome metabólica. Para sua realização deve-se localizar, inicialmente, o ponto médio entre a última costela fixa (décima) e a borda superior da crista ilíaca, local onde a fita inextensível será colocada. Essa medida serve para a avaliação indireta da gordura visceral. A relação circunferência abdominal/estatura (CA/E) é considerada adequada quando menor ou igual a 0,5, sendo considerada, quando alterada, risco de adiposidade central.[51] Maiores detalhes no Capítulo 13 Avaliação nutrológica em pediatria.

Os exames complementares (Tabela 4) podem ser utilizados para obter dados mais precisos para investigação de possíveis causas secundárias e para o diagnóstico das re-

Tabela 2 Sinais clínicos mais frequentes em crianças e adolescentes obesos

Aparelho/local	Manifestações
Cardiovascular	Hipertensão arterial sistêmica
	Dislipidemia
	Arteriosclerose
	Coagulopatias
Gastrointestinal, hepático e nutricional	Refluxo gastresofágico
	Constipação intestinal
	Colelitíase
	Doença hepática gordurosa não alcoólica
	Deficiência de vitamina D
Respiratório	Síndrome da apneia obstrutiva do sono
	Asma
Geniturinário	Hiperfiltração glomerular
	Glomerulopatia
	Incontinência urinária
Sistema nervoso	Pseudotumor cerebral
	Problemas psicossociais
Endócrino	Resistência insulínica
	Síndrome dos ovários policísticos
	Avanço na puberdade
Ortopédico	Joelho valgo (*genu valgum*)
	Epifisiólise de cabeça do fêmur
	Osteocondrites
	Artrites degenerativas
	Pé plano
Pele	Acantose nigricante
	Estrias
	Celulite
	Acne
	Hirsutismo
	Furunculose
	Infecção fúngica

Fonte: Han et al.;[17] Abeso;[20] SBP.[51]

Tabela 3 Classificação do estado nutricional (0 a 10 anos) segundo a OMS

Valores críticos		Índices antropométricos						
		Crianças de 0 a 5 anos incompletos				Crianças de 5 a 10 anos incompletos		
		Peso para idade	Peso para estatura	IMC para idade	Estatura para idade	Peso para idade	IMC para idade	Estatura para idade
< Percentil 0,1	< Escore Z −3	Muito baixo peso para a idade	Magreza acentuada	Magreza acentuada	Muito baixa estatura para a idade	Muito baixo peso para a idade	Magreza acentuada	Muito baixa estatura para a idade
≥ Percentil 0,1 e < percentil 3	≥ Escore Z −3 e < escore Z −2	Baixo peso para a idade	Magreza	Magreza	Baixa estatura para a idade	Baixo peso para a idade	Magreza	Baixa estatura para a idade
≥ Percentil 3 e < percentil 15	≥ Escore Z −2 e < escore Z −1	Peso adequado para a idade	Eutrofia	Eutrofia	Estatura adequada para a idade	Peso adequado para a idade	Eutrofia	Estatura adequada para a idade
≥ Percentil 15 e ≤ percentil 85	≥ Escore Z −1 e ≤ escore Z +1							
> Percentil 85 e ≤ percentil 97	> Escore Z +1 e ≤ escore Z +2		Risco de sobrepeso	Risco de sobrepeso			Sobrepeso	
> Percentil 97 e ≤ percentil 99,9	> Escore Z +2 e ≤ escore Z +3	Peso elevado para a idade	Sobrepeso	Sobrepeso		Peso elevado para a idade	Obesidade	
> Percentil 99,9	> Escore Z +3		Obesidade	Obesidade			Obesidade grave	

IMC: índice de massa corporal; OMS: Organização Mundial da Saúde.

Fonte: WHO.[59]

percussões metabólicas mais comuns da obesidade, como dislipidemia, alterações do metabolismo glicídico, hipertensão arterial, doença hepática gordurosa não alcoólica, síndrome da apneia obstrutiva do sono e síndrome dos ovários policísticos.[51,60]

Na presença de evolução clínica insatisfatória ou de sinais sugestivos de maior gravidade, a investigação laboratorial deve ser ampliada.

Outros exames possibilitam a determinação mais precisa da composição corporal, identificando o percentual de gordura e de massa magra: medida de pregas cutâneas e circunferência do braço, impedância bioelétrica e absorciometria de feixe duplo de raios (DXA – *dual X-ray absorptiometry*).

Tabela 4 Classificação antropométrica segundo o IMC e o risco de comorbidades

Classificação	IMC (kg/m²)	Risco de comorbidades
Baixo peso	< 18,5	Baixo
Peso normal	18,5-24,9	Médio
Eutrófico	≥ 25	
Sobrepeso	25-29,9	Aumentado
Obeso I	30-34,9	Moderado
Obeso II	35-39,9	Grave
Obeso III	≥ 40	Muito grave

IMC: índice de massa corporal.
Fonte: Abeso.[20]

A classificação aceita pela Sociedade Americana de Cirurgia Bariátrica e pela Federação Internacional de Cirurgia da Obesidade divide a obesidade em 6 níveis:[61]

1. Obesidade pequena (27 a 30 kg/m²).
2. Obesidade moderada (30 a 35 kg/m²).
3. Obesidade grave (35 a 40 kg/m²).
4. Obesidade mórbida (40 a 50 kg/m²).
5. Superobesidade (50 a 60 kg/m²).
6. Supersuperobesidade (maior de 60 kg/m²).

Os valores de referência da glicemia estão apresentados na Tabela 5, seguindo as diretrizes da Sociedade Brasileira de Diabetes (SBD).[45] As alterações lipídicas são comuns na obesidade, e seus valores de referência também estão na Tabela 5, seguindo as referências da Sociedade Brasileira de Cardiologia (SBC).[52]

Tabela 5 Exames complementares para avaliação laboratorial de crianças e adolescentes obesos

Exame		**Valores de referência**	**Interpretação dos valores**
Glicemia de jejum (feita com mínimo de 8 horas e máximo de 12 horas de jejum)[34]		< 100 mg/dL	Adequado
		100 a 126 mg/dL	Duvidoso (ampliar a investigação com TTGO)
		> 126 mg/dL	Diabete melito
TTGO 2 horas após 75 g de glicose[34]		< 140	Adequado
		≥ 140 a < 200	Aumentada – Intolerância à glicose
		≥ 200	Diabete melito
Glicemia casual*[34]		≥ 200	Diabete melito
Perfil lipídico (jejum de 12 horas)[35]	Colesterol total	< 150 mg/dL	Desejável
		150 a 169 mg/dL	Limítrofe
		≥ 170 mg/dL	Aumentado
	LDL-colesterol	< 100 mg/dL	Desejável
		100-129 mg/dL	Limítrofe
		≥ 130 mg/dL	Aumentado
	HDL-colesterol	≥ 45 mg/dL	Desejável
	Triglicérides	< 100 mg/dL	Desejável
		100 a 129 mg/dL	Limítrofe
		≥ 130 mg/dL	Aumentado
Alanina aminotransferase (ALT ou TGP)		< 40 UI/L	Alguns estudos propõem valores inferiores, especialmente para crianças, sendo importante o acompanhamento longitudinal desses valores

* Glicemia plasmática casual é aquela realizada a qualquer hora do dia, sem observar o intervalo desde a última refeição. Deve sempre ser confirmada.

TTGO: teste de tolerância à glicose oral.

Fonte: Oliveira e Vencio;[45] Xavier et al.;[52] Weffort et al.[60]

ALTERAÇÕES DO METABOLISMO DA GLICOSE

A resistência insulínica (RI) pode ser avaliada pelo índice *homeostasis model assessment of insulin resistance* (Homa-IR), que tem boa correlação com o *clamp* euglicêmico-hiperinsulinêmico, considerado padrão ouro para essa avaliação. O Homa-IR é calculado utilizando a seguinte fórmula:

$$\frac{\text{Glicemia jejum (mmol/L)} \times \text{insulinemia jejum (uU/mL)}}{22{,}5}$$

Para fazer a conversão da glicemia em mg/dL para mmol/L, deve-se multiplicar o valor por 0,05. O resultado da fórmula de 3,45 significa RI. O resultado da fórmula maior que 3,5 significa RI. Maiores detalhamentos podem ser vistos no Capítulo 34 Síndrome metabólica.

DOENÇA HEPÁTICA GORDUROSA NÃO ALCOÓLICA (DHGNA) OU ESTEATOSE HEPÁTICA

Decorre de mecanismos combinados, que envolvem a RI e o estresse oxidativo. A DHGNA, em virtude da obesidade, pode relacionar-se fortemente com a RI, o DM2, a hipertensão, a dislipidemia e os componentes associados à síndrome metabólica.[62] Na maioria das vezes, é assintomática. O diagnóstico é feito pela ultrassonografia hepática ou por ressonância magnética (RM). O padrão ouro de diagnóstico da lesão hepática é a biopsia. São provas de função hepática: ALT, AST, gama-GT e fosfatase alcalina. Razão AST/ALT < 1 é sugestiva de DHGNA, e > 2 é sugestiva de esteato-hepatite alcoólica.[63]

A fisiopatologia da esteatose hepática está ligada à disponibilidade e mobilização de ácidos graxos livres com aumento de sua síntese hepática e esterificação em triglicerídeos. Ocorre também diminuição de transporte de triglicerídeos no fígado e desvio de lipólise em favor da lipogênese. Ao longo dos anos pode evoluir para atividade inflamatória, necrose, fibrose avançada e cirrose.[62]

Todas as crianças com sobrepeso e obesidade devem ser submetidas a avaliação da função hepática, do perfil lipídico e a ultrassonografia hepática para investigação de DHGNA.

A Figura 7 apresenta o fluxograma para diagnóstico de DHGNA.

ACHADOS DERMATOLÓGICOS

As alterações dermatológicas mais comuns na obesidade são as estrias. Outras manifestações são intetrigo, ceratose pilar, foliculite, furúnculos, hiperceratose plantar e acne.[51] Quando há hiperinsulinismo, pode aparecer a acantose nigricante (Figura 8), devendo

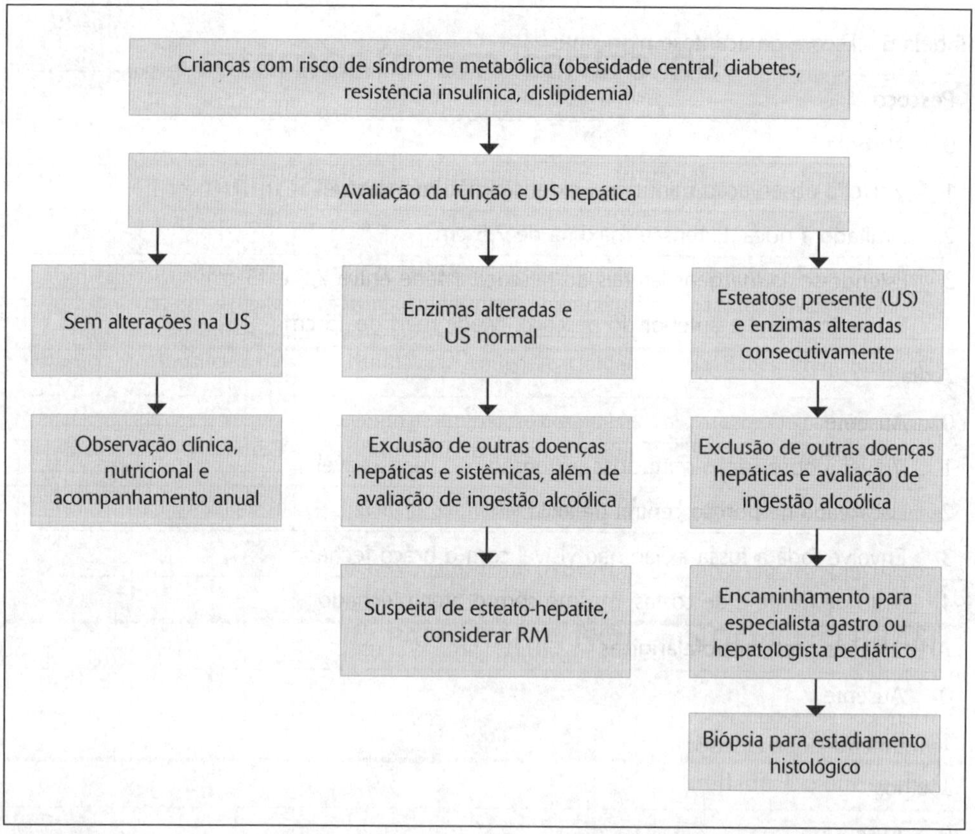

FIGURA 7 Fluxograma para diagnóstico de doença hepática gordurosa não alcoólica (DHGNA).
RM: ressonância magnética; US: ultrassonografia.
Fonte: SBP.[51]

ser pesquisadas alterações do metabolismo de glicose. A Tabela 6 apresenta o escore de acantose nigricante, que mostra o grau de comprometimento. É preciso verificar hábitos de higiene e vestuário (umidade, roupas justas e atrito com tecidos), realizar anamnese alimentar e pesquisar diabete nos familiares.

As condutas nesse caso são orientação nutricional adequada, melhora das condições de higiene e tratamento das infecções, encaminhamento ao dermatologista e, em caso de suspeita de RI ou diabete, ao endocrinologista.

O hirsutismo também pode acompanhar a obesidade, com graus variados, conforme escore proposto por Ferriman e Gallwey[64] (Figura 9).

Tabela 6 Escore de acantose nigricante

Pescoço	
0	Ausente
1	Visível à observação minuciosa, extensão não mensurável
2	Limitado à nuca. Extensão máxima de 7,5 cm
3	Estende-se às margens laterais do pescoço. Mede entre 7,5 e 15 cm
4	Extensão lateral e anterior do pescoço. Mede mais de 15 cm
Axila	
0	Ausente
1	Visível à observação minuciosa, extensão não mensurável
2	Localizada na porção central da axila
3	Envolve toda a fossa axilar, não visível com o braço fechado
4	Visto de frente e de costas, mesmo com o braço fechado
Articulações metacarpofalângicas	
0	Ausente
1	Presente
Joelhos	
0	Ausente
1	Presente
Cotovelos	
0	Ausente
1	Presente
	Acantose leve: de 1 a 3 pontos
	Acantose moderada: de 4 a 7 pontos
	Acantose grave: de 8 a 11 pontos

Fonte: Burke et al., 1999.[34]

SÍNDROME DA APNEIA OBSTRUTIVA DO SONO (SAOS)

Acomete de 0,7 a 3% das crianças e adolescentes obesos. Uma das hipóteses sugeridas é a de que o excesso de peso leva ao estreitamento da faringe, por deposição de gordura em sua parede ou nas estruturas parafaríngeas, como língua, palato mole e úvula. A criança geralmente apresenta roncos e eventualmente os pais relatam pausas respirató-

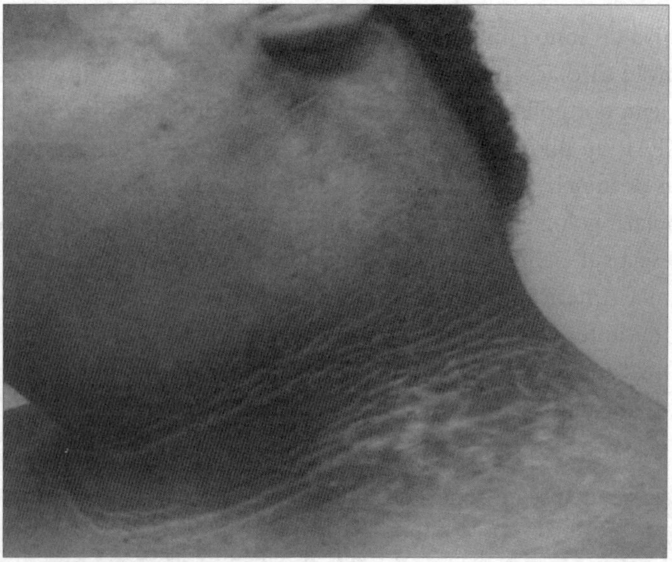

FIGURA 8 Caso de acantose nigricante.

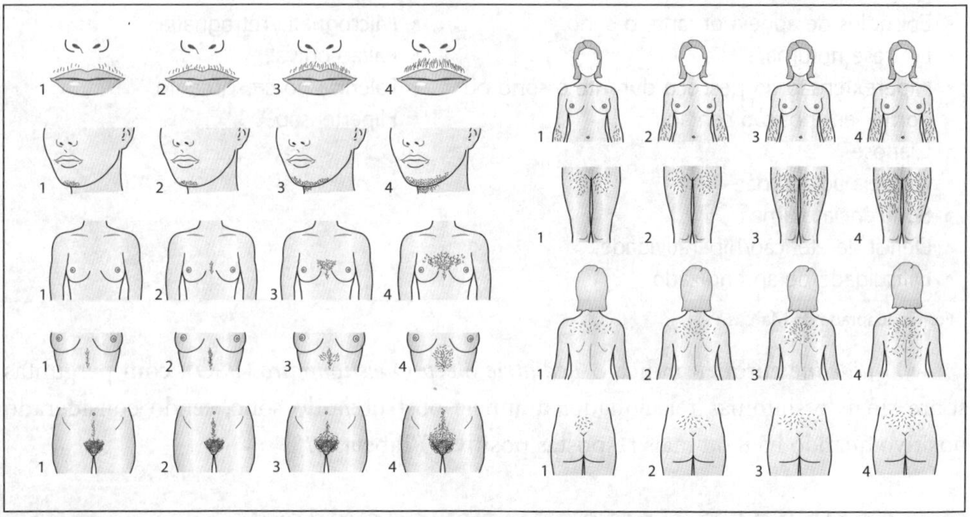

FIGURA 9 Escala de escore de Ferriman e Gallwey para o hirsutismo.
Fonte: Ferriman et al.[64]

rias. Podem apresentar também sudorese noturna, respiração ofegante, sono inquieto, parassonias e enurese noturna. Dependendo da gravidade da apneia, a criança pode apresentar durante o dia fadiga, sonolência, cefaleia matinal, náuseas e vômitos. Em idade escolar há relato de dificuldade no aprendizado, menor capacidade de concentração, dificuldade de memória e de tomar decisões, irritabilidade e hiperatividade. A apneia obstrutiva do sono também está associada à falência do crescimento, hipertensão arterial, disfunção cardíaca, inflamação sistêmica e resistência insulínica. A confirmação diagnóstica é feita por polissonografia. O tratamento com pressão positiva contínua das vias aéreas (CPAP ou BiPAP, do inglês *continuous positive airway pressure*) ajuda a melhorar as crises de apneia,[65] além da orientação nutricional e, às vezes, encaminhamento para o otorrinolaringologista ou médico do sono. Estima-se que a redução de 5 a 10% do peso corporal seja suficiente para melhorar a apneia obstrutiva do sono.

A Academia Americana de Pediatria (AAP)[65] define a SAOS como um "distúrbio da respiração durante o sono caracterizado pela obstrução parcial prolongada das vias aéreas superiores e/ou obstrução completa intermitente, que prejudicam a ventilação e o padrão de sono normais", acompanhado por sinais e sintomas (Tabela 7).

Tabela 7 Sinais e sintomas de apneia obstrutiva do sono

História	Exame físico
• Roncos frequentes (> 3 noites/semana). • Esforço respiratório durante o sono. • Respiração ruidosa. • Episódios de apneia durante o sono. • Enurese noturna. • Hiperextensão do pescoço durante o sono ou dormir em posição sentada. • Cianose. • Cefaleia ao acordar. • Sonolência diurna. • Déficit de atenção/hiperatividade. • Dificuldade de aprendizado.	• Baixo peso ou excesso de peso. • Hipertrofia de amígdalas. • Fácies adenoideana. • Micrognatia/retrognatia. • Palato ogival. • Falência do crescimento. • Hipertensão.

Fonte: adaptada de Marcus.[65]

O *guideline* europeu indica o *Pediatric Sleep Questionnaire* (PSQ), com perguntas sobre sinais e sintomas relacionados à apneia obstrutiva do sono, sendo considerado positivo quando há 8 ou mais respostas positivas (Tabela 8).[66]

SÍNDROME DOS OVÁRIOS POLICÍSTICOS (SOP)

Acomete 55 a 73% das adolescentes obesas. As manifestações clínicas podem estar correlacionadas com o hiperandrogenismo ou a RI. Não existem consensos de critérios clínicos para diagnóstico de hiperandrogenismo, devendo ser considerados hirsutismo moderado a grave e acne.[51] Os exames que ajudam o diagnóstico são: testosterona (total ou livre); FSH (hormônio folículo-estimulante); LH (hormônio luteinizante); SHBG (globulina ligadora de hormônios sexuais – *sex hormone-binding globulin*); 17-alfa-hi-

Tabela 8 Questionário de sono da criança (PSQ)

Quando dormindo, sua criança...
• ronca por mais da metade do tempo? • sempre ronca? • ronca alto? • tem respiração "pesada"? • tem dificuldade para respirar ou se esforça para respirar?
Você alguma vez......
• viu seu filho parar de respirar durante a noite?
O seu filho...
• tem tendência a respirar pela boca durante o dia? • tem boca seca quando acorda pela manhã? • ocasionalmente tem sudorese noturna? • acorda com a sensação de não ter descansado? • apresenta muita sonolência durante o dia? • algum professor ou cuidador comentou que seu filho se apresenta sonolento durante o dia? • tem dificuldade para ser acordado pela manhã? • acorda com cefaleia pela manhã? • parou de crescer de acordo com o esperado por algum momento? • tem excesso de peso?
Seu filho com frequência...
• parece não ouvir quando falado diretamente para ele? • apresenta dificuldade para organizar o raciocínio? • é facilmente distraído com estímulos externos? • faz pequenos movimentos com as mãos ou pés quando sentado? • parece estar sempre muito ativo, agitado? • interrompe ou "atrapalha" outras pessoas?
Considerar o resultado positivo quando a resposta for positiva para 8 ou mais questões.

Fonte: Chervin et al.[66]

droxiprogesterona; DHEA-S (sulfato de de-hidroepiandrosterona); DHEA (de-hidroepiandrosterona); e ultrassonografia.[67]

HIPERTENSÃO ARTERIAL

Deve-se investigar antecedentes familiares, realizar anamnese alimentar e verificar sintomas visuais. Geralmente a criança é assintomática. Ao exame físico, é possível encontrar aumento da pressão sistólica e/ou diastólica. Verificar pressão arterial com técnica adequada (manguito correto, três medidas sequenciais, referências corrigidas por idade, sexo e estatura), pesquisar sintomas visuais (escotomas cintilantes) e realizar fundoscopia. São exames subsidiários o exame de fundo de olho, a radiografia de tórax, a eletrocardiografia (para detecção de hipertrofia ventricular esquerda), a dosagem sérica de ureia, creatinina, potássio, sódio, ácido úrico e exame de urina tipo I. O perfil lipídico deve ser avaliado (é preciso atentar ao nível de triglicérides e à redução do HDL-colesterol) e, em caso de antecedentes familiares de DM2, realizar o teste de tolerância à glicose e a hemoglobina glicada (mais detalhes no Capítulo 35 Hipertensão arterial e obesidade infantojuvenil).

DISLIPIDEMIA

Deve-se investigar antecedentes familiares de dislipidemia ou de doença cardiovascular, bem como realizar anamnese alimentar. Geralmente a criança é assintomática e, ao exame físico, pode-se observar presença de xantomas e de acantose nigricante. São exames subsidiários a dosagem de colesterol total e frações e triglicérides. A conduta no caso de dislipidemia é orientação nutricional adequada e orientação a respeito dos hábitos alimentares e estilo de vida adequados (nos casos de valores laboratoriais elevados); caso não haja melhora depois de 3 a 6 meses de tratamento, encaminhar para nutrólogo e nutricionista. O tratamento não farmacológico inclui corrigir alimentação, sedentarismo e hábitos de vida. O farmacológico inclui estatinas isoladas ou com ezetimibe, fibratos e outros.[68]

Os valores de perfil lipídico segundo sexo e idade por percentis foram publicados pela AAP.[68] A SBC[52] e a Sociedade Brasileira de Pediatria[51] recomendam, na I diretriz de prevenção de arteriosclerose na infância e adolescência e na V diretriz brasileira de dislipidemias e prevenção da aterosclerose, que a dosagem sérica de triglicérides, colesterol total e frações deve ser realizada em todos os adolescentes acima de 10 anos.[68]

Para identificar as dislipidemias secundárias, principalmente aquelas relacionadas com a síndrome metabólica, utiliza-se a dosagem da fração não HDL-colesterol, que também não exige 12 horas de jejum. Em crianças, a fração não HDL-colesterol e o LDL-colesterol são preditores de dislipidemia na fase adulta.[69] Considera-se perfil lipídico alterado quando um ou mais valores séricos de triglicérides, colesterol total e frações estiverem inadequados para a idade (ver Capítulo 49 Dislipidemias).

SÍNDROME METABÓLICA (SM)

Trata-se de um transtorno complexo representado por um conjunto de fatores de risco cardiovasculares geralmente relacionados com a deposição central de gordura e a RI. É importante destacar a associação da SM com a doença cardiovascular.

Não existe ainda consenso em relação aos critérios utilizados para o diagnóstico da SM. No entanto, o aparecimento isolado ou associado de alterações clínicas e laboratoriais implica monitoração frequente e eventual encaminhamento para serviços especializados. Entre seus componentes estão obesidade, glicemia elevada ou RI, dislipidemia (aumento da fração LDL-colesterol e diminuição da HDL-colesterol), hipertensão arterial, aumento da circunferência abdominal, DHGNA e SOP.

A Federação Internacional de Diabetes (IDF) descreveu uma nova definição de SM para crianças (Tabela 9).[69] Pelo fato de haver diferenças de desenvolvimento entre crianças e adolescentes, nessa nova definição a população pediátrica foi dividida em grupos de acordo com a idade: de 6 a 10 anos, de 10 a 16 anos e acima de 16 anos. Crianças menores de 6 anos foram excluídas em razão da falta de dados nessa faixa etária. O autor sugere que a SM não deve ser diagnosticada em crianças com menos de 10 anos, porém a redução de peso deve ser fortemente recomendada para aquelas com obesidade abdominal. Acima de 10 anos, a SM é diagnosticada pela presença de obesidade abdominal associada a dois ou mais critérios clínicos. Com exceção da medida da circunferência abdominal, os pontos de corte para os outros critérios, como pressão arterial, perfil lipídico e glicemia, foram estabelecidos por meio de valores fixos sem considerar os índices de percentil para idade e sexo.[70,71] Maiores detalhes no Capítulo 34 Síndrome metabólica.

Tabela 9 Classificação da síndrome metabólica em crianças e adolescentes de acordo com os critérios da Federação Internacional de Diabetes[69] adotados pela SBP[51]

Faixa etária	Obesidade (circunferência abdominal)	Triglicérides (mg/dL)	HDL-colesterol (mg/dL)	Pressão arterial (mmHg)	Glicose (mg/dL)
6-10 anos	≥ Percentil 90				
10-16 anos	≥ Percentil 90	≥ 150	< 40	PAS > 130 PAD > 85	> 100 ou DM tipo 2
> 16 anos	CA Masculino > 94 cm Feminino > 80 cm	≥ 150	< 40 (masculino) < 50 (feminino)	PAS > 130 PAD > 85	> 100 ou DM tipo 2

CA: circunferência abdominal; DM: diabete melito; PAD: pressão arterial diastólica; PAS: pressão arterial sistêmica.
Fonte: SBP;[51] Giuliano et al.[69]

TRATAMENTO DA OBESIDADE

A conduta alimentar da criança obesa é influenciada pelo contexto familiar no qual está inserida. Assim, é necessário, na abordagem interdisciplinar, o envolvimento não somente dos pais, mas também dos irmãos e de todos que lidam diretamente com a criança. Compreender a situação específica da criança e sua dinâmica familiar é necessário para que sejam propostas tentativas terapêuticas consistentes. Dessa forma, saber emagrecer não é somente aprender o que se deve e o que não se deve comer nas refeições, mas conhecer as razões físicas, emocionais, culturais e sociais que determinam o hábito alimentar da família e promovem o ganho de peso excessivo. Deve-se observar como se estabelece o relacionamento familiar durante as consultas, qual a compreensão e os sentimentos dos pais em relação ao problema do filho e também como o paciente está lidando com seu problema.

É importante investigar a história familiar de aprendizado dos hábitos, valores e tabus alimentares e as relações entre os familiares e o grupo social (como paren tes, vizinhos, igreja, escola), na tentativa de compreender a conduta alimentar da família. Deixar aflorar as crenças e os sentimentos dos pais inerentes a sua conduta alimentar inadequada é uma postura acolhedora e, ao mesmo tempo, efetiva. A consciência de como eles estão "funcionando" deixa-os mais seguros para promover as mudanças de hábitos, que devem ser gradativas e no ritmo possível da criança.

Assim, a marginalização da criança obesa em sua própria casa, consequência da imposição de uma dieta alimentar exclusiva, é substituída pela adoção, por parte de toda a família, de uma alimentação balanceada, servida em quantidades compatíveis com as ne cessidades nutricionais de seus membros. É aconselhável e saudável que alimentos densamente calóricos, com excesso de açúcar ou gordura, sejam consumidos em pequenas quantidades e esporadicamente por toda a família, sem serem proibidos e privilegiando também os magros com uma dieta adequada. Pais e filhos devem ser informados sobre os malefícios, para qualquer pessoa, da ingestão frequente de alimentos inadequados, pois isso facilita a mudança de hábitos. Dizer, por exemplo, que os refrigerantes à base de noz-de-cola podem interferir na absorção de cálcio em razão do excesso de fosfato au menta a compreensão dos pais de que os filhos magros também não deveriam ingeri-los com frequência. Dietas muito restritivas não são aconselháveis, pois podem promover déficit de crescimento estatural.

A estratégia para tratar a obesidade pode variar de acordo com a faixa etária, embora o objetivo geral seja equilibrar a ingestão e o gasto energético. Uma boa estratégia é a manutenção do peso enquanto a criança cresce, que é um forte estímulo para a adesão ao tratamento. Não existe uma dieta padrão que pode ser entregue às pessoas e resultar em perda de peso. A abordagem deve sempre envolver os hábitos de vida da família.

Para ajudar na orientação quanto à qualidade e à quantidade de alimentos que podem ser ingeridos, é apresentada uma dieta básica passível de modificações sazonais e de acordo com a condição socioeconômica. Em caso de famílias com história de doenças cardiovasculares (infarto, acidente vascular cerebral), DM, hipertensão arterial e dis lipidemias, a abordagem envolve orientação familiar, visando ao controle de doenças, e é acompanhada de mudanças nos hábitos de vida.

O sucesso do tratamento da obesidade exige adesão do paciente e de seus familiares, pois envolve todos. Deve-se lembrar que a criança ou o adolescente ainda estão em fase de crescimento, o que é um fator favorável para a adesão ao tratamento. Maiores detalhes podem ser encontrados nos Capítulos 32 e 33

Na Tabela 10 são apresentados os erros alimentares e comportamentais observados em pacientes obesos e possíveis condutas.

Tabela 10 Erros alimentares e comportamentais observados em pacientes obesos e possíveis condutas

Erro alimentar	Conduta
Excesso de alimentos	Reduzir gradativamente as quantidades
Repetições	Reduzir o número de repetições
Líquidos com alta densidade energética: sucos e refrigerantes	Reduzir o volume, estimular o consumo de água
Alimentos com alta densidade energética, como bolos com cobertura ou recheio, carnes empanadas, sucos com açúcar	Modificar as preparações; retirar da dieta ou diminuir as quantidades; preferir cozidos, grelhados ou assados; reduzir ou retirar o açúcar
Beliscos	Abolir e incluir lanches entre as refeições principais
Frituras	Limitar o número de frituras por semana; substituir por preparações assadas, refogadas, grelhadas ou cozidas; evitar mais de uma preparação por refeição
Doces, salgadinhos e *fast-food*	Controlar a quantidade, limitar o consumo para situações eventuais
Sobremesas	Em situações especiais; não devem fazer parte da rotina diária
Poucas frutas ou hortaliças	Incentivar o consumo de frutas e hortaliças que a criança aprecia; aumentar a quantidade consumida; não incentivar seu emprego em preparações de alta densidade energética
Nenhuma fruta ou hortaliça	Incentivar a criança a experimentar pequenos pedaços e novas formas de preparo
Erro comportamental	**Conduta**
Comer rapidamente	Diminuir a quantidade de alimento por garfada e estimular a mastigação efetiva
Refeição com brincadeira ou televisão	Desligar a televisão
Líquidos durante as refeições	Estimular o líquido (água) no final da refeição
Comer com frequência	Não ficar mais de 3 horas sem comer e não comer em intervalos menores
Não realizar o café da manhã	Incentivar o hábito de fazer o desjejum

Fonte: Weffort et al.[60]

PREVENÇÃO DA OBESIDADE

Em saúde pública, prevenir a obesidade infantil é estrategicamente mais importante que o tratamento. Na prevenção da obesidade infantil, deve-se ter em conta os diferentes contextos sociais, culturais, escolares, regionais, alimentares e os que dizem respeito à prática de exercício físico. O ganho de peso acima do normal é geralmente estimulado já nos primeiros anos de vida, pois a família, principalmente mães e avós, tem a ideia de que um bebê gordinho é sinal de saúde. A obesidade deve ser prevenida assim que a criança nascer, já que o ganho de peso acima do esperado aumenta o número de células adiposas e favorece o aparecimento da obesidade no futuro.

Os principais riscos para a criança obesa consistem na elevação dos triglicérides e do colesterol, hipertensão e alterações ortopédicas, dermatológicas e respiratórias. O fator psicológico também se destaca a partir do momento em que a criança obesa é discriminada por seus pares não obesos, podendo sofrer alterações negativas em sua personalidade, o que leva a baixa autoestima e depressão. A obesidade é um problema social, e sua prevenção é o melhor caminho. A escola tem papel fundamental ao modelar as atitudes e os comportamentos das crianças sobre atividade física e nutrição.

Prevenir a obesidade na infância é a maneira mais segura de controlar essa doença crônica grave, que pode se iniciar desde a vida intrauterina (programação metabólica) até a adolescência. Em cada período, é importante estar atento aos fatores que podem levar à obesidade.[72]

1. Pré-natal: identificar os fatores de risco familiares, como DM, doenças cardiovasculares, hipertensão arterial, dislipidemias e determinados tipos de câncer; avaliar e monitorar o estado nutricional da gestante; orientar sobre a alimentação adequada da gestante.
2. Puericultura: avaliar e monitorar o peso e a estatura da criança, calculando o IMC e preenchendo adequadamente as curvas de IMC existentes na Caderneta de Saúde da criança ou do adolescente; reconhecer, de maneira segura, o risco de obesidade e quando intervir; estimular o aleitamento materno; orientar sobre a alimentação.

Também é importante que a família mude hábitos e estilo de vida incorretos e, na escola, que os diversos profissionais envolvidos com a criança sejam educados e capacitados, e que lanches saudáveis sejam estabelecidos.[72] Em um estudo em escolas públicas, Silva e Malina[39] avaliaram a frequência de atividade física em adolescentes. Foram considerados sedentários 85% dos meninos e 94% das meninas. Os escolares assistiam em média 4 horas/dia de televisão.[39]

Koletzko et al. (2020)[11] publicaram estudo sobre a prevenção da obesidade infantil: um documento de posição da Federação Global de Sociedades Internacionais de Gastroenterologia Pediátrica, Hepatologia e Nutrição (FISPGHAN), destacando que os efeitos dos tratamentos disponíveis são menos que satisfatórios; portanto, a prevenção eficaz é de alta prioridade.

As evidências disponíveis indicam grandes benefícios em melhorar a nutrição e o estilo de vida durante a primeira infância, como a promoção da amamentação e a melhoria da qualidade da alimentação infantil e da primeira infância. A promoção de padrões de alimentação saudáveis e a limitação do consumo de bebidas contendo açúcar desde a primeira infância são de grande benefício. Atividade física regular e estilo de vida sedentário limitado e tempo de tela por si sós têm efeitos limitados, mas são elementos valiosos em estratégias multicomponentes eficazes. O ambiente doméstico é importante, particularmente para crianças pequenas, e pode ser melhorado educando e capacitando famílias. As intervenções baseadas na escola e na comunidade podem ser eficazes, como instalar bebedouros, melhorar os cardápios do refeitório e facilitar a atividade física regular. Reduzir os fatores de risco obesogênicos por meio de padrões sociais é essencial para a prevenção eficaz e limitar a disparidade socioeconômica; pode incluir alimentos, bebidas e padrões de atividade física para creches e escolas, padrões gerais de qualidade dos alimentos, rotulagem na frente da embalagem dos alimentos, tributação de alimentos não saudáveis, restrição de anúncios de alimentos para crianças e outros.

A prevenção eficaz da obesidade infantil não é alcançada por meio de intervenções isoladas, mas de abordagens multicomponentes integradas, envolvendo várias partes interessadas, que abordam crianças, famílias e padrões sociais.

Na Figura 10 é apresentado um esquema de prevenção da obesidade.

ORIENTAÇÕES PREVENTIVAS DIETÉTICAS

A energia fornecida pela dieta deve ser suficiente para assegurar o crescimento e poupar a proteína como fonte energética, sem que haja excessivo ganho de massa corporal. Para a idade de 1 a 3 anos, as proporções sugeridas de ingestão de energia são 45 a 65% de carboidratos, 30 a 40% de lipídios e 5 a 20% de proteínas. Para 4 a 18 anos, sugere-se a mesma proporção de carboidratos, 25 a 35% de lipídios e 10 a 30% de proteínas. Com relação às fibras, o consumo diário é baseado nas mesmas recomendações das dos adultos: 14 g/1.000 kcal/dia.

O National Cholesterol Education Program (NCEP)[74] recomenda para crianças com mais de 2 anos as mesmas orientações dos adultos:

- Até 30% de calorias provenientes de gordura: 10% ou menos de gordura saturada: carnes gordurosas, leite e derivados, polpa e leite de coco e alguns óleos vegetais, como o de dendê; até 10% de gordura instaurada: óleos vegetais de soja, milho e girassol; e 10 a 15% de gordura monoinsaturada: óleo de oliva, óleo de canola, azeitona, abacate e oleaginosas, como amendoim, castanhas, nozes, amêndoas.

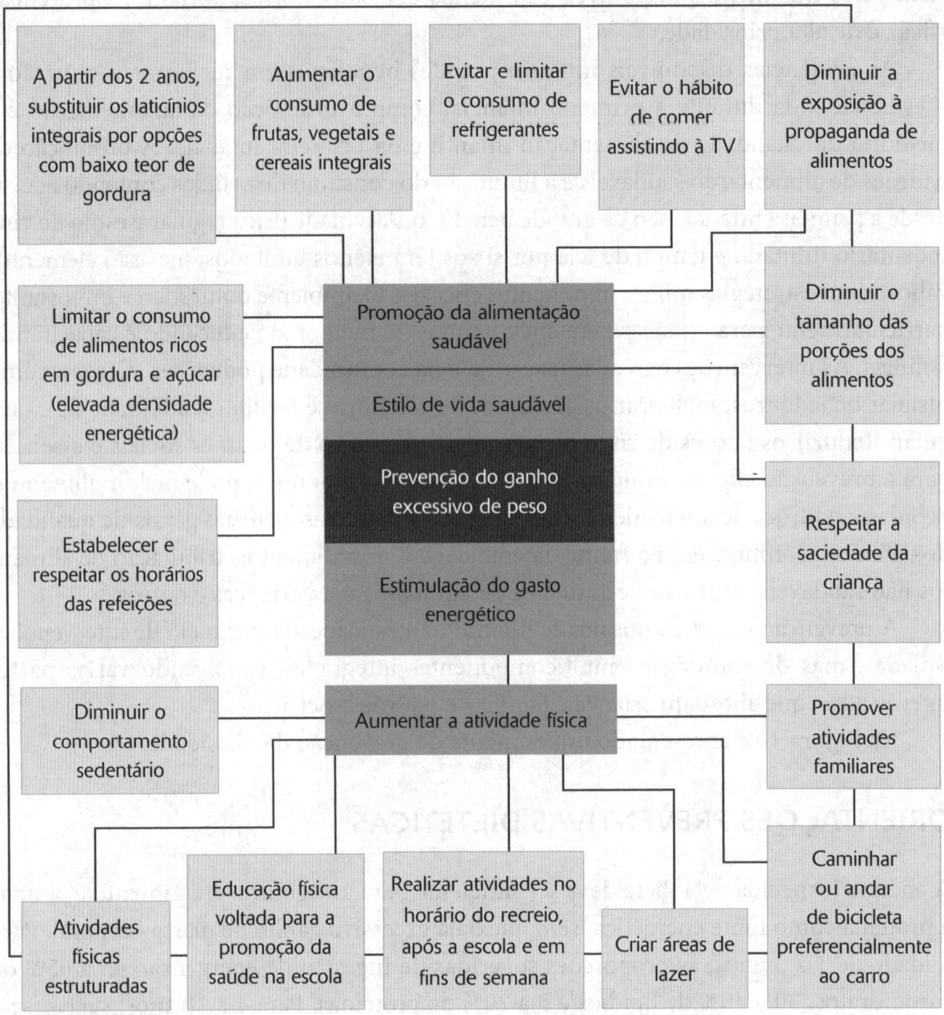

FIGURA 10 Prevenção da obesidade.
Fonte: Weffort e Oliveira;[72] Robinson;[27] Hawkes et al.;[73] Koletzko et al.[11]

- Até 300 mg/dia de colesterol: vísceras, leite integral e seus derivados, embutidos, frios, pele de aves e frutos do mar – camarão, ostra, marisco, polvo, lagosta. A seleção do colesterol também é recomendada para crianças com fatores de risco familiar, como pais ou avós que tiveram um evento cardíaco antes dos 55 anos ou pelo menos um genitor com concentração de colesterol de 250 mg/dL ou mais.

A AAP recomenda, para crianças com mais de 2 anos, uma dieta com menor teor de gordura; aos 5 anos, não deve conter mais de 30% das calorias provenientes de gordura.[68]

O Ministério da Saúde publicou em 2022 o Manual de atenção às pessoas com sobrepeso e obesidade no âmbito da atenção primária à saúde (APS) do Sistema Único de Saúde[75] e o Instrutivo para o cuidado da criança e do adolescente com sobrepeso e obesidade no âmbito da Atenção Primária à Saúde,[76] importantes documentos que trazem um conjunto de recomendações para qualificar a atuação dos gestores, das equipes e profissionais de saúde que atuam na APS para atenção aos casos de sobrepeso e obesidade. O Instrutivo é destinado a apoiar e qualificar o trabalho desenvolvido pelas equipes de saúde na oferta do cuidado para crianças e adolescentes diagnosticados com sobrepeso e obesidade segundo o IMC por idade e recomendações de cuidado para crianças e adolescentes baseadas em cinco grandes estratégias, focadas na alimentação saudável, aliada a uma vida mais ativa e à redução do tempo em atividades sedentárias, aos cuidados com o sono e à saúde mental.

Revisão sistemática realizada em 2023[78] identificou alguns fatores que podem ser considerados causas da obesidade (Quadro 1).

Quadro 1 Causas de obesidade por faixa etária[78]

Pré-concepcional
• Excesso de peso da mãe biológica
• Excesso de peso do pai biológico
• Baixa qualidade da dieta materna
• Tabagismo materno e paterno
• Poluentes atmosféricos
• Estresse paterno e materno
• Reprodução assistida
Gestacional
• Subnutrição materna
• Obesidade materna
• Excesso de ganho de peso gestacional
• Baixa qualidade da dieta materna
• Fome oculta materna
• Diabetes mellitus gestacional
• Diabetes mellitus materno tipo 1
• Hipertensão gestacional
• Tabagismo materno

(continua)

Quadro 1 Causas de obesidade por faixa etária[78] (*continuação*)

• Parto cesariana
• Ingestão materna excessiva de cafeína
• Dislipidemia materna
• Depressão e estresse materno
Lactente
• Desmame precoce
• Ingestão proteica elevada
• Baixo peso ao nascer
• Peso elevado ao nascer
• Prematuridade
• Nascimento por cesariana
• Crescimento acelerado
• Ganho de peso elevado
• Disbiose
• Alimentação complementar antes dos 4 meses de idade
• Alimentação complementar com excesso de calorias
• Baixa educação nutricional de pais ou cuidadores
• Cuidadores usando alimentação não responsiva
• Sono de curta duração ou de baixa qualidade
• Obesidades monogênicas
• Síndromes genéticas
Pré-escolar
• Polimorfismos genéticos com genes obesogênicos
• Alimentação hipercalórica
• Uso de bebidas adoçadas
• Rebote adiposo precoce
• Pais com obesidade
• Sedentarismo
• Uso de equipamentos com tela por mais de 2 horas/dia
• Estressores psicossociais

(continua)

Quadro 1 Causas de obesidade por faixa etária[78] (*continuação*)

• Baixo consumo de frutas, verduras e legumes
• Exposição a propagandas
• Adenotonsilectomia
• Alimentação terceirizada
• Renutrição após "stunting"
• Exposição a disruptores endocrinológicos e poluentes
• Condições econômicas
Escolar
• Falta de rotina nas refeições
• Ingestão elevada de sódio
• Uso de bebidas adoçadas
• Transtorno do espectro autista
• Transtorno de déficit de atenção a hiperatividade
• Exposição a propagandas de alimentos não saudáveis
• Estresse e depressão materna
• Alimentação de perfil não responsivo
• Uso de medicamentos que aumentam a fome
• Baixo nível socioeconômico
• Sono de curta duração ou de baixa qualidade
• Sedentarismo
• Uso de equipamentos com tela por mais de 2 horas/dia
• Alimentação na escola
• Poluição ambiental
• Disruptores endocrinológicos
Adolescente
• Ausência do café da manhã
• Falta de rotina nas refeições
• Sono de curta duração ou de baixa qualidade
• Sedentarismo
• Uso de tela por mais de 2 horas/dia

(continua)

Quadro 1 Causas de obesidade por faixa etária[78] (*continuação*)

• Alimentação na escola
• Uso frequente de fast food
• Fatores emocionais e estresse
• Consumo alimentar emocional
• Baixo nível socioeconômico
• Consumo calórico excessivo durante o estirão
• Ambiente familiar obesogênico
• Uso de medicamentos que aumentan a fome

CONSIDERAÇÕES FINAIS

A prevalência da obesidade infantil aumentou nas últimas décadas. É uma patologia multicausal, caracterizada pelo acúmulo excessivo de gordura, diretamente relacionada com a obesidade na vida adulta. Na atualidade, é considerada um dos maiores problemas de saúde pública no mundo. A obesidade é determinada pela associação de diversos fatores, e essa multicausalidade dificulta seu tratamento, requerendo uma abordagem interdisciplinar.

Inúmeras substâncias estão envolvidas na regulação do apetite e no controle do peso, e a identificação de todos os centros envolvidos e as evidências de suas inter-relações demonstram a complexidade do comportamento alimentar e da homeostase energética. Fatores que influenciam o aumento da obesidade são atribuídos à genética e a aspectos sociais e comportamentais, como o sedentarismo e a alimentação rica em carboidratos.

Deve-se dar atenção à prevenção da obesidade com o desenvolvimento de estratégias preventivas para todas as idades.

REFERÊNCIAS BIBLIOGRÁFICAS

1. World Health Organization (WHO). Prevention and control of non communicable diseases: formal meeting of Member States to conclude the work on the comprehensive global monitoring framework, including indicators, and a set of voluntary global targets for the prevention and control of non communicable diseases. Report by the Director-General; 2012. Disponível em: http://apps.who.int/gb/ebwha/pdf_files/EB132/B132_6-en.pdf. Acesso em: 30 out. 2023.
2. Charney E, Goodman HC, McBride M, Lyon B, Pratt R, Breese B, et al. Childhood antecedents of adult obesity: do chubby infants become obese adults? N Engl J Med. 1976;295:6-9.
3. Dietz WH. Health consequences of obesity in youth: childhood predictors of adult disease. Pediatrics. 1998;101(Suppl 2).

4. World Health Organization (WHO). Comissão sobre o Fim da Obesidade Infantil. Relatório da Comissão sobre o Fim da Obesidade Infantil. Geneva: WHO; 2016
5. Brasil. Ministério da Saúde. Secretaria de Vigilância em Saúde. Departamento de Análise em Saúde e Vigilância de Doenças Não Transmissíveis. Plano de Ações Estratégicas para o Enfrentamento das Doenças Crônicas e Agravos não Transmissíveis no Brasil 2021-2030. Brasília, DF: Ministério da Saúde; 2021.
6. Janjic D. Android-type obesity and gynecoid-type obesity. Praxis (Bern 1994). 1996;85(49):1578-83.
7. World Health Organization (WHO). Obesity and overweight. Disponível em: www.who.int/ media centre/factsheets/fs311/en/. Acesso em: fev. 2016.
8. Cole TJ, Bellizi MC, Flegal KM, Dietz WH. Establishing a standard definition for child overweight and obesity worldwide: international survey. BMJ. 2000;320:1-6.
9. Johnson CL, Paulose-Ram R, Ogden CL, Carroll MD, Kruszon-Moran D, Dohrmann SM, et al. National health and nutrition examination survey: analytic guidelines, 1999-2010. Vital Health Stat 2. 2013;(161):1-24. Disponível em: www.cdc.gov/nchs/data/series/sr_02/sr02_161.pdf. Acesso em: fev. 2016.
10. Centers for Disease Control and Prevention (CDC). Caloric intake from fast food among children and adolescents in the United States, 2011-2012. NCHS Data Brief. n. 213, 2015. Disponível em: www.cdc.gov/nchs/data/databriefs/db213.htm. Acesso em: fev. 2016.
11. Koletzko B, et al. Prevenção da obesidade infantil: um documento de posição da Federação Global de Sociedades Internacionais de Gastroenterologia Pediátrica, Hepatologia e Nutrição (FISPGHAN). Journal of Pediatric Gastroenterology and Nutrition: 2020 May;70(5):702-10.
12. Instituto Brasileiro de Geografia e Estatística (IBGE). POF: 2008-2009. Antropometria e estado nutricional de crianças, adolescentes e adultos no Brasil, 2010. Disponível em: http://biblioteca.ibge.gov.br/visualizacao/livros/liv45419.pdf. Acesso em: 30 out. 2023.
13. Enani. Estado nutricional antropométrico da criança e da mãe: prevalência de indicadores antropométrico de crianças brasileiras menores de 5 anos de idade e suas mães biológicas: Enani 2019. Rio de Janeiro: UFRJ; 2022. Kac G (coord.-geral). Disponível em: https://enani.nutricao.ufrj.br/index.php/relatorios/. Acesso em: set. 2023.
14. Brasil. Atlas da obesidade infantil no Brasil. Brasília: Ministério da Saúde; 2019.
15. Godfrey KM, Sheppard A, Gluckman PD, Lillycrop KA, Burdge GC, McLean C, et al. Epigenetic gene promoter methylation at birth is associated with child's later adiposity. Diabetes. 2011;60(5):1528-34.
16. World Health Organization (WHO). Obesidade e excesso de peso 2021. Disponível em https://www.who.int/news-room/fact-sheets/detail/obesity-and-overweight Acesso em: set. 2023.
17. Han JC, Lawlor DA, Kimm SYS. Childhood obesity 2010: progress and challenges. Lancet. 2010;375:1737-48.
18. Nogueira-de-Almeida CA. Mello ED. Nutrologia pediátrica: prática baseada em evidências 2.ed. Santana de Parnaíba: Manole; 2022.
19. Woods SC, Seeley RJ, Porte Jr. D, Schwartz MW. Signals that regulate food intake and energy homeostasis. Science. 1998;280:1378-83.
20. Associação Brasileira para o estudo da Obesidade e da Síndrome Metabólica (Abeso). Diretrizes brasileiras de obesidade. 3.ed. São Paulo: Abeso; 2009/2010. Disponível em: www.abeso.org.br/ pdf/direrizes_brasileiras_obesidade. Acesso em: fev. 2016.
21. Romero CEM, Zanesco A. O papel dos hormônios leptina e grelina na gênese da obesidade. Rev Nutr (Campinas). 2006;19(1).
22. Nakazato M, Murakami N, Date Y, Kojima M, Matsuo H, Kangawa K, et al. A role for ghrelin in the central regulation of feeding. Nature. 2001;409(6817):194-8.
23. Sainsbury A, Cooney GJ, Herzog H. Hypothalamic regulation of energy homeostasis. Best Pract Res Clin Endocrinol Metab. 2002;16(4):623-37.
24. Williams G, Bing C, Cai XJ, Harold JA, King PJ, Liu XH. The hypothalamus and the control of energy homeostasis: different circuits, different purposes. Physiol Behav. 2001:683-701.

25. Berazzoni M, Volpe S, Tamanini C. Ghrelin: central and peripheral effects of a novel peptydil hormone. Medicine Science Monitor. 2003;9:RA217-24.
26. Horta BL, Mola CL, Victora CG. Long-term consequences of breastfeeding on cholesterol, obesity, systolic blood pressure and type 2 diabete: a systematic review and meta-analysis. Acta Pædiatrica. 2015;104:30-7.
27. Robinson TN. Obesity prevention. In: Chen C, Dietz WH (eds.). Obesity in childhood and adolescence. Philadelphia: Lippincott Williams & Wilkins; 2002. p.245-56.
28. Mannino A, Sarapis K, Moschonis G. The effect of maternal overweight and obesity pre-pregnancy and during childhood in the development of obesity in children and adolescents: a systematic literature review. Nutrients. 2022;14(23).
29. Nguyen PH, Young MF, Khuong LQ, Tran LM, Duong TH, Nguyen HC, et al. Maternal preconception body size and early childhood growth during prenatal and postnatal periods are positively associated with child-attained body size at age 6-7 years: results from a follow-up of the Preconcept trial. The Journal of Nutrition. 2021;151(5):1302-10.
30. Halilagic A, Moschonis G. The effect of growth rate during infancy on the risk of developing obesity in childhood: a systematic literature review. Nutrients. 2021;13(10).
31. Farhangi Abbasalizad M, Tofigh AM, Jahangiri L, Nikniaz Z, Nikniaz L. Sugar-sweetened beverages intake and the risk of obesity in children: an updated systematic review and dose-response meta-analysis. Pediatr Obes. 2022 Aug;17(8):e12914.
32. Marques-Lopes I, Marti A, Moreno-Aliaga MJ, Martínez A. Aspectos genéticos da obesidade. Rev Nutr (Campinas). 2004;17(3).
33. van den Bree MBM, Eaves LJ, Dwyer JT. Genetic and environmental influences on eating patterns of twins aged ≥ 50y. Am J Clin Nutr. 1999;70:456-65.
34. Resende CMM, Silva H, Campello CP, Ferraz LAA, de Lima ELS, Beserra MA, et al. Polymorphisms on rs9939609 FTO and rs17782313 MC4R genes in children and adolescent obesity: a systematic review. Nutrition. 2021;91-92:111474.
35. Flórez CAR, García-Perdomo HA, Escudero MM. MicroRNAs associated with overweight and obesity in childhood: a systematic review. MicroRNA. 2020;9(4):255-65.
36. Xie C, Hua W, Zhao Y, Rui J, Feng J, Chen Y, et al. The ADRB3 rs4994 polymorphism increases risk of childhood and adolescent overweight/obesity for East Asia's population: an evidence-based meta-analysis. Adipocyte. 2020;9(1):77-86.
37. Loos RJ, Bouchard C. FTO: the first gene contributing to common forms of human obesity. Obes Rev. 2008;9:246-50.
38. Lissener L, Heitmann BL. Dietary fat and obesity: evidence from epidemiology. Eur J Clin Nutr. 1995;49(2):79-90.
39. Silva RCR, Malina RM. Nível de atividade física em adolescentes do Município de Niterói, Rio de Janeiro, Brasil. Cad Saúde Pública. 2000;16(4):1091-7.
40. University of Missouri. Pirâmide MyActivity para crianças. Disponível em: https://extension.missouri.edu/publications/n386. Acesso em: set. 2023.
41. Gortmaker SL, Must A, Sobol AM, Peterson K, Colditz GA, Dietz WH. Television viewing as a cause of increasing obesity among children in the United States, 1986-1990. Arch Pediatr Adolesc Med. 1996;150:356-62.
42. Aghasi M, Matinfar A, Golzarand M, Salari-Moghaddam A, Ebrahimpour-Koujan S. Internet use in relation to overweight and obesity: a systematic review and meta-analysis of cross-sectional studies. Adv Nutr. 2020;11(2):349-56.
43. Jakobsen DD, Brader L, Bruun JM. Association between food, beverages and overweight/obesity in children and adolescents: a systematic review and meta-analysis of observational studies. Nutrients. 2023:15:764.
44. Halliday JA, Palma CL, Mellor D, Green J, Renzaho AM. The relationship between family functioning and child and adolescent overweight and obesity: a systematic review. Int J Obes (Lond). 2014;38(4):480-93.

45. Oliveira JEP de, Vencio S (orgs.). Diretrizes da Sociedade Brasileira de Diabetes 2014-2015. São Paulo: AC Farmacêutica; 2015. Disponível em: www.diabete.org.br/images/2015/area-restrita/diretrizes-sbd-2015.pdf. Acesso em: fev. 2016.
46. García-Hermoso A, Ceballos-Ceballos RJ, Poblete-Aro CE, Hackney AC, Mota J, Ramírez-Vélez R. Exercise, adipokines and pediatric obesity: a meta-analysis of randomized controlled trials. Int J Obes (Lond). 2017;41(4):475-82.
47. Bates CR, Buscemi J, Nicholson LM, Cory M, Jagpal A, Bohnert AM. Links between the organization of the family home environment and child obesity: a systematic review. Obes Rev. 2018;19(5):716-27.
48. Chaput JP, McHill AW, Cox RC, Broussard JL, Dutil C, da Costa BGG, et al. The role of insufficient sleep and circadian misalignment in obesity. Nat Rev Endocrinol. 2023 Feb;19(2):82-97.
49. Jebeile H, Kelly AS, O'Malley G, Baur LA. Obesity in children and adolescents: epidemiology, causes, assessment, and management. Lancet Diabetes Endocrinol. 2022 May;10(5):351-65.
50. Hirshkowitz M, Whiton K, Albert SM, Alessi C, Bruni O, DonCarlos L, et al. National Sleep Foundation's updated sleep duration recommendations: final report. Sleep Health. 2015 Dec;1(4):233-43.
51. Sociedade Brasileira de Pediatria (SBP). Departamento de Nutrologia. Obesidade na infância e adolescência: manual de orientação. 3.ed. São Paulo: SBP; 2019.
52. Xavier HT, Izar MC, Faria Neto JR, Assad MH, Rocha VZ, Sposito AC, et al. V Diretriz brasileira de dislipidemias e prevenção da aterosclerose. Sociedade Brasileira de Cardiologia. 2013;101(4) (Suppl 1). Disponível em: http://publicacoes.cardiol.br/consenso/2013/V_Diretriz_Brasileira_de_Dislipidemias. pdf. Acesso em: fev. 2016.
53. Burke JP, Hale DE, Hazuda HP, Stern MP. A quantitative scale of acanthosis nigricans. Diabetes Care. 1999;22:10:1655-59.
54. Ley RE. Obesity and the human microbiome. Curr Opin Gastroenterol. 2010;26(1):5-11.
55. Caricilli AM, Saad MJ. Gut microbiota composition and its effects on obesity and insulin resistance. Curr Opin Clin Nutr Metab Care. 2014;17(4):312-8.
56. Tsukumo DM, Carvalho BM, Carvalho-Filho MA, Saad MJA. Pesquisa translacional em microbiota intestinal: novos horizontes no tratamento da obesidade. Arq Bras Endocrinol Metab. 2009;53(2).
57. Gerber JS, Bryan M, Ross RK, Daymont C, Parks EP, Localio AR, et al. Antibiotic exposure during the first 6 months of life and weight gain during childhood. JAMA. 2016;315:1258-65.
58. Liu BN, Liu XT, Liang ZH, Wang JH. Gut microbiota in obesity. World J Gastroenterol. 2021 Jul 7;27(25):3837-50.
59. World Health Organization (WHO). WHO child growth standards: length/height-for-age, weight-for-age, weight-for-length, weight-for-height and body mass index-for-age. Methods and development. WHO (nonserial publication). Geneva: WHO; 2006. Disponível em: www.who.int/childgrowth/en/. Acesso em: fev. 2016.
60. Weffort VRS, Oliveira FLC, Escrivão MAMS. Diagnóstico de obesidade: manual de obesidade. Sociedade Brasileira de Pediatria. Departamento Científico de Nutrologia. São Paulo: SBP; 2019.
61. Puglia CR. Indicações para o tratamento operatório da obesidade mórbida. Revista da Associação Médica Brasileira. 2004;50.
62. Ued FV, Weffort VRS. Vitaminas antioxidantes no contexto da doença hepática gordurosa não alcoólica em crianças e adolescentes obesos. Rev Paul Pediatr. 2013;31(4):523-30.
63. Duarte MASM, Silva GAP. Esteatose hepática em crianças e adolescentes obesos. Jornal de Pediatria. 2011;87(2):150-6. Disponível em: http://www.scielo.br/scielo.php?script=sci_arttext&pid=S0021-75572011000200011&nrm=iso. Acesso em: set. 2023.
64. Ferriman, Gallwey, Lorenzo. In: Ehmann DA, Rosenfield RL. An endocrinologic approach to the patient with hirsutism. JCEM. 1990;71:1.
65. Marcus CL, Brooks LJ, Draper KA, Gozal D, Halbower AC, Jones J, et al. Diagnosis and management of childhood obstructive sleep apnea syndrome. Pediatrics. 2012 Sep 1;130(3):576-84. Disponível em: http://pediatrics.aappublications.org/cgi/doi/10.1542/peds.2012-1671.

66. Chervin RD1, Hedger K, Dillon JE, Pituch KJ. Questionário pediátrico do sono (PSQ): validade e confiabilidade de escalas para distúrbios respiratórios do sono, ronco, sonolência e problemas comportamentais. Dormir Med. 2000 Feb 1;1(1):21-32.
67. Azziz R. Diagnosis of polycystic ovarian syndrome: the Rotterdam criteria are premature. J Clin Endocrinol Metab. 2006;91:781-5.
68. Daniels SR, Greer FR, Committee on Nutrition. Lipid screening and cardiovascular health in childhood. AAP Pediatrics. 2008;122:198-208.
69. Giuliano ICB, Caramelli B, Pellanda L, Duncan B, Mattos S, Fonseca FH. I diretriz de prevenção da aterosclerose na infância e na adolescência. Arq Bras Cardiol. 2005;85(Suppl VI).
70. Kwiterovich PO. Clinical and laboratory assessment of cardiovascular risk in children: guidelines for screening, evaluation, and treatment. J Clin Lipidol. 2008;2(4):248-66.
71. Alberti KG, Zimmet PZ, Shaw JE. The metabolic syndrome in children and adolescents. Lancet. 2007;369:2059-61.
72. Pergher RNQ, Melo ME, Halpern A, Mancini MC. Is a diagnosis of metabolic syndrome applicable to children? Jornal de Pediatria. 2000;86(2).
73. Weffort VRS, Oliveira NAL. Prevenção da obesidade na infância: manual de obesidade. Departamento Científico de Nutrologia. Sociedade Brasileira de Pediatria. 3.ed. São Paulo: SBP; 2019.
74. Hawkes C, Smith TG, Jewell J, Wardle J, Hammond RA, Friel S, et al. Obesity 2: smart food policies for obesity prevention. Lancet. 2015;385(9985):2410-21.
75. Brasil. Ministério da Saúde. Secretaria de Atenção Primária à Saúde. Departamento de Promoção da Saúde. Manual de atenção às pessoas com sobrepeso e obesidade no âmbito da Atenção Primária à Saúde (APS) do Sistema Único de Saúde. Brasília, DF: Ministério da Saúde; 2022.
76. Brasil. Ministério da Saúde. Instrutivo para o cuidado da criança e do adolescente com sobrepeso e obesidade no âmbito da Atenção Primária à Saúde. Ministério da Saúde, Universidade do Estado do Rio de Janeiro. Brasília, DF: Ministério da Saúde; 2022.
77. American College of Cardiology. American Heart Association Task Force on Practice Guidelines. AHA. ACC guideline on lifestyle management to reduce cardiovascular risk. 2013. Disponível em: http://circ.ahajournals.org/content/early/2013/11/11/01.cir.0000437740.48606.d1/suppl/DC1. Acesso em: set. 2023.
78. Nogueira-de-Almeida CA, Weffort VRS, Ued FDV, Ferraz IS, Contini AA, Martinez EZ, et al. What causes obesity in children and adolescents? J Pediatr (Rio J). 2024 Mar-Apr;100 Suppl 1(Suppl 1):S48-S56.

31 Aleitamento materno e prevenção da obesidade e hipertensão arterial

Juliana Farias de Novaes
Silvia Eloiza Priore
Sylvia do Carmo Castro Franceschini
Joel Alves Lamounier

INTRODUÇÃO

O aleitamento materno representa uma das experiências nutricionais mais precoces do recém-nascido, dando continuidade à nutrição iniciada na vida intrauterina, o que garante a melhor saúde possível e o melhor resultado no desenvolvimento e no estado psicológico da criança.[1,2] Apoio e envolvimento entusiásticos na promoção e na prática do aleitamento são essenciais para o alcance do ótimo estado de saúde, crescimento e desenvolvimento da criança. Estudos mostram que o aleitamento materno exclusivo melhora a proteção contra doenças e eleva a probabilidade de continuação da amamentação total durante, no mínimo, o 1º ano de vida.[2] Portanto, o aleitamento materno deve ser promovido em razão de seus benefícios já bem esclarecidos, a curto prazo, assim como os recentemente descobertos, a longo prazo.[3] Associações consistentes têm sido apresentadas entre o aleitamento materno e fatores de risco cardiovasculares, como obesidade, dislipidemias, hipertensão arterial, diabete, desenvolvimento cognitivo e câncer na infância e na fase adulta.[4]

A obesidade destaca-se como um dos maiores problemas de saúde com efeitos médicos e psicossociais importantes.[5] Profissionais de saúde têm observado aumento crescente de hiperlipidemias, hipertensão e diabete em pacientes obesos.[6] Os efeitos da obesidade infantil na prática pediátrica são o aumento do diabete tipo 2 como uma enfermidade infantil e da pressão arterial em crianças.[5] Favorece complicações cerebrovasculares e cardiovasculares na vida adulta por ser uma das principais causas de hipertensão arterial em crianças. Tanto a pressão sistólica como a diastólica aumentam com a elevação do índice de massa corpórea (IMC).[7] A associação entre obesidade e dislipidemia observada em adultos também tem sido documentada em crianças e adolescentes.[8] Segundo Freedman et al.,[9] escolares com sobrepeso, quando comparados a seus respectivos pares mais magros, apresentaram 2,4 a 7,1 vezes mais probabilidade de ter elevado colesterol total, LDL-colesterol, triglicérides e pressão arterial e 12,6 vezes de ter hiperinsulinemia. O excesso de peso em crianças está significativamente associado a resistência insulínica, perfil lipídico alterado e elevada pressão arterial no início da fase adulta.[8,10] Vários fatores de risco para doenças cardiovasculares persistem da infância para a vida adulta, e o impacto da obesidade nessa consideração ressalta a necessidade de implantação de medidas preventivas que estimulem o desenvolvimento de estilos de vida saudáveis ainda na infância.[11,12] A relação entre peso corpóreo, distribuição de gordura corpórea e pressão arterial é crucial para a avaliação do impacto na saúde pública e clínica, com origens associadas ao aumento da prevalência da obesidade na infância.[13]

ALEITAMENTO MATERNO, OBESIDADE E SOBREPESO

A hipótese de que o aleitamento materno tem efeito protetor contra a obesidade apresenta evidências epidemiológicas a seu favor, bem como plausibilidade biológica; contudo, dados disponíveis na literatura ainda são controversos.[14] Fatores bioativos presentes no leite humano, menor ingestão de energia e/ou proteínas e resposta hormonal única podem contribuir para menor risco de sobrepeso/obesidade na infância.[15] Entre os possíveis mecanismos biológicos que influenciam a função protetora do leite materno contra a obesidade, encontram-se a composição única do leite e as respostas metabólicas e fisiológicas do leite materno. A composição única dos nutrientes do leite materno é qualitativa e quantitativamente diferente de qualquer fórmula infantil, pois contém substâncias bioativas que afetam a diferenciação e a proliferação dos adipócitos, podendo influenciar o crescimento e o desenvolvimento dos tecidos. O leite humano contém tanto o fator de crescimento epidérmico quanto o TNF-alfa, ambos conhecidos como inibidores da diferenciação de adipócitos *in vitro*.[16] Outro hormônio muito importante na etiologia da obesidade é a leptina, um regulador importante do apetite e da gordura corpórea. Os níveis de leptina tendem a ser positivamente correlacionados com a gordura corpórea, sendo que altos níveis de leptina inibem o apetite, a menos que exista resistência à leptina. Tem sido encontrada a presença da leptina no leite humano, a qual poderia desempenhar um papel regulador no metabolismo do lactente, visto que esse hormônio tem ação inibidora do apetite e das vias anabólicas, mas estimula as vias catabólicas.[4]

Estudos epidemiológicos e experimentais com animais têm sugerido que as primeiras experiências nutricionais do indivíduo, se não adequadas, podem afetar sua suscetibilidade a doenças crônicas na idade adulta, como obesidade, hipertensão, doença cardiovascular e diabete tipo 2, o que tem sido denominado *imprinting* metabólico.[17] O termo descreve um fenômeno pelo qual uma experiência nutricional precoce, atuando durante um período de desenvolvimento crítico e sensível ao ambiente (janela de oportunidade), acarretaria um efeito duradouro e persistente ao longo da vida do indivíduo, predispondo-o a determinadas doenças.[1,18]

A composição única do leite materno poderia implicar o processo de *imprinting* metabólico, alterando, por exemplo, o número e/ou o tamanho dos adipócitos ou induzindo o fenômeno de diferenciação metabólica. A complexidade da rede neuroendócrina, que regula o balanço energético e seus múltiplos integrantes, e o grande número de fatores bioativos presentes no leite humano sugerem uma infinidade de potenciais mecanismos de atuação do leite materno nesse processo. Embora o mecanismo de *imprinting* metabólico seja uma explicação atraente, o fenômeno ainda precisa ser mais bem esclarecido, ou seja, em qual nível atuaria o aleitamento materno: se alterando o número e/ou o tamanho dos adipócitos, interferindo nos mecanismos regulatórios hipotalâmicos que modulam as respostas endócrinas e na expressão gênica, ou por meio de algum outro mecanismo a ser determinado.[1] Segundo Stanner e Smith,[19] o aleitamento exerce efeito protetor na obesidade infantil, provavelmente criando impacto em termos de saúde pública. Mecanismos plausíveis explicam essa proteção, como diferenças na ingestão de proteína, programação metabólica (altos níveis de insulina em crianças alimentadas com fórmula) e aspectos comportamentais (autorregulação da ingestão energética).

Crianças alimentadas com fórmulas infantis durante os primeiros 6 meses de vida ingerem diariamente de 1,6 a 1,8 vez mais proteína por kg do que as alimentadas ao seio.[20] Uma ingestão proteica excessiva para a necessidade metabólica pode aumentar a secreção de insulina e do fator de crescimento I.[21] A alta concentração plasmática de insulina pode estimular a captação da glicose pela célula e inibir a lipólise, contribuindo para o acúmulo de tecido adiposo subcutâneo.[22] Em crianças alimentadas com fórmulas, foram observadas altas concentrações plasmáticas de insulina em relação às amamentadas e, consequentemente, maior deposição de gordura corpórea.[23]

É possível que os lactentes alimentados ao seio materno desenvolvam mecanismos mais eficazes para regular sua ingestão energética.[1] O aleitamento possibilita à criança controlar a quantidade do leite consumido, com base no controle da saciedade interna. Crianças que mamam em mamadeiras podem ser encorajadas a terminar o conteúdo desse recipiente mesmo quando já atingiram a saciedade. Especula-se que isso pode levar a diferenças posteriores na habilidade de autorregular a ingestão energética.[4] É importante ressaltar que, em crianças alimentadas com mamadeira, a quantidade consumida é, principalmente, regulada via volume, o que pode resultar na superalimentação do bebê, ou seja, enquanto não há o consumo de todo o conteúdo da mamadeira, a mãe não se tranquiliza quanto ao fato de a criança estar bem alimentada. Assim, crianças amamentadas ao seio podem adquirir maior controle sobre seus hábitos alimentares do que as alimentadas com mamadeira.[24] A baixa densidade energética do leite humano, em comparação às fórmulas lácteas, e o melhor autocontrole da ingestão alimentar em crianças amamentadas são possíveis explicações para o observado efeito protetor da amamentação contra o sobrepeso infantil.[25]

Sabe-se que a amamentação não envolve apenas aspectos estritamente biológicos, como a composição do leite materno, mas também aspectos psicológicos e comportamentais, que permeiam a relação mãe-filho. O mesmo se pode dizer quanto à formação do hábito alimentar da criança.[14] A dieta da mãe afeta o sabor do leite materno e os diferentes sabores interferem na ingestão do lactente. Há evidências de que a experiência com diversos sabores durante a amamentação facilita, no futuro, a aceitação de novos alimentos pela criança, contribuindo, assim, para uma alimentação mais variada.[26] Esse fator seria útil à melhora da alimentação de muitas crianças com sobrepeso, que tendem a rejeitar o consumo de frutas e verduras, alegando sabores indesejáveis e preferindo alimentos com valor energético geralmente mais elevado. Heinig et al.,[27] estudando a ingestão de energia e proteína por crianças alimentadas com leite humano e crianças alimentadas com fórmula, observaram que as primeiras apresentaram menor ingestão energética e proteica, mesmo quando controladas por escolaridade dos pais e tempo de introdução de alimentos sólidos. A ingestão energética e proteica de crianças alimentadas com fórmula foi 15 a 20% e 66 a 70% maior, respectivamente, do que no grupo amamentado durante os primeiros 6 meses de idade. Essas diferenças persistiram ao longo do 1º ano e ocorreram em virtude, predominantemente, das diferenças na composição da fonte do leite (leite humano *versus* fórmula). Embora diferenças no crescimento estejam relacionadas com a ingestão proteica, isso não significa, necessariamente, que a alta ingestão proteica, no grupo alimentado com fórmula, seja desejável. Diferenças no crescimento entre crianças amamentadas e alimentadas com fórmula no 1º ano de vida relacionaram-se sobretudo com o peso, e não com o comprimento.[27] Vieira et al.,[28] comparando os hábitos alimentares de crianças amamentadas e não amamentadas, menores de 1 ano, observaram que as primeiras apresentavam melhores hábitos alimentares. A análise dos alimentos semissólidos/sólidos consumidos pelas crianças amamentadas e não amamentadas revelou que a amamentação estava associada a um melhor comportamento alimentar, evidenciado pela menor prevalência de consumo desses alimentos antes dos 4 meses de vida.

Segundo Dewey,[4] os estudos concernentes ao efeito protetor do aleitamento materno e à obesidade infantil mostram que o efeito do leite materno é relativamente modesto. Muitas vezes, o efeito não é detectado, quando o tamanho de amostras é relativamente pequeno ou não há informação sobre amamentação exclusiva. Embora o efeito da amamentação possa não ser acentuado, sua função na prevenção do sobrepeso pode, ainda, ser importante em virtude da atual epidemia do sobrepeso infantil no mundo. Em um estudo que envolveu 9.357 crianças de 5 e 6 anos na Alemanha, von Kries et al.[16] observaram efeito dose-resposta entre a duração do aleitamento materno e a prevalência de sobrepeso e obesidade infantil. Em crianças amamentadas durante, no mínimo, 6 meses, os riscos de sobrepeso ou obesidade foram reduzidos em mais de 30% e 40%, respectivamente. Depois do ajuste dos fatores de confusão, o aleitamento materno permaneceu como significativo fator de proteção contra a obesidade (*odds ratio* - OR: 0,75; intervalo de confiança - IC: 0,57 a 0,98). Resultados semelhantes foram encontrados por Liese et al.,[24] que, em estudo com crianças alemãs nas cidades de Munique (n = 1.062) e Dresden (n = 1.046) de 9 a 10 anos, observaram menor prevalência de sobrepeso entre as amamentadas (15,2% e 9,9%, respectivamente) em relação àquelas não amamentadas (24,3% e 16,4%, respectivamente). Crianças que já tinham sido amamentadas, tanto em Munique quanto em Dresden, apresentaram uma OR de 0,55 (IC: 0,41 a 0,74) de sobrepeso em relação àquelas nunca amamentadas, sendo realizado o ajuste por idade, sexo e cidade. Com o aumento na duração do aleitamento materno total, uma relação dose-resposta para a OR do sobrepeso foi observada [< 6 meses (OR: 0,71; IC: 0,51 a 0,98); 6 a 12 meses (OR: 0,56; IC: 0,53 a 0,90)], sendo o mesmo constatado para o aleitamento materno exclusivo [< 2 meses (OR: 0,70; IC: 0,49 a 0,99); 2 a 4 meses (OR: 0,68; IC: 0,48 a 0,98); 5 a 6 meses (OR: 0,51; IC: 0,33 a 0,80)].

Armstrong e Reilly,[29] em estudo com 32.200 crianças escocesas de 3 anos, verificaram que a prevalência da obesidade foi significativamente menor em crianças amamentadas, situação que persistiu mesmo após o ajuste pelo nível socioeconômico, peso ao nascer e sexo, sendo a OR ajustada para obesidade de 0,70 (IC: 0,61 a 0,80). Toschke et al.[30] constataram relação efeito-dependente entre a duração do aleitamento materno total e o sobrepeso com 33.768 crianças e adolescentes de 6 a 14 anos da República Tcheca, uma vez que houve menor prevalência do sobrepeso em crianças amamentadas durante mais de 6 meses (9%) em relação às não amamentadas (12,4%). Para obesidade, não foi encontrado efeito dose-resposta. Nesse estudo, não se distinguiu aleitamento materno total do exclusivo, sendo o sobrepeso considerado IMC superior ao percentil 90. Os autores observaram efeito protetor do aleitamento materno, com a OR de 0,80 para o sobrepeso (IC: 0,71 a 0,90) e para a obesidade (IC: 0,66 a 0,96), após o ajuste baseado no nível de educação dos pais, tabagismo materno, peso ao nascer, prática de assistir à televisão durante mais de 1 hora, presença de irmãos e prática de atividade física.

Bergmann et al.,[31] em acompanhamento de 918 crianças alemãs em estudo longitudinal desde o nascimento até 6 anos de idade, verificaram que a utilização de mamadeiras, o sobrepeso materno, o tabagismo materno na gestação e a baixa condição socioeconômica constituem importantes fatores de risco para o sobrepeso e a adiposidade na idade de 6 anos. Nommsen-Rivers,[32] relatando os resultados do US Pediatric and Pregnancy Nutrition Surveillance Systems, com 177.304 crianças de baixo nível socioeconômico e diversas etnias, ressaltou a relação dose-resposta do aleitamento materno total, com a OR ajustada do sobrepeso (em comparação a crianças nunca amamentadas) diminuindo de 0,88 (IC: 0,83 a 0,93) e duração de 1 a 2,9 meses para 0,72 (IC: 0,65 a 0,80) e duração ≥ 12 meses.

ALEITAMENTO MATERNO E HIPERTENSÃO ARTERIAL

Vem-se observado que o aleitamento materno tem efeitos benéficos, a longo prazo, quanto a fatores de risco cardiovasculares, como diminuição da pressão arterial, do perfil lipídico indesejável e da incidência de obesidade durante a infância.[33]

Investigações epidemiológicas fornecem indícios consistentes de que os precursores da hipertensão arterial sistêmica no adulto iniciam-se na infância.[34,35] O aumento da prevalência da hipertensão arterial pediátrica reforça a necessidade para a aferição da pressão arterial regularmente em crianças, em razão do aumento da obesidade nessa faixa etária, e sua associação a comorbidades.[13] Estudos têm mostrado um efeito protetor do aleitamento materno na hipertensão arterial em fases posteriores da vida,[36,37] possivelmente em virtude do menor conteúdo de sódio em relação às fórmulas infantis, dos efeitos benéficos de ácidos graxos poli-insaturados de cadeia longa existentes no leite materno, das substâncias existentes em sua composição que podem influenciar a pressão arterial (p.ex., hormônios e substâncias tróficas) e da associação com o sobrepeso como fator de risco para hipertensão.

Wilson et al.,[36] em estudo envolvendo crianças com idade média de 7,3 anos, observaram que o percentual de gordura corpórea, medido tanto pela impedância quanto pela prega cutânea tricipital, foi significativamente maior em crianças alimentadas com alimentos sólidos antes de 15 semanas de vida (18,5% *versus* 16,5%, $p = 0,01$). Os autores também observaram que a pressão arterial sistólica estava relacionada com a alimentação das crianças: aquelas exclusivamente alimentadas com mamadeira apresentaram maior pressão arterial sistólica (94,2 mmHg) em relação àquelas exclusivamente amamentadas (90,3 mmHg), sendo a diferença estatisticamente significativa ($p < 0,05$). Esse estudo indica que, em sociedades industrializadas, a amamentação exclusiva durante, no mínimo, 15 semanas e a proibição de oferecimento de sólidos antes de 15 semanas, em crianças saudáveis nascidas a termo, podem proporcionar significativos benefícios a longo prazo para a saúde da criança. Se a hipótese de programação estiver correta, as diferenças observadas na composição corpórea e a pressão arterial podem aumentar com o tempo e tornar-se antecedentes importantes de doenças na fase adulta. Ao acompanhar crianças desde o nascimento até 13 a 16 anos, Singhal et al.[37] observaram que a pressão arterial foi menor em crianças amamentadas em relação àquelas alimentadas com fórmula. Segundo os autores, os achados são consistentes com a hipótese de que alta pressão arterial em fases posteriores da vida (adolescência e fase adulta), ao menos parcialmente, tem origem nutricional precoce e fornece clara evidência para um potencial efeito benéfico a longo prazo do aleitamento materno. Esse estudo, realizado há 20 anos (1982 a 1985), fornece evidência experimental e prospectiva para a programação nutricional precoce de fatores de risco cardiovasculares.

No entanto, o efeito protetor do aleitamento na hipertensão arterial ainda é muito controverso na literatura.[38] Apesar de não serem observadas doenças cardiovasculares na infância, os componentes da síndrome metabólica (obesidade, hipertensão, dislipidemias e hiperinsulinemia) estão presentes nessa fase e persistem até a vida adulta, confirmando, portanto, a hipótese de que os precursores das doenças cardiovasculares estão presentes em fases iniciais da vida,[10,39] Em virtude da importância da prevenção da doença cardiovascular, é importante que pesquisas na área de nutrição infantil tenham como foco também os efeitos biológicos vitais em fases posteriores da vida.[40]

REFERÊNCIAS BIBLIOGRÁFICAS

1. Balaban G, Silva GAP, Dias MLCM, Dias MCM, Fortaleza GTM, Morotó FMM et al. O aleitamento materno previne o sobrepeso na infância? Rev Bras Saúde Mater Inf. 2004;4(3):263-8.
2. American Academy of Pediatrics (AAP). Breastfeeding and the use of human milk. Pediatrics. 2005;11:496-506.
3. Fewtrell MS. The long-term benefits of having been breast-fed. Current Paediatrics. 2004;14:97-103.
4. Dewey KG. Is breastfeeding protective against child obesity? J Hum Lact. 2003;19(1):9-18.
5. Nelms BC. Childhood obesity: taking on the issue. J Ped Health Care. 2001;15:47-8.
6. Andersen RE. The spread of the childhood obesity epidemic. Canadian Medical Association. 2000;163(11):1461-2.
7. Macedo ME, Trigueiros D, Freitas F. Prevalence of arterial hypertension in children and adolescents. Influence of obesity. Am J Hypertens. 1995;8(4):148A.
8. Steinberger J, Daniels SR. Obesity, insulin resistance, diabete, and cardiovascular risk in children. An American Heart Association Scientific Statement from the atherosclerosis, hypertension, and obesity in the young committee (council on cardiovascular disease in the young) and the diabete committee (council on nutrition, physical activity, and metabolism). Circulation. 2003;107:1448-53.
9. Freedman DS, Dietz WH, Srinivasan SR, Berenson GS. The relation of overweight to cardiovascular risk factors among children and adolescents: the Bogalusa Heart Study. Pediatrics. 1999;103:1175-82.
10. Steinberger J, Moran A, Hong CP, Jacobs Jr. DR, Sinaiko AR. Adiposity in childhood predicts obesity and insulin resistance in young adulthood. J Pediatr. 2001;138(4):469-73.
11. Bao W, Srinivasan SR, Wattigney WA, Berenson GS. Persistence of multiple cardiovascular risk clustering related to syndrome X from childhood to young adulthood: the Bogalusa Heart Study. Arch Intern Med. 1994;154(16):1482-.
12. Edmunds L, Waters E, Elliot E. Evidence based management of childhood obesity. BMJ. 2001; 323:916-919.
13. Barba G, Troiano E, Russo P, Strazullo P, Strazzullo P, Siani A. On behalf of the ARCA Project study group. Body mass, fat distribution and blood pressure in Southern Italian children: results of the ARCA Project. Nutr Metab Cardiovasc Dis. 2006;16:239-48.
14. Balaban G, Silva GAP. Efeito protetor do aleitamento materno contra a obesidade infantil. Jornal de Pediatria. 2004;80(1):7-16.
15. Koletzko B, von Kries R. Estaria o desmame precoce associado ao risco posterior de obesidade? Anais Nestlé. 2002;62:22-30.
16. von Kries R, Koletzko B, Sauerwald T, Von Mutius E, Barnert D, Grunert V et al. Breast feeding and obesity: cross sectional study. BMJ. 1999;319:147-50.
17. Waterland RA, Garza C. Potential mechanisms of metabolic imprinting that lead to chronic disease. Am J Clin Nutr. 1999;69:179-97.

18. Barker DJP. In utero programming of chronic disease. Clin Sci. 1998;95:115-28.
19. Stanner S, Smith E. Breastfeeding: early influences on later health. British Foundation Nutrition Bulletin. 2005;30:94-102.
20. Alexy U, Kersting M, Sichert-Hellert W, Manz F, Schoch G. Macronutrient intake of 3 to 36-month-old German infants and children: results of the Dortmund Nutritional and Anthropometric Longitudinally Designed Study (DONALD Study). Ann Nutr Metab. 1999;43(1):14-22.
21. Kramer MS. Do breast-feeding and delayed introduction of solid foods protect against subsequent obesity? J Pediatr. 1981;98(6):883-7.
22. Oakley JR. Differences in subcutaneous fat in breast and formula-fed infants. Arch Dis Child. 1977;52:79-80.
23. Rolland-Cachera MF, Cole TJ, Sempe M, Tichet J, Rossignol C, Carraud A. Body mass index variations: centiles from birth to 87 years. Eur J Clin Nutr. 1991;45(1):13-21.
24. Liese AD, Hirsch T, Von Mutius E, Keil U, Leupold W, Weiland SK. Inverse association of overweight and breast feeding in 9 to 10-y-old children in Germany. Int J Obes. 2001;25:1644-50.
25. Whitehead RG. For how long is exclusive breast-feeding adequate to satisfy the dietary energy needs of the average young baby? Pediatr Res. 1995;37:239-43.
26. Birch LL, Fisher JO. Development of eating behaviors among children and adolescents. Pediatrics. 1998;101:539-49.
27. Heinig MJ, Nommsen LA, Peerson JM, Lonnerdal B, Dewey KG. Energy and protein intakes of breast-fed and formula-fed infants during the first year of life and their association with growth velocity: the DARLING Study. Am J Clin Nutr. 1993;58:152-61.
28. Vieira GO, Silva LR, Vieira TO, Almeida JAG, Cabral VA. Hábitos alimentares de crianças menores de 1 ano amamentadas e não-amamentadas. Jornal de Pediatria. 2004;80(5):411-6.
29. Armstrong J, Reilly JJ. Child Health Information Team. Breastfeeding and lowering the risk of childhood obesity. Lancet. 2002;359:2003-4.
30. Toschke AM, Vignerova J, Lhotska L, Osancova K, Koletzko B, Von Kries R. Overweight and obesity in 6- to 14-year-old Czech children in 1991: protective effect of breast-feeding. J Pediatr. 2002;141:764-9.
31. Bergmann KE, Bergmann RL, Kries RV, Bohm O, Richter R, Dudenhausen JW et al. Early determinants of childhood overweight and adiposity in a birth cohort study: role of breast-feeding. Int J Obes. 2003;27:162-72.
32. Nommsen-Rivers L. More evidence of the protective effect of breastfeeding against childhood obesity. J Hum Lact. 2004;20(2):255-6.
33. American Academy of Pediatrics (AAP). Work Group on Breastfeeding. Pediatrics. 1997;100(6):1035-9.
34. Steinberger J. Insulin resistance and cardiovascular risk in the pediatric patient. Prog Pediatr Cardiol. 2001;12:169-75.
35. Salgado CM, Carvalhaes JTA. Hipertensão arterial na infância. Jornal de Pediatria. 2003; 79(Supl.1):S115-S124.
36. Wilson AC, Forsyth JS, Greene SA, Irvine L, Hau C, Howie PW. Relation of infant diet to childhood health: seven year follow up of cohort of children in Dundee infant feeding study. BMJ. 1998;316:21-5.
37. Singhal A, Cole TJ, Lucas A. Early nutrition in preterm infants and later blood pressure: two cohorts after randomised trials. Lancet. 2001;357:413-9.
38. Horta BL, Bahl R, Martines JC, Victora CG. Evidence on the long-term effects of breastfeeding – Systematic reviews and meta-analyses. WHO, 2007. p. 1-52.
39. Bao W, Srinivasan SR, Valdez R, Greenlund KJ, Wattingney WA, Berenson GS. Longitudinal changes in cardiovascular risk from adulthood in offspring of parents with coronary artery disease: the Bogalusa Heart Study. JAMA. 1997;278:1749-54.
40. Ravelli ACJ, Van Der Meulen JHP, Osmond C, Barker DJP, Bleker OP. Infant feeding and adult glucose tolerance, lipid profile, blood pressure, and obesity. Arch Dis Child. 2000;82:248-52.

BIBLIOGRAFIA

1. Aguirre ANC, Vitolo MR, Puccini RF, Morais MB. Constipação em lactentes: influência do tipo de aleitamento e da ingestão de fibra alimentar. J Pediatr. 2002;78(3):202-8.
2. Araújo CL, Victora CG, Hallal PC, Gigante DP. Breastfeeding and overweight in childhood: evidence from the Pelotas 1993 birth cohort study. Int J Obes. 2006;30:500-6.
3. Arifeen S, Black RE, Antelman G, Baqui A, Caulfield L, Becker S. Exclusive breastfeeding reduces acute respiratory infection and diarrhea deaths among infants in Dhaka slums. Pediatrics. 2001;108(4):1-8.
4. Asayama K, Dobashi K, Hayashible H, Kodera K, Uchida N, Nakane T et al. Threshold values of visceral fat measures and their anthropometric alternatives for metabolic derangement in Japanese obese boys. Int J Obes. 2002;26:208-13.
5. Bener A, Denic S, Galadari S. Longer breast-feeding and protection against childhood leukaemia and lymphomas. Eur J Cancer. 2001;37:234-8.
6. Bogen DL, Hanusa BH, Whitaker RC. The effect of breast-feeding with and without formula use on the risk of obesity at 4 years of age. Obes Res. 2004;12(9):1527-35.
7. Bognetti E, Meschi F, Malavasi C, Pastore MR, Sergi A, Illeni MT et al. HLA antigens in Italian type 1 diabetic patients: role of DR3/DR4 antigens and breast-feeding in the onset of the disease. Acta Diabetol. 1992;28:229-32.
8. Borch-Johnsen K, Mandrup-Poulsen T, Zachau-Christiansen B, Joner G, Christy M, Kastrup K et al. Relation between breast-feeding and incidence of insulin-dependent diabete melito – a hypothesis. Lancet. 1984;10:1083-6.
9. Braddon FE, Rodgers B, Wadsworth ME, Davies JM. Onset of obesity in a 36 years birth cohort study. BMJ. 1986;293(6542):299-303.
10. Brambilla P, Manzoni P, Sironi S. Peripheral adiposity in childhood obesity. Int J Obes. 1994;18:795.
11. Campos ALR. Aspectos psicológicos da obesidade. In: Fisberg M. Obesidade na infância e adolescência. São Paulo: Fundação BYK, 1995. p. 71-9.
12. Clifford TJ. Breast-feeding and obesity – the evidence regarding its effect on obesity is inconclusive. BMJ. 2003;327:879-80.
13. Davis MK, Savitz DA, Graubard BI. Infant feeding and childhood cancer. Lancet. 1988;2(8607):365-8.
14. Davison KK, Birch LL Obesigenic families: parents' physical activity and dietary intake patterns predict girls' risk of overweight. Int J Obes. 2002;26:1186-93.
15. Dietz WH, Bellizzi MC. Introduction: the use of body mass index to assess obesity in children. Am J Clin Nutr. 1999;70(Supl):123S-125S.
16. Dodds R, Dawson D. Diabete and breast feeding. BMJ. 1995;311:877.
17. Ebbeling CB, Pawlak DB, Ludwing DS. Childhood obesity: public-health crisis, common sense cure. Lancet. 2002;360:473-82.
18. Escrivão MAMS, Lopes FA. Prognóstico da obesidade na infância e adolescência. In: Fisberg M. Obesidade na infância e adolescência. São Paulo: Fundação BYK, 1995. p. 146-8.
19. Escrivão MAMS, Oliveira FLC, Taddei JAAC, Lopez FA. Obesidade exógena na infância e na adolescência. Jornal de Pediatria. 2000;76(Supl.3):S305-S310.
20. Etelson D, Brand DA, Patrick PA, Shirali A. Childhood obesity: do parents recognize this health risk? Obes Res. 2003;11(11):1362-8.
21. Fall CHD, Barker DJP, Osmond C, Winter PD, Clark PMS, Hales CN. Relation of infant feeding to adult serum cholesterol concentration and death from ischaemic heart disease. BMJ. 1992;304:801-5.
22. Freedman DS, Srinivasan SR, Burke GL, Shear CL, Smoak CG, Harsha DW et al. Relation of body fat distribution to hyperinsulinemia in children and adolescents: the Bogalusa Heart Study. Am J Clin Nutr. 1987;46:403-10.
23. Freedman DS. The importance of body fat distribution in early life. Am J Med Sci. 1995:310(Supl 1):S72-S76.

24. Frotini MG, Bao W, Elkasabany A, Srinivasan SR, Berenson G. Comparison of weight-for-height indices as a measure of adiposity and cardiovascular risk from childhood to young adulthood: the Bogalusa Heart Study. J Clin Epidemiol. 2001;54:817-22.
25. Giugliani ERJ. Amamentação: como e por que promover. J Pediatr. 1994;70(3):138-51.
26. Giugliano R, Melo ALP. Diagnóstico de sobrepeso e obesidade em escolares: utilização do índice de massa corporal segundo padrão internacional. J Pediatr. 2004;80(2):129-34.
27. Golan M, Crow S. Targeting parents exclusively in the treatment of childhood obesity: long-term results. Obes Res. 2004;12(2):357-61.
28. Goran MI. Energy expenditure, body composition and disease risk in children and adolescents. Proc Nutr Soc. 1997;56:195-209.
29. Gortmaker SL, Must A, Sobol AM, Peterson K, Colditz G, Dietz WH. Television viewing as a cause of increasing obesity among children in the USA, 1986-1990. Arch Pediatr Adolesc Med. 1996;150:356.
30. Gower BA. Syndrome X in children: influence of ethnicity and visceral fat. American Journal of Human Biology. 1999;11(2):249-57.
31. Guedes DP, Guedes JERP. Crescimento e composição corporal e desempenho motor de crianças e adolescentes. São Paulo: CLR Balieiro, 1997. 362 p.
32. Gunnell DJ, Frankel SJ, Nanchahal K, Peters TJ, Smith GD. Childhood obesity and adult cardiovascular mortality: a 57-y follow-up study based on the Boyd Orr cohort. Am J Clin Nutr. 1998;67:1111-8.
33. He M, Irwin JD, Bouck MS, Tucker P, Pollett GL. Screen-viewing behaviors among preschoolers parents' perceptions. Am J Prev Med. 2005;29(2):120-5.
34. Hoofar J, Scott WF, Cloutier HE. Dietary plant materials and development of diabete in the BB rat. J Nutr. 1990;10:908-16.
35. Jakobsson I, Lindberg T, Lothe L, Axelsson I, Benediktsson B. Human α-lactalbumin as a marker of macro-molecular absorption. Gut. 1986;27:1029-34.
36. Kiln MR, Henschel D, Kiln L. Breast feeding and diabete melito. BMJ. 1994;308(6927):534-5.
37. Kimpimaki T, Erkkola M, Korhonen S, Kupila A, Virtanen SM, Ilonen J et al. Short-term exclusive breastfeeding predisposes young children with increased genetic risk of type I diabete to progressive beta-cell autoimmunity. Diabetologia. 2001;44:63-9.
38. Kitagawa T, Owada M, Urakami T, Yamauchi K. Increased incidence of non-insulin dependent diabete melito among Japanese school-children correlates with an increased intake of animal protein and fat. Clinical Pediatrics (Phila). 1998;37(2):111-5.
39. Lai R, Weiss LM. Hepatitis C virus and non-Hodgkin's lymphoma. Am J Clin Pathol. 1998;109:508-10.
40. Li L, Parsons TJ, Power C. Breast feeding and obesity in childhood: cross sectional study. BMJ. 2003;327:904-5.
41. Machado CSM. Desenvolvimento da resposta imune de mucosas: influências do aleitamento materno e ambientais. J Pediatr. 1995;71(5):241-47.
42. Maffeis C, Grezzani A, Pietrobelli A, Provera S, Tatò L. Does waist circumference predict fat gain in children? Int J Obes. 2001;25:978-83.
43. Maffeis C, Pietrobelli A, Grezzani A, Provera S, Tatò L. Waist circumference and cardiovascular risk factors in prepubertal children. Obes Res. 2001b;9(3):179-87.
44. Marques RFSV, Lopez FA, Braga JAP. O crescimento de crianças alimentadas com leite materno exclusivo nos primeiros 6 meses de vida. J Pediatr. 2004;80(2):99-105.
45. Mast M, Langnase K, Labitzke K, Bruse U, Preub U, Muller MJ. Use of BMI as a measure of overweight and obesity in a field study on 5-7 year old children. Eur J Nutr. 2002;41:61-7.
46. Mathur GP, Gupta N, Mathur S, Gupta V, Pradhan S, Dwivedi JN et al. Breastfeeding and childhood cancer. Indian Pediatr. 1993;30(5):651-7.
47. Morrow-Tlucak M, Haude RH, Ernhart CB. Breastfeeding and cognitive development in the first 2 years of life. Soc Sci Med. 1988;26(6):635-9.

48. Nolasco MPB, Escrivão MA, Fisberg M. Diagnóstico clínico e laboratorial. Rev Pediatr Mod. 1993;29(2):199-120.
49. Oddy WH, Klerk NH, Sly PD, Holt PG. The effects of respiratory infections, atopy, and breastfeeding in childhood asthma. Eur Respir J. 2002;19:899-905.
50. Owen CG, Whincup PH, Odoki K, Gilg JA, Cook DG. Infant feeding and blood cholesterol: a study in adolescents and a systematic review. Pediatrics. 2002;110:597-608.
51. Parsons TJ, Power C, Manor O. Infant feeding and obesity through the lifecourse. Arch Dis Child. 2003;88:793-4.
52. Plancoulaine S, Charles MA, Lafay L, Tauber M, Thibult N, Borys JM et al. Infant feeding patterns are related to blood cholesterol concentration in prepubertal children aged 5-11y: the Fleurbaix-Laventie Ville Santé Study. Eur J Clin Nutr. 2000;54:114-9.
53. Rodriguez I. Efecto protector de la lactancia materna. Boletim Semanal del Centro de Recursos de la Red IBFAN de América Latina y el Caribe, 2003.
54. Sadauskaite-Kuehne V, Ludvigsson J, Padaiga Z, Jasinskiene E, Samuelsson U. Longer breastfeeding is an independent protective factor against development of type 1 diabete melito in childhood. Diabete Metab Res Rev. 2004;20:150-7.
55. Schuz J, Kaletsch U, Meinert R, Kaatsch P, Michaelis J. Association of childhood leukaemia with factors related to the immune system. Br J Cancer. 1999;80:585-90.
56. Shu XO, Linet MS, Steinbuch M, Wen WQ, Buckley JD, Neglia JP et al. Breast-feeding and risk of childhood acute leukemia. J Natl Cancer Inst. 1999;91:1765-72.
57. Sinaiko AR, Donahue RP, Jacobs DR, Prineas RJ. Relation of weight and rate of increase in weight during childhood and adolescence to body size, blood pressure, fasting insulin, and lipids in young adults – The Minneapolis children's blood pressure study. Circulation. 1999;99:1471-76.
58. Stettler N, Signer TM, Suter PM. Electronic games and environmental factors associated with childhood obesity in Switzerland. Obes Res. 2004;12(6):896-903.
59. Strauss RS, Knight JK. Influence of the home environment on the development of obesity in children. Pediatrics. 1999;103(6):1-8.
60. Sugimori H, Yoshida K, Izuno T, Miyakawa M, Suka M, Sekine M et al. Analysis of factors that influence body mass index from ages 3 to 6 years: a study based on the Toyama cohort study. Pediatr Int. 2004;46:302-10.
61. Taylor RW, Jones IE, Williams SM, Goulding A. Evaluation of waist circumference, waist-to-hip ratio, and the conicity index as screening tools for high trunk fat mass, as measured by dual-energy X-ray absorptiometry, in children aged 3-19 y. Am J Clin Nutr. 2000;72:490-95.
62. Veugelers PJ, Fitzgerald AL. Prevalence of and risk factors for childhood overweight and obesity. CMAJ. 2005;173(6):607-13.
63. Victora CG, Barros FC, Lima RC, Horta BL, Wells J. Anthropometry and body composition to duration of breast feeding: birth cohort study from Brazil. BMJ. 2003;327:1-5.
64. Wake M, Salmon L, Waters E, Wright M, Hesketh K. Parent-reported health status of overweight and obese Australian primary school children: a cross-sectional population survey. Int J Obes. 2002;26:717-24.
65. Walker WA. The dynamic effects of breastfeeding on intestinal development and host defense. Adv Exp Med Biol. 2004;554:155-70.
66. Wang YS, Wu SY. The effect of exclusive breastfeeding on development and incidence of infection in infants. J Hum Lact. 1996;12(1):27-30.
67. Wells JCK, Fuller NJ, Dewit O, Fewtrell MS, Elia M, Cole TJ. Four- component model of body composition in children: density and hydration of fat-free mass and comparison with simpler models. Am J Clin Nutr. 1999;69:904-12.
68. Wells JCK. A Hattori chart analysis of body mass index in infants and children. Int J Obes. 2000;24:325-29.
69. Whitaker RC, Wright JA, Pepe MS, Seidel KD, Dietz WH. Predicting obesity in young adulthood from childhood and parental obesity. N Eng J Med. 1997;337:869-73.
70. Widham K, Schonegger K, Huemer C, Auterith A. Does the BMI reflect body fat in obese children and adolescents? A study using TOBEC method. Int J Obes. 2001;25:279-85.

32 Tratamento nutrológico de crianças e adolescentes com sobrepeso ou obesidade

Virgínia Resende Silva Weffort

INTRODUÇÃO

A obesidade é uma doença crônica de etiologia variada, por isso o tratamento deve ser individualizado e idealmente realizado com uma equipe multiprofissional (pediatra, nutrólogo, nutricionista, psicólogo, terapeuta ocupacional, educador físico).

As intervenções dependem do que foi encontrado na anamnese, inquérito alimentar, exame físico e laboratorial e sempre iniciada com pontos fáceis para serem cumpridos, por exemplo, desenvolver bons hábitos alimentares e evitar o sedentarismo para conseguir uma qualidade de vida que devem perdurar. As intervenções visam modificar a composição corporal (diminuir a massa gorda e aumentar a massa magra), prevenir ou corrigir comorbidades, melhorar a imagem corporal e a autoestima.

Deve-se enfatizar que o paciente e sua família têm grande responsabilidade nesse processo, e para que ele resulte em eficácia é necessário contar com determinação, paciência, disciplina, mudanças no comportamento e nos conceitos relacionados à alimentação.

O tratamento nutricional deve contemplar uma dieta balanceada, com distribuição adequada de macro e micronutrientes, e orientação alimentar que permita a escolha de alimentos de ingestão habitual ou de mais fácil aceitação.

Todas as mudanças devem ser discutidas com o paciente. As negociações com a criança ou o adolescente, juntamente com suas famílias, são fundamentais para manter a confiança no profissional e dar continuidade ao tratamento. Limites devem ser colocados, sempre respeitando e percebendo o momento de vida de cada paciente, levando em conta sua ansiedade, sensibilidade emocional e, principalmente, a capacidade de compreensão e de execução das novas propostas alimentares.[1-3]

Durante o processo de educação, a pirâmide dos alimentos ou o prato alimentar são instrumentos importantes para difundir os conceitos de variedade, moderação e proporcionalidade da alimentação (Figuras 1 e 2). Auxiliam o paciente a quantificar as porções de alimentos e a fazer substituições entre aqueles que pertencem a um mesmo grupo e que têm valor energético similar.[1-3] Na Tabela 1 estão as porções adequadas por faixa etária. Entende-se por porção a quantidade do alimento em sua forma usual de consumo, expressa em medidas caseiras (xícaras, colheres, fatias), unidades ou na forma de consumo (4 gomos de laranja, 1 fatia de mamão, 4 unidades de bolacha).

O comitê especialista norte-americano em avaliação, prevenção e tratamento de sobrepeso e obesidade infantil e no adolescente recomenda uma abordagem em estágios para o manejo do peso em crianças:[3]

- Estágio 1: inclui dieta e atividade física, incluindo aumento no consumo de frutas e vegetais e limitando as atividades sedentárias como assistir televisão, jogar *videogame* e usar computadores e *tablets*. Se não houver melhora no índice de massa corporal (IMC) em 3 a 6 meses passar para o próximo estágio.

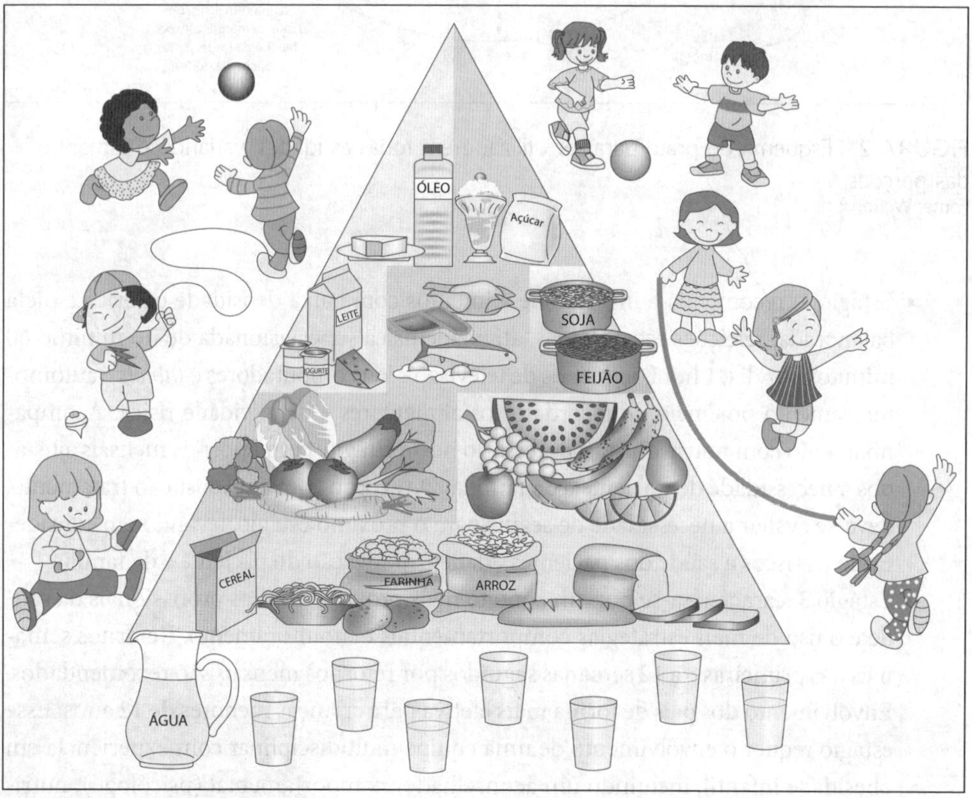

FIGURA 1 Pirâmide alimentar.
Fonte: SBP,[2] adaptada de Philippi.[4]

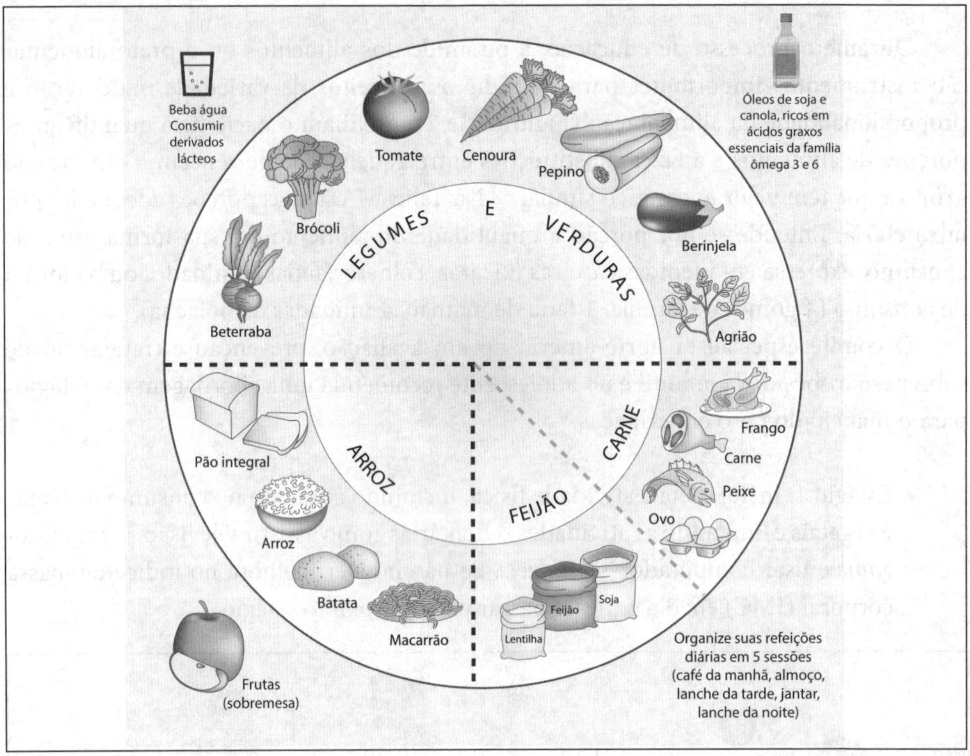

FIGURA 2 Esquema do prato para ser utilizado em todas as idades, variando o tamanho das porções.
Fonte: Weffort.[5]

- Estágio 2: recomenda a ingestão de alimentos com baixa densidade calórica e dieta balanceada, refeições estruturadas, atividade física supervisionada de no mínimo 60 minutos por dia, 1 hora ou menos de televisão e/ou computadores e *tablets* e automonitoramento por meio de recordatórios alimentares e de atividade física. Acompanhamento com nutricionista é necessário nesse estágio, com retornos mensais ajustados à necessidade do paciente e da família. De acordo com a resposta ao tratamento, deve-se avaliar a necessidade de seguir para o próximo estágio, levando em consideração os riscos à saúde dos pacientes, idade e motivação do paciente e da família.
- Estágio 3: caracteriza-se por um contato mais próximo com os profissionais da saúde e o uso de mais estratégias comportamentais e monitoramento. Retornos semanais nas primeiras 8 a 12 semanas seguidos por retornos mensais são recomendados. Envolvimento dos pais de forma mais efetiva para crianças menores de 12 anos. Esse estágio requer o envolvimento de uma equipe multidisciplinar com experiência em obesidade infantil, incluindo um aconselhador comportamental (psicólogo), nutricionista e educador físico. Crianças com resposta inadequada ao estágio 3, com riscos aumentados à saúde e baixa motivação, deve ser consideradas para o estágio 4.

Tabela 1 Número diário de porções recomendado para cada grupo da pirâmide alimentar, de acordo com a faixa etária

Necessidade calórica em cada faixa etária e suas respectivas porções em número e energia					
	Crianças 1-2 anos	Crianças 2-3 anos	Crianças 4-8 anos	Adolescentes sexo masculino 9-13 anos e sexo feminino e adultos	Adolescentes sexo masculino 14-18 anos
Necessidade energética média	950 kcal	1.100 kcal	1.500 kcal	2.000 kcal	2.500 kcal
Grupo do arroz, pão, massa, batata, mandioca	3 porções de 75 kcal	5 porções de 75 kcal	4 porções de 150 kcal	6 porções de 150 kcal	8 porções de 150 kcal
Grupo das verduras e legumes	2 porções de 8 kcal	3 porções de 35 kcal	3 porções de 15 kcal	4 porções de 15 kcal	6 porções de 15 kcal
Grupo das frutas	3 porções de 35 kcal	3 porções de 35 kcal	3 porções de 35 kcal	4 porções de 35 kcal	4 porções de 35 kcal
Grupo do leite, queijo e iogurte	3 porções de 120 kcal	3 porções de 120 kcal	3 porções de 120 kcal	3 porções de 120 kcal	3 porções de 120 kcal
Grupo das carnes e ovos	2 porções de 65 kcal	2 porções de 65 kcal	1 porção de 190 kcal	1 porção de 190 kcal	2 porções de 190 kcal
Grupo dos feijões e oleaginosas	1 porção de 20 kcal	1 porção de 20 kcal	1 porção de 55 kcal	1 porção de 55 kcal	2 porções de 55 kcal
Grupo dos óleos e gorduras	1 porção de 37 kcal	1 porção de 37 kcal	1 porção de 73 kcal	1 porção de 73 kcal	1 porção de 73 kcal
Grupo de açúcares e doces	1 porção de 55 kcal	1 porção de 55 kcal	1 porção de 110 kcal	1 porção de 110 kcal	1 porção de 110 kcal

*** Na impossibilidade de aleitamento materno oferecer uma fórmula infantil própria para a idade.**

Fonte: Brasil;[6] SBP.[2]

- Estágio 4: inclui dietas com baixa calorias, uso de medicações e/ou cirurgia. Esse estágio requer uma equipe multidisciplinar especialista em obesidade infantil em um centro pediátrico contendo protocolos clínicos e pesquisa de avaliação e evolução dos resultados e riscos no manejo da obesidade infantil.

As metas para a perda de peso devem ser determinadas pela idade da criança, gravidade da obesidade e presença de comorbidades. A manutenção do peso pode ser uma meta apropriada para crianças com obesidade leve, pois o IMC diminuirá com o crescimento. Em contrapartida, a perda de peso é recomendada em crianças com obesidade grave na presença de comorbidades (Tabela 2).

Tabela 2 Metas de gerenciamento de massa corporal de acordo com o estado nutricional (IMC/idade)

IMC/idade Percentil	Idade (anos)	Conduta
p > 85 a p 97 sem fator de risco	2- 5	• Manter a velocidade de ganho de peso.
	6-11	• Manter a velocidade de ganho de peso.
	12-18	• Manter a velocidade de ganho de peso. Após atingir o crescimento linear, manter o peso.
p > 85 a p 97 com fator de risco	2-5	• Manter ou diminuir gradativamente o peso.
	6-11	• Manter o peso.
	12-18	• Manter ou diminuir gradativamente o peso.
p ≥ 97	2-5	• Manter o peso. • Se IMC > 21 kg/m², deve perder até 450 g/mês.
p 97 a p 99	6-11	• Perder gradualmente 450-500 g/mês.
	12-18	• Perder gradualmente no máximo 900 g/semana.
p ≥ 99	6-11	• Perder no máximo 900 g/semana.
	12-18	• Perder no máximo 900 g/semana.

IMC: índice de massa corporal.
Fonte: Barlow.[4]

Como norteadores para o cálculo das necessidades energéticas, utilizam-se as equações a seguir. A quantidade de macronutrientes deve ser: 55% carboidratos, 30% lipídios, 15 a 20% proteínas. Os carboidratos devem ser do tipo complexo (evitar carboidrato simples), e aumentar fibras. As gorduras devem ser mono e poli-insaturadas, sem gordura trans. Se houver resistência insulínica, usar carboidratos de baixo índice glicêmico e em menor quantidade.

CÁLCULO DAS NECESSIDADES ENERGÉTICAS*

Para o cálculo das necessidades energéticas, recomenda-se o uso das fórmulas utilizadas pelo Institute of Medicine (IOM) – *Dietary Reference Intake* (DRI).[6] Utilizam-se as seguintes nomenclaturas e abreviações:

* Fonte: DRI.[5]

- EER = *estimated energy requirement* (estimativa da necessidade energética).
- TEE = *total energy expenditure* (gasto energético total).
- BEE = *basal energy expenditure* (gasto energético basal).
- PAL = nível de atividade física.

Crianças e adolescentes

Idade	Sexo	NAF	EER (kcal/dia)
0 a 2.99 meses	M	–	EER = -716.45 – (1.00 x idade) + (17.82 x altura) + (15.06 x peso) + 200
	F	–	EER = -69.15 – (80.00 x idade) + (2.65 x altura) + (56.15 x peso) + 180
3 a 5.99 meses	M	–	EER = -716.45 – (1.00 × idade) + (17.82 × altura) + (15.06 × peso) + 50
	F	–	EER = -69.15 + (80.0 × idade) + (2.65 × altura) + (54.15 × peso) + 60
6 meses a 2.99 anos	M	–	EER = -716.45 – (1.00 × idade) + (17.82 × altura) + (15.06 × peso) + 20
	F	–	EER = -69.15 + (80.0 × idade) + (2.65 × altura) + (54.15 × peso) + 20/15a
3 a 13.99 anos	M	Sedentário	EER = -447.51 + (3.68 × idade) + (13.01 × altura) + (13.15 × peso) + 20/15/25b
		Pouco ativo	EER = 19.12 + (3.68 × idade) + (8.62 × altura) + (20.28 × peso) + 20/15/25
		Ativo	EER = -388.19 + (3.68 × idade) + (12.66 × altura) + (20.46 × peso) + 20/15/25
		Muito ativo	EER = -671.75 + (3.68 × idade) + (15.38 × altura) + (23.25 × peso) + 20/15/25
	F	Sedentário	EER = 55.59 – (22.25 × idade) + (8.43 × altura) + (17.07 × peso) + 15/30c
		Pouco ativo	EER = -297.54 – (22.25 × idade) + (12.77 × altura) + (14.73 × peso) + 15/30
		Ativo	EER = -189.55 – (22.25 × idade) + (11.74 × altura) + (18.34 × peso) + 15/30
		Muito ativo	EER = -709.59 – (22.25 × idade) + (18.22 × altura) + (14.25 × peso) + 15/30

(continua)

Crianças e adolescentes

Idade	Sexo	NAF	EER (kcal/dia)
14 a 18.99 anos	M	Sedentário	EER = -447.51 + (3.68 × idade) + (13.01 × altura) + (13.15 × peso) + 20
		Pouco ativo	EER = 19.12 + (3.68 × idade) + (8.62 × altura) + (20.28 × peso) + 20
		Ativo	EER = -388.19 + (3.68 × idade) + (12.66 × altura) + (20.46 × peso) + 20
		Muito ativo	EER = -671.75 + (3.68 × idade) + (15.38 × altura) + (23.25 × peso) + 20
	F	Sedentário	EER = 55.59 – (22.25 × idade) + (8.43 × altura) + (17.07 × peso) + 20
		Pouco ativo	EER = -297.54 – (22.25 × idade) + (12.77 × altura) + (14.73 × peso) + 20
		Ativo	EER = -189.55 – (22.25 × idade) + (11.74 × altura) + (18.34 × peso) + 20
		Muito ativo	EER = -709.59 – (22.25 × idade) + (18.22 × altura) + (14.25 × peso) + 20

Fonte: National Academies of Sciences, Engineering, and Medicine. 2023
M - masculino
F – feminino

Energia requerida para crescimento para meninos:
0 a 3 meses: 200Kcal/d
3 a 6 meses: 50Kcal.dia
6 meses a 3 anos: 20Kcal/dia
4 a 8 anos: 15kcal/d
9 a 13 anos: 25 kcal/d

Energia requerida para crescimento para meninas:
0 a 3 meses: 180Kcal/d
3 a 6 meses: 60Kcal.dia
6 a 11meses: 20Kcal/dia
1 a 8 anos: 15Kcal/dia
9 a 13 anos: 30 kcal/d

Estratégias nutricionais para o tratamento da obesidade na infância e adolescência incluem:[7]

- Incentivar a ingestão de ≥ 5 porções de frutas e vegetais diariamente.
- Diminuir a ingestão de alimentos com alto teor calórico, como gorduras saturadas, salgadinhos e alimentos com alto índice glicêmico, como doces.
- Minimizar a ingestão de bebidas que contenham açúcar.

- Minimizar comer fora de casa, *fast-food* em particular.
- Tome café da manhã diariamente
- Evitar pular refeições.

Junto com as estratégias nutricionais, deve-se destacar a importância de sair do sedentarismo e praticar alguma atividade física, seguindo a pirâmide da Figura 3:[7]

- Diminuir o comportamento sedentário, como assistir televisão, navegar na internet e jogar *videogame*, para menos de 2 horas/dia (ápice da pirâmide – quarta coluna da pirâmide).
- Atividade de força e flexibilidade 2 a 3 vezes por semana (terceira coluna da pirâmide).
- Estimular o trabalho cardíaco (jogar, nadar, dançar) 3 a 5 vezes ao dia (segunda coluna da pirâmide).
- Mover-se quando puder em brincadeiras, passear com o cachorro, andar de bicicleta (primeira coluna da pirâmide).

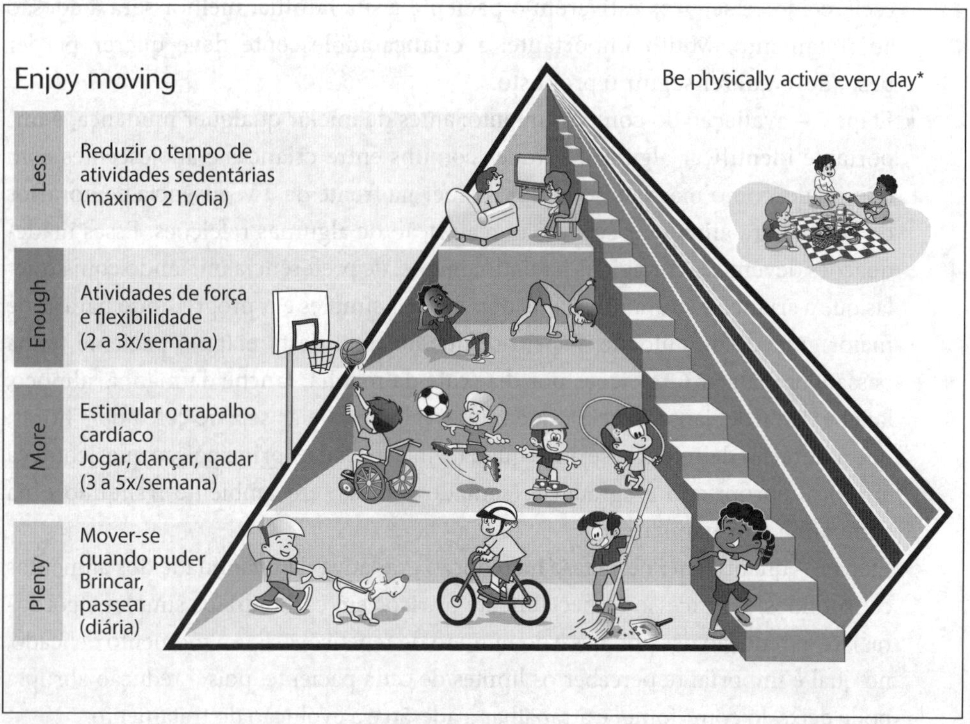

FIGURA 3 Pirâmide de atividade física em pediatria.
Fonte: adaptada de USDA. Disponível em: https://snaped.fns.usda.gov/library/materials/myactivity-pyramid-kids-and-myactivity-log-kids; https://extension.missouri.edu/publications/n386.

- Praticar exercícios divertidos e específicos para a idade, apropriados às habilidades do indivíduo.
- Aumentar a intensidade, a frequência e a duração do exercício gradualmente, conforme tolerado.
- Mais de 1 hora de atividade física diariamente.

O Departamento de Nutrologia da SBP adota 5 etapas para conduzir o tratamento da criança/adolescente com obesidade:[1]

- Etapa 1 – esclarecimentos: o profissional deve conhecer com detalhes a alimentação da criança ou do adolescente para o estabelecimento das estratégias de atuação em curto e longo prazos. É importante a "desmitificação" de conceitos inadequados e bastante difundidos relacionados às "dietas para emagrecer", por exemplo, o de que se deve comer apenas verduras e frutas. Explicar que não há alimentos proibidos, e mesmo aqueles que apresentam maior densidade energética podem ser consumidos com moderação – em menor quantidade e esporadicamente. Também é fundamental estimular o conhecimento sobre alimentação saudável, sempre com enfoque positivo. Cabe ressaltar que, quanto mais esclarecidos e seguros estiverem o paciente e sua família, melhor será a adesão ao tratamento. Muito importante: a criança/adolescente deve querer perder peso, deve querer seguir o proposto.
- Etapa 2 – avaliação do comportamento: antes de iniciar qualquer mudança, é importante identificar algumas atitudes comuns entre crianças e adolescentes com obesidade, como mastigação rápida, comer na frente da TV, ausência de horários de rotina para alimentar-se e a não realização de algumas refeições. Essas inadequações devem ser corrigidas paulatinamente, de preferência iniciando com aquelas que a criança e sua família consideram mais simples e ir progredindo para as de maior grau de dificuldade. Espera-se que ao final desta etapa o paciente tenha passado a realizar 6 refeições por dia (café da manhã, lanche da manhã, almoço, lanche da tarde, jantar e ceia); que o intervalo entre elas seja de cerca de 3 horas; que a duração da refeição seja adequada, em especial as principais, e que aconteça em local apropriado e agradável (sentado à mesa, em ambiente tranquilo e na companhia dos familiares).
- Etapa 3 – quantidade: nesta fase há redução gradativa da quantidade dos alimentos consumidos em excesso (especialmente os ricos em carboidratos simples e gorduras), com redução das porções e do número de repetições. É um momento delicado, no qual é importante perceber os limites de cada paciente, pois a redução abrupta pode deixá-lo com "fome" e atrapalhar a adesão e a evolução do tratamento.
- Etapa 4 – qualidade: é a última etapa do tratamento nutrológico, na qual já se atingiu o controle do ganho de peso e se obteve a adequação das quantidades ingeridas

e dos comportamentos alimentares. Busca-se a melhoria da qualidade da dieta, incentivando o consumo crescente de alimentos que não fazem parte do hábito alimentar da criança ou do adolescente e que têm grande importância nutricional (frutas, verduras, legumes, cereais integrais).

- Etapa 5 – manutenção: nesta fase, o próprio paciente ou sua família utiliza as informações e os aprendizados adquiridos nas fases anteriores para se adaptar às diversas situações (festas, viagens, cotidiano), controlando os excessos, realizando substituições e buscando atingir a alimentação equilibrada.

Na Figura 4 está apresentada a composição de óleos vegetais para melhor escolha dos que não têm gordura saturada e os que contêm maior quantidade de ômega-3 e monoinsaturada. Na Tabela 3 estão as recomendações de ingestão de gorduras para crianças.

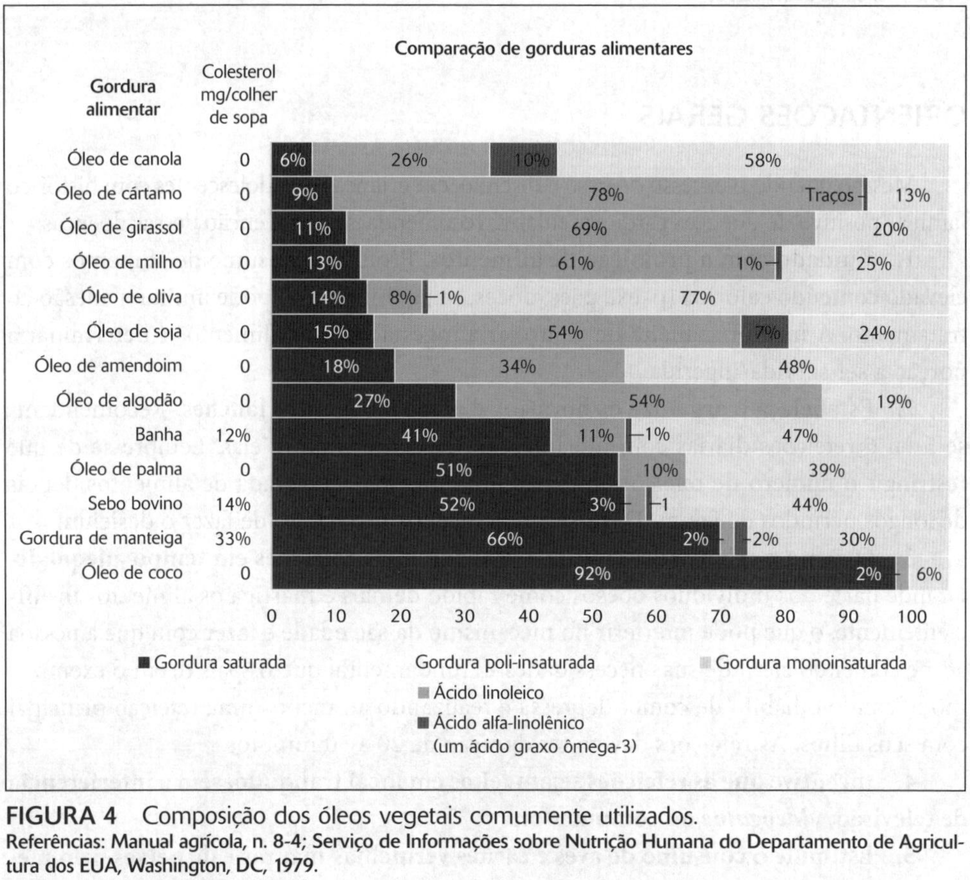

FIGURA 4 Composição dos óleos vegetais comumente utilizados.
Referências: Manual agrícola, n. 8-4; Serviço de Informações sobre Nutrição Humana do Departamento de Agricultura dos EUA, Washington, DC, 1979.
Fonte: adaptada de Koletzko, 2008.[8]

Tabela 3 Recomendação de ingestão de gorduras para crianças

Componente da dieta	Quantidade
Ingestão total de gordura	30-40% da oferta total de energia
Ácidos graxos saturados	< 10% da energia
Ácidos graxos poli-insaturados	5-15% do total de energia
N6 Pufa	4-13% do total de energia
N3 Pufa	1-2% do total de energia
N6:N3	5 a 10:1
Ácidos graxos monoinsaturados	Sem restrição nos limites da gordura total
Gordura trans	< 2% do total de energia
Ácido erúcico	< 1% do total de energia
Ácidos láurico e mirístico	< 10% do total de energia

Fonte: adaptada de Koletzko.[8]

ORIENTAÇÕES GERAIS

Mesmo quando o excesso de peso é discreto, em crianças ou adolescentes com histórico familiar positivo de doenças cardiovasculares, recomenda-se a prevenção dessas doenças:

1. **Cuidado com a proibição de alimentos.** Proibir o consumo de alimentos com elevado conteúdo calórico (p. ex., pães, doces, salgadinhos etc.) pode limitar a adesão ao tratamento. A melhor maneira de controlar a ingestão desses alimentos é determinar a porção a ser servida/ingerida.

2. **Estabeleça e organize os horários das refeições e dos lanches.** Recomendam-se 5 ou 6 refeições diárias com um intervalo de 3 horas entre elas. Lembre-se de que restringir o número de refeições provoca uma ingestão exagerada de alimentos depois de longos períodos de jejum. Deve-se ainda incentivar o hábito de fazer o desjejum.

3. **Oriente a criança e a família a realizarem as refeições em tempo adequado.** Grande parte dos indivíduos obesos come rápido demais e mastiga os alimentos insuficientemente, o que pode interferir no mecanismo da saciedade e fazer com que a pessoa acabe comendo além de suas necessidades. É fundamental que os pais deem o exemplo, modificando o hábito de comer depressa e realizando ao menos uma refeição principal com seus filhos. As refeições devem ter duração de 20 a 30 minutos.

4. **Incentive que as refeições sejam feitas em local tranquilo, sem a interferência de televisão, *videogame* ou computador.**

5. **Estimule o consumo de aves e carnes vermelhas magras e de peixes pelo menos 2 vezes por semana.**

6. **Evite oferecer suco às refeições.** O controle da ingestão de sucos e refrigerantes deve ser gradual. É comum a criança utilizar os líquidos para deglutir rapidamente os alimentos mal mastigados. As bebidas gasosas carbonatadas ou fosfatadas, além de interferirem no metabolismo ósseo e no esmalte dos dentes, causam distensão gástrica, aumentando a capacidade de ingestão de alimentos (a Tabela 4 apresenta a quantidade de suco recomendada). Dar preferência para a fruta que contém fibra, a fim de melhorar o hábito intestinal e diminuir a absorção do açúcar.[9]

- Refrigerantes: xarope de milho rico em frutose (55% frutose e 45% glicose):
  - Frutose não suprime a grelina.
  - Frutose é convertida no fígado a acetil-CoA, cujo acúmulo promove:
  - Aumento do malonil CoA (tóxico para as células beta pancreáticas).
  - Aumento dos ácidos graxos livres.
  - Aumento da gordura hepática.
  - Aumento do LDL-colesterol e dos triglicérides.
  - Resistência insulínica.
- Refrigerantes tipo cola:
  - Cafeína (aumenta a diurese) + sódio (50 mg/lata): aumenta a sede = aumenta o consumo.
  - Presença de ácido fosfórico Aumenta a desmineralização óssea e dentária + aumento da excreção urinária de cálcio – aumenta o risco de doenças ósseas futuras.
- Refrigerantes e águas carbonatadas:
  - Aumento da excreção urinária de cálcio

Tabela 4 Recomendação da SBP e Academia Americana de Pediatria para ingestão de suco natural por dia

Idade	Volume
0 a 1 ano	Não recomendado
Após 1 a 3 anos	115 mL/dia
4 a 6 anos	115 a 170 mL/dia
7 a 18 anos	225 mL/dia
Associação suco e obesidade	340 mL/dia

Fonte: AAP, Pediatrics, 2017.11

7. **Sanduíches são permitidos, desde que preparados com alimentos com baixos teores de gordura e sódio.** Muitos acreditam que o pão seja o maior vilão, mas nem

sempre é assim. Para preparar sanduíches saudáveis, pode-se escolher recheios menos gordurosos, como ricota, embutidos de aves, vegetais folhosos, tomate e queijo cottage.

8. Diminua a quantidade de alimentos gordurosos e de frituras. Peça para a família reduzir a utilização de óleo na preparação dos alimentos (1 colher de sopa para até 2 xícaras de arroz cru, ou para temperar o equivalente a 2 xícaras de feijão cru é mais que suficientes). Frituras devem ser servidas com menos frequência e substituídas por pratos assados ou grelhados. A gordura aparente das carnes e a pele do frango devem ser removidas antes da cocção. Não existem grandes diferenças no valor calórico dos diversos tipos de carne (bovina, suína e ave).

Na hora da compra, há outras atitudes importantes a serem adotadas: adquirir menor quantidade de alimentos ricos em gordura; substituir alimentos mais calóricos por outros que também agradam, mas que contêm menos calorias (p. ex., trocar biscoitos recheados por biscoitos sem recheio); restringir a compra de alimentos pré-prontos e congelados; e, finalmente, não adquirir grandes quantidades de guloseimas para armazená-las em casa – o ideal é comprar esporadicamente pequenas porções, para consumo imediato.

9. Incentive a criança e o adolescente a elevarem o consumo de frutas, verduras e legumes. Estimule o consumo de mais de 5 porções por dia de frutas e hortaliças. A dica é começar com preparações interessantes, que sejam consumidas por toda a família. Proposta da OMS:[10]

- Frutas e vegetais
  - De 2 a 5 anos: 250 g/dia.
  - De 6 a 9 anos: 350 g/dia.
  - Acima de 10 anos: 400 g/dia.
- Fibras presentes naturalmente nos alimentos (como frutas, aveia e feijão):
  - De 2 a 5 anos: 15 g/dia.
  - De 6 a 9 anos: 21 g/dia.
  - Acima de 10 anos: 25 g/dia.

Para aumentar o consumo de fibras, ofereça frutas e legumes com casca. Não coe os sucos naturais e prefira sempre alimentos integrais. A recomendação diária de fibras é de 5 g + a idade da criança ou do adolescente, até o máximo de 30 g/dia (exemplos na Tabela 5).[1]

10. Recomenda-se limitar a ingestão de alimentos com excesso de gordura, sal e açúcar, pois são comprovadamente fatores de risco para as doenças crônicas, não transmissíveis no adulto. Não é recomendado adicionar sal ou açúcar aos alimentos antes de 12 meses de idade.[2,10]

A OMS sugere diminuir o consumo dos 5 g/dia de sal nas refeições, menos de 2 g de sódio (1 colher de chá), estipulado anteriormente,[12] a fim de reduzir a carga de problemas relacionados com a dieta e a nutrição doenças não transmissíveis (DNT).

Tabela 5 Alimentos e conteúdo de fibras em porções comuns

Conteúdo de fibra alimentar em porções comuns				
Alimentos	**Total de fibra por porção**	**Fibra solúvel por porção**	**Fibra insolúvel por porção**	**Porção**
Vegetais cozidos				
Aspargos	2,8	1,7	1,1	½ xícara
Beterraba, crua somente	1,8	0,8	1	½ xícara
Brócolis	2,4	1,2	1,2	½ xícara
Milho, enlatado	1,6	0,2	1,4	½ xícara
Cenoura, fatiada	2	1,1	0,9	½ xícara
Vagem	2	0,7	1,8	½ xícara
Couve	2,5	0,7	1,8	½ xícara
Quiabo, congelado	4,1	1	3,1	½ xícara
Ervilhas, congelada	4,3	1,3	3	½ xícara
Batata-doce, crua somente	4	1,8	2,2	½ xícara
Espinafre	1,6	0,5	1,1	½ xícara
Molho de tomate	1,7	0,8	0,9	½ xícara
Nabo	4,8	1,7	3,1	½ xícara
Vegetais crus				
Repolho-vermelho	1,5	0,6	0,9	1 xícara
Cenoura	2,3	1,1	1,2	1,7 ½ ao longo
Aipo	1,7	0,1	1	1 xícara picado
Pepino	0,5	0,2	0,3	1 xícara
Alface	0,5	0,1	0,4	1 xícara
Cogumelos	0,8	0,1	0,7	1 xícara picado
Cebola	1,7	0,9	0,8	1 xícara picado
Pimentão verde	1,7	0,7	1	1 xícara picado
Tomate, fresco	1	0,1	0,9	1 médio
Maçã, com casca	2,8	1	1,8	1 pequena
Molho de maçã	2	0,7	1,3	½ xícara

(continua)

Tabela 5 Alimentos e conteúdo de fibras em porções comuns (*continuação*)

Conteúdo de fibra alimentar em porções comuns				
Alimentos	**Total de fibra por porção**	**Fibra solúvel por porção**	**Fibra insolúvel por porção**	**Porção**
Damasco, seco	2	1,1	0,9	7 metades
Damasco, fresco com casca	3,5	1,8	1,7	4 unidades
Banana, fresca	1,1	0,3	0,8	½ pequena
Mirtilo, fresco	1,4	0,3	1,1	¾ xícara
Cereja preta, fresca	1,3	0,6	0,7	12 grandes
Figo, seco	3	1,4	1,6	1 ½
Toranja, fresca	1,6	1,1	0,5	½ média
Uva, fresca com casca	0,5	0,2	0,3	15 pequenas
Kiwi, fresco	1,7	0,7	1	1 grande
Manga	2,9	1,7	1,2	½ pequena
Melão	1,1	0,3	0,8	1 copo, picado
Laranja	2,9	1,8	1,1	1 pequena
Pêssego, fresco com casca	2	1	1	1 médio
Pera, fresca com casca	2,9	1,1	1,8	½ grande
Ameixa vermelha, fresca	2,4	1,1	1,3	2 médias
Ameixa seca	1,7	1	0,7	3 médias
Uva-passa seca	0,4	0,2	0,2	3 colheres sopa
Morangos, frescos	2,8	1,1	1,7	1 ¼ xícara
Melancia	0,6	0,4	0,2	1 ¼ xícara, cubos
Legumes (cozidos)				
Feijão preto	6,1	2,4	3,7	½ xícara
Lentilha	5,2	0,6	4,6	½ xícara
Feijão	4,3	1,1	3,2	½ xícara

(*continua*)

Tabela 5 Alimentos e conteúdo de fibras em porções comuns (*continuação*)

Conteúdo de fibra alimentar em porções comuns				
Alimentos	**Total de fibra por porção**	**Fibra solúvel por porção**	**Fibra insolúvel por porção**	**Porção**
Feijão-branco	6,5	2,2	4,3	½ xícara
Massa, arroz, grãos				
Cevada, cozida	3	0,8	2,2	½ xícara
Milho de pipoca	2	0,1	1,9	3 xícaras
Arroz branco, cozido	0,8	Traço	0,8	½ xícara
Espaguete branco, cozido	0,9	0,4	0,5	½ xícara
Espaguete de trigo, cozido	2,7	0,6	2,1	½ xícara
Farelo de trigo	12,3	1	11,3	½ xícara
Gérmen de trigo	3,9	0,7	3,2	3 colheres sopa
Pão e bolachas				
Pão de centeio	2,7	1,2	1,5	1 fatia
Pão branco	0,6	0,3	0,3	1 fatia
Pão integral	1,5	0,3	1,2	1 fatia
Nozes e sementes				
Amêndoas	0,6	0,1	0,5	6 unidades
Linhaça	3,3	1,1	2,2	1 colher sopa
Pasta de amendoim	1	0,3	0,7	1 colher sopa
Amendoim torrado	0,6	0,2	0,4	10 unidades
Sementes de gergelim	0,5	0,2	0,3	1 colher sopa
Nozes	0,3	0,1	0,2	2 unidades

Fonte: adaptada de Anderson JW.[11]

Na Tabela 6 está apresentada a quantidade de sódio por faixa etária.

Tabela 6 Ingestão adequada (AI) de sódio diário, segundo recomendações da DRI/IOM

Idade	Sódio – grama/dia
0-6 meses	0,12
7-12 meses	0,37
1-3 anos	1
4-8 anos	1,2
9-18 anos	1,5
19-50 anos	1,5
51-70 anos	1,3
> 70 anos	1,2

Fonte: IOM.[13]

O sal pode ser encontrado na natureza de várias formas, e cada uma tem uma composição específica, determinada pelo local de sua extração. Infelizmente todos os tipos de sal contêm grande quantidade de sódio. A diferença consiste na maior quantidade de outros minerais associados ao sódio, como magnésio, potássio, ferro, enxofre e cálcio. A quantidade de potássio no sal varia, segundo seu tipo, em 1 g de sal (refinado: 4,5 mg; marinho: 9 mg; sal grosso: 11 mg; sal rosa: 14 mg). Os tipos de sal estão descritos na Tabela 7.

Tabela 7 Tipos de sal: características e quantidade de sódio (mg) por 1 g de sal

Tipos do sal	Características	Quantidade de sódio (mg) por 1 g de sal
Sal refinado	Sal retirado do mar e refinado, que perde os outros minerais no processamento. Fortificado com iodo.	400
Sal grosso	Sal puro do mar, salmoura, sem processamento, que se apresenta em granulação mais grossa. Evita o ressecamento dos alimentos.	400
Sal marinho	Obtido a partir da evaporação da água do mar, raspado manualmente da superfície de lagos, adicionado de iodeto e agentes antiaglomerantes. Pode ser grosso, fino ou em flocos (região) e diversas cores (branco, rosa, preto, cinza ou combinadas).	385

(continua)

Tabela 7 Tipos de sal: características e quantidade de sódio (mg) por 1 g de sal (*continuação*)

Tipos do sal	Características	Quantidade de sódio (mg) por 1 g de sal
Sal defumado	Exposição do sal refinado à fumaça fria da queima de madeira (carvalho ou cerejeira). Sabor adocicado e cor rosada ou acinzentada.	400
Sal *light*	Substitui metade do cloreto de sódio por cloreto de potássio (1:1). Apresenta sabor amargo e menor capacidade de salgar. Não deve ser utilizado em pacientes com doença renal, pelo excesso de potássio.	234
Sal líquido	Dissolução de sal com alto grau de pureza em água mineral. Não possui aditivos adicionados.	400
Sal rosa do Himalaia	Extraído do Himalaia, cor rosada, contém potássio, cobre, zinco, cálcio e magnésio.	368
Sal negro indiano KalaNamak	Proveniente da Índia, com sabor peculiar (gema de ovo) e cor rosa acinzentada (enxofre), textura crocante e boa solubilidade. Além do enxofre, possui também potássio e ferro.	366
Sal negro havaiano	Área vulcônica do Havaí, rico em carvão e possui cristais pequenos.	366
Sal havaino (Alaeasalt)	Sal avermelhado, com sabor suave, procedente da Alae, que é uma argila rica em dióxido de ferro.	309
Sal de Maldon	Sal em formato piramidal da família real inglesa, encontrado seco nas pedras do litoral da Inglaterra.	383
Sal rosa da Bolívia	Naturalmente protegido pela rocha vulcânica da Cordilheira dos Andes, extraído de um depósito localizado a mais de 3 mil metros de altitude. A cor rosa deve-se ao seu alto teor de ferro. Também é rico em cálcio, potássio e magnésio. Oferece uma salinidade poderosa, sem agressividade na boca.	370

(continua)

Tabela 7 Tipos de sal: características e quantidade de sódio (mg) por 1 g de sal (*continuação*)

Tipos do sal	Características	Quantidade de sódio (mg) por 1 g de sal
Flor de sal	Retirada do sal das camadas superficiais das salinas na França (Guèrande) e Brasil (Mossoró). Os grãos são crocantes e translúcidos. Contém minerais como magnésio, iodo e potássio.	379

Fonte: adaptada de Drake e Drake MA;[14] Oliveira.[15]

Qualquer tipo de sal deve ser controlado, pois todos contêm sódio. O sal *light* tem em sua composição menor quantidade de sódio e maior quantidade de potássio, não sendo recomendado para indivíduos com doenças renais. No Brasil, o sal é fortificado (RDC n. 23/2013) com teor igual ou superior a 15 mg até o limite máximo de 45 mg de iodo por quilograma de produto.[16]

O consumo elevado de alimentos ou bebidas contendo sal, açúcares e gorduras parece aumentar o risco de desenvolvimento de hipertensão arterial, o primeiro causado pelo excesso de sódio e os outros por facilitar o desencadeamento da obesidade.[17]

Segundo a Agência Nacional de Vigilância Sanitária (Anvisa), a presença de sódio nos alimentos industrializados pode ser identificada pelos consumidores por meio da lista de ingredientes, informação obrigatória na rotulagem desses alimentos, de acordo com a Resolução RDC n. 259/2002.[18] Na Tabela 8 descreve-se a lista de alguns alimentos industrializados e sua quantidade de sódio por gramas do produto.

Tabela 8 Quantidade de sódio em alimentos industrializados

Alimentos	Sódio (mg)
Hambúrguer (80 g)	820
Macarrão instantâneo (85 g)	2.037
Presunto (40 g)	415
Salame (40 g)	800
Peito de peru (40 g)	365
Pão francês (50 g)	324
Bisnaguinha (50 g)	325
Snack foods (*pretzels*, bolinha de queijo, pipoca de micro-ondas)	1.500

Fonte: SBP.[2]

Quanto ao açúcar, em publicação no *Circulation* em 2017 a American Heart Association (AHA) sugere que a ingestão de açúcar nessas faixas etárias deve ser limitada a 6 colheres de chá por dia, o equivalente a 25 g ou 100 calorias.[10,19,20]

As formas de apresentação dos açúcares são:

- Açúcar demerara: retirado diretamente do melado de cana, tem cor escura e é um produto instável devido ao acúmulo de mel residual em sua composição.
- Açúcar cristal: proveniente do demerara após processo químico.
- Açúcar refinado: obtido do açúcar cristal por métodos físico-químicos.
- Açúcar de confeiteiro: absorve umidade, por isso é adicionado amido para que não ocorra aglomeração de partículas de sacarose.
- Açúcar em tabletes: sacarose adicionada ao açúcar quente.
- Açúcar mascavo: da cana-de-açúcar, é formado principalmente de sacarose, mas também glicose e frutose.
- Rapadura: da cana-de–açúcar, formado principalmente por sacarose, mas também glicose e frutose.
- Melado: da fervura do caldo de cana.
- Frutose: é encontrada nas frutas, no mel e em alguns vegetais.
- Mel: formado por cerca de 75% de carboidratos (glicose e frutose). Produto natural produzido pelas abelhas.
- Xarope de glicose: descoberto pelo químico Kirchhoff; qualquer amido (milho, batata, trigo, mandioca) hidrolisado na forma líquida na forma de dextrina, maltose e glicose dispersas em água. O mais conhecido é xarope de milho (*high fructose corn syrup*).
- Maltodextrina: é o resultado da hidrólise do amido de milho ou da fécula, formando polímeros de glicose com diferentes graus de dextrose equivalente (DE). Dependendo do teor de DE, a maltodextrina pode ser metabolizada de forma rápida ou lenta pelo organismo.
- Polidextrose: uma fibra solúvel sintetizada pela polimerização térmica da glicose. É um polissacarídeo que atua como ingrediente alimentar. Densidade calórica é de 1 cal/grama, fora do ciclo de geração de insulina. É eliminado pelas fezes. Pode ser considerada uma fibra com propriedades prebióticas dependendo da quantidade ingerida.
- Amido de milho ou fécula: é um carboidrato constituído principalmente de glicose com ligações glicosídicas. A indústria alimentícia busca novos tipos de edulcorantes (popularmente conhecidos como adoçantes), obtidos a partir de matéria-prima natural ou artificial, com o intuito de substituir total ou parcialmente o açúcar.

Informação nutricional Porção de 30 g (2,5 biscoitos)		
Quantidade por porção		%VD*
Valor calórico	143 kcal	7
Carboidratos	20 g	7
Açúcares	10 g	**
Proteínas	1,8 g	2
Gorduras totais	6,1 g	11
Gorduras saturadas	3,2 g	15
Gorduras trans	0 g	
Gorduras monoinsaturadas	1,9 g	**
Gorduras poli-insaturadas	0,8 g	**
Colesterol	0 mg	0
Fibra alimentar	0,8 g	3
Sódio	86 mg	4

Ingredientes:
Farinha de trigo enriquecido com ferro e ácido fólico, gordura vegetal hidrogenada, cacau, açúcar invertido, sal, líquor de cacau, chocolate, leite em pó desnatado, corante caramelo III, fermentos químicos: bicarbonato de amônio e sódio, fosfato monocálcico, aromatizante e estabilizante: lecitina de soja.
CONTÉM GLÚTEN.

FIGURA 5 Exemplo de rótulo de alimentos.

Recomenda-se que a ingestão de açúcares simples de 10% do valor energético total seja em torno de 5%, como os monossacarídeos e dissacarídeos. Entendem-se por açúcares livres, os monossacarídeos e dissacarídeos adicionados aos alimentos e bebidas pelo fabricante, cozinheiro ou consumidor, e açúcares naturalmente presentes em mel, xaropes, sucos de frutas e sucos concentrados de frutas.[21]

A ingestão calórica deve estar em equilíbrio com o gasto calórico. Para evitar um ganho de peso não saudável, as gorduras não devem exceder 30% da ingestão calórica total. As gorduras saturadas devem representar menos de 10% da ingestão calórica total. O consumo de gorduras trans, por sua vez, deve ser inferior a 1% do consumo total. Para isso ser possível, o consumo de gorduras deveria ser modificado para reduzir as gorduras saturadas e trans para gorduras insaturadas, com o objetivo de eliminar a gordura trans produzida industrialmente.[10] A maior parte deve ser composta por ácidos graxos poli-insaturados, encontradas em sementes de frutas como o abacate, em peixes e no azeite de oliva e nos óleos de soja e de canola (Figura 4).

Limitar o consumo de alimentos e bebidas com quantidades elevadas de açúcares, tais como *snacks* açucarados, doces e bebidas adoçadas (ou seja, todos os tipos de bebidas contendo açúcares livres – incluindo refrigerantes com ou sem gás, sucos ou bebidas de frutas ou vegetais), concentrados líquidos e em pó, água aromatizada, bebidas energéticas e esportivas, chás prontos, cafés prontos para beber e bebidas lácteas aromatizadas; consumir frutas frescas e vegetais crus como lanches em vez de alimentos com açúcar.

É muito importante a leitura dos rótulos para melhor escolher os alimentos.

11. Combata o sedentarismo: incentive brincadeiras ao ar livre, caminhadas, andar de bicicleta. No dia a dia, limite o tempo gasto diante da TV, do *videogame* e do computador. A criança não deve assistir a mais de 2 horas de TV por dia (Figura 3).[22]

CONSIDERAÇÕES FINAIS

Prevenir a obesidade é a maneira mais segura de controlar essa doença crônica grave, que pode se iniciar desde a vida intrauterina até a adolescência. A importância da prevenção na infância decorre da associação da obesidade com doenças crônicas do adulto, que podem surgir já na infância, trazendo prejuízos para imunidade, autoestima, convívio social e desempenho escolar, entre outros.

As orientações nutrológicas devem ser individualizadas, com atenção para as comorbidades associadas para melhor definir o plano nutricional.

REFERÊNCIAS BIBLIOGRÁFICAS

1. Weffort VRS, Patim R, Escrivão MAS, Mello ED. Orientações práticas para o tratamento nutrológico de crianças e adolescentes com sobrepeso ou obesidade. In: Sociedade Brasileira de Pediatria (SBP). Departamento Científico de Nutrologia. Manual de orientações: obesidade na infância e adolescência. 3.ed. 2019.
2. Sociedade Brasileira de Pediatria (SBP). Departamento Científico de Nutrologia Pediátrica. Manual de orientação para a alimentação do lactente, pré-escolar, escolar, adolescente e na escola. 4.ed. 2018.
3. Kumar S, Kelly AS. Review of childhood obesity. Mayo Clinic Proceedings. 2017;92(2):251-65.
4. Philippi ST, Cruz ATR, Colucci CA. Pirâmide alimentar para crianças de 2 a 3 anos. Rev Nutr. 2003;16(1):5-19.
5. Dietary Reference Intakes for Energy. National Academies of Sciences, Engineering, and Medicine. 2023. Dietary reference intakes for energy. Washington, DC: The National Academies Press. Disponível em https://www.ncbi.nlm.nih.gov/books/NBK588659/ e HYPERLINK "https://nap.nationalacademies.org/resource/26818/DRIs_for_Energy_Highlights.pdf%20Acessado%20em%20janeiro%202024"https://nap.nationalacademies.org/resource/26818/DRIs_for_Energy_Highlights.pdf Acessado em janeiro 2024.
6. Weffort VRS. Alimentação complementar. In: Nutrição em pediatria: da neonatologia à adolescência. 2.ed. Barueri: Manole; 2017.
7. Kumer S, Kelly AS. Review of childhood obesity: from epidemiology, etiology, and comorbidities to clinical assessment and treatment. Mayo Clin Proc. 2017 Feb2017;92(2):251-65. Disponível em: https://www.mayoclinicproceedings.org/action/showPdf?pii=S0025-6196%2816%2930595-X. Acesso em: 27 set. 2023.
8. Koletzko B, Cooper P, Makrides M, Garza C, Uauy R, Wang W. Pediatric Nutrition in Practice. 2008.
9. American Academy of Pediatrics (AAP). Fruit juice in infants, children, and adolescents: current recommendations. Pediatrics. 2017;139: 6. Disponível em: https://publications.aap.org/pediatrics/article/139/6/e20170967/38754/Fruit-Juice-in-Infants-Children-and-Adolescents?autologincheck=redirected. Acesso em: 27 set. 2023.

10. World Health Organization (WHO). Alimentação saudável. 2023. Disponível em: caohttps://www.paho.org/pt/topicos/alimenta-saudavel. Acesso em: 27 set. 2023.
11. Anderson JW. Plant fiber in foods: 2.ed. Lexington: HCF Nutrition Research Foundation; 1990.
12. World Health Organization (WHO). Global sodium benchmarks for different food categories. Geneva: WHO; 2021. Disponível em: https://apps.who.int/iris/bitstream/handle/10665/341081/9789240025097-eng.pdf. Acesso em: 27 set. 2023.
13. Institute of Medicine (IOM). National Academy of Sciences. Dietary Reference Intakes for water, potassium, sodium, chloride, and sulfate. 2013.
14. Drake SL, Drake MA. Comparison of salty taste and time intensity of sea and land salts from around the world. Journal of Sensory Studies. 2011:26(1):25-35.
15. Oliveira FLC. Uso de sal na alimentação. In: Temas da atualidade em nutrologia pediátrica – 2021. Sociedade Brasileira de Pediatria. Departamento Científico de Nutrologia. São Paulo: SBP; 2021.
16. Santos SM, Mazon EMA, Freitas VPS. Teores de iodo em sal fortificado para o consumo humano. Rev Inst Adolfo Lutz. 2011;70(3):349-53.
17. Mehta V. Addictive salt may not be solely responsible for causing hypertension: a sweet and fatty hypothesis. Hipertens Riesgo Vasc. 2017;16:S1889-1837(17)30060-0.
18. Rotulagem nutricional obrigatória: manual de orientação às indústrias de alimentos – 2ª versão. Brasília, DF: Ministério da Saúde, Agência Nacional de Vigilância Sanitária, Universidade de Brasília; 2005.
19. American Diabetes Association (ADA). Standards of medical care in diabetes. 2017;40(Suppl 1):S33-S43. Disponível em: https://professional.diabetes.org/files/media/dc_40_s1_final.pdf. Acesso em: 27 set. 2023.
20. American Heart Association (AHA). Added sugars and cardiovascular disease risk in children: a scientific statement from the American Heart Association. Circulation. 2017;135(19):e1017-e1034.
21. Organização Mundial da Saúde (OMS). Diretrizes: ingestão de açúcares por adultos e crianças. 2015. Disponível em: https://apps.who.int/iris/bitstream/handle/10665/149782/9789241549028_eng.pdf;jsessionid=C7E07FFD3C584A95C8566AECA01CB497?sequence=1. Acesso em: 27 set. 2023.
22. Brasil. Ministério da Saúde. Secretaria de Atenção Primária à Saúde. Departamento de Promoção da Saúde. Guia de atividade física para a população brasileira [recurso eletrônico]. Brasília, DF: Ministério da Saúde; 2021.
23. Brasil. Ministério da Saúde. Organização Pan-americana de Saúde. Dez passos para uma alimentação saudável. Guia alimentar para crianças menores de 2 anos. Brasília, DF, 2002. Disponível em: http://189.28.128.100/nutricao/docs/geral/10_passos_final.pdf. Acesso em: 27 set. 2023.
24. Barlow SE. The Expert Committee. Expert Committee Recommendations Regarding the Prevention, Assessment, and Treatment of Child and Adolescent Overweight and Obesity: Summary Report. Pediatrics. 2007;120(Suppl 4):S164-S192.

33 Condutas terapêuticas na obesidade

Carlos Alberto Nogueira-de-Almeida
Carla Cristina João Nogueira-de-Almeida

INTRODUÇÃO

Há pouco tempo, dizia-se que o grande perigo de uma criança ser obesa era a alta probabilidade de que se tornasse um adulto obeso. Em outras palavras, para a criança não haveria riscos, já que estes apareceriam apenas mais tarde. Sabe-se hoje, porém, que o excesso de gordura corpórea pode trazer uma série de danos imediatos e que quase todos os problemas verificados na idade adulta tiveram seu início precocemente, durante a infância. Assim, é fundamental que o tratamento da obesidade seja iniciado o mais cedo possível.

Pode-se dividir esse tratamento em cinco etapas, que não obedecem a uma ordem fixa, mas são executadas conforme sua possibilidade:

1. Diagnóstico da obesidade e tratamento causal.
2. Diagnóstico e tratamento das comorbidades.
3. Definição de responsabilidades.
4. Dietoterapia.
5. Farmacoterapia.

DIAGNÓSTICO DA OBESIDADE

Mesmo considerando as diferenças individuais na adesão ao tratamento, torna-se cada vez mais evidente, para clínicos e pesquisadores, que a obesidade não deve ser tratada como uma doença única. Na verdade, atualmente, parece indiscutível que se trata de quadro sindrômico, no qual a manifestação comum é o acúmulo de tecido gorduroso.

Dessa forma, é fundamental a busca de parâmetros clínicos e laboratoriais que possibilitem o agrupamento dos casos semelhantes, a fim de que o tratamento seja o mais individualizado possível.

A proposta de classificação apresentada neste capítulo foi publicada em 2004 e, depois, revisada em 2018. A descrição apresentada a seguir refere-se àquela constante no artigo e está aqui reproduzida com autorização da revista *Medicina* (Ribeirão Preto). A proposta visa, principalmente, contribuir com a conscientização de pediatras e nutrólogos para a importância de atender a criança obesa de forma individual, buscando as peculiaridades de cada caso e o adequado direcionamento do tratamento.

A Figura 1 mostra esquematicamente a classificação, e a seguir estão detalhados os aspectos apresentados.

Excesso de adiposidade corporal

A primeira etapa de classificação da criança passa pela confirmação de que, efetivamente, trata-se de obesidade. O passo inicial é a utilização de peso e estatura para cálculo

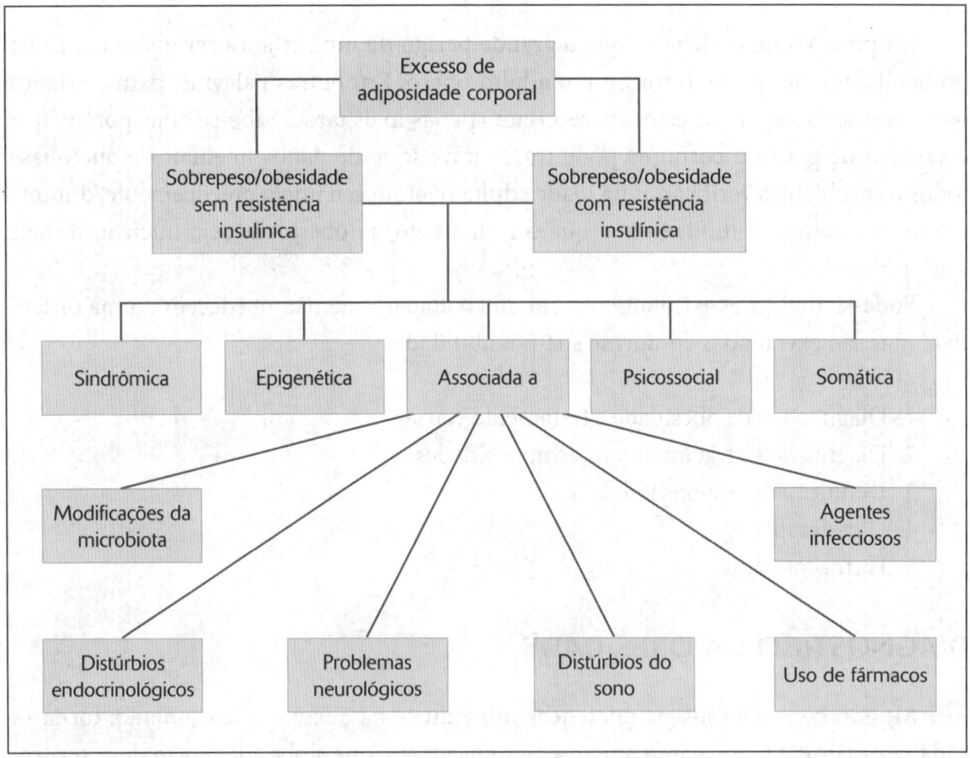

FIGURA 1 Classificação da obesidade.
Fonte: Nogueira-de-Almeida.[18]

do índice de massa corporal (IMC) e plotagem na curva de escores Z. Valores acima do escore Z+2 para crianças abaixo de 5 anos ou +1 para aquelas com mais de 5 anos devem ser considerados elevados, mesmo que configurem apenas sobrepeso, uma vez que as comorbidades já aparecem nessa fase.

Considerando que nem todo excesso de peso significa aumento da adiposidade, é importante confirmar o diagnóstico com algum tipo de avaliação de composição corporal, podendo-se utilizar o exame físico ou medidas específicas, tais como circunferência abdominal, dobras cutâneas, bioimpedanciometria ou outros métodos de avaliação corpórea.

Sobrepeso/obesidade com resistência insulínica

O aumento do índice de massa corporal correlaciona-se fortemente com o agravamento da resistência insulínica e, apesar da dificuldade em diagnosticar essa condição na infância, especialmente do ponto de vista clínico, dois parâmetros podem ser usados: a determinação da insulinemia de jejum e o cálculo de *homeostasis model assessment* (Homa-IR). Em ambos os casos, a informação obtida será semelhante, uma vez que, na faixa etária pediátrica, a glicemia apresenta pouca variação e o Homa-IR leva em conta, justamente, insulinemia e glicemia. Estudo conduzido apenas com escolares e adolescentes eutróficos mostrou que a insulinemia de jejum varia de maneira significativa entre as idades propostas, de forma a pressupor a necessidade de uma curva, com valores ascendentes até os 13 a 15 anos, com posterior queda, tanto para meninos como para meninas. Assim, sugere-se que a insulinemia de jejum seja o critério utilizado na prática clínica para definição de resistência insulínica, com os seguintes pontos de corte:

- 7 a 8,9 anos: 7,92 mcU/mL (meninos) e 6,70 mcU/mL (meninas).
- 9 a 10,9 anos: 8,69 mcU/mL (meninos) e 11,99 mcU/mL (meninas).
- 11 a 12,9 anos: 12,18 mcU/mL (meninos) e 13,26 mcU/mL (meninas).
- 13 a 14,9 anos: 13,74 mcU/mL (meninos) e 14,85 mcU/mL (meninas).
- 15 a 17,9 anos: 10,27 mcU/mL (meninos) e 13,13 mcU/mL (meninas).

Mais importante que o simples diagnóstico da resistência periférica à insulina, justifica-se sua categorização como primeira etapa, dadas as consequências para a saúde da criança, que nem sempre estão correlacionadas à gravidade do excesso de peso e aparecem, muitas vezes, de forma precoce, mesmo nos casos mais leves.

O exame físico revela predominância de adiposidade nas regiões abdominais e cervical posterior, estatura elevada e acantose nigricante. A maior parte das comorbidades se apresenta de forma mais prevalente ou, pelo menos, mais grave, na presença de resistência insulínica. Podem-se destacar: diabete, dislipidemia, hipertensão arterial, síndrome dos ovários policísticos, doença hepática gordurosa, aceleração da puberdade e estrias. Por fim, é importante destacar o efeito "círculo vicioso", uma vez que a obesidade precipita e agrava a resistência periférica à insulina, a qual, por sua vez, devido possivelmente à hiperinsulinemia, leva a processo anabólico, com aumento do apetite e da adipogênese. Este último aspecto pode ser, inclusive, demonstrado por um ensaio clínico recente que utilizou como intervenção única a prescrição de metformina (que atua reduzindo a resistência insulínica) para crianças obesas, obtendo-se emagrecimento, mesmo na ausência de outras medidas, como dieta ou aumento da atividade física. Devido às maiores complexidade e gravidade dessa forma de apresentação da obesidade, o tratamento é sempre mais difícil e demorado.

Sobrepeso/obesidade sem resistência insulínica

Nesses casos, apesar de quase sempre presentes, as comorbidades são menos frequentes e graves, sendo que crianças com escores Z maiores tendem a apresentar mais problemas associados. Por outro lado, nesse grupo se encontram muitas crianças que, excetuando-se o excesso de peso, parecem absolutamente normais. Muitos pacientes têm melhor adesão ao tratamento convencional, respondendo de forma mais rápida às medidas terapêuticas.

A segunda etapa da classificação, mostrada a seguir, aplica-se aos dois casos descritos acima, sugerindo-se que, para efeito de denominação, sejam utilizados todos os aspectos, por exemplo, "obesidade com resistência insulínica associada a distúrbio do sono" ou ainda "obesidade psicossocial sem resistência insulínica".

Obesidade sindrômica

Sabe-se que a obesidade, de maneira geral, apresenta forte componente genético, e muitos autores consideram que se trata de uma doença de etiologia poligênica clássica, em que o fenótipo final será a resultante da combinação entre diversos genes.

Já foram, por exemplo, identificados genes envolvidos em baixa taxa de metabolismo basal, baixo efeito termogênico dos alimentos, baixo grau de oxidação das reservas gordurosas, altos níveis de atividade da lipase lipoproteica, baixos graus de mobilização lipídica, inadequada regulação central de fome/saciedade, baixo grau oxidativo da musculatura esquelética, dentre outros.

Por outro lado, a obesidade pode aparecer também como resultado de diversas doenças genéticas mais específicas, em que apenas um defeito encontrado é suficiente para predispor à adiposidade excessiva.

O exemplo mais clássico é a mutação no gene OB, que leva à deficiência na produção de leptina, principal hormônio responsável pelo controle do balanço energético. Trata-se de quadro bastante raro, mas dramático, na medida em que a obesidade resultante é extremamente grave. Deve-se citar também o gene *FTO*, já bastante estudado, pelo qual indivíduos com determinadas variantes apresentam quadro de obesidade clássica.

Outras síndromes genéticas cursam com obesidade, como síndrome de Prader-Willi, Bardet-Biedl, Alström, WAGR, Cohen, Borjeson-Forssman-Lehmann, Beckwith-Wiedemann e Down. Observa-se associação com malformações congênitas (leves ou graves), dismorfias faciais, distúrbios de crescimento (hiper ou hipocrescimento), atraso de desenvolvimento neuropsicomotor, deficiência mental, história familiar sugestiva, lembrando que a ausência de casos familiares não afasta o fator genético e consanguinidade.

A história de excesso de peso pode ser neonatal (devendo ser avaliadas as síndromes de hipercrescimento) ou aparecer com o avançar da idade. No exame físico encontram-se malformações leves e/ou graves, dismorfias faciais, baixa ou alta estatura e alterações neurológicas.

No caso específico da síndrome de Prader-Willi, encontram-se hipotonia e dificuldades de alimentação no primeiro ano de vida e, posteriormente, aparecem hipogonadismo, retardo mental, redução na velocidade de crescimento e hiperfagia intensa. O controle da obesidade pode ser difícil, quando a hiperfagia de origem central está presente, como na síndrome de Prader-Willi, ou a hipotonia, no caso da síndrome de Down, que reduz o gasto calórico basal. Além disso, a deficiência mental pode atuar como um fator que interfere no controle da dieta. Na maioria das vezes a doença de base não pode ser tratada e a abordagem da obesidade deve ser feita por educação do paciente e da família, restrição dietética, exercícios físicos e, eventualmente, medicamentos que, em geral, têm pouca efetividade.

Obesidade epigenética

Programação metabólica é definida como o resultado de "modificações não estruturais do material genético, consequentes de insulto ou estímulo aplicado em um período crítico ou sensível, com potencial de efeito duradouro ou persistente sobre a estrutura ou a função de um organismo".

A demonstração mais evidente de programação metabólica ocorre com a obesidade, uma vez que fetos submetidos à subnutrição intrauterina conseguem se adaptar para sobreviver, mas, para isso, são reprogramados para serem conservadores de energia. Após o nascimento, se a restrição alimentar cessa, o novo perfil fenotípico leva ao acúmulo excessivo de gordura.

Os estudos posteriores às demonstrações de Barker mostraram que não se tratava apenas de uma simples habilidade para conservar energia, mas de todo um conjunto de mudanças no perfil metabólico, essenciais na fase intrauterina, mas inadequadas no meio externo. Várias dessas mudanças acabam repercutindo na vida adulta, gerando diversos quadros, como maior pressão arterial, risco elevado de diabete, dislipidemias, redução na densidade óssea, respostas inadequadas ao estresse, menor elasticidade arterial, alterações de perfis hormonais e, até mesmo, maior propensão a algumas doenças psíquicas.

Observou-se também que não somente a subnutrição intrauterina poderia reprogramar os genes, mas vários outros agravos, nutricionais ou não, em períodos críticos, de elevada plasticidade, como os primeiros mil dias de vida (período gestacional mais os 2 primeiros anos de vida).

Hoje se reconhece que muitos aspectos ligados à saúde da mãe podem, adicionalmente, interferir nessa programação. O ambiente adverso, que leva ao insulto inicial capaz de fazer a programação metabólica, ocorre de forma diferente de acordo com o perfil de nascimento. Nas crianças de termo, mas com restrição de crescimento intrauterino, o agravo ocorreria na fase pré-natal; por outro lado, no caso dos prematuros, aconteceria nos primeiros meses de vida. De fato, vários estudos têm mostrado que o perfil pós-natal de crescimento e ganho de peso acelerados observados em crianças nascidas prematuramente, mas também em crianças de termo quando alimentadas inadequadamente, leva à diminuição da sensibilidade à insulina, alterações de padrões de crescimento e aumento da adiposidade.

Cabe destacar que um dos fatores mais relevantes, que leva a crescimento pós-natal acelerado e obesidade futura, é o excesso de consumo de proteínas nos primeiros meses de vida, sendo esse um exemplo clássico de como se pode atuar na prevenção da obesidade, estimulando o aleitamento materno ou, na impossibilidade deste, prescrevendo fórmulas infantis com teor proteico adequado e evitando-se o uso de leite de vaca não modificado.

Muitas vezes, a procura por explicações quando a obesidade já se encontra instalada é difícil e leva a resultados surpreendentes. Nesse sentido, o reconhecimento da programação metabólica, que pode ocorrer no começo da vida, é fundamental para que todas as medidas sejam tomadas, tanto do ponto de vista de saúde pública como no atendimento individual, para que a criança possa viver em um ambiente adequado. Do ponto de vista nutricional, esse trabalho começa com a atuação do pediatra antes do nascimento, junto à gestante. Depois, dentro da proposta da puericultura, inclusive nos programas de saúde da família, com o estímulo ao aleitamento materno, e, enfim, completa-se com a adequada orientação à família sobre fórmulas infantis, alimentação complementar, suplementação de micronutrientes e importância da atividade física.

Obesidade associada a modificações de microbiota

A microbiota intestinal pode afetar o peso corporal. Esse aspecto é muito estudado em animais, e acredita-se que o mecanismo seja semelhante nos seres humanos, ou seja, efeitos sobre o metabolismo energético, grau de inflamação e alteração da permeabilidade intestinal.

Vários pesquisadores têm sugerido que existe relação entre as bactérias residentes no trato intestinal e o potencial de ganho de peso. Estudos em animais sugerem que a administração de antibióticos no início da vida predispõe à obesidade mais tarde, mas existem estudos observacionais em humanos que também apoiam essa possibilidade.

Também são encontrados estudos em modelos animais que sugerem que modificações induzidas na microbiota intestinal podem ser responsáveis por alguma perda de peso e melhorias na sensibilidade à insulina, especialmente após a cirurgia de *bypass* gástrico. Ainda não está claro se esses mecanismos são relevantes para a gênese da obesidade e mesmo sua epidemia em humanos. Obviamente, não se trata de indicar ou supervalorizar as cirurgias, mas sim de chamar a atenção para o sucesso de pesquisas com probióticos e mesmo transplantes de fezes, já usados para o manejo da obesidade. Outros estudos em animais sugerem que certas misturas de bactérias residentes induzem o desenvolvimento de gordura marrom, e já foi demonstrado que, na dependência do perfil da microbiota, pode ocorrer recuperação de calorias da fibra dietética por meio de fermentação em ácidos graxos de cadeia curta.

Obesidade associada a distúrbios endocrinológicos

Trata-se de quadro de obesidade associado a doenças do sistema endócrino como hipotireoidismo, hipercortisolismo, pseudo-hipoparatireoidismo, deficiência de hormônio de crescimento e síndrome dos ovários policísticos (SOP). Muitas vezes não é possível definir relação de causa, e os quadros, quando diagnosticados, podem aparecem juntos. De qualquer forma, mesmo que não possa ser considerado como fator etiológico, o distúrbio endocrinológico deverá ser adequadamente abordado para que não se configure como elemento perpetuador da obesidade.

O quadro clínico depende da doença de base, e um dos principais achados é a baixa estatura, comum à maior parte das doenças endocrinológicas que cursam com obesidade. É importante lembrar que muitas vezes a própria obesidade aparece como o primeiro sintoma a levar a família a procurar ajuda. Nesses casos, é de extrema importância que o clínico esteja atento à história, levando em conta uma série de sintomas que podem revelar a doença de base.

Nos casos de hipotireoidismo, podem-se encontrar mixedema, atraso da idade óssea, letargia, pele seca, bradicardia e bradipneia. O hipercortisolismo leva a hirsutismo, fácies cushingoide, distribuição centrípeta da adiposidade, estrias, acne, pletora, osteoporose e exacerbação de caracteres masculinos. O pseudo-hipoparatireoidismo cursa com resistência à ação do paratormônio, anomalias dentárias, pele seca, unhas quebradiças e tetanias. A deficiência de hormônio de crescimento mostra basicamente baixa estatura evidente e redução na velocidade de crescimento. A SOP é doença exclusiva de meninas e ocasiona hirsutismo, distúrbios menstruais, acne e alopecia, sendo frequente a ocorrência de hiperinsulinismo e resistência periférica à insulina.

A etapa primordial do tratamento é o controle da doença de base, com reposição hormonal nos casos de hipotireoidismo e deficiência de hormônio de crescimento. O controle do hipercortisolismo depende da etiologia, podendo ser cirúrgico nos casos dos adenomas. A SOP necessita de tratamento apropriado que permita a ovulação adequada; nos casos em que há concomitância de resistência periférica à insulina, a metformina tem sido utilizada com resultados satisfatórios.

A relação entre hormônios e obesidade é bastante complexa. Muitas doenças genéticas (tais como a deficiência congênita de leptina) apresentam interface hormonal evidente. De igual forma, é provável que muitas crianças obesas apresentem defeitos de produção ou de sinalização de hormônios ainda não completamente estudados, mas sabidamente ligados aos processos de fome, saciedade e balanço energético, tais como grelina, peptídeo YY (PYY), pró-ópio-melanocortina (POMC), transcrito regulador de cocaína e anfetamina (CART), neuropeptídeo Y (NPY), peptídeo relacionado ao gene agouti (AgRP), hormônio concentrador de melanina (MCH), orexina, galanina, ácido gama-aminobutírico (Gaba), entre outros.

Obesidade associada a problemas neurológicos

A obesidade de origem hipotalâmica é doença rara em seres humanos. Ocorre quando existe lesão na região ventromedial ou paraventricular do hipotálamo ou na amígdala cerebral. Essas regiões do cérebro são responsáveis pela integração de informações metabólicas sobre reservas de nutrientes com impulsos sensoriais aferentes sobre a disponibilidade de alimentos.

Quando ocorre lesão, pode causar alterações metabólicas, como hiperfagia, hiperinsulinemia, prejuízo da termogênese dos alimentos, além de desordens funcionais no sistema nervoso autônomo; esses aspectos estão associados com a gênese de obesidade. Essa condição pode ser causada por trauma, tumor, doença inflamatória, cirurgia de fossa posterior ou aumento da pressão intracraniana.

Em pediatria, essa condição pode ser observada especialmente em pacientes com craniofaringioma, um tumor embrionário localizado na região do hipotálamo/hipófise, que causa danos ao hipotálamo devido ao próprio tumor ou pelo tratamento (excisão cirúrgica e radioterapia). É uma neoplasia de natureza benigna, pouco frequente, responsável por 1 a 3% de todos os tumores intracranianos.

Outros fatores também podem fazer parte da etiologia da obesidade hipotalâmica, como tumores (epitelioma, angiossarcoma, colesteatoma, pinealoma, greminoma, endotelioma, ependimoma, glioma, meningioma, macroadenoma hipofisário, teratoma, metástases), inflamação (sarcoidose, tuberculose, aracnoidite, histiocitose X, encefalites), síndromes genéticas (síndrome de Prader-Willi, síndrome de Bardet-Biedl), traumatismo craniano, neurocirurgia, radioterapia craniana, aneurisma cerebral e drogas psicotrópicas.

O mecanismo proposto para a obesidade hipotalâmica tem sido descrito como um desequilíbrio da ação de hormônios orexígenos e anorexígenos decorrentes dos fatores acima mencionados, que levam à sinalização hipotalâmica disfuncional da homeostase energética. Embora alguns estudos tenham demonstrado que estratégias terapêuticas não farmacológicas, como dieta e atividade física, estejam associadas com melhora na composição corporal e retardo no ganho de peso, ainda são necessários mais estudos para estabelecer a terapia mais adequada para esses indivíduos.

Obesidade associada a distúrbios do sono

Há algum tempo já é reconhecida a importante influência do sono na gênese e na manutenção da obesidade. Revisão sistemática de 25 estudos publicados entre 2006 e 2011 envolvendo crianças e adolescentes entre zero e 19 anos de idade verificou que 100% dos estudos mostravam associação estatisticamente significativa entre curta duração do sono e obesidade.

Acredita-se que problemas de sono possam estar relacionados à obesidade desde o início da vida. Vários fatores são reconhecidos como causadores desse efeito, tais como aumento da fome, aumento da oportunidade de comer, termorregulação prejudicada, maior fadiga, aumento dos hormônios ligados ao estresse e aumento da produção de grelina.

É bastante difícil estabelecer a quantidade de sono ideal para uma criança, sendo reconhecido o fato de haver grande variação individual. Por outro lado, sabe-se que o peso abdominal da criança obesa exerce, na posição horizontal, forte pressão sobre o diafragma, que é o principal músculo respiratório, fazendo-o diminuir sua capacidade de trabalho. Esse fato leva à dificuldade respiratória importante, com períodos curtos de completa parada na respiração, conhecidos como apneia. Esses períodos, apesar de sutis, fazem a criança acordar dezenas de vezes no decorrer da noite, dificultando o aprofundamento do sono. Muitas vezes a irritabilidade e a sonolência diurna observadas em algumas crianças obesas devem-se a esse fato.

Assim, fica claro que a relação entre sono e obesidade ocorre por um círculo vicioso, em que os dois quadros se retroalimentam, tornando o tratamento ainda mais difícil, uma vez que os mecanismos desse processo ainda não são totalmente conhecidos.

Obesidade associada ao uso de fármacos

É um quadro desencadeado e/ou mantido pela utilização de fármacos atuando como orexígenos, agravando a resistência insulínica, aumentando a deposição de gordura ou reduzindo o metabolismo basal. Em geral, a anamnese revela a relação entre o uso do fármaco e o surgimento ou o agravamento da obesidade.

Os fármacos habitualmente envolvidos são corticoides, antipsicóticos (valproato de sódio, clozapina, olanzapina, risperidona, quetiapina, clorpromazina), antidepressivos (amitripitilina, imipramina, nortriptilina), anti-histamínicos, estabilizadores do humor (carbonato de lítio, ácido valproico e carbamazepina), anticonvulsivantes (gabapentina, carbamazepina), alguns antineoplásicos, insulina, secretagogos de insulina, anti-hipertensivos (propranolol, clonidina) e contraceptivos.

No exame físico podem-se observar sinais relativos à doença que levou à utilização do fármaco ou sinais causados pelo próprio medicamento. A suspensão ou substituição da droga está sempre indicada, apesar de não ser sempre possível. Em alguns casos, tem-se sugerido a associação de outros fármacos que antagonizem o efeito obesogênico, como o uso de topiramato ou metformina, em pacientes em tratamento de esquizofrenia ou outras doenças psiquiátricas.

Obesidade associada a agentes infecciosos

Alguns agentes infecciosos já foram associados com a obesidade, especialmente o adenovírus. Estudos em humanos, incluindo um pequeno ensaio em gêmeos, mostraram associação entre anticorpos para o adenovírus 36 e o estado de obesidade em adultos, mas essa associação não foi confirmada em outros estudos. Possíveis explicações para as observações em humanos incluem uma verdadeira associação causal, a vulnerabilidade à infecção por adenovírus ou a presença de fatores de confusão não medidos.

Em estudo transversal de 124 escolares e adolescentes com idade entre 8 e 18 anos, os anticorpos para o subgrupo D do adenovírus tipo 36 foram encontradas em 19 indivíduos. Quinze (78%) dos 19 indivíduos soropositivos eram obesos (IMC ≥ percentil 95), e a presença desses anticorpos foi significativamente mais frequente entre indivíduos obesos que entre os não obesos (22 *versus* 7%); entre as crianças obesas, aquelas que eram soropositivas tinham maiores peso, IMC, circunferência da cintura e relação cintura-altura quando comparadas com as seronegativas. Embora esses resultados sugiram possível ligação entre o adenovírus 36 e a obesidade, ainda não foi definitivamente estabelecida uma relação causal, mas apenas associação.

Obesidade psicossocial

A obesidade nesses casos está associada ao aumento da ingestão de alimentos diante de estados emocionais diversos. A fim de tentar explicar esse fato, primeiramente é preciso pontuar a importância da alimentação durante a infância, bem como a relação entre mãe/cuidador e a criança.

Ao nascer, mais do que ser alimentada fisicamente e consequentemente ter suas necessidades nutricionais satisfeitas, a criança necessita receber afeto, atenção e cuidado, o que favorecerá o estabelecimento do vínculo entre mãe/cuidador e criança, suprindo assim suas necessidades emocionais. À medida em que esse vínculo vai se construindo de maneira inadequada ou conflituosa, a criança pode se tornar mais vulnerável ao desenvolvimento de doenças, entre elas a obesidade. Nesse caso, pode ocorrer, por exemplo, superalimentação por parte da mãe/cuidador em função de sua dificuldade em distinguir a fome da criança de outras necessidades.

Assim, em vez de oferecer atenção, afeto, carinho, cuidado e acolhimento necessários ao filho, são oferecidos alimentos como tentativa de suprimir o desconforto da criança. Esta aprende assim que, diante de conflitos e dificuldades, o alimento minimiza o sofrimento emocional.

A teoria do apego de Bowlby oferece suporte à hipótese anteriormente destacada na medida em que aponta que todo ser humano busca a proximidade de pessoas significativas diante de situações de ameaça ou de necessidades diversas. Ao se aproximar dessas pessoas e obter o cuidado e o afeto necessários, o indivíduo tenderia a se sentir mais seguro. Ao contrário, quando não há disponibilidade dessas figuras significativas ou quando estas não são capazes de oferecer o suporte necessário ou adequado, podem ocorrer dificuldades em lidar com tais situações de ameaça, insegurança e necessidade, predispondo o indivíduo ao desenvolvimento de doenças como a obesidade. Nesse caso, o alimento é utilizado como forma de minimizar os conflitos emocionais.

Com base nessa teoria, destaca-se a importância de figuras representativas para a criança, podendo ser os pais ou os cuidadores. Nos dias de hoje, com as mudanças que estão sendo vivenciadas na família, além do tradicional papel da mãe, o pai tem surgido como pessoa significativa nos cuidados com os filhos, alcançando lugar de destaque na conformação familiar, colocando-se como figura emocionalmente disponível, sensível e que promova segurança, favorecendo o aprendizado de estratégias de autorregulação emocional e de respostas adequadas aos problemas psicológicos, contribuindo para minimizar os riscos da obesidade psicossocial.

Apesar de ser reconhecida a importância da proximidade de pessoas significativas, como anteriormente salientado, existem características psíquicas individuais de cada pessoa.

Assim, as necessidades de afeto e atenção vao encontrar respaldo nas mais diversas formas. A experiência vivenciada na prática clínica, quando se pensa em obesidade, permite listar uma série de combinações e possibilidades, que se materializam em alguns estereótipos, amplamente observados, sendo os mais comuns descritos a seguir:

- Cuidador ansioso e criança voraz: trata-se do modelo clássico e, talvez, o mais frequente. Aqui, a impossibilidade de contenção adequada às necessidades reais do filho leva a mãe ou cuidador a responder a qualquer estímulo com alimentação, o que acarretará, ainda nos primeiros meses de vida, em ganho excessivo de peso. Esse modelo, entretanto, pode ser transposto para qualquer idade. Dessa forma, são comuns crianças, adolescentes e adultos vorazes e intolerantes à frustração que, ao não encontrarem contenção adequada para suas angústias, utilizam-se do alimento como subterfúgio.

- Pais negligentes: dentro dessa categoria encontram-se genitores completamente alheios aos cuidados dos filhos. Quase sempre delegam a função a um terceiro, que podem ser avós ou cuidadores, e se esquivam de quaisquer responsabilidades na criação, educação e cuidado dos filhos. Os motivos que levam a tal conduta podem ser os mais variados, indo de depressão, caso em que falta condição psíquica para serem cuidadores, até o medo, narcisismo ou execução de tarefas cotidianas, situações em que o filho é algo que não pode atrapalhar a vida, pois sempre vai existir uma boa razão para que a criança fique em segundo plano.
- Competitividade: a competição entre pai ou mãe e filho ou filha é outro estereótipo comum. Tornar-se pai e mãe exige, além de disponibilidade física, condições psíquicas. O crescimento dos filhos, ao mesmo tempo que é desejado e bem-vindo, aguça nos pais o sentimento de declínio das próprias condições físicas, acarretando possível boicote dos genitores, por vezes inconsciente, a tudo o que possa permitir crescer e aflorar dos filhos. Como resultado, qualquer tipo de abordagem, médica, nutricional e psicológica visando ao emagrecimento torna-se difícil.
- Culpa pela ausência: considera-se culpa pela ausência a situação em que os pais, por razões diversas, concretas ou abstratas, por exemplo, trabalho, compensam seus filhos com comida. Nesse cenário, a criança pode até ter tido regras alimentares cumpridas ao longo do dia ou da semana, mas a chegada do genitor ausente provoca ruptura nas regras e rotinas alimentares. Se as ausências forem frequentes, a falta de regra alimentar será constante.
- Simbiose: nesse quadro, o que une pai e mãe ao filho ou filha é sempre uma característica comum mantida por ambos, como um pacto velado, e no presente caso a semelhança que interessa é o comer em si, que acaba originando ou mantendo o quadro de obesidade. Assim, a relação se mantém perfeita enquanto o referido pacto não seja rompido por uma das partes. Nesse caso, se quem tentar quebrar o elo for a criança, esta sentirá dificuldade maior, pois, além de precisar passar por reeducação alimentar, ainda terá de estabelecer nova forma de vínculo com o genitor, suportando seus ataques e boicotes constantes.
- Sistemas familiares obesogênicos: como o próprio nome indica, não se trata de característica ligada a apenas um dos genitores, mas de toda a família. Nesse caso, o sistema familiar, como um todo, é comprometido, quando o assunto é alimentação. Todos os membros têm sobrepeso ou obesidade, e a alimentação é sempre desregrada e hipercalórica, ao mesmo tempo que a prática de atividade física costuma ser desvalorizada.
- Depressão: ao lado de sintomas mais comuns à depressão, como tristeza, apatia, irritabilidade, isolamento, pode existir, concomitantemente, a perda ou ganho de peso. Assim, diante de uma criança ou adolescente com sobrepeso/obesidade ou

com dificuldades alimentares, a depressão tem de ser investigada e, eventualmente, tratada.

Apesar da complexidade das relações entre obesidade e saúde mental, aprender a identificar essas combinações ou situações psicossociais permite ao profissional atuar, muitas vezes, diretamente no fator desencadeante ou mantenedor da obesidade, o que resulta em maior probabilidade de êxito no tratamento.

Obesidade somática

Trata-se de quadro eminentemente ligado ao balanço energético, em que o excesso de tecido adiposo deve-se ao consumo inadequado de calorias perante o gasto energético. Na anamnese percebe-se história de consumo alimentar excessivo e/ou de sedentarismo. Observam-se os maus hábitos alimentares, como abuso de óleo, açúcar e sal no preparo dos alimentos, ausência de horários para as refeições e simultaneidade de alimentação com outras atividades como assistir à televisão, passeios e reuniões sociais.

O inquérito alimentar quase sempre revela consumo calórico excessivo, e a avaliação da atividade física em geral indica sinais de comportamento eminentemente sedentário.

Ocorre, quase sempre, a partir de um momento bem determinado, sendo comum observar fator desencadeante a partir do qual o balanço energético passou a ser positivo.

Ao exame físico, a criança apresenta aspecto saudável, não se encontrando outros sinais além do panículo adiposo aumentado, que, em geral, está bem distribuído ou mais concentrado no abdome. Raramente estão presentes estrias. A pressão arterial tende a ser normal ou pouco elevada. A estatura é pouco elevada ou segue o canal familiar. O perfil lipídico encontra-se quase sempre dentro da normalidade, podendo-se observar, nos casos mais graves, pequenos aumentos nos valores de colesterol ou triglicerídeos, que rapidamente respondem à dietoterapia. A resistência insulínica é frequente apenas nos casos mais graves, com boa resposta ao emagrecimento. O tratamento é clássico, com associação de dieta hipocalórica, reeducação alimentar e aumento da atividade física, uma vez que, na faixa etária pediátrica, as opções farmacológicas para a obesidade somática são praticamente inexistentes.

DIAGNÓSTICO E TRATAMENTO DAS COMORBIDADES

Sistema esquelético

Muitas das alterações passíveis de serem encontradas dependem, fundamentalmente, da extensão do excesso de peso e de sua duração. As pernas são acometidas com maior frequência, havendo sobrecarga dos quadris e dos joelhos, que podem apresentar problemas graves e deformidades bastante visíveis, como joelhos valgos. É preciso também se lembrar dos pés planos ou "chatos", que são muito comuns. As crianças obesas frequentemente sentem dores, que podem ser leves ou intensas, principalmente nos joelhos e nos pés, quando caminham ou fazem atividade física. Conhecer esse fato é fundamental para que se possa entender a enorme dificuldade que algumas crianças apresentam quando se solicita que façam exercícios.

Pele

Uma das alterações mais comuns na pele das crianças obesas é o escurecimento de algumas regiões, como nuca, axilas e articulações dos dedos. Essa mudança de cor, conhecida como acantose nigricante, é, às vezes, confundida com falta de higiene. Na verdade, o aparecimento desse problema indica que provavelmente há hiperinsulinismo. Outras alterações, em geral, são percebidas mais facilmente e levam a família a procurar o dermatologista antes do nutrólogo. A principal alteração são as estrias, que aparecem principalmente quando ocorre ganho de peso importante em período curto. Ainda que haja tendências individuais diferentes, a presença de estrias quase sempre revela que a obesidade está progredindo rapidamente.

Outra alteração comum são as dermatites, conhecidas como "assaduras", que geralmente aparecem em áreas de contato entre partes do corpo pouco ventiladas, como face interna das coxas, virilhas e dobras de tecido gorduroso do abdome e das mamas, áreas em que a pele sofre atrito constante e torna-se frágil e descamante. Esses fatos, associados à falta de ventilação e de iluminação pela luz solar, propiciam a instalação de fungos nessas regiões, agravando o quadro. Muitas vezes se associam também a bactérias, originando processos infecciosos mais graves e dolorosos.

Sistema respiratório

O peso do abdome da criança obesa exerce, na posição horizontal, forte pressão sobre o diafragma, diminuindo sua capacidade de trabalho. Esse fato causa dificuldade respira tória importante quando a criança se deita para dormir, com períodos curtos de apneia. Apesar de sutis, esses períodos fazem a criança acordar inúmeras vezes no decorrer de uma noite (mesmo sem se dar conta disso) e dificultam o aprofundamento do sono. Muitas vezes, a irritabilidade e a sonolência observadas em algumas crianças obesas decorrem desse fato. Deve-se lembrar ainda de que a relação entre qualidade de sono ruim e surgimento/agravamento da obesidade está hoje bem estabelecida, de modo que a garantia de sono adequado é, atualmente, considerada fundamental no tratamento da obesidade infantil.

Crescimento e maturação sexual

Uma das características mais marcantes da obesidade na infância é a aceleração da matu ração como um todo. Esse evento parece ocorrer mais em crianças com forte tendência familiar para o excesso de peso e resistência periférica à insulina. Geralmente se observa o aparecimento precoce dos caracteres sexuais secundários, associado ao aumento, também precoce, do crescimento estatural. É importante lembrar que o início e o final do período de crescimento rápido observados no adolescente são determinados justamente pela maturação sexual, exceto nos casos muito graves, em que esses eventos estão apenas um pouco antecipados na criança obesa, mas não comprometem o amadurecimento como um todo, quando o problema fica mais ligado aos desconfortos de ordem psicológica gerados pela precocidade.

Em termos de estatura, por exemplo, quase sempre o tamanho final será aquele determinado pela genética da família. Todavia, existem casos de crianças muito obesas e cuja obesidade começou muito precocemente, nos quais a estatura final é baixa porque, ao mesmo tempo que o crescimento foi acelerado, a parada do crescimento, determinada pela maturação sexual, também foi antecipada. Hoje, parece claro que o início da puberdade seja determinado em grande parte por certo percentual de gordura, tendo a leptina como sinalizador. Esse percentual, se alcançado, funciona como gatilho para que se dispare o processo como um todo.

Outro fato relevante é a presença de ginecomastia. Existem doenças genéticas e hormonais que podem levar à formação de mamas verdadeiras, mas, no caso da obesidade, quase sempre o que ocorre é apenas o depósito de tecido gorduroso na região das mamas. Mesmo assim, para a criança e, especialmente, para o adolescente, não importa a causa, mas sim o desconforto que esse problema traz, e é preciso estar sempre atento a ele, lembrando que o tratamento da obesidade deve reduzir o tamanho da mama e que, caso isso não ocorra, deve-se considerar a possibilidade de intervenção cirúrgica.

Finalmente, há também uma questão que diz respeito a uma queixa poucas vezes feita para o médico na primeira consulta, mas que, direta ou indiretamente, acaba aparecendo nos meninos: o tamanho do pênis. O púbis é um dos sítios preferenciais de acúmulo de tecido gorduroso. Dessa forma, a gordura acumulada nessa região acaba escondendo porções consideráveis da base do pênis, fazendo-o parecer bem menor do que o é. Da mesma maneira que em relação às mamas, essa explicação pouco ajuda o adolescente, pois ele não deixa de sentir vergonha por isso.

Metabolismo

Várias são as alterações metabólicas que acompanham a obesidade na infância. A mais frequentemente observada é o aumento das taxas de colesterol no sangue, que, quase sempre, manifesta-se como aumentos de LDL-colesterol e diminuição do HDL-

-colesterol. Como se trata de um problema muito comum, que acomete cerca de metade das crianças obesas, pode-se dizer que, em médio e longo prazos, deve ser motivo de grande preocupação, pois uma criança com colesterol elevado está, dia após dia, obstruindo suas artérias e preparando-se, lenta e progressivamente, para ter um infarto do miocárdio ou um derrame cerebral.

Outra alteração comum é o aumento nas taxas de triglicérides. Como o triglicéride é a forma que o organismo usa para armazenar gordura, sempre que se encontram taxas sanguíneas aumentadas é sinal de que está ocorrendo produção de gordura. Tanto para o colesterol como para os triglicérides, existem doenças genéticas que podem levar ao aumento de suas taxas. Todavia, essas doenças são raras e acometem tanto indivíduos obesos quanto magros.

A terapia medicamentosa da dislipidemia deve ser utilizada nas crianças acima de 8 anos que não responderam adequadamente ao tratamento dietético e à mudança do estilo de vida, por 6 meses a 1 ano. Aquelas com valor plasmático da fração LDL-colesterol acima de 190 mg/dL ou com valores de colesterol acima de 160 mg/ dL e cuja história familiar apresenta evento precoce sugerem alto risco de desenvolver doença cardiovascular precocemente. Os medicamentos utilizados no tratamento das hiperlipidemias atuam diretamente no aumento da excreção ou do metabolismo da fração LDL-colesterol, reduzindo sua produção. Os sequestrantes dos ácidos biliares, por não serem absorvidos, seriam os fármacos mais indicados. São resinas de troca iônica que se ligam aos ácidos biliares, bloqueando seu ciclo êntero-hepático e aumentando o número de receptores para LDL-colesterol. No Brasil, dispõe-se da colestiramina em pó, apresentada em envelopes de 4 g. Recomenda-se o uso de 8 a 12 g/dia, divididos em 2 a 3 tomadas. Deve-se considerar a possibilidade de intolerância ao sabor, constipação intestinal, náuseas e dores abdominais e a necessidade de suplementação vitamínica por conta da redução na absorção principalmente do ácido fólico. Em virtude da elevada frequência de efeitos adversos e intolerâncias ao uso, as estatinas têm ganhado cada vez mais espaço. Em muitos estudos científicos realizados nos últimos anos, elas se mostraram seguras e efetivas, com preservação do desenvolvimento sexual e crescimento dos pacientes, observando-se efeitos colaterais leves. Nesses estudos, a sinvastatina foi usada na dose de 5 a 20 g/dia aos menores de 8 anos e de 10 a 20 g/dia aos maiores de 10 anos; e a lovastatina na dose de 20 mg/dia por períodos de 24 a 36 meses. O ácido nicotínico e os fibratos, habitualmente indicados no tratamento de hipertrigliceridemias endógenas em adultos, são pouco utilizados em crianças e adolescentes, e as estatinas costumam ajudar na redução dos níveis sanguíneos de triglicérides.

Finalmente, a última alteração importante é o hiperinsulinismo. Na criança obesa, se houver risco familiar de diabete, essa tendência aparece muito cedo, podendo-se observar aumento na taxa de insulina já a partir dos 4 ou 5 anos. Nesse caso, pode-se afirmar que a criança será, inevitavelmente, um adulto com diabete, a menos que consiga se manter magra e ativa. Em outras palavras, nem toda criança obesa será diabética, mas, se houver tendência ao diabete, o emagrecimento associado à atividade física regular é a única chance de a doença não se manifestar. Quando se optar por auxílio farmacológico, a metformina é a medicação de escolha, iniciando-se com a dose de 500 mg/dia.

Sistema cardiovascular

Pode-se dizer que, de maneira silenciosa, o coração da criança obesa já pode estar sofrendo um processo de progressiva obstrução de seus vasos arteriais. Esse fato é ainda mais provável se os distúrbios metabólicos descritos anteriormente estiverem simultaneamente presentes. Outra alteração muito comum é o aumento da pressão arterial, devendo-se ter um cuidado especial no que diz respeito à medida e à interpretação de seus valores.

DEFINIÇÃO DE RESPONSABILIDADES

Pode-se dizer, sem desrespeitar a enorme heterogeneidade do ser humano, que uma criança com menos de 10 anos é incapaz de compreender que determinada situação que lhe dá prazer hoje possa levar a problemas no futuro, ainda que pareça o contrário. Ela pode até mesmo aceitar, mas não compreender integralmente. Mesmo que ocorram alguns eventos mais perceptíveis, como uma dor constante nos pés em decorrência do excesso de peso, por exemplo, nessa idade é difícil que a criança consiga, de fato, relacionar o desconforto com a obesidade. Isso é muito diferente de dizer que a criança é considerada apenas um objeto manipulado pelos outros. Pelo contrário, ela é participante ativa do processo, dentro de suas capacidades. Como em outras áreas relativas à educação infantil, todo procedimento adotado com a criança deve ser explicado a ela, detalhadamente, com as palavras apropriadas à sua idade e sempre com uma mistura mágica de carinho e firmeza. A criança, mesmo muito jovem, pode e deve ser colocada como parceira, mas não deve ser a responsável pelo tratamento.

De modo geral, a responsabilidade maior e primordial no tratamento da obesidade é dos pais, pois são eles quem definem diversos aspectos de importância fundamental, como a compra e o armazenamento dos alimentos, o acesso ou não da criança a atividades esportivas, o tempo em frente à TV, ao *tablet* ou ao computador, a opção entre dar dinheiro para comprar lanche na cantina e prepará-lo em casa, a escolha da escola (mais ou menos preocupada com aspectos alimentares), a frequência à associação de pais da escola para que possam interferir nas decisões desta, a decisão sobre quem cuida de seus filhos em sua ausência, a busca ou não da ajuda profissional para o filho quando apresenta problemas na área nutricional, a opção pelo gasto financeiro com tratamentos para a obesidade, a percepção de que podem, eles próprios, precisar de tratamento, a decisão quanto às mudanças nos hábitos de toda a família, a opção quanto a novas formas de preparar os alimentos no dia a dia da família etc.

Algumas vezes estão convivendo apenas o pai, a mãe e o filho obeso. Geralmente, entretanto, estão presentes também os irmãos e, muitas vezes, uma tia, um avô, enteados ou uma funcionária doméstica. Essas pessoas desempenham papel fundamental no sucesso do tratamento. Todos concordam, nos dias de hoje, que emagrecer é fácil, o difícil é manter-se magro. Transformando esse "senso comum" em números, sabe-se que, atualmente, cerca de 85% das pessoas que conseguem perder peso voltam a engordar durante os 5 anos seguintes. Tudo se resume ao problema da "mudança no estilo de vida". Não é possível implementar mudanças permanentes sem que o meio familiar se enquadre em todas, ou, pelo menos, na maioria delas, e o mais importante é que essas mudanças sejam sempre benéficas a todos, sem que se peça um sacrifício de várias pessoas em prol de apenas uma. O que se busca, na verdade, é aproveitar uma situação desfavorável e transformá-la em uma oportunidade de viver com mais qualidade.

Quando a questão são os avós, é preciso discutir alguns pontos inicialmente. Primeiro, é natural, e a psicologia já comprovou isso, que quase sempre há uma necessidade interna de os avós demonstrarem-se mais capazes para a educação dos netos que os próprios pais. Apesar do fato inequívoco de que eles querem o melhor para os netos, alguns problemas estão quase sempre presentes:

- Nem sempre, na questão da obesidade, o que eles consideram melhor é de fato adequado, pois, na época em que criaram seus próprios filhos, a obesidade não era um problema social tão grave como é hoje e, principalmente, não se conheciam tanto seus malefícios e suas consequências em médio e longo prazos.
- Muitas vezes, na tentativa de terem a participação que desejam na educação dos netos, acabam, sem perceber, tendo uma atitude constante de contraposição. Em outras palavras, se os pais dizem que é preciso comer menos, eles dizem o inverso, para ocupar seu lugar.
- Existe o mito do "avô bonzinho", ou seja, o avô (ou a avó) é aquele ser frágil, velhinho e bonzinho que permite todas as coisas que os pais, rigorosos e sisudos, não autorizam.

De toda essa situação, o que fica, na prática, é uma questão muito difícil porque, quase sempre, os avós são partícipes muito importantes no processo de criação dos netos, não sendo possível ignorá-los. Existe apenas uma forma de resolver essa questão: os avós se sentirem participantes do processo, não excluídos, de modo que, provavelmente, co laborarão muito.

Atualmente, as crianças tendem a ir para a escola cada vez mais cedo. Pode-se dizer que, na grande maioria das famílias, isso acontece por volta dos 3 ou 4 anos. Dessa forma, pelo menos em metade do dia os cuidados com a alimentação não estão sob controle direto dos pais. Por esse motivo, é preciso discutir o papel da escola no tratamento. Em algumas comunidades mais carentes do país, a merenda representa a única refeição da criança e, inclusive, ajuda a prevenir a desnutrição e a salvar vidas. Por sua vez, em diversas outras regiões, ela tem sido responsabilizada inclusive pelo aumento nos casos de obesidade, justamente porque acrescenta mais uma refeição ao dia da criança.

Dessa maneira, é preciso, antes de tudo, conhecer a escola. Se a criança recebe a merenda e a consome de fato, é preciso que se organize a alimentação de modo que essa refeição seja computada. Contudo, o maior problema não é a merenda, que tende a fornecer alimentos saudáveis, mas as cantinas. Nesses locais, as crianças encontram todo tipo de alimentos altamente atraentes e quase sempre cheios de calorias vazias, como salgados, principalmente fritos, refrigerantes, balas, gomas de mascar, pirulitos, salgadinhos (*snacks*), sorvetes, chocolates etc.

É muito arriscado que os pais deem dinheiro para que os filhos escolham o que comprar na hora do lanche. Há, ainda, outros problemas, como o fato de que um dos maiores temores da criança e, especialmente, do adolescente é não ser aceito como um igual pelo seu grupo. Se todos gostam de determinado gru po musical, ele também deve gostar; se todos usam certa roupa, é fundamental fazer o mesmo; se todos compram na cantina, ele não pode levar lanche de casa, o que, além de tudo, demonstraria infantilização. Assim, infelizmente, é muito difícil convencer os pais a prepararem o lanche dos filhos em casa, mas existem outras formas de minimizar essa questão. Uma delas, de curto prazo, é limitar a quantidade de dinheiro que se dá à criança. Em seguida, precisam ser implementadas as atitudes de longo prazo, como a sempre fundamental educação nutricional e a intervenção dos pais na dinâmica da escola, por meio da participação nas associações de pais e mestres e das reuniões em que os pais são convidados.

DIETOTERAPIA

Não seria possível discutir, neste capítulo, um plano alimentar dietoterápico, com todos os seus cálculos e variações. Pode-se, entretanto, destacar algumas regras práticas que ajudam a verificar o que pode ser melhorado nos hábitos alimentares da criança obesa para ajudá-la a emagrecer, como descrito a seguir.

1. Ela aprendeu a pensar antes de comer qualquer coisa? Quando se come sem pensar, corre-se o risco de comer sem fome. Nesse caso, o alimento supre outras necessidades que não são as nutricionais.
2. A família senta-se à mesa para comer, fazendo dessa atividade um momento agradável e tranquilo? Não se deve comer em frente à televisão, ao celular, ao *tablet* ou ao *videogame* porque se deixa de manter a atenção sobre a refeição.
3. Ela aprendeu a comer pausadamente, mastigando muitas vezes e saboreando os alimentos? Comendo rápido, come-se mais porque não se dá ao organismo tempo para avaliar a saciedade e indicar que está na hora de interromper a refeição. Um

bom recurso é orientar para que, a cada garfada, os talheres sejam colocados de volta à mesa. Isso leva a, naturalmente, comer de maneira mais pausada.

4. Os pais montam o prato do filho? Essa é uma atitude fundamental para que as orientações fornecidas pelo nutrólogo sejam atendidas.
5. As panelas ficam à mesa? Somente o fato de ter que se levantar para ir até o fogão já fará a criança refletir sobre o processo de alimentação.
6. Come-se muito fora de casa? Comendo em casa, pode-se ter controle sobre a composição dos pratos, como a quantidade usada de óleo, sal e açúcar, o tipo de corte de carne (mais ou menos gorduroso) etc.

FARMACOTERAPIA

A primeira e mais óbvia indicação para o uso de medicações refere-se aos casos em que são detectados problemas que precisam ser tratados paralelamente ao processo de reeducação alimentar. A situação mais clássica é a presença de hipotireoidismo, em que, se os hormônios da tireoide não forem repostos, o metabolismo pode permanecer mais lento que o desejável, reduzindo muito o gasto de energia pelo corpo, o que dificulta o equilíbrio entre a energia ingerida e a consumida com maior dificuldade na utilização da gordura estocada. Da mesma forma, outros distúrbios hormonais, como hipoparatireoidismo e deficiência de hormônio de crescimento, quando presentes, precisam ser tratados com reposição.

Outra situação comum e relacionada com a questão dos fármacos surge quando, ao contrário de medicar, é preciso suspender ou substituir medicações que, como efeito colateral, contribuem para o ganho de peso.

Existem produtos disponíveis que podem, em circunstâncias bem determinadas, ser utilizados como coadjuvantes especificamente para atuar na obesidade. Uma regra básica inicial é jamais iniciar um tratamento com medicações. Pelo menos durante 6 meses, todas as crianças devem ser tratadas de forma conservadora. Deve-se também tomar cuidado com a falsa ideia de que um remédio é a solução salvadora, pois isso não corresponde à realidade e pode fazer a criança e a família, se perceberem que o médico tem essa atitude, se esforçarem pouco para ajudar no tratamento, pois ficam à espera da "cartada final e definitiva". Assim, o uso de medicações é apenas um recurso a mais, que só faz sentido dentro de um conjunto de medidas e que precisa de uma indicação muito conscienciosa, já que apresenta, quase sempre, efeitos colaterais e riscos potenciais à saúde. A seguir, estão algumas situações em que o uso de medicações pode estar indicado. Na Tabela 1 são exibidos fármacos que, embora com restrições, podem ser usados para auxiliar o tratamento da obesidade infantojuvenil.

Presença de compulsão alimentar

A compulsão alimentar pode ser entendida, de maneira simplificada, como um distúrbio psicológico que leva a pessoa a comer "sem parar", independentemente de ter ou não fome. Nesse caso, a primeira pergunta que se impõe é: por que isso está ocorrendo? Se houver uma explicação, o tratamento deve ser direcionado à sua solução. Nesse caso, muito antes de pensar em medicações, é bem mais adequado obter ajuda de um profissional especializado, como psicólogo ou psiquiatra, para trabalhar com a criança a melhor forma de superar o problema, conseguindo, assim, que a compulsão melhore naturalmente. Entretanto, há situações em que não se consegue uma explicação razoável ou quando os distúrbios psicológicos são tão graves que demandam anos de terapia, período em que a criança não pode continuar engordando.

Existe, ainda, a compulsão alimentar ligada a outras doenças, como o autismo. Nessas circunstâncias, pode ser necessário usar medicamentos psiquiátricos para controlar esse sintoma.

Depressão

Sabe-se, hoje, que a depressão acomete um número enorme de adultos e cada vez mais crianças e adolescentes. Muitos indivíduos deprimidos param de comer e emagrecem. Outros passam a comer demais e reduzem muito a prática de atividade física. Como a depressão é uma doença grave que precisa ser tratada sempre, não resta dúvida de que isso deve ser feito paralelamente à questão alimentar. Os sintomas da depressão na infância e na adolescência são vários, mas vale destacar os mais importantes: incapacidade de sentir prazer, redução da atividade, pouca concentração, cansaço fácil, distúrbios do sono, baixa autoestima, pouca autoconfiança, ideias de culpa etc.

Distúrbios metabólicos

Alguns distúrbios metabólicos, como o hiperinsulinismo, independentemente de serem considerados causa ou consequência da obesidade, dificultam a perda de peso e facilitam a incorporação de gordura. Se a criança emagrecer, o distúrbio desaparece; por sua vez, se o metabolismo é corrigido, o emagrecimento acontece de forma mais fácil, desde que, simultaneamente, haja reeducação alimentar. Já existem medicações capazes de melhorar a atuação da insulina, mas esse efeito é observado somente em face de uma alimentação equilibrada e à prática de exercícios físicos. Do contrário, pode não se observar resultado algum ou, até mesmo, obter efeito inverso. O fármaco mais usado para essa finalidade é a metformina e, em geral, inicia-se com a dose de 500 mg por dia.

Ingestão alimentar excessiva (sem compulsão)

Existem crianças e adolescentes que simplesmente comem demais. São indivíduos saudáveis, "de bem com a vida" ou apenas levemente incomodados com o problema, mas que, de fato, gostam muito de comer ou foram habituados, desde pequenos, a comer muito. Para esses casos, dependendo da idade, existem os sacietógenos, como a sibutramina. São produtos bastante eficazes que, até a presente data, são liberados apenas para adultos.

Ainda para esse grupo, existe a possibilidade de usar medicações que atuam diretamente no trato digestório, impedindo a absorção de substâncias. Uma das mais comuns, o orlistate, atua reduzindo em 30% a quantidade de gordura absorvida após uma refeição. O orlistate, no Brasil, também é de uso adulto, apesar de, nos EUA, ser permitido pelo Food and Drug Administration (FDA) a partir dos 12 anos de idade.

Desde o ano de 2020, para adolescentes com idade superior a 12 anos, começaram a ser aprovados os agonistas do GLP1, primeiramente a liraglutida e, mais recentemente, a semaglutida. Esses fármacos apresentam diversas ações farmacológicas ligadas à obesidade, mas fundamentalmente promovem redução da fome e aumento da saciedade. Seu uso é feito por aplicação subcutânea, 1 vez ao dia, no caso da liraglutida, e 1 vez por semana, no caso da semaglutida, por meio de caneta aplicadora que acompanha o produto. A dose de tratamento é de 3 mg/dia (liraglutida) e 2,4 mg/dia (semaglutida), entretanto doses mais baixas são iniciadas inicialmente a fim de evitar efeitos adversos, escalonando-se a dosagem por meio de aumentos semanais até que as doses plenas sejam atingidas. Os efeitos adversos mais comuns são ligados ao trato digestório, especialmente náusea e vômitos, que costumam surgir no início e sempre que a dose é aumentada.

O topiramato é uma droga utilizada principalmente no tratamento de epilepsia. Contudo, foi observado que os pacientes que o utilizavam apresentavam, como efeito colateral, perda de peso (devido à perda de apetite ou mesmo à fissura por carboidratos). Em virtude disso, começou-se a estudar essa droga como adjuvante no tratamento da obesidade grave, especialmente nos casos de compulsão. No entanto, em pediatria, ao prescrever para obesidade, deve-se sempre considerar que o fármaco não é aprovado para essa finalidade e o outro efeito adverso, que é a possibilidade de lentidão ao aprendizado.

Tabela 1 Fármacos que, embora com restrições, podem ser usados para auxiliar o tratamento da obesidade infantojuvenil

Medicamento	Indicação	Apresentação	Dose	Idade de liberação no Brasil
Sibutramina	Indução de saciedade	Comprimidos de 10 e 15 mg	10-15 mg 1 vez/dia	Uso adulto
Orlistate	Bloqueio de 30% da absorção de gordura no intestino	Comprimidos de 120 mg	120 mg 3 vezes/dia	Uso adulto
Fluoxetina	Depressão	Comprimidos de 20 mg e gotas (1 mg/gota)	Dose inicial de 10 mg/dia	A partir de 8 anos
Sertralina	Compulsão	Comprimidos de 25, 50 e 100 mg	Dose inicial de 25 mg/dia	A partir de 6 anos
Metformina	Melhora da sensibilidade à insulina	Comprimidos de 500 e 850 mg	Dose inicial de 500 mg/dia	Indefinida
Liraglutida	Redução da fome e aumento da saciedade	Injeção subcutânea	3 mg/dia	A partir de 12 anos de idade
Semaglutida	Redução da fome e aumento da saciedade	Injeção subcutânea	2,4 mg/semana	A partir de 12 anos de idade

REFERÊNCIAS BIBLIOGRÁFICAS

1. ADA Reports. Position of the American Dietetic Association: use of nutritive and non-nutritive sweeteners. J Am Diet Ass. 2004;104:255-75.
2. American Heart Association (AHA). National Heart, Lung and Blood Institute. National Cholestrol Education Program Expert: panel on blood cholesterol levels in children and adolescents. U.S. Department of Health and Human Services, 1992.
3. Arslanian S, Suprasongsin C. Insulin sensitivity, lipids and body composition in childhood: is "syndrome X" present? J Clin Endocrinol Metab. 1996;81(3):1058-62.
4. Barsh G, Farooqi IS, O'Rahilly S. Genetics of body-weight regulation. Nature. 2000;404(6778):644-51.

5. Baumann EE, Rosenfield R. Polycystic ovary syndrome in adolescence. Endocrinologist. 2002;12(4):333-48.
6. Campos ALR. Aspectos psicológicos da obesidade. In: Fisberg M (ed.). Obesidade na infância e adolescência. São Paulo: Fundo Editorial BYK; 1995.
7. Campos ALR. Aspectos psicológicos da alimentação. In: Nóbrega FJ (ed.). Distúrbios da nutrição. Rio de Janeiro: Revinter; 1998.
8. Caprio S. Insulin resistence in childhood obesity. J Pediatr Endocrinol Metab. 2002;15(Suppl 1):487-92.
9. Correa PHS. Hipoparatireoidismo. In: Monte O, Longui CA, Calliari LEP (eds.). Endocrinologia para o pediatra. 2.ed. Rio de Janeiro: Atheneu; 1998.
10. Damiani D, Carvalho DP, Oliveira RG. Obesidade. In: Setian N (ed.). Endocrinologia pediátrica. 2. ed. São Paulo: Sarvier; 2002.
11. Departamento de Aterosclerose da Sociedade Brasileira de Cardiologia. III Diretrizes brasileiras sobre dislipidemias e diretriz de prevenção da aterosclerose. Arq Bras Cardiol. 2001;77:1-48.
12. Dichtchekenian V. Doenças do córtex suprarrenal. In: Setian N (ed.). Endocrinologia pediátrica. 2. ed. São Paulo: Sarvier; 2002.
13. Dietz W. The obesity epidemic in young children. Reduce television viewing and promote playing. British Medical Journal. 2001;322:313-4.
14. Fanghanel G, Cortinas L, Sánchez-Reyes L, Berber A. A clinical trial of the use of sibutramine for the treatment of patients suffering essential obesity. Int J Obes Relat Metab Disord. 2000;24:144-50.
15. Fruhbeck G. Childhood obesity: time for action, not complacency: definitions are unclear, but effective interventions exist. BMJ. 2000;320:328-9.
16. Hardoff D, Jacobson MS. Hyperlipidemia. In: Adolescent medicine: state of the art reviews. Philadephia: Hjanley & Belfius, 1992.
17. Hidalgo LG. Dermatological complications of obesity. Am J Clin Dermatol. 2002;3:497-506.
18. Jeffery ARGN, Voss L, Metcalf B, Wilkin T. Causes of insulin resistance in childhood. Nurs Stand. 2002;16(35):33-7.
19. Kay JP, Alemzadeh R, Langley G, D'Angelo L, Smith P, Holshouser S. Beneficial effects of metformin in normoglycemic morbidly obese adolescents. Metabolism. 2001;50:1457-61.
20. Keller KB, Lemberg L. Obesity and the metabolic syndrome. Am J Crit Care. 2003;12(2):167-70.
21. Kelly AS, Auerbach P, Barrientos-Perez M, Gies I, Hale PM, Marcus C, et al. A randomized, controlled trial of liraglutide for adolescents with obesity. N Engl J Med. 2020;382:2117-28. 10.1056/NEJMoa1916038.
22. Klish WJ. Childhood obesity. Pediatr Rev. 1998;19(9):312-5.
23. Kopelman PG. Obesity as a medical problem. Nature. 2000;404:635-43.
24. Krauss RM, Winston M, Fletcher BJ, Grundy SM. Obesity. Impact on cardiovascular disease. Circulation. 1998;52:512-8.
25. Kulkarni SK, Kaur G. Pharmacodynamics of drug-induced weight gain. Drugs Today (Barc). 2001;37:559-71.
26. Legro RS. Detection of insulin resistence and its treatment in adolescents with polycystic ovary syndrome. J Pediatr Endocrinol Metab. 2002;15(Suppl 5):1367-78.
27. McDuffie JR, Calis KA, Uwaifo GI, Sebring NG, Fallon EM, Hubbard VS, et al. Three-month tolerability of orlistat in adolescents with obesity-related comorbid conditions. Obes Res. 2002;10:642-50.
28. Morrison J, Cottingham E, Barton B. Metformin for weight loss in pediatric patients taking psychotropic drugs. Am J Psychiatry. 2002;159(4):655-7.
29. Nóbrega FJ. Distúrbios da nutrição. Rio de Janeiro: Revinter;1998.
30. Nóbrega FJ, Campos ALR, Nascimento CFL. Distúrbios nutricionais e fraco vínculo mãe-filho. 2. ed. Rio de Janeiro: Revinter; 2000.

31. Nogueira-de-Almeida CA. Metabolic syndrome definition in adolescents should incorporate insulin resistance. Ann Pediatr Endocrinol Metab. 2020;25:287-288.10.6065/apem.2040166.083.
32. Nogueira-de-Almeida CA, de Mello ED, de Almeida Ribeiro GAN, de Almeida CCJN, Falcão MC. Classificação da obesidade infantil. Medicina (Ribeirao Preto Online). 2018;51:138-52.
33. Nogueira-de-Almeida CA, de Mello ED. Different criteria for the definition of insulin resistance and its relation with dyslipidemia in overweight and obese children and adolescents. Pediatr Gastroenterol Hepatol Nutr. 2018;21:59-67. 10.5223/pghn.2018.21.1.59.
34. Nogueira-de-Almeida CA, Mello E. Avaliação do estado nutrológico. In: Nogueira-de-Almeida CA, Mello E (eds.). Nutrologia pediátrica: prática baseada em evidências. São Paulo: Manole; 2016. p.12-38.
35. Nogueira-de-Almeida CA, Mello ED. Correlation of body mass index Z-scores with glucose and lipid profiles among overweight and obese children and adolescents. J Pediatr (Rio J). 2017;10.1016/j.jped.2017.06.012.10.1016/j.jped.2017.06.012.
36. Nogueira-de-Almeida CA, Pinho AP, Ricco RG, Pepato MT, Brunetti IL. Determination of glycemia and insulinemia and the homeostasis model assessment (Homa) in schoolchildren and adolescents with normal body mass index. J Pediatr (Rio J). 2008;84:136-40.
37. Odeleye OE, de Courten M, Pettitt DJ, Ravussin E. Fasting hyperinsulinemia is a predictor of increased body weight gain and obesity in Pima Indian children. Diabetes. 1997;46:1341-5.
38. Pinho AP. Parâmetros bioquímicos e fisiológicos relacionados à síndrome metabólica em adolescentes do sexo feminino com sobrepeso [dissertação]. Araraquara: Faculdade de Ciências Farmacêuticas/Unesp; 2002.
39. Pinho AP, Brunetti IL, Pepato MT, Nogueira-de-Almeida CA. Síndrome metabólica em adolescentes do sexo feminino com sobrepeso e obesidade. Rev Paul Pediatr. 2012;30:51-6. Disponível em: http://www.scielo.br/scielo.php?script=sci_arttext&pid=S0103-05822012000100008&nrm=iso. Acesso em: 3 dez. 2023.
40. Pinkney J, Wilding J, Williams G, MacFarlane I. Hypothalamic obesity in humans: what do we know and what can be done? Obes Rev. 2002;3:27-34.
41. Ravussin E. Metabolic differences and the development of obesity. Metabolism. 1995;44(9 Suppl 3):12-4.
42. Ricco RG, Del Ciampo LA, De Almeida CAN. Puericultura: princípios e práticas. Rio de Janeiro: Atheneu; 2000.
43. Romualdo MC, Nobrega FJ, Escrivao MA. Insulin resistance in obese children and adolescents. J Pediatr (Rio J). 2014;90:600-7. 10.1016/j.jped.2014.03.005.
44. Setian N. Crescimento anômalo relacionado ao hormônio de crescimento. In: Setian N (ed.). Endocrinologia pediátrica. 2. ed. São Paulo: Sarvier; 2002.
45. Setian N. Hipotireoidismo congênito. In: Setian N (ed.). Endocrinologia pediátrica. 2.ed. São Paulo: Sarvier; 2002.
46. Shuldiner AR, Munir KM. Genetics of obesity: more complicated than initially thought. Lipids. 2003;38:97-101.
47. Sociedade Brasileira de Pediatria (SBP). Segurança na prática esportiva: crianças e adolescentes. Manual do Grupo de Trabalho em Pediatria e Medicina Desportiva. São Paulo: SBP;2004.
48. Torgerson JS, Hauptman J, Boldrin MN, Sjöström L. XENical in the prevention of diabete in obese subjects (XENDO) study. Diabetes Care. 2004;27:155-61.
49. Wajchenberg BL. Tecido adiposo com glândula endócrina. Arq Bras Endocr Metab. 2001;45(4):266-8.
50. Williams CL, Hayman LL, Daniels SR, Robinson TN, Steinberger J, Paridon S, et al. Cardiovascular health in childhood: a statement for health professionals from the Committee on Atherosclerosis, Hypertension, and Obesity in the Young (AHOY) of the Council on Cardiovascular Disease in the Young, American Heart Association. Circulation. 2002;106:143-60.
51. Zlochevsky ERM. Obesidade na infância e adolescência. Rev Paul Pediatria. 1996;14(3):124-33.

34 Síndrome metabólica

Virgínia Resende Silva Weffort
Joel Alves Lamounier
Denise Alves Brasileiro
Natalia Vieira Inácio dos Santos

INTRODUÇÃO

A síndrome metabólica (SM) é uma condição clínica caracterizada por anormalidades antropométricas, orgânico-sistêmicas e bioquímicas que predispõem os indivíduos afetados ao desenvolvimento de diabetes *mellitus* tipo 2 e várias outras doenças cardiovasculares, metabólicas e sistêmicas. O componente clínico central da síndrome é o acúmulo da gordura visceral, representada pela circunferência abdominal aumentada, fator de risco maior que a adiposidade total, enquanto a principal anormalidade metabólica é a resistência insulínica.

Os índices de obesidade infantil aumentaram muito do início da década de 1970 aos dias atuais, e as complicações associadas estão mais comuns, independentemente de classes socioeconômicas e grupos étnicos.[1] De modo semelhante à obesidade do adulto, a obesidade infantil leva ao aparecimento de doenças como diabetes *mellitus*, hipertensão arterial sistêmica e dislipidemia, que aumentam o risco de intercorrências cardiovasculares.[2]

Acredita-se, assim, que a SM seja desencadeada por uma combinação de fatores genéticos e ambientais.[3]

Os efeitos do aumento da resistência insulínica são múltiplos e incluem o aumento da síntese hepática da lipoproteína de muito baixa densidade (VLDL-colesterol), em virtude da maior produção e menor catabolismo dos triglicérides hepáticos; resistência à ação da lipoproteína lipase nos tecidos periféricos; aumento da síntese de colesterol, especialmente partículas de baixa densidade e ricas em apolipoproteína B, como o LDL-colesterol; redução dos níveis da lipoproteína de alta densidade (HDL-colesterol); aumento da atividade simpática; proliferação das células da camada muscular lisa da parede vascular e aumento da formação de placas. Além disso, ocorre o aumento da produção e liberação de hormônios, neutrotransmissores e citocinas, como leptina, adiponectina, resistina, grelina, interleucina 6 (IL-6), fator de necrose tumoral alfa (TNF-alfa) e inibidor do ativador de plasminogênio 1 (PAI-1), envolvidos na atividade inflamatória vascular, predispondo à formação de estrias e placas ateromatosas.[2,3]

Alguns estudos sugerem que a SM poderia se originar ainda na fase embrionária e fetal.[4] Estudos longitudinais com crianças mostraram que o peso de nascimento, tanto o pequeno quanto o grande para a idade gestacional, a exposição intrauterina ao diabetes e/ou à obesidade materna também são fatores de risco importantes para o desenvolvimento de hipertensão arterial e diabetes *mellitus* 2 na faixa etária pediátrica.[4,5]

Reaven,[6] na década de 1980, observou que a dislipidemia, a hipertensão arterial e a hiperglicemia eram condições frequentemente associadas em um mesmo indivíduo e levavam a maior risco cardiovascular, situação que denominou síndrome X. A definição original não incluía obesidade abdominal, critério posteriormente incluído para o diagnostico. Desde então, surgiram diversos nomes para SM, como síndrome de Reaven, síndrome da resistência à insulina, síndrome X dismetabólica, síndrome metabólica cardíaca, quarteto mortal e síndrome plurimetabólica.[7-10] No adulto, a associação entre obesidade e doença coronariana está bem estabelecida,[7] levando à criação do termo síndrome metabólica (SM), em razão de uma base fisiopatológica comum entre os componentes da síndrome, principalmente ligados à obesidade central. Os fatores incluídos na SM são a obesidade visceral, a dislipidemia aterogênica, a hipertensão arterial e a resistência à insulina. Assim, foram definidos critérios que possibilitam a identificação dos indivíduos com SM, para consequente priorização de medidas preventivas, redução das complicações cardiovasculares e da mortalidade delas decorrente. Porém, ainda não existe um consenso em relação aos critérios utilizados especificamente para o diagnóstico de SM em pediatria.[11,12]

O grande número de crianças e adolescentes obesos observados atualmente está trazendo aos serviços médicos as primeiras consequências dessa epidemia: alterações do metabolismo glicídico, com aumento da incidência de diabetes *mellitus* 2, dislipidemia (aumento de triglicérides, LDL e diminuição do HDL colesterol), hipertensão arterial, aumento da circunferência abdominal, esteatose hepática (doença hepática gordurosa não alcoólica), problemas ortopédicos, apneia do sono, síndrome dos ovários policísticos, dentre outras.[13]

Existem controvérsias quanto à definição dos critérios específicos da SM na faixa etária pediátrica.[10,11] Entre os critérios mais utilizados para diagnosticá-la estão os da National Colesterol Education Program Adult Treatment Panel (NCEP-ATP III),[14] o da International Diabetes Federation (IDF)[15] e da Organização Mundial da Saúde (OMS).[16] Os pesquisadores tentam padronizar os critérios, e, apesar de os trabalhos existentes utilizarem os mesmos componentes ou fatores de risco para definir a SM, não há unanimidade nos pontos de corte empregados: glicemia de jejum (100 a 110 mg/dL), triglicérides

(100 a 150 mg/dL), HDL-colesterol (35 a 50 mg/dL), obesidade (IMC percentil 85 a 97) ou circunferência da cintura – CC (percentil 75 a 90), e hipertensão arterial (percentil 90 a 95 ou 130/85 mmHg).[17]

Uma das primeiras definições da SM na infância foi estabelecida por Cook et al.,[18] em 2003, quando adotaram os critérios utilizados para adultos pelo National Cholesterol Education Program – Adult Treatment Painel III (NCEP-ATP III), modificando apenas os pontos de corte. Para esses autores,[18] os critérios teriam os seguintes valores de pontos de corte: CC elevada (CC ≥ p 90), hipertrigliceridemia (≥ 110 mg/dL), HDL-colesterol baixo (≤ 40 mg/dL), hipertensão arterial sistêmica (pressão arterial sistólica ou diastó lica ≥ p 90) e glicemia de jejum elevada (≥ 110 mg/dL). Segundo Cook et al.,[18] a SM é identificada em adolescentes de 12 a 19 anos pela presença de pelo menos 3 dos 5 fatores citados. Na Tabela 1 são apresentados valores limites de normalidade, de acordo com os diferentes critérios utilizados, para os sinais considerados a fim de diagnosticar a SM em crianças e adolescentes.

O Departamento de Nutrologia da Sociedade Brasileira de Pediatria (SBP)[19] adota o consenso proposto pela IDF, que definiu, em 2007,[15] os critérios para identificar a SM em adolescentes de 10 a 16 anos, da seguinte maneira: aumento da CC (CC ≥ p 90) somado a dois outros critérios entre hipertensão arterial sistêmica (pressão arterial sistólica ≥ 130 ou pressão arterial diastólica ≥ 85 mmHg), hipertrigliceridemia (≥ 150 mg/dL), HDL-colesterol baixo (< 40 mg/dL) e glicemia de jejum elevada (≥ 100). A IDF recomenda que, para adolescentes acima de 16 anos, devam ser usados os mesmos critérios para adultos (Tabela 2).

Outros critérios para identificar a SM têm sido propostos na faixa etária pediátrica, como os de Ferranti et al.,[20] da Silva et al.,[21] Ford et al.[22] e Jolliffe e Janssen.[23]

Além dos critérios citados, a Organização Mundial da Saúde (OMS) sugere o exame de microalbuminúria e de resistência à insulina como mais dois componentes para o diagnóstico da SM.

Na Tabela 2 está descrita a classificação por idade da IDF, adotada pela SBP.

Esses critérios apresentam ressalvas, como não considerar a resistência periférica à insulina (RPI), não incluir crianças menores de 6 anos, não diferenciar adolescentes maiores e adultos e ter valores estabelecidos a partir de dados adultos.

Independentemente do critério seguir, é importante ter algumas discussões, como:

- Obesidade e RPI: existe um círculo vicioso entre a obesidade e a RPI, sabendo que a adiposidade é um dos fatores que contribuem para o surgimento e a manutenção da RPI. Assim, o emagrecimento é uma das formas mais eficientes de tratar a SM.
- Circunferência abdominal: para definição de aumento da circunferência abdominal mais aceita, deriva do trabalho de Freedman[24] que, com base nos dados do Bogalusa Heart Study, determinou o ponto de corte referente ao percentil 90 como o mais adequado. A redução da circunferência abdominal é fundamental para melhorar o

Tabela 1 Valores limite de normalidade para os sinais considerados para o diagnóstico da síndrome metabólica em crianças e adolescentes de acordo com os diferentes critérios utilizados

Autores	Sinais para diagnóstico da síndrome metabólica					
	Número de sinais para diagnóstico	Obesidade	Pressão arterial (mmHg)	Triglicérides (mg/dL)	HDL-colesterol (mg/dL)	Glicemia (mg/dL)
OMS (1989)[16]	2	IMC ≥ p 97	PAS ou PAD ≥ p 90	≥ 150	♂: < 35 ♀: < 45	≥ 110 e hiperinsulinemia
Cook et al. (2003)[18]	3	CC ≥ p 90	PAS ou PAD ≥ p 90	≥ 110	< 40	≥ 110
Ferranti et al. (2004)[20]	3	CC > p 75	PAS ou PAD ≥ p 90	≥ 100	♂: < 45 ♀: < 50	≥ 110
da Silva et al. (2005)[21]	3	IMC ≥ p 97	PAS ou PAD ≥ p 95	> 130	< 35	Jejum > 110
						Pós-prandial > 140
						Homa > 2,5
Ford et al. (2007)[22]	3	CC ≥ p 90	PAS ou PAD ≥ p 90	≥ 110	< 40	≥ 100
IDF (2007)[15]	2	6-10 a: CC ≥ p 90	≥ 130/85	≥ 150	< 40	≥ 100
		10-16 a: CC ≥ p 90	≥ 130/85	≥ 150	< 40	≥ 100
Jolliffe, Janssen (2007) (IDF)[23]	2	12 a ♂: 85,1 cm	121/76	127	43,7	
		12 a ♀: 72,5 cm	121/80	142	39,8	≥ 100
		20 a ♂: 94 cm	130/85	150	48,3	
		20 a ♀: 80 cm	130/85	150	50,3	
Jolliffe, Janssen (2007) (ATP III)[23]	3	12 a ♂: 94,2 cm	121/76	127	43,7	≥ 100
		12 a ♀: 79,5 cm	121/80	142	39,8	
		20 a ♂: 101,8 cm	130/85	150	48,3	
		20 a ♀: 88 cm	130/85	150	50,3	

♂: sexo masculino; ♀: sexo feminino; a: anos; ATP: Adult Treatment Panel III; CC: circunferência da cintura; HDL-colesterol: lipoproteína de alta densidade; Homa: *homeostasis model assessment*; IMC: índice de massa corporal; IDF: International Diabetes Federation; OMS: Organização Mundial da Saúde; p: percentil; PAD: pressão arterial diastólica; PAS: pressão arterial sistólica; SM: síndrome metabólica.

Tabela 2 Classificação da síndrome metabólica em crianças e adolescentes de acordo com os critérios da Federação Internacional de Diabetes (IDF),[15] adotados pela SBP[19]

Critérios/ componentes	Idade		
	6 a < 10 anos	**10-16 anos**	**Maior de 16 anos**
Definição de adiposidade	CA ≥ percentil 90	CA ≥ percentil 90	CA ≥ 90 cm (homens) ou ≥ 80 cm (mulheres)
Metabolismo glicêmico	Sem valores definidos para diagnóstico de SM	Glicemia de jejum ≥ 100 mg/dL	Glicemia de jejum ≥ 100 mg/dL
Dislipidemia	Sem valores definidos para diagnóstico de SM	Triglicérides ≥ 150 mg/dL ou HDL-colesterol < 40 mg/dL ou em uso de hipolipemiante	Triglicérides ≥ 150 mg/dL ou HDL-colesterol < 40 mg/dL (homens) ou < 50 mg/dL (mulheres) ou em uso de hipolipemiante
Hipertensão arterial	Sem valores definidos para diagnóstico de SM	PA ≥ 130 ou 85 mmHg	PA ≥ 130 ou 85 mmHg ou em uso de anti-hipertensivo

CA: circunferência abdominal; HDL-colesterol: lipoproteína de alta densidade; PA: pressão arterial; SM: síndrome metabólica.

Fonte: adaptada de Zimmet.[15]

quadro de RPI, uma vez que a adiposidade abdominal, principalmente visceral, leva a aumento dos ácidos graxos na circulação. Esses competem com a glicose levando a um estresse oxidativo, e como consequências tem aumento da pressão arterial, alteração da insulina e aumento da RPI.

Na Tabela 5 do Anexo 2 estão os valores de referência para cintura abdominal para crianças e adolescentes, segundo Freedman (1999).[24] Na Tabela 3 estão os valores de referência para o ponto de corte, definido como o percentil 97, para idade e sexo derivado do estudo populacional americano Nhanes III.[25]

- Dislipidemia (Capítulo 52): a obesidade leva a alterações no metabolismo das lipoproteínas. A identificação precoce da dislipidemia, associada à mudança no estilo de vida e ao tratamento medicamentoso, pode atenuar o risco cardiovascular na vida adulta, que atualmente é a maior causa de mortalidade em todo o mundo.
- Hipertensão arterial sistêmica (HAS): cada vez mais frequente na faixa etária pediátrica, estão sujeitas aos mesmos riscos observados nos adultos, especialmente aqueles ligados às lesões endoteliais e às da microcirculação. Para definição de HAS na infância, deve-se considerar o sexo, a idade e o percentil de estatura para encontrar

Tabela 3 Circunferência da cintura x altura

	Circunferência da cintura						Cintura-altura					
	Meninos			Meninas			Meninos			Meninas		
Idade	L	M (cm)	S	L	M	S	L	M	S	L	M	S
5	–2.96	52.3	0.080	–2.52	52.3	0.090	–2.88	0.483	0.078	–..16	0.486	0.087
6	–3.07	54.2	0.087	–2.53	54.2	0.097	–2.91	0.474	0.084	–2.13	0.477	0.094
7	–3.14	56.1	0.093	–2.53	56.2	0.103	–2.94	0.466	0.091	–2.09	0.470	0.100
8	–3.20	58.1	0.099	–2.51	85.2	.109	–2.97	0.460	0.096	–2.06	0.464	0.106
9	–3.23	60.0	0.104	–2.48	60.2	0.115	–2.99	0.454	0.101	–2.03	0.459	0.112
10	–3.23	62.0	0.109	–2.44	62.2	0.120	–3.01	0.450	0.106	–2.01	0.456	0.117
11	–3.21	64.0	0.113	–2.40	64.2	0.124	–3.02	0.447	0.110	–2.00	0.454	0.121
12	–3.17	66.0	0.117	–2.35	66.2	0.128	–3.02	0.444	0.114	–2.00	0.456	0.125
13	–3.11	68.0	0.119	–2.29	68.2	0.132	–3.00	0.443	0.116	–2.00	0.454	0.129
14	–3.03	69.9	0.122	–2.22	70.1	0.135	–2.97	0.443	0.118	–2.01	0.455	0.132
15	–2.94	71.9	0.123	–2.15	71.9	0.138	–2.93	0.443	0.120	–2.2.02	0.457	0.135
16	–2.83	73.8	0.125	–2.07	73.6	0.141	–2.87	0.444	0.121	–2.03	0.460	0.137
17	–2.71	75.6	0.126	–1.98	75.3	0.144	–2.80	0.446	0.122	–2.03	0.464	0.139
18	–2.58	77.5	0.127	–1.87	77.0	0.147	–2.73	0.4448	0.122	–2.03	0.468	0.142

More detailed tables with monthly intervals are available in the electronic supplement.

L: skew; M: median; S: coefficient of variant.

Fonte: Sharma et al.[25]

os valores de pressão arterial diastólica e sistólica, acima dos quais se deve considerar a criança ou o adolescente como hipertensos, Tabelas 6 e 7 e Figuras 17 e 18 idade × estatura. Anexo 2. Novas tabelas foram disponibilizadas após a última atualização do protocolo de hipertensão arterial da Academia Americana de Pediatria em 2017 (Tabela 4). O termo "pré-hipertensão" foi substituído pelo termo "pressão arterial elevada" (Capítulo 35).

Tabela 4 Definições atualizadas de categorias e estágios de pressão arterial

Para crianças de 1 a < 13 anos	Para crianças com idade ≥ 13 anos
PA normal: < percentil 90	PA normal: <120/ < 80 mmHg
PA elevada: ≥ percentil 90 a < percentil 95 ou 120/80 mmHg a < percentil 95 (o que for menor)	PA elevada: 120/ < 80 a 129/ < 80 mmHg
Hipertensão estágio 1: ≥ percentil 95 a < percentil 95 + 12 mmHg, ou 130/80 a 139/89 mmHg (o que for menor)	Estágio 1 hipertensão: 130/80 a 139/89 mmHg
Hipertensão estágio 2: ≥ percentil 95 + 12 mm Hg ou ≥ 140/90 mm Hg (o que for menor)	Hipertensão estágio 2: ≥ 140/90 mm Hg

Fonte: Flynn et al.[26]

Esses critérios apresentam ressalvas, como não levar em conta a resistência periférica à insulina, não inclui crianças menores de 6 anos e não diferencia adolescentes maiores e adultos.

A RPI tem sido diagnosticada também pelo Homa-IR (*Homeostasis Model Assessment – insulin resistance*) ou de insulinemia de jejum. O Homa-IR requer apenas uma amostra de glicemia e insulinemia obtida em jejum e procura demonstrar a relação entre a capacidade pancreática de produção de insulina e sua condição de manter adequados os níveis glicêmicos.

A proposta publicada por Cavali e Escrivão[27] considera os valores de Homa, esteatose hepática e percentil 95 para pressão arterial segundo a Academia Americana de Pediatria (AAP) (Tabela 5), além dos anteriores.

Os pontos de corte de insulina e Homa propostos por Cuartero et al. estão mostrados na Tabela 6, e os propostos por Nogueira-de-Almeida et al., na Tabela 7.

Tabela 5 Diagnóstico de síndrome metabólica com critérios de Homa e esteatose hepática

Variáveis	Valores
Cintura ou circunferência abdominal (cm)	
Masculino	90
Feminino	80
Pressão arterial (mmHg)	Segundo AAP
TG (mg/dL)	> 150 segundo AHA
HDL-c (mg/dL)	< 35 segundo AHA
Homa	> 3,43
Ultrassom hepático	Esteatose

AAP: American Academy of Pediatrics; AHA: American Heart Association 2003; CC: circunferência abdominal; HDLc: *high density lipoprotein cholesterol*; Homa-IR: *homeostasis model assessment – insulin resistance*; IDF: International Diabetes Federation; TG: triglicérides.

Fonte: Cavali.[27]

Tabela 6 Pontos de corte de Homa-IR segundo Tanner

Insulinemia
Tanner 1 (1-12 meses): 5,58 mcU/mL (meninos) e 4,05 mcU/mL (meninas)
Tanner 1 (13-36 meses): 5,42 mcU/mL (meninos) e 4,99 mcU/mL (meninas)
Tanner 1 (37-96 meses): 8,80 mcU/mL (meninos) e 10,92 mcU/mL (meninas)
Tanner 1 (97-160 meses): 9,82 mcU/mL (meninos) e 14,16 mcU/mL (meninas)
Tanner 2: 11,07 mcU/mL (meninos) e 17,39 mcU/mL (meninas)
Tanner 3: 14,47 mcU/mL (meninos) e 18,41 mcU/mL (meninas)
Tanner 4: 17,32 mcU/mL (meninos) e 20,49 mcU/mL (meninas)
Homa-IR
Tanner 1 (1-12 meses): 1,43 (meninos) e 0,77 (meninas)
Tanner 1 (13-36 meses): 1,10 (meninos) e 1,05 (meninas)
Tanner 1 (37-96 meses): 2,01 (meninos) e 2,37 (meninas)
Tanner 1 (97-160 meses): 1,98 (meninos) e 3,13 (meninas)
Tanner 2: 2,66 (meninos) e 3,72 (meninas)
Tanner 3: 3,41 (meninos) e 5,05 (meninas)
Tanner 4: 3,69 (meninos) e 5,08 (meninas)

Fonte: Cuartero et al.[28]

Tabela 7 Pontos de corte de Homa-IR segundo idade

Insulinemia
7-8,9 anos: 7,92 mcU/mL (meninos) e 6,70 mcU/mL (meninas)
9-10,9 anos: 8,69 mcU/mL (meninos) e 11,99 mcU/mL (meninas)
11-12,9 anos: 12,18 mcU/mL (meninos) e 13,26 mcU/mL (meninas)
13-14,9 anos: 13,74 mcU/mL (meninos) e 14,85 mcU/mL (meninas)
15-17,9 anos: 10,27 mcU/mL (meninos) e 13,13 mcU/mL (meninas)
Homa-IR
7-8,9 anos: 1,76 (meninos) e 1,39 (meninas)
9-10,9 anos: 1,97 (meninos) e 2,62 (meninas)
11-12,9 anos: 2,65 (meninos) e 3,02 (meninas)
13-14,9 anos: 3,21 (meninos) e 3,46 (meninas)
15-17,9 anos: 2,39 (meninos) e 2,89 (meninas)

Fonte: Nogueira-de-Almeida et al.[29]

Outra proposta para diagnóstico de síndrome metabólica são os critérios propostos pela Abran, que propõe o uso de indicadores que apontem para essa mesma direção, mas que sejam mais adequados à fisiopatologia da SM em idade pediátrica e mais simples de serem usados pelo clínico (Tabelas 8 e 9). Assim, recomenda-se o uso dos seguintes indicadores:

- Excesso de adiposidade corporal: circunferência abdominal aumentada.
- Alteração do perfil lipídico: triglicerídeos elevados e/ou lipoproteína de alta densidade (HDL) baixa.
- Alteração do perfil glicêmico: glicemia elevada e/ou insulinemia elevada.
- Indicadores de alteração na pressão arterial: pressão arterial sistólica elevada e/ou pressão arterial diastólica elevada.

Será considerado portador de SM o adolescente ou a criança com 7 anos de idade ou mais que apresentar valores alterados em pelo menos 3 dos 4 critérios citados.

Mais detalhes podem ser encontrados no Capítulo 30 – Aspectos epidemiológicos, clínicos e metabólicos da obesidade na infância e na adolescência.

O tratamento objetiva corrigir as alterações da SM e evitar as consequências dela decorrentes. Uma pesquisa com a utilização de metformina, em 2 doses diárias de 500 mg, para adolescentes de 12 a 19 anos, obesos e apresentando hiperinsulinismo, demonstrou que o medicamento pode reduzir a glicemia, os níveis de insulina sérica e o ganho de peso, interrompendo o ciclo de intolerância à glicose e retardando a progressão do diabetes *mellitus* tipo 2.[31]

Tabela 8 Pontos de corte consolidados para os indicadores de síndrome metabólica para meninos

Idade (anos)	Adiposidade	Perfil glicêmico		Perfil lipídico		Pressão arterial	
	CA (cm)	Glicemia (mg/dL)	Insulina (UI/mL)	HDL (mg/dL)	TG (mg/dL)	PAS mmHg	PAD mmHg
	Maior que	Maior que	Maior que	Menor que	Maior que	Maior que	Maior que
7-8	72,3	100	7,92	45	85	106	68
8-9	77,0	100	7,92	45	85	107	69
9-10	81,9	100	8,69	45	85	107	70
10-11	86,9	100	8,69	45	100	108	72
11-12	91,7	100	12,18	45	100	110	74
12-13	96,1	100	12,18	45	100	113	75
13-14	100,0	100	13,74	45	100	120	80
14-15	103,2	100	13,74	45	100	120	80
15-16	106,0	100	10,27	45	100	120	80
16-17	108,3	100	10,27	45	100	120	80
17-18	110,3	100	10,27	45	100	120	80

CA: circunferência abdominal; Glicemia: glicemia de jejum; HDL: lipoproteína de alta densidade sem jejum para coleta; Insulina: insulinemia de jejum; PAD: pressão arterial diastólica; PAS: pressão arterial sistólica; TG: triglicerídeos sem jejum para coleta.

Fonte: Nogueira-de-Almeida, 2020.[30]

A metformina é o principal agente insulino-sensibilizante que tem sido avaliado no tratamento da doença hepática gordurosa não alcoólica. Um estudo realizado com pacientes pediátricos mostrou que a metformina baixou os níveis séricos de aminotransferase e reduziu o conteúdo de gordura do fígado, como mostrado por ressonância magnética espectroscópica.

Na Tabela 10 há a proposta da American Heart Association e do National Heart, Lung and Blood para o tratamento da SM.[32]

Independentemente dos critérios utilizados para o diagnóstico da SM, a perda de peso, o controle da pressão arterial, da dislipidemia e da hiperglicemia são os objetivos a serem alcançados no tratamento dessa síndrome.[33] Não se podendo esquecer da adequação do sistema circadiano, o regulador dos ritmos diários do metabolismo, que liga hipotálamo aos órgãos periféricos, destacando alterações do sistema pela falta de exposição à luz solar, tempo de exercícios físicos, consumo alimentar e qualidade do sono, que são apontados como implicados nas doenças crônicas, podendo ser base para SM.[13]

Tabela 9 Pontos de corte consolidados para os indicadores de síndrome metabólica para meninas

Idade (anos)	Adiposidade	Perfil glicêmico		Perfil lipídico		Pressão arterial	
	CA (cm)	Glicemia (mg/dL)	Insulina (UI/mL)	HDL (mg/dL)	TG (mg/dL)	PAS mmHg	PAD mmHg
	Maior que	Maior que	Maior que	Menor que	Maior que	Maior que	Maior que
7-8	73,4	100	6,70	45	85	106	68
8-9	77,7	100	6,70	45	85	107	69
9-10	82,0	100	11,99	45	85	107	71
10-11	86,3	100	11,99	45	100	108	72
11-12	90,5	100	13,26	45	100	109	74
12-13	94,5	100	13,26	45	100	111	75
13-14	98,2	100	14,85	45	100	114	80
14-15	101,8	100	14,85	45	100	120	80
15-16	105,0	100	13,13	45	100	120	80
16-17	108,1	100	13,13	45	100	120	80
17-18	110,9	100	13,13	45	100	120	80

CA: circunferência abdominal; Glicemia: glicemia de jejum; HDL: lipoproteína de alta densidade sem jejum para coleta; Insulina: insulinemia de jejum; TG: triglicerídeos sem jejum para coleta; PAD: pressão arterial diastólica; PAS: pressão arterial sistólica.
Fonte: Nogueira-de-Almeida, 2020.[30]

Tabela 10 Proposta da American Heart Association e do National Heart, Lung and Blood Institute para o tratamento da síndrome metabólica

Estilo de vida	Objetivos
Obesidade abdominal	Ano 1: reduzir o peso corpóreo em 7-10% Depois, tentar alcançar o índice de massa corporal < 25 kg/m²
Sedentarismo	Mínimo de 30 minutos de exercício moderado/intenso, no mínimo 5 vezes/semana
Dieta hipolipemiante	Diminuir gordura saturada, gordura trans e colesterol
Hipertensão arterial sistêmica	Reduzir a pressão arterial para percentil menor que 90, de acordo com idade e gênero (Anexo 2 Tabela 6)
Hiperglicemia	Diminuir peso e aumentar atividade física Diabetes *mellitus* tipo 2: manter hemoglobina glicada menor que 7%
Estado pró-trombótico	Ácido acetilsalicílico em baixas doses para pacientes de alto risco

Fonte: adaptada de Grundy et al.[32]

REFERÊNCIAS BIBLIOGRÁFICAS

1. Kelishad R. Childhood overweight, obesity, and the metabolic syndrome in developing countries. Epidemiol Rev. 2007;29:62-76.
2. Pinhas-Hamiel O, Dolan LM, Daniels SR, Standiford D, Khoury PR, Zeitler P. Increased incidence of non-insulin-dependent diabete melito among adolescents. J Pediatr. 1996;128:608-15.
3. Daniels SR, Arnett DK, Eckel RH, Gidding SS, Hayman LL, Kumanylka S, et al. Overweight in children and adolescents: pathophysiology, consequences, prevention, and treatment. Circulation. 2005;111:1999-2012.
4. Boney CM, Verma A, Tucker R, Vohr BR. Metabolic syndrome in childhood: association with birth weigth, maternal obesity, and gestational diabete melito. Pediatrics. 2005;115(3):e290-96.
5. Dabalea D, Hanson R, Lindsay R, Pettitt DJ, Imperatore G, Gabir MM, et al. Intrauterine exposure to diabete conveys risk for type 2 diabete and obesity: a study of discordant sibships. Diabetes. 2000;49:2208-11.
6. Reaven GM. Banting lecture 1988: role of insulin resistance in human disease. Diabetes. 1988;37:1595-607.
7. Guh DP, Zhang W, Bansback N, Amarsi Z, Birmingham CL, Anis AH. The incidence of comorbidities related to obesity and overweight: a systematic review and meta-analysis. BMC Public Health. 2009;9:88.
8. Dietz WH. Health consequences of obesity in youth: childhood predictors of adult disease. Pediatrics. 1998;101(3 Pt 2):518-25.
9. Hjermann I. The metabolic cardiovascular syndrome: syndrome X, Reaven's syndrome, insulin resistance syndrome, atherothrombogenic syndrome. J Cardiovasc Pharmacol. 1992;20(Suppl 8):S5-10.
10. Stabelini Neto A, Bozza R, Ulbrich A, Mascarenhas LP, Boguszewski MC, Campos WD. Metabolic syndrome in adolescents of different nutritional status. Arq Bras Endocrinol Metabol. 2012;56(2):104-9.
11. Chen W, Berenson GS. Metabolic syndrome: definition and prevalence in children. J Pediatr (Rio de Janeiro). 2007;83(1):1-2.
12. van Vliet M, Heymans MW, von Rosenstiel IA, Brandjes DP, Beijnen JH, Diamant M. Cardiometabolic risk variables in overweight and obese children: a worldwide comparison. Cardiovasc Diabetol. 2011;24;10:106.
13. Musso C, Graffigna M, Soutelo J, Honfi M, Ledesma L, Miksztowicz V, et al. Cardiometabolic risk factors as apolipoprotein B, triglyceride/HDL-colesterolholesterol ratio and C-reactive protein, in adolescents with and without obesity: cross-sectional study in middle class suburban children. Pediatr Diabetes. 2011;12:229-34.
14. Third Report of the National Cholesterol Education Program (NCEP) Expert panel on detection, evaluation, and treatment of high blood cholesterol in adults (Adult Treatment Panel III) final report. National Cholesterol Education Program (NCEP) expert panel on detection, evaluation, and treatment of high blood cholesterol in adults (Adult Treatment Panel III). Circulation. 2002;17;106(25):3143-421.
15. Zimmet P, Alberti G, Kaufman F, Tajima N, Silink M, Arslanian S, et al. International Diabetes Federation Task Force on Epidemiology and Prevention of Diabetes. The metabolic syndrome in children e adolescents. Lancet. 2007; 23;369(9579):2059-61.
16. Alberti KG, Zimmet P. Definition, diagnosis and classification of diabete melito and its complications. Part 1: diagnosis and classification of diabete melito provisional report of a WHO consultation. Diabet Med. 1998;15(7):539-53.
17. Tavares LF, Yokoo EM, Rosa MLG, Fonseca SC. Síndrome metabólica em crianças e adolescentes brasileiros: revisão sistemática. Metabolic syndrome in Brazilian children and adolescents: systematic review. Cad Saúde Colet (Rio de Janeiro). 2010;18(4):469-76.

18. Cook S, Weitzman M, Auinger P, Nguyen M, Dietz WH. Prevalence of a metabolic syndrome phenotype in adolescents: findings from the third National Health and Nutrition Examination Survey, 1988-1994. Arch Pediatr Adolesc Med. 2003;157(8):821-7.
19. Sociedade Brasileira de Pediatria (SBP). Departamento de Nutrologia. Obesidade na infância e adolescência: manual de orientação. 3.ed. São Paulo: SBP; 2019.
20. Ferranti SD, Gauvreau K, Ludwig DS, Neufeld EJ, Newburger JW, Rifai N. Prevalence of the metabolic syndrome in American adolescents: findings from the Third National Health and Nutrition Examination Survey. Circulation. 2004;19;110(16):2494-7.
21. Silva RC, Miranda WL, Chacra AR, Dib SA. Metabolic syndrome and insulin resistance in normal glucose tolerant Brazilian adolescents with family history of type 2 diabete. Diabetes Care. 2005;28(3):716-8.
22. Ford ES, Li C, Cook S, Choi HK. Serum concentrations of uric acid and the metabolic syndrome among US children and adolescents. Circulation. 2007;15;115(19):2526-32.
23. Jolliffe CJ, Janssen I. Development of age-specific adolescent metabolic syndrome criteria that are linked to the Adult Treatment Panel III and International Diabetes Federation criteria. J Am Coll Cardiol. 2007;27;49(8):891-8.
24. Freedman DS, Dietz WH, Srinivasan SR, Berenson GS. The relation of overweight to cardiovascular risk factors among children and adolescents: the Bogalusa Heart Study. Pediatrics. 1999;103(6 Pt 1):1175-82.
25. Sharma AK, Metzger DL, Daymont C, Hadjiyannakis S, Rodd CJ. LMS tables for waist-circumference and waist-height ratio Z-scores in children aged 5-19 y in NHANES III: association with cardio-metabolic risks. Pediatr Res. 2015;78(6):723-9.
26. Flynn JT, Kaelber DC, Baker-Smith CM, et al; Subcomitê de Triagem e Tratamento da Pressão Arterial Elevada em Crianças. Diretrizes de prática clínica para triagem e tratamento da pressão arterial elevada em crianças e adolescentes. Pediatrics. 2017;140(3):e20171904.
27. Cavali MLR, Escrivao MAMS, Brasileiro RS, Taddei JAAC. Síndrome metabólica: comparação de critérios diagnósticos. J Pediatr (Rio J.). 2010;86(4):325-30.
28. Cuartero BG, Lacalle CG, Lobo CJ, Vergaz AG, Rey CC, Villar MJA, et al. Indice Homa y Quicki, insulina y peptido C en niños sanos: puntos de corte de riesgo cardiovascular. An Pediatr (Barc). 2007;66(5):481-90.
29. Nogueira-de-Almeida CA, Pinho AP, Ricco RG, Pepato MT, Brunetti IL. Determination of glycemia and insulinemia and the homeostasis model assessment (Homa) in schoolchildren and adolescents with normal body mass index. J Pediatr (Rio J). 2008;84(2):136-40.
30. Nogueira-de-Almeida CA, Hirose TS, Zorzo RA, Vilanova KCM, Ribas-Filho D. Critério da Associação Brasileira de Nutrologia para diagnóstico e tratamento da síndrome metabólica em crianças e adolescentes. International Journal of Nutrology. 2020;13(03):54-68.
31. Freemark M, Bursey D. The efects of metformin on body mass index and glucose tolerance in obese adolescents whith fasting hyperinsulinemia and a family history of type 2 diabete. Pediatrics. 2001;107(4):e55.
32. Grundy SM, Cleeman JI, Daniels SR, Donato KA, Eckel RH, Franklin BA, et al. Diagnosis and management of the metabolic syndrome: an American Heart Association / National Heart, Lung, and Blood Institute Scientific Statement. Circulation. 2005;112(17):2735-52.
33. Monzavi R, Dreimane D, Geffner ME, Braun S, Conrad B, Klier M, et al. Improvement in risk factors for metabolic syndrome and insulin resistance in overweigt youth who treated whith lifestyle intervention. Pediatrics. 2006;117:1111-8.

35 Hipertensão arterial e obesidade infantojuvenil

Cristiane Simões Bento de Souza
Karla Cristina Malta Costa
Virgínia Resende Silva Weffort

CONCEITO

A hipertensão arterial sistêmica (HAS) é uma doença crônica não transmissível (DCNT) de etiologia multifatorial caracterizada por níveis de pressão arterial (PA) elevados e sustentados em que os benefícios do tratamento (medicamentoso e/ou não medicamentoso) superam os riscos. Em geral, está associada a alterações funcionais e/ou estruturais em órgãos-alvo (coração, cérebro, rins e vasos sanguíneos) e alterações metabólicas, com risco de ocorrência de eventos cardiovasculares.[1]

Pode ocorrer na forma primária ou essencial (mais frequente acima de 10 anos de idade) ou secundária a doenças renovasculares, cardíacas ou endócrinas (em geral, em pacientes mais jovens).[2]

A HAS associada à obesidade é atualmente a forma de apresentação mais comum em crianças e adolescentes, e sua prevalência aumenta progressivamente com o aumento do índice de massa corporal (IMC). No Brasil, mudanças nos hábitos alimentares da população e a falta de atividade física contribuem para o aumento de peso. A obesidade infantil contribui para o desenvolvimento e a progressão de aterosclerose precoce, principalmente quando associada a hipertensão e dislipidemia.[2]

A HAS é resultado da interação de fatores genéticos [(PA de pais e irmãos, sensibilidade ao sal, obesidade e deleção no gene da enzima conversora da angiotensina (ECA)], ambientais (nível socioeconômico, peso ao nascer, atividade física) e genéticos e ambientais (altura, peso, IMC, frequência cardíaca, crescimento somático, maturação sexual, ingestão de macronutrientes e de sódio, reatividade do sistema nervoso simpático e estresse), sendo os fatores ambientais os que mais contribuem na perpetuação da obesidade em crianças e adolescentes.[3]

A HAS na infância desencadeia anormalidades crônicas como disfunção diastólica e hipertrofia de ventrículo esquerdo (VE), lesão em órgão-alvo mais frequente e aceleração do processo de aterosclerose.[2]

A incorporação da aferição da PA como rotina na consulta pediátrica favoreceu o diagnóstico de formas assintomáticas em crianças e adolescentes, antes não diagnosticadas.[1,4]

EPIDEMIOLOGIA

A prevalência da pressão arterial elevada (PAE) e da hipertensão arterial (HA) em crianças e adolescentes aumentou de 75 para 79% entre os anos 2000 e 2015, segundo metanálise que incluiu 47 estudos. Essa mesma publicação encontrou a prevalência de 4,32% de HA em menores de 6 anos e de 7,89 e 3,28% em adolescentes com 14 e 19 anos de idade, respectivamente.[5]

Por sua vez, o estudo Erica (Estudo de riscos cardiovasculares em adolescentes) verificou a prevalência de 9,6% em adolescentes entre 12 e 17 anos, de 273 municípios brasileiros. Entre adolescentes obesos do sexo masculino, a prevalência encontrada foi de 28,4%, entre aqueles com sobrepeso foi 15,4% e entre os eutróficos de 6,3%.[6]

AVALIAÇÃO CLÍNICA

Quanto à anamnese alimentar, deve-se interrogar sobre o consumo de sódio. Trabalhos demonstram que, quanto maior a sensibilidade do indivíduo ao sal, maior a incidência de HAS em 15 anos, bem como sugerem que o peso ao nascer é inversamente proporcional à sensibilidade do indivíduo ao sal e diretamente relacionado com o ritmo de filtração glomerular e a HAS na idade adulta.[1]

A Organização Mundial da Saúde (OMS) define que a necessidade nutricional diária de sódio para seres humanos é de 500 mg (cerca de 1,2 g de sal de cozinha). O consumo médio da população brasileira é o dobro do recomendado. Segundo as *Dietary Reference Intake* (DRI), a ingestão de sódio deve ser de 0,12 g (0 a 6 meses), 0,37 g (7 a 12 meses), 1 g (1 a 3 anos), 1,2 g (4 a 8 anos) e 1,5 g (8 aos 18 anos). Além da atenção aos alimentos ricos em sódio, deve-se observar a quantidade de sal naturalmente presente nos alimentos. Em 2013, a OMS recomendou que o limite diário para crianças maiores de 2 anos seja de 2 g de sódio (ou 5 g de sal). Essa quantidade equivale a 1 colher de chá por dia.[7]

Sintomas presentes no adulto, como cefaleia, dispneia aos esforços e dificuldade visual em geral, estão ausentes na criança e no adolescente. Embora a maioria seja assintomática, podem estar presentes cefaleia, irritabilidade e alterações do sono.

Devem-se investigar antecedentes familiares de doença cardiovascular e diabete, história de ganho de peso materno durante a gestação, pré-eclâmpsia, eclâmpsia ou prematuridade. Um dos fatores que têm contribuído para a elevação da PA na criança é o aumento da prevalência de obesidade.[4]

As causas mais frequentes de HA em recém-nascidos são trombose da artéria renal, estenose de artéria renal, malformações congênitas renais, coarctação de aorta, displasia broncopulmonar; em lactentes e pré-escolares até os 6 anos, doenças do parênquima renal, coarctação da aorta, estenose de artéria renal; de 6 a 10 anos, estenose de artéria renal, doenças do parênquima renal, hipertensão primária; acima dos 10 anos, hipertensão primária, doenças do parênquima renal. Os achados da história clínica e exame físico que sugerem causas secundárias de HA estão na Tabela 1.[8]

Durante o exame físico, a pressão arterial sistêmica deve ser aferida em consultas de rotina em todas as crianças acima de 3 anos de idade e, em alguns casos, nas crianças menores, pois a maioria das crianças é assintomática ao diagnóstico, e até 40% das crianças hipertensas apresentam hipertrofia ventricular esquerda (HVE) nesse momento, o que é considerado um precursor de arritmias e insuficiência cardíaca em adultos. Sempre que possível, o paciente deverá ser previamente informado do procedimento a que será submetido.[9]

Tabela 1 Achados da história clínica e do exame físico que sugerem causas secundárias de hipertensão arterial

Sistema corporal	História/exame físico	Possível etiologia
Sinais vitais	Taquicardia	Hipertireoidismo, feocromocitoma, neuroblastoma
	• Diminuição dos pulsos em membros inferiores. • Queda na PA entre a medida em membros superiores e inferiores.	Coarctação da aorta
Olhos	Alterações na retina	HAS grave, provável associação com HAS secundária
Nariz, ouvido, garganta	Hipertrofia adenoamidgaliana, roncos	Sugere associação com distúrbio do sono (apneia)
Estatura/peso	• Atraso no crescimento. • Obesidade (IMC elevado). • Obesidade do tronco.	• DRC. • HAS primária. • Síndrome de Cushing. Resistência insulínica.
Cabeça e pescoço	• Fácies de lua cheia. • Fácies de elfo. • Pescoço alado. • Aumento da tireoide.	• Síndrome de Cushing. • Síndrome de Williams. • Síndrome de Turner. • Hipertireoidismo.

(continua)

Tabela 1 Achados da história clínica e exame físico que sugerem causas secundárias de hipertensão arterial (*continuação*)

Sistema corporal	História/exame físico	Possível etiologia
Pele	• Palidez, rubor, diaforese. • Acne, hirsutismo, estrias.	• Feocromocitoma. • Síndrome de Cushing, abuso de anabolizantes.
	Manchas café com leite	Neurofibromatose
	Adenoma sebáceo	Esclerose tuberosa
	Rash malar	LES
	Acantose nigricante	Diabete melito tipo 2
Tórax	• Hipertelorismo mamário. • Sopro cardíaco. • Atrito pericárdico.	• Síndrome de Turner. • Coarctação da aorta. • LES, doença do colágeno, DRC.
	Impulso apical	Hipertrofia do ventrículo esquerdo/HAS crônica
Abdome	Massa palpável	Tumor de Wilms, neuroblastoma, feocromocitoma
	Sopro abdominal	Estenose de artéria renal
	Rins palpáveis	Doença renal policística, hidronefrose, displasia renal multicística
Genitália	Ambígua/virilizante	Hiperplasia de suprarrenal
Extremidades	Fraqueza muscular	Hiperaldosteronismo, síndrome de Liddie
Neurológico, metabólico	Hipocalemia, cefaleia, tontura, poliúria, noctúria	Reninoma
	Fraqueza muscular	Hipertensão monogênica (síndrome de Liddie, aldosteronismo glucocorticoide remediável, excesso aparente de mineralocorticoide)

DRC: doença renal crônica; HAS: hipertensão arterial sistêmica; IMC: índice de massa corporal; LES: lúpus eritematoso sistêmico; PA: pressão arterial.

Fonte: SBP.[7]

É importante observar a posição para a colocação do manguito (Figura 1) e o tamanho do manguito para a idade (Tabela 2).

Como medir:

- O manguito deve ser escolhido de acordo com a medida da circunferência do braço da criança/adolescente (Tabela 2), apresentar uma câmara interna com largura correspondente a 40% da circunferência do braço (medida no ponto médio entre o olécrano e o acrômio) e comprimento equivalente a 80 a 100% dela, sem superposição.
- A criança precisa estar tranquila, com a bexiga vazia, ter repousado de 3 a 5 minutos, em ambiente calmo, não devendo ter praticado exercícios por 30 a 90 minutos antes do exame. Para crianças maiores de 3 anos, utiliza-se a posição sentada, com o braço sobre suporte, com as pernas descruzadas, pés apoiados no chão, dorso recostado na cadeira e relaxado. Com o braço ao nível do coração, preferencialmente o braço direito e com a palma da mão para cima, ou deitada, de modo que a fossa cubital esteja no nível do coração. Em lactentes e menores de 3 anos, utiliza-se o decúbito dorsal. O braço direito é preferível, pois permite comparação com tabelas padronizadas e evitar medidas mais baixas no lado esquerdo em casos de coartação de aorta. Deve-se evitar que as roupas garroteiem o membro. Palpa-se a artéria braquial, colocando a campânula do estetoscópio.[4,8,9]
- Com o esfigmomanômetro calibrado, o observador deve posicionar os olhos para a boa visualização do visor do equipamento. Insuflar com uma velocidade de insuflação rápida do manguito com deflação mais lenta, em torno de 2 mmHg/segundo, o que torna possível um discernimento melhor dos ruídos K1 (início dos batimentos rítmicos: pressão sistólica) e K5 (término dos batimentos rítmicos: pressão diastólica) de Korotkoff.
- A pressão sistólica de membros inferiores deve ser avaliada sempre que a pressão medida em membros superiores estiver elevada. Essa avaliação pode ser realizada com o paciente em posição deitada, com o manguito colocado na região da panturrilha cobrindo pelo menos 2/3 da distância entre o joelho e o tornozelo. A pressão sistólica medida na perna pode ser mais elevada do que no braço em virtude do fenômeno da amplificação do pulso distal, diferença esta que pode variar de alguns milímetros no lactente até 10 a 20 mmHg na criança maior ou no adulto. Contudo, a PA medida no braço nunca deve exceder a medida da perna, pois essa variação, se confirmada, sugere o diagnóstico de coarctação da aorta.[4,8,9]

Em crianças e adolescentes, as curvas de PAE e HA estão relacionadas a curvas de distribuição normal da PA e sua distribuição em percentis, considerando sexo, idade e percentil de altura (utilizando a curva do CDC, disponível em www.cdc.gov/growthcharts[10]). O valor aferido da pressão arterial também pode ser avaliado por meio de

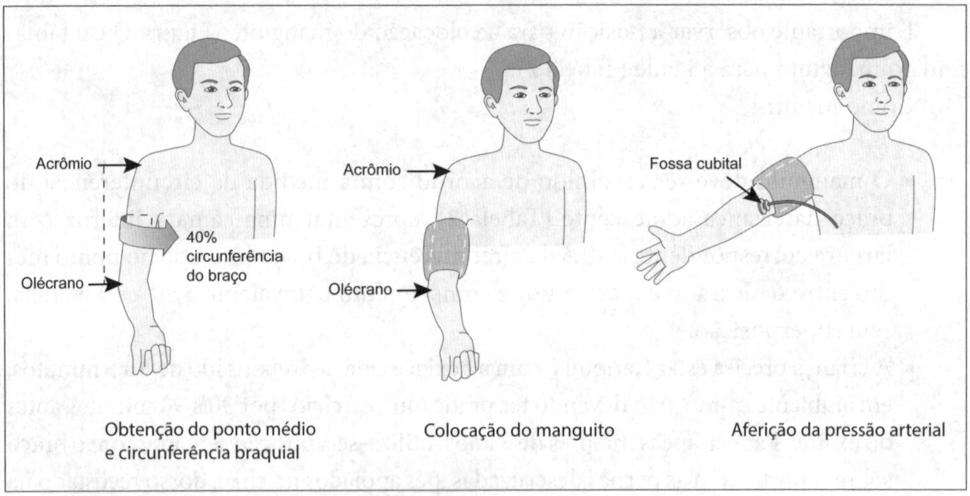

FIGURA 1 Metodologia de aferição da pressão arterial em crianças e adolescentes.
Fonte: adaptada de National High Blood Pressure Education Program;[7] SBP.[3]

Tabela 2 Tamanho dos manguitos para medida da pressão arterial

Faixa etária	Largura (cm)	Comprimento (cm)	Circunferência máxima do braço (cm)
Recém-nascido	4	8	10
Lactente	6	12	15
Criança	9	18	22
Adulto pequeno	10	24	26
Adulto	13	30	34
Adulto grande	16	38	44
Coxa	20	42	52

Fonte: SBP.[3]

aplicativos para celular, como PedH nos aparelhos Apple. As novas tabelas normativas se baseiam na população e nos métodos da Fourth Report, excluindo-se as crianças com sobrepeso e obesidade, pela forte associação dessas condições com PA elevada e hipertensão de 2017 (que modificou as alterações de 2004).[11] Outras alterações foram a substituição do termo pré-hipertensão por PAE a redefinição do estadiamento da HA, com mudanças nas recomendações de rotina para a avaliação preventiva e no manejo inicial e ampliação da avaliação por Mapa (monitorização ambulatorial da pressão arterial) no diagnóstico e manejo da HA.

Nas Tabelas 3 e 4, estão os valores de pressão arterial de acordo com a idade, o sexo e o percentil de estatura relacionados para os percentis 50, 90, 95 e 95 + 12 mmHg, de acordo com as diretrizes de 2107, para meninos e meninas de 1 a 17 anos de idade.[4] No entanto, acima de 13 anos, os níveis de PA de adultos já podem ser adotados, caso o paciente já esteja na puberdade. Nas últimas diretrizes europeias esse ponto de corte é a idade de 16 anos. São os níveis de PA do adulto:

- Normotenso: PA < 120/ < 80 mmHg.
- Pressão arterial elevada: PA 120/ < 80 a 129/ < 80 mmHg.
- Hipertensão estágio 1: PA 130/80 ou até 139/89 mmHg.
- Hipertensão estágio 2: PA ≥ 140/90 mmHg.

Tabela 3 Percentis de pressão arterial sistêmica para meninos por idade e percentis de estatura

		Pressão arterial sistólica (mmHg) Percentis de estatura ou medida da estatura (cm)							Pressão arterial diastólica (mmHg) Percentis de estatura ou medida de estatura (cm)						
Idade (anos)	**Percentis da PA**	**5%**	**10%**	**25%**	**50%**	**75%**	**90%**	**95%**	**5%**	**10%**	**25%**	**50%**	**75%**	**90%**	**95%**
1	Estatura (cm)	77,2	78,3	80,2	82,4	84,6	86,7	87,9	77,2	78,3	80,2	82,4	84,6	86,7	87,9
	P50	85	85	86	86	87	88	88	40	40	40	41	41	42	42
	P90	98	99	99	100	100	101	101	52	52	53	53	54	54	54
	P95	102	102	103	103	104	105	105	54	54	55	55	56	57	57
	P95 + 12 mmHg	114	114	115	115	116	117	117	66	66	67	67	68	69	69
2	Estatura (cm)	86,1	87,6	89,6	92,1	94,7	97,1	98,5	86,2	87,4	89,6	92,1	94,7	97,1	98,5
	P50	87	87	88	89	89	90	91	43	43	44	44	45	46	46
	P90	100	100	101	102	103	103	104	55	55	56	56	57	58	58
	P95	104	105	105	106	107	107	108	57	58	58	59	60	61	61
	P95 + 12 mmHg	116	117	117	118	119	119	120	69	70	70	71	72	73	73
3	Estatura (cm)	92,5	93,9	96,3	99	101,8	104,3	105,8	92,5	93,9	96,3	99	101,8	106,3	105,8
	P50	88	89	89	90	91	92	92	45	46	46	47	48	49	49
	P90	101	102	102	103	104	105	105	58	58	59	59	60	61	61
	P95	106	106	107	107	108	109	109	60	61	61	62	63	64	64
	P95 + 12 mmHg	118	118	119	119	120	121	121	72	73	73	74	75	76	76
4	Estatura (cm)	98,5	100,2	102,9	105,9	108,9	111,5	113,2	95,5	100,2	102,9	105,9	108,9	111,5	113,2
	P50	90	90	91	92	93	94	94	48	49	49	50	51	52	52
	P90	102	103	104	105	105	106	107	60	61	62	62	63	64	64
	P95	107	107	108	108	109	110	110	63	64	65	66	67	67	68
	P95 + 12 mmHg	119	119	120	120	121	122	122	75	76	77	78	79	79	80
5	Estatura (cm)	104,4	106,2	109,1	112,4	115,7	118,6	120,3	104,1	106,2	109,1	112,4	115,7	118,6	120,3
	P50	91	92	93	94	95	96	96	51	51	52	53	54	55	55
	P90	103	104	105	106	107	108	108	63	64	65	65	66	67	67
	P95	107	108	109	109	110	111	112	66	67	68	69	70	70	71
	P95 + 12 mmHg	119	120	121	121	122	123	124	78	79	80	81	82	82	83
6	Estatura (cm)	110,3	112,2	115,3	118,9	122,4	125,6	127,5	110,3	112,2	115,3	118,9	122,4	125,6	127,5
	P50	93	93	94	95	96	97	98	54	54	55	56	57	57	58
	P90	105	105	106	107	109	110	110	66	66	67	68	68	69	69
	P95	108	109	110	111	112	113	114	69	70	70	71	72	72	73
	P95 + 12 mmHg	120	121	122	123	124	125	126	81	82	82	83	84	84	85

(continua)

Tabela 3 Percentis de pressão arterial sistêmica para meninos por idade e percentis de estatura (*continuação*)

		Pressão arterial sistólica (mmHg) Percentis de estatura ou medida da estatura (cm)							Pressão arterial diastólica (mmHg) Percentis de estatura ou medida de estatura (cm)						
Idade (anos)	Percentis da PA	5%	10%	25%	50%	75%	90%	95%	5%	10%	25%	50%	75%	90%	95%
7	Estatura (cm)	116,1	118	121,4	125,1	128,9	132,4	134,5	116,1	118	121,4	125,1	128,9	132,4	134,5
	P50	94	94	95	97	98	98	99	56	56	57	58	58	59	59
	P90	106	107	108	109	110	111	111	68	68	69	70	70	71	71
	P95	110	110	111	112	114	115	116	71	71	72	73	73	74	74
	P95 + 12 mmHg	122	122	123	124	126	127	128	83	83	84	85	85	86	86
8	Estatura (cm)	121,4	123,5	127	131	135,1	138,8	141	121,4	123,5	127	131	135,1	138,8	141
	P50	95	96	97	98	99	99	100	57	57	58	59	59	60	60
	P90	107	108	109	110	111	112	112	69	70	70	71	72	72	73
	P95	111	112	112	114	115	116	117	72	73	73	74	75	75	75
	P95 + 12mmHg	123	124	124	126	127	128	129	84	85	85	86	87	87	87
9	Estatura (cm)	126	128,3	132,1	136,3	140,7	144,7	147,1	126	128,3	132,1	136,3	140,7	144,7	147,1
	P50	96	97	98	99	100	101	101	57	58	59	60	61	62	62
	P90	107	107	109	110	112	113	114	70	71	72	73	74	74	74
	P95	112	112	113	115	116	118	119	74	74	75	76	76	77	77
	P95 + 12 mmHg	124	124	125	127	128	130	130	131	868	86	87	88	89	89
10	Estatura (cm)	130,2	132,7	136,7	141,5	145,9	150,1	152,7	130,2	132,7	136,7	141,3	145,9	150,1	152,7
	P50	97	98	99	100	101	102	103	59	60	61	62	63	63	64
	P90	108	109	111	112	113	115	116	72	73	74	74	75	75	76
	P95	112	113	114	116	118	120	121	76	76	77	77	78	78	78
	P95 + 12mmHg	124	125	126	128	130	132	133	88	88	89	89	90	90	90
11	Estatura (cm)	134,7	137,3	141,5	146,4	151,3	155,8	158,6	134,7	137,3	141,5	140,4	151,3	155,8	158,6
	P50	99	99	101	102	103	404	106	61	61	62	63	63	63	63
	P90	110	111	112	114	116	117	118	74	74	75	75	75	76	76
	P95	114	114	116	118	120	123	124	77	78	78	78	78	78	78
	P95 + 12mmHg	126	126	128	130	132	135	136	89	90	90	90	90	90	90
12	Estatura (cm)	140,3	143	147,5	152,7	157,9	162,6	165,5	140,3	143	147,5	152,7	157,9	162,6	165,5
	P50	101	101	102	104	106	108	109	61	62	62	62	62	63	63
	P90	113	114	115	117	119	121	122	75	75	75	75	75	76	76
	P95	116	117	118	121	124	126	128	78	78	78	78	78	79	79
	P95 + 12mmHg	128	129	130	133	136	138	140	90	90	90	90	90	91	91
13	Estatura (cm)	147	150	154,9	160,3	165,7	170,5	173,4	147	150	154,9	160,3	165,7	170,5	173,4
	P50	103	104	105	108	110	111	112	61	60	61	62	63	64	65
	P90	115	116	118	121	124	126	126	74	74	74	75	76	77	77
	P95	119	120	122	125	128	130	132	78	78	78	78	80	81	81
	P95 + 12mmHg	131	132	134	137	140	142	143	90	90	90	90	92	93	93
14	Estatura (cm)	153,8	156,9	162	167,5	172,7	177,4	180,1	153,8	1556,9	162	167,5	172,7	177,4	180,1
	P50	105	106	109	111	112	113	113	60	60	62	64	65	66	67
	P90	119	120	123	126	127	128	129	74	74	75	77	78	79	80
	P95	123	125	127	130	132	133	134	77	78	79	81	82	83	84
	P95 + 12mmHg	135	137	139	142	144	145	146	89	90	91	93	94	95	96
15	Estatura (cm)	159	162	166,9	172,2	177,2	181,6	184,2	159	162	166,9	172,2	177,2	181,6	186,2
	P50	108	110	112	113	114	114	114	61	62	64	65	66	67	68
	P90	123	124	126	128	129	130	130	130	75	76	78	79	80	81
	P95	127	129	131	132	134	135	135	78	79	81	83	84	85	85
	P95 + 12mmHg	139	141	143	144	146	147	147	90	91	93	95	96	97	97

(continua)

Tabela 3 Percentis de pressão arterial sistêmica para meninos por idade e percentis de estatura (*continuação*)

		Pressão arterial sistólica (mmHg) Percentis de estatura ou medida da estatura (cm)							Pressão arterial diastólica (mmHg) Percentis de estatura ou medida de estatura (cm)						
Idade (anos)	Percentis da PA	5%	10%	25%	50%	75%	90%	95%	5%	10%	25%	50%	75%	90%	95%
16	Estatura (cm)	162,1	165	169,6	174,6	179,5	183,8	186,4	162,1	165	169,6	174,6	179,5	183,8	186,4
	P50	111	112	114	115	115	116	116	63	64	66	67	68	69	69
	P90	126	127	128	129	131	131	132	77	78	79	80	81	82	82
	P95	130	131	133	134	135	136	137	80	81	83	84	85	86	86
	P95 + 12mmHg	142	143	145	146	147	148	149	92	93	95	96	97	98	98
17	Estatura (cm)	163,8	166,5	170,9	175,8	180,7	184,9	187,5	163,8	166,5	170,9	175,8	180,7	184,9	187,5
	P50	114	115	116	117	117	118	118	65	66	67	68	69	70	70
	P90	128	129	130	131	132	133	134	78	79	80	81	82	82	83
	P95	132	133	134	135	137	138	138	81	82	84	85	86	86	87
	P95 + 12mmHg	144	145	146	147	149	150	150	93	94	96	97	98	98	99

Tabela 4 Percentis de pressão arterial sistêmica para meninas por idade e percentis de estatura

		Pressão arterial sistólica (mmHg) Percentis de estatura ou medida da estatura (cm)							Pressão arterial diastólica (mmHg) Percentis de estatura ou medida de estatura (cm)						
Idade (anos)	Percentis da PA	5%	10%	25%	50%	75%	90%	95%	5%	10%	25%	50%	75%	90%	95%
1	Estatura (cm)	75,4	76,6	78,6	80,3	83	84,9	86,1	75,4	76,6	78,6	80,8	83	84,9	86,1
	P50	84	85	86	86	87	88	88	41	42	42	43	44	45	46
	P90	98	99	99	100	101	102	102	54	55	56	56	57	58	58
	P95	101	102	102	103	104	105	105	59	59	60	60	61	62	62
	P95 + 12 mmHg	113	114	114	115	116	117	117	71	71	72	72	73	74	74
2	Estatura (cm)	84,9	86,3	88,6	91,1	93,7	96	97,4	84,9	86,3	88,6	91,1	93,	96	97,4
	P50	87	87	88	89	90	91	91	45	46	47	48	49	50	51
	P90	101	101	102	103	104	105	106	58	58	59	60	61	62	62
	P95	104	105	106	106	107	108	109	62	63	63	64	65	66	66
	P95 + 12 mmHg	116	117	118	118	119	120	121	74	75	75	76	77	78	78
3	Estatura (cm)	91	92,4	94,9	97,6	100,5	103,1	104,6	91	92,4	94,9	97,6	100,5	103,1	104,6
	P50	88	89	89	90	91	92	93	48	48	49	50	51	53	53
	P90	102	103	104	104	105	106	107	60	61	61	62	63	64	65
	P95	106	106	107	108	109	110	110	64	65	65	66	67	68	69
	P95 + 12 mmHg	118	118	119	120	121	122	122	76	77	77	78	79	80	81
4	Estatura (cm)	97,2	98,8	101,4	104,5	107,6	110,5	112,2	97,2	98,8	101,4	104,5	107,6	110,5	112,2
	P50	89	90	91	92	93	94	94	50	51	51	53	54	55	55
	P90	103	104	105	106	107	108	108	62	63	64	65	66	67	67
	P95	107	108	109	109	110	111	112	66	67	68	69	70	70	71
	P95 + 12 mmHg	119	120	121	121	122	123	124	78	79	80	81	82	82	83
5	Estatura (cm)	103,6	10,53	108,2	111,5	114,9	118,1	120	103,6	105,3	108,2	111,5	114,9	118,1	120
	P50	90	91	92	93	94	95	96	52	52	53	55	56	57	57
	P90	104	105	106	107	108	109	110	64	65	66	67	68	69	70
	P95	108	109	109	110	111	112	113	68	69	70	71	72	73	73
	P95 + 12 mmHg	120	121	121	122	123	124	125	80	81	82	83	84	85	85

(*continua*)

Tabela 4 Percentis de pressão arterial sistêmica para meninas por idade e percentis de estatura (*continuação*)

		Pressão arterial sistólica (mmHg) Percentis de estatura ou medida da estatura (cm)							Pressão arterial diastólica (mmHg) Percentis de estatura ou medida de estatura (cm)						
Idade (anos)	**Percentis da PA**	**5%**	**10%**	**25%**	**50%**	**75%**	**90%**	**95%**	**5%**	**10%**	**25%**	**50%**	**75%**	**90%**	**95%**
6	Estatura (cm)	110	111,8	114,9	118,4	122,1	125,6	127,7	110	111,8	114,9	118,4	122,1	125,6	127,7
	P50	92	92	93	94	96	97	97	54	54	55	56	57	58	59
	P90	105	106	107	108	109	110	111	67	67	68	69	70	71	71
	P95	109	109	110	111	112	113	114	70	71	72	72	73	74	74
	P95 + 12 mmHg	121	121	122	123	124	125	126	82	83	84	84	85	86	86
7	Estatura (cm)	115,9	117,8	121,1	124,9	128,8	132,5	134,7	115,9	117,8	121,1	124,9	128,8	132,5	134,7
	P50	92	93	94	95	97	98	99	55	55	56	57	58	59	60
	P90	106	106	107	109	110	111	112	68	68	69	70	71	72	72
	P95	109	110	111	112	113	114	115	72	72	73	73	74	75	75
	P95 + 12 mmHg	121	122	123	124	125	126	127	84	84	85	85	86	86	87
8	Estatura (cm)	121	122	123	124	125	126	127	84	84	85	85	86	86	87
	P50	93	94	95	97	98	99	100	56	56	57	59	60	61	61
	P90	107	107	108	110	111	112	113	69	70	71	72	72	73	73
	P95	110	111	112	113	115	116	117	72	73	74	74	75	75	75
	P95 + 12mmHg	122	123	126	125	127	128	129	84	85	86	86	87	87	87
9	Estatura (cm)	125,3	127,6	131,3	135,6	140,1	144,1	146,6	125,3	127,6	131,3	135,6	140,1	144,1	146,6
	P50	95	95	97	98	99	100	101	57	58	59	60	60	61	61
	P90	108	108	109	111	112	113	114	71	71	72	73	73	73	73
	P95	112	112	113	114	116	117	118	74	74	75	75	75	75	75
	P95 + 12 mmHg	124	124	125	126	128	129	130	86	86	87	87	87	87	87
10	Estatura (cm)	129,7	132,2	136,3	141	145,8	150,2	152,8	129,7	132,2	136,5	141	145,8	150,2	152,8
	P50	96	97	98	99	101	102	103	58	59	59	60	61	61	61
	P90	109	110	111	112	113	115	116	72	73	73	73	73	73	73
	P95	113	114	114	116	117	119	120	75	75	76	76	76	76	76
	P95 + 12mmHg	125	126	126	128	129	131	132	87	87	88	88	88	88	88
11	Estatura (cm)	135,6	138,3	142,8	147,8	152,8	157,3	160	135,6	138,3	142,8	148,8	152,8	157,3	160
	P50	98	99	101	102	104	105	106	60	60	60	61	62	63	64
	P90	111	112	113	114	116	118	120	74	74	74	74	74	75	75
	P95	115	116	117	118	120	123	124	76	77	77	77	77	77	77
	P95 + 12mmHg	127	128	129	130	132	135	136	88	89	89	89	89	89	89
12	Estatura (cm)	142,8	145,5	149,9	154,8	159,6	163,8	166,4	142,8	145,5	149,9	154,8	159,6	163,8	166,4
	P50	102	102	104	105	407	108	108	61	61	61	62	64	65	65
	P90	114	115	116	118	120	122	122	75	75	75	75	76	76	76
	P95	118	119	120	122	124	125	126	78	78	78	78	79	79	79
	P95 + 12mmHg	130	131	132	134	136	137	138	90	90	90	90	91	91	91
13	Estatura (cm)	148,1	150,6	154,7	159,2	163,7	167,8	170,2	148,1	150,6	154,7	159,2	163,7	167,8	170,2
	P50	104	105	106	107	108	108	109	62	62	63	64	65	65	65
	P90	116	117	119	121	122	123	123	75	75	75	76	76	76	76
	P95	121	122	123	124	126	126	127	79	79	79	79	80	80	81
	P95 + 12mmHg	133	134	135	136	138	138	139	91	91	91	92	92	92	93
14	Estatura (cm)	150,6	153	156,9	161,3	165,7	169,7	172,1	150,6	153	156,9	161,3	165,7	169,7	172,1
	P50	105	106	107	108	109	109	109	63	63	64	65	66	66	66
	P90	118	118	120	122	123	123	123	76	76	76	76	77	77	77
	P95	123	123	124	125	126	127	127	80	80	80	80	81	81	82
	P95 + 12mmHg	135	135	136	137	138	139	139	92	92	92	92	93	93	94

(continua)

Tabela 4 Percentis de pressão arterial sistêmica para meninas por idade e percentis de estatura (*continuação*)

		Pressão arterial sistólica (mmHg) Percentis de estatura ou medida da estatura (cm)							Pressão arterial diastólica (mmHg) Percentis de estatura ou medida de estatura (cm)						
Idade (anos)	Percentis da PA	5%	10%	25%	50%	75%	90%	95%	5%	10%	25%	50%	75%	90%	95%
15	Estatura (cm)	151,7	154	157,9	162,3	166,7	170,6	175	151,7	154	157,9	162,6	166,7	170,6	173
	P50	105	106	107	108	10	109	109	64	64	64	65	66	67	67
	P90	118	119	121	122	123	123	124	76	76	76	77	77	78	78
	P95	124	124	125	126	127	127	128	80	80	80	81	82	82	82
	P95 + 12mmHg	136	136	137	138	139	139	140	92	92	92	93	94	94	94
16	Estatura (cm)	152,1	154,5	158,4	162,8	167,1	171,1	173,4	152,1	154,5	158,4	162,8	167,1	171,1	173,4
	P50	106	107	108	109	109	110	110	64	64	65	66	66	67	67
	P90	119	120	122	123	124	124	124	76	76	76	77	78	78	78
	P95	124	125	125	127	127	128	128	80	80	80	81	82	82	82
	P95 + 12mmHg	136	137	137	139	139	140	140	92	92	92	93	94	94	94
17	Estatura (cm)	152,4	154,7	158,7	163	167,4	171,3	173,7	152,4	154,7	158,7	163	167,4	171,3	173,7
	P50	107	108	109	110	110	110	111	64	64	65	66	66	66	67
	P90	120	121	123	124	124	125	125	76	76	77	77	78	78	78
	P95	125	125	126	127	128	128	128	80	80	80	81	82	82	82
	P95 + 12mmHg	137	137	138	139	140	140	140	92	92	92	93	94	94	94

Na Tabela 5, está a classificação da pressão arterial para menores de 13 anos.[1,8]

No período neonatal é recomendado o uso da tabela compilada por Dionne et al.[11] e, em menores de 1 ano, as curvas do 2º Task Force.[12] Os valores estimados de PA após 2 semanas em recém-nascidos de 26 a 44 semanas de idade pós-concepção estão apresentados na Tabela 6.

Tabela 5 Classificação da pressão arterial de acordo com a faixa etária

Crianças de 1-13 anos	**Crianças ≥ 13 anos**
PA normal: < P90 para idade, sexo e altura	PA normal: < 120/ < 80 mmHg
PA elevada: PA ≥ P90 e < 95 percentil para idade, sexo e altura ou PA 120/80 mmHg mas < P95 (o que for menor)	PA elevada: PA 120/ < 80 mmHg a 129/ < 80 mmHg
Hipertensão estágio 1: PA ≥ P95 para idade, sexo e altura até < P95 + 12 mmHg ou entre 130/80 até 139/89 mmHg (o que for menor)	Hipertensão estágio 1: PA 130/80 ou até 139/89 mmHg
Hipertensão estágio 2: PA ≥ P95 + 12 mmHg para idade, sexo e altura ou ≥ 140/90 mmHg (o que for menor)	Hipertensão estágio 2: PA ≥ 140/90 mmHg

P: percentil; PA: pressão arterial.
Fonte: SBP;[7] Barroso et al.[1]

Tabela 6 Valores estimados de PA após 2 semanas em recém-nascidos de 26 a 44 semanas de idade pós-concepção

Idade pós-concepção	Percentil 50	Percentil 95	Percentil 99
44 semanas			
PAS	88	105	110
PAD	50	68	73
PAM	63	80	85
42 semanas			
PAS	85	98	102
PAD	50	65	70
PAM	62	76	81
40 semanas			
PAS	80	95	100
PAD	50	65	70
PAM	60	75	80
38 semanas			
PAS	77	92	97
PAD	50	65	70
PAM	59	74	79
36 semanas			
PAS	72	87	92
PAD	50	65	70
PAM	57	72	71
34 semanas			
PAS	70	85	90
PAD	40	55	60
PAM	50	65	70
32 semanas			
PAS	68	83	88
PAD	40	55	60
PAM	48	62	69
30 semanas			

(continua)

Tabela 6 Valores estimados de PA após 2 semanas em recém-nascidos de 26 a 44 semanas de idade pós-concepção (*continuação*)

Idade pós-concepção	Percentil 50	Percentil 95	Percentil 99
PAS	65	80	85
PAD	40	55	60
PAM	48	65	68
28 semanas			
PAS	60	75	80
PAD	38	50	54
PAM	45	58	63
26 semanas			
PAS	55	72	77
PAD	30	50	56
PAM	38	57	63

PAD: pressão arterial diastólica; PAM: pressão arterial média; PAS: pressão arterial sistólica.

A PA deve ser aferida na criança com menos de 3 anos de idade, deitadas, nas seguintes situações:

- História de prematuridade (idade gestacional menor do que 32 semanas), baixo peso ao nascer ou outras complicações neonatais que tenham requerido cuidados intensivos.
- Doença cardíaca congênita (corrigida ou não cirurgicamente).
- Infecções recorrentes do trato urinário, hematúria ou proteinúria.
- História de doença renal ou malformações renais ou genitais.
- História familiar de doença renal congênita.
- Transplante de órgãos sólidos ou de medula óssea.
- Tratamento com medicações que elevem a PA.
- Doenças sistêmicas associadas à HAS (neurofibromatose, esclerose tuberal, anemia falciforme e evidência de hipertensão intracraniana[8]).

Toda criança/adolescente ≥ 3 anos de idade deve ter sua PA verificada em qualquer avaliação clínica.[8]

O estudo mais utilizado internacionalmente para definir os valores de normalidade de PA casual na faixa etária pediátrica é o Second Task Force of Blood Pressure Control in Children, de 1987,[6] atualizado pelo National High Blood Pressure Education Program em 2004,[7] que relaciona as variáveis sexo, percentil de altura (utilizando a curva do CDC, disponível em www.cdc.gov/growthcharts[9]). No Anexo A2, Tabelas 6 e 7, estão os valores de pressão arterial de acordo com a idade, o sexo e o percentil de estatura relacionados para os percentis 50, 90, 95 e 99, de acordo com as diretrizes de 2004, para meninos e meninas de 1 a 17 anos.[4] Na Tabela 5, está a classificação da pressão arterial - normal, limítrofe e alterada.

É diagnosticada HAS caso seja verificado aumento da pressão arterial e/ou diastólica igual ou acima do percentil 95 em três medições realizadas com a técnica de aferição adequada.[6]

No exame físico, deve-se ainda realizar a medida da circunferência abdominal (CA) e sua relação com a estatura (CA/E) para avaliar a obesidade abdominal.[14]

EXAMES COMPLEMENTARES

A investigação inicial de crianças e adolescentes com HA deve incluir a realização de hemograma completo, função renal e eletrólitos (incluindo cálcio, fósforo e magnésio). Exame de fundo de olho, radiografia de tórax, eletrocardiografia (para detecção de hipertrofia ventricular esquerda), ecodopplercardiograma, dosagem sérica de ureia, creatinina, ácido úrico e exame de urina tipo I. Ultrassonografia renal e de vias urinárias com Doppler de artérias renais devem ser solicitados em menores de 6 anos. O perfil lipídico deve ser avaliado (atentando ao nível de triglicérides e à redução do HDL-colesterol) e, em caso de antecedentes familiares de diabete melito tipo 2 (DM2), realizar o teste de tolerância à glicose e a hemoglobina glicada.[1,3,9,13]

Em adolescentes obesos (IMC > 95), dosar também as transaminases para triagem de esteatose hepática.

A avaliação de órgãos-alvo deve ser realizada em cada criança e adolescente com HA classificada nos estágios 1 e 2. O estudo do sono, por meio da polissonografia, está indicado para crianças e adolescentes com transtorno de sono detectado pela anamnese.[9]

TRATAMENTO

A diminuição do IMC, do condicionamento físico, da atividade física e a mudança dos hábitos alimentares são alguns dos fatores modificadores dessa tendência à elevação da PA na faixa etária pediátrica.[4]

Os principais objetivos do tratamento da HA na infância e adolescência são atingir valores de PA sistólica e PA diastólica abaixo do percentil 95 para sexo, altura e faixa etária para a HAS não complicada e abaixo do percentil 90 se houver comorbidades, além de evitar a LOA (lesão de órgão-alvo) e a manutenção da HA na vida adulta.[1]

O tratamento não medicamentoso deve ser recomendado a partir do percentil 90 da PAS ou PAD (pré-hipertensão). Inclui redução de peso, exercício físico, intervenção dietética e controle de estresse. A associação entre essas quatro medidas tem efeito potencializado quando comparado com o efeito individual de cada intervenção.[9]

A atividade física deve ser orientada, conforme as recomendações da Associação Americana de Cardiologia,[1] para que o paciente pratique diariamente atividade física de moderada ou vigorosa intensidade, durante o período mínimo de 60 minutos. Para as crianças a atividade deve ser lúdica, enquanto para os adolescentes estão indicados exercícios de resistência (10 a 15 repetições), com intensidade moderada, que podem ser combinados com atividade aeróbica. O tempo máximo gasto em atividades sedentárias (incluindo o uso de computadores, *videogames*, *tablets* e assistir televisão) deve ser reduzido para no máximo até 2 horas por dia. A perda de 10% do IMC está relacionada com diminuição de 8 a 12 mmHg.[14-18]

Quanto aos hábitos alimentares, recomenda-se um plano alimentar baseado no padrão dietético *Dash* (*Dietary Approaches to Stop Hypertension*), rico em frutas, hortaliças, fibras, minerais e laticínios com baixos teores de gordura, com importante impacto na redução da PA e que preconiza:[1,19]

- Consumir alimentos com pouca gordura saturada, colesterol e gordura total.
- Comer frutas e hortaliças diariamente.
- Preferir cereais, pães e massas integrais.
- Comer oleaginosas (castanhas), sementes e grãos, de 4 a 5 porções/semana.
- Reduzir a adição de gorduras: preferir óleos vegetais poli-insaturados (azeite, soja, milho, canola) e margarinas *light*.
- Evitar a adição de sal aos alimentos após o preparo (saleiro à mesa) e o consumo de molhos e caldos prontos e de produtos congelados industrializados.
- Diminuir ou evitar o consumo de doces e bebidas com açúcar.

Recomenda-se restringir o consumo de embutidos (presunto, salsicha, linguiça, mortadela, salame), enlatados (palmito, milho, azeitona, peixes como sardinha e atum), temperos prontos (caldos, mostarda, *ketchup*, maionese, *shoyu*, molhos industrializados para salada), dando preferência a temperos naturais, como alho, cebola e ervas. Evitar produtos adoçados com sacarina sódica e ciclamato de sódio e observar nos rótulos de alimentos se eles contêm mais de 400 mg de sódio por 100 g ou 100 mL de produto.

O controle de estresse nessa faixa etária é muito importante, e podem ser utilizadas diferentes formas de meditação, *mindfulness* ou ioga.[9]

O tratamento farmacológico nessa faixa etária é controverso, considerando o uso de terapia medicamentosa por tempo prolongado e seus efeitos sobre o desenvolvimento físico e a qualidade de vida dos pacientes. Está indicado caso o paciente não apresente controle adequado dos níveis pressóricos com as medidas não farmacológicas, se houver evidências de lesão em órgãos-alvo (p. ex., hipertrofia ventricular esquerda ao eletrocardiograma), na hipertensão secundária, no paciente com diabete tipos 1 e 2 ou na presença de sintomas de HAS e de fatores de risco cardiovasculares, como diabete, tabagismo e dislipidemia, história familiar de morbidade precoce ou morte prematura, HAS estágio 2 sem fator modificável identificado ou em paciente com doença renal crônica.[8]

O tratamento tem como alvo a redução da PA abaixo do percentil 90. Inicia-se com um agente anti-hipertensivo em sua menor dose e aumenta-se a dose a cada 2 a 4 semanas até o alvo. Caso não seja suficientemente efetivo, adicionam-se outras classes de medicamentos em sequência. Como muitas classes de medicamentos determinam retenção de sal e água, recomenda-se considerar a associação de tiazídico como segundo medicamento. Os eventos adversos associados à utilização dos agentes anti-hipertensivos em crianças e adolescentes têm-se mostrado, em geral, de grau menor.[9,20]

Os medicamentos devem ser introduzidos de acordo com a doença de base. Para a HAS renovascular, estão indicados os inibidores da enzima conversora de angiotensina (iECA), bloqueadores dos receptores de angiotensina (BRA), diurético ou vasodilatador; na coartação da aorta, betabloqueador, principalmente antes da correção; na doença renal crônica e na HA associada à obesidade, iECA e BRA e, no atleta hipertenso, iECA, BRA e BCC. Se não houver resposta à monoterapia por mais de 6 meses, considera-se o encaminhamento ao especialista em HA na criança e no adolescente. As Tabelas 7 e 8 trazem os medicamentos para tratamento da hipertensão arterial de primeira e segunda linhas, respectivamente, enquanto as Tabelas 9 e 10, os medicamentos utilizados na emergência e na urgência hipertensiva. No Brasil, as medicações anti-hipertensivas não têm apresentação pediátrica e devem ser manipuladas em farmácias especializadas para evitar erros de dosagem.

Tabela 7 Medicamentos para tratamento da hipertensão arterial (1ª linha)

iECA
Contraindicações: gravidez e angioedema.
Efeitos adversos comuns: tosse, cefaleia, tontura e astenia.
Efeitos adversos graves: hipercalemia, IRA, angioedema e toxicidade fetal.

Fármaco	Idade	Dose inicial	Dose máxima	Intervalo	Apresentação disponível no Brasil
Benazepril	≥ 6 anos	0,2 mg/kg/dia (aumentar 10 mg/dia)	0,6 mg/kg/dia (máx. 40 mg/dia)	1x ao dia	Comprimido revestido – 5 ou 10 mg
Captopril	Neonatos	0,05 mg/kg/dia	6 mg/kg/dia	1x ao dia até 6/6 horas	Comprimido – 12,5 ou 25 ou 50 mg

(continua)

Tabela 7 Medicamentos para tratamento da hipertensão arterial (1ª linha) (*continuação*)

Fármaco	Idade	Dose inicial	Dose máxima	Intervalo	Apresentação disponível no Brasil
Captopril	≥ 1 mês	0,05 mg/kg/dia	6 mg/kg/dia	8/8 horas	Comprimido – 12,5 ou 25 ou 50 mg
Enalapril	≥ 1 mês	0,08 mg/kg/dia (aumentar 5 mg/dia)	0,6 mg/kg/dia (máx. 40 mg/dia)	1x até 2x ao dia	Comprimido – 5 ou 10 ou 20 mg
Fosinopril	≥ 6 anos e < 50 kg	0,1 mg/kg/dia (aumentar 5 mg/dia	40 mg/dia	1x ao dia	Registro cancelado no Brasil
	≥ 50 kg	5 mg/dia	40 mg/dia	1x ao dia	
Lisinopril	≥ 6 anos	0,07 mg/kg/dia (aumentar 5 mg/dia)	0,6 mg/kg/dia (máx. 40 mg/dia)	1x ao dia	Comprimido – 5 ou 10 ou 20 mg
Ramipril	–	1,6 mg/m² por dia	6 mg/m² por dia	1x ao dia	Comprimido – 10 mg
Quinapril	–	5 mg/dia	80 mg/dia	1x ao dia	Registro cancelado no Brasil

Diuréticos tiazídicos
Contraindicações: anúria.
Efeitos adversos comuns: tontura e hipocalemia.
Efeitos adversos graves: arritmia cardíaca, icterícia colestática, diabete melito, pancreatite.

Fármaco	Idade	Dose inicial	Dose máxima	Intervalo	Apresentação disponível no Brasil
Clortalidona	≥ 1 mês	0,3 mg/kg/dia	2 mg/kg/dia (máx. 50 mg/dia)	1x ao dia	Comprimido – 12,5 ou 25 ou 50 mg
Clorotiazida	≥ 1 mês	10 mg/dia	20 mg/dia (máx. 375 mg/dia)	1-2x ao dia	Indisponível no Brasil

(*continua*)

Tabela 7 Medicamentos para tratamento da hipertensão arterial (1ª linha) (*continuação*)

Fármaco	Idade	Dose inicial	Dose máxima	Intervalo	Apresentação disponível no Brasil
Hidroclorotiazida	≥ 1 mês	1 mg/kg/dia	2 mg/dia (máx. 37,5 mg/dia)	1-2x ao dia	Comprimido – 25 ou 50 mg
Bloqueadores dos receptores de angiotensina Contraindicações: gravidez. Efeitos adversos comuns: cefaleia e tontura. Efeitos adversos graves: hipercalemia, IRA e toxicidade fetal.					
Fármaco	**Idade**	**Dose inicial**	**Dose máxima**	**Intervalo**	**Apresentação disponível no Brasil**
Candersartan	1-5 anos	0,02 mg/kg/dia (aumentar 4 mg/dia)	0,6 mg/kg/dia (máx. 40 mg/dia)	1-2x ao dia	Comprimido – 8 ou 16 ou 32 mg
	≥ 6 anos e < 50 kg	4 mg/dia	16 mg/dia		
	≥ 50 kg	8 mg/dia	32 mg/dia		
Irbesartan	6-12 anos	75 mg/dia	150 mg/dia	1x ao dia	Comprimido – 150 ou 300 mg
	≥ 13 anos	150 mg/dia	300 mg/dia		
Losartana	≥ 6 anos	0,7 mg/kg/dia (aumentar 50 mg/dia)	1,4 mg/kg/dia (máx. 100 mg/dia)	1x ao dia	Comprimido revestido – 12,5 ou 25 ou 50 ou 100 mg
Olmesartan	≥ 6 anos e < 35 kg	10 mg/dia	20 mg/dia	1x ao dia	Comprimido revestido – 20 ou 40 mg
	≥ 35 kg	20 mg/dia	40 mg/dia		
Valsartana	≥ 6 anos	1,3 mg/kg/dia (aumentar 40 mg/dia)	2,7 mg/kg/dia (máx. 160 mg/dia)	1x ao dia	Comprimido revestido – 40 ou 80 ou 160 ou 320 mg

(*continua*)

Tabela 7 Medicamentos para tratamento da hipertensão arterial (1ª linha) (*continuação*)

Bloqueadores dos canais de cálcio
Contraindicações: hipersensibilidade aos bloqueadores dos canais de cálcio.
Efeitos adversos comuns: rubor facial, edema periférico e tontura.
Efeitos adversos graves: angioedema.

Fármaco	Idade	Dose inicial	Dose máxima	Intervalo	Apresentação disponível no Brasil
Anlodipino	1-5 anos	0,1 mg/kg/dia	0,6 mg/kg/dia (máx. 5 mg/dia)	1x ao dia	Comprimido – 2,5 ou 5 ou 10 mg
	≥ 6 anos	2,5 mg/dia	10 mg/dia		
Felodipino	≥ 6 anos	2,5 mg/dia	10 mg/dia	1x ao dia	Comprimido revestido, de liberação prolongada – 2,5 ou 5 ou 10 mg
Isradipino	> 1 mês	0,05-0,1 mg/kg/dia	0,6 mg/kg/dia (máx. 10 mg/dia)	Cápsula: 2-3x ao dia CPL: 1x ao dia	Registro cancelado no Brasil
Nifedipino LP	> 1 mês	0,2-0,5 mg/kg/dia	3 mg/kg/dia (máx. 120 mg/dia)	1-2x ao dia	Comprimido revestido, de liberação prolongada – 20 ou 30 ou 60 mg

iECA: inibidor da enzima conversora da angiotensina; IRA: injúria renal aguda.
Fonte: SBP.[7]

Tabela 8 Medicamentos para tratamento da hipertensão arterial (2ª linha)

Fármaco	Classe	Dose inicial (mg/kg/dose)	Dose máxima (mg/kg/dia)	Intervalo
Propranolol	Betabloqueador	1-2	4 (máx. 640 mg/dia)	8-12 horas
Atenolol	Betabloqueador	0,5-1	2 (máx. 100 mg/dia)	12-24 horas

(continua)

Tabela 8 Medicamentos para tratamento da hipertensão arterial (2ª linha) (*continuação*)

Fármaco	Classe	Dose inicial (mg/kg/dose)	Dose máxima (mg/kg/dia)	Intervalo
Espironolactona	Diurético poupador de potássio	1	3,3 (máx. 100 mg/dia)	6-12 horas
Clonidina (> 12 anos)	Alfa-agonista central	0,2 mg/dia	2,4 mg/dia	12 horas
Prazosina	Bloqueador seletivo alfa-1	0,05-1	0,5	8 horas
Hidralazina	Vasodilatador	0,75	7,5 (máx. 200 mg/dia)	6 horas
Minoxidil	Vasodilatador	< 12 anos – 0,2	50 mg/dia	6-8 horas
		≥ 12 anos – 5 mg/dia	100 mg/dia	

Fonte: SBP.[7]

Tabela 9 Fármacos utilizados na emergência hipertensiva

Fármaco	Classe	Dose	Via de administração	Comentários
Esmolol	Betabloqueador adrenérgico	100-500 mcg/kg/minuto	IV	• Tem ação curta. • Infusão contínua é preferida. • Pode causar bradicardia grave.
Hidralazina	Vasodilatador	0,1-0,2 mg/kg/dose	IV, IM	• Causa taquicardia. • Quando IV: doses a cada 4 horas.
Labetalol	Alfa e betabloqueador adrenérgico	• Bólus: 0,2-1 mg/kg dose até 40 mg/dose. • Infusão contínua: 0,25-3 mg/kg/hora.	IV, bólus ou contínuo	• Asma e insuficiência cardíaca são contraindicações relativas. • Indisponível no Brasil.

(continua)

Tabela 9 Fármacos utilizados na emergência hipertensiva (*continuação*)

Fármaco	Classe	Dose	Via de administração	Comentários
Nicardipino	Bloqueador de canais de cálcio	• Bólus: 30 mcg/kg até 2 mg/dose. • Infusão contínua: 0,5-4 mcg/kg/minuto	IV, bólus ou contínuo	• Pode causar taquicardia reflexa. • Aumenta níveis de ciclosporina e tacrolimus. • Indisponível no Brasil.
Nitroprussiato sódico	Vasodilatador	Iniciar a 0-3 mcg/kg/minuto. Máx. 10 mcg/kg/minuto	IV contínuo	Monitorar níveis de cianeto: uso > 72 horas; IRA ou simultâneo com tiossulfato de sódio

IM: intramuscular; IV: intravenoso.
Fonte: SBP.[7]

Tabela 10 Fármacos utilizados na urgência hipertensiva

Fármaco	Classe	Dose	Via de administração	Comentários
Clonidina	Alfa-agonista central	2-5 mg/kg/dose até 10 mg/dose cada 6-8 horas	Oral	Efeitos adversos incluem boca seca e sonolência
Fenoldopam	Agonista do receptor de dopamina	0,2-0,5 mg/kg/minuto; máx. 0,8 mg/kg/minuto	IV contínuo	• Doses mais altas pioram a taquicardia sem reduzir a PA. • Indisponível no Brasil.
Hidralazina	Vasodilatador	0,25 mg/kg/dose até 25 mg/dose cada 6-8 horas	Oral	Meia-vida varia com taxas de acetilação geneticamente determinadas

(continua)

Tabela 10 Fármacos utilizados na urgência hipertensiva (*continuação*)

Fármaco	Classe	Dose	Via de administração	Comentários
Isradipino	Bloqueador de canais de cálcio	0,05-0,1 mg/kg/dose até 5 mg/dose cada 6-8 horas	Oral	• Diminuição exagerada de PA pode ser observada em pacientes recebendo antifúngicos azólicos. • Indisponível no Brasil.
Minoxidil	Vasodilatador	0,1-0,5 mg/kg/dose até 10 mg/dose cada 8-12 horas	Oral	Vasodilatador oral mais potente, ação longa

IV: intravenoso; PA: pressão arterial.
Fonte: SBP.[7]

O paciente deve ser acompanhado também por equipe multidisciplinar, incluindo nutricionista e educador físico, e por cardiologista ou nefrologista caso, além da obesidade, outras causas estejam envolvidas na gênese da HAS, a classificação seja HAS (PA > p 99) ou haja lesões em órgãos-alvo. Cabe, ainda, destacar a responsabilidade do pediatra em orientar, prevenir, diagnosticar e tratar os distúrbios alimentares e o sedentarismo.

SEGUIMENTO DE CRIANÇAS E ADOLESCENTES COM HIPERTENSÃO ARTERIAL

O acompanhamento de crianças e adolescentes com HA dependerá de sua gravidade e necessidade de tratamento. Nos pacientes submetidos apenas a terapia não farmacológica, deve-se acompanhar clinicamente a cada 3 a 6 meses, utilizando a monitorização residencial de PA como adjuvante do controle.[1]

Nos que necessitarem medicação, logo após a introdução inicial, o seguimento deve ser quinzenal ou mensal até a determinação da dose ideal ou da necessidade de associação. Em uma fase intermediária, a cada 4 a 6 semanas, e trimestralmente, quando a HA estiver controlada.[1]

Na consulta de seguimento, devem-se detalhar a adesão e os efeitos colaterais. A solicitação de exames laboratoriais dependerá da medicação utilizada, da gravidade da HA e das doenças de base existentes, assim como a frequência de checagem de LOA dependerá da doença de base e da gravidade da HA. A solicitação da Mapa no seguimento está indicada quando não houver controle da HA ou nos casos de risco de hipertensão mascarada, como no pós-operatório tardio de coarctação de aorta.[9]

CONSIDERAÇÕES FINAIS

Crianças menores de 3 anos de idade devem ter a PA medida em caso de prematuridade, muito baixo peso ao nascer, restrição de crescimento intrauterino, antecedente de internação em unidade de terapia intensiva (UTI) neonatal, cardiopatias congênitas, nefropatias, transplante de órgãos sólidos, doença oncológica, uso crônico de medicações que elevam a PA, doenças sistêmicas associadas a HA e evidência de hipertensão intracraniana.

Toda criança com mais de 3 anos de idade e adolescente deve ter a PA verificada anualmente. Se houver excesso de peso, uso crônico de medicações que elevam a PA, doença renal, coarctação de aorta e diabetes, devem ter sua PA verificada em qualquer avaliação clínica.

Será feito o diagnóstico de HA na criança e no adolescente no ambulatório, quando pelo método auscultatório a PA estiver > percentil 95 em três visitas distintas, de acordo com idade, sexo e percentil de estatura.

Em crianças e adolescentes com diagnóstico de HA, as metas referentes à terapia não farmacológica e farmacológica devem ser a redução da PA < percentil 90 de acordo com idade, sexo e percentil de estatura e < 130/80mmHg em adolescentes ≥ 13 anos.

REFERÊNCIAS BIBLIOGRÁFICAS

1. Barroso WKSB, Rodrigues CIS, Bortolotto LA, Mota-Gomes MA, Brandão AA, Feitosa ADM, et al. Sociedade Brasileira de Cardiologia (SBC). Sociedade Brasileira de Hipertensão (SBH). Sociedade Brasileira de Nefrologia (SBN). VI diretrizes brasileiras de hipertensão arterial. Arq Bras Cardiol. 2021 Oct;116(3):516-658.95(Supl 1):1.
2. I Diretriz de Prevenção da Aterosclerose na Infância e na Adolescência. Arq Bras Cardiol. 2005 Dec;85:3-36.
3. Sociedade Brasileira de Pediatria (SBP). Obesidade na infância e adolescência: manual de orientação. 3.ed. São Paulo: SBP; 2019. Disponível em: https://www.sbp.com.br/fileadmin/user_upload/Manual_de_Obesidade_-_3a_Ed_web_compressed.pdf. Acesso em: 13 jul. 2023.
4. Kochd VH, Furusawa EA. Diretrizes para medida da pressão arterial, Mapa e MRPA. Disponível em: www.sbp.com.br/src/uploads/2015/02/Diretirzes_mapa.pdf. Acesso em: 13 jul. 2023.
5. Bloch KV, Klein CH, Szklo M, Kuschnir MCC, Abreu GDA, Barufaldi LA, et al. Erica: prevalences of hypertension and obesity in Brazilian adolescents. Rev Saúde Pública. 2016;50(Suppl 1).
6. Organización Panamericana de la Salud (Opas). Metas regionales actualizadas de la OPS para la reducción del sodio. Washington, DC: Opas; 021.
7. Sociedade Brasileira de Pediatria (SBP). Departamento Científico de Nefrologia. Hipertensão arterial na infância e adolescência: manual de orientação n. 2. São Paulo: SBP; 2019.

8. Flynn JT, Kaelber DC, Baker-Smith CM, Blowey D, Carroll AE, Daniels SR, et al. Clinical practice guideline for screening and management of high blood pressure in children and adolescents. Pediatrics. Sep 1;140(3):e20171904.
9. Centers for Disease Control and Prevention (CDC). National Center for Health Statistics. 2000 CDC growth charts: United States. Disponível em: www.cdc.gov/growthcharts. Acesso em: 13 jul. 2023.
10. National High Blood Pressure Education Program Working Group on High Blood Pressure in Children and Adolescents. The fourth report on the diagnosis, evaluation, and treatment of high blood pressure in children and adolescents. pediatrics. 2004;114(2):555-76.
11. Report of The Second Task Force on Blood Pressure Control in Children –1987. Task Force on Blood Pressure Control in Children. National Heart, Lung, and Blood Institute, Bethesda, Maryland. Pediatrics. 1987 Jan;79(1):1-25.
12. Dionne JM, Abitbol CL, Flynn JT. Hypertension in infancy: diagnosis, management and outcome. Pediatr Nephrol. 2012 Jan;27(1):17-32.
13. Neves CMAF, Barbosa JM. Hipertensão arterial. In: Barbosa JN, Neves CMAF, Araújo LL, Silva EMC (orgs.). Guia ambulatorial de nutrição materno-infantil. Rio de Janeiro: Medbook; 2013. p.207-12.
14. Rosaneli CF, Baena CP, Auler F, Nakashima ATA, Netto-Oliveira ER, Oliveira AB, et al. Elevated blood pressure and obesity in childhood: a cross-sectional evaluation of 4,609 schoolchildren. Arquivos Brasileiros de Cardiologia. 2014;103(03).
15. Ingelfinger JR. The child or adolescent with elevated blood pressure. Solomon CG (org.). N Engl J Med. 2014 Jun 12;370(24):2316-25.
16. Gidding SS, Barton BA, Dorgan JA, Kimm SYS, Kwiterovich PO, Lasser NL, et al. Higher self-reported physical activity is associated with lower systolic blood pressure: the Dietary intervention study in childhood (Disc). Pediatrics. 2006 Dec 1;118(6):2388-93.
17. Mikkilä V, Räsänen L, Raitakari OT, Marniemi J, Pietinen P, Rönnemaa T, et al. Major dietary patterns and cardiovascular risk factors from childhood to adulthood. The Cardiovascular risk in young finns study. Br J Nutr. 2007 Jul;98(1):218-25.
18. Sociedade Brasileira de Cardiologia (SBC). Sociedade Brasileira de Hipertensão (SBH). Sociedade Brasileira de Nefrologia (SBN). VI diretrizes brasileiras de hipertensão. Arq Bras Cardiol. 2010;95(1 Suppl 1):1-51
19. Chaturvedi S, Lipszyc DH, Licht C, Craig JC, Parekh R. Pharmacological interventions for hypertension in children. Cochrane Hypertension Group (org.). Cochrane Database of Systematic Reviews. 2014 Feb 1;(2).

36 Alterações posturais na criança e no adolescente obeso

André Everton de Freitas
Joel Alves Lamounier
Reginaldo Gonçalves
Gustavo Damázio Heluy
Juliano Pinheiro Lopes
Danusa Soares Dias
Laila Cristina Moreira Damázio

INTRODUÇÃO

A obesidade em crianças e adolescentes cresceu na maior parte dos países e é um dos mais significativos problemas da atualidade. Nos países desenvolvidos, a obesidade é considerada um importante problema de saúde pública, e na infância e na adolescência se torna cada vez mais frequente. A obesidade nessa fase da vida tende a persistir na vida adulta, contribuindo significativamente para diversas doenças crônicas, como doenças coronarianas, hipertensão, diabete, dislipidemias, alterações ortopédicas, alterações posturais, entre outras.[1,2]

O excesso de peso corporal pode predispor à ocorrência de alterações ortopédicas por causa de sua suscetibilidade à maior sobrecarga aos segmentos corporais. Embora as alterações posturais não sejam exclusivas de obesos, elas ocorrem com maior frequência em virtude da ação mecânica desempenhada pelo excesso de peso corporal, da redução da estabilidade corporal e habilidade motora e do aumento das necessidades regionais no corpo humano. Assim, a postura corpórea correta, definida como a posição na qual o mínimo de estresse é aplicado em cada articulação, pode mostrar-se alterada em razão de sobrecarga de peso, tensão de partes moles e microtraumas articulares, que resultarão em lesões diversas.[3,4]

PRINCIPAIS ALTERAÇÕES POSTURAIS E LESÕES ORTOPÉDICAS NO OBESO

A relação entre a obesidade e as alterações ortopédicas em crianças e adolescentes ainda não está bem esclarecida. Estudos indicam que a obesidade afeta o aparelho locomotor, tanto em seu aspecto funcional como no estrutural, com maior prevalência da dor musculoesquelética, localizada principalmente na região lombar e nos membros inferiores, como também alterações posturais, como geno valgo, geno varo, encurtamento muscular, hiperlordose lombar, hipercifose torácica, pés planos e alterações da marcha.[5,6]

A explicação para essas alterações seria que os indivíduos em fase de crescimento são mais suscetíveis a essas deformações, uma vez que o tecido ósseo se remodela conforme a carga exercida sobre ele. Nessa fase de desenvolvimento os ossos têm grande quantidade de colágeno, o que os torna mais flexíveis e mais responsivos à deformação plástica e menos resistentes à compressão, podendo também causar lesões em outros tecidos, como cartilagens, fáscias e tendões.[7]

Outro fator relevante é que a obesidade tem impacto negativo na habilidade motora e no balanço postural, levando a maior necessidade de adaptação do mecanismo postural e predispondo, dessa forma, a alterações posturais.[8]

Dentre as alterações mecânicas decorrentes do excesso de peso corporal, as alterações posturais decorrem da presença de abdome protruso, o que determina o deslocamento anterior do centro de gravidade, com aumento da lordose lombar e inclinação anterior de pelve (anteroversão). A cifose torácica acentua-se, ocasionando aumento da lordose cervical e deslocamento anterior da cabeça. Com a evolução do quadro, surgem encurtamentos e alongamentos excessivos (desbalanceamentos musculares), que, em combinação com a inclinação anterior da pelve, ocasionam rotação interna dos quadris e o aparecimento dos joelhos valgos e pés planos.[9]

Um estudo observacional *cross-sectional* com 420 escolares com média de idade de 11,1 anos, com sobrepeso e obesidade, evidenciou alta prevalência de hipercifose toráci-

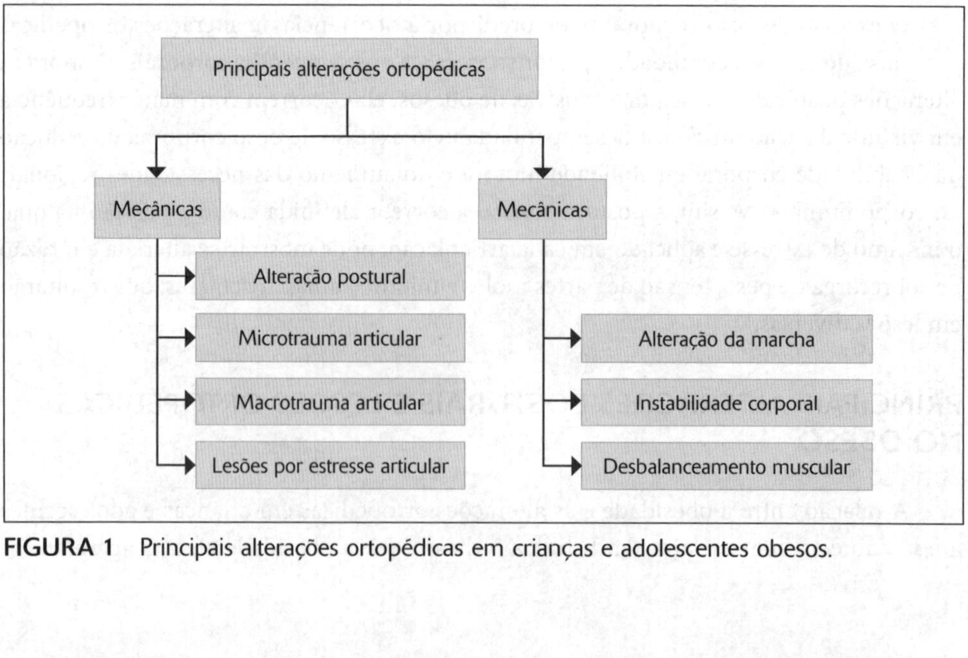

FIGURA 1 Principais alterações ortopédicas em crianças e adolescentes obesos.

ca, hiperlordose lombar, aumento do valgismo do joelho e presença do ângulo Q maior em meninas do que em meninos, como também a dependência da idade e do gênero para outras alterações posturais.[10] Penha et al.,[11] em um estudo com crianças de 7 a 10 anos, também demonstraram diferenças posturais entre os gêneros de acordo com a fase maturacional em que se encontravam.

A presença de joelho valgo pode afetar a marcha e a realização de atividades físicas. As crianças com essas alterações apresentam dificuldades na corrida, tendência a quedas, distribuição inadequada de peso durante a dinâmica da marcha e corrida e deslocamento do centro de gravidade corpórea no membro inferior de apoio durante o ciclo da marcha, sobrecarregando as articulações coxofemorais e o joelho.[9]

Pés planos são alterações que podem ocorrer em indivíduos obesos. Normalmente o arco longitudinal do pé desenvolve-se durante a infância, por causa, em parte, da perda de tecido gorduroso subcutâneo nessa região e da redução da flexibilidade das articulações, o que em geral se produz com o crescimento. O pé plano é considerado rígido quando seu arco permanece achatado na ausência de apoio ou no teste de elevação do hálux positivo, o que demonstra restrição na mobilização da articulação subtalar. Com essas alterações nos pés, as crianças apresentam, além de fadiga precoce, dor e sensação de fraqueza, de modo que esses sintomas provocam o menor envolvimento do jovem obeso nos exercícios físicos e nas práticas esportivas.[4,12]

As lesões por micro e macrotraumas articulares, bem como o estresse articular, podem ser decorrentes do aumento da sobrecarga em função das alterações posturais e do excesso de peso corpóreo, causando danos ao aparelho locomotor, podendo resultar em necrose óssea em graus variados de extensão e gravidade, como osteocondrite do quadril ou doença de Legg-Calvé-Perthes, osteocondrite da tuberosidade posterior do calcâneo ou doença de Sever e dorso curvo do adolescente ou doença de Scheuermann,[8] como também maior risco de fraturas, subluxações, luxações, condromalácia patelar, tendinites e epifisiólise.[5,11]

O aumento do peso corpóreo pode prejudicar a mecânica corporal durante as quedas (traumas). O excesso de peso causa impacto negativo no nível de atividade física e reduz o estímulo anabólico do osso, considerado fator de risco para fraturas.[13] Contudo, Manias, McCabe e Bishop[14] não demonstraram claramente a relação da obesidade com as fraturas primárias, mas, sim, com as fraturas recorrentes.

Em relação às lesões traumáticas, um estudo demonstrou maior incidência de traumas abdominais e torácicos em crianças obesas. Além disso, os autores relataram menor incidência de lesões na cabeça em crianças obesas comparadas com crianças eutróficas e número elevado de fraturas nas extremidades em crianças obesas, demonstrando efeito negativo da obesidade após lesões traumáticas e maior permanência em centro de tratamento intensivo.[15]

As alterações da marcha em crianças e adolescentes com excesso de peso corpóreo estão relacionadas à locomoção com padrão de diminuição da fase de balanço, aumento da fase de duplo apoio, assimetria das passadas e diminuição da cadência da marcha. Provavelmente essas alterações são utilizadas como estratégia para ajudar a manter a estabilidade e o equilíbrio corpóreo.[16,17]

Crianças com excesso de peso corpóreo apresentam impacto negativo no equilíbrio corpóreo estático e dinâmico, dificuldade de organização temporal e habilidade motora, o que demonstra alteração no nível de integridade de zonas e circuitos neurológicos importantes na execução de atividades e no desempenho de tarefas, proporcionando, dessa forma, impacto negativo.[18,19]

A dor musculoesquelética e sua relação com a obesidade em crianças e adolescentes ainda não estão bem esclarecidas. Estudos revelam maior prevalência de dor musculoesquelética nas regiões lombar e nos membros inferiores, provavelmente associadas às alterações posturais encontradas, como hiperlodose lombar, hipercifose torácica, valgismo de joelho e pé plano.[10,20] As hipóteses que tentam explicar essa condição se baseiam no fato de que o excesso de peso associado às alterações biomecânicas resultaria em uma sobrecarga articular excessiva, como também que o aumento da adiposidade levaria a uma alteração dos fatores de crescimento e hormonais, modificando o metabolismo do osso subcondral, da cartilagem articular, fáscias e tendões.[7,21] No entanto, ainda não há evidência suficiente que possa determinar a relação causal entre a obesidade e a dor musculoesquelética em crianças e adolescentes.

PREVENÇÃO E RECOMENDAÇÕES

As estratégias para prevenção das lesões ortopédicas em crianças e adolescentes com excesso de peso corpóreo devem focar a progressão gradual das atividades de baixo impacto e de intensidade leve a moderada, com o objetivo de minimizar os micro e macrotraumas, uma vez que esses indivíduos podem apresentar alterações mecânicas e funcionais, como alteração postural, instabilidade corpórea e desbalanceamento muscular, tornando-os vulneráveis às lesões osteomusculares. Além disso, deve-se auxiliar essas crianças e adolescentes a buscar uma atividade física de seu interesse e adequada para sua realidade, uma vez que o excesso de peso torna-se um fator limitante não apenas do ponto de vista funcional, mas também psicossocial.

A prevenção é universalmente vista como a melhor abordagem para reduzir e/ou inverter o aumento da prevalência global de obesidade. No entanto, as evidências atuais ainda não estabelecem claramente quais os meios mais eficazes para combater a obesidade nessa população. Estudos sugerem que crianças e adolescentes estejam engajadas por pelo menos 60 minutos em um programa de atividade física, preferencialmente todos os dias da semana. O Instituto de Medicina Preventiva em Obesidade Infantil, assim como o Colégio Americano de Medicina Esportiva, recomendam no mínimo 30 minutos de atividade física diária.[22] A Associação Esportiva e de Educação Física Americana sugere 150 minutos/semana de atividade física para o ensino fundamental e 225 minutos para o ensino médio.[23] Essas atividades devem estar relacionadas com a locomoção, como ir e voltar da escola caminhando ou de bicicleta (envolvimento das escolas na promoção de atividade física curricular) e a jogos (queimada, tico-tico no fubá, rouba-bandeira), além de atividades lúdicas (cama elástica) e da prática de atividades esportivas de caráter individual e coletivo, como natação, futebol, dança, entre outros.

O sobrepeso e a obesidade têm impacto imediato e complexo sobre a população jovem – fase crítica com relação a controle e prevenção do excesso de peso corpóreo. Dessa forma, a abordagem de uma equipe multidisciplinar composta por médicos, fisioterapeutas, nutricionistas, psicólogos, educadores físicos e assistentes sociais é necessária para combater os fatores de risco determinantes, bem como suas consequências para a saúde dessa população. As estratégias a serem estabelecidas devem ser instituídas nos níveis individual, familiar, da comunidade e institucional, abordando aspectos relacionados a atividade física, reeducação postural e aspectos comportamentais e sociais.[24,25]

Atividade física

O foco desta estratégia é primeiramente o aspecto cognitivo das crianças. Informações sobre os benefícios da atividade física e práticas adequadas podem motivar e propiciar uma mudança comportamental das crianças com sobrepeso e obesidade. Assim, as informações são entendidas como método para encorajar crianças e adolescentes a vencerem as barreiras e atitudes negativas quanto à prática de atividade física, promovendo não só um aumento no nível individual de atividade, como também dos familiares e da comunidade.

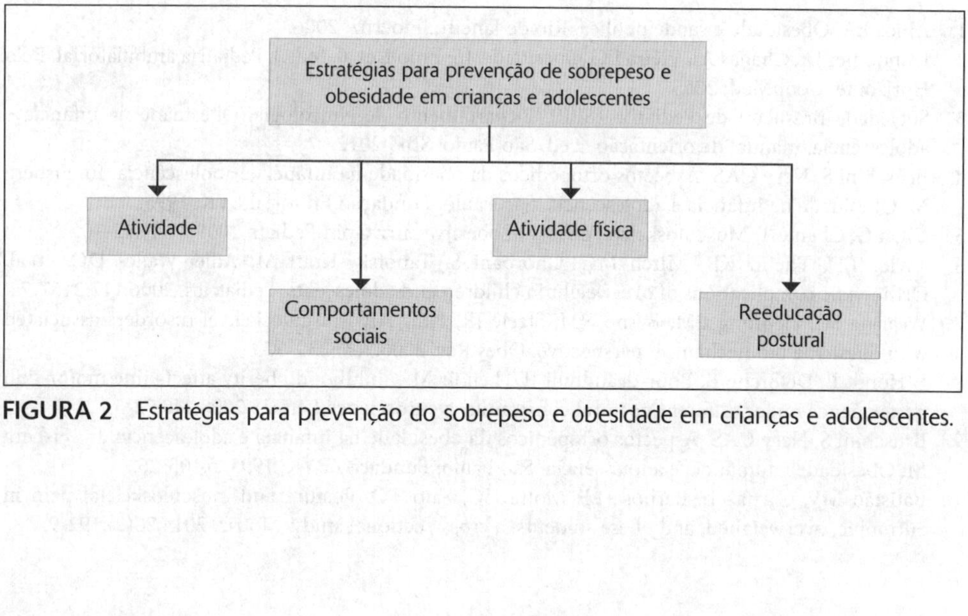

FIGURA 2 Estratégias para prevenção do sobrepeso e obesidade em crianças e adolescentes.

Aspectos comportamentais e sociais

O suporte necessário para promover ou manter as crianças fisicamente ativas envolvem conjuntamente os aspectos comportamentais e sociais, além da comunidade, dos amigos, dos pais e dos irmãos, que constituem o ambiente social do indivíduo. Essa estratégia visa reconhecer sugestões e oportunidades para a prática de atividade física e seu gerenciamento e habilidade para manutenção do comportamento adequado, evitando a inatividade da criança, o que envolve mudanças em casa, na escola e na estrutura familiar.

Programa de atividade física escolar

Relaciona-se à estrutura curricular das escolas. São mudanças para aumentar e garantir o tempo que os estudantes têm para a prática de exercícios, bem como ações para estimular e tornar essas atividades mais atrativas.

Reeducação postural

Prevenção e correção das alterações ortopédicas por meio do tratamento médico e/ou fisioterápico, com o objetivo de restabelecer o funcionamento mecânico e funcional adequado do sistema locomotor, como também a dor musculoesquelética.

REFERÊNCIAS BIBLIOGRÁFICAS

1. Anjos LA. Obesidade e saúde pública. Rio de Janeiro: Fiocruz; 2006.
2. Lamounier JA, Chagas AJ, Vieira EC. Obesidade. In: Enio L et al. (eds.). Pediatria ambulatorial. Belo Horizonte: CoopMed; 2005.
3. Sociedade Brasileira de Pediatria (SBP). Departamento de Nutrologia. Obesidade na infância e adolescência: manual de orientação. 2.ed. São Paulo: SBP; 2012.
4. Bruschini S, Nery CAS. Aspectos ortopédicos da obesidade na infância e adolescência. In: Fisberg M. Obesidade na infância e adolescência. São Paulo: Fundação Editorial BYK; 1995.
5. Chan G, Chen CT. Musculoskeletal effects of obesity. Curr Opin Pediatr. 2009;21(1):65-70.
6. Taylor ED, Theim KR, Mirch MC, Ghorbani S, Tanofsky-Kraff M, Adler-Wailes DC, et al. Orthopedic complications of overweight in children and adolescents. Pediatrics. 2006;117:2167-74.
7. Wearing SC, Henning EM, Byrne NM, Steele JR, Hills AP. Musculoskeletal disorders associated with obesity: a biomechanical perspective. Obes Rev. 2006;7(3):239-50.
8. D'Hondt E, Deforche B, Bour-deaudhuij ID, Lenoir M. Childhood obesity affects fine motor skill performance under different postural constraints. Neuroscience Letters. 2008;440:72-5.
9. Bruschini S, Nery CAS. Aspectos ortopédicos da obesidade na infância e adolescência. In: Fisberg M. Obesidade na infância e adolescência. São Paulo: Fundação BYK; 1995. p.105-25.
10. Batistão MV, Carnaz L, Barbosa LF, Motta GC, Sato TO. Posture and musculoskeletal pain in eutrophic, overweighed, and obese students: a cross-sectional study. Motriz. 2014;20(2):192-9.

11. Penha PJ, Casarotto RA, Sacco ICN, Marques AP, João SMA. Qualitative postural analysis among boys and girls of seven to ten years of age. Rev Bras Fisioter. 2008;12(5):386-91.
12. Arnheim DD, Prentice WE. Princípios do treinamento atlético. Rio de Janeiro: Guanabara-Koogan; 2002.
13. Goulding A, Taylor RW, Jones IE, McAuley KA, Manning PJ, Williams SM. Overweight and obese children have low bone mass and area for their weight. Int J Obes Relat Metab Disord. 2000;24(5):627-32.
14. Manias K, McCabe D, Bishop N. Fractures and recurrent fractures in children: varying effects of environmental factors as well as bone size and mass. Bone. 2006;39:652-7.
15. Brown CVR, Neville AL, Salim A, Rhee P, Cologne K, Demetriades D. The impact of obesity on severely injured children and adolescents. J Ped Surg. 2006;41:88-91.
16. Nantel J, Brochu M, Prince F. Locomotor strategies in obese and non-obese children. Obesity. 2006;14(10):1789-94.
17. Greeve J, Alonso A, Bordini ACPG, Camanho GL. Correlations between body mass index and postural balance. Clinics. 2007;62(6):717-20.
18. D'Hondt E, Deforche B, Bour-deaudhuij ID, Lenoir M. Childhood obesity affects fine motor skill performance under different postural constraints. Neuroscience Letters. 2008;440:72-5.
19. Aleixo AA, Guimarães EL, Walsh IAP, Pereira K. Influence of overweight and obesity on posture, overall praxis and balance in schoolchildren. J Human Growth Develop. 2012;22(2):239-45.
20. Silva LR, Rodacki ALF, Brandalize M, Lopes MFA, Bento PCB, Leite N. Alterações posturais em crianças e adolescentes obesos e não obesos. Rev Bras Cine-antropometria e Desempenho Humano. 2011;13(6):448-54.
21. Stovitz SD, Pardee PE, Vazquez G, Duval S, Schwimmer JB. Musculoskeletal pain in obese children and adolescents. Acta Pædiatrica. 2008;97(4):489-93.
22. Koplan JP, Liverman CT, Kraak VI. Preventing childhood obesity: health in the balance. Washington: National Academic Press; 2005.
23. National Association for Sport and Physical Education (Naspe). Physical activity for children: a statement of guidelines for children. 2.ed. Reston; 2004. p.5-12.
24. Sallis JF, Glanz K. The role of built environments in physical activity, eating, and obesity in childhood. In: Childhood obesity: the future of children. Princeton: Brookings; 2006;16(1):89-108.
25. Han JC, Lawlor DA, Kimm SYS. Childhood obesity – 2010: Progress and Challenges. Lancet. 2010;375(9727):1737-48.

37 Papel da atividade física na obesidade

Reginaldo Gonçalves
Luciano Sales Prado
Vinícius de Oliveira Damasceno
Wendell Costa Bila
André Everton de Freitas
Joel Alves Lamounier

INTRODUÇÃO

A obesidade é uma doença complexa que apresenta graves dimensões sociais e psicológicas e afeta praticamente todas as faixas etárias e grupos socioeconômicos.[1] A prevalência de obesidade na infância e adolescência tem aumentado nas últimas décadas em muitos países.[2] No Brasil, essa prevalência de excesso de peso é superior a 25%, e cerca de 11,6% apresentam obesidade.[3]

Enquanto se tem dado muita atenção às pesquisas sobre a prevalência e as consequências da obesidade na infância, bem como sobre o impacto do controle alimentar, menor número de estudos investigou o ciclo vicioso entre obesidade e inatividade física.[4] A associação entre excesso de peso e risco cardiovascular e metabólico está bem estabelecida na infância, sendo que a atividade física pode mediar essa associação.[5]

Tanto o sobrepeso (índice de massa corpórea – IMC – entre o percentil 85 e 94,9) quanto a obesidade (IMC > percentil 95) decorrem de um desequilíbrio entre ingestão e dispêndio de energia, situação na qual a ingestão excede o dispêndio e a inatividade física se apresenta como um componente essencial da equação. No entanto, além dos dois fatores citados, a complexa etiologia da obesidade na infância inclui hereditariedade, distúrbios metabólicos e neuroendócrinos, aleitamento materno,[6] fatores culturais e nível socioeconômico.[7]

Todas as intervenções eficazes para reduzir a obesidade baseiam-se no déficit de energia, por meio de dieta, atividade física, medicamentos que reduzem apetite, cirurgia bariátrica e outros. O déficit de energia absoluto necessário para reduzir o IMC em adultos provavelmente é muito maior do que o necessário para alcançar IMC normal em crianças, pois há menos tempo para acumulação de gordura no último caso. Isso justifica a prevenção e/ou a intervenção precoce para reduzir o sobrepeso e a obesidade como um problema de saúde pública. Nesse contexto, a atividade física é essencial na prevenção e no tratamento da obesidade na infância e na adolescência, ressaltando que é mais fácil aderir a um estilo de vida fisicamente ativo nessa faixa etária do que na fase adulta.

É importante considerar que a atividade física, como qualquer movimento corpóreo realizado pela musculatura esquelética que leve a um gasto energético acima do repouso, abrange as atividades de lazer, ocupacionais, o trabalho doméstico e de transporte. O exercício físico é um subconjunto da atividade física composto por atividades planejadas, estruturadas, repetitivas e intencionais, abrangendo, por exemplo, os esportes, as ginásticas, a musculação e o treinamento para o condicionamento físico. O termo aptidão física é definido como o atributo relacionado com a maneira pela qual se realiza uma atividade física, como a força, a flexibilidade e a aptidão física aeróbica.

ASPECTOS FISIOLÓGICOS DA ATIVIDADE FÍSICA, EXERCÍCIO FÍSICO E APTIDÃO FÍSICA NA OBESIDADE INFANTIL

Na prescrição de exercícios, é comum partir do pressuposto de que crianças apresentam respostas fisiológicas ao exercício, tanto o agudo quanto o crônico, semelhantes às de adultos, embora de menor magnitude. Logo, a prescrição de exercícios frequentemente se baseia nessa mesma premissa: indivíduos menores, respostas fisiológicas "menores", programas "menores".

Para que se possa prescrever exercícios de forma adequada, principalmente em situações especiais, como no caso de indivíduos com sobrepeso ou obesos, é fundamental que se entenda como crianças e jovens respondem ao exercício agudo, bem como as peculiaridades das adaptações fisiológicas a programas de atividade física nessas populações e contraste com adultos.

Respostas cardiovasculares e ventilatórias durante o exercício

Em exercícios de intensidade progressiva até a fadiga voluntária, crianças apresentam frequências cardíacas sempre superiores às dos adultos, para qualquer intensidade relativa de exercício. Alguns pesquisadores acreditam ser essa uma forma de compensar um menor volume sistólico, no intuito de alcançar um débito cardíaco adequado à demanda da atividade. Entretanto, há evidências de que tanto o volume sistólico quanto o débito cardíaco, se relativizados pelas dimensões corpóreas de crianças dividindo essas variáveis pela área de superfície corpórea, sejam semelhantes nas duas populações.

Obert e Mandigout[8] observaram, para qualquer intensidade relativa de exercício durante teste de intensidade progressiva em cicloergômetro, valores semelhantes de índice sistólico e índice cardíaco (volumes sistólico e cardíaco relativizados pela área de superfície corpórea, papel da atividade física na obesidade, respectivamente) em crianças pré-púberes e adultos de nível semelhante de condicionamento aeróbico. Nesse mesmo estudo foram observados valores máximos de diferença arteriovenosa máxima semelhantes em ambos os grupos. Aparentemente, portanto, a capacidade do sistema circulatório central não parece ser menor em crianças, se consideradas as dimensões corpóreas nessa população. Entretanto, é importante ressaltar as maiores frequências cardíacas submáximas e máximas em crianças, independentemente de serem considerados fatores de correção dimensionais.

Da mesma forma, crianças costumam apresentar uma resposta ventilatória exacerbada quando realizam exercícios predominantemente aeróbicos, o que pode ser explicado por uma série de fatores. As crianças apresentam uma frequência respiratória claramente superior à dos adultos para uma mesma tarefa, em níveis de intensidade submáximos ou máximos.[9] Da mesma maneira, o equivalente ventilatório (em litros de ar necessários para ventilar os pulmões, a fim de fornecer 1 litro de oxigênio), como expressão da eficiência ventilatória, é significativamente maior em crianças e diminui linearmente com a idade cronológica durante a infância e a adolescência. Uma menor eficiência ventilatória na criança implica maior custo de oxigênio para a ventilação.

Essa resposta ventilatória exacerbada em crianças, somada às maiores frequências cardíacas também observadas nessa população, pode contribuir para uma percepção subjetiva do esforço diferente da dos adultos ao se realizar exercícios cíclicos e contínuos, como corridas de longa duração em intensidade moderada. Crianças costumam avaliar exercícios contínuos, realizados em intensidade moderada, como mais "cansativos", em comparação à percepção dos adultos. Some-se isso ao fato de que a eficiência mecânica de crianças é consideravelmente menor que a de adultos, exigindo delas um consumo de oxigênio relativo maior para qualquer intensidade absoluta de exercício (o que pode ser atribuído tanto a fatores antropométricos quanto à coordenação motora). Em outras palavras, é de fundamental importância que se leve em consideração todas as características apresentadas na prescrição de exercícios em populações pediátricas.

Se estudos acerca das respostas fisiológicas de crianças durante diferentes tipos de exercício com metodologia adequada e que permitam comparações com adultos são escassos, muito menos conclusivos são os dados sobre as respostas de crianças obesas ou com sobrepeso ao exercício. Crianças obesas apresentam consistentemente capacidade física reduzida em relação a crianças eutróficas, o que se expressa em menores valores de consumo máximo de oxigênio relativo (apesar de o consumo absoluto de oxigênio eventualmente ser maior, em razão da maior massa corpórea) e menores níveis de força muscular relativizada pela massa corpórea total. A própria determinação da capacidade aeróbica se torna frequentemente difícil em razão da limitação apresentada por indivíduos obesos de atingirem níveis de intensidade e critérios fisiológicos suficientes para a determinação do consumo de oxigênio de pico.

Gutin e Treiber[10] observaram funções ventriculares alteradas em crianças obesas, mas a principal característica de resposta cardiovascular em crianças e jovens obesos é uma maior frequência cardíaca para uma mesma intensidade absoluta de exercício quando comparadas a crianças eutróficas, o que está de acordo com um maior custo energético para a locomoção (maior consumo de oxigênio para realizar atividades em intensidade submáxima) em razão da maior massa corpórea a ser transportada ou, ainda, de características mecânicas da locomoção menos eficazes, em termos biomecânicos.[11]

Crianças obesas apresentam maior ventilação-minuto para uma mesma intensidade de exercício absoluta quando comparadas a crianças com composição corpórea dentro da faixa de normalidade. Além disso, podem apresentar estreitamento das vias aéreas e menor capacidade de difusão alveolar, o que pode decorrer do efeito mecânico da caixa torácica mais pesada ou de hiper-reatividade brônquica,[12] além de sua musculatura ventilatória eventualmente apresentar menor resistência.

Uma vez mais, há que se considerar o potencial efeito da resposta cardiovascular e ventilatória exacerbada, do maior custo energético para a locomoção e da menor capacidade funcional em crianças obesas sobre a percepção subjetiva do esforço realizado, o que pode interferir significativamente na capacidade de realização de determinados tipos de exercício e, portanto, na aplicabilidade de certos programas de atividade física.

Sabe-se que a deleção do FTO (do inglês *fat mass and obesity associated*, o gene associado à obesidade) promove aumento da atividade simpática e consequente aumento do dispêndio energético pelo organismo, ou mesmo a redução da hiperfagia. Nesse sentido, a atividade aeróbica poderia estar vinculada à menor expressão do FTO, reduzindo a hiperfagia ou mesmo potencializando o maior gasto calórico nesses indivíduos.[13] Além disso, a relação entre FTO e epigenética possibilita a interação com componentes específicos de programas de intervenção de estilo de vida, como a própria atividade física, na modulação da perda de peso e, nesse caso, inclusive com as ações relacionadas especificamente ao ciclo de Krebs, maquinaria energética envolvendo processos enzimáticos fundamentais nos exercícios aeróbios.

Capacidade aeróbica e desempenho

O consumo máximo de oxigênio absoluto aumenta continuamente durante a infância e a adolescência, o que reflete no crescimento das estruturas envolvidas no processo, como coração, pulmões e massa muscular, bem como o aumento da massa corpórea total. Meninos costumam apresentar valores levemente superiores aos das meninas, ocorrendo na puberdade uma estabilização da variável nas meninas, mas um aumento da velocidade de ganho em meninos, o que pode ser explicado pelo significativo aumento da massa muscular em razão de fatores maturacionais. Entretanto, quando expresso em termos relativos (à massa corpórea total), o consumo máximo de oxigênio apresenta uma tendência de queda linear, acompanhando a idade cronológica, em meninas, sendo que a variável permanece estável durante toda a adolescência em meninos.

Estudos de treinabilidade com metodologia adequada não são abundantes, e não existem dados conclusivos para que se possa comparar a capacidade de adaptação a programas para desenvolvimento da capacidade aeróbica em crianças e adolescentes, com as respostas em adultos. Aparentemente, crianças apresentam melhoras no consumo máximo de oxigênio marcadamente menos expressivas do que adultos, o que poderia denotar menor treinabilidade da capacidade aeróbica. Entretanto, quando se utilizam programas de treinamento com exercícios de intensidade relativa maior, pelo método contínuo de intensidade moderada ou pelo método intervalado de alta intensidade, crianças pré-púberes, púberes e pós-púberes apresentaram melhoras expressivas nessa capacidade física.[14,15]

Capacidade anaeróbica, metabolismo anaeróbico lático e desempenho

Crianças apresentam menores concentrações de lactato sanguíneo, íons de hidrogênio e lactato intramusculares e menor desempenho em atividades realizadas em intensidade subjetiva máxima, de curta duração, como a potência relativa atingida em testes realizados em cicloergômetro. Essas variáveis atingem um padrão adulto ao longo da puberdade independentemente da influência da atividade física, o que sugere um efeito da maturação biológica sobre a capacidade anaeróbica lática, e parecem estar associadas a menores concentrações e atividade de enzimas glicolíticas no músculo esquelético em crianças.

Além da menor capacidade anaeróbica lática e do menor desempenho em exercícios de curta duração, o treinamento visando especificamente ao desenvolvimento dessa qualidade física parece ser menos eficaz do que quando aplicado em adultos e as adaptações metabólicas esperadas são bem menos expressivas ou até mesmo não são observadas.[16,17] A literatura pertinente ao assunto é limitada.

Força muscular

A força muscular relaciona-se com a capacidade de superação da resistência externa e de ação oposta a essa resistência por meio dos esforços musculares. A força muscular aumenta em um padrão linear em meninos e meninas durante a infância e a adolescência, sendo que o ganho atinge um platô em meninas ao fim da puberdade e, em meninos, tende a demonstrar uma aceleração nos ganhos em virtude do aumento da massa muscular inerente ao processo de maturação biológica. A melhora está associada a alterações no padrão de recrutamento neural, principalmente à coordenação intramuscular e intermuscular.

A força muscular é bastante treinável durante a infância e a adolescência, apesar de as adaptações serem predominantemente de fundo neural.[18] Embora as pesquisas não tenham constatado hipertrofia significativa como resposta ao treinamento específico da força muscular antes e nos estágios iniciais da puberdade, a duração desses estudos foi limitada para evitar a interferência de aspectos relativos ao crescimento, ao desenvolvimento e à maturação. Estudos com duração superior a 20 semanas não estão disponíveis,[19] o que limita a conclusão acerca dos efeitos de longo prazo do treinamento de força. Uma recente metanálise concluiu que ocorreu aumento de força muscular em todos os estudos considerados, e alguns estudos encontraram aumento de massa corporal magra e diminuição no percentual de gordura corporal nos meninos. Nas meninas, os resultados foram os mesmos, embora menos consistentes.[20]

Durante a realização de testes de Wingate modificados, crianças eutróficas treinadas (jogadores de futebol de campo pré-púberes) e sedentárias apresentaram concentrações máximas de lactato semelhantes, embora as treinadas tenham apresentado desempenho (valores de potência máxima e média) muito superiores. A força muscular isocinética das crianças treinadas foi também muito superior e esteve altamente correlacionada com o desempenho no cicloergômetro,[21] o que sugere que a força muscular seja altamente treinável mesmo em pré-púberes e sem programas específicos e que esta está altamente associada ao desempenho em exercícios explosivos.

É importante ressaltar a importância da força muscular na capacidade do indivíduo de executar tarefas cotidianas e a atividade física orientada, o que chama ainda mais a atenção para sua relevância para a capacidade funcional de crianças obesas, por terem menor força relativa e maior custo energético para a locomoção que as eutróficas.

FATORES DETERMINANTES E LIMITAÇÕES DA PRÁTICA DA ATIVIDADE FÍSICA EM CRIANÇAS

É importante entender os comportamentos que levam à obesidade em crianças e adolescentes e os fatores associados a esses comportamentos. Fatores individuais (p. ex., idade, sexo e etnia), familiares (hábitos dos pais, número de irmãos), políticas escolares, perfil da vizinhança e da comunidade (tipo de alimentos ofertados na escola e no comércio local, parques e praças, segurança), políticas e campanhas na mídia são importantes fatores determinantes da prática de atividade física e podem colaborar na decisão de onde focar as intervenções para prevenir e tratar a obesidade, se no indivíduo, na família ou no ambiente.

O período de zero a 6 anos é caracterizado por rápido crescimento e formação de hábitos de vida, apontando para maiores possibilidades de sucesso das intervenções nessa faixa etária. No entanto, pouco se tem publicado sobre intervenções para prevenir a obesidade nessa idade.[22] Dados de estudos nacionais mostraram a obesidade dos pais, o tempo de lazer sedentário e o consumo elevado de alimentos não saudáveis como principais fatores associados à obesidade em crianças de 7 a 10 anos. O tempo de lazer sedentário é mais fácil de identificar do que a quantidade de atividade física, no entanto a atividade física aparece sempre associada à obesidade na maioria dos estudos.

Duncan e Duncan,[2] ao compararem 3.397 crianças e adolescentes que usavam o carro para ir à escola com aqueles que iam de ônibus, bicicleta ou a pé, encontraram razão de chances reduzidas para excesso de peso de 28, 39 e 41%, respectivamente. Quase sempre é preciso andar um pouco a pé até as paradas de ônibus, o que já pode ter contribuído para a menor chance de sobrepeso e obesidade nessas crianças. Esse estudo confirma a importância das formas de transporte para a escola em diminuir o sobrepeso e a obesidade. Se, por um lado, o resultado desse estudo parece animador, entende-se, de outro, que a falta de espaços adequados, parques, praças, ciclovias, calçadas e, principalmente, a falta de segurança aparecem como importantes barreiras à prática de atividade física no Brasil.

PRESCRIÇÃO DA ATIVIDADE FÍSICA PARA CRIANÇAS E ADOLESCENTES COM OBESIDADE

Programas de atividades físicas podem ser efetivos no tratamento da obesidade em crianças e adolescentes, no entanto atenção especial deve ser dada ao aspecto lúdico dessas atividades ou exercício físico para aumentar a adesão e a manutenção, especificamente para crianças.[23] Um artigo de revisão[24] destacou as 10 lições práticas aprendidas pelos estudos de intervenção com atividade física para crianças e adolescentes:

1. Definir o contexto do ambiente físico e sociocultural em que a atividade física será realizada.
2. Acertar na escolha do professor de educação física é importante.
3. Atividades físicas devem ser variadas e divertidas.
4. A função dos pais como influenciadores no comportamento dos filhos quanto à atividade física deve ser considerada.
5. Características psicossociais e físicas dos indivíduos devem ser levadas em conta.
6. Objetivos realistas devem ser determinados.
7. Lembretes regulares para a prática de atividade física devem ser oferecidos.
8. Deve ser realizada uma abordagem multidisciplinar.
9. Barreiras à prática de atividade física devem ser precocemente identificadas e um plano para ultrapassá-las deve ser desenvolvido.
10. Deve-se comunicar a verdadeira mensagem: dizer especificamente a razão da prática da atividade física.

Enquanto não existe um consenso sobre as diretrizes de atividades físicas específicas para crianças e adolescentes com excesso de peso, as diretrizes para crianças e adolescentes eutróficos devem ser utilizadas. No entanto, crianças fisicamente inativas, em particular aquelas com excesso de peso, devem iniciar com menores quantidades de atividade física e aumentar gradualmente a duração, a intensidade e a frequência semanal. As crianças devem ser encorajadas a participar de atividade física que apoiem seu desenvolvimento natural e que sejam divertidas e seguras.

Crianças de 2 a 5 anos geralmente não são incluídas nas diretrizes de atividade física para crianças e adolescentes. No entanto, além da tendência de aumento da prevalência de excesso de peso, essa faixa etária é importante para a formação dos hábitos de vida. As recomendações atuais para crianças na pré-escola (2 a 5 anos) são de 180 minutos de atividade física distribuídos ao longo do dia, com intensidades leve, moderada e vigorosa.[25] A diretriz canadense afirma que crianças e adolescentes deveriam se exercitar diariamente como parte de brincadeiras, jogos, esportes, transporte, recreação, educação física ou exercícios físicos planejados no contexto das atividades da família, escola e comunidade.

Crianças de 5 a 11 anos e adolescentes de 12 a 17 anos deveriam acumular ao menos 60 minutos de atividades físicas diárias, com intensidade moderada (3 a 6,9 MET no caso de crianças/adolescentes) a vigorosa (igual ou acima de 7 MET). Essas atividades físicas deveriam incluir as de intensidade vigorosa ao menos 3 dias/semana e as de força (que reforçam os músculos e ossos) ao menos 3 dias/semana. Maiores quantidades de atividades físicas diárias fornecem maiores benefícios.[26] As recomendações europeias corroboram as diretrizes canadenses para essa faixa etária.[27]

As intervenções com atividade física aeróbica na maioria dos estudos com crianças e adolescentes obesas utilizam e recomendam sessões com duração entre 20 e 90 minutos, intensidades entre 65 e 85% da frequência cardíaca máxima e no mínimo 3 sessões semanais.[24,28] As modalidades de exercício são variáveis, embora seja recomendável iniciar com modalidades sem sustentação do peso do corpo, como bicicleta, natação, aparelho elíptico, remo e, a seguir, alternar com modalidades como caminhada, trote e corrida. Para diminuir a monotonia, treinar em grupo pode ser mais motivante e divertido. Atividade física de força para crianças pode aumentar a autoconfiança, a motivação, ser mais divertida e aumentar a adesão. Portanto, combinar atividades físicas aeróbicas e de força na forma de circuito, por exemplo, pode ser mais tolerável para crianças.[24]

Embora a atividade física para a capacidade de força possa ser realizada por diferentes meios, como jogos, esportes, brincadeiras e outras formas de atividade física, a Associação Nacional de Força e Condicionamento (NSCA) publicou em 2009 seu posicionamento[29] sobre o treinamento de força contra resistência com a utilização de máquinas, pesos livres e outras formas de resistência usuais em academias de musculação. Com base em evidências de estudos científicos atuais, afirma-se que o treinamento contra resistência ou de força é relativamente seguro para crianças a partir de 7 anos, desde que planejado e supervisionado por profissionais capacitados e conhecedores das peculiaridades dessa faixa etária. Afirma-se, ainda, que os benefícios são possíveis melhoras no perfil de risco cardiovascular, na força e potência muscular, nas habilidades motoras, no bem-estar psicossocial e na prevenção de lesões relacionadas ao esporte, além de desenvolver o hábito da prática de exercício físico. As diretrizes gerais são:

- Fornecer supervisão e instrução qualificada.
- Assegurar-se de que o ambiente seja seguro e livre de bagunça.
- Iniciar as sessões de exercícios com 5 a 10 minutos de aquecimento dinâmico.
- Começar com pesos leves e manter o foco na técnica correta dos exercícios.
- Realizar 1 a 3 séries de 6 a 15 repetições de exercícios de força para o corpo todo.
- Incluir exercícios específicos para fortalecer a região abdominal e lombar.
- Direcionar para um desenvolvimento simétrico e para um equilíbrio muscular apropriado ao redor das articulações.
- Realizar 1 a 3 séries de 3 a 6 repetições de exercícios de potência para o corpo todo.
- Progredir no programa de treinamento de forma sensata, conforme as necessidades, os objetivos e as habilidades.
- Aumentar gradualmente a resistência (5 a 10%) à medida que a força aumente.
- Finalizar com exercícios menos intensos e alongamento estático.
- Dar atenção às necessidades e aos interesses individuais durante cada sessão.
- Iniciar com 2 a 3 vezes/semana em dias não consecutivos.
- Utilizar acompanhamento individual para monitorar o progresso.
- Manter um programa variado e desafiador sistematicamente, renovando sempre.
- Otimizar o desempenho e a recuperação com nutrição, hidratação e sono adequados.
- Apoiar e encorajar os professores e pais, o que ajuda a manter o interesse.

Atividades físicas aeróbicas e de força devem ser utilizadas de forma isolada ou combinada, embora alguns de seus efeitos ainda permaneçam obscuros. Além do conhecido efeito positivo da atividade física nos fatores de risco cardiovasculares associados ao excesso de peso, uma revisão de Kim e Lee[30] concluiu que o treinamento com exercícios aeróbicos está associado a reduções na gordura total e tem um efeito protetor nos aumentos relacionados com a idade na gordura visceral em crianças e adolescentes. Esses autores apontam também que não existem evidências de que o exercício de força afete positivamente a gordura visceral.

Uma metanálise[31] sobre os efeitos do treinamento com exercícios aeróbicos e de força concluiu que ambas as modalidades são eficazes para diminuir a gordura corpórea em crianças e adolescentes (4 a 17 anos). No entanto, os maiores efeitos na redução dessa gordura foram encontrados em estudos com treinamento combinado (aeróbico e força), com maior duração das sessões de exercício e maior período de intervenção.

Outra metanálise verificou o impacto de intervenções baseadas na prática de esportes na massa corporal de crianças e adolescentes, bem como analisou as possíveis influências de gênero, idade, dieta, tempo de intervenção e tipo de esporte.[32] Esse estudo encontrou maior impacto de esportes coletivos na massa corporal quando comparado com esportes individuais. Esportes coletivos junto com o controle da dieta, bem como tempo de intervenção superior a 6 meses, mostraram maiores impactos na diminuição de massa corporal. As demais variáveis não impactaram significativamente.

Intervenções que verificaram o efeito de atividade física de intensidade moderada a vigorosa (AFMV) medida por acelerômetro em crianças em idade escolar com obesidade foram analisadas em uma investigação realizada por Jurado-Castro et al.[33] Nessa metanálise, estudos que utilizaram intervenção com educação para mudança de estilo de vida também foram incluídos. Os resultados apontaram para maior quantidade de AFMV medida por acelerometria impactando positivamente na diminuição do IMC de crianças, sendo que a educação para melhora do estilo de vida potencializa esse efeito. Foi verificada ainda a necessidade de 3 a 6 meses de intervenção e um mínimo de 3 sessões semanais de 60 minutos para alterar significativamente o IMC de crianças com obesidade.

Com um crescente aumento do tempo de tela nos últimos anos, uma nova possibilidade de utilizar essa atividade preferida de crianças e adolescentes para aumentar o dispêndio de energia são os *videogames* ativos (VGA) ou "exergames". VGA são *videogames* que requerem a interação da atividade física do jogador com as imagens na tela, por meio de uma tecnologia que se baseia no monitoramento da sequência dos movimentos do corpo. Assim, a criança ou adolescente trocaria a posição sentada pela atividade exigida pelo VGA.

Uma recente metanálise[34] verificou o efeito de intervenções com uso de VGA por períodos de 6 a 24 semanas na massa e composição corporal de crianças e adolescentes com excesso de peso. Os autores identificaram que, embora os estudos incluídos na metanálise fossem heterogêneos quanto à duração, frequência semanal e tipo de intervenção (supervisionada ou não), houve diminuição na massa de gordura e no "escore Z" do IMC nos grupos intervenção, quando comparados com os grupos controle. O contexto das intervenções deve ser considerado quanto a questões ambientais, tecnológicas e organizacionais, pois, por exemplo, alguns VGA não possibilitam ajustes para diferentes níveis de aptidão física. Os autores sugerem um possível efeito positivo dos VGA na massa e composição corporal de crianças e adolescentes. No entanto, é importante destacar a ampla aceitabilidade dos VGA nessa faixa etária como um facilitador para promover aumento de atividade física e diminuir o comportamento sedentário.

O advento da pandemia de Covid-19 e o consequente distanciamento social imposto, apesar de necessário, trouxe consequências ruins em diferentes domínios da vida do ser humano. Nesse período, o aumento da inatividade física e do comportamento sedentário acarretou aumento do risco de sobrepeso e obesidade para crianças e adolescentes. O "tele-exercício", já utilizado anteriormente, apareceu durante a pandemia como um modo promissor de fornecer orientação supervisionada a fim de mitigar o impacto no excesso de peso para crianças, adolescentes e adultos. Apesar de barreiras como o monitoramento remoto para ajustar a prescrição dos exercícios, o tele-exercício poderá ser uma importante ferramenta para a adesão e manutenção de níveis adequados de atividade física para a população pediátrica.[34]

CONSIDERAÇÕES FINAIS

Em razão de sua crescente prevalência, o excesso de peso na infância e na adolescência tornou-se um importante problema de saúde pública em muitos países, incluindo no Brasil. Políticas públicas que adotem medidas preventivas e terapêuticas devem ser tomadas, envolvendo equipe interdisciplinar formada por profissionais da área da saúde, visando fomentar alterações nos hábitos de vida da criança/adolescente com excesso de peso.

Ações que incentivem crianças e adolescentes a aumentarem a quantidade de atividade física diária como forma de lazer, transporte e como exercício físico adequadamente prescrito devem ser adotadas também nos âmbitos familiar, escolar e comunitário. Embora ainda sejam necessárias mais pesquisas para verificar sua eficácia, o uso de tecnologias como *videogames* ativos e a orientação de exercícios físicos remotos apresentam grande potencial na prevenção e tratamento da obesidade.

Apesar da reconhecida influência de fatores hereditários, genéticos, metabólicos, neuroendócrinos, comportamentais, culturais e socioeconômicos na obesidade, o aumento da atividade física pode ser a medida de melhor custo/efetividade, embora seus efeitos não sejam ainda completamente compreendidos.

REFERÊNCIAS BIBLIOGRÁFICAS

1. Cabrera TFC, Correia IFL, Santos DO, Pacagnelli FL, Prado MTA, Silva TDd, et al. Analisys of the prevalence of overweight and obesity and the level of physical activity in children and adolescents of a Southwestern city of São Paulo. Journal of Human Growth and Development. 2014;24:67-72.
2. Duncan S, Duncan EK, Fernandes RA, Buonani C, Bastos KD, Segatto AF, et al. Modifiable risk factors for overweight and obesity in children and adolescents from São Paulo, Brazil. BMC Public Health. 2011;11:585.
3. Simões CF, Lopes WA, Remor JM, Locateli JC, Lima FB, Santos TLC, et al. Prevalence of weight excess in Brazilian children and adolescents: a systematic review. Revista Brasileira de Cineantropometria & Desempenho Humano. 2018;20.
4. Valerio G, Gallarato V, D'Amico O, Sticco M, Tortorelli P, Zito E, et al. Perceived difficulty with physical tasks, lifestyle, and physical performance in obese children. Biomed Res Int. 2014;2014:735764.
5. Gonçalves R, Szmuchrowski LA, Prado LS, Couto BP, Machado J, Damasceno VO, et al. Selected anthropometric variables and aerobic fitness as predictors of cardiovascular disease risk in children. Biol Sport. 2015;32(3):255-60.
6. Ma J, Qiao Y, Zhao P, Li W, Katzmarzyk PT, Chaput JP, et al. Breastfeeding and childhood obesity: a 12-country study. Matern Child Nutr. 2020;16(3):e12984.
7. Armstrong N. Paediatric exercise physiology. Philadelphia: Elsevier; 2007.

8. Obert P, Mandigout M, Vinet A, Courteix D. Effect of a 13-week aerobic training programme on the maximal power developed during a force-velocity test in prepubertal boys and girls. Int J Sports Med. 2001;22(6):442-6.
9. Bar-Or O, Rowland T. Pediatric exercise medicine. Champaign: Human Kinetics; 2004.
10. Gutin B, Treiber F, Owens S, Mensah GA. Relations of body composition to left ventricular geometry and function in children. J Pediatr. 1998;132(6):1023-7.
11. Hills AP, Parker AW. Locomotor characteristics of obese children. Child Care Health Dev. 1992;18(1):29-34.
12. Inselma LS, Milanese A, Deurloo A. Effect of obesity on pulmonary function in children. Pediatr Pulmonol. 1993;16(2):130-7.
13. Bila WC, Romano MCC, Dos Santos LL, da Silva VR, Capanema FD, Pfrimer K, et al. Body fat, cardiovascular risk factors and polymorphism in the FTO gene: randomized clinical trial and different physical exercise for adolescents. J Pediatr (Rio J). 2023;99(2):139-46.
14. Diallo O, Dore E, Duche P, Van Praagh E. Effects of plyometric training followed by a reduced training programme on physical performance in prepubescent soccer players. J Sports Med Phys Fitness. 2001;41(3):342-8.
15. Runacres A, Mackintosh KA, McNarry MA. The effect of constant-intensity endurance training and high-intensity interval training on aerobic and anaerobic parameters in youth. J Sports Sci. 2019;37(21):2492-8.
16. Prado LS. Lactate, ammonia and catecholamine metabolism after anaerobic training. In: Armstrong N, Kirby BJ, Welsman JR (eds.). Children and exercise. London: Human Kinetics; 1997. p.306-12.
17. McManus AM, Armstrong N, Williams CA. Effect of training on the aerobic power and anaerobic performance of prepubertal girls. Acta Paediatr. 1997;86(5):456-9.
18. Ozmun JC, Mikesky AE, Surburg PR. Neuromuscular adaptations following prepubescent strength training. Med Sci Sports Exerc. 1994;26(4):510-4.
19. Ramsay JA, Blimkie CJ, Smith K, Garner S, MacDougall JD, Sale DG. Strength training effects in prepubescent boys. Med Sci Sports Exerc. 1990;22(5):605-14.
20. Sanchez Pastor A, Garcia-Sanchez C, Marquina Nieto M, de la Rubia A. Influence of strength training variables on neuromuscular and morphological adaptations in prepubertal children: a systematic review. Int J Environ Res Public Health. 2023;20(6).
21. Prado LS. Aspectos fisiológicos associados ao exercício físico crônico e ao treinamento esportivo em crianças e jovens. In: Samulski D, Menzel HJ, Prado LS (eds.). Treinamento esportivo. Barueri: Manole; 2013.
22. Waters E, de Silva-Sanigorski A, Hall BJ, Brown T, Campbell KJ, Gao Y, et al. Interventions for preventing obesity in children. Cochrane Database Syst Rev. 2011(12):CD001871.
23. Poeta LS, da Silva Duarte MF, Caramelli B, Mota J, Back Giuliano IC. Efeitos do exercício físico e da orientação nutricional no perfil de risco cardiovascular de crianças obesas. Revista da Associação Médica Brasileira. 2013;59(1):56-63.
24. Alberga AS, Medd ER, Adamo KB, Goldfield GS, Prud'homme D, Kenny GP, et al. Top 10 practical lessons learned from physical activity interventions in overweight and obese children and adolescents. Appl Physiol Nutr Metab. 2013;38(3):249-58.
25. Pate RR, O'Neill JR. Physical activity guidelines for young children: an emerging consensus. Arch Pediatr Adolesc Med. 2012;166(12):1095-6.
26. Tremblay MS, Warburton DE, Janssen I, Paterson DH, Latimer AE, Rhodes RE, et al. New Canadian physical activity guidelines. Appl Physiol Nutr Metab. 2011;36(1):36-46; 7-58.
27. Oja P, Bull FC, Fogelholm M, Martin BW. Physical activity recommendations for health: what should Europe do? BMC Public Health. 2010;10(1):10.
28. Deforche B, Haerens L, de Bourdeaudhuij I. How to make overweight children exercise and follow the recommendations. Int J Pediatr Obes. 2011;6(Suppl 1):35-41.

29. Faigenbaum AD, Kraemer WJ, Blimkie CJ, Jeffreys I, Micheli LJ, Nitka M, et al. Youth resistance training: updated position statement paper from the national strength and conditioning association. J Strength Cond Res. 2009;23(5 Suppl):S60-79.
30. Kim Y, Lee S. Physical activity and abdominal obesity in youth. Appl Physiol Nutr Metab. 2009;34(4):571-81.
31. Maziekas MT, LeMura LM, Stoddard NM, Kaercher S, Martucci T. Follow up exercise studies in paediatric obesity: implications for long term effectiveness. Br J Sports Med. 2003;37(5):425-9.
32. Kim K, Ok G, Jeon S, Kang M, Lee S. Sport-based physical activity intervention on body weight in children and adolescents: a meta-analysis. J Sports Sci. 2017;35(4):369-76.
33. Jurado-Castro JM, Gil-Campos M, Gonzalez-Gonzalez H, Llorente-Cantarero FJ. Evaluation of Physical activity and lifestyle interventions focused on school children with obesity using accelerometry: a systematic review and meta-analysis. Int J Environ Res Public Health. 2020;17(17).
34. Calcaterra V, Verduci E, Vandoni M, Rossi V, Di Profio E, Carnevale Pellino V, et al. Telehealth: a useful tool for the management of nutrition and exercise programs in pediatric obesity in the Covid-19 Era. Nutrients. 2021;13(11).

38 Acompanhamento psicológico da criança obesa

Carla Cristina João Nogueira de Almeida
Carlos Alberto Nogueira-de-Almeida

INTRODUÇÃO

A obesidade infantil é reconhecida como uma doença de causas múltiplas e consequências diversas. Adicionalmente, apresenta grandes desafios para implementação do tratamento. Todo esse espectro de peculiaridades leva, naturalmente, à não possibilidade de dissociar a condução clínica dos aspectos psicossociais envolvidos.

Muito precocemente, bebês vorazes podem apresentar ganho de peso excessivo mesmo quando em aleitamento materno. Lactentes seletivos podem levar a família a agir de forma indulgente, predispondo à alimentação excessiva e desbalanceada. Crianças pré-escolares apáticas, às vezes, tornam-se sedentárias e engordam. Alguns escolares e adolescentes deprimidos usam a comida como fonte de prazer, enquanto outros desenvolvem compulsão alimentar franca. Paralelamente, os membros do núcleo familiar desenvolvem mecanismos, como competições, simbioses e até mesmo negligências, que podem desencadear ou agravar a obesidade das crianças envolvidas.

Por esse motivo, sempre que o profissional atende uma criança obesa e sua família, é imperativo que os aspectos psicossociais sejam abordados. Isso não significa que seja sempre necessário encaminhar ao psicólogo. Essa decisão depende, fundamentalmente, do conjunto das habilidades desenvolvidas, ao longo dos anos de experiência, por aquele que faz o atendimento. É comum que muitas orientações possam ser dadas dentro das próprias consultas de acompanhamento. Contudo, a capacidade de saber encaminhar devidamente os casos é um grande diferencial que bons profissionais adquirem ao se prepararem tecnicamente e ao se tornarem experientes.

Este capítulo visa a discutir os problemas psicossociais mais comumente encontrados no tratamento da criança obesa, sendo o limite de abordagem, justamente, na decisão pelo encaminhamento do paciente à psicoterapia. Dessa forma, as prioridades são as orientações para as condutas mais gerais, de base psicológica, a serem tomadas em relação à criança e sua família e, também, os sinais de alerta que indicam a necessidade de tratamento especializado.

PSICODINÂMICA E OBESIDADE: ALGUNS CONCEITOS IMPORTANTES

Muitas abordagens psicológicas se propõem a estudar e explicar, cada qual sob seu prisma, como se forma a personalidade e os mecanismos utilizados pelos indivíduos que os levam a agir ou reagir, de uma ou de outra forma, frente aos mais variados estímulos. Algumas, como a comportamental e a vertente psicanalítica freudiana, dão conta de que relações e fases experimentadas pelo indivíduo ao longo do desenvolvimento são as responsáveis pela formação de padrões de comportamento ou de personalidade. Outras vertentes psicanalíticas, propostas por Klein, Winnicott e Bion, por sua vez, atribuem especial importância aos primeiros meses de vida do ser humano e a relação deste, principalmente, com o que denominam função materna.

Detalhar alguns conceitos apresentados pelos autores mencionados torna-se tarefa imprescindível quando o objetivo é conhecer e compreender os mecanismos de ação e atuação dos pacientes que compõem o público-alvo aqui, ou seja, as crianças obesas, visando, evidentemente, a oferecer tratamento individualizado e, por que não dizer, com maior probabilidade de êxito.

Paradoxalmente, ao mesmo tempo que se reconhece essa importância e necessidade de conhecimento, não se pode negar o fato de se estar diante de tarefa árdua, que se propõe a tentar traduzir tantos conceitos complexos de forma digerível e em poucas linhas. Assim, a alternativa encontrada para traduzir essas teorias em algo mais palatável consiste na divisão em tópicos que cumprirá, apenas e tão somente, o papel de ser um roteiro didático. Nesse propósito, quatro ideias principais merecem destaque, quais sejam:

- fatores constitucionais: aqueles que nascem com os indivíduos;
- função materna: da mãe ou de outro cuidador que a exerça;
- dupla mãe-bebê: unidade formada pelo conjunto;
- tolerância à frustração: condição interna, individual, de suportar a frustração em maior ou menor grau.

Fatores constitucionais

Apesar de o enfoque principal das teorias desenvolvidas pelos autores supracitados não se ater com mais afinco aos fatores constitucionais, é fato que eles não desprezam sua importância. Esses fatores correspondem, mais precisamente, à capacidade interna de tolerância inata, ou seja, aquilo que, a princípio, nasce com o indivíduo.

Na prática, fator constitucional seria algo que chama a atenção e leva a diferenciar, logo nos primeiros dias de vida, por exemplo, um bebê calmo de outro que chora incessantemente. Pode ser considerado uma variante individual que, com certeza, exercerá influência na equação de formação da personalidade; equação esta que, ao final, não apresentará resultado exato. Tanto isso é verdade que um dos pilares da psicologia é, justamente, reconhecer e respeitar a ideia de que cada ser é único.

Função materna

Um segundo aspecto, de relevância ímpar e bastante difundido, é intitulado como função materna. O termo função não existe por acaso, e seu uso exige cautela para que não ocorram confusões futuras. Assim, a dita função materna pode ser exercida não só pela mãe, como ocorre na maioria das vezes, mas, também, por qualquer outra pessoa que assuma efetivamente os cuidados com o bebê. Importante essa diferenciação, pois nem todas as crianças são cuidadas pelas mães biológicas.

Esse conceito, por sua vez, é considerado o eixo central das teorias psicanalíticas contemporâneas, representadas por Klein, Winnicott e Bion, todas, respeitadas as divergências existentes entre referidos autores, com um ponto de conexão, qual seja a importância da figura do cuidador como essencial para promover integração e desenvolvimento ao bebê, por meio do que denominam relações objetais, holding ou reverie.

Mas a ciência moderna vem, ao longo dos anos, trazendo à luz a necessidade da atuação profissional nos três períodos que envolvem uma gestação: o pré-gestacional, o momento do parto e o pós-nascimento, cada qual com sua importância e peculiaridades. Evidentemente, é no pós-nascimento, para a psicologia, que surge a janela de oportunidade para a formação psíquica do recém-nascido, entretanto, a atuação profissional na concepção de uma gravidez, no que diz respeito aos aspectos mentais e emocionais, com enfoque ao momento que antecede a gestação, contribui de forma considerável para a idealização e preparação dos pais para uma nova configuração e realidade familiar, que irá envolver aspectos práticos, mas, também, demandas psíquicas particulares. Essa atuação tem por objetivo facilitar a adaptação da família ao bebê, além de servir como agente facilitador da formação do vínculo parental.

Com relação ao momento do parto, não só a psicologia, mas também a medicina se encarrega de evoluir na condução daquilo que considera um acontecimento traumático para a criança. Nesse sentido, a ciência busca formas de parto mais humanizadas e tem se voltado mais para os primeiros cuidados do bebê e da mãe, ainda dentro das maternidades.

No que concerne ao recém-nascido, entretanto, sabe-se que, de início, os incômodos que o acometem são puramente físicos e indistinguíveis entre si, o que equivale dizer que o mesmo choro pode expressar uma gama variável de estímulos, como calor, frio, intensidade da luz, incômodo ao toque da pele, entre outros. O fato é que esses desconfortos, primariamente, não são conhecidos nem pelo bebê nem por seu cuidador.

Com o tempo e com a ajuda da chamada função materna, que, como mencionado, ocorre pelo acolhimento das demandas do bebê, esses desconfortos vão, aos poucos, ganhando significados que proporcionarão, mais tarde, repertório capaz de definir outras modalidades de experiências emocionais. Em comparação grosseira, mas eficaz, pode-se dizer que esse processo acontece de modo semelhante ao da alfabetização. Assim, uma mãe atenta aprende a reconhecer e diferenciar sutilezas no choro do seu filho, ao ponto de conseguir precisar se determinado choro é de fome, frio, cólica ou necessidade de colo, por exemplo.

Nesse particular, pode-se dizer que à mãe cabe a difícil tarefa de suportar e acolher as angústias do bebê, qualquer que sejam e, ainda, devolvê-las de forma menos indigesta. Na prática, nada mais é que afagar e acalmar a criança enquanto supre sua real necessidade, ora de fome, ora de frio ou calor, ora de atenção, e assim por diante.

A importância de um acolhimento adequado, com a distinção entre uma e outra demanda, acaba sendo, então, crucial, pois ajuda o bebê a discriminar e diferenciar suas próprias necessidades, não só nos primeiros meses de existência, mas para toda a vida. Não é incomum, hoje em dia, atribuir o excesso de peso a uma dificuldade em lidar com as emoções. Aliás, muito se tem lido na mídia a esse respeito. De igual forma, não é infrequente chegarem aos consultórios, de médicos e psicólogos, crianças que lidam com sono, frustrações, problemas na escola ou ansiedade da mesma maneira, ou seja, comendo. Dito de outra forma, traduzem todas suas demandas como uma única necessidade: a de comer.

O papel da terapia, de orientação psicanalítica, nesses casos, será justamente o de ajudar o paciente a distinguir suas necessidades e emoções, dando a cada uma delas uma resposta eficaz e mais adequada, diferente da já conhecida, renomeando suas experiências e vivências. Não se trata de processo fácil, muito menos rápido. Em analogia simplista, pode-se dizer que uma criança que vai para a terapia aos 8 anos passou todo esse tempo se relacionando de forma equivocada com a comida e não vai, de uma hora para outra, ser capaz de mudar essa relação nem seus padrões de resposta. Contudo, uma vez atingido esse objetivo, é fato que a mudança será eficaz e duradoura, porquanto a criança não só aprende a distinguir suas reais necessidades, como também amplia o repertório de respostas frente a elas, dando a cada situação as devidas atenção e solução que merecem.

Dupla mãe-bebê

O terceiro tópico proposto diz respeito às características individuais da dupla "mãe-bebê". Assim, quando se pensam em seres humanos, pensa-se que cada ser é único, com características individuais que o distinguem de todos os demais. Esse conceito se torna bem mais fácil de ser pensado quando transportado para um modelo familiar.

É fato que sempre se ouvem questionamentos acerca das diferenças de personalidade de irmãos que foram criados pelos mesmos pais. Teoricamente, se receberam a mesma criação, deveriam ter as mesmas características, o que, sem sombra de dúvida, não é o que se observa na prática. A resposta a essa pergunta une aquilo que já foi revelado, qual seja, a identidade individual de cada pessoa, que envolve a do filho propriamente dita, e a condição do cuidador naquele momento, que também traz a característica de se modificar no tempo e nas circunstâncias. Seguindo essa linha de raciocínio, uma mãe muito jovem, por exemplo, talvez não tenha a mesma tranquilidade para cuidar do primeiro bebê, mas, por ocasião do nascimento do segundo filho, já se sinta mais preparada. Ou, pelo contrário, esteja atravessando uma fase emocionalmente difícil na segunda gestação, o que acaba tornando a relação com o bebê mais delicada.

O que se pretende dizer, em suma, é que cada filho é único e também terá pai e mãe únicos, que funcionarão de forma a atender essas necessidades individuais. Entendendo isso dentro de um modelo matemático, é como se houvesse as unidades mãe, filho e mãe-filho (como dupla), em uma função cujos valores mudam em decorrência das variáveis do momento. Nesse enfoque, em uma situação de dupla ideal, há uma mãe continente, capaz de absorver e simbolizar adequadamente as demandas do bebê, dando significado às suas experiências (função materna), e uma criança cujo limiar de tolerância fosse mais alto (fatores constitucionais). Não é preciso dizer que isso nem sempre é possível, por uma razão bastante simples de ser pensada: não existem situações ideais o tempo todo, em todos os momentos da vidas. Associado a isso, as experiências profissionais dos médicos, dentro da rotina de consultórios que visam ao tratamento da obesidade, também se encarregam de evidenciar que, infelizmente, nem sempre essa relação acontece dentro desse padrão ideal.

Tolerância à frustração

Por fim, resta discutir um quarto e último aspecto, que diz respeito à tolerância à frustração. Já foi dito sobre tolerância quando abordados os fatores constitucionais, todavia, ao longo do desenvolvimento, o bebê pode adquirir maior grau de resiliência, além do já preexistente, e espera-se que ele o faça.

Aqui, de igual forma, a mãe ou o cuidador exerce papel fundamental. Uma criança segura, que sabe que será acolhida e atendida em suas necessidades, aos poucos vai aprendendo a ser mais tranquila e tolerante quando, de imediato, não é correspondida.

Como se viu, todos os elementos apresentados atuam ao mesmo tempo e em graus e proporções distintos em cada situação, fazendo um interjogo que se retroalimenta e dá um caráter dinâmico à formação da personalidade do indivíduo. Essa personalidade terá ligação direta com a obesidade, à medida que as variáveis que resultam da sua formação possam ser observadas no dia a dia das crianças obesas.

BEBÊS QUE GANHAM PESO EXCESSIVAMENTE

Conceituação

Em termos históricos e culturais, bebês fofinhos são sinônimos de crianças bem cuidadas por suas famílias. Tanto assim que agir preventivamente quanto à alimentação é uma preocupação de pais e pediatras dessa geração, que estão cada vez mais preocupados com os altos índices de sobrepeso e obesidade que acometem crianças e adolescentes nos dias atuais.

Uma combinação um quanto catastrófica, nesse cenário, ocorre ao se deparar, por exemplo, com uma mãe ansiosa e um bebê voraz. Transportando esse exemplo para os quatro itens anteriormente identificados, há uma situação em que existiria a ansiedade da mãe, como dificultante ou impeditiva de exercer adequadamente a chamada função materna, e a voracidade do bebê, decorrente de fatores constitucionais e, talvez ainda, associado à baixa tolerância à frustração, oriunda dessa mesma impossibilidade da mãe no devido acolhimento das necessidades do filho. Isso resultaria, por assim dizer, em condição desfavorável da dupla mãe-bebê, que, infelizmente, não é tão rara de ser observada na prática clínica.

Caso clínico

Mãe jovem que, por ocasião do nascimento do primeiro filho, enfrenta situação de doença grave na família. Ela não consegue assumir sozinha os cuidados do bebê e recorre à avó materna para auxiliá-la. Esta, por sua vez, acredita que existe apenas um jeito certo para cuidar da criança, que é o seu. Em vez de ajudar a filha com seu bebê, surgem cobranças e críticas infindáveis, e a sensação da mãe é de que ela é incapaz de cuidar do seu filho. Por não conseguir digerir nem mesmo o que sente, essa mãe não consegue estar atenta e identificar as necessidades individuais do bebê e responde a toda e qualquer solicitação do filho como fome. Como resultado, o bebê é recordista de ganho de peso do consultório pediátrico e o médico, a cada nova consulta, tenta atrair a atenção da mãe para o que está acontecendo, o que só gera mais ansiedade, em associação a sentimentos de culpa, impotência e incompetência.

Dicas práticas

Tirar o foco da alimentação e procurar saber da mãe quais outros cuidados ela dispensa ao filho. Ao falar dos outros aspectos do manejo com a criança, o profissional consegue ajudar a mãe a fazer a discriminação das necessidades do bebê, bem como das diversas formas de acolhê-las, sem precisar se ater à questão única do peso, diminuindo a sensação de inadequação da mãe. Tentar mostrar, sobretudo, que se tornar mãe não é uma das tarefas mais fáceis, apesar de imensamente gratificante e, para muitas, por que não dizer, prazerosa. Entretanto, ao abrir para as dificuldades, o médico exclui a fantasia de um modelo perfeito e de um juízo de certo e errado, tão vigente na sociedade e que tanto assombra as mães de primeira viagem.

Quando encaminhar

Quando o acolhimento médico da mãe, nas consultas de puericultura, não apresentar qualquer resultado a curto e médio prazos, bem como se o profissional observar que o nível de ansiedade materna aumentou, caminhando na contramão do esperado.

CARACTERÍSTICAS MATERNAS E PATERNAS LIGADAS À OBESIDADE DO FILHO

Na clínica, algumas características maternas e paternas de bebês e crianças obesas despertam a atenção, porquanto, além de serem frequentes, servem como pano de fundo para a ocorrência e/ou a manutenção da obesidade. Existem alguns estereótipos que, por serem tão comuns, acabam fazendo parte da rotina diária dos profissionais que se propõem a trabalhar com esse público. Este tópico discutirá alguns exemplos, como negligência, competição, culpa pela ausência e simbiose.

Cabe ressaltar, entretanto, que a pretensão dessa abordagem não é a de esgotar o imenso universo de questões que envolvem os referidos assuntos, uma vez que inúmeras outras variáveis de ordem física e psíquica podem ser pensadas e levantadas em todas as situações exploradas. Entretanto, para não fugir ao tema proposto, o foco terá o propósito de se manter fiel à questão da alimentação. Quaisquer outros desmembramentos maiores, que se propusessem a abordar as outras faces do problema, seriam dignos de um livro à parte.

Pais negligentes

Conceituação

Mais especificamente no que cerne à questão da negligência com os filhos, nota-se que o quadro está muito associado à figura materna, talvez porque, na sociedade, ainda recaia sobre as mães a obrigação de cuidar e estar presente na rotina das crianças, principalmente ao se reportar aos primeiros anos de vida, por questões culturais e instintivas, embora esse cenário venha se modificando no tempo e nas novas formas de estruturação familiar.

O fato é que, nessa categoria, encontram-se aquelas mães completamente alheias aos cuidados dos filhos. Quase sempre delegam a função a um terceiro, que podem ser avós ou babás, e se esquivam de quaisquer responsabilidades na criação, na educação e no cuidado da prole. Os motivos que as levam a tal conduta podem ser os mais variados, indo de depressão e, nesse caso, falta de condição psíquica para ser cuidadora, até mesmo medo ou narcisismo, em que o filho é algo que não pode atrapalhar a vida materna, pois sempre a criança será deixada em segundo plano por uma boa razão.

É bem verdade que o pai também é responsável pela criação e educação, o que equivale a dizer que ele é, no mínimo, conivente com a situação.

Na prática, nem sempre os genitores se dão conta de que agem assim, e quando são levados a perceberem suas atitudes e cobrados sobre sua responsabilidade, podem ser orientados no sentido de tornar suas distâncias algo que traga menos prejuízo aos filhos.

Nesse tópico, em particular, o que se pretende não é tecer críticas ou discriminações quaisquer que sejam. O objetivo da abordagem é sempre no sentido de acolher pais e filhos para que ambos possam viver em harmonia. Um casal que necessita ou prioriza o emprego pode, ainda assim, cuidar bem de seu filho, ao orientar quem exerce tal papel, com o intuito de prezar pela saúde e pelo bem-estar dele, incluindo-se, aqui, a questão da alimentação.

Caso clínico

Mãe, de 37 anos, que resolveu ter o primeiro filho porque não podia mais postergar essa decisão, por conta da idade. A gravidez surgiu, então, de uma necessidade social, e não de um desejo pessoal. Depois do nascimento, a filha foi deixada com a avó materna, pois o discurso da mãe era no sentido de estar em sua melhor fase profissional, em momento ainda de plena atividade e não estar disposta a abdicar de nada. Abrir mão dessa conquista era impensável. Não conseguia entender a maternidade também como uma conquista. A avó, por sua vez, aceitou cuidar da menina por ser a única opção razoável e tratou de fazê-lo como uma obrigação, pois, na sua concepção, já estava com idade avançada e se sentia cansada. Acreditava que, nessa fase da vida, poderia descansar em vez de correr atrás dos horários e das rotinas, para ela, exaustivas, que exige um bebê.

O resultado foi que a menina, ainda com poucos meses de vida, frente a condutas inadequadas com relação à alimentação, passou a ganhar peso excessivamente. A mãe cobrava da avó como se esta fosse sua funcionária, e esta não respeitava a própria filha como mãe, pois, na verdade, quem criava a menina era ela e, além disso, trazia o discurso de que já tinha criado muito bem seus filhos do seu jeito e com êxito. Além disso, o pai da criança sequer aparecia como alternativa possível nas decisões e cuidados da filha, pois a vida do casal foi estruturada para a mãe ser responsável por isso.

Dicas práticas

Procurar mostrar o papel que os pais estão exercendo com base nos dados coletados na consulta, ou seja, ter como foco a omissão. Como já salientado, é possível que eles sequer tenham se dado conta, conscientemente, da sua participação no problema de seus filhos.

Para pais negligentes, é necessário mostrar sua responsabilidade, uma vez que eles são os responsáveis pelos filhos, e não a avó, a babá, a escola ou quem quer que seja. É preciso ajudá-los a perceber que, mesmo distantes, eles podem e devem exercer sua autoridade, não abdicando dela ou delegando-a a outrem.

Competitividade

Conceituação

Um segundo estereótipo também bastante frequente no dia a dia dos consultórios e que engloba não só a figura materna, mas também a paterna, diz respeito à competição entre pai e mãe com o filho ou filha.

Tornar-se pai e mãe, além de exigir disposição física, requer condição psíquica de abdicação; talvez essa seja a melhor palavra para o que se pretender discorrer. Assim, à medida que a menina, filha, cresce e aflora, vai ganhando vitalidade e beleza, cujo ápice se dá na adolescência e no início da idade adulta. A mãe, por sua vez, também sofre as ações do tempo, só que na contramão da filha. O conto de fadas da Branca de Neve é perfeito para ilustrar o que, em palavras, é difícil explicar. A madrasta deixa de ser a mais bela do reino, que, agora, tem uma nova linda princesa para ocupar esse lugar. E abdicar do trono não é das tarefas mais fáceis.

O mesmo exemplo pode se aplicar ao pai, respeitadas as diferenças de gênero, evidentemente. O filho, seguindo a mesma linha de raciocínio, torna-se mais hábil, detentor da masculinidade plena, além de portar habilidades e aptidões físicas no ápice, enquanto o pai experimenta, física e psiquicamente, o declínio dessas mesmas características.

O que ocorre, então, é um boicote dos genitores a tudo o que possa permitir esse crescer e aflorar dos filhos, dificultando muito qualquer tipo de abordagens médicas, nutricionais e psicológicas.

É sempre bom lembrar, todavia, que, assim como no caso da negligência, não existe aqui consciência e intenção, evidentemente.

Caso clínico

Casal em crise que, por não conseguir sequer conversar, não divide mais o mesmo quarto. A mãe, alegando o ronco do pai, passou a dividir o quarto e a cama com a filha de 10 anos de idade. Além disso, a menina é frequentemente colocada no meio das brigas do casal, que são muito agressivas, e a mãe ainda disputa a atenção do marido com a filha que, segundo seus dizeres, é a queridinha do pai, em atitude típica de competição. Para a menina, tudo é permitido e não existem regras. A criança, ainda não ciente e responsável pelos seus atos, exige comer em restaurantes todos os dias. Os pais, com o discurso de agradar a filha, cedem aos seus desejos e assistem, passivamente, à menina aumentar seu peso, mês a mês, alegando que não têm controle sobre a situação. O discurso, todavia, é sempre no sentido de que fazem tudo que está ao alcance para a filha perder peso. Na prática, almoçam com marmita, a mãe enche a casa de guloseimas e jantam em restaurantes, pelo menos, 5 vezes na semana. A mãe desfila ao lado da filha com a mesma postura de uma pré-adolescente. Existe uma clara competição entre mãe e filha, não apenas pelo reconhecimento social da beleza e do poder de sedução, mas também pela atenção do pai.

Dicas práticas

Também é na consulta, diante das informações coletadas, que o profissional deve tentar focar a ação dos pais que está contribuindo para a criação ou manutenção do quadro do filho. Como no item anterior, talvez um deles, ou ambos, não tenha percebido, conscientemente, o papel que vem desempenhando.

Nesses casos, se o profissional perceber a competição, a melhor alternativa é tirar a criança do foco da rivalidade. É sempre bom lembrar que a competição surge da crença equivocada de uma condição de igualdade entre pai ou mãe frente ao filho ou à filha. Torná-los superiores e responsáveis pelos filhos ajudará a colocar a criança no lugar adequado, qual seja, de filho, e não rival.

Culpa pela ausência

Conceituação

Aqui, considera-se culpa pela ausência a situação em que os pais, por razões diversas, concretas ou abstratas, como trabalho, compensam seus filhos com comida. Nesse cenário, a criança até teve regras alimentares cumpridas ao longo do dia ou da semana, mas a chegada dos genitores, um ou outro, tumultua e "põe por terra" todo seu esforço. Não é incomum pais que saem do trabalho e passam na padaria para levar roscas açucaradas ou pães recheados de todo tipo, ou mesmo os que viajam e enchem a mala de chocolates e guloseimas que vão comprando conforme a ansiedade, a culpa ou a saudade aumentam. O resultado, nos dois casos, é catastrófico, porque, se a intervenção for diária, não há que se pensar em uma rotina ou um planejamento alimentar adequado, já que todo dia será dia de exceção. Se a frequência de lapso temporal for maior, semanal ou mensal, a quantidade de guloseimas é proporcional, ou seja, também maior, e a criança se sentirá autorizada a comer enquanto existirem doces, ou, ao contrário, as brigas em torno da comida serão frequentes, o que, de igual forma, não é solução bem-vinda.

Caso clínico

Adolescente de 14 anos cujo pai é caminhoneiro. O filho, pretendendo perder peso, por conta da vaidade e tentativa de se igualar aos amigos, comportamento natural para a idade, tenta seguir uma reeducação alimentar. O pai, sempre que chega em casa – e não há regra ou dias definidos para isso – muda por completo a rotina alimentar da família. O cardápio passa a ser de lanches e pizza no jantar, além de comidas típicas de bares, ou seja, porções de frituras. Sua estadia vira sempre festa e o pai acredita que, permitindo que coma tudo o que tem vontade, ele está agradando o filho, mas, na verdade, só provoca sofrimento nele.

Dicas práticas

A dica de ouro para esses casos é tentar envolver o pai (ou a mãe) ausente no tratamento dos filhos e, melhor ainda, fazê-lo aderir à prática da reeducação alimentar. Se não for possível, buscar no responsável que acompanha a criança uma figura aliada, mostrando as dificuldades e os sofrimentos do paciente.

Quase sempre, as crianças e os adolescentes são levados aos consultórios pelas mães, mas, quando o profissional perceber a participação efetiva do genitor no surgimento ou na manutenção do quadro, deve se concentrar na necessidade da participação dele no tratamento.

Simbiose

Conceituação

Outro estereótipo comum aos pais é o que se refere à simbiose. Nesta, o que une pai e mãe a filho ou filha é sempre uma característica comum mantida por ambos, como um pacto velado. Aqui, para os autores, a semelhança que interessa é o comer em si, que acaba originando ou mantendo o quadro de obesidade, obviamente.

Assim, a relação se mantém perfeita enquanto referido pacto não seja rompido por uma das partes. Nesse caso, se quem tentar quebrar o elo for a criança, ela sentirá dificuldade maior, pois, além de ter que passar por reeducação alimentar, terá de estabelecer novo vínculo com o genitor, suportando seus ataques e boicotes constantes.

Caso clínico

Menina de 13 anos, cujo vínculo com o pai é mantido a partir da obesidade. Os programas que propõe à filha sempre envolvem comilança, por exemplo, assistir a um filme devorando um prato de brigadeiro. Sabendo que a filha está se propondo a emagrecer, resolve fazer um curso de culinária *gourmet* e passa a cozinhar pratos calóricos, feitos especialmente para ela. O resultado é que, quando a jovem tenta se desvencilhar das calorias a mais, recusando suas ofertas alimentares ou apenas provando o que lhe é oferecido, o pai sente-se incomodado e sempre arruma motivo para brigar com a filha, promovendo sentimento de culpa por tê-lo desagradado, passando-se longos períodos de crise entre os dois.

Dicas práticas

Sempre quando for percebido quadro de simbiose na consulta, a alternativa, nem sempre viável, mas que proporcionaria melhor resultado, é a de envolver o outro genitor, atualmente excluído da dupla. Assim, tentar mostrar a ele a dinâmica união de pai ou mãe e filho ou filha para o ato de comer e a importância de atuar como outro polo, proporcionando equilíbrio e, principalmente, ajudando a criança a sustentar sua posição em não desagradar, sentindo-se menos culpada.

Quando encaminhar

Em todos os casos, o encaminhamento para terapia deve ser feito já na primeira consulta, quando o médico perceber uma relação demasiadamente complicada e suas intervenções não encontrarem sequer espaço para serem ouvidas.

Se, ao contrário, o profissional perceber os responsáveis receptivos, o encaminhamento deve ser efetuado. No entanto, se, ao longo do tratamento, a criança ou o adolescente não apresentar resultado satisfatório, ainda que o discurso dos pais tenha mudado, isso pode ser indicador de que não ocorreram mudanças na prática, capazes de ajudar a criança na perda de peso.

Também deve-se orientar para a procura de terapia nos casos em que a ansiedade do paciente estiver aumentada ou que ele dê claros indícios de que não dispõe mais de recursos para lidar com a situação apresentada.

SISTEMAS FAMILIARES OBESOGÊNICOS

Conceituação

Como o próprio nome indica, aqui não se trata de característica ligada apenas a um dos genitores ou do paciente em si, mas de toda a família. Quando o assunto é alimentação, por exemplo, o sistema familiar, como um todo, é comprometido. Todos os membros têm sobrepeso ou obesidade, e a alimentação é sempre desregrada e hipercalórica.

O que se observa nessas famílias, na prática, é um tipo de interação cujo pano de fundo sempre é a comida. Tudo é motivo para comemorar e comer. Todas as oportunidades de lazer e passeios giram em torno da comida, e o prazer de estarem juntos só é obtido em longos almoços ou jantares, em verdadeiras orgias alimentares.

Associado a esse aspecto, ainda existe, nesses casos, desvalorização da importância da prática da atividade física. Todos são sedentários e não se incomodam em ser assim. Em suma, o ambiente, como um todo, é altamente obesogênico.

Muitas vezes, o que leva esse tipo de família a buscar ajuda profissional é a necessidade de um dos membros, isoladamente. Isso acontece quando, por exemplo, alguém da família tem uma doença associada ao quadro nutricional e precisa mudar bruscamente sua alimentação. Nessa nova dinâmica familiar, duas situações opostas podem se configurar. Na primeira, toda a família acaba aderindo à reeducação e a ajuda mútua acaba por beneficiar não só o paciente, mas todos os outros membros da família. Não é incomum isso acontecer. Muitas vezes, a desorientação em torno da alimentação era o que mantinha a família com a referida condição.

No outro extremo, há as famílias que passam pela mesma circunstância, só que, em vez de se unirem para um bem comum, adotam o caminho de apartar o familiar que precisa perder peso, enquanto os demais agem constantemente como boicotadores de sua alimentação. A linguagem utilizada é "você não pode". É senso comum que uma situação de reeducação alimentar pretendida e desejada já é por si só bastante difícil. Mudar hábitos tão arraigados não é algo passível de ser realizado rapidamente e sem perdas. Ter de fazer isso associado a uma exigência por conta da saúde é ainda mais desagradável. Soma-se a isso a falta de apoio da família, então o processo se torna ainda mais pesaroso e difícil.

Caso clínico

Com adesão da família

Menino de 8 anos de idade, obeso, cujos pais e irmã também se encontravam acima do peso, embora não de forma exacerbada como ele. Ao procurarem ajuda médica para o filho, toda a família resolveu aderir ao novo padrão de alimentação. A mãe se encarregou de pesquisar e adaptar receitas em versão *light*, respeitando a rotina alimentar da família que, por exemplo, tinha o hábito de lanchar no horário do jantar. A oferta de variedade de frutas e verduras também passou a ser frequente na casa, ao mesmo tempo em que as guloseimas foram perdendo lugar na despensa. Todas as orientações recebidas nas consultas eram implementadas na casa, para toda a família, e não somente para o menino. Como resultado, ao longo do tratamento, todos perderam peso e, por consequência, ganharam em saúde, autoestima e vigor.

Sem adesão da família

Menina de 10 anos, obesa e em condição precária por conta desse quadro. Na família, todos são obesos, mas ainda sem implicações médicas. Todas as orientações médicas feitas para a menina eram impostas somente a ela, enquanto a família se permitia verdadeiras orgias alimentares na frente da criança. Ela era sempre a proibida de comer. A comida não foi adaptada para o seu caso e era preparada com grande quantidade de óleo e açúcar. Cabia à criança ingerir porções menores. Como resultado, mês após mês sem obter êxito, tendo que lidar com seus impulsos e os boicotes externos, aos poucos foi desistindo da reeducação e se mostrando mais ansiosa, o que a levou a desistir do tratamento.

Dicas práticas

É fundamental para esse sistema familiar envolver todos os membros. Mostrar que é uma necessidade da família, e não da criança, que não deve ser colocada como exceção. Tentar abordar que o benefício será de todos.

Quando encaminhar

Quando, como no segundo caso mostrado, perceber que a criança segue sozinha e sem o apoio de seus pares. Se ela estiver obtendo êxito e mostrar tranquilidade, apenas as orientações médicas são suficientes. Contudo, se o resultado for ruim e a criança se mostrar cada vez mais pressionada e ansiosa, é hora de indicar uma terapia, para que ela adquira recursos internos próprios a fim de lidar com todo o ambiente desfavorável.

ASPECTOS PSICOLÓGICOS DA CRIANÇA QUE PODEM LEVAR À OBESIDADE

Conceituação

Acredita-se que esse tópico foi alvo de um maior aprofundamento ao fazer referência aos aspectos psicodinâmicos de formação da personalidade. É fato que eles estarão presentes em todos os ciclos da existência humana e permearão todas as suas condutas. A grande questão é aprender a conhecer e a lidar com eles.

A voracidade, por exemplo, já relatada no bebê e descrita mais detalhadamente nessa fase, pode existir em qualquer idade e deve ser conhecida e driblada. Contudo, ao lado dela, muitas outras características podem ser abordadas com relação às crianças obesas, algumas delas, como a voracidade, tendo início ainda nos primeiros meses de vida e repercutindo pela vida toda.

Não é incomum, nesse particular, deparar-se com crianças que não são capazes de diferenciar suas necessidades e acabam traduzindo todas como fome. Dessa forma, quando têm sono, querem comer, quando estão com sede, igualmente, e assim por diante. É sabido que esse traço é adquirido nos primórdios, pois já foi demonstrada ser essa uma das tarefas já citada função materna, que se encarrega de acolher e responder adequadamente à demanda do bebê, e não com generalizações. Alimentar indiscriminadamente acalenta a angústia materna, mas não o desejo do bebê.

Outro aspecto muito visto no consultórios médicos e psicológicos e que dificulta a abordagem médica, quando o assunto é perda de peso, é a simples falta de aptidão física ou de hábito das crianças para o exercício físico.

Crianças deixam de se exercitar por não se sentirem confortáveis com sua inabilidade, que muitas vezes acaba virando motivo de chacota dos amigos e, na contramão do esperado, afetando sua autoestima. É fato que, para as crianças, os especialistas são unânimes em dizer que as brincadeiras cumprem o papel de atividade física. Todavia, nos dias atuais, a limitação de tempo dos pais e de locais seguros para viabilizar essa proposta acabam criando um ciclo vicioso. Quanto menos experimenta e se aventura, menos a criança desenvolve suas habilidades psicomotoras e menos se arrisca a desenvovê-las em outros ambientes. O resultado são crianças cada vez mais apáticas, presas à televisão como único recurso de lazer.

Por fim, cabe ainda mencionar a questão da intolerância à frustração, associada à dificuldade dos pais de impor limites aos filhos. A criança pede por limite o tempo todo. Aos pais, cabe o exercício dessa autoridade que, se desempenhada com coerência e amor, reverte-se em benefícios para ambos.

Contudo, principalmente no quesito comida, dizer não aos filhos parece tarefa das mais difíceis. Negar um doce ou um lanche do qual a criança está com "tanta vontade" beira a crueldade. E é claro que as crianças, inteligentes que são, aprendem, desde muito cedo, a tirar vantagens dessa situação, envolvendo os pais em um jogo de chantagens emocionais difícil de se esquivar.

Caso clínico

Menino de 8 anos, obeso, que não sabia identificar e responder adequadamente aos seus sentimentos. Qualquer dificuldade sempre acabava resultando em fome. Os pais, por sua vez, percebiam que o filho não podia estar com fome, pois havia se alimentado há pouco tempo, mas não conseguiam expressar outra resposta senão brigar com a criança e dizer que ela não poderia comer novamente. Orientados a ensinar o menino a identificar o que, de fato, sentia, os pais se tornaram mais eficientes no acolhimento das demandas do filho, que, aos poucos, foi aprendendo padrões de respostas adequadas para as mais variadas situações, como dormir quando estivesse com sono, procurar algo do seu interesse para brincar em situações nas quais percebia que estava entediado, conversar e expressar a raiva nas vezes em que brigava com os amigos, identificar a falta de vontade para fazer a lição de casa, que era obrigatória, mas que comer não o livraria da execução da tarefa, e assim por diante.

Dicas práticas

Tentar entender o que se passa com o paciente é fundamental. Somente conhecendo o que está por trás do quadro será possível tomar medidas adequadas no sentido de efetivamente ajudá-lo. Uma boa orientação, nesses casos, costuma ter uma resposta adequada. Muitas vezes, o que se notam são pais envolvidos em questões em que eles mesmos não sabem como agir.

Quando encaminhar

Quando não for possível identificar o mecanismo de atuação do paciente, no sentido de tornar as orientações eficazes, ou, como nos casos anteriormente citados, tentada essa alternativa e ela não surtir efeito, o que mostra que a conduta adotada está inadequada.

CONSEQUÊNCIAS PSICOLÓGICAS DA OBESIDADE INFANTIL

Conceituação

Muito foi dito sobre o que leva uma criança ou um adolescente a tornar-se obeso. As consequências físicas da obesidade, de igual forma, são imensamente estudadas e conhecidas por médicos e nutricionistas. Resta, então, a abordagem sobre as consequências psicológicas e psicossociais que acometem os pacientes obesos.

Constantemente, crianças e jovens obesos encontram situações de extrema angústia e sofrimento nos ambientes que frequentam, principalmente o escolar. Isso porque têm que lidar com uma série de problemas, na área afetiva, relacionados ao seu peso. Nesse particular, são:

- alvos de agressões, mentiras ou rumores;
- vítimas de provocação;
- comumente criticados em atividades esportivas;
- vítimas de agressão: física nos meninos e verbal nas meninas;
- propícios ao isolamento e à marginalização;
- estressados;
- candidatos a apresentar comportamento de risco para: drogas, álcool, promiscuidade sexual e depressão.

Mais ainda, muitas vezes enfrentam essas situações sozinhos, pois não encontram na família um lugar com abertura e apoio para exporem sua condição. Desse modo, a questão acaba se tornando mais complexa, pois, por um lado, o comer tem estreita relação com o emocional, mas por outro, lidar com essas questões afetivas, tão complexas e sem ter a quem recorrer, acaba por fazer da comida, ainda com mais afinco, uma válvula de escape, totalmente na contramão da solução do problema.

Caso clínico

Jovem, de 12 anos, obesa. A própria obesidade, associada à puberdade, fez a menina perder as características infantis muito precocemente. A consequência disso é que ela acabou tendo um corpo que fisicamente aparentava ser de mulher e, portanto, capaz de despertar a atenção masculina, sem saber muito bem como lidar com isso. A alternativa adotada por ela era usar de uma sensualidade exacerbada e provocativa, colocando-se, constantemente, em situações de risco. Quando questionada sobre esse comportamento, manifestava-se com aparente prazer e acreditava que esse era seu trunfo frente a uma sociedade que não lhe ofertava outros espaços, principalmente no ambiente escolar, no qual era preterida por seus pares.

Dicas práticas

Uma averiguação detalhada da rotina, com o histórico de amizades, prática de atividades físicas e observação do comportamento da criança na consulta, já é sugestiva de uma série de dificuldades que a criança e/ou o adolescente possam estar enfrentando.

Alterações de humor, sono, rotina, rendimento escolar e atividade social são indicadores mais do que concretos a serem vasculhados e permitem ao profissional suspeitar de que algo destoante possa estar acontecendo, ainda que não seja material suficiente para precisar a razão.

Outros parâmetros podem ser verificados na própria consulta. Assim, o comportamento de sedução, usado como exemplo no caso descrito, pode ser percebido em todas as situações em que a criança se coloca, o que equivale dizer que um profissional mais atento conseguirá identificar essa habilidade na criança ainda no atendimento.

Uma vez percebido qualquer comportamento incompatível com a idade ou mudanças bruscas relevantes que possam sugerir algum dos problemas indicados nesse tópico, os responsáveis devem ser alertados e orientados a tentar identificar o que possa estar acontecendo fora do ambiente familiar.

Quando encaminhar

Quando o próprio médico ou nutricionista perceber que os pais não têm espaço para abordar o filho ou não sabem como lidar com a situação. Geralmente, o limite fica claro porque é manifestado por eles próprios.

A criança também deve ser imediatamente encaminhada por indicação médica quando o profissional identificar doenças associadas, como depressão ou ansiedade exacerbada, situações que apenas um profissional atuante na área da psiquiatria e psicologia estará habilitado a tratar, fugindo, nesses casos, por completo ao controle e à boa vontade dos pais.

Por fim, como nos demais casos, quando a abordagem médica e familiar não estiver surtindo efeito, algo que pode ser observado nas consultas de segmento do paciente.

CONSIDERAÇÕES FINAIS

Tratar pessoas não é das tarefas mais fáceis. O que torna um atendimento bem-sucedido é justamente o olhar diferenciado do profissional. Estar atento e aprender a identificar e orientar uma gama maior de comportamentos e sutilezas é algo que separa em dois continentes opostos os profissionais que terão êxito daqueles que se encarregarão apenas de oferecer uma dieta e cobrar uma resposta do paciente, que talvez nunca aconteça.

É fato que inúmeros outros casos e exemplos poderiam ser dados e abordados. Também é fato que, frente a uma gama infindável de diferenças de personalidade e comportamentos dos seres humanos, como abordado, a extensão das colocações não caberia em um capítulo. O que se pretende, então, é poder abrir ao profissional que atua no tratamento de obesidade um leque maior de possibilidades, que permitam tratar e acolher o paciente como um todo, e não como um fragmento – como alguém cujo único problema é estar acima do peso, pois, talvez, este não seja o único problema.

BIBLIOGRAFIA

1. Almeida CCJN, Mora PO, Oliveira VA, João CA, João CR, Riccio AC et al. Variables associated with family breakdown in healthy and obese/ overweigh adolescents. Revista Paulista de Pediatria. 2014;32:70-7.
2. Bion WR. Atenção e interpretação. 2. ed. Rio de Janeiro: Imago, 2006.
3. Bion WR. Learning from experience. Nova York: Jason Aronson, 1962.
4. Klein M. Amor, culpa e reparação: e outros trabalhos 1921-1945. Rio de Janeiro: Imago, 1996.
5. Klein M. Inveja e gratidão: e outros trabalhos 1946-1963. Rio de Janeiro: Imago, 1991.
6. Nogueira-de-Almeida CA, Almeida CCJN, Barreto RF, Oliveira VA, Ferrioli BHVM, João CA et al. Atuação interdisciplinar em obesidade infanto-juvenil: a experiência do CESNI. International Journal of Nutrology. 2008;1(1):7.
7. Nogueira-de-Almeida CA, Ribas Filho D, Weffort VRS, Ued F da V, Nogueira-de-Almeida CCJ, Nogueira FB, et al. First 2,200 days of life as a window of opportunity for multidisciplinary action regarding the developmental origin of health and disease: positioning of the Brazilian Association of Nutrology. International Journal of Nutrology. 2022;15(3).
8. Winnicott DW. A criança e o seu mundo. São Paulo: LTC, 1982.

39 Adesão ao tratamento de obesidade

Márcia Rocha Parizzi
Joel Alves Lamounier

INTRODUÇÃO

A construção de estratégias de prevenção e cuidado às crianças, adolescentes e adultos com obesidade tem sido apontada como um dos maiores desafios de saúde para o Brasil e outros países.

Para agravar o problema, o estigma relacionado à obesidade afeta todas as pessoas obesas, inclusive as crianças e adolescentes, que com frequência são vítimas de *bullying* no ambiente escolar e apresentam baixa autoestima, rejeição corporal, transtornos alimentares, dificuldade nas relações sociais, comprometimento do rendimento escolar, isolamento social, depressão, ingestão alimentar aumentada, menor realização de atividade física, principalmente quando associados à pobreza e a outros determinantes.

Entre os profissionais de saúde, inclusive pediatras, a condução do tratamento tem sido fonte usual de frustração, quando frequentemente se deparam com a baixa adesão aos tratamentos propostos e o abandono precoce das consultas, muitas vezes logo no início do tratamento, impossibilitando o seguimento longitudinal para cuidados em saúde e oferta de outras possibilidades terapêuticas.[1-4] Mesmo os serviços ambulatoriais específicos para a atenção aos distúrbios nutricionais na infância e adolescência, tanto no setor público quanto no privado, apontam a preocupação com as altas taxas de abandono precoce do tratamento.[1-4]

Para melhor entendimento desse fenômeno é preciso ressaltar que a obesidade deve ser considerada um processo complexo, multidimensional e determinado pela interação de diversos fatores. Está relacionada com a estrutura socioeconômica da sociedade, com as características individuais da criança obesa e da dinâmica familiar, com a qualidade da relação profissional de saúde-paciente e com as diversas concepções que subsidiam diferentes abordagens terapêuticas, fatores que podem interferir no processo de cuidado.

Este capítulo, portanto, procurou compreender a influência dos fatores relacionados à adesão ao tratamento da criança e do adolescente obesos, cuja compreensão pode ser relevante no manejo do problema pelos profissionais de saúde.

ASPECTOS SOCIOECONÔMICOS RELACIONADOS COM A OBESIDADE

De certa forma, pode-se dizer que a sociedade globalizada, cujo crescimento econômico depende do aumento da produção e da criação constante de novos produtos, não "funda comunidades", mas centros comerciais; não forma cidadãos, mas consumidores; prioriza o consumo, com seus prazeres imediatos, e o modismo massificado, padronizado e descartável, oferecidos insistentemente pela mídia. Como se utilizasse uma mão invisível, imperceptível, a mídia, de forma exaustiva, vem introduzindo, gradativamente, novos hábitos de consumo, crenças e sistema de valores, alterando profundamente os costumes, as relações com trabalho, a vida familiar e o lazer.

Dessa forma, observa-se, por exemplo, que, para manter o poder aquisitivo, os pais se encontram cada vez mais ocupados em jornadas de trabalho extenuantes e com menos tempo disponível para o desenvolvimento em família de atividades ligadas ao lazer (passeio e esportes em parques, clubes, praças), às artes, à culinária ou a qualquer outra atividade prazerosa que possa, ao mesmo tempo, ser um estímulo ao desenvolvimento e ao cuidado com os filhos.

Assim, não é incomum em muitas famílias os filhos se manterem fisicamente inativos, realizando sozinhos suas refeições sem a presença de um adulto, tendo o hábito de comer na frente da TV, expostos às propagandas que estimulam o consumo inadequado de alimentos industrializados, ultraprocessados e densamente calóricos.

No âmbito coletivo, diversas estratégias vêm sendo desenvolvidas pelo Ministério da Saúde para tentar minimizar os efeitos obesogênicos do ambiente, sensibilizar e favorecer a promoção da saúde das famílias brasileiras e prevenir os distúrbios nutricionais e as doenças crônicas não transmissíveis na vida adulta.

Dentre essas estratégias destacam-se a disponibilização de guias alimentares com diretrizes para a alimentação saudável, a regulamentação das propagandas relacionadas com alimentos industrializados, o fomento para que os municípios ofereçam espaços adequados para atividade física nas praças e vias públicas com preservação de espaços seguros para que as crianças e adolescentes possam brincar e desenvolver atividades esportivas, o incremento de equipes interdisciplinares na Atenção Primária à Saúde (APS) no Sistema Único de Saúde (SUS) para fortalecimento da Estratégia de Saúde da Família, dentre outras.

Em 2014 foi lançada a atualização do *Guia alimentar da população brasileira*, que aborda, em linguagem acessível, orientações, princípios e recomendações para uma alimentação adequada e saudável, configurando-se como um instrumento de apoio às ações de educação alimentar e nutricional no SUS. Posteriormente, em 2019, foi atualizado e ampliado o *Guia alimentar para as crianças brasileiras menores de 2 anos*, com recomendações e informações sobre aleitamento materno e alimentação complementar saudável de crianças nos 2 primeiros anos de vida para promoção do crescimento e desenvolvimento em todo o seu potencial. Em 2022, foi também publicado o *Manual de atenção às pessoas com sobrepeso e obesidade no âmbito da APS/SUS*. Além de apoiar a família no cuidado cotidiano, esses documentos subsidiam os profissionais no desenvolvimento de ações de educação alimentar e nutricional em âmbito individual e coletivo no SUS e em outros setores.

CARACTERÍSTICAS DO INDIVÍDUO OBESO E SUA DINÂMICA FAMILIAR

No âmbito individual, alguns estudos mostram que as abordagens terapêuticas para tratamento de obesidade em crianças, que delegaram aos pais a responsabilidade pelas mudanças no estilo de vida familiar, demonstraram respostas a curto e longo prazos muito melhores que outras cujas recomendações se limitaram às orientações terapêuticas nutricionais direcionadas somente às crianças.

A abordagem dos pais permite melhor compreensão da dinâmica familiar sobretudo da qualidade do vínculo mãe-filho estabelecido nos primeiros anos de vida, um determinante importante da obesidade e do insucesso do tratamento em crianças. Na primeira infância, mães com dificuldade no estabelecimento da relação mãe-filho podem, por exemplo, de maneira inconsciente, compensar a rejeição inicial superalimentando o filho, oferecendo alimento de forma indiscriminada, insistente e insensível às reais necessidades da criança (fome, saciedade, frio, calor, sono etc.).

Aos poucos, a percepção fisiológica de saciedade da criança pode ser substituída pela saciedade do outro, ou seja, a mãe que superalimenta o filho busca oferecer a quantidade que vai deixá-la emocionalmente satisfeita, que é sempre superior à necessidade real da criança. Ao perder a capacidade de diferenciar a fome de uma sensação distinta de outras tensões, frustrações ou necessidades internas, a criança tende a ingerir alimentos como forma de compensação para seus problemas emocionais e perde sua autonomia e autoconfiança para responder positivamente às tensões e às frustrações com as quais se depara em seu cotidiano, mantendo, obviamente, esse mesmo comportamento quando já está em tratamento.

Pesquisas demonstram que, quando o excesso de peso já está instalado, quanto mais excessivo é o controle materno para restringir o acesso aos alimentos e a quantidade ingerida pelos filhos, mais dificuldade estes têm para autorregular sua ingestão. Acredita-se que a percepção dos pais de que seus filhos estão ganhando peso pode ser fator de risco importante para que eles desenvolvam o estado de obesidade. Cobranças inadequadas e restrições alimentares impostas pelos pais podem, inadvertidamente, promover o gosto de seus filhos por alimentos densamente calóricos, interferindo, consequentemente, na adesão ao tratamento.

Embora a obesidade seja uma condição clínica de causalidade complexa, os familiares (e, muitas vezes, os profissionais) fazem uma leitura simplista do problema e desconsideram que a criança obesa está inserida nesse contexto familiar e social que determina e estimula seu ganho de peso. Geralmente elas são vistas como as únicas responsáveis por seu estado de obesidade – equívoco que gera baixa autoestima e sensação de fracasso. Muitas vezes se sentem discriminadas, desamparadas e culpadas. Nesses casos, a discriminação manifesta-se como um sentimento de hostilidade contra si mesmos e de agressividade contra os outros. Na certeza de que são fracassados, feios e rejeitados, faltam-lhes sentimentos de autoclemência, empatia e compreensão, tornam-se arredios e isolam-se. Esses aspectos são relevantes para a compreensão da não adesão ao tratamento.

Dificilmente as crianças obesas sentem-se suficientemente relaxadas e indulgentes consigo mesmas, isto é, livres do rigor da autocrítica e do sentimento de culpa, para levar o tratamento adiante. Qualquer dificuldade na reeducação alimentar é vista por elas como fracasso, não como parte dos processos naturais de aprendizagem. O comportamento de resistência decorrente dessa dificuldade, infelizmente, é visto e tratado equivocadamente como preguiça, desinteresse e falta de força de vontade, reforçando ainda mais o problema. Dessa forma, abordagens inadequadas podem dificultar a adesão da criança a adaptar-se sozinha às novas mudanças de hábito propostas, sendo crucial o correto envolvimento da família e o atendimento dos pais nesse processo.

A ABORDAGEM TERAPÊUTICA E A QUALIDADE DA INTERAÇÃO COM O PROFISSIONAL DE SAÚDE

Na literatura, a palavra da língua inglesa *compliance* é o termo mais usado nos estudos sobre adesão ao tratamento médico. *Compliance*, cujo significado em inglês é "*the quality or state of willingly carrying out the wishes of others: obedience, submission, tractability*", é uma palavra com conotações negativas, que sugere docilidade e submissão. "*The compliant patient*" é aquele que se submete passivamente às prescrições do médico ou segue seus conselhos. Não aderir implica desobediência, recusa a obedecer e merecimento de punição. Nesse conceito, o "paciente" é considerado uma pessoa passiva, que deve atender às recomendações médicas sem questioná-las. As dimensões psicossociais e subjetivas envolvidas no processo são ignoradas ou muitas vezes nem são percebidas pelo profissional, que com frequência utiliza o espaço da consulta apenas para reforçar e, até mesmo, impor suas recomendações.

Na prática a conduta terapêutica é direcionada para o excesso de peso, a despeito da complexidade envolvida. O "diagnóstico" se faz pela constatação do excesso de gordura e quantificação da obesidade a partir do índice de massa corporal (IMC), e o tratamento se estrutura na concepção reducionista de que a obesidade é fruto de uma inadequação matemática, de um desequilíbrio energético que precisa ser corrigido. Considera-se, portanto, que as intervenções terapêuticas devam ser direcionadas apenas para a "ponta do *iceberg*", o excesso de gordura corporal. O campo de atuação do profissional é a doença e não a criança. Não há um tempo para reflexão na tentativa de compreender a criança para além do seu corpo e adoecimento.

Dessa forma, abordagens padronizadas, reducionistas e focadas na orientação de dietas rígidas podem agravar e perpetuar o problema, na medida em que exigem o "emagrecimento" como o objetivo do tratamento. Nessas circunstâncias, todos se angustiam, o profissional, a criança e a família, e o abandono do tratamento infelizmente pode acorrer. É como em um círculo vicioso: logo depois a família procura outro serviço, onde tudo acontece novamente.

Para Ferreira, na medicina, o profissional aprisionado à técnica, aos protocolos e às normas, na ânsia de curar, utiliza-se de uma postura de quem "ocupa um lugar do saber, daquele que sabe as respostas para as demandas do paciente". Não é suficientemente cauteloso para "escutar e refletir sobre os desejos e demandas que advêm de cada sujeito". No furor pela cura da "doença", o profissional suprime o sujeito do âmbito da clínica, para quem tem respostas apenas científicas:

"Para o médico, no lugar de agente, de sujeito, o paciente ocupa o lugar de objeto, devendo informar suas queixas com precisão, falar de sua moléstia e revelar seus sinais e sintomas. O médico busca uma resposta científica, técnica, para resolver as queixas e os anseios do paciente. Por esse caminho, muitas coisas serão resolvidas, mas na vida concreta nem tudo vai tão bem. A mãe continua reclamando, insegura, chorosa. O obeso continua obeso. O rapazinho diabético não segue o protocolo e seu diabetes está cada vez mais descontrolado. [...] Nessas situações, estabelece-se um desconforto intenso na relação médico-paciente, que 'felizmente' para ambos, termina se rompendo, ou será resolvido pelo encaminhamento a outro profissional. Entretanto, a história quase sempre continuará em outro lugar [...]" (Ferreira; Fontes, 2010, p.21).

Nesse sentido, alguns ambulatórios especializados em cirurgia bariátrica, que atuam com equipe interdisciplinar, estão tendo muito cuidado na tomada de decisão sobre a realização da cirurgia. Percebem que, se o desenvolvimento da obesidade, que já se iniciou na infância, em um paciente adulto foi decorrente de um conflito psíquico que não foi adequadamente abordado nos tratamentos anteriores, e mesmo assim a cirurgia bariátrica é realizada, os resultados pós-cirúrgicos poderão ser desastrosos. Por isso muitas vezes a cirurgia não é realizada, para proteger o paciente de um risco maior.

A opção então é desistir da cirurgia e propor outra intervenção mais adequada. A equipe interdisciplinar convoca e motiva o paciente para tratar a verdadeira causa de sua obesidade. Ou seja, a abordagem terapêutica do conflito psíquico ainda não abordado não poderá mais ser postergada: ou se trata o que há por trás da obesidade ou a cirurgia não poderá ser realizada, pela grande possibilidade de agravamento do quadro. A subjetividade do paciente, provavelmente abolida nos tratamentos anteriores, precisa agora ser ressaltada e considerada.

Diversos estudos demonstraram a importância do atendimento interdisciplinar como forma de abordar, de maneira consistente, os aspectos subjetivos envolvidos no processo. A equipe interdisciplinar pode proporcionar inclusive a possibilidade de rodas de conversa entre os integrantes da equipe, para discussão dos casos visando à qualificação do profissional na abordagem à criança e à família.

O Ambulatório interdisciplinar "Janela da Escuta", especializado na Saúde do Adolescente, com frequência recebe pacientes encaminhados de outros serviços trazendo nos relatórios de encaminhamento um registro de que se trata "de um caso de obesidade refratário ao tratamento". A equipe interdisciplinar desse ambulatório propõe uma abertura para "escuta" das demandas desses adolescentes para além da obesidade, permitindo encontrar saídas terapêuticas singulares que valorizam o saber que vem do sujeito obeso. Esses profissionais consideram a construção de uma relação de confiança entre o profissional, o adolescente e a família com fortalecimento do vínculo a base para qualquer início de trabalho clínico, que permite deixar aflorar demandas singulares de tratamento.

No âmbito individual, as práticas que se baseiam em ações voltadas para a redução dos fatores de risco com prescrição de condutas tendem a culpabilizar a criança e a família e quase nunca criam vínculos. Ao contrário, valorizar a escuta refinada, as experiências de cada um em seus contextos familiar, social, cultural e biológicos, possibilita a construção de vínculos, o cuidado longitudinal, o conhecimento ao longo do tempo e a confiança necessária para que as reais demandas subjetivas de tratamento possam emergir, o que permite encontrar saídas singulares para cada criança e adolescente com obesidade.

No lugar da exigência do emagrecimento, a opção poderia ser a garantia da construção do vínculo!

REFERÊNCIAS BIBLIOGRÁFICAS

1. Parizzi MR. Adesão ao tratamento de crianças e adolescentes obesos atendidos no ambulatório do Hospital das Clínicas da Universidade Federal de Minas Gerais – HC/UFMG [dissertação]. Belo Horizonte; Faculdade de Medicina da Universidade Federal de Minas Gerais; 2004.
2. Pinelli L, Elerdini N, Faith MS, Ambruzzi A, De Simone M, Leggeri G, et al. Childhood obesity: results of a multicenter study of obesity treatment in Italy. J Pediatr Endocrinol Metabol (London). 1999;12:795-9.
3. Nogueira TF, Zambon MP. Reasons for non-adherence to obesity treatment in children and adolescents. Rev Paul Pediatr. 2013 Sep;31(3):338-43.

4. Moro V. Características epidemiológicas e clínicas das crianças e adolescentes com sobrepeso e obesidade na primeira consulta no ambulatório de nutrologia da Secretaria Municipal de Saúde de Ribeirão Preto [dissertação]. Ribeirão Preto: Faculdade de Medicina de Ribeirão Preto; 2023.

BIBLIOGRAFIA

1. Barlow Sarah E, Dietz WH. Obesity evaluation and treatment: expert committee recommendations. Pediatrics (Evanston). 1998(102);3. Disponível em: www.pediatrics.org/cgi/content/full/102/3/e29. Acesso em: 10 set. 2003.
2. Birch Leann I, Fisher JO. Mothers' child-feeding practices influence daughters' eating and weight. Am J Clin Nutr (Bethesda). 2000;(71):1054-61.
3. Bissell P, May CR, Noyce PR. From compliance to concordance: barriers to accomplishing a re-framed model of health care interactions. Soc Science Med Oxford, 2003. Disponível em: www.elsevier.com/locate/socscimed. Acesso em: 3 maio 2004.
4. Branden N. Autoestima: o sistema imunológico da consciência. In: Autoestima e os seus seis pilares. 7.ed. São Paulo: Saraiva; 2002.
5. Brasil. Ministério da Saúde. Secretaria de Atenção Primária à Saúde. Departamento de Promoção da Saúde. Manual de atenção às pessoas com sobrepeso e obesidade no âmbito da Atenção Primária à Saúde (APS) do Sistema Único de Saúde [recurso eletrônico]. Brasília, DF: Ministério da Saúde; 2022.
6. Brasil. Ministério da Saúde. Secretaria de Atenção Primaria à Saúde. Departamento de Promoção da Saúde. Guia alimentar para crianças brasileiras menores de 2 anos. Brasília, DF: Ministério da Saúde; 2019.
7. Brasil. Anvisa. Resolução-RDC n. 24, de 15 de junho de 2010. Agência Nacional de Vigilância Sanitária. Ministério da Saúde, 2010.
8. Bruss MB, Morris J, Dannison L. Prevention of childhood obesity: sociocultural and familial factors. J Am Diet Assoc. 2003;8(103):1042-5.
9. Chagas AJ, Lamounier JA, Vieira Enio C. Obesidade. In: Leão E, et al. Pediatria ambulatorial. Belo Horizonte: CoopMed; 2005.
10. Consenso Latino-Americano de Obesidade, 1998. Disponível em: www.abeso.org.br/pdf/consenso.pdf. Acesso em: 7 set. 2004.
11. Cutting TM, Fisher JO, Grimm-Thomas K, Birch LL. Like mother, like daughter: familial patterns of overweight are mediated by mothers' dietary disinhibition. Am J Clin Nutr (Bethesda). 1999;(69):608-13.
12. Dozier Júnior RW. Ódio-próprio, autoestima e suicídio: o ódio-próprio e os distúrbios alimentares. In: Por que odiamos. São Paulo: M.Books; 2004.
13. Epstein LH, Roemmich JN, Raynor HA. Behavioral therapy in the treatment of pediatric obesity. Pediatr Clin North Am (Philadelphia). 2001;4(48):981-93.
14. Fisher JO, Birch LL. Restricting access to palatable foods affects children's behavioral response, food selection, and intake. Am J Clin Nutr (Bethesda). 1999;(69):1264-72.
15. Ferreira RA, Fontes MJF. Relação médico-paciente em pediatria. In: Martins MA, Viana MRA, Vasconcellos MC, Ferreira RA. Semiologia da criança e do adolescente. Rio de Janeiro: MedBook; 2010. p.19-28.
16. Fonseca JGM, Pereira MJL. Dilemas e paradoxos da sociedade contemporânea. In: Faces da decisão: as mudanças de paradigmas e o poder da decisão. São Paulo: Makron Books; 1997.
17. Fonseca JGM, Silva MKS, Félix DS. Obesidade: uma visão geral. In: Obesidade e outros distúrbios alimentares. Rio de Janeiro: Medsi; 2001.
18. Garcia RWD. Reflexos da globalização na cultura alimentar: considerações sobre as mudanças na alimentação urbana. Rev Nutr (Campinas). 2003;4(16):483-92.

19. Golan M, Weizman A, Apter A, Fainaru M. Parents as the exclusive agents of change in the treatment of childhood obesity. Am J Clin Nutr (Bethesda). 1998;(67):1130-5.
20. Israel AC, Silverman WK, Solotar LC. Baseline adherence as a predictor of dropout in a children's weight-reduction program. J Consult Clin Psychol (Washington). 1987;5(55):791-3.
21. Kumanyika SK. Minisymposium on obesity: overview and some strategic considerations. Ann Rev Public Health (Palo Alto). 2001;(22):293-308.
22. Muller AL, Silva CRL, Vargas DM. Percepções de aspectos psicossociais no cuidado em saúde de adolescente com obesidade grave. Rev Psicol Saúde. 2019;11(Suppl 3):125-38.
23. Mustajoki P, Pekkarinen T. Maintenance programmes after weight reduction: how useful are they? Int J Obes (London). 1999;(23):553-5.
24. National Center for Health Statistics. National Health and Nutrition Examination Survey. CDC growth charts: United States. Percentile data files with LMS values. Disponível em: www.cdc.gov/nchs/about/major/nhanes/growthcharts/datafiles.htm. Acesso em: 1 abr. 2004.
25. Nóbrega FJ, Campos ALR, Nascimento CFL. Vínculo mãe/filho na obesidade. In: Distúrbios nutricionais e fraco vínculo mãe/filho. 2.ed. Rio de Janeiro: Revinter; 2000.
26. Organização Panamericana da Saúde (Paho). 132ª Sessão do Comitê Executivo: dieta, nutrição e atividade física. Washington, DC, 2003 (CE132/21 (Port.)).
27. Parizzi MR, Tassara V. Obesidade na infância. In: Obesidade e outros distúrbios alimentares. Rio de Janeiro: Medsi; 2001.
28. Parizzi MR. Concepções, atitudes e práticas do médico no atendimento da criança e do adolescente obesos [tese – doutorado em Ciências da Saúde). Belo Horizonte: UFMG; 2011.
29. Pimenta Filho JA. Obesidade: uma das formas do mal-estar contemporâneo. Acheronta – Revista de Psicoanálisis y Cultura (Buenos Aires). 2003(18). Disponível em: https://www.acheronta.org/acher. Acesso em: 25 set. 2023.
30. Pizzinatto VT. Obesidade infantil: processo psicossomático e evolutivo. São Paulo: Sarvier; 1992.
31. Ramos M, Stein LM. Desenvolvimento do comportamento alimentar infantil. J Ped (Rio de Janeiro). 2000;3(76):S229-S37.
32. Rocha FR, Grillo CFC, Mourão M. Janela da escuta: o adolescente especialista de si e a tessitura de uma rede sob medida. Belo Horizonte: UFMG; 2022.
33. Tonial SR. Desnutrição e obesidade: faces contraditórias na miséria e na abundância. Recife: Instituto Materno Infantil de Pernambuco (IMIP); 2001 (Série: Publicações Científicas do Instituto Materno Infantil de Pernambuco (IMIP), n. 2).
34. Vermeire E, Hearnshaw H, Van Royen P, Denekens J. Patient adherence to treatment: three decades of research: a comprehensive review. J Clin Pharm Ther (Oxford). 2001;(26):331-42.
35. World Health Organization (WHO). WHO Consultation on Obesity. Obesity: preventing and managing the global epidemic. Genebra: WHO/NUT/NCD/98.1; 1997. Disponível em: www.who.int/nut/document/obesity_executive_summary.pdf. Acesso em: 30 ago. 2003.

40 Obesidade na adolescência

Silvia Eloiza Priore
Ariane Ribeiro de Freitas Rocha
Núbia de Souza de Morais
Roberta Stofeles Cecon
Valter Paulo Neves Miranda
Franciane Rocha de Faria Barbosa

INTRODUÇÃO

A obesidade é uma doença crônica que afeta indivíduos de todas as idades e de todos os países. Segundo a Sociedade Brasileira de Pediatria (SBP),[1] a obesidade resulta do balanço energético positivo, sendo caracterizada por um acúmulo de gordura corporal, com hiperplasia e hipertrofia dos adipócitos, de etiologia multifatorial, resultado de uma complexa interação entre fatores genéticos, metabólicos, nutricionais, ambientais, políticos, psicossociais, comportamentais, econômicos e de estilo de vida.[1-3]

Considerada no século passado uma doença predominantemente de adultos e idosos, atualmente a obesidade infantil e na adolescência é um problema de saúde pública, considerado fator de risco de alta probabilidade de morte prematura, de doenças metabólicas e cardiovasculares, diabete melito tipo 2, hipertensão arterial, problemas ortopédicos e alguns tipos de câncer, tendo impacto maior na morbidade do que na mortalidade dessas crianças e adolescentes.[2,4,5]

Os profissionais de saúde preocupam-se com agravos e danos resultantes da obesidade, visto que crianças com obesidade têm 75% mais chances de se tornarem adolescentes com obesidade, os quais, por sua vez, apresentam 89% de chance de se tornarem adultos com obesidade. Esse quadro encarece o serviço público, pois o custo do tratamento da obesidade e as doenças associadas a ela é superior ao custo da prevenção destas, impactando em aproximadamente 2 bilhões de dólares no ano de 2020, com previsão de 4 bilhões de dólares em 2035.[5,6]

Importante ressaltar que a adolescência, por ser um período no qual ocorrem mudanças físicas, psicológicas e sociais, marcadas pelo rápido crescimento (com aumento do peso e da altura) e pela maturação sexual, pode ser uma fase propensa ou desencadeante da obesidade, uma vez que os adolescentes vivenciam conflitos e dificuldades, modificam hábitos alimentares (consumo excessivo de alimentos gordurosos e açucarados, *fast-food*) e comportamentais (atividade física e sedentarismo) e podem ser influenciados por amigos, pais e/ou responsáveis, bem como pelos meios de comunicação.[3]

Este capítulo tem como objetivo apresentar a epidemiologia da obesidade, com ênfase nos métodos de diagnóstico, nos fatores de risco hormonais e cardiometabólicos, no estilo de vida e no tratamento dessa doença na adolescência.

EPIDEMIOLOGIA DA OBESIDADE

A obesidade tem recebido destaque no cenário epidemiológico mundial, pois se constitui em importante problema de saúde pública, sendo considerada pela Comissão de Obesidade *The Lancet* uma pandemia, e um dos três elementos da sindemia global, juntamente com as pandemias de desnutrição e mudanças climáticas.[6]

Segundo o Atlas Mundial da Obesidade de 2023,[5] a previsão é de que a prevalência em crianças e adolescentes aumente até o ano de 2035 em todas as regiões do mundo, passando de 3 para 14% na região Africana, de 3 para 16% na Asiática, de 8 para 21% na Europeia, de 11 para 23% na Mediterrânea e de 16 para 33% nas Américas.[5]

No Brasil, a Pesquisa de Orçamentos Familiares (POF)[7] de 2008-2009 traz em sua publicação a evolução temporal do estado nutricional da população brasileira, contemplando dados dos anos de 1974 até 2009, que mostram redução de déficit ponderal de 10,1 para 3,7% em adolescentes do sexo masculino, e de 5,1 para 3% no feminino, enquanto o excesso de peso aumentou ao longo desses 35 anos de 7,6 para 19,4% no masculino e de 3,7 para 21,7% em adolescentes do sexo feminino. Já a obesidade, especificamente, aumentou nesse mesmo período, de 0,4 para 5,9% no sexo masculino e de 0,7 para 4% no feminino.

Esses valores representam a transição no qual o Brasil se encontrava no período de 1974 a 2009, em que se percebiam modificações epidemiológicas, demográficas e nutricionais[1] (Tabela 1).

A partir de 2009 foram realizadas outras pesquisas[8-10] com o público adolescente:

- A Pesquisa Nacional de Saúde do Escolar (PeNSE)[8,9] teve quatro edições: em 2009, 2012, 2015 e 2019. Seu objetivo foi analisar os fatores de risco e de proteção à saúde de adolescentes estudantes do 9º ano do ensino fundamental de escolas públicas e particulares das capitais estaduais e do Distrito Federal. Em 2009[8] a prevalência de obesidade encontrada nessa pesquisa foi de 7,2%, e em 2015[9] foi de 7,8%. Não foi realizada avaliação do estado nutricional nas edições de 2012 e 2019 (Figura 1).
- O Estudo de riscos cardiovasculares em adolescentes (Erica)[10] ocorreu nos anos de 2013-2014. É um estudo nacional, de base escolar, que objetivou traçar o perfil dos

Tabela 1 Principais modificações epidemiológicas, demográficas e nutricionais ocorridas no Brasil nas últimas décadas

Epidemiológicas	Demográficas	Nutricionais
Diminuição das doenças infecciosas	Aumento da população acima de 60 anos	Aumento da realização de refeições fora do lar
Diminuição da desnutrição energético-proteica	Diminuição da fecundidade	Diminuição do consumo de alimentos tradicionais (p. ex., mandioca, arroz e feijão)
Aumento do excesso de peso	Diminuição da mortalidade	Aumento do consumo de refrigerantes e alimentos ricos em gordura e açúcar
Melhoras no calendário vacinal	Aumento da expectativa de vida	Redução no consumo de fibras
Aumento das doenças crônicas não transmissíveis		

Fonte: SBP.[1]

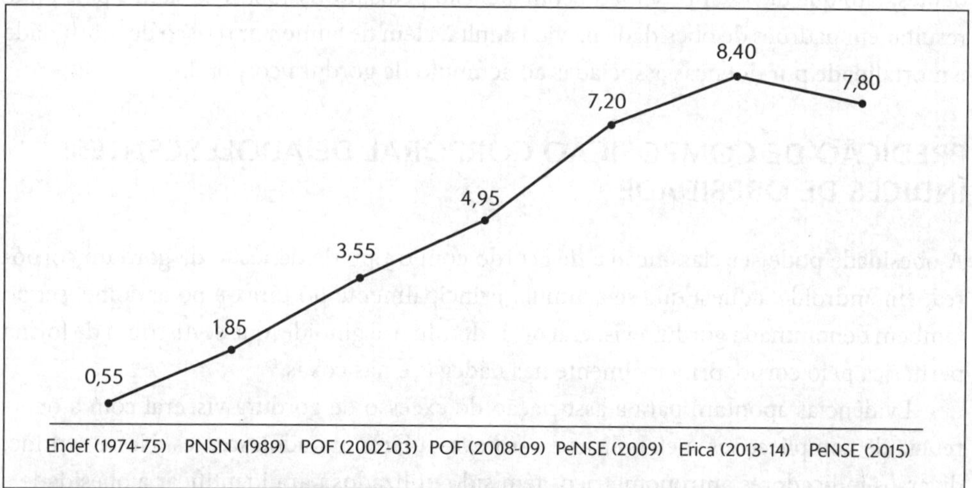

FIGURA 1 Série histórica da prevalência de obesidade em adolescentes brasileiros, de ambos os sexos, segundo inquéritos, pesquisas e estudos nacionais

Endef: Estudo Nacional de Despesa Familiar; Erica: Estudo de riscos cardiovasculares em adolescentes; PeNSE: Pesquisa Nacional de Saúde do Escolar; PNSN: Pesquisa Nacional sobre Saúde e Nutrição; POF: Pesquisa de Orçamentos Familiares.

Fonte: elaborada pelos autores.

fatores de risco para doenças cardiovasculares nessa população, além de conhecer a proporção de adolescentes com diabete melito e obesidade. Avaliaram-se escolares de 12 a 17 anos, sendo encontrada prevalência de 8,4% de obesidade nessa população.

Analisando os dados dos estudos nacionais, percebe-se que a prevalência de obesidade nos adolescentes brasileiros vem aumentando desde a década de 1970, resultado semelhante ao dos demais grupos etários (crianças, adultos e idosos), e também aos dados observados em todo o mundo.[11] O Brasil, assim como outros países, participa da Agenda Internacional que tem como metas os Objetivos de Desenvolvimento Sustentável (ODS),[12] que possui entre seus princípios o de saúde e bem-estar para população, além de apresentar políticas públicas e programas/ações relacionados à diminuição da prevalência de doenças crônicas não transmissíveis (DCNT), que têm como principal fator de risco a obesidade.

O Plano de Ações Estratégicas para o Enfrentamento das Doenças Crônicas Não Transmissíveis no Brasil 2011-2022,[13] atualizado no ano de 2021, com vigência para os anos de 2021-2030,[14] tem como meta deter o crescimento da obesidade em todas as faixas etárias. O Plano em vigência estabeleceu como meta para 2030 a redução de 2% da obesidade em adolescentes, considerando como linha de base a prevalência encontrada na PeNSE de 2015.[13,14]

De acordo com a Figura 1, a obesidade em adolescentes apresenta valores ascendentes, fato que deve ser observado com atenção pelos profissionais de saúde, pois pode resultar em padrões de obesidade na vida adulta, além de aumentar o risco de morbidade e mortalidade por doenças associadas ao acúmulo de gordura corporal.

PREDIÇÃO DE COMPOSIÇÃO CORPORAL DE ADOLESCENTES: ÍNDICES DE OBESIDADE

A obesidade pode ser classificada, de acordo com o tipo de depósito da gordura corpórea, em androide, aquela que se acumula principalmente no tórax e no abdome, sendo também denominada gordura visceral ou abdominal, e ginoide, que se distribui de forma periférica pelo corpo, principalmente nas nádegas e nas coxas.[15]

Evidências apontam para a associação do excesso de gordura visceral com a ocorrência de complicações metabólicas e cardiovasculares em adolescentes. Nesse sentido, diversos indicadores antropométricos têm sido utilizados para identificar a obesidade e a distribuição da gordura corpórea nesses indivíduos.[16-19]

É importante considerar que a proporção entre tecido muscular e adiposo varia de acordo com o sexo e idade, o que torna mais difícil a adoção de pontos de corte específicos para índices de adiposidade na adolescência. Dessa forma, a identificação de pontos de corte para índices de adiposidade específicos para esse grupo fisiológico, de acordo com o sexo e fase da adolescência, que sejam mais precisos para estimar gordura corporal, é fundamental para auxiliar no controle e acompanhamento do sobrepeso e obesidade em adolescentes.[20]

Índice de massa corporal (IMC)

Parâmetro mais utilizado em todas as faixas etárias, possibilita diagnosticar baixo peso e excesso de peso (sobrepeso e obesidade).[18] É calculado pela razão entre peso em quilos e altura em metros quadrados (kg/m^2).

$$\text{IMC } (kg/m^2) = \text{peso}/(\text{altura})^2$$

A classificação do IMC para adolescentes é feita com base nas tabelas e curvas (modelo gráfico) recomendadas pela Organização Mundial da Saúde (OMS), e disponíveis no *site* www.who.int/growthref/en/, sendo diferenciadas por sexo e faixa etária. Para facilitar a aplicação das curvas de referência para adolescentes, a OMS desenvolveu o aplicativo WHO Anthro Plus, disponível gratuitamente, que compreende três módulos: calculadora antropométria, avaliação individual e inquérito nutricional. O *software* pode ser baixado pelo *site* https://www.who.int/toolkits/growth-reference-data-for-5to-19-years/application-tools.

O IMC é comumente usado em estudos populacionais e no atendimento clínico, em razão do baixo custo, da facilidade de aferição das medidas e da alta reprodutibilidade. Entretanto, apresenta limitações, como a de não informar a distribuição da gordura corpórea e não distinguir massa gorda de massa magra.[21] Mesmo com limitações, esse índice é recomendado pela OMS para avaliar o estado nutricional de adolescentes e das demais faixas etárias do ciclo vital.[22]

Em virtude da limitação do IMC, um estudo com adolescentes de ambos os sexos de 10 a 19 anos foi realizado a fim de propor pontos de corte para estimar o excesso de gordura corporal pelo IMC, utilizando a Dexa como referência.[20] Os autores verificaram o ponto de corte de 18,03 para meninas de 10 a 13 anos (fase inicial), 19,65 para aquelas de 14 a 16 anos (fase intermediária) e 20,66 para as de 17 a 19 anos (fase final). Já para os meninos, os valores observados foram 18,18 para aqueles na fase inicial, 21,26 para a fase intermediária e 24,79 para a final. Valores de IMC acima desses pontos de corte indicaram excesso de gordura corporal nesses adolescentes.[20]

É importante notar ainda que o estado nutricional na adolescência tem se mostrado fator determinante da situação nutricional de adultos, existindo correlação entre o peso e o valor de IMC dos adolescentes com todas as variáveis antropométricas e de composição corpórea avaliadas na faixa etária adulta (peso, IMC, perímetro da cintura e quadril e percentual de gordura corporal – %GC), indicando a necessidade do acompanhamento nutricional na adolescência para promoção da saúde e prevenção de agravos futuros.[16]

Absortometria de raio x de dupla energia (Dexa)

Técnica indireta de análise da composição corpórea, a Dexa é precisa, porém com limitada aplicação prática, em virtude de seu alto custo financeiro. É uma técnica de escaneamento, na qual raios x são emitidos no indivíduo realizando análises transversas em intervalos de 1 cm da cabeça aos pés, sendo hoje considerada um método padrão ouro para avaliação da composição corpórea.[23,24]

Considerada uma técnica não invasiva e segura, a Dexa determina a massa de gordura corpórea (em diferentes regiões do corpo, como pernas, braços e tronco, diferenciando lados esquerdo e direito), massa livre de gordura e massa óssea.[24] No caso de adolescentes, a gordura corporal pode ser avaliada utilizando-se pontos de corte propostos por Willians,[25] que considera risco de excesso percentuais de gordura corpórea ≥ 25 e < 30%, para sexo feminino, e ≥ 20 e < 25%, para o masculino, e classifica como excesso valores ≥ 30% para o sexo feminino e > 25% para sexo masculino.

Dobras cutâneas (DC)

São consideradas técnicas duplamente indiretas de avaliação da gordura corpórea, uma vez que resultam de equações derivadas de métodos indiretos.[24] Ainda, são consideradas de fácil utilização, boa precisão e baixo custo em comparação a outros métodos. Sua precisão depende do treinamento do profissional que realizará a aferição e sua familiaridade com os pontos anatômicos.[24]

As DC podem ser aferidas em diferentes pontos anatômicos, como coxa, perna, tórax, abdome, braço, costas, pescoço, entre outros, sendo as mais aferidas as DC tricipital (DCT), bicipital (DCB), suprailíaca (DCSI) e subescapular (DCSE). O somatório das dobras bicipital e tricipital avalia o percentual de gordura periférica, e o somatório das dobras suprailíaca e subescapular avalia a gordura central, distribuição esta relacionada com fatores de risco cardiovasculares, diabete melito, resistência à insulina, entre outros.[26]

Na descrição da técnica de aferição das DC, Jelliffe[27] afirma que estas consistem em uma dupla camada de pele e gordura subcutânea, e que o local de aferição depende do objetivo do estudo, da idade da população ou indivíduo examinado, do sexo, da precisão na localização do ponto anatômico e da homogeneidade da espessura da camada de gordura e pele da região que se pretende avaliar.[27]

Essas dobras devem ser aferidas com o adipômetro, sendo utilizado o lado esquerdo do corpo para todas as DC, situação em que o profissional previamente treinado pressiona as duas camadas de pele e gordura subcutânea entre o polegar e o dedo indicador.[27]

Para avaliar o %GC em adolescentes, existem diversas equações, criadas para populações específicas, que devem ser utilizadas com cautela, de acordo com o objetivo e a população estudada.[28]

Na Tabela 2 encontram-se as principais equações de gordura corpórea e de massa livre de gordura para adolescentes.

Tabela 2 Equações de gordura corpórea e massa livre de gordura

Referência	Sexo	Equação
Durnin e Rahaman (1967)	Masculino[a] Feminino[a]	D = 1,1533 – 0,0643 (log $\sum$ 4 dobras cutâneas) D = 1,1369 – 0,0598 (log $\sum$ 4 dobras cutâneas) % GC = [(4,95/D) – 4,50] × 100
Durnin e Womersley (1974)	Masculino[b] Feminino[b]	D = 1,1620 – 0,063 (log $\sum$ 4 dobras cutâneas) D = 1,1549 – 0,0678 (log $\sum$ 4 dobras cutâneas) %GC = [(4,95/D) – 4,50] × 100
Boileau et al. (1985)	Masculino	%GC = 1,35 [tricipital (mm) + subescapular (mm)] – 0,012 [tricipital (mm) + subescapular (mm)]^2 – 4,4
	Feminino	%GC = 1,35 [tricipital (mm) + subescapular (mm)] – 0,012 [tricipital (mm) + subescapular (mm)]^2 – 2,4
Slaughter et al. (1988)	Masculino Feminino	%GC = 0,735 [tricipital (mm) + panturrilha (mm)] + 1,0 %GC = 0,610 [tricipital (mm) + panturrilha (mm)] + 5,1
	Masculino[c] Feminino[c]	%GC= 1,21 [tricipital (mm) + subescapular (mm)] – 0,008 [tricipital (mm) + subescapular (mm)]^2 + C %GC = 1,33 [tricipital (mm) + subescapular (mm)] – 0,013 [tricipital (mm) + subescapular (mm)]^2 – 2,5
	Masculino[d] Feminino[d]	%GC = 0,783 [tricipital (mm) + subescapular (mm)] + 1,6 %GC = 0,546 [tricipital (mm) + subescapular (mm)] + 9,7
Weststrate e Deurenberg (1989)	Masculino Feminino	%GC = [562 – 4,2 (I – 2)]/D[†]– [525 – 4,7 (I –2)] %GC = [553 – 7,3 (I – 10)]/D[†]– [514 – 8 (I –10)]
Guo et al. (1989)	Masculino	MLG = 0,646 (P) – 0,116 [panturrilha lateral (mm)] – 0,375 [axilar média (mm)] + 0,475 [PB (cm)] + 0,156 (E^2/R) – 2,932
	Feminino	MLG = 0,682 (P) – 0,185 [panturrilha lateral (mm)] – 0,244 [tricipital (mm)] – 0,202 [subescapular (mm)] + 0,182(E^2/R) + 4,338
Deurenberg et al. (1990)	Masculino Feminino	%GC = 18,88 [log ($\sum$4 dobras cutâneas)] – 15,58 %GC = 39,02 [log ($\sum$4 dobras cutâneas)] – 43,49
Deurenberg et al. (1991)	Masculino/ feminino[e]	%GC = 1,51 (IMC) – 0,70 (I) – 3,6 (S) + 1,4
	Masculino/ feminino[f]	%GC = 1,2 (IMC) + 0,23 (I) – 10,8 (S) – 5,4

(continua)

Tabela 2 Equações de gordura corpórea e massa livre de gordura (*continuação*)

Referência	Sexo	Equação
Houtkooper et al. (1992)	Masculino/ feminino	$MLG = 0{,}61(E^2/R) + 0{,}25(P) + 1{,}31$
Ellis (1997) e Ellis et al. (1997)	Masculino[g]	$G = 0{,}534\ (P) - 1{,}59\ (I) + 3{,}03$
	Masculino[h]	$G = 0{,}594\ (P) - 0{,}381\ (E) + 36{,}0$
	Feminino[g]	$G= 0{,}642\ (P) - 0{,}120\ (E) - 0{,}606\ (I) + 8{,}98$
	Feminino[h]	$G= 0{,}653\ (P) - 0{,}163(E) - 0{,}298\ (I) + 10{,}7$
Flavel et al. (2012)	Feminino[i]	$\%G=11{,}03 + 0{,}93(IMC) + 0{,}30(C) - 0{,}24(E) + 0{,}48(PT) + 0{,}07(Q)$
	Masculino[i]	$\%G=1{,}09 + 0{,}63(TR) + 0{,}36(CX) + 0{,}50(SI) - 0{,}16(SB) + 0{,}33(BI)$

[a] Equações para adolescentes de 15 a 16 anos.

[b] Equações para adolescentes de 17 a 18 anos.

[c] Equação para somatório das dobras tricipital e subescapular ≤ 35 mm.

[d] Equação para somatório das dobras tricipital e subescapular > 35 mm.

[e] Equação para adolescentes com idade ≤ 15 anos.

[f] Equação para adolescentes com idade ≥ 16 anos.

[g] Equação para indivíduos brancos.

[h] Equação para indivíduos negros.

[i] Adolescentes até 17 anos.

log Σ 4 dobras cutâneas = logaritmo da soma das dobras cutâneas bicipital, tricipital, subescapular e suprailíaca; para meninos de 2 a 18 anos: D† = {1,1315 + [0,0018 (I - 2)]} - [0,0719 - 0,0006 (I - 2) × log (Σ 4 dobras cutâneas)] e para meninas de 11 a 18 anos: D† = {1,1350 + [0,0031 (I - 10)]} - [0,0719 - 0,0003 (I - 2) × log (Σ 4 dobras cutâneas)]; D: densidade (g/L); I: idade; G: gordura corpórea (kg); IMC: índice de massa corporal (kg/m²); %GC: percentual de gordura corporal; BI: dobra cutânea do bíceps em mm; C = constantes, conforme a maturação e a etnia dos meninos: pré-púberes = -3,5 (negros) e -1,7 (brancos); púberes = -5,2 (negros) e -3,4 (brancos); pós-púberes = -6,8 (negros) e -5,5 (brancos); CX: dobra cutânea da coxa em mm; E: estatura (cm); MLG: massa livre de gordura (kg); P: peso corpóreo (kg); PB: perímetro braquial (cm); PT: dobra cutânea da panturrilha em mm; Q: perímetro do quadril em cm; R: resistência (Ω);S: sexo (masculino = 1 e feminino = 0); SB: dobra cutânea subescapular em mm; SI: dobra cutânea suprailíaca em mm; TR: dobra cutânea do tríceps em mm.

Fonte: Faria et al.;[28] Flavel et al.[29]

Na literatura, encontram-se mais de cem equações, que utilizam variáveis antropométricas para estimar a gordura corpórea.[30]

Ogle et al.,[31] ao utilizarem as equações de Slaugther et al. e a Dexa para avaliar a composição corpórea de 265 crianças e adolescentes australianos entre 8 e 26 anos, obtiveram altas correlações do %GC entre os métodos para ambos os sexos; porém, ao compararem a média de gordura corpórea, verificaram superestimação do %GC obtido pelas pregas cutâneas em relação à Dexa, no sexo feminino.

Já Wells et al.,[32] ao avaliarem a validade das equações de Slaughter et al. e Deurenberg et al., utilizando um modelo de composição corpórea de quatro componentes, verificaram que as equações subestimaram a gordura corpórea na faixa etária de 8 a 12 anos, sendo a equação de Deurenberg et al. a que apresentou menor viés em relação à massa livre de gordura.

Em um estudo realizado em Viçosa (MG), com 210 adolescentes de 15 a 18 anos, eutróficos e com excesso de peso, Faria et al.[28] verificaram que, de modo geral, todas as equações de gordura corpórea avaliadas foram capazes de predizer fatores de risco para doenças cardiovasculares em adolescentes, principalmente os relacionados com síndrome metabólica (SM). No entanto, ressalta-se que a equação desenvolvida por Wetstrate e Deurenberg (1989) foi a que se associou com maior número de fatores de risco para doenças cardiovasculares em adolescentes.

Bioimpedância elétrica (BIA)

Também considerada uma técnica duplamente indireta, baseia-se na condução da corrente elétrica de baixa intensidade pelo corpo. A impedância, ou seja, a resistência ao fluxo da corrente elétrica medida pela BIA, é diretamente proporcional ao %GC, pelo fato de a massa gorda não ser um bom condutor de energia.[24] Existem bioimpedâncias bipolares e tetrapolares, e sua validade e precisão dependem de fatores como: posição do eletrodo; hidratação corpórea; alimentação e equação de predição; e ciclo menstrual para o sexo feminino. Para realizar o exame de bioimpedância, deve-se estar atento ao protocolo que o fabricante recomenda ou mesmo a um protocolo básico com recomendações para a realização desse tipo de exame, conforme apresentado na Tabela 3.

Tabela 3 Protocolo para avaliação da composição corpórea por bioimpedância elétrica

Recomendações
Não estar no período menstrual (no mínimo 7 dias antes ou após a menstruação)
Jejum absoluto de 12 horas anteriores à realização do exame
Não realizar exercício físico extenuante nas 12 horas anteriores ao exame
Não consumir bebida alcoólica 48 horas antes do exame
Não fazer uso de diuréticos pelo menos 7 dias antes do exame
Urinar 30 minutos antes do exame
Não utilizar acessórios metálicos durante o exame
Vestir roupas leves

Fonte: adaptada de Barbosa.[33]

Perímetro da cintura (PC)

Método utilizado para avaliar a obesidade abdominal, sendo aferido com fita métrica flexível e inelástica. A OMS preconiza a aferição do PC na metade da distância entre a crista ilíaca e o rebordo costal inferior (parte inferior da última costela), disponibilizando valores de referência apenas para adultos, não tendo definido pontos de corte adequados para a classificação de adiposidade abdominal para o grupo pediátrico e de adolescência.[34-36]

O PC também pode ser aferido em outras localidades anatômicas distintas, muito utilizadas em estudos de associação dessas medidas com fatores de risco cardiovasculares e metabólicos: nível umbilical, menor cintura entre o tórax e o quadril e imediatamente acima da crista ilíaca.[35]

Para avaliar o PC em adolescentes, é utilizado o valor de percentil 90 da própria população como ponto de corte, sendo, portanto, classificado com obesidade abdominal aquele adolescente que apresentar valores iguais ou superiores ao percentil 90 dos valores de PC.[37]

Perímetro do quadril (PQ)

Aferido na região glútea, sendo circundada a maior porção horizontal entre a cintura e os joelhos.[38] Utilizado para estimar a gordura corporal de indivíduos, no entanto não apresenta boa capacidade para predizer o excesso de gordura corporal quando comparado ao Dexa.[20]

Relação cintura/quadril (RCQ)

Calculada pela divisão do perímetro da cintura (cm) pelo perímetro do quadril (cm).

$$RCQ = \frac{PC\ (cm)}{PQ\ (cm)}$$

Vale ressaltar que ainda não há consenso na literatura quanto aos pontos de corte da RCQ para adolescentes. Nesse sentido, Morais et al.[20] propuseram pontos de corte para a RCQ para adolescentes, segundo o sexo e a fase da adolescência. Assim, para as meninas na fase inicial (10 a 13 anos), o melhor ponto de corte foi de 0,86, para a fase intermediária (14 a 16 anos) foi de 0,74 e para a final (17 a 19 anos), 0,81. Já para os meninos na fase inicial o melhor ponto de corte foi de 0,89, na fase intermediária, 0,87 e, na final, 0,83. Valores de RCQ acima desses pontos indicaram excesso de gordura corporal nesses adolescentes.[20]

Relação cintura/estatura (RCE)

É a proporção de gordura corpórea central, medida pelo perímetro da cintura (cm), dividido pela estatura (cm).[18,19,39]

Esse indicador vem sendo muito utilizado, pois a razão entre a cintura e a estatura é considerada útil para identificar, entre os indivíduos, inclusive crianças e adolescentes, aqueles que apresentam risco metabólico e cardiovascular. A RCE apresenta vantagem em comparação ao PC, pois seu ajuste pela estatura permite estabelecer um ponto de corte único e aplicável à população em geral, independentemente do sexo, da idade (incluindo todas as faixas etárias) e da etnia, sendo utilizado atualmente o ponto de corte ≥ 0,5.[18,39-41]

$$\text{RCE} = \text{PC (cm)/estatura (cm)}$$

Considerando as especificadades da adolescência, Morais et al.[20] propuseram pontos de corte para índices de adiposidade corporal, de acordo com o sexo e a fase da adolescência. Assim, para as meninas na fase inicial (10 a 13 anos) os autores verificaram o ponto de corte de 0,46, na fase intermediária (14 a 16 anos) 0,42, e na fase final da adolecência (17 a 19 anos) 0,44. Para os do sexo masculino de 10 a 13 anos, o ponto de corte foi de 0,45, para os de 14 a 16 anos 0,44, e para os de 17 a 19 anos, o valor de 0,46.[20]

Perímetro do pescoço (PP)

Medida acessível, rápida, não invasiva, de custo baixo e de fácil aplicação, sendo um indicador antropométrico simples, prático e não influenciado por questões como a distensão abdominal ou mesmo movimentos respiratórios. O aumento desse perímetro está associado a riscos metabólicos e cardiovasculares, porém estudos desse indicador em adolescentes ainda são escassos.[42]

É aferido pela utilização de fita flexível e inelástica na altura média do pescoço, no nível da cartilagem da tireoide, logo abaixo da proeminência laríngea (pomo de Adão), no caso dos homens.[18,42,43]

Os pontos de corte do PP para identificar excesso de peso em crianças e adolescentes surgem de diferentes estudos com a população em questão. Por exemplo, Hatipoglu et al.[44] sugeriram valores de 29 cm para meninos pré-púberes, 32,5 cm para meninos púberes, 28 cm para meninas pré-púberes e 31 cm para meninas púberes. Nafiu et al.[45] apresentaram valores oscilando de 28,5 a 39 cm para meninos e de 27 a 34,6 cm para meninas. Ainda, Lou et al.[46] sugeriram valores entre 27,4 e 31,3 cm para meninos e 26,3 e 31,4 cm para meninas. Todos esses estudos foram realizados com crianças e adolescentes de 6 a 18 anos de idade.[18,42-46]

Índice de adiposidade corporal (IAC)

Esse índice surgiu em 2011 depois do estudo de Bergman et al.,[47] com o intuito de veri ficar a adiposidade corpórea em homens e mulheres, uma vez que o IMC tem precisão limitada e não diferencia a adiposidade corpórea entre os sexos.[27,47]

O IAC propõe quantificar a gordura corporal utilizando medidas de quadril e estatura. O PQ foi empregado por identificar as diferenças entre os sexos (proporção corpórea diferente entre homens e mulheres), sendo, por isso, considerado uma vantagem conceitual quando comparado ao IMC.[26,47]

A fórmula do IAC tem correlação com valores apresentados pela Dexa, conseguindo prever a gordura corpórea nos casos acima de 20% e podendo ser utilizada na prática clínica e em condições em que não seja possível aferir peso.[26,47]

$$\text{IAC} = [\text{quadril(cm)}/\text{altura(m)} \times \sqrt{\text{altura(m)}}] - 18$$

Apesar de ser elaborado para homens e mulheres, esse índice também tem sido utilizado em estudos com adolescentes.

Nesse sentido, Morais et al.[20] sugeriram pontos de corte para esse índice, para adolescentes, segundo o sexo e a fase da adolescência. Assim, para o sexo feminino de 10 a 13 anos (fase inicial) foi proposto o valor de 26,10, de 14 a 16 anos (fase intermediária) o valor de 25,30, e para aquelas no final da adolescência (17 a 19 anos), 27,52. Para o sexo masculino, os autores observaram valor igual a 24,41 para os mais jovens (10 a 13 anos), 22,56 para os meninos na fase intermediária, e 24,25 para aqueles na fase final. Valores de IAC acima desses pontos indicaram excesso de gordura corporal nesses adolescentes.[20]

Índice de conicidade (IC)

O Índice de conicidade foi proposto por Valdez,[48] que se baseou na ideia de que o acúmulo de gordura ao redor da cintura altera a forma corporal mudando de um cilindro para um cone duplo, ou dois cones com uma base comum. Assim, indivíduos com menor quantidade de gordura abdominal têm a forma do corpo semelhante a de um cilindro.[48]

Para o cálculo do IC são utilizadas as medidas de perímetro da cintura (m), peso corporal (kg) e estatura (m), conforme a fórmula a seguir:[48]

$$\text{IC} = \frac{\text{Perímetro da cintura (m)}}{0{,}109\sqrt{\text{Peso (kg)}/\text{Estatura (m)}}}$$

Dentro desse contexto, pontos de corte foram propostos para esse índice, especificamente para os adolescentes, segundo o sexo e a fase da adolecência.[20] Portanto, para o sexo feminino, de 10 a 13 anos (fase inicial) os autores observaram o ponto de corte 1,21, de 14 a 16 anos (fase intermediária) 1,09 e, de 17 a 19 anos (fase final) 1,14. Para o sexo masculino foi verificado o valor de 1,17 para os mais novos (fase inicial), 1,18 para aqueles na fase intermediária e 1,14 para a fase final. Valores de IC acima desses pontos indicaram excesso de gordura corporal nesses adolescentes.[20]

Body Roundness Index (BRI)

Proposto por Thomas,[49] esse índice combina as medidas de estatura e PC visando relacionar o BRI com a gordura corporal total e visceral. Desse modo, o BRI se baseia na forma geométrica de elipses para determinar a forma do corpo para estimar a distribuição da gordura corporal. Considerando que a medida da cintura e a do quadril são circulares, criando assim dois modelos elípticos do corpo humano, a estatura determina o eixo principal e o eixo menor pode ser representado pelo perímetro da cintura ou do quadril. Assim, o diâmetro foi calculado pela fórmula ½ PC/π ou ½ PQ/π.[49]

O grau de circularidade de uma elipse é quantificada pela excentricidade, e os valores variam de 0 (círculo perfeito) a 1 (linha vertical). Essa excentricidade foi estruturada para um intervalo de 1 a 20, no qual valores maiores e mais próximos de 20 representam os tipos corporais mais arredondados e os mais próximos de 1 representam tipos corporais mais estreitos.[49]

Diante disso, para o cálculo do BRI é uilizada a seguinte forma, sendo PC e estatura dadas em centímetros:[49]

$$\text{BRI} = 364{,}2 - 365{,}5 \times \sqrt{1 - [(\text{PC}/(2\pi))^2/(0{,}5 \times \text{estatura})^2]}$$

Nesse sentido, Morais et al.[20] propuseram pontos de corte para esse índice, específicos para adolescentes, de acordo com o sexo e a fase da adolescência. Para o sexo feminino, 10 a 13 anos (fase inicial), o ponto de corte foi 2,70, de 14 a 16 anos (fase intermediária) 2,12, e de 17 a 19 anos (fase final) 2,58. Para o sexo masculino os melhores pontos de corte verificados foram 2,43 para aqueles na fase inicial, 2,44 para a fase intermediária e 2,73 para a final. Valores de BRI acima desses pontos indicaram excesso de gordura corporal nesses adolescentes.[20]

Interpretação dos resultados

Todas as técnicas de análise da composição corpórea e diagnóstico de obesidade apresentadas anteriormente, indiretas e duplamente indiretas, podem ser utilizadas em conjunto para melhor avaliação do estado nutricional e consequente percepção da distribuição de gordura corpórea nos adolescentes, tendo sido avaliadas com sucesso também como preditores dos principais fatores de risco cardiovascular nessa população.

Na Tabela 4 encontra-se o resumo das principais medidas e índices antropométricos utilizados na avaliação do estado nutricional de adolescentes.

Tabela 4 Descrição das medidas e dos índices antropométricos utilizados na consulta do adolescente

Medidas e índices antropométricos	Descrição
Peso corpóreo	Aferido em balança digital ou mecânica, estando o adolescente descalço, com roupas leves e sem objetos que possam interferir no peso, ereto, no centro da balança com os braços ao longo do corpo e olhando para o horizonte, a fim de evitar oscilações na leitura da medida[50] (Anexo A1).
Altura	Aferida por meio de estadiômetro fixo ou portátil, estando o adolescente descalço, de costas para o marcador, com os calcanhares unidos e os pés formando um ângulo de 45 graus, em posição ereta, com o corpo encostado na superfície, olhando para o horizonte.[40] A partir dessa medida, pode-se avaliar o índice altura/idade do adolescente em percentil ou em escore Z, de acordo com o sexo, utilizando a referência da OMS[51] (Anexo 2, Figura 9).
Índice de massa corporal	A partir desse índice, pode-se classificar o estado nutricional do adolescente, em percentil ou em escore Z, de acordo com o sexo e a idade, utilizando o padrão de referência da OMS[52] (Anexo 2, Figura 13).
PC	Medida obtida durante a expiração normal, em quatro localidades anatômicas: nível umbilical, menor cintura entre o tórax e o quadril, na metade da distância entre a crista ilíaca e a parte inferior da última costela e imediatamente acima da crista ilíaca, utilizando-se fita métrica flexível e inelástica, dividida em centímetros e subdividida em milímetro.[35,36]
PQ	Aferido na região glútea, circundando o maior perímetro horizontal entre a cintura e os joelhos[34] utilizando-se fita métrica flexível e inelástica, dividida em centímetros e subdividida em milímetros.
Relação cintura/quadril	Razão entre o perímetro da cintura (cm) e o perímetro do quadril (cm).[52] Assim como o PC, esse indicador não apresenta ponto de corte específico para adolescente, mas é utilizado como forma de acompanhamento do estado nutricional.
Relação cintura/estatura	Razão entre o perímetro da cintura (cm) e a estatura (cm). Valor igual ou superior a 0,5 é considerado fator de risco cardiovascular.[39]

(continua)

Tabela 4 Descrição das medidas e dos índices antropométricos utilizados na consulta do adolescente (*continuação*)

Medidas e índices antropométricos	Descrição
Dobras cutâneas	Serão descritas as dobras cutâneas mais aferidas em atendimento ou pesquisa nutricional. Aferidas no lado esquerdo do corpo, em triplicata e de forma alternada. A DCB é aferida na região anterior do antebraço, sobre a maior ele vação do músculo bíceps; a DCT, na região posterior do antebraço, sobre o músculo tríceps, no ponto médio entre o acrômio e o olécrano; a DCSI, na região acima da crista ilíaca, seguindo a linha axilar média; a DCSE, abaixo da extremidade da escápula, com o ângulo de 45 graus, com a lateral do corpo.[53] Utiliza-se a média dos três valores mais próximos de cada medida. Posteriormente, realiza-se o somatório das quatro pregas e estima-se o %GC segundo a idade e o sexo utilizando as propostas de Durnin e Womersley (1974), Durnin et al. (1967) e Durnin e Rahaman (1967) (Anexo 2, Tabelas 8, 9 e 10, respectivamente).
Percentual de gordura periférica	Obtido pela fórmula: (DCB + DCT)/∑4 dobras cutâneas.
Percentual de gordura central	Obtido pela fórmula: (DCSE + DCSI)/∑4 dobras cutâneas.
PP	Aferido na altura média do pescoço, logo abaixo da proeminência laríngea, no caso do sexo masculino, com o indivíduo na posição vertical com os ombros relaxados.[19,42,43]
IAC	Utiliza-se a seguinte fórmula para avaliar o %GC dos indivíduos:[47] $IAC = [\text{quadril (cm)}/\text{altura (m)} \times \sqrt{\text{altura (m)}}] - 18$
IC	Calculado conforme a fórmula a seguir:[48] $IC = \dfrac{\text{Perímetro da cintura (m)}}{0{,}109\sqrt{\text{Peso (kg)}/\text{Estatura (m)}}}$
BRI	Calculado a partir da seguinte forma:[49] $BRI = 364{,}2 - 365{,}5 \times \sqrt{1 - [(PC/(2\pi))^2/(0{,}5 \times \text{estatura})^2]}$

%GC: percentual de gordura corporal; BRI: *Body Roundness Index*; DCB: dobra cutânea bicipital; DCSE: dobra cutânea subescapular; DCSI: dobra cutânea suprailíaca; DCT: dobra cutânea tricipital; IAC: índice de adiposidade corporal; IC: índice de conicidade; OMS: Organização Mundial da Saúde; PC: perímetro da cintura; PP: perímetro do pescoço; PQ: perímetro do quadril; π: 3,14.

Os pontos positivos e as limitações das medidas e dos índices antropométricos encontram-se na Tabela 5. É importante ressaltar que a avaliação antropométrica e de composição corpórea dos adolescentes deve ser feita levando em consideração os eventos puberais ocorridos nessa fase. A puberdade é definida como um processo fisiológico de maturação hormonal e de crescimento somático, no qual ocorrem alterações na secreção hormonal, responsável por mudanças morfológicas iniciadas com o aparecimento das características sexuais secundárias, seguidas da modificação da composição corpórea (distribuição e acúmulo de gordura corpórea), da aceleração da velocidade de crescimento e da fusão das epífises ósseas.[54]

Um dos indicadores mais utilizados para avaliar a maturação sexual são os "estágios de maturação sexual", propostos por Tanner (Anexo 2, Quadro 1). Os estágios de Tanner consistem em fotos/pranchas de desenvolvimento dos órgãos genitais, para meninos, e das mamas, para meninas, além do desenvolvimento de pelos púbicos para ambos os sexos.[60]

Tabela 5 Pontos positivos e as limitações das medidas e dos índices antropométricos utilizados no atendimento nutricional do adolescente

Medidas e índices antropométricos	Pontos positivos	Limitações
IMC	• Relaciona-se com gordura corpórea, medidas de localização da gordura corpórea e fatores de risco cardiovascular em adolescentes.[21,36,40,55]	Não expressa a composição corpórea. Indivíduos eutróficos pelo índice IMC/idade podem apresentar excesso de gordura corpórea e ser metabolicamente semelhantes a indivíduos com obesidade[55,56]
PC	• Medida de gordura troncoabdominal.[36,37,40,57] • Apresenta maior correlação com a gordura visceral comparada à RCQ, em adolescentes.[57] • No atendimento clínico, deve ser utilizado para o acompanhamento do adolescente. • A proposta da International Diabetes Federation[37] é considerar risco cardiovascular valores iguais ou superiores ao percentil 90 da população.	Não há pontos de corte específicos para adolescentes

(continua)

Tabela 5 Pontos positivos e as limitações das medidas e dos índices antropométricos utilizados no atendimento nutricional do adolescente (*continuação*)

Medidas e índices antropométricos	Pontos positivos	Limitações
RCQ	• Medida de localização da gordura corpórea útil na identificação de risco para o desenvolvimento de doenças crônicas não transmissíveis.[57] • No atendimento clínico, deve ser utilizada para o acompanhamento do adolescente.	• Não há pontos de corte específicos para adolescentes. • Índice que deve ser utilizado com cautela na adolescência, uma vez que o PQ modifica de acordo com a largura pélvica e esta se altera durante o estirão do crescimento, podendo refletir mais essa mudança do que o excesso de gordura corpórea.[58]
RCE	• Medida de localização de gordura abdominal. • Medida simples e de fácil aplicação. • Tem boa correlação com alterações metabólicas na adolescência.[36,39,40] • No atendimento clínico, deve ser utilizada para o acompanhamento do adolescente.	Indicação de ponto de corte de ≥ 0,5, independentemente da idade, como fator de risco cardiovascular.[39] Contudo, estudos com adolescentes têm evidenciado risco cardiovascular a partir de 0,44.[57]
DC	• Medidas utilizadas para estimar a gordura corpórea total em todas as faixas etárias pela facilidade e obtenção e pelo baixo custo. • Correlaciona-se com as alterações metabólicas em adolescentes.	• Necessita de treinamento do avaliador. • O tipo de adipômetro utilizado interfere na precisão e na exatidão dos resultados.[59]
Percentual de gordura periférica e central	• Possibilita avaliar a localização da gordura corpórea. • Maior percentual de gordura corpórea na região central está associada a maior risco cardiovascular.[26]	Fatores relacionados ao indivíduo, que podem dificultar a aferição, como a espessura da pele, a compressibilidade do tecido adiposo e o nível de hidratação.[59]

(continua)

Tabela 5 Pontos positivos e as limitações das medidas e dos índices antropométricos utilizados no atendimento nutricional do adolescente (*continuação*)

Medidas e índices antropométricos	Pontos positivos	Limitações
PP	Medida relacionada com alterações metabólicas, IMC, medidas de localização da gordura corpórea em adolescentes.[44-46]	• Necessidade de consenso com relação a pontos de corte para adolescentes. • Apresenta menor correlação com os fatores de risco cardiovascular quando comparado com o PC.
Índice de adiposidade corpórea	Medida simples e de fácil aplicação. Obtém o %GC utilizando equação antropométrica.[47]	Necessidade de estudos de validação em adolescentes.
IC	• Índice de fácil cálculo, obtido por meio de medidas antropométricas de fácil obtenção. • Utilizado para avaliar a obesidade e distribuição da gordura corporal.[48]	Necessidade de mais estudos de validação em adolescentes.
BRI	• Índice de fácil cálculo, obtido por meio de medidas antropométricas de fácil obtenção. • Utilizado para estimar a gordura corporal.[49]	Necessidade de mais estudos de validação em adolescentes.

%GC: percentual de gordura corporal; BRI: *Body Roundness Index*; DC: dobras cutâneas; IC: índice de conicidade; IMC: Índice de massa corporal; PC: perímetro da cintura; PP: perímetro do quadril; PQ: perímetro do quadril; RCE: relação cintura/estatura; RCQ: relação cintura/quadril.

A avaliação do estágio de maturação sexual em que se encontra o adolescente torna-se imprescindível, uma vez que a maturação precoce pode resultar em maior prevalência de sobrepeso e/ou obesidade abdominal, quando comparado a adolescentes que apresentam maturação sexual tardia.[61]

EUTROFIA PELO IMC E EXCESSO DE GORDURA CORPORAL

Sabe-se que o IMC é o índice mais utilizado na avaliação do estado nutricional de indivíduos de todas as idades e de ambos os sexos, em virtude da facilidade de seu cálculo e por possuir pontos de corte definidos na literatura, o que permite o acompanhamento desde a infância até idades avançadas.[50,51,62] No entanto, apresenta como principal limitação o fato de não possibilitar a distinção entre massa magra e massa gorda.[21,63,64]

Nesse sentido, mesmo sendo o principal indicador utilizado na prática clínica, seu uso pode subestimar a prevalência da obesidade, pois pode levar à classificação errônea de eutrofia, ou seja, o indivíduo pode ter peso adequado a sua estatura, e elevado %GC. Diante disso, nas últimas três décadas estudos têm sido desenvolvidos para descrever melhor os subtipos da obesidade, permitindo estabelecer diferentes conceitos para esses subtipos, considerando a distribuição da gordura corporal e a presença de alterações metabólicas.[65]

O excesso de adiposidade corporal é um fator de risco independente para doenças cardiometabólicas em qualquer faixa etária. Assim, indivíduos com elevado %GC, embora tenham peso normal, apresentam risco aumentado de desenvolver resistência à insulina, dislipidemia, SM e doenças cardiovasculares,[66] o que aumenta o risco de mortalidade precoce.[65]

Diversos estudos com adolescentes têm investigado a situação de eutrofia pelo IMC com elevado %GC, e encontrado que indivíduos com essa condição apresentam maiores valores de PC, glicemia de jejum, insulina, pressão arterial (sistólia e diastólica) e colesterol total, de maneira que tendem a se comportar de maneira semelhante ao grupo com excesso de peso e de gordura corporal, em relação a esses fatores de risco. Além disso, esses adolescentes podem apresentar maiores níves de ácido úrico e marcadores inflamatórios como proteína C reativa (PCR) e leptina, e até o dobro de chance de desenvolver a SM, quando comparado àqueles eutróficos pelo IMC e pelo %GC.[67-73]

Esses resultados demonstram que o excesso de adiposidade corporal em adolescentes, apesar do peso adequado, está diretamente relacionado com as alterações de pressão arterial, perfil lipídico, glicemia de jejum e resistência à insulina nesses indivíduos, sendo responsável por aumentar o risco de complicações cardiometabólicas já na adolescência, que podem se manter ou se agravar na vida adulta.[67-73]

Em face disso, compreende-se que a avaliação da gordura corporal pode ser mais eficaz na predição de fatores de risco, bem como de doenças cardiometabólicas, do que o IMC. Diante desse contexto, a avaliação e o acompanhamento do estado nutricional desde idades precoces são imprescindíveis para possibilitar o diagnóstico e tratamento precoce da obesidade, e para propiciar que as intervenções sejam mais efetivas de forma a prevenir doenças no futuro.

OBESIDADE E ALTERAÇÕES HORMONAIS NA PUBERDADE

As modificações hormonais durante a puberdade decorrem da reativação do eixo hipotálamo-hipófise-gônada (HHG), responsável pela gonadarca*, e da ativação do eixo hipotálamo-hipófise-suprarrenal (HHS), responsável pela adrenarca**.[74,75]

O eixo HHS se caracteriza pela maturação do córtex suprarrenal e pela secreção de androgênios suprarrenais, que são os responsáveis pelo desenvolvimento das características sexuais secundárias, incluindo os pelos púbicos e axilares.[75-77]

Já o funcionamento do eixo HHG, desde o início da vida, mantém-se estável por mecanismos regulatórios, como a alta sensibilidade do hipotálamo e da hipófise aos baixos níveis de esteroides sexuais (*feedback* negativo) e a baixas concentrações dos hormônios luteinizante (LH) e folículo-estimulante (FSH), limitando a resposta ao hormônio liberador de gonadotrofinas (GnRH).[74]

A pulsatilidade do GnRH e, consequentemente, da função reprodutiva normal, mediada pelo eixo HHG, depende do balanço energético adequado, ou seja, do equilíbrio entre ingestão alimentar, gasto energético e mecanismos de termorregulação.[78,79] O desequilíbrio nesse balanço pode ocasionar disfunção reprodutiva, por isso meninas com baixo peso ou desnutridas ou com sobrepeso/obesidade podem apresentar retardo ou precocidade na idade da menarca, respectivamente.[78,80]

Nos meninos, a obesidade está relacionada com a redução das concentrações de testosterona total, da globulina ligadora de hormônios sexuais (SHBG), da amplitude do pulso de LH e de um quadro de hiperestrogenemia, fatores que podem interferir na fertilidade.[78,81]

A leptina, hormônio produzido pelos adipócitos, é considerada fator importante no balanço energético, uma vez que sinaliza ao hipotálamo a adequação do estado nutricional, para que haja a puberdade. Ao atuar no sistema reprodutor via eixo HHG, a leptina acelera o pulso de liberação do GnRH, estimulando a síntese do LH e do FSH e regulando a produção de hormônios esteroides[78,82] (Figura 2).

A ação regulatória da leptina no balanço energético ocorre no hipotálamo, no nível do núcleo arqueado, estimulando e/ou inibindo os neurônios orexígenos*** e anorexíge-

---

* Gonadarca: aumento de mamas, útero e ovários nas meninas e de pênis e testículos nos meninos, em decorrência do aumento da secreção dos esteroides gonadais.[74,75]

** Adrenarca: surgimento de pelos púbicos e axilares, em razão do aumento da secreção de andrógenos produzidos pelas suprarrenais. Esse evento é conhecido também como pubarca.[74]

*** Neurônios orexígenos: neurônios do núcleo arqueado do hipotálamo, que secretam o neuropeptídeo Y e o AgRP (*agouti related protein*).[84]

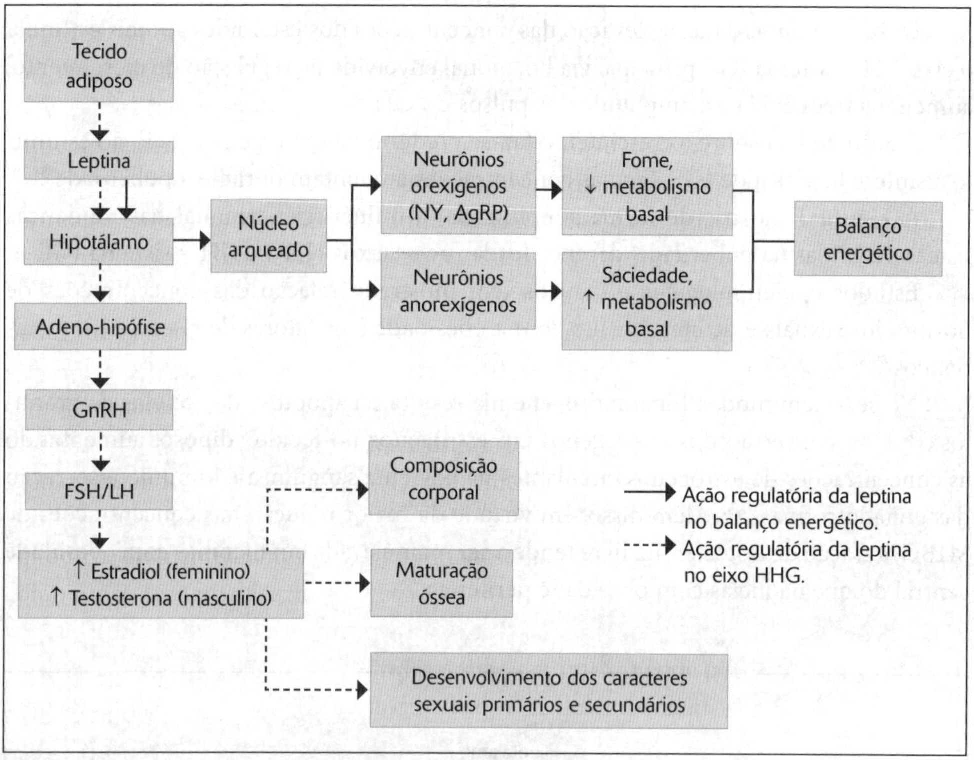

FIGURA 2 Esquema simplificado da atuação da leptina na puberdade.
FSH: hormônio folículo-estimulante; GnRH: hormônio liberador de gonadotrofinas; HHG: hipotálamo-hipófise--gônada; LH: hormônio luteinizante.
Fonte: adaptada de Priore et al.;[85] Fisberg et al.[86]

nos* e controlando, dessa forma, os mecanismos de fome e de saciedade, bem como a ingestão de alimentos e o gasto energético[83,84] (Figura 2).

O aumento da concentração de leptina inibe a atividade dos neurônios orexígenos e ativa os anorexígenos, resultando na redução da ingestão alimentar e no aumento do gasto energético. Por sua vez, a diminuição nos níveis de leptina reduz o estímulo aos neurônios anorexígenos e deixa de inibir os neurônios orexígenos, promovendo o aumento da ingestão alimentar e a redução do gasto energético. Alterações no peso corporal regulam, indiretamente, os níveis de leptina plasmática, informando sobre as reservas de energia estocadas na forma de tecido adiposo.[83,84]

A adiposidade corporal também está relacionada com a leptina, de forma que em adolescentes de ambos os sexos, quanto maior o %GC, maiores os níveis de leptina.[87]

---

* Neurônios anorexígenos: neurônios do núcleo arqueado do hipotálamo, que secretam o CART (transcrito regulado por cocaína e anfetamina) e o alfa-MSH (peptídeo de melanocortina), derivado do POMC (propriomelanocortina).[84]

Durante a puberdade, a elevação das concentrações dos esteroides sexuais estimula o eixo GH – sistema IGF, principal via hormonal envolvida na regulação do crescimento, aumenta a frequência e a amplitude dos pulsos do GH.[88]

A ação do GH sobre o crescimento faz-se predominantemente por meio do estímulo à síntese hepática de IGF-1, cujas concentrações aumentam durante a puberdade.[88]

A Figura 3 mostra, de forma simplificada, a influência hormonal nas mudanças físicas ocorridas na puberdade, desencadeadas pelos eixos HHG e GH – sistema IGF.

Estudos epidemiológicos e clínicos têm mostrado relação das concentrações de hormônios sexuais e de crescimento com a obesidade e os fatores de risco cardiometabólicos.[89-93]

No sexo feminino, a hiperandrogenemia resulta na apoptose das células da granulosa[*,94] e na conversão dos andrógenos em estrógenos no tecido adiposo, aumentando as concentrações de estrógenos circulantes na corrente sanguínea e inibindo a secreção das gonadotrofinas.[78,95] Além disso, em virtude da maior redução nas concentrações de SHBG, a fração de testosterona livre tende a ser mais elevada em meninas com obesidade central do que naquelas com obesidade periférica.[96]

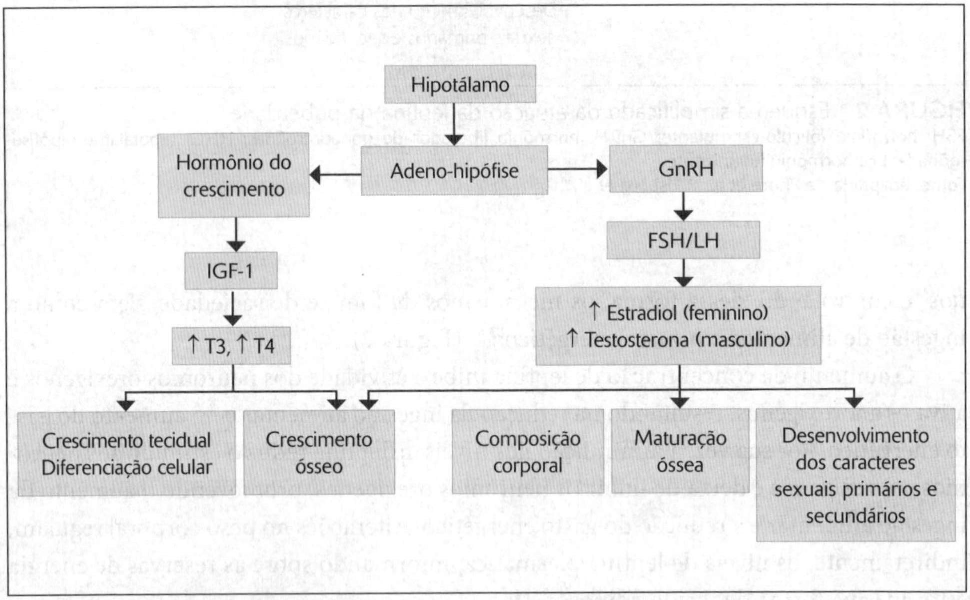

FIGURA 3 Esquema simplificado da atuação hormonal na puberdade.
FSH: hormônio folículo-estimulante; GnRH: hormônio liberador de gonadotrofinas; IGF-1: fator de crescimento semelhante à insulina 1; LH: hormônio luteinizante; T3: tri-iodotironina; T4: tiroxina.
Fonte: adaptada de Priore et al.[85]

* Células da granulosa: camadas de células foliculares que envolvem o folículo ovariano, ou seja, o ovócito.[94]

No sexo masculino, a obesidade está associada a maior quantidade de testosterona livre disponível para ser transformada em estrógenos no tecido adiposo, refletindo em menores concentrações de testosterona total,[97,98] o que pode estar relacionado com a infertilidade[99] e o aumento da atividade da lipase lipoproteica, ocasionando maior captação de ácidos graxos e armazenamento de triglicérides nos adipócitos.[94]

Estudo com mais de 4 mil adolescentes mostrou que os níveis de hormônios sexuais são afetados de acordo com o PC, de forma que a SHBG da circulação tende a diminuir à medida que o PC aumenta. Assim também, os níveis de testosterona tendem a diminuir com o aumento do PC, sendo essa medida um indicador vital dos níveis de hormônios sexuais em adolescentes.[100]

A relação negativa existente do GH com a obesidade se deve ao fato de esse hormônio estimular o metabolismo proteico e, por consequência, aumentar o percentual de massa magra,[101] assim como por estimular a captação muscular e a oxidação de ácidos graxos livres e bloquear os efeitos da ação da insulina, reduzindo a captação de glicose pelo músculo e tecido adiposo.[102]

Na Tabela 6 são exibidas as principais funções dos hormônios descritos neste capítulo.

OBESIDADE E MARCADORES CARDIOMETABÓLICOS

A obesidade é um estado pró-inflamatório, com hipertrofia e hiperplasia de adipócitos, relacionada com alterações cardiometabólicas,[103] em decorrência da produção de citocinas pró-inflamatórias e biomarcadores de risco cardiovascular.[104]

Adolescentes com obesidade apresentam maior risco de alterações metabólicas e hemodinâmicas,[28,54,105] sendo a resistência à insulina o elo entre obesidade de distribuição central, intolerância à glicose, hipertensão arterial, dislipidemia, distúrbios da coagulação, hiperuricemia e processos trombóticos, fatores associados à SM.[106]

O tecido adiposo branco (TAB)* se distribui em diversos depósitos no organismo, anatomicamente classificados como tecido adiposo subcutâneo (TAS) e visceral (TAV), sendo considerado importante órgão endócrino por secretar grandes quantidades de adipocinas biologicamente ativas, que contribuem para o desenvolvimento da SM.[107]

O TAS é principalmente representado pelos depósitos de gordura corpórea abaixo da pele nas regiões abdominal, glútea e femoral. O TAV refere-se ao tecido depositado próximo ou mesmo no interior das vísceras da cavidade abdominal, como as gorduras mesentérica, omental e retroperitoneal**.[108]

* Tecido adiposo branco: um dos dois tipos de tecido adiposo existentes em mamíferos, sendo o outro o tecido adiposo marrom.

** Gorduras mesentérica, omental e retroperitoneal: localização anatômica da gordura visceral na cavidade abdominal.

Tabela 6 Principais ações dos hormônios envolvidos na puberdade

Hormônios	Efeitos
Hormônio de crescimento (GH)	Estimula o crescimento Estimula a síntese de IGF-1 Estimula a síntese proteica (anabolismo) Atua no metabolismo de carboidratos: resposta aguda → reduz a glicemia (lipogênese, glicogênese muscular); resposta crônica → aumenta a glicemia (resistência à insulina) Estimula a lipólise, principalmente da gordura central
Estrógeno	Estimula o crescimento Atua na fusão das epífises ósseas Atua no desenvolvimento das características sexuais secundárias femininas
Andrógeno	Estimula a proliferação da cartilagem de crescimento Estimula a síntese de matriz óssea Estimula a secreção de GH e, consequentemente, a expressão de IGF-1 Atua no desenvolvimento das características sexuais secundárias masculinas Estimula a síntese de proteínas e o aumento da massa muscular (efeito anabólico)
Leptina	Estimula a produção de andrógenos pelas suprarrenais Atua no hipotálamo, informando que a quantidade de gordura corpórea é suficiente para iniciar e manter os ciclos menstruais no sexo feminino Regula a produção de hormônios esteroides Atua nas modificações da composição corpórea Atua no núcleo arqueado do hipotálamo, estimulando e/ou inibindo os neurônios orexígenos e anorexígenos e controlando o balanço energético

GH: hormônio do crescimento; IGF-1: fator de crescimento semelhante à insulina 1.

Fonte: adaptada de Priore et al.;[85] Fisberg et al.[86]

Nos adipócitos viscerais intra-abdominais, o efeito lipolítico das catecolaminas é mais intenso e o antilipolítico mais fraco, o que acarreta maior mobilização de ácidos graxos livres liberados diretamente na veia porta,[109] contribuindo para a redução da sensibilidade à insulina.[110] O excesso de TAV resulta em efeitos negativos no metabolismo da glicose, sendo o excesso de ácidos graxos livres o elo entre a obesidade central e a resistência à insulina.[110,111] No entanto, outras adipocinas liberadas pelo TAV e alterações endócrinas e cardiometabólicas associadas à obesidade central também podem influenciar esse processo.[111] Dessa forma, independentemente do peso corporal e da adiposidade, a localização central da gordura corpórea parece exercer grande influência nas anormalidades associadas à obesidade.[112]

É importante notar que o excesso de adiposidade nos adolescentes é um dos principais fatores de risco envolvidos no desenvolvimento de doenças cardiometabólicas, predispondo-os a maior intolerância à glicose, resistência à insulina, redução do metabolismo da lipoproteína de baixa densidade (LDL-colesterol), alterações da pressão arterial e SM.[3,28,55,113]

Em adolescentes de ambos os sexos, os com excesso de gordura corporal apresentam prevalências superiores de maior número de fatores de risco cardiometabólicos quando comparados aqueles com gordura corporal adequada, entre eles a hipertensão arterial, a presença de resistência à insulina, a hiperglicemia, os níveis elevados de colesterol total, LDL e triglicerídeos e os baixos níveis de lipoproteína de alta densidade (HDL), comportando-se, com relação a esses fatores, de maneira semelhante aos com excesso de peso e de gordura corporal, mostrando que, independentemente do peso, a avaliação da adiposidade corporal é mais eficaz para predizer os fatores de risco cardiometabólico nos adolescentes.[20,73]

A SM também tem sido prevalente entre os adolescentes, e, em virtude do processo de inflamação crônica resultante do excesso de gordura corporal, pode ocorrer maior produção e secreção de marcadores inflamatórios como interleucinas (IL) 6, 10 e 18, PCR, leptina, adiponectina e fator de necrose tumoral (TNF-alfa). Esses marcadores inflamatórios estão associados aos componentes da SM em adolescentes, e são úteis para predizer a síndrome nesses indivíduos, com ou sem excesso de peso.[114]

Em adolescentes com adiposidade elevada, têm-se observado níveis mais altos de ácido úrico quando comparados aos eutróficos.[115] Níveis elevados de ácido úrico também podem estar relacionados com resistência à insulina, sendo explicado, em parte, pelo fato de a hiperinsulinemia diminuir a excreção renal de ácido úrico. Por sua vez, níveis elevados de triglicérides também estão relacionados com hiperuricemia, em virtude do aumento de NADPH (*nicotinamide adenine dinucleotide phosphate*), necessário na síntese de ácidos graxos, aumentando a produção de ácido úrico.[116]

O índice TyG* é um método de avaliação da resistência à insulina, resultante do produto da concentração de triglicerídeios séricos (mg/dL) e da glicemia de jejum (mg/dL), que tem sido utilizado em estudos populacionais por ser de baixo custo e acessível. Alguns estudos já mostram que em adolescentes eutróficos, com excesso de gordura corporal, esse índice mostrou boa capacidade em predizer o risco cardiometabólico.[117,118]

Ainda, é importante notar que a aterosclerose, uma doença originada pela disfunção endotelial e pela inflamação,[119,120] já está presente na adolescência, e tem o excesso de peso corporal como principal fator de risco para o desenvolvimento do processo aterogênico nessa fase da vida.[121]

Nos últimos anos tem sido evidenciado o papel da inflamação na fisiopatogenia da aterosclerose e na ocorrência de eventos aterotrombóticos como determinantes nas doenças cardiovasculares, podendo aparecer no início da vida, uma vez que as estrias gordurosas na aorta podem se desenvolver na infância, e as placas fibrosas serem obser-

* TyG = Log [triglicerídeos de jejum (mg/dL) × glicose de jejum (mg/dL)/2].[124,125]

vadas antes dos 20 anos de idade. Com isso, a aterosclerose passou, gradualmente, de um modelo de doença crônica não transmissível (DCNT) e exclusivamente de indivíduos com idade avançada para um modelo de doença inflamatória crônica subclínica, presente já na infância e na adolescência.[119,120,122]

Compreende-se, portanto, que o excesso de adiposidade corporal nos adolescentes aumenta o risco cardiometabólico já nessa fase da vida, de maneira que, mesmo com peso adequado pelo IMC, apresentam risco semelhante àqueles com excesso de peso e de gordura corporal.[73,123] Nesse sentido, a análise da composição corpórea torna-se importante na avaliação e no acompanhamento da saúde e do estado nutricional de adolescentes, visto que, se as mudanças na composição corpórea, que ocorrem nessa fase, não forem monitoradas, podem não estar adequadas às mudanças físicas e biológicas e se associar a fatores de risco para doenças cardiovasculares e metabólicas na vida adulta.[28,55]

A Tabela 7 apresenta os principais fatores de risco cardiometabólicos encontrados em adolescentes e os resultados de alguns estudos populacionais que avaliaram esses fatores.

OBESIDADE E OUTROS FATORES DE RISCO ASSOCIADOS NA ADOLESCÊNCIA

Durante a adolescência podem ser adquiridos ou consolidados hábitos saudáveis ou não, como a inatividade física e o sedentarismo, que permanecerão por toda a vida.[135] A falta de atividade física (AF) regular, o aumento do comportamento sedentário e a presença de práticas alimentares não recomendáveis e desequilibradas são exemplos de atitudes associadas a um estilo de vida inadequado entre adolescentes,[136] devido à associação com obesidade, fatores de risco para doenças cardiometabólicas[137] e problemas psicossociais.[138] Adolescentes, em geral, não atingem a recomendação mínima diária de 60 minutos de atividades físicas moderadas e vigorosas (AFMV).[139]

Essa prevalência é ainda maior no sexo feminino na fase final da adolescência, cenário em que a inatividade física pode chegar a 70%.[136] No Estudo de riscos cardiovasculares em adolescentes (Erica)[10] há evidência de um panorama alarmante em relação ao comportamento na adolescência: aproximadamente 56% dos adolescentes não atingem 300 minutos de AF por semana, enquanto 30% relatam não realizar nenhuma AF semanal.[140] O Erica também mostrou que 73,8% de mais de 40 mil adolescentes entre 15 e 17 anos despendem mais de 2 horas diárias em tempo de tela (TT).[141] No que tange ao tempo de sono, dados de adolescentes entre 15 e 17 anos mostram que 25,3% relatam menos de 7 horas diárias de sono.[142]

Adolescentes podem ficar em torno de três terços do seu dia em atividades sedentárias, ou seja, aquelas com gastos de energia inferiores a 1,5 MET (equivalente metabólico), tipicamente realizadas nas posições sentada, reclinada ou deitada.[142] Dentre os indicadores de avaliação do comportamento sedentário, o TT se destaca como um dos métodos mais utilizados,[143] sendo sugerido como o principal contribuidor para o au-

Tabela 7 Fatores cardiometabólicos em adolescentes

Fatores cardiometabólicos	Estudos populacionais
Glicemia de jejum (mg/dL)[126]	De acordo com Serrano et al.[55], adolescentes eutróficas com elevada adiposidade são semelhantes àquelas com excesso de peso, ao se compararem as variáveis pressão arterial, lipoproteína de alta densidade (HDL-colesterol) e glicemia de jejum.
TyG (índice)[127]	Segundo Angoorani et al.,[118] o índice TyG se mostrou útil no rastreio da SM em adolescentes.
Homa-IR (índice)[128]	Serrano et al.[55] encontraram correlação positiva entre Homa-IR, insulina e leptina com o aumento da gordura corpórea em adolescentes eutróficas pelo IMC e com excesso de gordura corporal.
Colesterol total (mg/dL)[129]	Must et al.[130] verificaram que adolescentes com obesidade que tinham alterações no metabolismo de lipídios e de glicose apresentam mais chances de ter dislipidemia e diabete melito na vida adulta.
HDL (mg/dL)[129]	Gontijo et al.,[131] ao avaliarem adolescentes de 10-19 anos, do município de Viçosa (MG), atendidos no Programa de Atenção à Saúde do Adolescente (Proasa), verificaram que aqueles com excesso de peso apre sentaram maiores valores nos parâmetros lipídicos e da glicemia de jejum, e menores valores de HDL em relação àqueles com baixo peso.
LDL (mg/dL)[129]	Bragança et al.[132] mostraram que os adolescentes eutróficos com alto %GC apresentaram valores de colesterol total e LDL superiores aos eutróficos pelo IMC e gordura corporal.
Triglicérides (mg/dL)[129]	Freedman et al.[133] encontraram 58% dos indivíduos com obesidade com pelo menos um fator de risco cardiovascular, tendo 7,1 vezes mais chances de terem níveis alterados de triglicérides que os eutróficos.
Pressão arterial (mmHg)[134]	Falaschetti et al.,[105] ao avaliarem crianças e adolescentes pré-púberes do Reino Unido, evidenciaram que indivíduos com obesidade tiveram 3 vezes mais chances de apresentar níveis pressóricos alterados em comparação aos eutróficos.

%GC: percentual de gordura corporal; HDL: lipoproteína de alta densidade; IMC: índice de massa corporal; LDL: lipoproteína de baixa densidade; SM: síndrome metabólica.

mento de sobrepeso e obesidade nos adolescentes. TT refere-se ao somatório de tempo despendido em frente a qualquer tipo de mídia eletrônica, incluindo televisão, computadores, *videogames, smartphones* e *tablets.*[136]

A inatividade física e o sedentarismo podem ser associados ao aumento do consumo de energéticos, alimentos ultraprocessados, ricos em açúcares, gorduras e sódio, bem como com a diminuição da ingestão de frutas, verduras e fibras dietéticas.[144]

Os avanços tecnológicos e as facilidades obtidas decorrentes da modernização podem contribuir para a modificação no estilo de vida do ser humano, sobretudo o da população adolescente. A obesidade pode apresentar relação com diferentes fatores durante a adolescência, a partir da influência do estilo de vida, com característica mais sedentária e maior ingestão de alimentos calóricos.[136]

Embora seja praticamente um consenso que o crescimento da prevalência de excesso de peso decorra do maior consumo de alimentos com elevada densidade energética e, especialmente, ricos em lipídios e carboidratos simples, esse fato isoladamente não é capaz de explicar o aumento exponencial de obesidade no mundo.[145] A redução dos níveis de atividade física e o aumento do comportamento sedentário, de forma conjunta, também parece exercer papel fundamental nesse processo.[146]

Hoje em dia, é muito comum que as pessoas atinjam os níveis recomendados pelos guias de saúde e sejam fisicamente ativas, porém passem várias horas do dia em comportamento sedentário. Por isso, é necessário diferenciar níveis de atividade física e comportamento sedentário em relação aos fatores de risco para doenças cardiovasculares, como a obesidade abdominal.[147]

Com relação à classificação do nível de atividade física e do comportamento sedentário, a literatura mostra que, para o adolescente ser considerado fisicamente ativo, ele deve acumular por dia 60 minutos de atividade física moderada ou vigorosa [,148-152] ou então dar no mínimo 10 mil passos por dia.[153] Já o comportamento sedentário pode ser avaliado pelo tempo que se gasta na posição ssentada, seja em frente a um aparelho com tela (televisão, computador, videogame e celular), seja realizando outras atividades nessa posição. Andaki et al.[154] classificam como adolescentes em comportamento sedentário aqueles com tempo de tela ≥ 2 horas/dia.

Ao investigar o estilo de vida de uma população específica com características heterogêneas, como adolescentes, uma abordagem centrada na pessoa pode oferecer mais *insights* do que uma abordagem centrada na variável, como a análise de classe latente (*Latent Class Analysis* – LCA).[155]

No modelo de LCA usado por Miranda et al.[136] para avaliar o estilo de vida de adolescentes do sexo feminino, foram encontradas três classes latentes:

- Classe 1, "inativo e sedentário", com 77,5% do total da amostra.
- Classe 2, "estilo de vida inativo e não sedentário", com 16,31%.
- Classe 3, "ativos e sedentários", com 6,19%.

Não houve classe com estilo de vida considerado "ativo e não sedentário". A partir desses resultados, uma atualização da relação entre o nível de atividade física e o comportamento sedentário para as adolescentes do sexo feminino pode ser proposta (Figura 4).

Quanto maior o acúmulo de atividade física proporcionalmente, maiores serão os benefícios à saúde. O gasto de energia por unidade de massa corpórea é maior em crianças e adolescentes do que em adultos.[150]

Em um estudo com adolescentes espanhóis, Ortega et al.[156] analisaram as diferenças nos hábitos alimentares e na ingestão de energia e nutrientes como uma função do tempo despendido assistindo à televisão. Os resultados desse estudo indicaram que os adolescentes que assistiam à TV por mais de 2 horas diariamente consumiam menores quantidades de legumes e frutas quando comparados àqueles que despendiam menos tempo com essa atividade. Observou-se, ainda, que os indivíduos mais ativos consumiam mais fibras e vitamina C, e apresentaram adequada participação dos macronutrientes no total de energia consumida.

No Brasil, menos da metade dos adolescentes são considerados fisicamente ativos, ou seja, alcançam os 300 minutos/semana de atividades moderadas ou intensas.[157] Segundo Farias Junior,[158] estudos brasileiros mostram que a diferença do nível de inatividade física entre meninas e meninos pode ser de 64,2 e 45,5%, respectivamente.

A recomendação mínima de 60 minutos de atividade física de intensidade moderada para vigorosa pode beneficiar fatores relacionados com o controle da obesidade e do

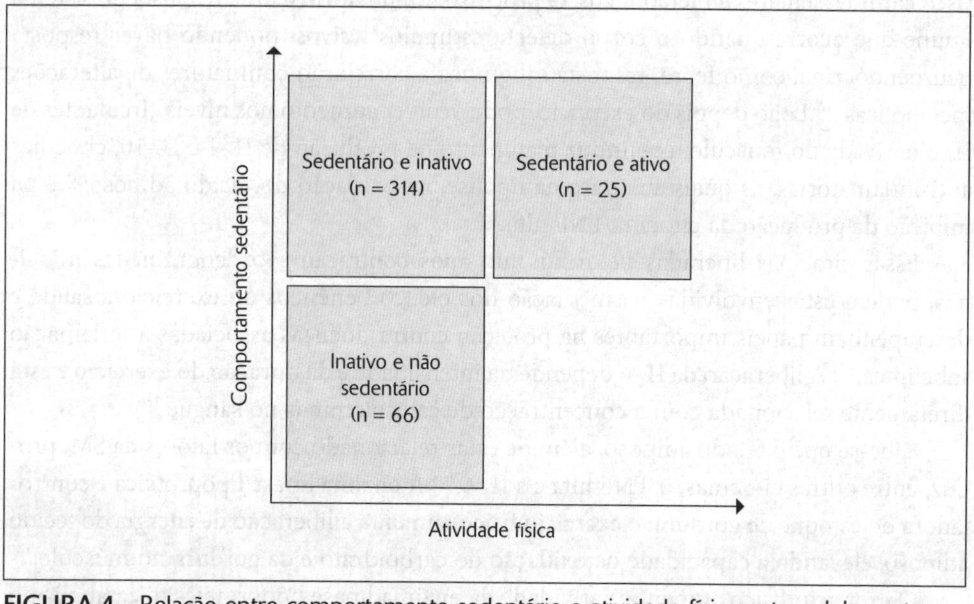

FIGURA 4 Relação entre comportamento sedentário e atividade física entre adolescentes do sexo feminino pelo modelo da *Latent Class Analysis*.
Fonte: adaptada de Miranda et al.[136]

risco cardiovasculares em crianças e adolescentes, como aumentar o débito cardíaco e estimular o aumento do HDL, a produção de proteínas anti-inflamatórias e a produção de óxido nítrico, importante na proteção e na fisiologia da parede vascular.[152]

Alves et al.[122] apresentaram dados de pesquisas que evidenciaram a capacidade da atividade física de ocasionar a diminuição dos níveis de citocinas inflamatórias, principalmente da interleucina-6 (IL-6) e do fator de necrose tumoral alfa (TNF-alfa) e/ou aumento de citocinas anti-inflamatórias.

As citocinas são proteínas envolvidas na emissão de sinais entre as células durante o desencadeamento das respostas imunes. Entre estas, existe um grupo de citocinas envolvidas no processo de inflamação subclínica e, por isso, consideradas citocinas pró-inflamatórias, como IL-6 e TNF-alfa. No entanto, existe outro grupo de citocinas que intervém negativamente no processo inflamatório, sendo estas consideradas proteínas anti-inflamatórias, como a adiponectina e a interleucina 10 (IL-10).[158]

O estilo de vida mais inativo e sedentário das adolescentes do sexo feminino pode associar-se com o perfil inflamatório das adolescentes,[137] de forma que pertencer à classe do estilo de vida "sedentário e inativo", e apresentar peso corporal e %GC elevados, está associado a elevados valores de pressão arterial, perfil lipídico e ácido úrico. Nessas adolescentes, a resistência à insulina e a PCR ultrassensível foram associadas às concentrações de biomarcadores pró-inflamatórios de fator de necrose TNF-alfa, IL-6 e leptina.[159]

Para Martinez-Gomez et al.,[160] a atividade e a aptidão física podem ser fatores de proteção importantes para a inflamação subclínica entre adolescentes com fatores de risco cardiovasculares e metabólicos. O processo inflamatório é uma resposta do sistema imune que ocorre quando o corpo detecta estímulos lesivos, podendo haver resposta neuroendócrina, como febre, resposta sanguínea e correlação com fatores de alterações metabólicas.[161] Logo depois do exercício, pode ocorrer aumento nos níveis circulantes de IL-6 derivada do músculo, que induz o aumento na produção de IL-1 e IL-10, citocinas anti-inflamatórias, as quais auxiliam na lipólise, na oxidação do tecido adiposo[162] e na inibição da produção da citocina TNF-alfa.[163]

Essas citocinas liberadas pelo músculo após contração são denominadas miocinas, podem estar envolvidas na mediação dos efeitos benéficos do exercício à saúde e desempenham papéis importantes na proteção contra doenças associadas à inflamação subclínica.[163] A liberação da IL-6 depende da intensidade e da duração do exercício e está diretamente relacionada com a concentração de catecolaminas no sangue.[162]

Sabe-se que o tecido adiposo, além de estar relacionado com os fatores da SM, produz, entre outras citocinas, o TNF-alfa e a IL-6.[164] A enzima lipase lipoproteica é controladora do estoque de gordura; o exercício físico aumenta a liberação de energia do tecido adiposo, elevando a capacidade de oxidação do carboidrato e da gordura no músculo.[165]

O exercício físico aumenta a atividade da enzima lipase lipoproteica, o catabolismo dos triglicérides e a concentração de HDL-colesterol.[164,166] Pode causar aumento de hormônios estimuladores da lipólise e na concentração sanguínea de ácidos graxos livres, que podem ser capturados e usados como fonte de energia na contração dos músculos esqueléticos.[167]

A principal fisiopatologia do excesso de peso é o balanço positivo na ingestão energética. Assim, a adoção de estilo de vida sedentário, que demanda pouca energia, contribui diretamente para o ganho de peso. A distribuição da prevalência de adolescentes fisicamente ativos/inativos, em razão de indicadores demográficos e socioeconômicos, e a magnitude da associação entre fatores de influência e o nível de atividade física, representam informações importantes para nortear o planejamento, o desenvolvimento e a avaliação dos programas de promoção da atividade física.

OBESIDADE, GASTO ENERGÉTICO E MICROBIOTA INTESTINAL

O estado nutricional do adolescente é de particular interesse, pois a presença de obesidade nessa faixa etária tem sido associada à manifestação de fatores de risco para doenças cardiometabólicas, além de alteração na microbiota intestinal na fase atual ou no futuro da vida.

O excesso de tecido adiposo está relacionado com os níveis plasmáticos de lipossacarídeos, níveis de insulina, leptina e, ainda, com a microbiota intestinal.[168] No entanto, o mecanismo preciso que explica alterações na microbiota intestinal pela obesidade e outros distúrbios ainda não está claro. O trato gastrointestinal do ser humano é colonizado por milhares de bactérias responsáveis pela homeostase do organismo. A microbiota intestinal pode regular o processo de armazenamento de energia e a manutenção do sistema imune.[169]

A microbiota intestinal contribui para a modulação da fisiologia do hospedeiro e constitui-se em alvo no controle da obesidade e distúrbios metabólicos,[170] podendo alterar o consumo energético por meio da alteração da expressão gênica do hospedeiro.[171] Os extratos energéticos da dieta podem ser absorvidos pela hidrólise e pela fermentação de polissacarídeos não digeríveis.[170] Algumas bactérias da microbiota intestinal têm a capacidade de utilizar esses polissacarídeos como substrato energético, produzindo monossacarídeos e ácidos graxos de cadeia curta (AGCC).[172] Estima-se que os AGCC contribuem em até 10% para o gasto energético basal.[173]

A microbiota intestinal está diretamente envolvida no processo de armazenamento de energia. Este, por sua vez, pode ocorrer por três vias:[134]

1. Absorção de monossacarídeos e extração de energia de alimentos não digestíveis (AGCC).
2. A presença da microbiota intestinal suprime o fígado e o músculo esquelético da oxidação de ácido graxo por meio da proteína celular de energia dependente-quinase (AMPK).

3. O AGCC fornece substrato de energia ao hospedeiro e também serve como moléculas sinalizadoras de proteínas envolvidas na regulação do apetite (*G-protein-coupled receptors* – GPR41).

A disbiose é o desequilíbrio da microbiota intestinal, quando há mudanças na proporção e/ou no nível de filos bacterianos predominantes, sendo caracterizada pela diminuição de *Bacteroidetes* e aumento de *Firmicutes.*[174] Isso pode ser demonstrado pelas diferenças entre níveis de grupos de bactérias específicas como *Bifidobacterium, Akkermansia, Lactobacillus* e *Clostridium* em sujeitos com maior massa de gordura corpórea em relação àqueles mais magros.[168]

Em um estudo de caso controle, Queipo-Ortuño et al.[175] avaliaram 40 ratos machos em cinco grupos de acordo com a restrição alimentar e a prática de atividade física. Os resultados mostraram que ratos que fizeram restrição alimentar aumentaram significativamente os grupos de *Proteobacteria, Bacteroides, Clostridium, Enterococcus, Prevotella* e *Methanobrevibacter smithii* e diminuíram os grupos de *Firmicutes, Bacteroidetes, B. coccoides-E. rectale, Lactobacillus* e *Bifidobacterium.* Também foi observado um aumento significativo no número de *Lactobacillus, Bifidobacterium* e *B. coccoides-E. rectale* no grupo que realizou exercício em relação ao grupo em repouso.

O estado nutricional, as dietas baseadas na alta ingestão de gorduras e proteínas e baixa ingestão de carboidratos podem alterar a composição e a atividade do intestino grosso e, consequentemente, a composição da microbiota intestinal, interferindo na modulação da permeabilidade intestinal.[176,177] Padrões ambientais, dietéticos e comportamentais contribuem para o acúmulo excessivo de gordura corporal.[178] Evidências científicas recentes têm mostrado que o desequilíbrio da microbiota intestinal em crianças e adolescentes está relacionado ao aumento de casos de obesidade em adultos.[179] Miranda et al.[180] confirmaram o fato de que o excesso de peso está associado com o desequilíbrio dos filos das bactérias do trato gastrointestinal e com os marcadores inflamatórios.

As adolescentes do sexo feminino dos grupos de eutrofia pelo IMC com %GC elevado, e sobrepeso/obeso pelo IMC com %GC elevados, apresentaram maior adiposidade visceral central e concentração de leptina do que as do grupo com eutrofia pelo IMC e %GC adequado. Além disso, o PC elevado e a frequência de consumo de alimentos hipercalóricos foram associados à abundância de *Firmicutes* e às concentrações de AGCC. Também, as adolescentes com PC elevado apresentaram maior concentração de leptina ($p < 0,001$) e PCR ultassensível ($p = 0,035$).[180]

Com o aumento da permeabilidade intestinal, os probióticos não conseguem aderir à superfície intestinal na qual desempenham suas funções, diminuindo a competição com agentes patogênicos e deixando de modular respostas inflamatórias e imunológicas do hospedeiro. Outro fator importante a ser considerado é a diminuição da quantidade de nutriente no intestino, sendo esse um fator limitante para o crescimento bacteriano no lúmen intestinal.

OBESIDADE E IMAGEM CORPORAL NA ADOLESCÊNCIA

Na atualidade, a aparência física de uma pessoa é muito mais que a representação da forma corpórea, mas também simboliza *status*, alta autoestima, condições sociais e de saúde. Essa cultura do *body modification* ("modificação do corpo") e *body building* ("construção do corpo") permite que as pessoas acreditem que é possível um desejo sistematizado das diferentes partes do corpo. Com isso, almeja-se ter o rosto de uma modelo, a barriga de outra, as pernas e os quadris de outra, enfim, cria-se uma imagem corpórea personificada a partir da internalização do conceito de corpo perfeito adquirido com base nas imagens corpóreas difundidas principalmente pela mídia.[181,182]

O sobrepeso e a obesidade podem causar também problemas psicossociais entre adolescentes em razão da pressão imposta pela mídia e pela sociedade para alcançar, a todo custo, uma silhueta corpórea esbelta sem excesso de gordura.[183] Além das disfunções metabólicas, problemas psicossociais com o excesso de peso podem gerar malefícios em relação à avaliação da imagem corpórea, principalmente entre os adolescentes.

A imagem corporal é a representação mental do próprio corpo e é formada por percepção, sentimentos, pensamentos e ações em relação a essa representação.[184] Essa representação inclui uma dimensão atitudinal que é definida por pensamentos e sentimentos negativos ou positivos e caracteriza a (in)satisfação corporal,[144] assim como a dimensão perceptiva que diz respeito à presença ou ausência de distorção na percepção do próprio corpo[184] (Figura 5).

A imagem corporal positiva pode ser definida como uma experiência psicológica multifacetada englobando aspectos físicos, autopercepções, autoatitudes relacionadas ao corpo que inclui pensamentos, crenças, sentimentos e comportamentos.[185] De modo mais aprofundado, Tylka e Wood-Barcalow[186] definiram a imagem corporal positiva como atitudes de amor e respeito pelo corpo que permite aos indivíduos: apreciar a beleza única de seus corpos e as funções desempenhadas por eles; aceitar e admirar seu corpo, inclusive aspectos que não condizem com imagens idealizadas; sentir-se belo(a), confiante e feliz com seu corpo; enfatizar as potências de seu corpo ao invés das imperfeições; internalizar as informações positivas e rejeitar as negativas.

Além disso, a imagem corporal positiva é distinta da imagem corporal negativa, apresentando-se como um construto multidimensional composto por: apreciação corporal, aceitação e amor pelo corpo, conceito amplo de beleza, investimento adaptativo na aparência, positividade interna, filtrar de maneira protetiva informações relativas ao corpo.[186]

No que diz respeito à imagem corporal positiva e ao bem-estar vivenciado pelos adolescentes, a funcionalidade corporal destaca-se pela sua importância, uma vez que ela é capaz de descrever tudo o que o corpo é capaz de fazer, em diversos domínios.[187] Isto é, quando os indivíduos valorizam o que seus corpos são capazes de fazer e conceituam sua funcionalidade corporal de forma holística, apreciando as capacidades físicas e os

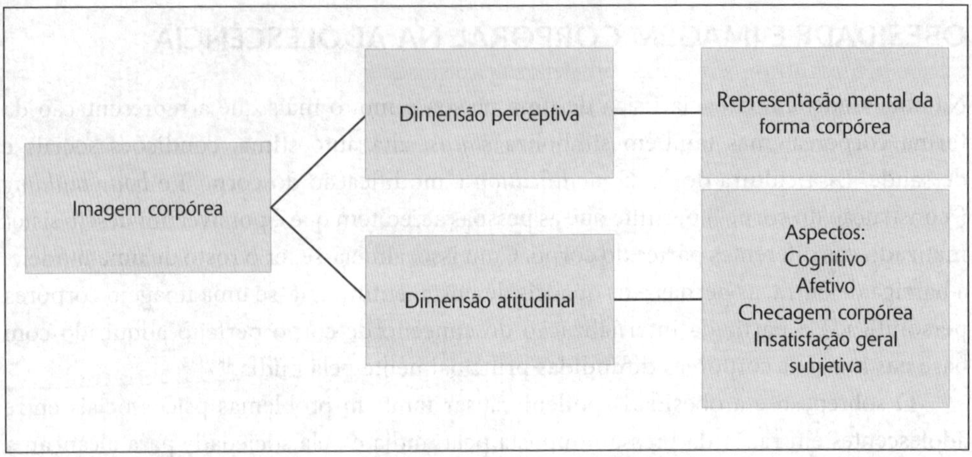

FIGURA 5 Esquema da definição do constructo da imagem corporal, das dimensões e dos aspectos.
Fonte: adaptada de Santos et al.[184]

processos internos, assim como os esforços criativos, sentidos e sensações corporais, comunicação com os outros e autocuidado.[187]

Além da percepção da funcionalidade corporal, a apreciação dessa funcionalidade corporal é especialmente importante.[187] Pesquisas demonstraram que focar e valorizar a funcionalidade corporal de adolescentes está relacionado a uma imagem corporal mais positiva nesses indivíduos, bem como a uma maior propensão ao comer intuitivo.[187,188] A alimentação intuitiva pode ser descrita como um comportamento de autocuidado que é caracterizada por ouvir e confiar em sinais corporais internos, como fome e saciedade, para determinar o que, quando e quanto comer.[189]

A adolescência é uma fase da vida na qual a relação com a imagem corpórea pode ser mais complicada em virtude das alterações repentinas que ocorrem com o corpo, principalmente daquelas relacionadas com o aumento do peso e da gordura corpórea.

Sabe-se que é fisiológico aumentar o peso corpóreo durante o início da puberdade para suprir as necessidades energéticas do processo de maturação sexual e somática.[190,191] Contudo, muitos adolescentes, por adotarem estilo de vida mais sedentário e com maior ingestão de alimentos calóricos, acabam aumentando seu IMC e o %GC, fatores que podem deixá-los mais insatisfeitos com sua aparência física.

O desejo de ser magro e a rejeição social ao excesso de peso podem desencadear distorção e grave insatisfação com o corpo, principalmente entre adolescentes do sexo feminino.[61] O excesso de peso pode resultar em autoestima baixa pelo fato de a adolescente não ter um tipo corpóreo divulgado pela mídia e que julga ideal. Portanto, as meninas são mais influenciadas por fatores socioculturais, psicológicos e biológicos a alcançarem a forma física desejada.[192] Já nos meninos, há o desejo mais comum de obter um corpo musculoso.[193]

Os distúrbios com a imagem corpórea são alterações graves e persistentes nos componentes perceptivo e atitudinal, podendo trazer sofrimento e/ou prejuízos sociais, físicos e emocionais. O distúrbio no componente perceptivo da imagem corpórea é uma alteração grave e persistente na maneira como se percebe a forma física.[194] Segundo Slade,[195] essa distorção pode ser com o corpo todo ou com apenas partes específicas.

Já a insatisfação corpórea é um dos distúrbios mais comuns do componente atitudinal da imagem corporal.[192,196] Esse sentimento pode se comportar de forma avaliativa (diferença entre o tamanho corpóreo real e ideal) e afetiva (que seria o quanto o indivíduo sofre por causa dessa diferença).

Importante ressaltar que além do excesso de peso (avaliado pelo IMC), a insatisfação corporal excessiva pode estar associada com o %GC elevado e com estilo de vida menos ativo e sedentário. No estudo de Miranda et al.[159] essas evidências foram comprovadas. Os pesquisadores observaram que, em uma amostra representativa de adolescentes do sexo feminino (14 a 19 anos) classificadas com estilo de vida "inativo e sedentário" tiveram 71% (IC95% 1,08-2,90) mais chances de apresentar insatisfação com a imagem corporal em relação ao grupo de adolescentes fisicamente ativas. Além disso, a insatisfação corporal excessiva apresentou associação com o excesso de gordura corporal, tempo de tela elevado, elevado tempo de atividade física vigorosa e consumo de álcool.[159]

Pessoas classificadas com grave insatisfação corpórea podem estar propícias a desenvolver transtornos alimentares (TA). Deve-se ressaltar que os distúrbios com a imagem corpórea são considerados um dos fatores para diagnóstico de TA, no entanto existem outros fatores também importantes para o profissional classificar o paciente com determinado tipo de TA. Os transtornos alimentares são transtornos mentais incapacitantes, mortais e dispendiosos que prejudicam consideravelmente a saúde física e perturbam o funcionamento psicossocial.[197] Atitudes perturbadas em relação ao peso, forma corporal e alimentação desempenham um papel fundamental na origem e manutenção dos transtornos alimentares.[197]

Os TA, na maioria das vezes, atingem adolescentes e adultos jovens do sexo feminino, podendo levar a prejuízos biológicos e psicológicos e ao aumento de morbidade e mortalidade.[198] O Manual Diagnóstico e Estatístico de Transtornos Mentais (*Diagnostic and Statistical Manual of Mental Disorders* – DSM-5), da Associação Americana de Psiquiatria (APA), descreve que o peso e a forma do corpo influenciam a autoavaliação da imagem corporal dos acometidos com TA.[199]

Percebe-se o quanto os estudos no Brasil referentes à imagem corporal vêm recebendo atenção na atualidade.[200] Profissionais da área de saúde devem estar preparados para lidar com questões relacionadas com a imagem corpórea, pois elas afetam o relato do consumo alimentar, os hábitos alimentares e a motivação para mudanças de comportamento.[198]

A prática de atividade física regular pode ser uma estratégia para intervir na insatisfação corpórea excessiva, pois consegue propiciar modificações na composição corpórea, aprimoramento da simetria do corpo e efeito positivo nos aspectos psicológicos, como aumento da autoestima, redução do estresse e da ansiedade.[201] No entanto, a atividade física é considerada um comportamento, tornando-se, assim, sua análise e sua mensuração complexas pelo fato de a adesão e a permanência na prática dependerem da intera ção de fatores ambientais e individuais.

A avaliação da aparência física faz parte da adequação e da aceitação compatível com o desenvolvimento do corpo. Mudança no comportamento alimentar e prática regular de atividade física são medidas comuns utilizadas para melhorar a relação do adolescente com sua imagem corpórea. Nesse sentido, o profissional da área da saúde deve entender se existe distúrbio nessa relação, capaz de ocasionar a prática de atitudes deletérias, que venham a prejudicar o desenvolvimento físico e psicossocial do adolescente.

Importante constatar que os distúrbios da imagem corporal são considerados problema de saúde pública para crianças e adolescentes de ambos os sexos.[202] Muito mais que se preocupar com a avaliação negativa da imagem corporal, os pesquisadores agora estão considerando cada vez mais a imagem corporal de forma holística, investigando maneiras eficazes de promover uma imagem corporal positiva, uma construção multifacetada que está associada a vários aspectos da saúde psicológica e física e bem-estar.[203] Consequentemente, promover uma imagem corporal positiva, em vez de procurar aliviar a insatisfação corporal depois de desenvolvida, é importante para melhorar o bem-estar geral,[204] principalmente em se tratando da população pediátrica.[188]

TRATAMENTO DA OBESIDADE NA ADOLESCÊNCIA

Os custos atribuíveis ao tratamento da obesidade no Sistema Único de Saúde (SUS) correspondem a 11% do gasto total com a saúde no país, e, considerando separadamente a obesidade como fator de risco para a hipertensão arterial e o diabete, os custos dessa donça chegam a 41%.[205]

Medidas não farmacológicas, como adoção de estilo de vida mais ativo e educação alimentar e nutricional, podem ser ações menos onerantes aos recursos públicos e mais eficientes contra a obesidade e suas consequências prejudiciais à saúde.

A adolescência, por anteceder de imediato a idade adulta, é considerada uma fase de oportunidades para que sejam estabelecidas intervenções que possam modificar riscos futuros para a saúde dos indivíduos.[206,207] As mudanças físicas, sociais e emocionais nessa fase da vida fazem da adolescência um dos períodos mais críticos do ciclo vital,[206] sendo necessário compreendê-las para garantir uma atenção à saúde mais adequada.[207]

Durante a adolescência, são incorporados hábitos relacionados com alimentação, prática de atividade física, consumo de bebidas alcoólicas e tabagismo, que estão associados a fatores de risco para as DCNT.[206,207]

Nessa fase, são comuns a omissão de refeições, especialmente o desjejum, a substituição de refeições principais, como almoço e jantar, por lanches quase sempre pouco nutritivos, o baixo consumo de frutas e hortaliças e a preferência pelo consumo de alimentos ricos em açúcar simples e gorduras, pobres em fibras, vitaminas e minerais, como refrigerantes, salgadinhos industrializados, guloseimas, *fast-food* e outros,[208,209] longos períodos de jejum e realização de dietas muito restritivas ("dietas da moda"), principalmente em adolescentes do sexo feminino.[210]

Além disso, baixos níveis de atividade física, ocasionados em parte pela redução de atividades recreacionais e pelo aumento das sedentárias, como assistir à televisão, jogar *videogame* e fazer uso do computador, são fatores de risco que contribuem para o aumento da prevalência da obesidade e de suas comorbidades na adolescência.[209,211]

Nesse contexto, a educação em saúde direcionada ao adolescente é uma prática essencial na promoção da saúde e prevenção de doenças, uma vez que é nessa fase que os hábitos alimentares e de estilo de vida saudáveis são consolidados e, muitas vezes, mantidos na idade adulta.[212]

O tratamento não medicamentoso da obesidade na adolescência envolve abordagem dietética, modificação do estilo de vida, ajustes na dinâmica familiar, incentivo à prática de atividade física e apoio psicossocial, sendo o envolvimento da família fundamental para garantia do sucesso do tratamento e para adesão dos adolescentes à terapia.[1] Sendo a obesidade uma doença multifatorial com várias morbidades associadas, a atuação integrada dos membros da equipe de saúde (nutricionista, médico, educador físico, enfermeiro, psicólogo, assistente social, farmacêutico, entre outros) é extremamente benéfica e necessária para a eficácia do tratamento.[1]

Além da abordagem individual, a implementação de medidas mais abrangentes é necessária, como a ampliação de políticas e/ou programas de saúde que envolvam educação alimentar e nutricional (p. ex., nas escolas), o desenvolvimento de infraestrutura apropriada para práticas recreativas e de atividade física, o desenvolvimento de legislação apropriada para rotulagem e mídia e, por fim, a participação compartilhada do setor de saúde com os setores de educação, social e de esportes,[1] como forma de promover e garantir a segurança alimentar e nutricional desse grupo populacional.[1]

Educação alimentar e nutricional

Caracteriza-se pelo compartilhamento de informações e experiências do profissional e do cliente, buscando autonomia nas escolhas, sendo estas direcionadas para a adoção de alimentação saudável, que atenda às necessidades fisiológicas, psicológicas e sociais do adolescente, sem que haja imposições.[213,214]

As estratégias utilizadas para o adequado resultado do aconselhamento dietético devem compreender o estabelecimento de metas a curto, médio e longo prazos, formuladas com o adolescente, o enfoque no aspecto positivo da dieta, e não só no nutritivo, e envolver toda a família no planejamento dietético, modificando hábitos e alterando preparações.[214,215]

O plano alimentar personalizado deve ser construído com o adolescente, a partir da anamnese alimentar obtida geralmente na primeira consulta. Deve ser estruturado considerando as mais atuais recomendações dietéticas de referência – necessidade média estimada (EAR, do inglês *estimated average requirement*), ingestão dietética recomendada (RDA, do inglês *recommended dietary allowance*), ingestão adequada (AI, do inglês *adequate intake*), necessidade estimada de energia (EER, do inglês *estimated energy requirements*) e faixa de distribuição aceitável de macronutrientes (AMDR, do inglês *acceptable macronutrient distribution range*) –, os resultados da avaliação nutricional e de saúde realizadas, os hábitos alimentares e culturais e as condições socioeconômicas do jovem. O atendimento às necessidades energéticas, de macronutrientes, micronutrientes e fibras, é fundamental para a promoção de crescimento e desenvolvimento adequados.[214,215]

São resultados esperados com a educação alimentar e nutricional a estabilização ou redução gradativa do peso, conforme a fase do adolescente, e a redução das morbidades. As mudanças de hábitos e de comportamentos alimentares geralmente ocorrem em médio ou longo prazo, porém, quando se associam grupos de educação alimentar e nutricional com o atendimento nutricional, os resultados podem ser observados mais precocemente.[1,214]

No geral, do ponto de vista didático, a conduta nutricional pode ser dividida em cinco etapas, conforme apresentado na Tabela 8.

Atividade física no tratamento da obesidade

O envolvimento na atividade física regular desde as fases iniciais da vida e a sua continuidade durante a idade adulta jovem e na meia-idade são essenciais para garantir adequado controle de peso e de gordura corpórea. A atividade física está associada a benefícios físicos, psicológicos e sociais, que sustentam a importância de sua inclusão como estratégia fundamental de prevenção e tratamento dos casos de excesso de peso e obesidade em qualquer etapa da vida.[216]

Além das atividades físicas aeróbicas, como caminhar, pedalar, nadar, ou vigorosas, como trotar ou correr, os exercícios de resistência e as mudanças do estilo de vida podem ser essenciais com a reeducação alimentar no combate à epidemia do excesso de peso e à obesidade.

Além do efeito da atividade física no controle do peso, na redução da gordura corpórea, na prevenção do reganho de peso corpóreo e na manutenção da massa magra, a atividade física está associada à melhora no perfil lipídico e à diminuição de risco de doenças associadas à obesidade.[216]

Com relação ao gasto energético, a atividade física aumenta diretamente o gasto, afetando vários hormônios controladores da taxa metabólica e do apetite, o que influencia o balanço energético. Cargas agudas de exercício moderado e vigoroso aumentam os níveis de hormônios que atuam na oxidação lipídica e na lipólise, como os andrógenos, catecolaminas, estrógenos, cortisol, hormônio do crescimento, tri-iodotironina (T3) e tiroxina (T4).[217,218]

Tabela 8 Etapas da educação alimentar e nutricional no tratamento da obesidade na adolescência

Etapas	Descrição
Esclarecimento	O profissional deve conhecer com detalhes a alimentação do adolescente para estabelecer as estratégias de atuação a curto, médio e longo prazos É importante a "desmitificação" de certos conceitos inadequados e bastante difundidos, relacionados com "dietas para emagrecer", como o de comer apenas verduras e frutas Explicar que não há alimentos proibidos e que mesmo aqueles com maiores quantidades de açúcar, sal e gorduras devem ser consumidos com moderação, em pequenas porções e esporadicamente Estimular o conhecimento sobre alimentação saudável, sempre com enfoque positivo Quanto mais esclarecidos e seguros estiverem o adolescente e sua família, melhor será a adesão ao tratamento
Avaliação do comportamento	Identificação das atitudes inadequadas relacionadas com o estilo de vida do adolescente e que contribuem com o quadro de obesidade, como mastigação rápida, realização das refeições assistindo à TV, ausência de horários de rotina para alimentar-se, omissão de algumas refeições e outros Espera-se que, ao final dessa etapa, o adolescente esteja fracionando adequadamente as refeições, realizando seis refeições por dia (desjejum, lanche da manhã, almoço, lanche da tarde, jantar e ceia), que o intervalo entre as refeições seja de cerca de 3 horas e que as refeições sejam realizadas em local adequado e agradável (com o adolescente sentado à mesa, em ambiente tranquilo e, sempre que possível, na companhia dos familiares)
Quantidade	Redução gradativa da quantidade de alimentos consumidos em excesso, com redução das porções e do número de repetições É importante perceber os limites de cada adolescente, para não atrapalhar a adesão e a evolução do tratamento
Qualidade	Etapa em que se busca a melhoria da qualidade da alimentação, incentivando o consumo de frutas, hortaliças, cereais, de preferência integrais, leguminosas, carnes magras e laticínios, a fim de alcançar recomendações nutricionais, de acordo com o sexo e a idade
Manutenção	O próprio adolescente e/ou sua família utilizam as informações e os aprendizados adquiridos nas etapas anteriores para se adaptar às diversas situações (festas, viagens, cotidiano), controlando os excessos, realizando substituições, buscando atingir a alimentação saudável

Fonte: SBP.[1]

A intensidade adequada do exercício, bem como as fontes energéticas utilizadas, são importantes para o controle do peso e da gordura corporal, de forma que exercícios leves e moderados (MET < 6) demandam maior metabolismo de gordura quando comparado aos vigorosos (MET > 6).[218]

Segundo a OMS,[219] os adolescentes devem acumular pelo menos 60 minutos de atividade física com intensidade moderada a vigorosa diariamente, priorizando as atividades do tipo aeróbias. Em pelo menos três vezes na semana, recomenda-se incorporar o treinamento resistido. Quanto maior o tempo de atividade física diária, maiores serão os benefícios à saúde.

Sobretudo, cabe compreender que cada indivíduo apresenta uma resposta energética e hormonal diferente em face da atividade física, o que requer o acompanhamento profissional para adequar os exercícios às suas necessidades.[218] O incentivo à prática de atividade física na adolescência deve ser priorizado de maneira constante pelos profissionais da saúde, que devem alertar os pais ou responsáveis e as escolas para a necessidade desse cuidado, aliado às recomendações de educação alimentar e nutricional.

CONSIDERAÇÕES FINAIS

Os dados apresentados neste capítulo mostram que a obesidade é um problema de saúde pública, em virtude de sua crescente prevalência e considerada o principal fator de risco cardiovascular já na adolescência.

A avaliação e o acompanhamento do estado nutricional e de saúde do adolescente, incluindo a utilização de medidas e índices antropométricos e de composição corpórea, devem fazer parte da rotina de atendimento clínico/ambulatorial dos profissionais de saúde, com vistas ao diagnóstico precoce e tratamento, a fim de impedir que os efeitos nocivos à saúde persistam em idades futuras e contribuam com o aumento dos indicadores de morbimortalidade.

Além disso, políticas e programas específicos para adolescentes voltados para prevenção são necessários e devem ser adotados pelo governo, como forma de legitimar as ações, bem como nos serviços de saúde e nas escolas, de modo que os profissionais da saúde e da educação sejam multiplicadores das boas práticas em saúde e capacitados a intervir na comunidade, enfatizando a prática de atividade física e alimentação saudável, a fim de prevenir futuras complicações e reduzir os gastos públicos com tratamento medicamentoso e hospitalar da obesidade e das doenças associadas.

REFERÊNCIAS BIBLIOGRÁFICAS

1. Sociedade Brasileira de Pediatria (SBP). Departamento de Nutrologia. Obesidade na infância e adolescência: manual de orientação. 3.ed. São Paulo: SBP; 2019.

2. Brasil. Ministério da Saúde. Universidade Federal de Minas Gerais. Instrutivo de Abordagem Coletiva para manejo da obesidade no SUS. Brasília: Ministério da Saúde; 2021.
3. Oliveira TMSO, Faria FR, Faria ER, Pereira PF, Franceschini SCC, Priore SE. Nutritional status, metabolic changes and white blood cells in adolescents. Rev Paul Pediatr. 2014;32(4):351-9.
4. Brasil. Ministério da Saúde. Secretaria de Atenção Primária à Saúde. Departamento de Promoção da Saúde. Proteja – Estratégia Nacional para Prevenção e Atenção à Obesidade Infantil: orientações técnicas. Brasília: Ministério da Saúde; 2022.
5. World Obesity Federation. World Obesity Atlas 2023. 2023.
6. Instituto Brasileiro de Defesa do Consumidor (IDEC). Alimentando Políticas. A sindemia global da obesidade, desnutrição e mudanças climáticas – relatorio da Comissão The Lancet. 2019.
7. Instituto Brasileiro de Geografia e Estatística (IBGE). Pesquisa de Orçamentos Familiares 2008- 09: antropometria e estado nutricional de crianças, adolescentes e adultos no Brasil. Rio de Janeiro: IBGE; 2010.
8. Instituto Brasileiro de Geografia e Estatística (IBGE). Pesquisa Nacional de Saúde do Escolar 2009: avaliação do estado nutricional dos escolares do 9º ano do ensino fundamental. Rio de Janeiro: IBGE; 2010.
9. Instituto Brasileiro de Geografia e Estatística (IBGE). Pesquisa Nacional de Saúde do Escolar: 2015. Rio de Janeiro: IBGE; 2016.
10. Bloch KV, Klein CH, Szklo M, Kuschnir MCC, Abreu GA, Barufaldi LA, et al. Erica: prevalências de hipertensão arterial e obesidade em adolescentes brasileiros. Rev Saúde Pública 2016;50(Suppl 1):1-13.
11. World Obesity Federation. World Obesity Atlas 2022. 2022.
12. Organização das Nações Unidas (ONU). Agenda 2030 para o Desenvolvimento Sustentável. Setembro de 2015. Disponível em: https://brasil.un.org/pt-br/91863-agenda-2030-para-o-desenvolvimento-sustent%C3%A1vel. Acesso em: 2 dez. 2023.
13. Brasil. Ministério da Saúde. Secretaria de Vigilância em Saúde. Departamento de Análise de Situação de Saúde. Plano de ações estratégicas para o enfrentamento das doenças crônicas não transmissíveis (DCNT) no Brasil 2011-2022. Brasília: Ministério da Saúde; 2011.
14. Brasil. Ministério da Saúde. Secretaria de Vigilância em Saúde. Departamento de Análise em Saúde e Vigilância de Doenças Não Transmissíveis. Plano de ações estratégicas para o enfrentamento das doenças crônicas e agravos não transmissíveis no Brasil 2021-2030. Brasília: Ministério da Saúde; 2021.
15. Chiara VL, Silva HGV, Barros ME, Rêgo AL, Ferreira AL, Pitasi BA, et al. Correlação e concordância entre indicadores de obesidade central e índice de massa corpórea em adolescentes. Rev Bras Epidemiol. 2009;12(3):368-77.
16. Oliveira RMS, Franceschini SCC, Rosado GP, Priore SE. Influência do estado nutricional pregresso sobre o desenvolvimento da síndrome metabólica em adultos. Arq Bras Cardiol. 2009;92(2):107-12.
17. Gontijo CA. Influência da qualidade da dieta e dos hábitos de vida da adolescência nas condições de saúde na fase adulta [dissertação). Viçosa: Universidade Federal de Viçosa; 2012.
18. Beck CC, Lopes AS, Pitanga FJG. Indicadores antropométricos de sobrepeso e obesidade como preditores de alterações lipídicas em adolescentes. Rev Paul Pediatr. 2011;23(1):46-53.
19. Magalhães EIS, Sant'Ana LFR, Priore SE, Franceschini SCC. Perímetro da cintura, relação cintura/ estatura e perímetro do pescoço como parâmetros na avaliação da obesidade central em crianças. Rev Paul Pediatr. 2014;32(3):273-82.
20. Morais NS, Miranda VPN, Ribeiro SAV, Pereira PF, Souza ECG, Franceschini SCC, et al. Predictive capacity and cut-off points of adiposity indices for body fat prediction according to adolescent periods. Br J Nutr. 2021;126(11):1673-81.
21. Ripka WL, Orsso CE, Haqq AM, Prado CM, Ulbricht L, Leite N. Validity and accuracy of body fat prediction equations using anthropometrics measurements in adolescents. Eat Weight Disord Stud Anorexia, Bulim Obes. 2020;26:879-86.

22. Dumith SC, Farias-Junior JC. Sobrepeso e obesidade em crianças e adolescentes: comparação de três critérios de classificação baseados no índice de massa corpórea. Rev Panam Salud Públ. 2010;28(1):30-5
23. Associação Brasileira para o Estudo da Obesidade e Síndrome Metabólica (Abeso). Diretrizes Brasileiras de Obesidade. 3.ed. São Paulo: AC Farmacêutica; 2009.
24. Sant'anna MSL, Priore SE, Franceschini SCC. Métodos de avaliação da composição corpórea em crianças. Rev Paul Pediatr. 2009;27(3):315-21.
25. Willians DP, Going SB, Lohman TG, Harsha DW, Webber LS, Berenson GS. Body fatness and risk for elevated blood pressure, total cholesterol, and serum lipoprotein ratios in children and adolescents. American Journal of Public Health. 1992;82(3):358-63.
26. Jucá EO. Análise da correlação dos índices de adiposidade corpórea, massa corpórea e do percentual de gordura corpórea em escolares do município de Porto Velho [monografia]. Porto Velho: Universidade Federal de Rondônia; 2013.
27. Jellife DB. The assessment of the nutritional status of the community. Geneva, 1966 [Série de Monografias, 53].
28. Faria FR, Faria ER, Cecon RS, Barbosa Júnior DA, Franceschini SCC, Peluzio MCG, et al. Body fat equations and electrical bioimpedance values in prediction of cardiovascular risk factors in eutrophic and overweight adolescents. Inter J Endocrinol. 2013.
29. Flavel NA, Olds TS, Buckley JD, Haren MT, Petrov J. Anthropometric estiamtes of total and regional body fat in children aged 6-17 years. Acta Paediatrica. 2012; 101(12):1253-9.
30. Brodie D, Moscrip V, Hutcheon R. Body composition measurement: a review of hydrodensitometry, antropometry, and impedance methods. Nutrition. 1998;14(3):296-310.
31. Ogle GD, Allen JR, Humphries RJ, Lu PW, Briody JN, Morley K, et al. Body-composition assessment by dual-energy x-ray absorptiometry in subjects aged 4-26 y. Am J Clin Nutr. 1995;61(4):746-53.
32. Wells JCK, Fuller NJ, Dewit O, Fewtrell MS, Elia M, Cole TJ. Four-component model of body composition in children: density and hydration of fat-free mass and comparison with simpler models. Am J Clin Nutr. 1999;69(5):904-12.
33. Barbosa KBF. Consumo alimentar e marcadores de risco para a síndrome metabólica em adolescentes do sexo feminino: comparação entre instrumentos de inquérito dietético [dissertação]. Viçosa: Universidade Federal de Viçosa; 2006.
34. World Health Organization (WHO). Waist circumference and waist-hip ratio. Report of a WHO expert consultation. Geneva: World Health Organization; 2008.
35. Vasques ACJ, Rosado LEFPL, Rosado GP, Ribeiro RCL, Franceschini SCC, Geloneze B, et al. Diferentes aferições do diâmetro abdominal sagital e do perímetro da cintura na predição do Homa-IR. Arq Bras Cardiol. 2009:1-8. Disponível em: https://www.scielo.br/j/abc/a/FXQMhFcMGcq7j6wL8yfPJwB/. Acesso em: 2 dez. 2023.
36. Pereira PF, Serrano HMS, Carvalho GQ, Lamounier JA, Peluzio MCG, Franceschini SCC, et al. Circunferência da cintura como indicador de gordura corpórea e alterações metabólicas em adolescentes: comparação entre quatro referências. Rev Assoc Med Bras. 2010;56(6):665-9.
37. International Diabetes Federation (IDF). Metabolic syndrome in children and adolescents. Belgium: IDF Communications; 2007.
38. Heyward VH, Stolarczyk LM. Métodos de dobras cutâneas. Avaliação da composição corporal aplicada. São Paulo: Manole.
39. Ashwell M, Hsieh SD. Six reasons why the waist-to-height ratio is a rapid and effective global indicator for health risks of obesity and how its use could simplify the international public health message on obesity. Int J Food Sci Nutr. 2005;56(5):303-7.
40. Pereira PF, Serrano HMS, Carvalho GQ, Lamounier JA, Peluzio MCG, Franceschini SCC, et al. Circunferência da cintura e relação cintura/estatura: úteis para identificar risco metabólico em adolescentes do sexo feminino? Rev Paul Pediatr. 2011;29(3):372-7.

41. Huan DR, Pitanga FJG, Lessa I. Razão cintura/estatura comparado a outros indicadores antropométricos de obesidade como preditor de risco coronariano elevado. Rev Assoc Med Bras. 2009;55(6):705-11.
42. Silva CC, Zambon MP, Vasques ACJ, Rodrigues AMB, Camilo DF, Antonio MARG, et al. Circunferência do pescoço como um novo indicador antropométrico para predição de resistência à insulina e componentes da síndrome metabólica em adolescentes: Brazilian Metabolic Syndrome Study. Rev Paul Pediatr. 2014;32(2):221-9.
43. Gonçalves VSS, Faria ER, Franceschini SCC, Priore SE. Neck circumference as predictor of excesso body fat and cardiovascular risk factors in adolescents. Rev Nutr. 2014;27(2):161-71.
44. Hatipoglu N, Mazicioglu MM, Kurtoglu S, Kendirci M. Neck circumference: an additional tool of screening overweight and obesity in childhood. Eur J Pediatr. 2010;169(6):733-9.
45. Nafiu OO, Burke C, Lee J, Voepel-Lewis T, Malviya S, Tremper KK. Neck circumference as a screening measure for identifying children with high body mass index. Pediatrics. 2010;126(2):306-10.
46. Lou DH, Yin FZ, Wang R, Ma CM, Liu XL, Lu Q. Neck circumference is an accurate and simple index for evaluating overweight and obesity in Han children. Ann Hum Biol. 2012;39(2):161-5.
47. Bergman RN, Stefanovski D, Buchanan TA, Summer AE, Reynolds JC, Sebrinq NGm et al. A better index of body adiposity. Obesity. 2011;19(5):1083-9.
48. Valdez, R. A simple model-based index of abdominal adiposity. J Clin Epidemiol. 1991;44:955-6.
49. Thomas DM, Bredlau C, Bosy-Westphal A, Mueller M, Shen W, Gallagher D, et al. Relationships between body roundness with body fat and visceral adipose tissue emerging from a new geometrical model. Obesity. 2013;21:2264-71.
50. World Health Organization (WHO). Physical status: the use and interpretation of anthropometry: report of a WHO Expert Committee. Geneva: WHO, 1995. p.263-311 (WHO Technical Report Series, 854).
51. De Onis M, Onyango AW, Borghi E, Siyam A, Nishida C, Siekmann J. Development of a WHO growth reference for school-aged children and adolescents. Bull World Health Organ. 2007;85:660-7.
52. Heyward VH, Stolarczyk LM. Avaliação da composição corpórea aplicada. Barueri: Manole; 2000. p.73-98.
53. Cameron N. The measurement of human growth. Austrália: Croom-Helm; 1984. p.87-93.
54. Barbosa KBF, Franceschini SCC, Priore SE. Influência dos estágios de maturação sexual no estado nutricional, antropometria e composição corpórea de adolescentes. Rev Bras Saúde Matern Infant. 2006;6(4):375-82.
55. Serrano HMS, Carvalho GQ, Pereira PF, Peluzio MCG, Franceschini SCC, Priore SE. Composição corpórea, alterações bioquímicas e clínicas de adolescentes com excesso de adiposidade. Arq Bras Cardiol. 2010;95(4):464-72.
56. Ruderman N, Chisholm D, Pi-Sunyer X, Schneider S. The metabolically obese, normal-weight individual revisited. Diabetes. 1998;47(5):699-713.
57. Pereira PF. Medidas de localização da gordura corpórea e fatores de risco para doenças cardiovasculares em adolescentes do sexo feminino, Viçosa-MG [dissertação]. Viçosa: Universidade Federal de Viçosa; 2008.
58. Oliveira CL, Mello MT, Cintra IP, Fisberg M. Obesidade e síndrome metabólica na infância e adolescência. Rev Nutr. 2004;17(2):237-45.
59. Heyward VH, Stolarczyk LM. Avaliação da composição corpórea aplicada. Barueri: Manole; 2000. p.23-46.
60. Adami F. Obesidade e maturação sexual precoce: um estudo transversal com escolares em Florianópolis-SC [dissertação]. Florianópolis: Universidade Federal de Santa Catarina; 2007.

61. Miranda VPN, Faria FR, Faria ER, Priore SE. Maturação somática e composição corpórea em adolescentes eutróficos do sexo feminino com ou sem adequação de gordura corpórea. Rev Paul Pediatr. 2014;32(1):78-84.
62. World Health Organization (WHO). Development of a WHO growth reference for school-aged children and adolescents. Bulletin of the World Health Organization, 2007.
63. Filgueiras MDS, Vieira SA, Fonseca PCA, Pereira PF, Ribeiro AQ, Priore SE, et al. Waist circumference, waist-to-height ratio and conicity index to evaluate android fat excess in Brazilian children. Public Health Nutrition. 2018;22;1:140-6.
64. Woolcott OO, Bergman RN. Relative fat mass as an estimator of whole-body fat percentage among children and adolescents: A cross-sectional study using NHANES. Scientific Reports. 2019;9:15279.
65. Oliveros E, Somers,VK, Sochor O, Goel K, Lopez-Jimenez F. The concept of normal weight obesity. Progress in Cardiovascular Diseases. 2014;56;4:426-33.
66. Franco LP, Morais CC, Cominetti C. Normal-weight obesity syndrome: diagnosis, prevalence, and clinical implications. Nutrition Reviews; 2016;74;9:558-706.
67. Morais NS, Miranda VPN, Priore SE. Imagem corporal de adolescentes do sexo feminino e sua associação à composição corporal e ao comportamento sedentário. Ciência e Saúde Coletiva. 2018;23;8.
68. Pereira PF, Serrano HMS, Carvalho GQ, Lamounier JA, Peluzio MCG, Franceschini SCC, et al. Body fat location and cardiovasclar disease risk factors in overweight female adolescents and eutrophic female adolescents with a high percentage of body fat. Cardiology in the Young. 2012;22;162-9.
69. Prado Júnior PP, Faria FR, Faria ER, Franceschini SCC, Priore SE. Cardiovascular risk and associated factors in adolescentes. Nutricion Hosppitalaria. 2015;32;2.
70. Olafsdottir AS, Tofadottir JE, Arngrimsson SA. Health behavior and metabolic risk factors associated with normal weigth obesity in adolescents. PLoS One. 2016;11;8.
71. Wiklund P, Törmäkangas T, Shi Y, Wu N, Vainionpää A, Alen M, et al. Normal-weight obesity and cardiometabolic risk: a 7-year longitudinal study in girls from prepuberty to early adulthood. Pediatric Obesity. 2017;25:1077-82.
72. Cota BC, Suhett LG, Leite NN, Pereira PF, Ribeiro SAV, Franceschini SCC. Cardiometabolic risk and health behaviours in adolescents with normal-weight obesity: a systematic review. Public Health Nutrition. 2021.
73. Morais NS, Azevedo FM, Rocha ARF, Morais DC, Ribeiro SAV, Gonçalves VSS, et al. Body fat superior to body mass index in predicting cardiometabolic risk factors in adolescents. Int J Environ Res Public Health. 2023;20(3).
74. Verreschi ITN. Fisiologia da puberdade. In: Monte O, Longui CA, Calliari LE, Kochi C. Endocrinologia para o pediatra. 3.ed. São Paulo: Atheneu; 2006. p.145-9.
75. Plant TM, Barker-Gibb ML. Neurobiological mechanisms of puberty in higher primates. Human Reproduction Update. 2004;10(1):67-77.
76. Hughes IA, Kumanan M. A wider perspective on puberty. Mol Cell Endocrinol. 2006;254(5):1-7.
77. Louis GMB, Gray Jr. LE, Marcus M, Ojeda SR, Pescovitz OH, Witchel SF, et al. Environmental factors and puberty timing: expert panel research needs. Pediatrics. 2008;121(Suppl 3):192-207.
78. Michalakis K, Mintziori G, Kaprara A, Tarlatzis BC, Goulis DG. The complex interaction between obesity, metabolic syndrome and reproductive axis: a narrative review. Metabolism Clinical and Experimental. 2013,62:457-78.
79. Hill JW, Elmquist JK, Elias CF. Hypothalamic pathways linking energy balance and reproduction. Am J Physiol Endocrinol Metab. 2008;294(5):827-32.
80. Vitalle MSS, Tomioka CY, Juliano Y, Amancio OMS. Índice de massa corpórea, desenvolvimento puberal e sua relação com a menarca. Rev Assoc Med Bras. 2003;49(4):429-33.

81. Chughtai B, Lee RK, Te AE, Kaplan SA. Metabolic syndrome and sexual dysfunction. Curr Opin Urol. 2011;21(6):514-8.
82. Janecková R. The role of leptin in human physiology and pathophysiology. Physiol Res. 2001;50:443-59.
83. Almanza-Pérez JC, Blancas-Flores G, García-Macedo R, Alarcón-Aguilarb FJ, Cruz M. Leptina y su relación con la obesidad y la diabete melito tipo 2. Gac Med Mex. 2008;144(6):535-42.
84. Ribeiro SML, Santos ZA, Silva RJ, Louzada E, Donato Júnior J, Tirapegui J. Leptina: aspectos sobre o balanço energético, exercício físico e amenorréia do esforço. Arq Bras Endocrinol Metab. 2007;51(1):11-24.
85. Priore SE, Sperandio N, Faria FR, Faria ER. Nutrição e promoção da saúde. Pronutri. 2013;1(4):9-80.
86. Fisberg M, Faria ER, Faria FR, Peluzio MCG, Priore SE, Franceschini SCC. Alimentação na adolescência: necessidades nutricionais associadas ao crescimento e ao desenvolvimento. In: Cozzolino SMF, Cominetti C. Bases bioquímicas e fisiológicas da nutrição nas diferentes fases da vida, na saúde e na doença. Barueri: Manole; 2013. p.680-717.
87. Khwanchuea R, Punsawad C. Associations between body composition, leptin, and vitamin D varied by the body fat percentage in adolescents. Front Endocrinol. 2022;13.
88. Martinelli Júnior CE, Aguiar-Oliveira MH, Custódio RJ. Fisiologia do crescimento. In: Monte O, Longui CA, Calliari LE, Kochi C. Endocrinologia para o pediatra. 3.ed. São Paulo: Atheneu; 2007. p.3-20.
89. Brand JS, van der Tweel I, Grobbee DE, Emmelot-Vonk MH, van der Schouw YT. Testosterone, SHBG and the metabolic syndrome: a systematic review and meta-analysis of observational studies. Inter J Epidemiol. 2010;40(1):189-207.
90. Ding EL, Song Y, Malik VS, Liu S. Sex differences of endogenous sex hormones and risk of type 2 diabete: a systematic review and meta-analysis. JAMA. 2006;295(11):1288-99.
91. Colao A, Di Somma C, Spiezia S, Savastano S, Rota F, Savanalli MC, et al. Growth hormone treatment on atherosclerosis: results of a 5-year open, prospective, controlled study in male patients with severe growth hormone deficiency. J Clin Endocrinol Metab. 2008;93(9):3416-24.
92. Agirbasli M, Agaoglu NB, Orak N, Caglioz H, Ocek T, Poci N, et al. Sex hormones and metabolic syndrome in children and adolescents. Metabolism clinical and experimental. 2009;58(9):1256-62.
93. Coalo A, Marzullo P, Di Somma C, Lombardi G. Growth hormone and the heart. Clin Endocrinol. 2001;54(2):137-54.
94. Junqueira LC, Carneiro J. Histologia básica. 12.ed. Rio de Janeiro: Guanabara Koogan; 2013. p.427-46.
95. Metwally M, Li TC, Ledger WL. The impact of obesity on female reproductive function. Obes Rev. 2007; 8(6):515-23.
96. Pasquali R. Obesity and androgens: facts and perspectives. Fertility and Sterility. 2006;85(5):1319-40.
97. Teerds KJ, de Rooij DG, Keijer J. Functional relationship between obesity and male reproduction: from humans to animal models. Hum Reprod Update. 2011;17(5):667-83.
98. Foresta C, Di Mambro A, Pagano C, Garolla A, Vettor R, Ferlin A. Insulin-like factor 3 as a marker of testicular function in obese men. Clin Endocrinol. 2009;71(5):722-6.
99. Pavlovich CP, King P, Goldstein M, Schlegel PN. Evidence of a treatable endocrinopathy in infertile men. J Urol. 2001;165(3):837-41.
100. Zhong-Yuan W, Bao-Chao L, Jia-Jun X, Shou-Yong L, Tong-Tong Z, Ai-ming X, et al. Associations of waist circumference with sex steroid hormones among 4031 USA children and adolescents. Asian Journal of Andrology. 2023;25(4):505-11.
101. Siervogel RM, Demerath EW, Schubert C, Remsberg KE, Chumlea WC, Sun S, et al. Puberty and body composition. Horm Res. 2003;60(Suppl 1):36-45.

102. Jørgensen JOL, Møller L, Krag M, Billestrup N, Christiansen JS. Effects of growth hormone on glucose and fat metabolism in human subjects. Endocrinol Metab Clin N Am. 2007;36:75-87.
103. González-Juanatey JR, Paz FL, Eiras S, Teijeira-Fernandez E. Adipocitocinas como nuevos marcadores de la enfermedad cardiovascular: perspectivas fisiopatológicas y clínicas. Rev Esp Cardiol. 2009;62(Suppl 2):9-16.
104. Balagopal P, Ferratini SD, Cook S, Daniels SR, Gidding SS, Hayman LL, et al. Nontraditional risk factors and biomarkers for cardiovascular disease: mechanistic, research, and clinical considerations for youth. Circulation. 2011;123:1-22.
105. Falaschetti E, Hingorani AD, Jones A, Charakida M, Finer N, Whincup P, et al. Adiposity and cardiovascular risk factors in a large contemporary population of pre-pubertal children. Eur Heart J. 2010;31(24):3063-72.
106. Alberti KGMM, Zimmet PZ. Definition, diagnosis and classification of diabete melito and its complications, part 1: diagnosis and classification of diabete melito provisional report of a WHO consultation. Diabet Med. 1998;15(7):539-53.
107. Kadowaki T, Yamauchi T, Kubota N, Hara K, Ueki K, Tobe K. Adiponectin and adiponectin receptors in insulin resistance, diabete, and the metabolic syndrome. J Clin Invest. 2006;116(7):1784-972.
108. Pénicaud L, Cousin B, Leloup C, Lorsignol A, Casteilla L. The autonomic nervous system, adipose tissue plasticity, and energy balance. Nutrition. 2000;16(10):903-8.
109. Ross R, Fortier L, Hudson R. Separate associations between visceral and subcutaneous adipose tissue distribution, insulin and glucose levels in obese women. Diabetes Care. 1996, 19(12):1404-11.
110. Ribeiro Filho FF, Mariosa LS, Ferreira SRG, Zanella MT. Gordura visceral e síndrome metabólica: mais que uma simples associação. Arq Bras Endocrinol Metab. 2006;50(2):230-8.
111. Solini A, Bonora E, Bonadonna R, Castellino P, DeFronzo RA. Protein metabolism in human obesity: relationship with glucose and lipid metabolism and with visceral adpose tissue. J Clin Endocrinol Metab. 1997;82(8):2552-8.
112. Wajchenberg BL. Subcutaneous and visceral adipose tissue: their relation to the metabolic syndrome. Endocr Rev. 2000;21(6):697-738.
113. Faria ER, Faria FR, Franceschini SCC, Peluzio MCG, Santana LFRS, Barros JFN, et al. Resistência à insulina e componentes da síndrome metabólica, análise por sexo e por fase da adolescência. Arq Bras Endocrinol Metabol. 2014;5:610-8.
114. Rocha ARF, Morais NS, Priore SE, Franceschini SCC. Inflammatory biomarkers and components of metabolic syndrome in adolescents: a systematic review. Inflammation. 2022;45(1):14-30.
115. Carneiro JRI, Kushnir MC, Clemente ELS, Brandão MG, Gomes MB. Obesidade na adolescência: fator de risco para complicações clínico-metabólicas. Arq Bras Endocrinol Metab. 2000;44(5):390-6.
116. Matsuura F, Yamashita S, Nakamura T, Nishida M, Nozaki S, Funahashi T, et al. Effect of visceral fat accumulation on uric acid metabolism in male obese subjects: visceral fat obesity is linked more closely to overproduction of uric acid than subcutaneous fat obesity. Metabolism. 1998;47(8):929-33.
117. Kang B, Yang Y, Lee EY, Yang HK, Kim HS, Lim SY, et al. Triglycerides/glucose index is useful surrogate markers of insulin resistance among adolescents. Int J Obes (Lond). 2017;41(5):789-92.
118. Angoorani P, Heshmat R, Ejtahed HS, Motlagh ME, Ziaodini H, Taheri M, et al. Validity of triglyceride-glucose indez as an indicator for metabolic syndrome in children and adolescents: the Caspian-V study. Eating and Weight Disorders – Studies on Anorexia, Bulimia and Obesity. 2018;23:877-83.
119. Ford ES. C-reactive protein concentration and cardiovascular disease risk factors in children: findings from the National Health and Nutrition Examination Survey 1999-2000. Circulation. 2003;108:1053-8.
120. Santos MG, Pegoraro M, Sandrini F, Macuco EC. Fatores de risco no desenvolvimento da aterosclerose na infância e adolescência. Arq Bras Cardiol. 2008;90(4):301-8.

121. Libby P. Current concepts of the pathogenesis of the acute coronary syndromes. Circulation. 2001;104:365-72.
122. Beltowski J. Leptin and atherosclerosis. Atherosclerosis. 2006;189(1):47-60.
123. Cota BC, Priore SE, Ribeiro SAV, Juvanhol LL, Faria ER, Faria FR, et al. Cardiometabolic risk in adolescents with normal weight obesity. European Journal of Clinical Nutrition. 2022;76:863-70.
124. Simental-Mendia LE, Móran-Rodríguez M, Guerrero-Romero F. The product of fasting glucose and triglycerides as surrogate for identifying insulin resistance in apparently healthy subjects. Metab. Syndr Relat Disord. 2008; 6(4):299-304.
125. Guerrero-Romero F, Simental-Mendia LE, Ortiz MG, Abundis EM, Zavala MGR, González SOH, et al. The product of triglycerides and glucose, a simple measure of insulin sensitivity: comparison with the euglycemic-hyperinsulinemic clamp. J Clin Endocrinol Metab. 2010;95(7):3347-51.
126. Sociedade Brasileira de Diabetes (SBD). Diretrizes da Sociedade Brasileira de Diabetes 2019-2020. São Paulo: Clannad; 2019.
127. Geloneze B, Tambascia MA. Avaliação laboratorial e diagmótisco da resistência insulínica. Arq Bras Endocrinol Metab. 2006;50(2).
128. Rocco ER, Mory DB, Bergamin CS, Valente F, Miranda VL, Calegare BFA, et al. Optimal cutoff points for body mass index, waist circumference and Homa-IR to identify a cluster of cardiometabolic abnormalities in normal glucose-tolerant Brazilian children and adolescents. Arq Bras Endocrinol Metab. 2011;55(8):638-45.
129. Sociedade Brasileira de Cardiologia. Atualização da Diretriz Brasileira de Dislipidemias e Prevenção da Aterosclerose – 2017. Arquivos Brasileiros de Cardiologia. 2017. p.109.
130. Must A, Jacques PF, Dallal GE, Bajema CJ, Dietz WH. Long-term morbity and mortality of overweight adolescents: a follow-up of the Harvard Growth Study 1922 to 1935. N Engl J Med. 1992;327(19):1350-5.
131. Gontijo CA, Oliveira RMS, Faria FR, Priore SE. Síndrome metabólica em adolescentes atendidos em Programa de Saúde de Viçosa-MG. Rev Bras Cardiol. 2010;23(6):324-33.
132. Bragança MLBM, Oliveira BR, Fonseca JM, Batalha MA, Bogea EG, Coelho CCNS, et al. Assesment of blood biomarkers in adolescents classified by body mass index and body fat percentage. Cad Saude Publica. 2020;36(6).
133. Freedman DS, Dietz WH, Srinivasan SR, Berenson GS. The relation of overweight to cardiovascular risk factors among children and adolescents: The Bogalusa heart study. Pediatrics. 1999;103(6):1175-82.
134. Sociedade Brasileira de Cardiologia (SBC). Diretriz Brasileira de Hipertensão Arterial (2020). Arquivos Brasileiros de Cardiologia. 2020;116(3):516-658.
135. Caetano IT, Miranda VPN, Dos Santos FK, Amorim PRDS. Ecological correlates related to adolescent movement behaviors: a latent class analysis. PLoS One. 2022 Jul 21;17(7):e0271111.
136. Miranda VPN, Dos Santos Amorim PR, Bastos RR, Souza VGB, de Faria ER, do Carmo Castro Franceschini S, et al. Evaluation of lifestyle of female adolescents through latent class analysis approach. BMC Public Health. 2019 Feb 13;19(1):184. doi:10.1186/s12889-019-6488-8.
137. Miranda VPN, Dos Santos Amorim PR, Bastos RR, Canabrava KLR, Júnior MVM, Faria FR, et al. Association of lifestyle and body composition on risk factors of cardiometabolic diseases and biomarkers in female adolescents. Mediators Inflamm. 2020 Jul 9;2020:9170640.
138. Faria FR, Neves Miranda VP, Howe CA, Sasaki JE, Dos Santos Amorim PR. Behavioral classes related to physical activity and sedentary behavior on the evaluation of health and mental outcomes among Brazilian adolescents. PLoS One. 2020 Jun 22;15(6):e0234374.
139. Brasil. Ministério da Saúde. Secretaria de Atenção Primária à Saúde. Departamento de Promoção da Saúde. Guia de atividade física para a população brasileira. Brasília: Ministério da Saúde; 2021.
140. Cureau FV, da Silva TL, Bloch KV, Fujimori E, Belfort DR, de Carvalho KM, et al. Erica: leisure-time physical inactivity in Brazilian adolescents. Rev Saude Publica. 2016 Feb;50 Suppl 1(Suppl 1):4s.

141. Oliveira JS, Barufaldi LA, Abreu Gde A, Leal VS, Brunken GS, Vasconcelos SM, et al. Erica: use of screens and consumption of meals and snacks by Brazilian adolescents. Rev Saude Publica. 2016 Feb;50(Suppl 1):7s.
142. Thivel D, Tremblay A, Genin PM, Panahi S, Rivière D, Duclos M. Physical activity, inactivity, and sedentary behaviors: definitions and implications in occupational health. Front Public Health. 2018 Oct 5;6:288.
143. Haghjoo P, Siri G, Soleimani E, Farhangi MA, Alesaeidi S. Screen time increases overweight and obesity risk among adolescents: a systematic review and dose-response meta-analysis. BMC Prim Care. 2022 Jun 28;23(1):161.
144. Maneschy I, Moreno LA, Ruperez AI, Jimeno A, Miguel-Berges ML, Widhalm K, et al., on behalf of The Helena Study Group. Eating behavior associated with food intake in european adolescents participating in the Helena study. Nutrients. 2022 Jul 24;14(15):3033.
145. Flynn MA, McNeil DA, Maloff B, Mutasingwa D, Wu M, Ford C, et al. Reducing obesity and related chronic disease risk in children and youth: a synthesis of evidence with "best practice" recommendations. Obes Rev. 2006;7(Suppl.1):7-66.
146. Mello GT, Bertuol C, Minatto G, Barbosa Filho VC, Oldenburg B, et al. A systematic review of the clustering and correlates of physical activity and sedentary behavior among boys and girls. BMC Public Health. 2023 Feb 21;23(1):372.
147. Saunders TJ, Chaput JP, Tremblay MS. Sedentary behavior as an emerging risk factor for cardiometabolic. Can J Diabetes. 2014;38:53-6.
148. Lyden K, Kozey SL, Staudenmeyer JW, Freedson PS. A comprehensive evaluation of commonly used accelerometer energy expenditure and MET prediction equations. Eur J Appl Physiol. 2011;111(2):187-201.
149. American College of Sports Medicine (ACSM) position stand. Quantity and quality of exercise for developing and maintaining cardiorespiratory, musculoskeletal, and neuromotor fitness in apparently healthy adults: guidance for prescribing exercise. Med Sci Sports Exerc. 2011;3(7):1334-59.
150. Strong WB, Malina RM, Blimkie CJ, Daniels SR, Dishman RK, Gutin B, et al. Evidence based physical activity for school-age youth. J Pediatr. 2005;146:732-7.
151. Janssen I, Leblanc AG. Systematic review of the health benefits of physical activity and fitness in school-aged children and youth. Int J Behav Nutr Phys Act. 2010;7(40):1-16.
152. World Health Organization (WHO). Global recommendations on physical activity for health. Geneva: WHO; 2010.
153. Tudor-Locke C, Craig CL, Beets MW, Belton S, Cardon GM, Duncan S, et al. How many steps/day are enough? for children and adolescents. Inter J Behav Nutr Phys Act. 2011;8(78):2-14.
154. Andaki ACR, Amorim PRS, Lacerda EL. Fatores associados ao comportamento sedentário em escolares de 9-12 anos de idade. Motriz. 2013;19(3):S25-S34.
155. Miranda VPN, Coimbra DR, Bastos RR, Miranda Júnior MV, Amorim PRDS. Use of latent class analysis as a method of assessing the physical activity level, sedentary behavior and nutritional habit in the adolescents' lifestyle: a scoping review. PLoS One. 2021 Aug 19;16(8):e0256069.
156. Ortega EM, Andrés P, Requejo AM, López-Sobaler AM, Redondo MR, González-Fernández M. Influence of the time spent watching television on the dietary habits, energy intake and nutrient intake of a group of Spanish adolescents. Nutr Res Pract. 1996;16(9):1467-70.
157. Hallal PC, Knuth AG, Cruz DKA, Mendes MI, Malta DC. Prática de atividade física em adolescentes brasileiros. Cien Saúde Colet. 2010;15(2):3035-42.
158. Farias Junior JC. Associação entre prevalência de inatividade física e indicadores de condição socioeconômica em adolescentes. Rev Bras Med Esporte. 2008;14(2):109-14.
159. Miranda VPN, Dos Santos Amorim PR, Bastos RR, Canabrava KLR, Júnior MVM, Faria FR, et al. Association of lifestyle and body composition on risk factors of cardiometabolic diseases and biomarkers in female adolescents. Mediators Inflamm. 2020 Jul 9;2020:9170640.

160. Martinez-Gomez D, Elsenmann JC, Healy GN, Gomez-Martinez S, Diaz LE, Dunstan DW, et al. Sedentary behaviors and emerging cardiometabolic biomarkers in adolescence. J Pediatr. 2012;160(1):104-10.
161. Alves ES, Lemos VA, Silva FR, Lira FS, Santos RVT, Rosa JP. Low-grade inflammation and spinal cord injury: exercise as therapy? Mediators Inflamm. 2013.
162. Pedersen BK, Febbraio MA. Muscle as an endocrine organ: focus on muscle-derived interleukin-6. Physiol Rev Suppl. 2008;88(4):1379-406.
163. Petersen AMW, Pedersen BK. The anti-inflammatory effect of exercise. J Appl Physiol. 2005;98(4):1154-62.
164. Rosseti MB, Brito RR, Norton RC. Prevenção primária de doenças cardiovasculares na obesidade infantojuvenil: efeito anti-inflamatório do exercício físico. Rev Bras Med Esporte. 2009;15(6):472-5.
165. Williams DP, Teixeira PJ, Going SB. Exercise. In: Hymsfield SB, Lohman TG, Wang Z, Going SB. Body human composition. 2.ed. United States of America: Human Kinetics; 2005. p.313-30.
166. Armstrong N. Aerobic fitness of children and adolescents. J Pediatr. 2006;2:406-8.
167. Guedes DPG, Rocha GD, Silva AJRM, Carvalhal IM, Coelho EM. Effects of social and environmental determinants on overweight and obesity among Brazilian schoolchildren from a developing region. Rev Panam Salud Públ. 2011;30(4):295-302.
168. Texeira TFS, Grześkowiak LM, Salminen S, Laitinen K, Bressan J, Gouveia Peluzio M do C. Faecal levels of Bifidobacterium and Clostridium coccoides but not plasma lipopolysaccharide are inversely related to insulin and Homa índex in women. Clin Nutr. 2013;32(6):1017-22.
169. Grzeskowiak LM. Gut microbiota in early infancy: effect of environment, diet and probiotics [tese]. Turku: University of Turku; 2011.
170. Delzenne NM, Neyrinck AM, Cani PD. Modulation of the gut microbiota by nutrients with prebiotic properties: consequences for host health in the context of obesity and metabolic syndrome. Microb Cell Fact. 2011;10(Suppl 1):S10.
171. Turnbaugh PJ, Hamady M, Yatsunenko T, Cantarel BL, Duncan A, Ley RE, et al. A core gut microbiome in obese and lean twins. Nature. 2009;457:480-4.
172. Lin HV, Frassetto A, Kowalik Jr EJ, Nawrocki AJ, Lu MM, Kosinski JR, et al. Butyrate and propionate protect against diet-induced obesity and regulate gut hormones via free fatty acid receptor 3-independent mechanisms. PLoS One. 2012;7(4):e35240.
173. Shen J, Obin MS, Zhao L. The gut microbiota, obesity and insulin resistance. Mol Aspects Med. 2013;34(1):39-58.
174. lonso VR, Guarner F. Linking the gut microbiota to human health. Br J Nutr. 2013;109:S21-S26.
175. Queipo-Ortuño MI, Seoane LM, Murri M, Pardo M, Gomez-Zumaquero JM, Cardona F, et al. Gut microbiota composition in male rat models under different nutricional status and physical activity and its association with serum leptin and ghrelin levels. PloS One. 2013;8(5):e65465.
176. Santacruz A, Marcos A, Wärnberg J, Martí A, Martin-Matilla M, Campoy C, et al. Interplay between weight loss and gut microbiota composition in overweight adolescents. Obesity. 2009;17(10):1906-15.
177. Duncan SH, Belenguer A, Holtrop G, Johnstone AM, Flint HJ, Lobley GE. Reduced dietary intake of carbohydrates by obese subjects results in decreased concentrations of butyrate and butyrate-producing bacteria in feces. Appl Environ Microbiol. 2007;73(4):1073-8.
178. Magriplis E, Farajian P, Panagiotakos DB, Risvas G, Zampelas A. The relationship between behavioral factors, weight status and a dietary pattern in primary school aged children: the Greco study. Clin Nutr. 2019 Feb;38(1):310-6.
179. Murugesan S, Ulloa-Martínez M, Martínez-Rojano H, Galván-Rodríguez FM, Miranda-Brito C, Romano MC, et al. Study of the diversity and short-chain fatty acids production by the bacterial community in overweight and obese Mexican children. Eur J Clin Microbiol Infect Dis. 2015 Jul;34(7):1337-46.

180. Miranda VPN, Dos Santos Amorim PR, Bastos RR, de Faria ER, de Castro Moreira ME, do Carmo Castro Franceschini S, et al. Abundance of gut microbiota, concentration of short-chain fatty acids, and inflammatory markers associated with elevated body fat, overweight, and obesity in female adolescents. Mediators Inflamm. 2019b Dec 17;2019:7346863.
181. White J, Halliwell E. Examination of a sociocultural model of excessive exercise ong male and female adolescents. Body Image. 2010;7(3):227-33.
182. Cafri G, Yamamiya Y, Brannick M, Thompson JK. The influence of sociocultural factors on body image: a metaanalysis. Clin Psychol. 2005;12(4):421-33.
183. Cash TF. Cognitive-behavioral perspectives on body image. In: Encyclopedia of body image and human appearance. Oxford: Elsevier; 2012. p.334-42.
184. Santos MM dos, Moura PS de, Flauzino PA, Alvarenga M dos S, Arruda SPM, Carioca AAF. Comportamento alimentar e imagem corporal em universitários da área de saúde. J Bras Psiquiatr. 2021Mar;70(2):126-33.
185. Junne F, Wild B, Resmark G, Giel KE, Teufel M, Martus P, et al. The importance of body image disturbances for the outcome of outpatient psychotherapy in patients with anorexia nervosa: Results of the Antop-study. Eur Eat Disord Rev. 2019 Jan;27(1):49-58.
186. Tylka TL, Wood-Barcalow NL. The body appreciation scale-2: item refinement and psychometric evaluation. Body Image. 2015 Jan;12:53-67.
187. Alleva JM, Tylka TL. Body functionality: a review of the literature. Body Image. 2021 Mar;36:149-71.
188. Guest E, Zucchelli F, Costa B, Bhatia R, Halliwell E, Harcourt D. A systematic review of interventions aiming to promote positive body image in children and adolescents. Body Image. 2022 Sep;42:58-74.
189. Linardon J, Tylka TL, Fuller-Tyszkiewicz M. Intuitive eating and its psychological correlates: a meta-analysis. Int J Eat Disord. 2021 Jul;54(7):1073-98.
190. Clemente JC, Ursell LK, Parfrey LW, Knight R. The impact of the gut microbiota on human health: an integrative view. Cell. 2012;148(6):1258-70.
191. Mirwald RL, Baxter-Jones AD, Bailey DA, Beunen GP. An assessment of maturity from anthropometric measurements. Med Sci Sports Exerc. 2002;34(4):689-94.
192. Pelegrini A, Sacomori C, Santos MC, Sperandio FF, Cardoso FL. Body image perception in women: prevalence and association with anthropometric indicators. Rev Bras Cineantropom Desempenho Hum. 2014;16(1):58-65.
193. McCabe MP, Ricciardelli LA. A longitudinal study of pubertal timing and extreme body change behaviors among adolescent boys and girls. Adolescence. 2004;39(153):145-66.
194. Gardner RM. Perceptual measures of body image for adolescents and adults. In: Cash TF, Smolak L (eds.). Body image: a handbook of science, practice, and prevention. New York: The Guilford Press; 2011. p.146-53.
195. Slade PD. What is body image? Behav Res Ther. 1994;32(5):497-502.
196. Grogan S. Body Image: understanding body dissatisfaction in men, women, and children. London: Routledge Publishers; 2008. p.1-8.
197. Treasure J, Duarte TA, Schmidt U. Eating disorders. Lancet. 2020 Mar 14;395(10227):899-911.
198. Sato P, Scagliusi FB, Timerman F, Fabbri AD, Kotait M. A imagem corpórea nos transtornos alimentares: como o terapeuta nutricional pode contribuir para o seu tratamento. In: Alvarenga M, Scagliusi FB, Philippi ST (orgs.). Nutrição e transtornos alimentares: avaliação e tratamento. Barueri: Manole; 2010. p.475-516.
199. American Psychiatric Association (APA). Diagnostic and statistical manual of mental disorders. 4.ed. United States of America: APA; 2000.
200. Laus MF, Kakeshita IS, Costa TMB, Ferreira MEC, Fortes LS, Almeida SS. Body image in Brazil: recent advances in the state of knowledge and methodological issues. Rev Saúde Públ. 2014;48(2):331-46.

201. Gonçalves CO, Campana NA, Tavares MC. Influência da atividade física na imagem corpórea: uma revisão bibliográfica. Motricidade. 2012;8(2):70-82.
202. Bornioli A, Lewis-Smith H, Smith A, Slater A, Bray I. Adolescent body dissatisfaction and disordered eating: predictors of later risky health behaviours. Soc Sci Med. 2019 Oct;238:112458.
203. Halliwell E, Jarman H, McNamara A, Risdon H, Jankowski G. Dissemination of evidence-based body image interventions: a pilot study into the effectiveness of using undergraduate students as interventionists in secondary schools. Body Image. 2015 Jun;14:1-4.
204. Webb JB, Wood-Barcalow NL, Tylka TL. Assessing positive body image: contemporary approaches and future directions. Body Image. 2015 Jun;14:130-45.
205. Nilson EAF, Andrade RCS, Brito DA, Oliveira ML. Custos atribuíveis a obesidade, hipertensão e diabetes no Sistema Único de Saúde. Brasil, 2018. Rev Panam Salud Public. 2020;44(32).
206. World Health Organization (WHO). Nutrition in adolescence: issues and challenges for the health sector: issues in adolescent health and development. Genebra: WHO; 2005. p.1-6.
207. Priore SE, Faria FR, Franceschini SCC. Adolescência. In: Priore SE, Oliveira RMS, Faria ER, Franceschini SCC, Pereira PF. Nutrição e saúde na adolescência. Rio de Janeiro: Rubio; 2010. p.1-4.
208. Toral N, Slater B, Silva MV. Consumo alimentar e excesso de peso de adolescentes de Piracicaba, São Paulo. Rev Nutr. 2007;20(5):449-59.
209. Vieira VCR, Priore SE, Ribeiro SMR, Franceschini SCC, Almeida LP. Perfil socioeconômico, nutricional e de saúde de adolescentes recém-ingressos em uma universidade pública brasileira. Rev Nutr. 2002;15(3):273-82.
210. Faria ER, Franceschini SCC, Peluzio MCG, Priore SE. Fatores associados à dislipidemia na adolescência. Nutrição Brasil. 2004;3:314-20.
211. Speranz HM, Geremia CM, Pellanda LC. Hábitos alimentares e fatores de risco para aterosclerose em estudantes de Bento Gonçalves (RS). Arq Bras Cardiol. 2010. Disponível em: https://www.scielo.br/j/abc/a/jRWxnD8hgtCNstbRTvMZkwc/?lang=pt. Acesso em: 2 dez. 2023.
212. Feijó RB, Sukster EB, Friedrich L, Fialho L, Dziekaniak KS, Christini DW, et al. Estudos de hábitos alimentares em uma amostra de estudantes secundaristas de Porto Alegre. Pediatria. 1997;19(4):257-62.
213. Camossa ACA, Costa FNA, Oliveira PF, Figueiredo TP. Educação nutricional: uma área em desenvolvimento. Alim Nutr. 2005;16(4):349-54.
214. Priore SE, Faria FR, Faria ER, Silva DA, Gontigo CA, Franceschini SCC. Aconselhamento ao adolescente. In: Galisa M, Nunes AP, Garcia L, Chemin S. Educação alimentar e nutricional: da teoria à prática. São Paulo: Roca; 2014. p.85-123.
215. Eisenstein E, Coelho SC. Nutrindo a saúde dos adolescentes: considerações práticas. Adolescência e Saúde. 2004;1(1):18-26.
216. Matsudo VKR, Matsudo SM. Atividade física no tratamento da obesidade. Einsten. 2006;4:(Suppl 1):S29-S43.
217. Mcwilliams C, Ball SC, Benjamin SE, Hales D, Vaughn A, Ward DS. Best-practice guidelines for physical activity at child care. Pediatrics. 2009 Dec;124(6):1650-9. PubMed PMID: 19917582.
218. Tremblay MS, Warburton DER, Janssen I, Paterson DH, Latimer AE, Rhodes RE, et al. New Canadian physical activity guidelines. Applied Physiology, Nutrition, and Metabolism. 2011 2011/01/01;36(1):3646.
219. World Health Organization (WHO). Global Recommendations on Physical Activity for Health. In: Organization WH (ed.). Geneva: WHO Press; 2010.
220. Cani PD, Delzene NM. Interplay between obesity and associated metabolic disorders: new insights into the gut microbiota. Curr Opin Pharmacol. 2009;9(6):737-43.
221. Philippi ST, Aquino RC, Leal GVS, Alvarenga MS. Recomendações nutricionais e a pirâmide alimentar para o adolescente. In: Faria ER de, Pereira PF, Oliveira RMS, Priore SE, Franceschini S do C. Nutrição e saúde na adolescência. Rio de Janeiro: Rubio, 2010. p.51-4.

PARTE 9

Nutrição em situações especiais

41 Alergia alimentar

Virgínia Resende Silva Weffort
Hélcio de Sousa Maranhão
Renata Rodrigues Cocco
Rosane Costa Gomes
Marília Ribeiro de Morais Ramos

INTRODUÇÃO

As alergias alimentares (AA) tornaram-se um grande problema de saúde no mundo, sobretudo nas últimas duas décadas, e estão associadas a um impacto negativo significativo na qualidade de vida.

Todas as reações anômalas secundárias à ingestão de alimentos são definidas como "reações adversas aos alimentos". Em 1995, a Academia Europeia de Alergologia e Imunologia Clínica sugeriu uma classificação com base no mecanismo patogenético responsável; de acordo com essa classificação, as reações não tóxicas podem ser divididas em "alergias alimentares", quando reconhecem mecanismos imunológicos, e "intolerâncias alimentares", quando não há implicações imunológicas.[1]

A abordagem diagnóstica das reações adversas aos alimentos é baseada na história clínica precisa e no exame objetivo, sendo o diagnóstico clínico preponderante (quando há suspeita de alergia ou intolerância), com auxílio de exames específicos, quando necessários.[1]

A alergia alimentar é a reação adversa ao componente proteico do alimento e envol ve mecanismos imunológicos, comumente caracterizados por reações entre antígenos e anticorpos ou entre antígenos e linfócitos sensibilizados, ou seja, é um termo utilizado para descrever as reações adversas a alimentos, dependentes de mecanismos imunológicos, mediados por anticorpos IgE ou não.[2] Desenvolve-se em indivíduos geneticamente predispostos, quando se expõem aos alérgenos de diferentes grupos ali mentares.

A intolerância alimentar é a manifestação adversa ao alimento não relacionada com mecanismos imunológicos. É desencadeada por alimentos que contêm substâncias tóxicas ou farmacológicas (aminas vasoativas), contaminantes químicos ou bacterianos, alimentos que provocam reações idiossincrásicas, como as causadas por aditivos (sulfitos, tartrazi na), ou, ainda, por deficiências enzimáticas, pela fermentação e efeito osmótico de carboidratos ingeridos e não absorvidos, como a intolerância à lactose por má absorção de lactose pela falta da enzima lactase. Mais recentemente vêm sendo valorizados também outros carboidratos não completamente absorvidos conhecidos pela sigla em inglês FODMAP: F = fermentável, O = oligossacarídeos (frutanos, galacto-oligossacarídeos), D = dissacarídeos (lactose, sacarose), M = monossacarídeos (frutose) e P = polióis (sorbitol).[2]

Na Figura 1 pode-se observar um esquema dessas reações adversas aos alimentos. As reações imunológicas mais envolvidas são:

- Mediadas por IgE ou hipersensibilidade imediata.
- Mediadas por células (linfócitos Th1 e macrófagos) ou hipersensibilidade tardia.

Essas reações provocam o aparecimento de sintomas em minutos ou de 24 a 72 horas após a exposição ao alimento.

As crianças parecem ser o alvo principal das reações, com incidência de 10%, enquanto os adultos apresentam incidência de apenas 3%. Aquelas até 3 anos de idade representam a faixa etária mais acometida.

A verdadeira prevalência da AA em crianças permanece desconhecida porque vários estudos aplicam diferentes critérios de inclusão, definições e métodos diagnósticos.

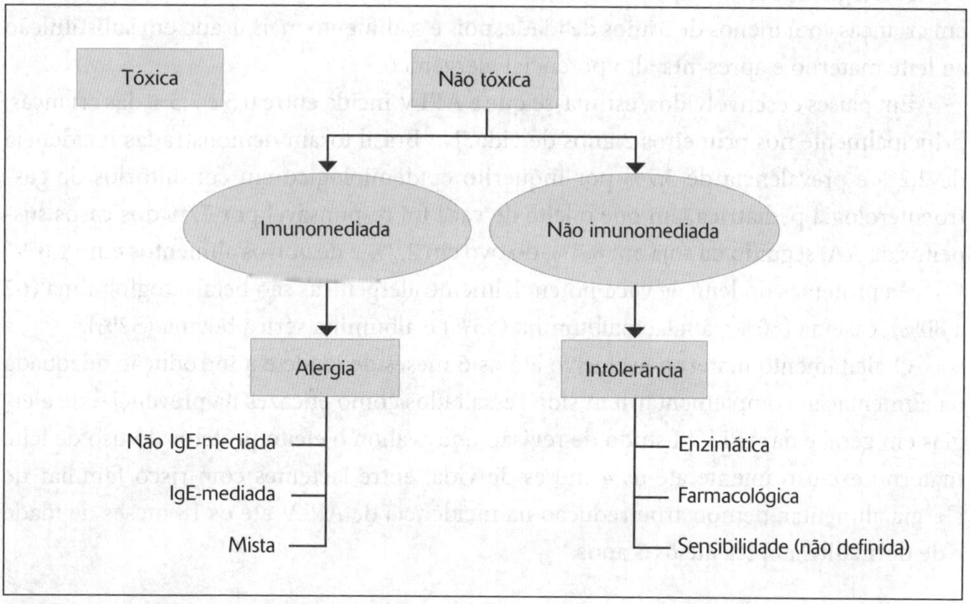

FIGURA 1 Reações adversas aos alimentos.

Fonte: Muraro et al.[3]

É necessário que haja uma padronização das definições, procedimentos diagnósticos, métodos de teste e uma categorização cuidadosa dos casos para uma descrição mais homogênea dos pacientes e comparação dos desfechos clínicos.[2]

No Brasil, os dados sobre prevalência de alergia alimentar são escassos e limitados a grupos populacionais, o que dificulta uma avaliação mais próxima da realidade. Estudo realizado por gastroenterologistas pediátricos apontou ser a incidência de alergia às proteínas do leite de vaca de 2,2%, e a prevalência de 5,4% em crianças entre os serviços avaliados, e apontou ser a incidência de alergia às proteínas do leite de vaca de 2,2%, e a prevalência de 5,4% em crianças entre os serviços avaliados.[4]

Na infância, os alimentos mais responsabilizados pelas alergias alimentares são leite de vaca, ovo, trigo e soja, que em geral são transitórias. Menos de 10% dos casos persistem até a vida adulta.[5]

Estudo populacional realizado a partir de registros médicos eletrônicos integrados do Partners HealthCare, em Boston (EUA), identificou que os principais alérgenos foram frutos do mar (0,9%), fruta ou vegetal (0,5%), leite e derivados (0,5%) e amendoim (0,5%).[5]

A alergia à proteína do leite de vaca (APLV) tem destaque especial pelo papel que ocupa como principal alérgeno causador de reações adversas,

ALERGIA À PROTEÍNA DO LEITE DE VACA

A alergia à proteína do leite de vaca (APLV) é a principal causa de alergia alimentar em crianças com menos de 3 anos de idade, pois é o alimento mais usado em substituição ao leite materno e apresenta alto potencial alergênico.

Em países desenvolvidos, estima-se que a APLV incida entre 0,5 e 7,5% das crianças, principalmente nos primeiros 2 anos de vida. No Brasil foram demonstradas incidência de 2,2% e prevalência de 5,7% por inquérito epidemiológico em consultórios de gastroenterologia pediátrica, em que o leite de vaca foi responsável por 77% dos casos suspeitos de AA, seguido da soja em 8,7%, do ovo em 2,7% e de outros alimentos em 11,6%.[4]

As proteínas do leite de vaca potencialmente alergênicas são betalactoglobulina (62 a 80%), caseína (60%), alfalactoalbumina (53%) e albumina sérica bovina (52%).[2]

O aleitamento materno exclusivo até os 6 meses de idade e a introdução adequada da alimentação complementar têm sido ressaltados como eficazes na prevenção de alergias em geral e da APLV.[2] Estudo de revisão que avaliou o efeito protetor do uso de leite materno exclusivamente até os 4 meses de vida, entre lactentes com risco familiar de alergia alimentar, demonstrou redução na incidência de APLV até os 18 meses de idade e de dermatite atópica até os 3 anos.[6]

Fisiopatogenia

As reações de hipersensibilidade aos alimentos podem ser classificadas de acordo com o mecanismo imunológico envolvido, sendo os principais:[1,7]

- **Mediados por IgE (tipo I):** a sensibilização a alérgenos alimentares específicos ocorre devido à formação de anticorpos IgE específicos que se ligam a receptores de mastócitos e basófilos. Nos contatos subsequentes com os alérgenos haverá a liberação de mediadores vasoativos que levam a reações clínicas de hipersensibilidade imediata.
- **Reações não mediadas por IgE (tipo III):** não incluem a participação dos anticorpos IgE e/ou por imunocomplexos (anticorpos IgA ou IgG ligados a antígenos alimentares) e do tipo IV ou celular, em que há interação entre antígenos específicos e linfócitos sensibilizados que induzem a liberação dos mediadores da inflamação. Resultam em manifestações clínicas mais tardias e são responsáveis pela maioria dos sintomas gastrointestinais de alergia.
- **Reações mistas:** são reações que englobam tanto mecanismos mediados por IgE como reações celulares, envolvendo linfócitos T e citocinas inflamatórias.

Sob condições fisiológicas, as proteínas do leite de vaca não são absorvidas intactas, em quantidades significativas, em virtude da barreira de defesa do trato gastrointestinal, isto é, a barreira de permeabilidade intestinal, constituída por fatores imunológicos e fatores do lúmen e da mucosa intestinal. O aumento da permeabilidade intestinal às proteínas por alteração em um ou mais desses fatores acarreta a passagem de macromoléculas, desencadeando reação imunológica. Durante os primeiros 6 meses de vida, sobretudo no primeiro trimestre, essa barreira não se encontra bem desenvolvida e a introdução de proteínas heterólogas na dieta representa risco potencial ao desenvolvimento de alergia.

A AA resulta da interação complexa entre a genética, a barreira de permeabilidade intestinal, o sistema imune, a microbiota, além de fatores relacionados ao alérgeno (tempo, quantidade e frequência de exposição e a antigenicidade).

A APLV pode ser primária, ocorrendo em crianças de famílias com antecedentes atópicos, ou secundária a problemas digestórios que ocasionam alteração nos mecanismos de defesa do trato digestório, como os processos infecciosos intestinais agudos, contribuindo para a persistência da diarreia, ou enfermidades crônicas, como as doenças inflamatórias intestinais.[2]

Manifestações clínicas

As manifestações clínicas de APLV abrangem fundamentalmente três alvos: os sistemas digestório e respiratório e a pele. Em estudo realizado no Hospital da Universidade

Federal do Rio Grande do Norte com crianças acompanhadas no Programa de Atendimento ao Uso de Fórmulas para APLV, Aguiar et al. observaram que as manifestações gastrointestinais estavam presentes em 81,8% dos pacientes, destacando-se diarreia, sangue nas fezes e vômitos. As manifestações cutâneas e respiratórias corresponderam a 36,9 e 23,8%, respectivamente. Crianças com sintomas digestórios apresentaram maior comprometimento nutricional do que aquelas com manifestações respiratórias e cutâneas.[8]

O envolvimento de dois ou mais órgãos aumenta a probabilidade de APLV. Todavia, a predominância de sintomas de um ou outro órgão-alvo está relacionada com o tipo de mecanismo imunológico em questão. As reações imediatas (mediadas por IgE) acontecem de minutos até 2 horas após a ingestão do alérgeno, enquanto as reações tardias (mediadas por células) podem demorar dias para aparecer.

A história natural da APLV é o surgimento dos sintomas quando há interrupção do aleitamento materno exclusivo (AME), e os lactentes passam a receber fórmulas lácteas ou leites integrais. Embora seja uma condição rara, uma pequena parcela pode apresentar manifestações ainda na vigência do aleitamento, em virtude da presença de frações alergênicas de proteínas consumidas pela mãe. A principal apresentação clínica de crianças sensibilizadas à proteína do leite de vaca pela amamentação é a proctocolite alérgica e/ou exacerbação de eczema atópico.[9]

Manifestações do sistema digestório

Vômitos, dor abdominal (cólicas), diarreia crônica (enteropatia), colite/enterocolite, perda de sangue oculto nas fezes, doença do refluxo gastroesofágico, gastroenteropatia eosinofílica e constipação crônica são exemplos de manifestações gastrointestinais.

Embora a diarreia crônica seja a manifestação gastrointestinal clássica da APLV, a ocorrência de constipação tem sido demonstrada em crianças, e acredita-se que esteja relacionada com proctite e colite. Carroccio et al. observaram alterações histológicas na mucosa retal de crianças com constipação, que reverteram quando submetidas à dieta de exclusão de leite de vaca.[10] Sopo et al., em 2014, selecionaram 10 estudos prospectivos com relato de benefício da isenção da proteína do leite de vaca por 2 a 4 semanas em crianças com constipação. Segundo os autores, o mecanismo patogênico envolvido seria o aumento da pressão do esfíncter anal em repouso por infiltração de eosinófilos e mastócitos na mucosa (colite alérgica).[11] Apesar de tais relatos, é importante frisar que a principal etiologia da constipação intestinal na infância é de natureza funcional.

Nos últimos anos tem se dado importância a novas manifestações clínicas, como a síndrome da enterocolite induzida por proteína alimentar (FPIES/SEIPA), caracterizada por manifestações clínicas não mediadas por IgE, como vômitos e/ou diarreia e/ou letargia que ocorrem 2 a 6 horas depois do contato com a proteína, podendo desencadear distúrbios hidroeletrolíticos e metabólicos. Em 2013, em estudo realizado em hospital de referência na Filadélfia pela revisão de prontuários, foram identificados 462 casos de

SEIPA, principalmente associados a leite de vaca e soja, embora alimentos sólidos também estivessem envolvidos, principalmente os grãos, como aveia e arroz.[12]

Manifestações do sistema respiratório

Manifestações respiratórias isoladas são consideradas raras e, habitualmente, estão associadas a sintomas gastrointestinais, cutâneos e/ou sistêmicos. Rinoconjuntivite aguda e broncoespasmo agudo podem estar presentes.

Em crianças do município de Natal (RN), referenciadas ao ambulatório de alergia alimentar, os principais sintomas encontrados foram tosse (13,6%), broncoespasmo (12,6%) e rinite alérgica (9,8%).[8]

Manifestações cutâneas

Dermatite atópica, urticária e angioedema são as manifestações cutâneas mais comuns. No estudo em Natal, referenciado anteriormente, urticária foi encontrada em 20,1% dos pacientes e dermatite atópica em 18,2%. Convém ressaltar que a associação de alergia alimentar e dermatite atópica ocorre nos casos mais graves de eczema e que, por ser doença de etiologia multifatorial, outros fatores etiológicos devem ser investigados. Angioedema foi observado em apenas 1,4%.[8]

Manifestações gerais

Sintomas inespecíficos, como recusa alimentar, irritabilidade, perda ponderal, déficit de crescimento (*failure to thrive*) e anemia por deficiência de ferro, também podem estar associados à APLV. Na Tabela 1 são apresentados sinais e sintomas relacionados com alergia alimentar, de acordo com o mecanismo imunológico envolvido.

ALÉRGENOS ALIMENTARES

Os alérgenos alimentares relacionados a manifestações mais graves de alergia são em geral termoestáveis e resistentes à ação de ácidos e proteases. Há três possibilidades de um alimento se tornar capaz de induzir reações:

- Quando o alimento é ingerido ou há contato com a pele ou o trato respiratório.
- Quando, pela reatividade cruzada, houve produção de IgE específica e sensibilização antes mesmo do contato com o alimento.
- Quando há reatividade cruzada entre um alérgeno inalável (p. ex., polens, látex) responsável pela sensibilização e produção de IgE e ingestão do alimento.[15]

Tabela 1 Sinais e sintomas relacionados com alergia alimentar, de acordo com o mecanismo imunológico envolvido

Alteração	Mediada por IgE	Mecanismo misto IgE e célula mediada	Não mediada por IgE
Sistêmica	Anafilaxia, choque anafilático, anafilaxia induzida por exercício dependente de alimento		
Cutânea	Urticária, angioedema, *rash* morbiliforme, urticária aguda de contato, rubor	Dermatite atópica, dermatite de contato	• Dermatite herpetiforme. • Dermatite de contato.
Gastrointestinal	Síndrome da alergia oral, espasmo intestinal agudo (anafilaxia gastrointestinal)	• Esofagite. • Eosinofílica alérgica (EoE). • Gastrite eosinofílica. • Gastroenterite esosinofílica.	• Síndrome da enterocolite induzida por proteína alimentar (FPIES) • Síndrome da proctocolite induzida por proteína alimentar (FPIAP). • Síndrome de enteropatia induzida por proteína alimentar (FPE)
Respiratória	Rinoconjuntivite aguda, broncoespasmo agudo	Asma	Hemossiderose induzida por alimento (síndrome de Heiner)
Cardiovascular	Tontura, desmaio		
Neurológica	• Convulsão. • Sonolência. • Perda de consciência.		
Miscelânea	• Cólicas e contrações uterinas. • Sentimento de "morte iminente".		

Fonte: adaptada de Sicherer e Sampson;[13] Solé et al.;[2] Weffort et al.[14]

Embora virtualmente qualquer alimento possa causar alergia, cerca de 80% das manifestações de alergia alimentar ocorrem com a ingestão de leite de vaca, ovo, soja, trigo, amendoim, castanhas, peixes e crustáceos. Deve-se destacar, entretanto, que novos alérgenos têm sido descritos, em frutas como banana, cereja, kiwi, maçã, nozes, pera, castanhas e vegetais como aipo, batata e cenoura, além de sementes como gergelim, e alguns deles bastante regionais, como a mandioca.[2,16]

Classificação das manifestações clínicas, de acordo com o tempo de surgimento:[14]

- **Imediata (< 1 hora):** anafilaxia, urticária, angioedema, erupção eczematosa, estridor, sibilância, urticária perioral.
- **Intermediária (1 a 24 horas):** vômito, diarreia, colite, erupção perianal, obstrução intestinal funcional.
- **Tardia (> 24 horas):** *failure to thrive* grave, refluxo gastroesofágico grave, choro ou desconforto persistente, dermatite atópica.

Diagnóstico

A anamnese detalhada e um minucioso exame físico são imprescindíveis para estabelecer corretamente o diagnóstico de alergia alimentar. O diagnóstico da AA se inicia com a suspeita e termina com o teste de provocação oral (TPO).[2] A Figura 2 apresenta um fluxograma para diagnóstico de APLV em criança em leite materno exclusivo. Na Figura 3, um fluxograma para diagnóstico da APLV com o TPO e depois teste de desencadeamento para testar a tolerância, conforme consenso da ESPGHAN 2023.[29]

Um bom roteiro para investigação das reações deve abordar:

- Alimento(s) suspeito(s).
- Tempo entre a ingestão do alimento e o aparecimento dos sintomas.
- Menor quantidade do alimento suspeito ingerido, capaz de deflagrar reações.
- Frequência e reprodutibilidade das reações.
- Época da última reação.
- Descrição de sinais (rinite, urticária, eczema, rinorreia, tosse, crise de asma, hipersecreção, vômitos, diarreia e cólica).

O exame físico deve atentar para outros sinais de atopia (rinite, dermatite) e para o estado nutricional do paciente, como fator de repercussão da doença sobre o indivíduo.

Segundo recomendação da ESPGHAN (Sociedade Europeia de Gastroenterologia, Hepatologia e Nutrição em Pediatria), os critérios clínicos são fundamentais para o diagnóstico.[17] Embora o teste de desencadeamento duplo cego controlado por placebo seja o padrão ouro, os testes de desencadeamento aberto são os mais utilizados na prática e devem ser baseados nos seguintes procedimentos:

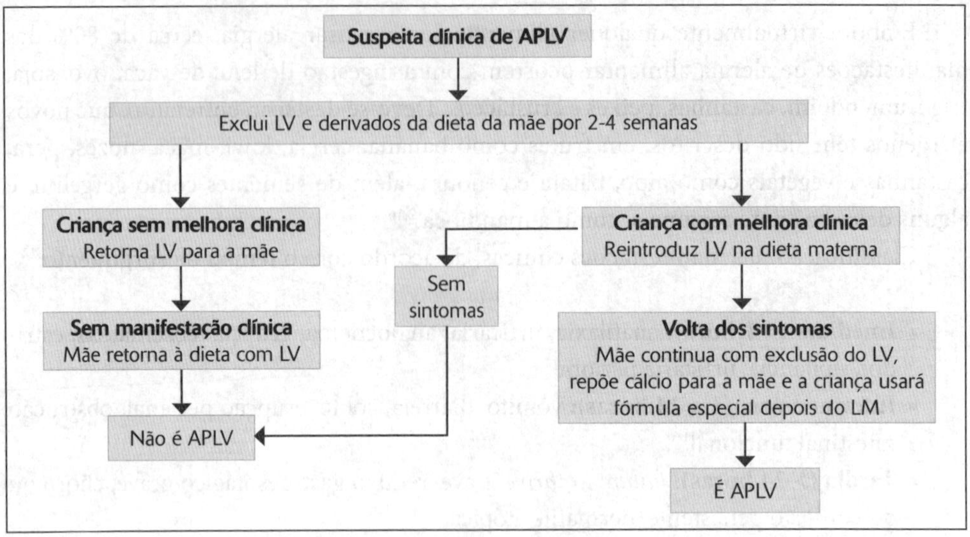

FIGURA 2 Fluxograma para diagnóstico da APLV em criança em aleitamento exclusivo.
APLV: alergia à proteína do leite de vaca; LM: leite materno; LV: leite de vaca.
Fonte: De Greef et al.;[18] Weffort et al.[14]; ; ESPGHAN, 2023.[29]

- Suspeita diagnóstica de acordo com as manifestações clínicas.
- Dieta de eliminação de leite de vaca e derivados por 2 a 4 semanas, com desaparecimento dos sintomas e plena recuperação do quadro.
- TPO positivo, com reaparecimento dos sintomas, confirmando o diagnóstico de alergia alimentar.

Teste de provocação oral

Consiste na oferta progressiva e padronizada do alimento suspeito e/ou placebo (caso seja duplo cego), em intervalos regulares, para monitoramento de possíveis reações clínicas, após um período de exclusão dietética necessário para resolução dos sintomas clínicos.[19]

É recomendável que o TPO seja feito sob supervisão médica para avaliação de possíveis reações mais imediatas e, portanto, mais graves. Mesmo na ausência de sintomas imediatos, após o período de observação intra-hospitalar, o paciente deve fazer o acompanhamento ambulatorial quanto ao surgimento de manifestações tardias.

Se não há melhora clínica depois da dieta de eliminação, o diagnóstico de APLV deve ser excluído.

Segundo a Organização Mundial de Alergia, o TPO não está indicado para diagnóstico quando há história de anafilaxia e reações imediatas graves (urticária, angioedema, broncoespasmo) ou enterocolite com déficit nutricional importante ou quando já houver diagnóstico bem estabelecido.[20]

Pode ser indicado em qualquer idade, para:[19]

- Confirmar ou excluir uma alergia alimentar.
- Avaliar a aquisição de tolerância em alergias alimentares potencialmente transitórias, como a do leite de vaca, do ovo, do trigo ou da soja.
- Avaliar reatividade clínica em pacientes sensibilizados e nos com dieta restritiva a múltiplos alimentos.
- Determinar se alérgenos alimentares associados a doenças crônicas podem causar reações imediatas.
- Avaliar a tolerância a alimentos envolvidos em possíveis reações cruzadas.
- Avaliar o efeito do processamento do alimento em sua tolerabilidade.

Contraindicações para realizar TPO:[14,19]

- Absoluta: anafilaxia grave com alimento isolado.
- Relativa: falta de experiência do médico observador.

O TPO deve ser realizado sempre em ambiente hospitalar, onde haja toda a infraestrutura para atendimento a situações de emergência. Depois de esclarecidos, os familiares devem assinar termo de consentimento informado.[19] Pacientes com FPIES devem realizar os TPO sob supervisão médica, com acesso a fluidos intravenosos.

As diretrizes publicadas no JPGN referentes ao *guideline* do Comitê GI da ESPGHAN[17] sugerem dieta de eliminação para o diagnóstico de 2 a 4 semanas para pacientes com sintomas gastrointestinais como diarreia e constipação e de 1 a 2 semanas para os restantes, que eles chamam de reações imediatas ou tardias, como vômitos e dermatite atópica.

A criança deve estar em jejum de no mínimo 2 a 4 horas, para facilitar a absorção do alimento testado, evitar que a ingestão prévia de alimentos interfira na interpretação dos resultados e reduzir o risco ao paciente, caso sejam necessárias manobras de ressuscitação. Antes do TPO, alguns medicamentos devem ser descontinuados, pois podem interferir na interpretação dos resultados do desafio alimentar oral (medicamentos antialérgicos, medicamentos anti-histamínicos, esteroides – pelo menos 3 dias antes do desafio).[15,19]

Os alimentos podem ser trazidos de casa pelo paciente e/ou pais para execução do TPO aberto. Em geral, a quantidade total administrada durante um escalonamento progressivo no TPO deve ser igual a 8 a 10 g para alimentos secos, 16 a 20 g para carnes ou peixes, e 100 mL para alimentos líquidos.[19]

Alguns estudos sugerem que a dose inicial deva ser menor do que aquela necessária para deflagrar sintomas na criança, de acordo com o referido pelos responsáveis. Outros especificam que o volume inicial deva ser de 0,1 ou 1 mL. As doses devem ser aumentadas progressivamente, a cada 15 a 30 minutos, sendo dobradas ou seguindo uma escala logarítmica (1, 3, 10, 30, 100 mL),[19] como mostra a Tabela 2.

Após a oferta o paciente deverá ficar em observação por no mínimo 2 horas. Caso não ocorram reações nesse período, o teste será considerado negativo. Deve-se orientar o responsável sobre possíveis reações tardias, e uma visita após 24 horas é de fundamental importância.

TPO com sintomas subjetivos pode ser considerado positivo se as manifestações ocorrerem após 3 doses do alimento testado, mas não se reproduzirem com o placebo.[19]

Durante o período de dieta de exclusão, os lactentes devem ser mantidos com fórmulas sem a proteína intacta do leite de vaca, que podem ser proteína extensamente hidrolisada (dieta semielementar ou hidrolisado proteico = proteínas hidrolisadas do arroz ou do leite de vaca) ou aminoácidos livres (dieta elementar), ou à base de proteína isolada de soja (somente para crianças maiores de 6 meses e sem manifestação gastrointestinal).[17,22] Leite de outros mamíferos (p. ex., cabra e ovelha), fórmulas parcialmente hidrolisadas e fórmulas poliméricas isentas de lactose não devem ser indicados para crianças com APLV.[14,19]

Outros exames para diagnóstico

Investigação de sensibilização IgE específica[19,23]

A determinação da IgE específica auxilia apenas na identificação das alergias alimentares mediadas por IgE e nas reações mistas. A detecção de IgE específica tem sido considerada um indicativo de sensibilização ao alimento, na maioria das vezes apenas orientando o alimento a ser utilizado no teste de provocação duplo cego placebo controlado (DCPC).

Nos casos de alergias mediadas por IgE, a mensuração da IgE específica para o alimento suspeito pode ser realizada de quatro maneiras:

1. Teste cutâneo (TC) de hipersensibilidade imediata (*prick test*): extratos do alimento, disponíveis comercialmente, são depositados em forma de gotas no antebraço do paciente. A escarificação da epiderme, por meio de um puntor, faz os mastócitos teciduais entrarem em contato com o antígeno e, nos indivíduos predispostos, há a formação de uma pápula, traduzida pela liberação de histamina dessas células. Pápulas maiores do que 3 mm de diâmetro são consideradas positivas. Conferem-se a esses testes valores preditivos positivos de no máximo 60%, mas raramente são positivos na ausência de alergias mediadas por IgE (valor preditivo negativo de até 95%).[19]
2. Teste cutâneo de hipersensibilidade imediata com utilização de alérgenos *in natura* aplicados na pele do paciente, denominado *prick to prik*, pode ser útil em pacientes com história clara de relação entre determinado alérgeno e sintomas, na ausência de extratos padronizados. Essa variação do TC tem sido utilizada com frutas e vegetais

Tabela 2 Protocolo para administração do alimento no TPO[21]

Dose	1	2	3	4	5	6	7	
		5%	**10%**	**15%**	**20%**	**25%**	**25%**	**100%**
Tempo	Tempo 0	15 minutos	30 minutos	45 minutos	60 minutos	1h30	2 horas	Total
Alimento líquido	1 gota	5 mL	10 mL	15 mL	20 mL	25 mL	25 mL	100 mL
Alimento em pó	0,1 g	0,5 g	1 g	1,5 g	2 g	2,5 g	2,5 g	10 g
Alimento sólido	1 g	5 g	10 g	15 g	20 g	25 g	25 g	100 g
Medida caseira para alimentos sólidos	1 pontinha de colher de café	1 colher de café	2 colheres de café	3 colheres de café	4 colheres de café ou 1 de sobremesa	4 colheres de café ou 1 de sobremesa	5 colheres de café ou 1 de sopa	

TPO: teste de provocação oral.

Fonte: Solé et al.[19]

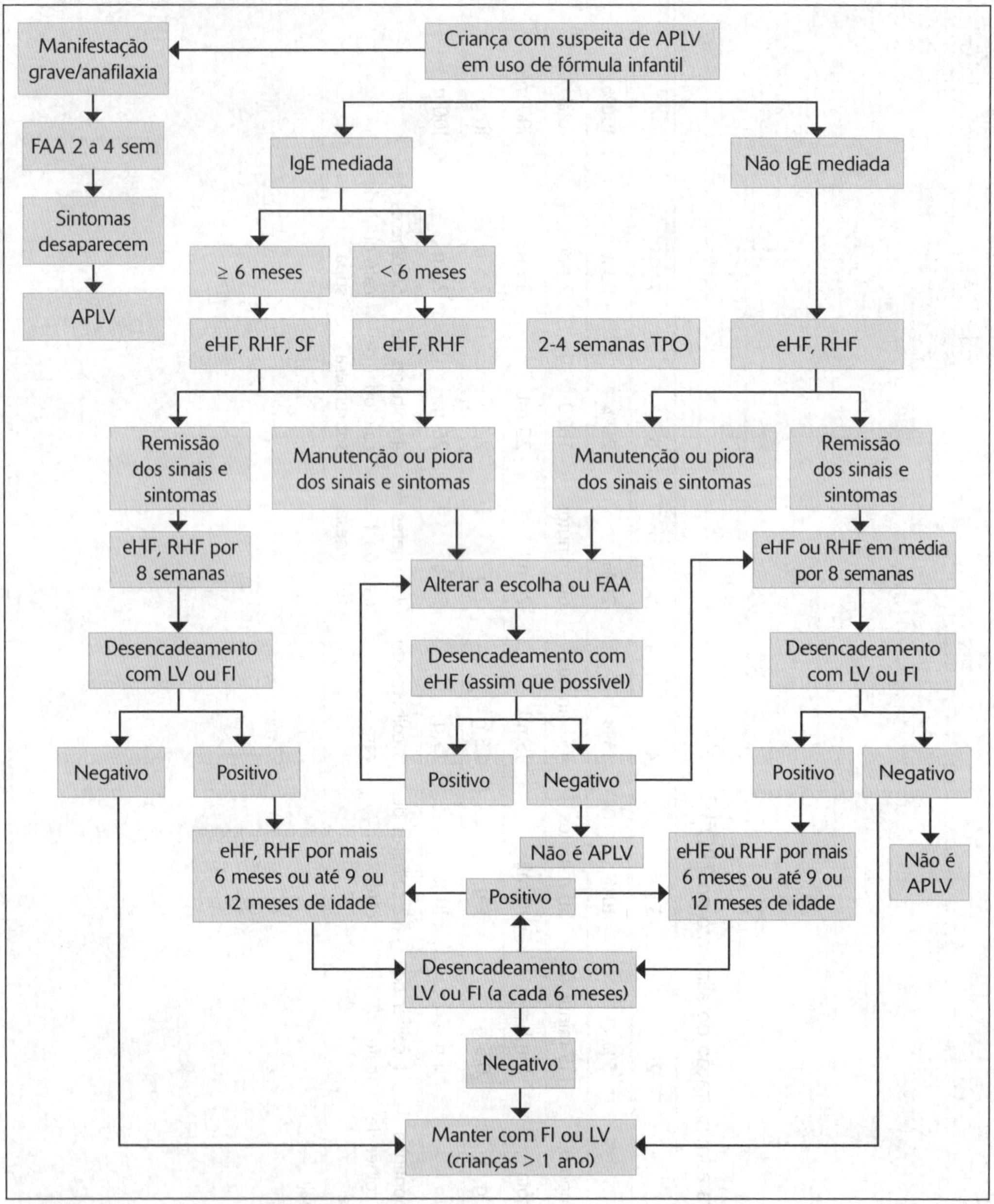

FIGURA 3 Fluxograma para diagnóstico da APLV com o TPO e depois teste de desencadeamento para testar a tolerância.

APLV: alergia à proteína do leite de vaca; eHF: fórmula extensamente hidrolisada à base da proteína do leite de vaca; FI: fórmula infantil; LVI: leite de vaca integral; RHF: fórmula infantil à base de proteína de arroz; SF: fórmula infantil à base de soja; TPO: teste de provocação oral; FAA: fórmula de aminoácidos.

* O tempo médio de 8 semanas pode variar na dependência das manifestações clínicas e da gravidade de cada caso.

Fonte: adaptada de SBP;[14] ASBAI;[19] Fiocchi;[17] Vandenplas;[21] Dupont.[22]

frescos, e, à semelhança do teste de puntura, deve ser acompanhado pelos controles positivo e negativo para sua interpretação.

3. Detecção de IgE sérica específica (sIgE). O mais empregado é o Sistema ImmunoCAP® (teste quantitativo): em lactentes com baixa reatividade cutânea, pacientes em uso de anti-histamínicos ou que por lesões cutâneas extensas não possam proceder ao teste cutâneo, realiza-se a mensuração de níveis de IgE específica no soro. O teste também permite um acompanhamento dos valores absolutos no decorrer do tempo para identificação do melhor momento de realizar o desencadeamento oral sem expor a criança ao risco de reação grave. Bellini et al. observaram que os níveis elevados de sIgE específicos podem detectar com alta precisão as crianças com maior risco de desenvolver anafilaxia após exposição ao alérgeno.[24] A presença de anticorpos, no entanto, não significa reatividade clínica. Em outras palavras, teste positivo não implica a retirada do alimento da dieta do paciente se não houver história clínica convincente.

   A avaliação dos níveis de sIgE também pode ser útil para a avaliação do desenvolvimento de tolerância em uma criança previamente considerada alérgica a um alimento específico. Um declínio de 50% nos níveis de sIgE desde o início está associado a uma probabilidade de 50% de desenvolver tolerância.[23]

4. Frações proteicas de diversas fontes alergênicas denominadas "componentes" (CRD), os *microarrays* (ou plataforma multiplex) permitem que os componentes moleculares sejam analisados concomitantemente quanto à capacidade de estimular a produção de IgE. Trata-se de um método semiquantitativo indicado para os casos de situações complexas de polissensibilização. Permite a detecção de IgE a 112 componentes proteicos, provenientes de 51 diferentes fontes alergênicas, sendo denominada ImmunoCAP ISAC®[21] (método semiquantitativo).

Outros exames

*Teste de contato atópico com alimentos (*atopy patch test – *APT)*[19]

O APT para alimentos (leite, ovo, trigo e soja) está em investigação para aumentar a especificidade do diagnóstico das reações tardias em pacientes com dermatite atópica ou esofagite eosinofílica e com sensibilização IgE específica a alimentos. Esses testes permanecem não recomendados para o uso na prática clínica, devido à ausência de padronização e à baixa sensibilidade.

Hemograma

Embora não seja exame diagnóstico para alergia alimentar, auxilia na detecção de complicações a ela associadas, como a anemia. Teoricamente, na AA pode ocorrer deficiência de ferro em função de perdas fecais ou de má absorção secundária à lesão do intestino delgado, ou da inflamação sistêmica. Nos casos de doenças gastrointestinais (esofagite eosinofílica, gastroenterite eosinofílica, proctocolite eosinofílica), a eosinofilia é encontrada em parcela expressiva dos casos, e pode auxiliar no diagnóstico.[17,18]

Biópsia no trato gastrointestinal

Nos casos de alergias não mediadas por IgE, existe uma restrição maior quanto aos testes laboratoriais. Biópsia do trato gastrointestinal (TGI) é indicada principalmente na suspeita das gastroenteropatias eosinofílicas. A presença de infiltrado eosinofílico no TGI é considerada um dos achados mais característicos da alergia alimentar. A biópsia duodenojejunal pode demonstrar atrofia vilositária de intensidade variada, especialmente na enteropatia induzida por APLV. Deve-se ter em mente que esses achados são encontrados em outras doenças também, que devem ser descartadas.[19]

Testes que não são recomendados para o diagnóstico de alergia alimentar[3,19,23]

- Avaliação sIgG (Ig G sérica): de acordo com o documento de posição da EAACI/WAO, a presença de sIgG não tem relevância diagnóstica na AA e apenas indica exposição prévia a um potencial alérgeno alimentar específico.
- Análise química do cabelo.
- Iridologia.
- Teste ectodérmico Bicom.
- Teste de estimulação de linfócitos.
- Análise de conteúdo gástrico.
- Pesquisa de sangue oculto nas fezes.
- Dosagem de alfa-1-antitripsina fecal.
- Calprotectina fecal.

O acompanhamento multidisciplinar será a maneira mais segura de estabelecer o diagnóstico e acompanhar o paciente, evitando que medidas diagnósticas e terapêuticas desnecessárias sejam adotadas.

Tratamento

O princípio básico no tratamento da APLV é a exclusão completa de alimentos que con tenham essa proteína, pois mínimas quantidades do alérgeno podem provocar reações adversas. Nas crianças que desenvolvem alergia na vigência de AME, deve-se excluir da dieta materna o leite de vaca e seus derivados. As fórmulas atualmente disponíveis no mercado que podem ser indicadas no manejo dietético da APLV são à base de:[14,17,19-23]

- Proteína extensamente hidrolisada (hidrolisados proteicos), composta, sobretudo, por peptídeos obtidos por hidrólise enzimática e/ou térmica ou por ultrafiltragem, derivados da proteína do leite de vaca, com ou sem lactose.
- Proteína hidrolisada do arroz, suplementada para atingir as recomendações nutricionais do lactente desde o nascimento.
- Proteína isolada de soja, com proteínas purificadas e suplementadas para se adequar às recomendações nutricionais do lactente maior de 6 meses.
- Aminoácidos livres.

Qual fórmula indicar?

- Casos leves e moderados: fórmulas infantis com proteína extensamente hidrolisada (proteína do soro do leite, caseína ou de arroz).
- Casos graves (anafilaxia, choque anafilático, FPIES, esofagite eosinofílica) ou falha terapêutica com a fórmula extensamente hidrolisada: fórmula de aminoácido.

Não estão indicados os leites de outras espécies animais, como cabra, ovelha ou outros mamíferos, em razão do alto risco de reação cruzada, bem como as fórmulas parcialmente hidrolisadas, por conterem proteína do leite de vaca e, portanto, residual alergênico; nem os produtos à base de extrato de soja, cuja proteína não é isolada, por não atenderem às recomendações do *Codex Alimentarius*.

As fórmulas à base de proteína isolada de soja não são recomendadas pelas Sociedades Pediátricas em razão da sensibilização da proteína, que ocorre em até 60% dos casos, principalmente quando o alérgeno provoca reação inflamatória do tipo tardia (enteropatia ou enterocolite alérgica e esofagite eosinofílica). Além disso, as fórmulas de soja têm desvantagens nutricionais por uma possível diminuição na absorção de oligoelementos e minerais em virtude do alto teor de fitato e da presença de isoflavonas com ação estrogênica, que pode levar a altas concentrações séricas em crianças.[17] Sua utilização, porém, tem sido considerada exceção pela Academia Americana de Pediatria (AAP) e pela Sociedade Europeia de Gastroenterologia Pediátrica, Hepatologia e Nutrição nas alergias mediadas por IgE em crianças acima de 6 meses.

Fórmulas à base de proteína extensamente hidrolisada (hidrolisados proteicos) são recomendadas por todas as sociedades científicas internacionais em virtude de sua eficácia em mais de 90% dos casos. Apenas uma pequena proporção de crianças (5 a 10%) demonstra alergia a essas fórmulas e podem apresentar reações alérgicas em resposta à presença de resíduos alergênicos, o que ocorre principalmente em pacientes com enteropatia grave ou alergia múltipla. Crianças com sintomas gastrointestinais (enteropatia) podem apresentar intolerância à lactose secundária; portanto, nesses pacientes, a fórmula extensamente hidrolisada sem lactose, tradicionalmente utilizada, torna-se necessária.

A fórmula de aminoácidos pode ser a primeira opção terapêutica nas crianças com reações anafiláticas, nos lactentes com enteropatia grave caracterizada por hipoproteinemia e *failure to thrive*. Além dessas indicações, recomenda-se seu uso em alergias múltiplas, desnutridos graves e nos que não foram controlados com o uso de hidrolisado proteico. Após a recuperação do quadro e da função intestinal, pode-se cogitar a possibilidade de substituição pelas fórmulas extensivamente hidrolisadas.

As fórmulas extensamente hidrolisadas da proteína de arroz são opções atuais nos pacientes que recusam outros tipos de fórmula e mostram eficácia em mais de 90% das crianças com APLV, com bom índice de crescimento.[21,22]

A duração da dieta de exclusão tem como variáveis a idade do paciente ao iniciar o tratamento e sua adesão, os mecanismos envolvidos, as manifestações apresentadas e o histórico familiar para alergia. Admite-se que a maioria das crianças desenvolve tolerância clínica nos primeiros 3 anos de vida, embora esse percentual seja variável. Estatísticas demonstram tolerância em cerca de 50% com 1 ano de idade, 75% aos 3 e mais de 90% aos 6 anos.[17]

Para a alergia ao leite de vaca, preconiza-se que a dieta de exclusão dure no mini mo de 6 a 12 meses, seguida de desencadeamento para testar a aquisição de tolerância e evitar a dieta de exclusão por período mais longo que o necessário. Crianças com colite alérgica diagnosticada antes dos 6 meses de idade podem tolerar a reintrodução do leite de vaca 6 a 8 meses depois da dieta de exclusão. Recomenda-se postergar a exposição ao alimento quando as reações envolvidas são mediadas por IgE. Segundo a ESPGHAN, crianças com reações graves mediadas por IgE podem permanecer em dieta de eliminação por 12 a 18 meses antes de serem reexpostas ao alimento.[17]

O tempo de duração da dieta de exclusão tem como variáveis a idade do paciente ao iniciar o tratamento e sua adesão, os mecanismos envolvidos, as manifestações apresentadas e o histórico familiar para alergia. Admite-se que a maioria das crianças desenvolverá tolerância clínica nos primeiros 3 anos, embora esse percentual possa ser variável.[19]

Profilaxia

Lactentes com história familiar de atopia (asma, rinite, alergia alimentar e dermatite atópica em parentes de primeiro grau) parecem ser mais predispostos ao desenvolvimento de alergias alimentares; gênero masculino, etnia e presença de dermatite atópica. Paralelamente, a presença de alguns fatores ambientais pode exacerbar a predisposição genética (epigenética), especificamente os hábitos nutricionais da mãe desde a gestação.

Apesar do aumento contínuo das doenças alérgicas, não existem intervenções dietéticas bem estabelecidas no sentido de prevenir o desenvolvimento de alergias alimentares. Nesse sentido, não há indicação de restringir o leite na dieta da gestante ou da nutriz, sob o risco de déficits nutricionais para mãe e feto/lactente. A falta de exposição às proteínas do leite nesse período pode ainda estar relacionada a um aumento no risco de sensibilização do alimento.

Da mesma forma, o retardo na introdução dos alimentos sólidos para além do primeiro ano de vida constatou diminuição na probabilidade de tolerância oral. Crianças que evitaram leite até o primeiro ano de vida não apresentaram menor índice de sensibilização ao alimento em comparação a crianças sem restrições. Deve-se ressaltar, entretanto, que o aleitamento materno deve ser preconizado de forma exclusiva até o sexto mês de vida e complementado com alimentos sólidos até 2 anos ou mais, de acordo com a OMS.

Não há evidência de que as fórmulas hidrolisadas podem ser mais benéficas do que o leite materno na prevenção da ALV. Nos estudos com lactentes de alto risco de doenças atópicas que não puderam receber amamentação exclusiva por 4 a 6 meses de vida existe apenas discreta evidência de que a dermatite atópica pode ser retardada ou prevenida pelo uso de fórmulas parcial ou extensamente hidrolisadas, em comparação às fórmulas infantis habituais.

As fórmulas de soja não devem ser recomendadas para a prevenção de alergias.

O Departamento de Nutrologia da Sociedade Brasileira de Pediatria recomenda a introdução de alimentos sólidos depois dos 6 meses de vida, não havendo necessidade de protelar a introdução de alimentos potencialmente alergênicos além do período habitual, devendo ter um período de observação mínimo de 1 semana após a introdução de cada alimento, especialmente aqueles contendo proteínas.[14] A eliminação de ingredientes dietéticos básicos da dieta significa a eliminação de fontes essenciais de vitaminas e minerais, que também repercutem no desenvolvimento de distúrbios nutricionais, com consequências principalmente no crescimento da criança.[3,14,17,19]

Deve-se aprender a ler rótulos, ingredientes que contêm leite:

- Leite (*in natura*, condensado, em pó, evaporado, achocolatado, fermentado).
- Leite de cabra, queijo, coalhada, iogurte, creme azedo, creme de leite, chantili, manteiga, margarina, chocolate ao leite.
- Aromas ou sabor: queijo, manteiga, leite condensado, caramelo, creme bavária, creme de coco.
- Caseína, caseinato, soro de leite, lactoalbumina, betalactoglobulina, lactulose, lactose, proteínas do soro.

O diagnóstico correto da APLV é de extrema importância, e para isso é preciso uma anamnese bem elaborada, com detalhamento dos sintomas (quando apareceu, duração e como melhorou). Se estiver em aleitamento materno, excluir leite e derivados do leite de vaca da dieta da mãe, cuidado também com cremes, batons, xampu e medicamentos contendo lactose. Nunca excluir o leite materno.

O diagnóstico correto da APLV (tanto mediada por IgE como não mediada) contribui para o crescimento e desenvolvimento adequados da criança.[17,25] Após o diagnóstico é importante cuidar da alimentação, uma vez que estudos mostram menor consumo de proteínas e cálcio nessas crianças, o que leva à baixa estatura, fraturas e osteoporose.[8,25] Pode-se observar, também, maior seletividade dessas crianças, fazendo que tenham deficiências de outros grupos alimentares.[26]

CONSIDERAÇÕES FINAIS

As crianças compreendem a população mais acometida por alergias alimentares, e o aumento do número de casos de AA tem sido cada vez mais demonstrado, o que representa um alerta para o maior cuidado e atenção quanto a sua prevenção. Nesse sentido, contribuem as recomendações de aleitamento materno exclusivo até 6 meses e a introdução oportuna de alimentos complementares, incluindo aqueles potencialmente alergênicos, que também irão favorecer o desenvolvimento de uma microbiota saudável.

O leite de vaca permanece sendo o principal alérgeno desencadeador de AA, e a maioria dos pacientes com APLV não IgE mediada supera sua sensibilidade em torno de 3 anos de idade. Um diagnóstico correto é essencial para o manejo adequado da AA tanto para evitar restrições desnecessárias para a gestante, para o lactente e para crianças maiores como para propiciar às crianças sensibilizadas serem tratadas precocemente e não sofrerem consequências, que vão desde o déficit de crescimento até as condições que ameaçam a vida. Em caso de necessidade de suplementação, observar os que não possuem proteína do leite de vaca.

Todas as fórmulas infantis, à base do leite de vaca, ou de proteína de arroz ou de proteína da soja, são regulamentadas pela Agência Nacional de Vigilância Sanitária (Anvisa). São completas e promovem crescimento adequado das crianças. A unica contraindicação é a soja antes dos 6 meses e com sintomas IgE não mediado.[19]

Crianças com alergia alimentar e amamentadas ao seio, em especial com APLV, devem continuar a receber leite materno, com dieta de restrição do alérgeno alimentar para a mãe lactante. Fazer a suplementação materna, principalmente de cálcio (1 g/dia).

Avaliações constantes, no sentido de monitorar a persistência ou não da APLV e fazer as adequações nutricionais pertinentes, são de extrema importância. Deve-se acompanhar o crescimento da criança com APLV para fazer as suplementações necessárias com suplementos infantis próprios para APLV ou micronutrientes, como cálcio.

Ressaltar a relevância do fato de que uma história clínica detalhada e o exame físico completo são fundamentais para, junto ao TPO, confirmarem a hipótese de AA.

Segundo as diretrizes da ESPGHAN de 2023, sobre o diagnóstico, abordagem e prevenção da APLV, 78 questões foram resumidas em "afirmações" e todos os autores votaram em cada uma delas com pontuação entre 1 e 9; uma pontuação maior que 6 foi arbitrariamente considerada como concordância e estão resumidas no Quadro 1.[29]

Quadro 1 Resumo dos pontos principais votados com a média de votação favorável.

Item	Média/Máxima
O sobrediagnóstico de APLV é comum; a prevalência de APLV é relatada ser inferior a 1%	9/9
Dentro do trato gastrintestinal (GI), a CMA não-IgE pode se manifestar com entidades como proctocolite alérgica induzida por proteínas alimentares (FPIAP), síndrome de enterocolite induzida por proteínas alimentares (FPIES), distúrbios gastrintestinais eosinofílicos.	8,7/9
A FPIAP é, na maioria dos casos, uma condição benigna e facilmente reconhecida que pode não necessitar de tratamento em lactentes amamentados.	8,4/9
A FPIES aguda é uma potencial emergência médica cujo diagnóstico preciso continua a ser um desafio e é baseado nos sintomas e no seu momento.	8,8/9
Caso a história não seja clara, mas haja suspeita de FPIES, outras causas potenciais não relacionadas à APLV devem ser excluídas e, se houver uma relação risco/benefício favorável, um teste de provocação oral (TPO) pode ser considerado para ajudar a confirmar o diagnóstico	8,8/9
A APLV é considerada um possível fator na patogênese dos distúrbios gastrintestinais eosinofílicos (EGIDs).	8,9/9
A APLV é considerada um possível fator na patogênese da esofagite eosinofílica (EoE) e, quando o índice de suspeita for alto, biópsias esofágicas devem ser realizadas enquanto em uso de uma dieta contendo LV	8,3/9
Em pacientes que não respondem às terapias convencionais para doença do refluxo gastroesofágico, a APLV pode ser considerada e os pacientes testados com uma dieta de eliminação por tempo limitado durante 2 a 4 semanas, que deve ser seguida por TPO.	8,8/9
Lactentes que apresentam choro e irritabilidade, não há dados suficientes para recomendar uma dieta de eliminação de LV por tempo limitado, seguida de TPO	8,4/9
A ausência de história familiar não exclui a possibilidade de APLV.	8,8/9
A resposta a uma dieta de eliminação diagnóstica seguida por TPO é fundamental para o diagnóstico de APLV	8,9/9
Em casos raros, quando há suspeita de APLV em um lactente amamentado exclusivamente, pode ser considerada uma dieta materna diagnóstica isenta de LV durante 2 a 4 semanas. Para confirmar o diagnóstico, o LV deve então ser reintroduzido na dieta materna com monitoramento dos sintomas.	8,8/9

(continua)

Quadro 1 Resumo dos pontos principais votados com a média de votação favorável. (*continuação*)

Item	Média/Máxima
Em lactentes alimentados com fórmula, uma fórmula extensivamente hidrolisada (eHF) derivada de LV é a primeira escolha para uma dieta de eliminação diagnóstica.	8,8/9
Não existem ensaios comparativos suficientes para fazer uma recomendação sobre o uso de hidrolisados de soro de leite ou caseína.	8,8/9
Em pacientes com APLV e diarreia grave e/ou com desnutrição grave, pode ser preferido o uso transitório durante 2 a 4 semanas de uma fórmula sem lactose.	7/8
Em lactentes alimentados com fórmula, a fórmula à base de aminoácidos (AAF) para uma dieta de eliminação diagnóstica deve ser reservada para casos graves ou pacientes com desnutrição grave.	8,5/9
Embora alguns artigos de consenso recomendem uma abordagem gradual usando AAF como dieta de eliminação diagnóstica em todas as crianças com suspeita de APLV, não há evidências suficientes para esta recomendação.	8,6/9
Embora menos estudadas que os eHFs baseados em LV, as fórmulas hidrolisadas de arroz (RHFs) podem ser consideradas como uma alternativa para uma dieta de eliminação diagnóstica	7,4/8
A fórmula infantil à base de soja não deve ser utilizada como primeira escolha para a dieta de eliminação diagnóstica, mas pode ser considerada em alguns casos por razões econômicas, culturais e de palatabilidade.	7,6/9
Na APLV mediada por IgE, a resposta à dieta de eliminação diagnóstica é esperada dentro de 1 a 2 semanas.	8,8/9
Na APLV não mediada por IgE, a resposta à dieta de eliminação diagnóstica é esperada dentro de 2 a 4 semanas.	8,7/9
O TPO duplo-cego controlado por placebo (DBPCFC) é o padrão ouro para confirmar o diagnóstico de ALV.	8,9/9
Na prática clínica, o TPO aberto é clinicamente mais viável e prático que o DBPCFC e é suficiente para confirmar o diagnóstico de APLV e o desenvolvimento de tolerância oral.	8,7/9
Se a dieta de eliminação não foi eficaz na redução dos sintomas e/ou TPO não conseguiu reproduzir os sintomas, o diagnóstico de APLV não pode ser feito.	8,8/9
A elevação da IgE total geralmente não contribui para o diagnóstico de APLV.	8,8/9

(*continua*)

Quadro 1 Resumo dos pontos principais votados com a média de votação favorável. (*continuação*)

Item	Média/Máxima
IgE específica elevada (sIgE) e teste cutâneo de puntura (TCP) demonstram sensibilização à proteína do LV, mas não confirmam APLV, cujo diagnóstico é baseado na presença de sintomas.	8,8/9
O teste de contato de atopia (TCA) não é recomendado para o diagnóstico de rotina de APLV não mediada por IgE, principalmente devido à evidência insuficiente de reprodutibilidade e eficácia.	8,6/9
Não há evidências suficientes para recomendar endoscopia digestiva alta ou baixa de rotina para o diagnóstico de ALV devido à falta de especificidade dos achados histológicos.	9/9
Anticorpos IgG contra a proteína do LV e os biomarcadores como calprotectina, alfa-1-antitripsina, a beta defensina e testes como o teste de estimulação de linfócitos específicos para alérgenos e determinação de quimocinas ativadoras e reguladoras do timo não são indicados no diagnóstico de rotina de APLV.	8,9/9
Aconselhamento dietético profissional deve ser oferecido às mães em dietas de eliminação de LV. Suplementos de cálcio e vitamina D são recomendados para mães lactantes.	8,8/9
A alimentação complementar deve ser introduzida na mesma idade das crianças sem APLV. A introdução de alimentos deve seguir as mesmas recomendações para quem não tem APLV, exceto laticínios.	8,8/9
O monitoramento dietético de uma ingestão adequada de macro e micronutrientes, particularmente vitamina D e cálcio, é necessário em crianças em dieta de eliminação de LV, especialmente naquelas com mais de um ano de idade.	9/9
As dietas de exclusão de LV podem estar associadas a deficiências de micronutrientes e de crescimento, é essencial a monitorização dietética rigorosa, especialmente após a introdução da alimentação complementar.	8,8/9
Não há evidências suficientes que demonstrem que a adição de pró, pré ou simbióticos estudados até agora aos eHF melhore a sua eficácia terapêutica	8,9/9
Fórmulas à base de LV parcialmente hidrolisadas não são indicadas no tratamento da APLV.	8,8/9
Em relação à dieta de eliminação terapêutica, a AAF deve ser reservada para casos graves ou lactentes com resposta ausente ou parcial à eHF.	8,3/9

(continua)

Quadro 1 Resumo dos pontos principais votados com a média de votação favorável. (*continuação*)

Item	Média/Máxima
Os RHFs podem ser considerados uma alternativa ao eHF derivado de LV para uma dieta terapêutica de eliminação	7,8/8
TPO após o primeiro período da dieta de eliminação terapêutica pode ser feito de forma semelhante àquela após a dieta de eliminação diagnóstica ou de acordo com a escada do LV, começando com pequenas quantidades de leite cozido (por exemplo, leite contendo biscoitos).	8,8/9
A administração de imunoterapia oral em doentes selecionados com APLV persistente mediada por IgE deve ser limitada a centros especializados.	8,8/9
A amamentação deve ser promovida pelos seus múltiplos benefícios, embora o seu efeito preventivo sobre a APLV não tenha sido documentado de forma consistente.	9/9
As restrições alimentares, além daquelas garantidas para a própria gestante, não são indicadas durante a gravidez para prevenir a APLV	9/9
Não há evidências científicas convincentes de que evitar ou retardar a introdução de fórmulas à base de LV reduza ou aumente o risco de APLV em lactentes considerados de alto risco para doenças alérgicas	8,4/9
Ainda não está claro se evitar o consumo regular de fórmulas à base de LV durante o início da vida reduz o risco de APLV em crianças.	8,5/9
Em geral, não são recomendados suplementos de fórmula de LV em lactentes amamentados.	8,9/9
Para crianças com histórico familiar documentado de doença alérgica que não podem ser amamentados exclusivamente, não há evidências suficientes para recomendar o uso rotineiro de pHF, eHF-Whey, eHF--Caseína para prevenção de APLV.	8,3/9
O papel da RHF na prevenção da APLV não foi estudado.	8,8/9
A ALV pode levar a prejuízos substanciais na qualidade de vida, tanto das crianças como dos seus cuidadores.	8,8/9

Legenda: APLV – alergia à proteína do leite de vaca; LV – leite de vaca; PLV – proteina do leite de vaca; TPO – teste de provoção oral; TCP- teste cutâneo de puntura; TCA - teste de contato de atopia; BAT - teste de ativação de basófilos; FPEIS – sindrome da enterocolite induzida pela proteína alimentar; FPIAP - proctocolite alérgica induzida por proteínas alimentares; sIgE - IgE sérica específica; DGBI – disturbio da interação intestino-cérebro; FGIDs – distúrbio gastrintestinais funcionais; CoMiSS - escore inicial dos sintomas relacionados com o leite de vaca; DBPCFC – desafio alimentar duplo-cego controlado por placebo; AAF – fórmula infantil à base de aminoácidos; eHFs – fórmula infantil extesnsamente hidrolisada à base de proteina do leite de vaca; HRFs - fórmulas hidrolisadas à base da proteína de arroz; HMOs – oligossacarídeos do leite humano

REFERÊNCIAS BIBLIOGRÁFICAS

1. Montalto M, Santoro L, D'Onofrio F, Curigliano V, Gallo A, Visca D, et al. Adverse reactions to food: allergies and intolerances. Dig Dis. 2008;26(2):96-103.
2. Solé D, Silva LR, Cocco RR, Ferreira CT, Sarni RO, Oliveira LC, et al. Consenso Brasileiro sobre Alergia Alimentar: 2018 – Parte 1 – Etiopatogenia, clínica e diagnóstico. Documento conjunto elaborado pela Sociedade Brasileira de Pediatria e pela Associação Brasileira de Alergia e Imunologia. Arq Asma Alerg Imunol. 2018;2(1):7-38.
3. Muraro A, Werfel T, Hoffmann-Sommergruber K, Roberts G, Beyer K, Bindslev-Jensen C, et al. EAACI food allergy and anaphylaxis guidelines: diagnosis and management of food allergy. Allergy. 2014 Aug;69(8).
4. Vieira MC, Morais MB, Spolidoro JV, Toporovski MS, Cardoso AL, Araujo GT, et al. A survey on clinical presentation and nutritional status of infants with suspected cow' milk allergy. BMC Pediatr. 2010 Apr 23;10:25.
5. Acker WW, Plasek JM, Blumenthal KG, Lai KH, Topaz M, Seger DL, et al. Prevalence of food allergies and intolerances documented in electronic health records. J Allergy Clin Immunol. 2017;140(6):1587-91. Allergy. 2014;69(8); Sicherer SH, Sampson HA. Food allergy: a review and update on epidemiology, pathogenesis, diagnosis, prevention, and management. J Allergy Clin Immunol. 2018;141:41-58.
6. Rosario-Filho NA, Jacob CM, Sole D, Condino-Neto A, Arruda LK, Costa-Carvalho B, et al. Pediatric allergy and immunology in Brazil. Pediatr Allergy Immunol. 2013;24(4):402-9.
7. Solé D, Silva LR, Cocco RR, Ferreira CT, Sarni RO, Oliveira LC, et al. Consenso Brasileiro sobre Alergia Alimentar: 2018 – Parte 2. Arq Asma Alerg Imunol. 2018; 2(1).
8. Aguiar AL, Maranhão CM, Spinelli LC, Figueiredo RM, Maia JM, Gomes RC, et al. Avaliação clínica e evolutiva de crianças em programa de atendimento ao uso de fórmulas para alergia à proteína do leite de vaca. Rev Paul Pediatr. 2013;31(2):152-8.
9. European Society for Paediatric Gastroenterology and Nutrition. Diagnostic approach and management of cow´s milk protein allergy in infants and children: ESPGHAN Committee practical guidelines. J Paediatric Gastroenterol Nutr. 2012;55(2):221-9.
10. Carroccio A, Scalici C, Maresi E, Di Prima L, Cavataio F, Noto D, et al. Chronic constipation and food intolerance: a model of proctitis causing constipation. Scand J Gastroenterol. 2005;40(1):33-42.
11. Sopo SM, Arena R, Greco M, Bergamini M, Monaco S. Constipation and cow's milk allergy: a review of literature. Int Arch Allergy Immunol. 2014;164:40-5.
12. Ruffner MA, Ruymann K, Barni S, Cianferoni A, Brown-Whitehorn T, Spergel JM. Food protein-induced enterocolitis syndrome: insights from review of a large referral population. American Academy of Allergy, Asthma & Immunology. 2013;1(4):343-9.
13. Sicherer SH, Sampson HA. Food allergy: epidemiology, pathogenesis, diagnosis, and treatment. J Allergy Clin Immunol. 2014;133:291-307.
14. Weffort VRS, Mello ED. Abordagem nutrológica na alergia à proteína do leite de vaca. SBP. Departamento Científico de Nutrologia. 2022 Disponível em: https://www.sbp.com.br/fileadmin/user_upload/23419b-Guia_de_Orientacoes-Dificuldades_Alimentares_SITE_P-P.pdf. Acesso em: jan. 2022.
15. Matricardi PM, Kleine-Tebbe J, Hoffmann HJ, Valenta R, Hilger C, Hofmaier S, et al. EAACI molecular allergology user's guide. Pediatr Allergy Immunol. 2016;27(S23):1-250.
16. Rosario-Filho NA, Jacob CM, Sole D, Condino-Neto A, Arruda LK, Costa-Carvalho B, et al. Pediatric allergy and immunology in Brazil. Pediatr Allergy Immunol. 2013;24(4):402-9.
17. Koletzko S, Niggemann B, Arato A, Dias JA, Heuschkel JJR, Husby S, et al. European Society for Paediatric Gastroenterology and Nutrition. Diagnostic approach and management of cow's milk

protein allergy in infants and children: ESPGHAN Committee practical guidelines. J Paediatric Gastroenterol Nutr. 2012;55(2):221-9.

18. De Greef E, Hauser B, Devreker T, Veereman-Wauters G, Vandenplas Y. Thierry Devreker, Bruno Hauser and Yvan Vandenplas. Diagnosis and management of cows' milk protein allergy in infants. World J Pediatr. 2012 Feb 15;8(1).
19. Solé D, et al. Consenso Brasileiro sobre Alergia Alimentar: 2018 – Parte 2 – Diagnóstico, tratamento e prevenção. Documento conjunto elaborado pela Sociedade Brasileira de Pediatria e pela Associação Brasileira de Alergia e Imunologia. Arq Asma Alerg Imunol. 2018;2(1):7-38. Disponível em: https://www.sbp.com.br/fileadmin/user_upload/aaai_vol_2_n_01_a05__7_.pdf Acesso em: fev. 2023.
20. Fiocchi A, Brozek J, Schünemann H, Bahna SL, von Berg A, Beyer K, et al. World Allergy Organization (WAO) Diagnosis and rationale for action against cow's milk allergy (Dracma) guidelines. Pediatr Allergy Immunol. 2010;21:1-125.
21. Vandenplas Y, De Greef E, Hauser B. Safety and tolerance of a new extensively hydrolyzed rice protein-based formulain the management of infants with cow's milk protein allergy. Eur J Pediatr. 2014;73:1209-16.
22. Dupont C, Bocquet A, Tomé D, Bernard M, Campeotto F, Dumond P, et al. Hydrolyzed rice protein-based formulas, a vegetal alternative in cow's milk allergy. Nutrients. 2020;12:2654.
23. Bartuzi Z, et al. Position Paper of Food Allergy Section the Polish Society of Allergology on the diagnosis and management of food allergies. Polish Society of Allergology. 2017;109-22.
24. Bellini F, Ricci G, Remondini D, Pession A. Cow's milk allergy in children: identification of allergologic tests predictive of food allergy. Eur Ann Allergy Clin Immunol. 2014;46(3):100-5.
25. Meyer R, et al. Malnutrition in children with food allergies in the UK. Journal of Human Nutrition and Dietetics. 2014;27:227-35.
26. Chatoor I, Ammaniti M. Classifying feeding disorders of infancy and early childhood. In: Narrow WE, First MB, Sirovatka PJ, Regier DA (eds.). Age and gender considerations in psychiatric diagnosis. American Psychiatric Association. 2007:227-42.
27. Associação Brasileira de Alergia e Imunopatologia. Sociedade Brasileira de Alimentação e Nutrição. Guia prático de diagnóstico e tratamento de alergia à proteína do leite de vaca mediada pela imunoglobulina E. Rev Bras Alerg Imunopatolog. 2012;35(6):203-31.
28. Ferraro V, Zanconato S, Carraro S. Timing of food introduction and the risk of food allergy. Nutrients. 2019;11(5):1131.
29. Vandenplas Y, Broekaert I, Domellöf M, Indrio F, Lapillonne A, Pienar C, et al. An ESPGHAN position paper on the diagnosis, management and prevention of cow's milk allergy. J Pediatr Gastroenterol Nutr. 2023 Jul 26. https://doi.org/10.1097/MPG.0000000000003897.

42 Suporte nutricional em situações especiais: nefrologia

Elza Daniel de Mello

DOENÇA RENAL: INSUFICIÊNCIA RENAL CRÔNICA

O manejo nutrológico da criança com nefropatia é, ao mesmo tempo, amplo e específico. Amplo porque depende da situação clínica envolvida, uma vez que a própria insuficiência renal crônica (IRC) pode ser considerada várias doenças, e específico porque depende do comprometimento da função renal em cada situação.

As causas de IRC são várias, sendo as mais prevalentes as congênitas (hipoplasia ou displasia renal e uropatia obstrutiva) e as adquiridas (glomerulonefrite crônica, glomerulonefrite membranoproliferativa e glomerulonefrite esclerosante focal segmentativa). As crianças com IRC, sobretudo com até 4 anos de idade, devem ser cuidadosamente manejadas do ponto de vista nutricional, para que se possa assegurar a taxa de crescimento, preferencialmente acima do percentil 5 de altura para a idade. Quanto mais precoce a ocorrência da IRC (taxa de filtração glomerular – TFG – menor de 30%), potencialmente maior é o impacto da doença no crescimento da criança.

As consequências da IRC são desequilíbrio hidreletrolítico, acúmulo de toxinas endógenas e exógenas, hipertensão arterial sistêmica, acidose metabólica, anemia, osteodistrofia renal, anorexia e desnutrição. Além disso, muitos necessitam de corticoterapia, que interfere em vários aspectos nutricionais, como comprometimento ósseo, resistência insulínica e obesidade. Uma das complicações da IRC é a uremia, que pode determinar náuseas, astenia, fadiga, diminuição da atenção, comprometimento do desempenho escolar, retardo de crescimento, alteração do débito urinário, respiração encurtada, edema de face e extremidades e amenorreia em adolescentes. Portanto, a uremia compromete o desenvolvimento normal da criança, e todos os esforços devem ser utilizados para evitá-la ou retardá-la o maior tempo possível.[6]

No manejo conservador da IRC, deve-se adotar medidas dietoterápicas baseadas nas alterações metabólicas: expansão do volume extracelular, acidose metabólica, anemia, doença cardiovascular, osteodistrofia renal, alterações no perfil lipídico, no metabolismo da insulina e no trato digestório.

A síntese de 1,25-di-hidroxicolecalciferol e a excreção de fósforo estão diminuídas, ocasionando osteodistrofia e hiperfosfatemia. Por isso é importante restringir a ingestão de produtos lácteos, chocolate, nozes e colas; suplementar vitamina D e cálcio; prescrever quelantes de fósforo sem alumínio nem magnésio; e priorizar as fórmulas lácteas ou de soja com relação cálcio-fósforo 2:1.

O aporte de proteínas é fundamental para o crescimento linear, mas, quando se restringem o fósforo e o sódio, esse aporte é consequentemente controlado. O ferro deve ser especialmente ofertado se o paciente estiver em uso de eritropoietina e/ou os níveis séricos de ferritina e transferrina estiverem diminuídos. O aumento dos níveis de triglicérides é secundário à menor atividade da lipase hepática, e a eficácia do controle da ingestão de carboidratos é discutível.

Se os pacientes estão em diálise, o controle de sódio, potássio e fluidos deve ser individualizado. Cabe ressaltar que sempre alguma porção de proteína é perdida para o líquido dialisado e a glicose é absorvida. O balanço nitrogenado deve ser mantido positivo para garantir o crescimento linear.[8]

As principais considerações nutricionais são descritas a seguir:[6,7]

1. Fósforo: na IRC e no aumento sérico do paratormônio e da fosfatase alcalina, com ou sem hiperfosfatemia, deve-se utilizar quelante de fósforo, dieta pobre em fósforo e suplementar vitamina D e cálcio. Na perda tubular pós-transplante, é preciso suplementar fósforo. Os alimentos ricos em fósforo são leite e seus derivados, carne, frango, peixe, ovo e nozes. A Tabela 1 apresenta a restrição de fósforo de acordo com o peso corporal na IRC.
2. Sódio: deve ser controlado na hipertensão arterial sistêmica, na retenção hídrica e na terapia com corticosteroide, mas deve-se aumentar sua suplementação quando a perda urinária for maior ou ocorrer perda peritoneal para o líquido dialisado. Conforme a quantidade de sódio liberado, uma conduta é necessária: 3 a 4 g de sódio (habitual dieta sem sal adicional) – os alimentos são preparados com pouco sal e se limita a ingestão de altas fontes, como *pizzas*, embutidos, alimentos em conserva, temperos prontos; 2 g de sódio – alimentos preparados sem sal. Nas Tabelas 4, 5 e 6 estão descritas orientações gerais para uma dieta com restrição hídrica e de sal, e alimentos ricos e pobres em sódio, respectivamente.
3. Potássio: ocorre hiperpotassemia quando a TFG é menor que 5%. Nesses casos, a dieta deve ser restrita em potássio. Todavia, na terapia com diurético e na hipopotassemia secundária a diálise peritoneal, pós-transplante ou diarreia, o potássio

deve ser reposto. Fontes dietéticas são sucos, frutas e nozes. A Tabela 2 apresenta as necessidades de proteínas em crianças em diálise.

4. Proteína: na criança com menos de 2 anos de idade com IRC, deve ser ingerida uma quantidade ≤ 0,15 g/cm/dia de proteína. Naquelas com mais de 2 anos, deve-se seguir a RDA (*Recommended Dietary Allowance*) para a estatura da criança. Quando estiver em hemodiálise e com mais de 2 anos de idade, ofertar uma quantidade menor ou igual a 0,3 g/cm/dia de proteína. Na vigência de diálise peritoneal, o aporte geralmente deve ser maior e, pós-transplante, o RDA de proteína precisa ser para estatura e idade. Geralmente as crianças ingerem mais proteínas de alimentos sólidos, então a ingestão de leite e derivados deve ser controlada. Cerca de 70% das proteínas devem ser de alto valor biológico, sendo as fontes carne, peixe, queijo, ovo e leite. Deve-se salientar que, devido ao alto conteúdo de fósforo, habitualmente deve-se limitar a ingestão de queijo, ovos e leite. A Tabela 3 mostra as necessidades nutricionais de proteína nas crianças em diálise.
5. Calorias: quando a criança estiver desnutrida, ofertar 80% do RDA para a estatura e a idade. Na criança com menos de 2 anos de idade, com IRC e sem tratamento dialítico, deve-se ofertar 6 a 12 kcal/cm/dia; na criança maior de 2 anos em hemodiálise, 10 kcal/cm/dia.

No suporte nutricional do paciente com IRC, é fundamental otimizar a nutrição, prevenir a osteodistrofia e manter a velocidade de crescimento. O impacto da IRC no crescimento depende da gravidade e da duração da insuficiência renal.

Mais recentemente (2023), grupo de trabalho em nutrição de pacientes com insuficiência renal crônica alertou para a necessidade da prevenção da desnutrição já no primeiro ano de vida dessas crianças, uma vez que a ingestão nutricional inadequada no primeiro ano de vida pode levar à perda irreversível do potencial de estatura adulta final. Assim, estabeleceram as seguintes recomendações:

- Oferecer preferencialmente leite materno ou fórmula infantil com predominância de soro de leite, mas otimizando a oferta de calorias e proteínas.
- Aferir o peso euvolêmico (seco), o comprimento e a circunferência da cabeça em intervalos frequentes e colocar em gráficos de crescimento.
- Iniciar a suplementação nutricional assim que o peso começar a diminuir.
- Preparar sólidos complementares de alimentos recém-cozidos para evitar aditivos de potássio e fosfato e sal, que são comumente adicionados aos alimentos processados.
- Oferecer uma dieta saudável e balanceada com ampla variedade de opções de alimentos, sabores e texturas para promover o desenvolvimento das habilidades motoras orais e reduzir o risco de problemas de alimentação.

- As modificações dietéticas podem ajudar a manter os níveis séricos de potássio, cálcio e fosfato dentro dos limites normais apropriados para a idade.
- Iniciar a alimentação por sonda enteral quando o lactente tiver dificuldade para receber nutrição suficiente por via oral.

A otimização da saúde cardiovascular é atualmente uma grande preocupação nos pacientes com doença renal crônica, já que a doença cardiovascular contribui significativamente para morbidade e mortalidade. A obesidade, principalmente abdominal, é considerada o principal fator fisiopatológico para a evolução dos fatores de risco cardiometabólicos em crianças e adolescentes saudáveis e agora nessa população com IRC. Fatores de risco adicionais para o desenvolvimento de obesidade e síndrome metabólica incluem fatores específicos da doença, modificações dietéticas relacionadas à IRC, alimentação por sonda enteral e efeitos relacionados ao tratamento, como o uso de corticoesteroides. Além disso, algumas dessas crianças e adolescentes já estão apresentando obesidade sarcopênica, pela não ingestão adequada de proteínas.

O grupo de trabalho de nutrição renal pediátrica americano (Pediatric Renal Nutrition Taskforce) estabeleceu as seguintes recomendações em relação à avaliação nutricional de crianças com doenças renais de acordo com o grau de evidência:

- Grau de evidência forte:
  - Aferir peso, altura ou comprimento e o perímetro cefálico em crianças com doenças renais.
  - Usar peso euvolêmico (seco) para avaliação nutricional, com ajuste do peso quando necessário (p. ex., estar em diálise e ter síndrome nefrótica).
  - Medir o comprimento deitado em crianças com menos de 2 anos de idade, e a altura em pé depois disso. Quando as crianças são incapazes de se levantar para uma medição precisa da altura, o comprimento deitado pode ser aferido.
  - Aferir o perímetro cefálico em todas as crianças até 2 anos de idade ou até 3 anos, quando gráficos percentuais apropriados estiverem disponíveis.
  - Colocar as medidas antropométricas em série em gráficos de crescimento de percentis. Usar o gráfico de crescimento da Organização Mundial da Saúde (OMS) para todas as idades ou gráficos de crescimento específicos do país, se disponíveis, além dos 2 anos de idade.
  - Avaliar o escore Z (pontuações de desvio padrão – SDS) para complementar as informações dos gráficos de crescimento.
  - Calcular o índice de massa corporal (IMC) em crianças com 2 anos de idade e mais velhas, e peso para comprimento em crianças com menos de 2 anos.
  - Apenas considere a utilização de albumina sérica como uma medida do estado nutricional após todas as causas não nutricionais de hipoalbuminemia terem sido excluídas.

- Grau de evidência moderado:
  - Calcular escores Z de velocidade de altura/comprimento durante um período mínimo de 6 meses.
  - Usar gráficos de crescimento específicos para doenças ou doenças genéticas, quando aplicável.
  - Traçar o IMC ou peso para comprimento em gráficos de crescimento de percentis.
  - Calcular o IMC ou escores Z/SDS de peso para comprimento para complementar os gráficos de crescimento.
  - Usar a idade da altura para determinar o escore Z/SDS do IMC se a criança for menor do que a curva do terceiro percentil no gráfico de crescimento, desde que ela não tenha atingido a altura de adulto.
  - Realizar registro alimentar de no mínimo 3 dias quando houver necessidade de informações precisas e abrangentes sobre a ingestão alimentar. Na impossibilidade, pode ser realizado um recordatório alimentar de 24 horas para avaliação dietética.
- Grau de evidência fraco:
  - Usar uma medida substituta para aferir a altura para crianças mais velhas que são incapazes de ficar de pé.
  - Utilizar tendências em parâmetros de crescimento para auxiliar na tomada de decisão clínica.
  - Calcular a altura parental média e colocar o valor aos 19 anos para estimar o potencial de crescimento.
  - Para recém-nascidos prematuros, traçar o peso, comprimento e peso para comprimento para a idade gestacional e cronológica para o primeiro ano de vida se nasceu de 32 a 37 semanas de gestação, e até 2 anos de idade se nasceu antes de 32 semanas de gestação.
  - Monitorar os parâmetros de crescimento rotineiramente em crianças com doenças renais, com frequência aumentada em crianças mais jovens, e naquelas crianças com doença renal crônica avançada, com comorbidades e com fatores de risco para crescimento deficiente e aqueles que não cumprem as metas nutricionais e de crescimento.
  - A avaliação dietética deve ser orientada pela gravidade da doença renal e preocupações nutricionais, incluindo parâmetros de crescimento anormais, ingestão alimentar excessiva ou inadequada, dieta de má qualidade, sintomas gastrointestinais e valores bioquímicos anormais.
  - Avaliar o apetite para orientar a necessidade de alimentação suplementar se uma criança não estiver atingindo as metas nutricionais.

Tabela 1 Restrição de fósforo na insuficiência renal crônica

Peso corporal (kg)	Fósforo permitido (mg/dia)
< 10	< 400
10-20	< 600
20-40	< 800
> 40	< 1.000

Fonte: Nelms et al.[3]

Tabela 2 Necessidade de proteínas em crianças em diálise

Meninas e meninos	Recomendação de ingestão proteica g/kg/dia	
	Diálise peritoneal	**Hemodiálise**
Pré-termo	3-4	3
0-6 meses	2,1-3	2,1
6-12 meses	2-3	1,5-2
1-2 anos	2-3	1,5-1,8
2 anos – puberdade	2,5	1-1,5
Puberdade	2	1-1,5
Pós-puberdade	1,5	1-1,5

Fonte: Sylvestre et al.;[4] Nelms;[3] Ress e Shaw.[6]

Tabela 3 Fatores que contribuem para a anorexia e o aumento de catabolismo proteico na IRC

Redução da ingestão alimentar	Alteração do paladar Inflamação crônica Restrição alimentar iatrogênica Uso de muitos medicamentos Aspectos psicológicos Uremia Diálise peritoneal (saciedade precoce)
Aumento do catabolismo proteico	Resistência insulínica Acidose metabólica Presença de outras enfermidades Hiperparatireoidismo Inflamação crônica devido a peritonite, depuração reduzida de citrinas inflamatórias, inflamação relacionada à diálise

IRC: injúria renal crônica.
Fonte: AAP;[1] NKF;[2] Nelms.[3]

Tabela 4 Orientações gerais para uma dieta com restrição hídrica

- Qualquer alimento líquido à temperatura ambiente conta como um fluido, como gelatina, cubo de gelo, sopa.
- Pequenas quantidades de fluido em um copo grande parecem menos do que pequenas quantidades de fluido em um copo pequeno.
- Evite alimentos salgados, pois aumentam a sede.
- Chá gelado e limonada matam a sede melhor do que refrigerante.
- Pedaços de frutas congeladas (melão, uvas) podem ajudar a matar a sede, assim como chupar uma rodela de limão.
- Jogar água fria no rosto e no corpo pode ajudar a se refrescar, assim como ficar longe do sol em um dia quente.
- O sal não é permitido no preparo dos alimentos ou à mesa.
- Muitas vezes pode-se encontrar versões com baixo teor de sódio de diferentes alimentos para usar no lugar das variedades com alto teor de sódio.
- Cozinhe com ervas e temperos. Os temperos com a palavra sal no nome são ricos em sódio. Ao temperar os alimentos, use alho fresco ou alho em pó em vez de sal de alho. Use cebola em pó em vez de sal de cebola. E experimente sementes de aipo em vez de sal de aipo.
- Coma refeições preparadas em casa, usando ingredientes frescos, em vez de refeições enlatadas, congeladas ou embaladas. Ao jantar fora, peça temperos e molhos à parte.

Fonte: Stanford (2021).

Tabela 5 Alimentos ricos em sódio

- A maioria dos alimentos enlatados (vegetais, carnes, refeições de massa).
- Alimentos processados (carnes, como mortadela, calabresa, salame, cachorro-quente e salsicha).
- Queijo.
- Massas secas e misturas de arroz.
- A maioria das sopas (enlatadas e secas).
- Salgadinhos (batatas fritas, pipoca, pretzels, bolinhos de queijo, nozes salgadas).
- Molhos e molhos para salada.

Fonte: Stanford (2021).

Tabela 6 Alimentos pobres em sódio

- Pães simples, cereais, arroz e massas (não massas secas ou misturas de arroz).
- Legumes e frutas (frescos ou congelados).
- Carnes (cortes frescos, carnes não processadas).
- Leite e iogurte (tendem a ser moderados em sódio).
- Bebidas como sucos, chá, sucos de frutas ou ponche e alguns refrigerantes (as bebidas esportivas têm sódio, portanto devem ser limitadas).

Fonte: Stanford (2021).

REFERÊNCIAS BIBLIOGRÁFICAS

1. American Academy of Pediatrics (AAP). Committee on Nutrition. Nutritional management of children with children with kidney disease. In: Kleinman RE, Greer FR (eds.). Pediatric nutrition. 7.ed. Elk Grove Village: American Academy of Pediatrics; 2014. p.999-1020.
2. National Kidney Foundation (NKF). DOQI. Clinical practice guidelines for nutrition in chronic renal failure. Am J Kidney Dis. 2000;35:S105-37.
3. Nelms CL, Juarez M, Warady BA. Renal disease. In: Corkins MR. The Aspen pediatric nutrition support core curriculum. 2.ed. Silver Spring: Aspen; 2015.
4. Kopple JD. Nutrition, diet, and the kidney. In: Ross AC, Caballero B, Cousins RJ, Tucker KL, Ziegler TR (eds.). Modern nutrition and health disease. 11.ed. Philadelphia: Lippincott Williams & Wilkins; 2014.
5. Sylvestre LC, Fonseca KPD, Stinghen AEM, Pereira AM, Meneses RP, Pecoits-Filho R. The malnutrition and inflammation axis in pediatric patients with chronic kidney disease. Pediatric Nephron. 2007;22:864-73.
6. Hui WF, Betoko A, Savant JD, Abraham AG, Greenbaum LA, Warady B, et al. Assessment of dietary intake of children with chronic kidney disease. Pediatr Nephol. 2017;32(3):485-94.
7. Ress L, Shaw V. Nutrition in children with CRF and on dialysis. Pediatric Nephrol. 2007;22:1689-702.
8. Chen W, Ducharme-Smith K, Davis L, Hui WF, Warady BA, Furth SL, et al. Dietary sources of energy and nutrient intake among children and adolescents with CKD. Pediatr Nephol. 2017;32(7):1233-41.
9. Warady BA, Neu AM, Schaefer F. Optimal care of the infant, child, and adolescent on dialysis: 2014 update. AM J Kidney Dis. 2014;64:128-42.
10. Nelms CL, Shaw V, Greenbaum LA, Anderson C, Desloovere A, Haffner D, et al. Assessment of nutritional status in children with kidney diseases: clinical practice from the Pediatric Renal Nutrition Taskforce. Pediatric Nephrology. 2021;36:995-1010.
11. Stabouli S, Polderman N, Nelms CL, Paglialong F, Oosterveld MJS, Greenbaum LA, et al. Assessment and management of obesity and metabolic syndrome in children with CKD stages 2-5 on dialysis and after kidney transplantation: clinical practice recommendations from the Pediatric Renal Nutrition Taskforce. Pediatric Nephrology. 2022;37:1-20.
12. Shaw V, Anderson C, Desloovere A, Greenbaum LA, Haffner D, Nelms CL, et al. Nutritional management of the infant with chronic kidney disease stages 2-5 and on dialysis. Pediatric Nephrology. 2023;38:87-103.

43 Suporte nutricional em situações especiais: Aids

Elza Daniel de Mello

SUPORTE NUTRICIONAL NA CRIANÇA COM INFECÇÃO PELO HIV

A infecção pelo vírus da imunodeficiência humana (HIV) continua sendo um grande desafio, atualmente mais relacionado às complicações metabólicas das medicações antirretrovirais. Cada vez se têm menos crianças com diagnóstico de síndrome da imunodeficiência adquirida (Aids) e crianças com Aids desnutridas, devido aos cuidados maternos no período perinascimento e ao tratamento medicamentoso precoce, respectivamente. No entanto, ainda é importante fazer considerações sobre o suporte nutricional nas crianças com infecção por Aids, pois essa é uma fase de crescimento e desenvolvimento, sendo a criança considerada um indivíduo de risco.

Uma boa nutrição não cura a Aids nem qualquer doença crônica, mas não há dúvida de que a desnutrição pode contribuir para que a velocidade de progressão da doença seja maior.

A combinação da infecção pelo HIV com a desnutrição energético-proteica é mais que aditiva em termos de depressão celular e de função imune celular. Na progressão da doença, o número de episódios de infecção secundária aumenta proporcionalmente com o grau de desnutrição. Existe uma relação inversa entre a sobrevida de pacientes infectados pelo HIV e a perda de massa magra corpórea.

A Aids é caracterizada como uma doença em que as alterações metabólicas ocorrem já no início da infecção, mesmo que ainda não haja doença definida. No momento da contaminação pelo vírus já existe aumento do gasto energético basal em 8 a 10%, diminuição da massa magra e aumento dos triglicérides. Nas fases mais tardias da doença observam-se aumento da lipogênese, da gliconeogênese hepática, dos ácidos graxos livres, da oxidação de gordura corpórea, do colesterol endógeno, do gasto energético basal e diminuição do balanço nitrogenado.

As causas da desnutrição são múltiplas, mas pode-se classificá-las em 4 grandes grupos:

1. Menor ingestão alimentar: anorexia primária, doença péptica, infecção oportunista do sistema digestório superior, aftas, disfagia, interação fármaco-nutriente, infecção generalizada, alteração do paladar, encefalopatia, intolerância ou alergia alimentar, depressão, falta de acesso ao alimento.
2. Alteração na absorção de nutrientes: doença de mucosa – infecções, inflamação, deficiência de dissacarídeos, enteropatia perdedora de proteína, má absorção de gordura; doença hepatobiliar – colangite esclerosante, pancreatite crônica, coinfecção do vírus das hepatites B e C.
3. Aumento da demanda metabólica ou maior catabolismo: consumo proteico, aumento do metabolismo secundário a febre, infecção e sepses, neoplasia (sarcoma de Kaposi e linfoma), medicações, fatores pró-inflamatórios.
4. Fatores psicossociais: pobreza, familiares também doentes, acesso limitado à saúde, abuso de substâncias.

Para o manejo e o controle da infecção pelo HIV, vários medicamentos são utilizados e podem determinar muitas sintomatologias e alterações laboratoriais que comprometerão a nutrição, como diarreia, náuseas, vômitos, dor abdominal, anorexia, flatulência, disgeneusia, estomatite, constipação, lipodistrofia, dislipidemia, hepatotoxicidade, fadiga, sangramento, pancreatite, resistência insulínica, acidose lática e perda óssea. No entanto, apesar do grande progresso das medicações antirretrovirais, parece que a ocorrência de infecção oportunista ainda é um aspecto que compromete de forma significativa o estado nutricional desses pacientes. As infecções incluem cáries dentárias associadas com doenças periodontais e hiperpigmentação e candidíase de mucosa.

Cabe salientar que, em virtude da medicação, tem ocorrido aumento de pacientes com obesidade e suas comorbidades, lipodistrofia, acidose lática e desmineralização óssea. Silva et al. realizaram uma revisão sistemática para avaliar a imagem corporal de crianças e adolescentes com HIV, constatando que entre os magros a não satisfação era de 36,7 a 52% entre os do sexo masculino e entre 28,1 e 34,45 entre as do sexo feminino. Naquelas crianças e adolescentes com sobrepeso, a insatisfação com a imagem corporal foi de 8 a 31,2% entre aqueles do sexo masculino, e entre 21,9 e 50% entre as do sexo feminino.

A Tabela 1 apresenta os principais medicamentos antirretrovirais utilizados, com os respectivos efeitos metabólicos mais frequentes.

Tabela 1 Principais medicamentos antirretrovirais e seus respectivos efeitos metabólicos mais frequentes

Inibidores da transcriptase reversa de nucleosídeos	
Abacavir	Lipodistrofia Hipergliceridemia Hipercolesterolemia Acidose lática
Zidovudina	Leucopenia Anemia Lipodistrofia Neuropatia periférica Hipercolesterolemia Hipertrigliceridemia Atrofia facial Atrofia de membros inferiores Atrofia de glúteos Acidose lática
Lamivudina	Anemia Lipodistrofia Neuropatia periférica Hipercolesterolemia Hipertrigliceridemia Diminuição da densidade mineral óssea da espinha lombar e do quadril Atrofia facial Atrofia de membros inferiores Atrofia de glúteos Hiperbilirrubinemia
Stavudina	Neuropatia periférica Hiperlactenemia Lipoatrofia Anemia Hipercolesterolemia Hipertrigliceridemia Diminuição da densidade mineral óssea da espinha lombar e do quadril Atrofia facial Atrofia de membros inferiores Atrofia de glúteos Acidose lática
Tenofovir disoproxil fumerato	Lipoatrofia Anemia Hipercolesterolemia Hipertrigliceridemia Osteopenia Diminuição da densidade mineral óssea da espinha lombar e do quadril

(continua)

Tabela 1 Principais medicamentos antirretrovirais e seus respectivos efeitos metabólicos mais frequentes (*continuação*)

Inibidores da transcriptase reversa de nucleosídeos	
Tenofovir alafenamide	Osteopenia Diminuição da densidade mineral óssea da espinha lombar e do quadril
Didanoside	Lipoatrofia Perda de gordura de membros
Entricitabina	Lipoatrofia Anemia Hipercolesterolemia Hipertrigliceridemia Diminuição da densidade mineral óssea da espinha lombar e do quadril
Inibidores da transcriptase reversa de não nucleosídeos	
Nevirapina	Anemia Hipercolesterolemia Hipertrigliceridemia Diminuição da densidade mineral óssea da espinha lombar e do quadril Neuropatia periférica
Efavirenz	Anemia Hipercolesterolemia Hipertrigliceridemia Aumento da AST e da ALT Lipoatrofia Diminuição da densidade mineral óssea da espinha lombar e do quadril
Rilpivirine	Hipercolesterolemia Aumento da AST e da ALT
Inibidores da protease	
Liponavir	Anormalidades lipídicas Desordens metabólicas e nutricionais Lipoatrofia Hipercolesterolemia Hipertrigliceridemia Aumento da AST e da ALT Desordens gastrointestinais Diminuição da densidade mineral óssea da espinha lombar e do quadril Hiperbilirrubinemia Hiperglicemia

(continua)

Tabela 1 Principais medicamentos antirretrovirais e seus respectivos efeitos metabólicos mais frequentes (*continuação*)

Inibidores da protease	
Ritonavir	Anormalidades lipídicas Desordens metabólicas e nutricionais Diminuição da densidade mineral óssea da espinha lombar e do quadril Hipercolesterolemia Hipertrigliceridemia Hiperbilirrubinemia Hiperglicemia
Atazanavir	Anormalidades lipídicas Desordens metabólicas e nutricionais Hipercolesterolemia Hipertrigliceridemia Hiperbilirrubinemia Aumento da AST e da ALT Hiperglicemia
Indinavir	Diminuição da densidade mineral óssea da espinha lombar e do quadril Atrofia facial Atrofia de membros inferiores Atrofia de glúteos
Nelfinavir	Hipertrigliceridemia Anormalidades lipídicas
Inibidores da integrase	
Doloutegravir	Anormalidades lipídicas Anormalidades gastrointestinais
Raltegravir	Anormalidades gastrointestinais Lipodistrofia Hipercolesterolemia

ALT: alanina aminotransferase; AST: aspartato aminotransferase.
Fonte: Thet e Siritientong (2020).

Em relação à desmineralização óssea, devido ao processo inflamatório crônico, é fundamental realizar avaliação da massa óssea periódica e assegurar que o paciente esteja ingerindo cálcio na quantidade adequada e que o nível de vitamina D sérico seja normal.

Constata-se alto risco de anemia devido à ingestão inadequada de ferro, HIV e infecções oportunistas e inflamação, e como efeito colateral da terapia antirretroviral. Embora a suplementação de ferro possa reduzir a anemia por deficiência de ferro na população em geral, seu papel na anemia e na saúde dos pacientes com HIV não é claro devido a preocupações de que a suplementação de ferro possa aumentar a replicação do HIV e o risco de infecções oportunistas. As evidências sugerem que a anemia está associada a risco aumentado de mortalidade por todas as causas e incidência de tuberculose entre indivíduos infectados pelo HIV, independentemente do tipo de anemia, e a magnitude do risco é maior com anemia mais grave.

A ferritina sérica elevada está associada a desfechos clínicos adversos, embora não esteja claro se isso se deve ao alto teor de ferro ou à inflamação decorrente da progressão da doença. Um recente e robusto estudo observacional recente com pacientes adultos iniciando HAART mostrou que o uso concomitante de suplementos com micronutrientes diminui o risco de anemia e mortalidade. Os suplementos com micronutrientes contêm antioxidantes, melhoram a resposta imune e retardam a replicação viral.

Com a utilização da terapêutica HAART (combinação de agentes antirretrovirais, incluindo um inibidor de protease), começou-se a observar a lipodistrofia, uma síndrome com redistribuição da gordura corpórea, e alterações metabólicas. Os achados clínicos podem ser:

- Aumento da gordura visceral com aumento da circunferência da cintura.
- "Corcunda de búfalo".
- Atrofia de gordura em extremidades, face e região glútea.
- Sem alteração do peso corpóreo.
- Fadiga e fraqueza.

Laboratorialmente, é possível evidenciar dislipidemia e resistência insulínica. Nesse caso, o manejo nutrológico deve basear-se no manejo dessas situações, como estímulo à ingestão de carboidratos complexos e controle na ingestão de gorduras saturadas e trans.

O manejo nutrológico deve estar fundamentado em avaliação nutricional seriada, terapia nutricional individualizada, avaliação de situações especiais (anorexia, infecções, náuseas, vômitos e/ou diarreia), terapia enteral suplementar e suplementação pancreática.

Em relação à nutroterapia, deve-se fazer as seguintes considerações:

- Valor energético total (VET): suplementar mais 20 a 100% das necessidades diárias recomendadas (RDA) para sexo e idade, podendo-se suplementar até 200% do RDA quando a criança apresenta uma infecção; na presença de obesidade, deve ser manejada como em qualquer outra criança e/ou adolescente com essa enfermidade.
- Proteínas: deve corresponder a 20% do VET, com uma relação de nitrogênio-calo rias não proteicas de 1:80 a 1:120.
- Lipídios: em torno de 25 a 30%, em virtude das alterações dislipidêmicas determinadas por medicamentos específicos.
- Glicídios: em torno de 55%, estimulando o consumo dos complexos para evitar altos índices glicêmicos.

- Vitaminas e minerais: suplementar vitaminas A, C, B12, B6 e D, selênio, zinco e cobre (habitualmente, 2 vezes a RDA).
- Características da dieta: aumento do fracionamento e da densidade calórica.

As diretrizes nutricionais para crianças infectadas pelo HIV são:

- Fornecer calorias suficientes para crescimento linear e ponderal satisfatórios.
- Utilizar o trato gastrointestinal sempre que possível.
- Diagnosticar deficiências de vitaminas e minerais para uma suplementação orientada.
- Fornecer dietas hiperproteicas para tentar evitar depleção acentuada da massa corpórea magra.

Com o diagnóstico e o tratamento mais precoce, está ocorrendo também uma transição nutricional nos pacientes com infecção pelo HIV. Da frequente desnutrição que apresentavam, passou-se a observar obesidade e suas comorbidades, como dislipidemias e resistência insulínica.

REFERÊNCIAS BIBLIOGRÁFICAS

1. Abioye AI, Andersen CT, Sudfeld CR, Fawzi WW. Anemia, iron status, and HIV, a systematic rewiew of the evidence. Adv Nutr. 2020;11:1334-63.
2. American Academy of Pediatrics (APA). Committee on nutrition. HIV infection. In: Kleinman RE, Greer FR (eds.). Pediatric nutrition. 7.ed. Elk Grove Village: APA; 2014. p.939-78.
3. Cummins NW. Metabolic complications of chronic HIV infection: a narrative review. Pathogens. 2022;11:197.
4. Fabusoro OK, Mejla LA. Nutrition in HIV-infected infants and children: current knowledge, existing challenges, and new dietary management opportunities. Adv Nutr. 2021;12:1424-37.
5. Gebrie M, Perry L, Xu X, Kassa A, Cruickshank M. Nutritional status and its determinants among adolescents with HIV on anti-retroviral treatment in low-and middle-income countries: a systematic review and meta-analysis. BMC Nutrition 2023;9:60.
6. Gratão LHA, Nascimento GNL, Pereira RJ. Effects of HAART in the nutritional status of children and adolescents infected by HIV in Brazil: a systematic review. Ciência & Saúde Coletiva. 2021;26(4):1345-54.
7. Jiang S, He J, Zhao X, Li H. The effect of multiple micronutrient supplementation on mortality and morbidity of HIV-infected adults: a meta-analysis of randomized controlled trials. J Nutr Sci Vitaminol. 2012;58(2):105-12.
8. Lam PPY, Zhou N, Wong HM, Yiu CKY. Oral health status of children and adolescents living with HIV undergoing antiretroviral therapy: a systematic review and meta-analysis. Int J envirom Res Public Health. 2022;19:12864.
9. Rose MR, Hall CS, Martinez-Alier N. Etiology and management of malnutrition in HIV-positive children. Arch Dis Child. 2014;99:546-51.
10. Siegfried IJH, Rollins VME. Micronutrient supplementation for children with HIV infection (review). The Cochrane Library. 2013(10):1-64.

11. Sint TT, Lovich R, Hammond W, Kim M, Melillo S, Lu L, et al. Challenges in infant and young child nutrition in the context of HIV. Aids. 2013;27:S169-S177.
12. Thet D, Siritientong T. Antiretroviral theraphy-associated metabolic complications: review of the recent studies. HIV/Aids. Research and Palliative Care 2020;12:507-24.
13. WHO/UNAIDS/UNICEF. Global HIV/Aids response. Epidemic update and health sector progress towards Universal Access. Progress Report, 2011.
14. Zanlorenci S, Silva AF, Silva DAS. Body image in children ando adolescents diagnosed with the human immunodeficiency virus: a systematic review. São Paulo Med J. 2023;141(4):e2022154.

44 Terapia nutricional em crianças com doenças neurológicas

Fernanda Luisa Ceragioli Oliveira

INTRODUÇÃO

A definição de doenças neurológicas pediátricas é muito ampla, envolvendo várias doenças, como:

- Doenças do neurônio motor inferior:
  - Síndrome de Guillain-Barré.
  - Polirradiculite.
  - Inflamatória crônica.
- Neuropatias por compressão e traumáticas.
- Neuropatias genéticas.
- Neuropatias adquiridas:
  - Infecciosas.
  - Endocrinológicas.
  - Medicamentosas.
  - Tóxicas.
  - Carenciais.
- Miopatias.
- Encefalopatias crônicas não evolutivas:
  - Pré-natais – infecções congênitas.
  - Perinatais – asfixia, processos infecciosos.
  - Metabólico.
  - Pós-natais – síndrome de West, meningoencefalopatias.

Assim, deve-se levar em conta a diversidade de fisiopatologia de cada doença, além das complicações clínicas, principalmente as repercussões gastrointestinais, bem como as interações fármaco-nutrientes específicas, sendo impossível homogeneizar a terapia nutricional dessas doenças.

A terapia nutricional em crianças e/ou adolescentes com doenças neurológicas deve ser planejada com base em princípios comuns da prática de terapia nutricional: anamnese completa, característica da doença neurológica, desenvolvimento neuropsicomotor, avaliação nutricional, complicação clínica infecciosa e/ou metabólica que motivou a internação e medicações utilizadas momentânea ou cronicamente.

AVALIAÇÃO CLÍNICA E NUTRICIONAL

Compreende as seguintes fases:

- Anamnese detalhada: história da doença, antecedentes mórbidos, medicamentos utilizados na rotina, desenvolvimento neuropsicomotor, atividade física; história alimentar: tipo de alimento, via de administração, tempo gasto por refeição, hábito intestinal, presença de distúrbios alimentares associados (vômitos, dificuldade de deglutição e mastigação, sinais e sintomas de dor, aspirações, regurgitações); inquérito alimentar: avaliação quantitativa e qualitativa de micro e macronutrientes.
- Avaliação antropométrica: peso, estatura, circunferências (braquial e abdominal), dobras, medidas segmentares, índices antropométricos (escala percentilar ou escore Z).
- Exames bioquímicos: hemograma completo, cálcio, fósforo, magnésio, fosfatase alcalina, albumina, dosagem de vitaminas lipossolúveis (vitamina D) e hidrossolúveis (B12 e ácido fólico).
- Exames de imagem: exame contrastado esôfago, estomago e duodeno (EED).
- Provas funcionais: videofluoroscopia (distúrbios de deglutição), laringoscopia (distúrbios respiratórios), endoscopia (esofagites, úlceras gástricas).

A avaliação do estado nutricional do paciente contribui para quantificar seu risco de morbimortalidade, pois se sabe que há risco de o desnutrido desenvolver complicações infecciosas e metabólicas, além de aumentar o tempo de internação. Ressalta-se que algumas doenças neurológicas, como miopatias, podem cursar com aumento da adiposidade, portanto a oferta energética deve ser reduzida para adequar a redução do gasto energético.

Entre as causas de neuropatias que exigem terapia nutricional específica, estão a síndrome de Guillain-Barré, o traumatismo cranioencefálico (terapia nutricional metabólica), as doenças neuromusculares e a encefalopatia crônica não evolutiva).

Síndrome de Guillain-Barré

As doenças com lesão neurológica aguda necessitam de terapia nutricional precocemente, pois se associam ao estresse metabólico e à dificuldade de alimentação por alteração do grau de consciência ou por comprometimento motor grave. Na síndrome de Guillain-Barré, caracterizada por inflamação da bainha de mielina e do axônio, há paralisia ascendente por dificuldade de condução neuronal. Caracteriza-se por um estado hipercatabólico pelo processo inflamatório, resultando em balanço nitrogenado negativo, principalmente por perda de nitrogênio urinário.[1]

Traumatismo cranioencefálico

No traumatismo craniano grave, há redução do metabolismo cerebral de 20 a 11% do valor de energia total. Estima-se que o traumatismo craniano grave possa desencadear resposta metabólica equivalente à da queimadura, que atinge 20 a 40% da superfície corpórea.[2] O consumo energético é 1,3 vez a taxa basal metabólica, podendo-se observar hipoalbuminemia, perda de peso e balanço nitrogenado negativo.[3] Metanálise demonstrou que o início precoce do suporte metabólico esteve associado a menores taxas de infecção, menor mortalidade e melhor recuperação neurológica na alta da unidade intensiva.

Em caso de descerebração ou decorticação, as necessidades energéticas estão acrescidas de 20%, mas algumas medicações, como os barbitúricos, os sedativos e os bloqueadores neuromusculares, podem reduzir ainda mais o gasto energético (30%).[4] Por se tratar de um estado catabólico, há necessidade de aumento da oferta proteica, respeitando a faixa etária do paciente e doenças correlatas (insuficiência renal grave).

Doenças neuromusculares

O estado nutricional apresenta-se comprometido nas primeiras semanas após a lesão. Pacientes com tetraplegia aguda têm consumo energético diminuído e balanço nitrogenado negativo. A atrofia muscular associada à utilização de corticosteroides pode explicar as perdas nitrogenadas.[4]

Encefalopatia crônica não evolutiva (ECNE)

As crianças com paralisia cerebral constituem a grande maioria dos pacientes ambulatoriais e hospitalares que necessitam de terapia nutricional precoce. Um estudo diagnosticou que 85,4% das crianças com tetraplegias espásticas apresentavam desnutrição moderada/grave e apenas 5,3% eram eutróficas. Entretanto, quanto às hemiplegias espásticas, 83,5% eram eutróficas e 16,5% tinham desnutrição leve.[5]

Outra característica da criança com paralisia cerebral é a dificuldade de alimentação, que pode decorrer da disfunção neuropsicomotora. A dificuldade respiratória, aliada ao retardo do desenvolvimento neuropsicomotor, acarreta maior dificuldade para se alimentar, além de alto risco de morbimortalidade por infecção pulmonar aspirativa.[6] Uma avaliação realizada por meio de questionários de 377 pais de crianças com ECNE verificou que os pacientes com maior agravo motor apresentavam maior comprometimento no ato de alimentar-se.[7] Foram também detectados outros diagnósticos clínicos que contribuíram para a gênese da dificuldade alimentar, como incapacidade de alimentar-se sozinho (16%), dificuldade de deglutição (19%), não contensão de saliva (20%), problemas de sucção (14%), incapacidade de deglutir alimentos sólidos (12%) e constipação (13%).[5]

Tempo gasto durante a alimentação maior que 3 horas por dia foi constatado em 28% das crianças; 84,5% delas tinham grave distúrbio motor. Outro fato interessante é que 38% dos pais classificavam seus filhos como desnutridos (63,2% com distúrbio motor grave), mas somente 8% recebiam suplementação nutricional, 8% alimentavam-se por gastrostomia e 64% nunca foram avaliados quanto a sua alimentação e a seu estado nutricional.[5]

Assim, detectar a dificuldade de alimentação desses pacientes consiste em ponto crucial para a manutenção e a recuperação do estado nutricional, sendo necessário avaliar esse fator no contexto social e familiar.[8]

O estado nutricional pode ser verificado por meio de medidas de peso corpóreo, estatura, medidas segmentares, circunferências e dobras.[9] Existem curvas de crescimento, peso e estatura para idades, específicas para crianças com paralisia cerebral.[10] Deve-se utilizar as curvas de crescimento dos pacientes pediátricos com ECNE, que possuam gráficos com diferentes comprometimentos da função motora e tipo de alimentação utilizada via sonda nasoenteral ou gastrostomia.[11-13]

Frequentemente, crianças com ECNE estão abaixo do percentil 10 para peso e estatura nas curvas de referência habitualmente utilizadas (OMS, 2006 e 2007). O comprometimento estatural está presente na maioria das crianças, de modo que a terapia nutricional visa à adequação da relação peso/estatura ou índice da massa corporal (IMC).

A avaliação da disfagia da ECNE é fundamental para planejar a terapia nutricional, pois a doença, que acomete qualquer porção do trato digestório, desde a boca até o estômago, cursa com risco clínico de desnutrição, aspiração, desprazer e desconforto.[14]

As provas funcionais para avaliar a disfagia na criança com ECNE incluem videofluoroscopia, que investiga os distúrbios de deglutição, laringoscopia, que avalia o trato respiratório (laringomalácia), e endoscopia, que verifica a presença de esofagite e úlceras gástricas por estresse. Na Figura 1 está descrito um esquema representando o risco de desnutrição e broncoaspiração. Na Tabela 1 descrevem-se as medidas segmentares para avaliar a estatura estimada.[9]

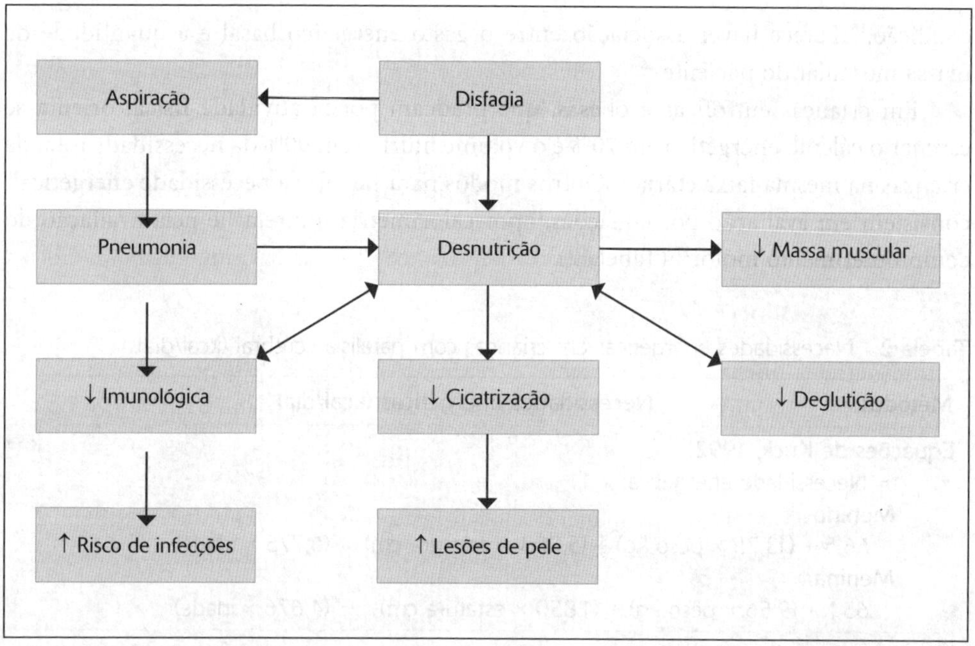

FIGURA 1 Risco de desnutrição e disfagia.

Muitas vezes há limitações por enrijecimento muscular das articulações e/ou deformidades ósseas, interferindo no posicionamento dos membros superiores e inferiores.

Tabela 1 Medidas segmentares para estimar a estatura

Medida segmentar ± desvio padrão (cm)
Comprimento superior do braço (CSB) E = (4,35 × CSB) + 21,8 ± 1,7
Comprimento da tíbia (CT) E = (3,26 × CT) + 30,8 ± 1,4
Comprimento do joelho (CJ) E = (2,69 × CJ) + 24,2 ± 1,1

Fonte: Stevenson.[9]

A terapia nutricional desses pacientes deve ser adequada conforme o estado nutricional e o comprometimento neurológico. É preciso estimar as necessidades energéticas, sempre considerando o estado nutricional, as complicações clínicas e a doença que motivou a internação ou a procura ambulatorial do serviço de saúde.

Estudos com calorimetria indireta indicam que as crianças com paralisia cerebral apresentam gasto energético basal menor que crianças da mesma faixa etária sem essa condição.[15] Parece haver associação entre o gasto energético basal e a quantidade de massa muscular do paciente.[16]

Em crianças eutróficas e obesas, que praticam pouca atividade física, orienta-se estimar o cálculo energético em 70% e o volume hídrico em 90% da necessidade total de crianças na mesma faixa etária.[17] Outros modos para calcular a necessidade energética[18] consistem em avaliação por equações,[19] por calorimetria indireta[20] e pela avaliação do comprometimento motor[21] (Tabela 2).

Tabela 2 Necessidades energéticas em crianças com paralisia cerebral (kcal/dia)

Métodos	Necessidades energéticas (kcal/dia)	
Equações de Krick, 1992.		
	= Necessidade energética: x 1,1	
Menino		
	66,5 + (13,75 × peso kg) + (5,003 × estatura cm)	(6,775 × idade)
Menina		
	65,1 + (9,56 × peso kg) + (1,850 × estatura cm)	(4,676 × idade)
Calorimetria indireta**		
	= Taxa metabólica basal × tônus muscular × atividade física) + crescimento	
Tônus muscular:	-0,9 reduzido; 1 normal; 1,1 aumentado	
Atividade física:	-1,1 – acamado; 1,2 – utiliza cadeiras de roda ou arrasta-se; 1,3 – deambula	
Crescimento:	-5 kcal/g ganho de peso	
Estatura***	15 kcal/cm sem comprometimento motor	
	14 kcal/cm com comprometimento motor, mas deambula	
	11 kcal/cm acamada	

Fonte: Andrew;18 *Krick et al.;[19] **Marchand e Motil;[20] ***Culley e Middleton.[21]

Nas crianças que apresentam desnutrição, orienta-se seguir as normas do manual do desnutrido grave da OMS.[22,23]

Na fase de estabilização, primeiros 7 dias de internação, deve-se iniciar com taxa metabólica basal (alto grau de estresse – sepses) ou necessidade energética basal (segunda faixa etária e classificação do comprometimento motor), além de aumentar a oferta calórica gradativamente. Importante coletar eletrólitos após 24 a 48 horas (sódio, potássio, cálcio, magnésio e fósforo) para identificar a síndrome de realimentação, que consiste em distúrbio eletrolítico, principalmente hipofosfatemia, causando o óbito do paciente.[24] Nos pacientes desnutridos em jejum por dias ou semanas sem terapia nutricional enteral ou parenteral, sempre iniciar com a taxa metabólica basal e precoce monitorização hidroeletrolítica.

Se o paciente desnutrido for menor de 5 anos, deve-se alcançar a necessidade energética total (NET) e progredir até atingir 150%, levando em conta sempre o comprometimento motor da criança ou lactente. Nas crianças e adolescentes, a meta final calórica será 20 a 30% da NET (taxa metabólica basal + crescimento + atividade física).

A escolha da dieta depende da idade, do desenvolvimento neuropsicomotor e dos sintomas gastrointestinais. Em crianças que se alimentam via oral, aumenta-se a densidade energética da dieta (óleo de soja ou carboidrato complexo) a fim de atingir as necessidades recomendadas por idade, sempre monitorando a qualidade dos macro e micronutrientes da dieta e evitando o desencadeamento de obesidade nesses pacientes.

O fracionamento dos horários da dieta, com a diminuição do volume a ser infundido, corrobora para evitar a distensão gástrica e o refluxo gastroesofágico frequentemente observado nessas crianças. Nas crianças taquipneicas ou com contrações musculares constantes, deve-se aumentar a oferta energética em virtude do aumento do gasto de energia.

Quando diagnosticada a disfagia com risco de aspiração pulmonar, deve-se optar por nutrição enteral via nasogástrica ou pós-pilórica, com a meta de programar gastrostomia.[25] Muitas vezes a criança apresenta hipotonia gástrica com diagnóstico de gastroparesia, que determina a realização de jejunostomia.

A adesão familiar ao procedimento de ostomia deve ser bem discutida pelos profissionais de saúde, pois as incertezas na família colaboram para a demora da resolução. Estudo discutiu os fatores que angustiam os familiares previamente ao procedimento e abordou a postura dos profissionais de saúde para reduzir essas dúvidas.[26]

Gastrostomia tem indicação quando a alimentação via oral for insegura ou o tempo de alimentação do paciente for maior que 3 horas.[8] Ressalta-se sua importância na recuperação nutricional das crianças com paralisia cerebral, sendo o método de escolha para esse procedimento de ostomia a gastrostomia percutânea via endoscópica.

Estudo de coorte, multicêntrico, com pacientes desnutridos graves com ECNE submetidos a gastrostomia percutânea endoscópica e recebendo fórmula polimérica completa, demonstrou melhora dos parâmetros antropométricos, além de redução do tempo gasto na alimentação dessas crianças. Praticamente não foram observadas complicações e, sobretudo, não houve aumento de eventos respiratórios.[26]

Os pacientes desnutridos com paralisia cerebral raramente necessitam de dietas semi ou elementares para a recuperação nutricional.

A dieta enteral adequada para a idade consiste na primeira escolha de alimentação para esses pacientes. As dietas artesanais exigem maior volume para atingir a necessidade energética, mas podem não alcançar as necessidades de micronutrientes, pois oferecem calorias adequadas sem diversidade alimentar para garantir a quantidade suficiente de cada micronutriente.

Estudos e revisões demonstram que diversos fatores, como variedade na alimentação, uso regular de dietas industrializadas, infecções de repetição e desnutrição, acarretam a deficiência ou o excesso de micronutrientes.[27,28]

É importante atingir a necessidade diária de micronutrientes, além de tratar a deficiência de micronutrientes nos pacientes desnutridos graves. Um estudo que avaliou o estado de antioxidantes de pacientes com paralisia cerebral mostrou excesso de alguns antioxidantes exógenos e endógenos na terapia nutricional enteral e deficiência de outros na alimentação oral.[27]

Além da inadequada ingestão e das interações fármaco-nutrientes que propiciam a deficiência de micronutrientes, deve-se estar alerta para a reposição de vitamina D e cálcio, pois a osteopenia é frequente nessa população.

A monitoração periódica do ganho ponderal e estatural, além de exames bioquímicos de rotina, avalia a possibilidade de hiperalimentação (triglicérides, glicemia) ou de distúrbios hidreletrolíticos (sódio, potássio, magnésio, cálcio, fósforo, cloro) como qualquer terapia nutricional.

INTERAÇÕES FÁRMACO-NUTRIENTES

Vários medicamentos, frequentemente utilizados em crianças neuropatas, interferem na absorção de nutrientes, cuja suplementação medicamentosa deve ser administrada diariamente. Outro problema comum é a obstrução das sondas por medicações como o valproato.

Alguns medicamentos podem aumentar (metoclorpramida e eritromicina) ou diminuir (fenitoína e narcóticos) a velocidade de esvaziamento gástrico.

A Tabela 3 descreve a interação de fármacos e nutrientes. Sabe-se que a deficiência de vitamina D nos pacientes com encefalopatia crônica não evolutiva apresenta outros fatores que contribuem para o comprometimento ósseo: imobilidade, pouca exposição ao sol, dificuldade em ingerir alimentos, utilização de fórmula infantil/dieta enteral e uso de medicações de rotina.[29]

Tabela 3 Interação de fármacos e nutrientes

Fármacos	Efeito
Carbamazepina	Anemia aplástica e redução absorção de vitamina D
Corticosteroides	Retenção de sódio, má tolerância à glicose, aumento da perda de zinco, cálcio e potássio urinário, aumento da demanda de vitaminas B6, C e D
Fenitoína	Redução de absorção de vitamina D
Fenobarbital	Redução da absorção de ácido fólico e vitaminas B12, B6, K e D
Óleo mineral	Diminui a absorção de caroteno e de vitaminas A, D e K
Valproato	Vômitos, doença diarreica e obstipação Redução da absorção de vitamina D

Fonte: Alenazi KA.[29]

CONSIDERAÇÕES FINAIS

A terapia nutricional das crianças neuropatas depende da presença de equipe multidisciplinar para ter pleno sucesso. O paciente neurológico é muito complexo e exige especificidade de profissionais da saúde, como pediatras, nutricionistas, fonoaudiólogos, fisioterapeutas, psicólogos e assistentes sociais, para que possa ocorrer a recuperação global da criança.

Ressalta-se o desgaste familiar decorrente do cuidado constante desses pacientes, por isso os familiares também devem receber apoio social, psicológico e econômico de profissionais da saúde.

REFERÊNCIAS BIBLIOGRÁFICAS

1. Roubenoff RA, Borel CO, Hanley DF. Hypermetabolism and hypercatabolism in Guillain-Barré syndrome. JPEN. 1992;16:464-6.
2. American Association for the Surgery of Trauma (AAST), Child Neurology Society, International Society for Pediatric Neurosurgery, International Trauma Anesthesia and Critical Care Society, Society of Critical Care Medicine, World Federation of Pediatric Intensive and Critical Care Societies, et al. Guidelines for the acute management of severe traumatic brain injury in infants, children and adolescents. J Trauma. 2003;54(6 Suppl):S235-S310.
3. Sacks GS, Brown RO, Teague D. Early nutrition support modifies immune function in patients sustaining severe head injury. JPEN. 1995;19:387.
4. Leite HP, Rosenfeld KGW. Nutrição na neurocirurgia. In: Telles Jr. M, Leite HP. Terapia nutricional no paciente pediátrico grave. São Paulo: Atheneu; 2005.
5. Gangil A, Patwari AK, Aneja S, Ahuja B, Anand VK. Feeding problems in children with cerebral palsy. Indian Pediatrics. 2001;38:839-46.
6. Seddon PC, Khan Y. Respiratory problems in children with neurological impairment. Arch Dis. 2003;88(1):75-8.
7. Sullivan PB, Lambert B, Rose M, Ford-Adams M, Johnson A, Griffiths P. Prevalence and severity of feeding and nutritional problems in children with neurological impairment: Oxford feeding study. Dev Med Child Neurol. 2000;42:674-80.
8. Andrew MG, Parr JR, Sullivan PB Feeding difficulties in children with cerebral palsy. Arch Dis Child Educ Pract Ed. 2012;97(6):222-9.
9. Stevenson RD. Use of segmental measures to estimate stature in children with cerebral palsy. Arch Pediatr Adolesc Med. 1995;149:658-62.
10. Krick J, Murphy-Miller P, Zeger S. Pattern of growth in children with cerebral palsy. J Am Diet Assoc. 1996;96:680.
11. Day SM, Strauss DJ, Vachon PJ, Rosenbloom L, Shavelle RM, Wu YW. Growth patterns in a population of children and adolescents with cerebral palsy. Dev Med Child Neurol. 2007;49:167-71.
12. Brooks J, Day S, Shavelle R, Strauss D. Low weight, morbidity, and mortality in children with cerebral palsy: new clinical growth charts. Pediatrics. 2011;128:299-307.
13. Araújo LA, Silva LR. Anthropometric assessment of patients with cerebral palsy: which curves are more appropriate? J Pediatr (Rio J). 2013;89(3):307-14.
14. Dusick A. Investigation and management of dysphagia. Semin Pediatr Neurol. 2003;10(4):255-64.
15. Stallings VA, Zemel BS, Davies JC, Cronk CE, Charney EB. Energy expenditure of children and adolescents with severe disabilities: a cerebral palsy model. Am J Clin Nutr. 1996;64:627-34.

16. Azcue MP, Zello GA, Levy LD, Pencharz PB. Energy expenditure and body composition in children with spactic quadriplegic cerebral palsy. J Pediatr. 1996;129:870-6.
17. Lewis LG, Ekvall SM, Ekvall VK. Neurologic handicapping conditions. Aspen; 2001.
18. Andrew MJ, Sullivan PB. Growth in cerebral palsy. Nutr Clin Pract. 2010 Aug;25(4):357-61.
19. Krick J, Murphy PE, Markham JF, Shapiro BK. A proposed formula for calculating energy needs of children with cerebral palsy. Dev Med Child Neurol. 1992;34:481-7.
20. Marchand V, Motil KJ. Nutrition support for neurologically impaired children: a clinical report of the North American Society for Pediatric Gastroenterology, Hepatology, and Nutrition. J Pediatr Gastroenterol Nutr. 2006;43:123-35.
21. Culley WJ, Middleton TO. Caloric requirements of mentally retarded children with and without motor dysfunction. J Pediatr. 1969;75:380-4.
22. World Health Organization (WHO). Management of severe malnutrition: a manual for physicians and others senior health works. Genebra: WHO; 1999.
23. Brasil. Ministério da Saúde. Secretaria de Atenção à Saúde. Coordenação Geral da Política de Alimentação e Nutrição. Manual de atendimento da criança com desnutrição grave em nível hospitalar. Brasília, DF: Ministério da Saúde; 2005.
24. da Silva JSV, Seres DS, Sabino K, Adams SC, Berdahl GJ, Citty SW, et al.; Parenteral Nutrition Safety and Clinical Practice Committees, American Society for Parenteral and Enteral Nutrition. Aspen Consensus Recommendations for Refeeding Syndrome. Nutr Clin Pract. 2020 Apr;35(2):178-95.
25. Guerriere DN, McKeever P, Llewellyn-Thomas H, Berall G. Mother's decisions about gastrostomy tube insertion in children: factors contributing to uncertainty. Dev Med Child Neurol. 2003;45: 470-6.
26. Sullivan PB, Juszczak E, Bachlet AM, Lambert B, Vernon-Roberts A, Grant HW, et al. Gastrostomy tube feeding in children with cerebral palsy: a prospective, longitudinal study. Dev Med Child Neurol. 2005;47:77-85.
27. Schoendorfer NC, Vitetta L, Sharp N, DiGeronimo M, Wilson G, Coombes JS, et al. Micronutrient, antioxidant, and oxidative stress status in children with severe cerebral palsy. JPEN. 2013;37:97-101.
28. Tinkov AA, Skalnaya MG, Skalny AV. Serum trace element and amino acid profile in children with cerebral palsy. J Trace Elem Med Biol. 2021;64:126685.
29. Alenazi KA. Vitamin D deficiency in children with cerebral palsy: a narrative review of epidemiology, contributing factors, clinical consequences and interventions. Saudi J Biol Sci. 2022;29(4):2007-13.
30. Yanagawa T, Perel P, Bunn F, Roberts I, Wentz R, Pierro A. Nutritional support for head injured patients. In: Cochrane Library. Oxford: Update Software; 2002.

45 Cuidados nutricionais para a criança com síndrome de Down

Fábio da Veiga Ued
Virgínia Resende Silva Weffort

INTRODUÇÃO

A síndrome de Down (SD) ou trissomia do 21, uma condição humana geneticamente determinada, é a alteração cromossômica (cromossomopatia) mais comum em humanos e a principal causa de dificuldade intelectual na população. A presença do cromossomo 21 extra na constituição genética determina características físicas específicas e atraso no desenvolvimento neuropsicomotor. Sabe-se que as pessoas com SD, quando atendidas e estimuladas adequadamente, têm potencial para uma vida saudável e plena inclusão social. No Brasil, uma criança com SD nasce a cada 600 a 800 nascimentos, independentemente de etnia, gênero ou classe social.[1] No mundo, a incidência estimada pode variar de 1:800 a 1:900 nascidos vivos.[2]

O termo "síndrome" significa um conjunto de sinais e sintomas, e "Down" designa o sobrenome do médico e pesquisador que primeiro descreveu a associação dos sinais característicos da pessoa com SD.[1] A primeira descrição clínica foi feita em 1866 pelo médico pediatra inglês John Langdon Down.[1] A expectativa de vida das pessoas com SD aumentou consideravelmente a partir da segunda metade do século XX, em virtude dos progressos na área da saúde, principalmente da cirurgia cardíaca. O aumento da sobrevida e do entendimento das potencialidades das pessoas com SD levou à elaboração de diferentes programas educacionais, com vistas à escolarização, ao futuro profissional, à autonomia e à qualidade de vida.

Em decorrência da trissomia do cromossomo 21, podem ser observadas diversas alterações clínicas nesses indivíduos, incluindo alterações morfológicas, distúrbios orgânicos e deficiência intelectual (Tabela 2).

Tabela 1 Classificação e características etiológicas da síndrome de Down

CID 10	Classificação	Característica
Q 90.0	Síndrome de Down, trissomia do 21, por não disjunção meiótica	O núcleo das células apresenta 47 cromossomos, que incluem a presença de terceira cópia do cromossomo 21. Pode ocorrer em 95% dos casos, nos quais o cromossomo 21 em um gameta alterado não se separa antes da concepção pelo processo de meiose.
Q 90.1	Síndrome de Down, trissomia do 21, mosaicismo por não disjunção mitótica	O cromossomo 21 extra está presente em algumas, mas não em todas as células, em razão de uma separação anormal dos cromossomos após a concepção. Pode ocorrer em 3 a 4% dos casos, e a criança pode não apresentar algumas das características mais marcantes da síndrome.
Q 90.2	Síndrome de Down, trissomia do 21, translocação	A translocação envolve a transferência de um fragmento do cromossomo 21 para outro cromossomo, geralmente o 14, 15 ou 22. Pode ocorrer em 1 a 2% dos casos.
Q 90.9	Síndrome de Down, não específica	Etiologia não especificada.

Fonte: Brasil;[1] OMS;[3] Capone et al.[4]

Tabela 2 Alterações clínicas relacionadas com síndrome de Down

Alterações morfológicas	Hiperflexibilidade das articulações Fenda inclinada dos olhos Pequena cavidade oral Protrusão lingual Manchas na íris Sinóforis (união das sobrancelhas) Face aplanada Orelhas de implantação baixa Mãos curtas com uma única prega palmar Alterações no peso
Distúrbios orgânicos	Doença cardíaca congênita Problemas respiratórios Refluxo gastroesofágico Constipação intestinal Doença celíaca Hipotireoidismo Alteração da glândula pituitária

(continua)

Tabela 2 Alterações clínicas relacionadas com síndrome de Down (*continuação*)

Deficiência intelectual	Retardo mental Baixo QI Dificuldade na comunicação Dificuldade de concentração Déficit de memória

Fonte: Capone et al.;[4] Flórez;[5] Cohen;[6] Smith et al.[7]

Apesar das alterações clínicas mencionadas, a sobrevida e a qualidade de vida de pessoas com SD têm aumentado nos últimos anos. Muito ainda tem de ser feito na área da saúde e da educação, mas são inegáveis os avanços obtidos atualmente pelos cuidados com a saúde por meio de equipes multiprofissionais, e com as oportunidades de ensino e inserção social. Ainda não é possível prever qual o grau de autonomia que uma criança com SD terá na sua vida adulta. O potencial a ser desenvolvido sempre será uma fronteira a ser cruzada diariamente. No entanto, é consenso para as equipes que atuam no cuidado da pessoa com SD que todo investimento em saúde, educação e inclusão social resulta em melhor qualidade de vida e autonomia.[1]

AVALIAÇÃO DO ESTADO NUTRICIONAL

A SD apresenta sintomatologias e complicações que comprometem o estado nutricional e a sobrevida dos pacientes. Nesse sentido, as principais complicações nutricionais decorrem das alterações anatômico-estruturais, como boca pequena, língua protrusa, dificuldades de deglutição, compulsão alimentar, afecções gengivais e periodontais, além de constipação intestinal e déficit de ingestão de nutrientes. Contudo, apesar da dificuldade de se alimentar, os pacientes com SD apresentam frequentemente sobrepeso, obesidade e baixa estatura, por vezes relacionados com alterações hormonais.[8] O baixo peso é comum nos primeiros anos de vida, enquanto o excesso de peso é mais notável a partir de 4 a 5 anos de idade.[2]

O duplo desafio de prevenir o risco de desnutrição no primeiro ano de vida e a obesidade nos anos posteriores exige avaliações nutricionais sistemáticas ao longo da infância e adolescência para pessoas com SD.[2] Uma completa avaliação do estado nutricional deve contemplar a avaliação clínica, antropométrica, bioquímica e do consumo alimentar.

AVALIAÇÃO CLÍNICA

A avaliação clínica engloba uma anamnese detalhada, com o objetivo de investigar quem são os cuidadores e/ou responsáveis pela alimentação da criança/adolescente; o histórico do nascimento (peso, comprimento, amamentação, introdução alimentar); a presença de doenças associadas (especialmente obesidade, doenças cardíacas, doença celíaca e diabete tipo 1);[2] sinais e sintomas gastrointestinais, como constipação intestinal; renda familiar; preferências e aversões alimentares; dificuldade de deglutição; ato de frequentar creche ou escola; prática de atividade física, entre outros. Também é necessário o exame físico para avaliar possíveis deficiências de micronutrientes (ferro, zinco, vitaminas), edema, turgor da pele, afecções periodontais e gengivais e alterações ósseas.

AVALIAÇÃO ANTROPOMÉTRICA

O atraso geral do desenvolvimento de crianças com SD levou à criação de curvas de crescimento e desenvolvimento específicas, corrigidas para crianças com estatura menor e taxas de crescimento mais lentas. As primeiras curvas de crescimento específicas para crianças com SD foram propostas por Cronk et al. em 1978[9] e ampliadas em 1988.[10] Hoje as curvas de crescimento mais utilizadas e recomendadas pelo Centro de Controle e Prevenção de Doenças (CDC) nos EUA foram desenvolvidas pelo grupo de estudos Down Syndrome Growing Up (DSGS), originadas de um estudo longitudinal, multicêntrico, com gráficos de peso, estatura, índice de massa corporal (IMC) e perímetro cefálico por idade, abrangendo a faixa etária desde o nascimento até 20 anos de idade.[11] Estão disponíveis para uso gratuito na página https://www.cdc.gov/ncbddd/birthdefects/downsyndrome/growth-charts.html, e também são adotadas pela Sociedade Brasileira de Pediatria.[12] Os pontos de corte para detectar baixo peso (ou estatura) e excesso de peso são os percentis 5 e 95, respectivamente.

Entretanto, por se tratar de curvas de crescimento de outro país, pesquisadores brasileiros propuseram gráficos específicos para crianças brasileiras com SD. Em 2001, Mustacchi[13] desenvolveu curvas-padrão de peso, estatura e perímetro cefálico por idade, desde o nascimento até 8 anos de idade, sendo adotadas atualmente pelo Ministério da Saúde. Recentemente, as curvas brasileiras de Bertapelli et al.[14,15] foram propostas para avaliar peso, estatura e perímetro cefálico por idade, desde o nascimento até 20 anos de idade, e IMC por idade, para a faixa etária de 2 a 18 anos. Os pontos de corte para detectar baixo peso (ou estatura) e excesso de peso são os percentis 3 e 97, respectivamente.[14] Nos gráficos de IMC por idade, os pontos de corte são os percentis 5 e 95.[15]

Deve-se enfatizar a importância da utilização das curvas de IMC por idade específicas para a SD, em vez das curvas para população geral, pois neste último caso o valor calculado do IMC pode ser classificado acima do ideal em razão da baixa estatura na SD. Além dessas medidas, podem ser avaliadas as dobras cutâneas tricipitais, a circunferência braquial e a circunferência muscular do braço, para mensuração das reservas adiposas e musculares. A bioimpedância elétrica e a circunferência da cintura são métodos promissores na prática clínica, contudo é necessária uma validação adicional antes que tais métodos possam ser recomendados.[2]

Um artigo de revisão conduzido por Bravo-Valenzuela et al.[16] observou reduzida velocidade de crescimento estatural, baixa estatura final e crescimento puberal total mais curto e precoce. Além disso, após o final da infância, ocorreu prevalência de sobrepeso/obesidade. Assim, nota-se a importância do uso de curvas específicas para a SD para o reconhecimento precoce e adequado de doenças adicionais e/ou de sobrepeso/obesidade incipiente.

AVALIAÇÃO BIOQUÍMICA

As alterações hormonais necessitam de constante investigação clínica por sua relação com o estado nutricional. O hipotireoidismo é bastante comum, resultando em características como atraso na maturação óssea, excesso de peso, baixa estatura, apatia e voz baixa. É possível verificar também, em alguns casos, que as alterações pituitárias culminam com acelerada maturação óssea, hiperatividade, comportamento destrutivo, vasos sanguíneos propensos a ruptura, tendência à calvície e voz estridente.[17-19]

Os principais exames bioquímicos avaliados na SD, que possibilitam identificar alterações do estado nutricional, são: hemograma, TSH (hormônio estimulante da tireoide) e hormônios tireoidianos (T3 e T4). Nos casos de obesidade, incluir também glicemia de jejum, triglicérides e lipidograma.[1] A função tireoidiana (TSH e T4 livre) deve ser avaliada ao nascimento, aos 6 meses, aos 12 meses e, depois, anualmente. Existe um risco de 1% de hipotireoidismo congênito e de 14% ou mais de hipotireoidismo ao longo da vida.

Exames para investigar distúrbios da hipófise também podem ser úteis, como os hormônios do crescimento, adrenocorticotrófico, estimulante da tireoide, luteinizante (LH), estimulante dos folículos (FSH) e a prolactina. O pediatra ou clínico geral também deve solicitar exames complementares necessários, como cariótipo, ecocardiografia, exames oftalmológicos e de acuidade auditiva.[1]

AVALIAÇÃO DO CONSUMO ALIMENTAR

A avaliação do consumo alimentar deve ser feita por meio do Recordatório de 24 horas, Questionário de Frequência Alimentar ou Registro Alimentar de 3 dias. Os erros alimentares devem ser investigados (avaliação qualitativa do consumo alimentar), bem como a ingestão energética e de nutrientes, e suas respectivas adequações diante das recomendações das DRI (avaliação quantitativa do consumo alimentar).

Nos primeiros meses de vida (zero a 3 meses), devido à dificuldade de deglutição, pode ser necessário alimentação via sonda nasogástrica para evitar a perda de peso, apesar de a via oral ser a via preferencial para a alimentação. Crianças com problemas cardíacos, especialmente defeito do septo atrioventricular, têm maior probabilidade de precisar de gastrostomia.[2] Casos confirmados de disfagia exigem modificação da consistência da dieta, oferecimento de líquidos espessos e auxílio fonoaudiológico.

Estudos apontam que os quadros de sobrepeso e obesidade em crianças a partir da idade pré-escolar estão relacionados com a diminuição da taxa metabólica basal e do gasto energético total, aumento dos níveis de leptina, hipotireoidismo não tratado, sedentarismo e alta densidade energética da dieta.[20] Um estudo de 2018 sobre o gasto energético total que usou água duplamente marcada em 9 crianças com SD (média de 10 anos [DP 3,9]) descobriu que crianças com a condição exigiam 500 a 800 calorias a menos por dia do que crianças sem SD. No entanto, crianças com a síndrome parecem ingerir mais energia comparadas às crianças sem SD.

Ainda não é possível concluir com exatidão qual a necessidade energética de crianças com SD, pois os estudos foram conduzidos com baixo tamanho amostral. Os resultados indicam que o tratamento para crianças com SD deve combinar uma dieta equilibrada sem restrição energética excessiva com metas de curto prazo, educação nutricional com os pais, reforço positivo e aumento de atividade física.[21-25] Segundo os autores, as dietas restritivas podem implicar um aporte ainda mais reduzido de vitaminas e minerais, afetando o crescimento e o desenvolvimento das crianças.

Entretanto, a avaliação do consumo excessivo de guloseimas, massas, doces e refrigerantes, e a compulsão alimentar advinda de problemas emocionais, precisam ser investigadas.[23] O consumo excessivo de carboidratos por essas crianças é preocupante, além de elas apresentarem um baixo consumo de fibras e baixa ingestão hídrica.[23] Essa situação pode agravar a tendência de tais indivíduos apresentarem obesidade e constipação intestinal, secundária a hipotonia muscular.[26] De modo geral, a dieta dos portadores de SD precisará ter um baixo teor de carboidratos simples e refinados, bem como de gorduras saturadas, trans e colesterol, devendo ser rica em fibras e com aporte hídrico adequado, independentemente da idade. Em caso de doença celíaca, o único tratamento disponível é a prescrição de dieta sem glúten.

A ingestão de micronutrientes como vitaminas A e D, cálcio, zinco e selênio é baixa nessa população e deve ser garantida diariamente. O déficit de sua ingestão contribui para alterações na resposta imunológica, pele seca, desenvolvimento incorreto da dentição, reduzida densidade óssea, possível redução nos níveis de IGF-1 e dificuldades no combate ao estresse oxidativo característico nesses pacientes, responsável por envelhecimento celular acelerado, catarata, neoplasias e demência.[22,27-32] Quanto à suplementação de micronutrientes, um estudo de revisão recente publicado na revista *Lancet* em 2020 não encontrou nenhum dado para apoiar o uso de suplementação para crianças com SD, exceto quando a deficiência é confirmada por exames bioquímicos.[2]

A presença de uma cópia extra do cromossomo 21 causa uma superexpressão de genes localizados nesse cromossomo e outras alterações metabólicas que levam ao aumento dos níveis de estresse oxidativo e anormalidades no metabolismo do zinco.[33,34] Por isso, intervenções dietéticas envolvendo a suplementação com nutrientes antioxidantes (vitaminas A, C, E, zinco, selênio, ômega 3) foram levantadas com a hipótese de contribuir para a normalização dos processos bioquímicos e melhora da capacidade intelectual. Contudo, embora vários estudos envolvendo suplementos dietéticos tenham relatado melhorias nos marcadores bioquímicos, nenhum estudo até o momento foi capaz de traduzir esses achados em melhorias nos resultados clínicos.[2]

Por fim, além das características alimentares citadas, deve-se destacar que a hipersensibilidade oral é uma característica de algumas crianças com SD e está associada à seletividade alimentar em relação à textura ou temperatura dos alimentos. A preferência por tipos selecionados de alimentos foi relatada como um comportamento comum em crianças com SD.[35] Nesses casos, recomenda-se aproximar a criança dos alimentos pouco aceitos através de atividades lúdicas que envolvam o tato, a visão, o olfato e, por fim, o paladar, no intuito de aumentar a familiaridade com o alimento e melhorar sua aceitação. Atividades com nutricionistas, terapeutas ocupacionais e psicólogos auxiliam no tratamento da seletividade alimentar. Já na hipossensibilidade oral, o comportamento tipicamente observado inclui encher demais a boca com comida, segurar a comida na boca sem mastigar, babar ou preferir sabores intensos,[2] o que exige uma avaliação fonoaudiológica.

ALEITAMENTO MATERNO E ALIMENTAÇÃO COMPLEMENTAR

O aleitamento materno exclusivo deve ser mantido até os 6 meses de idade, e a introdução da alimentação complementar é iniciada a partir dessa idade. Hábitos alimentares saudáveis devem ser encorajados desde a infância e, se possível, introduzidos na rotina familiar.[1] Entretanto, o bebê portador de SD frequentemente tem dificuldade em coordenar a sucção, a deglutição e a respiração, que são as bases para a amamentação adequada. Assim, sugere-se a intervenção do fonoaudiólogo para a prática do aleitamento. Contudo, se mesmo após a intervenção fonoaudiológica não for possível continuar com o aleitamento materno, as fórmulas infantis estão indicadas como os melhores substitutos do leite materno, devendo ser prescritas respeitando-se a idade e as patologias associadas que, porventura, a criança venha a desenvolver.

Pais e profissionais de saúde devem estar atentos ao fato de que o uso prolongado de mamadeira e chupeta (por mais de 24 meses) foi associado ao desenvolvimento de mordida aberta e mordida cruzada em crianças com SD.[36] Deve-se dar preferência ao uso do copinho para fornecer a fórmula infantil, ou usar a mamadeira por pouco tempo.

Outro fator importante é o monitoramento da introdução da alimentação complementar, o que frequentemente ocorre com atraso (por volta do oitavo mês de vida), em virtude do desenvolvimento neuropsicomotor mais lento, do pouco controle da cabeça e da dificuldade de deglutição. Nesse caso, os profissionais devem atentar e orientar os pais a oferecerem inicialmente alimentos de consistência pastosa aos 6 meses de idade, que auxiliem a mastigação e a deglutição. Posteriormente, deve-se auxiliá-los com a progressão da textura da dieta, que trará benefícios para o desenvolvimento da cavidade oral da criança e oportunidade de maior ingestão de alimentos diversificados e nutrientes, não se esquecendo de manter a ingestão hídrica adequada.[37]

Por fim, alguns cuidados rotineiros devem ser observados, como fracionar as refeições para ingestões a cada 3 ou 4 horas, colocar pequenas porções de comida no prato, esperar a criança mastigar bem, evitar refrigerantes e doces, evitar distrações no momento das refeições, controlar a quantidade de massas e estimular o consumo de frutas e verduras.

NECESSIDADES ENERGÉTICAS

Em relação ao cálculo do gasto energético de crianças com SD, é comum a superestimação das necessidades energéticas pelas equações disponíveis para crianças saudáveis, em decorrência da baixa estatura na SD. Nesses casos de baixa estatura aliada ao sobrepeso, o nutricionista pode elaborar um plano alimentar com base em quilocalorias por centímetro de estatura (kcal/cm), como exposto na Tabela 3.

Tabela 3 Necessidades energéticas de crianças com síndrome de Down entre 5 e 11 anos

Sexo	Necessidades energéticas
Feminino	14,3 kcal/cm
Masculino	16,1 kcal/cm

Fonte: Lucas.[38]

CONSIDERAÇÕES FINAIS

O cuidado integral humanizado à criança com SD é de extrema importância para sua evolução clínica. Crianças com SD devem ser inseridas em programas de estimulação precoce, atendimento clínico e pedagógico. Programas de educação nutricional, individuais ou em grupo, auxiliam na correção de erros alimentares e estimulam a autonomia. Atividades diversas como oficinas culinárias, oficinas ocupacionais (como o artesanato e a pintura), oficinas culturais (como a dança e a fanfarra), além da atividade física e do apoio à família, devem ser ferramentas utilizadas pela equipe multiprofissional visando à saúde, ao desenvolvimento e ao bem-estar dos pacientes com SD.

REFERÊNCIAS BIBLIOGRÁFICAS

1. Brasil. Ministério da Saúde. Secretaria de Atenção à Saúde. Departamento de Ações Programáticas Estratégicas. Diretrizes de atenção à pessoa com síndrome de Down. Brasília, DF: Ministério da Saúde; 2013. Disponível em: http://bvsms.saude.gov.br/bvs/publicacoes/diretrizes_ atencao_ pessoa_sindrome_down.pdf. Acesso em: jan. 2023.

2. Nordstrøm M, Retterstøl K, Hope S, Kolset SO. Nutritional challenges in children and adolescents with Down syndrome. Lancet Child Adolesc Health. 2020 Jun;4(6):455-64.
3. Organização Mundial da Saúde (OMS). CID-10: Classificação internacional de doenças. 5.ed. São Paulo: Edusp; 1999.
4. Capone G, et al. Down syndrome. In: Ekvall SW, Ekvall Vk. Pediatric nutrition in chronic disease and developmental disorders. New York: Oxford University Press, 2005.
5. Flórez J. Síndrome de Down: presente y futuro. Rev Síndrome de Down. 2003;20:16-22.
6. Cohen WI. Current dilemmas in Down syndrome clinical care: celiac disease, thyroid disorders, and atlanto axial instability. American Journal Medical Genetics. 2006;142(3):141-8.
7. Smith BA, Kubo M, Black DP, Holt KG, Ulrich BD. Effect of practice on a novel task-walking on a treadmill: preadolescents with and without Down syndrome. Phys Ther. 2007;87(6):766-77.
8. Dalpicolo F, Viebig RF, Nacif MA. Avaliação do estado nutricional de crianças com síndrome de Down. Nutr Bra. 2004;3(6):336-40.
9. Cronk CE. Growth of children with Down's syndrome: birth to age 3 years. Pediatrics. 1978;61:564-8.
10. Cronk C, Crocker AC, Pueschel SM, Shea AM, Zackai E, Pickens G, et al. Growth charts for children with Down syndrome: 1 month to 18 years of age. Pediatrics (EUA). 1988;81(1):102-10.
11. Zemel BS, Pipan M, Stallings VA, Hall W, Schadt K, Freedman DS, et al. Growth charts for children with Down syndrome in the United States. Pediatrics. 2015 Nov 1;136(5):e1204-11.
12. Sociedade Brasileira de Pediatria (SBP). Diretrizes de atenção à saúde de pessoas com Síndrome de Down. Departamento Científico de Genética, 2020.
13. Mustacchi Z. Curvas padrão ponderoestatural de portadores de síndrome de Down: procedentes da região urbana da cidade de São Paulo. [Tese.] São Paulo: Faculdade de Ciências Farmacológicas, Área de Análises Clínicas, Toxicologia e Bioquímica, Universidade de São Paulo; 2001.
14. Bertapelli F, Agiovlasitis S, Machado MR, do Val Roso R, Guerra-Junior G. Growth charts for Brazilian children with Down syndrome: birth to 20 years of age. J Epidemiol. 2017A Jun;27(6):265-273.
15. Bertapelli F, Machado MR, Roso RD, Guerra-Júnior G. Body mass index reference charts for individuals with Down syndrome aged 2-18 years. J Pediatr (Rio J). 2017B Jan-Feb;93(1):94-9.
16. Bravo-Valenzuela NJM, Passarelli MLB, Coates MV. Curvas de crescimento ponderoestatural em crianças com síndrome de Down: uma revisão sistemática. Rev Paul Pediatr. 2011;29(2):261-9.
17. Wisniewski KE, Bobinski M. Hypothalmic abnormalities in Down syndrome. Prog Clin Biol Res. 1991;373:153-67.
18. Toledo C, Alembik Y, Dott B. Anomalies of thyroid function in children with Down syndrome. Arch Pediatr. 1997;4(2):116-20.
19. Sadowska L, Mysłek-Prucnal M, Choińska AM, Mazurek A. Diagnosis and treatment of children with Down syndrome in the light of their own and review of literature. Przegl Med Uniw Rzesz. 2009;1:8-30.
20. Bertapelli F, Pitetti K, Agiovlasitis S, Guerra-Junior G. Overweight and obesity in children and adolescents with Down syndrome: prevalence, determinants, consequences, and interventions: a literature review. Res Dev Disabil. 2016;57:181-92.
21. Allison DB, Gomez JE, Heshka S, Babbitt RL, Geliebter A, Kreibich K, et al. Decreased resting metabolic rate among persons with Down syndrome. International Journal of Obesity. 1995;19:858-61.
22. Luke A, Sutton M, Schoeller DA, Roizen NJ. Nutrient intake and obesity in prepubescent children with Down syndrome. J Am Diet Assoc. 1996;96(12):1262-7.
23. Grammatikopoulou MG, Manai A, Tsigga M, Tsiliqiroqlou-Fachantidou A, Galli-Tsinopoulou A, Zakas A. Nutrient intake and anthropometry in children and adolescents with Down syndrome: a preliminary study. Developmental Neurorehabilitation. 2008;11(4):260-7.
24. Bull MJ, Committee on Genetics. Health supervision for children with Down syndrome. Pediatrics. 2011;128:393-406.

25. Curtin C, Bandini LG, Must A, Gleason J, Lividini K, Phillips S, et al. Parent support improves weight loss in adolescents and young adults with Down syndrome. J Pediatr. 2013;163:1402-8.
26. Kerins G, Petrovic K, Bruder MB, Gruman C. Medical conditions and medication use in adults with Down syndrome: a descriptive analysis. Down Syndrome Research and Practice. 2008;12(2):141-7.
27. Palmer S. Influence of vitamin A nurture on the immune response: findings in children with Down's syndrome. Intern J Vitam Nutri Res. 1978;48:189-216.
28. Pipes P, Holm VA. Food and children with Down's syndrome. J Amer Dietet Assoc. 1980;77:277-81.
29. Neve J, Sinet PM, Molle L, Nicole A. Selenium, zinc and copper in Down's syndrome (trisomy 21): blood levels and relations with glutathione peroxidase and superoxidase dismutase. Clin Chim Acta. 1983;133:209-13.
30. Parisotto EB, Garlet TR, Cavalli VL, Zamoner A, da Rosa JS, Bastos J, et al. Antioxidant intervention attenuates oxidative stress in children and teenagers with Down syndrome. Res Dev Disabil. 2014;35(6):1228-36.
31. Mazurek D, Wyka J. Down syndrome: genetic and nutritional aspects of accompanying disorders. Rocz Panstw Zakl Hig. 2015;66(3):189-94.
32. Ferraz IS, Vieira DMC, Del Ciampo LA, Ued FV, Almeida ACF, Jordão AA Jr, et al. Vitamin A deficiency and association between serum retinol and IGF-1 concentrations in Brazilian children with Down syndrome. J Pediatr (Rio J). 2022 Jan-Feb;98(1):76-83.
33. Lima AS, Cardoso BR, Cozzolino SF. Nutritional status of zinc in children with Down syndrome. Biol Trace Elem Res. 2010;133:20-8.
34. Marques RC, de Sousa AF, do Monte SJ, Oliveira FE, do Nascimento Nogueira N, Marreiro DN. Zinc nutritional status in adolescents with Down syndrome. Biol Trace Elem Res. 2007;120:11-8.
35. Osaili TM, Attlee A, Naveed H, Maklai H, Mahmoud M, Hamadeh N, et al. Physical status and parentchild feeding behaviours in children and adolescents with Down syndrome in the United Arab Emirates. Int J Environ Res Public Health. 2019;16:2264.
36. King G, Williams L, Hahn Goldberg S. Family-oriented services in pediatric rehabilitation: a scoping review and framework to promote parent and family wellness. Child Care Health Dev. 2017;43:334-47.
37. Hopman E, Csizmadia CG, Bastiani WF, Engels QM, de Graaf EA, le Cessie S, et al. Eating habits of young children with Down syndrome in The Netherlands: adequate nutrient intakes but delayed introduction of solid food. Journal of the American Dietetic Association. 1998;98:790-4.
38. Lucas B. Children with special health care needs: nutrition care handbook. Chicago: The American Dietetic Association; 2004. p.41.

46 Cuidados nutricionais em crianças com cardiopatia congênita

Valmin Ramos-Silva
Wendell Costa Bila
Janine Pereira da Silva

INTRODUÇÃO

As anomalias congênitas afetam mais de 2% das gestações, sendo as doenças cardíacas congênitas (DCC) as mais comuns, acometendo cerca de 1:100 bebês.[1,2] As DCC variam de anomalias leves que podem ser bem controladas com intervenção clínica até uma condição extremamente complexa com múltiplos defeitos coexistentes.[3]

Essas malformações têm apresentações variadas, e o início dos sintomas depende da idade da regressão da hipertensão pulmonar neonatal e do tempo de estabelecimento do *shunt* esquerda-direita. Os *shunts* pré-tricúspides geralmente permanecem assintomáticos durante a infância, enquanto os grandes *shunts* pós-tricúspides apresentam insuficiência cardíaca no período neonatal tardio ou no início da infância.[4]

Cerca de um quinto dos casos de DCC são críticos e exigem intervenção muito precoce, sendo os exemplos clássicos a transposição de grandes artérias ou conexão venosa pulmonar anômala total obstrutiva. Por outro lado, lesões relativamente mais leves e simples, como pequenos defeitos do septo ventricular ou estenose pulmonar leve, podem não precisar de intervenção cirúrgica inicial ou ser submetidas a correção cirúrgica quando julgadas necessárias, por afetarem significativamente o crescimento físico e o neurodesenvolvimento da criança.[5]

A etiologia das cardiopatias congênitas é multifatorial e envolve fatores maternos, ambientais, genéticos, infecciosos e metabólicos. Em relação às causas maternas, apesar das suspeitas, não se pode concluir com segurança que as deficiências maternas de micronutrientes aumentam esse risco.[6] No entanto, a suplementação de ácido fólico nos períodos pré e perinatal, a garantia da vacinação contra a rubéola antes da gravidez e a manutenção do controle glicêmico em mães com diabete melito pré-gestacional e gestacional podem reduzir o risco de doença cardíaca congênita.[7,8] Outros fatores incluem obesidade e tabagismo durante a gravidez, além de exposição a solventes orgânicos,[9] arsênico, cádmio, mercúrio e chumbo durante a gravidez, que aumentam o risco de doenças coronarianas específicas na prole.[9]

Não há dúvidas sobre o papel dos genes de alto risco e proteínas que interagem na gênese dos defeitos cardíacos. O defeito de septação é um dos principais defeitos afetando o septo atrial (CIA), a septação dos ventrículos (CIV) e a formação da parte central do coração levando ao defeito do septo atrioventricular.[10]

Independentemente da etiologia, as cardiopatias congênitas simples ou complexas podem contribuir para a ocorrência de alterações variadas na hemodinâmica que podem resultar em maior ou menor grau de hipóxia tecidual, hipermetabolismo, distúrbios endócrinos e infecções respiratórias. Esses eventos aumentam a demanda metabólica e exigem maior necessidade proteico-calórica e controle hidroeletrolítico rigoroso.[11-13]

CONSEQUÊNCIAS NUTRICIONAIS QUE AFETAM O CRESCIMENTO E O DESENVOLVIMENTO

Os diferentes tipos de cardiopatias congênitas podem interferir na hemodinâmica corporal com indução de alterações fisiológicas, endócrinas e metabólicas. Essas condições contribuem para o aumento da demanda metabólica e das necessidades proteico-calóricas, mas em casos específicos exigem rigoroso controle hídrico para manter a oxigenação adequada dos tecidos corporais. No entanto, esse controle às vezes é negligenciado, permitindo a evolução para distúrbios nutricionais e hidroeletrolíticos graves e o aumento da morbidade e mortalidade.[11-14]

Neonatos com um defeito cardíaco congênito têm menor escore Z de peso ao nascer e maior risco de serem pequenos para a idade gestacional (< 10º percentil).[15]

A maioria dos estudos relacionados a nutrição de crianças com cardiopatia congênita se refere àqueles pacientes que têm indicação cirúrgica, mas pouco se fala dos pacientes de menor complexidade, que, sem dúvida, se beneficiariam de um seguimento nutricional adequado. Controle nutricional inadequado pode afetar o neurodesenvolvimento, e aumentar a morbidade e a mortalidade.[2,16]

Entre 125 crianças com cardiopatia congênita, a desnutrição moderada ou grave estava presente em quase metade dos avaliados, e, naqueles com hipertensão pulmonar e cianose, todas estavam desnutridas. A baixa ingestão proteico-calórica era superior a 70% dependendo da gravidade da cardiopatia, enquanto a nutrição enteral foi administrada em 50% nos pacientes mais graves e 14,3% nos pacientes clínicos.[14]

Embora todas as crianças com DCC se beneficiem do suporte nutricional, aquelas hospitalizadas, em ventilação pulmonar mecânica, hipertensão pulmonar, cardiopatia cianótica, insuficiência cardíaca congestiva avançada e aumento das câmaras cardíacas estão em maior risco de desnutrição, razão pela qual se deve empregar todos os esforços para manter um estado nutricional adequado, considerando que mesmo depois da correção cirúrgica, se não forem seguidos protocolos nutricionais, esses pacientes permanecerão desnutridos até anos depois da cirurgia.[17-19]

A causa da desnutrição nesses casos é atribuída à ingestão alimentar pobre e a necessidades proteico-calóricas aumentadas, em repouso. A nutrição enteral enriquecida, mas ainda pouco utilizada nesses pacientes, ajuda a atingir as metas de energia e proteína e melhorar os resultados nutricionais. Apesar dos benefícios apontados, ainda existem lacunas de recomendações nutricionais para esses lactentes.[20]

Uma metanálise incluindo 609 participantes indicou que a alimentação com alto teor de energia e/ou proteína não aumentou a intolerância alimentar ou a ingestão de líquidos, mas foi benéfica no aumento do peso e na redução da duração da ventilação pulmonar mecânica, na necessidade de cuidados intensivos, na redução do tempo de internação, mas não reduziu a taxa de infecção.[12]

Pacientes com DCC têm reserva limitada de energia e proteína, agravada pelas complexas alterações metabólicas como hipermetabolismo, hipercatabolismo e hipoanabolismo no pós-operatório imediato. No entanto, tem sido cada vez mais percebido que o suporte nutricional perioperatório melhora os resultados clínicos em curto e longo prazos, mas as recomendações nutricionais atuais são baseadas em poucas evidências. As equações preditivas comumente usadas não fornecem uma estimativa precisa da necessidade de energia em pacientes individuais durante o pós-operatório altamente dinâmico.[1]

A Sociedade Europeia de Terapia Intensiva Pediátrica e Neonatal recomenda iniciar a nutrição enteral dentro de 24 horas após a admissão,[21] desde que não existam anomalias gastrointestinais, vômitos, diarreia, ECN ou acidose láctica. A administração de macronutrientes, vitaminas e eletrólitos requer muito cuidado e uma compreensão completa das regras gerais da fisiologia neonatal e da patogênese dos defeitos cardíacos.[22] A seguir serão feitas recomendações baseadas na literatura sobre a oferta da terapia nutricional.

OFERTA HÍDRICA

Primeiras 12 horas após a cirurgia: 2 mL/kg/hora (até 10 kg), 1 mL/kg/hora (11 a 20 kg) e 0,5 kg/hora (superior a 21 kg). Para uma criança de 40 kg (2 m × 10 kg (20 mL) + 1 mL × 20 kg (20 mL) + 0,5 mL × 10 (5 mL) = 45 mL/kg/hora). Ofertar o dobro desse volume se a nutrição enteral não puder ser iniciada depois de 12 horas.[23]

Criança com DCC requer restrição de líquidos. Fórmulas ricas em proteínas e energia que não ultrapassem 450 mOsm/kg de água devem ser utilizadas.[24,25]

ENERGIA

Na fase de enfermidade aguda, oferecer a energia equivalente ao gasto em repouso e evoluir progressivamente de acordo com a estabilidade e necessidades do paciente.[26]

GLICOSE

Devido à resistência à insulina e aos riscos de hiperglicemia na fase aguda, recomenda-se oferta parenteral de 3,6 g/kg/dia, progredindo para 7,2 g/kg/dia, de acordo com a tolerância do paciente.[27]

PROTEÍNA

As diretrizes da Sociedade Americana de Nutrição Parenteral e Enteral (Aspen) recomendam para doentes críticos: 2 a 3 g/kg/dia (0 a 2 anos); 1,5 a 2 g/kg/dia (2 a 13 anos) e 1,5 g/kg/dia (13 e 18 anos).[1,28]

LÍPIDES

Não exceder 3 g/kg/dia, fazendo monitorização constante.[28,29]

REFERÊNCIAS BIBLIOGRÁFICAS

1. Zhang J, Kui Y-C, Md Z-MM, Luo Y, Chen X-X, Li J. Energy and protein requirements in children undergoing cardiopulmonary bypass surgery: current problems and future direction. Journal of Parenteral and Enteral Nutrition. 2019;43.1:54-62.
2. Trivedi A, Carmo KB, Jatana V, James-Nunez K, Gordon A. Growth and risk of adverse neurodevelopmental outcome in infants with congenital heart disease: a systematic review. Acta Paediatrica. 2023;112.1:53-62.
3. Sreedhar R. Acyanotic congenital heart disease and transesophageal echocardiography. Annals of Cardiac Anaesthesia. 2017;20(Suppl 1):S36.
4. Kannan BRJ. Clinical diagnostic approach to congenital acyanotic congenital heart disease in infants and children. The Indian Journal of Pediatrics. 2020;87.5:381-4.
5. Arvind B, Saxena A. Timing of interventions in infants and children with congenital heart defects. The Indian Journal of Pediatrics. 2020;87:289-94.
6. Mires S, Caputo M, Overton T, Skerrit C. Maternal micronutrient deficiency and congenital heart disease risk: a systematic review of observational studies. Birth Defects Research. 2022;114.17:1079-91.
7. Gupta S, Verma S, Dash N, Goel M, Rawat A, Singh MP, et al. Congenital rubella: a salient cause of congenital heart defects in infants. Journal of Tropical Pediatrics. 2021;67.2:fmab044.
8. Tinker SC, Gilboa SM, Moore CA, Waller DK, Simeone RM, Kim SY, et al. Modification of the association between diabetes and birth defects by obesity, National Birth Defects Prevention Study, 1997-2011. Birth Defects Research. 2021;113.14:1084-97.
9. Wu L, Li N, Liu Y. Association between maternal factors and risk of congenital heart disease in offspring: a systematic review and meta-analysis. Matern Child Health J. 2023 Jan;27(1):29-48. doi:10.1007/s10995-022-03538-8.
10. Chaithra S, Agarwala S, Ramachandra NB. High-risk genes involved in common septal defects of congenital heart disease. Gene. 2022;840:146745.

11. Hanot J, Dingankar AR, Sivarajan VB, Sheppard C, Cave D, Guerra GG. Fluid management practices after surgery for congenital heart disease: a worldwide survey. Pediatric Critical Care Medicine. 2019;20.4:357-64.
12. Ni P, Wang X, Xu Z, Luo W. Effect of high-energy and/or high-protein feeding in children with congenital heart disease after cardiac surgery: a systematic review and meta-analysis. European Journal of Pediatrics. 2023;182.2:513-24.
13. Salvatori G, De Rose DU, Massolo AC, Patel N, Capolupo I, Giliberti P, et al. Current strategies to optimize nutrition and growth in newborns and infants with congenital heart disease: a narrative review. J Clin Med. 2022;11:184.
14. Blasquez A, Clouzeau H, Mouton J-B, Thambo J-B, Enaud R, Lamireau T. Evaluation of nutritional status and support in children with congenital heart disease. European Journal of Clinical Nutrition. 2016;70.4:528-31.
15. Aliasi M, Snoep MC, van Geloven N, Haak MC. Birthweight and isolated congenital heart defects: a systematic review and meta-analysis. BJOG: An International Journal of Obstetrics & Gynaecology. 2022;129.11:1805-16.
16. Elgersma KM, McKechnie AC, Schorr EN, Shah KM, Trebilcock AL, Ramel SE, et al. The impact of human milk on outcomes for infants with congenital heart disease: a systematic review. Breastfeeding Medicine. 2022;17.5:393-411.
17. Asrade M, Shehibo A, Tigabu Z. Magnitude da desnutrição e fatores associados entre crianças com doença cardíaca no hospital da Universidade de Gondar, Etiópia. BMC Nutr. 2021;7:43.
18. Zhang M, Wang L, Huang R, et al. Fatores de risco de desnutrição em crianças chinesas com cardiopatia congênita. BMC Pediatr. 2020;20.
19. Aryafar M, Mahdavi M, Shahzadi H, Nasrollahzadeh J. Effect of feeding with standard or higher-density formulas on anthropometric measures in children with congenital heart defects after corrective surgery: a randomized clinical trial. European Journal of Clinical Nutrition. 2022;76.12:1713-8.
20. Singal A, Sahu MK, Kumar GT, Kumar A. Effect of energy-and/or protein-dense enteral feeding on postoperative outcomes of infant surgical patients with congenital cardiac disease: a systematic review and meta-analysis. Nutrition in Clinical Practice. 2022;37.3:555-66.
21. Martini S, Beghetti I, Annunziata M, Aceti A, Galletti S, Ragni L, et al. Enteral nutrition in term infants with congenital heart disease: knowledge gaps and future directions to improve clinical practice. Nutrients. 2021;13.3:932.
22. Luca AC, Miron IC, Mîndru DE, Curpăn AȘ, Stan RC, Țarcă E, et al. Optimal nutrition parameters for neonates and infants with congenital heart disease. Nutrients. 2022 Apr 17;14(8):1671.
23. Argent AC, Balachandran R, Vaidyanathan B, Khan A, Kumar RK. Management of undernutrition and failure to thrive in children with congenital heart disease in low-and middle-income countries. Cardiology in the Young. 2017;27.S6:S22-S30.
24. Steele JR, Meskell RJ, Foy J, Garner AE. Determining the osmolality of over-concentrated and supplemented infant formulas. Journal of Human Nutrition and Dietetics. 2013;26.1:32-7.
25. Gregory GA, Andropoulos DB (eds.). Gregory's pediatric anesthesia. John Wiley & Sons; 2020.
26. Justice L, Buckley JR, Floh A, Horsley M, Alten J, Anand V, Schwartz SM. Nutrition considerations in the pediatric cardiac intensive care unit patient. World Journal for Pediatric and Congenital Heart Surgery. 2018;9.3:333-43.
27. Joosten KFM, Eveleens RD, Verbruggen SCAT. Nutritional support in the recovery phase of critically ill children. Current Opinion in Clinical Nutrition & Metabolic Care. 2019;22.2:152-8.
28. Herridge J, Tedesco-Bruce A, Gray S, Floh AA. Feeding the child with congenital heart disease: a narrative review. Pediatr Med. 2021;4.0.
29. Lapillonne A, Mis NF, Goulet O, van der Acker CHP, Wu J, Koletzko B. ESPGHAN/ESPEN/ESPR/CSPEN guidelines on pediatric parenteral nutrition: lipids. Clinical Nutrition. 2018;37.6:2324-36.

47 Avaliação nutricional da criança com paralisia cerebral

Fábio da Veiga Ued
Virgínia Resende Silva Weffort

INTRODUÇÃO

A paralisia cerebral (PC) é caracterizada por um grupo de desordens permanentes no desenvolvimento do movimento e da postura atribuídas a um distúrbio não progressivo que afeta o sistema nervoso central (SNC) nos primeiros estágios de desenvolvimento do cérebro fetal ou infantil. Envolve distúrbios no tônus muscular, postura, movimentação voluntária, alteração mental, visual, auditiva, da linguagem e do comportamento.[1] Estima-se que a prevalência em países desenvolvidos seja de 1,5 a 2,5 por mil nascidos vivos, enquanto em países em desenvolvimento a prevalência chega a 7/1.000 nascidos vivos.[2]

A PC pode ser classificada de acordo com a característica clínica mais dominante, considerando a região do corpo acometida e o tipo de disfunção motora. Divide-se em forma espástica, discinética, atáxica ou mista. A forma espástica é a mais comum (75% dos casos), caracterizando-se pela presença de tônus elevado, e pode ser classificada em tetraplegia (os quatro membros estão comprometidos de igual forma e intensidade); diplegia (os membros superiores apresentam melhor desempenho que os inferiores, ou seja, o comprometimento motor é menor nos membros superiores); e hemiplegia (apenas um dos lados do corpo é acometido).[3]

A desordem motora na PC pode, frequentemente, vir acompanhada por distúrbios sensoriais (auditivos, visuais), perceptivos, cognitivos, de comunicação e comportamentais; doença respiratória, distúrbios do sono, crises convulsivas, epilepsia e problemas musculoesqueléticos secundários.[1,4] Em decorrência das deficiências neuromotoras, a PC pode resultar em limitações no desempenho de atividades cotidianas relacionadas à mobilidade (levantar-se da cama, brincar, ir para a escola, caminhar) e ao autocuidado (alimentar-se sozinho, tomar banho e vestir-se).

Crianças com PC frequentemente apresentam menor desenvolvimento corporal, menor peso e estatura quando comparadas a crianças que não têm deficiência, geralmente em razão da inatividade física, alterações ósseas, articulares e musculares, fatores endócrinos, altas prevalências de prematuridade e baixo peso ao nascer, independentemente de se alimentarem corretamente ou não.[5,6]

A intensidade da dificuldade em se alimentar e a presença de desnutrição podem estar relacionadas à classificação da PC.[7] O estudo de Gangil et al.[8] objetivou correlacionar o tipo de PC com a ocorrência de desnutrição e verificou que 85,4% das crianças portadoras de tetraplegias espásticas apresentavam desnutrição moderada/grave e apenas 5,3% eram eutróficas; entretanto, das crianças que apresentavam hemiplegias espásticas, 83,5% eram eutróficas e 16,5% tinham desnutrição leve.

AVALIAÇÃO DO ESTADO NUTRICIONAL

Crianças com dano neurológico frequentemente apresentam diversos fatores que dificultam sua alimentação, como alterações na mastigação, incoordenação da deglutição (disfagia), tosse, broncoaspiração, convulsões, retardo no esvaziamento gástrico, refluxo gastroesofágico, dificuldade em se alimentar de forma independente e ingestão deficitária de energia e nutrientes.[9] Os transtornos de deglutição podem causar desnutrição, desidratação ou aspiração traqueal.[10] Estudos estimam que 19 a 99% das pessoas com PC tenham dificuldade para se alimentar, em diversos graus de comprometimento, o que está relacionado com a dificuldade de mastigação e deglutição.[11] Uma completa avaliação do estado nutricional deve contemplar a avaliação clínica, antropométrica, bioquímica e do consumo alimentar.

AVALIAÇÃO CLÍNICA

A avaliação clínica engloba uma anamnese detalhada, com o objetivo de investigar quem são os cuidadores e/ou responsáveis pela alimentação da criança/adolescente; o histórico do nascimento (peso, comprimento, amamentação, introdução alimentar); presença de doenças associadas (especialmente pneumonia, refluxo gastroesofágico, malformações congênitas e insuficiência cardíaca); sinais e sintomas gastrointestinais, como diarreia e constipação intestinal; presença de disfagia; renda familiar, entre outros. Também é necessário o exame físico para avaliar possíveis deficiências de micronutrientes (ferro, zinco, vitaminas), edema, cianose, palidez cutânea e alterações ósseas.

AVALIAÇÃO ANTROPOMÉTRICA

Crianças com PC apresentam diminuição do crescimento linear, dificuldades de ganho de peso e alterações na composição corpórea, como o decréscimo na massa muscular, massa gordurosa e densidade óssea. Assim, a avaliação antropométrica para obtenção do peso e estatura é dificultada pelas deformidades osteoesqueléticas, espasmos musculares, deficiência cognitiva, alterações do equilíbrio e convulsões.[12] Essas crianças geralmente são menores que as crianças que não têm deficiência, mesmo quando alimentadas corretamente.[6]

O peso e a estatura são as principais medidas para avaliação do estado nutricional. No entanto, como muitas dessas crianças não conseguem ficar em pé ou esticar o corpo, recomenda-se a utilização de equações para estimativa da estatura para crianças entre 2 e 12 anos, a partir da medida dos seguintes seguimentos corpóreos: comprimento superior do braço (CSB), comprimento tibial (CT) ou comprimento inferior a partir do joelho (CJ).[13]

Tabela 1 Equações utilizadas para estimativa da estatura em crianças e adolescentes com limitações físicas

Medida do segmento	Estimativa da estatura	Desvio-padrão
CSB	(4,35 x CSB) + 21,8	± 1,7 cm
CT	(3,26 x CT) + 30,8	± 1,4 cm
CJ	(2,69 x CJ) + 24,2	± 1,1 cm

CJ: comprimento do joelho ao tornozelo; CSB: distância do acrômio até a cabeça do rádio medido com o membro superior fletido a 90 graus; CT: medida da borda superomedial da tíbia até a borda do maléolo medial inferior.

Fonte: Stevenson.[13]

Deve-se ressaltar que as medidas mencionadas podem apresentar limitações, visto que alguns indivíduos com PC não conseguem se manter na posição adequada para a aferição devido à limitação dos movimentos ou deformidades ósseas. No estudo de Mota et al.,[14] a estatura estimada pelo método de Stevenson diferiu em mais de 3 cm (para mais ou para menos) do valor da estatura aferida (com régua Luft®) em 40,4% dos participantes. Não há um método padrão ouro para estimar a estatura de pacientes com PC. A utilização da régua Luft® é um método validado para verificar a estatura de indivíduos acamados,[15] contudo é necessário deitar com as pernas esticadas e dobrar o pé em um ângulo de 90 graus, o que também pode ser uma limitação na PC.

Quanto ao peso, o paciente com PC que pode permanecer na posição ereta deve ser pesado em uma balança do tipo plataforma; quando isso não for possível, o adulto acompanhante é inicialmente pesado individualmente e a seguir é novamente pesado sustentando a criança no colo. O peso da criança é obtido subtraindo-se os valores encontrados.

A avaliação do estado nutricional antropométrico deve ser realizada por meio das curvas de crescimento específicas para essa população. Geralmente as equipes de saúde utilizam medidas de referência para populações sem comprometimento neurológico, as quais não são adequadas para crianças com PC, por superestimarem a desnutrição nessas crianças. A recomendação é sempre utilizar as curvas de crescimento apropriadas, capazes de predizer com segurança o estado nutricional nessa população específica de indivíduos com PC.[16]

Apesar da necessidade de utilização de gráficos específicos para PC, ressalta-se que a maior parte desses estudos foi realizada em países desenvolvidos, e trabalhos que avaliam condições nutricionais na PC em países em desenvolvimento ainda são escassos, principalmente no Brasil. Os principais estudos que desenvolveram curvas de crescimento para PC estão relatados no Tabela 2.[16,17]

As curvas utilizadas e adotadas pelo Ministério da Saúde atualmente são as de Brooks et al.[18] Essas curvas foram desenvolvidas segundo o grau de comprometimento motor da criança. A classificação utilizada no estudo foi a *Gross Motor Function Classification System* (GMFCS), que contém 5 subgrupos de acordo com a gravidade do comprometimento motor, variando progressivamente do nível mais leve, I, até o mais grave, V. No item V de gravidade, as curvas são divididas para crianças com alimentação via oral e alimentação via enteral (sonda).

Assim, é possível classificar meninos e meninas segundo gráficos de peso/idade, altura/idade e IMC (índice de massa corporal)/idade. O estado nutricional antropométrico pode ser classificado da seguinte maneira: abaixo do percentil 10, desnutrição; entre percentil 10 e 90, eutrofia; e acima do percentil 90, excesso de peso.

Outras avaliações antropométricas que podem ser realizadas são:

- Dobras cutâneas: podem subestimar os estoques de gordura, uma vez que a distribuição está concentrada na região abdominal; equações para calcular o percentual de gordura corporal por meio das dobras cutâneas precisam ser desenvolvidas e validadas para pacientes com PC.[19]
- Densitometria (DXA): permite a avaliação da composição corpórea, porém nem sempre é possível sua realização por causa da agitação e do posicionamento, e devem-se considerar fatores clínicos como desnutrição ou puberdade precoce.[20]
- Bioimpedância: portátil, rápida, parece promissora; há, porém, as dificuldades na movimentação e no estado de hidratação do paciente e não se têm equações específicas.[21]

Tabela 2 Estudos que desenvolveram curvas de crescimento apropriadas para crianças com paralisia cerebral

Autor/ano	Local	Número de indivíduos	Classificação da PC	Idade de abrangência	Resultados
Krick et al., 1996[22]	EUA	360 crianças	Quadriplégicos	2-12 anos	Crianças com PC apresentavam peso e altura abaixo do normal quando comparadas com as crianças saudáveis. O percentil 50 da altura para a idade e do peso para a idade das curvas de referência para PC estavam abaixo do percentil 10 das curvas de referência (NCHS) das crianças saudáveis.
Day et al., 2007[23]	EUA	24.920 crianças	Diferentes classificações de PC, com quatro níveis de aquisições motoras e uma específica para gastrostomizados.	2-20 anos	Crianças que caminhavam sem apoio (menor comprometimento motor) apresentavam crescimento semelhante ao das crianças saudáveis. Já as crianças que caminhavam com apoio ou que rastejavam (maior comprometimento motor) tinham tendência a menor peso.
Brooks et al., 2011[18]	EUA	25.545 crianças	Diferentes classificações de PC segundo o desempenho motor da classificação GMFCS I-V, diferenciando alimentação oral e enteral.	2-20 anos	Crianças que caminhavam sem apoio (menor comprometimento motor) apresentavam crescimento semelhante ao das crianças saudáveis. Já nas crianças que caminhavam com apoio ou que rastejavam (maior comprometimento motor), havia uma tendência ao menor peso.

GMFCS: *Gross Motor Function Classification System*; PC: paralisia cerebral; NCHS: National Center for Health Statistics.

A European Society for Paediatric Gastroenterology, Hepatology and Nutrition (ESPGHAN) sugere o uso de um ou mais sinais de alerta descritos a seguir para identificar a desnutrição em crianças com PC:[24]

- Peso para a idade escore Z < –2.
- Dobra cutânea tricipital < percentil 10 para idade e sexo.
- Circunferência muscular do braço ou área muscular < percentil 10.
- Peso estacionado e/ou falha no crescimento.
- Sinais físicos de desnutrição, como lesão de pressão, afecções de pele e má circulação periférica.

AVALIAÇÃO BIOQUÍMICA

A solicitação de exames laboratoriais é essencial para detectar a presença de anemia, avaliar o estado mineral ósseo e, principalmente, as reservas proteicas viscerais. Assim, os principais exames a serem verificados são hemograma, ferro sérico, ferritina, transferrina, cálcio, fósforo, fosfatase alcalina, vitamina D, vitamina B12, folato, albumina sérica, proteína C-reativa, perfil lipídico, gama GT, transaminases, amilase, zinco e carnitina (conforme os medicamentos em uso).[17]

AVALIAÇÃO DO CONSUMO ALIMENTAR

É de suma importância o monitoramento diário da quantidade e qualidade dos alimentos que as crianças com PC conseguem ingerir a cada refeição. Ao sinal de qualquer alteração do consumo alimentar, os profissionais devem investigar a causa e, se necessário, sugerir a substituição da via de administração de dietas ou indicar possíveis suplementações enterais via oral. Uma alternativa para essa avaliação é a utilização do recordatório de 24 horas, dia alimentar habitual ou registro alimentar de 3 dias.

Outros pontos também devem ser sistematicamente pesquisados, como: verificar quem é a pessoa responsável por oferecer a alimentação para a criança; a via de administração de dieta (via oral ou enteral); o tipo de utensílio utilizado (garfo, colher, mamadeira, seringa); a consistência dos alimentos oferecidos e preferidos; o tempo gasto com cada refeição; a utilização de líquidos para facilitar a deglutição dos alimentos; e a presença de sintomas como escape labial, vômitos, tosse, regurgitação, cianose e palidez cutânea, ou outros sintomas sugestivos de aspiração broncopulmonar.[25]

Independentemente da via de administração de dietas, sugere-se que a alimentação seja fracionada em no mínimo 5 vezes ao dia. As recomendações de macronutrientes e micronutrientes seguem o proposto para crianças saudáveis, não havendo recomendações próprias para essa patologia. As necessidades energéticas, por sua vez, dependem do estado nutricional e das complicações clínicas do paciente. Estão disponíveis equações para estimar as necessidades energéticas de crianças com doenças neurológicas, que levam em conta a estatura do indivíduo. No entanto, as equações existentes parecem ainda superestimar as necessidades energéticas das crianças com PC.[26]

O cálculo das necessidades energéticas de crianças e adolescentes com doenças neurológicas está ilustrado na Tabela 3. Essas crianças têm necessidades energéticas diminuídas em comparação às crianças com desenvolvimento normal. Tal fato pode ser explicado pela redução da prática de atividade física e diminuição da taxa metabólica basal (em decorrência da diminuição da massa magra).[27] Se a criança estiver desnutrida, recomenda-se oferecer aproximadamente 20% a mais de energia sobre a oferta estimada, até a normalização da relação peso/idade, peso/estatura ou do IMC.[25] A meta calórica deve ser ajustada periodicamente, no intuito de prevenir a desnutrição e também a obesidade.

Tabela 3 Cálculo das necessidades energéticas de crianças e adolescentes com doenças neurológicas

Métodos de cálculo das necessidades energéticas	Referência
Ingestão diária através do gasto energético basal: Ingestão de energia = gasto energético basal x 1,1	DRI[28]
Calorimetria indireta: Ingestão energética = [gasto energético basal (BRM) x tônus muscular x fator atividade] + crescimento Em que: • BRM = área da superfície corporal (m^2) x taxa metabólica padrão (kcal/m^2/hora) x 24 horas. • Tônus muscular = 0,9 se estiver diminuído; 1 se estiver normal e 1,1 se estiver aumentado. • Fator atividade = 1,1 se estiver acamado; 1,2 se depender de cadeiras de rodas ou rastejar e 1,3 se deambular. • Crescimento = 5 kcal/g de ganho de peso desejado.	Krick et al., 1992[29]
Estatura: • 15 kcal/cm quando não apresentar disfunção motora • 14 kcal/cm quando apresentar disfunção motora, mas deambular. • 11 kcal/cm quando não deambular.	Culley e Middleton, 1969[30]

DRI: *Dietary Reference Intakes.*

TERAPIA NUTRICIONAL

A dieta por via oral deve ser mantida em crianças com funções motoras orais diagnosticadas como adequadas e que não apresentam risco de aspiração para as vias aéreas.[31] Contudo, é importante ressaltar que esses pacientes apresentam muita dificuldade em se alimentar por via oral, e os profissionais de saúde, em sua consulta de rotina, devem estar atentos a alguns padrões da criança sugestivos de disfagia.

A disfagia contribui para a má alimentação, e, nesses casos, o tempo gasto pelos pais para alimentar a criança é elevado e dificulta o tratamento, fazendo com que ofereçam menores quantidades de alimento. Estima-se que, em média, os pais de crianças sadias despendam 1 hora por dia para alimentar seus filhos, enquanto os pais de crianças neuropatas gastem 3,5 a 7,5 horas por dia.[32] Crianças com PC frequentemente precisam de mais tempo para completar as tarefas de alimentação, mas recomenda-se cautela, pois a fadiga pode se tornar um complicador, bem como a atenção reduzida à tarefa. Refeições com mais de 30 minutos, de forma regular, muitas vezes sinalizam um problema de alimentação/deglutição.[7]

Outra grave complicação da disfagia é o risco de broncoaspiração, com lesões pulmonares de diferentes gravidades. A avaliação dessa condição clínica deve ser realizada por fonoaudiólogo especializado e compartilhada com toda a equipe envolvida. A modificação da consistência da dieta por via oral pode ser proposta, bem como a utilização de espessantes; também pode ser realizado o aumento da densidade energética da dieta por meio do acréscimo de módulos de lipídios e carboidratos a líquidos, caldos, ensopados, entre outros.[25] Em caso de dúvidas, consistência pastosa e líquidos engrossados devem ser a opção.[33]

Contudo, na impossibilidade de atingir as recomendações energéticas pela via oral, a via enteral deve ser requisitada por período definido pelo fonoaudiólogo ou médico, utilizando sondas nasogástricas ou pós-pilóricas, ou ostomias (gastrostomia ou jejunostomia). A nutrição enteral pode ser indicada quando:[24,27]

- Ingestão oral insuficiente para atender mais de 60 a 80% das necessidades.
- Crescimento e/ou ganho de peso insuficientes.
- Queda ou estabilização na velocidade de crescimento.
- Tempo de alimentação exceder a 3 horas/dia.
- Dobra cutânea tricipital inferior ao percentil 5 para a idade.

É importante ressaltar que a decisão de iniciar nutrição enteral pode ser difícil para a família que entende a colocação de tubos como um sinal de insucesso de sua habilidade em alimentar a criança. Por isso, os profissionais devem estar preparados para relatar às famílias os benefícios da nutrição enteral diante da recuperação do estado de saúde da criança e melhora da qualidade e expectativa de vida.

Em casos de grave comprometimento neurológico, a via enteral será a melhor e mais segura opção de alimentação por um longo período, sendo, portanto, a gastrostomia o método mais indicado. Em geral, a gastrostomia resulta em ganho de peso, oferta adequada de nutrientes, melhora das condições de saúde neurológica e respiratória, e reduz o tempo gasto com a alimentação da criança.[34]

Quanto às opções de dieta a serem prescritas, as mais indicadas são as enterais poliméricas industrializadas. Em casos de desnutrição grave e má absorção intestinal, as fórmulas enterais oligoméricas ou monoméricas garantem a melhor evolução do quadro clínico. Nestes casos, deve-se atentar à velocidade de infusão da dieta, pois altas velocidades estão associadas à diarreia osmótica (devido à alta osmolaridade da fórmula hidrolisada). A infusão via bomba de infusão contínua (BIC) deve ser preferida em detrimento da infusão gravitacional ou em bólus. Além disso, sugere-se que a dieta seja infundida de forma intermitente (p. ex., administrar durante 2 horas e, após esse período, permitir 1 hora de pausa). Durante a pausa da infusão da dieta é permitida a realização de outras atividades com a criança, como fisioterapia, terapia ocupacional, banho, entre outras, pois minimizará o risco de regurgitação. No intervalo entre as dietas, é importante a infusão de água (filtrada ou fervida) para garantir a hidratação do paciente. Fórmulas com fibras podem ser utilizadas, mas deve-se verificar se não pioram a distensão abdominal, tendo em vista a dismotilidade do trato gastrointestinal, frequente em neuropatas.[35]

É possível optar também por dietas enterais artesanais, porém o risco de contaminação e de carências nutricionais é muito elevado.[25] A prescrição de dietas industrializadas em pó, por sua vez, também exige maior atenção dos profissionais, visto que é necessária a instrução correta da família quanto ao modo de preparo, diluição, método de administração e de armazenamento. A superconcentração das fórmulas (em que há excesso de pó em pouco volume de água) pode favorecer a constipação intestinal e o ganho de peso graças ao fornecimento excessivo de energia.

O excesso de energia ofertado através da via enteral é comum em casos de pais e cuidadores que, preocupados com a desnutrição, superalimentam as crianças e acabam ocasionando a obesidade, originando repercussões negativas para o estado de saúde. Nesses casos, é possível encontrar neuropatas obesos com problemas respiratórios, digestivos e cardíacos, dificultando a recuperação motora e os cuidados diários de banho, higiene e locomoção.

CONSIDERAÇÕES FINAIS

Crianças com PC têm diversos problemas de saúde que precisam de acompanhamento contínuo da família e dentro da comunidade, visto que o tratamento se estenderá por toda a vida. Não basta garantir a alimentação da criança, é necessário o acompanhamento periódico de prevenção e tratamento de possíveis complicações (obesidade, desnutrição, baixa massa óssea, fraturas, aspiração pulmonar, entre outras).

O desenvolvimento do plano de intervenção tem maior sucesso quando se introduzem os pais na equipe, respeitando as divergências culturais e reconhecendo a importância da alimentação para a manutenção da condição nutricional e do estado de saúde de crianças e adolescentes com PC.

REFERÊNCIAS BIBLIOGRÁFICAS

1. Rosenbaum P, Paneth N, Leviton A, Goldstein M, Bax M, Damiano D, et al. A report: the definition and classification of cerebral palsy - April 2006. Developmental Medicine and Child Neurology. 2007;49(2):8-14.
2. Tarran ABP, Castro NMD, Morais Filho MC, Abreu FP. Paralisia cerebral. In: Fernandes AC, Ramos ACR, Morais Filho MC, Ares MJJ. Reabilitação. 2.ed. Barueri: Manole; 2014. p.27-47.
3. Cans C, Dolk H, Platt MJ, Colver A, Prasauskienne A, Krägeloh-Mann I. Recommendations from the SCPE collaborative group for defining and classifying cerebral palsy. Developmental Medicine and Child Neurology. 2007;49(Suppl 109):35-8.
4. Hare N, Durham S, Green E. Paralisias cerebrais e distúrbios de aprendizado motor. In: Stokes M. Neurologia para fisioterapeutas. São Paulo: Premier; 2000. p.255-69.
5. Tâmega IE, Barros Filho AA, Pinto EALC. Growth in children with encephalopathy, a longitudinal study from the 6th to the 24th month. International Journal of Nutrition and Metabolism. 2011;3(5):55-64.
6. Henderson RC, Grossberg RI, Matuszewski J, Menon N, Johnson J, Kecskemethi HH, et al. Growth and nutritional status in residential center versus home-living children and adolescents with quadriplegic cerebral palsy. Journal of Pediatrics, Cincinnati, OH. 2007 Aug;151(2):161-6.
7. Arvedson J. Feeding children with cerebral palsy and swallowing difficulties. Eur J Clin Nutr. 2013;67(Suppl 2):S9-S12.
8. Gangil A, Patwari AK, Aneja S, Ahuja B, Anand VK. Feeding problems in children with cerebral palsy. Indian Pediatrics. 2001;38:839-46.
9. Penagini F, Mameli C, Fabiano V, Brunetti D, Dilillo D, Zuccotti GV. Dietary intakes and nutritional issues in neurologically impaired children. Nutrients. 2015 Nov 13;7(11):9400-15.
10. Brasil. Ministério da Saúde. Departamento de Ações Programáticas Estratégicas. Diretrizes de atenção à pessoa com paralisia cerebral. Brasília, DF: Ministério da Saúde; 2013.
11. Erasmus CE, van Hulst K, Rotteveel JJ, Willemsen MAAP, Jongerius PH. Clinical practice: swallowing problems in cerebral palsy. European Journal of Pediatrics. 2012 Mar;171(3):409-14.
12. Viuniski N. Avaliação nutricional em crianças especiais. Rev Nutr Pauta. 2003;53:20-3.
13. Stevenson RD. Use of segmental measures to estimate stature in children with cerebral palsy. Arch Pediatr Adolesc Med. 1995;149(6):658-62.
14. Mota MA, Beghetto MG, Silveira CRM, Mello ED. Crianças com paralisia cerebral: concordância entre métodos de avaliação antropométrica. Revista HCPA. 2012;4:420-6.
15. Beghetto MG, Luft VC, Mello ED, Polanczyk CA. Avaliação nutricional: descrição da concordância entre avaliadores. Rev Bras Epidemiol. 2007;10(4):506-16.
16. Araujo LA, Silva LR. Avaliação antropométrica dos pacientes com paralisia cerebral: quais as curvas mais adequadas? J Pediatr. 2013;89(3)307-14.
17. Mota MA, Silveira CRM, Mello ED. Crianças com paralisia cerebral: como podemos avaliar e manejar seus aspectos nutricionais. International Journal of Nutrology. 2013;6(2):60-8.
18. Brooks J, Day S, Shavelle R, Strauss D. Low weight, morbidity, and mortality in children with cerebral palsy: new clinical growth charts. Pediatrics. 2011;128:299-307.
19. Gurka MJ, Kuperminc MN, Busby MG, Bennis JA, Grossberg RI, Houlihan CM, et al. Assessment and correction of skinfold thickness equations in estimating body fat in children with cerebral palsy. Dev Med Child Neurol. 2010 Feb;52(2):e35-e41.

20. Samson-Fang L, Bell KL. Assessment of growth and nutrition in children with cerebral palsy. Eur J Clin Nutr. 2013;67:S5-S8.
21. Rempel G. The importance of good nutrition in children with cerebral palsy. Phys Med Rehabil Clin N Am. 2015;26:39-56.
22. Krick J, Miller MP, Zeger S, Weight E. Pattern of growth in children with cerebral palsy. J Am Diet Assoc. 1996;96(7):680-5.
23. Day SM, Strauss DJ, Vachon PJ, Rosenbloon L, Shavelle RM, Wu YW. Growth patterns in a population of children and adolescents with cerebral palsy. Dev Med Child Neurol. 2007;49:167-71.
24. Romano C, Wynckel MV, Hulst J, Broekaert I, Bronsky J, Dall'Oglio L, et al. Guidelines for the evaluation and treatment of gastrointestinal and nutritional complications in children with neurological impairment. European Society for Paediatric Gastroenterology, Hepatology and Nutrition. J Pediatr Gastroenterol Nutr. 2017;65(2):242-64.
25. Sarni ROS, Souza FIS, Oliveira FLC. Neuropatias. In: Palma D, Escrivão MAMS, Oliveira FLC. Guias de medicina ambulatorial e hospitalar da Unifesp – EPM: Nutrição clínica na infância e na adolescência. Barueri: Manole; 2009.
26. Hogan SE. Energy requirements of children with cerebral palsy. Can J Diet Pract Res. 2004;65(3):124-30.
27. Dipasquale V, Gottrand F, Sullivan PB, Romano C. Top-ten tips for managing nutritional issues and gastrointestinal symptoms in children with neurological impairment. Ital J Pediatr. 2020;46(1):35.
28. National Agricultural Library. Dietary Reference Intakes. Disponível em: http://fnic.nal.usda.gov/dietary-guidance/dietary-reference-intakes. Acesso em: 7 jan. 2016.
29. Krick J, Murphy PE, Markham JF, Shapiro BK. A proposed formula for calculating energy needs of children with cerebral palsy. Dev Med Child Neurol. 1992;34(6):481-7.
30. Culley WJ, Middleton TO. Caloric requirements of mentally retarded children with and without motor dysfunction. J Pediatr. 1969;75(3):380-4.
31. Karagiozoglou-Lampoudi T, Daskalou E, Vargiami E, Zafeiriou D. Identification of feeding risk factors for impaired nutrition status in paediatric patients with cerebral palsy. Acta Paediatrica. 2012 Jun;101(6):649-54.
32. Sullivan PB, Lambert B, Rose M, Ford-Adams M, Johnson A, Griffiths P. Prevalence and severity of feeding and nutritional problems in children with neurological impairment: Oxford feeding study. D Med & Child Neurol. 2000;42:674-80.
33. Silveira CRM, Mello ED, Nogueira-de-Almeida CA. Paralisia cerebral. In: Nogueira-de-Almeida CA, Mello ED. Nutrologia pediátrica: prática baseada em evidências. Barueri: Manole; 2022.
34. Mahant S, Friedman JN, Connolly B, Goia C, Macarthur C. Tube feeding and quality of life in children with severe neurological impairment. Archives of Disease in Childhood, London. 2009 Sep;94(9):668-73.
35. Reilly S, Skuse D, Poblete X. Prevalence of feeding problems and oral motor dysfunction in children with cerebral palsy: a community survey. J Pediatr. 1996;129:877-82.

48 Nutrição na fenilcetonúria

Keyla Christy Christine Mendes S. Cunha
Rosângelis Del Lama Soares
Viviane de Cássia Kanufre

INTRODUÇÃO

Conceitua-se como hiperfenilalaninemia o aumento das concentrações sanguíneas do aminoácido essencial fenilalanina (phe), igual ou acima de 120 mcmol/L (mg/dL) ou, ainda, igual ou acima de 240 mcmol/L (4 mg/dL), a depender do método laboratorial utilizado para a dosagem, se espectrometria de massa em *tandem* (MS/MS) ou fluorimetria, e na vigência de ingestão proteica adequada.

A hiperfenilalaninemia pode ser classificada como transitória ou persistente (ou permanente) caso seja temporária ou não. A primeira forma é ocasionada por prematuridade, desnutrição intrauterina, erro alimentar ou, ainda, por atraso na maturação hepática da enzima responsável pelo metabolismo da phe. Como o próprio nome indica, há resolução em geral nos primeiros 6 meses de vida ou, no máximo, até 12 meses de idade da criança. Ressalte-se que os níveis da phe sanguínea não alcançam patamares considerados suficientes para causarem lesão do sistema nervoso central, portanto não há necessidade de instituir tratamento na imensa maioria das vezes.

A hiperfenilalaninemia persistente é ocasionada, na maioria das vezes, por deficiência do metabolismo da phe em decorrência da inatividade, em maior ou menor grau, da enzima fenilalanina hidroxilase (PHA) hepática, que metaboliza esse aminoácido em tirosina. Menos frequentemente, o aumento sanguíneo de phe pode ser determinado por inatividade de uma das enzimas responsáveis pela síntese e reciclagem da tetraidrobiopterina (BH4), cofator importante na ação da PHA. Essa forma, apesar de mais rara, tem repercussões sistêmicas de maior gravidade por interferir, também, no metabolismo da tirosina e do triptofano, precursores da dopamina e da serotonina, importantes neurotransmissores, o que torna o prognóstico mais reservado. Por essa razão, os pacientes com deficiência de BH4 necessitam de tratamento medicamentoso – uso de dopamina, carbidopa, 5-hidroxitriptofano, do próprio cofator sintético e, em algumas formas, do uso de ácido fólico –, além de algumas vezes ser mantida dieta com baixa ingestão de phe. Portanto, é necessária a identificação de possíveis alterações de síntese ou de reciclagem da BH4 em todo paciente com suspeita de hiperfenilalaninemia persistente (Figura 1).

A fenilcetonúria é uma hiperfenilalaninemia persistente de origem genética autossômica recessiva, decorrente de mutações localizadas no braço longo do cromossomo 12.

De acordo com o Protocolo Clínico e Diretrizes Terapêuticas (PCDT) – Fenilcetonúria – de 2019 do Ministério da Saúde, consideram-se como fenilcetonúria concentrações de phe no sangue iguais ou maiores que 480 mcmol/L (8 mg/dL). Níveis sanguíneos persistentes iguais ou maiores que 120 mcmol/L e menores que 480 mcmol/L (8 mg/dL) são considerados "hiperfenilalaninemia persistente não fenilcetonúrica" (HPP não PKU).

A hidroxilação deficiente ou ausente de phe pode propiciar baixa concentração sanguínea de tirosina, que, por essa razão, deve ser complementada pela dieta e é, algumas vezes, considerada aminoácido essencial a esses pacientes.

As concentrações elevadas de phe ocasionam também a utilização de caminhos metabólicos alternativos pelo organismo, fisiológicos, mas pouco usuais, na tentativa de aumentar a excreção do aminoácido, o que implica a ampliação da síntese de alguns ácidos – fenilacético, fenilpirúvico e fenilático. A excreção urinária desses ácidos ocasiona cheiro característico de urina desses pacientes.

A persistência de phe elevada no sangue e em outros líquidos corporais, como líquor em particular, por mecanismos ainda não muito bem compreendidos, vai acometer o sistema nervoso central (SNC) e determinar alterações bioquímicas que ocasionam as

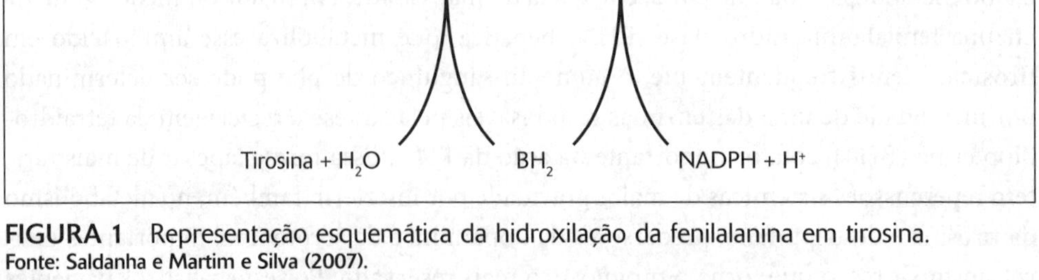

FIGURA 1 Representação esquemática da hidroxilação da fenilalanina em tirosina.
Fonte: Saldanha e Martim e Silva (2007).

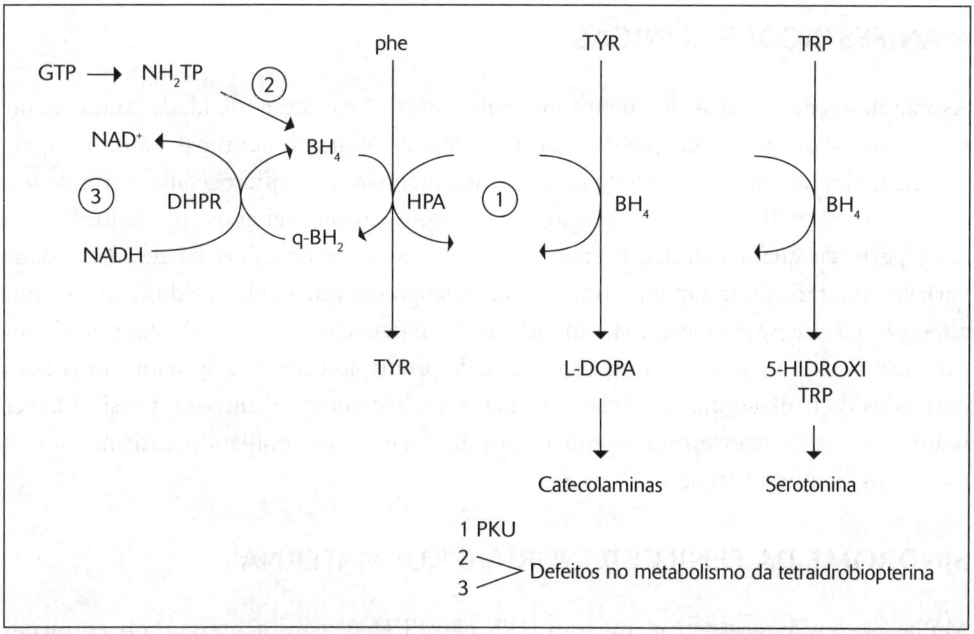

FIGURA 2 Ciclo da tetraidrobiopterina (BH_4), suas ações como cofator e possíveis locais de interrupções nos metabolismos da fenilalanina, da tirosina e do triptofano que originam HPP.
BH_4: tetraidrobiopterina; DHPR: di-hidroxipteridina redutase; GTP: guanosina trifosfato; HPA: fenilalanina hidroxilase; NAD: nicotinamida adenina dinucleotídeo; NH2TP: di-hidroneopterina trifosfato; q-BH_2: quinoide-di-hidrobiopterina.
Fonte: adaptada de Scriver et al. (1997).

manifestações clínicas da doença, das quais a mais importante é a deficiência cognitiva, de intensidade variada, mas irreversível após instalada.

Acredita-se que o aumento persistente de phe diminua, por competição, o transporte de outros aminoácidos no SNC, seja nas membranas celulares, seja na barreira hematoencefálica e plexo coroide, inibindo a síntese proteica, o que afeta a mielinização e a proliferação dendrítica neuronal.

Ao competir com tirosina e triptofano pelo transporte na membrana neuronal, a phe elevada propicia menor síntese de dopamina, noradrenalina e serotonina, por diminuir as concentrações intracelulares desses aminoácidos. Essa diminuição no córtex frontal pode ocasionar distúrbios cognitivos importantes.

A apresentação clínica mais grave da fenilcetonúria, com phe sanguínea igual ou maior que 1.200 mcmol/L, conhecida como "clássica", apresenta atividade de PHA abaixo de 1% da considerada normal, enquanto na forma leve a atividade é considerada estar na faixa maior que 1%, porém menor que 5% da normalidade. A forma persistente não fenilcetonúrica teria atividade da enzima acima de 5% do esperado. Tais variedades fenotípicas estariam condicionadas às diversas mutações existentes e suas combinações.

MANIFESTAÇÕES CLÍNICAS

As manifestações clínicas da doença iniciam-se entre 3 e 6 meses de idade com convulsões tônico-clônicas, involução ou atraso do desenvolvimento neuropsicomotor, hiper-reflexia, hiperatividade, déficit do crescimento, inclusive com microcefalia, culminando com atraso cognitivo de grau variado, mas sempre irreversível após instalado. Podem fazer parte do quadro clínico desnutrição proteico-energética, eczema de intensidade variável refratária ao tratamento tradicional, despigmentação cutânea e dos cabelos (por alteração na síntese de melanina, em virtude da deficiência de tirosina), além de cheiro característico na urina e no suor, decorrente da produção excessiva de ácidos orgânicos derivados da fenilalanina. Em crianças maiores, adolescentes e adultos é possível haver manifestações de transtornos psiquiátricos, algumas vezes simulando autismo, surtos psicóticos e automutilações.

SÍNDROME DA FENILCETONÚRIA (PKU) MATERNA

Mulheres com fenilcetonúria, ou com HPP não PKU, devem manter as concentrações sanguíneas de phe dentro de limites considerados seguros para o concepto, tanto na preconcepção quanto durante toda a gestação: entre 120 e 360 mcmol/L. Concentrações de phe acima desses limites apresentam alta probabilidade de ocasionarem microcefalia, deficiência cognitiva, malformações do sistema cardiovascular e outras anomalias congênitas, relacionadas à teratogenicidade do aminoácido, caracterizando a síndrome da PKU materna.

O acompanhamento preconcepcional e gestacional de mulheres com PKU deve ser realizado, se possível, por equipe multidisciplinar, constituída por ginecologista/obstetra, nutricionista especialista no atendimento à pessoa com PKU, psicólogo e assistente social. Esse acompanhamento tem como principal objetivo controlar a ingestão de phe, mantendo-se as concentrações sanguíneas do aminoácido dentro de limites considerados não lesivos para o embrião/feto. Ao mesmo tempo, a dieta deve propiciar nutrição correta à gestante e ao crescimento e desenvolvimento adequado da criança. O acompanhamento da gestação em si visa garantir evolução favorável da gestante e do concepto.

GESTAÇÃO EM PACIENTES COM PKU DEVE SER CONSIDERADA GRAVIDEZ DE ALTO RISCO

As pacientes com PKU devem ser orientadas sistematicamente quanto ao risco da síndrome da PKU materna, a partir do início da adolescência ou assim que se iniciarem os sinais de puberdade. Devem ser encaminhadas à consulta ginecológica para receber orientações anticoncepcionais adequadas à idade e melhores informações sobre gravidez e infecções sexualmente transmissíveis (IST). Essas pacientes precisam ser rotineiramente informadas da necessidade de controlarem mais intensamente as concentrações sanguíneas de phe meses antes de engravidarem. É frequente, embora não desejado, que a paciente relate a existência de gravidez já com algumas semanas de evolução. Nesse caso, assim que a gravidez for informada, a gestante deverá ser encaminhada para avaliação médica e nutricional aos serviços de referência no tratamento da PKU, o mais rapidamente possível.

TRIAGEM NEONATAL

Desde que os benefícios do diagnóstico e tratamento precoces foram reconhecidos, a triagem neonatal tem sido objeto das políticas de saúde de vários países, incluindo o Brasil. A fenilcetonúria satisfaz totalmente os critérios usados como orientação para sua inclusão nos programas de triagem neonatal, elencados na Tabela 1.

Tabela 1 Critérios internacionais de orientação para inclusão de doenças nos programas de triagem neonatal biológica*

A doença deve ter história natural bem conhecida.
Deve ser possível diagnosticar a doença antes das manifestações clínicas.
O tratamento em estágio precoce deve trazer maiores benefícios quando comparado àquele instituído após o início das manifestações.
Existência de um exame adequado para diagnóstico em estágio precoce, passível de incorporação às rotinas para diagnóstico de outras doenças já rastreadas em testes de triagem neonatal.
A doença deve ter alta incidência na população.
O custo-benefício da triagem populacional deve ser considerado, assim como sua efetividade.
Deve existir ampla aceitação da população.

* Propostos por James Wilson e Gunnar Junger em 1968 e publicados pela Organização Mundial da Saúde (OMS).

O recém-nascido com fenilcetonúria não apresenta qualquer evidência clínica da doença, pois durante a gestação o excesso de phe é metabolizado pelo fígado da mãe. Ao iniciar a alimentação, a phe sanguínea da criança aumenta rapidamente. Presume-se que após 48 horas de vida a maioria dos recém-nascidos com fenilcetonúria já apresenta alterações nas concentrações de phe suficientemente elevadas para ocasionar suspeita diagnóstica na triagem neonatal.

A triagem é feita por meio da dosagem de fenilalanina em amostras de sangue seco coletadas em papel-filtro, sendo indicada a coleta entre o terceiro e o quinto dias de vida do recém-nascido. O método analítico utilizado pode variar de laboratório para laboratório, sendo considerado mais eficaz a espectrometria de massa em *tandem* (MS/MS). Por esse método, consideram-se como ponto de corte as concentrações sanguíneas de phe iguais ou maiores que 120 mcmol/L, estando a criança em ingestão alimentar adequada e suficiente para elevar a phe sanguínea.

No caso de haver suspeita de hiperfenilalaninemia, o recém-nascido deve ser encaminhado para serviço de referência no tratamento, onde terá o diagnóstico confirmado ou excluído, de acordo com as concentrações de phe obtidas.

TRATAMENTO

O Ambulatório de Fenilcetonúria do Serviço Especial de Genética Médica do Hospital das Clínicas da Universidade Federal de Minas Gerais/Empresa Brasileira de Serviços Hospitalares (SEG-HC-UFMG/Ebserh) conta com equipe multidisciplinar especialista no diagnóstico, tratamento e acompanhamento de pessoas com PKU. Em Minas Gerais, todos os recém-nascidos triados pelo Programa de Triagem Neonatal do Estado são encaminhados para esse ambulatório especializado. O tratamento para PKU descrito a seguir é baseado no Protocolo de Tratamento da Fenilcetonúria e Outras Hiperfenilalaninemias elaborado pela equipe do Serviço, referência no estado.

O tratamento da PKU é dietético, com restrição da ingestão proteica natural, fonte de grandes quantidades de phe. É proibido aos pacientes com PKU ingerir alimentos de origem animal, e a ingestão de alimentos vegetais é proibida ou controlada, de acordo com o conteúdo proteico de cada um. Assim, além de não ingerir alimentos de origem animal e vegetais contendo maior quantidade de proteína e qualquer preparação que os contenha, só é possível ao paciente com PKU ingerir – e de forma controlada – alimentos vegetais que possuam moderada e baixa quantidade do nutriente e de acordo com a tolerância de cada indivíduo. Poucos alimentos com muito pouca ou isentos de proteína têm ingestão liberada, mas sempre sob orientação do nutricionista (Tabelas 2 e 3).

Tabela 2 Exemplos de alimentos com quantidade proteica elevada, proibidos na dieta da pessoa com fenilcetonúria

Carnes de qualquer tipo: boi, porco, carneiro, aves, peixe, linguiça, presunto, salsicha, salame e qualquer produto que os contenha, como salgados.
Grãos: feijão, ervilha, grão-de-bico, lentilha, soja, amendoim, milho e qualquer produto que os contenha.
Leite e qualquer derivado: queijo, iogurte, coalhada, requeijão, doce de leite e qualquer produto que contenha leite (bolos, pães, biscoitos).
Ovos de qualquer espécie.
Outros alimentos, como nozes, gelatinas, farinha de trigo e de soja, aveia, alimentos industrializados com grande quantidade de proteína, produtos dietéticos contendo aspartame.

Tabela 3 Alimentos que só podem ser ingeridos em quantidades controladas, de acordo com o indicado pelo nutricionista

Legumes e cereais: arroz, batata-doce, batata-inglesa, inhame, cenoura, chuchu, abobrinha, moranga, entre outros.
Vegetais em geral: almeirão, espinafre, acelga, tomate.
Frutas: maçã, mamão, abacaxi, pera, laranja, jabuticaba.
Esses alimentos devem ser utilizados com consulta prévia à tabela indicada pelo nutricionista, para cálculo da quantidade de fenilalanina ingerida pelo paciente.

Poucos são os alimentos que podem ser consumidos de maneira mais liberal, mas, ainda que permitidos, eles não devem ser utilizados sem orientação do nutricionista (Tabela 4).

Tabela 4 Alimentos naturais e industrializados que podem ser consumidos com pequena ou sem restrição

Açúcar, algodão-doce, balas de frutas e de gomas, pirulitos de frutas.
Picolés de frutas, café e chás, farinha de mandioca e polvilho.
Gelatina vegetal feita com algas marinhas, geleia de frutas, mel, groselha, limão.
Acerola, mostarda, óleo vegetal e pimenta, sucos de frutas artificiais sem aspartame, refrigerantes comuns.

As necessidades diárias de proteína e demais nutrientes não fornecidos, ou fornecidos em quantidades insuficientes pela alimentação natural, são completadas por uma mistura de aminoácidos isenta de phe contendo vitaminas, macro e micronutrientes (fórmula metabólica). Visto que as necessidades de tirosina não são supridas pela hidroxilação da fenilalanina, a fórmula metabólica deve conter maior quantidade desse aminoácido.

Mesmo para a pessoa com PKU, a fenilalanina continua a ser um aminoácido essencial, e sua deficiência ou ausência dietética manifesta-se por desnutrição e atraso do desenvolvimento, inclusive com déficit cognitivo, razão pela qual deve ser fornecida pela dieta em quantidade suficiente para suprir as necessidades do paciente e de acordo com sua tolerância ao aminoácido. Tolerância essa que parece estar relacionada com as mutações de cada indivíduo, mantendo-se as concentrações sanguíneas de phe nas faixas consideradas seguras, não lesivas ao sistema nervoso central. Infere-se, portanto, que as mutações é que determinam o fenótipo bioquímico do paciente e o grau de restrição dietética de fenilalanina, necessária ao sucesso terapêutico.

Toda ingestão de proteína natural é controlada por meio das dosagens sanguíneas de phe realizadas periodicamente – semanais nos primeiros 3 meses de idade, quinzenais entre 3 e 6 meses e mensalmente a partir dessa idade. No entanto, essa periodicidade pode variar de acordo com avaliação feita pelo nutricionista.

LEITE MATERNO

O leite materno (LM) pode ser mantido como fonte de phe, pelo menos no primeiro ano de vida. É possível restringir a quantidade ingerida de LM por meio de técnica específica e desse modo controlar as concentrações de phe no sangue dentro dos limites desejáveis. Em resumo, a técnica consiste em fornecer a fórmula metabólica em mamadeira, de 3 em 3 horas, com o aleitamento sendo permitido nos intervalos. Nesse caso, a preparação oferecida em mamadeira contém a fórmula metabólica, acrescida de açúcar ou maltodextrina, amido de milho dissolvidos em água. A preparação deve estar em volumes e concentrações calóricas necessárias, de acordo com a tolerância individual e os níveis sanguíneos de phe apresentados durante o tratamento. Solicita-se que a mãe não ofereça o LM muito próximo ao horário da mamadeira (cerca de 30 minutos, no mínimo).

FÓRMULA COMERCIAL DE PARTIDA

Na impossibilidade de utilizar o LM como fonte de phe, utiliza-se leite em pó industrializado para lactentes até os 6 meses de idade, adicionado à mamadeira contendo a preparação descrita com os ingredientes usados para completar as necessidades calóricas/nutricionais da criança. Salienta-se que a quantidade de leite em pó a ser adicionada depende da tolerância ao aminoácido e, em última análise, das concentrações sanguíneas de phe mantidas pelo paciente.

Atualmente, o PCDT – Fenilcetonúria preconiza a manutenção das concentrações sanguíneas de fenilalanina de acordo com a Tabela 5.

USO DE ALIMENTOS ESPECIAIS

Em vários países são produzidos alimentos para serem utilizados por pessoas que necessitam restringir a ingestão de aminoácidos, por exemplo, quem tem fenilcetonúria. Esses alimentos são conhecidos como "alimentos hipoproteicos" e podem ser industrializados ou manipulados permitindo diversificar o cardápio diário dos pacientes. No Brasil, entretanto, poucos são os alimentos industrializados disponíveis, e em geral apresentam custo elevado. Os mais encontrados são farinha de trigo especial, substituto do ovo, macarrão, alguns tipos de pães e de biscoitos, gelatina, entre outros. Por esse motivo as famílias devem ser orientadas a elaborar receitas caseiras que, após serem avaliadas

Tabela 5 Concentrações de phe no sangue, por faixa etária, recomendadas e utilizadas pela Equipe do Ambulatório de Fenilcetonúria do SEG/HC-UFMG/Ebserh

Idade do paciente	Phe sanguínea (mcmol/L)	Phe sanguínea (mg/dL)
RN a 12 anos de idade	120-360	2-6
> 12 anos de idade	120-600	2-10
Gestante	120-360	2-6

RN: recém-nascido.
Fonte: adaptada de Van Spronsen et al. (2017) e PCDT-2019.

pelo nutricionista, podem ser consumidas e compartilhadas. Elas podem ser usadas em lanches e em ocasiões especiais.

CONTEÚDO DE FENILALANINA EM PRODUTOS INDUSTRIALIZADOS OU "O HÁBITO DE LER OS RÓTULOS DAS EMBALAGENS"

Vale ressaltar que é sempre bom estimular os familiares e, de acordo com a idade, o próprio paciente, a consultarem os rótulos dos alimentos industrializados, para garantir a ingestão adequada de proteína e de phe, pois é possível calcular a quantidade do aminoácido contida no produto a partir da quantidade proteica nele contida.

RECOMENDAÇÕES NUTRICIONAIS

De acordo com as necessidades nutricionais, com a idade e principalmente com a adequação do controle das concentrações de phe no sangue, novos alimentos são acrescentados à dieta do paciente. É recomendado que seja oferecido 50% a mais de proteína ao paciente com PKU, em razão da absorção mais eficaz e da rápida deaminação dos aminoácidos livres fornecidos, absorvidos e não utilizados de maneira imediata na síntese proteica.

Inicia-se a alimentação complementar de acordo com o preconizado para lactentes em aleitamento misto, desde que as concentrações de phe no sangue estejam dentro da faixa adequada para a idade e de acordo com as recomendações nutricionais a seguir (Tabela 6).

Tabela 6 Recomendações diárias de fenilalanina, tirosina, proteínas, calorias e de líquidos para pacientes com PKU, de recém-nascido até 1 ano de idade

Idade	Phe	Tyr	Nutrientes Proteína	Kcal	Líquido
Meses	**mg/kg**	**mg/kg**	**g/kg**	**kcal/Kg**	**mL/kg**
RN < 3 meses	25-70	300-350	3,5-3	120 (95-145)	135-160
≥ 3 < 6 meses	20-45	300-350	3,5-3	120 (95-145)	130-160
≥ 6 < 9 meses	15-35	200-250	2,5-3	110 (80-135)	125-145
≥ 9 < 12 meses	10-35	200-250	2,5-3	105 (80-135)	120-135

Phe: fenilcetonúria; RN: recém-nascido; Tyr: tirosina.

Fonte: adaptada de Acosta e Yannicelli (2001).

Para pacientes maiores de 1 ano de idade, utilizam-se as recomendações da *Dietary Reference Intakes* (DRI), 2005, com acréscimo de 50% no valor de referência para proteínas (Tabela 7).

Tabela 7 Recomendação diária de ingestão de proteína para crianças maiores de 1 ano, adolescentes e adultos com PKU

Categoria	Idade (anos)	Recomendação proteica g/kg	 g/dia
Ambos os sexos	1-3	1,5	8
	4-8	1,43	29
	9-13	1,43	51
Masculino	14-18	1,28	78
	19-30	1,20	84
	31-50	1,20	84
	51-70	1,20	84
	> 70	1,20	84
Feminino	14-18	1,28	69
	19-30	1,20	69
	31-50	1,20	69
	51-70	1,20	69
	> 70	1,20	69

Os valores foram acrescidos de 50%, conforme descrito no texto.

PKU: síndrome da fenilcetonúria.

Fonte: adaptada de DRI (2005).

As recomendações para ingestão de fenilalanina e tirosina para pacientes com idades acima de 1 ano, adolescentes e adultos estão descritas na Tabela 8. Ressalte-se que essas recomendações podem ser modificadas de acordo com as dosagens de phe de cada paciente, feitas mensalmente.

Tabela 8 Recomendações de ingestão de fenilalanina e tirosina para crianças maiores de 1 ano, adolescentes e adultos com PKU

Pacientes (idade em anos)	Fenilalanina (mg/dia)	Tirosina mg/dia)
≥ 1 < 4	200-400	1,72-3
≥ 4 < 7	210-450	2,25-3,50
≥ 7 < 11	220-500	2,55-4
Mulheres		
≥ 11 < 15	250-750	3,45-5
≥ 15 < 19	230-700	3,45-5
≥ 19	220-700	3,75-5
Homens		
≥ 11 < 15	225-900	3,38-5,50
≥ 15 < 19	275-1.100	4,42-6,50
≥ 19	290-1.200	4,35-6,50

PKU: síndrome da fenilcetonúria.
Fonte: adaptada de Acosta e Yannicelli (2001).

Para fazer o cálculo das necessidades proteicas diárias utiliza-se o peso atual do paciente quando ele estiver eutrófico. No caso de pacientes com baixo peso, utiliza-se o escore Z mais próximo, logo acima do que foi encontrado. Se o paciente estiver com excesso de peso (sobrepeso ou obesidade), utiliza-se escore Z abaixo, o mais próximo da eutrofia.

Utilizam-se as recomendações das DRI 2005 para a adequação dos demais macro e micronutrientes. O monitoramento da ingestão de ferro, zinco, cálcio, selênio, ácido fólico, vitamina B12, vitaminas A e D é realizado de forma constante, por meio da análise da ingestão tanto pela dieta natural, por meio de inquérito alimentar, e em particular da fórmula metabólica. O inquérito alimentar é feito utilizando-se o registro alimentar de 24 ou 72 horas que o paciente ou familiar deve trazer a cada consulta.

Outros nutrientes, que não sejam proteína, fenilalanina e tirosina, devem ser oferecidos nas mesmas quantidades que para pessoas sem PKU. Cuidados especiais são tomados em relação à ingestão de micronutrientes que podem estar abaixo das necessidades diárias. Em geral, esses nutrientes são fornecidos pela fórmula metabólica, razão pela qual é preciso muita atenção aos pacientes que têm alta tolerância à phe e que, portanto, necessitam de menor quantidade dessa fórmula. Especial atenção também deve ser dada àqueles que se recusam a utilizar a quantidade diária prescrita da fórmula metabólica, ou mesmo não a utilizam, mas persistem com a dieta restrita. Nesses casos, deve-se avaliar a complementação dos nutrientes em falta por meio da prescrição medicamentosa, avaliada caso a caso.

REFERÊNCIAS BIBLIOGRÁFICAS

1. Acosta PB, Yanniccelli S. The Ross metabolic formula system, nutrition support protocols. 4.ed. Columbus: Ross Products Division, Abbot Laboratories; 2001.
2. Blau N. Phenylketonuria and BH4 deficiencies. 3.ed. Bremen: UNI-MED; 2016.
3. Brasil. Ministério da Saúde. Secretaria de Ciência, Tecnologia, Inovação e Insumos Estratégicos em Saúde. Departamento de Gestão e Incorporação de Tecnologias e Inovação em Saúde. Protocolo clínico e diretrizes terapêuticas da fenilcetonúria. Brasília, DF, 2020.
4. Daly A, Evans S, Pinto A, Ashmore C, Rocha JC, MacDonald A. A 3 year longitudinal prospective review examining the dietary profile and contribution made by special low protein foods to energy and macronutrient intake in children with phenylketonuria. Nutrients. 2020;12(10):3153.
5. Institute of Medicine, Food and Nutrition Board, Committee to Review. Dietary Reference Intakes for energy, carbohydrate, fiber, fat, fatty acids, cholesterol, protein, amino acids. Washington, DC: National Academies Press; 2005.
6. Institute of Medicine, Food and Nutrition Board, Committee to Review. Dietary Reference Intakes for vitamin D and calcium. Washington, DC: National Academies Press; 2011.
7. Kanufre VC, Starling ALP, Leão E, Aguiar MJB, Santos JS, Soares RDL, et al. Breastfeeding in the treatment of children with phenylketonuria. J Pediatr. 2007;83(5):447-52.
8. Núcleo de Ações e Pesquisa em Apoio Diagnóstico (Nupad). Disponível em: https://www.nupad.medicina.ufmg.br/. Acesso em: 26 set. 2023.
9. Saldanha C, Martim e Silva J. Fenilcetonúria. Actas Bioq. 2007;8:79-87.
10. Tópicos em Saúde – Fenilcetonúria. Disponível em: https://www.nupad.medicina.ufmg.br/topicos-em-saude/fenilcetonuria/. Acesso em: 28 jun. 2023.
11. van Spronsen FJ, van Wegberg AM, Ahring K, Bélanger-Quintana A, Blau N, Bosch AM, et al. Key European guidelines for the diagnosis and management of patients with phenylketonuria. Lancet Diabetes Endocrinol. 2017 Sep;5(9):743-56.
12. World Health Organization Committee. Nutrient adequacy of exclusive breastfeeding for the term infant during the first six months of life. Geneva: WHO; 2002.
13. Zuvadelli J, Paci S, Salvatici E, Giorgetti F, Cefalo G, Dionigi AR, et al. Breastfeeding in phenylketonuria: changing modalities, changing perspectives. Nutrients. 2022;14(19):4138.

49 Dislipidemia

Fernanda Luisa Ceragioli Oliveira

INTRODUÇÃO

A dislipidemia em crianças e adolescentes deve ser diagnosticada por pediatras. Sendo uma das doenças crônicas não transmissíveis, apresenta alto risco de morbimortalidade de doenças cardiovasculares. Sabe-se por estudos epidemiológicos que há uma associação entre a alteração do perfil lipídico na infância e na adolescência e a presença de marcha arteriosclerótica.[1]

Qualquer alteração do perfil lipídico (colesterol total e frações, triglicérides e apoproteínas) é considerada dislipidemia em crianças acima de 2 anos.[2] As principais dislipidemias primárias[3-5] são: hipercolestrolemia familiar (aumento da fração LDL do colesterol), hipertrigliceridemia familiar (aumento da fração VLDL do colesterol e triglicérides 200 a 1.000 mg/dL) e hipertrigliceridemia familiar grave ou síndrome de hiperquilomicronemia (aumento de quilomícrons, da fração VLDL do colesterol e triglicérides acima de 1.000 mg/dL). As dislipidemias secundárias[2,3] podem ser devidas ao estilo de vida (dieta hiperlipídicas, inatividade física, alcoolismo, tabagismo, anorexia e obesidade) e ao uso de medicações contínuas (corticoides, ácido retinoico, imunossupressores, inibidores de protease viral, betabloqueadores, contraceptivo oral, esteroides anabólicos, terapias antineoplásicas). Várias doenças também colaboram para a dislipidemia secundária:

- Inflamatórias crônicas – lúpus sistêmico e artrite reumatoide juvenil.
- Doenças de depósito – Gaucher, Tay-Sachs, Niemann-Pick, glicogenoses.
- Doenças endócrinas e metabólicas – diabete melito 1 e 2, lipodistrofias, hipotireoidismo, hipopituitarismo, gestação, síndrome do ovário policístico.

- Doenças hepáticas – doença obstrutiva do fígado, colestase, cirrose biliar, síndrome de Alagille.
- Doenças renais – doença renal crônica, síndromes hemolítico-urêmicas, síndrome nefrótica.
- Outras doenças – doença de Kawasaki, transplante de órgãos sólidos, progéria, síndrome de Klinefelter, síndrome de Werner e sobreviventes de câncer na infância.

A dislipidemia mais prevalente em pediatria é a secundária à obesidade. A partir de 2 anos de vida, todas as crianças com excesso de peso (risco de sobrepeso, sobrepeso e obesa) devem realizar o exame de perfil lipídico com jejum no mínimo de 8 horas. A dislipidemia da obesidade caracteriza-se por aumento de triglicérides e aumento da proporção de LDL-colesterol (LDL-c) de pequeno tamanho (LDL *small*), com maior poder de formação de placas aterogênicas.[6] Nos casos de obesidade grave, pode ocorrer aumento do LDL-c total.

Dentre as causas primárias, a mais prevalente é a hipercolesterolemia familiar heterozigótica. Se houver familiares com doença cardiovascular precoce (infarto do miocárdio, acidente vascular cerebral, coronariopatas) ou pais com hipercolesterolemia familiar heterozigótica, o pediatra deve fazer dosagem de não HDL-colesterol, que não necessita de jejum. Dosa-se o perfil lipídico dos filhos com jejum no mínimo de 8 horas se não HDL-colesterol (HDL-c) for acima de 145 mg/dL.[7] Esse valor de exame indica aumento de VLDL-c (triglicérides) ou LDL-c. Coletar perfil lipídico com ou sem jejum pode revelar se os exames estão adequados ou não (Tabela 1).[8] Se os exames estiverem alterados, deve-se coletar perfil lipídico com jejum de 8 ou 12 horas para fazer o diagnóstico de dislipidemia.

Tabela 1 Triagem universal para identificação precoce de dislipidemia

Idade	Conduta
< 2 anos	Sem triagem ou perfil lipídico.*
2-8 anos	Perfil lipídico completo somente nas condições de risco cardiovascular.
9-11 anos	• Triagem com dosagem da fração não HDLC. • Se estiver ≥ 145 mg/dL → solicitar perfil lipídico completo.
12-16 anos	Perfil lipídico completo somente nas condições de risco cardiovascular.
17-21 anos	• Triagem com dosagem da fração não HDLC. • Se estiver ≥ 145 mg/dL → solicitar perfil lipídico completo.

* Exceções: nos casos em que o lactente ou a criança apresentarem sangue com conteúdo de gordura visível ou colesterol total acima de 500 mg/dL ou triglicérides acima de 1.000 mg/dL.

HDL: lipoproteína de alta densidade.

Fonte: Expert Panel on Integrated Guidelines for Cardiovascular Health and Risk Reduction in Children and Adolescents.[3]

HIPERCOLESTEROLEMIA FAMILIAR

A hipercolesterolemia familiar heterozigótica deve ser diagnosticada e orientada precocemente.[9-11] Não apresenta sintomas e sinais clínicos na infância, na adolescência e na fase de adulto jovem, sendo o diagnóstico realizado por triagem do perfil lipídico. A hipercolesterolemia familiar é uma doença autossômica dominante devida a mutações no metabolismo do LDL-c.[11] A maioria é causada por mutações no genes do receptor de LDL-c na superfície da célula (LDLR), mas também podem ocorrer nos genes da apoproteína B – APOB (1-12%) e da pró-proteína convertase subtilisina/kexina – PCSK9 (2 a 4%). A forma heterozigótica apresenta prevalência de 1 para 200 a 500 habitantes, enquanto a forma homozigótica é rara (1:160.000 a 1:320.000 habitantes).

Diferentemente da forma heterozigótica, a hipercolesterolemia familiar homozigótica apresenta sintomas e sinais precoces: xantelasmas nas articulações e nos membros superiores/inferiores, além de arcos *cornealis* em volta da íris. Entretanto, as duas formas acarretam o desenvolvimento de arteriosclerose, que aumenta o risco precoce de morbimortalidade de doenças cardiovasculares. Na hipercolesterolemia familiar homozigótica, a manifestação clínica de doenças cardiovasculares inicia precocemente na segunda ou terceira década de vida.

DIAGNÓSTICO

Considera-se perfil lipídico alterado quando um ou mais valores séricos de triglicérides, apolipoproteínas, colesterol total e frações estiverem com valores inadequados.[7] A utilização da I diretriz brasileira sobre dislipidemia e prevenção da aterosclerose para determinação do perfil lipídico da criança maior de 2 anos e do adolescente até 19 anos consiste na recomendação da Sociedade Brasileira de Pediatria (SBP) e da Sociedade Brasileira de Cardiologia (SBC) (Tabela 2).[12]

Na literatura científica, o perfil lipídico também pode ser analisado, segundo os pontos de corte de Kwiterovich (2008), para colesterol total e suas frações, não HDLC, apolipoproteína AI e B (Apo-AI e Apo-B) para crianças e adolescentes (Tabela 3).[7]

PREVENÇÃO

A prevenção de dislipidemia deve iniciar no período de preconcepção, preocupando-se com o estado nutricional, hábitos alimentares e atividade física regular dos futuros pais, além da alimentação saudável e da atividade física da gestante. Ao nascimento, estímulo ao aleitamento materno e a introdução adequada de alimentação complementar contribuem para a manutenção da alimentação saudável da criança e do adolescente. Orienta-se atividade física moderada/intensa diária no mínimo de 30 a 120 minutos para crianças

Tabela 2 Valores de referência adequados para o perfil lipídico (mg/dL) com ou sem jejum, na faixa pediátrica de 2 a 19 anos

Perfil lipídico (mg/dL)	Em jejum	Sem jejum
Colesterol total	< 170	< 170
LDLC	< 110	< 110
HDLC	> 45	> 45
Triglicérides: 2-9 anos 10-19 anos	 < 75 < 90	 < 85 < 100
Não HDLC	< 120	–
Apolipoproteína B	< 90	–

HDL: lipoproteína de alta densidade; LDL: lipoproteína de alta densidade.
Fonte: SBP.[8]

Tabela 3 Valores séricos do perfil lipídico para crianças acima de 2 anos e adolescentes

Perfil lipídico (mg/dl)	Desejáveis	Valores limítrofes	Alterados (dislipidemia)
Colesterol total	< 150	150-169	> 170
LDLC	< 100	100-129	≥ 130
HDLC	≥ 45		
Triglicerídeos	< 100	100-129	≥ 130

HDL: lipoproteína de alta densidade; LDL: lipoproteína de alta densidade.
Fonte: Giuliano et al.[12]

e adolescentes. O estilo de vida saudável colabora para a melhora do perfil lipídico e a prevenção da obesidade.[13,14]

Nas famílias com história positiva de doenças cardiovasculares, pais com dislipidemias ou outras doenças que podem desencadear o desenvolvimento de arteriosclerose, deve-se estabelecer precocemente medidas preventivas para reduzir o risco de morbimortalidade de seus filhos.[15]

TRATAMENTO

O tratamento da dislipidemia é constituído por quatro pilares: orientação nutricional e psicológica de toda a família; atividade física regular familiar; e prescrição de medica-

Tabela 4 Valores séricos do perfil lipídico para crianças acima de 2 anos e adolescentes

Perfil lipídico (mg/dL)	Adequado	Limítrofe	Alterado
Colesterol total	< 170	170-199	≥ 200
LDLC	< 110	110-129	≥ 130
Não HDLC	< 120	120-144	≥ 145
Triglicérides: 0-9 anos 10-19 anos	 < 75 < 90	 75-99 90-129	 ≥ 100 ≥ 130
HDL-c	> 45	45-40	< 40
Apolipoproteína B	< 90	90-109	> 110
Apolipoproteína AI	> 120	110-120	< 110

HDL: lipoproteína de alta densidade; LDL: lipoproteína de alta densidade.
Fonte: Kwiterovick.[7]

mentos. A indicação de tratamento medicamentoso deve ser planejada para ser prescrita após 6 meses de orientação dietética e prática de atividade física.[2,5,7,16]

Existem exceções ao uso de medicações imediata, como nos casos raros de hipertrigliceridemia ou síndrome de hiperquilomicronemia com valores de triglicérides acima de 1.000 mg/dL e ou hipercolesterolemia familiar homozigótica, com colesterol total > 1.000 mg/dL e LDL-c > 500 mg/dL. Nessas condições, o pediatra deve encaminhar para especialista em lipídios.[3]

Dieta

Modificações na dieta e no comportamento da criança ou adolescente só serão viáveis quando houver mudanças no hábito alimentar e no estilo de vida de toda a família.[2,7] A orientação nutricional visa à alimentação saudável da família, mantendo um peso corpóreo adequado, perfil lipídico e níveis pressóricos sanguíneos desejáveis.[1,17] Os alimentos industrializados, também chamados de ultraprocessados, apresentam maior densidade energética, alto teor de sal, açúcar, gorduras saturadas e *trans*. A nova regra da rotulagem dos alimentos colabora para orientar o público leigo para detectar facilmente a composição do alimento.[18] O consumo desses alimentos promove alteração do perfil lipídico e maior risco de doença cardiovascular.[19]

O balanceamento da dieta diária com proporção de proteína (15 a 12% do valor total de energia), carboidratos (50 a 60% do valor total das calorias) e lipídios (30%) parece ser o modo mais prudente de prevenir arteriosclerose nas crianças (maiores de 2 anos) e nos adultos na população geral.[20] Assim, a família deve adotar uma alimentação saudável:[2,7,20]

- Monitorar a necessidade energética adequada para crescimento e desenvolvimento.
- Incentivar o consumo de frutas, vegetais, legumes, grãos integrais, produtos derivados de leite e carnes (peixes, aves e bovinos).
- Limitar o consumo das gorduras provenientes dos ácidos graxos *trans* (1% do valor energético total diário).
- Limitar a ingestão de sal a 5 g/dia – 1 colher de café.
- Limitar o consumo de carboidratos simples a 10% do valor energético total diário (açúcar, frutose – suco natural –, glicose, dextrinomaltose).

O tratamento dietético deve ser o primeiro passo em crianças e adolescentes com alteração lipídica, modificando-se a dieta conforme a lipoproteína alterada (LDLC ou VLDLC /TG). Enfatiza-se a preocupação com a redução de gorduras para menos de 25% do valor energético total (VET), para não comprometer o crescimento e o desenvolvimento.[20] A quantidade de minerais e de vitaminas deve ser adequada para promover crescimento e desenvolvimento normais. Além disso, muitos micronutrientes são potentes antioxidantes exógenos, que colaboram na proteção do desenvolvimento do processo arteriosclerótico. A meta a ser atingida é a normalização dos valores séricos: triglicérides < 100 mg/dL (< 10 anos) e < 130 mg/dL (10 a 19 anos) e LDLC < 130 mg/dL.

Ns dislipidemias primárias com alteração de LDLC, alguns autores preconizam a redução de 30 a 50% do valor do LDLC nos adolescentes de 10 a 14 anos, para posteriormente atingir a meta.[16] As crianças maiores de 2 anos com aumento da fração LDLC, com elevação da Apo-B e diminuição da fração HDLC são orientadas a seguir a fase II, que consiste em dieta normocalórica e com restrição lipídica (Tabela 5).[1-3,16,17,21] O consumo de fibra solúvel auxilia na diminuição do LDLC, assim como a utilização de fitosteróis (2 g/dia), que contribui para a redução de 10 a 15% do LDLC.[1-3 16,17,21] A indicação de margarinas enriquecidas com fitosteróis não tem poder de ação preventiva. A utilização de aveia nas preparações como vitaminas de frutas, bolos, frutas e nas refeições auxilia a reduzir o LDLC. Atua como fibra funcional e possui beta-glutana (flavonoide).[22]

Nas crianças e nos adolescentes com hipertrigliceridemia, deve-se aumentar a oferta de peixe na dieta, visando ao maior consumo de ácidos graxos ômega 3, diminuir o consumo de carboidratos simples, limitar o consumo de gordura a 30% do VET diário e evitar o consumo excessivo de energia.[1-3,16,17,21] Nessas crianças, deve-se atentar para o consumo de açúcar, glicose e frutose presentes em alimentos industrializados (bebidas, sucos naturais e artificiais, refrigerantes, doces, balas, gomas de mascar, bolos prontos, pão doce), pois o excesso desses carboidratos contribui para maior elevação de triglicérides. O incremento do consumo de carboidratos complexos e integrais (arroz, aveia,

Tabela 5 Orientação nutricional na prevenção e tratamento da dislipidemia

Fase I – Prevenção:
- Gordura: 30% do VET diário:
  - Saturada: < 10% do VET.
  - Poli-insaturada: 10% do VET.
  - Monossaturada: 10-15% do VET.
  - Trans: < 1% do VET.
  - Colesterol: < 300 mg/dia.
- Carboidratos: 50-60% do VET: carboidratos simples (sacarose, frutose, glicose, maltodextrina) ≤ 10% do VET.
- Proteína: 10-12% do VET.

- Fase II – Tratamento:
- Gordura: 30% do VET diário:
  - Saturada: < 7% do VET.
  - Poli-insaturada: 10% do VET.
  - Monossaturada: 10-15% do VET.
  - Trans: < 1% do VET.
  - Colesterol: < 200 mg/dia.
- Carboidratos: 50-60% do VET: carboidratos simples (sacarose, frutose, glicose, maltodextrina): < 10% do VET.
- Proteína: 10-12% do VET.

VET: valor energético total.
Fonte: Oliveira et al.[2]

batata) e a ingestão de fibras (idade + 5 g/ dia – dose máxima 25 g/dia) devem ser sempre incentivados. Frutas, grãos (soja, linhaça) e cereais (aveia) colaboram para o aumento da ingestão de fibras diária. Deve-se abolir o suco de frutas e a água de coco, por sua alta concentração de frutose e glicose, respectivamente.

Independentemente da dislipidemia, aumento de triglicérides ou LDLC, deve-se reduzir o consumo de gorduras. A meta dietética pode ser atingida com base em alguns pontos essenciais:

- Evitar o consumo de alimentos com alto teor lipídico e carboidratos simples (industrializados).
- Trocar alguns alimentos ricos em gorduras saturadas e *trans* por gorduras poli-insaturadas (peixes, azeites, frutas – abacate).
- Escolher alimentos contendo alto teor de carboidratos complexos e fibras (frutas, grãos, leguminosas, cereais – aveia, arroz integral).

Se o objetivo principal é a educação nutricional dessas crianças e adolescentes, deve-se ensiná-las "o que" e "quanto" comer. Parece ser esse o modo mais eficiente de controlar o hábito alimentar do paciente e de sua família. O modelo educacional parece facilitar o tratamento dietético, e o primeiro ponto a ser atingido é o conhecimento, por parte dos pais e dos pacientes, dos alimentos preferidos, identificando aqueles com altos teores de gordura, principalmente os que contêm alto teor de gorduras saturada e *trans*, aprendendo, assim, a trabalhar com esses novos conceitos.

O segundo passo consiste em ensinar os pais e o paciente a reduzir a ingestão de gordura, a realizar a adequação da qualidade dos ácidos graxos (priorizando peixes – ômega 3; azeite, amendoim, abacate – monossaturados), a ler e entender os rótulos dos alimentos, a fazer substituições adequadas, a fazer refeições fora de casa e a modificar receitas. A substituição dos alimentos consiste em manter a escolha de alimentos preferenciais e substituí-los por alimentos com restrição lipídica. Um exemplo consiste na troca do leite integral por derivados semidesnatados. A escolha do leite semidesnatado e derivados deve-se à quantidade de vitaminas A – carotenoides – contidos nesses alimentos, que têm a função de combater os radicais livres como antioxidantes exógenos. Não se deve utilizar bebidas lácteas. Muitas vezes o pediatra deve explicar ao paciente e a sua família que o consumo diário de manteiga, margarina ou creme vegetal deve ser monitorado, limitado e até mesmo abolido conforme a gravidade do comprometimento do perfil lipídico.

A exclusão envolve certos grupos de alimentos, como petiscos amanteigados e salgadinhos, sendo especialmente difícil retirar da dieta da criança alimentos prediletos ou aqueles que os amigos ou irmãos consomem muito. A intervenção dietética deve envolver toda a família. Diante do impasse, orienta-se a família a abolir ou diminuir a frequência do consumo a quase zero (1 x mês) desse alimento em casa. Sempre controlar a quantidade diária ingerida.

Com a finalidade de reduzir a ingestão lipídica, deve-se optar por:

- Diminuir a ingestão de gorduras visíveis (limitando o consumo de óleos vegetais, margarina, temperos de salada, maionese, cremes, molhos e manteiga).
- Reduzir as gorduras invisíveis (limitando o consumo de alimentos panificados industrializados, biscoitos, salgadinhos).
- Reduzir o consumo de carnes processadas (copa, presunto, peito de peru, salame, mortadela).
- Utilizar leite semidesnatado e derivados.
- Escolher a proteína de alto valor biológico mais magra (peixe e frango), fazer prevalecer as preparações que não necessitem de fritura (ferver, grelhar, cozinhar e assar) e não refogar os alimentos em óleos.
- Evitar alimentos industrializados enlatados, congelados ou pré-preparados com óleos (girassol, algodão, milho, coco) ou margarinas ou banhas de animais (ditas naturais) ou gordura *trans*.
- Deve-se utilizar leite semidesnatado em todas as preparações como pudins e bolos.

- Reduzir ou abolir a quantidade de óleos vegetais na preparação dos molhos e dos alimentos, preferindo o uso de óleo de soja ou canola, por apresentar maior quantidade de ácidos graxos poli-insaturados ômega 3 (ácido graxo essencial linolênico).
- Utilizar azeite de oliva (gordura monossaturada) para o preparo de saladas e molhos, por seu efeito benéfico nas lipoproteínas e sua ação antioxidante.

Outras trocas de alimentos propiciam melhor escolha como alimentos de alto teor de lipídios (amendoim, nozes, pipoca micro-ondas), deve-se preferir a ingestão de pipocas caseiras (preparadas na panela com água ou sem nada), além de escolher iogurtes congelados desnatados em vez de sorvetes.

O hábito da família de consumir grandes quantidades de embutidos (salsicha, presunto, linguiça, mortadela) e industrializados (pipocas de micro-ondas ou do cinema, bolos, tortas, bolachas, lasanha) também contribui para o aumento do LDLC. O primeiro grupo de alimentos de origem animal é rico em gordura, principalmente a saturada, enquanto o segundo grupo tem alto teor de carboidratos simples e gordura *trans*. A solução é diminuir a frequência semanal do consumo desses alimentos e aos poucos aboli-los.

O conhecimento da alimentação das crianças em casa e na escola torna-se fundamental para interferir no hábito familiar, pois a orientação específica para cada família é o único meio de conseguir o sucesso terapêutico. Atualmente as escolas são obrigadas a modificar o cardápio em vigência de doenças crônicas como dislipidemia, obesidade e hipertensão arterial (Programa Nacional de Alimentação Escolar – PNAE).

A conduta terapêutica dietética eficiente com o objetivo de modificar o hábito familiar e o estilo de vida da família deve, sempre que possível, ser complementada por apoio de assistente social, profissionais da escola e da saúde (nutricionista, psicológico, pediatra) para obtenção de sucesso pleno.

Atividade física

A atividade física auxilia a controlar o peso corpóreo, melhora o condicionamento físico (cardiorrespiratório), melhora a resistência à insulina, adéqua a pressão arterial, colabora para a diminuição de LDLC e triglicérides e aumenta o HDLC.[15] A recomendação atual sugerida pela Academia Americana de Cardiologia (AHA) e pela Academia Americana de Pediatria (AAP) é a de que a atividade física seja diária, com redução do tempo gasto com atividades sedentárias (1 a 2 horas/dia). Preconiza-se que haja avaliação de atividade física em toda consulta com profissional de saúde.[1,23]

- Crianças menores de 2 anos: deve-se abolir o tempo gasto em telas como vídeo e desenhos.
- Crianças menores de 5 anos: as medidas recomendadas são atividades lúdicas em ambiente seguro, com espaço, de preferência em atividade familiar, pelo menos 1

vez/semana, tempo gasto em atividades com tela menor que 2 horas/dia e não colocar televisão no quarto.

- Crianças maiores de 6 anos: recomenda-se a realização de atividade física por 1 hora diária, moderada a intensa; atividade intensa musculoesquelética por 3 vezes/semana e redução para 2 horas/dia de atividade sedentária.
- Adolescente: recomendam-se exercícios repetitivos com moderada intensidade (10 a 15 vezes), associados a atividade aeróbica.

A Sociedade de Pediatria de São Paulo (SPSP), a Organização Mundial da Saúde (OMS) e a AAP publicaram documentos para avaliação e recomendação de atividade física para crianças e adolescentes.[24-28]

Terapia medicamentosa

A terapia medicamentosa deve ser utilizada nas crianças maiores de 10 anos que não responderam adequadamente após 6 meses de tratamento dietético e mudança do estilo de vida adequados. A estatina deve ser utilizada para reduzir o alto risco de desenvolver doença cardiovascular em fase precoce da vida, e as condições para utilizá-la são:

- LDLC ≥ de 190 mg/dL.
- LDL ≥ 160 mg/dL com fatores de risco.
- 130 mg/dL no diabete.

Os fatores de risco são:[1-3,29]

- História familiar de dislipidemia, doença ou evento cardiovascular precoce.
- Associação com concentração de HDL-c abaixo do normal, valores elevados de triglicérides e presença de partículas de LDL-c de tamanho pequeno.
- Associação à obesidade e presença de síndrome metabólica.
- Presença de outra condição médica associada ao aumento do risco de arteriosclerose, como diabetes, síndrome da imunodeficiência adquirida (Aids), lúpus eritematoso sistêmico, transplante de órgão ou câncer.
- Presença de hipertensão arterial.
- Tabagismo, assim como exposição passiva ao fumo.
- Presença de outros marcadores, como elevação de homocisteína e proteína C-reativa.

Os medicamentos utilizados no tratamento das dislipidemias com elevação da fração LDLC atuam diretamente no aumento da excreção ou do metabolismo da fração LDLC, reduzindo a produção dessa fração. Os critérios para tratamento medicamentoso são os mesmos do consenso de 1992,[29] porém a droga de primeira escolha é a estatina. Nas crianças menores, a primeira escolha ainda consiste nos sequestradores de ácidos biliares, mesmo com efeitos colaterais em manifestações gastrointestinais.[30]

As estatinas são consideradas a primeira opção para o tratamento medicamento em hipercolesterolemia familiar em crianças e adolescentes.[1-3,29-31] A estatina é um inibidor da HMG-CoA redutase, que bloqueia a síntese do colesterol. A redução da biossíntese total do colesterol acarreta resposta das células e dos órgãos, aumentando a síntese dessa enzima e do receptor LDLC. A concentração sérica de colesterol diminui à custa da remoção da fração LDLC aumentada no fígado, decorrente do incremento dos receptores LDLC. Essa medicação parece baixar as concentrações séricas de triglicérides em 15 a 25%, do colesterol total, em 21 a 32%, a fração LDL-c em 25 a 39% e incrementa a fração HDL-c em 5 a 10%. Os efeitos colaterais das estatinas incluem hepatotoxicidade com aumento das transaminases (geralmente transitório), miotoxicidade com mialgia e/ou raramente rabdomiólise e ainda teratogenicidade. Adolescentes do sexo feminino em uso de estatinas devem estar devidamente orientadas quanto aos métodos contraceptivos. Podem ocorrer ainda interações medicamentosas com aumento do risco de toxicidade (macrolídeos, antifúngicos, inibidores de protease, bloqueadores do canal de cálcio e ciclosporina) e diminuição da concentração sérica das estatinas (rifampicina, barbitúricos e carbamazepina).

Sua eficácia e segurança em crianças e em adolescentes são similares às encontradas em adultos. Deve-se monitorar a função hepática e as enzimas musculares. Queixas como insônia, cefaleia e sintomas gastrointestinais foram observadas com o uso desse medicamento. Existem estatinas aprovadas pelo Food and Drug Administration (FDA) nos EUA para o uso clínico pediátrico como sinvastatina, lovastatina, atorvastatina e pravastatina. A preferência atual é a atorvastatina ou a pravastatina.[32]

A AAP desenvolveu manual para uso de estatinas em crianças. Suas recomendações incluem os critérios de seleção (idade e concentração sérica de LDLC), podendo ser influenciado pela presença e magnitude de outros fatores de risco para doença cardiovascular, assim como a presença de xantomas cutâneos. Importante a inclusão dos pais e familiares na decisão sobre o tratamento.[1 3,29,30]

Em geral, o tratamento não deve ser iniciado antes dos 10 anos em meninos e antes da menarca nas meninas, devendo-se aguardar o estágio puberal de Tanner igual ou maior que 2.[30] Crianças portadoras de dislipidemias familiares graves devem ser avaliadas de forma individualizada em relação à idade de início, pesando os riscos e benefícios do início da medicação em idades ainda mais precoces.[30] Doença hepática, insuficiência renal, miopatia e gravidez constituem contraindicações para o tratamento medicamentoso com estatinas.

Os pacientes em tratamento com estatinas devem ser monitorados quanto ao crescimento (estatura, peso, índice de massa corporal), à maturação sexual e ao desenvolvimento (estádio puberal de Tanner). Dosagens laboratoriais bioquímicas (creatinofosfoquinase, alanina aminotransferase e aspartato aminotransferase) devem ser solicitadas a cada 3 ou 6 meses.

A dieta deve ser monitorada, estimulando o baixo teor de lipídios e deixando clara sua importância para o sucesso do tratamento. As crianças devem ser aconselhadas sobre outros fatores de risco, como ganho de peso, tabagismo e sedentarismo. Embora haja estudos que mostrem segurança e efetividade do tratamento com estatinas em crianças, a ausência de estudos em longo prazo leva essas recomendações a serem usadas com critério. A Tabela 6 mostra as doses das estatinas mais comumente utilizadas.

Tabela 6 Doses das estatinas mais comumente usadas em pediatria de acordo com a idade

Estatina	Idade (anos)	Dose (mg/dia)
Atorvastatina	10	10-20
Fluvastatina	10	20-80
Lovastatina	10	10-40
Pravastatina	8-13 ≥ 14	20 40
Rosuvastatina	10	5-20
Sinvastatina	10	10-40

Fonte: FDA.

Há poucos estudos com tratamento medicamentoso para dislipidemia na síndrome metabólica. O uso da metformina, utilizada para tratar a diabete melito tipo 2, pode auxiliar no controle do perfil lipídico, pois atua diminuindo os ácidos graxos livres plasmáticos.[33] Os fibratos são medicamentos derivados do ácido fíbrico, com mecanismo de ação complexo, que age reduzindo as concentrações séricas de triglicérides e aumentando as concentrações séricas de HDLC.[1-3,29,30] Essa classe de drogas deve ser usada preferencialmente em crianças e adolescentes com elevação grave de triglicérides, com alto risco de desenvolver pancreatite (TG ≥ 500 mg/dL).[1-3,29,30] Podem ainda causar diminuição nas concentrações séricas de LDLC.

A dose recomendada do benzofibrato ou ciprofibrato é 5 a 20 mg/kg/dia (máximo 20 kg) para crianças e adolescentes.[34,35] Nos adolescentes, observa-se o uso de doses maiores, chegando a 1.000 mg/dia. Os efeitos colaterais incluem: elevação das transaminases e creatinofosfoquinases, miopatia e rabdomiólise, principalmente quando combinado ao uso de estatinas. Aumento de creatinina pode ser observado em uso de fibratos, sendo que nos casos de doenças renais a dose deve ser ajustada para cada condição.[30,35] Inibidores da PCSK9 representam uma nova classe de fármacos com elevada capacidade de redução da LDLC. Entretanto, sua indicação de uso na idade pediátrica ainda necessita de mais estudos de eficácia e segurança.[36,37]

Monitoração

As crianças e adolescentes com perfil lipídico alterado, com diagnóstico de dislipidemia, devem coletar exames (perfil lipídico, enzimas hepáticas, creatinofosfoquinase, alanina aminotransferase e aspartato aminotransferase) a cada 3 meses. Se o perfil lipídico estiver adequado, mantêm-se as orientações dietéticas, atividade física e medicamentosa, solicitando exames anuais. Quando possível na adolescência, realizar pesquisa de placa de gordura nas carótidas e de função endotelial. Se estiver alterado, fazer controle anual.[38]

CONSIDERAÇÕES FINAIS

A dislipidemia é doença crônica não transmissível, que também implica progressiva evolução da arteriosclerose, resultando em alto risco de morbimortalidade de doenças cardiovasculares.

REFERÊNCIAS BIBLIOGRÁFICAS

1. Daniels SR, Pratt CA, Hayman LL. Reduction of risk for cardiovascular disease in children and adolescents. Circulation. 2011 Oct 11;124(15):1673-86.
2. Oliveira FL, Patin RV, Escrivão MA. Atherosclerosis prevention and treatment in children and adolescents. Expert Rev Cardiovasc Ther. 2010 Apr;8(4):513-28.
3. Expert Panel on Integrated Guidelines for Cardiovascular Health and Risk Reduction in Children and Adolescents; National Heart, Lung, and Blood Institute. Expert panel on integrated guidelines for cardiovascular health and risk reduction in children and adolescents: summary report. Pediatrics. 2011 Dec;128(Suppl 5):S213-56.
4. Regmi M, Rehman A. Familial hyperchylomicronemia syndrome. [Updated 2021 Aug 16]. In: StatPearls. Treasure Island (FL): StatPearls Publishing; 2022 Jan. Disponível em: https://www.ncbi.nlm.nih.gov/books/NBK551655. Acesso em: 3 dez. 2023.
5. Falko JM. Familial chylomicronemia syndrome: a clinical guide for endocrinologists. Endocr Pract. 2018 Aug;24(8):756-63.
6. Bamba V, Rader DJ. Obesity and atherogenic dyslipidemia. Gastroenterology. 2007 May;132(6):2181-90.
7. Kwiterovich PO. Clinical and laboratory assessment of cardiovascular risk in children: guidelines for screening, evaluation, and treatment. J Clin Lipidol. 2008;2(4):248-66.
8. Sociedade Brasileira de Pediatria (SBP). Guia prático de atualização. Departamento Científico de Endocrinologia. Novas orientações sobre o jejum para determinação laboratorial do perfil lipídico. Publicado em 2/7/2007. Disponível em: https://www.sbp.com.br/fileadmin/user_upload/19922c-GPA_Jejum_para_Perfil_Lipidico.pdf. Acesso em: 10 ago. 2023.
9. Benito-Vicente A, Uribe KB, Jebari S, Galicia-Garcia U, Ostolaza H, Martin C. Familial hypercholesterolemia: the most frequent cholesterol metabolism disorder caused disease. Int J Mol Sci. 2018 Nov 1;19(11):3426.

10. McGowan MP, Hosseini Dehkordi SH, Moriarty PM, Duell PB. Diagnosis and treatment of heterozygous familial hypercholesterolemia. J Am Heart Assoc. 2019 Dec 17;8(24):e013225.
11. Cohen H, Stefanutti C; The Mighty Medic Satellite Research Group for Pediatric Dyslipidemia. Current approach to the diagnosis and treatment of heterozygote and homozygous FH children and adolescents. Curr Atheroscler Rep. 2021 May 8;23(6):30.
12. Giuliano IC, Caramelli B, Pellanda L, Duncan B, Mattos S, Fonseca FH. I guideline for preventing atherosclerosis in childhood and adolescence. Arq Bras Cardiol. 2005;85(Suppl 6):4-36.
13. Stewart J, McCallin T, Martinez J, Chacko S, Yusuf S. Hyperlipidemia. Pediatr Rev. 2020 Aug;41(8):393-402.
14. Dabas A, Seth A. Prevention and management of childhood obesity. Indian J Pediatr. 2018 Jul;85(7):546-53.
15. Peterson AL, McNeal CJ, Wilson DP. Prevention of atherosclerotic cardiovascular disease in children with familial hypercholesterolemia. Curr Atheroscler Rep. 2021 Aug 27;23(10):64.
16. Descamps OS, Tenoutasse S, Stephenne X, Gies I, Beauloye V, Lebrethon MC, et al. Management of familial hypercholesterolemia in children and young adults: consensus paper developed by a panel of lipidologists, cardiologists, pediatricians, nutritionists, gastroenterologists, general practitioners and a patient organization. Atherosclerosis. 2011;218(2):272-80.
17. Hayman LL. prevention of atherosclerotic cardiovascular disease in childhood. Curr Cardiol Rep. 2020;22(9):86.
18. Brasil. Ministério da Saúde. Anvisa. Rotulagem de alimentos. Disponível em: https://www.gov.br/anvisa/pt-br/assuntos/alimentos/rotulagem/principais-mudancas-e-modelos. Acesso em: 10 ago. 2023.
19. Lichtenstein AH, Appel LJ, Brands M, Carnethon M, Daniels E, Franch HA, et al. Diet and lifestyle recommendations revision 2006: a scientific statement from the American Heart Association Nutrition Committee. Circulation. 2006;114:82-96.
20. Beserra JB, Soares NIS, Marreiros CM, Carvalho CMRG, Martins MCCE, Freitas BJSA, et al. Do children and adolescents who consume ultra-processed foods have a worse lipid profile? A systematic review. Ciência & Saúde Coletiva. 2020;25:4979-89.
21. Uauy R, Castillo C. Lipid requirements of infants: implications for nutrient composition of fortified complementary foods. J Nutr. 2003;133:2962S-72S.
22. Queenan, Stewart M, Smith KN, Thomas W, Fulcher G, Slavin JL. Concentrated oat β-glucan, a fermentable fiber, lowers serum cholesterol in hypercholesterolemic adults in a randomized controlled trial. Nutr J. 2007;6:6-13.
23. Iughetti L, Predieri B, Bruzzi P, Balli F. Approaches to dyslipidemia treatment in children and adolescents. Expert Rev Endocrinol Metab. 2008;3(5):615-33.
24. Lobelo F, Muth ND, Hanson S, Nemeth BA; Council on Sports Medicine and Fitness; Section on Obesity. Physical Activity Assessment and Counseling in Pediatric Clinical Settings. Pediatrics. 2020 Mar;145(3):e20193992.
25. Friel CP, Duran AT, Shechter A, Diaz KM. U.S. children meeting physical activity, screen time, and sleep guidelines. Am J Prev Med. 2020 Oct;59(4):513-21.
26. Willumsen J, Bull F. Development of WHO guidelines on physical activity, sedentary behavior, and sleep for children less than 5 years of age. J Phys Act Health. 2020 Jan 1;17(1):96-100.
27. Chaput JP, Willumsen J, Bull F, Chou R, Ekelund U, Firth J, et al. 2020 WHO guidelines on physical activity and sedentary behaviour for children and adolescents aged 5-17 years: summary of the evidence. Int J Behav Nutr Phys Act. 2020 Nov 26;17(1):141.
28. Sociedade de Pediatria de São Paulo (SPSP). Núcleo de Estudos da Prática de Atividade Física e Esportes na Infância e Adolescência. A atividade física para crianças em diferentes faixas etárias. 2023. Disponível em: https://www.spsp.org.br/PDF/AtividadeFi%CC%81sicacompletookgrupo1junho.pdf Acesso em: 10 set. 2023.

29. American Heart Association (AHA). National Heart, Lung and Blood Institute. National Cholesterol Education Program Expert: Panel on blood cholesterol levels in children and adolescents. Washington DC: Department of Health and Human Services; 1992.
30. McCrindle BW, Urbina EM, Dennison BA, Jacobson MS, Steinberger J, Rocchini AP, et al. Drug therapy of high-risk lipid abnormalities in children and adolescents: a scientific statement from the American Heart Association Atherosclerosis, Hypertension, and Obesity in Youth Committee, Council of Cardiovascular Disease in the Young, with the Council on Cardiovascular Nursing. Circulation. 2007;115:1948-6.
31. Eiland LS, Luttrell PK. Use of statins for dyslipidemia in the pediatric population. J Pediatr Pharmacol Ther. 2010;15(3):160-72.
32. Miller ML, Wright CC, Rodriguez B. Use of lipid lowering medications in youth. 2020 Jan 12. In: Feingold KR, Anawalt B, Boyce A, Chrousos G, de Herder WW, Dhatariya K, et al. (eds.). Endotext. South Dartmouth (MA): MDText.com, Inc.; 2000. PMID: 27809436 Disponível em: https://www.ncbi.nlm.nih.gov/books/NBK395575/?report=printable. Acesso em: 3 dez. 2023.
33. Kay JP, Alemzadeh R, Langley G, D'Angelo L, Smith P, Holshouser S. Beneficial effects of metformin in normoglycemic morbidly obese adolescents. Metabolism. 2001;50:1457-61.
34. Nagasaka H, Yorifuji T, Hirano K, Ota A, Toyama-Nakagawa Y, Takatani T, et al. Effects of bezafibrate on dyslipidemia with cholestasis in children with familial intrahepatic cholestasis-1 deficiency manifesting progressive familial intrahepatic cholestasis. Metabolism. 2009;58(1):48-54.
35. Valaiyapathi B, Sunil B, Ashraf AP. Approach to hypertriglyceridemia in the pediatric population. Pediatr Rev. 2017 Sep;38(9):424-34. Erratum in: Pediatr Rev. 2017 Oct;38(10):498.
36. Pećin I, Reiner Z. Novel experimental agents for the treatment of hypercholesterolemia. J Exp Pharmacol. 2021;13:91-100.
37. Mohamed F, Seedat F, Raal FJ. Novel therapies for familial hypercholesterolemia. Curr Opin Endocrinol Diabetes Obes. 2021 Apr 1;28(2):188-19.
38. Willeit P, Tschiderer L, Allara E, Reuber K, Seekircher L, Gao L, et al.; PROG-IMT and the Proof-ATHERO Study Groups. Carotid intima-media thickness progression as surrogate marker for cardiovascular risk: meta-analysis of 119 clinical trials involving 100 667 patients. Circulation. 2020 Aug 18;142(7):621-42.

50 Erros inatos do metabolismo

Diana Ruffato Resende-Campanholi
Virgínia Resende Silva Weffort

INTRODUÇÃO

Os erros inatos do metabolismo (EIM) constituem um grupo extenso de mais de mil doenças conhecidas, raras individualmente, mas que, somadas, chegam a 1 caso a cada mil crianças nascidas vivas.[1]

O Ministério da Saúde publicou, em 30 de janeiro de 2014, a Portaria n. 199, que institui a Política Nacional de Atenção Integral às Pessoas com Doenças Raras, aprova as Diretrizes para Atenção Integral às Pessoas com Doenças Raras no âmbito do Sistema Único de Saúde (SUS) e institui incentivos financeiros de custeio. Os EIM estão incluídos no quadro de doenças raras de origem metabólica (eixo III) dessa portaria.[2]

Trata-se de distúrbios de natureza genética, transmitidos, em sua maioria, de maneira autossômica recessiva, que geralmente correspondem a um defeito enzimático capaz de acarretar a interrupção de uma via metabólica. Ocasionam alguma falha de síntese, degradação, armazenamento ou transporte de moléculas no organismo, provocando sintomas que envolvem diversos órgãos e sistemas, como o cérebro (convulsões, coma), fígado (icterícia prolongada, insuficiência hepática), trato digestório (vômitos recorrentes), causando acidose metabólica e hipoglicemia (baixa taxa de açúcar no sangue), entre outras afecções, dependendo da doença identificada.

A maioria dos sinais e sintomas que acompanham os EIM é comum a outras doenças, dificultando o correto diagnóstico. Por não haver sintomas clínicos característicos de determinados EIM, é imprescindível a associação destes com a história familiar, a história patológica pregressa, os fatores desencadeantes e as análises laboratoriais, para que se estabeleça o diagnóstico precocemente.

Os EIM podem se apresentar em qualquer faixa etária, desde a vida fetal até a idade adulta, com predomínio entre o período neonatal e os 10 anos de idade.

O teste do pezinho ampliado, que inclui a metodologia da espectrometria de massas em *tandem*, é capaz de identificar os EIM de início precoce, diminuindo a ocorrência de dano neurológico ao paciente, que, muitas vezes, está associada ao tempo e ao período de exposição ao metabólito tóxico. Portanto, é uma ferramenta importante para o diagnóstico de triagem no período neonatal, momento ideal para a introdução do tratamento específico. No entanto, o perfil *tandem* (teste da espectrometria de massas em *tandem* em gota de sangue no papel-filtro) pode ser oferecido para pacientes com suspeita de EIM depois do período neonatal. Destaca-se a importância da coleta de sangue em papel-filtro em condições adequadas – o sangue deve ser total, sem heparina ou EDTA, coletado do calcanhar (bebês) ou de punção venosa (se criança ou adulto). O jejum prolongado pode dificultar o diagnóstico, devendo seguir o tempo de jejum conforme a idade, como mostra a Tabela 1. É importante repassar as informações que levaram à suspeita do EIM ao solicitar o exame.

No Brasil, são relatadas incidências de algumas patologias isoladas, como a da fenilcetonúria (1:11.818 a 1:15.000), a da doença da urina do xarope de bordo (1:43.000) e a da deficiência de biotinidase em recém-nascidos vivos (1:125.000). Quando as doenças metabólicas não são tão raras e existe uma terapia efetiva, elas se tornam clinicamente importantes, o que é confirmado, atualmente, com o advento de métodos diagnósticos com maior sensibilidade e especificidade.

No ano de 2021 foi sancionada a Lei n. 14.154, que amplia para 50 o número de doenças rastreadas pelo teste do pezinho oferecido pelo SUS. O exame, feito por meio da coleta de gotas de sangue dos pés de recém-nascidos, atualmente engloba apenas 6 doenças.[3]

As 6 doenças abrangidas atualmente são: fenilcetonúria, hipotireoidismo congênito, síndromes falciformes, fibrose cística, hiperplasia adrenal congênita e deficiência de biotinidase. Com a nova lei, o exame passará a abranger 14 grupos de doenças. Essa ampliação ocorrerá de forma escalonada, e caberá ao Ministério da Saúde estabelecer os prazos para implementação de cada etapa do processo.

Tabela 1 Tempo de jejum para o perfil de aminoacidopatias e acilcarnitinas em papel-filtro

Recém-nascido	3-4 horas
28 dias a 6 meses	3-4 horas
6 meses a 2 anos	3-4 horas
2-6 anos	6 horas
6-12 anos	8 horas
12 anos a adulto	8 horas

Doenças relacionadas ao excesso de fenilalanina, patologias relacionadas à hemoglobina, galactosemia, aminoacidopatias, distúrbio do ciclo de ureia e distúrbios de betaoxidação de ácidos graxos são alguns erros inatos a serem contemplados pelo SUS de acordo com essa lei na triagem neonatal.[3]

PRINCÍPIOS PARA O DIAGNÓSTICO CLÍNICO DE ERROS INATOS DO METABOLISMO[4]

- Considere um EIM em paralelo com outras condições mais comuns (sepse).
- Esteja ciente de que os sintomas que persistem e permanecem inexplicados após o tratamento inicial e os testes usuais para os distúrbios mais comuns foram realizados.
- Lembre-se de que um EIM pode se apresentar em qualquer idade.
- Se você estiver procurando por uma conexão familiar para um EIM, lembre-se de que, embora a maioria dos erros metabólicos seja hereditária, eles são frequentemente transmitidos como distúrbios recessivos.
- Considere e tente diagnosticar EIM que são passíveis de tratamento (principalmente aqueles que causam intoxicação).
- Em situações de emergência, primeiro providencie cuidados ao indivíduo afetado (tratamento de emergência) e depois à família (aconselhamento genético).

Tabela 2 EIM de apresentação precoce: sinais de alerta

• Coma ou alteração da consciência. • Convulsão precoce de difícil controle. • Sepse presumida sem marcador infeccioso. • Involução do desenvolvimento. • Falência hepática precoce. • Vômitos cíclicos ou déficit ponderal.	• Acidose metabólica, pancitopenia, hipoglicemia, hiperamonemia, aumento do ácido lático. • Hidropsia fetal não imune. • Cardiomiopatia hipertrófica ou dilatada. • Odor atípico: adocicado, cetótico, de pé suado, de biotério, de peixe. • Óbito precoce ou síndrome da morte súbita na família. • Consanguinidade ou recorrência familiar.

EIM: erros inatos do metabolismo.
Fonte: Piazzon.[5]

As manifestações clínicas de uma doença metabólica hereditária (DMH) são inespecíficas e incluem recusa alimentar, vômitos, desidratação, letargia, hipotonia e convulsão. É importante fazer anamnese, exame físico e avaliação morfológica detalhados, para que sejam levantadas as hipóteses diagnósticas que orientam os exames laboratoriais pertinentes ao caso. O rastreamento metabólico urinário deve ser pedido em caso de suspeita de doenças metabólicas, conforme descrito na Tabela 3. A seguir, é realizada a cromatografia urinária de aminoácidos ou açúcares.

Tabela 3 Protocolo de investigação na emergência[4,5]

	Investigação imediata	Armazenamento de amostras
Urina	Cheiro (odor especial). Olhar (cor especial). Testes com fita reagente para cetona. Substâncias redutoras. pH. Sulfitos. Eletrólitos (Na, K, Cl). Ureia. Creatinina. Ácido úrico.	**Coleta de urina:** Coletar amostra fresca e colocá-la na geladeira. **Congelamento:** Congelar amostras coletadas antes e após o tratamento. **Investigação metabólica:** Pesquisar ácidos orgânicos, cromatografia de aminoácidos, ácido orótico, porfirias.
Sangue	Contagem de células sanguíneas. Eletrólitos (procurar ânion *gap*). Glicose, cálcio, Na, K, Cl. Gasometria (pH, PCO_2, HCO_3, H, PO_2). Ácido úrico. Tempo de protrombina. Transaminases (e outros testes hepáticos), CK. Amônia, ácido lático. Ácidos graxos livres. 3-hidroxibutirato.	• Plasma (5 mL) heparinizado a 20°C. • Sangue em papel de filtro: 2 pontos. • Sangue total (10 mL) coletado em EDTA e congelado (para estudos de biologia molecular). **Principais investigações metabólicas:** Homocisteína total, pesquisa de ácidos orgânicos, acilcarnitina, perfil de aminoácidos, porfirias, neurotransmissores.
Miscelâneas	Punção lombar. Radiografia de tórax. Ultrassom cardíaco. ECG. Ultrassonografia cerebral. EEG.	Biópsia de pele (cultura de fibroblastos). Líquor (1 mL) congelado: avaliar neurotransmissores, aminoácidos. *Post-mortem*: fígado, biópsias musculares.

ECG: eletrocardiograma; EDTA: ácido etilenodiamino tetra-acético; EEG: eletroencefalograma.
Fonte: SBP;[4] Piazzon.[5]

A cromatografia plasmática qualitativa de aminoácidos e dosagem de ácidos orgânicos é solicitada de acordo com a indicação clínica e os resultados laboratoriais. Concomitantemente, é realizada a avaliação sanguínea com os seguintes exames coletados em jejum:

- Hemograma;
- Gasometria venosa.
- Determinação de sódio.
- Potássio.
- Cloro.
- Glicemia.
- Transaminases hepáticas.
- Colesterol total e frações.
- Triglicérides.
- Ácido úrico.
- Lactato.
- Piruvato.
- Amônia.

Na presença de acidose metabólica, deve sempre ser realizado o cálculo do ânion *gap* por meio da fórmula (Na + K) – (HCO_3 + Cl). Quando o valor for acima de 16, existe a suspeita de acidúria orgânica.

Tabela 4 Testes de triagem urinária para doenças metabólicas hereditárias e afecções que podem ser detectadas

Teste	Doenças detectáveis
Reação de Benedict	Galactosemia, intolerância à frutose, alcaptonúria e síndrome de Lowe. Positiva também para diabete melito, glicosúria renal, doença de Fanconi, deficiência de lactase, pentosúria, ingestão excessiva de vitamina C, uso de sulfonamidas, tetraciclinas, cloranfenicol e ácido p-aminossalicílico
Reação do cloreto férrico	Fenilcetonúria, tirosinemia, tirosinose, histidinemia, alcaptonúria, doença do xarope de bordo, hiperglicinemia. Positiva também para feocromocitoma, síndrome carcinoide, cirrose hepática, tirosinemia transitória, icterus (bilirrubina conjugada), excreção de iodocloro-hidroxiquina e de metabólitos do L-dopa, acidose pirúvica, excreção de ácido acetoacético, salicilatos, antipirina, derivados da fenotiazina e ácido vanílico, má absorção de metionina, melanina e acidose lática e excreção de isoniazida
Reação da dinitrofenil-hidrazina	Fenilcetonúria, doença do xarope de bordo, tirosinose, histidinemia, má absorção de metionina, hiperglicinemia, glicogenoses I, III, V e VI, acidose lática e acidose pirúvica

(continua)

Tabela 4 Testes de triagem urinária para doenças metabólicas hereditárias e afecções que podem ser detectadas (*continuação*)

Teste	Doenças detectáveis
Reação de nitrosonaftol	Tirosinose, tirosinemias hereditárias, tirosinemia transitória, disfunção hepática grave, frutosemia e galactosemia
Reação da paranitroanilina	Acidúria metilmalônica
Reação do brometo de cetiltrimetilamônio (CTMA)	Mucopolissacaridoses. Positiva também para síndrome de Marfan, mastocitose, artrite reumatoide, cretinismo e carcinomatose
Reação do cianetonitroprussiato	Homocistinúria, cistinúria
Teste do nitroprussiato de prata	Homocistinúria, cistinúria
Reação azul de toluidina	Mucopolissacaridoses. Pode ser positiva para síndrome de Marfan, mastocitose, artrite reumatoide, cretinismo e carcinomatose
Reação de Erlich	Casos de porfiria
Cromatografia de aminoácidos	Detecção de aminoacidopatias

As DMH podem ser classificadas em três grupos, detalhados a seguir.

CLASSIFICAÇÃO DA DOENÇA METABÓLICA HEREDITÁRIA

Grupo 1

Distúrbio na síntese ou no catabolismo de moléculas complexas ou macromoléculas. Os sintomas são permanentes, progressivos, independentes de eventos intercorrentes, como infecções, e não estão relacionados com a ingestão alimentar. Fazem parte desse grupo as doenças de depósito lisossômico e as peroxissomiais. O tratamento desse grupo é basicamente de suporte, muitas vezes com necessidade de alimentação enteral por sonda nasogástrica ou gastrostomia, fisioterapia e suporte psicológico à família.

Doenças lisossomais

Mucopolissacaridoses (MPS)

- Huler (I-H).
- Huler-Scheie (I-HS).

- Scheie (I-S).
- Hunter (II).
- Sanfilippo (III).
- Morquio (IV).
- Maroteux-Lamy (VI).
- Sly (VII).

Esfingolipidoses

- Gangliosidose (GM).
- Tay-Sachs.
- Sandhoff.
- Doença de Fabry.
- Doença de Niemann-Pick.
- Leucodistrofia metacromática.
- Doença de Shindler.
- Lactosilceramidoses.
- Doença de Gaucher.
- Doença de Farber.
- Doença de Krabbe.
- Deficiência múltipla de sulfatase.

Doenças peroxissomais ou mucolipidoses

- Glicoproteinoses: fucosidose, monosidose, sialidose, aspartilglicosaminúria.
- Distúrbios do transporte da membrana: doença de depósito do ácido siálico, doença da Salla, cistinose.
- Outras: doença de Canavan, doença de Pompe, deficiência da lipase ácida.
- Doenças dos peroxissomos: síndrome de Zellweger, adrenoleucodistrofia, doença de Refsum, hiperoxalúria tipo 1.

Grupo 2

Erro inato do metabolismo intermediário que leva à intoxicação aguda, recorrente ou crônica, e progressiva. Fazem parte desse grupo os defeitos dos aminoácidos, dos ácidos orgânicos, do ciclo da ureia e intolerância aos açúcares (Tabela 5).

Esse grupo tem como principal característica a existência de intervalos livres de sintomas e a relação com as intercorrências (infecções) ou com ingestão alimentar. Assim, o aumento da taxa de metabolismo basal e a entrada no organismo do substrato que não é metabolizado (proteína ou açúcar) desencadeiam uma intoxicação aguda ou crise de

Tabela 5 Classificação clínica do erro inato do metabolismo intermediário

Defeitos dos aminoácidos	Cistinúria Fenilcetonúria Tirosinemia Homocistinúria Hiperglicinemia não cetótica Doença da urina do xarope de bordo
Acidúrias orgânicas	Acidemia isovalérica Deficiência da 3-metilcrotonil CoA carboxilase Acidemia 3-metilglutacônica Acidemia 3-hidroxi-3-metilglutárica Acidemia propiônica Acidemia metilmalônica Deficiência múltipla da carboxilase Acidemia glutárica tipo 1
Defeitos do ciclo da ureia	Deficiência da carbamoilfosfatossintetase Deficiência da ornitinatranscarbamilase Citrulinemia Acidúria arginosuccínica Argininemia Intolerância lisinúrica à proteína
Intolerância aos açúcares	Galactosemia clássica Deficiência de galactoquinase Deficiência da epimerase Intolerância hereditária à frutose Deficiência hereditária da frutose 1,6-difosfatase

Fonte: adaptada de Saudubray e Charpentier;[6] Saudubray e Garcia-Cazorla.[7]

descompensação metabólica. O tratamento, de maneira geral, compreende medidas de urgência na crise, que incluem:

- Correção da desidratação, da acidose metabólica e de outros distúrbios metabólicos.
- Uso de anticonvulsivantes, se houver manifestação epiléptica.
- Retirada da dieta de substratos potencialmente desencadeantes (açúcar e proteína).
- Manutenção de jejum com aporte calórico adequado (glicose endovenosa) até o diagnóstico provável ser estabelecido.

O tratamento específico é a retirada ou a limitação, na ingestão alimentar, do substrato não metabolizado (p. ex., a fenilalanina na fenilcetonúria).

Grupo 3

Deficiência na produção ou na utilização de energia resultante do EIM no fígado, no miocárdio, no músculo ou no cérebro. Esse grupo inclui defeitos na oxidação dos ácidos graxos, doenças mitocondriais da cadeia respiratória, hiperlacticemias congênitas, doenças de depósito do glicogênio e defeitos na gliconeogênese (Tabela 6).

Tabela 6 Classificação das doenças metabólicas hereditárias do grupo 3

Defeito de oxidação de ácidos graxos	Deficiência da acil-CoA-desidrogenase de cadeia média Deficiência da acil-CoA-desidrogenase de cadeia longa Deficiência da acil-CoA-desidrogenase de cadeia curta Deficiência da 3-hidroxiacil-CoA-desidrogenase de cadeia longa Deficiência múltipla da acil-CoA-desidrogenase (acidemia glutárica tipo 2) Deficiência de transporte plasmático da carnitina Deficiência da carnitina palmitoil-transferase
Doenças mitocondriais e hiperlacticemias congênitas	Deficiência da carboxiquinase-fosfoenolpiruvato Deficiência do complexo da piruvato-desidrogenase Deficiência de piruvato-carboxilase Defeitos da fosforilação oxidativa (cadeia respiratória)
Doenças de depósito de glicogênio	Formas hepáticas tipos 0, IV, VIII, IX e X Formas musculares tipos V e VII

Nesse grupo, o tratamento difere entre as doenças. Naquelas de depósito do glicogênio tipos I e III, existe terapia definida e de sucesso; no tipo I, retiram-se os açúcares de rápida absorção da dieta, utilizando fórmula de soja e adoçantes, e prescreve-se amido de milho cru (1,75 a 2,5 g/kg/dose a cada 4 ou 6 horas) para prevenir episódios de hipoglicemia. Nas hiperlacticemias congênitas, pode-se utilizar dieta cetogênica ou rica em carboidratos de acordo com a doença (deficiência da piruvato-desidrogenase ou piruvato-carboxilase); nas doenças mitocondriais e nos defeitos de oxidação de ácidos graxos, está indicada a suplementação com L-carnitina, tiamina ou outro cofator relacionado com o bloqueio enzimático – com exceção das doenças de depósito de glicogênio tipos I e III, para as quais não existe um tratamento específico eficaz.

Na Tabela 7 são exibidas as manifestações clínicas dos EIM de acordo com a força de sua presença. Já na Tabela 8 é mostrado o tratamento dietético dos erros inatos do metabolismo dos grupos 2 e 3.

Tabela 7 Manifestações clínicas

	Doenças lisossomais	Doenças peroxissomais	Aminoaci-dopatia	Acidúria orgânica	Defeito no ciclo da ureia	Intolerância aos açúcares	Doença do depósito de glicogênio	Doenças mitocondriais	Defeitos de oxidação dos ácidos graxos
Episódico	–	–	++	++	++	++	++	+	++
Dificuldade alimentar	+	+	++	+	++	+	+	+	+
Odor anormal	–	+	+	–	–	–	–	–	–
Letargia, coma	–	–	+	+	++	+	+	+	+
Convulsões	++	+	+	+	+	+	+	+	+
Regressão do desenvolvimento	++	++	–	+	+	–	–	+	–
Hepatomegalia	++	+	+	+	+	+	++	+	+
Hepato-esplenomegalia	++	+	–	–	–	–	+	–	–
Esplenomegalia	+	–	–	–	–	–	–	–	–
Hipotonia	+	+	+	+	+	+	+	+	+
Cardiomiopatia	+	–	–	+	–	–	+	++	–
Fácies grotesca	+	–	–	–	–	–	–	–	–
Hipoglicemia	–	–	+	+	–	++	++	+	++
Hiperglicemia	–	–	–	++	–	–	–	–	–
Acidose metabólica	–	–	+	++	+	++	++	+	+
Alcalose respiratória	–	–	–	–	++	–	–	–	–
Hiperamonemia	–	–	+	+	++	–	–	–	+
Hiperlacticemia	–	–	–	++	–	+	++	++	+
Cetose	–	–	+	+	+	+	+	–	–

++: geralmente presente; +: pode estar presente; –: geralmente não está presente.

Fonte: adaptada de Wappner.[8]

Tabela 8 Tratamento dietético dos erros inatos do metabolismo dos grupos 2 e 3

Erro inato do metabolismo	Objetivo da dieta	Dietoterapia
Defeitos dos aminoácidos		
Fenilcetonúria	Até 12 anos: fenilalanina 2 a 6 mg/dL Após 12 anos: fenilalanina < 10 mg/dL	Retirar fontes naturais de proteína (animal e vegetal) Oferecer aporte proteico por meio da fórmula isenta de fenilalanina Verificar necessidade de suplementação de tirosina
Tirosinemia	Manter: Fenilalanina 30 a 70 mcM/L Tirosina 200 a 400 mcM/L	Oferecer 0,5 a 1 g/kg/dia de proteínas de fontes naturais Completar a necessidade proteica com fórmula isenta de fenilalanina e tirosina
Homocistinúria	Manter homocisteína < 100 mcM/L	Dieta pobre em metionina e rica em cisteína Utilizar fórmula isenta de metionina para completar a necessidade proteica Suplementar: Pirodoxina (100 a 200 mg/dia) Ácido fólico (5 a 10 mg/dia) Betaína (até 150 mg/kg/dia)
Leucinose ou doença da urina do xarope de bordo	Manter: Leucina 100 a 500 mg/dL Isoleucina 100 a 400 mg/dL Valina 100 a 400 mg/dL Leucina com níveis mais próximos ao limite inferior	Dieta pobre em leucina, isoleucina e valina Completar aporte proteico com uso de suplemento isento de BCAA Verificar necessidade de suplementação de tiamina (10 a 50 mg/dia)
Acidemias orgânicas		
Acidemia isovalérica	Manter: Isovalerilglicina < 2.000 mcM/mol de creatinina Leucina 50 a 100 mcM/L	Dieta baixa em proteína e leucina Completar necessidade proteica com fórmula isenta de leucina Suplementar L-glicina 150 mg/kg/d e carnitina100 mg/kg/d

(continua)

Tabela 8 Tratamento dietético dos erros inatos do metabolismo dos grupos 2 e 3 (*continuação*)

Erro inato do metabolismo	Objetivo da dieta	Dietoterapia
Acidemias propiônica e metilmalônica	Manter: Propionato no plasma < 0,05 mcM/L Metilmalonato na urina < 2.000 mcM/L	Dieta baixa em isoleucina, metionina, treonina e valina Completar a necessidade proteica com fórmula isenta de isoleucina, metionina, treonina e valina Suplementar B12, carnitina e biotina Usar quelantes de amônia Diminuir fibra solúvel
Acidemia glutárica tipo I	Manter: Triptofano plasmático 55 a 65 mcM/L Lisina 45 a 90 mcM/L	Dieta pobre em proteína (50% das necessidades para a idade), lisina e triptofano Completar os outros 50% da necessidade proteica com fórmula baixa em lisina, hidroxilisina e triptofano Suplementar: Carnitina 30 a 100 mg/kg/dia Riboflavina 100 a 200 mg/dia
Doenças do ciclo da ureia		
Deficiência da carbamoilfosfato-sintetase Deficiência da ornitinatranscarbamilase Citrulinemia Acidúria arginosuccínica Argininemia Intolerância lisinúrica à proteína	Manter: Amônia plasmática < 40 mcM/L Glutamina plasmática < 1.000 mcM/L Concentrações plasmáticas normais de albumina, pré-albumina, transferrina e proteínas totais	Dieta hipoproteica suplementada com arginina e citrulina com ou sem quelante de amônia (benzoato sódico, fenilbutirato sódico) Restrição proteica deve atender à tolerância individual Arginina 50-150 mg/kg/dia
Intolerância aos açúcares		
Galactosemias	Manter: Galactose-1: fostato eritrocitário < 2 mg/dL (pós-prandial) Reduzir aparecimento de galactitol urinário	Retirar fontes de galactose e lactose da dieta Oferecer fórmulas isentas de lactose Indicadas fórmulas à base de soja Verificar necessidade de suplementação de cálcio

(continua)

Tabela 8 Tratamento dietético dos erros inatos do metabolismo dos grupos 2 e 3 (*continuação*)

Erro inato do metabolismo	Objetivo da dieta	Dietoterapia
Frutosemia ou intolerância hereditária à frutose	Manter crescimento e ganho ponderal adequados Manter índices laboratoriais de bicarbonato, fatores de coagulação, lactato, glicose, enzimas hepáticas, metionina, tirosina, fósforo, potássio, proteínas e uratos	Restringir frutose Excluir sacarose e sorbitol da dieta Verificar necessidade de suplementação de vitamina C e ácido fólico
Deficiência hereditária de frutose 1,6-difosfatase	Normalizar alterações metabólicas Evitar hipoglicemia	Refeições fracionadas evitando jejum prolongado Introduzir, se necessário, amido cru na dose 1,75 a 2,5 g/kg de peso na proporção de 1:2 partes de água em episódios de hipoglicemia Restringir frutose, sorbitol e sacarose Suplementar vitaminas e minerais deficientes
Defeitos de oxidação de ácidos graxos		
Deficiência da acil-CoA-desidrogenase de cadeias média, longa e curta Deficiência de transporte plasmático de carnitina Deficiência da carnitina palmitoil-transferase	Prevenir hipoglicemia Evitar jejum prolongado Evitar depósito de gordura no fígado, nos músculos e no coração	Evitar jejum por mais de 4 a 6 horas Utilizar amido cru, 1 a 2 g/kg/dia, no período noturno Gorduras totais: Cadeia média: 15 a 25% do VCT Cadeias longa e curta: 30% do valor calórico total (VCT), sendo 50% provenientes de TCM e 50% dos demais alimentos Ômega 3: 3% do VCT Ômega 6: 1% do VCT Relação ômega 6: ômega 3 de 5:1 a 10:1 Suplementar DHA de 65 a 130 mg/dia (cadeia longa) Verificar necessidade de suplementação de L-carnitina 50 a 100 mg/kg/dia Evitar TCM (cadeia média)

(continua)

Tabela 8 Tratamento dietético dos erros inatos do metabolismo dos grupos 2 e 3 (*continuação*)

Erro inato do metabolismo	Objetivo da dieta	Dietoterapia
Deficiência múltipla de acil-CoA-desidrogenase (acidemia glutárica tipo II)	Manter a glicemia na normalidade Prevenir catabolismo proteico Evitar depósito de gordura em fígado e músculos Evitar acidose metabólica, hiperamonemia e excreção anormal de ácidos orgânicos na urina	Proteína: prescrever de acordo com a tolerância a isoleucina, leucina, lisina, triptofano e valina Gordura: 20 a 25% do VCT Ômega 3: 3% do VCT Ômega 6: 1% do VCT Suplementar: glicina 100 a 150 mg/kg/dia
Doenças mitocondriais e hiperlacticemias congênitas		
Deficiência do complexo da piruvato-desidrogenase	Diminuir crises convulsivas Normoglicemia Corpos cetônicos na urina ++/++++ ou 4 a 6 mcM Concentrações normais de lactato e piruvato	Dieta cetogênica Gorduras: 75 a 90% do VCT Proporção de calorias gordura:proteína + carboidratos de 4:1 Crianças obesas ou menores de 15 meses proporção de 3:1 Tiamina 10 a 100 mg/dia
Doenças de depósito de glicogênio		
Glicogenoses	Manter: Glicemia de jejum 65 a 75 mg/dL Razão lactato/creatina na urina < 0,06 mmol Concentrações séricas de ácido úrico normais Bicarbonato no sangue venoso > 20 mmol/L Triglicérides < 545 mg/dL Índice de massa corpórea dentro da normalidade	Fracionar refeições Utilizar sonda noturna, quando possível, totalizando de 30 a 35% do total da necessidade calórica da criança 2a3 g/kg de proteína por dia 30% de gorduras, priorizando as poli e monossaturadas Utilizar carboidratos complexos Usar amido cru, 1,75 a 2,5 g/kg de peso, na proporção de 1:2 partes de água em intervalos de 4 a 6 horas Restringir frutose, sacarose, lactose e galactose (carboidratos simples) Suplementar vitaminas e minerais conforme a necessidade

IMC: índice de massa corporal.
DHA: ácido docosa-hexaenoico; VCT: valor calórico total.
Fonte: Pons et al.;[9] Balakrishnan.[10]

Durante o quadro agudo de descompensação, os princípios do tratamento de um EIM são:

- Prevenir o catabolismo.
- Limitar a oferta de substâncias tóxicas.
- Aumentar a excreção de metabólicos tóxicos.
- Aumentar a atividade residual da enzima (cofatores).
- Fazer o diagnóstico o mais rápido possível para iniciar o tratamento adequado.

ESTUDOS PROMISSORES

Nos últimos anos a terapia gênica tem sido aprovada para algumas desordens genéticas. Tratamentos incluindo terapia gênica, edição gênica, transplante celular e programação celular têm um grande potencial no tratamento de erros inatos do metabolismo.[11]

CONSIDERAÇÕES FINAIS

O diagnóstico precoce é muito importante para iniciar o tratamento e evitar as sequelas preveníveis, principalmente as neurológicas. O encaminhamento oportuno para o geneticista também é fundamental.

REFERÊNCIAS BIBLIOGRÁFICAS

1. Applegarth DA, Toone JR, Lowry RB. Incidence of inborn errors of metabolism in British Columbia, 1969-1996. Pediatrics. 2000;105(1):10-5.
2. Brasil. Ministério da Saúde. Política Nacional de Atenção Integral às Pessoas com Doenças Raras. Portaria n. 199, de 30 de janeiro de 2014.
3. Brasil, Ministério da Saúde. Política Nacional de Atenção Integral às Pessoas com Doenças Raras. Lei n14.154 de 26 de maio de 2021. Disponível em https://www.in.gov.br/web/dou/-/lei-n-14.154-de-26-de-maio-de-2021-322209993. Acesso em: 16 jul. 2023.
4. Sociedade Brasileira de Pediatria (SBP). Departamento Científico de Suporte Nutricional. Terapia nutricional nos erros inatos do metabolismo (EIM). Fev. 2019. Disponível em: https://www.sbp.com.br/fileadmin/user_upload/_21150e-DC_-_TerapNutric_nos_Erros_Inatos_Metab.pdf. Acesso em: mar. 2023.
5. Piazzon FB. Investigação clínica e citogenética molecular em pacientes com atraso de desenvolvimento neuropsicomotor associado à malformação congênita. Universidade de São Paulo; 2015.
6. Saudubray JM, Charpentier C. Clinical phenotypes: diagnosis/algorithms. In: Scriver CR, Beaudet AL, Sly WS, Valle D. The metabolic and molecular bases of inherited disease. 8.ed. New York: McGraw-Hill; 2001.
7. Saudubray J, Garcia-Cazorla A. Inborn errors of metabolism overview: pathophysiology, manifestations, evaluation, and management. 2018;65(2):179-208.
8. Wappner RS. Biochemical diagnosis of genetic diseases. Ped Ann. 1993;22(5):282-97.

9. Pons MR, Visus FSV, Serra JD, López LG. Tratamiento nutricional de los errores innatos del metabolism. 2.ed. Madri: Drug Farma; 2007.
10. Balakrishnan U. Inborn errors of metabolism: approach to diagnosis and management in neonates. Indian Journal of Pediatrics. 2021.
11. Ginocchio VM, Brunetti-Pierri N. Progress toward improved therapies for inborn errors of metabolism. Hum Mol Genet. 2016;25:R27-35.

BIBLIOGRAFIA CONSULTADA

1. Bickel H. Early diagnosis and treatment of inborn errors of metabolism. Enzyme. 1987;38:14-26.
2. Colombo MC, Cornejo VE, Raimann EB. Errores innatos en el metabolismo del niño. 2.ed. Santiago de Chile: Editorial Universitaria; 2003.
3. Dobbelare D, Michaud L, Debrabander A, Vanderbecken S, Gottrand F, Turck D, et al. Evaluation of nutritional status and pathophysiology of growth retardation in patients with phenylketonuria. J Inher Met Dis. 2003;26(1):1-11.
4. Martins AM. Inborn errors of metabolism: a clinical overview. Rev Paul Med. 1999;117(6):251-65.
5. Priestsch V, Lindner M, Zschocke J, Nyhan WL, Hoffmann GF. Emergency management of inherited metabolic diseases. J Inher Met Dis. 2002;25(7):531-46.
6. Scriver CR. Foreword. In: Blau N, Duran M, Blaskovics ME. Physician's guide to the laboratory diagnosis of metabolic diseases. Oxford: Chapman & Hall; 1996.
7. Seymour CA, Thomason MJ, Chalmers RA, Addison GM, Bain MD, Cockburn F, et al. Newborn screening for inborn errors of metabolism: a systematic review. Health Technology Assessment. 1997;1(11):1-97.
8. Vargas C, Wajner M. Acidúrias orgânicas: diagnóstico e tratamento. Revista AMRIGS (Porto Alegre). 2001;45(1,2):77-82.
9. Waber L. Inborn errors of metabolism. Ped Ann. 1990;19(2):105-17.
10. Wilcox WR. Inborn errors of metabolism, 1995. Disponível em: www.neonatology.org/syllabus/iem.html. Acesso em: 5 abr. 2015.

51 Manejo nutricional da obstipação intestinal

Virgínia Resende Silva Weffort

DEFINIÇÕES

Obstipação ou constipação intestinal não é doença, mas um sintoma geralmente definido como a dificuldade de eliminar as fezes, quase sempre endurecidas, com menor conteúdo hídrico, ressecadas, em pequenas quantidades e com sofrimento e dor. Geralmente vem acompanhada por aumento do intervalo entre as evacuações e pela não eliminação intestinal completa em cada evacuação. Em 2005, foi elaborado o Consenso de Paris, com o intuito de uniformizar os termos.[1] É caracterizada pela presença de 2 ou mais das seguintes características, durante um período mínimo de 8 semanas:[2,3]

- Menos de 3 evacuações por semana.
- Mais de um episódio de incontinência fecal por semana.
- Presença de fezes volumosas no reto ou percebidas à palpação do abdome inferior.
- Eliminação de fezes volumosas que obstruam o vaso sanitário.
- Comportamento retentivo.
- Defecação dolorosa.

Pode apresentar também escape fecal e sangue em torno das fezes.

Em 2006 foram publicados os critérios de Roma III (Tabela 1) para o diagnóstico da constipação funcional em crianças.[4]

Tabela 1 Critérios de Roma III para o diagnóstico da constipação funcional em crianças

Lactentes e crianças de até 4 anos	Crianças de 4-18 anos
No mínimo, dois dos seguintes critérios por pelo menos 1 mês: 1. Duas ou menos evacuações por semana. 2. Pelo menos um episódio de incontinência após a aquisição de controle esfinctérico. 3. História de excessiva retenção fecal. 4. História de movimentos intestinais dolorosos. 5. Presença de grande massa fecal no reto. 6. História de fezes grandes que obstruem o vaso sanitário.	No mínimo, dois dos seguintes critérios por pelo menos 2 meses: 1. Duas ou menos evacuações por semana. 2. Pelo menos um episódio de incontinência por semana. 3. História de postura retentiva ou retenção voluntária. 4. História de movimentos intestinais dolorosos. 5. Presença de grande massa fecal no reto. 6. História de fezes grandes que obstruem o vaso sanitário.

Fonte: NASPGHAN.[5]

O escape fecal acontece quando há evacuação sem controle em criança que já deveria ter controle esfinctérico anal. Existem três tipos de escapes:[3,5]

1. Incontinência fecal orgânica: escape fecal consequente à lesão neurológica e/ou muscular no nível do aparelho esfinctérico anal.
2. Encoprese: eliminação fecal completa em sua sequência fisiológica, porém extemporânea. Implica problemas psíquicos.
3. *Soiling* (sujidade): a roupa de baixo está sempre suja por pequena quantidade de fezes líquidas ou semilíquidas, que escorre ao redor do fecaloma formado em virtude da retenção voluntária de fezes, decorrente do medo de evacuar e sentir dor. Essa massa fecal retida distende e irrita a parede do reto, que passa a produzir uma secreção que flui involuntariamente pelo ânus. Caracteriza a obstipação intestinal crônica funcional psicogênica, mas também pode ocorrer no megacólon congênito curto ou ultracurto.

Às vezes os termos encoprese e *soiling* são usados indiferentemente.

Nos primeiros meses de vida, nos lactentes em aleitamento natural, pode haver grande variação no hábito intestinal. Muitos deles eliminam fezes semipastosas várias vezes ao dia, outros podem passar até 10 dias sem evacuar, mas, quando o fazem, eliminam fezes com características normais.

Em 2016 foram definidos os critérios de Roma IV, os critérios para o diagnóstico de constipação intestinal em duas faixas etárias: menores de 4 anos e maiores de 4 anos até o final da adolescência, que são apresentados a seguir.[6,7]

Critérios de Roma IV para o diagnóstico de constipação intestinal funcional

1. Lactentes e crianças com menos de 4 anos devem apresentar duas ou mais das seguintes manifestações por mais de 1 mês:
   - Duas ou menos evacuações por semana.
   - Histórico de retenção excessiva de fezes.
   - Histórico de evacuações com dor e dificuldade.
   - Histórico de fezes de grande calibre.
   - Presença de grande massa fecal no reto.

   Nas crianças que já completaram o treinamento esfincteriano, considerar também:
   - Pelo menos um episódio de incontinência fecal por semana após a aquisição do controle esfincteriano
   - Histórico de eliminação de fezes de grande calibre que podem entupir o vaso sanitário
2. Crianças com mais de 4 anos e adolescentes devem apresentar duas ou mais das seguintes características (pelo menos 1 vez/semana) durante o período mínimo de 1 mês, desde que não preencham o critério diagnóstico de síndrome do intestino irritável:
   - Duas ou menos evacuações no vaso sanitário por semana, quando o desenvolvimento for compatível com a idade de 4 anos.
   - Pelo menos um episódio de incontinência fecal por semana.
   - Histórico de evacuações dolorosas ou difíceis.
   - Presença de grande massa fecal no reto.
   - Histórico de eliminação de fezes de grande calibre que podem entupir o vaso sanitário.
3. Critério de Roma IV para o diagnóstico da síndrome do intestino irritável: deve incluir TODOS os seguintes durante 2 meses:
   - Dor abdominal em pelo menos 4 dias do mês associada a mudança nas evacuações (frequência ou formato das fezes).
   - Se o tratamento da constipação intestinal proporcionar normalização do hábito intestinal e desaparecimento da dor abdominal, deve prevalecer o diagnóstico de constipação intestinal funcional.
   - Após avaliação médica apropriada, as manifestações clínicas não podem ser plenamente explicadas por outra condição médica.

PREVALÊNCIA

Estima-se que cerca de 90 a 95% dos casos de constipação intestinal crônica são de natureza funcional. Inclui-se, portanto, nos distúrbios funcionais gastrointestinais que podem ocorrer em qualquer faixa etária. A cronicidade é definida, atualmente, quando os sintomas têm duração superior a 30 dias.[8]

Os distúrbios da evacuação são frequentes em lactentes e pré-escolares. Nessa faixa etária, não há prevalência quanto ao sexo. A idade de início da obstipação costuma ser inferior a 1 ano em 25% dos casos e atinge o pico máximo entre 2 e 4 anos.[9,10]

No Brasil, o interesse em avaliar a prevalência da constipação intestinal na faixa etária pediátrica existe há algumas décadas.[1] Essas informações foram compiladas no ano 2000, registrando-se que a prevalência de constipação apresentava ampla variabilidade, entre 14,7 e 38,4%.[8]

As crianças em idade escolar muitas vezes são encaminhadas à consulta pediátrica somente quando já apresentam *soiling*, e a prevalência é de 2,5 a 6 do sexo masculino para 1 do feminino. Em geral, os escapes fecais dessas crianças ocorrem durante o dia, em casa e, frequentemente, no final da tarde. A reação dos familiares costuma ser de raiva, punição ou medo de doença não esclarecida, aumentando a insegurança da criança.[10]

CLASSIFICAÇÃO E MANIFESTAÇÕES CLÍNICAS

Uma vez diagnosticada a obstipação intestinal, deve-se classificá-la quanto a sua etiologia ou aos fatores que participam da sua fisiopatogenia:[2,3]

1. Aguda.
2. Crônica:

- Funcional:
  - Simples.
  - Complicada (genética, erro alimentar, fatores psicológicos).
- Orgânica.
  - Intestinal.
    - Estenose retal ou anal.
    - Malformação anorretal (ânus imperfurado, ânus ectópico anterior, ânus anteriorizado).
    - Aganglionose (congênita – doença de Hirschsprung adquirida).
  - Extraintestinal:
    - Endócrina e metabólica (hipotireoidismo, diabete melito, hipercalcemia, hipopotassemia).
    - Neurológica (encefalopatia crônica, lesão da medula espinal).

- Fármacos (sais de ferro, antiácidos, anticonvulsivantes, anticolinérgicos, codeínicos, fenitoína).

A obstipação intestinal aguda tem curta duração e ocorre em situações como intervenção cirúrgica e doença aguda. Em geral, a defecação é restabelecida espontaneamente, sem necessidade de tratamento, e o exame físico é normal.

A obstipação intestinal crônica funcional simples resulta de uma dieta com pouco resíduo. Em geral, crianças com esse tipo de obstipação não apresentam distúrbios emocionais e têm história familiar de constipação. O início dos sintomas geralmente se dá entre 6 e 12 meses e o exame físico, de modo geral, é normal. Responde bem ao uso de dieta rica em fibra. Mais de 95% das crianças com obstipação crônica enquadram-se na forma funcional, em que se destaca o fator constitucional e familiar, provavelmente associado a distúrbio da motilidade intestinal, dieta pobre em fibras e comportamento de retenção desencadeado por episódios de evacuação dolorosa.[9,11]

Na obstipação intestinal crônica funcional complicada ou psicogênica, observa-se, como ponto fundamental, a retenção voluntária das fezes, que se desenvolve e se agrava a partir de distúrbios emocionais de que a criança é portadora. Na maioria das vezes, existe também história familiar de obstipação. São fatores precipitantes importantes o início precoce e o inadequado treinamento esfinctérico. O desconforto e a dor causados pela eliminação de fezes endurecidas e calibrosas acarretam medo de evacuar, aumentam a retenção fecal e agravam ainda mais o quadro, com a formação de fecaloma e o aparecimento de *soiling*, megacólon funcional, estase e infecção urinária. O início do quadro geralmente se dá entre 18 e 24 meses, mas não chama a atenção dos pais nesse período. A criança, por ocasião do desejo de evacuar, adquire atitudes estranhas, recusando-se a eliminar as fezes pelo medo da dor, e, em geral, é rebelde ao exame físico em virtude dos distúrbios emocionais que apresenta. Pode-se encontrar distensão abdominal, é habitual a palpação de massas fecais no hipogástrio e fossa ilíaca esquerda e, às vezes, existem fissuras e escoriações anais.[6-10]

A pseudoconstipação intestinal é uma variação normal do hábito intestinal do lactente em aleitamento natural. Deve-se ter atenção também para a disquesia do lactente, que pode ocorrer até os 9 meses de vida e desaparece quando acontece a coordenação entre a contratura da prensa abdominal e o relaxamento da musculatura do assoalho pélvico.[8]

Na cronificação do quadro de constipação intestinal funcional, destaca-se a existência de um círculo vicioso (Figura 1) de dor nas evacuações que provoca comportamento de retenção, que, por sua vez, retarda a evacuação e faz as fezes ficarem maiores e mais ressecadas.[8]

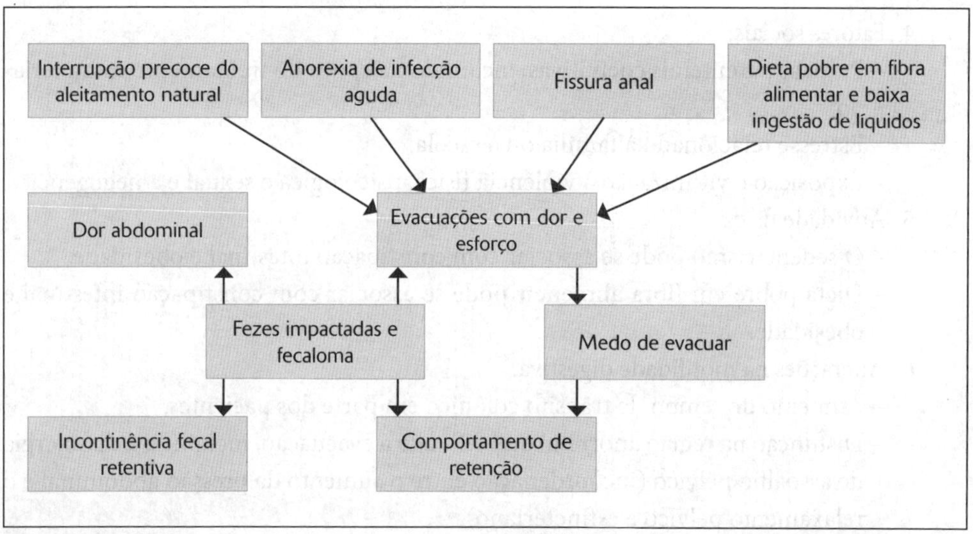

FIGURA 1 Círculo vicioso envolvido no aparecimento e na cronificação da constipação intestinal em pediatria.
Fonte: Morais.[8]

FATORES ETIOLÓGICOS

São considerados fatores etiológicos, predisponentes e associados à constipação intestinal funcional os itens a seguir:[6,7,8,9]

1. Fatores constitucionais e genéticos:
   - Ainda não se identificou nenhum gene associado à constipação intestinal. A frequência elevada de antecedente familiar sugere fator ambiental vinculado ao estilo de vida e aos hábitos alimentares da família.
2. Fatores alimentares:
   - Interrupção prematura do aleitamento natural.
   - Uso de mamadeira de fórmula infantil preparada inadequadamente ou de leite de vaca integral para o lactente.
   - Alimentação com baixo teor de fibra alimentar.
   - Baixa ingestão de água e líquidos.
3. Fatores psicológicos e comportamentais:
   - Associação com ansiedade e depressão no paciente e em familiares.
   - Alguns problemas psicológicos desaparecem com o tratamento da constipação intestinal.
   - Conexões no eixo cérebro-intestino evidenciadas por ressonância magnética funcional.

4. Fatores sociais:
   - Práticas parenterais coercitivas, incluindo na época do treinamento esfincteriano.
   - Estresse relacionado à família ou à escola.
   - Exposição e vitimização à violência física, psicológica e sexual e à negligência.
5. Atividade física:
   - O sedentarismo pode se associar com constipação intestinal e obesidade.
   - Dieta pobre em fibra alimentar pode se associar com constipação intestinal e obesidade.
6. Alterações na motilidade digestiva:
   - Aumento do tempo de trânsito colônico em parte dos pacientes.
   - Disfunção na região anorretal que dificulta a evacuação, incluindo a dissinergia de assoalho pélvico (incoordenação entre o aumento da pressão abdominal e o relaxamento pélvico e esfincteriano).
   - Associação da dismotilidade colônica com aumento do tempo de trânsito em outras áreas do tubo digestivo (esvaziamento gástrico, trânsito enteral, contração da vesícula biliar).
7. Anormalidades da microbiota intestinal:
   - Microbiota com maior participação do *Methanobrevebacter smithii*, que acarreta maior produção de metano identificada no ar expirado e associado à incontinência fecal retentiva
   - Ainda não se identificou um perfil típico de microbioma intestinal na constipação intestinal ou o mecanismo de ação da microbiota ocasionando constipação.

Publicação do ESPGHAN/NASPGHAN (2014) destaca as causas orgânicas de constipação a seguir:[12]

- Alterações anorretais: imperfuração anal, estenose anal, ânus ectópico, acalasia anal.
- Doenças gastrointestinais: doença de Hirschsprung, doença celíaca, alergia à proteína do leite de vaca, inércia colônica, pseudo-obstrução.
- Doenças endocrinológicas e metabólicas: hipotireoidismo, diabete melito, hipercalcemia, hipocalcemia, hipopotassemia.
- Doenças sistêmicas: paralisia cerebral, distrofia muscular, fibrose cística, botulismo, neoplasia, síndrome de Down, síndrome de *prunne belly*.
- Causa medicamentosa: anticonvulsivantes, codeína, morfina, anticolinérgicos, quimioterapia.
- Defeitos de medula espinal: espinha bífida, meningomielocele, trauma medular.

No diagnóstico diferencial, deve-se considerar a possibilidade de a obstipação ser uma manifestação de uma doença de base (doença de Hirschsprung, aganglionose adquirida, hipotireoidismo, diabete melito, hiper ou hipocalcemia, encefalopatia crônica, lesão da medula espinal), uso de fármacos (sais de ferro, antiácidos, anticonvulsivantes, anticolinérgicos e codeína) ou doenças intestinais (estenose retal ou anal, malformação anorretal, ânus imperfurado, ânus ectópico anterior, ânus anteriorizado), devendo ser investigadas e tratadas de acordo com sua etiologia.

ABORDAGEM CLÍNICA

Anamnese

1. Verificar a existência de constipação intestinal procurando estabelecer:[3,6-10]
   - Grau de dificuldade para a eliminação das fezes.
   - Frequência das evacuações.
   - Volume, consistência e coloração das fezes.
   - Mudanças em relação aos hábitos intestinais preexistentes.
   - Presença de *soiling* e encoprese.
   - Consistência das fezes (ressecadas, calibrosas ou na forma de cíbalos, seixos ou cilindros).
   - Presença de esforço prolongado ou excessivo, ocorrência de sangramento durante a evacuação.
   - Sensação de esvaziamento retal incompleto.
   - História de fecaloma, encoprese e/ou escape fecal.
   - História de enurese.
   - Presença de distensão abdominal.,
   - Flatulência e/ou dor abdominal recorrente.
   - Ocorrência de anorexia, náuseas, vômitos e/ou cefaleia.
2. Caracterizar a constipação por idade de início dos sintomas, como foi a eliminação de mecônio, idade de início e o modo como foi realizado o controle esfinctérico, presença de *soiling*, esforço ou dor para evacuar, aspecto das fezes e presença de outros sintomas associados.
3. Abordar a história familiar: constipação na família, condições socioculturais, como a constipação é vista.
4. Verificar também se a criança está usando algum medicamento obstipante.
5. Utilizar a escala de Bristol para a forma das fezes (Figura 2).[13]

O diagnóstico da constipação intestinal funcional deve ser estabelecido com base nos dados clínicos, em concordância com os critérios de Roma IV. Na presença de sinais de alarme devem ser solicitados os exames apropriados.[9]

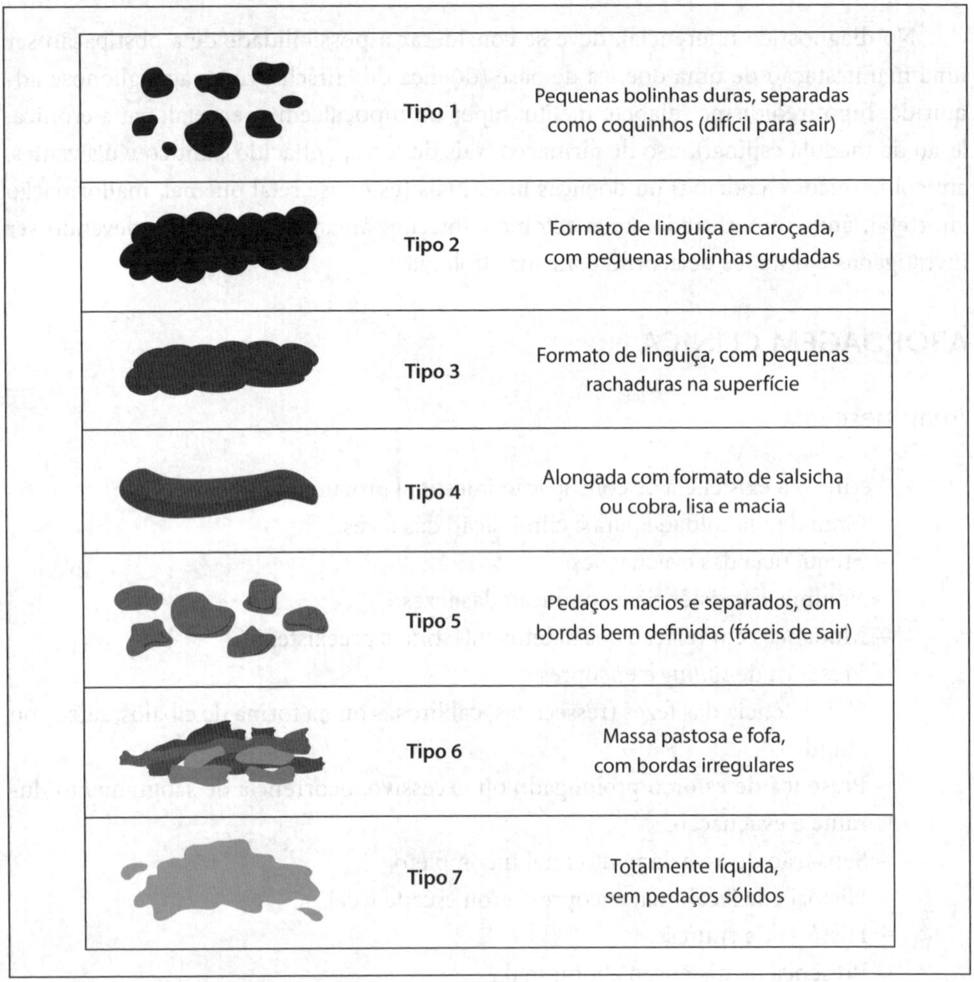

FIGURA 2 Escala de Bristol de forma fecal.
Fonte: Lewis et al.[13]

Sinais de alarme em pacientes pediátricos com constipação intestinal:[8]

- Constipação com início no primeiro mês de vida.
- Eliminação de mecônio após 48 horas de vida.
- Antecedente familiar de doença de doença de Hirschsprung.
- Fezes com formato de fita.
- Sangue nas fezes na ausência de fissura anal.
- Déficit de crescimento.
- Febre.
- Vômitos biliosos.
- Anormalidade na tireoide.

- Distensão abdominal grave.
- Fístula perianal.
- Posição anal anormal.
- Ausência do reflexo cremastérico.
- Anormalidades na motricidade de membros inferiores.
- Tufo de pelo na região espinhal.
- Depressão (*dimple*) sacral.
- Assimetria entre os glúteos.
- Medo excessivo durante a inspeção anal.

Exame físico

Observar o comportamento da criança durante a consulta, observar o desenvolvimento neuropsicomotor, o crescimento (com base na aferição de peso e altura, além do cálculo do índice de massa corporal – IMC) e a palpação abdominal, procurando a presença de fezes, fecaloma e/ou tumoração gastrointestinal e hipotonia da parede abdominal; exame atento da região perianal e lombossacra.[12]

A realização do toque retal não é obrigatória para o diagnóstico de constipação funcional na população pediátrica, entretanto sua realização está recomendada naquelas crianças que não fecham critérios para constipação, com constipação intratável ou com sinais de alerta.[8]

Lembrar-se de suspeitar de abuso sexual na presença de medo excessivo durante o exame da região perianal, associado à presença de fissura anal e/ou hematoma.[12]

Investigação laboratorial

Os exames laboratoriais pouco ajudam no diagnóstico da constipação. O mais importante é a anamnese e o exame físico detalhado. De acordo com a necessidade, pode-se solicitar exame de urina, parasitológico de fezes, hemograma, eletrólitos, hormônios tireoidianos, eletrólitos no suor e anticorpo antitransglutaminase.[6-8,10,12,14]

SITUAÇÕES CLÍNICAS IMPORTANTES QUE DEVEM SER LEMBRADAS

1. Lactentes alimentados exclusivamente ao seio materno: podem evacuar até 1 vez por se mana, sem outras alterações, e estar ganhando peso. É uma falsa constipação.[3,6]
2. Lactentes entre 8 e 12 meses: a retenção das fezes pode dar uma sensação prazerosa ao lactente. O esforço feito não é para evacuar, mas para reter as fezes.[3,6]

3. Segundo ano de vida: a criança não está preocupada em comer ou evacuar; ela quer brincar, por isso pode retardar a hora da evacuação. É importante, nesse período, a orientação correta para o controle esfinctérico.[8]
4. Hipo ou inatividade física: os exercícios estimulam as contrações em massa do cólon. A inatividade (TV, *videogame*, computador) e a falta de espaço físico para brincadeiras de correr predispõem à constipação.[3,6]
5. Inadequação alimentar: falta de fibras, dieta láctea e pequena quantidade de alimentos e de água.[3,6,8]
6. Uso abusivo de laxantes: ingestão crônica de laxantes, enemas e supositórios podem produzir alterações no tônus e no peristaltismo colônico.[3]
7. Orientar a família sobre o diagnóstico, explicando e discutindo a necessidade de tratamento.
8. Esclarecer aos pais sobre como realizar o treinamento esfincteriano adequado: criança sentada no penico ou em vaso sanitário com tampo auxiliar, os pés devem estar apoiados e os joelhos acima do quadril, permanecer sentado por um período de 5 a 10 minutos após as principais refeições (para aproveitar o reflexo gastrocólico) e não postergar as evacuações quando a criança sentir vontade.[12]

São recomendações da Sociedade Americana de Gastroenterologia, Hepatologia e Nutrição Pediátrica (NASPGHAN) para o diagnóstico e o tratamento da constipação intestinal:[12,15-17]

1. Para o lactente:
   - A desimpactação pode ser alcançada com supositórios de glicerina.
   - Enemas devem ser evitados.
   - Sucos com sorbitol podem diminuir a constipação.
   - Xarope de milho, lactulose ou sorbitol podem ser usados para amolecer as fezes.
   - O óleo mineral e os laxativos estimulantes da peristalse não são recomendados.
2. Para a criança maior:
   - A desimpactação pode ser alcançada tanto com medicações orais quanto via re tal, incluindo enemas.
   - Recomenda-se uma dieta balanceada, com cereais integrais, frutas e vegetais, como parte do tratamento da constipação.
   - O uso de medicações combinado com a mudança de hábitos pode diminuir o tempo e a remissão da constipação funcional em crianças maiores.
   - Óleo mineral (como lubrificante), hidróxido de magnésio, lactulose e sorbitol são efetivos no tratamento da constipação.
   - A terapia de resgate com laxativos estimulantes por um período curto pode ser utilizada em pacientes selecionados.

- Uma solução de polietilenoglicol com eletrólitos em pequenas doses pode ser usa da em tratamentos de longa duração de pacientes constipados de difícil manejo.
- A terapia de *biofeedback* pode ser efetiva, por um tempo curto, para pacientes com constipação intratável.

MANEJO FARMACOLÓGICO DA CONSTIPAÇÃO INTESTINAL CRÔNICA FUNCIONAL

Na Tabela 2 são apresentados alguns tipos de laxantes usados no manejo da constipação intestinal crônica funcional. Atualmente, o PEG 3350 ou 4000 é considerado a melhor opção para o tratamento da constipação intestinal. O PEG não é fermentado, razão pela qual não ocasiona produção de gases, flatulência e distensão abdominal. Atualmente, no Brasil, os PEG 4000 e 3350 existem em farmácias de manipulação e em produtos comercializados – atenção deve ser dada aos produtos industrializados, que podem ter aromatizantes que interferem na aceitação do produto.[8] Quando o PEG 3350 ou 4000 não está disponível, a segunda opção, segundo a NASPGHAN/ESPGHAN,[7] é a lactulose.[12]

Até este momento, a evidência atual não é suficiente para justificar a prescrição rotineira de probióticos (monoterapia ou coadjuvante) no tratamento da constipação.

Tabela 2 Tipos de laxantes usados no manejo da constipação intestinal crônica funcional[8,12,15]

Medicamento	Dose	Efeitos colaterais	Observação
Via oral			
Polietilenoglicol (PEG) 3350 e 4000	• **Desimpactação** 1-1,5 g/kg/dia, VO, máximo por 6 dias. • Dose máxima: 80 g/dia em adolescentes. **Manutenção:** 0,2-1 g/kg/dia, VO (máximo 17 g).	Flatulência, dor abdominal, diarreia, náusea, vômitos.	• Mais adequado para crianças maiores. • Laxante osmótico não estimulante. • Primeira opção para a realização de desimpactação de fezes e para o tratamento da constipação.

(continua)

Tabela 2 Tipos de laxantes usados no manejo da constipação intestinal crônica funcional[8,12,15] *(continuação)*

Medicamento	Dose	Efeitos colaterais	Observação
Lactulose	**Desimpactação:** 2 mL/kg (1,33 g/kg) 2x/dia por 7 dias. **Manutenção:** 1-3 mL/kg/dia, VO, 2x/dia.	Flatulência, cólica, distensão abdominal, náusea, vômitos.	• Laxante osmótico não estimulante. • Contraindicação: galactosemia (contém galactose e lactose). • Tratamento de manutenção quando o uso de PEG não for disponível.
Hidróxido de magnésia (leite de magnésia)	**Desimpactação:** 160 mg/kg, 2 x/dia durante 7 dias. **Manutenção:** 1-3 mL/kg/dia, VO, 2x/dia.	Diarreia, constipação, hipermagnesemia, hipocalcemia, hipofosfatemia, letargia.	• Laxante osmótico não estimulante. • Libera colescistoquinina, que estimula secreção e motilidade intestinais. • Evitar uso em pacientes com insuficiência renal e em menores de 2 anos. • Segunda linha de tratamento.
Óleo mineral	**Desimpactação:** 3 mL/kg, 2x/dia, por 7 dias. **Manutenção:** 1-3 mL/kg/dia, VO. Dose máxima: 60-90 mL/dia.	• Irritação perianal, broncoaspiração, pneumonia lipoídica. • Teoricamente, pode diminuir a absorção de vitaminas lipossolúveis, mas não existe comprovação em estudos clínicos. • Perda anal indica dose superior à necessária.	• Laxante lubrificante não estimulante. • Contraindicado para pacientes com encefalopatias. • Segunda linha de tratamento.

(continua)

Tabela 2 Tipos de laxantes usados no manejo da constipação intestinal crônica funcional[8,12,15] *(continuação)*

Medicamento	Dose	Efeitos colaterais	Observação
Via retal			
Enema fosfatado/ fosfoenema	**Desimpactação**: 2,5 mL/kg/dia. Dose máxima: • 2-5 anos: 33 mL/dose, VR. • 5-12 anos: 66 mL/dose. • > 12 anos: 133 mL/dose. • 1 a 2x/dia • Duração máxima da desimpactação: 6 dias. • Não usar antes dos 2 anos de idade.	• Risco de trauma mecânico no reto, distensão abdominal e vômitos. • Pode provocar quadro grave e letal de hiperfosfatemia hipocalcêmica com tetania.	• Ação osmótica hiperosmolar. • Parte dos eletrólitos é absorvida, mas, se a função renal for normal, não ocorre toxicidade. • A maior parte dos efeitos colaterais é observada em pacientes com insuficiência renal ou doença de Hirschsprung. • Evitar o uso em pacientes com insuficiência renal e dismotilidade intestinal. • Contraindicado para crianças menores de 2 anos de idade.
Supositório de glicerina	• Até 5 anos: 1 unidade pediátrica. • A partir de 6 anos: 1 unidade adulta.		
Bisacodil supositório	• 2-10 anos: 5 mg, 1x/dia. • Acima de 10 anos: 5-10 mg, 1x/dia.	Irritação e queimação retal, cólica.	Estimulante de AMPc, convertendo-se na forma ativa na luz intestinal.

VO: via oral; VR: via retal.

Fonte: Morais;[8] Mota e Silva;[2] Guideline CP.[15]

MANEJO NUTROLÓGICO DA CONSTIPAÇÃO INTESTINAL CRÔNICA FUNCIONAL

É importante orientar a alimentação com todos os grupos alimentares, orientando o número de porções de frutas e verduras adequadas para cada faixa etária e priorizando o consumo das fibras que estimulam a peristalse gastrointestinal, acelerando o trânsito colônico. O consumo de água também contribui para o adequado funcionamento intestinal. Evitar o excesso de alimentos ultraprocessados, ricos em sal e açúcar, como também o excesso de carboidratos[3,6,12,15] (ver Capítulo 10 Consumo de fibras na alimentação das crianças e adolescentes).

De acordo com a recomendação da NASPGHAN/ESPGHAN, o consumo de fibra alimentar e líquidos deve ser normal.[6] No entanto, consumo abaixo das recomendações é muito prevalente na população pediátrica. Assim, recomendam-se a utilização de dieta com alimentos ricos em fibra alimentar e o aumento no consumo de líquidos.

CONSIDERAÇÕES FINAIS

O tratamento visa:

- Estabelecer um hábito intestinal normal, por meio de treinamento evacuatório e *biofeedback*. Estimular o uso do vaso sanitário durante aproximadamente 10 minutos depois das principais refeições. Garantir uma postura fisiológica durante a eva cuação. Atender prontamente ao reflexo que precede a evacuação.
- Aumentar a ingestão de líquidos e o uso de fibras na dieta.
- Orientação familiar é indispensável desde o início do tratamento, informando que o quadro pode demorar a apresentar melhoras, pode haver recidivas e deve ser definido um horário para o hábito intestinal. Às vezes é necessário o acompanhamento com psicólogo.
- Incentivar a prática de exercícios físicos, visando estimular as contrações em massa e fortalecer a musculatura da parede abdominal.

A obstipação deve ser prevenida em toda consulta pediátrica, com perguntas sobre o hábito intestinal da criança, ingestão de líquidos e alimentos ricos em fibras. É preciso orientar a mãe sobre o treinamento esfinctérico em idade adequada e ajudar a criança a estabelecer um horário em relação ao hábito intestinal.

O planejamento do tratamento dietético da obstipação intestinal deve considerar alguns fatores:

- Oferecer maior quantidade do alimento que a criança está recebendo. A obstipação, principalmente em lactentes, pode ser sinal de fome.

- Na época da introdução da alimentação complementar, se a criança apresentar obstipação, oferecer suco (laranja) e frutas (mamão, ameixa, abacate).
- Adequar a dieta da família, pois provavelmente a dieta em uso está desviada para a obstipação.
- Aumentar a quantidade de fibras e água. Deve-se levar em conta a qualidade e as quantidades proporcionais de carboidratos, gorduras e proteínas da dieta, usar farinha de trigo integral, farelo de trigo, aveia etc.

Não há dúvida de que as fibras afetam os hábitos intestinais. As dietas ricas em fibras amolecem as fezes e aumentam seu peso, excitam as terminações nervosas dos plexos mioentéricos, diminuem o tempo do trânsito intestinal e de fermentação, sendo, por isso, de grande eficácia no manejo da obstipação, exceto quando esta é secundária a causas orgânicas.[18-21]

Os principais problemas relacionados com o hábito alimentar de crianças com obstipação são: dieta geralmente pobre em fibras; excesso de alimentos industrializados altamente refinados e de refeições lácteas; indisciplina alimentar (a maioria dos pacientes não obedece a horários de alimentação, consumindo bolos, balas e bolachas); e hipoalimentação.

O Comitê de Nutrição da Academia Americana de Pediatria recomenda que a quantidade de fibra alimentar seja da ordem de 0,5 g/kg/dia, atingindo um valor-limite na adolescência de 35 g/dia ou seguindo a indicação por idade, sendo, para crianças saudáveis acima de 2 anos, uma ingestão diária mínima baseada no cálculo: idade em anos + 5 g. Para uma ingestão diária máxima: idade em anos + 10 g, até o máximo de 35 g (ver Capítulo 10 Consumo de fibras na alimentação das crianças e adolescentes).

Cerca de 80% dos pacientes tratados com precocidade apresentam recuperação e estão livres de laxantes após 6 meses.

As diretrizes internacionais não discutem fatores que possam diminuir o risco de constipação intestinal.

Nos primeiros meses de vida o aleitamento natural exclusivo é um importante fator de proteção. Além das suas inúmeras funções, ao que tudo indica, os oligossacarídeos do leite humano estão envolvidos nesse mecanismo de proteção. O início da alimentação complementar é fator de risco para a constipação. Deve-se estar atento para adequar a alimentação do lactente.

RECEITAS PARA CONSTIPAÇÃO CRÔNICA[22]

Mingaus

- 1/3 de copo de farelo de arroz; 2/3 de copo de fubá.

- 1/3 de copo de farelo de arroz; 1/3 de copo de fubá; 1/3 de copo de farinha de mandioca.
- 1/3 de copo de farelo de arroz; 1/3 de copo de fubá; 1/3 de copo de farinha de trigo.

Peneirar e torrar. Misturar ao leite. Não há necessidade de levar ao fogo. Se quiser engrossar, deve-se ferver a mistura.

Caldos

- De farinha de mandioca: 1 litro de água fervendo; 1/2 copo de farinha de mandioca dissolvida na água, suficiente para engrossar. Cebola picada, cheiro-verde e alho; 1 colher (sopa) de óleo; 2 colheres (sopa) de farelo de trigo. Levar ao fogo para cozinhar. Pode ser enriquecida com ovo.
- De fubá: 1 litro de água fervendo; 1 copo de fubá; cebola picada e cheiro-verde; folhas refogadas (couve); 1 colher (sopa) de óleo. Levar ao fogo até cozinhar.

Farofas

- De fubá: 1 copo de fubá; 1 cebola média picada; 1/2 copo de óleo; 2 ovos; 1/3 de copo de farelo de trigo. Refogar a cebola com 2 colheres de óleo. Colocar os 2 ovos batidos e acrescentar o fubá torrado ou cozido. Juntar o farelo torrado. Acrescentar um pouco de água e o restante do óleo. Colocar o cheiro-verde.
- De farinha de mandioca com carne de soja: 1 copo de farinha de mandioca; 1/2 copo de fubá; 1 copo de carne de soja seca; 1/4 de copo de farelo de trigo; 1 cebola média; 1/2 copo de óleo. Temperos a gosto e 1 pires de cheiro-verde. Torrar a carne de soja em um pouco de óleo. Acrescentar o farelo, o fubá, a farinha de mandioca, a cebola e o restante do óleo. Por último, acrescentar o cheiro-verde.
- De cenoura e ameixa: 500 g de cenoura ralada crua; 200 g de ameixa-preta; 4 colheres (sopa) de manteiga; 1 cebola ralada; 100 g de uvas-passas sem sementes; 1 colher (sopa) de açúcar; sal; farinha de mandioca torrada. Aferventar as ameixas rapida mente, em uma calda feita com 1 copo de água e o açúcar. Escorrer bem, deixar es friar e picar as ameixas em pedacinhos. Levar ao fogo 3 colheres de manteiga e a ce bola para dourar. Juntar as uvas-passas e a cenoura. Refogar rapidamente, temperar com sal e, sempre mexendo, ir adicionando a farinha (em quantidade para farofa úmida). Acrescentar mais 1 colher de manteiga e as ameixas picadas. Misturar bem e servir.

Bolinho

De mandioca: 3 xícaras de mandioca cozida e moída; 3 xícaras de polvilho; 3 xícaras de queijo ralado (opcional); 1/7 xícara de farelo de trigo; 3 ovos; 3 colheres de óleo; sal; leite ou água, até o ponto de enrolar com a mão. Fritar ou assar.

Bolo

- De fubá: 2 ½ xícaras de fubá ou de coco ralado; 1 ½ xícara de açúcar; 3 ½ xícaras de água ou leite; 3 ovos; 3 colheres (sopa) de manteiga ou 6 de óleo; 1 colher (sopa) de fermento em pó; 3 colheres (sopa) de farelo de trigo; 3 colheres (sopa) de farinha de trigo; 1 pitada de sal. Bater tudo no liquidificador e assar em tabuleiro untado.
- De fubá: 2 xícaras (chá) de açúcar; 2 de fubá; 2 colheres (sopa) de manteiga; 2 colhe res (sopa) de farinha de trigo; 4 colheres (sopa) de queijo ralado; 1 colher (sopa) de fermento em pó; 4 ovos; 3 copos de leite. Bater tudo no liquidificador e levar para assar em forma untada.
- De chocolate: 2 xícaras de farinha de trigo; 1 xícara de farelo de trigo; 2 xícaras de açúcar; 1 xícara de chocolate; 1 xícara de óleo; 2 ovos; 1 colher (chá) de fermento; 1 colher (chá) de bicarbonato; 1 pitada de sal. Misturar bem e acrescentar 2 xícaras de água fervendo. Levar para assar em forma untada.
- De mandioca: 150 g de manteiga; 350 g de açúcar; 4 ovos; 1 pacote de coco ralado (250 g) umedecido com leite; 2 colheres (sopa) de farinha de trigo; 300 g de mandio ca crua ralada; 3 colheres de fermento em pó. Bater bem a manteiga com o açúcar. Juntar as gemas, o coco ralado, a farinha, a mandioca e o fermento. Por último, as claras em neve. Levar ao forno quente, em forma untada com manteiga.

Suco

De couve com limão: 3 limões bem lavados (com casca); 2 folhas de couve bem lava das; 1 litro de água filtrada; açúcar a gosto. Bater no liquidificador e servir com gelo. Pode se substituir o limão por lima, laranja, abacaxi ou a couve por alface.

Saladas

- Cenoura e beterraba raladas cruas.
- Folhas: alface, couve, repolho.

Diversos

- Tutu de feijão ou virado: 2 copos de feijão cozido, amassados com um copo de caldo. Refogar com óleo, cebola, alho e sal. Acrescentar farinha de mandioca e cheiro-verde.
- Hambúrguer com fibra de trigo: 1 kg de carne moída; 2 ovos; 3/4 de xícara de farelo de trigo; 1 cebola média bem picada; 2 colheres (sopa) de molho inglês; sal e pimenta a gosto. Misturar bem todos os ingredientes. Formar os hambúrgueres. Colocar em assadeira untada. Levar ao forno para assar.
- Sorvete: 250 g de gordura vegetal; 1 copo de açúcar; 2 copos de leite fervente; 4 gemas; 1 colher (sopa) de farelo de trigo torrado. Bater no liquidificador todos os ingredientes. Bater as claras em neve e misturar ao creme. Para dar sabor, acrescentar 100 g de ameixa-preta, coco, outra fruta ou 2 colheres (sopa) de chocolate em pó.

REFERÊNCIAS BIBLIOGRÁFICAS

1. Benninga M, Candy DC, Catto-Smith AG, Clayden G, Loening-Baucke V, Di Lorenzo C, et al. The Paris consensus on childhood constipation terminology (PACCT) group. J Pediatr Gastroenterol Nutr. 2005;40:273-5.
2. Motta MEFA, Silva GAP. Constipação crônica. In: Campos Júnior D, Burns DAR. Tratado de pediatria. 3.ed. Barueri: Manole; 2014. p.1143-54.
3. Weffort VRS. Manejo nutricional na obstipação intestinal. In: Temas de nutrição em Pediatria. Sociedade Brasileira de Pediatria; 2002.
4. Rasquin A, Di Lorenzo C, Forbes D, Guiraldes E, Hyams JS, Staiano A, et al. Childhood functional gastrointestinal disorders: child/adolescent. Gastroenterology. 2006;130:1527-37.
5. NASPGHAN. Evaluation and treatment of constipation in infants and children: recommendations of the North American Society for Pediatric Gastroenterology, Hepatology and Nutrition. J Pediatr Gastroenterol Nutr. 2006;43:e1-13.
6. Benninga MA, Nurko S, Faure C, Hyman PE, St James Roberts I, Schechter NL. Childhood functional gastrointestinal disorders: neonate/toddler. Gastroenterology. 2016;150(6):1443-55.e2.
7. Hyams JS, Di Lorenzo C, Saps M, Shulman RJ, Staiano A, Van Tilburg M. Childhood functional gastrointestinal disorders: child/adolescent. Gastroenterology. 2016;150(6):1456-68.e2.
8. Morais MB. Constipação intestinal. In: Sociedade Brasileira de Pediatria. Tratado de pediatria. 5.ed. Barueri: Manole; 2022
9. Sauvat F. Severe functional constipation in child: what is the solution? J Pediatr Gastroenterol Nutr. 2004;38:10-1.
10. Morais MB, Tahan S. Constipação intestinal. In: Guia de medicina ambulatorial e hospitalar da Unifesp-EPM – Pediatria. Barueri: Manole; 2005.
11. Edwards CA, Parrett AM. Dietary fibre in infancy and childhood. Proc Nutr Soc. 2003;62:17-23.
12. Tabbers MM, DiLorenzo C, Berger MY, Faure C, Langendam MW, Nurko S, et al. Evaluation and treatment of functional constipation in infants and children: evidence-based recommendations from ESPGHAN and NASPGHAN. Journal of Pediatric Gastroenterology and Nutrition. 2014;58(2):258-74.

13. Lewis SJ, Heaton KW. Stool form scale as a useful guide to intestinal transit time. Scandinavian Journal of Gastroenterology. 1997;32(9):920-4.
14. Levy EI, Lemmens R, Vandenplas Y, Devreker T. Functional constipation in children: challenges and solutions. Pediatric Health, Medicine and Therapeutics. 2017;8:19-27
15. Guideline CP. Evaluation and treatment of constipation in infants and children: recommendations of the North American Society for Pediatric Gastroenterology, Hepatology and Nutrition. J Pediatr Gastroenterol Nutr. 2006;43(3).
16. Motta MFT, Silva GAP. Sinais e sintomas associados à constipação crônica. J Pediatr. 2000:76(3):222-6
17. Junqueira JCF, Aires MT, Padilha PC. Constipação intestinal. In: Nutrição aplicada à pediatria. Rio de Janeiro: Rubio; 2022.
18. Marlett JA. Content and composition of dietary fiber in 117 frequently consumed foods. J Am Diet Assoc. 1992;92:175.
19. Mendez MHM, Derivi SCN, Rodrigues MCR, Fernandes ML. Tabela de composição de alimentos: amiláceos, cereais e derivados, hortaliças, leguminosas. Niterói: Eduff; 1992.
20. Morais MB, Vitolo MR, Aguirre ANC, Medeiros EHGR, Antoneli EMAL, Fagundes-Neto U. Teor de fibra alimentar e de outros nutrientes na dieta de crianças com e sem constipação intestinal crônica funcional. Arq Gastroenterol. 1996;33:93-101.
21. Taylor R. Manangement of constipation. High fibre diets work. Fr Med J. 1990;300:1063.
22. Ferreira AMC, Passos AO, Canedo PR. Receitas para constipação intestinal crônica. Serviço de Gastroenterologia Pediátrica do Departamento de Puericultura e Pediatria da Faculdade de Medicina de Ribeirão Preto – USP, 1994.

52 Cuidados na alimentação vegetariana

Virgínia Resende Silva Weffort

INTRODUÇÃO

Segundo a Sociedade Vegetariana Brasileira (SVB), vegetarianismo é uma escolha alimentar na qual se tiram os produtos de origem animal do cardápio. E o veganismo é um movimento em que seus adeptos evitam, na medida do possível e do praticável, excluir todas as formas de exploração e crueldade contra os animais – seja na alimentação, vestuário ou outras esferas do consumo.[1]

O indivíduo que segue a dieta vegetariana pode ser classificado de acordo com o consumo de subprodutos animais (ovos e laticínios):[1-8]

- Ovolactovegetariano: utiliza ovos, leite e laticínios na alimentação.
- Lactovegetariano: não utiliza ovos, carnes, peixes/frutos do mar mas faz uso de leite e laticínios.
- Ovovegetariano: não utiliza laticínios, carnes, peixes/frutos do mar mas consome ovos.
- Flexitariano: carnes e peixes/frutos do mar. Consumo ocasional e pequenas porções.
- Pesco-vegetariano: não utiliza carnes.
- Vegetariano: não utiliza nenhum derivado animal em sua alimentação.
- Vegano cru: não utiliza produtos de origem animal, certas plantas e alimentos cozidos.
- Vegetariano estrito ou vegano: segundo definição da Vegan Society, é uma filosofia e modo de viver que visa não utilizar (na medida do possível e praticável) nenhuma forma de exploração ou crueldade animal, seja na alimentação (dispensan-

do todos os produtos derivados total ou parcialmente de animais), nas vestimentas com produtos derivados (como o couro e produtos animais utilizados na fabricação de roupas), nem frequenta qualquer diversão que seja à custa de exposição ou exploração animal (zoológicos, aquários), não utiliza nenhum tipo de produto/insumo de origem animal e nenhum que tenha sido testado em animais

- Alimentação *plant based*: é 100% vegetal (exclui todos os ingredientes de origem animal) e prioriza os alimentos mais naturais e íntegros (também conhecida como *whole food plant based diet*).
- Alimentação macrobiótica: segundo The Macrobiotic Association, uma dieta macrobiótica é baseada na combinação de alimentos tradicionais saudáveis, incluindo vegetais frescos, grãos inteiros ou seus produtos, feijão, frutas, nozes, sementes, picles, alimentos fermentados, ervas, temperos, vegetais do mar e chás. É uma abordagem aberta e flexível, que pode incluir uma grande variedade de alimentos, com preferência para alimentos locais e sazonais, preparação natural e com o mínimo possível de aditivos químicos.
- Outros: rastafári, frutivorismo: alimentação vegetariana extremamente restrita.

Tabela 1 Alimentos consumidos nas principais dietas vegetarianas

Nome da dieta	Carne vermelha e suína	Carne branca	Ovos	Laticínios	Mel
Ovolactovegetarianismo	Não	Não	Sim	Sim	Sim
Lactovegetarianismo	Não	Não	Não	Sim	Sim
Ovovegetarianismo	Não	Não	Sim	Não	Sim
Vegetarianismo semiestrito	Não	Não	Não	Não	Sim
Vegetarianismo estrito	Não	Não	Não	Não	Não

O tipo de vegetarianismo escolhido implica diretamente a quantidade e a qualidade da oferta de macronutrientes. Quanto mais restrita a dieta, principalmente com restrição total de alimentos de origem animal, maior risco de inadequação nutricional. Na faixa etária pediátrica, a restrição de macronutrientes específicos pode comprometer o crescimento físico e o desenvolvimento neuropsicomotor. O risco de danos irreversíveis tem levado sociedades de nutrição a não recomendar dietas veganas para lactentes, crianças e adolescentes (ver Tabela 2).[1-11]

Segundo a Associação Dietética Americana (ADA), a Academia Americana de Pediatria (AAP) e a Sociedade Canadense de Pediatria (CPS), uma dieta vegetariana bem balanceada é capaz de promover crescimento e desenvolvimento adequados em crianças e adolescentes.[2-4] A German Society for Paediatric and Adolescent Medicine também destacou que dietas vegetarianas bem conduzidas por nutricionista e nutrólogo podem

Tabela 2 Vertentes do vegetarianismo de acordo com os grupos de alimentos excluídos e a possível redução de ingestão de nutrientes

Vertente	Grupos de alimentos excluídos	Possível redução da ingestão de nutrientes[b]
Lacto-ovovegetariano	Carnes e peixes/frutos do mar.	Carne: vitamina B12, proteína animal, ferro, zinco (alta biodisponibilidade). Peixes: vitamina D, iodo, ácidos graxos, ômega 3.
Lactovegetariano	Carnes, peixes/frutos do mar e ovos.	Igual lacto-ovo-vegetariano + Ovos: proteína animal, colina e vitamina D e A.
Ovovegetariano	Carnes, peixe/frutos do mar, leite e derivados.	Igual lacto-ovo-vegetariano + Leite: proteína animal, cálcio, iodo, vitaminas B12, B2, D e A.
Pesco-vegetariano[a]	Carnes.	Carne: vitamina B12, proteína animal, ferro, zinco (alta biodisponibilidade).
Flexitariano	Carnes, peixes/frutos do mar. Consumo ocasional e pequenas porções.	• Igual pesco-vegetariano + Peixes: vitamina D, iodo, ácidos graxos ômega 3. Pequena redução de nutrientes.
Vegano	Produtos de origem animal.*	Carne: vitamina B12, proteína animal, ferro, zinco (alta biodisponibilidade). Peixes: vitamina D, iodo, ácidos graxos ômega 3. Leite: proteína animal, cálcio, iodo, vitamina B12, B2, D e A. Ovos: proteína animal, vitamina D e A.
Vegano cru	Produtos de origem animal,* certas plantas e alimentos cozidos.	• Igual vegano + Calorias da gordura.

* Carnes, peixes/frutos do mar, leites e derivados, ovos e mel.

[a] Alguns pesco-vegetarianos não incluem ovos e produtos lácteos em sua alimentação.

[b] O risco para ingestão insuficiente aumenta com o grau de restrição dietética e se certos alimentos à base de plantas são evitados.

proporcionar um bom desenvolvimento e crescimento da criança.[9,12] Como a Sociedade Brasileira de Pediatria (SBP), que reforça que o pediatra e o nutricionista devem ter conhecimento sobre vegetarianismo para poder orientar a família, evitando carências de macro e micronutrientes.[6,7]

Entretanto, por serem mais vulneráveis à desenvolver deficiência de nutrientes, esses indivíduos devem ser adequadamente monitorados, já que o risco é proporcional ao grau de restrição dietética. Especial atenção deve ser dada ao consumo de fontes adequadas e à possível suplementação de ácidos graxos essenciais, ferro, zinco, cálcio e vitaminas B12 e D.[2,3,7,13-15]

Uma vez bem administrada, essa dieta pode promover benefícios à saúde, como redução do peso corporal, menor incidência de síndrome metabólica ou diabete, melhora da pressão arterial e dislipidemia, redução da incidência de câncer e menor incidência e/ou mortalidade relacionada à doença isquêmica do coração (indicando benefícios particulares para desfechos cardiovasculares).[7]

Alguns vegetarianos relatam não gostar ou não aceitar o sabor da carne considerando as razões para suas escolhas alimentares. A não aceitação e as preferências pelo sabor, relacionadas aos processos sensoriais, constituem aversões ao estímulo ao invés de prazer.[12]

CONSIDERAÇÕES NUTRICIONAIS

Na Tabela 3 estão os nutrientes em que as dietas vegetarianas ou veganas podem ser deficientes.

Tabela 3 Nutrientes que dietas vegetarianas e veganas podem ser deficientes

Dieta	Vitaminas				Minerais			
	A	B2	B12	D	Cálcio	Ferro	Zinco	DHA
Lacto-ovovegetariana				X		X	X	X
Lactovegetariana				X		X	X	X
Ovovegetariana			X	X	X	X	X	X
Vegana	X	X	X	X	X	X	X	X

DHA: ácido docosa-hexaenoico.

Fonte: Redecillas-Ferreiro et al.[14]

Crianças até 6 meses

Para lactentes em aleitamento materno exclusivo, com mãe vegana, o profissional de saúde deve orientar a alimentação materna garantindo fontes de vitamina D, B12 e ácidos graxos essenciais (ômega 3), e se necessário fazer reposição medicamentosa.

Para lactentes que estão em aleitamento misto, usando uma fórmula infantil à base de vegetal, à base de arroz (em qualquer idade) ou soja (após 6 meses de idade), que são regulamentadas pelo *Codex Alimentarius* e Anvisa, a mãe deve ser orientada nutricionalmente e se necessário fazer suplementação medicamentosa. Não usar produtos à base de extrato vegetal (arroz, amêndoa etc.) uma vez que a inadequação nutricional é grande.

Para os dois casos, utilizar a rotina de suplementação indicada pela SBP, ferro e vitamina D, e em alguns casos vitamina A.[6]

Energia

A recomendação de ingestão energética em vegetarianos e não vegetarianos é a mesma, entretanto nas dietas mais restritivas o volume de alimento para alcançar essa recomendação pode exceder a capacidade gástrica. Em lactentes e a partir da introdução da alimentação complementar pode ser necessário alimentar esses bebês mais frequentemente e nas crianças maiores utilizar alimentos de maior densidade calórica, como produtos à base de nozes (avelã, macadâmia), castanhas e outras oleaginosas, como amendoim, e suas respectivas manteigas.[6-8]

Proteína

A quantidade de aminoácidos essenciais em única fonte proteica animal é maior do que a encontrada em fontes vegetais, como os cereais que não possuem lisina em sua composição proteica.[8] As maiores fontes de proteínas vegetais são as leguminosas, como lentilha, feijões, grão-de-bico e soja, além de cereais, nozes, sementes e suas respectivas manteigas. Como quantidade, qualidade e digestibilidade dessas fontes são muito variáveis, o que garante a oferta adequada de aminoácidos essenciais é o consumo variado desses alimentos.[6] Por exemplo, a ingestão de arroz (rico em metionina e cisteína e pobre em lisina) e feijão (rico em lisina e pobre em metionina e cistina) fornece todos os aminoácidos essenciais.[5]

A proteína de origem vegetal tem 10 a 30% menor digestibilidade do que a proteína animal (Tabela 4).[16,17] Com base no método de escore de aminoácido corrigido pela digestibilidade proteica (PDCAAS),[18] a quantidade de ingestão proteica diária na dieta vegetariana acrescentaria 12 a 15 g por dia para ficar idêntica à da dieta do adulto onívoro, 1 g/kg de peso corporal.[17] A quantidade proteica deve ser por volta de 12,5% do valor energético total (VET). Alguns estudos sugerem acréscimo nos requerimentos de proteína nas dietas vegetarianas estritas da ordem de 30 a 35% nos lactentes, 20 a 30% em crianças de 2 a 6 anos e 15 a 20% nas maiores de 6 anos, para garantir uma adequada composição de aminoácidos e melhor digestibilidade (Tabela 5).[5]

Nas dietas veganas, as principais fontes vegetais proteicas são feijão, grãos, nozes, sementes e vegetais de folhas verdes. Elas têm 20 aminoácidos, inclusive os 9 essenciais.[8,16,] Por isso, alguns autores defendem que soja e seus derivados, pseudocereais (trigo-sarraceno, quinoa e amaranto), tremoço, espinafre e sementes de cânhamo têm a proporção

Tabela 4 Percentual de escore de aminoácido corrigido pela digestibilidade proteica (PDCAAS) em diferentes fontes proteicas

Fonte proteica	PDCAAS (%)	Aminoácidos limitantes
Ovo	118	–
Leite e queijos	121	–
Carne e peixe	92	Aminoácido ramificado
Soja	91	Metionina e cisteína
Milho	52	Lisina
Arroz	44	Lisina
Trigo	42	Lisina

Fonte: Van Winckel et al.[15]

Tabela 5 Recomendação de ingestão proteica em crianças veganas e não veganas (lacto-ovovegetarianas e onívoras)

Idade (anos)	Peso (kg)	Proteína (g/kg)	Proteína para veganos (g)	Proteína para não veganos (g)
1-2	11	1,6-1,7	18-19	13
2-3	13	1,4-1,6	18-21	16
4-6	20	1,3-1,4	26-28	24
7-10	28	1,1-1,2	31-34	28
11-14				
Meninos	45	1,1-1,2	50-54	45
Meninas	46	1,1-1,2	51-55	46
15-18				
Meninos	66	1,0-1,1	66-73	59
Meninas	55	0,9-1	50-55	44

Fonte: Messina e Mangels.[4]

de aminoácidos essenciais semelhante à das fontes animais.[15,16] Os cogumelos shimeji e shitake, além de grande fonte de proteína e baixa caloria, são ricos em vitamina B12.

As fórmulas infantis de fonte vegetal, protegidas pela legislação do *Codex*, obrigatoriamente são enriquecidas com metionina e outros micronutrientes, podendo ser utilizadas. A utilização de proteínas de fonte vegetal como *tofu* (soja prensada), *tempeh* (grão de soja fermentado) e *seitan* (extrato de glúten/trigo processado) não substitui a qualidade proteica da fonte animal, nem sua capacidade de ofertar certos micronutrientes.[8]

Lipídios

O consumo de gordura deve variar de 25 a 35% do total de calorias da dieta, e as crianças vegetarianas parecem consumir um pouco menos do que as onívoras e ovo-lactovegetarianas. O consumo de gorduras menor que 15% das calorias totais da dieta pode levar à deficiência de ácidos graxos essenciais (AGE), ácido linolênico ou ômega 3 e ácido linoleico (ômega 6).[7] Qualquer tipo de dieta vegetariana atinge a necessidade dietética diária de ácido graxos essenciais ômega-6 – ácido linoleico (LA-C18:2n6), pois há elevada variedade de alimentos fontes, como nozes, sementes, gergelim, vegetais e óleos (soja, girassol e milho). No entanto, o ácido graxo essencial ômega-3 – ácido linolênico (ALA-C18:3n3) não possui muitas opções de alimentos fonte e óleos vegetais (óleos de soja, canola, linhaça, algas, avelãs, nozes, noz inglesa, semente de cânhamo e chia).[8]

O ácido graxo ômega-6 – ácido araquidônico (ARA-C20:6n6) pode ser consumido via tecido muscular de animais, enquanto os ácidos graxos ômega 3 – ácido eicosapentaenoico (EPA-C21:5n3) e o ácido docosa-hexaenoico (DHA-C22:6n3) são encontrados em peixes marinhos, como salmão, atum, cavala, bacalhau, sardinha e arenque. Os dois ácidos graxos essenciais (ômega 6 e ômega 3) são dependentes das mesmas enzimas (desaturases e enlongases) para produzir seus componentes bioativos ARA (ômega 6) e EPA e DHA (ômega 3). Dessa forma, ocorre competição substrato-dependente e risco de deficiência de ácidos graxos ômega 3, pois a maioria das dietas vegetarianas e veganas apresenta maior quantidade de ácidos graxos ômega 6, portanto a relação ômega 6/ ômega 3 apresenta-se desequilibrada com maior produção de ARA. Consequentemente, a baixa ingestão de DHA e EPA acarreta baixas concentrações teciduais, que podem estar relacionadas com fatores de risco de doenças crônicas não transmissíveis.[15]

Para manter a relação ômega 6/ômega 3 e favorecer a conversão de ALA em DHA e EPA, deve-se restringir a ingestão de óleos ricos em ômega 6, gordura *trans* (margarinas) e óleos de coco e palma (maior quantidade de gordura saturada).[19,20] O consumo de óleo de oliva parece não afetar a relação ômega 6/ômega 3, se utilizado concomitantemente óleo fonte de ALA, como óleo de linhaça, pois possui apenas ácido graxo essencial ômega 6 – LA[20-22] (ver Tabela 6).

O balanço adequado entre ômega 6 e ômega 3 deve ser de 5 a 15/1, para não comprometer a conversão de ALA em DHA e EPA (Tabela 7).

A Tabela 8 mostra a recomendação de ingestão diária de DHA segundo a Organização Mundial da Saúde (OMS) e o Consenso da Associação Brasileira de Nutrologia sobre recomendações de DHA durante a gestação, a lactação e a infância.[26.27]

Fibras

Segundo a Sociedade Canadense de Pediatria, crianças veganas podem consumir até 3 vezes mais que o recomendado, o que irá interferir na absorção de minerais (cálcio, ferro, magnésio e zinco) e levar à diminuição da ingestão de calorias devido à consistência e menor digestibilidade.[3] Peneirar ou amassar cereais e vegetais e substituir parte do cereal integral por um mais refinado pode aumentar o consumo e consequentemente a ingestão de calorias.[5]

No estômago, as fibras insolúveis interferem na absorção de proteína e gordura, acarretando redução da densidade energética das refeições e aumento da saciedade.[4]

Tabela 6 Composição dos óleos vegetais comumente utilizados

Tipo de óleo	Gordura (g)	Saturada	Monoin-saturada	Poli-insaturada	Pufa (n-6)	Pufa (n-3)	Colesterol (mg)
Canola	100	7	59	30	20	9,3	0
Milho	100	13	24	59	58	0	0
Girassol	100	10	19	66	66	0	0
Colza	100	7	56	33	22	11,1	0
Soja	100	15	43	38	35	2,6	0
Oliva	100	14	74	8	8	0,6	0
Gordura vegetal sólida	100	25	45	26	3	1,6	0
Banha de porco	100	39	45	11	10	1	95
Gordura láctea	81	50	23	3	21	1,2	219

Pufa: ácido graxo poli-insaturado.
Fonte: Koletzko;[23] SBP.[24]

Tabela 7 Alimentos fontes de ácidos graxos essenciais e correlação ômega 6/ômega 3

Alimento	Teor de ômega 6	Teor de ômega 3	Relação ômega 6/ômega 3
Óleo de linhaça	12,7	53,3	1/4
Óleo de canola	20,8	6,7	3/1
Azeite de oliva	6,7	0,75	11,6/1
Óleo de soja	53,8	5,72	9,4/1
Semente de linhaça	5,4	19,8	1/3,6
Ovo	0,88	0,02	44/1
Leite	0,04	0,02	2/1
Pescada	0,04	0,05	0,8/1

Fonte: SBP;[6] Unicamp.[25]

Tabela 8 Recomendações de ingestão diária de DHA

Grupo		Recomendação de ingestão diária
Gestante		Mínimo de 200 mg/dia
Lactante		Mínimo de 200 mg/dia
Crianças	0-6 meses	0,2-0,36% do total de lipídíos
	6-24 meses	10-12 mg/kg/dia
	2-4 anos	100-150 mg/dia
	4-6 anos	150-200 mg

DHA: ácido docosa-hexaenoico.

Além disso, a maior quantidade de fibras na alimentação pode reduzir a biodisponibilidade de alguns micronutrientes e, consequentemente, comprometer o adequado crescimento físico e o desenvolvimento neuropsoicomotor.[4,6]

Recomenda-se a ingestão diária de 0,5 g/kg de fibra alimentar ou segundo a fórmula a seguir:

idade em anos + 5 = quantidade de fibras em gramas (máximo de 25 g)[6]

Micronutrientes: minerais (ferro, zinco, cálcio) e vitaminas (A, D, B2, B9, B12)

Ferro

É recomendável que a ingestão de ferro nesses pacientes seja 1,8 a 2 vezes maior do que nas crianças onívaras. A forma heme, presente nas carnes vermelhas, aves e peixes, é altamente biodisponível, diferente da forma não heme, presente nos vegetais, frutas e cereais, cuja biodisponibilidade é menor. A absorção do ferro não heme pode ser prejudicada pela presença de fatores inibidores, como fitatos (ou ácido fítico), presente nas sementes de leguminosas e nos cereais (aveia, farelos de trigo e arroz), sais de cálcio e fósforo, presentes nos hidrolisados proteicos da soja e nas proteínas do leite e do ovo (fosfoproteína), compostos fenólicos (flavonoides, ácidos fenólicos e tanino), presentes nos vegetais, na cebola e nas bebidas como achocolatados, chás, cafés e refrigerantes e polifenóis (chás).

A vitamina C melhora a absorção. Deixar o feijão de molho por 12 horas e desprezar essa água para o cozimento diminui a concentração de fitato e aumenta a biodisponibilidade do ferro. Também fermentar a proteína da soja (p. ex., missô *e tempeh*) pode reduzir o teor de fitato desses alimentos e melhorar a biodisponibilidade do ferro.[24,28,27] Importante lembrar que a SBP recomenda a suplementação de ferro para todas as crianças a partir do 3° até o 24° mês de vida, independentemente da orientação alimentar que seguireem.[29]

Podem ser consideradas boas fontes alternativas para crianças vegetarianas: soja cozida, *tofu*, legumes cozidos, lentilhas, grão-de-bico, abóboras secas, sementes de abóbora, castanha-de-caju, sementes de girassol, *tahine*, cereais fortificados, batatas assadas (incluindo a pele) (ver Tabela 9).

Tabela 9 Alimentos prontos para o consumo considerados fontes de ferro e sua biodisponibilidade

Alimento	Teor de ferro (mg/100 g)	Medida caseira (100 g)	Biodisponibilidade
Leguminosas			
Lentilha	2,1	12 colheres de sopa	Baixa
Soja	3,4	12 colheres de sopa	Baixa
Soja (farinha)	8,8	10 colheres de sopa	Baixa
Feijão-vermelho	2,4	12 colheres de sopa	Baixa
Ervilha	1,8	12 colheres de sopa	Baixa
Cereais			
Cereais matinais	12,5	1 xícara de chá	Alta
Farinha láctea	4	7 colheres de sopa	Alta
Aveia (farinha)	4,5	7 colheres de sopa	Baixa
Aveia (flocos)	3,5	7 colheres sopa	Baixa
Hortaliças			
Nabo	0,4	3 médios	Alta
Brócolis	1,3	1 xícara de chá	Alta
Couve crua/cozida	2,2/0,7	10 folhas médias	Média
Batata-inglesa	0,5	2 batatas médias	Média
Cenoura crua/cozida	0,7/0,6	2 cenouras médias ou 1 xícara de chá	Média
Espinafre	3,2	4 colheres de sopa	Baixa
Beterraba	0,8	1 xícara de chá	Baixa
Frutas			
Suco de limão	0,6	4 colheres de sopa	Alta
Açaí (polpa)	11,8	1 colher sobremesa	Alta
Laranja	0,7	1 pequena	Alta
Banana-prata	2	1 média	Média
Manga	0,8	5 pedaços médios	Média
Abacate	0,7	Meio médio	Baixa
Outros			
Açúcar mascavo	3,4	5 colheres de sopa 4	Alta
Rapadura	4,2	porções pequenas	Alta

Fonte: SBP.[24]

Fazer a suplementação indicada pela SBP (2021), conforme apresentado na Tabela 10.[29]

Tabela 10 Recomendação de suplementação de ferro em recém-nascidos e lactentes com fator de risco, como filhos de mães vegetarianas sem orientação alimentar ou suplementação medicamentosa

Situação	Recomendação
RNT, PAIG, em aleitamento materno exclusivo	1 mg de ferro elementar/kg/dia, iniciando aos 90 dias de vida até o 24º mês de vida.
RNT, PAIG, independentemente do tipo de alimentação	
RNT com peso < 2.500 g	2 mg de ferro elementar/kg/dia, iniciando com 30 dias de vida, durante 1 ano. Após esse prazo, 1 mg/kg/dia mais 1 ano.
RNPT com peso > 1.500 g	
RNPT com peso entre 1.500-1.000 g	3 mg de ferro elementar/kg/dia, iniciando com 30 dias de vida, durante 1 ano. Após esse prazo, 1 mg/kg/dia mais 1 ano.
RNPT com peso < 1.000 g	4 mg de ferro elementar/kg/dia, iniciando com 30 dias de vida, durante 1 ano. Após esse prazo, 1 mg/kg/dia mais 1 ano.
Crianças > 2 anos com ingestão de ferro inferior a 1,8-2 vezes o recomendado para a mesma faixa etária e sexo	10-30 mg/dia.

PAIG: peso adequado para a idade gestacional; RNPT: recém-nascido pré-termo; RNT: recém-nascido a termo.
Fonte: adaptada de SBP.[29]

Zinco

O aleitamento materno exclusivo proporciona quantidades adequadas de zinco até o sexto mês de vida do bebê e a partir daí deve ser consumido na alimentação complementar. Alimentos vegetais ricos em zinco são cereais, grãos integrais, soja, feijões e lentilha, porém com biodisponibilidade menor devido à presença de fitatos e fibras. Os grãos germinados e cereais fortificados são boas fontes, com maior biodisponibilidade.[3] Os requerimentos de zinco podem ser 50% maiores em vegetarianos estritos, podendo ter um impacto negativo na densidade energética e na disponibilidade de cálcio, ferro, magnésio e zinco, segundo o estudo *VeChi diet*.[30]

As principais fontes alimentares de zinco são carnes, ovos, leite e crustáceos. As principais fontes vegetais (cereais e grãos) apresentam quantidades menores desse mineral e são ricas em fitatos, que prejudicam sua biodisponibilidade.[24,28,29] Os grãos germinados (menor teor de fitato) e cereais fortificados são fontes com maior biodisponibilidade.[31] A proteína animal aumenta a biodisponibilidade do zinco.

Boas fontes vegetais de zinco alternativas para as crianças vegetarianas são: soja (cozida ou torrada), *tofu*, carnes vegetarianas fortificadas, feijões cozidos, lentilhas, feijão marinho, sementes de abóbora, castanha-de-caju, sementes de girassol torradas, cereais fortificados, ervilhas cozidas. Na Tabela 11 encontra-se o teor de zinco em alguns alimentos vegetais crus ou torrados. Para evitar o excesso de fibras, pode-se mesclar as fontes de cereais integrais e refinados (p. ex., arroz integral e arroz branco) e utilizar diferentes estratégias de cocção para reduzir o impacto das fibras sobre a saciedade e a absorção de nutrientes.

Uma ingestão regular e habitual de zinco é necessária, pois não existem estoques no organismo. As necessidades de zinco nos primeiros 5 anos de vida variam de 2 mg/dia, nos primeiros 6 meses, até 5 mg/dia, nas crianças de 5 anos.[8,24] A absorção de zinco é de cerca de 15 a 26% nas dietas vegetarianas/veganas e de 33 a 35% nas dietas onívoras.

Recomenda-se a suplementação de 3 mg/dia de zinco medicamentoso para lactentes vegetarianos/veganos (6 meses a 2 anos) que não ingerem pelo menos 1,5 vez a recomendação diária seja por alimentos vegetais naturais, fórmulas infantis ou alimentos fortificados. Uma exceção que deve ser ponderada são os lactentes em aleitamento materno, desde que a alimentação materna seja rica em zinco e a mãe esteja recebendo suplementação medicamentosa.[7,8]

Tabela 11 Teor de zinco em alguns alimentos vegetais

Alimento	Teor de zinco em mg (em 100 g de alimento)
Cereal matinal de milho	7,6
Castanha de caju torrada	4,7
Farinha de soja	4,5
Linhaça em semente	4,4
Feijão-preto cru	2,9
Grão-de-bico cru	3,2
Farinha de centeio integral	2,7
Pães integrais	0,8-1,7
Amêndoa torrada	2,6

Fonte: SBP.[24]

Cálcio

Os vegetarianos estritos tendem a ingerir menos cálcio do que os lactovegetarianos e não vegetarianos, já que não consomem leite e derivados como queijos e iogurtes, que são boas fontes desse mineral. Alguns vegetais, como brócolis, couve, quiabo, nabo e soja, e alimentos fortificados são boas fontes. Alimentos ricos em oxalato e fitatos diminuem a absorção de cálcio, e os carboidratos e a vitamina C melhoram.

A criança vegana que não consome alimentos com boa fonte e em quantidades adequadas para suprir as necessidades diárias de cálcio deve receber suplementação, preferencialmente entre as refeições, para melhor absorção.[7] Apesar disso, há boas fontes vegetais de cálcio: brócolis, repolho, couve, nabo, quiabo, produtos fortificados de soja (bebidas à base de soja, iogurtes, *tofu, tempeh*), cereais fortificados, figo seco, amêndoas, *tahine* com gergelim. Devido às diferenças mencionadas na quantidade de cálcio ingerido e na biodisponibilidade, os vegetarianos devem consumir em torno de 20% a mais dos requerimentos de cálcio e incluir alimentos fortificados na dieta.[8]

Na impossibilidade do aleitamento materno, fórmulas infantis à base de proteína isolada de soja (para lactentes maiores de 6 meses) ou proteína hidrolisada de arroz enriquecida com cálcio, são alternativas (fornecem em média 60 a 70 mg de cálcio/100 mL).[7,24] Bebidas à base de extrato de soja ou de arroz ou de amêndoas não são recomendadas devido ao perfil inadequado de nutrientes.[12,32] A Tabela 12 apresenta o teor de cálcio e sua biodisponibilidade em alguns alimentos vegetais, comparado ao leite.[12] E a Tabela 6 mostra as necessidades diárias recomendadas (DRI) de cálcio e vitamina D por faixa etária.

As recomendações de cálcio e vitamina D estão na Tabela 13, segundo as *Dietary Reference Intakes* (DRI).

Vitamina A

Nos alimentos de origem animal, a vitamina A está presente na forma de retinol, um composto de alta biodisponibilidade. Já em alimentos de origem vegetal, pode-se encontrar os carotenoides, que são precursores da vitamina A que devem ser hidrolisados a retinal e convertidos em retinol para serem utilizados pelo organismo. Esses compostos, presentes em vegetais e frutas alaranjados e vegetais verde-escuros (betacaroteno, como cenoura, manga, mamão, damasco, abóbora, tomate, ervilha, batata-doce), podem ser convertidos em vitamina A em pequenas quantidades e, por serem compostos lipossolúveis, dependem da ingestão concomitante de lipídios para serem absorvidos (Tabela 14).

A utilização de óleo no preparo aumenta sua absorção, e o cozimento prolongado e o congelamento podem levar a perda em torno de 10 a 50%.[24,31]

Tabela 12 Comparação das fontes de cálcio absorvível com o conteúdo de cálcio do leite

Alimento	Porção (g)	Conteúdo de cálcio (mg)	Absorção (%)	Cálcio absorvível estimado (mg)[2]	Porções equivalentes a 240 mL de leite
Leite	240	300	32,1	96,3	1
Feijões					
Carioca	86	44,7	26,7	11,9	8,1
Comum	172	40,5	24,4	9,9	9,7
Branco	110	113	21,8	24,7	3,9
Repolho-chinês	85	79	53,8	42,5	2,3
Brócolis	71	35	61,3	21,5	4,5
Queijo cheddar	42	303	32,1	97,2	1
Mostarda chinesa	85	212	40,2	85,3	1,1
Espinafre chinês	85	347	8,36	29	3,3
Couve	85	61	49,3	30,1	3,2
Espinafre	85	115	5,1	5,9	16,3
Batata-doce	164	44	22,2	9,8	9,8
Ruibarbo	120	174	8,54	10,1	9,5
Tofu com cálcio	126	258	31	80	1,2
Iogurte	240	300	32,1	96,3	1

Fonte: SBP.[24]

Tabela 13 Recomendações (DRI) de cálcio e vitamina D para crianças e adolescentes

Idade	Cálcio mg/dL		Vitamina D UI/dia	
	Ingestão recomendada	Tolerado (UL)	Ingestão recomendada	Tolerado (UL)
0-6 meses	200	1.000	400	1.000
6-12 meses	260	1.500	400	1.500
1-3 anos	700	2.500	600	2.500
4-8 anos	1.000	2.500	600	3.000
9-18 anos	1.300	3.000	600	4.000

Fonte: IOM.[33]

Tabela 14 Conteúdo de vitamina A em alguns alimentos

Alimento	Medida caseira	Teor de vitamina A (mcg RE)
Caqui	½ unidade média – 60 g	150
Mamão	½ unidade pequena – 140 g	51,8
Manga	1 unidade pequena – 60 g	126
Abóbora cozida	1 colher de sopa rasa – 20 g	105
Batata-doce	1 fatia pequena – 40 g	100,8
Cenoura crua	1 colher de sopa – 12 g	132
Cenoura cozida	1 colher de sopa rasa – 15 g	198
Agrião cru	1 pires cheio – 15 g	55,5
Almeirão cru	1 pires cheio – 20 g	80
Couve cozida	1 colher de sopa cheia – 20 g	260,02
Escarola cozida	1 colher de sopa cheia – 20 g	112,22
Espinafre cozido	1 colher de sopa cheia – 25 g	292,53

Fonte: SBP.[24]

Vitamina D

A SBP recomenda a suplementação de vitamina D para todas as crianças, a partir da primeira semana de vida até completar 1 ano, com 400 UI de vitamina D por dia, e daí até 2 anos com 600 UI/dia, além da exposição solar regular. As crianças com algum fator de risco, como falta de exposição solar, alguns medicamentos, vegetarianismo e obesidade devem continuar com a suplementação da vitamina D (ver Capítulo 19 Carências vitamínicas).[24,34] No vegetarianismo a suplementação pode ser na forma de ergocalciferol, de origem vegetal, ou D2. Na Tabela 6 estão as recomendações (DRI) de cálcio e vitamina D para crianças e adolescentes.

Vitamina B12

A vitamina B12 está presente nas carnes bovinas, de aves, peixes, ovos, vísceras, em menor quantidade nos leites e derivados e ausente nos vegetais, exceto os fortificados. Lacto-ovovegetarianos podem receber quantidades adequadas da vitamina, porém vegetarianos estritos são grupo de risco para deficiência e devem receber suplementação, especialmente as gestantes, lactantes, crianças e adolescentes.[24] A American Dietetic Association e a Dietitians of Canada recomendam suplementação ou uso de alimentos fortificados com vitamina B12 para todos os vegetarianos.[35] Recomenda-se, em geral, que todos os vegetarianos, independentemente do tipo de dieta, devem ser rastreados para deficiência de vitamina B12.[36]

A maioria dos lactentes em aleitamento materno tem suprimento suficiente, desde que a mãe não seja deficiente, como pode acontecer com mães vegetarianas. Nesses casos, os sintomas e sinais de deficiência de vitamina B12 aparecem entre as idades de 2 a 12 meses e incluem vômitos, letargia, deficiência de crescimento, irritabilidade, hipotonia e parada ou regressão das habilidades de desenvolvimento.[35] Outros achados comuns incluem palidez, glossite, diarreia e icterícia.[35,36] Como os sintomas neurológicos são inespecíficos, geralmente é realizado um exame de ressonância magnética do cérebro para descartar causas primárias de atraso no desenvolvimento neurológico.[37]

Uma das manifestações neurológicas pode ser a síndrome do tremor infantil, que é definida como a presença de palidez, atraso/regressão no desenvolvimento, pigmentação da pele e cabelos castanhos escassos no couro cabeludo. Os tremores tendem a ser espasmódicos, envolvendo músculos faciais, e os lactentes também podem apresentar "vocalização trêmula do choro".[38] As necessidades de vitamina B12 variam entre 0,4 e 2,4 mcg/dia na faixa etária pediátrica.

Como os alimentos fonte são de origem animal, a vitamina B12 deve ser suplementada em pessoas de todas as faixas etárias que seguem uma dieta vegana estrita sem consumir produtos de origem animal (ver o Capítulo 18 Anemias megaloblásticas nutricionais). As algas podem ser uma opção, por apresentarem uma quantidade moderada da vitamina, sendo questionável sua capacidade de manter os níveis séricos. A suplementação profilática deve ser de 5 mcg/dia em crianças de 6 meses a 3 anos e de 25 mcg/dia em crianças de 3 a 5 anos.[39]

Ácido fólico – vitamina B9

A dieta vegetariana normalmente fornece quantidades adequadas de ácido fólico, entretanto, quando o consumo é preferencialmente de vegetais fritos ou cozidos em altas temperaturas, se não se consome suco de frutas ou cereais fortificados pode haver o risco de deficiência. Os alimentos fonte são verduras de folhas escuras, brócolis, espinafre, feijões, trigo, aspargos, couve-de-bruxelas, soja, laranja, melão, maçã, gérmen de trigo, salsinha, beterraba crua, amendoim e leveduras.[24]

Vitamina B2

A riboflavina ou vitamina B2 é uma vitamina hidrossolúvel e estável ao calor, que auxilia na metabolização dos lipídios, proteínas e carboidratos em glicose para fonte de energia. São excelentes fontes de riboflavina: leite, produtos lácteos, ovos, carnes (especialmente miúdos) e peixes gordurosos. Os cereais integrais, feijões e certas frutas e vegetais verde-escuros também contêm concentrações relativamente altas, embora tenham menor quantidade de riboflavina livre, forma que é absorvida no intestino delgado. A microbiota do intestino grosso produz vitamina B2, que pode ser aproveitada pelo organismo humano. No entanto, uma grande parte dessa vitamina produzida na luz intestinal pode ser absorvida pelos microrganismos intestinais não produtores, que competem com o hospedeiro. Dessa forma, mesmo uma criança em dieta vegana potencialmente não apresentará deficiência de riboflavina se receber uma dieta que contenha alimentos com essa vitamina em sua composição, que seja equilibrada e que efetivamente promova uma microbiota intestinal saudável.[40]

CONSIDERAÇÕES PARA A ALIMENTAÇÃO

Na Tabela 15 são apresentados os nutrientes com risco de deficiência e os alimentos que podem suprir essa necessidade.

Tabela 15 Nutrientes deficientes e fontes alimentares que podem suprir a necessidade nas dietas vegetarianas

Nutriente	Alimentos
Proteínas	Leguminosas, produtos à base de soja, cereais integrais, quinoa, amaranto, trigo-sarraceno, tremoços, sementes, laticínios e ovo.
Ômega-3	Algas, microalgas (*Isochrysis galbana, Pavlova lutheri*), sementes e óleos de linhaça, chia, cânhamo, soja, óleo de soja, nozes e beldroegas.
Ferro	Leguminosas, cereais matinais fortificados, cereais integrais, gérmen de trigo, *tofu,* vegetais de cor verde-escura, sementes, *tempeh,** ovo, gergelim/*tahine*, temperos (frescos e secos como o tomilho), semente de abóbora, chia, amaranto e quinoa.
Zinco	Cereais integrais, leguminosas, sementes, ovo, laticínios, gérmen de trigo, gergelim, semente de abóbora, castanha-de-caju, nozes, temperos (frescos e secos), produtos de soja, levedura nutricional (Saccharomyces cerevisiae).
Cálcio	Gergelim, *tahine,* amêndoas, castanhas, nozes, chia, linhaça, folhas escuras (couve, agrião, rúcula, mostarda, brócolis, almeirão, catalonha), temperos (salsinha, coentro, manjericão), feijão-branco, grão-de-bico, soja, *tempeh,** *tofu* coagulado com sulfato de cálcio, laranja, figo, bebidas vegetais enriquecidas sem adição de açúcar.
Iodo	Laticínios, ovo, banana, ameixa, ervilha, sal iodado.
Vitamina A	Vegetais e frutas alaranjados e vegetais verde-escuros.
Vitamina D	Alimentos fortificados como leite, bebidas e cremes vegetais, cereais matinais, ovo (proveniente de galinhas alimentadas com algas).

(continua)

Tabela 15 Nutrientes deficientes e fontes alimentares que podem suprir a necessidade nas dietas vegetarianas (*continuação*)

Nutriente	Alimentos
Vitamina B2	Cereais integrais, feijões e certas frutas e vegetais verde-escuros.
Vitamina B12	Algas ou fungos, mas com biodisponibilidade limitada. *Tempeh** pode aumentar os níveis de B12, mas não é suficiente para veganos.

* Alimento milenar, típico da Indonésia, produzido pela junção de dois ingredientes: grãos cozidos e o fungo *Rhizopus Oligosporus*.

Fonte: Konstantyner et al.[8]

O leite materno está indicado exclusivo até 6 meses e complementado até 2 anos ou mais. A mãe vegetariana deve receber suplementação de cálcio, vitamina D, vitamina B12, ferro, zinco e ômega-3.[7,8] Na impossibilidade da amamentação, a fórmula infantil de partida e de seguimento deverá ser indicada até os 12 meses de vida.[7,8,24] Caso os pais não queiram incluir fórmula infantil à base de leite de vaca, pode-se optar por fórmulas à base de arroz (em qualquer idade) ou soja (apenas a partir dos 6 meses).[41]

Aos 6 meses de vida, a alimentação complementar deverá ser iniciada com enfoque na qualidade da dieta vegetariana.[8,24] O cardápio deverá conter alimentos *in natura* ou minimamente processados, respeitando a consistência, a variedade e a quantidade por faixa etária e seguindo as orientações do Manual de alimentação da SBP e o Guia prático de alimentação de crianças menores de 2 anos do Ministério da Saúde.[24,42]

A Tabela 16 apresenta sugestões de cardápio. O dia alimentar deve conter os grupos alimentares: cereais; tubérculos e leguminosas; hortaliças; frutas; oleaginosas; sementes; óleos; alimentos vegetais ricos em proteína, como soja em grão, *tofu, tempeh* ou glúten (*seitan*). Os cogumelos podem ser utilizados bem cozidos, desde que se conheça sua procedência. *Shoyu* e missô não devem ser incluídos na alimentação de menores de 2 anos de idade por serem industrializados, além de conter corante e excesso de sódio.[41] Após os 6 meses, podem ser utilizados cereais enriquecidos com ferro e zinco e sem fibras para aumentar a absorção, além de utilizar farinhas com ferro e cálcio para reduzir o risco de anemia e alterações ósseas. Outro alimento muito aconselhável é a aveia, uma vez que, para além de ser rica em ferro, ainda contém cálcio, proteínas, fibras e vitaminas.

RECOMENDAÇÕES DE SUPLEMENTAÇÃO PROFILÁTICA

Na Tabela 17 estão as recomendações de suplementação profilática de nutrientes nos primeiros 5 anos de vida, de acordo com o tipo de alimentação vegetariana.

Tabela 16 Sugestão de cardápio para crianças de 6 meses até 5 anos de idade que seguem dieta vegetariana/vegana

Refeição	Preparações
Ao acordar	**Até 1 ano de idade:** leite materno* ou fórmula infantil.
Café da manhã	**Até 1 ano de idade:** fruta e/ou leite materno* ou fórmula infantil.
Lanche da manhã e da tarde	1 fruta + leite materno ou fórmula infantil ou leite de vaca/iogurte natural ou fórmula vegetal/iogurte de soja Aveia ou amaranto ou quinoa em flocos ou fubá (para preparação de mingau ou vitamina) OU Panqueca matinal sem açúcar OU Batata-doce ou inhame/cará/aipim cozidos OU Cuscuz de milho OU Pão caseiro ou processado puro ou com *hommus* ou geleia sem açúcar ou patê de *tofu* ou pasta de oleaginosa (castanha-de-caju ou amêndoas ou *tahine*) ou pasta de abacate ou queijo OU Bolo simples sem açúcar.
Almoço/Jantar	Cereal cozido (arroz, macarrão, quinoa, amaranto, polenta, milho-verde). Leguminosa cozida (feijão, grão-de-bico, lentilha, ervilha). Vegetal verde-escuro (couve, brócolis, rúcula, agrião, cozidos ou refogados). Legume cozido (abóbora, cenoura, vagem, quiabo, berinjela, beterraba). Ovo cozido ou mexido. Azeite, óleo de linhaça ou chia ou soja ou canola.** Sobremesa: fruta fonte de vitamina C.
Ceia	**Até 2 anos de idade**: leite materno* ou fórmula infantil.
	Após 2 anos: fórmula infantil.

* Leite materno até 2 anos ou mais.

** Recomendação para lactentes até 1 ano: 1 colher de café de azeite (2,5 mL) +1 colher de café de óleo de linhaça ou chia (2,5 mL). Após 1 ano: 1 colher de chá (5 mL) de óleo de linhaça ou chia no almoço e jantar ou 1 colher de sopa de óleo de canola ou de soja.

Em indivíduo lacto-ovovegetariano, a partir de 6 meses, pode ser oferecido ovo nas grandes refeições e laticínios em preparações nas pequenas refeições. Após 1 ano de idade, os laticínios podem fazer parte da alimentação diária. Oferecer água própria para consumo nos intervalos das refeições.

Nas refeições principais distribuir leguminosas, cereais e legumes/verduras na proporção de 1/3 cada um.

Para menores de 1 ano: em uso de fórmulas infantis ou aleitamento materno não é necessário usar sal iodado. Para crianças acima de 1 ano de idade: 2 a 5 g/dia, dependendo do conteúdo de iodo no sal.

Fonte: Vieira e Navolar.[41]

Tabela 17 Recomendações de suplementação profilática de nutrientes nos primeiros 5 anos de vida, de acordo com o tipo de alimentação vegetariana

Dieta	Vitaminas				Minerais				Macronutrientes	
	A	B2	B12	D	Calcio	Ferro	Zinco	Iodo	DHA	Proteínas
Lacto-ovo-vegetariana	Não	Não	SC	Sempre[b]	SC	Sempre[d]	Sim[e]	Não	Sempre[f]	SC
Lacto-vegetariana	SC	Não	SC	Sempre[b]	SC	Sempre[d]	Sim[e]	Não	Sempre[f]	SC
Ovo-vegetariana	SC	Não	Sempre[a]	Sempre[b]	Sim[c]	Sempre[d]	Sim[e]	Não	Sempre[f]	SC
Pesco-vegetariana	Não	Não	SC	Sempre[b]	SC	Sempre[d]	SC	Não	SC	SC
Flexitariana	Não	Não	SC	Sempre[b]	SC	Sempre[d]	SC	Não	SC	SC
Vegana	SC	SC	Sempre[a]	Sempre[b]	Sim[c]	Sempre[d]	Sim[e]	SC	Sempre[f]	↑ oferta

DHA: ácido docosa-hexaenoico; SC: suplementação condicionada à disponibilidade e ao consumo de alimentos fonte, à forma de preparo da alimentação e ao uso ou não de suplementos alimentares, como fórmulas infantis e alimentos fortificados.

- Vitamina A: indicada nas regiões endêmicas brasileiras independentemente da alimentação (100.00 UI 1x entre 6-12 meses & 200.000 UI 1x a cada 6 meses entre 12-59 meses).
- Vitamina B12: 5 mcg/dia (6 meses a 3 anos) e 25 mcg/dia (3-5 anos). [a] Exceto < 1 ano em aleitamento materno de mãe suplementada e não deficiente.
- Vitamina D: 400 UI/dia (1 semana a 1 ano) e 600 UI/dia (1-5 anos). [b] Exceto > 2 anos com exposição solar regular sem fator de risco e uso de alimentos fortificados.
- Cálcio: quantidade suficiente para atingir pelo menos 20% a mais da recomendação diária de ingestão. [c]Exceto < 2 anos em aleitamento materno ou uso de alimentos fortificados.
- Ferro: dose e idade de início (Tabela 10). [d] Exceto > 2 anos com ingestão de ferro 1,8-2 vezes maiores do que o recomendado para mesma faixa etária e sexo.
- Zinco: 3 mg/dia (6 meses a 2 anos). [e] Exceto se ingestão de zinco for 1,5 vez maior do que o recomendado para a mesma faixa etária e sexo.
- Iodo: a suplementação não é recomendada, porém atenção a lactentes amamentados, filhos de mães veganas e que não consomem sal iodado.
- DHA: dose de acordo com a faixa etária (Tabela 8). [f] Exceto < 2 anos em aleitamento materno de mãe suplementada ou em uso de fórmula infantil com DHA.
- Proteínas: aumentar a oferta de acordo com a faixa etária e a digestibilidade da fonte vegetal (< 2 anos: 20% maior & 2-6 anos: 10-15%).

Atenção: (1) O risco para ingestão insuficiente aumenta com o grau de restrição dietética e as características de biodisponibilidade do nutriente no alimento e na alimentação. (2) Pesco-vegetarianos podem não incluir ovos e produtos lácteos em sua alimentação.; (3) Veganos crus podem reduzir o consumo de calorias de gordura. (4) Em geral, a suplementação é recomendada até a efetividade da orientação dietética (garantia da ingestão alimentar diária recomendada dos nutrientes).
Fonte: Konstantyner.[8]

CONSIDERAÇÕES FINAIS

Quanto mais rigorosa a dieta, maior o risco à saúde das crianças. A dieta vegetariana/vegana pode não atender a todas as necessidades de nutrientes, levando ao risco de deficiências nutricionais: vitaminas A, B2, B12 e D, cálcio, ferro, zinco, DHA e proteínas.

A suplementação de ferro, vitamina B12, vitamina D e DHA é sempre necessária nos primeiros 2 anos de vida, enquanto cálcio, zinco e outros nutrientes devem ser suplementados de forma condicional.

A dieta lacto-ovovegetariana equilibrada como parte de um estilo de vida saudável durante a infância pode atender às necessidades nutricionais, apoiar o crescimento normal e o desenvolvimento adequado à idade.

A consulta a um profissional de saúde, principalmente pediatras, nutrólogos e nutricionistas, é importante para monitorar as recomendações de ingestão diária de nutrientes, uma vez que o aparecimento de sinais e sintomas de deficiências de micronutrientes é tardio e precedido de alterações físico-químicas e metabólicas que comprometem a saúde das crianças (fome oculta).

REFERÊNCIAS BIBLIOGRÁFICAS

1. Sociedade Vegetariana Brasileira (SBP). Vegetarianismo. Disponível em: https://svb.org.br/vegetarianismo-e-veganismo/o-que-e/ Acesso em: out. 2023.
2. Amit M; Canadian Paediatric Society, Community Paediatrics Committee. Vegetarian diets in children and adolescents. Paediatr Child Health. 2010;15(5):303-14.
3. Renda M, Fischer P. Vegetarian diets in children and adolescents. Pediatr Rev. 2009;30(1):e1-e8.
4. Messina V, Mangels AR, Considerations in planning vegan diets: infants and children. J Am Diet Assoc. 2001;101:661-9.
5. American Academy of Pediatrics, Committee on Nutrition. Nutritional aspects of vegetarian diets. In: Kleinman RE, Greer FR (eds.). Pediatric nutrition. 7.ed. Elk Grove Village: American Academy of Pediatrics; 2014. p.241-64.
6. Sociedade Brasileira de Pediatria (SBP). Departamento Científico de Nutrologia. Guia prático de atualização. Vegetarianismo na infância e adolescência. Nº 4, Julho de 2017 Disponível em: https://www.sbp.com.br/ fileadmin/user_upload/Nutrologia_-_Vegetarianismo_Inf_e_Adolesc.pdf. Acesso em: out. 2023.
7. Moretzsohn MA. Vegetarianismo na infância e adolescência. In: Manual de atualidades em pediatria. Sociedade Brasileira de Pediatria, Departamento Científico de Nutrologia, 2021.
8. Konstantyner T, Nogueira-de-Almeida CA, Mello ED, Falcão MC, Oliveira FLC, Dreux APB, et al. Consenso do ILSI Brasil sobre vegetarianismo nos primeiros cinco anos de vida: repercussões na saúde, manejo e recomendações. ILSI Brasil. 2022. Disponivel em: https://ilsibrasil.org/publication/consenso-do-ilsi-brasil-sobre-vegetarianismo-nos-primeiros-cinco-anos-de-vida-repercussoes-na-saude-manejo-e-recomendacoes/. Acesso em: out. 2023.
9. Rudloff S, Buhrer C, Jochum F, et al. Vegetarian diets in childhood and adolescence: position paper of the nutrition committee, German Society for Paediatric and Adolescent Medicine (DGKJ). Mol Cell Pediatr. 2019;6(1):4. doi:10.1186/s40348-019-0091-z.

10. Rosenfeld DL, Burrow AL. Vegetarian on purpose: understanding the motivations of plant-based dieters. Appetite. 2017;116:456-63.
11. Hamilton M. Eating death: vegetarians, meat and violence. Food, Culture & Society. 2006;9(2):155-77.
12. Richter M, Boeing H, Grünewald-Funk D, Heseker H, Kroke A, Leschik-Bonnet E, et al. For the German Nutrition Society. Vegan diet. Position of the German Nutrition Society (DGE). Ernähr Umsch. 2016;63:92-102.
13. Otten JJ, Hellwig JP, Meyers LD (eds.). Dietary Reference Intakes: the essential guide to nutrient requirements. Washington, DC: National Academies Press; 2006.
14. Redecillas-Ferreiro S, Moráis-López A, Moreno-Villares JM. Position paper on vegetarian diets in infants and children. Committee on Nutrition and Breastfeed of the Spanish Paediatric Association. An Pediatr (Barc). 2020;92:306.e301-6.
15. Van Winckel M, Velde SM, De Bruyne R, Van Biervliet S. Clinical practice: vegetarian infant and child nutrition. Eur J Pediatr. 2011;170:1489-94.
16. Mariotti F, Gardner CD. Dietary protein and amino acids in vegetarian diets: a review. Nutrients. 2019;11:2661.
17. USDA Food Composition Database. Protein and amino acids. Disponível em: https://www.nal.usda.gov/legacy/fnic/protein-and-amino-acids. Acesso em: 6 out. 2023.
18. A report of the Panel on Macronutrients. Subcommittees on Upper Reference Levels of Nutrients and Interpretation and Uses of Dietary Reference Intakes, and the Standing Committee on the Scientific Evaluation of Dietary Reference Intakes. Dietary Reference Intakes for energy, carbohydrate, fiber, fat, fatty acids, cholesterol, protein, and amino acids. Washington, DC: Institute of Medicine, National Academies Press; 2005.
19. Huang T, Yu X, Shou T, Wahlqvist ML, Li D. Association of plasma phospholipid fatty acids with plasma homocysteinein Chinese vegetarians. Br J Nutr. 2013;109(9):1688-94.
20. Koletzko B.Trans fatty acids may impair biosynthesis of long-chain polyunsaturates and growth in man. Acta Paediatr. 1992;81:302-6.
21. Abedi E, Sahari MA. Long-chain polyunsaturated fatty acid sources and evaluation of their nutritional and functional properties. Food Sci Nutr. 2014;2:443-63.
22. Baker EJ, Miles EA, Burdge GC, Yaqoob P, Calder PC. Metabolism and functional effects of plant-derived omega-3 fatty acids in humans. Prog Lipid Res. 2016;64:30-56.
23. Koletzko B, Lien E, Agostoni C, Böhles H, Campoy C, Cetin I, et al.; World Association of Perinatal Medicine Dietary Guidelines Working Group. The roles of long-chain polyunsaturated fatty acids in pregnancy, lactation and infancy: review of current knowledge and consensus recommendations. J Perinat Med. 2008;36(1):5-14.
24. Sociedade Brasileira de Pediatria (SBP). Departamento de Nutrologia Manual de orientação: alimentação do lactente, alimentação do pré-escolar, alimentação do escolar, alimentação do adolescente, alimentação na escola. 4.ed. Rio de Janeiro: SBP; 2019. Disponível em: https://www.sbp.com.br/fileadmin/user_upload/_21089k--ManNutro_Alimentacao_para_site.pdf. Acesso em: out. 2023.
25. Unicamp. Núcleo de Estudos e Pesquisas em Alimentação (Nepa). Tabela brasileira de composição dos alimentos (TACO). 4.ed. 2011.
26. Nogueira-de-Almeida CA, Ribas Filho D, Mello ED, Bertolucci PHF, Falcão MC. I Consenso da Associação Brasileira de Nutrologia sobre recomendações de DHA durante gestação, lactação e infância. International Journal of Nutrology. 2014.
27. FAO/WHO. Expert consultation on fats and fatty acids in human nutrition, Geneve, Switzerland. Report of an expert consultation, 2010.
28. Weffort VRS. Anemia ferropriva. In: Weffort VRS, Lamounier JA. Nutrição em pediatria: da infância à adolescência. 2.ed. Barueri: Manole; 2018.
29. Sociedade Brasileira de Pediatria (SBP). Departamento Científico de Nutrologia. Consenso sobre anemia ferropriva. Atualização: destaques 2021.

30. Weder S. Homann M, Becher K, Alexy U, Keller M. Energey, macronutrient intake and atropometrics of vegetarian, vegan and omnivorous children (1-3 years) in Germany. VecChi Diet Study. Nutrients. 2019;11(4):832.
31. Maranhão HS, Weffort VRS, Konstantyner T, Fisberg M, Maia JMC, Mattos AP. Micronutrientes. In: Sociedade Brasileira de Pediatria (SBP). Tratado de pediatria. 5.ed. Barueri: Manole; 2021.
32. Comité Nacional de Nutrición. Dietas vegetarianas en la infancia. Arch Argent Pediatr. 2020;118(4):S130-41.
33. Institute of Medicine (IOM). Summary tables dietary reference intakes. Washington, DC: IOM; 2011.
34. Sociedade Brasileira de Pediatria (SBP). Departamento Científico de Endocrinologia. Hipovitaminose D em pediatria: recomendações para diagnóstico, tratamento e prevenção. 2016. Disponível em: https://www.sbp.com.br/fileadmin/user_upload/publicacoes/Endcrino-Hipovitaminose-D.pdf. Acesso em: out. 2023.
35. American Dietetic Association, Dietitians of Canada. Position of the American Dietetic Association and Dietitians of Canada: vegetarian diets. J Am Diet Assoc. 2003;103:748-65.
36. Schurmann S, Kersting M, Alexy U. Vegetarian diets in children: a systematic review. Eur J Nutr. 2017;56(5):1797-817. doi:10.1007/s00394-017-1416-0.
37. Bousselamti A, El Hasbaoui B, Echahdi H, Krouile Y. Psychomotor regression due to vitamin B12 deficiency. Pan Afr Med J. 2018;30:152.
38. Cyr A, Frehlick R, Stammers D, Crone M. Case report: proponolol theraphy for infantile tremor syndrome in a child with vitamin B12 deficiency. Front Pediatr. 2021. doi:10.3389/fped.2021.774747.
39. Koletzko B, Dokoupil K. Reference nutrient intakes of infants, children and adolescents. World Rev Nutr Diet. 2015;113:308-15.
40. Magnúsdóttir S, Ravcheev D, Crécy-Lagard V, Thiele I. Systematic genome assessment of B-vitamin biosynthesis suggests co-operation among gut microbes. Front Genet. 2015;6:148.
41. Vieira A, Navolar TS. Alimentação para bebês e crianças vegetarianas até dois anos de idade. Guia alimentar para a família. Sociedade Vegetariana Brasileira. Departamento de Saúde e Nutrição, 2018.
42. Brasil. Ministério da Saúde. Secretaria de Atenção Primaria à Saúde. Departamento de Promoção da Saúde. Guia alimentar para crianças brasileiras menores de 2 anos. Brasília, DF: Ministério da Saúde; 2019.

53 Terapia nutricional na fibrose cística

Jocemara Gurmini
Leandro Izoton Lorencette

PONTOS IMPORTANTES

- A fibrose cística (FC), doença genética autossômica recessiva, ocorre na presença de variantes patogênicas em ambos os alelos do gene CFTR, que codifica uma proteína de mesmo nome. Essa proteína é um canal de troca de íons (cloreto e bicarbonato) e é encontrada na membrana apical de células epiteliais de diversos órgãos, o que torna a enfermidade multissistêmica
- A meta da terapia nutricional no tratamento da FC inclui atingir um estado nutricional adequado, manutenção da função pulmonar e suporte ao crescimento e desenvolvimento da infância à vida adulta.
- Intervenções nutricionais precoces repercutem positivamente na função pulmonar.
- A avaliação nutricional vai além da anamnese, história nutricional, peso e estatura. Sempre que possível, avaliar a composição corporal (massa magra).
- As alterações comportamentais relacionadas ao alimento estão presentes em doenças crônicas como FC e atrapalham a evolução nutricional.
- Em relação a novas terapêuticas para FC, vários desafios precisam ser superados com o desenvolvimento de drogas que restabeleçam a função do CFTR em todos os pacientes com FC.
- A introdução de moduladores CFTR resultou em uma mudança de paradigma, com melhora da sobrevida e mudanças no aconselhamento nutricional.
- Estudos serão fundamentais para melhorar a compreensão do resultado a longo prazo das novas terapias.

INTRODUÇÃO

A fibrose cística (FC) é uma doença genética autossômica recessiva com apresentação multissistêmica. Pode afetar pulmões, pâncreas, fígado, intestinos, glândulas sudoríparas e aparelho reprodutor, sendo a doença pulmonar a maior causa de morbidade e mortalidade.[1]

Nas últimas décadas ocorreram avanços para o entendimento da doença, com importantes descobertas a respeito das variantes no gene da CFTR (*cystic fibrosis transmembrane conductance regulator*), levando a maior sobrevida dos pacientes.[2] A média de expectativa de vida passou de poucos anos, quando a doença foi inicialmente descrita em 1938, a mais de 45 anos recentemente.[1,2] Muitos são os fatores que contribuíram para melhores resultados, incluindo inovações terapêuticas, identificação e tratamento das infecções de forma precoce, tratamento multidisciplinar em centros especializados e a instituição da triagem neonatal.[3]

Desde a década de 1980, estudos têm confirmado a importância do estado nutricional na FC e o impacto sobre a função pulmonar e sobrevida. É sabido que pacientes com FC, desnutrição crônica e falência no crescimento apresentam maior morbidade e mortalidade.[1-3]

EPIDEMIOLOGIA

A incidência de FC é de aproximadamente 1:3.500 a 1:5.000 nascidos vivos no norte da Europa, Austrália e América do Norte, com variações regionais. Aproximadamente 35.000 pessoas nos EUA têm a doença.[4] No Brasil, estima-se que a prevalência varie de 1:7.500 a 1:15.000 nascidos vivos, dependendo da região.[5]

FISIOPATOLOGIA

A FC é uma doença autossômica recessiva causada por mutações no gene localizado no cromossomo 7 que codifica a proteína CFTR, um canal de cloreto e bicarbonato localizado na membrana plasmática apical das células epiteliais que está envolvido na regulação do equilíbrio água-eletrólito na superfície de muitos sistemas orgânicos, incluindo vias aéreas superiores e inferiores, intestino, pâncreas, árvore biliar, colo do útero, canal deferente e glândulas sudoríparas.[6]

A expressão fenotípica da doença varia amplamente, sobretudo em função da mutação presente. São listadas mais de 2000 mutações diferentes do gene da CFTR. Compreender as consequências funcionais das variantes genéticas é crucial não apenas para esclarecer uma possível associação com manifestações da doença, mas também para definir se determinada variante poderia responder a novas terapias modificadoras da doença.[6,7]

A mutação mais comum é a F508del (também conhecida como delta F508). Pelo menos uma cópia desta mutação é encontrada em aproximadamente 90% dos pacientes com FC, sendo 50% homozigotos. As mutações podem variar de acordo com as regiões geográficas, dependendo da raça e da mistura étnica da população.[7,8]

As mutações do gene CFTR foram divididas em 5 classes diferentes, conforme representado na Figura 1. Em geral, as mutações nas classes I a III causam doença mais grave do que as das classes IV e V. As implicações clínicas de uma combinação específica de mutações variam, provavelmente devido à influência de modificadores genéticos e outros elementos da rede proteica relacionada à função da CFTR.[9]

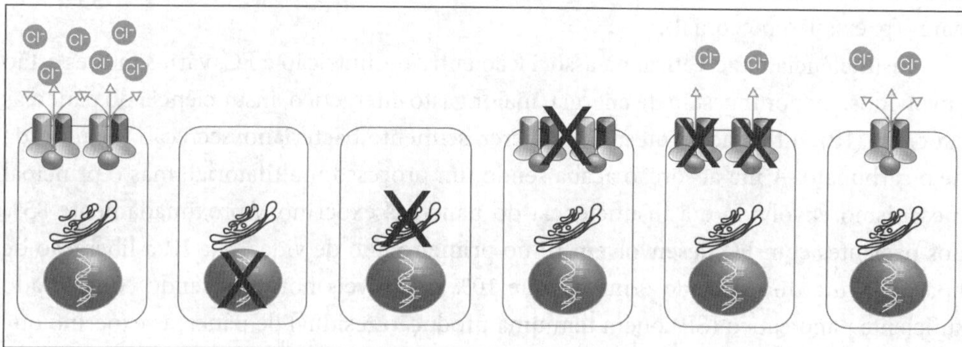

Normal	Classe I	Classe II	Classe III	Classe IV	Classe V
A CFTR é criada, atinge a superfície celular e funciona adequadamente, permitindo a transferência de cloro e água.	Sem a produção de CFTR.	A CFTR é criada, mas não atinge a superfície da célula.	A CFTR é criada, atinge a superfície da célula, mas não funciona adequadamente.	A abertura do canal iônico da CFTR é defeituosa.	A CFTR é criada em quantidades insuficientes.
	G542X, W1282X, R553X	F508del, N1303k, I507del	G551D, S549N, V520F	R117H, D1152H, R347P	3849+10kbC>T, 2789+5G>A, A 455E

FIGURA 1 Classes das mutações da CFTR: alterações e exemplos.
CFTR: ***cystic fibrosis transmembrane conductance regulator.***
Fonte: Amaral e Farinha.[9]

QUADRO CLÍNICO

A proteína CFTR está envolvida na regulação transepitelial do transporte de íons e a homeostase de água-eletrólito em muitos sistemas orgânicos.[6]

Glândulas sudoríparas: a disfunção da CFTR causa absorção prejudicada de cloreto nos ductos das glândulas sudoríparas e, consequentemente, elevadas concentrações de cloro no suor.[6,7]

Epitélio das vias aéreas: diminuição da secreção de cloro e bicarbonato na membrana apical, com absorção de sódio e de fluido da superfície das vias aéreas. Ocorre um desequilíbrio com secreções espessadas e redução do transporte mucociliar, resultando na retenção de muco e obstrução das vias aéreas.[10] A obstrução do muco por si só pode causar uma inflamação mesmo na ausência de patógenos. O muco espesso também favorece a recorrência de infecções bacterianas persistentes com aumento na produção de muco e inflamação, um ciclo que leva ao desenvolvimento de um dano pulmonar estrutural (bronquiectasia).[10-12]

Trato gastrointestinal (GI): um dos primeiros sistemas que mostram sintomas relacionados à FC, podendo estar presentes ainda no útero ou preceder os sintomas pulmonares (p. ex.: íleo meconial).

Insuficiência pancreática: na associação entre desnutrição e FC, vários fatores estão envolvidos: menor ingestão de energia, maior gasto energético, insuficiência do pâncreas exócrino (IP), inflamação intestinal, supercrescimento bacteriano, secreção prejudicada de bicarbonato. A má absorção acaba sendo um processo multifatorial, mas o principal mecanismo envolvido é a insuficiência do pâncreas exócrino. Aproximadamente 85% dos pacientes com FC desenvolvem IP no primeiro ano de vida.[13] Na IP, a liberação de lipase no intestino delgado é menor que 10% dos níveis normais, sendo considerado suficiente pancreático (SP) quem tem uma produção residual de pâncreas exócrino que permite a digestão de gordura, sem a necessidade de medicação.[13,14] A obstrução dos ductos pancreáticos pelas secreções espessadas impede o transporte das enzimas digestivas e do bicarbonato pancreático para o lúmen intestinal, levando a digestão-absorção prejudicada principalmente de proteínas e gordura, e contribui para a má absorção de vitaminas lipossolúveis (A, D, E e K), além de manter a luz intestinal ácida. Esse processo pode começar no útero e progredir para a perda de tecido acinar, fibrose ductal, podendo levar a transformação gordurosa do tecido pancreático.[13,15]

A gravidade da variante CFTR se correlaciona com IP: pacientes com três variantes graves (classes I, II e III) têm uma função exócrina alterada no início da vida, muitas vezes ao nascer, enquanto os pacientes com dois sintomas leves (classes IV e V) ou que são heterozigotos para variantes leves/graves são geralmente suficientes pancreáticos (SP) ao nascimento.[6,15]

A falta de tratamento da IP pode levar ao comprometimento do crescimento e do estado nutricional, esteatorreia, hipoproteinemia, edema, deficiência de vitaminas lipossolúveis e de ácidos graxos essenciais. O melhor exame para identificar a IP é a elastase fecal. Portadores de FC com SP têm risco maior de pancreatite aguda.[15]

Diabete relacionado à fibrose cística (DRFC): forma distinta de diabete que está associada ao aumento significativo da morbidade e mortalidade. A etiologia primária é a insuficiência relativa de insulina secundária à destruição das ilhotas pancreáticas e a outros fatores que afetam a função das células beta restantes. A prevalência da DRFC aumenta acentuadamente com a idade, e mais de metade dos adultos com FC desenvolvem a doença. Como a apresentação inicial da DRFC pode ser clinicamente silenciosa, recomenda-se que o rastreio anual comece pelo menos aos 10 anos de idade com um teste oral de tolerância à glicose (TTOG).[16]

Doença hepática relacionada à fibrose cística (DHFC): abrange um amplo espectro de doenças hepáticas, que incluem esteatose hepática, enzimas hepáticas aumentadas, colestase neonatal, cirrose biliar focal, cirrose multilobular e colangiopatia. A doença hepática tende a ser de natureza focal, e até o momento não existe nenhum biomarcador bem estabelecido para prever o desenvolvimento de envolvimento hepático grave. Além disso, nenhum tratamento preventivo tem se mostrado eficaz.[17]

Em 2007, a Fundação Norte-Americana de Fibrose Cística classificou a DHFC em três categorias: doença pré-clínica, DHFC sem cirrose e hipertensão portal (HP) e DHFC com cirrose e HP. As formas clinicamente mais relevantes de CFLD são a cirrose biliar e a HP, devido ao risco de mortalidade. Estudos mais recentes relataram uma identificação crescente de hipertensão portal não cirrótica em pacientes com FC.[17,18]

DIAGNÓSTICO

A triagem neonatal para FC utilizada no Brasil (teste do pezinho) baseia-se em duas determinações de níveis de tripsinogênio imunorreativo, o segundo realizado em até 30 dias de vida. Se o rastreio for positivo (ou seja, duas determinações positivas), o teste do suor é realizado para confirmar ou descartar FC. No suor, concentrações de cloreto ≥ 60 mmol/L, medido por métodos quantitativos, em duas amostras, confirmam o diagnóstico. Alternativas diagnósticas são a detecção de duas mutações relacionadas à FC e testes que visam avaliar a função da CFTR.[19]

NUTRIÇÃO E FIBROSE CÍSTICA

O desequilíbrio energético

A desnutrição na FC é resultado do desequilíbrio entre o gasto energético, menor ingestão e aumento das perdas. A Figura 2 mostra os efeitos do desequilíbrio energético, que, se não compensado, leva a piora cada vez maior da condição nutricional e, consequentemente, à deterioração da função pulmonar.[20,21]

Como consequências da desnutrição, ocorrem prejuízo na imunidade, piora do estado nutricional e qualidade de vida, influência sobre a musculatura que atua na respiração, falência no crescimento, alteração no desenvolvimento cognitivo e menor expectativa de vida.[20]

Parece existir aumento no gasto energético de repouso na FC, e alguns estudos sugerem que o aumento é maior no sexo feminino. A doença pulmonar na FC pode explicar parcialmente o aumento do gasto energético, mas outros mecanismos, incluindo a

Aumento do gasto energético basal		Aumento das perdas		Redução da ingestão
• Maior no sexo feminino. • Insuficiência pancreática. • Doença pulmonar ⇓ • Ciclo contínuo de inflamação crônica, colonização bacteriana, infecção recorrente. • Hipermetabolismo. • Liberação de citocinas pró-inflamatórias (fator de necrose tumoral, interleucina 1 e 6 (IL1-6). • Aumento da obstrução aérea e hiperinsuflação pulmonar. • Aumento do gasto de oxigênio para ventilação.	+	• Má absorção. • Insuficiência pancreática. • Alteração do metabolismo de sais biliares. • Inflamação intestinal. • Sobrecrescimento bacteriano. • Diabete relacionado à FC. • Doença hepática.	+	• Anorexia geralmente associada ao uso de antibióticos e a infecção. • Dificuldade na limpeza das vias aéreas, levando o muco a ser deglutido. • Doença do refluxo gastroesofágico – esofagite. • Sobrecrescimento bacteriano que interfere na absorção; indiretamente causa anorexia e dor abdominal. • Alteração na motilidade intestinal/constipação.

⬇

Desequilíbrio energético

FIGURA 2 Fatores que contribuem para o desequilíbrio energético na fibrose cística.
FC: fibrose cística.
Fonte: Solomon et al.[21]

insuficiência pancreática e alterações na CFTR, devem ser considerados.[21] A doença pulmonar leva ao aumento da demanda energética por vários mecanismos: ciclo contínuo de inflamação crônica, colonização bacteriana, infecção recorrente, hipermetabolismo com a liberação de citocinas pró-inflamatórias (fator de necrose tumoral, interleucinas 1 e 6 (IL1-6), aumento da obstrução brônquica, hiperinsuflação pulmonar e aumento do gasto de oxigênio para ventilação.[21,22]

O apetite é mediado por hormônios que agem no hipotálamo. Leptina, grelina e insulina são os principais hormônios envolvidos na regulação do apetite, e estudos nos níveis séricos na FC são poucos e inconsistentes; ainda não está claro se uma alteração na secreção pode contribuir para a perda do apetite e do peso.[21] A etiologia da redução da ingestão é multifatorial e envolve fatores como anorexia, geralmente associada ao uso de antibióticos e a infecção, dificuldade na limpeza das vias aéreas, levando o muco a ser deglutido, doença do refluxo gastroesofágico e esofagite, sobrecrescimento bacteriano intestinal, que interfere na absorção e indiretamente causa anorexia e dor abdominal, e as alterações na motilidade intestinal e constipação. Somadas a esses fatores estão questões psiquiátricas, como depressão, ansiedade, estresse e distúrbios do apetite.[21-23]

Avaliação nutricional

A avaliação nutricional completa e periódica é essencial para identificar de forma precoce e tratar as questões deficitárias. Nos lactentes provenientes da triagem neonatal, a atenção nutricional e a promoção do crescimento devem receber especial atenção mesmo antes de os sintomas da doença se manifestarem.[24] A Cystic Fibrosis Foundation (CFF) recomenda que as medidas antropométricas sejam feitas mensalmente no primeiro ano de vida e, depois, a cada 3 meses.[19] A frequência das avaliações pode aumentar dependendo do cenário nutricional, passando para a cada 2 semanas nos lactentes e a cada 6 a 8 semanas nos maiores de 2 anos e adultos. Atenção especial deve ser dada a pacientes nos primeiros 12 meses após o diagnóstico; nos primeiros 12 meses de vida até o crescimento adequado e no período peripuberdade (feminino: 9-16 anos; masculino: 12-18 anos).[24,25]

Para os pacientes acima de 8 a 10 anos está recomendada a avaliação da massa óssea por meio da absorciometria de raios x de dupla energia (Dexa) a cada 1 a 5 anos, dependendo da idade, do resultado de exame anterior e da presença de fatores de risco para baixa massa óssea. Considerar a avaliação da composição corporal com base nas pregas e circunferências, Dexa e bioimpedância. Sugerem-se exames séricos anuais (hemograma, ferro, vitaminas lipossolúveis, função hepática, perfil lipídico e eletrólitos) e, diante da falência do estado nutricional, a avaliação da função pulmonar e a elastase fecal em suficientes pancreáticos podem auxiliar na identificação de possíveis causas.[24-26]

É recomendado o teste de sobrecarga de glicose anualmente nos maiores de 10 anos com o objetivo de afastar o diabete relacionado à FC, complicação de caráter insidioso e que também pode comprometer a condição nutricional.[24,25] Quanto à utilização das enzimas pancreáticas, no paciente com aumento das perdas fecais, verificar a adesão ao tratamento, a forma de uso e a dose. Uma revisão qualitativa e quantitativa da ingestão alimentar e da adesão às orientações deve ser feita a cada 3 meses em crianças e 6 meses em adultos.[24-26]

A avaliação dos índices antropométricos (peso e comprimento/estatura para a idade, peso para a estatura, índice de massa corporal para a idade) é um importante parâmetro na avaliação do estado nutricional de lactentes, crianças e adolescentes. No Brasil as curvas usadas para avaliação nutricional são as da Organização Mundial da Saúde (OMS 2006-2007). A Tabela 1 apresenta a classificação do estado nutricional segundo o as diretrizes brasileiras de nutrição na FC.[27]

RECOMENDAÇÕES NUTRICIONAIS

O cuidado nutricional é de extrema importância no paciente com FC, e uma abordagem dietética é importante desde o diagnóstico. Os pré-escolares podem apresentar certo grau de seletividade e neofobia, gerando interações familiares negativas e situações

Tabela 1 Classificação nutricional de acordo com a idade

Condição nutricional	Lactentes < 2 anos	2-18 anos	Adultos
Ótimo	P/E ≥ p50 P/I ≥ p50 E/I ≥ p50 (escore Z ≥ 0)	IMC p50-p85 (escore Z entre 0 e +1) 2-5 anos P/E ≥ p10 (escore Z ≥ – 1,28)	Mulher: IMC 22-25 kg/m² Homem: IMC 23-25 kg/m²
Eutrófico	P/E p25-p50 (escore Z 0,67-0)	IMC p25-p50 (escore Z entre 0,67-0) 2-5 anos P/E ≥ p10 Sem perda de peso recente	Mulher: IMC 20-22 kg/m² Homem: IMC 20-23 kg/m² Sem parda de peso não intencional
Risco nutricional	P/E p10-p25 (escore Z 1,28-0,67)	IMC p10-p25 Perda de peso ou platô 2-4 meses	IMC 18,5-20 kg/m² e/ou ≥ 5% de perda de peso não intencional nos últimos 2 meses
Desnutrição	P/E < p10 (escore Z < –1,28) E/I < p5 e/ou queda em 2 percentis no crescimento	IMC < p10 (escore Z < –1,28) e/ou queda de 2 percentis no peso e inflexão do crescimento	IMC < 18,5 kg/m² Perda de peso (> 5%)
Sobrepeso		IMC p85-p97 (escore Z entre +1 e +2)	IMC 25-30 kg/m²
Obesidade		IMC > p97 (escore Z > +2)	IMC > 30 kg/m²

Preferência por P/E ao IMC/I em lactentes; em todas as classificações nutricionais de crianças e adolescentes, a E/I deve levar em consideração o potencial genético (E/I ≥ potencial genético).

P: peso; E: estatura; I: idade; IMC: índice de massa corporal.

Fonte: Neri et al.[27]

de estresse. Questões comportamentais relacionadas à alimentação podem surgir, interferindo no ganho de peso em todas as idades, e desde cedo precisam ser identificadas, acompanhadas e os pais orientados.[23]

Os pacientes com FC necessitam de uma taxa calórica maior em relação a indivíduos sem a enfermidade. Os protocolos internacionais recomendam uma ingestão energética de 110 a 200% das necessidades para a idade para o ganho de peso.[25] As necessidades aumentam dependendo do grau de má absorção, função pulmonar, inflamação crônica e exacerbações pulmonares agudas.[6] Recomenda-se que a criança com FC consuma cerca de 35 a 40% da energia na forma de lipídios, 20% da proteína e 40 a 45% dos carboidratos.[20,24,26]

A necessidade proteica também é maior no paciente com FC. A doença e o estado inflamatório estão associados a quebra da musculatura esquelética e aumento na síntese de proteínas de fase rápida. Um aumento de 1,5 a 2 vezes a recomendação diária de proteína para a idade é sugerido nesses pacientes. Assim como os lipídios, existe dificuldade na digestão e absorção de proteínas, com perda de nitrogênio nas fezes, e o uso medicamentoso das enzimas pancreáticas (Tabela 2) melhoram a sua absorção.[20]

Tabela 2 Recomendações para a terapia de reposição das enzimas pancreática[20,26]

Suplementação sugerida
Lactentes até 12 meses 2.000-4.000 UI de lipase/120 mL de fórmula ou leite materno ou 2.000 UI de lipase/g de gordura ingerida • Abrir a cápsula e misturar as esferas em pequena porção de leite ou papa ácida (maçã) para servir de veículo. • Certificar-se de que a enzima foi toda deglutida antes de ir ao seio materno, pelo risco de lesão na boca da criança ou seio materno.
Crianças 1-4 anos* 1.000 UI de lipase/kg/refeição ou 2.000-4000 UI de lipase/g de gordura ingerida
Crianças > 4 anos e adultos* 500 UI/kg/refeição ou 2.000-4.000 UI de lipase/g de gordura/refeição • Oferecer as cápsulas inteiras sem mastigação antes de cada refeição e lanche; caso refeições prolongadas (festas), distribuir ao longo da alimentação.

*** Dose máxima 10.000 UI/kg/dia ou 2.500 UI de lipase/kg/dia.**

Fonte: Turck et al.;[20] Sinaasappel et al.[26]

Minerais

Sódio: a perda excessiva de sal no suor resulta em níveis séricos inadequados, o que pode se intensificar em condições ambientais quentes, atividade física, febre, diarreia, vômito e perdas por estomias.[24] Os lactentes são o grupo mais acometido, e a depleção crônica pode levar a alteração no crescimento.

O lactente pode desenvolver alcalose metabólica hipoclorêmica com baixos níveis séricos de sódio, cloro e às vezes potássio. Clinicamente, a criança apresenta letargia, recusa alimentar, vômitos, perda de peso e desidratação.[14]

Na maioria dos casos a suplementação de 1 a 2 mmol/kg/dia de sódio corrige deficiências, podendo a dose ser maior dependendo da situação. A suplementação pode ser feita com pequenas porções de sal adicionado a líquidos ou na forma de ampolas de cloreto de sódio via oral.[20]

Ferro: a deficiência de ferro na FC fica em cerca de 11% nas crianças, sendo maior nos adultos estáveis.[24] São muitos os fatores que contribuem para níveis baixos de ferro, como a má absorção, infecções de repetição, inflamação e a ingestão inadequada.[26] Caso o ferro esteja baixo, outro parâmetro deve ser utilizado para diferenciar anemia por deficiência do mineral ou por inflamação crônica.[20] Os níveis de ferritina, capacidade de ligação ao ferro ou saturação de transferrina auxiliam na diferenciação. Na anemia por deficiência de ferro, além do ferro diminuído, a ferritina também está, enquanto a capacidade de ligação do ferro está aumentada.[20]

Zinco: na FC a deficiência de zinco pode levar a atraso no crescimento, aumento da suscetibilidade a infecções, atraso na maturação sexual e anorexia associada a perda no paladar (hipogeusia).[24,26]

A deficiência de zinco deve ser cogitada diante do crescimento insuficiente em lactentes e crianças, deficiência de vitamina A e esteatorreia em qualquer idade.[23] Em tais circunstâncias orienta-se a suplementação por 6 meses.

Vitaminas

As alterações na absorção de lipídios podem levar à perda de vitaminas agregadas a gordura. Pacientes com FC, mesmo em uso de enzimas pancreáticas, continuam a apresentar alterações relacionadas às vitaminas lipossolúveis.[6,7] O risco de deficiência de vitamina A, D, E e K aumenta na presença de doença hepática, diagnóstico tardio, interrupção da circulação entero-hepática secundária a ressecção do íleo terminal e baixa adesão ao tratamento.[24,26]

De acordo com o manejo nutricional na FC publicada pelo *Cystic fibrosis trust* (2002), a suplementação vitamínica deve ser iniciada no diagnóstico da insuficiência pancreática (Tabela 3).[26] Já os pacientes com suficiência pancreática devem ter seus níveis séricos dosados anualmente e a suplementação deve ser iniciada quando os resultados estiverem alterados.[24,26] Nos pacientes com insuficiência pancreática as vitaminas devem ser ingeridas no horário de refeição, junto com enzimas pancreáticas.[24,26,20]

A deficiência das vitaminas hidrossolúveis é rara em pacientes estáveis. Deve-se ter atenção ao ácido fólico no caso de preconcepção e início da gestação, pelos riscos de defeito na formação do tubo neural, e à vitamina B12 em pacientes que tiveram ressecções intestinais com perda do íleo terminal como complicação do íleo meconial.[20]

Intervenção nutricional

Na tentativa de orientar as condutas nutricionais do paciente com FC, as principais associações criaram algumas estratégias de prevenção e tratamento da desnutrição.[24,26] Na Tabela 4 estão as recomendações do consenso americano.[24]

Tabela 3 Suplementação de vitaminas lipossolúveis na fibrose cística

Vitamina A	< 1 ano: 4.000 UI > 1 ano: 4.000-10.000 UI Adultos: 4.000-10.000 UI
Vitamina D	< 1 ano: 400 UI > 1 ano: 400-800 UI Adultos: 800-2.000 UI
Vitamina E	< 1 ano: 50 UI/dia > 1 ano: 100-400 UI/dia Adultos: 100-400 UI/dia
Vitamina K	< 1 ano: 0,3-1 mg/dia > 1 ano: 1-10 mg/dia

Fonte: Neri et al.[27]

Tabela 4 Cuidado nutricional do paciente com fibrose cística e desnutrição

Situação nutricional e intervenção	< 2 anos	2-18 anos	> 18 anos
Estado nutricional adequado: cuidados de prevenção	P e E ≥ p50	IMC/I p50	F: IMC 18,5-22 M: IMC 18,5-23 Sem perda de peso
Cuidados nutricionais para melhorar estado nutricional: modificação dietética e/ou suplementação	*Failure to thrive*: peso e comprimento p10-p50	IMC p10-p50 Perda de peso nos 2-4 meses anteriores. Sem ganho de peso nos 2 meses anteriores.	IMC < 18,5 ou Perda de 5% de peso nos 2 meses anteriores
Desnutrição persistente: terapia nutricional enteral	*Failure to thrive* persistente: peso e comprimento < p10	IMC < p10 ou Perda de peso de 2 percentis desde a última avaliação	Peso persistentemente baixo (IMC < 18,5) ou perda de peso > 5%

F: feminino; IMC: índice de massa corporal; M: masculino.
Fonte: Borowitz et al.[24]

Diante da identificação de risco nutricional e falha de crescimento, é importante uma avaliação dos principais fatores de risco para a falta de ganho de peso, como a aderência ao tratamento, incluindo as enzimas pancreáticas e comorbidades, como doença do refluxo gastroesofágico, diabete relacionado à FC, causas não pancreáticas de má absorção, erros alimentares e distúrbio de comportamento nas refeições.[23]

Os pré-escolares e escolares podem apresentar recusa e outros problemas relacionados à alimentação, prejudicando o ganho de peso e gerando situações de estresse para os pais, principalmente porque a condição nutricional caminha junto com a saúde pulmonar. O aconselhamento nutricional associado à abordagem comportamental tem se mostrado mais efetivo que a educação nutricional isolada na melhora da adesão às recomendações nutricionais, ganho de peso e de estatura.[23,28]

O uso de suplementos orais no intervalo de refeições, nunca em substituição a elas, atua como coadjuvante no fornecimento de calorias e proteínas e auxilia no ganho de peso de crianças e adultos.[23]

Quando a alimentação oral e o uso de suplementos falham, a terapia nutricional enteral é a modalidade de tratamento sugerida. Ela permite maior consumo de calorias e proteínas e auxilia na melhora dos índices antropométricos.[29]

Em 2016 uma revisão foi publicada com recomendações sobre terapia nutricional enteral na FC.[29] Para pacientes com expectativa de uso da via alternativa de alimentação por menos de 6 meses, a sugestão é de uma sonda nasoenteral, ficando a gastrostomia para os que necessitarem da terapia por mais tempo. Antes do procedimento sugere-se afastar doença do refluxo, otimizar o quadro pulmonar para o procedimento e preferir a gastrostomia endoscópica ou por laparoscopia ao procedimento cirúrgico.[29] A dieta pode ser infundida continuamente à noite, em bolo durante o dia ou ambos. Com a dieta noturna o paciente pode ser encorajado a se alimentar durante o dia.

Uma fórmula polimérica hipercalórica (1,52 kcal/mL) é bem tolerada na maior parte dos pacientes, e, caso necessário, pode ser trocada por uma fórmula semielementar.[20] O objetivo é a infusão de 30 a 65% das calorias diárias na forma de nutrição enteral.[29] A enzima pancreática na dieta noturna contínua geralmente é oferecida no início e no final da alimentação, com eventuais doses no meio da infusão. A dieta em bolo pode necessitar de uma dose maior devido à infusão maior de gordura.[29] A dose da enzima é de 1.000 a 4.000 UI de lipase/g de gordura (média de 1.800 UI de lipase/g de gordura) e de 500 a 2.500 UI de lipase/kg/refeição). Os pacientes devem ser monitorados quanto à intolerância à glicose, e às vezes o uso de insulina pode ser necessário.[14,26]

A terapia nutricional parenteral está reservada para casos especiais, em que o uso do tubo digestivo não é possível.[29]

NOVAS TERAPIAS

Na última década, as possibilidades terapêuticas para a FC cresceram de forma consistente, graças a um melhor conhecimento da estrutura e genômica da CFTR e da fisiopatologia da doença. O impacto a longo prazo dessas novas terapias sobre a nutrição ainda é em parte desconhecido, porém estudos mostram resultados interessantes que podem modificar trajetórias futuras (Tabela 5).[30,31] Questões importantes incluem quais manifestações da doença são reversíveis e quais ainda precisam de tratamento.[6,7]

Tabela 5 Resumo do potencial impacto dos moduladores da CFTR

Efeitos pulmonares	↑ fluidez no muco do trato respiratório, ↓ obstrução das vias aéreas, ↓ exacerbações pulmonares, ↓ episódios infecciosos, ↓ trabalho respiratório, ↓ gasto energético, ↑ estado catabólico e nutricional.
Efeitos gastrointestinais	↑ fluxo de fluido, ↓ constipação, ↓ supercrescimento bacteriano do intestino delgado, ↓ inflamação intestinal, ↑ apetite, ↑ estado nutricional, ↑ pH, ↑ funcionamento enzimático, ↑ absorção de nutrientes, normalização da elastase fecal.
Controle glicêmico	↑ secreção de insulina, ↑efeitos anti-inflamatórios da insulina, ↓ glicosúria, ↑ estado nutricional.
Outros	↑ peso e IMC, ↑ função pulmonar, ↓ exacerbações, ↑ qualidade de vida.

CFTR: *cystic fibrosis transmembrane conductance regulator*; **IMC: índice de massa corporal.**
Fonte: Mariotti Zani et al.;[30] Wilschanski e Peckman.[31]

As terapias moduladoras de CFTR são projetadas para corrigir o mau funcionamento da proteína produzida pelo gene CFTR (Tabela 6). Uma vez que diferentes mutações causam defeitos diversos na proteína, os medicamentos disponíveis e aprovados pelas agências norte-americana, europeia e brasileira são eficazes apenas para pessoas com mutações específicas. Eles podem ser divididos em:

- Potenciadores, que restauram ou aumentam a probabilidade de abertura do canal.
- Corretores, que interferem no processamento proteico e resultam em aumento da expressão da proteína na superfície apical das células.[30]

EFEITOS DOS MODULADORES DA CFTR NA NUTRIÇÃO

Historicamente, a FC tem sido associada à desnutrição, necessitando de intervenção com alto teor calórico, dietas ricas em proteínas e gorduras, adição de suplementos orais e alimentação enteral, quando necessário. As orientações nutricionais, principalmente para pacientes com insuficiência pancreática, concentraram-se em alcançar metas de peso e índice de massa corporal (IMC), porque uma relação positiva entre IMC e a sobrevida está bem documentada.[6,30]

A terapia moduladora da CFTR é associada ao ganho de peso e pode resultar em obesidade e complicações metabólicas a longo prazo. O monitoramento nutricional, bem como o de complicações relacionadas ao excesso de peso, é justificado, e, nesse caso, é necessária uma mudança na intervenção nutricional, com ênfase em exercícios e em uma alimentação saudável.[6,31]

Tabela 6 Moduladores da CFTR

Modulador da CFTR	Efeito	Ação
Ivacaftor (Kalydeco®)	Potencializador	Liga-se à proteína defeituosa na superfície celular e abre o canal de cloreto (*gating*) de forma que ele possa fluir, regulando a quantidade de água na superfície da célula.
Lumacaftor/ivacaftor (Orkambi®)	Corretor/ potencializador	Lumacaftor é um modulador corretor, pois ajuda a proteína CFTR a mover-se para a superfície celular, e permanecer ali por mais tempo. Com Lumacaftor, apenas uma parte da proteína CFTR atinge a superfície celular, e essas proteínas não conseguem abertura suficiente para permitir que o cloreto passe pela membrana. Com a associação com o potencializador (Ivacaftor), o cloreto passará de forma adequada.
Tezacaftor/ivacaftor (Symdeko®)	Corretor/ potencializador	Sem desconforto torácico, broncoespasmo, dispneia ou sibilância que alguns pacientes apresentam com lumacaftor-ivacaftor. Além disso, o tezacaftor tem poucas interações medicamentosas.
Ivacaftor/tezacaftor/ elezacaftor (Trikafta®)	Potencializador/ corretor/corretor	Mais eficaz que as combinações duplas no tratamento da F508del.

CFTR: *cystic fibrosis transmembrane conductance regulator.*

Fonte: Grasemann e Ratjen;[6] Mariotti Zani et al.[30]

CONSIDERAÇÕES FINAIS

O tratamento da FC deve ser iniciado o mais precocemente possível, e a triagem neonatal veio colaborar com a prevenção e a identificação precoces das deficiências nutricionais. É sabido que a desnutrição piora a doença, podendo contribuir para falência do quadro pulmonar, aumento da suscetibilidade a infecções, internações prolongadas, aumento da morbidade e mortalidade. Assim, são necessárias avaliações periódicas feitas por uma equipe multidisciplinar para identificar as situações de risco e tratar as complicações. Diante da falta de ganho de peso com suplementação oral, a terapia nutricional enteral deve ser instituída.

Em relação a novas terapêuticas para FC, vários desafios precisam ser superados com o desenvolvimento de drogas que restabeleçam a função do CFTR em todas as mutações da doença, a fim de prevenir ou retardar alterações irreversíveis, danos aos pulmões e comprometimento do estado nutricional. Cabe à equipe multidisciplinar aprender a trabalhar com a "velha" e a "nova" FC.

REFERÊNCIAS BIBLIOGRÁFICAS

1. Cardoso AL, Gurmini J, Spolidoro JVN, Nogueira RJN. Nutrição e fibrose cística. Rev Bras Nutr Clin. 2007;22(2):146-54.
2. Colombo C, Nobili RM, Alicandro G. Challenges with optimizing nutrition in cystic fibrosis. Expert Rev Respir Med. 2019;13(6):533-44.
3. Schindler T, Michel S, Wilson AW. Nutrition management of cystic fibrosis in the 21st century. Nutr Clin Pract. 2015;30(4):488-500.
4. Stephenson AL, Swaleh S, Sykes J, Stanojevic S, Ma X, Quon BS, et al. Contemporary cystic fibrosis incidence rates in Canada and the United States. J Cyst Fibros 2023;22:443-9.
5. Raskin S, Pereira-Ferrari L, Reis FC, Abreu F, Marostica P, Rozov T, et al. Incidence of cystic fibrosis in five different states of Brazil as determined by screening of p. F508del, mutation at the CFTR gene in newborns and patients. J Cyst Fibros. 2008;7(1):15-22.
6. Grasemann H, Ratjen F. Cystic fibrosis. N Engl J Med. 2023;389(18):1693-707.
7. Ong T, Ramsey BW. Cystic fibrosis: a review. JAMA. 2023;329(21):1859-71.
8. Boyle MP, De Boeck K. A new era in the treatment of cystic fibrosis: correction of the underlying CFTR defect. Lancet Respir Med. 2013;1(2):158-63.
9. Amaral MD, Farinha CM. Rescuing mutant CFTR: a multi-task approach to a better outcome in treating cystic fibrosis. Curr Pharm Des. 2013;19(19):3497-508.
10. Stoltz DA, Meyerholz DK, Welsh MJ. Origins of cystic fibrosis lung disease. N Engl J Med. 2015;372:351-62.
11. Saint-Criq V, Gray MA. Role of CFTR in epithelial physiology. Cell Mol Life Sci. 2017;74:93-115.
12. Zhou-Suckow Z, Duerr J, Hagner M, Agrawal R, Mall MA. Airway mucus, inflammation and remodeling: emerging links in the pathogenesis of chronic lung diseases. Cell Tissue Res. 2017;367:537-50.
13. Wilschanski M, Durie PR. Patterns of GI disease in adulthood associated with mutations in the CFTR gene. Gut. 2007;56(8):1153-63.
14. Watling RM, Smith C. Nutrition in the first year of life-foundations for the future. In: De Boeck K, Southern KW. The early cystic fibrosis years. Karup, Denmark: European Cystic Fibrosis Society; 2018. p.76-100.
15. Ooi CY, Dorfman R, Cipolli M, Gonska T, Castellani C, Keenan K, et al. Type of CFTR mutation determines risk of pancreatitis in patients with cystic fibrosis. Gastroenterology. 2011;140:153-61.
16. Granados A, Chan CL, Ode KL, Moheet A, Moran A, Holl R. Cystic fibrosis related diabetes: pathophysiology, screening, and diagnosis. J Cyst Fibros. 2019;18(Suppl 2):S3-S9.
17. Kamal N, Surana P, Koh C. Liver disease in patients with cystic fibrosis. Curr Opin Gastroenterol. 2018;34(3):146-51.
18. Witters P, Libbrecht L, Roskams T, De Boek K, Dupont L, Proesmans M, et al. Liver disease in cystic fibrosis presents as non-cirrhotic portal hypertension. J Cyst Fibros. 2017;16(5):e11-e3.
19. Athanazio RA, Silva Filho LVRF, Vergara AA, Ribeiro AF, Riedi CA, Procianoy EDFA, et al. Grupo de Trabalho das Diretrizes Brasileiras de Diagnóstico e Tratamento da Fibrose Cística. Brazilian guidelines for the diagnosis and treatment of cystic fibrosis. J Bras Pneumol. 2017 May-Jun;43(3):219-45.
20. Turck D, Braegger CP, Colombo C, Declercq, Morton A, Pancheva R, et al. Espen-ESPGHAN-ECFS guidelines on nutrition care for infants, children, and adults with cystic fibrosis. Clin Nutr. 2016;35(3):557-77.

21. Solomon M, Bozic M, Mascarenhas MR. Nutritional Issues in Cystic Fibrosis. Clin Chest Med. 2016;37(1):97-107.
22. Hollander FM, de Roos NM, Heijerman HGM. The optimal approach to nutrition and cystic fibrosis: latest evidence and recommendations. Curr Opin Pulm Med. 2017;23(6):556-61.
23. Sullivan JS, Mascarenhas MR. Nutrition: prevention and management of nutritional failure in cystic fibrosis. J Cyst Fibros. 2017;16(Suppl 2):S87-S93.
24. Borowitz D, Baker RD, Stallings V. Consensus report on nutrition for pediatric patients with cystic fibrosis. J Pediatr Gastroenterol Nutr. 2002;35(3):246-59.
25. Lusman S, Sullivan J. Nutrition and growth in cystic fibrosis. Pediatr Clin North Am. 2016;63(4):661-78.
26. Sinaasappel M, Stern M, Littlewood J, Wolfe S, Steinkamp G, Heijerman HG, et al. Nutrition in patients with cystic fibrosis: a European Consensus. J Cyst Fibros. 2002;1:51e75.
27. Neri LCL, Simon MISDS, Ambrósio VLS, Barbosa E, Garcia MF, Mauri JF, et al. Brazilian guidelines for nutrition in cystic fibrosis. Einstein (Sao Paulo). 2022;20:eRW5686.
28. Stallings VA, Stark LJ, Robinson KA, Feranchak AP, Quinton H. Evidence-based practice recommendations for nutrition-related management of children and adults with cystic fibrosis and pancreatic insufficiency: results of a systematic review. J Am Diet Assoc. 2008;108:832e9.
29. Schwarzenberg SJ, Hempstead SE, McDonald CM, Powers SW, Wooldridge J, Blair S, et al. Enteral tube feeding for individuals with cystic fibrosis: Cystic Fibrosis Foundation evidence-informed guidelines. J Cyst Fibros. 2016;15(6):724-35.
30. Mariotti Zani E, Grandinetti R, Cunico D, Torelli L, Fainardi V, Pisi G, et al. Nutritional care in children with cystic fibrosis. Nutrients. 2023;15(3):479.
31. Wilschanski M, Peckham D. Nutritional and metabolic management for cystic fibrosis in a post-cystic fibrosis transmembrane conductance modulator era. Curr Opin Pulm Med. 2022;28(6):577-83.

PARTE 10

Nutrição, esporte e uso de substâncias

54 Nutrição e atividade física

Maria Marlene de Souza Pires
Ary Lopes Cardoso
Mário Maia Bracco
Marileise dos Santos Obelar
Virgínia Resende Silva Weffort

INTRODUÇÃO

A atividade física, a nutrição adequada e a estimulação ambiental favorável contribuem para que a criança atinja saúde plena e seu potencial máximo de crescimento e desenvolvimento. Por sua vez, a inatividade física na infância e na adolescência está associada a um pior estado de saúde na idade adulta. O estabelecimento, desde as primeiras fases da vida, de bons hábitos para a prática de atividade física auxilia na redução de riscos à saúde na vida adulta.[1-8]

O estilo de vida sedentário está relacionado com maior chance de desenvolvimento de doenças crônicas em idades cada vez mais precoces.[9] O estudo de Bogalusa (*The Bogalusa heart study*) identificou a presença de fatores de risco para a doença cardiovascular em crianças de 5 anos de idade, resultados que indicam que a influência negativa de adiposidade excessiva e níveis elevados de pressão arterial (PA) e hipertrofia do ventrículo esquerdo (HVE) tem início na infância.[9,10]

Nos EUA, demonstrou-se o aumento da prevalência do diabete, sendo 45% de todos os novos casos de diabete do tipo 2 em crianças e adolescentes. Além disso, o sobrepeso antes dos 8 anos de idade está associado a índice de massa corporal (IMC) acima de 40 kg/m^2 na idade adulta. Vários estudos também têm evidenciado a relação dose-resposta do hábito de assistir TV, obesidade e inatividade física.[11,12] A presença da TV no quarto das crianças mostra relação positiva com sobrepeso e comportamento sedentário. Resultados do National Health and Nutrition Examination Survey (Nhanes) mostraram que houve uma associação significativa entre o tempo gasto assistindo TV e a prevalência de obesidade entre adolescentes norte-americanos de 12 a 17 anos de idade, demonstrando um aumento de 2% na obesidade para cada hora adicional nesse tipo de atividade.[13-15]

Um estudo realizado em 8 escolas públicas na cidade de São Paulo verificou 76% mais chances de inatividade física em meninas e 29% em crianças maiores que 7,5 anos de idade. Tanto a desnutrição quanto a obesidade interferem negativamente na potencialidade da aptidão física. Crianças obesas e desnutridas apresentam níveis menores de atividade física em comparação a crianças eutróficas em todas as faixas etárias. Além disso, o gasto energético decorrente da atividade física em crianças com excesso de peso é maior quando comparado a crianças com peso adequado.[16]

Entre os fatores determinantes associados ao comportamento ativo em crianças e adolescentes estão:[17,18]

- Sexo masculino.
- Idade mais jovem.
- Estado nutricional adequado.
- Bom nível socioeconômico.
- Pais sem excesso de peso.
- Intenção de ser ativo.
- Histórico de prática de atividade física anterior.
- Hábitos alimentares saudáveis.
- Acesso a programas de atividades físicas e a locais adequados à prática.
- Brincar fora de casa.
- Boa aptidão física e competência ao desempenhar atividades físicas e/ou desportivas.
- Boa autoestima.
- Participação esportiva em equipes fora da escola.
- Apoio dos pais.
- Pais ativos.

A prática de atividade física visa ao condicionamento cardiorrespiratório, à tonificação muscular, à manutenção do peso adequado, à promoção da saúde óssea e à prevenção das doenças crônicas não transmissíveis (diabete, obesidade, aterosclerose, hipertensão arterial e osteoporose), além de proporcionar bem-estar mental, integração social, oportunidade para o lazer e o desenvolvimento de aptidões que levam a maior autoestima e confiança.[1,2] A atividade física está positivamente associada à saúde cardiorrespiratória e metabólica da criança, pois maiores níveis de atividade estão relacionados com melhores indicadores.[1,2,19] A prática da atividade física continuada com brincadeiras mostra-se mais importante que a participação em atividades desportivas específicas.[19] A maior parte dos estudos sugere que fatores genéticos e formação de hábitos em idades precoces podem ser importantes na adoção dos comportamentos ativos.

Estudos epidemiológicos evidenciam que, com o aumento da idade, decrescem os níveis de atividade física em ambos os sexos, e as meninas apresentam níveis menores de atividade física quando comparadas aos meninos em todas as faixas etárias.[20-22] Estudos demonstraram que as crianças ativas têm mais chances de tornarem-se adultos ativos.[6,15]

A atividade física pode ser denominada exercício físico programado quando tem horário e frequência determinados, como as aulas de educação física nas escolas, ou treinamento físico, quando o objetivo é a competição.[23]

As atividades desportivas podem ser realizadas para incrementar a atividade física em crianças e adolescentes, desde que o componente competitivo inerente a elas não seja maximizado, nem seja estimulada a especialização precoce. O esporte é benéfico, entretanto se deve priorizar o componente lúdico e respeitar os limites fisiológicos do estágio de desenvolvimento da criança, para a indicação e a orientação adequadas do tipo de atividade física de acordo com a faixa etária (Tabela 1).[1,23]

Tabela 1 Atividades físicas conforme o desenvolvimento psicomotor em crianças com idade inferior a 5 anos*[1]

Idade (anos)/ Tempo (minutos)	Atividade
0-1 ano 30 minutos	Pelo menos 30 minutos por dia de barriga para baixo (posição de bruços), podendo ser distribuídos ao longo do dia: brincadeiras e jogos que envolvam atividades que deixem a criança de barriga para baixo ou sentada, com ou sem apoio, livre movimento dos braços e pernas e que estimulem a criança a alcançar, segurar, puxar, empurrar, explorar, engatinhar, rastejar, rolar, equilibrar-se com ou sem apoio, sentar-se e levantar, entre outras.
1-2 anos 180 minutos	Pelo menos 3 horas por dia de atividades físicas de qualquer intensidade, podendo ser distribuídas ao longo do dia: brincadeiras e jogos que envolvam atividades de equilíbrio, com apoio de um ou dois pés, girar, rastejar, andar, correr, saltitar, escalar, subir escadas, sofás, pular, arremessar, lançar, quicar e segurar, entre outras.
3-5 anos 180 minutos	Pelo menos 3 horas por dia de atividades físicas de qualquer intensidade, sendo, no mínimo, 1 hora de intensidade moderada a vigorosa, que pode ser acumulada ao longo do dia: brincadeiras e jogos que envolvam atividades como caminhar, correr, girar, chutar bola, arremessar, saltar obstáculos, escalar, pular cordas, equilibrar, entre outras. Nessa idade, a atividade física também pode ser realizada na aula de educação física escolar, natação, ginástica, lutas, danças e esportes. Ainda, por meio do deslocamento ativo, como a pé, patinete, *skate* ou de bicicleta, sempre acompanhado dos pais ou responsáveis.

*** É importante que as crianças sejam fisicamente ativas em vários momentos do dia, vivenciando diferentes experiências de movimento apropriadas a sua fase de desenvolvimento e conforme suas capacidades.**

Fonte: OMS.[1]

A intensidade da atividade física pode ser:[2]

- Leve: exige mínimo esforço físico e causa pequeno aumento da respiração e dos batimentos do seu coração. Em uma escala de 0 a 10, a percepção de esforço é de 1 a 4. É possível respirar tranquilamente e conversar normalmente enquanto se movimenta ou até mesmo cantar uma música.
- Moderada: exige mais esforço físico, faz respirar mais rápido que o normal e aumenta moderadamente os batimentos do coração. Em uma escala de 0 a 10, a percepção de esforço é 5 e 6. É possível conversar com dificuldade enquanto se movimenta e não se consegue cantar.
- Vigorosa: exige um grande esforço físico, faz respirar muito mais rápido que o normal e aumenta muito os batimentos do coração. Em uma escala de 0 a 10, a percepção de esforço é 7 e 8. Não é possível nem sequer conversar enquanto se movimenta.

Crianças e adolescentes de 5 a 17 anos devem fazer pelo menos uma média de 60 minutos por dia de atividade física intensidade moderada a vigorosa, principalmente aeróbica; durante a semana devem incorporar atividades aeróbicas de intensidade vigorosa, bem como aquelas que fortalecem músculos e ossos, pelo menos 3 dias por semana. É importante limitar a quantidade de tempo gasto de forma sedentária, particularmente a quantidade de tempo de tela recreativa. Em crianças, é considerada intensidade moderada na atividade aeróbica quando há a percepção do aumento das frequências cardíaca e respiratória, e intensidade vigorosa quando há a sensação de batimentos cardíacos muito rápidos e respiração mais difícil que a normal. A atividade física aeróbica em crianças é composta de vários períodos curtos de intensa atividade de explosão em vez de exercícios de longa duração, entretanto mostra efeitos semelhantes sobre os fatores de risco cardiometabólicos, em comparação à realização de exercícios durante períodos mais prolongados.[24]

A prática regular de exercícios físicos ou esportes é considerada um dos principais fatores de proteção à saúde das pessoas. As possibilidades de os indivíduos adultos serem fisicamente ativos são identificadas nos âmbitos de lazer (no tempo livre), trabalho, deslocamento e atividades domésticas.[1,2,11,13,18] O nível de atividade física recomendado como estratégia global potencial para prevenção e controle de doenças crônicas, para adultos, é de no mínimo 150 minutos semanais de atividade de intensidade moderada ou 75 minutos de atividade de intensidade vigorosa, ou, ainda, a combinação de ambas, associada a exercícios de resistência, com frequência de 3 ou mais vezes por semana. Pessoas com 65 anos de idade ou mais também devem incluir atividades de flexibilidade e equilíbrio.[24]

A atividade física é importante para todos, pois:[2]

- Auxilia no controle do peso adequado e na diminuição do risco de obesidade.
- Melhora a qualidade do sono.

- Auxilia na coordenação motora.
- Melhora as funções cognitivas e a prontidão para o aprendizado.
- Ajuda na integração e no desenvolvimento de habilidades psicológicas e sociais.
- Contribui para o crescimento saudável de músculos e ossos.
- Melhora a saúde do coração e a condição física.

Exemplos de exercícios aeróbicos e de resistência para crianças e adolescentes são citados na Tabela 2.

Tabela 2 Atividades físicas aeróbicas de moderada e vigorosa intensidade e exercícios de resistência para crianças e adolescentes

Tipo de atividade física	Crianças	Adolescentes
Aeróbica de intensidade moderada	Caminhar, andar de skate ou patins, pedalar	Caminhadas, canoagem, *skate*, patinação, andar de bicicleta, jogos que envolvam lançar e capturar (p. ex., beisebol)
Aeróbica de intensidade vigorosa	Correr, esquiar, pular corda, futebol, basquete, caratê, natação, tênis	Andar de bicicleta, pular corda, caratê, jogos que envolvem correr e perseguir, futebol, hóquei, basquete, natação, tênis, dança vigorosa, esquiar
Resistência muscular	Jogos de cabo de guerra, exercícios de resistência usando bandas elásticas ou o próprio peso, corpóreo, subir corda ou árvore, escalar, brincadeiras em barras no parque de recreação	Jogos de cabo de guerra, puxa-empurra, exercícios de resistência com bandas elásticas, pesos de mão e aparelhos de musculação, escalar paredes, alongamento
Resistência óssea	Saltar, jogos de amarelinha, correr, pular corda, tênis, basquete, vôlei, ginástica	Saltar, correr, pular corda, tênis, basquete, vôlei, ginástica

Fonte: adaptada de Landry e Driscoll.[25]

Os programas de exercícios devem ser dirigidos, individualizados, envolver pais, professores e pares e ser economicamente acessíveis, privilegiando atividades de baixa a moderada intensidade com aumento gradativo da duração. Esportes competitivos não são uma estratégia apropriada para o estímulo da atividade física em crianças, pois podem promover lesões e piorar problemas psicológicos decorrentes de estigmatizações, provocações e exclusões.[22]

Antes de iniciar qualquer atividade física, é fundamental conhecer as condições físicas da criança e/ou adolescente, com avaliação clínica e nutricional adequadas, além de considerar seu estágio de desenvolvimento físico, evitando uma indicação inadequada de atividade para o estágio de desenvolvimento da criança.[26]

ASPECTOS NUTRICIONAIS

Os lipídios, os carboidratos e as proteínas são elementos essenciais para fornecer energia, manter a integridade estrutural e funcional do organismo e as funções fisiológicas durante a atividade física. Recomenda-se que a dieta para atletas jovens forneça de 55 a 60% da energia total na forma de carboidratos, de 12 a 15% como proteínas e de 25 a 30% como lipídios.[4,5]

Lipídios

A maior fonte de energia do corpo é representada pela gordura estocada. Em comparação aos outros nutrientes, a quantidade de gordura disponível para energia é quase ilimitada. Apesar de se saber que sua utilização é maior durante o exercício, não se recomenda ingestão superior a 30% do valor calórico total. A recomendação atual é de que 70% dessa gordura seja insaturada.[4,5]

As principais funções dos lipídios são:

- Fonte de energia e reserva: 1 g de lipídio contém mais ou menos 9 calorias.
- Proteção: protegem os órgãos vitais contra traumas, frio e perda rápida de calor nos dias quentes.
- Transporte de vitaminas e depressor de fome: a ingestão de no mínimo 20 g de gordura/dia é suficiente para suprir as necessidades diárias das vitaminas lipossolúveis A, D, E e K. Ao lado disso, é conhecida a ação de saciedade causada durante a alimentação.[4,5]

Carboidratos

A principal função dos carboidratos é suprir energia para o trabalho celular. A forma ideal de ingestão é a de moléculas complexas (amido), fornecendo 40 a 45% das calorias e, em menor proporção (10 a 15%), na forma simples (glicose), o que se traduz por ingestão de frutas, grãos, vegetais e doces. Os carboidratos são estocados nos músculos e no fígado na forma de glicogênio e podem ser convertidos em gordura para estocar energia. A ingestão inadequada pode resultar em estoques insuficientes de glicogênio muscular e fadiga precoce, além do uso de estoques proteicos para produção de energia.[4,5]

As principais funções exercidas pelos carboidratos relacionadas com o desempenho do exercício são:

- Fonte de energia: a quebra de glicose e glicogênio gera a energia usada para a contração muscular e outras formas de trabalho biológico. Durante o exercício moderado e prolongado, o glicogênio do fígado e dos músculos fornece 40 a 50% de todas as necessidades energéticas nos primeiros 20 a 40 minutos. Então, a energia passa a ser obtida a partir do metabolismo de gorduras e da utilização da glicose sanguínea.
- Poupador de proteína: quando as reservas de carboidratos estão muito reduzidas, como em um exercício de resistência muito extenuante, alguns aminoácidos com esqueletos de carbono podem ser reconstruídos e gerar glicose por meio do processo de neoglicogênese; assim, as proteínas são usadas como fonte energética.
- Manter o catabolismo de gordura: o ácido oxalacético gerado na glicogenólise é necessário para permitir que o processo de betaoxidação das gorduras mantenha-se em atividade. A depleção acentuada de carboidratos compromete a geração desse ácido e, consequentemente, a de energia aeróbica a partir das gorduras.
- Combustível para o sistema nervoso central: em condições normais, o cérebro usa a glicose sanguínea como o combustível preferido. Em sua falta, surgem os sintomas relacionados com hipoglicemia (fraqueza, fome, tonturas). Em situação de exercício, o desempenho diminui e o cansaço aparece.[27]

Quando os estoques de glicogênio do fígado e dos músculos diminuem muito, o exercício prolongado pode levar à situação de fadiga, ainda que haja boa oferta de oxigênio e reservas de gordura ilimitadas. Os atletas definem essa situação de depleção acentuada dos carboidratos no exercício de resistência como fadiga central ou "muro". Conclui-se, assim, que a ingestão de carboidratos é fundamental antes, durante e após o exercício aeróbico ou de resistência.[27,28]

Proteínas

O indivíduo necessita de 20 aminoácidos diferentes, sendo 8 não sintetizados no organismo. São os chamados aminoácidos essenciais, que precisam ser ingeridos na alimentação. As proteínas que contêm todos os aminoácidos são denominadas completas ou de alta qualidade, como ovos, leite, queijo, carne e peixe. O Conselho Nacional de Pesquisas (National Research Council), da Academia Nacional de Ciências dos EUA, preconiza a ingestão diária de 0,8 g/kg/dia de proteínas, tanto para meninos quanto para meninas. Não existe uma recomendação específica para jovens atletas.

Ortega[4,5] preconiza a ingestão de até 2 g/kg/dia para os adolescentes que praticam muito esporte. Atletas que praticam exercícios de força por mais de 4 horas diárias podem necessitar de suplementos proteicos para aumentar sua eficiência e recuperação, além de melhorar o balanço de aminoácidos. É sempre bom lembrar que o uso crônico de grandes quantidades de proteína não é isento de efeitos colaterais, principalmente pela hepato/nefrotoxicidade.[27,29]

Micronutrientes

Em relação aos micronutrientes, não existe uma recomendação específica para jovens esportistas. As necessidades diárias recomendadas (RDA) e as *Dietary Reference Intake* (DRI) são utilizadas como padrão para verificar a adequação. A atenção maior é voltada para a ingestão de cálcio, que deve ser superior a 500 mg/dia, e de ferro, uma vez que sua deficiência pode prejudicar a capacidade de transporte de oxigênio, diminuindo o desempenho físico.[29,30]

Hidratação

Essencial para garantir a manutenção dos fluidos corpóreos e melhorar o desempenho físico, a hidratação retarda o processo de fadiga. É indicado que os esportistas ingiram fluidos antes, durante e depois dos períodos de treinamento e competição. Nas práticas esportivas de longa duração (mais de 90 minutos), bebidas hidroeletrolíticas com concentração de carboidratos (6 a 8%) e osmolaridade adequadas podem ser utilizadas.[31,32]

Alguns cuidados são importantes:[32]

- A temperatura da solução deve variar de 6 a 20°C para facilitar a ingestão.
- Uma solução contendo entre 6 e 10% de carboidrato tem osmolalidade que facilita o esvaziamento gástrico e a absorção intestinal.
- A relação carboidrato:sódio deve ser semelhante à dos fluidos corpóreos (12:1). A relação de 5:1, que facilita o esvaziamento gástrico, é intolerável.
- Em ambientes quentes e úmidos, a necessidade de ingestão de líquidos é maior do que em ambientes quentes e secos, nos quais a termorregulação é mais eficiente.[33]

NECESSIDADES NUTRICIONAIS DO ADOLESCENTE NÃO ATLETA E DO ATLETA

As recomendações de necessidades de energia e de nutrientes seguem as diretrizes de 2002 da Academia Nacional de Ciências do Instituto de Medicina (NAS/IOM) dos EUA. As necessidades de energia diária e a dose inofensiva de proteínas que pode ser ingerida pelos seres humanos sofrem modificações dependendo da taxa metabólica do indivíduo e do nível de atividade física das crianças, sendo diferenciadas de acordo com o sexo, o peso e a altura para indivíduos sedentários, pouco ativos, ativos e muito ativos. A distribuição do valor energético dos macronutrientes obedece às proporções de 55% para carboidratos, 30% para gorduras e 15% para proteínas. Se há prática esportiva de maior intensidade, porém, há necessidade de maior oferta calórica, principalmente à custa da ingestão de carboidratos, para completar essas necessidades.[4,5,29,34,35]

Na Tabela 3 são mostrados os valores energéticos recomendados para crianças e adolescentes dos sexos feminino e masculino, conforme o nível de atividade física.

Tabela 3 Necessidades energéticas estimadas para meninos e meninas de 3 a 18 anos, segundo o nível de atividade física

Idade (anos)	Necessidades energéticas estimadas (kcal/dia) P/E médios							
	Nível de atividade física							
	Sedentário		Pouco ativo		Ativo		Muito ativo	
	F	M	F	M	F	M	F	M
3	1.080	1.162	1.243	1.324	1.395	1.485	1.649	1.683
4	1.133	1.215	1.310	1.390	1.475	1.566	1.750	1.783
5	1.189	1.275	1.379	1.466	1.557	1.658	1.854	1.894
6	1.247	1.328	1.451	1.535	1.642	1.742	1.961	1.997
7	1.298	1.393	1.515	1.617	1.719	1.840	2.058	2.115
8	1.360	1.453	1.593	1.692	1.810	1.931	2.173	2.225
9	1.415	1.530	1.660	1.787	1.890	2.043	2.273	2.359
10	1.470	1.972	1.729	1.875	1.601	2.149	2.376	2.486
11	1.538	1.691	1.813	1.985	2.071	2.279	2.500	2.640
12	1.617	1.798	1.909	2.113	2.183	2.428	2.640	2.817
13	1.684	1.935	1.992	2.276	2.281	2.618	2.762	3.038
14	1.718	2.090	2.036	2.459	2.334	2.829	2.831	3.283
15	1.731	2.223	2.057	2.618	2.362	3.013	2.870	3.499
16	1.729	2.320	2.059	2.736	2.368	3.152	2.883	3.663
17	1.710	2.366	2.042	2.796	2.353	3.226	2.871	3.754
18	1.690	2.383	2.024	2.823	2.336	3.263	2.858	3.804

Fonte: adaptada de Institute of Medicine, Food and Nutrition Board.[36]

De acordo com os informes técnicos da Organização das Nações Unidas para Alimentação e Agricultura (FAO), Organização Mundial da Saúde (OMS) e Organização das Nações Unidas (ONU), as necessidades de energia diária e a dose inócua de proteínas que pode ser ingerida pelos seres humanos sofrem modificações conforme a taxa metabólica do indivíduo (Tabela 4).

Tabela 4 Necessidades de energia/dia e dose inócua de ingestão proteica para adolescentes de 14 a 18 anos

Idade (anos)	Mediana de peso (kg)	Necessidade de energia/ dia (calorias)	Dose inócua de proteína (g/kg)
Homens			
14-16	55,5	2.650	0,95
17-18	64	2.850	0,90
Mulheres			
14-16	52	2.150	0,90
17-18	54	2.150	0,80

Fonte: FAO/OMS/UNU.[37]

ATIVIDADES FÍSICAS

O gasto de energia depende da atividade esportiva praticada pela criança ou pelo adolescente. Na Tabela 5 estão apontados os gastos energéticos correspondentes a algumas das atividades esportivas mais frequentemente praticadas pelos adolescentes brasileiros, de acordo com seu peso.

Tabela 5 Gasto de energia nas diferentes modalidades esportivas

Esporte	Kcal/kg/ minuto	40 kg kcal/minuto	50 kg kcal/minuto	60 kg kcal/minuto	70 kg kcal/minuto
Basquete	0,14	5,5	6,9	8,3	9,7
Corrida (moderada)	0,13	5,4	6,7	8,1	9,4
Ciclismo					
Competição	0,17	6,8	8,4	10,1	11,8
Passeio	0,10	4	5	6	7
Dança	0,17	6,7	8,4	10,1	11,8
Ginástica	0,07	2,6	3,3	3,9	4,6
Judô	0,19	7,8	9,7	11,7	13,6
Natação					
Nado peito	0,16	6,5	8,1	9,7	11,3
Nado *crawl*	0,17	6,8	8,4	10,1	11,8
Tênis	0,11	4,4	5,4	6,5	7,6
Vôlei	0,05	2	2,5	3	3,5

Fonte: Katch e McArdle.[38]

ÁGUA E VITAMINAS PARA O ADOLESCENTE ATLETA

Água

As necessidades de ingestão de água de um adulto e um adolescente normais para eliminar a carga osmolar dependem também da quantidade de proteína ingerida (Tabela 6). Para que a densidade urinária esteja em torno de 1.020/1.030, isto é, para que não haja grandes esforços de concentração medular renal quando se ingere 0,8 g/kg/dia de proteínas/dia, o adolescente precisa ingerir de 2.200 a 2.700 mL de água por dia.[31,33,39]

Tabela 6 Ingestão de proteína e necessidades de água/dia[40-42]

Faixa etária	Idade (anos)	Peso (kg)	Ingestão de proteína (g/kg/dia)	Volume de água/ dia (mL)	Volume/ kg/dia (mL)	Densidade urinária
Adulto	28	70	56	2.200-2.700	40/50	1.020/1.030
Adolescente	14	45	45	2.200-2.700	50/60	1.020/1.030

Fonte: Zytnick et al.;[40] Urdampilleta et al.;[41] Casa et al.[42]

Se, no entanto, a ingestão proteica for muito maior que 1,2 a 1,3 g/kg/dia, as necessidades de água praticamente dobram, para que a densidade urinária se mantenha em valores normais. Se essa maior ingestão proteica é mantida por muito tempo, o sistema medular de concentração urinária entra em falência. A reposição de líquidos durante o exercício deve ser da ordem de até 80% das perdas. Essa quantidade precisa ser fornecida em volumes de 600 a 1.200 mL/hora, com uma quantidade de carboidratos (polímeros de glicose) que permita deixar a solução com concentração de 4 a 8% no máximo.[40]

Vitaminas e minerais

Embora propagandas anunciem que as vitaminas interferem na produção de energia, isso não corresponde à verdade. A participação de tiamina, ácido pantotênico, riboflavina, biotina e niacina se dá pela liberação de energia mitocondrial. Independentemente de sedentarismo, as necessidades de vitaminas são semelhantes. Dessa forma, a motivação de seu uso deve restringir-se ao fornecimento das necessidades diárias. Muitos estudos discutem a participação das vitaminas e dos minerais no desempenho atlético, e as conclusões são muito semelhantes, isto é, devem ser ingeridos apenas em situações em que exista depleção.[43,44]

USO DE ENERGÉTICOS PARA CRIANÇAS E ADOLESCENTES

A indústria de bebidas energéticas e esportivas tem crescido nos últimos anos, assim como o consumo por crianças e adolescentes, gerando preocupação e dúvidas quanto às possíveis consequências para a saúde nessa população.

Estratégias de *marketing* atraentes sugerem otimização do desempenho físico e reposição de líquidos e eletrólitos perdidos durante e após o exercício no caso das bebidas esportivas.

O *marketing* para o uso dessas bebidas sugere que haverá aumento de energia, diminuição da fadiga, aumento da concentração e alerta mental.[45,46]

Definição

A Agência Nacional de Vigilância Sanitária (Anvisa) atribui o uso da expressão bebidas energéticas ao produto que contém em sua composição glucoronolactona e ou taurina e ou cafeína (ou ainda outros estimulantes, como guaraná, ginseng, L-carnitina, creatina, além de carboidratos em quantidades variáveis, proteínas, vitaminas, sódio e outros minerais. A quantidade de carboidrato nessas bebidas varia de 0 a 67 g/240 mL.[45,46]

Essas bebidas estimulam o metabolismo, fornecem energia, aumentam o estado de alerta para a mente e para o corpo. Elas contêm vitaminas c2, c3, c5, c6 e c12 que são micronutrientes do complexo B solúveis em água, necessários ao organismo pois colaboram no metabolismo de gorduras, carboidratos e proteínas e auxiliam na capacidade de concentração e memória. São naturalmente encontradas em levedo de cerveja, abóbora, carnes, cereais integrais, banana e trigo.[46,47]

Embora sejam comumente confundidos com bebidas esportivas, é necessário lembrar que os energéticos são usados para melhorar o humor e manter o foco. Já as bebidas esportivas são feitas para repor líquidos no corpo (hidratação).[45,46,48,49]

Ingredientes das bebidas energéticas

Cafeína

A cafeína é um alcaloide da classe das metilxantinas, uma substância capaz de estimular o sistema nervoso produzindo estado de alerta de curta duração e motivo de maior preocupação devido aos efeitos colaterais. Os efeitos observados em adultos, aumento do desempenho físico, maior resistência aeróbica e de força e retardo da fadiga, não foram estudados em crianças e adolescentes.

No organismo, pode causar efeitos adversos, como taquicardia, aumento da pressão arterial, da diurese, da temperatura corporal, dor abdominal, insônia, alteração do humor, da atenção, ansiedade e o risco de dependência física. Em altas doses pode causar alteração de consciência, convulsões, arritmia ventricular e morte. Se o consumo for acompanhado de bebida alcoólica, vai haver a potencialização dos efeitos do álcool, com ação estimulante da cafeína e redução dos efeitos depressores do álcool.

Algumas situações interessantes: em grávidas os efeitos duram mais tempo e em fumantes é mais rapidamente eliminada.[50,51] Algumas pessoas com batimentos cardíacos irregulares preferem tomar café descafeinado, pois, como se sabe, a cafeína precipita as arritmias ou os batimentos ventriculares prematuros, da mesma forma que o álcool, os exercícios e o estresse.[51] A cafeína antagoniza os receptores de adenosina, além de potencializar a neurotransmissão dopaminérgica, comportando-se como estimulador do sistema nervoso central e periférico.

Um dos principais efeitos agudos do uso de cafeína é o revigoramento, com redução do sono e fadiga. O melhor desempenho também ocorre em atividades físicas, provavelmente por otimizar as contrações musculares e reduzir a sensação de fadiga. Entretanto, o uso de cafeína altera o sono, principalmente se no período da tarde ou noite.[45]

Pelos relatos e documentação científica, fica claro que a ingestão de bebidas contendo cafeína por crianças e adolescentes não traz benefícios à saúde. Muito pelo contrário, pode até interferir no desenvolvimento neurocognitivo, influenciar o sistema cardiovascular, além do risco de dependência e intoxicação.[45,48,52] Uma lata de energético tem, em geral, 250 mL e possui de 80 a 90 mg de cafeína.

Glucoronolactona

Carboidrato biossintetizado a partir da glicose, podendo ser encontrado também no vinho tinto, cereais, maçãs e peras. É essencial para a desintoxicação e o metabolismo de ampla variedade de xenobióticos e medicamentos, via conjugação no fígado. A excreção é urinária. Trata-se de um ingrediente popular em bebidas energéticas com alegações de que ele desintoxica o organismo.

Embora os níveis de glucoronolactona em bebidas energéticas possam ultrapassar em muito os encontrados no restante da dieta, isso não constitui risco para a segurança.[45,48,53] De acordo com os fabricantes, na atividade física age como um desintoxicante, diminuindo a fadiga e melhorando o desempenho.

Por exemplo, o Red Bull: 1 lata de 250 mL contém 1 g de taurina, 60 mg de glucuronolactona, 80 mg de cafeína e vitaminas do complexo B (B3, B5, B6 E B12).[48,53]

Taurina

A taurina é um aminoácido que está presente na dieta diária e pode ser consumida naturalmente em alimentos como frutos do mar e carnes de aves. A taurina presente no energético é produzida sinteticamente e tem exatamente as mesmas características e propriedades da taurina produzida pelo corpo. Atua na regulação osmótica, NA função imunológica, no metabolismo de glicose, bem como no desenvolvimento neurológico e da retina.

A taurina é um ácido 2-aminoetanossulfónico, orgânico, contendo enxofre, encontrado na bile. É um dos aminoácidos não essenciais mais abundantes do nosso organismo, especialmente no sistema nervoso central, nos músculos esqueléticos, no coração e no cérebro (bem como nos intestinos e nos ossos esqueléticos).[45,48,54]

Ginseng

Algumas composições de energético possuem *Panax ginseng* (medicamento fitoterápico que contém os princípios ativos do extrato dessa raiz). Ela possui propriedades tônicas e restaurativas, restaurando a capacidade física e mental, sendo indicada em casos de fraqueza, exaustão, cansaço e perda da concentração. No entanto, se consumido em excesso, pode levar a sangramento vaginal, diarreia, dor de cabeça intensa e até mesmo síndrome de Stevens-Johnson.[48,55]

Vitaminas

As bebidas energéticas contêm uma variedade de vitaminas que produzem efeitos benéficos ao corpo humano. As vitaminas do complexo B, como a niacina, o ácido pantotênico, a vitamina B6 e a vitamina B12, são comumente adicionadas às bebidas energéticas. Contribuem para o metabolismo de produção normal de energia e para a redução do cansaço e da fadiga. Além disso, o ácido pantotênico contribui para o desempenho mental.[43,56]

Carboidratos

As bebidas energéticas podem ser adoçadas com açúcar ou com adoçantes. A quantidade de açúcar utilizada nas bebidas energéticas se compara com os níveis encontrados nos sucos de frutas. O açúcar de cana-de-açúcar ou o da beterraba, quimicamente conhecidos como sacarose, são os mais utilizados no mundo. São fonte de energia para o organismo.

No Brasil, as bebidas energéticas são regulamentadas pela Anvisa em resolução específica que trata de "compostos líquidos prontos para o consumo".

São bebidas não alcoólicas com combinações de ingredientes que comumente os ingredientes citados acima. Regularmente, 1 lata de bebida energética de 250 mL contém até 80 mg de cafeína, o que é equivalente à quantidade da substância presente em 1 xícara de café expresso.

Como curiosidade, muitas bebidas que ingerimos no dia a dia possuem cafeína:

- Chás: em geral 1 xícara de chá contém 60 mg de cafeína.
- Chimarrão: meio copo contém entre 29 e 90 mg de cafeína.
- Cacau/chocolate: em geral 1 xícara contém 4 a 5 mg de cafeína.
- Refrigerantes: o mais famoso do mundo tem 35 mg de cafeína em 350 mL, e o guaraná tem 2 mg (o zero tem 4 mg).

O que dizem os fabricantes das bebidas energéticas

Os fabricantes dessas bebidas dizem que, segundo a Associação, são seguras. Afirmam que suas bebidas são apenas suplementos. Que muitos de seus ingredientes também são encontrados em alimentos comuns e foram rigorosamente estudados.

Se considerarmos a quantidade de cafeína de um cafezinho, veremos que, dependendo da maneira de prepará-lo, isso varia.

Cafeína em uma xícara de café pequena:

- Café torrado: 60 mg.
- Moído: 180 mg.
- Coador de pano: 179 mg.

Em 2011, o Comitê de Nutrição da Academia Americana de Pediatria, em conjunto com o Conselho de Medicina esportiva, publicou um relatório com base na preocupação com o aumento do consumo de bebidas energéticas por crianças e adolescentes. Ainda existe preocupação quanto à mistura de bebidas energéticas e bebidas alcoólicas, principalmente destiladas, por adolescentes, devido à redução dos efeitos depressores do álcool, justamente pela ação da cafeína no córtex cerebral.[45]

Sabe-se que, em média, 250 mg de cafeína são suficientes para estimular o sistema nervoso central, e quando há mistura com qualquer bebida alcoólica o efeito é mais intenso.[44,57-60]

ERGOGÊNICOS

A adolescência é uma fase de grande desenvolvimento físico e mental, ou seja, é importante que os adolescentes consumam todos os nutrientes para suprir as necessidades do organismo. Isso é ainda mais relevante quando o adolescente pratica algum tipo de exercício físico com regularidade, pois essas atividades aumentam a demanda nutricional do corpo.[56]

Ergogênicos são substâncias ou procedimentos capazes de melhorar a eficácia do exercício físico, a função fisiológica ou o desempenho atlético por meio do fornecimento de mais energia. Dentre os suplementos nutricionais considerados ergogênicos, destacam-se os descritos a seguir.[45,56,60]

Proteínas

- Proteínas do soro de leite (*whey protein*): apresentam alto valor biológico, altos teores de aminoácidos essenciais e de cadeia ramificada. Pelo fato de conterem alto valor biológico, são úteis para aumentar a massa muscular. O médico precisa ser consultado para que seu uso seja permitido.[48,61]
- Quem não tolerar pode usar a proteína do ovo, que é a albumina em pó.
- Superalbumina (*egg albumin*): obtida a partir da pasteurização da clara do ovo, é rica em aminoácidos essenciais e não tem colesterol.

Existem muitas controvérsias a respeito do uso de suplementos contendo proteínas. Embora a ação da proteína seja fornecer substrato para aumentar a massa muscular e, consequentemente, a força e a resistência, esses benefícios, na prática, nem sempre são observados.[45,56]

A Sociedade Brasileira de Alimentação e Nutrição (SBAN) não recomenda o uso de *shakes* ou outros produtos semelhantes para o emagrecimento, pois podem causar desequilíbrios no metabolismo da pessoa. Entretanto, podem ser substitutos de lanches menos saudáveis, como salgados fritos ou *pizza*.

Os suplementos proteicos são indicados:[60,62]

- Para atletas que praticam treinos fortes de resistência.
- Para atletas que praticam exercícios fortes em altas altitudes.
- Quando há necessidade de complementar dietas deficientes em proteínas.

As doses recomendadas são aplicáveis para adultos e nunca foram devidamente testadas para crianças ou adolescentes. A ingestão de 0,8 g/kg/dia atende perfeitamente às necessidades diárias do adolescente que pratica esporte convencional. Em situações de grandes esforços, essas quantidades podem ser maiores, de 1,3 a 1,8 g/kg/dia.

Aminoácidos de cadeia ramificada (AACR), leucina, valina e isoleucina

Até o momento, os aspectos positivos a respeito dos AACR decorrem de estudos de observação não controlados, o que justifica o cuidado quanto ao aconselhamento de seu uso. Diversos estudos apregoam ações importantes desses aminoácidos, como:[63]

- Recuperação da fadiga central: o exercício intenso e prolongado pode levar a uma queda das concentrações plasmáticas de aminoácidos, facilitando a entrada de triptofano livre para o sistema nervoso central. Há geração de 5-hidroxitriptamina, precursora da serotonina, que, por sua vez, é a responsável por depressão motora, perda de apetite, sono, cansaço, menor potência muscular e sintomas conhecidos pelos atletas como fadiga central.

- Evitam a imunossupressão induzida pelo exercício: a economia de glutamina, o aminoácido não essencial mais abundante do organismo, parece acontecer quando se usam os AACR. A glutamina é fundamental na síntese de nitrogênio, atuando na síntese de purinas, pirimidinas, nucleotídeos e nas células do sistema imune. Defende-se que manter altas concentrações plasmáticas de glutamina evita infecções e fadiga no treino intenso. Por isso, usam-se doses altas de AACR (6 g/dia) para atingir esses objetivos. A dose sugerida de glutamina é de 4 a 12 g/dia, na forma de dipeptídeos.
- Ações anabólicas e anticatabólicas: nos exercícios intensos, economizam glicogênio muscular, uma vez que a deaminação no fígado e no músculo favorece a transaminação dos aminoácidos, gerando compostos que produzem energia por meio do ciclo de Krebs ou fazem o caminho da neoglicogênese. A hipoglicemia e a fadiga podem ser evitadas dessa forma. As doses sugeridas variam de 60 a 300 mg/kg/dia. Deve-se estar atento a transtornos digestivos e, eventualmente, a aumento de amônia sérica.

Carnitina

Composta por dois aminoácidos (lisina e metionina), é sintetizada no fígado e pode ser encontrada em carne, peixe e laticínios. Age no processo de oxidação de gorduras, sendo conhecida como *fat burner* (queimadora de gordura), por ser um dos componentes do sistema de enzimas que controlam a entrada de ácidos graxos de cadeia longa na mitocôndria, na qual serão oxidados. Outra ação importante é reforçar o efeito antioxidante das vitaminas C e E. Do ponto de vista clínico, previne fraqueza muscular, fadiga e confusão mental. A dose sugerida é de 2 g/dia de L-carnitina durante 1 semana – o suficiente para estimular a produção de energia pela via oxidativa.[64]

Hipercalóricos e carboenergéticos

Os hipercalóricos são muito utilizados por atletas que pretendem conseguir aumento da massa muscular pelo aumento da resposta hormonal. A maior ingestão de calorias por dia estimula o aumento de insulina e, consequentemente, o hormônio de crescimento. Esse perfil anabólico hormonal não só permite o aumento de massa muscular como mantém uma taxa de ressíntese de glicogênio, que é útil para a melhor recuperação do gasto energético decorrente do exercício. Esses suplementos são uma mistura de proteínas de alto valor biológico, pré-digeridas, com carboidratos, vitaminas e minerais. Em seu rótulo, há números grandes, como 1.500, 2.000, 3.200 e 4.000, que representam as quantidades calóricas alcançadas se utilizados conforme a sugestão de bula.

Os carboenergéticos são suplementos utilizados para repor glicogênio muscular e hepático. Em sua composição entram vitaminas e minerais. São muito utilizados pelos praticantes de provas longas de atletismo, como a maratona. No mercado existem diversos produtos na forma de gel que contêm carboidratos simples e complexos, associados às vitaminas C e E, além de sódio e potássio.[65]

Creatina

Produto natural que existe no músculo esquelético, constituído por metionina, arginina e glicina. É encontrada nas carnes e nos frutos do mar e tem papel importante na ressíntese de adenosina trifosfato (ATP) em exercícios rápidos, contínuos e intermitentes. Se a ressíntese de ATP não ocorrer rapidamente, um suplemento contendo creatina associada a carboidratos ou proteínas facilita a recuperação muscular, pois oferece maiores quantidades de creatinofosfato que promove a ressíntese de ATP. Os efeitos ergogênicos nem sempre são observados na prática. Em crianças e adolescentes, seu uso ainda não pode ser considerado seguro, embora a melhora do desempenho muscular tenha sido observada por alguns estudos.

O aumento de desempenho e a melhora do visual do corpo foram os argumentos que os adolescentes atletas, principalmente de esportes como hóquei e futebol americano, utilizaram para usar a creatina como suplemento. A dose sugerida é de 2 g/dia, e deve-se ressaltar que a creatina não tem indicação para exercícios de resistência.[66,67]

CONSIDERAÇÕES FINAIS

Os profissionais de saúde devem estar atentos à nutrição e à atividade física dos atletas, esclarecendo os possíveis perigos do excesso de atividade física e a importância de uma alimentação equilibrada. Para crianças e adolescentes atletas, a dieta adequada é crítica, uma vez que as necessidades nutricionais aumentam tanto pelos treinamentos quanto pelo processo de crescimento.

Garantir uma dieta balanceada com estoques energéticos, de ferro e de cálcio adequados, com alimentação equilibrada e variada, é imprescindível para a otimização do crescimento e da maturação, mas também da aptidão física e de recuperação do adolescente praticante de esporte. Essa dieta deverá incluir 45 a 65% de carboidrato, 10 a 30% de proteína e 25 a 35% de gordura, além de líquidos (preferencialmente água), que deverão ser ingeridos antes, durante e após o exercício.

A dieta diária e nos dias de competição deve ser individualizada, levando em consideração o plano de treinos, bem como as características maturativas e do ambiente.

Em situação de competição sugerem-se:[68]

- Três a quatro dias antes da competição, dar especial atenção à ingestão de alimentos ricos em carboidratos. Respeitar as preferências da criança, desde que o alimento escolhido apresente as características adequadas.
- No dia da competição, a dieta deve ser rica em carboidratos e ter baixo conteúdo de gordura. Devem ser escolhidos alimentos de fácil digestão, com poucas fibras.
- A última refeição, antecedendo a competição, deve ser feita 3 a 4 horas antes e deve ter alimentos ricos em carboidratos, de fácil esvaziamento gástrico.
- Água deve ser ingerida antes, durante e depois da atividade.
- Líquidos e alimentos, principalmente ricos em carboidratos, devem ser oferecidos com o objetivo de repor as perdas hídricas e as reservas de glicogênio muscular, principalmente durante as primeiras horas após a atividade, aproveitando a ativação da enzima glicogêniossintetase. Alimentos de alto índice glicêmico resultam em uma reposição do glicogênio muscular mais eficiente.

Os suplementos são necessários?

Quando a ingestão de nutrientes é menor que as necessidades do atleta ou quando o indivíduo tem necessidades maiores de um ou mais nutrientes, os suplementos são necessários. Nos exercícios de resistência, quando a necessidade é aumentar a oferta de energia, o melhor é buscar auxílio nos carboidratos, e não nas proteínas. Vale lembrar que a contribuição destas é muito pequena em termos de geração de energia e que, de modo geral, a dieta de um adolescente normal, em nosso meio, já fornece quantidades suficientes de proteínas (em torno de 1,2 a 1,6 g/kg/dia).

O uso de soluções hidratantes contendo carboidratos em concentrações de até 6% deve ser incentivado antes, durante e depois dos exercícios de resistência. No caso de exercícios de força, pode-se adicionar pequenas quantidades de proteínas a essas soluções. A necessidade do uso de aminoácidos de cadeia ramificada para evitar a fadiga central ou até mesmo para aumentar o desempenho e prevenir a imunossupressão causada pelos exercícios intensos ainda não foi devidamente comprovada. Além disso, seu uso abusivo propicia o aparecimento de hiperamonemia e toxicidade hepática e renal. Os suplementos de vitaminas e minerais não são necessários rotineiramente, a menos que haja depleção comprovada.[68]

Os suplementos são seguros e eficazes?

Infelizmente, a grande maioria dos suplementos vendidos em nosso meio não foi testada de maneira adequada para a confirmação de sua eficácia. O mesmo pode ser dito em relação a sua segurança. A ausência de uma legislação que regulamente o uso desses suplementos e a possibilidade de serem livremente adquiridos por pessoas leigas são dois aspectos que devem ser ressaltados sempre que se fala na segurança e na eficácia desses produtos.

O aumento da massa muscular, a diminuição de gordura e o aumento de desempenho são os grandes objetivos do adolescente que recorre ao uso de suplementos. Embora existam estudos que mostrem aumento de estoques intramusculares de alguns aminoácidos, ainda não se pode afirmar com segurança o quanto são eficazes para o desempenho do exercício.

O uso abusivo de suplementos proteicos pode levar à toxicidade renal e hepática, além de causar transtornos digestivos e até mesmo do sistema nervoso central. Aos médicos, fica a obrigação de buscar conhecer, com detalhes, todos os aspectos que envolvem o uso dos suplementos nutricionais, desde sua composição até seus efeitos benéficos e colaterais, tentando manter a mente aberta, mas sempre resguardando com as bases fisiológicas do exercício.

Rotineiramente, o clínico deve indagar o adolescente sobre que tipo de suplemento está usando, por que ele consome isso e em que doses isso está sendo praticado. Todos aqueles que estão consumindo esses produtos devem estar alertas para o aconselhamento preventivo.[68]

REFERÊNCIAS BIBLIOGRÁFICAS

1. Organização Mundial da Saúde (OMS). Diretrizes da atividade física, comportamento sedentário em sono para crianças com menos de 5 anos de idade. 2020. p.19.
2. Brasil. Ministério da Saúde. Guia de atividade fisica para a população brasileira. Brasília, DF, 2021. p.52.
3. Ng MFT, Robinson M, Thomson B, Graetz N, Margono C, et al. Global, regional, and national prevalence of overweight and obesity in children and adults during 1980-2013: a systematic analysis for the global burden of disease study 2013. Lancet. 2014;9945:15.
4. Galanti G SL, Scacciati I, Mascherini G, Buti G, Maffulli N. Erratum: "eating and nutrition habits in young competitive athletes: a comparison between soccer players and cyclists". Translational Medicine. 2015;12:3.
5. Galanti G SL, Scacciati I, Mascherini G, Buti G, Maffulli N. Eating and nutrition habits in young competitive athletes. a comparison between soccer players and cyclists. Translational Medicine. 2015;11:4.
6. Mistry SKPS. Risk factors of overweight and obesity in childhood and adolescence in South Asian countries: a systematic review of the evidence. Public Health. 2015;3:9.
7. Rendo-Urteaga TMA, Collese TS, Manios Y, Hagstromer M, Sjostrom M, et al. The combined effect of physical activity and sedentary behaviors on a clustered cardio-metabolic risk score: the Helena study. International Journal of Cardiology. 2015;186:9.
8. Street SJWJ, Hills AP. Windows of opportunity for physical activity in the prevention of obesity. Obesity Reviews. 2015;16.
9. Bauman AE, Reis RS, Sallis JF, Wells JC, Loos RJ, Martin BW, et al. Correlates of physical activity: why are some people physically active and others not? Lancet. 2012;380(9838):258-71.

10. Lai CCSD, Cen R, Wang J, Li S, Fernandez-Alonso C, et al. Impact of long-term burden of excessive adiposity and elevated blood pressure from childhood on adulthood left ventricular remodeling patterns: the Bogalusa heart study. Journal of The American College of Cardiology. 2014;15:7.
11. Woods AJ, Probst YC, Norman J, Wardle K, Ryan ST, Patel L, et al. Correlates of physical activity and sedentary behaviour in children attending before and after school care: a systematic review. BMC Public Health. 2022;22(1):2364.
12. Mead E, Brown T, Rees K, Azevedo LB, Whittaker V, Jones D, et al. Diet, physical activity and behavioural interventions for the treatment of overweight or obese children from the age of 6 to 11 years. Cochrane Database Syst Rev. 2017;6(6):CD012651.
13. Zhang Y, Sun Q, Dong B, Liu S. The association between metabolic equivalent and visceral adiposity index among children and adolescents: ten-cycle cross-sectional study on Nhanes (1999-2018). Medicine (Baltimore). 2022;101(45):e31246.
14. Neshteruk CD, Tripicchio GL, Lobaugh S, Vaughn AE, Luecking CT, Mazzucca S, et al. Screen time parenting practices and associations with preschool children's TV Viewing and weight-related outcomes. Int J Environ Res Public Health. 2021;18(14).
15. Wells JC, Hallal PC, Reichert FF, Menezes AM, Araujo CL, Victora CG. Sleep patterns and television viewing in relation to obesity and blood pressure: evidence from an adolescent Brazilian birth cohort. Int J Obes (Lond). 2008;32(7):1042-9.
16. Bracco MMCF, Pratt M, Taddei JA. Multivariate hierarchical model for physical inactivity among public school children. J Pediat. 2006;4:5.
17. Stanley RM, Ridley K, Dollman J. Correlates of children's time-specific physical activity: a review of the literature. Journal of Behavioral Nutrition and Physical Activity. 2012;9:13.
18. Garcia L, Mendonca G, Benedetti TRB, Borges LJ, Streit IA, Christofoletti M, et al. Barriers and facilitators of domain-specific physical activity: a systematic review of reviews. BMC Public Health. 2022;22(1):1964.
19. Janssen I, LeBlanc A. Systematic review of the health benefits of physical activity and fitness in school-aged children and youth. International Journal of Behavioral Nutrition and Physical Activity. 2010;7:16.
20. da Silva LS, Fisberg M, de Souza Pires MM, Nassar SM, Sottovia CB. The effectiveness of a physical activity and nutrition education program in the prevention of overweight in schoolchildren in Criciuma, Brazil. Eur J Clin Nutr. 2013;67(11):1200-4.
21. De Lepeleere S, De Bourdeaudhuij I, Cardon G, Verloigne M. Do specific parenting practices and related parental self-efficacy associate with physical activity and screen time among primary schoolchildren? A cross-sectional study in Belgium. BMJ Open. 2015;5(9):e007209.
22. Niermann CY, Kremers SP, Renner B, Woll A. Family health climate and adolescents' physical activity and healthy eating: a cross-sectional study with mother-father-adolescent triads. PLoS One. 2015;10(11):e0143599.
23. Lloyd RS, Faigenbaum AD, Stone MH, Oliver JL, Jeffreys I, Moody JA, et al. Position statement on youth resistance training: the 2014 International Consensus. Br J Sports Med. 2014;48(7):498-505.
24. Organização Mundial da Saúde (OMS). Physical activity. 2022.
25. Landry BW, Driscoll SW. Physical activity in children and adolescents. PM R. 2012;4(11):826-32.
26. Lloyd RSFA, Stone MH, Oliver JL, Jeffreys I, Moody JA, et al. Position statement on youth resistance training: the 2014 International Consensus. British Journal of Sports Medicine. 2014;7.
27. Espino-Gonzalez E, Munoz-Daw MJ, Candia-Lujan R. Effects of ingesting carbohydrate-protein supplements during exercise on endurance performance: a systematic review. Nutr Hosp. 2015;32(5):1926-35.
28. Schwartz DL, Gilstad-Hayden K, Carroll-Scott A, Grilo SA, McCaslin C, Schwartz M, et al. Energy drinks and youth self-reported hyperactivity/inattention symptoms. Acad Pediatr. 2015;15(3):297-304.
29. Zello GA. Dietary Reference Intakes for the macronutrients and energy: considerations for physical activity. Appl Physiol Nutr Metab. 2006;31(1):74-9.

30. Whiting SJ, Barabash WA. Dietary Reference Intakes for the micronutrients: considerations for physical activity. Appl Physiol Nutr Metab. 2006;31(1):80-5.
31. Bergeron MF. Hydration in the pediatric athlete: how to guide your patients. Nutrition and Ergogenic Aids. 2015;14:6.
32. Ayotte D Jr., Corcoran MP. Individualized hydration plans improve performance outcomes for collegiate athletes engaging in in-season training. J Int Soc Sports Nutr. 2018;15(1):27.
33. Rowland T. Fluid replacement requirements for child athletes. Sports Med. 2011;41:9.
34. Graf CBR, Bloch W, Bucksch J, Dordel S, Eiser S, et al. Recommendations for promoting physical activity for children and adolescents in Germany: a consensus statement. Obesity Facts. 2014;3:12.
35. Dietary Reference Intakes for Energy. 2023.
36. Hallal PC, Wells JC, Reichert FF, Anselmi L, Victora CG. Early determinants of physical activity in adolescence: prospective birth cohort study. BMJ. 2006;332(7548):1002-7.
37. Necessidades de energia e proteina. Sect. 1 (1985).
38. McArdle Ke. Student study guide and workbook for essentials of exercise physiology: Katch, Victor L. EUA, 1994.
39. Wilk B, Timmons BW, Bar-Or O. Voluntary fluid intake, hydration status, and aerobic performance of adolescent athletes in the heat. Appl Physiol Nutr Metab. 2010;35(6):834-41.
40. Zytnick D, Park S, Onufrak SJ. Child and Caregiver attitudes about sports drinks and weekly sports drink intake among U.S. youth. Am J Health Promot. 2016;30(3):e110-9.
41. Urdampilleta A, Gomez-Zorita S, Soriano JM, Martinez-Sanz JM, Medina S, Gil-Izquierdo A. Hydration and chemical ingredients in sport drinks: food safety in the European context. Nutr Hosp. 2015;31(5):1889-99.
42. Casa DJ, Clarkson PM, Roberts WO. American College of Sports Medicine roundtable on hydration and physical activity: consensus statements. ACSM. 2005;40:14.
43. Beck KL, von Hurst PR, O"Brien WJ, Badenhorst CE. Micronutrients and athletic performance: a review. Food Chem Toxicol. 2021;158:112618.
44. Grozenski A, Kiel J. Basic nutrition for sports participation, Part 2: Vitamins and minerals. Curr Sports Med Rep. 2020;19(12):508-10.
45. Committee on Nutrition and the Council on Sports Medicine and Fitness. Sports drinks and energy drinks for children and adolescents: are they appropriate? Pediatrics. 2011;127(6):1182-9.
46. Mansour B, Amarah W, Nasralla E, Elias N. Energy drinks in children and adolescents: demographic data and immediate effects. Eur J Pediatr. 2019;178(5):649-56.
47. Taddeo D, Harvey J, Boutin A. Health hazards related to energy drinks: are we looking for them? Paediatr Child Health. 2012;17(2):1.
48. Jagim AR, Harty PS, Tinsley GM, Kerksick CM, Gonzalez AM, Kreider RB, et al. International Society of Sports Nutrition position stand: energy drinks and energy shots. J Int Soc Sports Nutr. 2023;20(1):2171314.
49. Pound CM, Blair B, Canadian Paediatric Society, Nutrition and Gastroenterology Committee, Ottawa, Ontario. Energy and sports drinks in children and adolescents. Paediatr Child Health. 2017;22(7):406-10.
50. Soos R, Gyebrovszki A, Toth A, Jeges S, Wilhelm M. Effects of caffeine and caffeinated beverages in children, adolescents and young adults: short review. Int J Environ Res Public Health. 2021;18(23).
51. Temple JL. Review: trends, safety, and recommendations for caffeine use in children and adolescents. J Am Acad Child Adolesc Psychiatry. 2019;58(1):36-45.
52. Burnham L, Matlak S, Makrigiorgos G, Braun N, Knapp BP, Merewood A. Breastfeeding and coffee consumption in children younger than 2 years in Boston, Massachusetts, USA. J Hum Lact. 2015;31(2):267-72.
53. La Vieille S, Gillespie Z, Bonvalot Y, Benkhedda K, Grinberg N, Rotstein J, et al. Caffeinated energy drinks in the Canadian context: health risk assessment with a focus on cardiovascular effects. Appl Physiol Nutr Metab. 2021;46(9):1019-28.

54. Curran CP, Marczinski CA. Taurine, caffeine, and energy drinks: reviewing the risks to the adolescent brain. Birth Defects Res. 2017;109(20):1640-8.
55. Lu G, Liu Z, Wang X, Wang C. Recent advances in Panax ginseng C.A. Meyer as a herb for anti-Fatigue: an effects and mechanisms review. Foods. 2021;10(5).
56. American Dietetic Association; Dietitians of Candada; American College of Sports Medicine; Rodriguez NR, Di Marco NM, Langley S. American College of Sports Medicine position stand. Nutrition and athletic performance. Med Sci Sports Exerc. 2009;41(3):709-31.
57. Moreno IL, Pastre CM, Ferreira C, de Abreu LC, Valenti VE, Vanderlei LC. Effects of an isotonic beverage on autonomic regulation during and after exercise. J Int Soc Sports Nutr. 2013;10(1):2.
58. Vanderlei FM, Moreno IL, Vanderlei LC, Pastre CM, de Abreu LC, Ferreira C. Comparison of the effects of hydration with water or isotonic solution on the recovery of cardiac autonomic modulation. Int J Sport Nutr Exerc Metab. 2015;25(2):145-53.
59. Millard-Stafford M, Snow TK, Jones ML, Suh H. The beverage hydration index: influence of electrolytes, carbohydrate and protein. Nutrients. 2021;13(9).
60. Devries MC, Phillips SM. Supplemental protein in support of muscle mass and health: advantage whey. J Food Sci. 2015;80 Suppl 1:A8-A15.
61. Vasconcelos Q, Bachur TPR, Aragao GF. Whey protein supplementation and its potentially adverse effects on health: a systematic review. Appl Physiol Nutr Metab. 2021;46(1):27-33.
62. Pasiakos SM. Metabolic advantages of higher protein diets and benefits of dairy foods on weight management, glycemic regulation, and bone. J Food Sci. 2015;80 Suppl 1:A2-7.
63. Kephart WC, Wachs TD, Mac Thompson R, Mobley CB, Fox CD, McDonald JR, et al. Ten weeks of branched-chain amino acid supplementation improves select performance and immunological variables in trained cyclists. Amino Acids. 2015.
64. Parandak K, Arazi H, Khoshkhahesh F, Nakhostin-Roohi B. The effect of two-week l-carnitine supplementation on exercise: induced oxidative stress and muscle damage. Asian J Sports Med. 2014;5(2):5.
65. Fisher-Wellman KH, Bloomer RJ. Lack of effect of a high-calorie dextrose or maltodextrin meal on postprandial oxidative stress in healthy young men. International Journal of Sport Nutrition and Exercise Metabolism. 2010;20:393-400.
66. Wilder N, Deivert RG, Haggerman F, Gilders R. The effects of low-dose creatine supplementation versus creatine loading in collegiate football players. Journal of Athletic Training 2001;001;36(2): 124-9.
67. Antonio J, Ciccone V. The effects of pre versus post workout supplementation of creatine monohydrate on body composition and strength. J Int Soc Sports Nutr. 2013;10:36.
68. Dietary Reference Intakes for energy, carbohydrate, fiber, fat, fatty acids, cholesterol, protein, and amino acids. 2005.

55 Esportes, nutrição e uso de substâncias

Paulo César Pinho Ribeiro

INTRODUÇÃO

A atividade física e o esporte, considerados fatores importantes para uma vida saudável, devem ser estimulados e valorizados, como se observa em países mais desenvolvidos, com grande adesão pelos jovens e pela população em geral. No Brasil, ainda que os jovens tenham incorporado o exercício físico a sua rotina diária, a população que pratica atividade física e esporte ainda é pequena. Esse fato deve ser lamentado, pois a atividade esportiva é uma das atividades mais benéficas para o ser humano, principalmente na adolescência e na juventude. Entretanto, cabe reconhecer que a realização das Olimpíadas em 2016 aumentou a busca por práticas esportivas no Brasil, inclusive de pais interessados em levar os filhos aos profissionais de saúde visando incluí-los em modalidades esportivas.

Soma-se ao fato a grande preocupação de adolescentes, jovens e adultos com o culto ao corpo por diversos motivos, tais como exibição e ganho monetário por monetização de vídeos na internet (Facebook, Instagram, YouTube, pornografia, relacionamentos, sexualidade), o que estimula o grande comércio em redes sociais de exposição de músculos, beleza, estímulo a atividades sexuais etc.

As vantagens da atividade física e do esporte para a criança e o adolescente incluem reforço da autoestima, menor predisposição a doenças, controle do balanço ingestão/consumo de calorias, prevenção de situações de risco, ajuda na busca de objetivos e estímulo à socialização, promovendo relacionamento grupal e aprendizado social, estímulo a lideranças, simulando objetivos de vida e desafios, reduzindo ansiedade e depressão e criando um sentimento de equipe e solidariedade entre os participantes. Destacam-se também o fortalecimento dos ossos e da musculatura, a renovação da energia e a contribuição para o equilíbrio entre corpo e mente.

Apesar de os esportes competitivos serem indicados para crianças e adolescentes, desde que acompanhados, é preciso observar o Quadro 1.

ESPORTES INDICADOS PARA CRIANÇAS E ADOLESCENTES

Quadro 1 Esportes indicados para crianças e adolescentes

Idade	Requisito	Esportes
6-8 anos	Habilidade.	Natação, corrida, salto, futebol, capoeira, surfe, danças, ginástica
10 anos	Velocidade.	Ciclismo, atletismo
Após o estirão do crescimento	• Crescimento. • Força.	Musculação, remo, fisiculturismo
Após 13 anos		Competição

Por crianças e adolescentes entrevistados sobre os motivos para as práticas esportivas foram relatados: ter alegria e prazer, aperfeiçoar habilidades e aprender novas, estar com amigos e novas amizades, sentir emoções, comunicação social e competição/desafio e adquirir forma física (Smoll, 1986; Samulski, 2002).

Entre crianças e adolescentes, a atividade física previne a obesidade e as consequentes alterações metabólicas relacionadas ao metabolismo lipídico e de carboidratos. Além disso, uma criança fisicamente ativa deve se tornar um adulto ativo.

A elaboração de dietas nutritivas para crianças e adolescentes, esportistas ou não, constitui, hoje, um grande desafio para os profissionais da saúde. A alimentação dos adolescentes e jovens está longe de ser adequada, principalmente se for considerado o número de refeições/dia, a quantidade calórica das refeições, a qualidade dos alimentos ingeridos e a série de alimentos novos que têm sido incorporados às dietas dos jovens. Imperam as chamadas *fast-foods*, com excesso de frituras e sanduíches, levando a altas taxas sanguíneas de colesterol total, parcial e triglicérides, achados frequentes nos exames complementares de adolescentes nos ambulatórios e consultórios médicos.

Os adolescentes estão sob influência de vários tipos de dietas alternativas, com restrição calórica, deficiência de minerais essenciais ao desenvolvimento, consumo exclusivo de determinados alimentos (ortorexia) ou consumo de alimentos crus (crudivorismo) e de diversas substâncias ergogênicas.

Deve-se também observar as dietas vegetarianas e veganas, com carência de itens importantes para a nutrição de crianças e adolescentes, e as mudanças de hábitos alimentares e comportamentos sedentários durante a pandemia da covid-19.

Importante destacar os impactos do desenvolvimento social imposto pela pandemia de covid-19 na obesidade da criança e do adolescente:

- Interrupção das aulas presenciais, excluindo a merenda escolar (fonte segura e equilibrada de alimentação) e gerando prejuízos ao crescimento e desenvolvimento de crianças e adolescentes.
- Restrição da mobilidade, limitando a compra de produtos saudáveis e estimulando a aquisição de alimentos processados e enlatados que provocam ganho de peso.
- Redução das horas do dia presente na creche ou escola, determinante de maior tempo no lar, sobrecarregando os cuidadores, que podem desenvolver maior agressividade e redução de atividades físicas.

O desempenho esportivo sofre influência de dietas alternativas, com restrição calórica, deficiência de minerais essenciais ao desenvolvimento dos jovens e uso de diversas substâncias ditas ergogênicas, que acabam levando o indivíduo ao prejuízo em suas atividades físicas e em seu desempenho esportivo.

Somado aos erros na dieta, um novo mito se incorpora às práticas esportivas em nossos dias: substâncias diversas, esteroides anabolizantes, energizantes, suplementos e hipercalóricos estão disponíveis para ganho de massa muscular e consequente melhoria do rendimento e do desempenho físico.

Há relatos na literatura de que na Grécia antiga os atletas ingeriam testículos de carneiro para melhorar o desempenho nas competições. Cientistas americanos, em 1930, descobriram, em animais de laboratório, que o uso de anabolizantes promove aumento de massa muscular. Durante o nazismo, foram realizadas experiências com os prisioneiros, e posteriormente os soldados alemães usaram anabolizantes para melhorar o desempenho físico. Na Olimpíada de Munique, há relato do uso dessas substâncias por muitos atletas.

Hoje, sem dúvida alguma, os esteroides anabolizantes constituem as principais substâncias que podem ter efeitos colaterais graves nos usuários, efeitos que podem, inclusive, levar à morte. Somam-se ao uso dos esteroides anabolizantes os suplementos hipercalóricos, também muito consumidos, que podem constituir "porta de entrada" para os anabolizantes, já que atualmente o álcool é o maior responsável por isso. Além dos esteroides anabolizantes e dos suplementos hipercalóricos, vários tipos de bebidas hidratantes e energizantes encontram-se disponíveis ao consumo pelos jovens, com consequentes prejuízos a sua saúde física.

Uma nutrição adequada e bem orientada torna-se importante para a manutenção da saúde, a garantia de um crescimento físico normal e o bom desempenho esportivo. Do ponto de vista da saúde pública e da medicina preventiva, promover a atividade física na infância e na adolescência significa estabelecer uma base sólida para a redução da prevalência do sedentarismo na idade adulta, contribuindo, dessa forma, para uma melhor qualidade de vida.

EPIDEMIOLOGIA

Nos EUA, em 1994, mais de 1 milhão de jovens já havia feito uso de esteroides anabolizantes. O preocupante é saber que o motivo do uso tem causa social, destacando-se os efeitos benéficos do produto sem preocupação com os graves danos à saúde. No Brasil, estudos em academias de Porto Alegre demonstraram que:

- 24,3% dos frequentadores usavam esteroides anabolizantes.
- em 34% dos casos os esteroides eram utilizados por vontade própria.
- em 34% dos casos eram utilizados por indicação de colegas.
- em 19% dos casos, por indicação de amigos.
- em 9% dos casos, por indicação de professores.
- em 4% dos casos, por indicação médica.

Os usuários que utilizam as associações de anabolizantes experimentam dependência física e psicológica.

As principais motivações ao consumo dessas substâncias foram aquisição de força (42,2%) e/ou de beleza (27,3%) e melhora no desempenho físico (18,2%).[1]

Os fatores sociais, como aumento das tarefas e atividades estudantis, maior disponibilidade de tecnologia (programas de televisão, *videogames* e computadores) e aumento da insegurança nas cidades, reduzem as oportunidades de lazer e de prática esportiva, gerando uma diminuição do gasto energético diário.

No Brasil, diferentes estudos epidemiológicos vêm demonstrando aumento dos índices de obesidade entre crianças e adolescentes, estreitamente relacionados às mudanças nos hábitos alimentares (maior consumo de açúcares e alimentos refinados, gordura saturada e proteína animal, em detrimento do consumo de fibras, hortaliças e carboidratos complexos) e ao estilo de vida sedentário (uso excessivo de *videogames* e computadores em substituição às atividades recreativo-esportivas).

A obesidade é comum em países industrializados. Nos EUA, a incidência da obesidade aumentou em 50% nas últimas 2 décadas, com cerca de 20 a 27% de adolescentes obesos. Estudo realizado no Reino Unido mostrou que a prevalência da obesidade duplicou entre 1980 e 1996. Estudos realizados por Troiano em 1995,[2] analisando a obesidade entre crianças e adolescentes no período de 1963 a 1991, revelaram que a prevalência de obesidade em 1981 era de 20%, subindo para 25% em 1991. Um estilo de vida mais ativo está associado à diminuição da obesidade e à redução do risco de várias doenças, como hipertensão arterial, hiperlipidemia e diabetes, já que 40% das crianças e 70% dos adolescentes obesos transformam-se em adultos obesos.

Outra pesquisa, realizada no Rio de Janeiro em 2005, com 24.989 crianças de 0 a 12 anos de idade, revelou que 53% das meninas e 47% dos meninos apresentavam taxas de colesterol alteradas ou acima do normal (200 mg/dL), demonstrando um desvio importante de condutas alimentares.

É sempre importante, na avaliação da saúde da criança e do adolescente, realizar os exames complementares e, pelos dados acima mencionados, além do hemograma, ferritina (importante conhecer a reserva de ferro), colesterol total e frações, triglicérides, deve-se incluir a dosagem de vitamina D, já que estudos recentes têm mostrado dosagens insuficientes ou deficientes da vitamina. O profissional médico deve, também, incluir outros exames após a conclusão da anamnese e nunca deixar de perguntar pelo uso de qualquer substância.

NUTRIÇÃO ESPORTIVA

Alguns cuidados de nutrição devem ser observados no esporte, como:

- Perder o excesso de gordura corpórea garante melhor desempenho físico.
- Consumir carboidratos durante as atividades físicas mantém os níveis de glicose sanguínea, evitando hipoglicemia e fadiga.
- O ferro fornecido garante a oxigenação dos músculos.
- A ingestão de líquidos antes e durante a atividade física reduz o risco de desidratação.

Proteínas

As necessidades diárias proteicas de crianças e adolescentes, por meio de dieta balanceada, são maiores que as do adulto (em torno de 1 g/kg/dia), para que se processe um crescimento normal de órgãos e tecidos. Os produtos disponíveis, como suplementos proteicos (p. ex., barra de cereais contendo albumina e caseína, albumina e proteinato de cálcio em pó e proteína do soro do leite), são admirados e consumidos pelos adolescentes, levando ao consumo exagerado de proteínas. Cabe destacar que esses produtos podem ser substituídos por uma dieta normal e adequada.

Hidratos de carbono – gorduras: fontes de energia

Crianças e adolescentes jovens utilizam mais gorduras e menos carboidratos como fonte energética nas atividades de longa duração, mas esse fato não influi nas recomendações da necessidade do consumo de gorduras de não mais que 25 a 30% do total de calorias diárias, 10% de gorduras saturadas e menos de 30 mg/dia de colesterol.

Enquanto os estoques de gordura constituem a maior reserva de energia corpórea, os carboidratos (55 a 60% da energia total) são a principal fonte de energia para utilização imediata, poupando o glicogênio muscular e mantendo a glicemia durante o exercício. A suplementação de carboidratos antes e durante os exercícios aeróbicos e anaeróbicos é a maneira mais utilizada para evitar a queda brusca da glicemia, embora a hipoglicemia seja uma condição clínica frequente em jovens, principalmente durante as atividades físicas escolares regulares (não competitivas).

Líquidos e eletrólitos

Crianças e adolescentes jovens produzem menos suor, geram mais calor durante o exercício e não possuem mecanismos adequados de trocas de calor com o ambiente externo, já que têm menor superfície corpórea que os adultos, o que resulta em grandes ganhos de calor nos ambientes quentes e grandes perdas de calor nos ambientes frios. Assim, fluidos são de extrema importância na manutenção da saúde e do desempenho dos atletas jovens, devendo ser evitada a desidratação induzida pelo exercício, pois crianças e adolescentes apresentam um aumento muito grande na temperatura corpórea interna.

Os repositores líquidos contendo de 4 a 8% de glicídios, associados a fórmulas hidreletrolíticas (110 mg de NaCl/L), devem ser oferecidos antes e a cada 15 a 20 minutos, durante a prática da atividade física.

As recomendações para hidratação de crianças ativas incluem:

- 1 hora antes dos exercícios físicos, crianças com menos de 41 kg devem ingerir de 90 a 180 mL de líquidos, enquanto aquelas com mais de 41 kg devem tomar de 180 a 360 mL,
- Durante a prática de atividade física, a cada 20 minutos as crianças com menos de 41 kg devem tomar de 80 a 180 mL de líquidos, e aquelas com mais de 41 kg, 180 a 270 mL.
- Depois da atividade física, as crianças com peso corpóreo menor que 41 kg podem tomar até 200 mL a cada 200 g de peso perdido, enquanto aquelas com mais de 41 kg podem precisar de 300 mL a cada 200 g de peso perdido, sendo a reposição feita nas primeiras 2 a 3 horas depois da atividade.

Durante a competição, 30 a 60 g de carboidratos devem ser ingeridos por hora. Os repositores líquidos (*sports drinks*), contendo de 4 a 8% de glicídios associados a fórmulas hidreletrolíticas, ajudam a diminuir a fadiga, melhorando o desempenho em eventos de média e longa duração – resultados confirmados em vários estudos científicos.

As soluções contendo carboidratos ou frutose em concentrações superiores a 8% devem ser evitadas, já que, em alguns estudos, ocorreram efeitos gastrointestinais, como vômitos e diarreia.

Micronutrientes (ferro e cálcio)

A anemia ferropriva, bastante prevalente em toda a infância, acentua-se nos adolescentes não só pelos maus hábitos alimentares, mas devido a fatores como:

- Rápido aumento da massa magra.
- Aumento tanto do volume sanguíneo quanto do número de hemácias.
- Rápido incremento de altura e peso que ocorre no chamado estirão do crescimento.

Assim, recomenda-se atenção especial no inquérito alimentar de crianças e adolescentes que pratiquem esportes competitivos sobre a ingestão desses micronutrientes, encontrados em fontes como carnes, peixes, grãos, ovos e nozes.

Outro fator de risco para deficiência de ferro são as dietas alternativas, entre elas a dieta estritamente vegetariana, com alto conteúdo de oxalatos e fitatos que têm alta afinidade pelo ferro, facilitando o surgimento de anemia, caracterizada clinicamente por diminuição do desempenho e piora dos resultados em competições. Nesses casos, deve-se fazer a investigação laboratorial, incluindo dosagens de ferro sérico e saturação de transferrina, visando detectar, também, a ferropenia, que pode interferir no adequado transporte de oxigênio para os músculos.

O cálcio é outro micronutriente importante, em função do aumento da massa esquelética, principalmente na fase do estirão de crescimento, além de ser fator preventivo das fraturas de estresse e da osteoporose tardia. É encontrado no leite, em queijos e em iogurtes, alimentos pouco ingeridos por adolescentes, de modo que, para os adolescentes atletas, é recomendada a ingestão suplementar mínima de 500 a 1.000 mg de cálcio/dia.

USO DE ESTEROIDES ANABOLIZANTES ANDROGÊNICOS

Vive-se, atualmente, um momento do culto exagerado ao corpo e à estética. Triplicaram as cirurgias plásticas no país, observa-se um aumento dos frequentadores de academias e nunca foram vendidos tantos cosméticos e produtos para emagrecer, apesar da crise econômica. É imperativo ser bonito, musculoso, magro e saudável – o grande consumo da imagem. A tentação em ganhar músculos rapidamente leva cada vez mais jovens ao abuso dos esteroides sem orientação médica. Os efeitos colaterais, porém, podem ser devastadores.

Depois das chamadas drogas ilícitas (maconha, cocaína, *crack* e tantas outras) e das lícitas (fumo, álcool, anorexígenos, sedativos), uma nova droga começa a preocupar autoridades e profissionais da saúde em todo o mundo: os esteroides anabolizantes.

No Brasil, a preocupação não é tanta com o atleta, mas com o jovem adolescente que, imediatista, quer ganhar massa e músculos rapidamente e um corpo atlético em curto prazo, entregando-se aos anabolizantes, muitas vezes receitados por instrutores e professores de Educação Física sem nenhum conhecimento na área. Eles indicam e vendem essas drogas, que podem ser compradas em farmácias sem exigência de receita médica, apesar da tarja vermelha que diz "venda sob prescrição médica".

Sabe-se do uso de esteroides anabolizantes androgênicos com fins terapêuticos em várias patologias. A aprovação e o uso de qualquer droga são questões de decisão sobre os benefícios terapêuticos de seu uso compensarem ou não devido aos efeitos adversos.

Esteroides causam poucos efeitos colaterais se usados em doses terapêuticas. O uso abusivo por razão cosmética ou frívola, atendendo ao apelo do modismo ou do consumo, sempre em doses elevadas, é que traz consequências graves.

A seguir são citados alguns medicamentos esteroides, em apresentações oral e injetável.

Esteroides nacionais:

- Decanoato de nandrolona (Deca Durabolin®): um dos mais usados pelos esportistas é um esteroide injetável com efeito de ganho de massa muscular e pequenos efeitos colaterais (pode ocasionar retenção de líquidos).
- Derivados da testosterona, como propionato, fenilpropionato, isocaproato e decanoato de testosterona (Durateston®): produto com 4 tipos de testosterona sintética, muito bom para ganho de massa e força, mas muito carregado de efeitos colaterais, principalmente nas mulheres.
- Oximetolona (Hemogenin®): esteroide oral que tem o maior poder de ganho de massa muscular e força de todos os existentes no Brasil e no exterior, porém é o mais tóxico, podendo causar hepatites instantâneas, independentemente da dose.
- Mesterolona (Proviron®): toxicidade mediana, usado para combater a ginecomastia e aumentar a densidade muscular, com baixo efeito em ganho de massa.
- Mentelona (Primobolan®): esteroide muito apreciado pelas mulheres para aumentar a capacidade física.
- Undecilenato de boldenona (Equipoise®): apesar de ser droga de uso veterinário, tem sido utilizado por fisiculturistas e adolescentes, por ignorância, para crescimento da massa muscular.
- Undecato de testosterona (Androxon®) e quimbolona (Anabolicum Vister®).

Esteroides importados:

- Estanazolol (Winstrol®): oral e injetável, é tóxico ao fígado.
- Oxandrolona (Anavar®): não tem muitos efeitos colaterais, sendo o preferido das mulheres. Seu efeito terapêutico é indicado para uso em soropositivos, a fim de minimizar perdas musculares causadas pela doença. Deve ser prescrito apenas por especialista.

- Trembolona (Parabolan®): injetável, muito forte, tóxico e, infelizmente, muito indicado pelos fisiculturistas e profissionais, sendo usado por iniciantes.
- Éster da testosterona (Tectahat®): causa bom aumento de massa muscular, mas com efeitos colaterais graves.

Outros:

- Metandrostenolona (Anabol®): por ser de uso oral, foi um dos esteroides mais utilizados anos atrás, com ganho significativo de força e volume muscular em pouco tempo, promovendo retenção hídrica.
- Fluoximesterona (Halostin®): por ser muito tóxico ao fígado, é pouco usado.
- Cipionato de testosterona (Deposteron®): usado para ganhar peso, força e massa muscular, causa atrofia testicular, ginecomastia e retenção hídrica, com consequente hipertensão.

Efeitos colaterais do uso abusivo de esteroides

Aumento de peso, aumento das massas muscular e óssea (notadamente em musculatura peitoral e proximal dos membros superiores), tremores, acne severa, retenção de líquidos (sódio e escórias nitrogenadas), virilização, dores articulares, aumento da pressão sanguínea, alteração do metabolismo do colesterol (diminuindo o HDL e aumentando o LDL-colesterol, com aumento do risco de doenças coronarianas), alterações nos testes de função hepática, icterícia e tumores no fígado, alterações no hemograma (policitemia, reticulocitose, eosinopenia e aumento da agregação plaquetária com risco de trombose), exacerbação da apneia do sono, estrias atróficas e maior tendência às lesões do aparelho locomotor (ruptura do tendão do tríceps e do quadríceps), pois as articulações não estão aptas para o aumento de força muscular. Além disso, os usuários que se injetam ainda correm o perigo de compartilhar seringas e contaminar-se com o vírus da síndrome da imunodeficiência adquirida (Aids) ou da hepatite.

Outros efeitos

1. No homem: diminuição ou atrofia do volume testicular (20% dos casos), diminuição da espermatogênese com redução da contagem de espermatozoides (90% dos casos), impotência, infertilidade, calvície, desenvolvimento de mamas, dificuldade ou dor para urinar, aumento da próstata e ginecomastia, às vezes irreversível.
2. Na mulher: crescimento de pelos com distribuição masculina, alterações ou ausência de ciclo menstrual, aumento do clitóris, voz grossa e diminuição de seios (atrofia do tecido mamário).

3. No adolescente: maturação esquelética precoce com fechamento prematuro das epífises ósseas, com baixa estatura e puberdade acelerada levando a um crescimento raquítico.

O abuso de anabolizantes pode causar variação de humor, incluindo agressividade e raiva incontroláveis, levando a episódios violentos, como suicídios e homicídios, principalmente conforme a frequência e o volume usados. Os usuários apresentam sintomas depressivos e de síndrome de abstinência ao interromperem o uso, o que pode contribuir para a dependência, e podem ainda experimentar ciúme patológico, quadros psiquiátricos (maníacos e esquizofrenoides), extrema irritabilidade e ilusões, podendo ter distorção de julgamento em relação a sentimentos de invencibilidade, distração, confusão mental e esquecimentos, além de alterações da libido com suas consequências.

É importante destacar o distúrbio de percepção de imagem corporal, apresentado por alguns dos usuários dessas substâncias (quadro clínico, denominado "dismorfismo muscular", "vigorexia" ou "bigorexia"). Apesar do enorme ganho de massa muscular corpórea, o indivíduo sempre se acha fraco em relação ao outro. Muitas vezes o uso vem acompanhado de outras drogas não esteroidais, como hormônio do crescimento, insulina, analgésicos fortes para dores musculares, diuréticos e medicamentos que evitam a ginecomastia. Atletas, treinadores físicos e médicos relatam que os anabolizantes aumentam significativamente a massa muscular, a força e a resistência, mesmo assim não existe, até o momento, estudo científico comprovando que essas drogas melhoram a capacidade cardiovascular, a agilidade, a destreza ou o desempenho físico.

Devido a todos esses efeitos, o Comitê Olímpico Internacional (COI) colocou 20 esteroides anabolizantes e compostos relacionados a eles como drogas banidas, ficando o atleta que fizer uso deles sujeito a duras penas. O mercado negro de drogas para esporte está se sofisticando, e, apesar da preocupação das autoridades esportivas no teste *antidoping* após as competições, foi criada, recentemente, uma substância, a tetra-hidrogestrinona, conhecida pela sigla de THG. Trata-se de um esteroide convencional, até então invisível ao teste de detecção, burlando o *antidoping*, sendo recomendado por atletas, que só recentemente passou a ser detectado pelo teste.

São conhecidas, também, substâncias como os estimulantes sydnocarb e bromantam, criados na antiga União Soviética, e como os anabolizantes turinabol (Alemanha Oriental) e norboletona, capazes de enganar os testes de detecção.

USO DE SUPLEMENTOS HIPERCALÓRICOS E OUTRAS SUBSTÂNCIAS

Os suplementos hipercalóricos, tão consumidos e vendidos (aminoácidos, carboidratos, creatina, L-carnitina e outros), constituem porta de entrada para os esteroides anabolizantes. Entretanto, em trabalhos de pesquisas mais recentes, alguns autores têm encontrado o álcool como porta de entrada para os anabolizantes. Ainda que haja publicidade prometendo aumento da massa muscular e melhora do desempenho nas atividades físicas – o que não é comprovado por especialistas –, produtos à base de aminoácidos (menor unidade das proteínas) não são ergogênicos, ajudando apenas nos casos de dietas alimentares hipoproteicas e inadequadas.

O excesso de aminoácidos pode levar à sobrecarga renal. Quanto aos energéticos (carboidratos), apesar da promessa de evitar a fadiga em pessoas que praticam atividade física de força prolongada, sabe-se que o produto aumenta o nível de glicogênio, evitando a queima de músculos quando o estoque de glicose acaba. Se consumido sem orientação, tem o efeito de ganho de peso indesejável.

Propagandas afirmam que a creatina (combinação de aminoácidos) melhora a resistência e o desempenho durante o exercício, porém há divergências entre os especialistas, já que a dose utilizada causa hipertensão e cãibras (20 mg quando a dose segura é de apenas 2 mg). Quanto à L-carnitina, não há efeito comprovado no desempenho físico; não reduz a gordura corporal localizada (abdome), nem atua sobre a lipodistrofia (celulite). Alguns líquidos similares a refrigerantes contêm apenas uma mistura de açúcares simples e eletrólitos combinados e são vendidos como suplementos. Produtos à base de guaraná que contêm cafeína são excitantes. É importante salientar que, em pesquisas conduzidas em capitais europeias, encontraram-se traços de esteroides anabolizantes em fórmulas vendidas como suplementos hipercalóricos.

Uma nova substância tem sido utilizada sem controle. Trata-se do tiratricol (Triac®, Trimag®, Triax®, Nulobes®, Teatrois®, Bieso®, Obelin®), análogo do hormônio tireoidiano, conhecido também como triac ou 3,5,3 ácido tri-iodotiroacético, para diminuição de peso. Quando utilizado em pequenas doses (menos que 1 g/dia), tem efeito sinérgico com os anabolizantes, sendo empregado para aumentar o desempenho de fisiculturistas e atletas. O uso em doses maiores que 1,7 g/dia provoca grandes efeitos colaterais.

USO DE BEBIDAS ENERGIZANTES E HIDRATANTES

As chamadas bebidas esportivas são formuladas a partir da concentração de vários eletrólitos e carboidratos, com finalidade de reposição hídrica, energética e eletrolítica durante a prática de exercícios físicos. Não há evidências científicas sobre efeitos colaterais dessas bebidas esportivas. Alguns trabalhos mostram que os repositores apresentam uma composição eletrolítica e calórica que não provocam sobrecarga para o organismo ou aumento nas concentrações sanguíneas de glicose ou eletrólitos, mas apenas reabastecem o organismo com carboidratos e repõem parte dos minerais eliminados pelo suor.

Apesar do uso de várias bebidas contendo cafeína (bebidas energéticas, sodas carbonatadas, refrigerantes) em nossa alimentação diária, essa substância não é nutriente essencial em nossa dieta. Encontram-se disponíveis no mercado vários tipos de bebidas hidratantes, energéticas e alcoólicas, bem como muitos medicamentos (antigripais, diuréticos e fármacos para perda de peso) contendo cafeína. Sabe-se que, mesmo nas bebidas ditas descafeinizadas, há percentual de cafeína e que as bebidas energéticas têm um conteúdo de cafeína maior que as bebidas regulares.

Os principais componentes das bebidas energéticas são cafeína, taurina, carboidratos, gluconolactona, inositol, niacina, pantenol e vitaminas do complexo B. Vários estudos mostram que a mistura de três componentes das bebidas energéticas, como a cafeína, a taurina e a gluconolactona, tem efeitos positivos no desempenho mental humano e na disposição das pessoas. Entretanto, é importante conhecer os efeitos adversos da cafeína, que podem levar à abstinência quando não ingerida, com sintomas de cefaleia, flutuações de humor e do estado de ânimo, irritabilidade, ansiedade, depressão, sonolência e fadiga.

Ferreira et al.,[3] em São Paulo, estudando o efeito de álcool associado a bebidas energéticas, como, vodca e bebida energética como Red Bull®, comparando com a ingestão só de álcool ou bebida energética, conclui que, mesmo quando as doses de cafeína reduzem alguns dos efeitos do álcool, não reduzem os efeitos depressivos sobre o sistema nervoso central.

A taurina é um dos aminoácidos mais frequentes no sistema nervoso central e tem um importante papel nos processos fisiológicos, como regulação osmótica, neuroproteção e neuromodulação. Pesquisas comparando a ingestão de álcool isolado e álcool associado a substâncias energéticas mostram que, no segundo caso, há redução da percepção de cefaleia, boca seca, debilidade e sensação de deterioração da coordenação motora. Sem dúvida, a ingestão de bebidas energéticas não reduz significativamente os déficits causados pelo álcool em sintomas objetivos, como coordenação motora e o tempo de reação visual, nem altera a concentração de álcool obtido em cada grupo.

A mistura de álcool com energéticos tem sido usada, em grande escala, pelos adolescentes. Os produtos energéticos contêm ingredientes como cafeína, guaraná, açaí, taurina, glucoronolactona, ginseng, arnitine, creatina, inositol, ginkgo biloba e outros, que, em excesso, podem causar danos à saúde. Por conterem grande quantidade de açúcares, o risco é grande para crianças e adolescentes com predisposição ao diabetes.

O uso de cafeína líquida em bebidas energizantes, em cápsulas ou mesmo em pastilhas, é prática comum entre os adolescentes. Apesar de o uso isolado do produto acontecer, não é prática comum o uso isolado, e sim associado às bebidas.

Os energéticos, em geral, contêm cafeína e taurina. Uma lata de energético, segundo estudiosos, equivale a 3 xícaras de café. Os jovens consomem, em geral, uma média de 3 latas por noite, e alguns muito mais do que isso. Os energéticos, consumidos em excesso para deixar os jovens mais alertas, podem levar a sintomas de agitação, insônia, aceleração ou irregularidades nos batimentos cardíacos, irritabilidade, alterações na pressão arterial, ansiedade crônica, náuseas, tremores e zumbidos, de acordo com a dose ingerida e a sensibilidade individual.

Os produtos energéticos têm efeito sobre o sistema nervoso central, que, no caso dos jovens, ainda está em desenvolvimento com risco de danos. A cafeína afeta diretamente o sistema nervoso central e pode levar à desidratação e à perda de nutrientes solúveis em água que têm efeito calmante no sistema nervoso. Os efeitos colaterais são potencializados na associação com o álcool. A cafeína aumenta a absorção do álcool, aumentando o risco de intoxicação.

Apesar de alguns autores relatarem que a cafeína vai eliminar o sono e deixar os jovens mais alertas quando alcoolizados, ela não consegue mudar o efeito do álcool sobre o cérebro. Segundo a Agência Nacional de Vigilância Sanitária (Anvisa), a venda dos produtos energéticos é autorizada no Brasil desde 1998, após a avaliação da agência sobre a segurança dos produtos. Não existe nenhuma proibição quanto à comercialização dessas bebidas por parte da Comunidade Europeia. Entretanto, em virtude de pesquisas e achados atuais, essa questão deveria ser novamente estudada.

Ghorayeb alerta que as pessoas fiquem atentas a sinais de maior sensibilidade, como palidez, taquicardia, hipertensão etc. A intoxicação pode vir acompanhada de ansiedade, insônia, desconforto gástrico, tremores, taquicardia e agitação, e até mesmo raros casos de morte foram descritos na Austrália, Irlanda, Suécia e agora no Brasil, segundo Vacanti. O autor ainda relata que a mistura potencializa o risco de arritmia. Pediatras americanos anunciaram que nos últimos anos já foram registrados mais de 2.500 casos de internações e atendimentos de intoxicação por cafeína em menores de 19 anos.

PREVENÇÃO E ORIENTAÇÕES

A Portaria n. 344, de 12 de maio de 1998, estabelece que o controle e a fiscalização da produção, do comércio, da manipulação e do uso dos anabolizantes serão executados, em conjunto, pelas autoridades sanitárias do Ministério da Saúde, da Fazenda, da Justiça e de seus congêneres nos Estados, Municípios e Distrito Federal. Segundo a Lei n. 9.965, de 27 de abril de 2000, a dispensação e a venda de medicamentos dos grupos de esteroides e peptídeos anabolizantes de uso humano estão restritas à apresentação e à retenção, pela farmácia ou drogaria, da cópia carbonada da receita emitida pelo profissional da saúde devidamente registrado em seu Conselho. Contudo, há falhas na fiscalização, e, assim, os produtos são adquiridos facilmente no comércio e em academias de ginástica.

Orientações:

- Alertar que a prática do esporte é importante na adolescência, mas demanda tempo para se conseguir um resultado em relação ao ganho de massa muscular.
- Informar ao jovem que há um limite genético para o desenvolvimento muscular, que depende de atividade física ordenada e supervisionada, de repouso e de alimentação orientada e adequada.

- Orientar sobre o quanto a nutrição é importante no esporte, destacando sempre uma dieta saudável, natural e adequada e prevenindo o uso de substâncias anabolizantes.
- Pais, educadores e profissionais da saúde devem somar esforços e racionalizar o culto ao corpo a fim de trabalhar o resgate da prudência, orientando filhos, alunos e clientes sobre os riscos dessas substâncias.
- Realizar campanhas por meio de palestras e ofícios a todos os setores de saúde, educação e esporte, esclarecendo os riscos desses produtos.
- Orientar todas as academias de esporte e solicitar que os responsáveis pela saúde no país proíbam e evitem o uso indiscriminado dessas substâncias.
- Obter maior fiscalização pelas autoridades públicas no sentido de proibir a venda indiscriminada de produtos ditos esportivos com comprovados efeitos colaterais.

SÍNDROME DO EXCESSO DE TREINAMENTO

A síndrome do excesso de treinamento – *overtraining* – caracteriza-se por sintomas frequentes na prática pediátrica diária tais como perda de apetite, dificuldade para acordar e/ou para dormir e recusa em ir às aulas. Além desses sintomas, a anamnese pode detectar alterações do humor, dores generalizadas, excesso de lesões musculares e tendinosas e queda do rendimento em treinamentos e competições.

Estudos realizados pela Academia Americana de Pediatria com 744 crianças de 4 a 12 anos constataram que 88,6% delas sofreram algum dano físico por causa da atividade física e que em 34% dos casos foram necessários tratamentos médicos e interrupção da atividade física.

Como norma geral, as crianças e adolescentes devem evitar a especialização precoce, sendo importante experimentarem várias modalidades de atividade física para que possam assim, desenvolver suas habilidades específicas e aprender ludicamente os fundamentos de cada esporte.

Para evitar o excesso de treinamento, deve-se orientar as crianças e adolescentes a intercalar os esportes com atividades diversificadas tais como cursos de informática, idiomas, teatro ou música.

REFERÊNCIAS BIBLIOGRÁFICAS

1. Conceição CA, Wander FS, Massili LP, Vianna LAF, Gonçalves DM, Fossati G. Uso de anabolizantes entre praticantes de musculação em academias. Revista Pesquisa Médica. 1999;33:103-16.
2. Troiano RP, Flegal KM, Kuczmarski RJ, Campbell SM, Johnson CL. Overweight prevalence and trends for children and adolescents. The National Health and Nutrition Examination Surveys, 1963 to 1991. Archives of Pediatrics & Adolescent Medicine. 1995;149:10.

3. Ferreira S, Mello MT, Pompeia S, Souza-Formigoni MLO. Effects of energy drink ingestion on alcohol intoxication. Alcohol Clin Exp Res. 2006;(30)4:598-605.

SUGESTÕES DE LEITURA

1. American Academy of Pediatrics Position Statement. Pediatrics. 2000;106:158-9.
2. Barbosa DJ. O adolescente e o esporte. In: Maakaroun MF, Souza RP, Cruz AR. Tratado de adolescência: um estudo multidisciplinar. Rio de Janeiro: Cultura Médica; 1991.
3. Karnikowski MGO, Nóbrega OT, Oliveira MPF, Campanella FZ. Relatório técnico sobre a utilização do tiratricol para fins de emagrecimento. Brasília: Universidade de Brasília; 2003.
4. Lazzoli JK, et al. Posição oficial da SBME: atividade física e saúde na infância e adolescência. 2002. Disponível em: www.saudeemmovimento.com.br. Acessado em: 9 jan. 2008.
5. Marques A, Gaya A, Tani GO. Desportos para crianças e jovens: razões e finalidades: regulação térmica e hidratação para crianças e adolescentes que se exercitam no calor. Porto Alegre: UFRGS; 2004.
6. McCusker RR, Goldberger BA, Cone EJ. Caffeine content of energy drinks, carbonated sodas and other drinks. J Anal Toxicol 2006;30(2):112-4.
7. Ministério da Justiça. Secretaria Nacional de Política sobre Drogas. Supera, Módulo 2 – "Efeitos de substâncias psicoativas". 5.ed. Brasília, DF, 2014.
8. Misturar álcool com energético é um perigo para o coração. Disponível em: www.humanasaude.com.br. Acesso em: 1 jun. 2014.
9. Muller RCL. Obesidade exógena. In: Coates V, Beznos GW, Françoso LA. Medicina do adolescente. 2.ed. São Paulo: Sarvier; 2003.
10. Portaria SVS-MS n. 222, de 24 de março de 1998. Regulamento técnico para fixação de identidade e qualidade de alimentos para praticantes de atividade.
11. Ribeiro PCP. O uso indevido de esteroides anabolizantes e energéticos. In: Coates V, Beznos GW, Françoso LA. Medicina do adolescente. 2.ed. São Paulo: Sarvier; 2003.
12. Ribeiro PCP, Barros RR. A atividade física e o esporte na adolescência. In: Campos Jr. D, Lopes FA. Tratado de pediatria. Barueri: Manole; 2007.
13. Rohlfs ICPM. Relação da síndrome de excesso de treinamento com estresse, fadiga e serotonina. Rev Bras Med Esporte. 2005 Nov/Dec;11(6).
14. Samulski DM. Psicologia do esporte. São Paulo: Manole; 2002.
15. Scott DR, Wagner JC, Bonlow TW. Anabolic steroids use among adolescents in Nebraska schools. Amer J Health Syst Pharm. 1996; 53(17):2068-72.
16. Seidl R, Peyrl A, Nicham R, Hauser E. A taurine and caffeine: containing drink stimulates cognitive performance and well-being. Amino Acids. 2000;19(3-4):635-42.
17. Silva PRP, Danielski R, Czepielewski MA. Esteroides anabolizantes no esporte. Revista Brasileira de Medicina do Esporte (Porto Alegre). 2002;8(6):235-43.

PARTE 11

Distúrbios do apetite

56 Dificuldades alimentares na infância

Karina Rizzardo Sella
Nathalia Gioia de Paula
Raquel Ricci
Mauro Fisberg

INTRODUÇÃO

A alimentação adequada na infância é responsável por promover a ingestão oral de todos os nutrientes necessários ao desenvolvimento e ao crescimento, além de atuar na prevenção de doenças crônicas futuras a partir da formação de hábitos alimentares saudáveis. Durante o processo de desenvolvimento da alimentação na infância, cerca de 20 a 45% das crianças com desenvolvimento típico e 33 a 80% das crianças com algum transtorno do neurodesenvolvimento apresentam alguma dificuldade alimentar, caracterizada por queixas como neofobia alimentar, seletividade alimentar, apetite limitado, fobia alimentar, comer em excesso com excesso de peso, entre outros. Essas queixas podem persistir além de estágios da alimentação em que variações do apetite da criança são consideradas fisiológicas, e podem se agravar, causando prejuízos ao crescimento, ao desenvolvimento cognitivo, às relações familiares e às interações sociais.

Dificuldades alimentares mais graves são mais comuns em associação a doenças médicas complexas e a transtornos do neurodesenvolvimento. O maior impacto das dificuldades alimentares na saúde da criança, e a persistência de alterações de comportamento alimentar e de ingestão oral ao longo do tempo, têm relação com a falha no reconhecimento precoce desse problema, que leva ao atraso no estabelecimento de intervenções que visam:

- Identificar sinais de alerta para doenças orgânicas associadas.
- Estabilizar o estado nutricional e a ingestão oral.
- Desenvolver aptidão motora, cognitiva e sensorial para se alimentar.
- Extinguir práticas parentais que causam aversão e recusa alimentar.

DEFINIÇÃO

Historicamente, pediatras, nutricionistas e outros profissionais de saúde que lidavam com as queixas relacionadas à alimentação das crianças se depararam com a falta de definições e nomenclaturas mais abrangentes do que aquelas que eram utilizadas para diagnóstico dos quadros mais extremos desse espectro, os transtornos alimentares. Atualmente, pesquisadores de diferentes especialidades e áreas de atuação ainda se dedicam a obter um consenso para uso de nomenclaturas como neofobia alimentar, *picky eating*, transtornos alimentares, dificuldades alimentares, distúrbio alimentar pediátrico e transtorno alimentar restritivo evitativo. A ausência de uniformidade no emprego e na compreensão desses termos compromete a realização de estudos epidemiológicos na área e limita o desenvolvimento de estratégias de intervenção.

O termo guarda-chuva "dificuldades alimentares" foi utilizado por Kerzner (2015) de forma ampla e heterogênea para caracterizar crianças que têm problemas com a alimentação. Segundo o mesmo autor, apenas 25% dos pacientes cujos pais referem problemas com a alimentação apresentam dificuldades alimentares, e a minoria (1 a 4%) tem condições mais graves, que caracterizam transtornos alimentares. A classificação adotada por Kerzner para diagnóstico e manejo das dificuldades alimentares fundamenta-se na queixa dos pais em relação ao comportamento alimentar da criança, e determina três categorias:

1. Crianças que não comem o suficiente (apetite limitado).
2. Crianças que comem uma variedade limitada de alimentos (seletividade alimentar).
3. Crianças que têm medo de comer (fobia alimentar).

Cada categoria tem subcategorias que discriminam erros de interpretação dos pais, dificuldades causadas por doenças orgânicas e transtornos do desenvolvimento, além de níveis de gravidade variados.

Goday et al. (2019) publicaram a definição de distúrbio alimentar pediátrico, que é definida pela ingestão oral deficiente, que não é apropriada à idade, e que está associada a:

- Disfunções médicas (doenças cardiorrespiratórias que comprometem a alimentação oral; aspiração com pneumonia por aspiração recorrente).
- Disfunções nutricionais (desnutrição; deficiência de nutrientes ou ingestão restrita de um ou mais nutrientes, resultante de reduzida diversidade dietética; dependência de dieta enteral ou suplementação oral para manutenção de estado nutricional e hidratação).

- Disfunção da aptidão (necessidade de modificação de consistência de alimentos líquidos; adaptação de utensílios e posturas para alimentação; modificação de estratégias para alimentação).
- Disfunção psicossocial (criança com comportamentos evitativos; cuidadores com práticas inadequadas; perturbação da socialização em situações de alimentação; perturbação da relação entre a criança e o cuidador associada a alimentação).

Para eliminar dificuldades transitórias de alimentação resultantes de doenças agudas, o problema deve estar presente diariamente durante pelo menos 2 semanas.

Independentemente da nomenclatura adotada, as características centrais de restrição ou evitação devem ser compreendidas como um *continuum* do normal ao anormal em termos de comportamento alimentar na infância, compondo um espectro dos problemas com a alimentação na infância. As diferentes apresentações clínicas dos problemas com alimentação na infância se inter-relacionam ao longo do tempo, de forma dinâmica e não linear. Observam-se comportamentos alimentares em comum entre as crianças com dificuldades alimentares e aquelas sem problema algum com a alimentação; diferenças na frequência desses comportamentos, no grau de envolvimento da criança com a alimentação, na percepção de estresse dos pais e na adequação de ingestão oral às necessidades da criança definem uma dificuldade alimentar e determinam qual o nível de intervenção que será necessário. Dessa forma, sugere-se que o profissional de saúde considere o envolvimento da criança com a alimentação e as dinâmicas das refeições, além de focar apenas o tipo de comportamento alimentar exibido, o estado nutricional ou a quantidade e qualidade de ingestão oral.

ETIOLOGIA

Estudos evidenciam a associação de fatores ambientais e comportamentais às dificuldades alimentares na infância. Aspectos como frequência de compartilhamento de refeições em família, duração da refeição, percepção de estresse dos pais relacionado à alimentação, capacidade de resposta aos sinais de fome e saciedade da criança, grau de autonomia da criança para se alimentar, uso de práticas de coerção e distração foram associados a maior risco para o desenvolvimento de dificuldades alimentares. Crianças com dificuldades alimentares apresentaram menor autonomia e maior tempo de refeição quando comparadas ao grupo controle; práticas alimentares com maior grau de exigência, associadas a um estilo parental controlador, foram mais prevalentes em crianças com dificuldades alimentares.

Além dos fatores ambientais e relacionais, perturbações no processo de aprender a comer e aceitar novos sabores durante períodos críticos, conhecidos como janelas de oportunidade, podem resultar em hipersensibilidade oral e disfunção motora oral, reduzindo a aptidão e a prontidão da criança para se alimentar da forma esperada para sua faixa etária e para a cultura de sua família. Alterações de processamento sensorial foram mais observadas em bebês e crianças com dificuldades alimentares, sugerindo um possível impacto dos problemas de processamento sensorial nas dificuldades alimentares. Isso poderia resultar em uma exploração oral tátil limitada, que se acredita aumentar a tolerância a uma variedade de sensações orais e facilitar a introdução e progressão bem-sucedida da alimentação oral. Os pais de crianças com dificuldades alimentares podem desistir das tentativas de alimentar sua criança ou podem atrasar a introdução de alimentos sólidos. Em comparação a crianças sem problemas alimentares, crianças com dificuldades alimentares apresentaram atraso do desenvolvimento nas áreas de linguagem, motricidade e cognição.

Por fim, doenças orgânicas podem interferir, limitar, atrasar ou impedir o adequado desenvolvimento da alimentação na infância. As alterações de comportamento alimentar e ingestão oral associadas a doenças como alergias alimentares, doenças cardiorrespiratórias, doença do refluxo gastroesofágico, esofagite eosinofílica, malformações congênitas orofaciais e gastrointestinais, doenças neurológicas e neuromusculares, podem persistir mesmo após a correção ou resolução da patologia de base.

Os principais mecanismos por meio dos quais as doenças orgânicas comprometem a alimentação da criança são: anomalias estruturais da face ou do sistema aerodigestivo, incoordenação ou disfunção neuromuscular, alteração de tônus ou força, alteração de coordenação de respiração e deglutição, náusea e dor durante a alimentação. É importante lembrar que crianças com doenças crônicas complexas podem passar grande parte do início de suas vidas em hospitais, clínicas e consultórios médicos, onde vivenciam um ambiente sensorial e social totalmente alterado, que inclui experiências aversivas e desconfortáveis. Além disso, condições que exigem cirurgias precoces, procedimentos invasivos, jejum oral prolongado, podem interromper o desenvolvimento normal da alimentação em momentos críticos.

O uso de medicamentos que alteram o gosto, o paladar e o apetite, ou que causam reações adversas gastrointestinais, também pode interferir na alimentação das crianças. Por fim, a doença orgânica complexa resulta em menos oportunidades de vivenciar experiências alimentares rotineiras, como observar os adultos e seus pares se alimentando, sentir o cheiro e ouvir a comida sendo preparada ou explorar a comida com a boca e com as mãos.

QUADRO CLÍNICO

Crianças com dificuldades alimentares podem apresentar: tempo de refeição prolongado, recusa alimentar persistente, comportamentos alimentares difíceis e refeições estressantes, ausência de autonomia esperada para a faixa etária, alimentação noturna, emprego repetido de distrações durante as refeições, uso prolongado de mamadeira e/ou predomínio prolongado do aleitamento na alimentação, dificuldade de avanço e transição de consistência dos alimentos.

Associadas ao comportamento de recusa e restrição alimentar e à modificação da ingestão oral de alimentos e nutrientes, algumas manifestações clínicas são sinais de alerta que requerem avaliação aprofundada e precoce de doenças orgânicas associadas, conforme mostra a Tabela 1.

Tabela 1 Sinais de alerta orgânicos

Disfagia
Odinofagia ou alimentação interrompida por choro sugerindo dor
Tosse crônica, engasgos e pneumonias de repetição
Estridor
Diarreia e vômitos
Déficit de crescimento
Atraso de desenvolvimento, incluindo crianças prematuras, com malformações congênitas, TEA

TEA: transtorno do espectro autista.

Fonte: Kerzner (2009).

Na presença ou não de condições médicas associadas, sinais de alerta comportamentais devem ser pesquisados: fixação alimentar (restrição e seletividade alimentar extremos), alimentação forçada, parada abrupta da alimentação após um evento gatilho, *gagging* antecipatório. De acordo com Kerzner, práticas parentais como alimentação forçada e mecânica, que não respeitam os sinais de fome e saciedade da criança, levam ao risco de dificuldades alimentares de difícil manejo. Os sinais de alerta comportamentais ajudam na identificação de crianças que vão precisar de estratégias de intervenção mais intensivas e que se beneficiarão de uma abordagem precoce por equipe multidisciplinar especializada.

DIAGNÓSTICO MÉDICO DAS DIFICULDADES ALIMENTARES

O diagnóstico médico de dificuldades alimentares é usualmente realizado de maneira dicotômica, com base na ausência ou presença de comorbidades orgânicas associadas. O reconhecimento da dificuldade alimentar como diagnóstico primário pode ser retardado, pois manifestações de dificuldades alimentares mimetizam sinais e sintomas de doenças orgânicas, como doença do refluxo gastroesofágico, esofagite eosinofílica e alergias alimentares.

A anamnese detalhada, o exame físico minucioso e a avaliação antropométrica são os pilares para identificação e diagnóstico médico das dificuldades alimentares na infância. O médico pediatra deve interrogar: início e duração da dificuldade alimentar, presença de eventos desencadeantes ou agravantes, em que fase da alimentação a dificuldade alimentar teve início, qual o tipo de dificuldade alimentar predominante, quais tipos de comportamento e reações desencadeados pela alimentação ou situações de refeição, histórico de saúde e uso de medicamentos, presença de sintomas gastrointestinais e respiratórios, aspectos relacionados à rotina e qualidade de vida, aspectos relacionados à escolaridade e dificuldades escolares, idade de aquisição dos marcos do desenvolvimento neuropsicomotor, histórico familiar de dificuldades alimentares, transtornos alimentares e doenças gastrointestinais.

As crianças com suspeita de doenças orgânicas associadas devem ser submetidas a exames complementares que incluem: hemograma completo, ferritina, provas inflamatórias, marcadores metabólicos, análise de urina. O *screening* para processos infecciosos, doença celíaca e outras patologias gastrointestinais deve ser indicado com base na suspeita clínica. Testes terapêuticos com abridores de apetite e inibidores de bomba de prótons não têm indicação no diagnóstico de dificuldades alimentares.

TRATAMENTO CLÍNICO DAS DIFICULDADES ALIMENTARES

O uso de medicamentos no tratamento clínico das dificuldades alimentares é indicado em situações de exceção, como em casos associados a uma doença orgânica de base, sendo destinado à cura, ao controle ou ao alívio da doença. Outra indicação de tratamento medicamentoso é a deficiência de vitaminas e minerais, que é corrigida por meio da suplementação oral.

Até o momento não há evidências contundentes do benefício do uso de estimulantes de apetite, polivitamínicos e inibidores de bomba de próton no tratamento de dificuldades alimentares, portanto essas medicações não devem ser prescritas de forma rotineira para crianças com dificuldades alimentares. Muitas vezes utilizadas como placebo, têm efeitos colaterais a serem observados.

ACOMPANHAMENTO NUTRICIONAL DA CRIANÇA COM DIFICULDADES ALIMENTARES

O acompanhamento da criança com dificuldade alimentar pelo profissional nutricionista vai muito além de identificar e corrigir inadequações nutricionais, avaliar e acompanhar diagnóstico nutricional e orientar as recomendações alimentares de acordo com cada faixa etária. Afinal, dizer o quê, como, quando, onde e quanto a criança precisa comer não fará com que ela coma.

Frequentemente, pais e cuidadores de crianças com dificuldades alimentares buscam ou recebem críticas e recomendações genéricas por parte de leigos e profissionais não habilitados, que geram poucas mudanças significativas, ou quase nenhuma. Isso ocorre porque lhes falta a compreensão de toda a complexidade da criança, da família e dos demais cuidadores, da dinâmica alimentar, do estado de saúde e de doença e de todos os demais fatores que podem causar e/ou agravar a queixa de dificuldade alimentar.

O primeiro passo no acompanhamento nutricional da criança com dificuldade alimentar é buscar informações e compreender o processo de início da queixa e os fatores que contribuíram para sua continuidade. Sabe-se que as dificuldades alimentares podem ter início em:

- Fases precoces da alimentação:
  - Fase exclusiva láctea: dificuldade na pega do mamilo, técnicas inadequadas de amamentação, posicionamento inadequado no lactente, introdução precoce de complemento lácteo, suspeita diagnóstica de alergia, desconforto recorrente gastrointestinal (cólica), preocupação com ganho de peso e outras.
  - Início da introdução alimentar: quebra de expectativa irreal de que aos 6 meses o lactente irá comer tudo o que será ofertado, alimentação oferecida de forma forçada, falha no reconhecimento de sinais de prontidão, oferta de alimentos totalmente liquefeitos e/ou homogeneizados, dificuldade de progressão de alimentos pastosos, parcialmente sólidos e depois sólidos.
- Fase de progressão para a alimentação da família: por volta de 12 meses de vida do bebê, recomenda-se a mudança de consistência/textura de forma mais efetiva. Nessa fase ocorre uma redução fisiológica na velocidade de ganho de peso e comprimento, comparadas ao primeiro ano de vida, e, consequentemente, menor demanda calórica, o que gera constante preocupação aos pais e erros de interpretação dos sinais de fome e saciedade da criança, levando à alimentação mecânica e instrumentalizada.
- Após o estabelecimento da alimentação semelhante à da família: maior associação com a fase de aumento de autonomia da criança, práticas parentais controladoras em resposta à recusa alimentar da criança, incidência de problemas de saúde que podem tornar-se gatilhos da dificuldade alimentar, ocorrência de evento não relacionado à saúde traumático e/ou desencadeante da dificuldade alimentar (ingresso na escola, desmame, perda de parentes próximos, nascimento de irmãos, divórcio dos pais, mudança de cidade etc.).

Entre as queixas mais comuns estão:

- Recusa de grupos alimentares completos, como frutas e vegetais, ou aceitação de baixíssima variedade.
- Recusa de alimentos em consistências adequadas para a idade.

- Seleção de alimentos a partir de suas características – cor, sabor, consistência, textura, formas de preparação, temperatura e marca.
- Alimentação predominantemente láctea após a fase de lactância.
- Desinteresse pela comida, apetite limitado, criança apática, com baixa ingestão.
- Desinteresse pela comida, criança agitada, com baixa ingestão;
- Alimentação dependente do uso de distratores, como telas.
- Dependência ou falta de autonomia no processo de alimentação.;
- Prejuízo social e emocional com comportamento de evitação e esquiva de comer com companhia, de ambientes em que terá comida; apresenta sentimentos negativos em face da necessidade de comer.

AVALIAÇÃO NUTRICIONAL E ALIMENTAR DAS DIFICULDADES ALIMENTARES

A partir da queixa de dificuldade alimentar, o profissional nutricionista tem como tarefa construir uma visão global da criança, de sua alimentação pregressa e atual e da dinâmica em que ocorrem suas refeições. Registros alimentares, com informações qualiquantitativas das refeições, assim como o registro de todos os alimentos que a criança aceita, os que a criança deixou de aceitar e os que nunca aceitou, são ferramentas essenciais para conhecer e analisar o perfil de alimentação. No atendimento da criança com dificuldade alimentar, o cenário é parte da compreensão da manutenção da queixa, sendo fundamental questionar aspectos como: Em quais ambientes a criança come? Quem a alimenta? Ela precisa de ajuda? Ela precisa de distratores? Ela come de forma confortável o que gosta? Apresenta comportamento de fuga ou esquiva na presença de alimentos de que não gosta? A criança sempre escolhe o que quer comer? É alimentada de forma forçada? A refeição ocorre em ambiente adequado? Os cuidadores insistem em controlar a quantidade a ser consumida?

É preciso acolher e informar aos pais e cuidadores que comer é um ato extremamente complexo, que exige paciência, habilidade, aprendizado e que pode ser moldado por experiências boas e ruins. Assim, o início do acompanhamento nutricional não deve ter como objetivo principal o consumo de novos alimentos, mesmo que haja inadequação vitamínica e/ou calórica na alimentação da criança. Por exemplo, não será a partir da recomendação de ingestão obrigatória de carne vermelha que se corrigirá uma baixa ingestão de ferro. Lembre-se que falar o que a criança precisa comer, na maioria das vezes, não será suficiente para fazer com que ela coma. O emprego repetido de técnicas coercitivas não contribuirá para que a criança aprenda a comer e a se relacionar de forma positiva com a comida.

Apesar de a maioria das crianças com dificuldades alimentares apresentar diagnóstico nutricional de eutrofia, com peso e estatura adequados para a idade, estudos mostram que, devido à baixa qualidade com pouca variedade, a alimentação de crianças com dificuldades alimentares tem como característica uma insuficiente oferta de vitaminas, minerais e fibras e um excesso de carboidrato (produtos de panificação, biscoitos, bebidas açucaradas e guloseimas) e proteína láctea. Esse padrão é observado, principalmente, quando há substituição de refeições sólidas por leite. Assim, caberá ao profissional, junto à família, ajustar uma melhor rotina alimentar, considerando os alimentos que a criança já sabe comer, reduzindo o que está em excesso e aumentando o que está em falta, sempre de forma gradual. Se mesmo assim houver um risco de inadequação nutricional, pode-se recorrer à suplementação vitamínica e/ou calórico-proteica, que deve ser indicada de forma individualizada, por um tempo delimitado de uso.

Outro ponto primordial é abordar junto aos pais e cuidadores que não há alimento totalmente insubstituível, com exceção do leite materno. Por exemplo, se a criança não aceita arroz, mas come batata e macarrão, estas são as fontes de carboidratos da refeição dela, por ora; se a criança não aceita ainda qualquer vegetal em quantidade adequada, mas aceita frutas e cenoura no arroz, estas são suas fontes de vitaminas, minerais e fibras. Da mesma forma, se a criança não come fruta *in natura*, mas aceita frutas batidas com leite, esta será a forma de consumo de frutas. Alinhar as expectativas dos pais com a realidade possível de ser atingida por meio da terapia nutricional é papel do profissional e garante maior assertividade dos ajustes iniciais realizados na alimentação da criança.

Mudanças alimentares significativas e consistentes exigem tempo, paciência, persistência, acompanhamento e respeito. Pais e cuidadores precisam assumir suas responsabilidades na tarefa de alimentar alguém. Pais e cuidadores com perfis controladores se veem na responsabilidade de garantir "o quê", "onde", "quando" e "quanto" a criança irá comer; por outro lado, pais e cuidadores com perfis permissivos permitem que a criança escolha tudo. O equilíbrio ideal na interação entre os cuidadores e a criança durante a refeição encontra-se em fornecer refeições de qualidade (o que comer, respeitando que tenham alimentos de segurança à criança, ou seja, que tenha pelo menos um alimento que ela se sinta confortável em comer), em ambiente adequado (onde comer) e com rotina (quando comer), permitindo que a criança, por sua vez, determine a quantidade que irá comer. Os pais demonstram mais segurança nesse tipo de interação e melhoram a relação com seus filhos em relação às refeições quando recebem a supervisão e orientação do profissional de saúde. Portanto, o estilo parenteral, que é o termômetro do clima emocional em que as refeições acontecem, e a divisão de responsabilidades precisam ser abordados em todo o processo terapêutico.

No manejo nutricional das dificuldades alimentares, é possível utilizar estratégias de ampliação de cardápio (substituições mais adequadas, flexibilização em relação a marcas) a partir da compreensão das características organolépticas dos alimentos que a criança aceita, possibilitando maior adesão. De acordo com suas características, os alimentos podem ser classificados segundo a Tabela 2.

Tabela 2 Características dos alimentos

Cor	Branca/amarela/laranja, verde, vermelha/roxa/rosa, marrom/preta.
Sabor	Doce, salgado, azedo, amargo, umami.
Consistência	Líquida, pastosa, pastosa com pedaços, macia, sólida.
Textura	Lisa, lisa com pedaços, naturalmente macio, duro solúvel (dissolve na boca), duro não solúvel (após mastigação, permanecem alguns pedaços), fibrosa e grudenta.
Temperatura	Muito quente, quente, temperatura ambiente, frio ou gelado.
Aroma/odor	Cada um pode gostar ou não do aroma de um alimento ou preparação.

Uma criança pode preferir alimentos de sabor doce e consistência líquida, outra alimentos salgados e fibrosos, outra alimentos de todos os sabores, mas de consistência pastosa, outros alimentos de cor amarela, sabor salgado e textura dura não solúvel. Saber analisar se há um padrão nas preferências alimentares da criança é essencial para fazer uma orientação mais efetiva. Além disso, a criança se sentirá mais acolhida e confortável se quiser experimentar. A partir da identificação de "como" e "o que" a criança aceita ingerir, o processo terapêutico avança na direção de proporcionar não só o suprimento de suas demandas fisiológicas como também avanços sensoriais, em um contexto menos desafiador e com interações mais respeitosas. Para atingir esses objetivos, o terapeuta deve utilizar estratégias de acolhimento, demonstrar empatia e usar sua criatividade.

ACOMPANHAMENTO FONOAUDIOLÓGICO DA CRIANÇA COM DIFICULDADES ALIMENTARES

A alimentação ultrapassa a questão biológica e instintiva, tendo um importante papel no ambiente familiar e social. Durante a infância é um processo recíproco, fundamentado na relação positiva e saudável (com bem-estar e prazer) entre a criança e seu cuidador, de forma que a dificuldade alimentar tem repercussão não apenas na saúde, mas no desenvolvimento global da criança e em todas as suas relações permeadas pela alimentação.

Acima de tudo, deve-se entender a alimentação infantil como uma experiência relacional (entre aquele que alimenta e quem é alimentado). O vínculo e a responsabilidade sobre ela são afetados pela impossibilidade de fazê-la conforme o esperado, o que torna muitas vezes a refeição um momento estressante, de experiências negativas que geram ansiedade, pressão, culpa e frustração.

Muitas vezes não é do conhecimento dos cuidadores que aprender a comer alimentos variados em texturas, consistências e sabores é um processo complexo, que se estrutura a partir das condições orgânicas e fisiológicas do indivíduo (como o reconhecimento da fome e do apetite), e está vulnerável à interferência de fatores comportamentais, psicossociais, sensoriais, ambientais, culturais, e também por seu desenvolvimento neuropsicomotor.

No decorrer desse processo de aprendizado, a anatomia e a fisiologia têm um papel importante para que a criança possa desempenhar suas funções, implicando em muitos casos alterações específicas, como os distúrbios de deglutição (disfagia), e definindo a necessidade de adaptações para que a alimentação aconteça de forma segura e funcional.

Em um cenário de condições típicas, espera-se que a criança consiga ampliar seu cardápio naturalmente, sem estresse ou grandes dificuldades, modificando progressivamente seus hábitos alimentares à medida que é exposta a novas experiências e desenvolve-se de forma global.

O fonoaudiólogo é responsável por avaliar e acompanhar alterações do sistema sensório-motor oral e seu impacto em funções que afetam a fala e a alimentação desde o período neonatal e ao longo do desenvolvimento infantil. A partir do conhecimento sobre a fisiologia desse sistema e de funções de sucção, mastigação, deglutição e respiração, pode contribuir para o diagnóstico diferencial de problemas específicos durante a oferta da alimentação.

Devido à complexidade existente no processo de aprendizado necessário para a alimentação e, ainda, pela influência recíproca entre os diversos elementos que compõem esse processo, o fonoaudiológico especializado em dificuldades alimentares avalia e analisa o momento da refeição em seu aspecto mais amplo, e não apenas sob a perspectiva da deglutição ou do ato motor realizado enquanto a criança come.

Em conjunto com os demais profissionais, o fonoaudiólogo considera aspectos inerentes à comunicação, ao ambiente familiar e social, às alterações sensoriais, às habilidades motoras e de aprendizado, como alicerces para discutir e estabelecer prioridades no acompanhamento de crianças com dificuldades alimentares. O objetivo dessa abordagem é identificar as dificuldades da criança e envolver a criança e seus familiares no processo de aprendizado alimentar, algo que não pode ser determinado apenas pela atenção às questões orgânicas ou sensório-motoras orais e nem advém somente do objetivo de fazer a criança comer.

AVALIAÇÃO FONOAUDIOLÓGICA DAS DIFICULDADES ALIMENTARES

O diagnóstico das dificuldades alimentares tem sua variação de gravidade a partir da associação desses problemas a fatores médicos (como disfagia, alterações estruturais, malformações congênitas, alterações gastrointestinais, cardiorrespiratórias, metabólicas, neurológicas), a fatores nutricionais, ao desenvolvimento motor, a problemas de saúde mental, alterações comportamentais, aspectos sensoriais e aspectos psicossociais, expressos na recusa e aversão alimentar por meio de reações como náusea antecipatória, choro, irritabilidade, ansiedade, medo e fuga da mesa.

Reconhecer o comportamento de pais e cuidadores, quais são suas práticas alimentares e como acontece a interação entre eles e a criança auxilia a identificar como o estilo parental influencia a auto regulação do apetite pela criança, além de oferecer ou não condições adequadas para que ela consiga desenvolver motivação interna e interesse pelos alimentos. O estilo parental influencia diretamente os hábitos e o consumo alimentar da criança, e se relaciona não apenas com as reações dos pais e cuidadores no momento das refeições, mas também com a capacidade de ajudá-la a superar suas dificuldades.

A avaliação da alimentação pelo fonoaudiólogo consiste em acolher a queixa da dificuldade alimentar considerando os aspectos médicos prévios e atuais no momento da consulta, o desenvolvimento neuropsicomotor e sensório-motor oral da criança, sua experiência com a alimentação desde o nascimento, a rotina, os hábitos e a dinâmica familiar.

A coleta das informações em uma anamnese detalhada complementa o exame clínico das estruturas orais e a avaliação funcional das funções de alimentação. Uma ferramenta que deve ser utilizada é a observação de refeições a partir de vídeos (filmagens) realizados pela família em sua casa. Esse material permite explorar como a criança lida com diferentes alimentos e utensílios em casa assim como também em ambiente clínico, fornecendo informações importantes sobre a dinâmica no momento da alimentação, sobre as práticas parentais, aspectos sensoriais e sobre o desempenho motor-oral em relação à sucção, mastigação, a mordida e a deglutição dos alimentos.

Em condições crônicas como quadros sindrômicos, paralisia cerebral, doenças neuromusculares, condições gastrointestinais específicas e doenças respiratórias, a avaliação da segurança e da funcionalidade da deglutição é fundamental. Sinais e sintomas clínicos de disfagia, como tosse, engasgo, desconforto respiratório, além de vômito, refluxo nasal ou gastroesofágico, podem estar presentes nesses casos, e influenciam o desejo e o interesse da criança em experimentar os alimentos.

As dificuldades na realização de movimentos orais coordenados, alterações anatômicas, musculares e sensoriais podem criar uma variedade de problemas na alimentação. Em muitos casos, as experiências com determinados alimentos podem resultar em recusa e em padrão de seletividade devido ao desconforto e ao estresse gerado pela dificuldade, de forma que as preferências alimentares, provenientes de experiências mais confortáveis ou em resposta a adaptações funcionais realizadas pela criança, devem ser consideradas.

Mesmo quando a criança tem aptidões necessárias para comer com sucesso, a problemática da dificuldade alimentar também se refere a comportamentos de recusa e seletividade. Nesse cenário, é importante considerar a existência de problemas sensoriais subjacentes, que, mesmo não sendo a causa, influenciam diretamente no comportamento de resistência a experimentar alimentos novos.

O sabor, a textura, a forma, a cor, e a temperatura dos alimentos são aspectos sensoriais que influenciam a formação dos hábitos alimentares por estarem relacionados diretamente às sensações recebidas pela criança (paladar, olfato, visão, audição, propriocepção). Dessa forma, também se considera se a limitação do repertório alimentar não está associada a problemas referentes a transtornos do processamento sensorial.

A utilização de instrumentos que possam rastrear alterações no perfil sensorial da criança auxilia no reconhecimento de transtornos no processamento sensorial como fator de interferência nas dificuldades alimentares, contextualizando inclusive a necessidade de encaminhamento para profissional especializado (terapia ocupacional), visando a uma abordagem específica, complementar à terapia de alimentação.

TERAPIA DE ALIMENTAÇÃO RESPONSIVA

Algumas abordagens terapêuticas são descritas como estratégias de tratamento para as dificuldades alimentares e são aplicadas por diferentes profissionais (terapeuta ocupacional, fonoaudiólogo, psicólogo, nutricionista). Basicamente, são planejadas para modificar os comportamentos de recusa e seletividade alimentar da criança a partir da descoberta e do estabelecimento de novas relações com a alimentação, simultaneamente ao treinamento provido a pais e cuidadores. A responsividade na alimentação está associada ao uso de práticas alimentares que respeitem a autorregulação do apetite da criança e as relações de reciprocidade no momento da refeição. A Organização Mundial da Saúde (OMS) adotou a prática de alimentação responsiva como um dos princípios de cuidado psicossocial a serem estabelecidos para a alimentação complementar ao aleitamento materno.

Em alguns casos, a criança necessita de uma equipe multidisciplinar para monitorar o planejamento e sua evolução terapêutica, cuidando de questões relacionadas a seu estado nutricional e antropométrico, das condições clínicas associadas, do desempenho funcional, dos aspectos comportamentais, psicossociais e relacionais que permeiam a alimentação.

O tipo de comportamento alimentar determina quais acompanhamentos profissionais são necessários. Nesse sentido, muitas crianças podem se beneficiar apenas de orientações e ações direcionadas a seus pais e cuidadores, com o objetivo de substituir práticas alimentares inadequadas por abordagens que incentivam autonomia, confiança e prazer da criança ao se alimentar e promovem um ambiente sem pressão.

A terapia de alimentação responsiva estabelece práticas sintonizadas às respostas da criança a partir do reconhecimento e da pronta resposta a seus sinais de motivação, interesse, apetite e saciedade. A confiança na capacidade de autorregulação da criança cria condições bem-sucedidas para que o aprendizado alimentar transcorra com prazer, autonomia e conforto.

Os fundamentos conceituais dessa abordagem, além de apoiados na competência inata de autorregulação dos indivíduos, reconhecem a importância de práticas parentais adequadas na alimentação, favorecendo a criação de vínculos emocionalmente saudáveis, assim como de interações positivas durante as refeições.

Nesse cenário, a promoção de atividades simples como cortar ou descascar alimentos fomenta na criança a confiança e gera o aprendizado de habilidades e competências capazes de fornecer uma base segura, além de motivação, para que ela realize novas explorações. As prioridades definidas para a terapia buscam priorizar a relação positiva da criança com o alimento e estabelecer práticas alimentares que possam ser generalizadas na rotina da família, em contextos sociais e interpessoais cotidianos e triviais que envolvem a alimentação.

A terapia nas dificuldades alimentares tem seu ritmo e curso próprios, pois se baseia na parceria entre a criança, o terapeuta e os pais e cuidadores. As atividades, as escolhas feitas pela criança, a interação com o terapeuta e seu posicionamento diante das experiências com os alimentos fornecem o apoio necessário para que a criança desenvolva inclinações positivas no relacionamento com a alimentação.

Em condições atípicas de desenvolvimento, a abordagem do fonoaudiólogo tem enfoque no momento da refeição e pode se voltar também às questões sensório-motoras orais que interferem na habilidade da criança em comer e beber com segurança, ou de evoluir em seus padrões de movimentação oral. Favorecer ajustes no posicionamento e aplicar técnicas que melhorem o controle oral do alimento e o movimento coordenado das estruturas é importante não apenas do ponto de vista da funcionalidade, mas também para permitir que a criança adquira habilidades e competências que lhe ofereçam apoio na vivência de experiências mais prazerosas com a alimentação.

CONSIDERAÇÕES FINAIS

Buscar a conexão e estabelecer interações prazerosas no momento das refeições gera confiança para a criança com dificuldades alimentares. Quando há qualquer desconforto na alimentação, a criança estará inclinada a reconhecer sinais negativos e aversivos antes mesmo de se deparar com uma nova experiência alimentar. O conforto físico e emocional favorece aprendizados capazes de modificar fatores que promovem respostas fisiológicas de resistência, fuga e medo em relação à alimentação.

Os níveis de estresse experimentados por pais e filhos contribuem para que a comunicação não seja sustentada durante o momento das refeições. Um importante caminho para a transformação tem início no reconhecimento de que as percepções, crenças e o legado alimentar de pais e cuidadores, em muitos casos, atuam diretamente nos sinais e sintomas das dificuldades alimentares.

REFERÊNCIAS BIBLIOGRÁFICAS

1. Alderman H, Fernald L. The nexus between nutrition and early childhood development. Annu Rev Nutr. 2017;37:447-76.
2. Borowitz KC, Borowitz SM. Feeding problems in infants and children. Pediatric Clinics of North America. 2018 Feb;65(1):59-72.
3. Cormack J, Rowell K, Postavaru GI. Self-determination theory as a theoretical framework for a responsive approach to child feeding. Journal of Nutrition Education and Behavior. 2020;52(6):646-51.
4. Diniz PB, Fagondes SC, Ramsay M. Adaptação transcultural e validação da Montreal Children's Hospital Feeding Scale para o português falado no Brasil. Rev Paul Pediatr. 2021;39:2-9.
5. Dodrill P, Estrem H. Quality of life assessment in children with feeding and swallowing disorders. Multidiscip Manag Pediatr Voice Swallowing Disord. 2020; p.195-206.
6. Fisberg M, Maximino P. A criança que come mal – atendimento multidisciplinar – a experiência do Cenda – Centro de Excelência em Nutrição e Dificuldades Alimentares do Instituto Pensi. Barueri: Manole; 2022.
7. Goday PS, Huh SY, Silverman A, Lukens CT, Dodrill P, Cohen SS, et al. Pediatric feeding disorder: consensus definition and conceptual framework. Journal of pediatric gastroenterology and nutrition. 2019;68(1):124-9.
8. Hubbard KL, Anderson SE, Curtin C, Must A, Bandini LG. A comparison of food refusal related to characteristics of food in children with autism spectrum disorder and typically developing children. J Acad Nutr Diet. 2014;114(12):1981.
9. Hughes SO, Power TG, Orlet Fisher J, Mueller S, Nicklas TA. Revisiting a neglected construct: parenting styles in a child-feeding context. Appetite. 2005;44(1):83-92.
10. Junqueira P, Maximino P, Ramos CC, Machado RHV, Assumpção I, Fisberg M. O papel do fonoaudiólogo no diagnóstico e tratamento multiprofissional da criança com dificuldade alimentar: uma nova visão. Rev Cefac. 2015;17(3):1004-11.
11. Kerzner B, Milano K, MacLean WC, Berall G, Stuart S, Chatoor I. A practical approach to classifying and managing feeding difficulties. Pediatrics. 2015 Jan 5;135(2):344-53.
12. Kerzner B. Clinical investigation of feeding difficulties in young children: a practical approach. Clinical Pediatrics. 2009 Jul 15;48(9):960-5.
13. Maximino P, Ricci R, Machado RHV, Ramos CC, Nogueira LR, Fisberg M. Children with feeding difficulties have insufficient intake of vitamins, minerals, and dietary fiber. Nutrire. 2020;45:22.
14. Maximino P, Barbosa AS, Viana NP, Morimoto JM, Nogueira LR, Machado RHV, et al. Crianças com dificuldades alimentares apresentam um consumo excessivo de bebidas açucaradas. Arch Health Sci. 2019;26(2):111-5.
15. Maximino P, Leme AC, Malzyner G, Ricci R, Paula NG, Fussi C, et al. Time to reconsider feeding difficulties in healthy children: a narrative synthesis of definitions and associated factors. Nutrire. 2021;46:20.
16. Maximino P, Machado RHV, Fontanezi NM, Nogueira LR, Ramos CC, Fisberg M. Aspectos comportamentais e ambientais associados às dificuldades alimentares na infância: estudo com grupo controle. International Journal of Nutrology. 2019 Dec;12(03):109-15.
17. Morris SE, Junqueira P. A criança que não quer comer: compreenda as interconexões do seu universo para melhor ajudá-la. Bauru: Idea; 2019.
18. Nogueira LR, Silva PL, Morimoto JM, Ricci R, Maximino P, Fisberg M. Consumo de fibras e dificuldades alimentares na infância: alimentos contribuintes e fatores associados. Saúde (Santa Maria). 2020;46(2).
19. Nogueira-de-Almeida CA, de Mello ED, Ribas Filho D, Maximino P, Fisberg M. Consenso da Associação Brasileira de Nutrologia sobre o uso de suplementos alimentares para crianças com dificuldades alimentares. International Journal of Nutrology. 2018;11(Suppl S1):S4-S15.

20. Ramos CC, Maximino P, Machado RHV, Nogueira LR, Ricci R, Leme AC, et al. Children with feeding difficulties present changes in the development of feeding skills: a study with a control group. Int J Nutrol 2021;14(2):e49-e54.
21. Reis TCDR, Neves VMS. A atuação fonoaudiológica em crianças com seletividade alimentar: revisão integrativa de literatura. Sociedade, Saúde e Educação: Desafios e Perspectivas. Rio de Janeiro: Epitaya; 2022. p.243-56.
22. Ribeiro LW, Ricci R, Maximino P, Machado RHV, Bozzini AB, Ramos CC, et al. Clinical use of a food inventory to identify maternal underreport on children's food intake: experience of a reference center in Brazil. Nutr Clín Diet Hosp. 2018;38(1):81-9.
23. Ricci R, Nogueira LR, Maximino P, Machado RHV, Ramos CC, Fisberg M. No que se baseia a dieta de crianças com dificuldades alimentares? Uma análise de um centro de referência brasileiro. R Assoc Bras Nutr. 2022;13(1):1-15.
24. Rowell K, Mc Glothlin J. Helping your child with extreme picky eating. Canada: New Harbinger Publications; 2015.
25. Satter E. Secrets of feeding a healthy family: how to eat, how to raise good eaters, how to cook. American Fork, Utah: Kelcy Press; 2008.
26. Silva GAP, Costa KAO, Giugliani ERJ. Infant feeding: beyond the nutritional aspects. J Pediatric. 2016;92(3):2-7.
27. Silva LR. Diagnóstico em pediatria. 2.ed. Barueri: Manole; 2022.
28. Yi SH, Joung YS, Choe YH, Kim EH, Kwon JY. Sensory processing difficulties in toddlers with nonorganic failure-to-thrive and feeding problems. Journal of Pediatric Gastroenterology & Nutrition. 2015 Jun;60(6):819-24.

57 Transtornos alimentares na infância

Virgínia Resende Silva Weffort

INTRODUÇÃO

Antes de ser essencial para a sobrevivência, a alimentação é, também, um meio de interação da criança com o mundo, ou seja, o relacionamento que a criança tem desde os primeiros dias com a comida e com a mãe é que estabelece sua conduta alimentar. A relação emocional, que tem início no aleitamento materno e, depois, ao receber o alimento dos adultos, em uma perpetuação da relação de bem-estar advinda do ato de ser alimentado e cuidado, é que define o relacionamento da criança com o alimento mais tarde. Problemas de alimentação vão desde a variabilidade de apetite própria da idade a transtornos de alimentação graves ou potencialmente fatais como anorexia nervosa, bulimia nervosa ou compulsão alimentar. Problemas de alimentação também podem ser resultado de superalimentação e obesidade ou deficiência de micronutrientes.

A formação do hábito alimentar inicia no intraútero e se estende até em torno de 5 anos de idade. São os chamados, na atualidade, 2.200 dias de vida para uma boa programação metabólica.

As crianças apresentam, caracteristicamente, o que costuma ser chamado de neofobia, isto é, a relutância em consumir novos alimentos na primeira oferta. Os distúrbios do apetite são comuns em pediatria e, muitas vezes, fazem parte de etapas normais do desenvolvimento da criança, que quer mostrar sua independência. Nesse momento as mães vão ao maior número de consultas com a queixa de que seus filhos "não comem".

Muitas vezes considerado quadro passageiro e de pouca gravidade, estudos publicados nos últimos anos têm demonstrado que as repercussões à saúde podem ser frequentes, apresentando graus variados de severidade. Portanto, a correta abordagem do problema, que pode incluir orientações alimentares, mudanças comportamentais do paciente e da família, medidas fonoaudiológicas, utilização de fórmulas pediátricas para nutrição enteral e suplementação, permite que se garanta evolução satisfatória. Por outro lado, a ausência de tratamento adequado pode repercutir em diversos riscos à saúde, como ganho de peso e estatura insuficientes, deficiências nutricionais, prejuízo cognitivo e de aprendizado, baixa imunidade.

Na fase de aleitamento materno, a criança é quem determina os horários e os intervalos entre as mamadas e a quantidade de leite ingerido. A partir dos 6 meses, com a introdução dos alimentos complementares ao aleitamento, começam a ser determinados alguns horários, mas a criança consegue determinar a quantidade ingerida de acordo com sua necessidade. Nessa fase, é importante o fornecimento apropriado dos alimentos em termos de consistência (bem cozidos e amassados) e de quantidade. A rejeição da criança aos novos sabores deve ser entendida pela mãe, que, por sua vez, não deve substituir a refeição por leite. Em média, são necessárias 8 até 10 exposições a um novo alimento para que ele seja aceito pela criança. Ao final do primeiro ano, a criança quer ter autonomia, quer brincar em vez de comer e procura descobrir o que está a sua volta, podendo aparecer a recusa alimentar. Isso gera a ansiedade materna, que pode fazer a criança comer mais do que necessita ou recusar os alimentos, podendo causar erros alimentares, compensações para comer e hipervalorização do alimento por parte da mãe.

Para ingerir uma dieta variada, além da disponibilidade dos alimentos, é fundamental a formação dos hábitos alimentares. Acredita-se que a base dos hábitos alimentares seja formada durante o primeiro ano de vida, sendo importante evitar a monotonia alimentar.

Por volta dos 18 meses, a criança começa a selecionar os alimentos e quer comer sozinha. Em torno dos 3 anos, a criança começa a valorizar a aparência, a cor, a forma e a consistência dos alimentos. As preferências são caprichosas – não gosta hoje, mas gosta amanhã. Deve-se respeitá-la, mas sem esquecer a introdução de novos alimentos. Aos 5 anos, o apetite melhora, o que se acentua aos 8 anos. Se nesses períodos os erros alimentares por parte de quem cuida não foram importantes, a criança não terá problemas relacionados aos distúrbios do apetite.

A conduta nutricional adotada para prevenção e tratamento nesses casos baseia-se nos princípios da preservação do apetite, visto que as atitudes e reações mais comuns diante da inapetência são desespero, uso da força, insistência e imposição dos alimentos, fatores que agravam ainda mais a recusa alimentar.

De modo geral, os pais devem ser orientados a:

- Respeitar o direito de a criança ter preferências e aversões.
- Oferecer os alimentos em quantidades pequenas para encorajá-la a comer. É comum as mães oferecerem mais comida do que a criança consegue assimilar, provavelmente em virtude do fato de que é difícil para a mãe definir as reais necessidades de seu filho.

- Não forçar, ameaçar punir ou obrigar a criança a comer, assim como não oferecer recompensas e agrados, atitudes que reforçam a recusa alimentar e desgastam pais e filhos.
- Não utilizar subterfúgios como o famoso "aviãozinho" ou "trenzinho", visto que essas atitudes desviam a atenção e comprometem a percepção dos alimentos.
- Não demonstrar irritação ou ansiedade no momento da recusa, pois a criança deve sentir-se confortável no momento da refeição.
- Estabelecer o tempo de duração (20 a 30 minutos) e os horários das refeições (4 a 6 refeições/lanches por dia com apenas água nos intervalos), evitando a oferta de alimentos a todo momento.
- Apresentar os pratos de maneira agradável, com textura própria para a idade, evitando a monotonia alimentar, que interfere de modo significativo na formação do hábito alimentar da criança.
- Proporcionar um ambiente agradável durante a refeição, sem que ruídos distraiam a atenção da criança.
- Permitir a participação da criança durante a escolha e o preparo dos alimentos e na montagem de seu prato. Essa atitude incentiva a criança a comer e a participar das tarefas domésticas.
- Respeitar as oscilações passageiras do apetite, que ocorrem normalmente em todos os indivíduos.
- Não disfarçar os alimentos para que a criança saiba o que está comendo, favorecendo o aprendizado e a identificação de texturas e sabores.
- Ter horários definidos e regulares de refeição:
  - Café da manhã às 8 horas.
  - Lanche matinal às 10 horas.
  - Almoço ao meio-dia.
  - Lanche vespertino às 15 horas.
  - Jantar às 19 horas.
  - Algumas vezes, lanche antes de dormir.
- Evitar a oferta de líquidos no horário de refeições, devendo-se oferecê-los após as refeições, de preferência água ou sucos naturais.
- Fazer a criança descansar por 10 a 15 minutos antes de oferecer a refeição, pois, se estiver cansada ou superestimulada com brincadeiras, pode não aceitar a alimentação de imediato.
- Não proibir guloseimas, como doces, balas e salgadinhos, para não estimular ainda mais o interesse da criança, mas permitir que sejam consumidos em horários adequados e em quantidades suficientes para não atrapalhar o apetite da próxima refeição nem substituí-la.
- Acomodar a criança à mesa, confortavelmente, com outros membros da família durante as refeições, sem fatores que a distraiam, como televisão e brincadeiras.

- Permitir que a criança observe outras pessoas comendo. A aceitação de novos alimentos se dá por condicionamento social, portanto, ao observar outras pessoas, a criança tende a imitá-las.
- Exigir disciplina à mesa somente no que é próprio para a idade da criança. Se for rígida demais, a alimentação pode ser evitada, pois a criança a associa com confrontos e conflitos (tolerar "bagunças" apropriadas para a idade).

O termo transtorno/dificuldade alimentar engloba qualquer quadro que afete negativamente o processo pelo qual os pais ou responsáveis fornecem alimento às crianças. Essa expressão pode ser considerada um termo "guarda-chuva", que comprova a grande diversidade das condições que afetam o processo alimentar. Ela inclui todo o espectro de problemas alimentares leves a graves, além de uma ampla variedade de causas (problemas orgânicos, do desenvolvimento, comportamentais de dinâmica familiar), e as consequências que alteram o estado nutricional, o crescimento, o relacionamento entre pais e filhos.

Na Figura 1, pode-se observar o "guarda-chuva" que engloba os vários quadros de transtorno alimentar, muitas vezes distintos, mas que se sobrepõem.

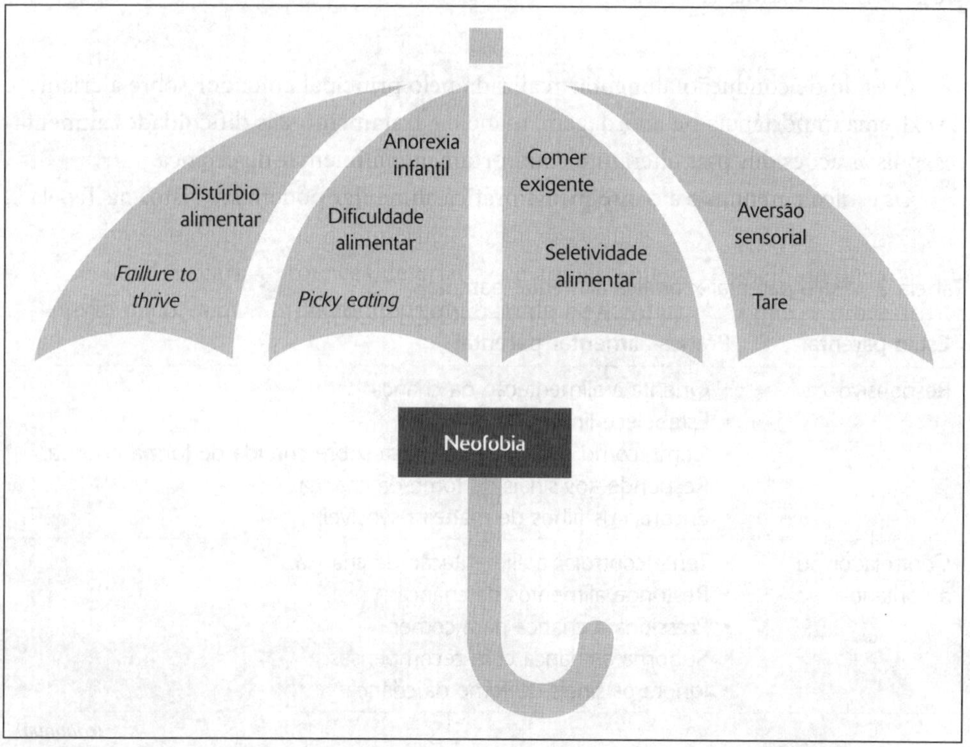

FIGURA 1 Guarda-chuva que engloba os vários quadros de transtorno ou dificuldade alimentar.

Os transtornos alimentares são um grupo de doenças caracterizadas por graves alterações do comportamento alimentar, que resultam da interação de fatores biológicos, psicológicos e socioculturais. Na Tabela 1 está listada a classificação das dificuldades alimentares na infância, segundo Kezner (2015).

Tabela 1 Classificação das dificuldades alimentares na infância

Grupos de dificuldades	Tipos de dificuldades
Crianças com apetite limitado	• Interpretação equivocada dos pais. • Criança enérgica e ativa, com apetite limitado. • Criança apática e retraída. • Criança com doença orgânica.
Crianças com ingestão seletiva	• Criança com seletividade leve. • Criança altamente seletiva. • Criança com doença orgânica.
Criança com fobia alimentar	• Eventos traumáticos agudos ou crônicos. • Alterações comportamentais. • Criança com doença orgânica.

Fonte: adaptada de Kerzner et al. (2015).

O estilo de condução alimentar realizada pelo principal cuidador sobre a criança é de extrema importância na abordagem, manejo e tratamento das dificuldades alimentares, pois as ações dos pais alteram o comportamento alimentar da criança.

Os estilos parentais e a consequente prática alimentar podem ser vistos na Tabela 2.

Tabela 2 Estilo parental x prática alimentar parental

Estilo parental	Prática alimentar parental
Responsivo	• Orienta a alimentação da criança. • Estabelece limites. • Come como modelo e conversa sobre comida de forma positiva. • Responde aos sinais de fome da criança. • Encoraja os filhos de maneira sensível.
Controlador ou autoritário	• Tenta controlar a alimentação da criança. • Restringe alimentos da criança. • Pressiona a criança para comer. • Suborna a criança com recompensas. • Ignora os sinais de fome da criança.

(continua)

Tabela 2 Estilo parental x prática alimentar parental (*continuação*)

Estilo parental	Prática alimentar parental
Permissivo ou indulgente	• Não estabelece limites. • Alimenta a criança com o que, onde e quando ela quer (alimentação não estruturada). • Prepara comidas especiais para a criança (cede à pressão) • Ignora os sinais de fome da criança.
Não envolvido ou passivo	• Desiste das responsabilidades alimentares. • Não estabelece limites. • Ignora os sinais de fome ou as necessidades físicas e psicológicas da criança.

Fonte: SBP (2022).

DIFICULDADE ALIMENTAR

Descrita no Capítulo 56.

ANOREXIA NA INFÂNCIA

Apetite significa vontade de comer decorrente não apenas da vontade orgânica (fome), mas das sensações agradáveis ligadas a esse ato, o que pode levar a criança a continuar comendo mesmo que não sinta mais fome, ocasionando, muitas vezes, a obesidade. Saciedade é a satisfação plena do apetite. O apetite pode, então, ser regulado por impulsos, com sinais fisiológicos e psicossociais.

A anorexia ou falta de apetite é caracterizada quando a criança ingere uma quantidade de alimento que satisfaça sua vontade de alimentar-se (psíquico), mas que não assegure crescimento e desenvolvimento adequados (orgânico). Há um desequilíbrio entre a satisfação de sua necessidade psíquica e a orgânica, podendo ocasionar até mesmo desnutrição.

A anorexia infantil pode ser dividida em falsa anorexia, pseudoanorexia, anorexia verdadeira e anorexia nervosa.

Falsa anorexia

Na falsa anorexia, a mãe acha que a criança, que come muito pouco, "não come", porém o crescimento e o desenvolvimento estão normais. Essa situação deve ser bem definida e a mãe, esclarecida, para que o problema não se transforme em anorexia verdadeira.

Pseudoanorexia

Pseudoanorexia é a situação na qual a criança tem dificuldade de mastigar e/ou deglutir pela presença de fissuras, aftas, estomatites, dor de dente, amigdalite ou outras condições que provocam dor e, consequentemente, recusa alimentar.

Anorexia verdadeira

Anorexia verdadeira pode ser subdividida em orgânica e comportamental ou psicossocial. É importante que se faça o diagnóstico prontamente das causas orgânicas, uma vez que o tratamento adequado pode levar à cura na maioria dos casos. A anamnese deve ser bem detalhada, com ênfase na história alimentar (tempo de amamentação, introdução dos alimentos complementares, tipos de alimentos oferecidos, preferências da criança quanto ao sabor e à consistência), no momento em que o problema foi notado e nas doenças que a criança já apresentou. Ao exame físico, deve-se procurar sinais de deficiência de vitaminas e avaliar estado nutricional e desenvolvimento neuropsicomotor.

Causas orgânicas

Infecções de diferentes etiologias e localizações (rinite, sinusite, otite, pneumonia, tuberculose, Aids, tumores).

- Disfunções digestivas (vômitos, diarreia, constipação intestinal, refluxo gastroesofágico, alergias alimentares).
- Parasitoses intestinais.
- Hipotireoidismo.
- Transtornos do sistema nervoso central (encefalopatia).
- Síndromes genéticas.
- Transtornos metabólicos congênitos.
- Carências vitamínicas e de sais minerais (anemia, raquitismo, deficiência de zinco).
- Desnutrição.

A detecção de alguns sinais clínicos específicos pode ajudar no diagnóstico. Às vezes pode ser necessário algum exame laboratorial para esclarecimento.

Causas comportamentais ou psicossociais

- Alteração na dinâmica intrafamiliar (alteração no vínculo mãe-filho, tensão familiar, chantagem alimentar, dificuldade dos pais em estabelecer limites, mudanças na rotina, separação dos pais, nascimento de irmão, falecimento na família).

- Distúrbios emocionais da criança (negativismo, busca de atenção, satisfação de desejos).
- Reação à ingestão de alimento com agrado, insistência ou força.
- Falta de conhecimento dos pais a respeito do comportamento alimentar da criança nas várias idades.
- Exigências psíquicas excessivas em escolares.
- Escassez de atividade física.
- Cansaço.
- Anorexia nervosa.
- Condições ambientais físicas desagradáveis.
- Desacerto entre os horários de sono e alimentação, e escola e alimentação.
- Monotonia alimentar.
- Técnicas inadequadas de ministrar o alimento.
- Temperatura do alimento.

Anorexia nervosa

Pacientes anoréxicos desenvolvem hábitos alimentares bizarros e negam que o comportamento seja incomum ou simplesmente se recusam a discuti-lo. Durante as refeições, tentam livrar-se do alimento, colocando-o no guardanapo ou escondendo-o nos bolsos, levam muito tempo reorganizando os itens da alimentação no prato e costumam cortar os alimentos em porções muito pequenas. A alimentação é bastante restrita em energia, pobre em gorduras e rica em proteínas, o que determina perda eventual de 25 a 35% do peso corpóreo. Tendem a superestimar o tamanho de seus corpos, embora sejam capazes de avaliar corretamente o peso de outras pessoas. Negam a doença, assim como a sensação de fome ou cansaço e as mudanças na aparência, e podem mostrar deficiências do raciocínio abstrato e do pensamento conceitual. Comumente apresentam amenorreia, distúrbios do sono, intolerância ao frio, constipação intestinal ou diarreia pelo uso de laxantes, saciedade precoce e dor abdominal. Podem apresentar vasoconstrição periférica e cianose de extremidades, quando expostas ao frio. Ao exame físico, apresentam acrocianose, lanugem, pigmentação amarelada da pele, perda significativa de gordura corpórea e aumento das protuberâncias ósseas. O aumento da parótida, típico dos emagrecidos, pode mascarar a angulação dos traços faciais. Quando a anorexia se desenvolve antes da puberdade, os pacientes podem não exibir os caracteres sexuais secundários.

BULIMIA

Enquanto os pacientes anoréxicos lidam com seu medo de engordar restringindo a alimentação, o aspecto comportamental característico dos bulímicos é a alimentação excessiva e compulsiva seguida de purgação. Os episódios bulímicos ocorrem secretamente, em uma média de 12 ocorrências semanais, com ingestão de refeições ricas em carboidratos e altamente energéticas, seguida de indução de vômito por mecanismo reflexo utilizando os dedos ou a escova de dentes ou com regurgitação espontânea. Grande porcentagem dos bulímicos usa laxantes.

Da mesma forma que os anoréxicos, os bulímicos superestimam o tamanho corpóreo e apresentam preocupação constante com a comida. Tendem a ser mais extrovertidos que os anoréxicos e, usualmente, apresentam peso mais próximo ao normal, de modo que seu comportamento geralmente não é percebido pela família nem pelos amigos. Alguns mostram componentes impulsivos e antissociais, como abuso de drogas, cleptomania, promiscuidade sexual e automutilação. A depressão é a queixa mais comum, e as tentativas de suicídio são 3 a 4 vezes mais frequentes nesses pacientes que nos com anorexia nervosa. Os bulímicos preocupam-se com a atratividade sexual e a maioria deles é sexualmente ativa, em comparação com os anoréxicos, que não se interessam por sexo.

Como a perda de peso é menos grave nesse grupo, a amenorreia também é menos frequente. Pode-se observar intumescimento das parótidas pelos vômitos, equimoses nas articulações dos dedos decorrentes da fricção contra os dentes durante a indução do vômito (sinal de Russell), faringite e erosões dentárias pelo refluxo de ácido gástrico. Os vômitos frequentes podem determinar esofagite, síndrome de Mallory-Weiss ou pneumonia aspirativa. Fraqueza, tetania e convulsões, embora raros, podem ocorrer por distúrbios eletrolíticos secundários. O uso excessivo de laxantes pode levar a sangramento retal.

Existe uma relação estreita entre a preocupação com a imagem corporal e os distúrbios do comportamento alimentar, surgindo a necessidade de detectá-los nos grupos de risco. O questionário de imagem corporal (*Body Shape Questionnaire* - Tabela 3) tem sido utilizado para avaliar o grau de preocupação com o próprio corpo ou partes dele. Além disso, auxilia no entendimento de como as preocupações individuais com o corpo influenciariam no comportamento social.

A anorexia e a bulimia nervosa, principalmente as de formas bem constituídas e sintomáticas da anorexia nervosa, que levam à desnutrição, exigem um tratamento especializado, com a presença de um profissional experiente, e necessitam, muitas vezes, do concurso de diversos profissionais que trabalham em equipe: o clínico (pediatra, nutrólogo e endocrinologista), o psicanalista e o psiquiatra. Em alguns casos, a internação hospitalar é necessária, quando são considerados velocidade da perda de peso, índice de massa corporal (IMC), gravidade dos distúrbios metabólicos, ocorrência de disfunções cardíacas, retardo psicomotor, síncope, depressão grave ou risco de aspiração, no caso de vômitos incoercíveis, e critérios psiquiátricos, como psicose, crise familiar e risco de suicídio. Algumas vezes a hospitalização pode ser necessária para conseguir um afastamento temporário do paciente anoréxico de sua família.

Tabela 3 Questionário sobre o grau de preocupação com a imagem corporal

Gostaríamos de saber como você vem se sentindo em relação à sua aparência. Por favor, leia cada questão e faça um círculo no número apropriado, de acordo com a legenda abaixo.		
1. Nunca	2. Raramente	3. Às vezes
4. Frequentemente	5. Muito frequentemente	6. Sempre

Nas últimas quatro semanas:	
1) Sentir-se entediado(a) faz você se preocupar com sua forma física?	1 2 3 4 5 6
2) Você tem estado tão preocupado(a) com sua forma física a ponto de sentir que deveria fazer dieta?	1 2 3 4 5 6
3) Você acha que suas coxas, seu quadril e suas nádegas são grandes demais para o restante do seu corpo?	1 2 3 4 5 6
4) Você tem sentido medo de ficar gordo(a) ou mais gordo(a)?	1 2 3 4 5 6
5) Você se preocupa com o fato de seu corpo não ser suficientemente firme?	1 2 3 4 5 6
6) Sentir-se satisfeito(a) após ingerir uma grande refeição faz você se sentir gordo(a)?	1 2 3 4 5 6
7) Você já se sentiu tão mal a respeito do seu corpo que chegou a chorar?	1 2 3 4 5 6
8) Você já evitou correr pelo fato de que seu corpo poderia balançar?	1 2 3 4 5 6
9) Estar com mulheres magras (homens magros) faz você se sentir preocupado(a) em relação ao seu físico?	1 2 3 4 5 6
10) Você já se preocupou com o fato de suas coxas poderem se espalhar ao se sentar?	1 2 3 4 5 6
11) Você já se sentiu gordo(a) mesmo comendo uma pequena quantidade de comida?	1 2 3 4 5 6
12) Você tem reparado no físico de outros(as) homens (mulheres) e, ao se comparar, sente-se em desvantagem?	1 2 3 4 5 6
13) Pensar no seu físico interfere em sua capacidade de se concentrar em outras atividades?	1 2 3 4 5 6
14) Estar nu(a) durante o banho, por exemplo, faz você se sentir gordo(a)?	1 2 3 4 5 6
15) Você tem evitado usar roupas que o(a) fazem notar as formas do seu corpo?	1 2 3 4 5 6
16) Você se imagina cortando e retirando porções de seu corpo?	1 2 3 4 5 6
17) Comer doces, bolos ou outros alimentos ricos em calorias faz você se sentir gordo(a)?	1 2 3 4 5 6

(continua)

Tabela 3 Questionário sobre o grau de preocupação com a imagem corporal (*continuação*)

18) Você já deixou de participar de eventos sociais por se sentir mal em relação ao seu corpo?	1 2 3 4 5 6
19) Você se sente excessivamente grande e arredondado(a)?	1 2 3 4 5 6
20) Você já teve vergonha do seu corpo?	1 2 3 4 5 6
21) A preocupação com o seu físico o(a) leva a fazer dieta?	1 2 3 4 5 6
22) Você se sente mais contente em relação ao seu corpo quando está com o estômago vazio?	1 2 3 4 5 6
23) Você acha que seu físico atual decorre de falta de autocontrole?	1 2 3 4 5 6
24) Você se preocupa que as pessoas possam ver dobras na sua cintura ou no seu estômago?	1 2 3 4 5 6
25) Você acha injusto que outros(as) homens (mulheres) sejam mais magros(as) que você?	1 2 3 4 5 6
26) Você já vomitou para se sentir mais magro(a)?	1 2 3 4 5 6
27) Quando acompanhado(a), você fica preocupado(a) em estar ocupando muito espaço (por exemplo, sentado(a) em um sofá ou no banco de um ônibus)?	1 2 3 4 5 6
28) Você se preocupa com o fato de estarem surgindo dobrinhas em seu corpo?	1 2 3 4 5 6
29) Ver seu reflexo faz você sentir-se mal em relação ao seu físico?	1 2 3 4 5 6
30) Você belisca áreas de seu corpo para ver o quanto há de gordura?	1 2 3 4 5 6
31) Você evita situações nas quais as pessoas possam ver seu corpo?	1 2 3 4 5 6
32) Você toma laxantes para se sentir mais magro(a)?	1 2 3 4 5 6
33) Você fica particularmente consciente do seu físico quando em companhia de outras pessoas?	1 2 3 4 5 6
34) A preocupação com seu físico o faz sentir que deveria fazer exercícios?	1 2 3 4 5 6
Soma total de pontos	

Interpretação dos resultados:

< 80 pontos: nenhuma preocupação com a imagem corporal.

81-120 pontos: preocupação leve com a imagem corporal.

121-140 pontos: preocupação moderada com a imagem corporal.

140 pontos: preocupação intensa com a imagem corporal.

Fonte: Cordas e Castilho (1994).

RUMINAÇÃO

Ruminação ou mericismo é uma síndrome caracterizada por regurgitações repetidas de alimentos parcialmente digeridos, que são novamente mastigados e deglutidos ou parcialmente expelidos. É descrita em associação à bulimia nervosa, podendo, também, ser encontrada em crianças sadias ou com retardo mental.

Estudos manométricos sugerem que a ruminação seja resultado do aumento da pressão intra-abdominal, decorrente da contração dos músculos da parede abdominal e do relaxamento simultâneo voluntário do esfíncter inferior do esôfago. A associação da ruminação com causa orgânica (hérnia de hiato) já foi aventada, porém a teoria mais aceita é o fraco vínculo mãe-filho quando a criança aprende a ruminar e reforça isso para chamar a atenção ou impedir o afastamento da mãe.

Geralmente o início da ruminação se dá entre 3 e 8 meses de idade. É um ato voluntário, que se inicia em torno de 30 minutos após a alimentação, podendo durar até 1 hora, e que só ocorre quando a criança está acordada, sendo acompanhada por outros estímulos, como balançar a cabeça e emitir sons, e não aparecendo quando ela está brincando.

A queixa principal da mãe é de vômitos ou baixo peso. Para o diagnóstico, deve-se excluir causas orgânicas de vômitos, como refluxo gastroesofágico, alergia alimentar, estenose hipertrófica de piloro, distúrbios da deglutição e doenças metabólicas, endócrinas ou infecciosas. A observação da criança requer tempo e paciência, porque a ruminação pode cessar assim que for percebida a presença do observador.

O tratamento consiste em melhorar o vínculo afetivo mãe-filho e a estimulação ambiental.

PICA

Pica pode ser definida como o consumo persistente de substâncias não nutritivas, inapropriadas à fase de desenvolvimento da criança e que não fazem parte dos hábitos culturais da população. As substâncias comumente ingeridas são terra, cabelo, plástico, papel, insetos e alimentos crus, como feijão e milho.

Há maior prevalência desse sintoma em crianças entre 1 e 2 anos de idade, com declínio até os 4 anos. É um fenômeno comum em crianças com retardo mental.

Quanto à etiologia e aos mecanismos de desenvolvimento da pica, não se tem um consenso, apenas teorias de que seja causada por fatores culturais, psicológicos e nutricionais. Os fatores desencadeantes identificados são o estresse psicossocial e a falta de algum nutriente, como o ferro e o zinco (no último caso, o transtorno melhora com a reposição do ferro).

As complicações dependem da substância ingerida, podendo ser observado desde distensão abdominal até intoxicação por chumbo ou mercúrio.

O tratamento deve ser preventivo, supervisionando-se as atividades da criança, ensinando o que pode ser ingerido e, em alguns casos, suplementando ferro.

TRANSTORNOS DA COMPULSÃO ALIMENTAR OU *BINGE EATING*

A compulsão alimentar é caracterizada por episódios recorrentes de consumo de grande quantidade de alimentos durante certo período, sem controle, com ingestão rápida de alimento mesmo sem haver fome até sentir desconforto. Essas atitudes são seguidas por sensação de culpa ou depressão e aparecem mais no adolescente.

A compulsão alimentar difere da bulimia nervosa em alguns aspectos, pois após ingestão excessiva não há indução de vômito, uso de medicamentos ou excesso de exercício físico, como também não há insatisfação com a imagem corporal. A maioria tende a ganhar peso e se tornar obesos.

O tratamento inclui cuidado psicocomportamental, educação alimentar e uso de medicamentos, principalmente dos inibidores seletivos de captação de serotonina.

REPERCUSSÕES DAS DEFICIÊNCIAS ALIMENTARES

A queixa materna/paterna de transtorno alimentar deve ser investigada com anamnese nutrológica detalhada (inquérito alimentar, frequência alimentar, consumo diário, etc.), exame físico e dados antropométricos. Uma vez identificados sinais de alertas orgânicos ou psicológicos/comportamentais, o tratamento deve ser instituído. Na Tabela 4 estão listados os principais micronutrientes, com risco de deficiência, e a fonte alimentar. Na Tabela 5 estão os sinais clínicos mais frequentes nas carências nutricionais, e na Tabela 6 as repercussões com a deficiência de macronutrientes.

Tabela 4 Micronutrientes e principais fontes alimentares

Vitamina A	Leite integral e derivados, gema de ovo, fígado, hortaliças e frutas amarelo-alaranjadas e verde-escuros (cenoura, abóbora, batata-doce, mamão, caju, agrião).
Vitamina D	Óleo de fígado de bacalhau, atum, sardinha, gema de ovo, manteiga.
Vitamina C	Frutas e hortaliças de folhas verdes.
Ferro	Carne vermelha, fígado de boi, vegetais verde-escuros e leguminosas.
Cálcio	Leite e derivados, carnes, verduras, feijões, frutas.
Zinco	Carne bovina, frango, peixe, leguminosas, cereais integrais, nozes.

Fonte: SBP (2022).

Tabela 5 Sinais clínicos mais frequentes nas carências nutricionais

Áreas	Sinais clínicos	Diagnóstico
Cabelo	Dermatite, alopecia	Zinco
Face	Seborreia nasolabial Palidez	Riboflavina Ferro
Olhos	Conjuntiva pálida Membranas vermelhas Xerose conjuntival e de córnea Vermelhidão e fissura de epicantos Blefarite	Ferro Vitamina C Vitamina A Riboflavina Zinco
Lábios	Estomatite angular, queilite	Riboflavina, zinco
Língua	Língua escarlate e edematosa Língua magenta (púrpura) Papila filiforme, atrofia, hipertrofia	Niacina Riboflavina Folato e B12
Gengivas	Esponjosas, sangrando	Vitamina C
Pele	Xerose, hiperqueratose folicular Petéquias Equimoses Pigmentação avermelhada em áreas de exposição solar	Vitamina A Vitamina C Vitaminas C e K Niacina
Unhas	Coiloníquia (forma de colher), quebradiças e rugosas Redução do crescimento e paroníquia	Ferro Zinco

Fonte: adaptado de SBP (2020, 2022).

Tabela 6 Repercussões com a deficiência de nutrientes

Macronutriente	Repercussões
Proteína	Crescimento/metabolismo Imunidade Produção hormonal
Lipídios	Desenvolvimento cognitivo Produção de hormônios Imunidade
Carboidratos e fibras	Crescimento/metabolismo Imunidade (microbiota) Funcionamento intestinal

As causas comportamentais são as mais frequentes e difíceis de tratar, pois na maioria das vezes são consequentes de concepção e de condutas erradas dos pais, que estabelecem a quantidade de alimento que a criança deve comer, forçam a ingestão e transformam a hora da refeição em momento disciplinar, acabando com o prazer de comer.

Os transtornos da alimentação devem ser prevenidos desde os primeiros dias de vida, no alojamento conjunto, fortalecendo o vínculo mãe-filho. O pediatra deve estar atento às dificuldades em relação à amamentação e orientar precocemente evitando o desmame. É necessário tratar as causas orgânicas identificadas e esclarecer as alterações do apetite que são normais em algumas fases da vida, evitando forçar a criança a comer, o que pode levar à repulsa.

TRATAMENTO

Muitas vezes o uso de medicamentos para estimular o apetite tem efeito na ansiedade materna, que melhora a relação mãe-filho e, consequentemente, aumenta o apetite da criança. Contudo, esse efeito é transitório, uma vez que a causa básica continua. Algumas vezes a criança está com deficiência de micronutrientes, como vitaminas B1, B12 e C, ácido fólico ou de ferro, zinco, cobre e magnésio, o que pode levar à falta de apetite, assim sua correção deve melhorá-lo. Nesse contexto, ainda é bastante comum o uso de polivitamínicos e/ou poliminerais, porém não são recomendados como estratégia global, pois a deficiência pode ser múltipla, de macro e micronutrientes. Assim, a estratégia recomendada para o tratamento das dificuldades alimentares na infância está o uso de suplementos alimentares pediátricos.

A Associação Brasileira de Nutrologia publicou um consenso destacando as recomendações para a suplementação de crianças com dificuldades alimentares, as quais estão descritas a seguir:

- Polivitamínicos não têm indicação para o tratamento das dificuldades alimentares.
- Vitaminas isoladamente podem ser utilizadas para crianças que apresentem deficiências específicas plasmáticas ou de ingestão comprovadas.
- Poliminerais não têm indicação para o tratamento das dificuldades alimentares.
- Minerais específicos isoladamente podem ser utilizados para crianças que apresentem deficiências específicas plasmáticas ou de ingestão comprovada.
- Suplementos modulares podem ser utilizados quando houver deficiência isolada comprovada na ingestão de um macronutriente específico ou prejuízo no estado nutricional da criança de acordo com a idade.
- Suplementos hipercalóricos podem ser usados desde que apresentem composição semelhante à dos suplementos completos isocalóricos, apenas com a característica particular de apresentarem densidade energética elevada, o que pode ser indicado para crianças com dificuldade na ingestão do volume habitualmente prescrito.

- Suplementos de nutrição completa isocalóricos (suplementos completos) devem ser considerados como a principal estratégia de tratamento, podendo ser indicados prioritariamente nos seguintes casos:
  - Quando os inquéritos alimentares demonstrarem ingestão calórico-nutricional insuficiente.
  - Sempre que peso, estatura e/ou IMC estiverem abaixo do recomendado ou desacelerando de acordo com a curva de crescimento da criança.
  - Sempre que estiverem presentes agravos à saúde a fim de oferecer segurança nutricional para a recuperação.
  - Quando o tempo para a reeducação alimentar for muito longo, expondo a criança a risco nutricional até que seja implementada.
  - Em face da presença de pais excessivamente ansiosos e incapazes de implementar as medidas educativas, com o objetivo de assegurar nutrição adequada enquanto os pais possam ser também preparados.
  - Quando houver casos semelhantes na família que evoluíram mal sem a suplementação.
  - Sempre que for detectada doença de base (orgânica ou psíquica) a ser tratada, mas se esperar tempo longo para esse tratamento.
  - Quando a criança estiver em uso de medicamentos que sabidamente reduzem o apetite.
  - Em casos de seletividade alimentar ampla por muito tempo, abrangendo macro e micronutrientes.

Na Tabela 7 estão algumas indicações dos suplementos completos, que podem ser isocalóricos, quando fornecem aproximadamente a mesma densidade energética da dieta habitual (1 kcal/mL); ou hipercalóricos, quando buscam manter as caraterísticas de balanceamento, mas fornecendo densidade energética superior (de 1,1 a 2 kcal/mL).

Tabela 7 Suplementação nas dificuldades alimentares

Acompanha os percentis	Estagnada na curva	Perda de peso
Dieta com variedade e qualidade deficientes	O paciente deixa de acompanhar a curva e apresenta estagnação de crescimento	Paciente com perda de peso $\geq$ 2 p
Risco de deficiência de micronutrientes e fibras	Dieta com quantidade, qualidade e variedade insuficientes	Dieta com quantidade, qualidade e variedade insuficientes
	Risco de deficiência de micronutrientes e fibras	Risco de deficiência de micronutrientes e fibras

(continua)

Tabela 7 Suplementação nas dificuldades alimentares (*continuação*)

Acompanha os percentis	Estagnada na curva	Perda de peso
Suplemento infantil completo normocalórico (1 kcal/mL)	Suplemento infantil hipercalórico	Completo (1,5 kcal/mL)

Fonte: SBP (2022).

A ação multiprofissional (pediatria, nutrólogo, nutricionista, fonoaudiólogo, psicólogo, terapeuta ocupacional) possibilita a identificação de fatores específicos em cada área de atuação. É importante iniciar a intervenção com suplementação o mais precocemente possível, assim que diagnosticada a indicação.

REFERÊNCIAS BIBLIOGRÁFICAS

1. American Psychiatric Association (APA). Diagnostic and statistical manual of mental disorders. 4.ed. Washington, DC: APA; 1994.
2. Ammaniti M, Lucarelli L, Cimino S, D'Olimpio F, Chatoor I. Feeding disorders of infancy: a longitudinal study to middle childhood. International Journal of Eating Disorders. 2012;45(2):272-80.
3. Azevedo TDG, Martins LA, Fisberg M. Anorexia na infância. Pediatria Atual. 1993;18:371-8.
4. Behcer AE, Grinspoon SK, Klibanski A, Herzog DB. Eating disorders. N Engl J Med. 1999;340:1092-8.
5. Brasil. Ministério da Saúde. Secretaria de Política de Saúde. Organização Pan-Americana de Saúde. Guia alimentar para crianças menores de 2 anos. Brasília: Opas; 2002.
6. Chatoor I. Diagnosis and treatment of feeding disorders in infants, todders, and young children. Zero to Tree, Washington, DC, 2009.
7. Chatoor I. Feeding disorders in infants and toddlers: diagnosis and treatment. Child and Adolescent Psychiatric Clinics of North America. 2002;11(2):163-83.
8. Chatoor I, Hirsch R, Ganiban J, Persinger M, Hamburger E. Diagnosing infantile anorexia: the observation of mother-infant interactions. J Am Acad Child Adolesc Psychiatr. 1998;37:959-67.
9. Cordas TA, Castilho S. Imagem corporal nos transtornos alimentares: instrumento de avaliação: "Body shape questionnaire". Psiquiatria Biológica. 1994;(2):17-21.
10. Coutinho WF (coord.). Consenso Latino-Americano de Obesidade. Arq Bras Endocrinol Metabol. 1999;43:21-67.
11. Ctenas MLB, Vitolo MR. Falta de apetite. In: Ctenas MLB. Crescendo com saúde: o guia de crescimento da criança. São Paulo: C2 Editora e Consultoria em Nutrição; 1999.
12. Federman DG, Kirsner RS, Federman GS. Pica: are you hungry for the facts? Conn Med. 1997;61:2017-9.
13. Fisberg M, Maranhão HS, Weffort VRS, Nogueira-de-Almeida CA. Dificuldades alimentares. In: Tratado de pediatria. 5.ed. Barueri: Manole; 2022.
14. Herbst J, Friedland GW, Zboralske FF. Hiatal hernia and "ruminations" in infants and children. J Pediatr. 1971;78:261-5.
15. J Nutrology. 2018 Sep 27;11(S 01):S4-15.

16. Kedsdy JH, Budd KS. Children who eat the wrong things: pica and rumination. In: Kedesdy JH, Budd KS (eds.). Childhood feeding disorders. Baltimore: Brookes; 1998.
17. Kerzner B. Clinical investigation of feeding difficulties in young children: a practical approach. Clin Pediatr (Phila). 2009;48:960-5.
18. Kerzner B, Milano K, MacLean WC, Berall G, Stuart S, Chatoor I. A practical approach to classifying and managing feeding difficulties. Pediatrics. 2015;135:344-53.
19. Macedo CAP, Bello KL, Palha LAG. A criança que não come: guia de tratamento e prevenção. São Paulo: Atheneu; 2002.
20. Malcom A, Thumshirn MB, Camillieri M, Williams DE. Rumination syndrome. Mayo Clin Proc. 1997;72:646-52.
21. Marcondes E, et al. Pediatria básica – tomo I. 9.ed. São Paulo: Sarvier; 2002.
22. Maximino P, Ricci R, Machado RHV, de Cássia Ramos C, Nogueira LR, Fisberg M. Children with feeding difficulties have insufficient intake of vitamins, minerals, and dietary fiber. Nutrire. 2020;45:22.
23. Milano K, Chatoor I, Kerzner B. A functional approach to feeding difficulties in children. Curr Gastroenterol Rep. 2019 Aug 23;21(10):51.
24. Needlman RD. Crescimento e desenvolvimento: o primeiro ano. In: Behrman RE, Kliegmam RM, Jensem HB. Tratado de pediatria. 16.ed. Rio de Janeiro: Guanabara-Koogan; 2002.
25. Nogueira-de-Almeida CA, Mello ED, Ribas Filho D, Maximino P, Fisberg M. Consensus of the Brazilian Association of Nutrology on the use of Food Supplements to Children with Eating Disorders. Int J Nutrol 2018;11(Suppl S1):S4-S15.
26. Parry JB. Merycism or rumination disorder: a historical investigation and current assessment. Br J Psychiatry. 1994;165:302.
27. Rudolph CD, Link DT. Feeding disorders in infants and children. Pediatr Clin North Am. 2002;49:97-112.
28. Sociedade Brasileira de Pediatria (SBP). Departamento Científico de Nutrologia. Manual de avaliação nutricional. Rio de Janeiro: SBP; 2019.
29. Sociedade Brasileira de Pediatria (SBP). Departamento Científico de Nutrologia. Manual de alimentação: orientações para alimentação do lactente ao adolescente, na escola, na gestante, na prevenção de doenças e segurança alimentar. 4.ed. São Paulo: SBP; 2018.
30. Sociedade Brasileira de Pediatria (SBP). Departamento Científico de Nutrologia. Guia de orientação: dificuldades alimentares. 2022.
31. Sociedade Brasileira de Pediatria (SBP). Manual de avaliação nutricional da criança e do adolescente. 2020.
32. Sokol MS, Steinberg D, Zerbe KJ. Childhood eating disorders. Curr Op Pediatr. 1998;10:369-77.
33. Weffort VRS. Transtornos alimentares. In: Weffort VRS, Lamounier JA. Nutrição na infância: da neonatologia à adolescência. 2.ed. Barueri: Manole; 2017.
34. Woski JR. Anorexia na infância. In: Nutrição e dietética em pediatria. 4.ed. São Paulo: Atheneu; 1994.

PARTE 12

Dúvidas frequentes

58 Amamentação e uso de drogas, plantas medicinais e cosméticos

Roberto Gomes Chaves
Joel Alves Lamounier
Virgínia Resende Silva Weffort

INTRODUÇÃO

Os profissionais de saúde são frequentemente questionados sobre o uso de substâncias químicas pelas nutrizes durante a amamentação. Há várias publicações que orientam sobre o uso de medicamentos pelas nutrizes. Contudo, são raros os trabalhos que abordam o uso de drogas, plantas medicinais e cosméticos durante esse período.

O conhecimento sobre esse tema possibilita ao profissional de saúde orientar as nutrizes sobre a segurança dessas substâncias durante a amamentação, permitindo o tratamento medicamentoso, o bem-estar materno e evitando danos à saúde do lactente ou o desmame desnecessário. Assim, deve-se compatibilizar a terapêutica materna com a amamentação ou contraindicar a amamentação na vigência do uso de substâncias tóxicas ao lactente.

USO DE DROGAS

Drogas de abuso psicoativas, lícitas (álcool e nicotina) ou ilícitas (cocaína, *crack*, maconha, anfetaminas, *ecstasy*, LSD e heroína) podem alterar o comportamento materno, colocando em risco a integridade física e psíquica da criança, ou exercer efeito tóxico sobre o lactente amamentado.

Tais riscos justificam as recomendações da Academia Americana de Pediatria (AAP) e do Ministério da Saúde do Brasil (MS) de evitar o uso dessas drogas durante o período da amamentação. A Organização Mundial da Saúde (OMS) recomenda que as mães devem ser alertadas sobre a não utilização dessas drogas, mas admite a possibilidade de amamentação durante o período de abstinência das mães acompanhadas por uma equipe multidisciplinar de saúde. Contudo, no Brasil, a baixa qualidade dos serviços de atenção à saúde dos usuários de drogas não garante que as dependentes químicas realmente ficarão abstinentes das drogas. Por outro lado, a amamentação pode mitigar danos ocorridos ao organismo do recém-nascido durante o período fetal em decorrência do uso materno de drogas na gravidez. Nesse contexto, a orientação sobre a prática do aleitamento materno por mães usuárias de drogas deve levar em consideração o tipo de droga, a frequência da utilização e a dose recebida pela nutriz. Aconselhamento cuidadoso e atencioso é exigido do profissional de saúde que está assistindo a mãe para auxiliar na tomada de decisões que terão impacto sobre a saúde presente e futura de seu bebê.

A utilização dessas drogas durante a amamentação será discutida, neste capítulo, de maneira mais detalhada.

Álcool

O álcool ou etanol é uma droga depressora do sistema nervoso central. Apesar de uma quantidade significativa ser secretada no leite, essa droga não é considerada perigosa para o lactente em doses e períodos limitados. Contudo, estudos mostram que a ingestão de 0,3 g/kg de álcool, conteúdo presente em 1 lata de cerveja (350 mL), pode reduzir até 23% a ingestão de leite pela criança. Além disso, há relatos de alteração do odor e do sabor do leite materno depois do uso de bebidas alcoólicas, levando à recusa do leite pela criança.

Apesar de a AAP considerar o álcool compatível com a amamentação, deve-se ressaltar que, na vigência do uso, ele seja realizado apenas de forma esporádica e em doses baixas, principalmente durante o período de aleitamento materno exclusivo e por mães que não têm o hábito de beber, em virtude da baixa atividade das enzimas que metabolizam o álcool. O álcool é excretado no leite materno e absorvido pelo trato digestório do lactente, promovendo efeito depressor do sistema nervoso central e manifestações como sonolência, letargia, dificuldade de sucção e atraso do desenvolvimento neuropsicomotor. A Tabela 1 mostra o tempo necessário para que o álcool seja totalmente metabolizado pela mulher segundo a dose e o peso.

Durante muitos anos, foi atribuído efeito galactogogo à cerveja, supondo-se que tal efeito estivesse relacionado com a presença do álcool em sua composição. Atualmente, presume-se que um polissacarídeo da cevada, e não o álcool, possa ser o componente indutor da secreção de prolactina. Contudo, não há comprovação científica da eficácia clínica dessa substância como galactogogo.

Independentemente do risco, é sempre importante ressaltar que, por razões óbvias, a gravidez e a lactação devem servir como forte motivação para que as mulheres evitem o uso de drogas, incluindo o álcool. A Australian Breastfeeding Association publicou, em 2014, as seguintes orientações a serem repassadas para as mães que optarem pelo uso de bebidas alcoólicas durante a amamentação:

Tabela 1 Tempo estimado para a eliminação do álcool do leite materno (horas:minutos) segundo o número de drinques e o peso materno

Peso materno	Drinques								
kg	1	2	3	4	5	6	7	8	9
50	2:36	5:12	7:49	10:25	13:01	15:38	18:14	20:50	23:27
52	2:33	5:06	7:39	10:12	12:46	15:19	17:52	20:25	22:59
54	2:30	5:00	7:30	10:00	12:31	15:01	17:31	20:01	22:32
57	2:27	4:54	7:22	9:49	12:16	14:44	17:11	19:38	22:06
59	2:24	4:49	7:13	9:38	12:03	14:27	16:52	19:16	21:41
61	2:21	4:43	7:05	9:27	11:49	14:11	16:33	18:55	21:17
63	2:19	4:38	6:58	9:17	11:37	13:56	16:15	18:35	20:54
66	2:16	4:33	6:50	9:07	11:24	13:41	15:58	18:15	20:32
68	2:14	4:29	6:43	8:58	11:12	13:27	15:41	17:56	20:10
70	2:12	4:24	6:36	8:48	11:01	13:13	15:25	17:37	19:49
73	2:10	4:20	6:30	8:40	10:50	13:00	15:10	17:20	19:30
75	2:07	4:15	6:23	8:31	10:39	12:47	14:54	17:02	19:10
77	2:05	4:11	6:17	8:23	10:28	12:34	14:40	16:46	18:51
80	2:03	4:07	6:11	8:14	10:18	12:22	14:26	16:29	18:33
84	1:59	3:59	5:59	7:59	9:59	11:59	13:59	15:59	17:58
88	1:56	3:52	5:48	7:44	9:41	11:37	13:33	15:29	17:26
91	1:54	3:49	5:43	7:38	9:32	11:27	13:21	15:16	17:10

Notas: o tempo é contado a partir da ingestão da bebida. Supõe-se que o álcool é metabolizado a uma taxa constante de 15 mg/dL e a estatura das mulheres é de 162,5 cm. Considera-se um drinque: 340 mL de cerveja (5% de álcool), 141,7 mL de vinho (11% de álcool), 42,5 mL de destilado (40% de álcool).

Fonte: adaptada de Ho et al. (2001).

- A amamentação é importante para o crescimento físico e emocional e mental do bebê.
- Você pode ingerir até 2 drinques, mas não todos os dias.
- Beber 3 ou mais bebidas por dia pode ser prejudicial à sua saúde e à saúde do seu bebê.
- Você pode não ser capaz de cuidar adequadamente do seu bebê.
- O seu bebê pode atingir mais lentamente os marcos de desenvolvimento.
- O álcool pode diminuir o fluxo do seu leite e assim reduzir a sua oferta.
- Amamente antes de ingerir o álcool.

- Coma antes e enquanto estiver bebendo.
- Planeje com antecedência se você acha que pode ocasionalmente ingerir mais de 2 drinques.
- É melhor amamentar com uma pequena quantidade de álcool do que alimentar com leite artificial.

Tabaco

Droga considerada lícita, o tabaco, cujo princípio ativo é a nicotina, também deve ser evitado durante a amamentação, e as mães encaminhadas para o tratamento da dependência. O tabagismo materno está associado ao aumento do risco de morte súbita e de redução da produção láctea. Apesar disso, o tabagismo não é considerado contraindica do durante a amamentação, o que é apoiado por estudos que mostraram que filhos de mulheres tabagistas amamentados apresentavam menor risco de doenças respiratórias do que filhos de tabagistas não amamentados. Além disso, há evidência de que os efeitos negativos da exposição intrauterina ao tabaco no desempenho cognitivo das crianças aos 9 anos de idade eram limitados às crianças que não foram amamentadas. Assim, acredita-se que a amamentação associada ao tabagismo materno é menos prejudicial à criança que o uso de leites industrializados. Contudo, em razão de relatos de redução da ingestão do leite por alteração do sabor e também da produção de leite pela nicotina, o crescimento da criança deve ser rigorosamente acompanhado. Além disso, vários estudos relatam menor tempo de aleitamento por mães tabagistas.

Causa preocupação às entidades de saúde de todo o mundo o aumento da frequência de uso de tabaco em novos dispositivos desenvolvidos como o narguilé e os cigarros eletrônicos pelos jovens, incluindo as mães lactantes.

O uso de gomas de mascar ou adesivos contendo nicotina na tentativa de abandono do vício é considerado seguro para uso durante a amamentação.

Maconha – *Cannabis sativa*

Cientificamente denominada *Cannabis sativa*, seu princípio ativo delta-9-tetra-hidro-canabinol (THC) apresenta elevado volume de distribuição, atingindo rapidamente o cérebro e o tecido adiposo. Assim, espera-se sua secreção pelo leite materno.

Uma análise do leite materno de usuárias constantes e em grande quantidade mostrou acúmulo no plasma até 8 vezes maior de THC em relação às não usuárias. Estudos têm mostrado significativa absorção e metabolismo por lactentes expostos ao THC via leite materno. Apesar do risco de sedação e de retardo do crescimento, não há, até o momento, relatos de danos à saúde dos lactentes.

Em estudo com 27 mulheres que fumaram maconha frequentemente durante a amamentação, não foram notadas diferenças em relação ao crescimento e ao desenvolvimento neuropsicomotor do lactente. Contudo, estudos em animais sugerem que a maconha inibe a produção de prolactina e suprime a lactação. Lactentes expostos à maconha via leite materno podem apresentar teste de urina para THC positivo por até 3 semanas. A concentração do THC na maconha tem aumentado de forma expressiva nos últimos anos, aumentando o risco de dependência e de efeitos sobre a mãe, com consequente prejuízo na capacidade de prover cuidados ao filho.

Estudos revelaram que a exposição a canabinoides durante períodos críticos de desenvolvimento do cérebro pode induzir alterações neurofuncionais sutis e duradouras. Mesmo doses baixas a moderadas durante determinados períodos de desenvolvimento podem ter consequências profundas para a maturação do cérebro, potencialmente levando a alterações duradouras nas funções cognitivas e comportamentos emocionais. Há evidências de que o uso de maconha, assim como do tabaco, aumenta o risco de morte súbita do lactente. Alguns estudos mostraram redução da concentração de prolactina devido ao uso de maconha. Em face dos riscos expostos, o uso dessa droga deve ser desaconselhado durante a amamentação. Em usuárias ocasionais que decidirem pelo uso, a amamentação deve ser suspensa por 24 horas.

As mães que optam por continuar com o uso de maconha durante a amamentação devem ser aconselhadas sobre práticas seguras de sono, cuidadores de apoio quando a mãe está sob efeito da droga, riscos de inalação de fumo para o bebê, e receber encaminhamentos para ajudar a parar de fumar maconha. Em última análise, a decisão de amamentar durante o uso da maconha deve ser uma decisão entre a mulher e seu médico.

Cocaína

Não há estudos que determinem a quantidade exata de cocaína excretada via leite materno. Contudo, suspeita-se de significativa secreção dessa droga pelo leite, com consequente razão leite/plasma elevada. Alguns estudos que mostraram extrema agitação em lactentes de mães usuárias de cocaína reforçam tal impressão. Um estudo relatou irritabilidade, taquicardia, tremores, vômitos e diarreia em lactente cuja mãe colocou cocaína nos mamilos antes de amamentá-lo. O uso intranasal, intravenoso ou inalado (*crack*) é perigoso e contraindicado. Contudo, deve-se evitar o desmame abrupto em usuárias regulares dessas drogas devido ao risco de síndrome de abstinência no lactente.

Em usuárias ocasionais, orienta-se suspender a amamentação por um período de 24 horas.

Anfetaminas

A anfetamina e seus derivados metanfetamina, metilfenidato, metilenodioxianfetamina (MDA) e metilenodioximetanfetamina (MDMA) são drogas psicoestimulantes com propriedades anorexígenas. A metanfetamina é uma potente neurotoxina, conhecida por causar degeneração dopaminérgica, com perda de dopamina cerebral e neurônios serotoninérgicos. Após o uso prolongado, sabe-se que induz sintomas paranoides.

Há grande risco de dependência e efeitos adversos sobre lactentes de mães usuárias, incluindo insônia, irritabilidade, hipertensão e até mesmo convulsões. Há carência de estudos sobre a transferência dessas drogas para o leite materno. Todavia, em virtude da elevada capacidade de transposição da barreira hematoencefálica, sua excreção para o leite é provável. Além disso, são drogas muito bem absorvidas pelo trato gastrointestinal, expondo o lactente a maior risco. Recomenda-se que as mães que amamentam evitem essas drogas durante a lactação. Estratégias para minimizar a exposição infantil incluem esperar até que o exame de urina seja negativo ou extrair e descartar o leite por pelo menos 100 horas após o último uso materno.

LSD e fenciclidina

A dietilamina do ácido lisérgico (LSD) e a fenciclidina (PCP ou "pó-de-anjo") são drogas potentes com propriedades alucinógenas. Não há dados sobre a transferência delas para o leite materno. A urina materna pode ser positiva para LSD por 34 a 120 horas e para fenciclidina por 14 a 30 dias após a ingestão. Em razão de suas elevadas potências e da capacidade de trans por a barreira hematoencefálica, é esperada a excreção via leite materno, com consequentes efeitos alucinógenos sobre o lactente, sendo contraindicadas durante a amamentação. Depois do uso de LSD e da fenciclidina, a amamentação deve ser suspensa por 48 horas e 2 semanas, respectivamente.

Heroína (opiáceos)

A heroína é uma pró-droga rapidamente convertida no plasma por colinesterases em 6-acetilmorfina e, mais lentamente, em morfina. Depois do uso oral, ocorre rápido e completo metabolismo de primeira passagem no fígado. A heroína, assim como a morfina, é sabidamente transferida para o leite materno, apresentando razão leite/plasma igual a 2,45. Em doses terapêuticas, a morfina é considerada segura para uso durante a amamentação, porém indivíduos dependentes ou mesmo usuárias ocasionais de altas doses de heroína produzem elevado nível sérico de morfina, com risco de toxicidade para o lactente. Sedação, depressão respiratória, vômitos e irritabilidade podem ocorrer pela exposição via leite materno. Assim, seu uso é contraindicado durante a amamentação.

Recém-nascidos de mães usuárias regulares de heroína durante a gravidez costumam apresentar sintomas de abstinência após o parto, dependentes da dosagem e da duração do vício materno. Depois do uso ocasional, a amamentação deve ser suspensa por 24 horas.

Quadro 1 Recomendações sobre o tempo de interrupção da amamentação após o uso de droga de abuso pela nutriz

Drogas	Período de interrupção da amamentação
Álcool (etanol)	2 horas para cada drinque* consumido
Anfetamina e *ecstasy*	24-36 horas
Cocaína e *crack*	24 horas
Fenciclidina	1-2 semanas
Heroína e morfina	24 horas
LSD	48 horas
Maconha	24 horas

* Um drinque corresponde a 340 mL de cerveja, 141,7 mL de vinho e 42,5 mL de bebidas destiladas.

LSD: dietilamida do ácido lisérgico.

Fonte: adaptado de Hale (2005).

AMAMENTAÇÃO E USO DE COSMÉTICOS

O investimento na melhoria da aparência física é um direito de toda mulher, principalmente depois do parto, quando muitas vivenciam a árdua tarefa de compatibilizar atividades domésticas e de trabalho, além de noites maldormidas. Dessa forma, muitas mães partem em busca de recursos cosméticos que incluem escovas, tinturas para cabelos, cremes, toxina botulínica e até mesmo cirurgias cosméticas das mamas. Assim, é fundamental que a mulher em amamentação e o profissional de saúde tenham conhecimento dos riscos que esses recursos cosméticos podem oferecer às crianças durante a fase de lactação.

Escovas progressivas

Podem ser realizadas pelas nutrizes desde que não contenham formol, que, quando utilizado em altas concentrações, é uma substância prejudicial. O formol é um produto acrescentado em fórmulas caseiras com função alisante na concentração de 3,5%. Cabe lembrar que a Agência Nacional de Vigilância Sanitária (Anvisa) só permite o uso do formol em cosmética como conservante (concentração de 0,2%) ou como agente para endurecimento de unhas (concentração de 5%), ou seja, seu uso como alisante não é autorizado.

Tinturas para cabelo

Com frequência, os médicos são questionados sobre a segurança do uso de tinturas para cabelo pelas nutrizes. A prática de tingir os cabelos é considerada segura caso o produto não contenha chumbo. Atualmente, a presença desse metal pesado em tinturas é aprovada pela Anvisa na concentração máxima de 0,6%. Contudo, seu uso é contraindicado durante a amamentação em virtude da ausência de estudos sobre sua segurança para uso nesse período. A informação, frequentemente divulgada em fontes não científicas, de que tinturas contendo amônia devem ser evitadas durante a lactação não encontra respaldo na literatura.

Toxina botulínica

A utilização da toxina botulínica do tipo A (Botox®, Dysport®, Xeomin®) para fins cosméticos cresceu muito entre as mulheres, mesmo entre as mais jovens. Há carência de estudos que avaliem a segurança desse fármaco durante a amamentação. Existe relato de um bebê amamentado com segurança durante o botulismo materno e nenhuma toxina botulínica foi detectada no leite materno ou no bebê. Como as doses medicamentosas usadas são muito menores do que aquelas que causam botulismo, espera-se que as quantidades ingeridas pelo lactente, se houver, sejam insignificantes e não causem quaisquer efeitos adversos em lactentes amamentados. Seu uso é considerado moderadamente seguro durante a amamentação.

Implantes mamários de silicone

Em virtude do uso cada vez mais frequente de implante de próteses de silicone para aumento ou correção de mama, algumas informações podem ser úteis. Estima-se que 1% da população norte-americana adulta tenha realizado implantes mamários de silicone. Em 2018 foram realizadas mais de 78 mil cirurgias de implante de silicone para aumento mamário nos EUA.

Os procedimentos de aumento, elevação e redução da mama têm o potencial de afetar os nervos e os ductos dentro da mama, afetando assim a lactação. Os implantes mamários abaixo do músculo geralmente são mais adequados, pois têm menor risco de interferir no sucesso da amamentação do que os implantes acima do músculo. Incisões ao redor da aréola e técnicas cirúrgicas que incluem o descolamento completo da aréola e dos mamilos têm maior probabilidade de causar lesões das estruturas mamárias e, assim, interferir negativamente na produção de leite. Com o tempo, os dutos que foram cortados durante a cirurgia podem voltar a crescer ou formar novos caminhos, e os nervos podem recuperar a funcionalidade, permitindo sucesso da amamentação. A quantidade de leite produzido e/ou extraído das mamas dependerá do número de ductos conectados e da funcionalidade dos nervos que permitem a lactação, além de outros fatores além da cirurgia, como hormônios e retirada do leite. Bebês de mães que fizeram cirurgia de mama devem ser cuidadosamente monitorados quanto ao ganho de peso adequado.

Apesar da carência de estudos científicos para a avaliação da segurança da prática do aleitamento materno por mães com implante de silicone, as entidades de saúde norte americanas o consideram compatível com a amamentação.

Piercing e tatuagens

O uso de *piercings* mamilares e tatuagens aréola-mamilares é cada vez mais frequente entre as mulheres, principalmente entre adolescentes. Contudo, essas práticas podem interferir no aleitamento materno. Ao ser colocado, o *piercing* pode levar à perfuração dos ductos mamários, com posterior fibrose e obstrução ductal. O risco disso é que, no futuro, possa dificultar a saída do leite.

As tatuagens são criadas injetando tinta na camada dérmica (segunda) da pele. As tintas usadas em tatuagens são feitas de vários compostos, incluindo metais pesados, como cádmio, cobalto e manganês. Existem marcas de tintas sintéticas e veganas disponíveis. Geralmente, assume-se que as moléculas de tinta são muito grandes para passar para o leite materno durante o processo de tatuagem. Uma vez injetada na pele, a tinta fica presa, no entanto não se sabe se a tinta pode passar para o leite materno, pois se decompõe lentamente no corpo meses ou anos depois. Além disso, há risco de infecção e alergia no local, principalmente com tintas vermelhas. Tatuagens com tintas tipo *henna* estão frequentemente associadas à dermatite local, nunca devendo ser realizadas durante o período de amamentação.

A entidade internacional La Leche League sugere que as mães esperem pelo menos até 9 a 12 meses após o nascimento antes de fazer uma tatuagem. Recomenda ainda que os tatuadores apresentem um termo de responsabilidade para o cliente assinar que inclua a ausência de estudos do procedimento durante a gravidez e a amamentação.

AMAMENTAÇÃO E USO DE PLANTAS MEDICINAIS

Apesar da reconhecida riqueza da flora brasileira e da utilização de ervas tidas como medicinais por grande parcela da população, os dados científicos existentes sobre efeitos terapêuticos e tóxicos de plantas medicinais são escassos. Raríssimos são os estudos que analisaram a segurança das plantas medicinais para uso na lactação. O Quadro 2 mostra algumas plantas medicinais classificadas conforme a segurança para uso durante a lactação e seus respectivos usos terapêuticos e possíveis efeitos indesejáveis sobre o lactente ou a lactação. A não inclusão da grande maioria das ervas medicinais mostradas no quadro significa apenas que até o momento não há estudos sobre seu uso durante o período de amamentação.

Recomenda-se que uma mãe que amamenta consulte seu médico ou um especialista em ervas qualificado antes de iniciar qualquer terapia à base de plantas ou homeopática. Sugere-se às nutrizes evitar, sempre que possível, o uso de chás com ervas medicinais em virtude da carência de estudos sobre a segurança da grande maioria das plantas e dos conhecidos efeitos tóxicos que algumas podem provocar sobre o organismo. De forma semelhante, deve-se evitar o consumo de medicamentos fitoterápicos de composição desconhecida.

Quadro 2 Segurança das plantas medicinais para uso durante a lactação

Plantas medicinais	Nomes científicos	Usos	Efeitos indesejáveis ao lactente ou lactação
Segura			
Erva-de-são-joão	*Hypericum perforatum*	Antidepressivo	Não descritos
Moderadamente seguras			
Açafrão	*Crocus sativus*	Tempero culinário	Não descritos
Alho	*Allium sativum*	Hipolipemiante, antioxidante	Não descritos
Babosa	*Aloe vera*	Cicatrizante, anti-inflamatório	Não descritos
Calêndula	*Calendula officinalis*	Cicatrizante, espasmolítico	Não descritos
Camomila	*Matricaria chamomilla*	Sedativo, anti-inflamatório, antisséptico, antiflatulento	Não descritos
Cardo mariano (cardo leiteiro)	*Silybum marianum*	Hepatoprotetor	Não descritos
Cardo-santo	*Cnicus benedictus*	Anorético, antidiarreico	Não descritos
Cranberry (extrato)	*Vaccinium oxycoccos*	Antisséptico para vias urinárias	Não descritos
Equinácea	*Echinacea purpurea*	Imunoestimulante, cicatrizante	Não descritos
Estévia	*Stevia rebaudiana*	Adoçante	Não descritos
Fenogreco	*Trigonella foenum-graecum*	Galactogogo, condimento	Reações alérgicas foram relatadas em pacientes sensíveis a grão-de-bico e amendoim.

(continua)

Quadro 2 Segurança das plantas medicinais para uso durante a lactação (continuação)

Plantas medicinais	Nomes científicos	Usos	Efeitos indesejáveis ao lactente ou lactação
Gengibre	*Zingiber officinale*	Antibacteriano, anti-inflamatório, termogênico	Não descritos
Ginko biloba	*Pterophyllus salisburiensis*	Antioxidante	Não descritos
Ginseng	*Panax* sp.	Tônico	Não descritos, risco de redução da agregação plaquetária (evitar uso por mais de 6 semanas)
Mel de Manuka		Anti-infeccioso, anti-inflamatório	Não descritos
Milk thistle	*Silybum marianum*	Hepatoprotetor	Não descritos
Óleo de melaleuca	*Melaleuca alternifolia*	Antibacteriano, antifúngico	Não descritos
Óleo de prímula da noite	*Oenothera biennis*	Suplemento nutricional	Não descritos
Sene	*Cassia angustifolia*	Laxativo	Diarreia
Valeriana	*Valeriana officinalis*	Ansiolítico, sedativo	Não descritos
Potencialmente perigosas			
Cohosh-preto	*Cimicifuga racemosa*	Antiácido, antirreumático, antitussígeno	Hipotensão, náuseas, vômitos
Funcho	*Foeniculum officinale*	Estrogênico, antiflatulento, diurético, condimento	Risco de redução da produção láctea
Hidraste	*Hydrastis canadensis*	Uterotônico, digestivo, antidiarreico	Náuseas, vômitos, leucopenia
Sabugueiro preto	*Sambucus nigra*	Antigripal, corante de vinho	Não descritos
Sálvia	*Salvia officinalis*	Antiespasmódico, antisséptico	Estomatite, queilite e boca seca

(continua)

Quadro 2 Segurança das plantas medicinais para uso durante a lactação (continuação)

Plantas medicinais	Nomes científicos	Usos	Efeitos indesejáveis ao lactente ou lactação
Contraindicadas			
Borage	*Borago officinalis*	Expectorante, tônico, galactogogo	Hepatotóxico
Cálamo aromático (açoro)	*Acorus calamus*	Digestivo, antiflatulento, orexígeno	Efeito mutagênico
Kombucha	*Kombucha gyokuroen*	Vitalizante	Fadiga, acidose metabólica, dispneia, coagulopatia
Cohosh-azul	*Caulophyllum thalictroides*	Uterotônico	Cardiotoxicidade
Confrei	*Symphytum officinale*	Antiulceroso, anti-hemorroidário, antibronquítico	Hepatotóxico
Kava-kava	*Piper methysticum*	Ansiolítico, sedativo	Fraqueza muscular, distúrbios auditivos e visuais

CONSIDERAÇÕES FINAIS

Quadro 3 Pontos-chave para orientação e prescrição de medicamento para nutrizes

Tenha sempre em local acessível uma fonte de consulta sobre a compatibilidade dos medicamentos com a lactação. Sugerimos o aplicativo Lactmed (língua inglesa) ou E-lactância http://www.e-lactancia.org/, em língua espanhola, ou a publicação do Ministério da Saúde "Amamentação e uso de medicamentos e outras substâncias", em língua portuguesa.
Evite prescrever medicamentos que não são necessários. Vários medicamentos existentes no mercado carecem de evidências científicas sobre sua eficácia.
Escolha medicamentos comprovadamente seguros para uso na lactação, evitando optar por fármacos recentemente introduzidos no mercado.
Medicamentos comprovadamente seguros para uso por lactentes são seguros para uso materno durante a lactação.
Avalie a idade do lactente. Prematuros que ainda não atingiram 40 semanas de idade corrigida e recém-nascidos apresentam maior risco para efeitos adversos.

(continua)

Quadro 3 Pontos-chave para orientação e prescrição de medicamento para nutrizes (continuação)

Fármacos utilizados nos primeiros 3 a 4 dias pós-parto geralmente produzem níveis desprezíveis no lactente devido ao pequeno volume de leite materno ingerido.
Considere o quadro clínico da criança. Lactentes instáveis, com doenças graves, estão mais expostos aos efeitos adversos dos medicamentos utilizados pelas mães.
Opte por fármacos com meia-vida curta, alta afinidade por proteínas plasmáticas, baixa biodisponibilidade oral e elevado peso molecular.
Indicar o tratamento pelo menor tempo possível. Os riscos da terapia em longo prazo são sabidamente maiores que os de uma terapia em curto prazo.
Evite a prescrição de medicamentos que podem reduzir a produção do leite materno.
Programe o horário de administração do medicamento à mãe a fim de evitar que o pico do medicamento no sangue e no leite materno coincida com o horário da amamentação. Em geral, a exposição do lactente ao fármaco pode ser diminuída, prescrevendo-o para a mãe imediatamente antes ou logo após a mamada. Outra opção é ministrar o medicamento antes do maior período de sono da criança.
A maioria dos medicamentos disponíveis é segura para uso na lactação. Os riscos das fórmulas infantis são bem conhecidos e documentados.
Leve em consideração o tipo de alimentação do lactente. Aqueles em aleitamento materno exclusivo estarão mais expostos ao medicamento do que aqueles que já iniciaram a alimentação complementar.
Recomende o tratamento de mães que apresentam depressão ou transtornos afins. Os medicamentos utilizados para tratamento dessas doenças são seguros.

REFERÊNCIAS BIBLIOGRÁFICAS

1. Agência Nacional de Vigilância Sanitária (Anvisa). Utilização de acetato de chumbo em tinturas capilares progressivas. Disponível em: http://portal.anvisa.gov.br/wps/portal/anvisa/anvisa/home/cosmeticos/!ut/p/c4/04_SB8K8xLLM9MSSzPy8xBz9CP0os3hnd0cPE3MfAwMDMydnA093Uzz00B_A3cvU_2CbEdFAIexhfI!/?1dmy&urile=wcm%3Apath%3A/anvisa+portal/anvisa/inicio/cosmeticos/publicacao+cosmeticos/parecer+tecnico+n1+151208. Acesso em: 29 jan. 2015.
2. American Academy of Pediatrics (AAP). Sachs HC and Committee on drugs. The transfer of drugs and therapeutics into human breast milk: an update on select topics. Pediatrics. 2013. Disponível em: http://pediatrics.aappublications.org/content/early/2013/08/20/peds.2013-1985.
3. Australian Breastfeeding Association [site da internet]. Alcohol and breastfeeding: a guide for mothers, 2014. Disponível em: https://www.breastfeeding.asn.au/system/files/ABA_Alchohol_BF%2520for%2520website.pdf. Acesso em: 2 abr. 2023.
4. Batstra L, Neeleman J, Hadders-Algra M. Can breast-feeding modify the adverse effects of smoking during pregnancy on the child's cognitive development? J Epidemiol Community Health. 2003;57:403-4.
5. Berlin CM, van den Anker JN. Safety during breastfeeding: drugs, foods, environmental chemicals, and maternal infections. Semin Fetal Neonatal Med. 2013;18(1):13-8.

6. Brasil. Ministério da Saúde. Secretaria de Atenção à Saúde. Departamento de Ações Programáticas e Estratégicas. Amamentação e uso de medicamentos e outras substâncias. 2.ed. Brasília: Ministério da Saúde, 2010.
7. Brasil. Ministério da Saúde. Secretaria de Atenção à Saúde. Departamento de Atenção Básica. Saúde da criança: nutrição infantil: aleitamento materno e alimentação complementar. Brasília: Ministério da Saúde; 2009.
8. Budzynska K, Gardner ZE, Dog TL, Gardiner P. Complementary, holistic and integrative medicine: advice for clinicans on herbs and breastfeeding. Pediatrics in Review. 2013;34(8):343-53.
9. Center for Disease Control and Prevention (CDC). Is it safe for a mother to breastfeed her infant if she has silicone breast implants? 2023. Disponível em: https://www.cdc.gov/breastfeeding/breastfeeding-special-circumstances/maternal-or-infant-illnesses/breast-surgery.html#:~:text=Is%20it%20safe%20for%20a,mothers%20with%20silicone%20breast%20implants.
10. Chaney NE, Franke J, Wadlington WB. Cocaine convulsions in a breastfeeding baby. J Pediatr. 1998;112:134-5.
11. Chasnoff IJ, Lewis DE, Squires L. Cocaine intoxication in a breast-fed infant. Pediatrics. 1987;80:836-8.
12. Hale TW. Drug therapy and breastfeeding. In: Riordan J (ed.). Breastfeeding and human lactation. 3.ed. Boston: Jones and Barlett Publishers; 2005.
13. Hale TW. Halesmed.com. Springer Publishing Company. 2023. Acesso em: 3 abr. 2023.
14. Ho E, Collantes A, Kapur BM, Moretti M, Koren G. Alcohol and breast feeding: calculation of time to zero level in milk. Biol Neonate. 2001;80:219-22.
15. Ilett KF, Hale TW, Page-Sharp M, Kristensen JH, Kohan R, Hackett LP. Use of nicotine patches in breastfeeding mothers: transfer of nicotine and cotidine into human milk. Clin Pharmacol Ther. 2003;74:516-24.
16. Indian Perinatal Quality Improvent Collaborative (IPQIC). Breastfeeding and substance use: evidence-based practices guidance document. 2019.
17. La Leche League International. Tattos and breastfeeding. Disponível em: https://llli.org/breastfeeding-info/tattoos-and-breastfeeding/#:~:text=It%20is%20suggested%20that%20mothers,asks%20about%20pregnancy%20and%20breastfeeding. Acesso em: 23 mar. 2023.
18. Lactmed. United States National Library of Medicine. Disponível em: www.toxnet.nlm.nih.gov/cgi-bin/sis/htmlgen?LACT.
19. Mennella JA. Regulation of milk intake after exposure to alcohol in mother's milk. Alcohol Clin Exp Res. 2001;25:590-3.
20. Nicholas JM, Lipshitz J, Schereiber EC. Phencyclidine: its transfer across the placenta as well as into breast milk. Am J Obstet Gynecol. 1982;143:143-6.
21. Pires MTC, Freire ACM, Filho JGM. Toxicidade de plantas medicinais na terapêutica infantil. Rev Bras Ciên Saúde. 1997;1:45-52.
22. Reece-Stremtan S, Marinelli KA, The Academy of Breastfeeding Medicine. ABM Clinical Protocol #21: guidelines for breastfeeding and substance use or substance use disorder. Breastfeeding Medicine. 2015;10(3):135-41.
23. Sociedade Brasileira de Pediatria (SBP). Uso de medicamentos e ouras substancias pela mulher durante a amamentação. 2017. Departamento de Aleitamento Materno. Disponível em: https://www.sbp.com.br/fileadmin/user_upload/Aleitamento_-__Uso_Medicam_durante_Amament.pdf. Acesso em: maio 2023.
24. Tennes K, Avitable N, Blackard C, Boyles C, Hassoun B, Holmes L, et al. Marijuana: prenatal and postnatal exposure in the human. NIDA Res Mongra. 1985;59:48-60.
25. Wittels B, Scott DT, Sinatra RS. Exogenous opioids in human breast milk and acute neonatal neurobehavior: preliminary study. Anesthesiology. 1990;73:864-9.
26. World Health Organization (WHO). Infant and young child feeding: model chapter for textbooks for medical students and allied health professionals. Genebra: WHO; 2009.

59 Adoçantes/edulcorantes

Virgínia Resende Silva Weffort
Priscila Maximino
Rosana Tumas
Joel Alves Lamounier

INTRODUÇÃO

Muito antes da descoberta do açúcar, ingredientes como o mel, tâmaras e outros frutos doces (incluindo o suco da cana-de-açúcar) já eram utilizados pelas antigas civilizações para adoçar os alimentos. As mudanças no padrão dietético decorrentes do consumo excessivo de açúcar contribuíram para o aumento da obesidade na população em geral, incluindo as crianças e adolescentes.[1] Para combater a epidemia de obesidade, a recomendação é restringir o consumo de alimentos doces desde a infância, especialmente as bebidas açucaradas ou adoçadas artificialmente em substituição à água.[2]

A Organização Mundial da Saúde (OMS) recomenda o limite da ingestão de açúcares de adição a menos de 10% da ingestão calórica diária, e devem estar excluídos da dieta das crianças menores de 2 anos.[3-7] De acordo com a Academia Americana de Pediatria, 17% das calorias na dieta das crianças norte-americanas vêm do açúcar – e metade disso vem de bebidas com adição de açúcar. Para uma criança entre 4 e 10 anos, que precisa ingerir de 1.300 a 1.500 calorias por dia, uma lata de refrigerante poderia extrapolar esse limite recomendado pela OMS.[8]

A substituição do açúcar por outras substâncias que adocem os alimentos tornou-se, portanto, uma oportunidade para a indústria alimentícia, que vem incessantemente buscando alternativas "menos prejudiciais" para os consumidores.[9,10] Os adoçantes artificiais foram introduzidos pela primeira vez na indústria de alimentos ao final de 1800[11] e, desde então, vêm sendo consumidos em substituição ao açúcar. Embora o uso não seja tão recente, seus possíveis efeitos colaterais, impactos a longo prazo e recomendações durante a gravidez e a infância devem continuar sendo discutidos.[11-13] É importante ressaltar que não há uma recomendação específica para o consumo de adoçantes artificiais por crianças e lactentes, já que faltam estudos para produzir evidências mais robustas a esse respeito.[10,14]

Nos EUA, o consumo de adoçantes de baixa caloria por crianças aumentou aproximadamente 200% nas últimas duas décadas,[15] pois estão presentes em doces, bebidas, alimentos, condimentos, medicamentos e produtos para a higiene bucal, dos quais não necessariamente os pais estão cientes.[10,14,15]

No Brasil, até a década de 1980, o uso de adoçantes sintéticos em substituição ao açúcar era praticamente restrito aos pacientes diabéticos, e esses produtos eram regulamentados como medicamentos. A partir de 1988, os adoçantes tiveram seu uso estendido para a população em geral.[16]

DEFINIÇÃO

Os adoçantes dietéticos são formulados a partir de um ou mais edulcorantes, substâncias com poder adoçante maior que o açúcar (sacarose), exceto para alguns polióis, com nenhum ou baixo valor calórico. Os edulcorantes são substâncias naturais ou sintéticas utilizadas para conferir o sabor doce aos alimentos. Seu uso está direcionado para alcançar menor densidade energética, mantendo perfil sensorial semelhante ao do sabor doce, e, consequentemente, redução na ingestão calórica, auxílio no controle da glicemia e saúde cardiometabólica.[12,17,18] Segundo a RDC n. 18, de 24/3/2008, que dispõe sobre o "Regulamento Técnico que autoriza o uso de aditivos edulcorantes em alimentos",[18] um edulcorante deve:

- Ser incolor e inodoro.
- Ter disponibilidade comercial e custo comparáveis aos da sacarose.
- Ter compatibilidade química com outros aditivos.

Tipos de adoçantes

Os adoçantes não nutritivos, ou não calóricos, são adoçantes de alta intensidade, tipicamente não calóricos ou com teor calórico insignificante, e podem ser derivados de plantas ("naturais") ou sintéticos ("artificiais"), como mostra a Figura 1.[17,18]

Adoçantes de baixa intensidade, em geral, adoçam menos que açúcar e são usados com outros edulcorantes de alta intensidade, para compensar a textura e a viscosidade. Os de alta intensidade são usados para substituição do açúcar em produtos *light* e *diet* e têm aporte calórico insignificante ou nulo, apenas com a função de adoçar.

A doçura dos adoçantes é medida em comparação com uma solução de sacarose (açúcar comum) de 30 g/L (faixa de concentração mínima de detecção para papilas gustativas[19]). Por ser o principal representante dos açúcares, o poder adoçante de todos os outros é comparado à sacarose.

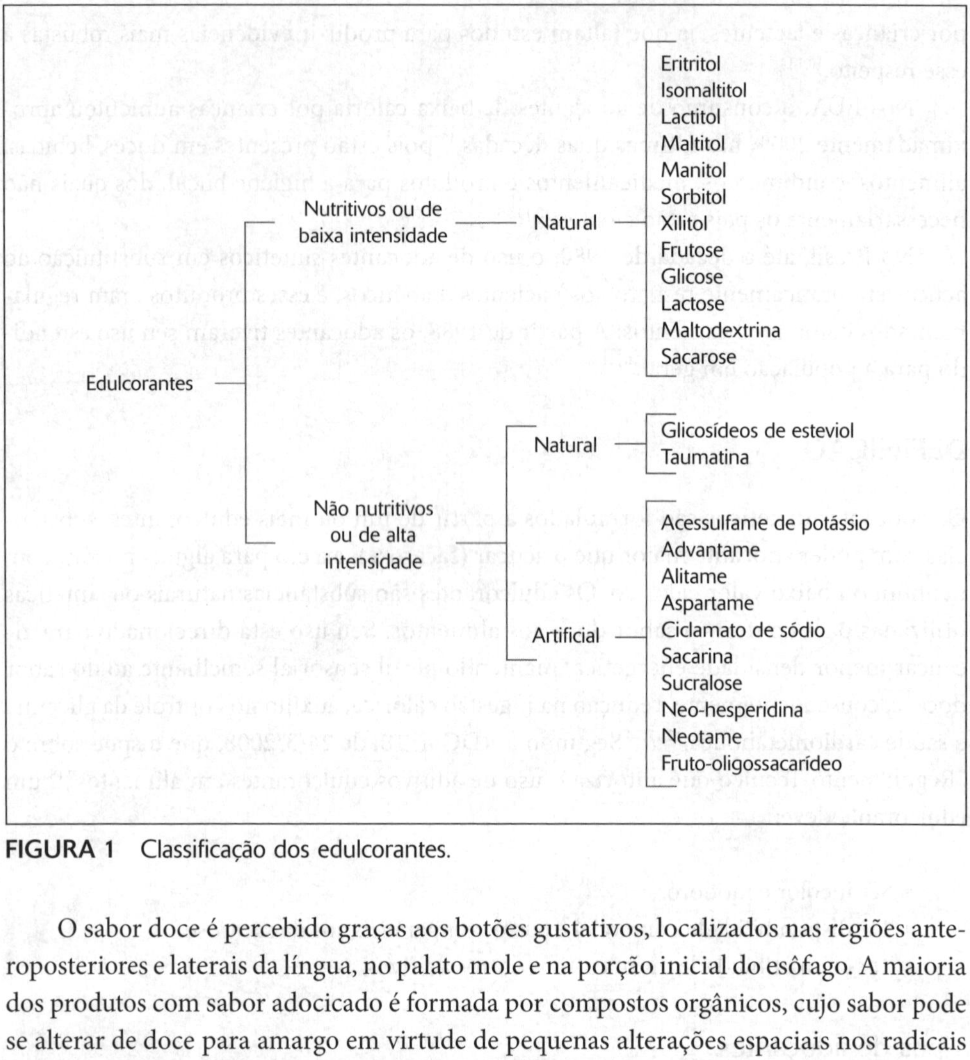

FIGURA 1 Classificação dos edulcorantes.

O sabor doce é percebido graças aos botões gustativos, localizados nas regiões anteroposteriores e laterais da língua, no palato mole e na porção inicial do esôfago. A maioria dos produtos com sabor adocicado é formada por compostos orgânicos, cujo sabor pode se alterar de doce para amargo em virtude de pequenas alterações espaciais nos radicais de suas moléculas. Dessa forma, são muito mais doces que a sacarose e frequentemente utilizados em combinações entre si, geralmente para melhorar a palatabilidade. Além de substituírem o açúcar, agem como espessantes, umectantes, realçadores de sabor etc. As características principais dos adoçantes mais comuns estão descritas nos Quadros 1 e 2.

ADOÇANTES NATURAIS[17,24]

A sacarose é um dissacarídeo composto por glicose e frutose, obtido da cana-de-açúcar ou da beterraba. Sofre fermentação na cavidade oral pela flora bacteriana, portanto é cariogênica. Seu valor calórico é de 4 kcal/g e seu poder adoçante é igual a 1.

A frutose é um monossacarídeo encontrado nas frutas e no mel. Pode ser consumida pelos diabéticos e ser utilizada no preparo de receitas que vão ao forno, além de pre-

Quadro 1 Características dos adoçantes de baixa caloria

Adoçante	Tipo	Características	Sabor	Mecanismo absorção	Calorias (kcal/g)
Acessulfame-K	Sintético	Derivado de ácido acético Termoestável, hidrossolúvel, não cariogênico, utilizado em industrializados Teor de potássio – 20%	Sem sabor residual Tem doçura de fácil percepção	Absorvido rapidamente sem modificações e excretado rapidamente pela urina	Zero
Advantame	Sintético	Termoestável Seguro para fenilcetonúricos		Mal absorvido e metabolizado rapidamente; 89% excretado nas fezes e 6% na urina	–
Alitame	Sintético	Derivado de 2 aminoácidos Estável, não é lipossolúvel, não cariogênico		Rapidamente absorvido, metabolizado e excretado pelo intestino	1,4
Aspartame	Sintético	Derivado da fenilalanina + ácido aspártico Termolábil Boa dissolução em líquidos quentes Anticariogênico Precaução para fenilcetonúricos	O mais parecido com o açúcar	Hidrolisado no intestino delgado a metanol, ácido aspártico e fenilalanina (em quantidade < que dos alimentos *in natura*)	4
Ciclamato	Sintético	Derivado do petróleo Termoestável	Sabor residual Acre-doce	Parcialmente absorvido e convertido em ciclo-hexilamina	Zero

(continua)

Quadro 1 Características dos adoçantes de baixa caloria (*continuação*)

Adoçante	Tipo	Características	Sabor	Mecanismo absorção	Calorias (kcal/g)
Eritritol	Natural	Baixo índice glicêmico Anticariogênico		Absorvido no intestino delgado e excretado pela urina; a porção restante é fermentada pela microbiota intestinal	–
Esteviosídeo	Natural	Extraído da planta *stevia rebaudiana* Termoestável Realça o sabor dos alimentos Efeitos antidiabético, anti-hipertensivo Não cariogênico	Sabor residual (alcaçuz)	Hidrolisado por bactérias do cólon	Zero
Fruto-oligossacarídeo (FOS)	Natural	Extraído de alimentos como banana e mel	Semelhante ao açúcar		1,5
Frutose	Natural	Extraída de frutas e mel Termolábil (derrete e carameliza)	Semelhante ao açúcar (um pouco mais doce)		4
Lactose	Natural	Extraída do leite Termolábil (não adoça se aquecida)	Semelhante ao açúcar (um pouco mais doce)		4
Maltodextrina	Natural	Extraída do milho Termolábil	Semelhante ao açúcar (um pouco mais doce)		4
Manitol	Natural	Extraído de vegetais e algas marinhas Termoestável Associado ao sorbitol	Sabor levemente refrescante		1,6

(*continua*)

Quadro 1 Características dos adoçantes de baixa caloria (*continuação*)

Adoçante	Tipo	Características	Sabor	Mecanismo absorção	Calorias (kcal/g)
Neo-hesperidina	Sintético	Estabilizador Espessante Hidrossolúvel em altas temperaturas		Metabolizada pela microbiota intestinal	–
Neotame	Sintético	Intensificador de sabor Seguro para fenilcetonúricos		Absorvido de forma incompleta e completamente eliminado	–
Sacarina	Sintético	Derivada do petróleo Termoestável, hidrossolúvel Baixo custo (produção) Não cariogênica	Sabor residual metálico	Não é metabolizada; excretada na urina inalterada	Zero
Sorbitol	Natural	Extraído de frutas Termoestável, umectante Baixo índice glicêmico Anticariogênico	Sabor levemente refrescante, mais doce que o açúcar	Quando ingerido em altas quantidades, pode causar dor abdominal	2,6
Sucralose	Sintético	Obtida da molécula do açúcar modificada Termoestável, hidrossolúvel Não cariogênica	Sem gosto residual	Não é metabolizada e é mal absorvida	Zero
Taumatina	Natural	Termoestável Hidrossolúvel		Proteína extraída de *Thaumatococcus daniellii* (fruta africana)	–

(*continua*)

Quadro 1 Características dos adoçantes de baixa caloria (*continuação*)

Adoçante	Tipo	Características	Sabor	Mecanismo absorção	Calorias (kcal/g)
Xilitol	Natural	Extraído de frutas e vegetais Amplamente utilizado em alimentos industrializados Baixo índice glicêmico Anticariogênico		Absorvido pelo fígado e pela microbiota intestinal (fermentação)	2,4

Fonte: United States Recommended Daily Allowances (USRDA).[17-24]

Quadro 2 Características de alguns adoçantes quanto ao poder adoçante

Adoçante	Poder adoçante	IDA (FDA) mg/kg/dia	IDA (JECFA) mg/kg/dia	IDA (EFSA) mg/kg/dia	Equivalente sachês (1 g)	Equivalente açúcar 10 g (1 colher de sopa)
Acessulfame-K	200	15	15	9	23	24 mg
Advantame	37.000	32	5	5	4.920	–
Alitame	2.000	Não aprovado	1	–	–	–
Aspartame	200-300	50	40	40	75	24 mg
Ciclamato	30-40	Não aprovado	11	7	–	121,5 mg
Eritritol	0,7	NE	NE	–	–	–
Esteviosídeo	200-300	4	4	4	9	16 mg
Fruto-oligossacarídeo (FOS)	0,5	–	–	–	–	–
Frutose	170	NE	NE	NE	–	5 g
Lactose	< 1	NE	NE	NE	–	8,7 g
Maltodextrina	1,5	NE	NE	NE	–	6,7 g
Manitol	0,6	150	–	–	–	–
Neo-hesperidina	1.500-1.800	Não aprovado	Não aprovado	5	–	–
Neotame	7.000-13.000	0,3	2	0,3	23	–
Sacarina	300-500	15	5	15	45	16 mg
Sorbitol	0,6	NE	NE	–	–	20 g
Sucralose	600-800	5	5	15	2-3	6 g
Taumatina	2.000-3.000	Não aprovado	Não aprovado	NE	–	–
Xilitol	0,4	NE	NE	NE	–	–

EFSA: European Food Safety Authority; FDA: Food and Drug Administration; JECFA: Joint Expert Committee on Food Additives; NE: não estabelecido.
Fonte: USRDA;[25] Toews et al.;[26] Serra-Majem.[27]

venir a hipoglicemia durante a atividade física. É cariogênica e, quando usada em altas doses, altera o metabolismo lipídico, levando ao aumento do LDL-colesterol; portanto, portadores de dislipidemia não devem usá-la, exceto quando for consumida por meio das frutas. Causa sensação de saciedade e retarda o esvaziamento gástrico. Seu valor calórico é 4 kcal/g e tem poder adoçante de 1,7.

A maltodextrina é um produto natural extraído do milho. Não adoça quando vai ao fogo, sendo utilizada misturada a outros adoçantes. Tem sabor parecido com o do açúcar e poder adoçante 1,5 vez maior. Fornece 4 kcal/g e a ingestão máxima/dia não está definida.

A glicose é um monossacarídeo encontrado nas frutas e no mel, que pode ser obtido pela hidrólise do amido de milho. Não promove fermentação intestinal, mas é cariogênica. O valor calórico é de 4 kcal/g e o poder adoçante é menor que 1.

A lactose é o açúcar predominante do leite. Nos indivíduos incapazes de digeri-lo, causa flatulência, distensão abdominal, cólicas e até diarreia. O valor calórico é 4 kcal/g e o poder adoçante é menor que 1.

Os polióis são açúcares alcoólicos e os principais são sorbitol, manitol e xilitol. O sorbitol é encontrado em frutas como ameixa, maçã e pera. Industrialmente, é produzido a partir da sacarose ou do amido. É utilizado como veículo de alimentos hipocalóricos e não é cariogênico, mas não apresenta propriedades cariostáticas. Pode reduzir os níveis de colesterol e, se consumido em altas doses, apresenta efeito laxativo. O poder adoçante é de 0,4 e o valor calórico é de 2,6 kcal/g, com dose máxima de 150 mg/kg/dia. O manitol é encontrado em alguns vegetais, como aipo, cebola, beterraba e azeitona, e pode ser obtido por hidrólise da sacarose ou do amido e extração a partir de algas marinhas para fins comerciais. Quando associado ao sorbitol, tem efeito laxativo. A dose máxima recomendada é de 150 mg/kg/dia, fornece 1,6 kcal/g e seu poder adoçante é de 0,6.

O xilitol é encontrado em frutas e vegetais, pode ser usado como veículo umectante de alimentos hipocalóricos e tem efeito laxativo. É muito utilizado nas gomas de mascar e em produtos dietéticos, não é cariogênico e tem ação cariostática. O valor calórico é de 2,4 kcal/g e o poder adoçante é de 0,4.

ADOÇANTES SINTÉTICOS[17,24]

Os adoçantes sintéticos ou industrializados foram criados para auxiliar pessoas diabéticas a controlar o nível de açúcar no sangue. O consumo dos adoçantes artificiais cresceu muito na década de 1960, sem que fossem realizadas pesquisas necessárias para sua segurança em relação à toxicidade.

A sacarina foi descoberta por acaso, em 1879, por Fehlberg e Rensen, e produzida comercialmente a partir de 1900. Depois, teve sua venda proibida em 1912, sendo liberada, posteriormente, na Segunda Guerra Mundial. Quimicamente, a sacarina é o dióxido de benzisotiazolona hidratada, uma amina aromática hidrossolúvel. Inicialmente foi utilizada como antisséptico e conservante de alimentos. A capacidade adoçante da sacarina é de 300 a 500 vezes maior que a da sacarose. Sua estabilidade em meio ácido e o fato de ser não calórica e de ter baixo custo são as grandes vantagens da utilização desse adoçante em larga escala na indústria alimentícia. O gosto residual amargo e os aspectos toxicológicos conflitantes, porém, são algumas de suas desvantagens.

Em 1937 foi constatado que a sacarina poderia causar câncer. Seu efeito carcinogênico deixou pesquisadores em alerta. Em 1955 foi feito o primeiro trabalho científico que relatava o aparecimento de linfossarcoma em ratos alimentados com dieta com 5% de sacarina. Contudo, em 1968 a Academia Nacional de Ciências dos Estados Unidos admitiu ser segura a ingestão de até 1 g/dia para adultos. Estudos realizados pelo Food and Drug Administration (FDA) em 1973 demonstraram alta incidência de tumores na bexiga de ratos machos que foram submetidos a dietas com sacarina por duas gerações – resultado que levou o FDA a restringir seu uso generalizado. Milhares de trabalhos científicos foram realizados desde então, e, segundo o Joint Expert Committee on Food Additives (JECFA), ficou estabelecida, em 1984, uma ingestão diária aceitável (IDA) de até 2,5 mg/kg para a sacarina e seus sais sódico, potássico e cálcio.

Os ciclamatos são sais de sódio, potássio e cálcio do ciclo-hexilsulfamato. São bem aceitos como adoçantes por não apresentarem sabor residual. Cerca de 30 vezes mais doces do que a sacarose, podem apresentar sabor amargo quando em concentração elevada. Lançados no comércio, em 1950, como aditivo GRAS 3, até 1969, foram proibidos em diversos países devido a sua carcinogenicidade. Em 1968 o FDA anunciou que o ciclamato era teratogênico em ratos quando usado por muito tempo e em altas doses. Na década de 1980, foi estabelecido o IDA de 11 mg de ciclamato ácido/kg. No Brasil, a quantidade aceitável é de 4 mg/kg/dia.

A FDA-WHO não permite a utilização de ciclamato isoladamente, nem como aditivo de alimentos ou formulações líquidas ou sólidas de adoçantes. No Brasil, o ciclamato está associado à sacarina ou mesmo ao aspartame e ao acessulfamo-K em alguns tipos de refrigerantes. Em altas doses, apresenta efeito laxativo.

O aspartame é um dipeptídio correspondente do éster metílico do aspartilfenilalanina. Foi descoberto em 1965, e seu uso foi regulamentado pela FDA em 1975, porém a comunidade científica se opôs à liberação, devido ao fato de que um produto químico da decomposição dessa substância sugeria a formação de derivados carcinogênicos no trato intestinal de animais. Outra objeção se deveu ao fato de o aspartame provocar neurotoxicidade, levando a riscos de danos cerebrais em crianças. O JECFA estabeleceu um valor para IDA para o aspartame de 40 mg/kg/dia.

Os efeitos colaterais do aspartame são sintomas neurológicos ou comportamentais, gastrointestinais e de hipersensibilidade imunológica. Sintomas de reações alérgicas ao aspartame também já foram relatados em alguns pacientes. O aspartame não deve ser usado por paciente com fenilcetonúria (PKU), uma vez que é produzido por fenilalanina e esses pacientes não metabolizam esse aminoácido, o que levou o FDA a exigir a colocação de uma advertência no rótulo da embalagem para que não seja usado por fenilcetonúricos.

É cerca de 150 a 200 vezes mais doce que a sacarose e apresenta a mesma quantidade calórica (4 kcal/g), porém, como aditivo em alimentos, fornece menos caloria por agir em baixas concentrações. Perde seu poder adoçante em altas temperaturas ou em meio ácido, tornando-se um adoçante limitado em sua utilização. O produto é considerado seguro pela American Dietetic Association (ADA) tanto para utilização por crianças quanto por gestantes, desde que na dose recomendada.

O acessulfamo-K ou acessulfame é o sal do dióxido de metioloxantiazinona. Descoberto em 1967 e aprovado para consumo em 1988, é um adoçante artificial com poder adoçante 200 vezes maior que a sacarose, utilizado em produtos da indústria de alimentos e cosméticos. É absorvido pelo trato gastrointestinal sem sofrer biotransformação, devido a sua alta hidrossolubilidade. É excretado pela urina em cerca de 90 minutos. Estudos de carcinogênese, mutagênese e teratogênese realizados por muitos cientistas não foram evidenciados. A IDA para o acessulfamo é de 9 mg/kg, valor que foi aumentado para 15 mg/kg em 1990. É muito utilizado na fabricação de bebidas dietéticas.

O esteviosídeo é o glicosídeo do esteviol obtido das folhas de *Stevia rebaudiana* e apresenta sabor residual de mentol. Por esse motivo, muitas vezes vem em associação com outros adoçantes. É pouco solúvel, termolábil e não cariogênico. Tem poder adoçante 300 vezes maior que o da sacarose e a dose recomendada é de 5,5 mg/kg/dia.

A sucralose é produzida a partir da sacarose. Foi liberada para consumo em 1998 pelo FDA. Apresenta sabor agradável, é hidrossolúvel e termoestável, tem ação cariostática e é não cariogênica. Seu poder adoçante é 600 vezes maior que o da sacarose e a dose máxima recomendada é de 15 mg/kg/dia.

O alitame é formado por dois aminoácidos (ácido aspártico e alanina) e aprovado em poucos países. A dose de 100 mg/kg/dia, não causa efeito adverso e corresponde a 300 vezes o consumo médio diário. Seu poder adoçante é de 2.000 e seu valor calórico é de 1,4 kcal/g.

O fruto-oligossacarídeo (FOS) é encontrado naturalmente em alguns alimentos, como banana, cevada, mel, centeio, cebola e tomate. É obtido a partir da ação da enzima frutolosil-transferase sobre a sacarose, produzida pelo fungo *Aspergillus niger* em condições controladas, mas ainda está em fase de estudos. Seu valor calórico é de 1,5 kcal/g e seu poder adoçante é de 0,5.

Quando ingeridos, os adoçantes não indicam aos neurorreceptores cerebrais que foi consumido açúcar "real" e não satisfazem a saciedade. Por isso, é muito comum que quem utiliza muito adoçante tenha, em algum momento do dia, verdadeira compulsão por doces. Os adoçantes devem ser utilizados por pacientes diabéticos e pacientes com necessidade séria de perder peso e não devem ser usados de forma generalizada por toda a população.

USO DE ADOÇANTES E EXPOSIÇÃO PRÉ-NATAL

Garantir o adequado crescimento e desenvolvimento infantil é uma tarefa com início no período pré-concepcional, gestacional e percorre toda a primeira infância. Assim, a nutrição materna é um importante fator, capaz de moldar desfechos na saúde da criança.[28] Estudo de Sylvestsky (2019) apontou que, nos EUA, a prevalência do consumo de adoçante durante a gestação aumentou quase 50% nos últimos 15 anos, coincidindo com a tendência de aumento de consumo na população em geral.[29] Esse consumo pode ocorrer devido à busca, pelas gestantes, por controlar o ganho de peso gestacional ou mesmo por cumprirem recomendações médicas para diabetes gestacional ou diabetes previamente existente.[28]

Estudos científicos que buscaram investigar a associação dessa exposição com os alimentos com adoçantes aos desfechos na saúde da criança observam controvérsias: Maslova et al. (2013),[30] em uma coorte de nascimentos de 2.686 díades mãe-bebê canadenses, identificaram que o consumo diário de adoçantes durante a gravidez foi associado a um aumento de 0,20 no escore Z de índice de massa corporal (IMC) infantil em 1 ano de idade e um risco 2 vezes maior de excesso de peso, em comparação com nenhum consumo de adoçante. Em contraste, Gillman et al. (2017)[31] não observaram associação entre a ingestão de adoçantes durante a gravidez e os resultados antropométricos nos filhos, na metade da infância (idade mediana de 7,7 anos), entre 1.078 crianças nascidas de mães sem diabetes gestacional. Esses estudos observacionais trazem evidências importantes para mostrar novas hipóteses e estimular pesquisas adicionais, porém os resultados devem ser interpretados com cuidado, considerando a indefinição do tempo de exposição.[32]

Artigo de revisão de Torloni et al. (2007) conclui que o uso de adoçantes durante a gestação deve ser reservado para pacientes que precisam controlar o ganho de peso e para as diabéticas. Com base nas evidências atualmente disponíveis, deve-se dar preferência ao aspartame, sucralose, acessulfame-K e estévia.[26]

Ressalta-se, ainda, que resultados encontrados tanto em estudos de modelos animais como em estudos clínicos em bebês e crianças não foram demonstrados em revisões sistemáticas e metanálise, que forneceriam maior robustez e certeza às hipóteses da segurança ou não segurança.

EVIDÊNCIAS DE ESTUDOS EM HUMANOS

Na última década, tem-se observado aumento no número de estudos de investigação sobre adoçantes em crianças, mas os dados ainda são escassos. Toews et al. (2019)[33] elaboraram uma revisão utilizando a abordagem Grade, que é recomendada pela Cochrane. Esse sistema é desenvolvido e estruturado para mensurar a qualidade e o nível da evidência e a força da recomendação com o objetivo de avaliar a associação entre a ingestão de adoçantes e resultados de saúde.

Os resultados da revisão sistemática fazem parte dos dados que a OMS está construindo para elaborar o guia sobre o uso de adoçantes. Os dados referentes à população pediátrica incluíram crianças eutróficas, com sobrepeso e com obesidade e estão resumidos e descritos no Quadro 3.

Metanálise conduzida por Nichol et al. (2018),[34] que incluiu indivíduos entre 9 e 69 anos, apontou que o consumo de adoçante não pareceu aumentar o nível de glicemia e que o impacto glicêmico não difere por tipo de adoçante utilizado.

Os ensaios clínicos randomizados em crianças ainda são limitados e não demonstram claramente os efeitos metabólicos benéficos ou adversos dos adoçantes artificiais. A revisão realizada por Brown et al. (2010) sugere que o consumo de adoçantes pode reduzir a ingestão calórica quando utilizados entre as refeições, mas que, quando são consumidos durante refeições, pode haver compensação da quantidade calórica com outros alimentos nesse momento.[35]

Utilizando a análise de trabalhos científicos publicados na literatura que também são relevantes, mas com características de evidência e metodologias diferentes, outros autores publicam investigações sobre a ingestão de diferentes tipos de adoçante em crianças, como descrito no Quadro 4.

Embora existam algumas condições, como a cárie dentária, em que a substituição do açúcar por adoçantes seja claramente benéfica, a evidência para efeitos como perda de peso, prevenção de diabetes e doenças cardiovasculares é fraca. A maioria das informações sobre os efeitos do consumo de adoçantes baseia-se em estudos realizados em adultos, e com informações limitadas para a população pediátrica. O consumo de adoçantes por crianças não deve ser incentivado, apesar de poder haver algum papel para o uso desses produtos como substitutos de alimentos altamente calóricos e adoçados com açúcar entre crianças e adolescentes com sobrepeso e obesidade.[24]

A exposição aos produtos alimentícios que contêm adoçantes em sua composição pode estar associada à ocorrência de alterações na microbiota intestinal. Isso pode promover alterações na homeostase metabólica, alterando o controle de processos como sensibilidade à insulina, tolerância à glicose, armazenamento de gordura, apetite e inflamação.[24] A disbiose pode afetar negativamente o apetite, a adipogênese e a termorregulação de um indivíduo.[24]

REGULAMENTAÇÃO PARA USO E DOSES DE SEGURANÇA

Antes da aprovação para uso, todos os adoçantes são submetidos a uma extensa avaliação de segurança, como o Comitê de Especialistas em Aditivos Alimentares (JECFA)[48] da Organização Conjunta para Alimentação e Agricultura / Organização Mundial da Saúde

Quadro 3 Dados da população pediátrica referentes à revisão de artigos

Desfechos avaliados	Delineamento	Amostra	Grau de evidência	Achados da revisão
Antropometria em crianças	Dois ensaios clínicos randomizados (Frey, 1976; Ruyter et al., 2012)	467 crianças e adolescentes	Baixo	Observou-se ganho de peso semelhante em crianças que receberam sucralose e acessulfame-K ou aspartame quando comparadas às que receberam sacarose (diferença média –0,60 kg, IC de 95% –1,33 a 0,14).
	Dois ensaios clínicos randomizados (Taljaard et al., 2013; Ruyter et al., 2012)	528 crianças	Moderado	Observou-se um menor aumento nos valores de escore Z do IMC em crianças que receberam sucralose e/ou acessulfame-K, quando comparadas às que receberam sacarose (–0,15, IC 95% –0,17 a –0,12).
	Ensaio clínico randomizado (Ruyter, 2012)	641 crianças	Baixo	Não foram observadas diferenças entre as crianças que receberam ou não adoçantes nos parâmetros: gordura corporal medida por impedância elétrica (diferença média –0,83% de gordura corporal, IC 95% –2,12 a 0,46%); circunferência da cintura (–0,50 cm, IC 95% –1,73 a 0,73); dobras cutâneas (–1,5 mm, IC 95% –4,71 a 1,71); relação cintura-altura (–0,50%, IC 95% –1,73 a 0,73).
	Ensaio clínico randomizado (Knopp et al., 1976)	57 adolescentes	Baixo	Em adolescentes com sobrepeso/obesidade envolvidos em um programa de perda de peso, observou-se um menor ganho de peso entre os que receberam aspartame quando comparados aos que receberam placebo (–0,75 kg, IC 95% –1,08 a –0,43).

(continua)

Quadro 3 Dados da população pediátrica referentes à revisão de artigos (*continuação*)

Desfechos avaliados	Delineamento	Amostra	Grau de evidência	Achados da revisão
Comportamento alimentar	Ensaio clínico controlado não randomizado (Ruyter et al., 2013)	141 crianças	Muito baixo	Crianças que receberam adoçantes *versus* aquelas que receberam sacarose apresentaram saciedade autorrelatada semelhante em 1 e 15 minutos após a ingestão (OR 0,77, IC 95% 0,46 a 1,29; OR 1,44, IC 95% 0,86 a 2,40).
	Ensaio clínicos randomizado (Frey, 1976)	126 crianças e adolescentes	Muito baixo	O aumento do apetite autorrelatado (RR 0,84, IC 95% 0,22 a 3,29) ou diminuição do apetite (RR 1,08, IC 95% 0,44 a 2,63) foram semelhantes entre os indivíduos que consumiram ou não adoçantes.
	Ensaio clínico randomizado (Knopp et al., 1976)	55 adolescentes	Muito baixo	Em adolescentes com sobrepeso/obesidade envolvidos em um programa de perda de peso, a mudança no apetite autorrelatada não foi diferente entre os grupos expostos ou não a adoçantes (IRR 0, 94, IC 95% 0,35 a 2,49).
	Ensaio clínico randomizado (Taljaard et al., 2013)	190 crianças	Baixo	A ingestão de energia foi menor no grupo de crianças expostas à sucralose do que no grupo exposto à sacarose (diferença média de 197,60 kJ, IC 95% –327,18 a 722,38).
	Estudo controlado não randomizado (Wolraich et al., 1994)	47 crianças	Muito baixo	A ingestão média de energia diária foi relatada como semelhante entre as crianças que receberam aspartame ou sacarina (6.711 e 6.640 kJ, respectivamente, no grupo pré-escolar; 8.100 e 8.284 kJ, respectivamente, no grupo em idade escolar) e aumentou significativamente no grupo que recebeu sacarose (7.728 kJ no grupo pré-escolar e 9.293 kJ para crianças em idade escolar).

(continua)

Quadro 3 Dados da população pediátrica referentes à revisão de artigos (*continuação*)

Desfechos avaliados	Delineamento	Amostra	Grau de evidência	Achados da revisão
Diabetes	Estudo controlado não randomizado (Wolraich et al., 1994)	• 25 crianças. • 23 crianças. • 23 crianças.	Muito baixo	Aumento significativo na glicose sanguínea de pré-escolares que receberam aspartame em comparação com a sacarose (diferença média 0,24 mmol/L, IC 95% 0,09 a 0,39). Aumento significativo na glicose sanguínea de escolares recebendo sacarina em comparação com sacarose (0,65 mmol/L, IC 95% 0,44 a 0,86). Menores valores de glicose sanguínea em pré-escolares recebendo aspartame em comparação com sacarina (–0,75 mmol/L, IC 95% –0,95 a –0,64).
	Ensaio clínico randomizado (Knopp et al., 1976)	49 adolescentes	Muito baixo	Em adolescentes com sobrepeso/obesidade envolvidos em um programa de perda de peso, os valores de glicose sanguínea foram menores entre as que receberam adoçantes quando comparadas às que não receberam (0,3 mmol/L, IC 95% 0,2 a 0,4).
Câncer	Estudo de caso-controle (Gurney et al., 1997)	150 crianças	Muito baixo	Nenhuma diferença foi observada no risco de tumores cerebrais primários ao observar a ingestão de aspartame de todas as fontes alimentares (razão de risco 1,1, intervalo de confiança de 95% 0,5 a 2,6) ou ingestão de aspartame de bebidas dietéticas apenas (0,9, 0,3 a 2,4; certeza de evidência muito baixa). Além disso, nenhuma diferença no risco de tumores cerebrais primários foi observada quando alterada a duração ou frequência de ingestão do adoçante.

(continua)

Quadro 3 Dados da população pediátrica referentes à revisão de artigos (*continuação*)

Desfechos avaliados	Delineamento	Amostra	Grau de evidência	Achados da revisão
Doença cardiovascular	Ensaio clínico randomizado (Frey, 1976)	45 crianças e adolescentes	Muito baixo	A concentração de colesterol total diminuiu nos grupos de sacarose, mas aumentou no grupo de aspartame (diferença média de 0,44 mmol/L, IC 95% 0,33 a 0,56). Entretanto, não houve diferença na concentração de triglicerídeos (4,00, –0,50 a 8,50) e pressão arterial entre os grupos de estudo.
	Ensaio clínico randomizado (Knopp et al., 1976)	55 adolescentes	Muito baixo	Em adolescentes com sobrepeso/obesidade envolvidos na perda ativa de peso, a pressão arterial sistólica e diastólica foi semelhante naquelas que receberam adoçantes ou placebo (sistólica, diferença média de 1,00 mm Hg, IC 95% –0,95 a 2,95; diastólica, 1,00 mm Hg, –0,53 a 2,53; n = 55).
Doença renal	Dois ensaios clínicos randomizados (Knopp et al., 1976; Frey, 1976)	Crianças e adolescentes: • N = 49. • N = 126. • N = 80.	Muito baixo	Não foram observadas diferenças nas concentrações de creatinina entre a ingestão ou não de adoçantes em adolescentes com sobrepeso/obesidade envolvidos na perda de peso ativa (diferença média 0,002 mmol/L, IC 95% –0,001 a 0,005). Da mesma forma, nenhuma diferença correspondente foi observada em crianças e adolescentes de peso saudável quando comparadas à ingestão ou não de adoçantes (0,003, IC 95% –0,012 a 0,018). No entanto, após a exclusão da faixa etária mais velha (13-21 anos) em uma análise de sensibilidade, os valores de creatinina foram menores no grupo da sacarose quando comparados ao de adoçantes (0,011, IC 95% 0,004 a 0,018).

(*continua*)

Quadro 3 Dados da população pediátrica referentes à revisão de artigos (*continuação*)

Desfechos avaliados	Delineamento	Amostra	Grau de evidência	Achados da revisão
Outros resultados	Ensaio clínico controlado não randomizado (Wolraich et al., 1994)	–	Muito baixo e baixo	Não foram encontradas diferenças no efeito entre crianças que receberam adoçantes e aquelas que não receberam em: estados de humor autoavaliados, comportamento e desempenho cognitivo.
	Ensaio clínico randomizado (Taljaard et al. 2013)	386 crianças	–	Observou-se menor pontuação em testes de habilidades cognitivas nas crianças recebendo adoçantes quando comparadas às que receberam açúcar.
	Ensaio clínico randomizado (Frey, 1976)	126 crianças e adolescentes	Baixo	Não houve diferença nos parâmetros físicos, oftalmológicos, função renal e hepática, hematológicos e níveis plasmáticos de fenilalanina e tirosina entre os indivíduos que receberam adoçantes e os que não receberam (OR 1,28, IC 95% 0,86 a 1,91).
	Ensaio clínico randomizado (Knopp et al., 1976)	55 adolescentes	Baixo	Observou-se maior risco de efeitos adversos como: mudança de apetite, funcionamento intestinal, fadiga, cefaleia, cólicas abdominais, febre, pele seca, acne) em adolescentes com sobrepeso envolvidos na perda de peso ativa que não receberam adoçantes em comparação com àqueles que receberam (IRR 1,37, IC 95% 1,05 a 1,79).

Fonte: Toews et al.[33]
IMC: índice de massa corporal.

Quadro 4 Resultados de trabalhos científicos com diferentes tipos de adoçantes

Eritritol	Ensaio clínico duplo-cego acompanhou a saúde oral de 485 crianças com idade entre 7 e 8 anos por 3 anos. As crianças foram randomizadas em grupos que consumiram diariamente pastilhas contendo eritritol, xilitol ou sorbitol. A ingestão diária foi de cerca de 7,5 g. Ao longo do acompanhamento, o número e o tempo de progressão de lesões de cárie em dentina foram menores no grupo que consumiu eritritol (Honkala et al., 2014).[35]
	Runnel et al. identificaram que o consumo de pastilhas contendo eritritol por crianças foi associado ao crescimento reduzido da placa dental, a níveis mais baixos de ácido acético e propiônico, e a contagens orais reduzidas de *Streptococcus mutans* em comparação ao consumo de pastilhas contendo xilitol e, especialmente, sorbitol (Runnel et al., 2013).[37]
	A EFSA, com base nos achados atuais, relata que idade não é uma variável de influência na sensibilidade a esse poliol, e crianças parecem metabolizar e tolerar sua ingestão de forma similar a adultos com base no peso corporal (EFSA, 2015).[38]
Steviosídeo	A segurança do steviosídeo também já está bem estabelecida, sem indicações de alteração no metabolismo, e não há indícios de acúmulo de derivados de glicosídeos de esteviol no organismo (Chavarria et al., 2008).[39]
	Estudos encontraram efeitos anti-hipertensivos, antioxidantes, antitumorais, antivirais e efeitos imunomoduladores, associados a seu uso, indicando efeitos terapêuticos (Stevia Institute).[28,40]
	Estimativas de consumo mesmo de crianças com diabetes – estrato populacional que apresenta propensão a maior ingestão relativa de adoçante – não apresentam risco de exceder a IDA (EFSA, 2010; FDA, 2019).[38,41]
Xilitol	Não depende de insulina para ser metabolizado, é seguro para o uso e apresenta menor resposta glicêmica, uma vez que não é degradado por enzimas salivares, chega intacto ao estômago e não é completamente absorvido no trato gastrointestinal (Asano, 2014; Delgado, 2010).[42,43]
Sucralose	Estudos avaliando a exposição a longo prazo, efeitos na reprodução e desenvolvimento, neurotoxicidade, desenvolvimento de câncer, entre outros, demonstraram que é segura para uso, inclusive em crianças (Anvisa, 2018).[44]
	Foi demonstrado que, tanto em pacientes saudáveis como diabéticos, não há efeitos da sucralose sobre o controle glicêmico, esvaziamento gástrico e função intestinal (Sylvetsky et al., 2011).[45]
	Há baixa absorção de sucralose no trato gastrointestinal, e a maior parte ingerida é excretada inalterada pelas fezes, não havendo retenção ou acúmulo no corpo com seu uso a longo prazo (Magnuson, 2017).[46]
	Estudos especificamente em crianças e pessoas com necessidades dietéticas especiais forneceram confiança adicional de que o consumo de sucralose está em níveis seguros nessa população (Martyn et al.; Dewinter et al., 2016).[47,48]

EFSA: Autoridade Europeia para a Segurança Alimentar; IDA: ingestão diária aceitável.

(FAO / OMS),[49] Food and Drug Administration (FDA),[40] Autoridade Europeia para a Segurança dos Alimentos (EFSA)[50] e a Comissão do Codex Alimentarius (CAC).[51]

No Brasil, o Ministério da Saúde, por meio da Agência Nacional de Vigilância Sanitária (Anvisa), é responsável por sua regulamentação, baseada em normas internacionais.[52] A regulamentação brasileira considera os adoçantes como aditivos alimentares (Regulamento Técnico n. 540, publicado em 1997). Esse documento traz como uma de suas premissas garantir que essas substâncias sejam seguras.[53] A inclusão de aditivos alimentares no mercado brasileiro deve submeter-se às exigências da Anvisa, segundo o acordo estabelecido pelo Guia de Procedimentos para Inclusão e Exigências de Extensão de Aditivos Alimentares e Coadjuvantes Tecnológicos na Regulamentação Brasileira (Anvisa, 2015).[52] Uma vez obtida a aprovação da Anvisa para comercialização, o uso dessas substâncias é regido pela RDC n. 18 (24/3/2008), que autoriza sua adição no menor nível para atingir o efeito desejável, desde que já tenha sido avaliado por autoridades internacionais.

As avaliações geralmente resultam no estabelecimento da ingestão diária aceitável (IDA) para cada edulcorante. A IDA normalmente é calculada após a aplicação de grandes fatores de segurança, muitas vezes um fator 100 vezes menor do que o "nível de efeito adverso não observado" (Noael), garantindo uma grande margem de segurança até mesmo para os indivíduos mais suscetíveis e sensíveis na população, incluindo crianças e mulheres grávidas. O IDA se refere a uma situação de exposição ao longo da vida, não a uma única ocasião, portanto o consumo infrequente em níveis superiores à IDA não é uma preocupação para a saúde.[27] No Quadro 5 estão as descrições do valor de IDA por quilo de peso de cada edulcorante. É importante observar que o peso nos documentos da Anvisa começa com indicação de 15 kg; esse seria o peso aproximado de uma criança de 4 anos, por exemplo.

INGESTÃO DIÁRIA ACEITÁVEL (IDA) EM CRIANÇAS E ADOLESCENTES

Pesquisa de Martyn et al (2018), publicada no formato de revisão da literatura em nível global (incluindo alguns países da América Latina), mostrou que a ingestão de adoçante está abaixo do valor da IDA entre a população em geral, incluindo crianças.[55]

Na Irlanda, foi publicado um estudo em crianças pequenas em que foi analisado o consumo de 4 adoçantes não nutritivos. Os resultados demonstraram que a ingestão diária para os 4 adoçantes em causa (acessulfame-K, aspartame, sacarina e sucralose) estava de acordo com sua IDA.[47] Em estudo realizado em adolescentes portugueses entre 12 e 15 anos, verificou-se que a maior ingestão diária admissível de acessulfame-K e aspartame era nos refrigerantes. No entanto, a quantidade consumida foi muito inferior à IDA, concluindo-se que esse grupo populacional se encontra em baixo risco de quaisquer efeitos adversos decorrentes da utilização desses adoçantes artificiais.[47]

Quadro 5 Ingestão diária aceitável (IDA) de adoçantes, de acordo com as recomendações dos órgãos reguladores para a população em geral

Adoçante	IDA JECFA (mg/kg de peso corporal)	IDA (EFSA) (mg/kg de peso corporal)	IDA (FDA) (mg/kg de peso corporal)
Acessulfame-K	15	9	15
Advantame	5	5	32,8
Aspartame	40	40	50
Ciclamatos (ácido ciclâmico e seus sais de Na e Ca)	11	7	Não aprovado
Neotame	0,3	0-2	0,30
Sacarina e seus sais de Na, K e Ca	15	5	15
Sucralose	5	15	5
Glicosídeos de esteviol	4	4	4
Alitame	–	1	Não aprovado
Taumatina	Não aprovado	Não especificado	Não aprovado
Di-hidrocalcona neoesperidina	–	5	Não aprovado

EFSA: Autoridade Europeia para a Segurança Alimentar; IDA: ingestão diária aceitável; Comitê de Especialistas em Aditivos Alimentares.
Fonte: Toews et al., 2019;[26] Serra-Majem et al., 2018.[54]

ORIENTAÇÕES E RECOMENDAÇÕES PUBLICADAS

A American Dietetic Association (ADA)[38] sustenta que os adoçantes são seguros em mulheres grávidas e crianças com ingestões diárias aceitáveis. Já o Institute of Medicine (IOM) não recomenda seu uso generalizado em crianças sem comorbidades, o que é justificado pela escassez de evidências. Ainda em relação à posição das associações americanas, a American Academy of Pediatrics (AAP)[1] recomenda em publicação oficial que, embora não haja possibilidade de mensurar a quantidade diária ingerida, esses aditivos são substâncias seguras e aprovadas pela FDA. Temas associados com o aumento de câncer e hiperatividade em crianças estão até o momento descartadas. Refere que a substituição do açúcar em alimentos e bebidas adoçadas pode reduzir o ganho de peso e até promover pequenas perdas de peso em crianças, porém o uso de adoçante, isoladamente, não é capaz de promover perdas de peso significativas; e o efeito em longo prazo na perda de peso não foi estudado. Devido à escassez de estudos de longo prazo na população infantil, é importante que o profissional de saúde discuta com a família os benefícios, principalmente para os casos de obesidade e diabetes, individualizando o uso dos adoçantes para cada caso.[1,38]

A Sociedade Norte-Americana de Gastroenterologia, Hepatologia e Nutrição Pediátrica (ESPGHAN)[56] se posiciona de forma semelhante. Em guia elaborado sobre o consumo de açúcar em bebês, crianças e adolescentes, relata que, apesar dos benefícios apontados nos estudos relacionados à redução da velocidade de ganho de peso e menores pontuações do IMC em curto prazo, o impacto dos adoçantes sobre a saúde metabólica de longo prazo não é bem compreendido atualmente, e há poucas evidências disponíveis para fazer uma recomendação baseada em evidências sobre seu uso.[56]

A Academy of Nutrition and Dietetics (AND),[57] por sua vez, declara que os consumidores podem desfrutar com segurança de uma variedade de adoçantes quando consumidos em uma dieta que é orientada pelas recomendações nutricionais atuais. No que diz respeito ao benefício potencial de adoçantes para crianças e gestantes, as afirmações são menos definitivas devido à falta de dados e apenas recomendam cautela no uso, sem mensurar quantidades. A American Diabetes Association e a American Heart Association (AHA)[58] somaram-se a essa lacuna após publicarem uma declaração conjunta em 2012, que também não abordou especificamente o uso de adoçantes em crianças.

A Sociedade Brasileira de Pediatria (SBP)[59] reafirma as recomendações anteriores e acrescenta que as lactantes devem limitar o consumo de adoçante durante a fase de amamentação, mas não indica quantidades e tipos de adoçantes em seus guias oficiais. Análise das evidências científicas sobre o uso de adoçantes na infância pelos especialistas da Sociedade Mexicana de Pediatria[60] afirma que a substituição do açúcar pelos adoçantes pode levar a menor ganho de peso em crianças, e que pode ser uma ferramenta para crianças com obesidade, síndrome metabólica ou diabetes dentro de um estilo de vida mais saudável.

A Sociedade Brasileira de Diabetes (SBD)[61] recomenda para as gestantes os adoçantes aspartame, sacarina, acessulfame-K e sucralose como alternativa para a substituição da sacarose, entretanto todos devem ser utilizados com moderação, conforme os limites diários recomendados pela OMS e aceitos pela Anvisa.[49,52,61]

De maneira geral, as associações pediátricas dos países não recomendam a oferta de adoçantes para crianças menores de 2 anos, devido à ausência de dados nessa faixa etária. No entanto, estudos acerca de produtos consumidos amplamente por essa faixa, estendendo-se até a idade escolar, revelam a presença desses aditivos. Um artigo da Agência Chilena de Segurança e Qualidade Alimentar publicado em 2020 lista alimentos com esses aditivos em sua formulação. As categorias de alimentos identificadas com maior contribuição para a IDA de adoçantes são sucos em pó, bebidas fantasia, leite líquido e iogurte com sabores, que coincidem com as categorias de alimentos com maior percentual de consumidores na população pediátrica – crianças de 2 a 9 anos. Entretanto, há uma probabilidade muito baixa de esse consumo ultrapassar os valores de IDA.[62]

Em 2023, a OMS[64] divulgou uma diretriz que fornece orientações baseadas em evidências sobre o uso de adoçantes sem açúcar, a fim de reduzir o risco de ganho de peso, prejudicial à saúde e a doenças não transmissíveis relacionadas à dieta em adultos e crianças. As orientações não se baseiam em avaliações toxicológicas da segurança de adoçantes individuais sem açúcar e, portanto, não se destinam a atualizar ou substituir as orientações sobre níveis seguros ou máximos de ingestão estabelecidos pela Organização Conjunta para Alimentação e Agricultura das Nações Unidas (FAO)/OMS Comitê de Especialistas em Aditivos Alimentares (JECFA) ou outros órgãos autorizados.

A diretriz é contra o uso de adoçantes sem açúcar (NSS) para controlar o peso corporal ou reduzir o risco de doenças não transmissíveis (DNT).

A recomendação baseia-se nos resultados de uma revisão sistemática das evidências disponíveis que sugerem que o uso de NSS não confere qualquer benefício a longo prazo na redução da gordura corporal em adultos ou crianças. Os resultados da revisão também sugerem que pode haver potenciais efeitos indesejáveis do uso prolongado de NSS, como risco aumentado de diabetes tipo 2, doenças cardiovasculares e mortalidade em adultos.

CONSIDERAÇÕES FINAIS

Investigações sobre os efeitos dos adoçantes em diferentes perfis de indivíduos têm sido realizados. No entanto, a qualidade metodológica dos estudos ou de relatórios é limitada e muitas vezes não é suficientemente detalhada para incluir seus resultados em metanálises.

Para a maioria dos resultados, não se pode afirmar que há diferença estatística ou clinicamente relevante entre a ingestão de adoçante *versus* nenhuma ingestão, ou entre diferentes doses. Os benefícios do uso de adoçantes pela população pediátrica não podem ser observados com altos níveis de evidência. Os possíveis efeitos adversos não são confirmados nem excluídos. Com a variação do nível das evidências de muito baixa a moderada, a confiança nas estimativas de efeito relatadas é, portanto, limitada.

Além disso, os estudos em pediatria diferem substancialmente em seu desenho (ou seja, escolha da população, intervenção, comparador e medidas de resultado). Embora alguns estudos tenham detectado menor ganho de IMC e peso, as diferenças relevantes entre os estudos tornam a confiabilidade da revisão dos efeitos por tipo de adoçante ou dos efeitos calóricos *versus* efeitos não calóricos um desafio.[33]

Ressalta-se ainda que o uso de adoçante é uma solução para a redução ou substituição de açúcares nos produtos industrializados. E os fabricantes são obrigados a informar sua presença na lista de ingredientes, entretanto a descrição da quantidade usada no produto e sua relação com a IDA não é obrigatória em todos os países. A identificação das diversas fontes de adoçantes em alimentos e bebidas melhorará a classificação de exposição para examinar as possíveis relações positivas ou não de alimentação e saúde.[1,62,63]

O uso de adoçante por crianças é aprovado pelo FDA, sendo aliado a uma dieta variada e dentro das doses de IDA, principalmente para indivíduos com obesidade e diabetes *mellitus* tipo 1 ou 2, que podem se beneficiar do uso desses aditivos. No entanto, os profissionais de saúde devem estar cientes de que o uso isolado não deve resultar em perda de peso relevante. Existem dados limitados sobre o efeito do uso de adoçante na alteração do apetite e preferência de sabor.

REFERÊNCIAS BIBLIOGRÁFICAS

1. Baker-Smith CM, De Ferranti SD, Cochran WJ. The use of nonnutritive sweeteners in children. Pediatrics. AAP. 2019 Nov;144(5):e20192765. Disponível em: https://publications.aap.org/pediatrics/article/144/5/e20192765/38183/The-Use-of-Nonnutritive-Sweeteners-in-Children?searchresult=1. Acesso em: fev. 2023.
2. Bruyère O. Review of the nutritional benefits and risks related to intense sweeteners. Archives of Public Health. 2015;73:41. doi:10.1186/s13690-015-0092-x.
3. Muth ND, et al. Public policies to reduce sugary drink consumption in children and adolescents. Pediatrics. 2019 Apr;143(4).pii:e20190282. doi:10.152/peds.2019-0282.
4. Langlois K, Garriguet D, Gonzalez A, Sinclair S, Colapinto CK. Change in total sugars consumption among Canadian children and adults. Health Rep. 2019 Jan 16;30(1):10-9.
5. Breda J, Jewell J, Keller A. The importance of the World Health Organization sugar guidelines for dental health and obesity prevention. Caries Res. 2019 Feb;53(2):149-52.
6. Marytn D, Darch M, Robers A, Lee HY, Tian TY, Kaburagi N, Belmar P. Low-/no-calorie sweeteners: a review of global intakes. Nutrients. 2018;10:357.
7. Mooradian AD, Smith M, Tokuda M. The role of artificial and natural sweeteners in reducing the consumption of table sugar: a narrative review. Clinical Nutrition Espen. 2017 Apr;18:1-8.
8. American Academy of Pediatrics (AAP). Committee on Drugs. "Inactive" ingredients in pharmaceutical products: update. Pediatrics. 1997;99(2):268-78.
9. Grembecka M. Natural sweeteners in a human diet. Rocz Panstw Zakl Hig. 2015;66(3):195-202
10. Shankar P, Ahuja S, Sriram K. Non-nutritive sweeteners: review and update. Nutrition. 2013;29:1293-9.
11. Baker-Smith CM, de Ferranti SD, Cochran WJ. The use of nonnutritive sweeteners in children. Pediatrics. 2019;144(5).
12. Ashwell M, Gibson S, Bellisle F, Buttriss J, Drewnowski A, Fantino M, et al. Expert consensus on low-calorie sweeteners: facts, research gaps and suggested actions. Nutrition Research Reviews. 2020;33(1):145-54.
13. Sociedade Brasileira de Pediatria (SBP). Departamento Científico de Aleitamento Materno. O uso de adoçantes é seguro na amamentação? Disponível em: https://www.sbp.com.br/especiais/pediatria-para-familias/testenutricao/o-uso-de-adocantes-e-seguro-na-amamentacao/ Acesso em: fev. 2023.
14. Young J, Conway EM, Rother KI, Sylvestsky AC. Low-calorie sweetener use, weight, and metabolic health among children: a mini-review. Pediatr Obes. 2019 Apr 14:e12521. [Epub ahead of print.]
15. Sylvetsky AC, Rother KI. Trends in the consumption of low-calorie sweeteners. Physiology & Behavior. 2016;164:446-50.
16. Zanini RV, Araújo CL, Martínez-Mesa J. Utilização de adoçantes dietéticos entre adultos em Pelotas, Rio Grande do Sul, Brasil: um estudo de base populacional. Cad Saúde Pública, Rio de Janeiro. 2011 May;27(5):924-34.

17. Weffort VRS, Lamounier JA. Adoçantes. In: Weffort VRS, Lamounier JA. Nutrição em pediatria: da neonatologia à adolescência. 3.ed. Barueri: Manole; 2017.
18. Brasil. Agência Nacional de Vigilância Sanitária (Anvisa). RDC n. 18, de 24 de março de 2008. Dispõe sobre o Regulamento Técnico que autoriza o uso de aditivos adoçante em alimentos, com seus respectivos limites máximos. Disponível em: https://bvs.saude.gov.br/bvs/saudelegis/anvisa/2008/rdc0018_24_03_2008.html. Acesso em: fev. 2023.
19. Heuberger R, Seres D, Kunins L. Overview of non-nutritive sweeteners. 2022 UpToDate, Inc. Disponível em: https://www.uptodate.com/contents/overview-of-non-nutritive-sweeteners. Acesso em: 11 abr. 2024.
20. Maluly HDB, Johnston C, Giglio ND, Schreiner LL, Roberts A, Abegaz EG. Low- and no- calorie sweeteners (LNCS): critical evaluation of their safety and health risks. Food Sci Technol. 2020 Jan-Mar;40(1):1-10.
21. Roberts A. The safety and regulatory process for low calorie sweeteners in the United States. Physiology & Behavior. 2016;164(2016):439-44.
22. Momtazi-Borojeni AA, Esmaeilli S-A, Abdollahi E, Sahebkar A. A review on the pharmacology and toxicology of steviol glycosides extracted from Stevia rebaudiana. Curr Pharm Des. 2017;23(11):1616-22.
23. Tumas R, Goastico SSV, Gandofo AS. Adoçantes. In: Delgado AF, et al. Nutrologia. 2.ed Barueri: Manole; 2019 (Pediatria do Instituto da Criança do HCFMUSP). p.380-8.
24. Ribeiro TR, Pirolla NFF, Nascimento-Júnior NM. Adoçantes artificiais e naturais: propriedades químicas e biológicas, processos de produção e potenciais efeitos nocivos. Rev Virtual Quim. 2020;12(5):1278-318.
25. United States Recommended Daily Allowance (USRDA). Disponível em: https://www.oxfordreference.com/display/10.1093/oi/authority.20110803111028259 Acesso em: fev. 2023.
26. Torloni MR, Nakamura UM, et al. O uso de adoçantes na gravidez: uma análise dos produtos disponíveis no Brasil. Artigo de revisão. Rev Bras Ginecol Obstet. 2007 May;29(5).
27. Gallagher AM, Ashwell M, Halford JC, Hardman CA, Maloney NG, Raben A. Low-calorie sweeteners in the human diet: scientific evidence, recommendations, challenges and future needs. A symposium report from the FENS 2019 conference. Journal of Nutritional Science. 2021;10.
28. Palatnik A, Moosreiner A, Olivier-Van Stichelen S. Consumption of non-nutritive sweeteners during pregnancy. American Journal of Obstetrics and Gynecology. 2020;223(2):211-8. PureCicl7e Stevia Institute. Stevia Science&Safety, 2017.
29. Sylvetsky AC, Hiedacavage A, Shah N, Pokorney P, Baldauf S, Merrigan K, et al. From biology to behavior: a cross-disciplinary seminar series surrounding added sugar and low-calorie sweetener consumption. Obesity Science & Practice. 2019;5.3(2019):203-19.
30. Maslova E, Strom M, Olsen SF, Halldorsson TI. Consumo de refrigerantes adoçados artificialmente na gravidez e risco de asma infantil e rinite alérgica. PLoS One. 2013;8.
31. Gillman MW, Rifas-Shiman SL, Fernandez-Barres S, Kleinman K, Taveras EM, Oken E. Ingestão de bebidas durante a gravidez e adiposidade na infância. Pediatrics. 2017;140:e20170031.
32. Archibald AJ, Dolinsky VW Azad MB. Early-life exposure to non-nutritive sweeteners and the developmental origins of childhood obesity: global evidence from human and rodent studies. Nutrients. 2018;10(2):194.
33. Toews I, Lohner S, de Gaudry DK, Sommer H, Meerpohl JJ. Association between intake of non-sugar sweeteners and health outcomes: systematic review and meta-analyses of randomised and non-randomised controlled trials and observational studies. BMJ. 2019;364.
34. Nichol AD, Holle MJ, An R. Glycemic impact of non-nutritive sweeteners: a systematic review and meta-analysis of randomized controlled trials. Eur J Clin Nutr. 2018;72(6):796-804.
35. Brown RJ, de Banate MA, Rother KI. Artificial sweeteners: a systematic review of metabolic effects in youth. Int J Pediatr Obes. 2010;5(4):305-12.
36. Honkala S, Runnel R, Saag M, Olak J, Nõmmela R, Russak S, et al. Effect of erythritol and xylitol on dental caries prevention in children. Caries Research. 2014;48(5):482-90.

37. Runnel R, Mäkinen KK, Honkala S, Olak J, Makinen PL, Nommela R, et al. Effect of three-year consumption of erythritol, xylitol and sorbitol candies on various plaque and salivary caries-related variables. Journal of Dentistr. 2013(41):12.
38. Academy of Nutrition and Dietetics. Scientific opinion on the safety of advantame for the proposed uses as a food additive. EFSA J. 2013;11(7):3301.
39. Chavarria N, Gamboa FO, Escribano S, Vitery R. Inhibitory activity of Stevia rebaudiana against Lactobacillus acidophilus and Streptococcus mutans (abstract 107). Caries Res. 2008;42:122.
40. Internacional Stevia Conuncil. [acesso em 2021 jun 29]. Disponível em: https://internationalsteviacouncil.org/. Acesso em: fev. 2023.
41. Food and Drug Administration (FDA). Disponível em: https://www.fda.gov/consumers/articulos-para-el-consumidor-en-espanol/que-dulzura-todo-sobre-los-sustitutos-del-azucar. Acesso em: fev. 2023.
42. Asano CTS. Importância do uso de xilitol para as indústrias alimentícias e farmacêuticas [trabalho de conclusão de curso]. Lorena: Universidade de São Paulo; 2014.
43. Delgado AF, Cardoso AL, Zamberlam P. Nutrologia básica e avançada. São Paulo: Manole; 2010.
44. Brasil. Agência Nacional de Vigilância Sanitária (Anvisa). Adoçantes: ingestão diária aceitável. Brasília, DF, 2021. Disponível em: https://alimentusconsultoria.com.br/resolucao-rdc-no-466-de-10-de-fevereiro-de-2021-anvisa/. Acesso em: 10 abr. 2024.
45. Sylvetsky A, Rother KI, Brown R. Artificial sweetener use among children: epidemiology, recommendations, metabolic outcomes, and future directions. Pediatric Clinics. 2011;58(6): 1467-80.
46. Magnuson BA, Roberts A, Nestmann ER. Critical review of the current literature on the safety of sucralose. Food and Chemical Toxicology. 2017;106:322-55.
47. Martyn DM, Nugent AP, McNulty BA, O'Reilly E, Tlustos C, Walton J, et al. Dietary intake of four artificial sweeteners by Irish pre-school children. Food Addit Contam Part A Chem Anal Control Expo Risk Assess. 2016;33(4):592-602.
48. Dewinter L, Casteels K, Corthouts K, Van de Kerckhove K, Van der Vaerent K, Vanmeerbeeck K, et al. Dietary intake of non-nutritive sweeteners in type 1 diabetes mellitus children. Food Addit Contam Part A Chem Anal Control Expo Risk Assess. 2016;33(1):19-26. Epub 2015 Nov 16.
49. Joint FAO/WHO Expert Committee on Food Additives (JECFA). Disponível em: http://www.fao.org/ag/agn/agns/jecfa_archive_en.asp.
50. União Europeia. Diretiva 95/2/EC (aditivos alimentares, exceto corantes e edulcorantes). Diretiva 94/36/EC (corantes), Diretiva 94/35/EC (edulcorantes) e suas atualizações. Disponíveis em: https://food.ec.europa.eu/food/chemicalsafety/additives/index_en.htm.
51. Codex Alimentarius. Guidelines for the simple evaluation of dietary exposure to food additives. CAC/GL 3-1989 Adopted 1989. Revision 2014. Disponível em: https://www.fao.org/fao-who-codexalimentarius/en/?no_cache=1. Acesso em: 10 jan. 2024.
52. Brasil. Agência Nacional de Vigilância Sanitária (Anvisa). Disponível em: http://antigo.anvisa.gov.br/documents/33916/389979/Guia+de+Procedimentos+para+Pedidos+de+Inclus%C3%A3o+e+Extens%C3%A3o+de+Uso+de+Aditivos+Alimentares+e+Coadjuvantes+de+Tecnologia+de+Fabrica%C3%A7%C3%A3o+na+Legisla%C3%A7%C3%A3o+Brasileira.pdf/ad2f1a36-276c-4115-ba6b-62ccf3305400. Acesso em: 10 jan. 2024.
53. Brasil. Ministério da Saúde. Secretaria de Vigilância Sanitária. Portaria n. 540, de 27 de outubro de 1997. Disponível em: https://bvsms.saude.gov.br/bvs/saudelegis/svs1/1997/prt0540_27_10_1997.html. Acesso em: 10 jan. 2024.
54. Serra-Majem L, Raposo A, Aranceta-Bartrina J, Varela-Moreiras G, Logue C, Laviada H, et al. Ibero-American consensus on low-and no-calorie sweeteners: Safety, nutritional aspects and benefits in food and beverages. Nutrients. 2018;10.7:818.
55. Martyn D, Darch M, Roberts A, Lee HY, Tian TY, Kaburagi N, et al. Low-/no-calorie sweeteners: a review of global intakes. Nutrients. 2018;10(3):357.

56. Guide sugar intake in infants, children and adolescents. ESPGHAN 2018. Disponível em: https://www.espghan.org/dam/jcr:9fdb9c21-494a-4237-9be7-303f68d8b0a2/2018_Sugar_Intake_in_Infants__Children_and_Adolescents.pdf.
57. Fitch C, Keim, KS. Position of the Academy of Nutrition and Dietetics: use of nutritive and nonnutritive sweeteners. Journal of the Academy of Nutrition and Dietetics. 2012;112(5):739-58.
58. Gardner C, Wylie-Rosett J, Gidding SS, et al.; American Heart Association Nutrition Committee of the Council on Nutrition, Physical Activity and Metabolism, Council on Arteriosclerosis, Thrombosis and Vascular Biology, Council on Cardiovascular Disease in the Young, and the American D. Nonnutritive sweeteners: current use and health perspectives: a scientific statement from the American Heart Association and the American Diabetes Association. Circulation. 2012;126(4):509-19.
59. Sociedade Brasileira de Pediatria (SBP). Obesidade na infância e adolescência: manual de orientação. 3.ed. São Paulo: SBP; 2019. p.236.
60. Wakida-Kuzunoki GH, Aguiñaga-Villaseñor RG, Avilés-Cobián R, Baeza-Bacab MA, Cavagnari BM, del Castillo-Ruíz V, et al. Edulcorantes no calóricos en la edad pediátrica: análisis de la evidencia científica. Rev Mex Pediatr. 2017;84(Supl. 1):S3-S23. [Non-nutritive sweeteners in children: analysis of scientific evidence.]
61. Sociedade Brasileira de Diabetes. Diretrizes da Sociedade Brasileira de Diabetes 2019-2020. 2019.
62. Martínez X, Zapata Y, Pinto V, Cornejo C, Elbers M, van der Graaf M, et al. Intake of non-nutritive sweeteners in Chilean children after enforcement of a new food labeling law that regulates added sugar content in processed foods. Nutrients. 2020;12.6:1594.
63. DellaValle DM, Malek AM, Hunt KJ, St Peter JV, Greenberg D, Marriett BP. Low-calorie sweeteners in foods, beverages, and food and beverage additions: NHANES. 2018.
64. WHO. Diretriz sobre uso de adoçantes. Disponível em https://www.who.int/news/item/15-05-2023-who-advises-not-to-use-non-sugar-sweeteners-for-weight-control-in-newly-released-guideline. Acessado em abril 2024.

60

Exames laboratoriais na avaliação clínica nutrológica

Virgínia Resende Silva Weffort
Joel Alves Lamounier

INTRODUÇÃO

Avaliação laboratorial é um complemento da consulta nutrológica. Deve ser feita após anamnese e exame físico detalhados e contribuirá para averiguar a individualidade bioquímica de cada indivíduo, orientado pela hipótese diagnóstica. Os exames laboratoriais possibilitam confirmar as deficiências nutricionais na prática clínica. Porém, é importante ressaltar que os exames complementares (indicadores bioquímicos) têm limitações e sofrem influência de vários fatores, incluindo doenças. A baixa especificidade de alguns exames pode ser devida a problemas nutricionais, pela interação droga/nutriente e pela ingestão recente. Assim, recomenda-se não utilizar isoladamente os indicadores bioquímicos para estabelecer o diagnóstico nutricional.[1]

Os indicadores bioquímicos fornecem medidas objetivas das alterações do estado nutricional, tendo como vantagens principais: confirmação das deficiências nutricionais; identificação precoce de problemas nutricionais antes de qualquer sinal e/ou sintoma clínico nutricional de deficiência e/ou excesso de nutrientes. Desse modo, possibilita ao profissional de saúde identificar precocemente e iniciar o tratamento do indivíduo. Na criança, importante ressaltar que os exames nunca devem ser utilizados isoladamente, ou seja, deve-se avaliar as condições clínicas assim como o estado de hidratação.[2]

A avaliação bioquímica do estado nutricional é geralmente realizada por meio de indicadores hematológicos, proteicos viscerais; proteicos somáticos; colesterol sérico e do balanço nitrogenado. Além destes, estão disponíveis as proteínas da fase aguda, os testes de avaliação de competência imunológica e avaliação laboratorial de micronutrientes.[2]

EXAMES LABORATORIAIS PARA AVALIAÇÃO NUTRICIONAL

Os exames laboratoriais de hematologia e bioquímica clínica de interesse para o diagnóstico nutricional e acompanhamento da evolução do paciente podem ser: utilizados em avaliação hematológica: hemograma completo; na anemia ferropriva: ferro sérico, transferrina, ferritina, capacidade total de ligação do ferro, índice de saturação ferro; na anemia megaloblástica: vitamina B12 e ácido fólico; no *status* proteico: proteínas totais, albumina, pré-albumina, proteína ligadora de retinol, transferrina, creatinina, metil-histidina, ureia; nas doenças cardiovasculares: triglicérides, colesterol total, HDL-c, LDL-c, VLDL, não HDL-c, apolipoproteínas A e B; no perfil glicêmico: glicemia jejum, teste oral de tolerância à glicose (TOTG), hemoglobina glicada, insulina; para micronutrientes: minerais, vitaminas e oligoelementos; nas doenças hepáticas: alanina aminotransferase (ALT), aspartato aminotransferase (AST), gama glutamiltransferase (GGT), bilirrubina; outros exames.

INDICADORES HEMATOLÓGICOS

Hemograma

O hemograma, certamente, é um dos exames mais solicitados na rotina do pediatra. Investiga doenças hematológicas, avaliando as séries vermelha (eritrograma), branca (leucograma) e plaquetas. A série vermelha está relacionada com anemias (ferropriva, megaloblástica) e policetemia. A série branca está relacionada com leucemias e infecções. As plaquetas, com púrpuras e trombocitopenia.[3,4]

Eritrograma é o mais importante para a avaliação nutricional. Os parâmetros analisados consistem na contagem de eritrócitos ou hemácias (Hc), hematócritos (Ht) e quantidade de hemoglobina (Hb). Os índices hematimétricos são: volume corpuscular médio (VCM), hemoglogina corpuscular média (HCM), concentração de hemoglobina corpuscular média (CHCM) e amplitude de variação eritrocitária (RDW – *red cell distribuition width*). Os índices hematimétricos são analisados junto com Ht e Hb.

Os eritrócitos são produzidos na medula óssea, transportam a hemoglobina no sangue e têm vida média de 90 a 120 dias. Podem ter alteração de tamanho (anisocitose – micro ou macrocitose), cor (anisocromia – hipo ou hipercromia) e na forma (poiquilocitose).

Hemoglobina é uma proteína que tem a função de transportar oxigênio no sangue. Sua diminuição está relacionada a quadros de anemia. Algumas situações, como gestação e hiperidratação, levam a hemodiluição, dando a falsa ideia de anemia.

O hematócrito é um indicador da quantidade de eritrócito em uma amostra de sangue. Está diminuído na anemia. Os índices hematimétricos são:

- VCM: representa a média do tamanho do eritrócito, classificando as células como normo, macro ou microcítica.
- HCM: indica a média da massa de hemoglina no eritrócito. Deve ser analisada junto com o VCM. O CHCM avalia a média da concentração de hemoglinina por eritrócito, classificando como hipo ou hipercrômica. A desidratação pode levar a hipercromia. O RDW relaciona-se com a variedade do tamanho da hemácia; quando aumentado, indica microcitose. Sua percentagem varia de 12 a 14,5% do nascimento até 2 anos; de 12 a 14% de 3 a 5 anos; de 11,6 a 13,8% de 6 a 16 anos; e de 11,8 a 15,6% para maiores de 16 anos.[5]

Na Tabela 1 estão os valores de referência para Hb, Ht, VCM e CHCM em diferentes faixas etárias.

Tabela 1 Valores da média e do limite inferior da normalidade para Hb, Ht, VCM e CHCM de acordo com a idade e o sexo

Idade	Hb (g/dL)		Ht (%)		VCM (fL)		CHCM (g/dL)	
	Média	–2DP	Média	–2DP	Média	–2DP	Média	–2DP
RNT	18	15	58	45	108	98	33	30
1 semana	17	13,5	54	42	107	88	33	28
2 semanas	16	12,5	52	39	105	86	33	28
1 mês	14	10	43	31	104	85	33	29
2 meses	11,5	9	35	28	96	77	33	29
3-6 meses	11,5	9,5	35	29	91	74	33	30
6-24 meses	12	10,5	36	33	78	70	33	30
2-6 anos	12,5	11,5	37	34	81	75	34	31
6-12 anos	13,5	11,5	40	35	86	77	34	31
12-18 anos Feminino	14	12	41	36	90	78	34	31
Masculino	14,5	13	43	37	88	78	34	31
18-49 anos Feminino	14	12	42	37	90	80	34	31
Masculino	16	13	47	40	90	80	34	31

CHCM: concentração da hemoglobina corpuscular média; DP: desvio padrão; Hb: hemoglobina; Ht: hematócrito; RNT: recém-nascido a termo; VCM: volume corpuscular médio.

Fonte: adaptada de Bain.[5]

A avaliação dos reticulócitos (células vermelhas imaturas sem núcleo) também auxilia o diagnóstico, e a contagem absoluta de reticulócitos realizada por citometria de fluxo é mais exata do que a contagem manual (valor normal: 0,5 a 1,5%). Reticulocitose sugere hemólise (aumento da eritropoese), e reticulocitopenia sugere hipoplasia/aplasia de medula óssea (falha de produção). A eritropoese na deficiência de ferro ainda pode ser avaliada pelo volume reticulocitário médio e pela fração de reticulócitos imaturos. O conteúdo de Hb dos reticulócitos (CHr) fornece de forma indireta o ferro disponível para a produção dos eritrócitos na medula óssea, portanto sua diminuição é um forte indicador de deficiência de ferro. A Tabela 2 apresenta os valores automatizados para contagem de reticulócitos, fração de reticulócitos imaturos e volume reticulocitário médio.

Tabela 2 Valores automatizados para contagem de reticulócitos, fração de reticulócitos imaturos e volume reticulocitário médio

Instrumento	Reticulócitos (por mm³)	Fração de reticulócitos imaturos (%)	Volume reticulocitário médio (fL)
Cell-Dyn 4000	28.000-119.000	0,20-0,40	–
Sysmex XE-2100	27.000-99.000	0,02-0,11	–
Advia 120	33.000-104.000	0,06-0,20	100-114
ABX Pentra 120	30.000-105.000	0,09-017	91-111
Coulter LH 750	18.000-114.000	0,22-0,40	98-120

Fonte: adaptada de Brain.[5]

Leucograma

A série branca avalia a quantidade total de leucócitos e diferencial (neutrófilos, basófilos, eosinófilos, linfócitos e monócitos).[3] A análise dos leucócitos permite diagnosticar e acompanhar infecções, processo inflamatório e alergias. Processos como estresse, gestação, desnutrição proteico-calórica, obesidade e medicamentos como corticoides podem alterar os resultados.[6]

Para diagnósticos de anemias entre outras deficiências/excessos, onde os leucócitos devem apresentar variável de 4.000 a11 células/mm³. Neutrófilos bastonetes, de 3 a 5% (150 a 400 células/mm³). Neutrófilos segmentados, de 55 a 65% (3.000 a 5.000 células/mm³). Eosinófilos, de 2 a 6%. Quando os valores estão abaixo é possível identificar anemias hemolíticas/anemias hemorrágicas.

A utilização de testes de hipersensibilidade cutânea tardia para avaliação nutricional em pacientes graves hospitalizados, com doença de base ou uso de medicamentos que interfiram na resposta imunológica, tem valor limitado e baixas especificidade e sensibilidade.

A contagem de linfócitos circulantes pode ser analisada da seguinte forma:

- Valores aceitáveis: acima de 1.200 células/mm^3.
- Valores moderadamente reduzidos: entre 800 e 1.200 células/mm^3.
- Valores reduzidos: abaixo de 800 células/mm^3.

APLICAÇÕES CLÍNICAS PARA DIAGNÓSTICO NUTRICIONAL DE INDICADORES BIOQUÍMICOS

Na avaliação nutrológica, várias condições clínicas e/ou doenças podem ser diagnosticadas pelo uso de exames complementares. Assim, por meio de indicadores bioquímicos pode-se obter informações sobre macro e micronutrientes para determinar tanto a carência quanto o excesso.

Avaliação do *status* nutricional de ferro

São vários os marcadores laboratoriais que podem ser utilizados na avaliação do estado corporal de ferro. A Organização Mundial da Saúde (OMS) recomenda um conjunto de marcadores, hemoglobina, ferritina e receptor solúvel da transferrina (sTfR), que idealmente devem ser complementados com marcadores de infecções agudas e crônicas, como a proteína C reativa e a alfa-1-glicoproteína ácida. Deve-se levar em consideração o caráter evolutivo do processo de anemia, que se inicia com a depleção das reservas de ferro, seguido de queda no ferro circulante com deficiência da eritropoese e termina com a redução do ferro funcional, ligado à hemoglobina, caracterizando a anemia clínica.

O diagnóstico é feito avaliando-se três aspectos na avaliação laboratorial (Tabelas 3 e 4).

1. Deficiência do ferro ligado à hemoglobina.
2. Deficiência de ferro circulante.
3. Deficiência nas reservas de ferro.[7]

Hemograma: avaliação da Hb, índices hematimétricos (VCM, HCM, RDW) e morfologia dos glóbulos vermelhos. Pela observação direta no microscópio pode ser feita a hematoscopia, que traz informações sobre a forma e a coloração das hemácias, bem como pigmentos. Pode ser também obtido por meio de equipamentos automatizados que fazem as medidas. Em anemia ferropriva observam-se hemácias hipocrômicas (HCM diminuído) e microcíticas (VCM diminuído), anisocromia (variação na quantidade de palidez no centro dos glóbulos vermelhos), anisocitose (variação no tamanho dos glóbulos vermelhos), eliptócitos (glóbulos vermelhos com forma ovalada), hemácias

Tabela 3 Estágios da deficiência de ferro

Estágios da deficiência	Depleção de ferro (reservas)	Deficiência de ferro	Anemia ferropriva
Diagnóstico	↓ dos depósitos de ferro (fígado, baço e medula óssea) ↓ Ferritina sérica (< 30 mcg/L) < 15 mcg/L – grave	↓ ferro sérico ↑ capacidade total de ligação de ferro (> 250-390 mcg/dL) ↓ saturação da transferrina (< 16%)	6-60 meses Hb < 11 g/dL Ht < 33% ↑ RDW – anisiocitose ↓ VCM – microcitose ↓ CHCM – hipocromia

CHCM: concentração de hemoglobina corpuscular média; amplitude de variação eritrocitária (RDW – *red cell distribution width*); Hb: hemoglobina; Ht: hematócrito; VCM: volume corpuscular médio.
Fonte: SBP;[7] WHO.[8]

Tabela 4 Investigação laboratorial da deficiência de ferro

Avaliação laboratorial dos diferentes estágios da deficiência de ferro			
	Depleção dos estoques	**Deficiência de ferro**	**Anemia ferropriva**
Morfologia da hemácia (VCM, HCM, RDW)	Normal	Normal	↓ VCM* (microcitose) ↓ HCM* (hipocromia) ↑ RDW (> 24%)
Ferritina	Diminuída	Diminuída	Diminuída
Ferro sérico	Normal	Diminuído	Diminuído
TIBC	Normal	Aumentada	Aumentada
Índice de saturação da transferrina**	Normal	Diminuída	Diminuída
PEL	Normal	Normal	Aumentada

* Variam com a idade.
** Cálculo do índice de saturação da transferrina = (ferro/TIBC) x 100.
CLTF ou TIBC: capacidade de ligação do ferro; HCM: hemoglobina corpuscular média e amplitude de variação eritrocitária (RDW – *red cell distribution width*); PEL: protoporfirina eritrocitária livre; VCM: volume corpuscular médio.
Fonte: SBP;[7] WHO.[8]

em alvo (zona de palidez no centro do glóbulo vermelho), pontilhado basófilo (ribossomos agregados) e corpúsculos de Howell-Jolly (restos de núcleo) na forma grave.[3]

Ferritina sérica: seu uso como marcador da fase de depleção dos estoques é essencial porque a intervenção nessa fase permite a correção com ferro medicamentoso, importante ação, se iniciada precocemente, para prevenir déficits cognitivos.[3] Na Tabela 5 estão apresentados os pontos de corte sugeridos pela OMS para avaliação de níveis de ferritina, para avaliar deficiência de ferro e anemia.[9]

Proteína C reativa: para identificar processo infeccioso, uma vez que a ferritina é uma proteína inflamatória inespecífica.[7]

Tabela 5 Valores de ferritina conforme a idade e a presença ou não de infecção que indicam deficiência de ferro

Idade	Ferritina sérica (mcg/L)	
	Saudáveis	Com infecção ou inflamação*
0-23 meses	< 12	< 30
24-59 meses	< 12	< 30
5 a < 10 anos	< 15	< 70
10 a < 20 anos	< 15	< 70

* Com infecção – PCR elevado ou doença crônica.

Fonte: WHO.[9]

A concentração de ferritina é influenciada pela presença de doenças hepáticas e processos infecciosos e inflamatórios, devendo ser interpretada com cautela. Valores inferiores a 12 mcg/L são fortes indicadores de depleção das reservas corporais de ferro em crianças menores de 5 anos, e inferiores a 15 mcg/L para crianças entre 5 e 12 anos. No segundo estágio (deficiência de ferro), são utilizados para diagnóstico a própria redução do ferro sérico, o aumento da capacidade total de ligação da transferrina (> 250 a 390 mcg/dL) e a diminuição da saturação da transferrina (< 16%).[7]

Ferro sérico

O diagnóstico de deficiência de ferro deve ser realizado com base no teor de hemoglobina, ferro sérico e ferritina. A dosagem de hemoglobina pode definir a condição de anemia e avaliar sua identidade. Contudo, utilizada isoladamente, é inadequada para o diagnóstico de suspeita da anemia por deficiência de ferro, pois é afetada apenas tardiamente pela doença e não distingue a deficiência de ferro de outras anemias. Apesar de sua baixa sensibilidade, pode-se caracterizar a anemia como condição na qual a dosa-

Tabela 6 Testes confirmatórios da anemia ferropriva: valores de referência e níveis indicativos de anemia ferropriva

Testes	Normal	Anemia ferropriva
Hb (g/dL) 6 meses a 6 anos	> 11	< 11
Ht (%)	> 33	< 33
VCM (mc³)	70-80	< 70
HCM (g/dL)	> 28	< 28
Ferritina (ng/mL)	100 ± 60	< 12 ou < 30*
Ferro sérico (mcg/dL)	91 ± 54	< 50
TIBC (mcg/dL)	250-400	> 400
Transferrina IST (%)	35 ± 15	< 16
Receptor de transferrina (mg/L)	4,54 ± 1,08	> 13
PEL (mcg/dL)	30	> 50

* < 12 sem infecção e < 30 com infecção.

CTLF: transferrina; PEL: protoporfirina eritrocitária livre; TIBC: capacidade de ligação do ferro; VCM: volume corpuscular médio.

Fonte: adaptada de Dallman et al.[10]

gem da hemoglobina sanguínea é menor que o limite de normalidade para idade e sexo. Utilizado para diagnóstico de diferentes tipos de anemias.[10]

A dosagem de ferro sérico é útil na avaliação das anemias hipocrômicas microcíticas, mas como parâmetro isolado está sujeita a resultados falsos, tanto positivos quanto negativos. Níveis de ferro sérico encontram-se abaixo dos valores de referência em condições de perdas sanguíneas, dieta inadequada, doenças inflamatórias crônicas, neoplasias, desnutrição e síndrome nefrótica. Entre as anemias microcíticas, o ferro sérico deve estar baixo nas carenciais e normal ou elevado nas talassemias e anemias sideroblásticas.

Tabela 7 Valores de referência para ferro sérico – faixas etárias

	Neonato	Lactente	Criança
Ferro (mcmol/L)	17,9-44,8	7,2-17,9	9-21,5

Fonte: Koletzko.[11]

Valores elevados de ferro podem ser devidos a: hemocromatose idiopática: hemossiderose em consequência do aporte excessivo de ferro (p. ex., transfusões sanguíneas repetidas, ferroterapia, vitaminas contendo ferro), podendo alcançar > 300 mcg/dL; formação diminuída de eritrócitos (p. ex., talassemia, anemia por deficiência de piridoxina, AP em recidiva); destruição aumentada dos eritrócitos (p. ex., anemias hemolíticas); lesão hepática aguda (o grau de elevação segue paralelamente à quantidade de necrose hepática) (pode alcançar > 1.000 mcg/dL); alguns casos de doença hepática crônica; anovulatórios orais contendo progesterona (pode ser > 200 mcg/dL) e gravidez; elevação pré-menstrual de 10 a 30%; toxicidade aguda do ferro; a razão ferro sérico/TIBC não é útil para esse diagnóstico; transfusões repetidas; intoxicação por chumbo; hepatite aguda; deficiência de vitamina B6.

Valores diminuídos: anemia ferropriva; anemias normocrômicas (normocíticas ou microcíticas) da infecção e doenças crônicas (p. ex., neoplasias, doenças ativas do colágeno); infecção aguda e crônica; carcinoma; hipotireoidismo; estado pós-operatório e Kwashiorkor; nefrose (devido à perda de proteína de ligação do ferro na urina); AP no início da remissão; menstruação (diminuição de 10 a 30%).

Limitações: o ferro sérico não é confiável como principal teste para identificação da deficiência de ferro ou triagem para hemocromatose e outras doenças de sobrecarga de ferro. Para essas situações, são recomendadas a determinação da TIBC, porcentagem de saturação da transferrina e ensaio da ferritina.

Variação diurna: valores normais no meio da manhã, baixos valores no final da tarde, valores muito baixos (aproximadamente 10 mcg/dL) perto de meia-noite. A variação diurna desaparece com níveis < 45 mcg/dL.

Administração de ferrodextrana produz elevação durante várias semanas (podendo alcançar > 1.000 mcg/dL). O uso de anovulatórios orais eleva os valores do ferro e/ou da capacidade total de ligação do ferro. Não é recomendado para pacientes submetidos a tratamento com desferroxamina ou outros compostos quelantes do ferro.

A ingestão de ferro (incluindo vitaminas enriquecidas com ferro ou suplementos) pode causar níveis elevados transitórios de ferro

Capacidade total de ligação (TIBC)

TIBC (ou CTLF) mede a capacidade do sangue de ligação do ferro à transferrina (TRF). Um miligrama de TRF liga-se a 1,25 mcg de ferro, e, por conseguinte, um nível sérico de TRF de 300 mg/dL é igual a uma TIBC de (300 × 1,25) 375 mcg/dL. A TIBC representa uma maneira indireta de avaliar o nível de TRF. Correlaciona-se com a TRF sérica, porém a relação não é linear na ampla faixa de valores da TRF e é rompida em doenças que afetam a capacidade de ligação da transferrina e as proteínas de ligação do ferro. A TIBC não deve ser confundida com a capacidade não saturada de ligação do ferro (UIBC), em que UIBC = TIBC menos ferro sérico (mcg/dL).

Valores de referência: 255 a 450 mcg/dL.

Uso no diagnóstico diferencial das anemias: deve ser sempre realizada quando se determina o nível sérico de ferro para calcular a porcentagem de saturação para diagnóstico da deficiência de ferro.

Triagem para sobrecarga de ferro, Hepatite aguda, Final da gravidez.[12]

Limitações: estrogênios e anovulatórios orais aumentam os níveis de TIBC. Asparaginase, cloranfenicol, corticotropina, cortisona e testosterona diminuem os níveis de TIBC.[12,13]

Índice de saturação de ferro

A medida representa a quantidade de locais de ligação do ferro ocupados. A saturação do ferro constitui um melhor índice das reservas de ferro do que os níveis séricos de ferro isoladamente. A saturação do ferro é calculada da seguinte maneira:

% saturação = ferro sérico/TIBC × 100 valores de referência: 20 a 50%[12,13]

Valores de referência: 20 a 50%.

Valores elevados: hemocromatose, hemossiderose, talassemia, anovulatórios orais (≤ 75%). Ingestão de ferro (≤ 100%), deficiência de vitamina B6, anemias aplásicas. Administração de ferrodextrana provoca elevação durante várias semanas (podendo ser > 100%),

Valores diminuídos: anemia ferropriva (habitualmente < 10% na deficiência estabelecida), anemias da infecção e doenças crônicas (p. ex., uremia, AR, algumas neoplasias), neoplasia maligna do estômago e do intestino delgado.[12,13]

Tabela 8 Testes utilizados na investigação dos distúrbios do ferro, de acordo com o compartimento avaliado, suas vantagens e limitações

Teste	Compartimento avaliado	Vantagens	Limitações
Valores de referência sugeridos			
Ferro medular	Estoque	Bem padronizado Altamente específico	Invasivo, alto custo
Ferritina sérica 15-300 mcg/L (homens) 15-200 mcg/L (mulheres)	Estoque	Bem padronizado Custo acessível	Sofre alterações nos processos infecciosos, inflamatórios ou neoplásicos

(continua)

Tabela 8 Testes utilizados na investigação dos distúrbios do ferro, de acordo com o compartimento avaliado, suas vantagens e limitações (*continuação*)

Teste	Compartimento avaliado	Vantagens	Limitações
Transferrina sérica	Transporte	Precisão Rapidez	Não está totalmente padronizado
TIBC 250-450 mcg/L	Transporte	Baixo custo	Baixa especificidade Alterado na presença de processos infecciosos e inflamatórios
ST 30-45%	Transporte	Baixo custo	Baixa especificidade
Hemoglobina	Funcional	Baixo custo, universalmente disponível	Baixas sensibilidade e especificidade
HCM	Funcional	Baixo custo, universalmente disponível	Indicador tardio Baixa especificidade
RDW 11-14%	Funcional	Baixo custo, útil no diagnóstico diferencial	Disponibilidade limitada a determinados equipamentos
ZPP < 70 mcmol/mol heme	Funcional	Baixo custo	Necessita de equipamento específico Sofre interferência pela exposição ao chumbo
Ferro sérico 13-31 mcmol/L (homens) 12-29 mcmol/L (mulheres)	Funcional	Baixo custo	Baixa especificidade
sTfR	Funcional	Não altera nas inflamações (?)	Alto custo
CHr, RetHe, VCMr	Funcional	Indicadores precoces da deficiência do ferro	Estabilidade Disponibilidade limitada a determinados equipamentos
% de hemácias hipocrômicas	Funcional	Baixo custo	Indicador precoce da deficiência de ferro Disponibilidade limitada a poucos equipamentos

Fonte: Weffort et al.[13]

Tabela 9 Diagnóstico diferencial da anemia microcítica

	Deficiência de ferro	Talassemia minor	ADC	Anemia sideroblástica	Envenenamento por chumbo
Ferritina sérica	↓	↑/N	↑/N	↑	N
Ferro sérico	↓/N	↑/N	↓	↑	Variável
TIBC	↑	N	↓	↓/N	N
Saturação de transferrina	↓	↑/N	↓	↑	↑
Ferro intersticial medular	↓	↑/N	↑/N	↑	N
Sideroblastos	↓	N	↓	↑ (em anel)	N

ADC: anemia de doença crônica; N: normal; TIBC: capacidade ferropéxica total.

Fonte: Weffort et al.[13]

AVALIAÇÃO DO *STATUS* NUTRICIONAL DE VITAMINA B12 E ÁCIDO FÓLICO

Anemia megaloblástica

No sangue periférico ocorrem diminuição da hemoglobina, dos eritrócitos e dos reticulócitos, e aumento do VCM. Podem ser encontrados neutrófilos com núcleo hipersegmentado e trombocitopenia. VCM superior a 100 fL, presença de macrócitos no sangue periférico.

Tabela 10 Indicadores da deficiência de vitamina B12 e/ou ácido fólico

Teste	Deficiência de vitamina B12	Deficiência de folato
Vitamina B12 sérica (ng/L)	Normal: > 300 Limítrofe: 190-300 Deficiente < 190	Usualmente normal
Folato sérico	Normal ou aumentado (> 20 ng/mL)	Reduzido (< 4 ng/mL)
Ácido metilmalônico sérico	Aumentado (> 0,27 a 0,75 mcmol/L)	Normal
Homocisteína plasmática	Aumentada ++ (15 mcmol/L)	Aumentada +

Fonte: adaptada de Braga e Barbosa.[14]

O aspirado de medula óssea (mielograma) mostra hipercelularidade, hiperplasia eritroide e alterações megaloblásticas; todas as linhagens da medula óssea estão comprometidas.

Desidrogenase láctica (DHL) pode estar aumentada na deficiência de vitamina B12.

A dosagem da vitamina B12 sérica tem nível considerado como ponto de corte para a deficiência 150 pmol/L ou 190 ng/L.

O ácido metilmalônico (AMM) é o marcador mais sensível e específico para a deficiência de vitamina B12, é mais estável. Níveis acima de 0,27 a 0,75 mcmol/L são observados na deficiência.

A holotranscobalamina é a fração ativa da cobalamina no plasma. Níveis abaixo de 35 pmol/L têm sido sugeridos como indicativos para a avaliação da deficiência de vitamina B12.

A homocisteína com níveis acima de 15 mcmol/L é considerada indicativo de deficiência.

Tabela 11 Diagnóstico laboratorial da deficiência de vitamina B12

Homocisteína	Ácido metilmalônico	Interpretação
Normal	Normal	Exclui deficiência de vitamina B12
Aumentada	Normal	Deficiência de folato Raramente deficiência de vitamina B12
Aumentada	Aumentado	Deficiência de vitamina B12

Fonte: Braga e Barbosa.[14]

Tabela 12 Valores séricos/plasmáticos e eritrocitários de folato para determinar o estado de folato em todas as faixas etárias

Folato sérico/plasmático *ng/mL(nmol/L)	Folato eritrocitário *ng/mL (nmol/L)	Interpretação
> 20 (> 45,3)	–	Elevado
6-20 (13,5-45,3)	–	Faixa de normalidade
3-5,9 (6,8-13,4)	–	Possível deficiência
< 3 (< 6,8)	< 100 (< 226,5)	Deficiência

* Fator de conversão de folato: 1 ng/mL = 2,265 nmol/L. Avaliado pelo método microbiológico (*Lactobacillus casei*).

Fonte: WHO.[13]

Considerar pontos de corte para a deficiência de folato em todas as faixas etárias, quando folato eritrocitário < 151 ng/mL (340 nMol/L) e concentrações séricas/plasmáticas 4 ng/mL (< 10 nMol/L).[13]

As dosagens séricas de folato são de mais fácil execução e apresentam menor custo, estando diretamente relacionadas à ingestão alimentar atual desse nutriente. Por outro lado, a dosagem de folato eritrocitário é um indicador de longo prazo, representando os estoques teciduais de folato. Esse indicador é menos sensível a intervenções imediatas na dieta, visto que os eritrócitos têm tempo médio de vida de 120 dias, acumulando folato na eritropoiese.[13]

INDICADORES PROTEICOS VISCERAIS (PLASMÁTICOS)

Os parâmetros bioquímicos são cada vez mais utilizados na detecção precoce de deficiências proteicas. Mas nem todos os parâmetros bioquímicos têm a sensibilidade necessária para a avaliação. As proteínas são essenciais para as funções reguladoras e estruturais. Um homem adulto de referência 70 kg tem 10 a 13 kg de proteínas, que têm funções estruturais, reguladoras e mediadoras da resposta imune. Não existe estoque de proteínas dispensáveis no corpo humano. Dessa forma, a perda de proteínas resulta em perda de elementos estruturais essenciais, assim como perda de funções. A maioria da proteína humana está concentrada no músculo esquelético, compreendendo cerca de 30 a 50% das proteínas totais, seguida das viscerais (18%).[15]

Proteínas séricas viscerais são biomarcadores do estado nutricional visceral proteico, e a maioria é sintetizada no fígado. Na desnutrição, a ingestão proteica e energética deficiente prejudica a função hepática de síntese, bem como o estado inflamatório resultante do nível baixo de proteínas circulantes. Durante o estado inflamatório e aumentada produção de proteínas de fase aguda, o fígado prioriza a síntese de proteína e reduz a síntese de proteínas viscerais para um grau que se correlaciona com a gravidade da injúria hepática.[16]

Na resposta inflamatória decorrente de estresse metabólico (trauma, sepse, cirurgias, queimaduras, inflamação ou infecções) ocorre a liberação de citocinas. A interleucina-1, interleucina-6 e fator de necrose tumoral. No organismo ocorre o redirecionamento para síntese hepática de proteínas plasmáticas e aumenta a degradação de proteínas musculares para satisfazer a demanda elevada de proteína e energia. A síntese hepática das proteínas plasmáticas (albumina, transferrina, pré-albumina e proteína transportadora de retinol) diminui durante a resposta de fase aguda, e por esse motivo tais proteínas são denominadas proteínas negativas de fase aguda. Em contrapartida, ocorre aumento no fígado da síntese das chamadas proteínas de fase aguda (ou reagentes positivos da fase aguda), sendo a proteína C reativa.

A Tabela 13 mostra as principais proteínas de fase aguda e suas respectivas funções.

Tabela 13 Funções das proteínas plasmáticas

Proteína	Funções
Proteína C reativa	Imunidade
Fração C3 do complemento	Opsonização/ativação do sistema complemento/ fagocitose
Alfa-1-antitripsina Alfa-2-macroglobulina	Atividade antiprotease
Fibrinogênio	Coagulação
Ceruloplasmina α-2macroglobulina	Neutralização dos radicais livres de oxigênio

Fonte: adaptada de Mahan.[17]

Proteínas séricas utilizadas na avaliação das reservas de proteína visceral e sua meia-vida são: albumina (20 dias), pré-albumina/transtirretina (2 dias), transferrina (8 a 9 dias) e proteína ligadora do retinol (RBP) (12 horas).[18] São proteínas que diminuem na fase aguda de uma infecção, não servindo de parâmetro para avaliação. As proteínas que aumentam na fase aguda são: alfa-1-antitripsina, complemento C3, PCR, ceruloplasmina e fibrinogênio.[18]

Proteína sérica total

A proteína sérica total refere-se à soma da concentração das proteínas circulantes. A determinação da proteína total no soro é um exame de sangue que mede as quantidades de proteína total, albumina e globulina no sangue. As quantidades de albumina e de globulina também são comparadas razão albumina:globulina. Em condições normais existe um pouco mais de albumina do que de globulina, e a razão é > 1. Uma razão de < 1 ou bem maior que > 1 pode fornecer indícios sobre problemas orgânicos.

Valores de referência:

- 0 a 7 dias: > 4,6 a 7 g/dL.
- 7 dias a 1 ano: 4,4 a 7,5 g/dL.
- 1 a 3 anos: 5,5 a 7,5 g/dL.
- 3 anos até a idade adulta: 6 a 8 g/dL.

Esse exame tem uso no diagnóstico e tratamento de doenças que acometem o fígado, os rins ou a medula óssea, bem como outros distúrbios metabólicos ou nutricionais; triagem para deficiências nutricionais.

Valores elevados: hipergamaglobulinemias (monoclonal ou policlonal); estados hipovolêmicos.

Valores diminuídos: deficiência nutricional (p. ex., má absorção, Kwashiorkor, marasmo); síntese diminuída ou ineficaz de proteínas (p. ex., doença hepática grave, agamaglobulinemia).

Perda aumentada: doença renal (p. ex., síndrome nefrótica); doença do trato gastrointestinal (p. ex., enteropatias com perda de proteína, ressecção cirúrgica); doença dermatológica grave (p. ex., queimaduras, pênfigo vulgar, eczema);perda de sangue, plasmaférese; catabolismo aumentado (p. ex., febre, inflamação, hipertireoidismo, neoplasia maligna, doenças crônicas); dilucional (p. ex., líquidos intravenoso – IV –, Sihad, intoxicação hídrica); terceiro trimestre de gravidez.

Limitações: as proteínas falsamente elevadas (pseudo-hiperproteinemia) podem ser causadas por hemoconcentração, devido à desidratação ou ao ressecamento da amostra. A postura ortostática por várias horas após levantar-se aumenta as proteínas totais, bem como vários outros analitos.[19,20]

Albumina sérica

Albumina é uma proteína de transporte que está presente no plasma, sendo uma das mais utilizadas na avaliação do estado nutricional. Indicado para detectar má absorção intestinal de proteínas. Atua como transportadora de moléculas como ácidos graxos, hormônios da tireoide e hormônios lipossolúveis, ácidos graxos livres, bilirrubina não conjugada e fármacos. É produzida no fígado.

Para uma pessoa com desnutrição leve, de 3 a 3,5 mg/dL. Nos casos moderados, de 2,4 a 2,9 mg/dL; para gravemente desnutridos é menor que 2,4 mg/dL.

A baixa concentração sérica de albumina pode ser relacionada com o aumento da incidência das dificuldades clínicas, por exemplo, comorbidades associadas. A albumina é um bom indicador para o diagnóstico da desnutrição grave, contudo com baixa sensibilidade para o diagnóstico da desnutrição nos estágios iniciais.[19]

No Kwashiorkor, a hipoalbuminemia tem sido considerada uma anormalidade bioquímica em crianças com deficiências proteicas graves porque seu valor é muito baixo. Essa redução não é tão significativa no marasmo, já que a função vital dos tecidos essenciais é preservada. Na criança com marasmo, seus próprios tecidos são consumidos para que o organismo consiga obter os nutrientes necessários para a homeostasia energética.

A Figura 1 contribui para a investigação da hipoalbuminemia, segundo Koletzko.[11]

Pré-albumina

Uma glicoproteína da síntese hepática com concentração no soro até 100 vezes menor que a albumina. Sua função é o transporte de hormônios da tireoide. A pré-albumina está diminuída na desnutrição energético-proteica, mas pode ser restabelecida para os

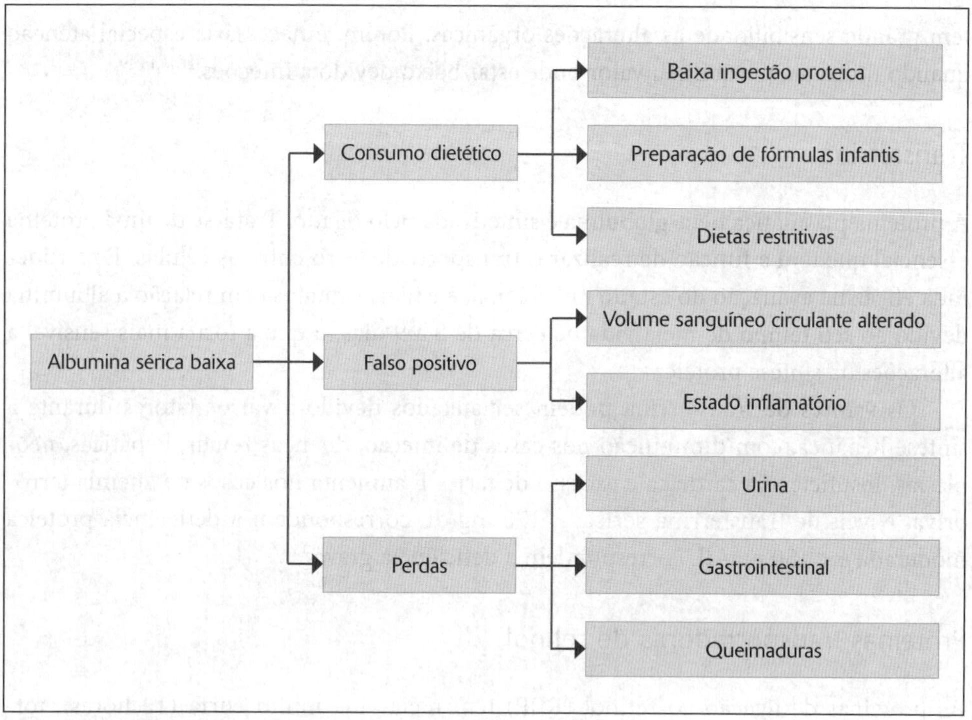

FIGURA 1 Fluxograma de avaliação das causas de redução da albumina.
Fonte: Koletzko et al.[11]

Tabela 14 Valores de referência de albumina sérica em crianças maiores de 1 ano, conforme a gravidade

Gravidade	Albumina sérica (g/dL)
Depleção leve	3,2-2,8
Depleção moderada	2,7-2,1
Depleção grave	< 2,1

Fonte: Weffort e Ued.[21]

níveis normais aquando da intervenção nutricional. Isso ocorre porque a pré-albumina é sintetizada pelo fígado e catabolizada nos rins.

A pré-albumina diminui em situações de infeção e falência hepática, não relacionadas com o estado nutricional, em resposta às citocinas, e também diminui nos casos de deficiência de zinco. E aumenta nos casos de falência renal. Tem um curto tempo de vida, cerca de 2 dias. É um bom indicador para avaliar as alterações nutricionais, porque tem grande sensibilidade às alterações orgânicas. Porém, é necessária especial atenção quando utilizada, porque seu valor pode estar baixo devido a infeções.[11,13,15-19]

Transferrina

A proteína plasmática beta-globulina é sintetizada pelo fígado. Trata-se de uma proteína essencial que tem a função de realizar o transporte de ferro entre as células. É considerada eficaz na avaliação do estado nutricional, e é mais vantajosa em relação à albumina devido ao seu tempo de meia vida de cerca de 8 a 9 dias, o que a torna mais sensível a alterações da síntese proteica.

Os valores de transferrina podem ser afetados devido a vários fatores durante a síntese hepática, com diminuição nos casos de infeção, doenças renais, hepáticas, neoplasias, insuficiência cardíaca e excesso de ferro. E aumenta nos casos de anemia ferropriva. Níveis de transferrina sérica: < 170 mg/dL correspondem a deficiência proteica moderada e < 150 mg/dL correspondem a deficiência grave.[13,17]

Proteínas transportadoras de retinol

As proteínas de ligação ao retinol (RBP) têm meia-vida muito curta (12 horas), tornando-se um bom indicador para o estado nutricional devido a sua sensibilidade às alterações do estado nutricional. Não têm qualquer relevância para avaliação nutricional de pacientes renais, doença hepática e na deficiência de vitamina A e de zinco, quando estará com níveis baixos.[17]

Proteína C reativa

A proteína C reativa (PCR) tem meia-vida de algumas horas e é considerada indicadora de fase aguda, em situações de estresse metabólico. Seus valores estão relacionados com a intensidade da resposta metabólica, ou seja, quanto mais intensa for a agressão, maiores serão os níveis de PCR. É produzida pelo fígado e adipócitos. Seus valores são normalmente baixos e aumentam nos processos inflamatórios ou infecciosos. Valores normais: < 0,9 mg/L

Os valores elevados persistentes são considerados mau prognóstico, pois indicam resposta metabólica de difícil controle, com aumento do risco de morbimortalidade. Os valores retornam ao normal de forma espontânea com o fim da fase aguda. A PCR é considerada útil para monitorar o progresso das reações de estresse e iniciar uma intervenção nutricional mais agressiva, se o indicador mostrar diminuição de reações inflamatórias.

A PCR ultrassensível (PC-R-US) tem sido utilizada como marcador cardiovascular. Diretrizes de consenso recentes recomendam PCR > 3 mg/L como ponto de corte para

Tabela 15 Valores de referência das proteínas viscerais

Exame (soro)	Valor de referência	Considerações
Albumina (g/dL)	Pré-termo: 2,5-4,5 Termo: 2,5-5 1-3 meses: 3-4,2 3-12 meses: 2,7-5 > 1 ano: 3,2-5	↓ Resposta na fase aguda (infecção, inflamação, trauma) ↓ Disfunção hepática, renal, enteropatia perdedora de proteína Alterada pela hidratação
Pré-albumina (mg/L)	Neonato: 70-390 1-6 meses: 80-340 6 meses a 4 anos: 120-360 ou 20-50 mg/dL 4-6 anos: 120-300 6-19 anos: 120-420	↓ Disfunção hepática, fibrose cística, hipertireoidismo, infecção e trauma
Proteína ligadora de retinol (mg/dL)	< 9 anos: 10-78 ≥ 9 anos: 13-99 ou 30-40 mcg/mL	↓ Inflamação, disfunção hepática ↑ Deficiência de ferro Alterada pela hidratação
Transferrina (mg/dL)	180-260	↓ Disfunção hepática, deficiência de zinco e vitamina A; infecção ↑ Doença renal

Fonte: Koletzko;[11] Spiekerman;[22] Clifford et al.[23]

identificar indivíduos com alto risco de doença cardiovascular (na ausência de outros processos inflamatórios).[24]

Creatinina

Um dos parâmetros bioquímicos importantes é a medição das proteínas musculares. As determinações de creatinina visam de forma generalizada estabelecer uma relação entre os compartimentos orgânicos. A creatinina mede o catabolismo muscular esquelético. Sabe-se que o músculo é constituído por 80% de água e 20% de proteína. O conhecimento desse compartimento é importante na avaliação do estado nutricional para saber a quantidade de proteína. Os resultados de creatinina (produto final do metabolismo proteico) fornecem a quantidade de massa muscular magra do indivíduo.[19,20]

Os valores de creatinina podem ser afetados pela quantidade de proteína ingerida e também pela presença de uma patologia, como insuficiência renal. A creatinina encontra-se em maior quantidade dentro do músculo esquelético. Quando a dieta é livre de creatinina, o expoente máximo de creatinina total e a concentração média por quilo de músculo permanecem constantes. A creatinina, quando formada, é excretada via renal a uma taxa constante independentemente das enzimas. Assim, a excreção urinária de creatinina pode ser relacionada com a massa muscular do indivíduo. No doente crítico, o índice de creatinina é um parâmetro de avaliação eficaz na detecção da desnutrição. No entanto, na interpretação dos resultados deve-se levar em conta a idade, a quantidade de proteína ingerida e a própria função renal, fatores que influenciam o resultado.[19,20]

Metil-histidina

A 3-metil-histidina é um aminoácido não reutilizável para a síntese proteica. Assume-se como um parâmetro de avaliação, já que é um metabolito da componente muscular derivado do catabolismo das proteínas miofibrilares. No idoso e no desnutrido seus valores aumentam no hipermetabolismo.[19]

Ureia: balanço nitrogenado

A excreção da ureia assume-se igualmente como uma medida do catabolismo proteico. Seus valores variam em face do volume intravascular, função renal e aporte de nitrogênio.

O balanço nitrogenado é um bom parâmetro para avaliação da ingestão e degradação das proteínas, ou seja, é relevante na avaliação dos doentes com desnutrição. Trata-se de uma técnica não invasiva e de baixo custo, sendo um parâmetro bastante utilizado. Traduz-se na diferença entre o azoto introduzido e excretado, no sentido de avaliar o estresse metabólico.[20]

PERFIL LIPÍDICO

Colesterol total sérico

Esse exame pode apresentar várias indicações, como avaliação da função hepática, colesterol total, fatores de risco associados, entre outros. Seus valores de referência são classificados em três tipos:

- Ótimo, quando apresenta valor menor que 200 mg/dL.
- Limítrofe, quando no intervalo de 200 a 239 mg/dL.
- Alto, quando maior que 240 mg/dL.

Em se tratando de falha nutricional, ela acontece quando os valores estão abaixo, tratando-se assim de uma anemia crônica. O colesterol sérico, quando avaliado, se seu valor for menor que 160 mg/dL, poderá indicar estado de desnutrição, embora só se consiga obter um valor fiável depois de a doença já estar bastante presente, sendo uma limitação para a avaliação do estado nutricional. Os níveis séricos, quando baixos, são observados na insuficiência hepática e na má absorção.[20]

Os níveis plasmáticos de colesterol são reflexos da ingestão, da absorção da alimentação, da condição de síntese endógena e da capacidade de excreção. Seus valores baixos, incluindo as frações HDL-c (lipoproteína de alta densidade do colesterol) e LDL-c (lipoproteína de baixa densidade do colesterol), podem indicar desnutrição. Níveis séricos baixos também são observados na insuficiência renal, hepática, na má absorção e no câncer. Apesar de estar relacionada com a desnutrição, a redução do colesterol sérico manifesta-se apenas tardiamente, o que representa importante limitação de seu uso na avaliação nutricional.

Esteroide transportado na corrente sanguínea como lipoproteína. É necessário para o funcionamento das membranas celulares e como precursor dos ácidos biliares, progesterona, vitamina D, estrogênios glicocorticoides e mineralocorticoides.

Tabela 16 Valores de referência para perfil lipídico para faixa etária de 2 a 19 anos com e sem jejum

Categoria	Aceitável	Limítrofe	Elevado	Sem jejum
CT (mg/dL)	< 170	170-199	≥ 200	< 170
LDLC (mg/dL)	< 110	110-129	≥ 130	< 110
Não HDLC (mg/dL)	< 120	120-144	≥ 145	-
TG (mg/dL)				
0-9 anos	< 75	75-99	≥ 100	< 85
10-19 anos	< 90	90-129	≥ 130	< 100
HDLC (mg/dL)	> 45	45-40	< 40	> 45
Apolipoproteína B (mg/dL)	< 90	90-109	> 110	-
Apoliproteina A1 (mg/dL)	>120	110-120	< 110	-

CT; colesterol total; TG: triglicérides.

Fonte: SBD;[25] SBC;[26] SBP;[27] AAP;[28] Kwiterovich;[29] SBP.[30]

Indicações e uso: avaliação do risco de doença cardíaca e aterosclerose.

Solicitado em combinação com HDL-c, LDL-c e triglicerídeos como perfil lipídico.

Valores elevados: gravidez; fármacos: betabloqueadores, esteroides anabolizantes, vitamina D, anovulatórios orais e epinefrina; obesidade; tabagismo; álcool; dieta com alto teor de colesterol e gorduras; iInsuficiência renal; hipotireoidismo; doença de armazenamento do glicogênio (i. e., doenças de Gierke e Werner); hipercolesterolemia familiar; diabete melito (DM); cirrose biliar, doença hepatocelular; hiperlipoproteinemia tipos I, IV, V; neoplasias de próstata e pâncreas.

Valores diminuídos: doença aguda, como ataque cardíaco; desnutrição; doença hepática; doenças mieloproliferativas; anemias crônicas; infecção; hipertireoidismo; estresse; lipoproteinemias primárias; doença de Tangier (deficiência de alfalipoproteína familiar).

Limitações: a variação intrapessoal pode ser de até 10%. A variação sazonal é 8% maior no inverno do que no verão.

A variação de posição é de 5 a 10-15% mais baixa quando a flebotomia é realizada na posição sentada ou em decúbito, respectivamente, em comparação com a posição ortostática. Outros fatores que também podem aumentar o colesterol incluem tabagismo, idade, hipertensão, história familiar de cardiopatia prematura, doença cardíaca preexistente e DM.[12]

Colesterol, lipoproteína de alta densidade (HDL-c)

O HDL, também conhecida como HDL-c, é produzida pelo fígado e consiste principalmente em colesterol, proteína e fosfolipídio. Transporta o colesterol na corrente sanguínea, dos tecidos para o fígado (transporte reverso de colesterol). O HDL é conhecida como "colesterol bom", visto que seus níveis estão inversamente relacionados com CP, e constitui um fator de risco independente.

Valores de referência: ≥ 45 mg/dL

Valores elevados: hiperalfalipoproteinemia; atividade física ou exercício regulares; perda de peso; doença hepática crônica.

Valores diminuídos: DM não controlado; doença hepatocelular; insuficiência renal crônica; nefrose; uremia; colestase; abetalipoproteinemia; hiperaliproteinemia familiar (doença de Tangier); deficiência de apo-AI e apo-CIII.

Limitações: HDL aumenta em consequência do consumo moderado de etanol, estrogênios e insulina; diminui em consequência de inanição, estresse e doença recente; tabagismo; obesidade e falta de exercício; e fármacos, como esteroides, diuréticos tiazídicos e betabloqueadores; hipertrigliceridemia (> 1.700 mg/dL); e níveis séricos elevados de imunoglobulina. Outros fatores que também podem aumentar o colesterol incluem tabagismo, idade, hipertensão, história familiar de doença cardíaca prematura, doença cardíaca preexistente e DM. São observados baixos níveis de HDL-c (com ou sem anormalidades concomitantes associadas dos lipídios) em asiáticos, em comparação com não asiáticos. Trata-se de um fenótipo distinto associado a um risco aumentado de doença arterial coronariana (DAC).[12]

Colesterol, lipoproteína de baixa densidade (LDL-c)

LDL colesterol, também conhecida como LDL-c, é produzida pelo metabolismo da VLDL colesterol e consiste principalmente em colesterol, proteína e fosfolipídios, que transportam o colesterol na corrente sanguínea do fígado até os tecidos periféricos. A LDL-c é denominada "colesterol ruim", e os níveis de LDL-c estão associados a aterosclerose e doenças das coronárias.

Indicações e uso: para determinar o risco de doença cardíaca e aterosclerose.

A LDL-c é calculada quando solicitada em combinação com o colesterol total, HDL colesterol e triglicerídeos, como perfil lipídico.

Valores elevados: hipercolesterolemia familiar; síndrome nefrótica; doença hepática; obstrução hepática; insuficiência renal crônica; hiperlipidemia tipos II e III; DM.

Valores diminuídos: abetalipoproteinemia; hipertireoidismo; doença de Tangier; hipolipoproteinemia; anemia crônica; deficiência de lecitina colesterol aciltransferase; deficiência de apo-CII; hiperlipidemia tipo I.

Limitações: os valores de LDL-c podem estar altos devido a uma dieta rica em gorduras saturadas e colesterol, gravidez ou uso de esteroides. Os níveis de LDL devem ser determinados apenas em amostras coletadas em jejum. O LDL-c pode estar diminuído devido a estresse agudo, doença recente e estrogênios. Outros fatores passíveis de afetar os níveis de LDL-c: tabagismo, hipertensão arterial (pressão arterial > 140/90 mmHg ou em uso de medicação anti-hipertensiva), história familiar de DAC prematura (DAC em parentes de primeiro grau do sexo masculino com < 55 anos; DAC em parentes de primeiro grau do sexo feminino com < 65 anos) e idade (homens com mais de 45 anos; mulheres com mais de 55 anos).

A Tabela 16 apresenta informações dos valores de referência.

Valores de LDL colesterol são, na maioria das vezes, calculados como a quantidade de colesterol não contido em HDL e VLDL. Utilizar a fórmula de Friedewald:

$$[LDL] = (CT - HDL) - (TG/5)$$

Envolve várias etapas, como as determinações diretas do colesterol total (CT), colesterol HDL (HDL) e triglicérides (TG). O cálculo é válido quando a concentração de triglicerídeos é < 400 mg/dL (< 4,5 mmol/L) e paciente em jejum. Alimentação aumenta a concentração de triglicerídeos.

Valor de LDL calculado: incorpora a medida de todo o colesterol não HDL e não quilomícron, incluindo IDL e Lp(a). O VLDL é estimado pela divisão dos triglicerídeos por 5. A concentração de colesterol nas partículas de VLDL habitualmente corresponde a 1/5 dos lipídios totais na partícula.

Quando possível, podem ser realizadas também as dosagens de apolipoproteínas A1 e B, utilizando-se os pontos de corte sugeridos por Kwiterovich (2008) (Tabela 11).

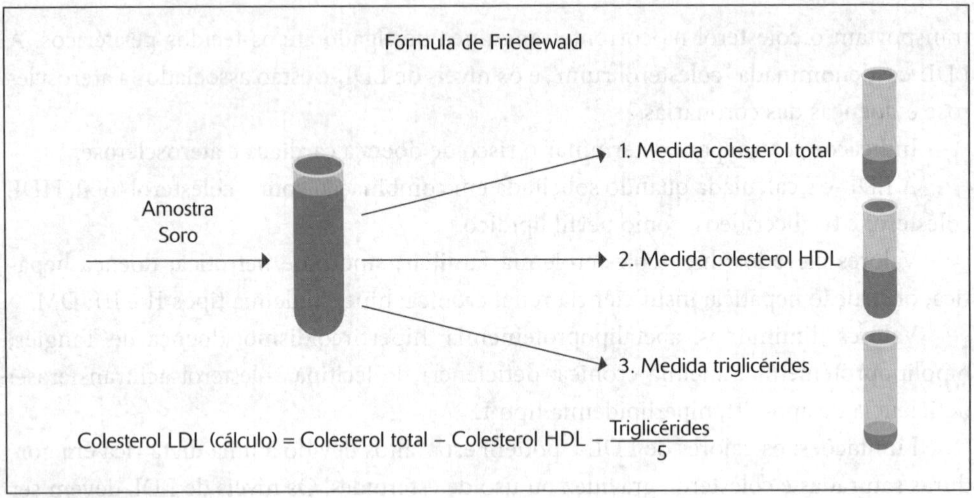

FIGURA 2 Determinações envolvidas para a estimativa do colesterol LDL com base na fórmula de Friedewald.

PERFIL GLICÊMICO

A obesidade está diretamente ligada ao aumento do DM e da resistência insulínica (RI). RI significa diminuição na capacidade de a insulina estimular a utilização da glicose. Exames laboratoriais com valores de referência para glicemia em jejum, casual e TTGO estão na Tabela 17.

Tabela 17 Valores de referência para glicemia em jejum, casual e TTGO

Exame	Valores de referência	Interpretação dos valores laboratoriais
Glicemia de jejum (jejum mínimo de 8 horas e máximo de 12 horas)	< 100 mg/dL	Adequado
	100-126 mg/dL	Duvidoso (ampliar a investigação com TTOG)
	≥ 126 mg/dL	Diabetes melito
TTOG 2 horas após 75 g de glicose	< 140	Adequado
	≥ 140 a < 200	Aumentada Intolerância à glicose
	≥ 200	Diabetes melito
Glicemia casual	≥ 200	Diabetes melito

TTGO: teste de tolerância à glicose.
Fonte: SBP;[31] ADA;[32] SBD.[33]

A hemoglobina glicada (HbA1c) tem sido usada para auxiliar no monitoramento da glicemia sérica (Tabela 18).

Tabela 18 Critérios laboratoriais para diagnóstico de DM2 e pré-diabetes

Critérios	Normal	Pré-DM	DM2
Glicemia de jejum (mg/dL)*	< 100	100-125	> 125
Glicemia 2 horas após TOTG (mg/dL)**	< 140	140-199	> 199
HbA1c (%)	< 5,7	5,7-6,4	> 6,4

* Considera-se jejum a cessação de ingestão calórica por ≥ 8 horas.

** Carga oral equivalente a 75 g de glicose anidra diluída em água.

DM2: diabetes tipo 2; GJ: glicemia de jejum; HbA1c: hemoglobina glicada. TOTG: teste de tolerância oral à glicose.

Fonte: SBP;[31] ADA;[31] SBD.[33]

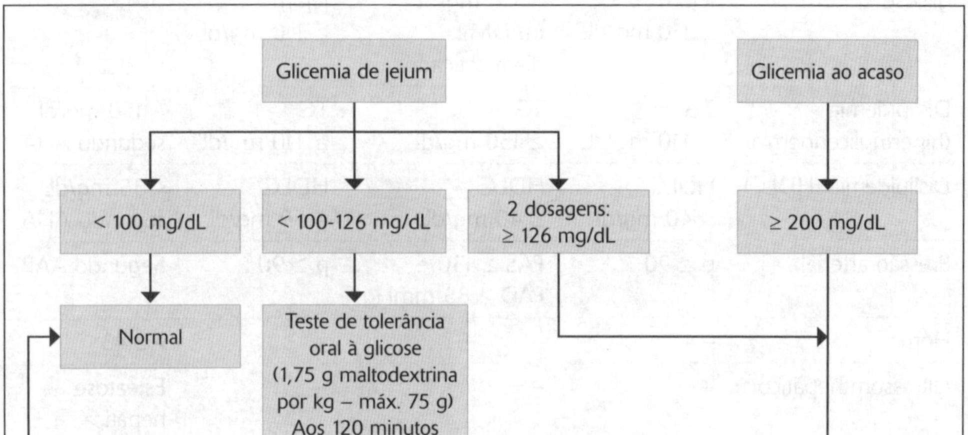

FIGURA 3 Fluxograma para definição de diagnóstico de diabete melito.
Fonte: SBP.[2]

O diagnóstico de síndrome metabólica (SM) deve ser observado. Apesar de não ser consensual em pediatria, sendo adaptado dos critérios propostos para adultos, o encontro de aumento da cintura abdominal e mais dois critérios dão o diagnóstico de SM (Tabela 19).

Tabela 19 Critérios para síndrome metabólica

Critérios de definição	Referências			
	Cook et al., 2003	Zimmet et al., 2007 (IDF)	De Ferranti et al., 2004	Cavalli et al., 2010
	≥ 3	≥ 3	≥ 3	≥ 3
Cintura abdominal	> p 90	> p 90	> p 75	M: 90 cm F: 80 cm
Intolerância à glicose	Glicemia de jejum ≥ 110 mg/dL	Glicemia de jejum ≥ 110 mg/dL ou DM2 diagnosticado	Glicemia de jejum ≥ 110 mg/dL	–
Dislipidemia (hipertrigliceridemia)	TG ≥ 110 mg/dL	TG ≥ 150 mg/dL	TG ≥ 110 mg/dL	> 150 mg/dL segundo AHA
Dislipidemia (HDLC)	HDLC ≤ 40 mg/dL	HDLC ≤ 40 mg/dL	HDLC ≤ 50 mg/dL	< 35 mg/dL segundo AHA
Pressão arterial	p ≥ 90	PAS ≥ 130 e PAD ≥ 85 mmHg	p ≥ 90	Segundo AAP
Homa	–	–	–	> 3,43
Ultrassom hepático	–	–	–	Esteatose hepática

AAP: Academia Americana de Pediatria; AHA: Academia Americana de Cardiologia 2003; DM2: diabete melito tipo 2; F: feminino; IDF: International Federation Diabetes; M: masculino; PAD: pressão arterial diastólica; PAS: pressão arterial sistólica; TG: triglicérides.

Fonte: SBP.[31]

O índice do modelo de avaliação da homeostase de resistência insulina é feito pelo Homa-IR (*homeostasis model assessment for insulin resistence*), expressa a RI hepática e periférica e pode ser mensurado pelas equações a seguir:

$$\text{HOMA-IR} = \frac{\text{glicemia em mmol/L} \times \text{insulinemia em mcU/mL}}{22{,}5}$$

ou

$$\text{HOMA-IR} = \frac{\text{glicemia em mg/dL} \times \text{insulinemia em mcU/mL}}{405}$$

A avaliação do Homa-IR, ainda controversa em crianças e adolescentes, pode completar a avaliação da resistência insulínica. Silva et al. (2017) sugerem ponto de corte na fase púbere > 4,07 e na pós-púbere > 2,91 para diagnosticar RI.[34]

Insulina plasmática

O hormônio peptídico é processado enzimaticamente a partir da proinsulina nos grânulos secretores das ilhotas beta do pâncreas. Aproximadamente 50% é removido do sangue durante a passagem inicial pelo fígado. Sua meia-vida é de 4 a 9 minutos. A secreção é regulada principalmente pelos níveis de glicemia; por conseguinte, a insulina deve ser sempre medida com determinação concomitante do nível de glicemia.

A insulina é o principal hormônio que afeta os níveis de glicose no sangue, e o entendimento de suas ações é um pré-requisito importante para estudar DM. A insulina é uma pequena proteína sintetizada nas células beta das ilhotas de Langerhans, no pâncreas. Age por meio de receptores de membrana, e seus principais tecidos-alvo são o fígado, o músculo e o tecido adiposo. A insulina sinaliza o estado alimentar. As vias e processos envolvidos na captação e estocagem de combustíveis metabólicos, e inibe as vias envolvidas na degradação de combustíveis,

A maior parte dos tecidos do corpo não é capaz de captar glicose na ausência de insulina. Os efeitos da insulina são antagonizados por outros hormônios, por exemplo, glucagon, adrenalina, glicocorticoides e hormônios de crescimento. Esses hormônios são algumas vezes chamados de hormônios de estresse, e isso explica por que alguns pacientes internados em hospitais frequentemente têm os níveis de glicose sanguínea aumentados.

O hormônio é utilizado para diagnóstico diferenciado de hipoglicemia, no qual os valores são de 2,5 a 25 UI/mL, podendo-se identificar nos valores elevados um diabete não tratado em pacientes obesos, e nos valores abaixo um DM grave associado a cetose e perda ponderal. A deficiência de insulina constitui o fator crucial na patogenia do DM tipo 1.

Valores de referência: 6 a 27 mcUI/mL.[12]

MINERAIS

Os minerais presentes no organismo também são avaliados com base em determinações bioquímicas. São essenciais para manter um bom estado nutricional e podem ser encontrados em quantidades menores que 100 mg/kg de peso corporal total, e são, por exemplo cálcio, ferro, zinco, cobre, manganês, cromo, selênio, iodo etc. Os níveis séricos de alguns minerais podem ser usados na avaliação do estado nutricional, mas causas externas como edema, função renal e trauma podem originar baixos valores plasmáticos, tornando os resultados menos plausíveis. No indivíduo em estado hipercatabólico existe aumento da excreção urinária de zinco.

Cálcio sérico

O cálcio livre é a fração biologicamente ativa do cálcio no plasma, e a manutenção dessa concentração dentro de limites estreitos é necessária para a função neural, permeabilidade de membrana, contração muscular e secreção glandular. As glândulas paratireoides reconhecem a concentração de cálcio livre, e o hormônio PTH atua a fim de manter essa concentração constante. Os laboratórios rotineiramente medem a concentração de cálcio total no soro (isto é, a concentração de cálcio ligado e livre, de modo indistinto). Entretanto, isso pode trazer alguns problemas para a interpretação de resultados, uma vez que mudanças na concentração de albumina sérica levam a mudanças na concentração total de cálcio. O cálcio ionizado é a forma fisiologicamente ativa do cálcio. A homeostasia do cálcio ionizado é regulada pelas glândulas paratireoides, pelo osso, rim e intestino.

Valores de referência: 4,6 a 5,3 mg/dL. Faixa crítica: < 4,1 ou > 5,9 mg/dL.

Os laboratórios rotineiramente medem a concentração de cálcio total no soro (isto é, a concentração de cálcio ligado e livre, de modo indistinto). Entretanto, isso pode trazer alguns problemas para a interpretação de resultados, uma vez que mudanças na concentração de albumina sérica levam a mudanças na concentração total de cálcio. Se a concentração de albumina cai, a concentração total de cálcio no soro torna-se baixa, uma vez que a fração ligada é reduzida.

Os mecanismos de homeostase para regulação do cálcio plasmático respondem à fração não ligada, e não ao cálcio total. Pacientes com baixa concentração de albumina no soro têm a concentração de cálcio sérica total abaixo dos valores de referência, ainda que possuam valores normais para a fração de cálcio não ligada. Esses pacientes não devem ser classificados como hipocalcêmicos.[35]

Uso e indicações

Em pacientes com hipocalcemia ou hipercalcemia que apresentam níveis séricos limítrofes de cálcio ou alteração das proteínas séricas. Aproximadamente 50% do cálcio está na forma ionizada; 40 a 45% está ligado à albumina; 5 a 10% está ligado a outros ânions (p. ex., sulfato, fosfato, lactato e citrato); apenas a fração ionizada é fisiologicamente ativa.

Os valores do cálcio total podem ser enganosos, visto que podem permanecer inalterados mesmo quando os níveis de cálcio ionizado estão alterados (p. ex., a elevação do pH sanguíneo aumenta o cálcio ligado à proteína e diminui o cálcio ionizado, enquanto o

PTH tem o efeito oposto; o pH sanguíneo sempre deve ser determinado com o cálcio ionizado, que está aumentado na acidose e diminuído na alcalose). Todavia, em pacientes em estado crítico, a elevação do cálcio sérico total indica habitualmente hipercalcemia ionizada, e valores normais do cálcio sérico total constituem uma evidência contra a hipocalcemia ionizada

Prefere-se a determinação do cálcio ionizado em lugar do cálcio total, visto que é fisiologicamente ativo e pode ser rapidamente medido, o que pode ser fundamental em determinadas situações (p. ex., o transplante de fígado e a transfusão rápida ou de grande quantidade de sangue citratado tornam quase impossível a interpretação do cálcio total). As complicações que comportam risco de vida são frequentes quando o cálcio ionizado sérico é < 2 mg/dL. Com múltiplas transfusões de sangue, um nível de cálcio ionizado de < 3 mg/dL constitui uma indicação para a administração de cálcio.

Valores elevados: o cálcio sérico total normal associado à hipoalbuminemia pode indicar hipercalcemia por cálcio ionizado; cerca de 25% dos pacientes com hiperparatireoidismo apresentam níveis normais de cálcio total, porém valores elevados de cálcio ionizado; acidose; tumor ósseo metastático; síndrome leite-álcali; mieloma múltiplo; doença de Paget; sarcoidose; tumores produtores de uma substância semelhante ao PTH; intoxicação por vitamina D.

Valores diminuídos: alcalose (p. ex., hiperventilação, controle da pressão intracraniana elevada; o cálcio sérico total pode estar normal), administração de bicarbonato para controlar a acidose metabólica; aumento dos níveis séricos de ácidos graxos (aumento da ligação do cálcio à albumina) devido a: certos fármacos (p. ex., heparina, lipídios IV, epinefrina, norepinefrina, isoproterenol, álcool), estresse intenso (p. ex., pancreatite aguda, CAD, sepse, infarto agudo do miocárdio; hemodiálise; hipoparatireoidismo (primário, secundário); deficiência de vitamina D; síndrome do choque tóxico; embolia gordurosa; a hipopotassemia protege o paciente da tetania hipocalcêmica; a correção da hipopotassemia sem correção da hipocalcemia pode provocar tetania; má absorção; osteomalácia; pancreatite; insuficiência renal; raquitismo.

Limitações: diferenças na preparação das amostras e seletividade dos eletrodos são provavelmente responsáveis por diferenças nos valores de referência relatados. A própria heparina provoca uma redução de 0,04 mg/dL para cada unidade acrescentada por mililitro de sangue. Não há necessidade de ajustar o pH da amostra para 7,4 no momento da dosagem se a amostra for coletada em condições anaeróbicas.

Dispõe-se de várias fórmulas para calcular o cálcio ionizado utilizando o cálcio total, a albumina e a proteína total. Entretanto, essas fórmulas podem não se aplicar em algumas situações, e seu uso é desencorajado. Hipomagnesemia ou hipermagnesemia; os pacientes respondem ao magnésio sérico, que se normaliza, mas não à terapia com cálcio. O magnésio sérico deve ser sempre determinado em todo paciente com hipocalcemia. Aumento dos íons aos quais se liga o cálcio: fosfato (p. ex., administração de fósforo no tratamento da CAD, quimioterapia provocando a síndrome de lise tumoral, rabdomiólise), bicarbonato citrato (p. ex., durante a transfusão de sangue), meios de contraste radiográficos contendo quelantes do cálcio.

Cálcio total

O cálcio corporal encontra-se em 90% no osso. Quanto ao restante (10%) presente no sangue, cerca de 50% está na forma ionizada (livre), cerca de 10% está ligado a ânions (p. ex., fosfato, bicarbonato) e cerca de 40% (de 1%) no sangue está ligado às proteínas plasmáticas, 80 a 40% dos quais à albumina. Pode ser usado para diagnóstico e monitoramento de uma ampla variedade de distúrbios, incluindo distúrbios das proteínas e da vitamina D, bem como doenças do osso, rim, glândulas paratireoides ou trato gastrointestinal.

Valores de referência: 8,7 a 10,7 mg/dL. Valores críticos: < 6,6 ou > 12,9 mg/dL.

Valores aumentados: hiperparatireoidismo primário e secundário insuficiência renal aguda e crônica; após transplante renal; osteomalácia com má absorção; osteomalácia associada ao alumínio; tumores malignos (especialmente de mama, pulmão, rim; 2% dos pacientes com linfoma de Hodgkin e não Hodgkin); metástases ósseas diretas (até 30% desses pacientes, p. ex., câncer de mama, linfoma de Hodgkin e não Hodgkin, leucemia, câncer pancreático, câncer de pulmão); fator de ativação dos osteoclastos (p. ex., mieloma múltiplo, linfoma de Burkitt; pode estar acentuadamente aumentado no linfoma associado ao vírus da leucemia de linfócitos T humano I); hipercalcemia humoral dos processos malignos; produção ectópica de 1,25-di-hidroxivitamina D3 (p. ex., linfoma Hodgkin e não Hodgkin); doença granulomatosa (p. ex., incomum na sarcoidose, tuberculose, hanseníase; mais incomum em micoses, beriliose, granulomas por silicone, doença de Crohn, granuloma eosinofílico, febre da arranhadura do gato); efeito de fármacos; intoxicação por vitamina D e síndrome leite-álcali (Burnett) (rara); diuréticos (p. ex., tiazídicos); outros (estrogênios, androgênios, progestinas, tamoxifeno, lítio, hormônio tireoidiano, nutrição parenteral); insuficiência renal, aguda ou crônica; outras condições endócrinas; tireotoxicose (em 20 a 40% dos pacientes; habitualmente < 14 mg/dL); mais incomuns: alguns pacientes com hipotireoidismo, síndrome de Cushing, insuficiência suprarrenal, acromegalia, feocromocitoma (raro), síndrome de VIPoma; neoplasia endócrina múltipla; osteoporose aguda (p. ex., imobilização de pacientes jovens ou na doença de Paget).

Outras condições: hipercalcemia hipocalciúrica familiar; rabdomiólise causando insuficiência renal aguda; porfiria; desidratação com hiperproteinemia; hipofosfatasia; hipercalcemia idiopática do lactente. A hipopotassemia concomitante não é infrequente na hipercalcemia. Verifica-se quase sempre a presença de desidratação concomitante, visto que a hipercalcemia provoca diabete insípido nefrogênico.

Cálcio – valores diminuídos: hipoparatireoidismo; cirúrgico; infiltração idiopática das paratireoides (p. ex., sarcoide, amiloide, hemocromatose, tumor); hereditário (p. ex., síndrome de Di George); pseudo-hipoparatireoidismo; doença renal crônica com uremia e retenção de fosfato, síndrome de Fanconi, acidose tubular renal; má absorção de cálcio e de vitamina D, icterícia obstrutiva; ingestão insuficiente de cálcio, fósforo e vitamina D; doença óssea (osteomalácia, raquitismo); inanição; final da gravidez; alteração do citrato de cálcio ligado: múltiplas transfusões de sangue citratado; diálise com anticoagulação de citrato; hiperfosfatemia (p. ex., enema/infusão de fosfato); rabdomiólise; síndrome de lise tumoral; doença grave aguda (p. ex., pancreatite com necrose gordurosa extensa, sepse, queimaduras).[12]

Cálcio urinário

Os níveis de cálcio na urina refletem o aporte, as taxas de absorção intestinal de cálcio, a reabsorção óssea e a perda renal. A hipercalcemia de qualquer etiologia aumenta a excreção urinária de cálcio, e sua determinação contribui pouco para o diagnóstico diferencial da hipercalcemia. A excreção de cálcio em jejum mostra-se útil quando se avalia a contribuição do processamento tubular renal anormal do cálcio nos distúrbios da homeostasia do cálcio.

Valores de referência: urina de 24 horas: 100 a 300 mg/dia.

Coleta de urina aleatória:

- Homens: 12 a 244 mg/g de creatinina.
- Mulheres: 9 a 328 mg/g de creatinina.

Indicado para avaliação de pacientes com doença óssea, distúrbios do metabolismo do cálcio e cálculos renais Acompanhamento de pacientes em terapia com cálcio para osteopenia. Melhor teste de excreção de cálcio na pesquisa de possível hipercalcemia; hipocalciúrica benigna familiar.

Valores elevados: hiperparatireoidismo primário; hipercalcemia humoral de processos malignos; excesso de vitamina D; sarcoidose; síndrome de Fanconi; metástases ósseas osteolíticas; mieloma osteoporose; acidose tubular renal distal; hipercalciúria idiopática; tireotoxicose; doença de Paget; neoplasia maligna de mama ou bexiga.

Valores diminuídos: hipercalcemia hipocalciúrica familiar; hipoparatireoidismo; pseudohipoparatireoidismo; raquitismo e osteomalácia; hipotireoidismo; espru celíaco; esteatorreia.

Limitações: o aporte de cálcio e de proteína e a excreção de fósforo alteram a excreção urinária de cálcio. Diminui no final da gravidez normal. Cerca de 1/3 dos pacientes com hiperparatireoidismo apresenta débito urinário normal.[12]

Calcitonina

Também conhecida como tireocalcitonina, é um hormônio polipeptídico secretado pelas células C parafoliculares da tireoide. Age diretamente sobre os osteoclastos, diminuindo a atividade de reabsorção óssea e causando diminuição do nível sérico de cálcio.

Valores de referência:

- Crianças de mais idade e adultos: < 12 pg/mL nos homens; < 5 pg/mL nas mulheres.
- Lactentes e crianças pequenas: < 40 pg/mL.
- em crianças de < 6 meses: < 15 pg/mL.
- em crianças de 6 meses a 3 anos (Basuyau).

Indicações e uso: o nível sérico de calcitonina é determinado para diagnosticar a recidiva de carcinoma medular ou a ocorrência de metástases após a remoção do tumor primário, ou para confirmar a remoção completa do tumor nos casos em que os níveis basais de calcitonina estavam previamente elevados.

A determinação da calcitonina sérica não tem constituído parte da avaliação de rotina de pacientes com nódulos da tireoide nos EUA. A alta frequência de valores falsamente elevados da calcitonina sérica e a acurácia da biopsia por aspiração com agulha fina argumentam contra uma mudança nessa recomendação. Além disso, alguns pacientes com metástases locorregionais ou com carcinoma medular da tireoide (CMT) localmente invasivo apresentam concentrações séricas normais não estimuladas de calcitonina.

Valores elevados: carcinoma de pulmão, mama, células das ilhotas ou ovário e carcinoide devido à produção ectópica, bem como nos distúrbios mieloproliferativos; hipercalcemia de qualquer etiologia, estimulando a produção de calcitonina; síndrome de Zollinger-Ellison; hiperplasia de células C; anemia perniciosa; tireoidite aguda ou crônica; insuficiência renal crônica.

Valores diminuídos: após terapia cirúrgica para CMT; em casos de curas completas, os níveis séricos de calcitonina declinam para a faixa indetectável dentro de um período variável de várias semanas. Uma elevação nos níveis séricos de calcitonina previamente indetectáveis ou pós-operatórios muito baixos é altamente sugestiva de recidiva da doença ou disseminação e deve levar à realização de avaliação diagnóstica adicional.

Limitações: o nível basal em jejum pode estar aumentado em pacientes com CMT, mesmo quando não há nenhuma massa palpável na tireoide. Os valores seguem um padrão circadiano, com ocorrência de pico após a hora do almoço. Os níveis basais apresentam-se normais em cerca de 1/3 dos casos de CMT

Níveis de > 2.000 pg/mL estão quase sempre associados ao CMT, com raros casos devido à insuficiência renal manifesta ou produção ectópica de calcitonina. Níveis de 500 a 2.000 pg/mL geralmente indicam carcinoma medular, insuficiência renal ou produção ectópica de calcitonina.

Níveis de 100 a 500 pg/mL devem ser interpretados com cautela, com repetição dos exames e testes provocativos. Se os testes repetidos dentro de 1 a 2 meses ainda estiverem anormais, alguns autores recomendam a tireoidectomia total.

O teste não tem utilidade na avaliação das doenças metabólicas do cálcio. Podem ocorrer valores falsamente elevados no soro de pacientes que desenvolveram anticorpos antimurinos humanos ou anticorpos heterófilos.[12]

Sódio sérico

Seu objetivo é o diagnóstico e tratamento de hidratação e desidratação, e as variáveis vão de 135 a 145 mEq/L.

Tabela 20 Valores de referência de cálcio, fósforo, fosfatase alcalina, magnésio e proteínas séricas, segundo a faixa etária

Mineral/proteína	Valores de referência
Cálcio ionizável (mmol/L)*	RNPT: 1,6-2,8; RNT até 10 dias: 1,9-2,6 10 dias até 2 anos: 2,3-2,8 2-12 anos: 2,2-2,7
Cálcio total (mg/dL)*	8-10,5
Fósforo (mmol/L)	RN: 1,45-2,91 10 dias até 2 anos: 1,29-2,1 3-9 anos: 1,03-1,87 10-15 anos: 1,07-1,74 > 15 anos: 0,78-1,42
Fosfatase alcalina (UI/L)	Lactente: 150-420 2-10 anos: 100-320 Adolescente sexo masculino: 100-390 Adolescente sexo feminino: 100-320
Magnésio (mg/dL)**	< 4 meses: 1,5-2,2 5 meses a 6 anos: 1,7-2,3 7-12 anos: 1,7-2,1 13-20 anos: 1,7-2,2

* Para converter cálcio de mmol/L em mg/dL, deve-se multiplicar o valor por 4,006.

** Hemólise provoca elevação significativa de magnésio, uma vez que as hemácias contêm cerca de 2 a 3 vezes mais esse mineral que o soro.

RNPT: recém-nascido prematuro; RNT: recém-nascido termo.

Fonte: Koletzko et al.;[11] Clifford et al.[23]

Zinco sérico

O zinco é o oligoelemento mais abundante no homem ao lado do ferro; está presente em todos os tecidos e fluidos corporais e é um componente essencial de muitas enzimas. A deficiência de zinco tem sido associada a paladar e olfato prejudicados, imunidade reduzida e risco aumentado de pneumonia. Em casos de deficiência grave de zinco, podem ocorrer lesões cutâneas, anemia, diarreia, anorexia, diminuição da função linfocitária, diminuição da função visual e retardo mental. Várias funções psicológicas foram prejudicadas em idosos com deficiência de zinco. Esta é devida à baixa ingestão de alimentos que contêm zinco, como a carne, e à diminuição da absorção causada pela má absorção intestinal.

A concentração de zinco no plasma diminui como parte da resposta metabólica na inflamação, de tal forma que, quando a concentração de CRP é > 20 mg/L, a concentração de zinco não é um indicador confiável do estado do zinco corporal. Concentrações de zinco plasmático < 5 mcmol/L sugerem a ocorrência iminente de deficiência de zinco e demandam mais exames. A deficiência marginal de zinco é mais bem demonstrada por uma resposta clínica positiva à suplementação. A administração oral ou intravenosa de zinco reverte os sinais e sintomas da deficiência de zinco em algumas semanas.

A avaliação do estado do zinco traz os problemas de que apenas uma pequena fração do zinco corporal está circulando, e a maior parte do zinco sérico está ligada à albumina. Portanto, a deficiência de albumina dificulta a interpretação dos níveis séricos de zinco. Apesar das amplas funções do zinco no organismo e da potencial importância de sua substituição em indivíduos com deficiência de zinco, há poucas evidências de alta qualidade do benefício terapêutico da reposição de zinco em indivíduos adultos.

Avaliação laboratorial: a concentração de zinco no plasma diminui como parte da resposta metabólica na inflamação, de tal forma que, quando a concentração de CRP é > 20 mg/L, a concentração de zinco não é um indicador confiável do estado do zinco corporal. Concentrações de zinco plasmático < 5 mcmol/L sugerem a ocorrência iminente de deficiência de zinco e demandam mais exames.

A deficiência marginal de zinco é mais bem demonstrada por uma resposta clínica positiva à suplementação. A administração oral ou intravenosa de zinco reverte os sinais e sintomas da deficiência de zinco em algumas semanas.

Exames para avaliação do zinco:

- Zinco sérico ou plasmático (+ utilizado, porém não reflete a deficiência crônica):
  - Valor de referência: 70 a 150 mcg/dL.
- Zinco eritrocitário ou leucocitário:
  - Valor de referência: 40 a 44 mcg Zn/Hb.
- Zinco urinário:
  - Valor de referência: 300 a 600 mcg/24 horas.

- Atividade enzimática (superóxido dismutase).
- Dosagem metalotioneína eritrocitária.

Cobre sérico

Indicado para avaliação de deferência de cobre com dosagem de ceruloplasmina e toxicidade do cobre. Os valores de referência para homens vão de 70 a 70 ug/dL, e para mulheres, de 85 a 155 ug/dL. Nos casos de valores elevados, é uma possível anemia (perniciosa, megaloblástica, ferropênica, aplástica). Quando os valores de anormalidades estão abaixo, um dos possíveis diagnósticos é a deficiência de cobre.

Diferentes exames laboratoriais são necessários para o diagnóstico de distúrbios do metabolismo do cobre. São eles: determinação da concentração de cobre sérico: 90% do cobre fica ligado à ceruloplasmina. A concentração total de cobre pode variar devido a alterações no próprio cobre ou na concentração de ceruloplasmina. Determinação na concentração de ceruloplasmina sérica: a concentração de ceruloplasmina é bem alta na reação de fase aguda, quando as concentrações podem atingir valores maiores do que 30 a 45 mcmol/L. Determinação da concentração de cobre na urina: a excreção normal é < 1 mcmol/24 horas. O teste de absorção de Cu 65 é uma ferramenta poderosa para a investigação de pacientes com baixa concentração de cobre plasmático.

Avaliação laboratorial: diferentes exames laboratoriais são necessários para o diagnóstico de distúrbios do metabolismo do cobre. São eles:

- Determinação da concentração de cobre sérico: 90% do cobre fica ligado à ceruloplasmina. A concentração total de cobre pode variar devido a alterações no próprio cobre ou alterações na concentração de ceruloplasmina.
- Determinação na concentração de ceruloplasmina sérica: a concentração de ceruloplasmina é bem alta na reação de fase aguda, quando as concentrações podem atingir valores maiores do que 30 a 45 mcmol/L.
- Determinação da concentração de cobre na urina: a excreção normal é < 1 mcmol/24 horas. O teste de absorção de Cu 65 é uma ferramenta poderosa para a investigação de pacientes com baixa concentração de cobre plasmático.

A ceruloplasmina é uma proteína (alfa-2-globulina) produzida no fígado que carrega 70 a 90% do cobre plasmático. Por ser uma proteína de fase aguda, elevando-se em processos inflamatórios, um resultado normal não exclui o diagnóstico da doença de Wilson. Os estrógenos (anticoncepcionais orais e gestantes) também elevam a ceruloplasmina. Níveis em neonatos são mais baixos do que em adultos. Valores abaixo de 10 mg/dL são evidência fortemente sugestiva da doença de Wilson. Encontra-se diminuída na síndrome de Menkes, deficiência nutricional, síndrome nefrótica e má absorção.

Valores de referência: adultos: 21 a 53 mg/dL; crianças de 1 a 9 anos: 30 a 70 mg/dL. Método para medida: nefelometria.

Tabela 21 Valores aceitáveis de elementos traço

	Ferro (mcg/dL)	Zinco (mcg/dL)	Cobre (mg/dL)	Selênio (ng/dL)
0-6 meses	40-100	70-150	20-70	95-165
6 anos	50-120		90-190	
12 anos	50-120		80-160	
Adulto	50-170		70-155	

Fonte: adaptado de Nieman.[36]

O diagnóstico de doença de Wilson, desde que suspeitado, é conseguido a partir de testes laboratoriais relativamente simples. Esses testes definem o diagnóstico tanto em pessoas já doentes como naquelas ainda sem sintomas evidentes. A precocidade do diagnóstico é fundamental para a recuperação do paciente e para evitar sequelas graves, principalmente neurológicas e hepáticas.

Tabela 22 Testes diagnósticos de avaliação do cobre

> Ceruloplasmina sérica ocorre em 95% dos pacientes	< 20 mg/dL (n: 21-53 mg/dL)
> Cobre hepático (biópsia)	> 250 mcg/g de peso seco (nL: até 50 mcg/g)
> Cobre urinário	> 100 mcg/24 horas (n: 15-20 mcg/24 horas)
Cobre sérico	Valores abaixo do normal: Homens: 70-140 mg/dL Mulheres: 85-155 mg/dL
> Anéis de Kaiser-Fleischer (córnea) Ocorrem em 90% dos indivíduos já com manifestações pneumológicas	Exame oftalmológico (lâmpada de fenda)
Tomografia cerebral e ressonância magnética	Atrofia principalmente dos gânglios da base e putâmen e também do córtex, cerebelo e substância cinzenta

Aspectos diagnósticos clássicos: ocorrem em quase todos os pacientes que já apresentam os sintomas neurológicos da doença de Wilson e em 2/3 dos casos com apenas manifestações hepáticas.
Fonte: Silva.[37]

Iodo

Excreção de iodo, urina de 24 horas.

O iodo é um componente essencial da T4 e da T3 e deve ser fornecido na dieta. O consumo inadequado de iodo leva à produção inadequada dos hormônios da tireoide, e todas as consequências da deficiência de iodo derivam do hipotireoidismo associado. Entretanto, o excesso de iodeto também pode causar disfunção da tireoide. O bócio constitui a manifestação mais óbvia de deficiência de iodo. Um baixo consumo de iodo leva a uma produção reduzida de T4 e T3, resultando em aumento da secreção de tireotropina (TSH), em uma tentativa de restaurar a produção normal de T4 e T3.

Valores de referência: grupos internacionais recomendam as seguintes concentrações urinárias medianas de iodo como melhor indicador isolado de nutrição de iodo nas populações:

- Deficiência grave: 0 a 0,15 mcmol/L (0 a 19 mcg/L).
- Deficiência moderada: 0,16 a 0,38 mcmol/L (20 a 49 mcg/L).
- Deficiência leve: 0,40 a 0,78 mcmol/L (50 a 99 mcg/L).
- Nutrição ideal de iodo: 0,79 a 1,56 mcmol/L (100 a 199 mcg/L).
- Acima de um consumo adequado de iodo: 1,57 a 2,36 mcmol/L (200 a 299 mcg/L).
- Consumo excessivo de iodo: 2,37 mcmol/L (300 mcg/L).

A faixa na qual a mediana se encontra é mais importante do que a concentração precisa.

Uso no diagnóstico de disfunção transitória da tireoide e de hipertireoidismo induzido por iodo; indicador bioquímico para avaliação do estado do iodo; monitoramento da taxa de excreção de iodo como índice de terapia de reposição diária com iodo; correlação da carga corporal total de iodo, com estudos de captação de I131 na avaliação da função da tireoide.

Valores elevados: excesso nutricional; exposição recente a fármaco ou meios de contraste.

Valores diminuídos: deficiência nutricional.

Limitações: os níveis urinários de iodo são influenciados pelo sexo, idade, fatores socioculturais e dietéticos, interferências medicamentosas, localização geográfica e estação do ano. Na maioria dos casos, fornece pouca informação útil sobre o estado do iodo a longo prazo do indivíduo, visto que os resultados obtidos refletem apenas o consumo nutricional. A administração de meios de contraste à base de iodo e de fármacos contendo iodo, como a amiodarona, produz resultados elevados. O gadolínio em altas concentrações interfere na maioria dos testes com metais. Em caso de administração de meio de contraste contendo gadolínio, não se deve coletar a amostra durante 48 horas. As amostras congeladas algumas vezes resultam em valores falsamente baixos.

OUTROS MICRONUTRIENTES ESSENCIAIS: OLIGOELEMENTOS E VITAMINAS

A avaliação laboratorial de outros oligoelementos, como o ferro, não é especificamente mencionada como parte das ferramentas atuais de triagem nutricional. Isso não significa que, em casos com suspeita clínica de deficiência de micronutrientes, não deva ser feito. O mesmo pode ser afirmado para a triagem laboratorial de deficiências vitamínicas, em particular as vitaminas A, B1, B6, B12 e D.

O valor de vitamina E plasmática adequado é ≥ 0,6 mg/d ou entre 23 e 46 mcmol/L, e valores < 0,2 mg/dL são indicativos de deficiência.[41]

A dosagem de ácido ascórbico no sangue, inferior a 0,2 mg/dL é sugestivo de hipovitaminose C e bom estado nutricional quando maior ou igual a 0,6 mg/dL.[41]

Tabela 23 Valores adequados e indicativos de deficiência de vitaminas

	Aceitável	Deficiência
Ácido ascórbico (mg/dL)	≥ 0,2	< 0,1
Vitamina A plasmática (mcg/dL)	> 20	< 10
Caroteno plasmático (mc/dL)	≥ 40	< 20
Vitamina E plasmática (mg/dL)	≥ 0,6	< 0,2
Folacina plasmática (ng/dL)	≥ 6	<2
Vitamina B12 (mg/dL)	≥ 100	< 100

Fonte: adaptada de Nieman.[38]

Tabela 24 Classificação e pontos de corte para os níveis de retinol

Classificação	Níveis de vitamina A	
	mcmol/L	mcg/dL
Deficiente	< 0,35	< 10
Baixa	0,35-0,69	10-19,9
Aceitável	0,70-1,04	20-29,9
Normal	> 1,05	> 30

Fonte: WHO;[39] SBP.[27]

Tabela 25 Valores de referência de vitamina D

Diagnósticos	Global Consensus on Prevention and Management of Nutritional Rickets (2016)	Endocrine Society clinical practice guideline (2011)	Academia Americana de Pediatria (2008)
	Níveis séricos de 25-OH-vitamina D (ng/mL)		
Suficiência	> 20	30-100	21-100
Insuficiência	12-20	21-29	16-20
Deficiência	< 12	< 20	< 15
Toxicidade	> 100	> 100	> 150

1 ng/mL= 2,5 nmol/L.
Fonte: SBP.[40]

Tabela 26 Evolução laboratorial da hipovitaminose D

Exames	Estágio 1	Estágio 2	Estágio 3
Cálcio sérico	Normal ou ↓	Normal ou ↓	↓↓
Fósforo sérico	Normal ou ↓	↓	↓↓
Fosfatase alcalina	↑	↑↑	↑↑↑
Paratormônio	↑	↑↑	↑↑↑
25-OH-vitamina D	↓	↓↓	↓↓↓

Fonte: SBP, 2016.

ACOMPANHAMENTO DE DOENÇAS HEPÁTICAS: TESTES DE FUNÇÃO HEPÁTICA

Enquanto as transaminases são usadas para avaliar lesões das células do fígado, a fosfatase alcalina e a gama GT são enzimas que se elevam quando há lesão das vias biliares.

Transaminases[12]

Alanina aminotransferases (ALT) e AST (aspartato aminotransferase), antigamente chamada TGO (transaminase glutâmica oxalacética) e TGP (transaminase glutâmica pirúvica), respectivamente.

Amplamente usadas na prática clínica como um índice sensível, embora não específico, de dano agudo aos hepatócitos, independentemente de sua etiologia.

As principais doenças que causam elevação das transaminases são:

- Hepatites virais.
- Cirrose hepática.
- Esteato-hepatite.
- Lesão do fígado por drogas e medicamentos (hepatite medicamentosa).
- Insuficiência cardíaca.
- Doenças musculares.
- Hepatite autoimune.
- Doença de Wilson.
- Deficiência de alfa-1-antitripsina.
- Hemocromatose.
- Abuso de bebidas alcoólicas.
- Isquemia do fígado (hepatite isquêmica).
- Câncer do fígado.
- Medicamentos: aspirina, acetominofem, ibuprofeno, naproxeno, doclofenaco, carbamazepina, fenobarbitol, ácido valproico, sulfonamidas, isoniazida, sulfametoxazol, trimetropima, nitrofurantoina, fluconazol, lovastatina, pravastatina, fluvastatina, sinvastatina, rosuvastatina.

Tabela 27 Valores de transaminases e sua interpretação

Exame	Valor	Interpretação
ALT ou TGP	< 40 U/L	Há alguns estudos que propõem valores inferiores, em especial para crianças. O acompanhamento longitudinal desses valores nesses pacientes é importante. Valores aumentados podem indicar doença hepática gordurosa não alcoólica, intoxicação.
AST ou TGO	< 40 U/L	É produzida no fígado e está presente também no coração, músculos, rim e cérebro, portanto não é específica para diagnóstico de problemas hepáticos. Valores aumentados podem indicar doença hepática gordurosa não alcoólica, intoxicação.

ALT: alanina aminotransferase; AST: aspartato aminotransferase; TTGO: teste de tolerância à glicose.

Fonte: SBP.[31]

TGO e TGP acima de 150 U/L sugerem fortemente que há algum processo em curso provocando morte das células do fígado.

TGO e TGP maiores que 1.000 U/L são causadas habitualmente por hepatites virais, hepatites por drogas (a mais comum é a intoxicação por paracetamol) ou hepatite isquêmica.

Valores de referência: variam de laboratório para laboratório, ficando, porém, o limite superior sempre ao redor de 40 e 50 U/L. Normalmente a relação TGO/TGP é igual a 0,8, ou seja, a TGP costuma ser ligeiramente maior que a TGO.

Fosfatase alcalina

O aumento na atividade de fosfatase alcalina na doença hepática é resultado da maior síntese da enzima pelas células que revestem os canalículos biliares, usualmente em resposta à colestase, que pode ser intra ou extra-hepática. A colestase, ainda que de curta duração, resulta em aumento na atividade enzimática de pelo menos duas vezes em relação ao intervalo de referência. Alta atividade de fosfatase alcalina pode também ocorrer em doenças de infiltração hepática, quando lesões que ocupam espaço, como tumores, estão presentes. Esse processo também ocorre na cirrose.

O fígado não é a única fonte de atividade de fosfatase alcalina. Quantidades substanciais dessa enzima estão presentes nos ossos, intestino delgado, placenta e rins. No sangue normal, a atividade de fosfatase alcalina é derivada principalmente dos ossos e fígado, com pequenas quantidades provenientes do intestino. As isoenzimas do fígado e ossos podem ser separadas por eletroforese.

A fosfatase alcalina placentária aparece no sangue materno no terceiro trimestre de gravidez. Algumas vezes a causa do aumento da atividade de fosfatase alcalina no sangue não é conhecida de imediato. Entretanto, uma elevada concentração de gama-GT (veja a seguir) poderia sugerir que o fígado é a fonte do aumento de fosfatase alcalina.

Gama-glutamiltranspeptidase (GGT ou gama-GT)

Gama-glutamiltranspeptidase é uma enzima microssomal amplamente distribuída nos tecidos, incluindo o fígado e os túbulos renais. A atividade da gama-GT é observada sempre que há colestase, sendo um índice muito sensível de doença hepática. A atividade da gama-GT também é afetada pela ingestão de álcool, mesmo que não haja doença hepática reconhecida. Álcool e drogas como a fenitoína induzem a atividade da enzima. No dano hepático agudo, mudanças na atividade de gama-GT são paralelas às observadas para aminotransferases.

As principais patologias que cursam com elevação conjunta de GGT e fosfatase alcalina são:

- Obstrução das vias biliares.
- Cirrose biliar primária.

- Colangite (infecção das vias biliares).
- Câncer das vias biliares.
- Uso de alguns medicamentos (corticoides, barbitúricos e fenitoína).

Tempo de protrombina

O tempo de protrombina, uma medida da atividade de certos fatores produzidos pelo fígado, é usado algumas vezes como um indicador da função hepática de síntese. A protrombina tem meia-vida curta e pode ser um indicador precoce da redução de síntese hepática.

Bilirrubinas

As bilirrubinas são restos da destruição das hemácias velhas e defeituosas realizada pelo baço. É transportada pelo sangue até o fígado, onde é processada e eliminada na bile. A bile é lançada no intestino, participa da digestão e é posteriormente eliminada nas fezes. A bilirrubina do baço é chamada bilirrubina indireta, enquanto a transformada no fígado é a bilirrubina direta.

Em algumas alterações genéticas, a criança é incapazes de conjugar a bilirrubina indireta em direta. A alteração mais comum é a síndrome de Gilbert, que está presente em até 7% da população (síndrome de Gilbert, Crigler-Najjar e Dubin-Johnson).

Os valores normais são cerca de 0,1 a 1,0 mg/dL.

OUTROS EXAMES

D-xilose

Exame indicado para má absorção intestinal, no qual os valores de referência variam de 20 a 52 mg/dL. Esse exame só tem essa finalidade.

Avaliação da tireoide (tiroxina total e livre, triiodotironina, globulina ligadora de tiroxina – TGB, hormônio estimulador da tireoide – TSH); acompanhamento de doenças renais (gasometria, ureia, creatinina, sódio, cálcio total e iônico, potássio sérico, fósforo sérico, magnésio sérico, ácido úrico, oxalato, citrato, proteína); frutosamina, proteinograma, eletroforese de proteínas, perfil pancreático, perfil cardíaco, perfil muscular, eletrólitos etc. Os valores de referência dependem do método analítico, do tipo de amostra e do laboratório que executa o exame. Desse modo, é importante fazer a interpretação dos exames de acordo com as variáveis do laboratório.[42]

Fatores biológicos que afetam a interpretação dos resultados

Na interpretação de exames laboratoriais, além da doença, o resultado pode ser afetado por vários fatores fisiológicos. Tais fatores devem ser levados em conta ao se interpretar qualquer resultado (Tabela 28). Além disso, deve-se também considerar as condições físicas das amostras.

Tabela 28 Fatores que podem afetar resultados de exames laboratoriais

Sexo	Intervalos de referência para algumas substâncias como creatinina no soro são diferentes para homens e mulheres.
Idade	Pode haver diferentes intervalos de referência para neonatos, crianças, adultos e idosos.
Dieta	A amostra pode ser inapropriada se for retirada com o paciente em jejum ou após uma refeição. Horário. Pode haver variações durante o dia e a noite.
Estresse, ansiedade	Podem afetar a substância analisada. Postura do paciente. A redistribuição dos líquidos pode afetar os resultados.
Gravidez	Pode alterar alguns intervalos de referência. Ciclo menstrual. Medidas hormonais variam ao longo do ciclo menstrual.
Exercício	Exercícios intensos podem levar tecidos a liberar enzimas. Histórico clínico. Infecção e/ou lesão tecidual podem afetar valores bioquímicos independentemente dos processos patológicos que estão sendo investigados.
Uso de medicamento	Fármacos podem ter efeitos específicos sobre a concentração plasmática de algumas substâncias.

Fonte: Gaw et al.[34]

CONSIDERAÇÕES FINAIS

A avaliação nutricional é composta por 4 atividades:

1. Avaliação antropométrica.
2. Avaliação bioquímica.
3. Avaliação clínica.
4. Avaliação dietética.

Tabela 29 Influência de hemólise, lipemia e hiperbilirrubinemia em amostras

Analito	Hemólise	Lipemia	Hiperbilirrubinemia
Glicose, fosfatase ácida prostática, zinco, magnésio, albumina, potássio, sódio, cálcio, ureia, bilirrubinas, LDH, CK-MB, AST, ALT, hemoglobina, CHGM, plaquetas	↑		
Insulina, eritrócitos, hematócrito, VGM	↓		
Colesterol, bilirrubina, albumina, fosfatase alcalina, AST, ALT, proteínas séricas, cálcio, creatinina, amilase, lipase, hemoglobina		↑	
Creatinina, lactato, fósforo, ácido úrico, hemoglobina			↑

ALT: alanina aminotransferase; AST: aspartato aminotransferase.
Fonte: ISGH.[43]

Portanto, para solicitar avaliação bioquímica, os outros parâmetros devem ter sido muito bem conduzidos; só solicitar exames caso haja presença de fatores de risco, situações clínicas específicas e/ou suspeita diagnóstica.

- A Academia Americana de Pediatria recomenda triagem de ferro com dosagem de BH entre 9 e 12 meses.
- A Sociedade Brasileira de Pediatria recomenda realização de rotina de hematimetria (Hb, Ht, VCM, RDW), ferritina e PCR aos 12 meses. Conforme a necessidade, pode-se solicitar antes dessa idade.
- A triagem para dislipidemia (CT e frações e TG) está indicada entre 9 e 11 anos de idade, se a criança não apresentar fator de risco familiar. Caso contrário, está indicada triagem aos 2 anos.
- Não há recomendação de triagem laboratorial para outros marcadores nutricionais, inclusive de vitamina D.
- Na criança/adolescente com obesidade está indicado solicitar perfil lipídico, perfil glicídico, vitamina D e ferro.
- Grupos de risco para deficiência de micronutrientes
- Uso de anticonvulsivantes: B9, B12, D.
- Inibidor de bomba de prótons: B12.
- Uso de sulfametaxazol-trimetropim: B9.
- Isoniazida: B6.

- Fibrose cística: A, D, E, K.
- Síndrome do intestino curto: A, ferro.
- Baixa estatura: zinco, cálcio.
- Disfunção hepática: A.

REFERÊNCIAS BIBLIOGRÁFICAS

1. Adeli K, Higgins V, Trajcevski K, Palmert MR. Important considerations for interpreting biochemical tests in children. BMJ. 2018:361:k1950.
2. Sampaio LR, Silva MCM, Oliveira AN, Souza CLS. Avaliação bioquímica do estado nutricional. In: Sampaio LR (org.). Avaliação nutricional. Salvador: EDUFBA; 2012. p. 49-72. Sala de aula collection.
3. Orkin SH, Nathan DG, Ginsburg D, Look AT, Fisher DE, Lux SE. Nathan and Oski's hematology of infancy and childhood. 8.ed. Philadelphia: Elsevier Saunders; 2015. p.2535.
4. Loggetto SR, Braga JAP, Tone LG. Hematologia e hemoterapia pediátrica (Série Atualizações Pediátricas). São Paulo: Atheneu; 2013. p.540.
5. Bain BJ. Células sanguíneas: um guia prático. 5.ed. Porto Alegre: Artmed; 2016.
6. Niero-Melo L, Ruiz e Resende L, Gauilla RD. Leucocitoses e leucopenias. In: Zago MA, Falcão RP, Pasquini R. Tratado de hematologia. São Paulo: Atheneu; 2013.
7. Sociedade Brasileira de Pediatria (SBP). Departamentos de Nutrologia e Hematologia. Consenso sobre anemia ferropriva: mais que uma doença, uma urgência médica! 24 de julho de 2018. Disponível em https:// www.sbp.com.br/fileadmin/user_upload/21019f- Diretrizes_Consenso_sobre_anemia_ferropriva-ok. pdf. Acesso em: set. 2023.
8. World Health Organization (WHO). Nutritional anaemias: tools for effective prevention and control. Geneva: WHO; 2017.
9. WHO guideline on use of ferritin concentrations to assess iron status in individuals and populations. Geneva: World Health Organization; 2020.
10. Dallman PR, Yip R, Oski FA. Iron deficiency and related nutritional anemia. In: Nathan SG, Oski FA. Hematology of infancy and childhood. Philadelphia: WB Saunders; 1993.
11. Koletzko B, Bhatia J, Bhutta ZA, et al. Pediatric nutrition in practice. 3.ed. Basel: Karger; 2022.
12. Williamson A, Wallach M. Interpretação de exames laboratoriais. Mary A. Williamson e L. Michael Snyder. Tradução Maria de Fátima Azevedo, Patricia Lydie Voeux. 10.ed. Rio de Janeiro: Guanabara Koogan; 2016.
13. Weffort VRS, et al. Anemia ferropriva. Programa Nacional de Educação Continuada em Pediatria – PRONAP – SBP. Ciclo XIV. 2011.
14. Braga JAP, Barbosa TNN. Vitamina B12. In: Braga JAP, Amancio OMS (eds.). Deficiências nutricionais: manual para diagnóstico e condutas. Santana de Parnaíba: Manole; 2022. p.175-95.
15. Sampaio LR, Silva MCM, Oliveira AN, Souza CLS. Avaliação bioquímica do estado nutricional. In: Sampaio LR (org.). Avaliação nutriciona. Salvador: EDUFBA; 2012. p.49-72. Sala de aula collection.
16. Keller U. Nutritional laboratory markers in malnutrition. J Clin Med. 2019;8:775.
17. Mahan L, Escott-Stump S, Raymond JL. Krause alimentos, nutrição & dietoterapia. 13.ed. São Paulo: Elsevier Brasil; 2012.
18. Keller U. Nutritional laboratory markers in malnutrition. J Clin Med. 2019;8(6):775.
19. Jensen GL, Mirtallo J, Compher C, Dhaliwal R, Forbes A, Grijalba RF, et al. Adult starvation and disease-related malnutrition. J Parenter Enter Nutr. 2010;34:156-9.

20. White JV, Guenter P, Jensen G, Malone A, Schofield M. Consensus Statement: Academy of Nutrition and Dietetics and American Society for Parenteral and Enteral Nutrition. J Parenter Enter Nutr. 2012;36:275-83.
21. Weffort VRS, Ued FV. Avaliação antropométrica e nutrológica. In: Weffort VRS, Lamounier JA. Nutrição em pediatria: da neonatologia à adolescência. 2.ed. Barueri: Manole; 2017.
22. Spiekerman A. Nutritional assessment (protein nutriture). Anal Chem. 1995;67:429-36.
23. Clifford SM, Bunker AM, Jacobsen JR, Roberts WL. Age and gender specific pediatric reference intervals for aldolase, amylase, ceruloplasmin, creatine kinase, pancreatic amylase, prealbumin, and uric acid. Clin Chim Acta. 2011;412(9-10):788-90.
24. McDade TW. Early environments and the ecology of inflammation. Proc Nat Acad Sci USA. 2012;109(Suppl 2):17281-8.
25. Diretrizes da Sociedade Brasileira de Diabetes 2014-2015. Oliveira JEP, Vencio S (orgs.). São Paulo: AC Farmacêutica; 2015. Disponível em: http:// www.diabetes.org.br/images/2015/area-restrita/diretrizes-sbd-2015.pdf. Acesso em: set. 2023.
26. Xavier HT, Izar MC, Faria Neto JR, Assad MH, Rocha VZ, Sposito AC, et al. V diretriz brasileira de dislipidemias e prevenção da aterosclerose. Sociedade Brasileira de Cardiologia. 2013 Oct;101(4)(Suppl 1). Disponível em: http://publicacoes.cardiol.br/consenso/2013/V_Diretriz_Brasileira_ de_Dislipidemias.pdf. Acesso em: set. 2023.
27. Sociedade Brasileira de Pediatria (SBP). Departamento Científico de Nutrologia. Manual de obesidade. São Paulo: SBP; 2019.
28. AAP. Expert Panel on integrated guidelines for cardiovascular health and risk reduction in children and adolescents: summary report. Pediatrics. 2011;128(Suppl 5):S213-S256.
29. Kwiterovich PO Jr. Recognition and management of dyslipidemia in children and adolescents. J Clin Endocrinol Metab. 2008;93(11):4200-9.
30. Sociedade Brasileira de Pediatria (SBP). Guia prático de atualização. Departamento Científico de Endocrinologia Pediátrica (N. 8, maio de 2020). Dislipidemia na criança e no adolescente: orientações para o pediatra. Disponível em: https://www.sbp.com.br/fileadmin/user_upload/22336c- GPA_-_Dislipidemia_Crianca_e_Adoles.pdf. Acesso em: 29 set. 2023.
31. Sociedade Brasileira de Pediatria (SBP). Departamento Científico de Nutrologia. Manual de avaliação nutricional. 2.ed. atual. São Paulo: SBP; 2021 Disponível em: https://www.sbp.com.br/fileadmin/user_upload/_22962f-ManAval_Nutricional_-_2Ed_Atualizada_SITE.pdf. Acesso em: 30 out. 2023.
32. American Diabetes Association. Classification and diagnosis of diabetes: standards of medical care in diabetes – 2021. Diabetes Care 2021;44(Suppl. 1):S15-S33. Disponível em: https://diabetesjournals.org/care/article/44/Supplement_1/S15/30859/2-Classification-and-Diagnosis-of-Diabetes. Acesso em: set. 2023.
33. Sociedade Brasileira de Diabetes (SBD). Cobas R, Rodacki M, Giacaglia L, Calliari L, Noronha R, Valerio C, et al. Diagnóstico do diabetes e rastreamento do diabetes tipo 2. Diretriz oficial da Sociedade Brasileira de Diabetes (2022). Disponível em: https://diretriz.diabetes.org.br/diagnostico-e-rastreamento-do-diabetes-tipo-2/. Acesso em: set. 2023.
34. Gaw A, et al. Bioquímica clínica Acencio ML et al. (trad.). 5.ed. Rio de Janeiro: Elsevier; 2015.
35. Silva CC, Camilo DF, Zambom MP, et al. Cut-off points for the homeostasis model assessment of insulin resistance (HOMA-IR) in puberal and pospuberal adolescents: validation with the hyperglycemic clamp technique. In: XVII Congresso Brasileiro de Obesidade e Sindrome Metabólica. Recife: Abeso; 2017.
36. Nieman CL, et al. Parenteral and enteral nutrition support: determining the best way to feed. In: Corkins MR (ed). The A.S.P.E.N. Pediatric Nutrition Support Core Curriculum. American Society of Parenteral and Enteral Nutrition, Fenton Street, 2010. p.460-76.
37. Silva AC, Colosimo AP, Silvestre D. Doença de Wilson (degeneração hepatolenticular): revisão bibliográfica e relato de caso. Rev Méd Minas Gerais. 2010;20(N. Esp.):404-11.

38. Nieman CL, et al. Parenteral and enteral nutrition support: determining the best way to feed. In: Corkins MR (ed). The A.S.P.E.N. Pediatric Nutrition Support Core Curriculum. American Society of Parenteral and Enteral Nutrition, Fenton Street, 2010. p.460-76.
39. World Health Organization (WHO). Indicators for assessing vitamin A deficiency and their application in monitoring and evaluating intervention programs. Geneva: WHO; 1996.
40. Misra M, Pacaud D, Petryk A, Collett-Solberg PF, Kappy M; Drug and Therapeutics Committee of the Lawson Wilkins Pediatric Endocrine Society. Vitamin D deficiency in children and its management: review of current knowledge and recommendations. Pediatrics. 2008;122(2):398-417.
41. Cozzolino SMF. Biodisponibilidade de nutrientes. Barueri: Manole; 2020.
42. Ng TP, Nyunt MSZ, Gao Q, Wee SL, Yap P, et al. Elderly nutritional indicators for geriatric malnutrition assessment (Enigma): development and validation of a nutritional prognostic index. Clin Nutr Espen. 2017;22:54-63.
43. ISGH – Governo do Ceará. Manual de exames laboratoriais. 2020.
44. World Health Organization (WHO). Serum and red blood cell folate concentrations for assessing folate status in populations: vitamin and mineral nutrition information system. Geneva: WHO; 2015.

61 Alimentos funcionais e nutracêuticos

Virgínia Resende Silva Weffort
Daniela da Silva Rocha
Joel Alves Lamounier

INTRODUÇÃO

A transição nutricional e epidemiológica observada nos últimos anos no Brasil tem sido influenciada, principalmente, pelos hábitos alimentares inadequados e pelo sedentarismo da população. Assim, o consumo regular de alimentos funcionais é de suma importância para a prevenção de enfermidades, tais como as doenças crônicas não transmissíveis. Os alimentos funcionais contêm substâncias bioativas responsáveis por sua funcionalidade e que favorecem a promoção da saúde do consumidor.

O papel da alimentação equilibrada na manutenção da saúde tem despertado interesse na comunidade científica, e nos últimos anos inúmeros estudos foram publicados com o intuito de comprovar a atuação de certos alimentos na prevenção de doenças. Sem dúvida, os efeitos benéficos dos alimentos já foram observados ao longo do tempo. Historicamente, a utilização de certos alimentos na redução do risco de doenças é considerada há milhares de anos. Hipócrates, cerca de 2.500 anos atrás, já pregava isso em sua célebre frase: "Faça do alimento o seu medicamento".

O termo "nutracêutico" é usado para descrever um alimento ou parte de um alimento que proporciona benefícios médicos e de saúde, incluindo a prevenção e/ou tratamento da doença. Foi cunhado em 1989 por Stephen De Felice, fundador e presidente da Foundation for Innovation in Medicine, uma organização americana que incentiva a pesquisa em saúde médica.

Esse termo inclui uma ampla gama de agentes, como suplementos dietéticos, nutrientes isolados, suplementos de ervas e produtos alimentares específicos. Os nutracêuticos podem ser classificados como fibras dietéticas, ácidos graxos poli-insaturados, proteínas, peptídeos, aminoácidos ou cetoácidos, minerais, vitaminas antioxidantes e outros antioxidantes.

No entanto, somente na década de 1990 ocorreu um interesse renovado pelo assunto, e o termo "alimento funcional" passou a ser adotado. As pesquisas se intensificaram e o conceito de alimento funcional tornou-se mais conhecido do público leigo e também de pesquisadores que, até então, não estavam envolvidos com estudos nessa área. O uso de alimentos funcionais ganhou impulso no início dos anos 1980, como parte de um programa de redução dos custos de seguro-saúde no Japão, tendo em vista o aumento sustentado da expectativa de vida da população. Em consequência, o perfil dos segurados passou a apresentar idade média crescente, sendo mais vulneráveis a determinadas doenças e distúrbios de saúde. Foram estudados alimentos que, além de satisfazer as necessidades nutricionais básicas, desempenhavam efeitos fisiológicos benéficos.

Após um longo período de trabalho, em 1991, a categoria de alimentos funcionais foi regulamentada e recebeu a denominação *Foods for Specified Health Use* (FOSHU); a tradução da expressão para o português é alimentos funcionais ou nutracêuticos. Baseia-se no conceito de que os alimentos deveriam ser ingredientes naturais, ser consumidos como parte da dieta alimentar e cumprir funções específicas no organismo. Dentre essas funções, devem promover melhora dos mecanismos de defesa biológica (imunológicos), prevenção ou terapia de alguma enfermidade ou disfunção, melhora das condições físicas e mentais e do estado geral de saúde, além de retardo no processo de envelhecimento.

A palavra vem do inglês *nutraceutical*, e é a justaposição de outras duas: *nutrient* (nutriente) e *pharmaceutical* (farmacêutico). Apesar dessa distinção, muitos artigos discutem o assunto englobando todos esses produtos e designando-os como alimento funcional.

A partir da década de 1990, maior atenção passou a ser dedicada a essa categoria de alimentos, em virtude da imagem positiva que os alimentos trazem com relação a seu impacto na saúde e no bem-estar, o que os torna tão populares. Evidências epidemiológicas têm mostrado essa associação, do mesmo modo que a menor incidência de osteoporose e de câncer de mama na mulher asiática está correlacionada à dieta rica em vegetais e soja, alimentos consumidos em abundância por aquela população.

Apesar de a rotulagem ainda estar em discussão nos EUA e na Europa, pois o Japão é o único país em que há regulamentação específica desses produtos, há uma tendência de distinção entre os chamados alimentos funcionais e os nutracêuticos, embora em alguns trabalhos apareçam como sinônimos e em outros sejam usados nomes como *pharmafoods* e *designer foods* como designação. A lei japonesa foi elaborada em 1997, e hoje vários países contam com uma legislação específica. Em 1999, as regras foram instituídas no Brasil.

Entre as muitas definições de alimentos funcionais ou nutracêuticos de diversos autores e instituições, está a do Instituto de Medicina de Alimentos e Nutrição: "algum alimento ou ingrediente alimentício que pode proporcionar um benefício à saúde, além dos nutrientes tradicionais que contém",[1] e a de Scott e Lee, para o Setor de Proteção à Saúde canadense: "alimento similar a alimento convencional em aparência, consumido como parte de uma dieta comum, e que tem demonstrado benefícios fisiológicos e/ou redução de riscos de doenças crônicas, além de funções básicas nutricionais".[2]

O Brasil foi o primeiro país da América Latina a possuir uma legislação referente às alegações das propriedades funcionais e/ou de saúde dos alimentos. Desse modo, as legislações vigentes visam garantir ao consumidor um alimento de qualidade, com segurança e que não induza o consumidor ao erro. No entanto, ainda é necessário o desenvolvimento de pesquisas referentes aos alimentos funcionais. Segundo a Agência Nacional de Vigilância Sanitária (Anvisa), "Alimento funcional é todo aquele alimento ou ingrediente que, além das funções nutricionais básicas, quando consumido na dieta usual, produz efeitos metabólicos e/ou fisiológicos benéficos à saúde, devendo ser seguro para o consumo sem supervisão médica", definição regulamentada conforme a Portaria n. 398, de 30/4/1999, da Secretaria de Vigilância Sanitária do Ministério da Saúde do Brasil.[3-6] A eficácia e a segurança desses alimentos devem se basear em evidência em estudos científicos.

Embora o conceito de alimentos funcionais tenha obtido consenso, podem ser conceituados como "alimento semelhante em aparência aos alimentos convencionais, consumidos como parte da dieta, que produz benefício específico à saúde, além de satisfazer os requerimentos nutricionais" ou "alimentos, em forma natural ou processada, que contêm níveis significantes de componentes ativos biologicamente que, além da nutrição básica, trazem benefícios à saúde, à capacidade física e ao estado mental". É importante esclarecer que todos os alimentos são funcionais, de modo que as definições atualmente em uso são de caráter operacional. Assim, o consumo desse tipo de alimento, com a finalidade de obter um risco menor para o desenvolvimento de doenças, não atinge o objetivo proposto se não for associado a um estilo de vida saudável, levando em consideração principalmente a alimentação e a atividade física.

Esses componentes têm vantagens sobre os medicamentos, uma vez que evitam alguns efeitos indesejáveis. Por exemplo:

- Não têm efeito colateral.
- Podem aumentar o efeito benéfico à saúde.
- Podem ter suplemento dietético natural.
- Podem aumentar o valor para a saúdem
- Podem estar facilmente disponíveis e economicamente acessíveis.

Os alimentos funcionais em sua forma convencional geralmente estão relacionados com ingredientes naturais e integrais, ricos em nutrientes, como vitaminas, minerais, antioxidantes e gorduras saudáveis para o coração. Enquanto isso, os alimentos funcionais modificados foram fortificados com ingredientes adicionais, como vitaminas, minerais, probióticos ou fibras, para aumentar os benefícios de saúde dos alimentos. Por sua vez, o termo "nutracêuticos" está relacionado a suplementos alimentares que contêm compostos bioativos concentrados e têm como finalidade fornecer benefícios médicos e de saúde.

Os alimentos e os ingredientes funcionais podem ser classificados de dois modos:

1. Quanto à fonte: de origem vegetal ou animal.
2. Quanto aos benefícios que oferecem, atuando em 6 áreas do organismo:
   - Sistema gastrointestinal.
   - Sistema cardiovascular.
   - Metabolismo de substratos.
   - Crescimento, desenvolvimento e diferenciação celular.
   - Comportamento das funções fisiológicas.
   - Antioxidante.

As propriedades dos alimentos funcionais relacionadas à saúde podem ser provenientes de constituintes normais desses alimentos, como no caso das fibras e dos antioxidantes (vitaminas E, C, betacaroteno) presentes em frutas, verduras, legumes e cereais integrais ou pela adição de ingredientes que modifiquem suas propriedades originais, exemplificada por vários produtos industrializados, como leite fermentado, biscoitos vitaminados, cereais matinais ricos em fibras, leites enriquecidos com minerais ou ácido graxo ômega 3. Essas propriedades podem ser classificadas em 5 grupos:

1. Alimentos que apresentam benefícios para a saúde em relação a outros similares, como hortaliças obtidas por meio de técnicas adequadas de cultivo.
2. Alimentos processados que tenham sofrido algum tipo de modificação eliminando um componente conhecido como prejudicial à saúde, como redução do teor de gordura ou modificação da proteína (não alergênica).
3. Alimentos com aumento da concentração e/ou biodisponibilidade de componentes benéficos ou substituição de componentes negativos por outro benigno, como enriquecimento com antioxidantes.
4. Ingredientes especificamente incorporados a alimentos, como fibras e organismos probióticos.
5. Novos alimentos produzidos por biotecnologia ou métodos diferenciados, como alimento enriquecido com ômega 3 ou cereais matinais enriquecidos com aveia ou fibras solúveis.

Um alimento funcional deve continuar se configurando como alimento e deve mostrar efeito quando consumido em quantidades normais. Desse modo, estão fora dessa concepção os suplementos dietéticos na forma de comprimidos, tabletes, xaropes ou cápsulas.

O alvo dos nutracêuticos é significativamente diferente dos alimentos funcionais. Nesse sentido, a prevenção e o tratamento de doenças são relevantes aos nutracêuticos, mas apenas a redução do risco da doença, e não a prevenção e tratamento da doença, estão envolvidos com os alimentos funcionais.

A Tabela 1 apresenta exemplos de compostos presentes nos alimentos funcionais e seus respectivos benefícios à saúde.

Tabela 1 Compostos presentes nos alimentos e seus respectivos benefícios à saúde

Compostos	Fontes alimentares	Ações no organismo
Ácidos graxos ômega 3: linolênico (ALA), docosa-hexaenoico (DHA) e eicosapentanoico (EPA)	Peixes marinhos com alto teor de gordura, como sardinha, salmão, atum, anchova, arenque; óleos vegetais (linhaça, canola)	Prevenção de doenças cardiovasculares e controle de doenças autoimunes e inflamatórias; redução do LDL-colesterol; indispensável para o desenvolvimento do cérebro e da retina de recém-nascidos
Ácidos graxos ômega 6: linoleico (LA) e araquidônico (AA)	Óleos de linhaça, canola, milho, oliva e soja; nozes e amêndoas	Estimulação do sistema imunológico e ação anti-inflamatória
Antocianinas	Frutas em geral (principalmente as de cor vermelho-escura e roxa)	Prevenção de doenças cardiovasculares e câncer
Betacaroteno	Abóbora, cenoura, mamão, manga, damasco, espinafre, couve	Antioxidante; redução do risco de câncer e de doenças cardiovasculares
Betaglucana	Aveia, cevada, legumes e alguns outros grãos	Controle da glicemia e do colesterol sérico
Catequinas	Morango, chá verde, chá preto, cerejas, amoras, framboesas, mirtilo, uva roxa, vinho tinto	Antioxidante; inibição da formação de ateromas; redução do colesterol; estímulo do sistema imunológico; prevenção de certos tipos de câncer
Esteróis/estanóis vegetais	Milho, trigo; extraídos de óleos vegetais como soja e de madeiras	Redução do risco de doenças cardiovasculares; redução da absorção do colesterol
Fibras insolúveis e solúveis (polissacarídios)	Grãos integrais como aveia, centeio, cevada e farelo de trigo; frutas com casca e vegetais em geral, como soja, feijão, ervilha e hortaliças	Melhor funcionamento intestinal; redução do risco de câncer do cólon; controle do colesterol. As fibras solúveis podem ajudar no controle da glicemia e no tratamento da obesidade, por promover maior saciedade

(continua)

Tabela 1 Compostos presentes nos alimentos e seus respectivos benefícios à saúde (*continuação*)

Compostos	Fontes alimentares	Ações no organismo
Flavonoides	Amora, framboesa, cereja, brócolis, repolho, chá verde, alcachofra, salsa, suco natural de uva, vinho tinto, cebola, soja*	Efeito antioxidante, pela ação sobre a formação de radicais livres; redução dos níveis de LDL-colesterol; atividade anticâncer, vasodilatadora e anti-inflamatória
Isoflavonas	Soja, leguminosas, amendoim, alcaçuz, legumes e ervilha	Alívio dos sintomas da menopausa; redução do risco de doenças cardiovasculares e osteoporose; redução do risco de câncer de mama e de próstata
Isotiocianatos e indol	Brócolis, repolho, couve-flor, rabanete e folha de mostarda	Aumento da atividade de enzimas (tipo 2) protetoras contra o câncer, principalmente de mama
Licopeno	Tomate, goiaba vermelha, melancia, pimentão vermelho, mamão papaia	Atividade antioxidante; redução do risco de doenças cardiovasculares; redução dos níveis de colesterol; proteção contra câncer, principalmente de próstata
Lignanas	Linhaça, noz-moscada	Inibição de tumores hormônio-dependentes
Limonoides	Frutas cítricas	Estímulo à produção de enzimas protetoras contra o câncer; redução do colesterol
Luteína e zeaxantina	Folhas verdes (luteína), pequi e milho (zeaxantina)	Antioxidantes; proteção contra a degeneração macular; manutenção de uma boa visão
Polifenóis	Chocolate, chá preto e chá verde	Antioxidante
Prebióticos: oligossacarídios (fruto-oligossacarídios, inulina)	Extraídos de vegetais como raiz de chicória e batata yacon	Ativação da microflora intestinal, favorecendo o bom funcionamento do intestino
Probióticos (bifidobactérias e lactobacilos)	Leites fermentados, iogurtes	Favorecimento das funções gastrointestinais, reduzindo o risco de constipação e de câncer de cólon; melhora da intolerância à lactose

(continua)

Tabela 1 Compostos presentes nos alimentos e seus respectivos benefícios à saúde (*continuação*)

Compostos	Fontes alimentares	Ações no organismo
Proteínas da soja	Soja e derivados	Redução do risco de doenças cardiovasculares
Resveratrol e quercetina	Casca de uva, vinho tinto, maçãs	Redução do risco de doenças cardiovasculares; inibição da formação de carcinógenos, coágulos e inflamações
Sulfetos alílicos (alilsulfetos)	Alho e cebola	Redução do risco de doenças cardiovasculares; redução de colesterol e da pressão sanguínea; estímulo à produção de enzimas protetoras contra o câncer gástrico; melhora do sistema imunológico
Tanino	Maçã, sorgo, manjericão, manjerona, sálvia, uva, caju, soja	Antioxidante; antisséptico; vasoconstritor

*Alívio das ondas de calor em mulheres na menopausa.
Fonte: adaptada de Salgado.[7]

ALIMENTOS PROBIÓTICOS

Probióticos foram definidos por Havenaar et al. como: "uma monocultura ou uma mistura de culturas de microrganismos viáveis, a qual, quando aplicada a homem ou animal, afeta o hospedeiro beneficamente, melhorando as propriedades da microflora nativa no trato gastrointestinal".[8] São microrganismos vivos que podem ser agregados como suplementos à dieta, afetando de forma benéfica o desenvolvimento da flora microbiana no intestino. A definição internacional atualmente aceita é: microrganismos vivos, administrados em quantidades adequadas, que conferem benefícios à saúde do hospedeiro.[8]

Os benefícios à saúde do hospedeiro atribuídos à ingestão de culturas probióticas são: controle da microbiota intestinal, estabilização da microbiota intestinal após o uso de antibióticos, promoção da resistência gastrointestinal à colonização por patógenos, diminuição da concentração dos ácidos acético e lático, de bacteriocinas e outros compostos antimicrobianos, promoção da digestão da lactose em indivíduos intolerantes à lactose, estimulação do sistema imune, alívio da constipação e aumento da absorção de minerais e vitaminas.[8]

Em um indivíduo adulto com intestino saudável, a microflora predominante se compõe de microrganismos promotores da saúde, em sua maioria pertencente aos gêneros *Lactobacillus* e *Bifidobacterium*. Os *Lactobacillus* probióticos são: *L. casei*, *L. acidophilus*, *L. delbrueckii* spp. *bulgaricus*, *L. brevis*, *L. cellibiosus*, *L. lactis*, *L. fermentum*,

L. plantarum e *L. reuteri*. As espécies de *Bifidobacteria* com atividade probiótica são: *B. bifidum*, *B. longum*, *B. infantis*, *B. adolescentis*, *B. thermophilum* e *B. animalis*.

Outras bactérias acidoláticas com propriedades probióticas são: *E. faecalis*, *E. faecium* e *Sporolactobacillus inulinus*. Os microrganismos *Bacillus cereus*, *Escherichia coli Nissle*, *Propionibacterium freudenreichii* e *Saccharomyces cerevisiae* têm sido citados como microrganismos não láticos associados a atividades probióticas principalmente para uso farmacêutico ou em animais.[9]

Para uso em alimentos constituem critérios importantes para a seleção de microrganismos probióticos: origem humana, não patogênicos, tolerância ao trato gastrointestinal, habilidade de sobreviver aos processos tecnológicos, permanecerem viáveis durante a vida de prateleira e terem os benefícios à saúde comprovados. Na seleção dos probióticos, são levados em consideração: gênero dos microrganismos (origem, definição, caracterização, espécies seguras), estabilidade e segurança (atividade e viabilidade nos produtos, aderência e potencial invasivo, bem como resistência ao baixo pH, aos sucos gástrico, biliar e pancreático, capacidade de colonização) e aspectos funcionais e fisiológicos (aderência ao epitélio intestinal, antagonismo aos patógenos, estimulação ou supressão da resposta imunológica, estimulação às bactérias benéficas).[10]

ALIMENTOS PREBIÓTICOS

Prebióticos são alimentos não digeríveis que beneficiam o hospedeiro por estimular seletivamente o crescimento ou também a atividade das bactérias residentes no cólon intestinal. São oligossacarídeos não digeríveis, porém fermentáveis, cuja função é mudar a atividade e a composição da microbiota intestinal com a perspectiva de promover a saúde do hospedeiro. As fibras dietéticas e os oligossacarídeos não digeríveis são os principais substratos de crescimento dos microrganismos dos intestinos.

Os prebióticos estimulam o crescimento dos grupos endógenos de população microbiana, como as bifidobactérias e os lactobacilos, que são ditos como benéficos para a saúde humana. Os prebióticos mais eficientes reduzem a atividade de organismos potencialmente patogênicos.[11] A ingestão de prebióticos aumenta a quantidade de bifidobactérias presentes no organismo, produz ácidos graxos de cadeia curta (ácido acético, lático etc.), diminui o pH intestinal e reduz o tempo em que o alimento fica no intestino, reduzindo a produção de substâncias putrefativas no intestino.

Para ser definida como prebiótico, uma substância (ou grupo de substâncias) deve cumprir os seguintes requisitos: origem vegetal; formar parte de um conjunto heterogêneo de moléculas complexas; não ser digerida por enzimas digestivas; ser parcialmente fermentada por uma colônia de bactérias e ser osmoticamente ativa. Por exemplo, alguns oligossacarídeos, como a oligofrutose e a inulina, conduzem a um aumento significativo do número de bifidobactérias.[12]

Efeitos atribuídos aos prebióticos: modulação de funções fisiológicas fundamentais, como absorção de cálcio, metabolismo lipídico, modula ção da composição da microbiota intestinal, que exerce um papel primordial na fisiologia intestinal, e redução do risco de câncer de cólon. Os iogurtes e os leites fermentados são os alimentos mais comuns suplementados com probióticos. Leites não fermentados, sucos e outros alimentos também podem ser suplementados.[13]

ALIMENTOS SIMBIÓTICOS

Alimentos simbióticos são alimentos que contêm ingredientes pré e probióticos. São utilizados para melhorar a saúde humana e animal. A interação entre o probiótico e o prebiótico *in vivo* pode ser favorecida por uma adaptação do probiótico ao substrato prebiótico anterior ao consumo. Isso pode, em alguns casos, resultar em uma vantagem competitiva para o probiótico, se consumido juntamente com o prebiótico.[8]

FITOQUÍMICOS

Vários compostos químicos encontrados em plantas (carotenoides, licopenos, xantenos, isotiocianatos, entre outros) são agrupados sob o termo fitoquímicos. A palavra vem da justaposição do radical grego *phyto*, que significa planta, e da palavra químico. Alimentos como tomate, aveia, soja e brócolis contêm compostos biologicamente ativos com propriedades funcionais. Entretanto, a maneira exata como os compostos de plantas ajudam a combater doenças ainda está em estudo, pois os mecanismos são tão diversos quanto os compostos. Alguns desses compostos atuam como antioxidantes e outros como inibidores de enzimas, sendo que um mesmo composto pode atuar por vários mecanismos diferentes.

ALIMENTOS SULFURADOS E NITROGENADOS

Os alimentos sulfurados e nitrogenados são compostos orgânicos usados na proteção contra a carcinogênese e a mutagênese, sendo ativadores de enzimas do fígado. Os isotiacianatos e os indóis são compostos antioxidantes que agem inibindo a mutação do DNA, o que predispõe a algumas formas de câncer. As propriedades anticarcinogênicas dos vegetais crucíferos, como repolho, brócolis, rabanete, palmito, alcaparra, couve-flor, couve-de-bruxelas e couve, são atribuídas a seu conteúdo relativamente alto de glicosilatos.[13]

COMPOSTOS FENÓLICOS

Os flavonoides compõem uma ampla classe de substâncias de origem natural, cuja síntese não ocorre na espécie humana. Entretanto, tais compostos apresentam uma série de propriedades farmacológicas que os fazem atuar sobre os sistemas biológicos como antioxidantes.[14] A dieta mediterrânea, rica em frutas frescas e vegetais, tem sido associada com a baixa incidência de doenças cardiovasculares e câncer, principalmente pela elevada proporção de compostos bioativos, como vitaminas, flavonoides e polifenóis. Esse efeito é atribuído à presença de compostos fenólicos no vinho tinto, com propriedades antioxidantes que inibem a oxidação do LDL-colesterol, evitando indiretamente os infiltrados de lipídios no interior das artérias.[15]

Os flavonoides englobam uma classe importante de pigmentos naturais encontrados com frequência na natureza, unicamente em vegetais. As substâncias fenólicas se caracterizam por possuir um grupo funcional oxidrílico (OH) ligado a um anel benzênico. Os compostos fenólicos são inumeráveis e, a partir da molécula de fenol, podem derivar substâncias com diferentes níveis de complexidade. A forma mais simples de classificação consiste em fenóis simples e fenóis compostos. Constituem a família mais vasta de compostos fenólicos naturais e estão amplamente distribuídos nos tecidos vegetais.

Os verdadeiros flavonoides são as antocianinas (pigmentos azul-púrpura), as antoxantinas (amarelas), as catequinas e as leucoantocianinas, que são incolores, mas facilmente se transformam em pigmentos pardos. As duas últimas são comumente denominadas taninos. As antoxantinas e as flavonas são derivadas do fenil-2-benzopirano e aparecem dissolvidas nas células de vegetais. Em geral, são amarelo-claras ou incolores, estando presentes em polpas de frutas claras ou naquelas coloridas de verde com clorofila ou vermelho, azul ou púrpura com antocianinas.[16]

O potencial antioxidante de um composto é determinado pela reatividade dele como doador de elétrons ou hidrogênio, pela capacidade de deslocar ou estabilizar um elétron desemparelhado, pela reatividade com outro antioxidante e pela reatividade com oxigênio molecular. Outro efeito fisiológico da ação de compostos antioxidantes seria sua atuação como anticancerígenos e antimutagênicos, sempre considerando que esses problemas ocorram por ação de radicais livres. A formação de radicais livres está associada com o metabolismo normal de células aeróbicas. O consumo de oxigênio inerente à multiplicação celular leva à geração de uma série de radicais livres. A interação dessas espécies com moléculas de natureza lipídica em excesso produz novos radicais: hidroperóxidos e diferentes peróxidos. Esses grupos de radicais podem interagir com os sistemas biológicos de formas citotóxicas.[10]

Os flavonoides e os fenóis têm atividade antioxidante contra os radicais livres, associada às propriedades redox dos grupos hidroxil e a sua relação com diferentes partes da estrutura química. Essa capacidade de inativar radicais livres em meio aquoso e lipofílico tem sido amplamente estudada *in vitro*. As substâncias fenólicas empregadas nesses estudos são extraídas de vários tipos de tecidos vegetais com sistemas aquosos e submetidas à avaliação de atividade antioxidante *in vivo* e *in vitro*. Antioxidantes fenólicos funcionam como sequestradores de radicais e, algumas vezes, como quelantes de metais, agindo tanto na etapa de iniciação como na propagação do processo oxidativo. Os produtos intermediários, formados pela ação desses antioxidantes, são relativamente estáveis em virtude da ressonância do anel aromático apresentada por essas substâncias.[17]

Isoflavonas são uma subclasse de flavonoides componentes da dieta de certas populações durante muitos séculos. As isoflavonas são encontradas em legumes, principalmente em grãos de soja. Embora haja uma grande variabilidade de composição de isoflavonas entre os grãos de soja e produtos alimentícios baseados em soja, a maioria das fontes dietéticas contém uma mistura de derivados, baseados em três isoflavonas agliconas: genisteína, daidzeína e gliciteína.

Nas culturas orientais, a soja é considerada tanto um alimento nutritivo quanto um agente medicinal. O consumo da soja tem sido considerado benéfico, com efeito potencialmente protetor contra um número de doenças crônicas. Estudos epidemiológicos sugeriram efeitos protetores desses compostos contra um número de doenças crônicas, incluindo doença cardíaca coronariana, câncer de próstata, diabete, osteoporose, deficiência cognitiva, doenças cardiovasculares e efeitos da menopausa. Possuem estrutura e atividade semelhantes às do estrogênio humano e são conhecidas como fitoestrogênios, podendo proteger o organismo contra doenças do coração e possivelmente contra câncer de mama, pela ação de estrogênios bloqueadores. Dietas ricas em soja ajudam a reduzir os níveis de LDL-colesterol no sangue de 12 a 15%, pois as isoflavonas da soja são convertidas, no intestino, em fitoestrogênios, que podem ajudar a reduzir o LDL-colesterol.[13]

ÁCIDOS GRAXOS POLI-INSATURADOS

Os ácidos graxos poli-insaturados, destacando as séries ômega 3 e 6, são encontrados em peixes de água fria (salmão, atum, sardinha, bacalhau), óleos vegetais, sementes de linhaça, nozes e alguns tipos de vegetais. Um ácido graxo é chamado de ômega 3 quando a primeira dupla ligação está localizada no carbono 3 a partir do radical metil (CH3), e ômega 6 quando a dupla ligação está no carbono 6 da cadeia a partir do mesmo radical.

Os principais ácidos graxos da família ômega 3 são:

- Alfalinolênico (C18:3 – 18 carbonos e 3 insaturações).
- Eicosapentanoico – EPA (C20:5 – 20 carbonos e 5 insaturações).
- Docosa-hexaenoico – DHA (C22:6 – 22 carbonos e 6 insaturações).

Os principais ácidos graxos da família ômega 6 são:

- Linoleico (C18:2 – 18 carbonos e 2 insaturações).
- Araquidônico (C20:4 – 20 carbonos e 4 insaturações).

Os ácidos graxos de cadeia longa da família ômega 3 (EPA e DHA) são sintetizados nos seres humanos a partir do ácido linolênico. Esse ácido graxo é também o precursor primordial de prostaglandinas, leucotrienos e tromboxanos, com atividades anti-inflamatória, anticoagulante, vasodilatadora e antiagregante.[12,18] Algas marinhas são capazes de sintetizar os ácidos graxos DHA e EPA, que entram na cadeia alimentar marinha.

Apesar das controvérsias, o consumo adicional de ácidos graxos ômega 3 (DHA e EPA) na dieta está sendo discutido e recomendado. Estudos epidemiológicos têm demonstrado que a ingestão regular de peixes na dieta tem efeito favorável sobre níveis de triglicérides, pressão arterial, mecanismo de coagulação, ritmo cardíaco, prevenção do câncer (mama, próstata e cólon) e redução da incidência de arteriosclerose.[13]

Os ácidos graxos ômega 3 são também indispensáveis para os recém-nascidos por representarem um terço da estrutura de lipídios no cérebro; a carência dessas substâncias pode ocasionar redução da produção de enzimas relacionadas às funções do aprendizado. O suprimento adequado de DHA na alimentação dos bebês é fundamental para o desenvolvimento da retina. No metabolismo lipídico, os mecanismos pelos quais os ácidos graxos afetam as concentrações do colesterol plasmático consistem em mudanças na composição das lipoproteínas, na produção de LDL-colesterol, na produção de VLDL-colesterol (*very low density lipoprotein*) pelo fígado e na atividade dos receptores da LDL-colesterol.

Além de seu papel nutricional na dieta, os ácidos graxos ômega 3 podem ajudar a prevenir ou tratar uma variedade de doenças, incluindo doenças cardíacas, câncer, artrite, depressão, doença de Alzheimer, entre outras. Os ácidos graxos ômega 3 devem ser consumidos em uma proporção equilibrada com os ácidos graxos ômega 6. A proporção ideal seria de aproximadamente de 5:1 de ômega 6 para ômega 3.

O ácido linoleico, presente no óleo de girassol, pertencente ao grupo dos ácidos graxos ômega 6, é transformado pelo organismo humano no ácido araquidônico e em outros ácidos graxos poli-insaturados. Os ácidos graxos ômega 6 derivados do ácido linoleico exercem importante papel fisiológico: participam da estrutura de membranas celulares, influenciando viscosidade sanguínea, permeabilidade dos vasos, ação antiagregadora, pressão arterial, reação inflamatória e funções plaquetárias. O azeite de oliva é rico em ácido oleico, contendo de 55 a 83% desse ácido graxo.

FIBRAS (OLIGOSSACARÍDEOS)

As fibras são substâncias com alto peso molecular, encontradas nos vegetais, como grãos (arroz, soja, trigo, aveia, feijão, ervilha), verduras (alface, brócolis, couve, couve-flor, repolho), raízes (cenoura, rabanete) e outras hortaliças (chuchu, vagem, pepino).[18] A fibra dietética é uma substância indisponível como fonte de energia, pois não é passível de hidrólise pelas enzimas do intestino humano, e pode ser fermentada por algumas bactérias. A maior parte das substâncias classificadas como fibras e polissacarídeo não amiláceo.

As fibras podem ser classificadas em dois grupos:

- Polissacarídeos estruturais: relacionados à estrutura da parede celular, incluem celulose, hemiceluloses, pectinas, gomas e mucilagens segregadas pelas células e polissacarídeos como o ágar e as carragenas produzidas pelas algas e liquens marinhos.
- Polissacarídeos não estruturais: como a lignina.[19]

Outra classificação diferencia as fibras em solúveis e insolúveis:

- Fibras solúveis: pectinas e hemiceluloses. Tendem a formar géis em contato com água, aumentando a viscosidade dos alimentos parcialmente digeridos no estômago.[18] Diminuem a absorção de ácidos biliares e têm atividades hipocolesterolêmicas. Quanto ao metabolismo lipídico, parecem diminuir os níveis de triglicérides, colesterol e reduzir a insulinemia. Uma característica fundamental da fibra solúvel é sua capacidade para ser metabolizada por bactérias, com a conseguinte produção de gases (flatulência).[12]
- Fibras insolúveis: ligninas, celulose e algumas hemiceluloses. Permanecem intactas através de todo o trato gastrointestinal. As funções da fibra insolúvel são: incremento do bolo fecal e estímulo da motilidade intestinal; maior necessidade de mastigação, relevantes na sociedade moderna, em que as pessoas são vítimas da ingestão compulsiva e da obesidade; aumento da excreção de ácidos biliares e propriedades antioxidantes e hipocolesterolêmicas.

Outros benefícios das fibras são a redução dos níveis de colesterol sérico e dos riscos de câncer, decorrentes de três fatores:

- Capacidade de retenção de substâncias tóxicas ingeridas ou produzidas no trato gastrointestinal durante processos digestivos.
- Redução do tempo do trânsito intestinal, promovendo rápida eliminação do bolo fecal, com redução do tempo de contato do tecido intestinal com substâncias mutagênicas e carcinogênicas.
- Formação de substâncias protetoras pela fermentação bacteriana dos compostos de alimentação.

VITAMINAS ANTIOXIDANTES

A oxidação nos sistemas biológicos decorre da ação dos radicais livres no organismo. Essas moléculas têm um elétron isolado, livre para se ligar a qualquer outro elétron, e por isso são extremamente reativas. Elas podem ser geradas por fontes endógenas ou exógenas. As lesões causadas pelos radicais livres nas células podem ser prevenidas ou reduzidas pelos antioxidantes, sendo estes encontrados em muitos alimentos. Os antioxidantes podem agir diretamente na neutralização da ação dos radicais livres ou participar indiretamente de sistemas enzimáticos com essa função. Entre os antioxidantes estão os carotenoides, a vitamina C, a glutationa, o ácido úrico e a vitamina E.

Os carotenoides estão presentes em alimentos com pigmentação amarela, laranja ou vermelha (tomate, abóbora, pimentão, laranja). Seus principais representantes são os carotenos, precursores da vitamina A, e o licopeno. As xantofilas são sintetizadas a partir dos carotenos, por meio de reações de hidroxilação e epoxidação. O betacaroteno e o licopeno são exemplos de carotenos, enquanto a luteína e a zeaxantina são xantofilas. Dos mais de 600 carotenoides conhecidos, aproximadamente 50 são precursores da vitamina A. Os carotenoides fazem parte do sistema de defesa antioxidante em humanos e animais. Por causa de sua estrutura, atuam protegendo as estruturas lipídicas da oxidação ou por sequestro de radicais livres gerados no processo foto-oxidativo.

Dentre os carotenoides, o betacaroteno é o mais abundante em alimentos e o que apresenta a maior atividade de vitamina A. Tanto os carotenoides precursores de vitamina A como os não precursores, como a luteína, a zeaxantina e o licopeno, parecem apresentar ação protetora contra o câncer, sendo que os possíveis mecanismos de proteção se dão por intermédio do sequestro de radicais livres, modulação do metabolismo do carcinoma, inibição da proliferação celular, aumento da diferenciação celular via retinoides, estimulação da comunicação entre as células e aumento da resposta imune.

O betacaroteno é um potente antioxidante com ação protetora contra doenças cardiovasculares. A oxidação do LDL-colesterol é fator crucial para o desenvolvimento da aterosclerose, e o betacaroteno atua inibindo o processo de oxidação da lipoproteína. Estudos apontam que a luteína e a zeaxantina, que são amplamente encontradas em vegetais verde-escuros, parecem exercer ação protetora contra degeneração macular e a catarata.[20]

A vitamina C ou ácido ascórbico é geralmente consumida em grandes doses pelos seres humanos, sendo adicionada a muitos produtos alimentares para inibir a formação de metabólitos nitrosos carcinogênicos. Os benefícios obtidos na utilização terapêutica da vitamina C em ensaios biológicos com animais incluem o efeito protetor contra os danos causados pela exposição a radiações e medicamentos. Estudos epidemiológicos atribuem um possível papel de proteção no desenvolvimento de tumores nos seres humanos. A recomendação de suplementação dessa vitamina deve ser avaliada especificamente para cada caso, pois existem muitos componentes orgânicos e inorgânicos nas células que podem modular a atividade da vitamina C, afetando sua ação antioxidante.[21]

A vitamina E é um componente dos óleos vegetais, encontrada na natureza em quatro formas diferentes: alfa, beta, gama e deltatocoferol, sendo o alfatocoferol a forma antioxidante amplamente distribuída nos tecidos e no plasma. A vitamina E encontra-se em grande quantidade nos lipídios, e evidências recentes sugerem que essa vitamina impede ou minimiza os danos provocados pelos radicais livres associados com doenças específicas, incluindo câncer, artrite, catarata e envelhecimento. A vitamina E tem a capacidade de impedir a propagação das reações em cadeia induzidas pelos radicais livres nas membranas biológicas. Os danos oxidativos podem ser inibidos pela ação antioxidante dessa vitamina, juntamente com a glutationa, a vitamina C e os carotenoides, constituindo um dos principais mecanismos da defesa endógena do organismo.

SUBSTÂNCIAS BIOATIVAS

As substâncias bioativas podem ser definidas como, "além dos nutrientes, os não nutrientes que possuem ação metabólica ou fisiológica específica" segundo a Resolução RDC n. 2, de 7/1/2002, da Anvisa.

Tabela 2 Subclasses e origem alimentar das substâncias bioativas

Substâncias bioativas	Composto ativo	Fonte
Fitoquímicos	Compostos fenólicos	Frutas cítricas, como limão, laranja e tangerina, além de outras frutas, como cereja, uva, ameixa, pera, maçã e mamão, sendo encontrados em maiores quantidades na polpa que no suco da fruta. Também são encontrados na pimenta verde, brócolis, repolho roxo, cebola, alho e tomate.
	Alcaloides	Os vegetais são as principais fontes, no entanto já foram obtidos de espécies pertencentes aos 5 reinos dos seres vivos (Animal, Vegetal, Protista, Fungi e Monera).
	Compostos organossulfúricos	Alho, cebola, castanhas e nozes
	Carotenoides	Verduras folhosas verde-escuras (espinafre), hortaliças (cenoura, pimentão, alface, brócolis, entre outras) e frutas (mamão, pêssego, melão, manga, caqui, goiaba, entre outras).
	Fitosteróis	Óleos vegetais comestíveis como de soja e de girassol. Estão presentes de forma abundante nas frutas, sementes, folhas e talos.

(continua)

Tabela 2 Subclasses e origem alimentar das substâncias bioativas (*continuação*)

Substâncias bioativas	Composto ativo	Fonte
Probióticos	Bifidobactérias e lactobacilos	Iogurtes, produtos lácteos fermentados e suplementos alimentares.
Prebióticos	Fibras e oligossacarídeos	Frutas, aveia, vegetais, grãos integrais, tubérculos e bulbos, como também no mel e no açúcar mascavo.
Ácidos graxos poli-insaturados	Ômega 3	Óleo de soja, óleo de canola, nozes, óleo de germe de trigo, óleo de linhaça e óleo de peixe de águas profundas.
	Ômega 6	A maioria dos óleos vegetais, especialmente açafrão, milho, soja e algodão.
Vitaminas antioxidantes	A	Produtos de origem animal (fígado, leite, ovos, manteiga, queijo e peixe).
	C	Frutas e hortaliças, sendo as melhores fontes: laranja, limão, acerola, morango, brócolis, repolho e espinafre.
	E	Óleos vegetais, germe de trigo, sementes oleaginosas, vegetais folhosos verde-escuros e alimentos de origem animal, principalmente gema de ovo e fígado.
Proteína de soja	Peptídeos bioativos	Soja

Fonte: Angelo e Jorge;[24] SBAN.[23]

Essas substâncias são responsáveis pela funcionalidade dos alimentos, destacando-se os fitoquímicos (compostos fenólicos, alcaloides, compostos organossulfúricos, fitosteróis e carotenoides), os ácidos graxos poli-insaturados (ômega 3 e ômega 6), as vitaminas antioxidantes (A, C e E), os prebióticos (fibras e oligossacarídeos), os probióticos (bifidobactérias e lactobacilos) e a proteína de soja.[22,23]

LEGISLAÇÃO E REGULAMENTAÇÃO

No Brasil, a indústria deve seguir a legislação do Ministério da Saúde. A Anvisa estabelece normas e procedimentos para registro de alimentos e/ou ingredientes funcionais. Para obter o registro de um alimento com alegação de propriedades funcionais e/ou de saúde, deve ser formulado um relatório técnico científico bastante detalhado, comprovando os benefícios e a segurança de uso do alimento.

A Anvisa não define alimento funcional, porém a Resolução n. 18, de 30/4/1999,[5] faz as seguintes definições:

- Alegação de propriedade funcional é aquela relativa ao papel metabólico ou fisiológico que o nutriente ou não nutriente tem no crescimento, desenvolvimento, manutenção e outras funções normais do organismo humano.
- Alegação de propriedade de saúde é aquela que afirma, sugere ou implica a existência da relação entre o alimento ou ingrediente com doença ou condição relacionada à saúde.

Tabela 3 Ingredientes aprovados

Ácido graxos	Ômega 3
Carotenoides	Licopeno, luteína, zeaxantina
Fibras alimentares	Dextrina resistente, goma guar parcialmente hidrolisada, lactulose, polidextrose, betaglucana, fruto-oligossacarídios (FOS), inulina, psillium, quitosana
Probióticos	*Lactobacillus casei shirota, Lactobacillus casei var. rhamnosus, Lactobacillus casei var. defensis, Lactobacillus paracasei, Lactococcus lactis, Bifidobacterium bifidum, Bifidobacterium animallis* (incluindo a subespécie *B. lactis*), *Bifidobacterium longum, Enterococcus faecium*
Polióis	Manitol, xilitol, sorbitol
Proteína de soja	
Fitoesteróis	

Fonte: Anvisa (2013).

REFERÊNCIAS BIBLIOGRÁFICAS

1. Hasler CM. Functional foods: their role in disease prevention and health promotion. Food technology (Chicago). 1998;(52)11:63-68. Apud IOM/FNB, Thomas PR, Earl R (eds.). Opportunities in the nutrition and food sciences. Washington, DC: National Academy Press, Institute of Medicine/ National Academy of Sciences; 1994.
2. Clydesdale FM. A proposal for the establishment of scientific criteria for health claims for functional foods. Nutrition Reviews (Boston). 1997;(55)12:413-22. Apud Scott FW, Lee NS. Recommendations for defining and dealing with functional foods. Report of the Bureau of Nutritional Sciences Committee on Functional Foods, Canada, 1996.
3. Brasil. Ministério da Saúde. Agência Nacional de Vigilância Sanitária (Anvisa). Resolução n. 16, de

30 de abril de 1999. Aprova o regulamento técnico de procedimentos para registro de alimentos e/ou novos ingredientes. Brasília, DF, 1999.

4. Brasil. Ministério da Saúde. Agência Nacional de Vigilância Sanitária (Anvisa). Resolução n. 17, de 30 de abril de 1999. Aprova o regulamento técnico que estabelece as diretrizes básicas para avaliação de risco e segurança dos alimentos. Brasília, DF, 1999.
5. Brasil. Ministério da Saúde. Agência Nacional de Vigilância Sanitária (Anvisa). Resolução n. 18, de 30 de abril de 1999. Aprova o regulamento técnico que estabelece as diretrizes básicas para análise e comprovação de propriedades funcionais e/ou de saúde alegadas em rotulagem de alimentos. Brasília, DF, 1999.
6. Brasil. Ministério da Saúde. Agência Nacional de Vigilância Sanitária (Anvisa). Resolução n. 19, de 30 de abril de 1999. Aprova o regulamento técnico de procedimentos para registro de alimento com alegação de propriedades funcionais e/ou de saúde em sua rotulagem. Brasília, DF, 1999.
7. Salgado JM. Tabela de alimentos funcionais. Disponível em: www.universia.com.br/html/materia/materia_hbeb.html.
8. Saad SMI. Probióticos e prebióticos: o estado da arte. Rev Bras Cienc Farm. 2006;42(1):1-16.
9. Holzapfel WH, Haberer P, Snel J, Schillinger U, Huis In'T Veld JH. Overview of gut flora and probiotics. Internat J Food Microbiol (Amsterdam). 1998;41:85-101. Apud Havenaar R, Tem Brink B, Huis In'T Veld JH. Probiotics, the scientific basis. In: Fuller R. (ed.). London: Chapmann & Hall; 1992. p.209-24.
10. Moraes FP, Colla FM. Alimentos funcionais e nutracêuticos: definições, legislação e benefícios à saúde. Revista Eletrônica de Farmácia. 2006;3(2):109-22.
11. Roberfroid MB. Functional food concept and its application to prebiotics. Dig Liver Dis. 2002;34(Suppl 2):S105-S110.
12. Rodríguez MBS, Megías SM, Baena BM. Alimentos funcionales y nutrición óptima. Revista de España de Salud Pública. 2003;77(3):317-31.
13. Souza PHM, Souza Neto MH, Maia GA. Componentes funcionais nos alimentos. Boletim da SBCTA. 2003;37(2):127-35.
14. Lopes RM, Oliveira TT, Nagem TJ, Pinto AS. Flavonoides; farmacologia de flavonoides no controle hiperlipidêmico em animais experimentais. Biotecnologia: Ciência & Desenvolvimento. 2003;3(14):18-22.
15. Amaral DM, Moreira M, Lobato MA, Abreu SM. Efeito inibidor de substâncias antioxidantes existentes no vinho tinto na aterogênese experimental no coelho. Vittalle. 1995;7:17-24.
16. Ribeiro EP, Seravalli EAG. Química de alimentos. São Paulo: Edgard Blucher; 2004.
17. Soares SE. Ácidos fenólicos como antioxidantes. Rev Nutr. 2002;15(1):71-81.
18. Pimentel BMV, Francki M, Gollücke BP. Alimentos funcionais: introdução as principais substâncias bioativas em alimentos. São Paulo: Varella; 2005.
19. Salinas RD. Alimentos e nutrição: introdução à bromatologia. 3.ed. Porto Alegre: Artmed; 2002.
20. Ambrósio CLB, Campos FACS, Faro ZP. Carotenoides como alternativa contra a hipovitaminose A. Revista de Nutrição. 2006;19(2):233-43.
21. Bianchi MLP, Antunes LMG. Radicais livres e os principais antioxidantes da dieta. Revista de Nutrição. 1999;12(2):123-30.
22. Vidal AM, Dias DO, Martins ESM, Oliveira RS, Nascimento RMS, Correia MGS. Ingestão de alimentos funcionais e sua contribuição para a diminuição da incidência de doenças. Ciências Biológicas e da Saúde. Aracaju. 2012;1(15):43-52.
23. Sociedade Brasileira de Alimentação e Nutrição (SBAN). O benefício do consumo da proteína isolada de soja nas diferentes fases da vida. 2015.
24. Angelo PM, Jorge N. Compostos fenólicos em alimentos: uma breve revisão. Revista do Instituto Adolfo Lutz. São José do Rio Preto. 2007;66(1):1-9.

BIBLIOGRAFIA PARA CONSULTA

1. Baena RC. Muito além dos nutrientes: o papel dos fitoquímicos nos alimentos integrais. Diagnóstico e Tratamento. São Paulo. 2015;20(1):17-21.
2. Baldissera AC, Betta FD, Penna ALB, Lindner JDD. Alimentos funcionais: uma nova fronteira para o desenvolvimento de bebidas proteicas à base de soro de leite. Semina: Ciências Agrárias. Londrina. 2011;32(4):1497-512.
3. Basho SM, Bin MC. Propriedades dos alimentos funcionais e seu papel na prevenção controle da hipertensão e diabetes. InterBio. Grande Dourados. 2010;4(1):48-58.
4. Bernardes NR, Pessanha FF, Oliveira DB. Alimentos funcionais: uma breve revisão. Ciência e Cultura – Revista Científica Multidisciplinar do Centro Universitário da FEB. Barretos. 2010;6(2):11-9.
5. Franco RC. Análise comparativa de legislações internacionais referentes aos alimentos funcionais. [Dissertação – Mestrado em Nutrição Humana Aplicada.] São Paulo: Universidade de São Paulo; 2006.
6. Mata ACG, Pinto DS, Santos RP, Esteves DC. Alimentos funcionais: controle e prevenção do câncer de mama. Conexão Eletrônica. Três Lagoas. 2017;14(1):79-389.
7. Vialta AM, Madi LFC. O workshop ingredientes, alimentos processados funcionais e saúde no âmbito das atividades do Agropolo Campinas-Brasil. Brazilian Journal of Food Technology. Campinas. 2018;21.

62 Intolerância à lactose

Virgínia Resende Silva Weffort

As reações adversas aos alimentos são representadas por qualquer reação anormal à ingestão de alimentos ou aditivos alimentares. Elas podem ser classificadas em tóxicas e não tóxicas. As reações tóxicas dependem mais da substância ingerida (p. ex., toxinas bacterianas presentes em alimentos contaminados) ou das propriedades farmacológicas de determinadas substâncias presentes em alimentos (p. ex., cafeína no café, tiramina em queijos maturados, aditivos e corantes, como metabissulfito de sódio e tartrazina, pesticidas, antibióticos, álcool).[1]

As reações não tóxicas são aquelas que dependem da suscetibilidade individual e podem ser classificadas em: não imunomediadas (intolerância alimentar) ou imunomediadas (hipersensibilidade alimentar ou alergia alimentar). Muitas vezes as manifesta ções clínicas decorrentes de intolerância, por exemplo, intolerância à lactose secundária a deficiência primária ou secundária da lactase, confundem-se com alergia alimentar. Alergia alimentar é um termo utilizado para descrever reações adversas a alimentos, dependentes de mecanismos imunológicos, IgE mediados ou não.

A lactose, por ser um carboidrato, não provoca alergia, e sim intolerância, por deficiência da enzima de betalactase (lactase florizina hidrolase). Portanto, intolerância à lactose é o nome que se dá à incapacidade parcial ou completa de digerir o açúcar existente no leite e seus derivados. Ela ocorre quando o organismo não produz, ou produz em quantidade insuficiente, uma enzima digestiva chamada lactase, que quebra e decompõe a lactose, ou seja, o açúcar do leite.

A lactose é um substrato necessário, como evidenciado pelo teor de leite humano, que contém 7,2% de lactose e fornece até 50% das necessidades energéticas da alimentação de uma criança, enquanto o leite de vaca contém apenas 4,7% de lactose e fornece apenas até 30% das necessidades de energia de uma criança. A lactose é muito importante para a formação da microbiota intestinal e a absorção de micronutrientes, como cálcio, zinco e cobre, fonte de energia.[2,3]

A intolerância à lactose pode ser classificada em primária e secundária. A primária pode ser congênita ou de início tardio. A secundária pode ocorrer por depleção enzimática, uma vez que a enzima lactose (lactase-florizina hidrolase) é produzida na membrana microvilositária do intestino delgado, e qualquer afecção que causar lesão da borda em escova da mucosa ou que aumentar o trânsito intestinal diminuirá sua concentração.

A deficiência congênita pode ser por deficiência total (rara) ou parcial da enzima. A deficiência parcial, também chamada de ontogenética, tem prevalência de 5% na população europeia e 100% nos países asiáticos e do Oriente Médio.[4] Com o decorrer da vida, existe a tendência natural à diminuição da produção da lactase. O gene responsável pela hipolactasia se encontra no cromossomo 2(2q 21-22), e as mutações são identificadas como C > T-13910 e G > A-22018.[3]

Na deficiência primária tardia, ocorre diminuição natural e progressiva na produção de lactase, na maioria das vezes a partir da faixa etária escolar, porém descrevem-se 20% dos casos em pré-escolares (forma mais comum).[2,3]

A deficiência secundária é comum em algumas condições, como pós-gastroenterite, enteropatia ambiental, principalmente giardíase, doença celíaca, desnutrição energético-proteica grave, doença inflamatória intestinal, pós-operatório de cirurgias intestinais, síndrome da alça cega, abetalipoproteinemia, giardíase, diarreia protraída, imunodeficiências e uso de drogas, como quimioterápicos e neomicina.[5] É uma deficiência temporária da enzima decorrente da morte das células da mucosa intestinal produtoras da lactase, até que essas células sejam repostas. Não existe um tempo exato para que isso ocorra, pois depende da resposta do organismo de cada indivíduo.[6]

A tolerância do indivíduo depende do grau de atividade da enzima residual. Os sintomas são dependentes da dose ingerida, da adaptação da flora microbiana do cólon para digestão da lactose, da velocidade do esvaziamento gástrico e do veículo utilizado para fornecimento da lactose. Dependendo da faixa etária e da importância do leite na dieta da criança, este poderá ser substituído por fórmulas especiais ou suplementos sem lactose. Crianças pequenas e bebês portadores do distúrbio, em geral, perdem peso e crescem mais lentamente. Algumas vezes a intolerância à lactose não é total, e a retirada do leite de vaca da dieta poderá ser parcial.[7]

Com a deficiência ou ausência dessa enzima, a digestão da lactose torna-se difícil e esta chega inalterada ao intestino grosso, sendo fermentada por bactérias e produzindo, assim, ácido lático e gases, que promovem maior retenção de água e o aparecimento de diarreias e cólicas.[3]

Os sintomas típicos incluem dor abdominal, sensação de inchaço no abdome, flatulência, diarreia, borborigmos e, particularmente nos jovens, vômitos. A dor abdominal pode ser em cólica e frequentemente é localizada na região periumbilical ou no quadrante inferior. O borborigmo pode ser audível no exame físico e para o paciente. As fezes geral mente são volumosas, espumosas e aquosas. Em alguns casos, a motilidade gastrointestinal está diminuída, e os indivíduos podem se apresentar com constipação, possivelmente como consequência da produção de metano.[6] Alguns autores também acreditam que a intolerância à lactose seja responsável por diversos sintomas sistêmicos, como dores de cabeça e vertigens, perda de concentração, dores musculares e articulares, cansaço intenso e alergias diversas.[8]

Na presença de sintomas sistêmicos, é preciso avaliar se de fato decorrem da intolerância à lactose, se são sintomas coincidentes ou se decorrem de alergia à proteína do leite de vaca (que afeta até 20% dos pacientes com sintomas sugestivos de intolerância à lactose). Os fatores responsáveis por essa variabilidade incluem a osmolalidade e o conteúdo de gordura do alimento no qual o açúcar é incluído, o esva ziamento gástrico, a sensibilidade à distensão abdominal produzida pela carga osmótica da lactose não hidrolisada no intestino delgado superior, o trânsito intestinal e a resposta do cólon à carga de carboidrato.[8] De maneira geral, os alimentos com alta osmola lidade e conteúdo de gordura diminuem o esvaziamento gástrico e reduzem a gravidade dos sintomas induzidos pela lactose. Para alguns autores, a flora fecal poderia se adaptar ao aumento crônico da lactose na dieta, reduzindo a incidência e a intensidade dos sintomas após carga do carboidrato.[9]

O diagnóstico consiste em anamnese e avaliação clínica detalhadas, que geralmente conseguem relacionar o aparecimento de sintomatologia com a ingestão de lactose. Uma vez estabelecida a suspeita clínica, pode-se tentar comprovar o diagnóstico com teste terapêutico, introduzindo uma dieta isenta de lactose. A dieta deve ser mantida por pelo menos 2 semanas, com resolução total da sintomatologia. Em seguida são introduzidos os alimentos que contêm lactose. Caso haja recorrência da sintomatologia, o diagnóstico é confirmado.[10-12]

Podem ser realizados os seguintes testes:

- Teste de acidez nas fezes: o exame de fezes é realizado normalmente, pois, se a pessoa ingeriu alimentos com lactose, teve os sintomas e procurou auxílio médico, é porque a lactose não foi bem digerida, produzindo ácidos que podem ser detectados nas fezes. O fato de a lactose não digerida ser fermentada no cólon pode ser detectado por meio da análise do pH fecal, que deve estar ácido[5] (abaixo de 6), e da presença de substâncias redutoras nas fezes acima de 0,5%. O pH fecal é o primeiro a se alterar, sendo mais sensível que a presença de substâncias redutoras nas fezes.[4] Esses testes são inespecíficos, porém sugestivos da presença de má absorção de carboidratos.[10]
- Teste de hidrogênio na respiração (teste do H_2 expirado): o teste consiste na administração, em jejum, de uma dose padronizada de lactose (2 g/kg até um máximo de 25 g), equivalente à ingestão de 2 copos de leite de vaca. Mede-se a quantidade de hidrogênio do ar expirado, durante um período de 2 a 3 horas. O aumento maior que 20 ppm de hidro gênio expirado após 60 minutos indica má absorção de lactose.

Tabela 1 Orientações para o preparo e execução do teste respiratório

Preparo para o teste respiratório	Durante o teste respiratório
Não ingerir refeições com grande quantidade de fibras e carboidratos de absorção lenta	Não comer nem beber
Evitar o uso de antibiótico nas últimas 4 semanas	Não mascar chiclete
Suspender o uso de medicamentos que alterem a motilidade intestinal	Não fumar nem realizar exercício no dia do exame
Realizar jejum noturno	Manter as crianças tranquilas durante o procedimento
Escovar os dentes e enxaguar a boca com antisséptico oral	Suspender o exame se estiver apresentando quadros respiratórios agudos e/ou febre

Fonte: Verelst et al.[13]

Atualmente, esse é o recurso diagnóstico de primeira escolha.[11] Pode-se ter falso-positivo ou falso-negativo, como nos casos de uso recente de antimicrobianos (alteram a flora bacteriana intestinal), ausência de flora bacteriana não fermentativa (ocorre em 10 a 15% da população), supercrescimento bacteriano no intestino delgado, alterações de motilidade intestinal, ingestão de dieta com alto teor de fibras previamente à realização do teste.[11] Tem sido considerado o padrão ouro para o diagnóstico.[3]

- Teste de tolerância à lactose (TTL): consiste na administração de uma dose padronizada de lactose por via oral de 2 g/kg ou 50 g/m^2 de superfície corpórea, com dose máxima de 50 g diluída a 20% em água. A coleta de sangue para dosagem da glicose sanguínea é realizada antes da administração da lactose e repetida 15, 30, 45 e 60 minutos depois de ingerida a dose. O diagnóstico é dado pelo aparecimento de sintomas e/ou elevação menor que 20 mg/dL na glicose sanguínea.[10] Atualmente é menos indicado.
- Biópsia intestinal: permite a dosagem da atividade enzimática na mucosa, porém sua realização só se justifica quando houver suspeita de deficiência secundária de lactase, para descartar doença subjacente.[10]

Uma vez diagnosticada a intolerância, pode-se prevenir novos sintomas excluindo leite e derivados da dieta, além de produtos ou alimentos preparados com leite. O tratamento da intolerância à lactose deve ser instituído quando o diagnóstico foi bem estabelecido, uma vez que mudanças na ingestão de leite e derivados na dieta de crianças pequenas podem resultar em carências nutricionais que poderão perpetuar-se por toda a vida. Outra forma de evitar os sintomas é experimentar os suplementos da enzima lactase (beta-galactosidase), disponíveis no mercado em comprimidos ou tabletes mastigáveis. O medicamento deve ser ingerido junto com os laticínios.[14,15]

Fórmulas infantis à base de leite de vaca, isentas de lactose, estão disponíveis no mercado nos casos em que o leite materno não está sendo utilizado ou quando se usa a fórmula infantil à base de leite de vaca. As fórmulas infantis à base de proteína isolada de soja só devem ser utilizadas para crianças maiores de 6 meses, mas podem ser uma opção. O iogurte, apesar de seu alto teor de lactose, pode ser bem tolerado pelos pacientes intolerantes, uma vez que as bactérias presentes no produto são capazes de digerir a lactose antes de seu consumo. Além disso, o iogurte costuma diminuir a velocidade do esvaziamento gástrico e do trânsito intestinal, reduzindo os sintomas de intolerância à lactose.[12] É importante estar atento à leitura dos rótulos e ao preparo dos alimentos para saber se o produto contém leite, além de observar a ingestão adequada de cálcio.[14]

No início, a proposta é suspender a ingestão de leite e derivados da dieta a fim de promover o alívio dos sintomas. Depois, esses alimentos devem ser reintroduzidos aos poucos até identificar a quantidade máxima que o organismo suporta sem manifestar sintomas adversos. Essa conduta terapêutica tem como objetivo manter a oferta de cálcio na alimentação, nutriente que, junto com a vitamina D, é indispensável para a formação de massa óssea saudável.[15]

A Agência Nacional de Vigilância Sanitária (Anvisa) determinou, em 31/1/2017, que os fabricantes serão obrigados a informar a presença de lactose nos alimentos. Isso vale para alimentos com mais de 100 mg de lactose para cada 100 g ou mL do produto. Ou seja, qualquer alimento que contenha lactose em quantidade acima de 0,1% deverá trazer a expressão "Contém lactose" em seu rótulo.

Em indivíduos com intolerância à lactose, os probióticos reduzem os sintomas de inchaço, possivelmente como consequência da lactase microbiana presente nas bactérias do ácido láctico nos probióticos, melhorando assim a digestão da lactose.[3]

As Tabelas 2 e 3 apresentam, respectivamente, a quantidade de cálcio em alguns alimentos e as recomendações de cálcio de acordo com as *Dietary Reference Intakes* (DRI) para crianças e adolescentes.

Tabela 2 Quantidade de cálcio em alguns alimentos brasileiros

Alimento	Porção	Quantidade (g)	Cálcio (mg)
Abacaxi	1 fatia pequena	50	11
Agrião cru	1 prato de sobremesa cheio, picado	20	27
Alface lisa crua	1 folha grande	15	4
Arroz cozido	1 colher de sopa	31	0,38

(continua)

Tabela 2 Quantidade de cálcio em alguns alimentos brasileiros

Alimento	Porção	Quantidade (g)	Cálcio (mg)
Brócolis cozido	1 colher de sopa	10	9
Chicória crua	1 folha grande	17	8
Espinafre cozido	1 colher de sopa	25	25
Feijão carioca cozido	1 concha	89	18
Figo	1 unidade grande	70	19
File de merluza assado	1 filé grande	155	56
Filé *mignon* grelhado	1 unidade média	100	4
Iogurte com frutas	1 xícara	240	345
Iogurte natural	1 copo grande	240	415
Laranja	1 unidade média	150	60
Leite desnatado	1 copo grande	240	302
Leite integral	1 copo grande	240	290
Leite semidesnatado	1 copo grande	240	297
Mamão	½ unidade pequena	135	30
Pão francês	1 unidade	50	8
Pudim de leite	½ xícara	120	146
Queijo branco	1 ½ fatia	30	205
Queijo muçarela	1 ½ fatia	30	183
Requeijão cremoso	1 colher de sopa	15	85
Sorvete de leite	1 xícara	240	176

Fonte: Bueno e Czepielewski.[16]

Tabela 3 Recomendações de cálcio de acordo com as DRI para crianças e adolescentes

Idade	Cálcio (mg/dL)	
	Ingestão recomendada	Tolerado (UL)
0-6 meses	200	1.000
6-12 meses	260	1.500
1-3 anos	700	2.500
4-8 anos	1.000	2.500
9-18 anos	1.300	3.000

DRI: *Dietary Reference Intakes*.
Fonte: Abrams.[17]

Na Tabela 4 está descrito o conteúdo de lactose em leite e derivados.

O diagnóstico cuidadoso é fundamental para que não sejam adotadas condutas restritivas desnecessárias com relação à ingestão do leite de vaca, especialmente na dieta de crianças e adolescentes, uma vez que esse alimento é uma fonte importante de nutrientes diretamente envolvidos no processo de crescimento.

Tabela 4 Conteúdo de lactose em leite e derivados em gramas/%[3]

Alimento	Quantidade de lactose (g) por 100 g
Leite de vaca integral	4,7
Leite de vaca desnatado	4,8
Leite de cabra integral	4,5
Leite condensado	12,3
Creme de leite	4,2
Queijo muçarela	Traços
Queijo parmesão	0,9
Queijo chedar	0,1
Queijo gouda	0,9
Queijo feta	1,4
Queijo de cabra	0,9
Requeijão cremoso	Traços
Iogurte integral	4,2
Leite de arroz e soja	0

Fonte: adaptada de Misselwitz et al.[18]

CONSIDERAÇÕES FINAIS

Portadores de intolerância à lactose precisam saber que:

- Na medida do possível, o leite não deve ser totalmente abolido da dieta. Deve-se verificar a quantidade que pode ser consumida sem provocar sintomas.
- Consumir queijos que contenham pouca ou nenhuma lactose.
- É importante ler não só os rótulos dos alimentos para saber qual é a composição do produto, mas também a bula dos remédios, porque vários deles incluem lactose em sua fórmula.
- Leite de soja, de arroz, de aveia não contém lactose.

- Verduras de folhas verdes, como brócolis, couve, agrião, couve-flor, espinafre, assim como feijão, ervilhas, tofu, salmão, sardinha, mariscos, amêndoas, nozes, gergelim, certos temperos (manjericão, orégano, alecrim, salsa) e ovos também funcionam como fontes de cálcio.
- Comer de tudo um pouco é a melhor forma de manter o suporte de nutrientes necessários para a saúde e o bem-estar do organismo.
- Nos casos necessários, usar a enzima lactase quando for ingerir produtos que contenham lactose.

REFERÊNCIAS BIBLIOGRÁFICAS

1. Sampson HA. Update on food allergy. J Allergy Clin Immunol. 2004;113:805-19.
2. Vandenplas Y. Lactose intolerance. Asia Pac J Clin Nutr 2015;24(Suppl 1):S9-13.
3. Lomer MCE, Parkes GC, Sanderson JD. Review article: lactose intolerance in clinical practice – myths and realities. Alimentary Pharmacology & Therapeutics, 2008:27;93-103.
4. Sahi T. Genetics and epidemiology of adult-type hypolactasia. Scand J Gastroenterol Supp. 1994;202:7-20.
5. Mattar R, Mazo DFC. Intolerância à lactose: mudanças de paradigmas com a biologia molecular. Rev Assoc Med Bras. 2010;56(2):230-6.
6. Vonk RJ, Priebe MG, Koetse HA, Stellaard F, Lenoir-Wijnkoop I, Antoine JM, et al. Lactose intolerance: analysis of underlying factors. Eur J Clin Invest. 2003;33:70-5.
7. He T, Priebe MG, Harmsen HJ, Stellaard F, Sun X, Welling GW, et al. Colonic fermentation may play a role in lactose intolerance in humans. J Nutr. 2006;136:58-63.
8. Matthews SB, Waud JP, Roberts AG. Systemic lactose intolerance: a new perspective on an old problem. Postgrad Med J. 2005;81:167-73.
9. Hertzler SR, Savaiano DA. Colonic adaptation to daily lactose feeding in lactose maldigesters reduces lactose intolerance. Am J Clin Nutr. 1996;64:232.
10. Tumas R, Cardoso AL. Como conceituar e diagnosticar e tratar a intolerância à lactose. Moureira Jr. 2014;13-20.
11. Parra PÁ, Furió CS, Arancibia AG. Breath tests in children with suspected lactose intolerance. Rev Chil Pediatr. 2015 Mar-Apr;86(2):80-5.
12. American Academy of Pediatrics Committee on Nutrition. [chapter title]. In: Kleinman RE, Greer FR (eds.). Pediatric Nutrition. 8.ed. Itasca: American Academy of Pediatrics; 2019.
13. Verelst S, Verbeke K, Toelen J. Lactose breath tests in pediatrics: a tailwind towards diagnosis or a whiff of confusion? Belgian Journal of Paediatrics. 2018;20(3):170-4. Disponível em: https://dial.uclouvain.be/pr/boreal/object/boreal%3A213034/datastream/PDF_01/view. Acesso em: mar. 2023.
14. National Digestive Diseases Information Clearing house. Lactose intolerance. Disponível em: http:// digestive.niddk.nih.gov/ddiseases/pubs/lactoseintolerance/index.htm. Acesso em: 15 jul. 2023.
15. Pereira dos Santos FF, De Oliveira GL, Pimentel HGP, De Pinho KD, Veras HNH. Intolerância à lactose e as consequências no metabolismo do cálcio. Interfaces: Saúde, Humanas e Tecnologia. 2014;2(4):2-3.
16. Bueno AL, Czepielewski MA. The importance for growth of dietary intake of calcium and vitamin D. Jornal de Pediatria. 2008;84(5):386-94.
17. Abrams SA. Dietary guidelines for calcium and vitamin D: a new era. Pediatrics. 2011;127:566-8.
18. Misselwitz B, Butter M, Verbeke K, Fox MR. Update on lactose malabsorption and intolerance: pathogenesis, diagnosis and clinical management. Gut. 2019;68(11):2080-91.

63 Bebidas energéticas

Paulo César Pinho Ribeiro

INTRODUÇÃO

O Documento Científico do Departamento de Nutrologia da Sociedade Brasileira de Pediatria (gestão 2019-2021) datado de 16 de maio de 2022, com o título "Consumo de bebidas energéticas por crianças e adolescentes", alerta sobre o crescimento da indústria de bebidas energéticas e esportivas, bem como sobre o consumo crescente desses produtos por crianças e adolescentes nos dias atuais.[1]

O *marketing* sofisticado, com promessas de aumento de energia, diminuição da fadiga, aumento da concentração e alerta mental, sem destaque para os possíveis efeitos colaterais pelo uso indiscriminado e sem orientações pelos profissionais da saúde, pode ocasionar danos aos usuários, que precisam ser alertados.[1]

As estratégias para o consumo são tão bem-sucedidas que a todo momento presenciamos declarações de pessoas sobre esses produtos: "Sou faxineira, e antes de iniciar as minhas tarefas uso energético para melhor desempenho"; "Frequento o ensino médio e sempre faço uso de energético para dar conta dos meus estudos" e "Para conseguir realizar minhas tarefas como dona de casa, sempre tomo pela manhã um produto energético".

HISTÓRICO

Em 1989, empresário austríaco Dietrich Mateschitz, vendedor de uma empresa de cosméticos, notou que vários motoristas de táxi de Bangkok, na Tailândia, tomavam um tônico chamado Kraeting Daeng ("Touro Vermelho" ou, em inglês, Red Bull) e resolveu lançar uma versão na Europa, criando o mercado de bebidas energéticas.[2]

A função principal das bebidas energéticas é fornecer mais energia, por meio da estimulação do metabolismo. A composição dessas bebidas tem como ingredientes vitamina B, ervas exóticas, metilxantinas, cafeína, ginkgo biloba, glucoronolactona, creatina, maltodextrina, taurina, inositol, guaraná e ginseng em combinações variadas para dar mais energia.[2]

CONSUMO ATUAL E EPIDEMIOLOGIA

Os energéticos tiveram crescimento no consumo médio *per capita*, nos últimos 5 anos, de 80% no país. Em 2010 o consumo era de 300 mL por habitante, passando para 500 mL em 2016. Em termos de volume de produção, passou de 64 milhões de litros para aproximadamente 111 milhões de litros por ano.[3]

O isotônico foi desenvolvido para repor os sais minerais perdidos pelo corpo humano durante a prática de atividades esportivas. Essa bebida, além de possuir nutrientes originais, contém aditivos que interagem diretamente com o corpo, trazendo diversos benefícios. O consumo dessa categoria de bebidas tem crescido no Brasil. O consumo aparente *per capita* anual de bebidas energéticas e isotônicas evoluiu de 20 litros/habitante/ano, em 2010, para quase 35 litros/habitante/ano, em 2013. Esse aumento segue a macrotendência mundial da nutrição e funcionalidade.[3]

A pesquisa "Padrões de consumo de bebidas energéticas e suplementos alimentares por frequentadores de academias", realizada para avaliar o nível de conhecimento, hábitos e prevalência de consumo de energéticos e suplementos à base de cafeína por 200 praticantes de exercícios físicos em academias, mostrou os seguintes resultados: 71% adultos jovens, 52% tendo mais de 2 anos de prática e frequência regular de 5 a 6 vezes por semana. A maioria da amostra era formada por mulheres (58,5%), praticantes de musculação (61,6%), de Minas Gerais (62,5%). O consumo sem orientação profissional foi de 81,6% nos energéticos e de 53,9% para suplementos à base de cafeína. Ainda, 73,3% dos consumidores de energéticos tinham objetivos relacionados com atividades sociais, preferindo a marca Red Bull® (40,4%). Entre os consumidores de suplementos de cafeína houve preferência por termogênicos (32,7%) e cafeína pura (29,9%), tendo como objetivo principal a melhora de *performance* (28,7%), apresentando respostas ergolíticas de taquicardia e palpitações como registrado nos energéticos. Não houve registro de efeitos adversos em 19,2% dos consumidores de cafeína e 40,8% de energéticos. As dosagens de consumo dos produtos estavam dentro da faixa de segurança (< 6 mg/kg). Conclusão: o consumo de ambos os produtos foi feito sem orientação profissional, porém com dosagens dentro da faixa de segurança. O consumo de bebidas energéticas esteve voltado para atividades sociais e para a melhora da *performance* esportiva. Foram registrados efeitos ergolíticos.[4]

LÍQUIDOS E ELETRÓLITOS

Os líquidos têm como função manter a homeostasia, meio no qual ocorrem todos os processos metabólicos, de transporte e lubrificação, soluções para processos digestivos, respiratórios e excretórios, além da manutenção da temperatura corporal. Crianças e adolescentes jovens produzem menos suor, geram mais calor durante o exercício e não possuem mecanismos adequados de troca de calor com o ambiente externo, já que têm maior superfície corporal que os adultos, o que resulta em grandes ganhos de calor nos ambientes quentes e grandes perdas de calor nos ambientes frios.[5]

Os fluidos são de extrema importância na manutenção da saúde e no desempenho dos atletas jovens, devendo ser evitada a desidratação induzida pelo exercício, pois crianças e adolescentes apresentam um aumento muito grande na temperatura corporal interna. Os repositores líquidos contendo de 4 a 8% de glicídios associados a fórmulas hidroeletrolíticas (110 mg de NaCl/litro) devem ser oferecidos antes e a cada 15 a 20 minutos durante a prática da atividade física.

As recomendações para hidratação de crianças ativas incluem:[5]

- 1 hora antes dos exercícios físicos, crianças com menos de 41 kg devem ingerir 90 a 180 mL de líquidos, enquanto aquelas com mais de 41 kg devem tomar de 180 a 360 mL.
- Durante a prática de atividade física, a cada 20 minutos, crianças com menos de 41 kg devem tomar de 80 a 180 mL de líquidos, e aquelas com mais de 41 kg devem tomar de 180 a 270 mL.
- Depois da atividade física, crianças com peso corporal abaixo de 41 kg podem precisar tomar até 200 mL a cada 200 g de peso perdido, enquanto aquelas com mais de 41 kg podem precisar de 300 mL a cada 200 g de peso perdido, sendo a reposição feita nas primeiras 2 a 3 horas depois da atividade.

Durante a competição, 30 a 60 g de carboidratos devem ser ingeridos por hora. Os repositores líquidos (*sports drinks*) contendo de 4 a 8% de glicídios, associados a fórmulas hidroeletrolíticas, ajudam a diminuir a fadiga e melhoram o desempenho em eventos de média e longa duração. As soluções contendo carboidratos ou frutose em concentrações superiores a 8% devem ser evitadas, já que, segundo alguns estudos, foram relacionadas a efeitos gastrointestinais, como vômitos e diarreia.[5]

PRINCIPAIS BEBIDAS ENERGÉTICAS E ESPORTIVAS

O Comitê de Nutrição da Academia Americana de Pediatria e o Conselho de Medicina Esportiva, preocupados com o aumento do consumo das bebidas energéticas e esportivas mostra, no relatório publicado em 2011, que esse aumento se deve ao sabor agradável, à sede após as práticas esportivas, ao possível ganho de energia extra e à falta de conhecimento sobre os riscos à saúde.[6]

A função principal das bebidas energéticas é fornecer mais energia, pela estimulação do metabolismo. A composição dessas bebidas tem como ingredientes: cafeína, taurina, vitamina B, ervas exóticas, metilxantinas, ginkgo biloba, glucoronolactona, creatina, maltodextrina, carboidratos, inositol, niacina, pantenol, guaraná e ginseng em combinações variadas para dar mais energia.[2]

Vários estudos mostram que a mistura de três componentes das bebidas energéticas, como cafeína, taurina e glucoronolactona, tem efeitos positivos no desempenho mental humano e na disposição das pessoas.

A cafeína é um alcaloide da classe das metilxantinas, uma das principais xantinas encontradas nas plantas café, chás, mate, cacau, guaraná e outras. A substância estimula o sistema nervoso, produzindo sensação de alerta de curta duração, mas causa preocupação devido aos potenciais efeitos colaterais. A cafeína garante o potencial energético da bebida, proporciona mais concentração, energia e efeito estimulante. Em adultos, o consumo está associado ao desempenho físico, com maior resistência aeróbica e de força, aumentando o tempo de reação e retardando a fadiga.

Cabe lembrar que esses efeitos são variáveis, dependendo das doses, e não foram ainda suficientemente estudados em crianças e adolescentes, entretanto é importante conhecer os efeitos adversos da cafeína, que incluem taquicardia, aumento da pressão arterial, da diurese e da temperatura corporal, dor abdominal, insônia, alteração do humor e atenção, ansiedade e o risco de dependência física (que pode levar à abstinência quando não ingerida, com sintomas de cefaleia, flutuações de humor e do estado de ânimo, irritabilidade, ansiedade, depressão, sonolência e fadiga). Em altas doses pode causar alteração de consciência, convulsões, arritmia ventricular e morte.

Ferreira et al., em São Paulo, estudando o efeito de álcool associado a bebidas energéticas, como vodca e bebida energética como Red Bull®, comparando com ingestão somente de álcool ou bebida energética, concluíram que, mesmo quando as doses de cafeína reduzem alguns dos efeitos do álcool, não reduzem os efeitos depressivos sobre o sistema nervoso central.[5]

A taurina é um aminoácido sintetizado em laboratório. A fonte natural dessa substância vem do sêmen e do testículo do touro, o que explica a origem de seu nome. Esse é um dos aminoácidos mais frequentes no sistema nervoso central e tem um importante papel nos processos fisiológicos, como regulação osmótica, neuroproteção e neuromodulação. Segundo Carreiro, "A taurina é um composto final do metabolismo dos aminoácidos sulfurados. É sintetizado a partir dos aminoácidos metionina e cisteína, em conjunto com a vitamina B6. A substância está presente em alimentos de origem animal, síntese hepática e é encontrada no leite humano. Presente, também, no cérebro, na retina, no miocárdio, nos músculos liso e esquelético, nas plaquetas e neutrófilos.

A taurina participa de funções fisiológicas e pode inibir e modular neurotransmissores no cérebro. É conhecida por ter um efeito calmante ou depressor no sistema nervoso central e pode melhorar a memória recente. Estudos têm demonstrado que o uso da taurina traz benefícios no tratamento da epilepsia, no controle de tiques motores e é anticonvulsivante. A L-taurina é outro nutriente que pode ajudar a melhorar as funções cerebrais, principalmente para os portadores de TDAH".[7]

Pesquisas comparando ingestão de álcool isolado e álcool associado a substâncias energéticas mostram que, no segundo caso, há redução da percepção de cefaleia, boca seca, debilidade e sensação de deterioração da coordenação motora. Sem dúvida, a ingestão de bebidas energéticas não reduz significativamente os déficits causados pelo álcool em sintomas objetivos, como coordenação motora e tempo de reação visual, nem altera a concentração de álcool obtido em cada grupo.

O inositol é um componente adicionado aos energéticos adocicando a bebida e proporcionando um sabor refrescante. Encontrado em vísceras e músculos animais, é usado na forma sintética. O citrato de sódio, ingrediente químico sintético, proporciona à bebida um sabor cítrico, sendo encontrado nas frutas ácidas (acerola, limão e laranja). O gás carbônico torna a bebida energética gaseificada.[2]

As chamadas bebidas esportivas são formuladas a partir da concentração de vários eletrólitos e carboidratos, com finalidade de reposição hídrica, energética e eletrolítica durante a prática de exercícios físicos. Não há evidências científicas sobre efeitos colaterais dessas bebidas esportivas. Alguns trabalhos mostram que os repositores apresentam uma composição eletrolítica e calórica que não provoca sobrecarga para o organismo ou aumento nas concentrações sanguíneas de glicose ou eletrólitos, apenas reabastece o organismo com carboidratos e repõe parte dos minerais eliminados pelo suor.

Apesar do uso de várias bebidas contendo cafeína (bebidas energéticas, sodas carbonatadas, refrigerantes) em nossa alimentação diária, essa substância não é nutriente essencial na nossa dieta. Encontram-se disponíveis no mercado vários tipos de bebidas hidratantes, energéticas e alcoólicas, bem como muitos medicamentos (antigripais, diuréticos e fármacos para perda de peso) contendo cafeína. Sabe-se que mesmo nas bebidas ditas descafeinizadas há um percentual de cafeína e que as bebidas energéticas têm um conteúdo de cafeína maior que as bebidas regulares.

ENERGÉTICOS

A mistura de álcool com energéticos tem sido usada, em grande escala, pelos adolescentes. Os produtos energéticos contêm ingredientes como cafeína, guaraná, açaí, taurina, glucoronolactona, ginseng, arnitine, creatina, inositol, ginkgo biloba e outros que, em excesso, podem causar danos à saúde. Pelo fato de conterem grande quantidade de açúcares, o risco é grande para crianças e adolescentes com predisposição ao diabete.[5]

PREVENÇÃO

As bebidas energéticas contêm entre 80 e 110 mg de cafeína em uma porção de 240 mL. No Brasil, são regulamentadas pela Agência de Vigilância Sanitária (Anvisa; RDC n. 273/2005), que determina valores máximos de 350 mg/L de cafeína. Algumas bebidas contêm o guaraná, do qual 1 g corresponde a 40 mg de cafeína, o que aumenta a dose do produto nas combinações. A dose letal de cafeína é de 150 a 200 mg/kg/dia.[8]

A maioria dos países, inclusive o Brasil, não disponibiliza recomendação quanto à idade mínima para o consumo de cafeína. O Ministério da Saúde do Canadá, considerando o peso médio por faixa etária, recomenda os seguintes consumos máximos: de 4 a 6 anos, 45 mg; de 7 a 9 anos, 62,5 mg; de 10 a 12 anos, 85 mg.[9]

Projeto proíbe venda de energéticos a menores de 18 anos

No Brasil, a Câmara dos Deputados analisa projeto de lei que proíbe a venda, a oferta e o consumo de bebidas energéticas a menores de 18 anos (PL 455/2015). A proposta determina ainda que os estabelecimentos que comercializam produtos energéticos fiquem obrigados a informar sobre a proibição prevista na lei. Alguns estados já tomaram iniciativas com esse objetivo, e é considerado fundamental aprovar uma lei com abrangência nacional. O não cumprimento caracteriza infração sanitária, sem prejuízo de outras de natureza civil ou penal, bem como aquelas definidas em leis especiais. As infrações à legislação sanitária, estabelecidas na Lei n. 6.437/77, preveem desde advertência e multa até o cancelamento da autorização do funcionamento da empresa. O consumo de energéticos em excesso ou por determinados grupos, especialmente crianças e jovens e por aqueles que têm tendência a arritmias, pode provocar sérios danos à saúde.[10]

"Os energéticos são ricos em cafeína, que é um estimulante do sistema nervoso e pode provocar o aumento da pressão arterial e dos batimentos cardíacos. Ademais, os especialistas informam que os riscos se ampliam quando os energéticos são utilizados com bebida alcoólica, prática comum entre jovens", afirma o deputado Gouveia, autor do projeto. Para ele, outro aspecto bastante preocupante no consumo dessas bebidas é "o fato de ter forte potencial de causar dependência". Gouveia ressalta ainda que o Estatuto da Criança e do Adolescente (Lei n. 8.069/90) proíbe a venda de produtos cujos componentes possam causar dependência física ou psíquica, ainda que por utilização indevida. "Por todas essas razões, faz-se necessário que equiparemos as restrições do consumo de bebidas energéticas às existentes para as bebidas alcoólicas", defendeu o parlamentar.[10]

Quanto à tramitação, o projeto será analisado pelas comissões de Seguridade Social e Família e de Constituição e Justiça e de Cidadania (inclusive quanto ao mérito), antes de seguir para o Plenário.

CONSIDERAÇÕES FINAIS

Devido ao aumento do consumo de bebidas energéticas e esportivas e considerando as orientações da Academia Americana de Pediatria, os pediatras, hebiatras e todos os que atendem ao público adolescente e suas famílias devem orientar que as bebidas estimulantes (energéticas ou esportivas) não são apropriadas para crianças e jovens.[1]

Os profissionais devem estar atentos ao fato de que o excesso de carboidratos ocasiona ganho indesejado de peso e que o ácido cítrico, adicionado a esses produtos que já possuem um pH ácido (3-4), causa desmineralização e erosão dentárias.

Deve-se ter prudência também no uso desses produtos por atletas e sempre com orientação adequada.

REFERÊNCIAS BIBLIOGRÁFICAS

1. Sociedade Brasileira de Pediatria (SBP). Documento Científico do Departamento de Nutrologia (gestão 2019-2021). Consumo de bebidas energéticas por crianças e adolescentes. 2012.
2. Site: htpps:super.abril.com.br>saúde>bebidas, 16/1/2023.
3. Associação Brasileira das Indústrias de Refrigerantes e de Bebidas Não Alcoólicas (Abir). Você consome energéticos? Conheça mais sobre a bebida. 2018 Mar 28. Disponível em: https://abir.org.br/voce-consome-energeticos-conheca-mais-sobre-bebida/. Acesso em: jan. 2023.
4. Pedrosa I, Paris VF, Reis HHT, Marins JCB. Padrões de consumo de bebidas energéticas e suplementos alimentares à base de cafeína por frequentadores de academias. Universidade Federal de Viçosa, Minas Gerais. 2020 Dec 8.
5. Ribeiro PCP. Esportes, nutrição e uso de substâncias. In: Welfort VRS, Lamounier JA (coords.). Nutrição em pediatria: da neonatologia à adolescência. 2.ed. Barueri: Manole; 2017.
6. Committee on Nutrition and the Council on Sports Medicine and Fitness. Sports drinks and energy drinks for children and adolescentes: are they appropriate? Pediatrics. 2011;127(6):1182-9.
7. Carreiro DM. Alimentação e distúrbios de comportamento. 3.ed. São Paulo, 2017.
8. Brasil. Ministério da Saúde. Agência Nacional de Vigilância Sanitária (Anvisa). Resolução RDC n. 273, de 22 de setembro de 2005. Disponível em: https://bvsms.saude.gov.br/bvs/saudelegis/anvisa/2005/rdc0273_22_09_2005.html. Acesso em: jan. 2023.
9. Pound CM, Blair B; Canadian Paediatric Society, Nutrition and Gastroenterology Committee, Ottawa, Ontario. Energy and sports drinks in children and adolescentes. Paediatr Child Health. 2017;22(7):406-10.
10. Projeto proíbe venda de energéticos a menores de 18 anos. Disponível em: https://www.camara.leg.br/notícias/493629-projeto-proibe-venda-de-energéticos-a-menores-de-18-anos/. Acesso em: 17 jan. 2023.

PARTE 13

Pesquisa em nutrição

64 Leitura crítica de artigos e revisão sistemática

Vinicius de Oliveira Damasceno

LEITURA CRÍTICA DE ARTIGOS

A Biblioteca Regional de Medicina (BIREME) foi criada no Brasil, em 1967, com os objetivos de possibilitar o acesso e a disseminação da informação. Apesar disso, apenas no início da década de 1980, a BIREME conseguiu lançar seu primeiro Index Medicus Latino-Americano (IMLA), com 150 revistas.[1] Oito anos depois, aconteceu o primeiro lançamento em mídia digital (CD-ROM), em que foram disponibilizados o acervo de várias bibliotecas em saúde e, ainda, definidos critérios para a atualização dos termos usados como descritores em saúde.[1] Somente na década de 1990, com a chegada da internet ao Brasil, começou-se a viver o início de uma nova era da informação digital (*World Wide Web*). Nessa época, Nobrega,[2] em seu artigo publicado na *Revista da Sociedade de Cardiologia do Estado do Rio de Janeiro* (SOCERJ), demonstrava preocupação com a filtragem da enorme quantidade de artigos já disponibilizados. Pouco tempo depois, no final da década de 1990, o Ministério da Educação criou o Portal de Periódicos da Coordenação de Aperfeiçoamento de Pessoal de Nível Superior (Capes), entretanto, apenas em 11 de novembro de 2000, o portal foi oficialmente lançado com uma base de dados para acesso a informações científicas, que disponibilizava acesso gratuito a 9 bases de dados e, aproximadamente, 1.419 periódicos[1].[3]

---

1 O Portal Capes é gratuito para instituições federais de ensino superior, instituições de pesquisa, instituições públicas de ensino superior estaduais e municipais e instituições privadas de ensino superior.

Seguindo uma tendência da época, muitas editoras e bibliotecas iniciavam o processo de informatização e digitalização de seus acervos para acesso virtual. No final da década de 1990, foi aprovada a criação da Biblioteca Virtual em Saúde (BVS – www.bvs.br), pela BIREME, e da *Scientific Electronic Library Online* (SciELO – www.scielo.br), pela Agência de Amparo à Pesquisa de São Paulo.[4,5] No momento de lançamento dessas bases de dados nacionais, eram disponibilizados 8 periódicos na SciELO. Atualmente, todas as bases nacionais apresentam um grande aumento do número de periódicos e textos completos disponíveis em suas bibliotecas virtuais. Hoje, a SciELO, por exemplo, armazena 334 periódicos nacionais, enquanto o Portal de Periódicos da Capes contempla 37.073 mil periódicos. Desde as suas respectivas criações, o número de acesso às bases e suas respectivas revistas ou periódicos aumentou cerca de 4 vezes, conforme demonstrado nas Figuras 1 e 2 a partir de dados do Portal de Periódicos da Capes.[3-5]

Diante da breve análise, são apresentadas 3 afirmativas:

1. A cada ano, aumenta o número de revistas/periódicos e artigos publicados em todas as áreas do conhecimento.
2. A cada ano, aumenta o número de acesso às bases de dados e, consequentemente, o acesso às informações divulgadas por seus periódicos.
3. A análise realizada não contemplou as bases de dados internacionais.

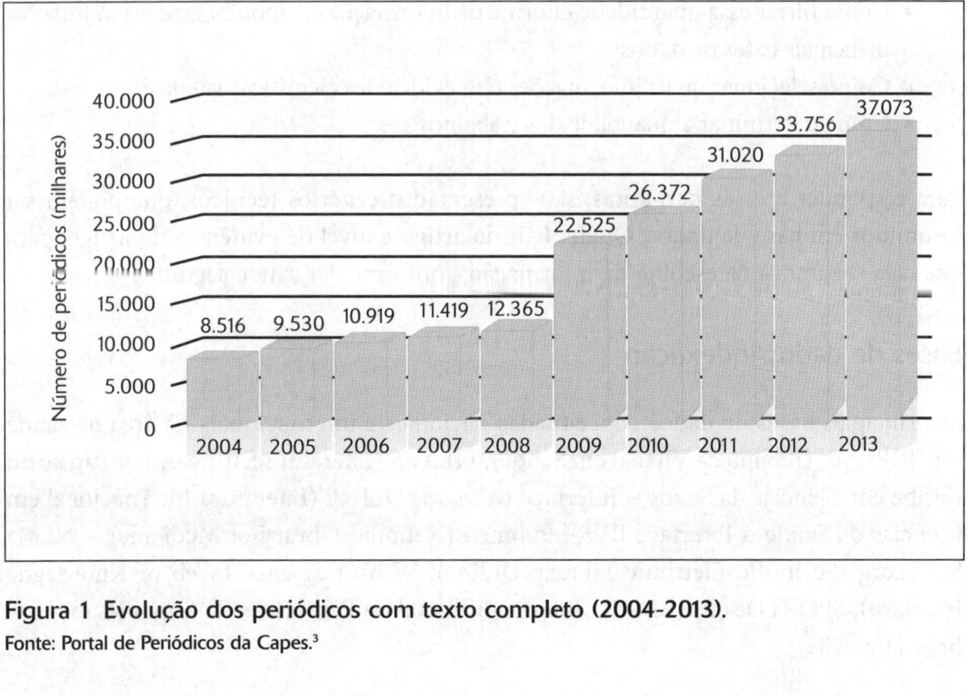

Figura 1 Evolução dos periódicos com texto completo (2004-2013).
Fonte: Portal de Periódicos da Capes.[3]

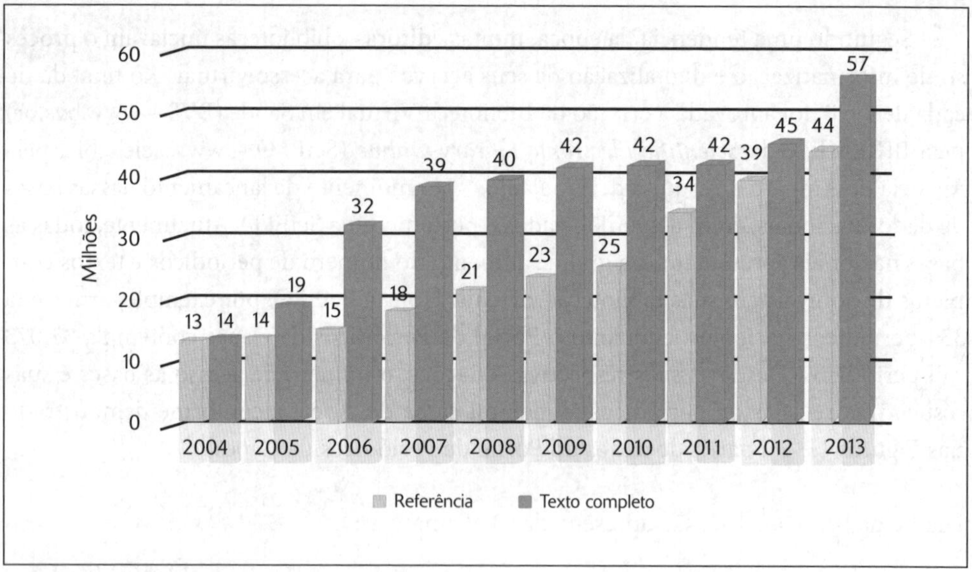

Figura 2 Evolução do número de acessos ao portal de periódicos (2004-2013).
Fonte: Portal de Periódicos da Capes.[3]

Então, surgem algumas perguntas:

- Como filtrar essa quantidade enorme de informações disponibilizadas em todas as principais bases de dados?
- Como selecionar quais informações têm evidências científicas válidas?
- Como determinar a qualidade dos trabalhos?

Para responder a essas perguntas, são apresentados critérios técnicos, que podem ser resumidos em base de dados, Qualis/JCR do artigo e nível de evidência do artigo, para que haja segurança na escolha da informação, conforme descrito a seguir.

Bases de dados/indexação

As principais bases de dados conceituadas nacionais e internacionais na área de saúde são: BIREME (Biblioteca Virtual em Saúde), LILACS (Literatura Latino-Americana e do Caribe em Ciências da Saúde – Interface BVS), MEDLINE (Literatura Internacional em Ciências da Saúde – Interface BVS), Pubmed (National Library of Medicine's – NLM), Scielo.org (Scientific Eletronic Library Online), Web of Science (Web of Knowlegde interface), SPORTDiscus (EBSCO Interface), Portal de Periódicos da Capes (Capes.gov.br) e Highwire.

Como não é objetivo deste capítulo aprofundar na estrutura de cada base de dados, é importante salientar que cada uma delas tem critérios específicos para a busca de artigos. Portanto, é importante que o usuário faça uma leitura dos manuais disponibilizados no formato de texto ou vídeo-aula para que possam explorar ao máximo as suas potencialidades. Muitas vezes, a grande dificuldade dos usuários dessas bases de dados é a falta de entendimento das regras, o que pode prejudicar o aluno na identificação, filtragem e escolha de suas evidências. Na Tabela 1, são listados links de ajuda das bases de dados.

Tabela 1 Bases de dados e seus respectivos tutoriais eletrônicos

Base de dados	Endereço eletrônico (ajuda)
SciELO	http://wokinfo.com/training_support/training/scielo/
Web of Science	http://wokinfo.com/training_support/training/webofscience/
Medline	http://wokinfo.com/training_support/training/medline/
EBSCO Support	http://support.epnet.com/training/tutorials.php

Fonte: Web of Science.[6]

Qualis/JCR do artigo

Outras informações importantes de obter são o Qualis Capes do periódico e o fator de impacto da revista. Aliás, a Capes utiliza como um dos critérios o fator de impacto (JCR) dos artigos e/ou citações por documentos para classificação dos periódicos nacionais e internacionais. O fator de impacto demonstra o número médio de citações de um conjunto de artigos de um periódico em um biênio anterior, ou seja, quanto mais os artigos ou um conjunto de artigos de um periódico são citados, maior é o seu JCR.

Atualmente, o Qualis Capes é estratificado em 8 níveis: A1, A2, B1, B2, B3, B4, B5 e C. Contudo, na área de saúde da criança/adolescente e pediatria (Medicina II), são apenas considerados 6 estratos (A1-B4).[7] Para serem incluídos, segundo o documento de área que estabelece critérios para a pontuação dos programas *stricto sensu* na área de saúde da criança e do adolescente, o periódico deve ter fator de impacto aferido pela empresa Thomson Reuters ou citações por documento aferido pela base Scimago (www.scimagojr.com/).[8] Em outras palavras, em linhas gerais, a qualidade do periódico ou do *paper* está diretamente associada a seu Qualis, fator de impacto e/ou citações por documento, e quanto maiores os índices de cienciométricos, maior a chance da qualidade dos artigos.

Nível de evidência dos artigos

Diversos sistemas de avaliação foram propostos na tentativa de avaliar a qualidade das evidências científicas, porém, segundo Grondin e Schieman,[9] o mais utilizado atualmente é o GRADE (*Grades of Recomendation, Assessment, Development and Evaluation*). Uma de suas grandes vantagens é conseguir separar o que é qualidade da evidência e força de recomendação para tomada das decisões médicas.[10] A leitura desses documentos permite sumarizar o nível ou a qualidade das evidências de acordo com a Tabela 2.

Tabela 2 Hierarquia da força e da qualidade de artigos científicos, de acordo com o tipo de estudo[9,10]

Hierarquia da força da evidência	
Revisões sistemáticas com metanálise	+
Revisões sistemáticas de estudos clínicos randomizados	
Estudos clínicos randomizados	
Revisões sistemáticas de estudos observacionais com desfecho	
Estudos de fisiologia básica	
Estudos de coorte	
Estudos de caso-controle e série de casos	
Observações não sistematizadas	
Opinião de especialistas	-

Leitura crítica dos artigos

Depois da filtragem dos milhares de artigos contidos nas bases de dados nacionais e internacionais, é necessário checar outros itens que permitirão ao leitor uma visão mais aprofundada e crítica do tema, e como esta tem sido abordada ou enfrentada por pesquisadores.

Na maioria dos periódicos, os artigos originais estão divididos em título, introdução, objetivo, métodos, resultados, discussão e considerações finais. Cada item do artigo será discutido, indicando o que o autor considera de extrema importância para sua qualidade.

A análise dos itens de cada artigo será baseada em autores da metodologia da pesquisa e pela compilação dos principais *guidelines* (CONSORT, STARD, PRISMA,

STROBE) que determinam e apontam itens específicos que devem ser checados para avaliar a qualidade técnica de artigos científicos.

Introdução/objetivo

Segundo vários autores da área de metodologia da pesquisa científica, a introdução de um artigo científico deve conter de 4 a 8 parágrafos (1 a 1 1/2 página), distribuídos nos seguintes subtópicos:

- fundamentação conceitual/teórica (para temas desconhecidos);
- cenário/situação-problema – é a condição ou situação que conduziu o pensamento a uma pergunta de estudo;
- pergunta – pode estar explícita ou implícita. Em artigos nos quais a pergunta vem implicitamente no texto, em geral os autores trazem informações contraditórias ou lacunas de estudos realizados anteriomente;
- objetivo – o alvo do pesquisador; é de extrema importância que haja ligação direta com a situação problema e a pergunta apresentadas anteriormente.

A introdução deve ser conduzida de modo a dar uma ideia geral do assunto e se afunilar até chegar à condição específica, que é a pergunta do estudo. Durante a condução do texto, é importante que seja apresentada a lacuna.

Na Tabela 3, são apresentados itens a serem checados nesse tópico.

Análise do método

Para que seja realizada uma avaliação crítica da seção "Método", é necessária a compreensão deste em subtópicos: tipo de estudo, desenho de estudo, população e amostra, critérios de inclusão e exclusão (elegibilidade), procedimentos e instrumentos utilizados e análise estatística. De maneira geral, exceto em revisões sistemáticas sem ou com metanálise, não são considerados os subtópicos listados. Dessa maneira, os itens para este tipo de estudo serão abordados de maneira separada. Na Tabela 4, é apresentada uma compilação para os artigos originais.

Em estudos de revisão sistemática com ou sem metanálise, a análise crítica segue outros elementos. Na Tabela 5, há uma compilação dos elementos que devem ser analisados com base no *Preferred Reporting Items for Systematic Reviews and Meta-Analyses* (PRISMA).

Tabela 3 Relação dos guias para análise de qualidade e os seus respectivos tipos de estudo

Checklist	Documento	Tipo de estudo
O autor explica as razões e os fundamentos científicos que originaram sua investigação? O autor detalha o referencial teórico e as razões para executar a pesquisa? O autor detalha seus objetivos específicos ou hipóteses?	Strengthening the Reporting of Observational Studies in Epidemiology (STROBE)[11]	Estudos observacionais em epidemiologia
O autor apresenta antecedentes científicos do assunto? O autor apresenta de maneira clara a situação-problema? O autor detalha seus objetivos específicos ou hipóteses?	Consolidated Standards of Reporting Trials (CONSORT)[12]	Ensaios clínicos de grupos paralelos randomizados
O autor apresenta a lacuna de estudo, abordando antecendentes científicos sobre testes diagnósticos?	STAndards for the Reporting of Diagnostic Accuracy Studies (STARD)[13]	Estudos para determinar a acurácia de métodos diagnósticos
O autor descreve o cenário científico do que é conhecido e o que necessita de resposta? Fornecer uma declaração explícita de questões a serem abordadas com referência a participantes, intervenções, comparações, resultados e desenho do estudo [P (paciente); I (intervenção); C (comparação); O (desfecho) S (desenho do estudo)]	Preferred Reporting Items for Systematic Reviews and Meta-Analyses (PRISMA)[14,15]	Revisões sistemáticas e metanálise
—	Consolidated Criteria for Reporting Qualitative Research (COREQ)[16]	Pesquisas qualitativas
O autor relata um breve resumo do assunto baseado na literatura médica pertinente?	Consensus-based Clinical Case Reporting Guideline Development (CARE)[17]	Relato de caso
O autor descreve a situação-problema e a justificativa para que o trabalho seja realizado? O autor descreve, resumidamente, os benefícios e malefícios para a execução do trabalho? O autor explica a razão da comparação?	Defining Standard Protocol Items for Clinical Trials (SPIRIT)[18]	Ensaio clínico randomizado

Tabela 4 Resumo dos guias e itens a serem conferidos no método

Guidelines	Itens a serem checados
Strengthening the Reporting of Observational Studies in Epidemiology (STROBE)[11]	Foi apresentado, no início, o desenho do estudo? Foram apresentados contexto, locais e datas, com destaque para os períodos de recrutamento, exposição, acompanhamento e de coleta de dados? Para estudos de caso-controle e coorte, foram apresentados os critérios de elegibilidade, critérios para seleção dos casos e controle? Em estudos com pareamento, foram apresentados os critérios de pareamento e o número de pessoas em cada grupo? Foram definidos os desfechos, as exposições, os preditores e as variáves de confusão? Foi explicado como se determinou o tamanho amostral? Foram apresentadas as variáveis e a explicação das suas categorias (se houver)? Foram descritos os métodos estatísticos para examinar subgrupos e possíveis interações?
Consolidated Standards of Reporting Trials (CONSORT)[12]	Foi apresentado o desenho do estudo, incluindo taxa de alocação? Foram apresentados critérios de elegibilidade para os participantes e as informações dos locais de onde foram coletados os dados? Foram apresentadas em detalhe as intervenções administradas em cada grupo? Foram apresentados os critérios para o tamanho da amostra? Foi apresentado o método para a randomização? Qual tipo de randomização? Foi detalhado esse processo? O processo foi cegado? Foram apresentadas as estatísticas de comparação e para os desfechos primários e secundários?
STAndards for the Reporting of Diagnostic Accuracy Studies (STARD)[13]	Foram apresentados os critérios de inclusão e exclusão? Foi apontado como foram recrutados os participantes? Foram apresentadas as validades e as reprodutibilidades dos instrumentos utilizados? Foram apresentados os pontos de corte ou valores de referência? Foram descritos a titulação e o tempo de experiência com o método diagnóstico? Foram utilizadas estatísticas adequadas que permitam comparar e determinar as diferenças entre os métodos? Foram realizados testes de reprodutibilidade dos instrumentos de diagnóstico?

(*Continua*)

Tabela 4 (Cont.) Resumo dos guias e itens a serem conferidos no método

Guidelines	**Itens a serem checados**
Consolidated Criteria for Reporting Qualitative Research (COREQ)[16]	Como foram selecionados os participantes? Qual foi a forma de entrevista? Quantos foram selecionados? E os que se recusaram a participar, por que se recusaram? Onde foi realizada a entrevista? Quem realizou a entrevista? A entrevista foi individualizada? Os entrevistados tinham contato entre eles? A entrevista era estruturada? Foi realizada mais de uma vez com o mesmo participante? Quanto tempo duraram as entrevistas? Como foi realizada a transcrição das entrevistas?
Consensus-based Clinical Case Reporting Guideline Development (CARE)[17]	Foram descritas informações como idade, sexo, etnia, profissão e principais sintomas do paciente (suas principais queixas)? Foram descritos os históricos médico, familiar e psicossocial, incluindo comorbidades e informação genética relevante? Foram citados os métodos diagnósticos e os desafios ao diagnóstico (p. ex., os de ordem financeira, linguística ou cultural)? Foram descritos os tipos de intervenção e a administração da intervenção (p. ex., dose, concentração, duração)?
Defining Standard Protocol Items for Clinical Trials (SPIRIT)[18]	Foram descritos o local e o país onde os dados foram coletados? Foram adotados critérios de inclusão e exclusão? Quem foram os sujeitos executores do projeto? Foram descritas as intervenções detalhadas em cada grupo, incluindo como e quando aconteceram as intervenções e coletas de informações? Aconteceram modificações em alocação de pacientes entre os grupos, diminuição ou aumento da dosagem, piora do quadro da doença, pedido de retirada do grupo por parte do participante? Foram realizadas estratégias para a manutenção da adesão dos grupos? Foram realizados cálculos amostrais para determinar o grupo? Foi realizada alguma estratégia para conseguir o tamanho da amostra-alvo?

Tabela 5 Itens a serem conferidos em relação ao PRISMA

Guidelines	Itens a serem checados
Preferred Reporting Items for Systematic Reviews and Meta-Analyses (PRISMA)[14,15]	**Critérios de elegibilidade** Os autores especificam as características do estudo (tempo de acompanhamento)? Os autores descrevem características como faixa do tempo (p. ex., 2000 a 2014) e língua (p. ex., pt, en e br)? **Fontes/bases de dados** Os autores especificam as bases de dados? Os autores especificam a data de cobertura e os contatos adicionais com os autores? **Critérios para busca** Os autores exemplificam a estratégia de busca (descritores, palavras-chave, booleanos e faixa do tempo, tipo de estudo e idioma)? **Seleção dos estudos** Os autores definiram quais tipos de estudo serão selecionados (elegíveis)? Quais critérios foram estabelecidos? **Processo de coleta de dados** Os autores descrevem a maneira como os dados foram selecionados e/ou excluídos (duplicatas, por leitura do título, por leitura do resumo, por não clareza no método, pela falta de critérios específicos)? **Dados** Os autores apontaram as variáveis de interesse? **Risco de viés** Os autores apontam o risco de vieses dos estudos por método de investigação ou por possibilidade de falta de consistência das medidas de um estudo? **Análise estatística*** Os autores descrevem as medidas para a análise (taxa de risco, diferença entre as medidas, Florest plot, funel plot, I^2)? Os autores descrevem medidas adicionais (regressões, tamanho do efeito)?

*Com metanálise.

Fonte: adaptada de Moher et al., 2009.[14]

Na Figura 3, há um exemplo de fluxograma adaptado do PRISMA.

Exemplo da descrição do método de uma revisão sistemática sem metanálise

1. Base de dados: são realizadas buscas nos bancos de dados BIREME (Biblioteca Virtual em Saúde), LILACS (Literatura Latino-Americana e do Caribe em Ciên-

cias da Saúde- Interface BVS), MEDLINE (Literatura Internacional em Ciências da Saúde- Interface BVS), Pubmed (*National Library of Medicine's* – NLM), Scielo.org (*Scientific Eletronic Library Online*), Web of Science (*Web of Knowlegde interface*), SPORTDiscus (EBSCO *Interface*).

2. São utilizadas as seguintes palavras-chave e descritores: *Child, Children, Childhood, motor activity, Motor activities, Physical Activity, Physical Activities, Sedentary lifestyle, Energy metabolism, Energy Expenditure, Energy Expenditures, Energy Cost, Physical Activity level, Reproducibility of Results, Reability, Validation, Validation Studies as Topic, Validation Studies, Physical inactivity, Brazil, Brazilian*. Além das palavras-chave/descritores, foram utilizados os descritores AND e OR.

Exemplo da estratégia de busca (Pubmed):

- Search ("self-report"[TIAB] OR "self-reports"[TIAB] OR "questionnarie"[MH] OR "questionnarie"[TIAB]) AND ("Child"[MH] OR "Children"[TIAB] OR "Childhood" [TIAB]) AND ("motor activity"[MH] OR "Motor activities"[TIAB] OR "Physical Activity"[TIAB] OR "Physical Activities"[TIAB] OR "Sedentary lifestyle"[MH] OR "Sedentary lifestyle"[TIAB] OR "Energy metabolism"[MH] OR "Energy Expenditure"[TIAB] OR "Energy Expenditures"[TIAB] OR "Energy Cost"[MH] OR "Physical activity level" [TIAB] OR "Physical Inactivity" [TIAB]) AND ("Brazil" [TIAB] OR "Brazilian" [TIAB]) OR ("Reproducibility of Results"[MH] OR "Reliab$"[TIAB] OR "Reability"[TIAB] OR "Valid$"[TIAB] OR "validation"[TIAB] OR "Validation Studies as Topic"[MH] OR "Validation Studies"[Publication Type])

3. Critérios de inclusão: são selecionados todos os artigos referentes ao objeto de estudo publicados até janeiro de 2012 e disponibilizados em português, inglês, francês e espanhol.
4. Critérios de exclusão: são excluídos artigos que não apresentaram na seção "Material e métodos" as instruções de aplicação instrumento para mensuração da atividade física ou custo energético, que não estabeleceram os critérios de classificação para os níveis de atividade/inatividade física e que incluíram crianças menores de 5 anos e adolescentes maiores de 18 anos, bem como estudos de revisão.

Análise dos resultados/discussão/considerações finais

Para a análise desse conjunto de tópicos, os *guidelines* são consensuais.[11-18] Em relação aos resultados dos trabalhos, é importante que o leitor faça uma relação e uma análise crítica entre o objetivo e o que foi descrito como dados coletados no método, ou seja: os dados apresentados têm relação com o objetivo declarado pelo autor? Os dados apresentados estão diretamente relacionados com os instrumentos declarados no método? E,

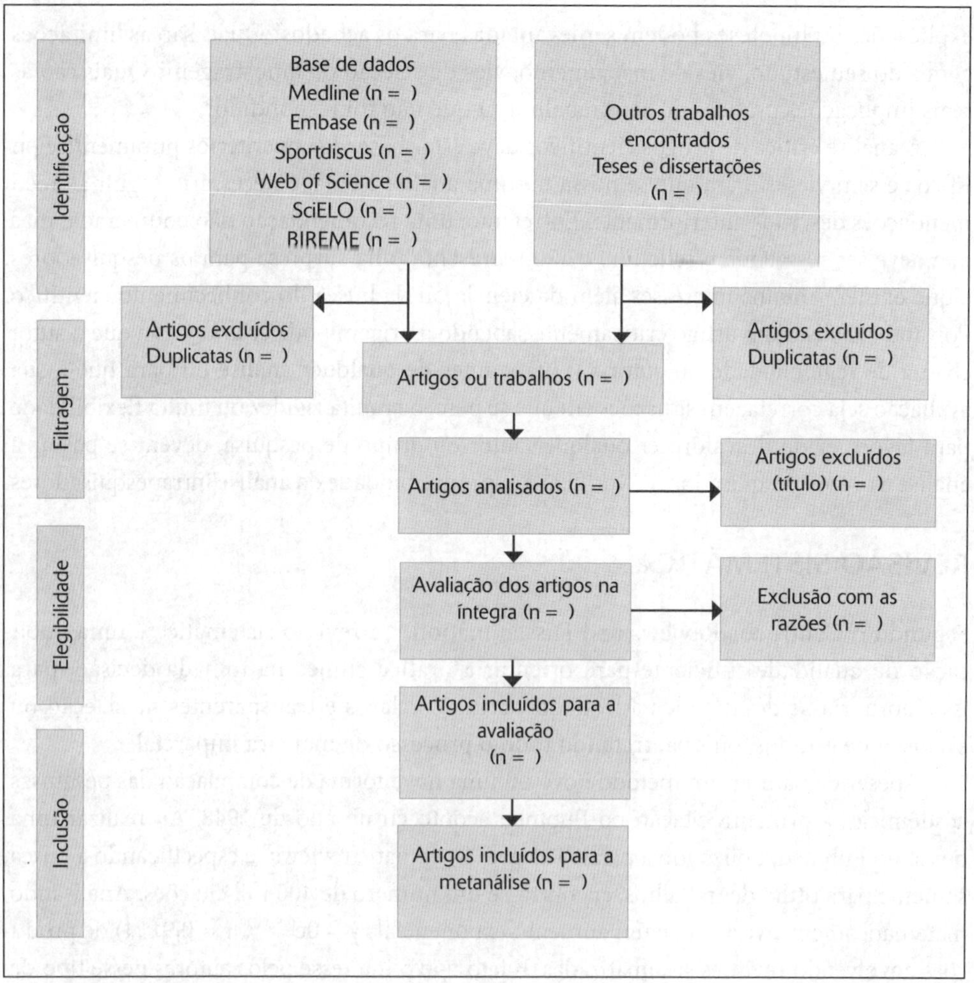

FIGURA 3 Organograma proposto pelo PRISMA.

por fim, os dados são apresentados de maneira clara e resumida? Essas questões devem ser avaliadas no tópico "Resultados" de qualquer publicação científica.

Com relação à discussão, é importante lembrar que essa seção não se baseia somente na confrontação dos achados de um trabalho com outros trabalhos previamente publicados na literatura. Para elaborar essa seção, cabe ao autor uma grande maturidade acadêmica e ética. Também é preciso apresentar as limitações do seu estudo, possíveis hipóteses ou explicações para seus resultados, aplicações práticas de sua pesquisa e possíveis sugestões para ensaios futuros. Nesse tópico, ao se avaliar criticamente, deve-se ter em mente as seguintes questões: os resultados corroboram com a literatura previamente publicada? Quais autores ou publicações obtiveram resultados contrários? Quais explicações ou hipóteses podem ser levantadas para os achados? Quais são as limitações gerais do seu estudo, viés de instrumento, viés de seleção ou amostragem? Quais são as reais implicações práticas do seu trabalho? O que não foi respondido?

A análise crítica de artigos científicos deve estar baseada em critérios puramente científícos e sem vieses. Para que se possa ter uma análise isenta, é necessário seguir as recomendações descritas anteriormente. Entretanto, uma recomendação não enumerada, mas que deve ser ressaltada e refletida, e não representa uma surpresa para os pesquisadores, é que existem muitos interesses além da ciência ou da busca do conhecimento científico. Portanto, analisar um artigo criticamente sabendo a origem pode criar o viés a que o autor chama de regionalidade ou autoria. Então, antes de qualquer análise ou para que a sua avaliação seja correta, em situações em que se perceba muita rigidez ou muita flexibilidade para favorecer ou desvaforecer qualquer autor ou grupo de pesquisa, devem-se passar a análise a outros pesquisadores e verificar a reprodutibilidade da análise intrapesquisadores.

REVISÃO SISTEMÁTICA

Segundo o Centre for Reviews and Dissemination,[19] a revisão sistemática é uma publicação de qualidade suficiente para orientar a prática clínica na tomada decisão; para isso, apropria-se de métodos adequados, critérios claros e transparentes na seleção ou exclusão de estudos, ou seja, tratando todo o processo de maneira imparcial.

Apesar de parecer um método novo ou uma nova forma de compilação das pesquisas acadêmicas, a primeira citação no Pubmed aconteceu no ano de 1948. Ao realizar uma busca no Pubmed, utilizando a palavra-chave "Systematic reviews" e especificando a busca somente para título de trabalhos, encontra-se um número de 400 mil citações. Analisando matematicamente, verifica-se um aumento exponencial ($y = 0e^{0,3686x}$, $r^2= 0,9154$) de produções envolvendo revisões sistematizadas. É fato que o interesse pelos autores nesse tipo de publicação aumentou muito nos últimos anos, o que pode estar relacionado com a crescente necessidade de tomadas de decisão na prática clínica baseada em evidências científicas comprovadas, porém, é importante destacar que, apesar de uma importante constribuição para as decisões clínicas, ela não pode ser considerada a solução de todos os problemas.

O objetivo é trazer informações resumidas e pontuais para a realização de uma excelente revisão sistemática. Para isso, têm-se como base três documentos: o *Cochrane Handbook for Systematic Reviews of Interventions*,[20] o PRISMA[14,15] e o *Centre for Reviews and Dissemination Report*,[19] e o processo é dividido em 9 etapas:

- 1ª etapa | Definir a pergunta a ser realizada? Definir quais tipos de estudos elegerá como selecionais ou não? Definir a necessidade da revisão sistemática ser realizada?
  A primeira etapa é complexa, pois há necessidade de maturidade científica e conhecimento do tema a ser pesquisado por parte do grupo de pesquisa. Em relação aos critérios de elegibilidade, em boa parte das revisões sistemáticas, a opção de escolha

é pelos ensaios clínicos randomizados. Contudo, é importante que o grupo de pesquisa cheque a qualidade dos ensaios clínicos e os outros desenhos de estudo, sendo possível utilizar, para isso, os inúmeros guias de qualidade de artigo científico previamente citados neste capítulo. Segundo o CRD,19 é importante que o grupo de pesquisa faça uma consulta a alguns sites específicos para confirmar a necessidade da revisão sistemática (Tabela 6).

Tabela 6 Bases de revisões sistemáticas e seus respectivos *links*.

Nome da base	Endereço na web
Database of Abstracts of Reviews of Effects	www.crd.york.ac.uk/CRDWeb/
Cochrane Database of Systematic Reviews	www.cochrane.org/editorial-and-publishing-policy-resource/cochrane-database-systematic-reviews-cdsr
National Institute for Health and Clinical Excellence	www.nhs.uk/NHSEngland/thenhs/healthregulators/Pages/nice.aspx
NIHR Health Technology Assessment	www.nets.nihr.ac.uk/programmes/hta

- 2ª etapa | Apesar de não ser uma recomendação dos guias Cochrane e PRISMA, sugere-se listar um rol de palavras ou descritores (MeSH terms – www.ncbi.nlm.nih.gov/mesh; DeCS – http://decs.bvs.br) relacionados com o assunto e acessar um tutorial das bases de dados que realizarão as buscas (cada base de dados tem características específicas).
- 3ª etapa | Executar as buscas nas bases de dados selecionadas.
- 4ª etapa | Listar os artigos selecionados previamentes e distribuir a mesma coleção para dois grupos de pesquisadores cegados. Cada grupo analisará e classificará o tipo de estudo dos artigos (estudos randomizados e não randomizados).
- 5ª etapa | Haverá uma reunião de consenso, para equivalência e discussão da lista final de artigos, em que haverá duas listas (estudos randomizados e não randomizados).
- 6ª etapa | Os estudos randomizados são entregues a dois pesquisadors (cegados), para que eles avaliem a qualidade dos trabalhos. É distribuída aos pesquisadores uma planilha padronizada, e os artigos são classificados.
- 7ª etapa | Reunião de consenso entre os pesquisadores para elaboração da lista final e reclassificação dos artigos (deve-se justificar cada exclusão).
- 8ª etapa | Tabulação/análise dos dados e interpretação dos resultados. Nessa etapa, serão analisados favoráveis ou desfavoráveis ao desfecho ou à pergunta que impulsionou a realização da revisão sistemática.
- 9ª etapa | Relatório final.

Ao final da 9ª etapa, será iniciada a produção do artigo e possível submissão a um periódico.

É importante destacar que os critérios apresentados neste capítulo não dão ao leitor garantia total de qualidade, pois sabe-se que existem outros vieses no processo de filtragem, como de autoria, de periódicos, de autocitação, entre outros. No entanto, adotá-los permite uma visão mais crítica e apurada em relação à qualidade de documentos publicados.

REFERÊNCIAS BIBLIOGRÁFICAS

1. Biblioteca Regional de Medicina (BIREME). Biblioteca Virtual em Saúde. Disponível em: www.bireme.br/php/level.php?lang=pt&component=107&item=107. Acessado em: 12/7/2014.
2. Nobrega ACL. Leitura crítica de artigos científicos. Revista Socerj. 1995;3(4).
3. Coordenação de Aperfeiçoamento de Pessoal de Nível Superior (Capes). Ministério da Educação (MEC). Portal de Periódicos CAPES/MEC. Disponível em: www.periodicos.capes.gov.br/. Acessado em: 11/7/2014.
4. Scientific Electronic Library Online (SciELO). Fundação de Amparo à Pesquisa do Estado de São Paulo (FAPESP). Coleção da biblioteca. Disponível em: www.scielo.br/scielo.php?script=sci_stat&lng=pt&nrm=iso. Acessado em: 11 de/7/2014.
5. Organização Pan-Americana da Saúde. Organização Mundial da Saúde (OPAS/OMS). Biblioteca Regional de Medicina (BIREME). Sobre Bireme. Disponível em: www.paho.org/bireme/index.php?option=com_content&view=article&id=37&Itemid=55&lang=pt. Acessado em: 12/7/2014.
6. Web of Science. Training and Support. Disponível em: http://wokinfo.com/training_support/training/. Acessado em: 18/7/2014.
7. Sistema Integrado Capes. Webqualis. Medicina II: Documento de Área 2013. Disponível em: http://qualis.capes.gov.br/webqualis/principal.seam. Acessado em: 20/7/2014.
8. Scimago Journal & Country Rank. Journal Rankings. Disponível em: www.scimagojr.com/journalrank.php. Acessado em: 18/7/2014.
9. Grondin SC, Schieman C. Evidence-based medicine: levels of evidence and evaluation systems. In: Ferguson MK. Difficult decisions in thoracic survey: an evidence-based aprroach. Springer: Hardcover, 2011.
10. Guyatt GH, Oxman AD, Vist GE, Kunz R, Falck-Ytter Y, Alonso-Coello P et al. GRADE: an emerging consensus on rating quality of evidence and strength of recommendations. BMJ. 2008;336(7650): 924-6. Disponível em: www.ncbi.nlm.nih.gov/pmc/articles/PMC2335261/. Acessado em 20 set. 14.
11. Malta M, Cardoso LO, Bastos FI, Magnanini MMF, da Silva CMFP. Iniciativa STROBE: subsídios para a comunicação de estudos observacionais. Rev Saúde Pública. 2010;44(3):559-65.
12. Moher D, Hopewell S, Schulz KF, Montori V, Gotzsche PC, Devereaux PJ et al. CONSORT 2010 Explanation and Elaboration: updated guidelines for reporting parallel group randomised trials. BMJ. 2010;340:c869.
13. Enhancing the QUAlity and Transparency Of health Research (EQUATOR). Towards complete and accurate reporting of studies of diagnostic accuracy: the STARD initiative. Standards for Reporting of Diagnostic Accuracy. Disponível em: www.equator-network.org/reporting-guidelines/stard/. Acessado em: 10/7/2014.
14. Moher D, Liberati A, Tetzlaff J, Altman DG, The PRISMA Group. Preferred Reporting Items for Systematic Reviews and Meta-Analyses: The PRISMA Statement. PLoS Med. 2009;6(6):e1000097.
15. Urrutia G, Bonfill X. PRISMA declaration: a proposal to improve the publication of systematic reviews and meta-analyses. Med Clin(Barc). 2010;135(11):507-11.
16. Enhancing the QUAlity and Transparency Of health Research (EQUATOR). Consolidated criteria for reporting qualitative research (COREQ): a 32-item checklist for interviews and focus groups. Disponível em: www.equator-network.org/reporting-guidelines/coreq/. Acessado em: 10/7/2014.

17. Enhancing the QUAlity and Transparency Of health Research (EQUATOR). The CARE Guidelines: Consensus-based Clinical Case Reporting Guideline Development. Disponível em: www.equator-network.org/reporting-guidelines/care/. Acessado em: 10/7/2014.
18. Enhancing the QUAlity and Transparency Of health Research (EQUATOR). SPIRIT 2013 Statement: Defining standard protocol items for clinical trials. Disponível em: www.equator-network.org/reporting-guidelines/spirit/. Acessado em: 10/7/2014.
19. Centre for Reviews and Dissemination (CRD). Systematic Reviews. CRD's guidance for undertaking reviews in health care. York Publishing Services: Layerthorpe, 2009. Disponível em: www.yps-publishing.co.uk. Acessado em: 10/7/2014.
20. Higgins J, Green S (eds.). Cochrane Handbook for Systematic Reviews of Interventions. Version 5.1.0 Disponível em: http://handbook.cochrane.org/. Acessado em: 15/7/2014.

65 Tipos de estudos em nutrição e pediatria

Sylvia do Carmo Castro Franceschini
Sarah Aparecida Vieira
Poliana Cristina de Almeida Fonsêca
Fabiane Aparecida Canaan Rezende
Andréia Queiroz Ribeiro
Milene Cristine Pessoa

INTRODUÇÃO

Os estudos em nutrição e pediatria têm como finalidade estabelecer evidências para o diagnóstico, a promoção da saúde, a prevenção e o tratamento de doenças, a fim de modificar o padrão de saúde e controlar problemas de saúde pública na população. O objetivo deste capítulo é descrever os tipos de estudos comumente realizados na temática saúde da criança e do adolescente. Serão abordados os estudos epidemiológicos, as revisões narrativas e sistemáticas e as metanálises.

Os estudos epidemiológicos podem ser divididos em observacionais, em que não há controle da exposição pelo pesquisador e não são aplicadas intervenções diretas sobre os indivíduos em estudo, limitando-se à observação natural dos desfechos e dos fatores asso ciados (p. ex., estudos transversais, coorte, caso-controle e ecológico), e experimentais, cujos exemplos são os estudos de intervenção, em que o pesquisador investiga o papel de algum fator ou agente na prevenção, no tratamento de doenças ou no comportamento de saúde, sendo as condições de exposição atribuídas pelo pesquisador aos grupos de estudo.[1,2] A Figura 1 apresenta um desenho esquemático que resume a forma de amostragem e o fluxograma de execução dos estudos do tipo caso-controle, transversal, coorte e experimental.

ESTUDOS TRANSVERSAIS

Trata-se de um tipo de estudo observacional que avalia a exposição e o desfecho simultaneamente, em um único momento, em uma amostra de indivíduos (unidade de observação) representativa de uma dada população.[4] A escolha da população-alvo do

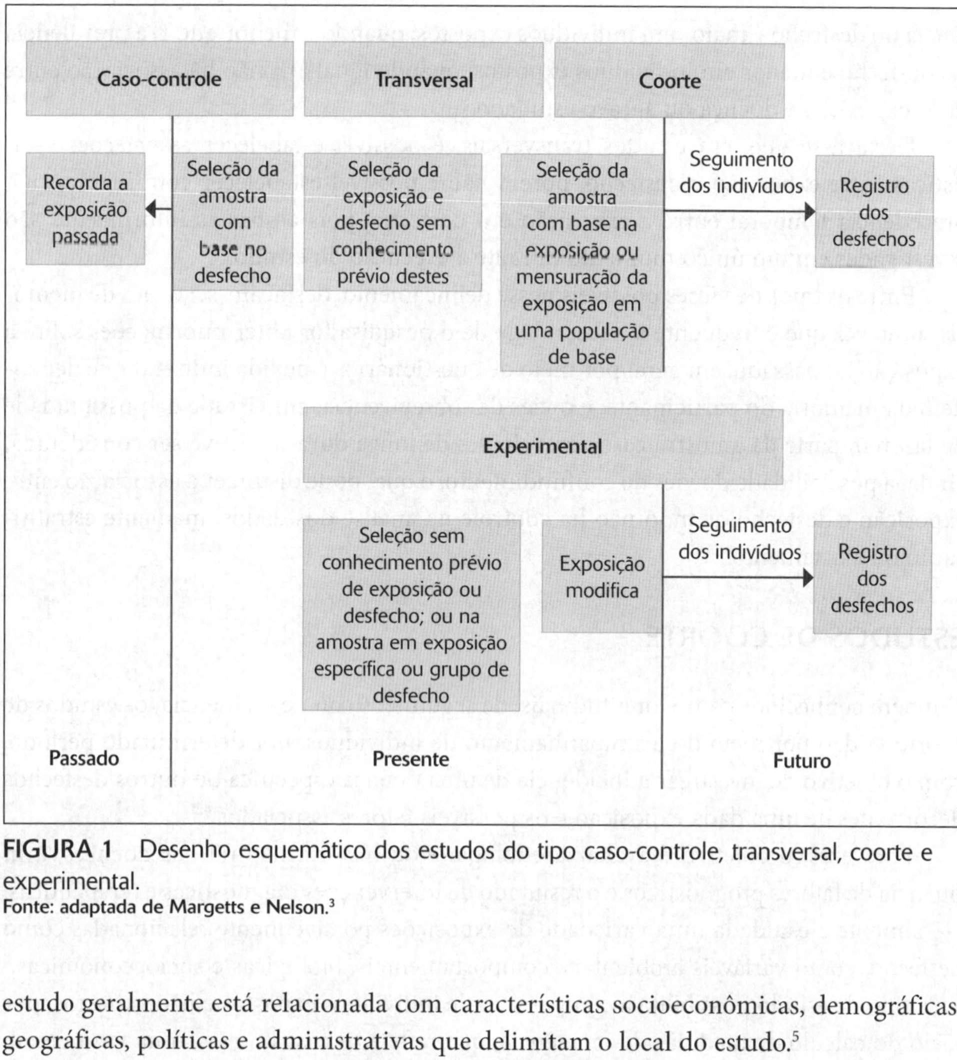

FIGURA 1 Desenho esquemático dos estudos do tipo caso-controle, transversal, coorte e experimental.
Fonte: adaptada de Margetts e Nelson.[3]

estudo geralmente está relacionada com características socioeconômicas, demográficas, geográficas, políticas e administrativas que delimitam o local do estudo.[5]

Dentre as vantagens dos estudos transversais, destaca-se sua relevância no planejamento de ações em saúde, pois possibilita o estudo de problemas de saúde pública de maneira mais rápida, simples e com mais baixo custo quando comparado aos outros tipos de delineamentos. Além disso, por meio dos resultados obtidos, é possível fazer inferências para a amostra estudada e estendê-las à população de referência, quando a amostra é representativa e o estudo apresenta validade interna.[4,5]

Esse tipo de delineamento possibilita estimar a prevalência de doença, agravo ou condição de interesse na população e entre indivíduos expostos e não expostos a determinado agente ou condição. A prevalência entre indivíduos expostos e não expostos é comparada por meio da razão de prevalências (RP), que é a medida de associação mais apropriada para estudos transversais. Esta estima a magnitude da associação entre o fator de exposição e o desfecho. Quando o valor da RP é maior que 1, significa que a prevalência do desfecho é maior em indivíduos expostos; quando é menor que 1, a prevalência do desfecho é menor em indivíduos expostos; quando igual a 1, não há associação entre fator exposição e doença ou agravo estudado.[6]

Destaca-se que, em estudos transversais, é possível estabelecer associações estatísticas entre exposição e desfecho, porém não é possível estabelecer com segurança a precedência temporal entre a exposição e o desfecho, pois ambas as informações são investigadas em um único momento durante a execução do estudo.[4,5,7]

Entre os tipos de vieses possíveis nesse delineamento, destacam-se: o viés de memória, uma vez que é frequente a necessidade de o pesquisador obter informações sobre a exposição no passado, em geral por meio de questionários (medida indireta) que dependem da memória do participante; e o viés de sobrevivência, em virtude da possibilidade de fazerem parte da amostra casos prevalentes de longa duração. Deve ser considerada, ainda, a possibilidade do viés de confundimento, o qual pode distorcer a associação entre exposição e desfecho quando não há controle na análise dos dados, mediante estratificação ou ajustamento.[4,5,8]

ESTUDOS DE COORTE

Também conhecidos como longitudinais, de seguimento ou de incidência, os estudos de coorte se dão por meio do acompanhamento de indivíduos, por determinado período, com o objetivo de investigar a incidência de uma doença específica ou outros desfechos decorrentes de uma dada exposição e os possíveis fatores associados.[4,9]

Por vezes, o objetivo é avaliar a etiologia e/ou história natural das doenças, a influência de fatores prognósticos e o resultado de intervenções diagnósticas e terapêuticas. Geralmente é estudada uma variedade de exposições possivelmente relacionadas como desfecho, como variáveis ambientais, comportamentais, biológicas e socioeconômicas.[9] Esse tipo de estudo possibilita a comparação de indivíduos expostos e não expostos, por meio do cálculo de medidas de incidência, que reflete os casos novos, uma vez que, no momento da seleção de expostos e não expostos, deve-se ter certeza da ausência do desfecho de interesse na amostra estudada.[4,9]

A medida de associação calculada para esse estudo é o risco relativo (RR), que expressa a razão de incidência da doença ou do agravo de interesse entre grupo exposto e não exposto. A magnitude do RR é interpretada da mesma maneira que o a RP nos estudos transversais, em que o RR maior do que 1 indica que a exposição é um fator de risco para a doença, RR menor do que 1 mostra que a exposição é um fator de proteção para a doença e RR igual a 1 indica ausência de associação.[6]

Quanto à população que dará origem a uma coorte, pode ser fixa ou dinâmica, sendo a primeira composta por indivíduos que apresentam um evento em comum (p. ex., nascimento), determinado pelo tempo e local para o começo da coorte, não sendo possível a entrada de novos indivíduos durante sua realização. Já na população dinâmica, há um fator de exposição modificável que determina a entrada ou saída da coorte, como os hábitos de vida (p. ex., tabagismo).[9]

Considerando o tempo de realização do estudo, as coortes podem ser prospectivas, em que a exposição é atual e o seguimento do estudo é futuro; retrospectivas, quando, no início do estudo, a exposição e o desfecho já ocorreram; e ambidirecionais, quando estão presentes características prospectivas e retrospectivas.[4]

Entre os fatores que podem comprometer a validade dos achados de um estudo de coorte, destacam-se os vieses de seleção e de informação. O viés de seleção pode se dar em virtude dos fatores que influenciam a participação do indivíduo no estudo ou das estratégias incorretas de seleção adotadas pelo pesquisador. Destacam-se a autosseleção, a perda seletiva de seguimento e a não resposta durante o estudo como os problemas mais comuns em estudos de coorte. Quanto ao viés de informação, este pode se dar no momento da coleta de dados.[9]

É fundamental o controle de possíveis variáveis de confundimento (preditoras da ocorrência da doença com outras variáveis de exposição) do estudo, pois estas podem afetar a real probabilidade de ocorrência do desfecho no grupo de expostos e de não expostos. Para tal controle, são necessários critérios de inclusão e exclusão bem definidos durante o planejamento do estudo e na análise dos resultados, comumente adotando-se a técnica de estratificação ou ajustamento por análise multivariada dos dados.[8,9]

Esse tipo de delineamento apresenta como vantagem a possibilidade de avaliação da precedência temporal entre exposição e desfecho, permitindo identificar uma relação de causalidade, calcular a incidência de doenças entre os indivíduos e pesquisar vários desfechos em um mesmo estudo. Contudo, são estudos caros e de difícil operacionalização. Durante o seguimento, as perdas são comuns e podem comprometer a confiabilidade dos resultados, não sendo indicados para o estudo de doenças raras.[8,9]

ESTUDOS DO TIPO CASO-CONTROLE

O objetivo dos estudos caso-controle consiste na comparação entre casos e controles com o intuito de avaliar se exposições ou fatores de risco ocorrem em maior ou menor proporção entre os casos. Os casos são indivíduos portadores de uma doença ou condição específica de uma população de referência, e os controles são isentos dessa condição, correspondendo idealmente a uma amostra da população que originou os casos, com características semelhantes a eles. Esse tipo de delineamento é indicado quando a doença investigada é rara, tem um longo período de latência ou, ainda, quando dados referentes à exposição são caros ou difíceis de se obter.[4,6,10]

Para selecionar os casos, é importante avaliar a frequência da doença na população de referência e se serão incluídos casos incidentes ou prevalentes. Recomenda-se que sejam selecionados casos incidentes (novos), pois, em geral, o foco do estudo caso-controle é a investigação dos fatores envolvidos no desenvolvimento da doença.[4,10]

Os critérios diagnósticos para a escolha dos casos devem ser bem definidos e confiáveis, podendo ser baseados em sinais e sintomas da doença, achados laboratoriais (p. ex., testes diagnósticos) e avaliação clínica obtida por meio de exames físicos e patológicos. As fontes dos casos podem ser determinada comunidade, unidades de atenção à saúde (p. ex., hospitais), registros clínicos, registros de óbitos, inquéritos nacionais, sistemas de informação em saúde, registros de nascimento, entre outros. Deve-se ter cautela na seleção dos casos, a fim de evitar viés de seleção, que pode ocorrer quando são selecionados mais casos expostos do que não expostos, ou vice-versa, o que pode impactar nos resultados do estudo.[4,10]

Os controles devem ter características semelhantes às dos casos, com exceção da presença da doença. Destaca-se que os controles devem ser representativos da população que deu origem aos casos, a fim de evitar viés de seleção. É fundamental garantir que o processo de seleção seja independente do *status* de exposição dos controles. A frequência da exposição na população de base é estimada por meio dos controles, e é fundamental que os controles não sejam selecionados de acordo com o maior ou menor nível de ex posição aos fatores envolvidos na doença. O número de casos e controles não precisa ser igual. Pode ser selecionado mais de um controle para cada caso, porém não é indicado utilizar mais do que 4 controles por caso, pois o aumento do número de controles não eleva o poder do estudo. Nessa situação, o ideal seria aumentar o número de casos, se não forem restritos, e manter a relação de um caso para um controle.[10]

Quanto à coleta de informações referentes à exposição, esta deve ser o mais confiável possível. Pode ser realizada por meio de entrevistas, consultas a registros médicos ou ocupacionais, entre outras. É importante salientar que essa etapa da pesquisa não deve ser influenciada pelo conhecimento do indivíduo sobre o seu *status* no estudo (caso ou controle), em virtude do risco de viés de informação, principalmente quando a aferição da exposição depende da memória do indivíduo.[10]

Considerando a análise nos estudos caso-controle, a principal medida de associação estimada é a *odds ratio* (OR) ou razão de chances, que mede a força de associação entre a exposição e a doença estudada. Compara-se a chance ou a probabilidade de exposição nos casos com a chance ou probabilidade de exposição nos controles. Uma OR igual a 2, por exemplo, significa que indivíduos expostos têm 2 vezes a chance de adoecer comparados aos indivíduos não expostos. Se o valor de OR fosse 0,5, significaria que a chance de adoecer em indivíduos expostos é a metade daquela em indivíduos não expostos. E, assim como para RP e RR, valores de OR iguais a 1 indicam ausência de associação.[6]

Entre as vantagens da realização do estudo caso-controle, destacam-se seu baixo custo, sua facilidade e sua rapidez na condução, a possibilidade de investigação de diversos fatores de exposição, o melhor entendimento de doenças raras e o menor número amostral, sendo possível o uso de técnicas mais sofisticadas e de alto custo para a identificação dos casos. Como limitações, é necessário ressaltar que esse tipo de estudo está comumente sujeito a vieses de seleção e de informação. Não é indicado quando a exposição de interesse é rara, além de não ser possível calcular medidas de frequência como incidência e prevalência do desfecho estudado.[10]

ESTUDOS DE INTERVENÇÃO

Têm como objetivos investigar hipóteses de causalidade, avaliar efeitos de procedimentos terapêuticos ou de intervenções preventivas envolvendo o uso de experimentos para avaliar o papel de agentes causadores, de prevenção ou de tratamento de doenças. Nesse tipo de estudo, o pesquisador aloca os indivíduos em dois ou mais grupos para receberem uma intervenção. A ativa manipulação da intervenção pelo pesquisador é o que distingue esse tipo de estudo dos observacionais.[2] Pode ser realizado com indivíduos ou com comunidades (p. ex., uma cidade inteira), situação na qual é denominado "ensaio de comunidade".[11]

Um dos critérios para a classificação dos estudos de intervenção é a presença do grupo-controle, podendo ser classificados como controlados ou não controlados.[12]

Nos estudos de intervenção não controlados, também conhecidos como "antes e depois", todos os indivíduos do estudo recebem o fator de intervenção e sua condição é avaliada antes do início e em vários momentos depois da intervenção.[11]

Os estudos de intervenção controlados (ensaios clínicos) têm o objetivo de comparar o efeito de uma intervenção com o grupo-controle.[11] Esses estudos podem ser classificados como não randomizados, em que os grupos experimental e controle são selecionados a partir de critérios de disponibilidade, elegibilidade e de conveniência,[2] e randomizados, nos quais indivíduos selecionados são aleatoriamente alocados para os grupos experimental e controle, pela técnica de randomização. Assim, os grupos são formados por um processo aleatório de decisão e os resultados são avaliados comparando-se os desfechos entre eles.[11,12] A técnica de randomização faz os participantes do estudo apresentarem a mesma chance (probabilidade) de serem incluídos em qualquer um dos grupos. Dessa forma, favorece o controle de variáveis de confusão, pois possibilita que os fatores que exercem influência no desfecho em estudo sejam distribuídos de maneira homogênea entre os grupos, tornando-os comparáveis.[11]

Na realização de um ensaio clínico randomizado, a primeira etapa é selecionar a população de interesse, da qual será recrutado um grupo comum para participar do estudo. O próximo passo é a aplicação da técnica de randomização para alocação dos indivíduos nos grupos (intervenção e controle). Depois da aplicação da intervenção, avaliam-se um ou mais desfechos para interpretação dos resultados.[11]

Para minimizar vieses relacionados com as mudanças de comportamento durante a intervenção, bem como inferências equivocadas sobre os resultados, pode ser aplicada a técnica do mascaramento. Ela evita que os participantes conheçam o tratamento administrado, o que é importante em virtude do potencial viés que ocorre quando as pessoas envolvidas no estudo conhecem o tratamento que o indivíduo estudado está recebendo.

O mascaramento pode ser em relação ao avaliado, ao grupo de pesquisadores que aplica a intervenção e/ou ao avaliador.[11,12]

A análise recomendada em estudos de intervenção é a análise por intenção de tratar. Durante um estudo de intervenção, os indivíduos podem não continuar no grupo para o qual foram inicialmente alocados. Isso pode ocorrer por não adesão, intercorrência clínica, efeito adverso da intervenção, óbito, entre outros motivos. A análise por intenção de tratar considera que o paciente permanece no grupo alocado, mesmo que não tenha completado o estudo. Esse tipo de análise garante a manutenção dos benefícios obtidos com a randomização. Se esses indivíduos que não completarem o estudo forem excluídos da análise, o estudo deixa de ser randomizado e seus resultados podem ser comprometidos.[7]

Os estudos de intervenção, especialmente os ensaios clínicos randomizados, são considerados por alguns autores o delineamento padrão ouro, por sofrer menos influência de vieses e de fatores de confusão. Assim, são a melhor fonte de evidência científica na pesquisa clínica, pois são fundamentais para a avaliação de intervenções para a saúde e permitem elucidar o tratamento mais apropriado em diversas situações de doença.[12]

No entanto, os estudos de intervenção muitas vezes não são passíveis de realização em virtude de seu alto custo e das questões éticas envolvidas, pois o pesquisador não pode privar os pacientes de tratamento nem submetê-los a procedimentos de risco.[11,12]

ESTUDOS DE REVISÃO

Utilizam dados primários como fonte de informação, sendo considerados o primeiro passo na construção do conhecimento científico. Há diferentes maneiras de realizar uma revisão de literatura, como a revisão narrativa e a revisão sistemática. A partir de revisões sistemáticas, por meio de tratamentos estatísticos específicos, são construídas as metanálises, que avaliam evidências sobre determinado assunto.

Revisão narrativa

Caracteriza-se por uma abordagem ampla e descritiva de determinado tema e, de maneira geral, é elaborada por pesquisadores reconhecidos pelo domínio do conhecimento e da experiência na área de interesse.[13]

É um tipo de publicação que permite ao leitor ter uma visão geral e atualizada sobre determinado tema; no entanto, em virtude dos vieses na seleção e na análise dos estudos, pode ser incompleta e ter sua fundamentação teórica comprometida pela subjetividade dos autores. Além de não serem reprodutíveis, as revisões narrativas geram sínteses de caráter mais qualitativo e suas recomendações podem ser enviesadas.[14]

Revisão sistemática

Sumário de evidências provenientes de estudos primários conduzidos para responder a uma questão específica de pesquisa.[15,16] É planejada a partir de uma pergunta claramente definida, com critérios explícitos da estratégia de busca e de seleção dos estudos, seguido por análise crítica, síntese quantitativa dos resultados e discussão. Tem como principal finalidade fornecer uma síntese das melhores evidências científicas para as decisões clínicas, um planejamento de pesquisas futuras e de políticas públicas, especialmente na ausência de estudos com tamanho amostral suficiente para avaliar os efeitos de determinado tratamento ou intervenção.[13,17]

De acordo com o tipo de síntese dos resultados dos estudos primários, as revisões sistemáticas podem ser classificadas como qualitativas, quando os resultados são descritivos, ou quantitativas, quando os resultados dos estudos são combinados e analisados por testes estatísticos, sendo também denominada revisão sistemática com metanálise ou apenas metanálise.[13]

A vantagem principal desse tipo de revisão é o processo de sistematização adotado na sua elaboração, capaz de minimizar os possíveis vieses presentes, de maneira geral, em uma revisão narrativa. A transparência dos critérios metodológicos e a adoção de uma metodologia científica padronizada tornam esse tipo de revisão reprodutível e fornecem evidências mais confiáveis.[16,18]

A principal desvantagem desse tipo de pesquisa é o fato de ser demorada, com metodologia mais complexa e que exige análise estatística mais robusta, quando acompanhada da metanálise. Em geral, recomenda-se que o processo de revisão seja realizado por dois pesquisadores, de maneira independente, com as discordâncias avaliadas por um terceiro pesquisador, e que os procedimentos estatísticos incluam análise dos vieses e da heterogeneidade.[16,19]

Os vieses podem estar relacionados com os estudos primários ou o processo de revisão. Neste último, os vieses podem ser: de seleção, quando há falhas na escolha das bases eletrônicas ou dos descritores, bem como dos critérios de inclusão e exclusão dos estudos; de publicação, quando são priorizados estudos com resultados positivos e significativos; ou de idioma, quando se priorizam apenas publicações em inglês, por exemplo. Destacam-se, ainda, os vieses de tempo e de desfecho.[15,16]

Assim como em qualquer pesquisa, o valor de uma revisão sistemática depende do que foi feito, do que foi encontrado e da transparência na descrição do processo da revisão. Com o intuito de melhorar a qualidade das revisões sistemáticas e metanálises, o grupo Prisma publicou o documento *Preferred reporting items for systematic reviews and meta-analyses: the Prisma statement*.[17] Trata-se de uma diretriz com foco em ensaios clínicos randomizados, que contempla um *checklist* dos 27 itens que uma revisão sistemática ou metanálise deve conter. A Colaboração Cochrane também disponibiliza

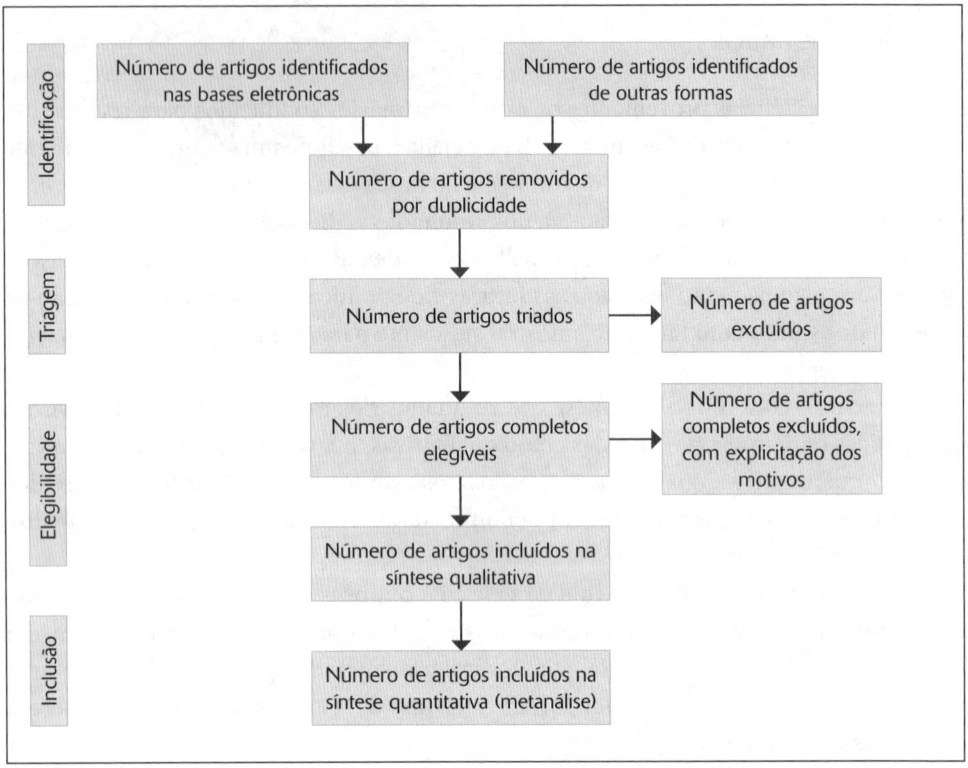

FIGURA 2 Fluxo da informação por meio de diferentes fases da revisão sistemática.
Fonte: adaptada de Moher et al.[17]

o *Cochrane handbook for systematic reviews of interventions*, utilizado na elaboração das revisões sistemáticas Cochrane.[15,16]

Metanálise

Trata-se de um procedimento estatístico que fornece estimativas precisas dos efeitos de determinado tratamento ou da capacidade diagnóstica ou prognóstica de determinado teste ou exame. Possibilita analisar as evidências sobre um tema específico, a partir de um conjunto de estudos originais independentes, e sua validade está atrelada à qualidade da revisão sistemática, etapa que define quais estudos serão selecionados para a análise dos dados.[16,20]

A análise a partir da combinação dos resultados dos estudos baseia-se no cálculo de médias ponderadas.[20] A medida de efeito de interesse pode ser a média de uma ou mais variáveis, uma correlação entre duas variáveis, OR ou razão de prevalência para analisar estudos retrospectivos, risco relativo ou diferença de risco para estudos prospectivos, proporção ou área sob a curva *Receiver Operating Characteristics* (ROC).[15]

De maneira geral, a análise é feita a partir da comparação de dois grupos, controle e tratamento, obtidos de maneira aleatória, de preferência com características homogêneas e tratamento de mesma natureza, com o intuito de reduzir a heterogeneidade e os vieses.[16,18] A ferramenta mais utilizada para apresentação dos resultados é o gráfico *Forest Plot*, que possibilita visualizar cada um dos estudos originais indicados separadamente por um símbolo, em geral de tamanho proporcional ao seu peso, acompanhado do valor da sua respectiva medida de efeito e intervalo de confiança de 95%, indicado por uma linha na horizontal com extensão proporcional à sua variabilidade, e, ao final, o efeito global obtido a partir do agrupamento dos estudos (*pooled analysis*).[15,16]

A avaliação da qualidade dos estudos é uma etapa importante a ser considerada em revisões sistemáticas e metanálises e deve englobar uma análise da validade externa do s estudos originais, que depende das características dos indivíduos incluídos no estudo, do delineamento, do tipo de tratamento e do desfecho avaliado.[20] Em geral, a heterogeneidade é maior quando há ampla variação nas doses, no tempo de seguimento, na qualidade dos estudos e nos critérios de inclusão dos participantes.[21]

Revisão de escopo (*scoping review*)

Este método de revisão foi proposta pelo Instituto Joanna Briggs (JBI) e consiste em mapear os conceitos-chave que sustentam uma área de pesquisa, bem como esclarecer as definições de trabalho e/ou identificar os limites e lacunas do conhecimento.[22] É feita uma pergunta de pesquisa mais ampla, que possibilita um estudo mais abrangente. Pode-se organizar e reunir vários desenhos de estudos, com a finalidade de reconhecer as evidências científicas disponíveis sobre o tema. A pergunta de busca incorporou os elementos do acrômio PIC (P: população; I: fenômeno de interesse; C: contexto), definindo-se a seguinte questão norteadora. Assim, em nutrição, pode-se procurar saber qual o estado nutricional e os fatores associados em determinada população para uma faixa etária.

A revisão de escopo é realizada de acordo com a estrutura metodológica proposta pelo JBI5 e no *checklist* do *Preferred reporting items for systematic reviews and meta analyses extension for scoping reviews* (*Prisma-ScR*). Portanto, devem ser[23] seguidas 5 etapas:

1. Identificação da questão de pesquisa.
2. Identificação dos estudos relevantes.
3. Seleção de estudos.
4. Categorização dos dados.
5. Coleta, resumo e mapeamento dos resultados.

O protocolo é registrado na plataforma Open Science Framework (OSF), com vistas a garantir o rigor metodológico e a transparência do estudo.

Na área de alimentos, foi proposto um roteiro para guiar o pesquisador no planejamento de revisão de escopo e revisão sistemática. Na aplicação do método, deve-se seguir o protocolo sugerido pelo *Cochrane handbook for systematic reviews of interventions*[24] e pelo Joanna Briggs Institute.[25] Os autores consideram que essa pode ser uma ferramenta capaz de auxiliar pesquisadores na melhoria da qualidade metodológica de revisões na área de alimentos, com padronização do método.

CONSIDERAÇÕES FINAIS

Este capítulo abordou, de maneira sucinta, alguns aspectos básicos dos delineamentos de estudos epidemiológicos, bem como de revisões de literatura, importantes para o planejamento, a condução, a análise e a interpretação de pesquisas científicas. Além das questões discutidas no decorrer do capítulo, é importante lembrar que o desenvolvimento de uma pesquisa envolve as seguintes etapas:

- Definição dos objetivos.
- Escolha do delineamento adequado (o que deve considerar a viabilidade do estudo e os recursos disponíveis).
- Identificação da população de estudo.
- Planejamento e condução da pesquisa.
- Coleta, análise e interpretação dos dados.
- Divulgação dos resultados.

REFERÊNCIAS BIBLIOGRÁFICAS

1. Bloch KV, Coutinho ESF. Fundamentos da pesquisa epidemiológica. In: Medronho AR, Carvalho DM, Bloch KV, Luiz RR, Werneck GL. Epidemiologia. São Paulo: Atheneu; 2008. p.251-62.
2. Aschengrau A, Seage GR. Experimental studies. In: Aschengrau A, Seage GR. Essentials of epidemiology in public health. Berlington: Jones & Barlett Learning;, 2014. p.173-99.
3. Margetts BM, Nelson M. Overview of the principles of nutritional epidemiology. In: Design concepts in nutritional epidemiology. 2.ed. New York: Oxford University Press; 2008. p.3-38.
4. Aschengrau A, Seage GR. Overview of epidemiologic study designs. In: Aschengrau A, Seage GR. Essentials of epidemiology in public health. Berlington: Jones & Barlett Learning; 2014. p.143-71.
5. Klein CH, Blosh KV. Estudos seccionais. In: Medronho AR, Carvalho DM, Bloch KV, Luiz RR, Werneck GL. Epidemiologia. São Paulo: Atheneu; 2008. p.193-219.
6. Gordis L. Cohort studies. In: Gordis L. Epidemiology. 4.ed. Saunders Elsevier; 2008. p.167-76.
7. Rothman KJ. Types of epidemiologic studies. In: Rothman KJ. Epidemiology: an introduction. 2.ed. New York: Oxford; 2012. p.69-109.
8. Szklo M, Javier Nieto F. Basic study designs in analytical epidemiology. In: Szklo M, Javier Nieto F. Epidemiology: beyond the basics. 3.ed. Ontario: Jones & Bartlett Learning; 2012. p.3-44.
9. Coeli CM, Faerstein E. Estudos de coorte. In: Medronho AR, Carvalho DM, Bloch KV, Luiz RR, Werneck GL. Epidemiologia. São Paulo: Atheneu; 2008. p.237-50.

10. Rodrigues LC, Werneck GL. Estudos caso-controle. In: Medronho AR, Carvalho DM, Bloch KV, Luiz RR, Werneck GL. Epidemiologia. São Paulo: Atheneu; 2008. p.221-36.
11. Escostehuy CC. Estudos de intervenção. In: Medronho AR, Carvalho DM, Bloch KV, Luiz RR, Werneck GL. Epidemiologia. São Paulo: Atheneu; 2008. p.251-62.
12. Werneck GL, Almeida LM. Validade em estudos epidemiológicos. In: Medronho AR, Carvalho DM, Bloch KV, Luiz RR, Werneck GL. Epidemiologia. São Paulo: Atheneu;, 2011. p.275-88.
13. Cook DJ, Mulrow CD, Haynes RB. Systematic reviews: synthesis of best evidence for clinical decisions. Ann Intern Med. 1997;126:376-80.
14. Cordeiro AM, Oliveira GM, Rentería JM, Guimarães CA. Revisão sistemática: uma revisão narrativa. Rev Col Bras Cir. 2007;34(6):428-31.
15. Higgins JPT, Green S (eds.). Cochrane handbook for systematic reviews of interventions version 5.1.0 [updated March 2011]. The Cochrane Collaboration, 2011. Disponível em: www.cochrane- handbook.org. Acesso em: 23 abr. 2015.
16. Brasil. Ministério da Saúde. Secretaria de Ciência, Tecnologia e Insumos Estratégicos. Departamento de Ciência e Tecnologia. Diretrizes metodológicas: elaboração de revisão sistemática e metanálise de ensaios clínicos randomizados. Brasília, DF: Ministério da Saúde; 2012.
17. Moher D, Liberati A, Tetzlaff J, Altman DG. The Prisma Group. Preferred reporting items for systematic reviews and meta-analyses: the Prisma Statement. PLoS Med. 2009;6(7):e1000097.
18. Mulrow CD. Rationale for systematic reviews. BMJ. 1994;309(6954):597-9.
19. Higgins JPT, Thompson SG. Quantifying heterogeneity in a meta-analysis. Statist Med. 2002;21:1539-58.
20. Egger M, Smith GD, Phillips AN. Meta-analysis: principles and procedures. BMJ. 1997;315: 1533-7.
21. Higgins JPT, Thompson SG, Deeks JJ, Altman DG. Measuring inconsistency in meta-analyses. BMJ. 2003;327(7414):557-60.
22. Aromataris E, Munn Z (eds.). JBI manual for evidence synthesis. JBI, 2020. Disponível em: https://jbiglobalwiki.refined.site/space/MANUAL/4687342/Chapter+11%3A+Scoping+reviews.
23. Tricco AC, Lillie E, Zarin W, O'Brien KK, Colquhoun H, Levac D, et al. Prisma extension for scoping reviews (Prisma-ScR): checklist and explanation. Ann Intern Med. 2018 Oct 2;169(7): 467-73.
24. Arksey H, O'Malley L. Scoping studies: towards a methodological framework. Int J Soc Res Methodol. 2005 Feb;8(1):19-32. Disponível em: http://www.tandfonline.com/doi/abs/10.1080/1364557032000119616. Acesso em: 5 dez. 2023.
25. Ferreira SMR, Retondario A, Tanikawa L Protocolo de revisão de escopo e revisão sistemática na área de alimentos. Visão Acadêmica, Curitiba, v.22 n.2, abr.-jun./2021.

Anexos

1 Procedimentos para aferições

Michele Pereira Netto
Juliana Farias de Novaes
Daniela da Silva Rocha

PESO

Procedimento para pesagem com balança mecânica de crianças menores de 2 anos

- **1º passo:** destravar a balança.
- **2º passo:** verificar se a balança está calibrada (a agulha do braço e o fiel devem estar na mesma linha horizontal). Caso contrário, calibrá-la, girando lentamente o calibrador.
- **3º passo:** esperar até que a agulha do braço e o fiel estejam nivelados.
- **4º passo:** após constatar que a balança está calibrada, ela deve ser travada.
- **5º passo:** pedir à mãe ou ao responsável pela criança para despi-la.
- **6º passo:** pedir à mãe ou ao responsável para colocar a criança sentada ou deitada no centro do prato, de modo a distribuir o peso igualmente. Destravar a balança, mantendo a criança parada o máximo possível nessa posição. Orientar a mãe/o responsável a manterem-se próximos, sem tocar na criança e no equipamento.
- **7º passo:** mover o cursor maior sobre a escala numérica para marcar os quilos.
- **8º passo:** depois, mover o cursor menor para marcar os gramas.
- **9º passo:** esperar até que a agulha do braço e o fiel estejam nivelados.
- **10º passo:** travar a balança, evitando, assim, que sua mola se desgaste, assegurando o bom funcionamento do equipamento.
- **11º passo:** realizar a leitura de frente para o equipamento, com os olhos no mesmo nível da escala, a fim de visualizar melhor os valores apontados pelos cursores.

- **12º passo:** anotar o peso no prontuário.
- **13º passo:** retirar a criança e retornar os cursores ao zero na escala numérica.
- **14º passo:** marcar o peso no Cartão da Criança.

Procedimento para pesagem com balança eletrônica (digital) de crianças menores de 2 anos

- **1º passo:** a balança deve estar ligada antes de a criança ser colocada sobre ela. Esperar que a balança marque zero.
- **2º passo:** pedir à mãe ou ao responsável pela criança para despi-la.
- **3º passo:** pedir à mãe ou ao responsável para colocar a criança despida no centro do prato da balança, sentada ou deitada, de modo que o peso fique distribuído. Manter a criança parada (o máximo possível) nessa posição. Orientar a mãe ou o responsável a manterem-se próximos, sem tocar na criança e no equipamento.
- **4º passo:** aguardar que o valor do peso esteja fixado no visor e realizar a leitura.
- **5º passo:** anotar o peso no prontuário. Retirar a criança da balança.
- **6º passo:** marcar o peso no Cartão da Criança.

Procedimento para pesagem com balança mecânica de crianças maiores de 2 anos

- **1º passo:** destravar a balança.
- **2º passo:** verificar se a balança está calibrada (a agulha do braço e o fiel devem estar na mesma linha horizontal).
- **3º passo:** se a balança não estiver calibrada, girar lentamente o calibrador até que a agulha do braço e o fiel estejam nivelados.
- **4º passo:** travar a balança e solicitar que a criança ou o adolescente suba na plataforma para ser pesado.
- **5º passo:** posicionar o indivíduo de costas para a balança, descalço, com o mínimo de roupa possível, no centro do equipamento, ereto, com os pés juntos e os braços estendidos ao longo do corpo. Mantê-lo parado, nesta posição, com o olhar em um ponto fixo à sua frente, de modo a evitar oscilações na leitura da medida.
- **6º passo:** destravar a balança.
- **7º passo:** mover o cursor maior (quilos) sobre a escala numérica.
- **8º passo:** mover o cursor menor (gramas) sobre a escala numérica.
- **9º passo:** a agulha do braço e o fiel devem ficar nivelados nessa posição.
- **10º passo:** travar a balança, evitando, assim, que sua mola se desgaste, assegurando o bom funcionamento do equipamento.
- **11º passo:** realizar a leitura de frente para o equipamento, a fim de visualizar melhor os valores apontados pelos cursores.

- **12º passo:** anotar o peso no prontuário.
- **13º passo:** retirar o indivíduo.
- **14º passo:** retornar os cursores ao zero na escala numérica.

Procedimento para pesagem com balança eletrônica (digital) de crianças maiores de 2 anos

- **1º passo:** a balança deve estar ligada antes de o indivíduo ser colocado sobre ela. Esperar que a balança marque zero.
- **2º passo:** colocar o indivíduo no centro do equipamento, com o mínimo de roupa possível, descalço, ereto, com os pés juntos e os braços estendidos ao longo do corpo. Mantê-lo parado nessa posição.
- **3º passo:** realizar a leitura após o valor do peso estar fixado no visor.
- **4º passo:** anotar o peso no prontuário. Retirar o indivíduo da balança.

ESTATURA

Procedimento para medida do comprimento de crianças menores de 2 anos

Para verificar o comprimento do lactente, é necessário equipamento adequado, denominado antropômetro infantil ou infantômetro. Além disso, são necessários dois examinadores bastante treinados ou pode ser solicitado o auxílio da mãe ou do responsável.

- **1º passo:** deitar a criança no centro do antropômetro, descalça e com a cabeça livre de adereços (toucas, fivelas ou enfeites de cabelo que possam interferir na tomada da medida).
- **2º passo:** manter, com a ajuda da mãe ou do responsável:
  - a cabeça firmemente apoiada contra a parte fixa do equipamento, com o pescoço reto e o queixo afastado do peito;
  - os ombros totalmente em contato com a superfície de apoio do antropômetro;
  - os braços estendidos ao longo do corpo.
- **3º passo:** as nádegas e os calcanhares da criança devem estar em pleno contato com a superfície que apoia o antropômetro.
- **4º passo:** pressionar, cuidadosamente, os joelhos da criança para baixo, com uma das mãos, de modo que eles fiquem estendidos. Juntar os pés, fazendo um ângulo reto com as pernas. Levar a parte móvel do equipamento até as plantas dos pés, com cuidado para que não se mexam.

- **5º passo:** realizar a leitura do comprimento quando estiver seguro de que a criança não se moveu da posição indicada.
- **6º passo:** anotar o resultado no prontuário. Retirar a criança do aparelho.

Procedimento para medida da altura de crianças maiores de 2 anos

Para medida da altura, as crianças devem ser colocadas descalças, com os calcanhares unidos e os pés formando um ângulo de 45°, em posição ereta, olhando para o horizonte. A leitura deve ser feita no centímetro mais próximo, quando a haste horizontal da barra vertical da escala de estatura encostar na cabeça.

Essa medida deve ser feita com um antropômetro de haste móvel ou fixa, em uma parede lisa e sem rodapé e com piso não acarpetado. Esses equipamentos podem ou não ser acoplados a balança.

- **1º passo:** posicionar o indivíduo descalço no centro do equipamento, com a cabeça livre de adereços (ele deve se manter em pé, ereto, com os braços estendidos ao longo do corpo, a cabeça erguida, olhando para um ponto fixo na altura dos olhos).
- **2º passo:** calcanhares, ombros e nádegas devem estar em contato com o antropômetro/a parede.
- **3º passo:** os ossos internos dos calcanhares devem se tocar, bem como a parte interna de ambos os joelhos; os pés unidos mostram um ângulo reto com as pernas.
- **4º passo:** abaixar a parte móvel do equipamento, fixando-a contra a cabeça, com pressão suficiente para comprimir o cabelo. Retirar a criança/o adolescente quando tiver certeza de que ela não se moveu.
- **5º passo:** realizar a leitura da estatura, sem soltar a parte móvel do equipamento.
- **6º passo:** anotar o resultado no prontuário.

Procedimento para medida do perímetro do braço

- **1º passo:** marcar o local onde será feita a medida, isto é, no ponto médio entre o acrômio da escápula e o olécrano da ulna. Para a obtenção deste local, o indivíduo deve permanecer em pé, com o braço flexionado em direção ao tórax, formando um ângulo de 90°. Deve ser feita uma marca com caneta no local referido.
- **2º passo:** faz-se a medida da circunferência braquial; o indivíduo deve estar com o braço estendido ao longo do corpo com a palma da mão voltada para a coxa; o braço deve estar relaxado; então, ele é contornado com a fita inelástica flexível no ponto marcado, de forma ajustada (evitando compressão da pele ou folga).

Procedimento para medida do perímetro cefálico

A determinação é feita passando uma fita flexível e inelástica em torno da parte mais proeminente da cabeça, ou seja, sobre a região frontal e, posteriormente, no nível da região occipital, contornando a cabeça no mesmo nível, à direita e à esquerda; deve-se anotar a medida sobre a parte.

Procedimento para medida do perímetro torácico

A determinação é feita passando uma fita flexível e inelástica em torno do tórax, formando um ângulo reto com a coluna vertebral, no nível da base do apêndice xifoide e logo abaixo dos ângulos inferiores das omoplatas; a fita deve ser mantida suficientemente tensa, em contato firme com o tecido, porém sem comprimi-lo. Na adolescência, passa pelo apêndice xifoide.

REFERÊNCIAS BIBLIOGRÁFICAS

1. Brasil. Ministério da Saúde. Secretaria de Atenção à Saúde. Departamento de Atenção Básica. Antropometria: como pesar e medir. Brasília: Ministério da Saúde, 2006.
2. Gibson RS. Principles of nutritional assessment. Oxford: Oxford University Press, 1990.
3. Macchiaverni LML, Barros Filho AAB. Perímetro cefálico: por que medir sempre. Medicina de Ribeirão Preto. 1998;31:595-609.
4. World Health Organization (WHO). Physical status: the use and interpretation of anthropometry. Report of a WHO Expert Committee. Genebra: WHO, 1995.

2 Tabelas, gráficos e figuras para consulta

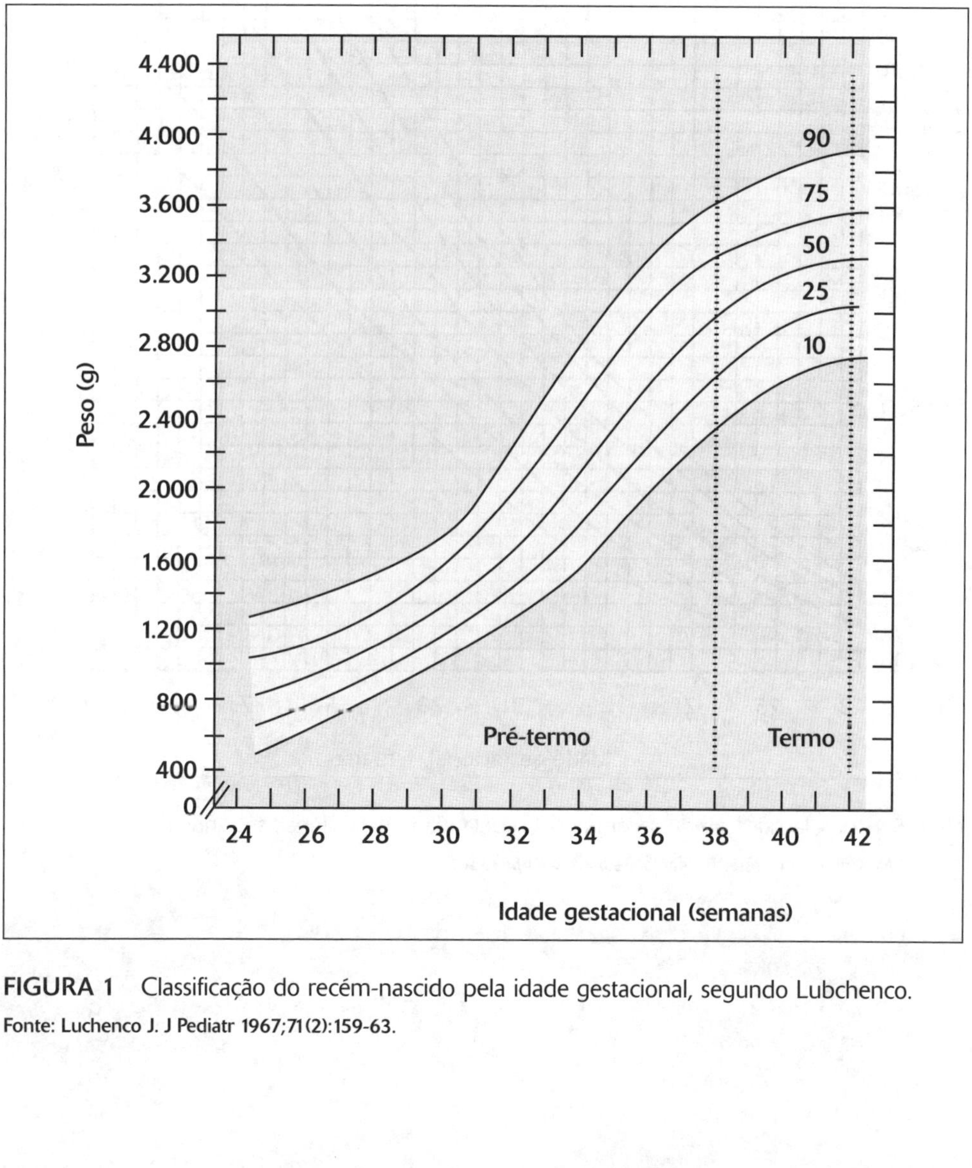

FIGURA 1 Classificação do recém-nascido pela idade gestacional, segundo Lubchenco.

Fonte: Luchenco J. J Pediatr 1967;71(2):159-63.

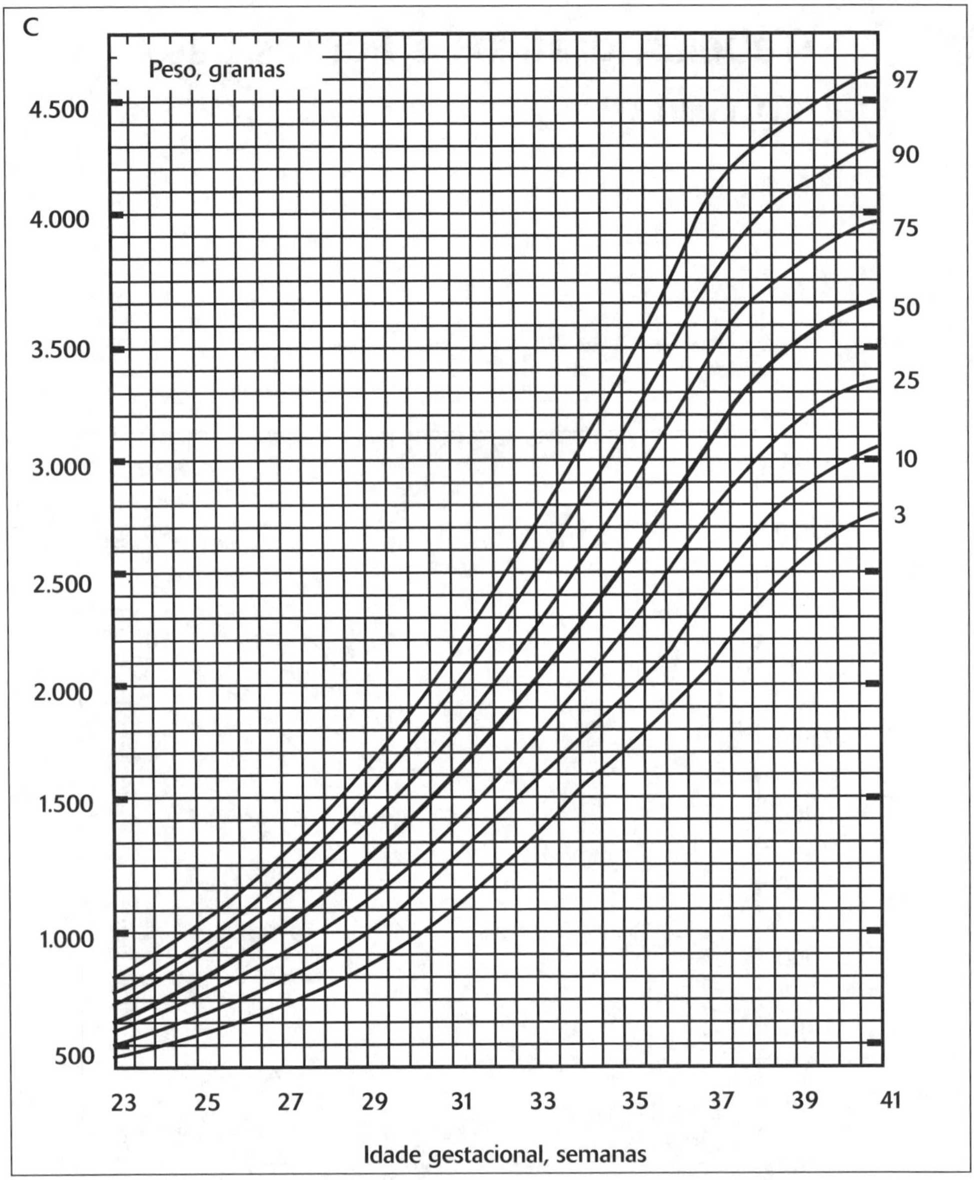

FIGURA 2 Classificação do recém-nascido pela idade gestacional, segundo Olsen.
Fonte: BMI Curves for Preterm Infants. Pediatrics 2015; 135(3).

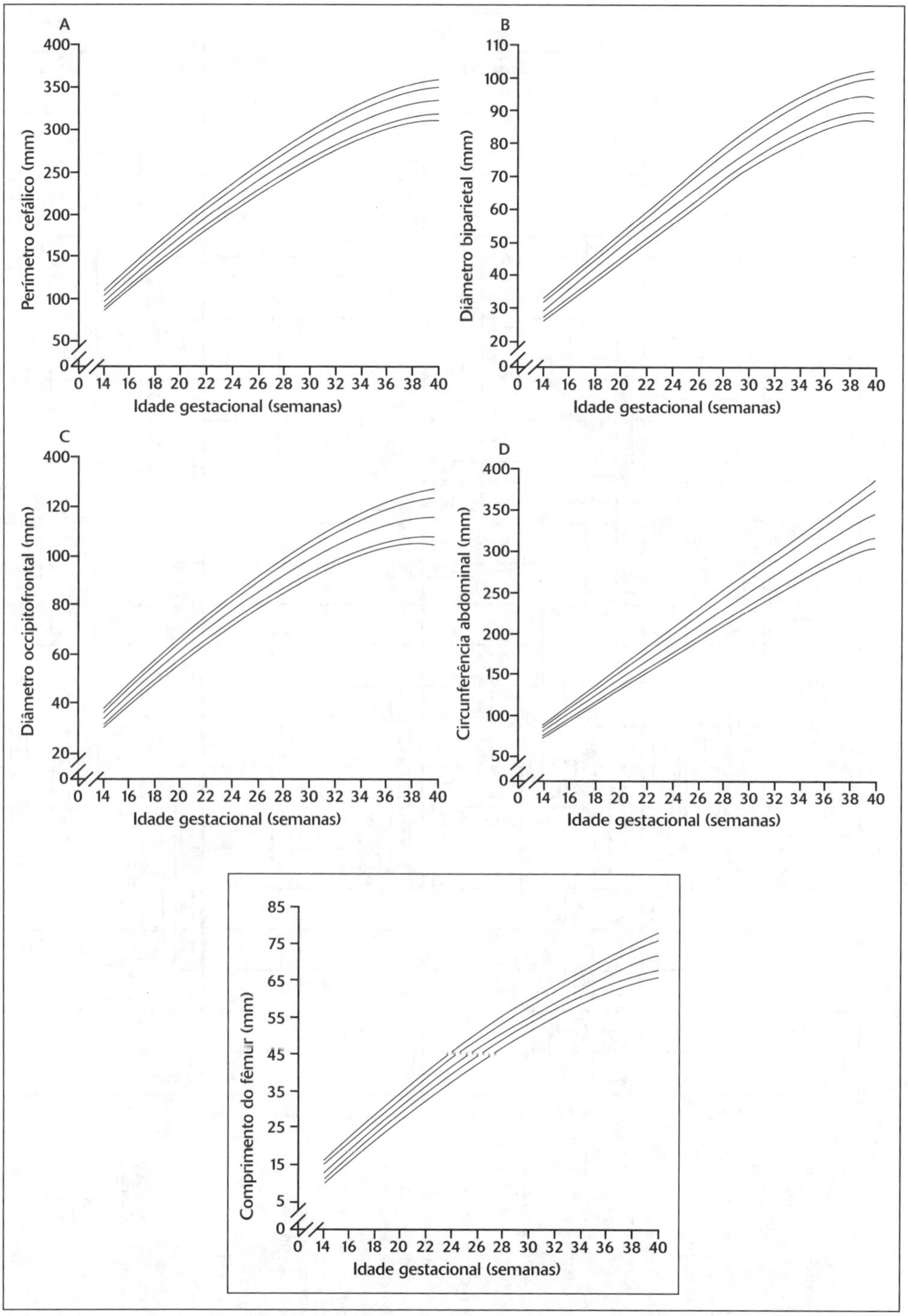

FIGURA 3 Classificação do recém-nascido pela idade gestacional, segundo projeto INTERGROWTH 21.

Fonte: Lancet 2014;384(9946):869-79.

Tabela 1 Teste de Desenvolvimento de Denver

Instruções

1. O teste baseia-se na observação direta do que a criança pode fazer e no relato dos pais (ou da pessoa que lida habitualmente com a criança).
2. A criança deve ficar bem à vontade antes de se iniciar o teste e não deve ser cobrado um desempenho.
3. Nas faixas etárias mais avançadas, deve-se começar o teste com alguns itens abaixo da idade para que a criança seja bem sucedida no início e sinta-se estimulada a prosseguir.
4. Deve-se evitar distair a criança com outros materiais que não os do teste.
5. Cada item é representado por uma faixa indicativa da época em que uma criança normal pode começar a realizar aquela função.
6. A parte sombreada da faixa indica a idade em que 75 a 90% das crianças tornam-se capazes de executar o item de teste.
7. A incapacidade de realizar um item ultrapassado por 90% das crianças da mesma idade deve ser considerada importante, principalmente quando há várias falhas de um setor.
8. O teste não faz diagnósticos. Alerta quanto à presença de deficiências e indica a necessidade de investigação mais aprofundada.

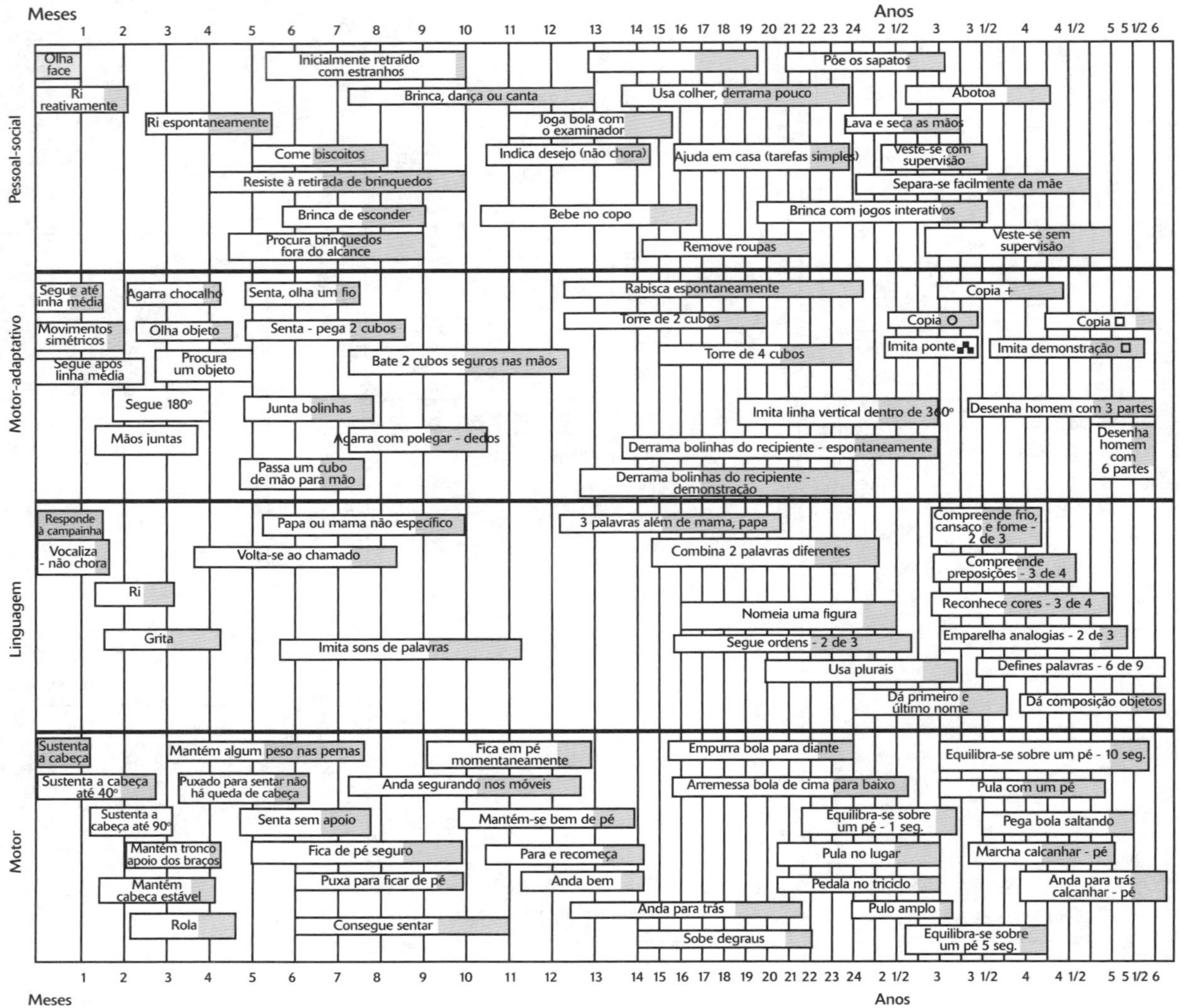

Tabela 2 Distribuição em percentis (P) dos valores médios do perímetro cefálico, (cm) segundo a idade de meninos e meninas

Meninos						Meninas					
Semanas	**3**	**15**	**Média**	**85**	**97**	**Semanas**	**3**	**15**	**Média**	**85**	**97**
0	32,1	33,1	34,5	35,8	36,9	0	31,1	32,7	33,9	35,1	36,1
1	32,9	33,9	35,2	36,4	37,5	1	32,4	33,3	34,6	35,8	36,7
2	33,7	34,7	35,9	37,7	38,1	2	33,1	34,0	35,2	36,4	37,4
3	34,3	35,3	36,5	37,7	38,7	3	33,7	34,6	35,8	37,0	38,0
4	34,9	35,9	37,1	38,3	39,3	4	34,2	35,2	36,4	37,6	38,6
5	35,4	36,4	37,6	38,8	39,8	5	34,6	35,6	36,8	38,1	39,1
6	35,9	36,8	38,1	39,3	40,3	6	35,0	36,0	37,3	38,5	39,5
7	36,3	37,3	38,5	39,7	40,7	7	35,4	36,4	37,7	38,9	39,9
8	36,7	37,7	38,9	40,1	41,1	8	35,7	36,8	38,0	39,3	40,3
9	37,0	38,0	39,2	40,5	41,4	9	36,1	37,1	38,4	39,6	40,6
10	37,4	38,4	39,6	40,8	41,8	10	36,4	37,4	38,7	39,9	41,0
11	37,7	38,7	39,9	41,1	42,1	11	36,7	37,7	39,0	40,2	41,3
12	38,0	39,0	40,2	41,4	42,4	12	36,9	38,0	39,3	40,5	41,6
13	38,3	39,3	40,5	41,7	42,7	13	37,2	38,2	39,5	40,8	41,9

Fonte: Who Child Growth Standards.

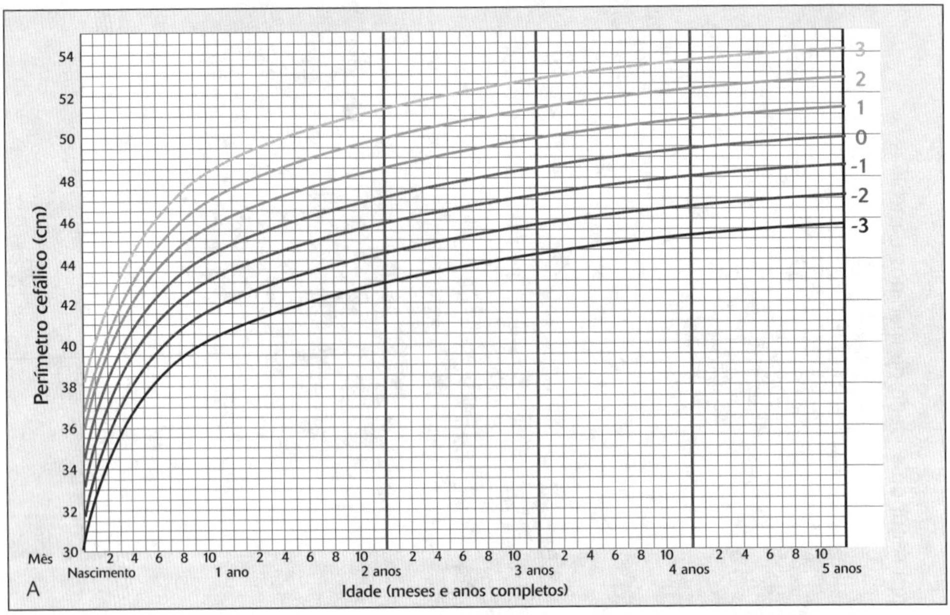

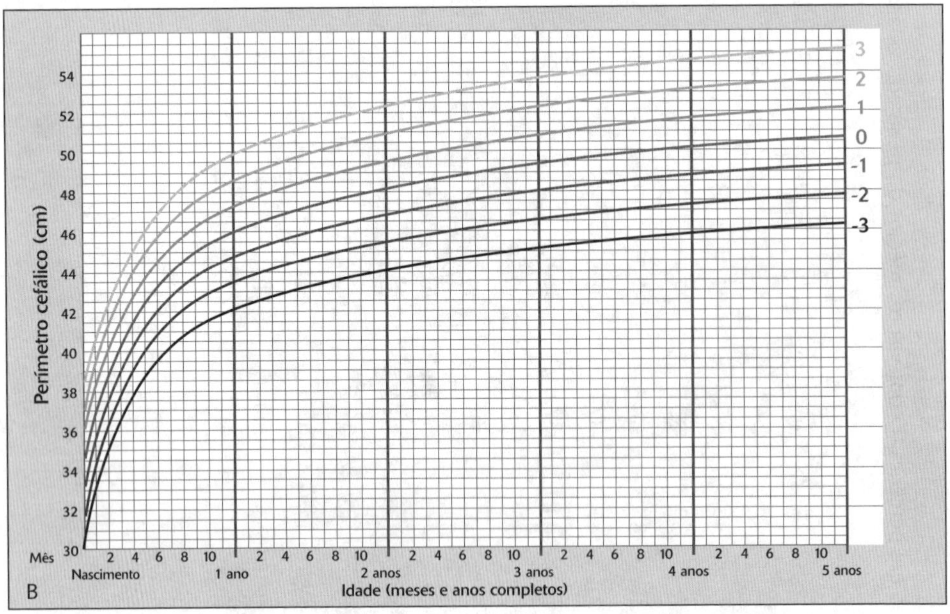

FIGURA 4 Gráficos do perímetro cefálico. Circunferência cefálica/idade de 0 a 5 anos. A: Meninas, B: Meninos.

Fonte: WHO Child Growth Standards. http://www.who.int/childgrowth/standards/en/.

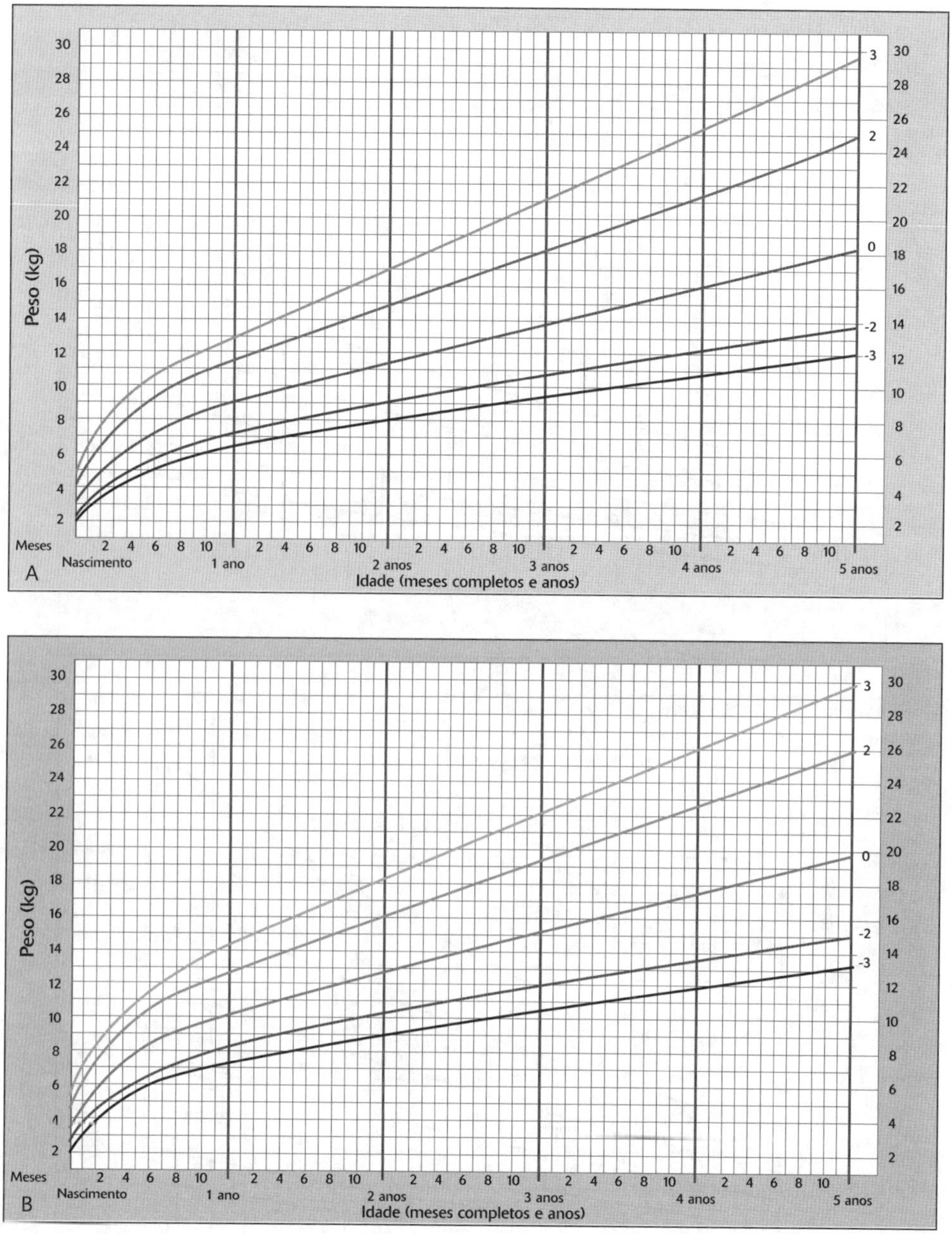

FIGURA 5 Gráficos do peso para idade de 0 a 5 anos. A: Meninas, B: Meninos.

Fonte: WHO Child Growth Standards. 2006. http://www.who.int/childgrowth/en/ http://dab.saude.gov.br/portaldab/ape_vigilancia_alimentar.php?conteudo=curvas_de_crescimento.

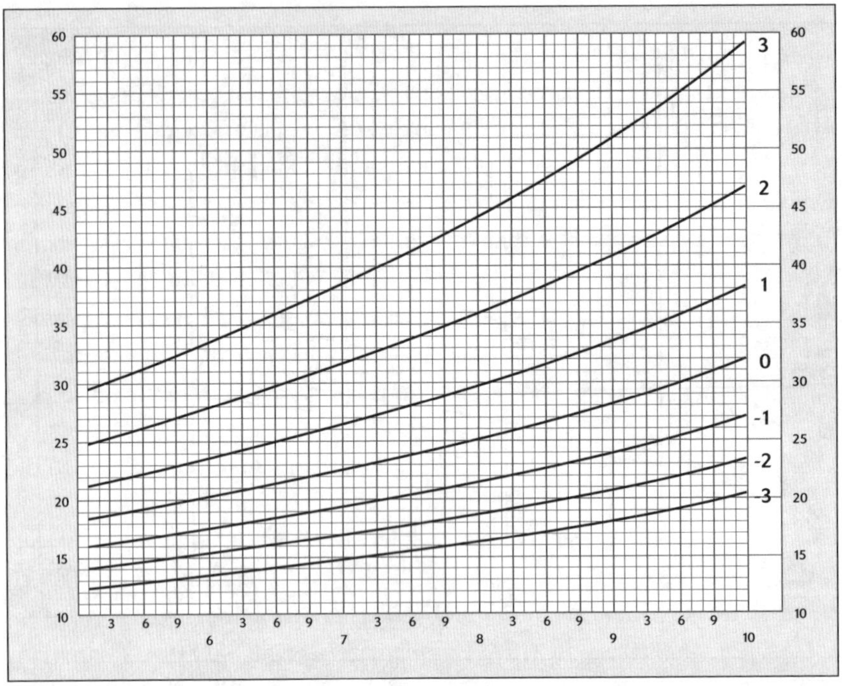

A

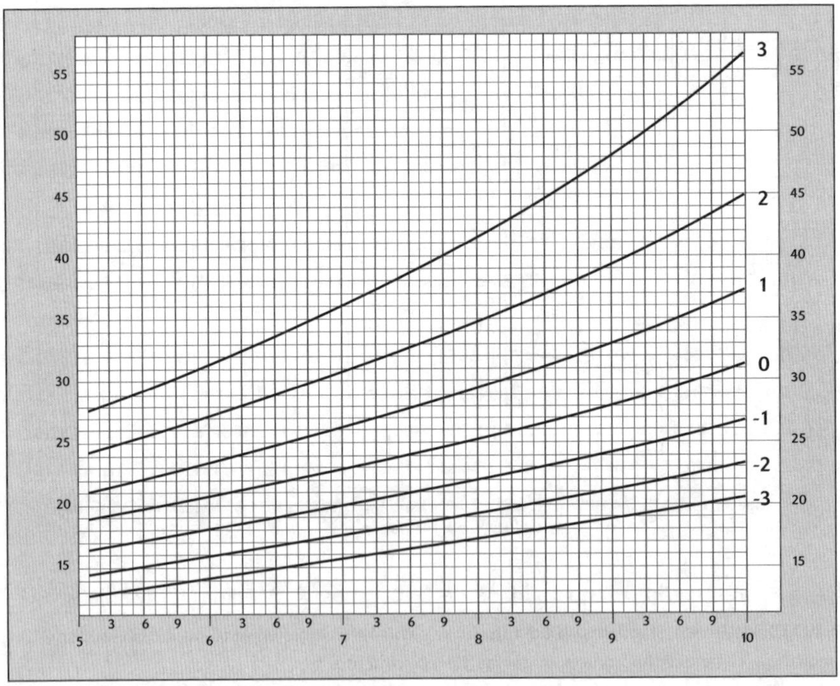

B

FIGURA 6 Gráficos do peso para idade de 5 a 10 anos. A: Meninas B: Meninos

Fonte: WHO Child Growth Standards http://www.who.int/childgrowth/en/. 2007 ou http://dab.saude.gov.br/portaldab/ape_vigilancia_alimentar.php?conteudo=curvas_de_crescimento

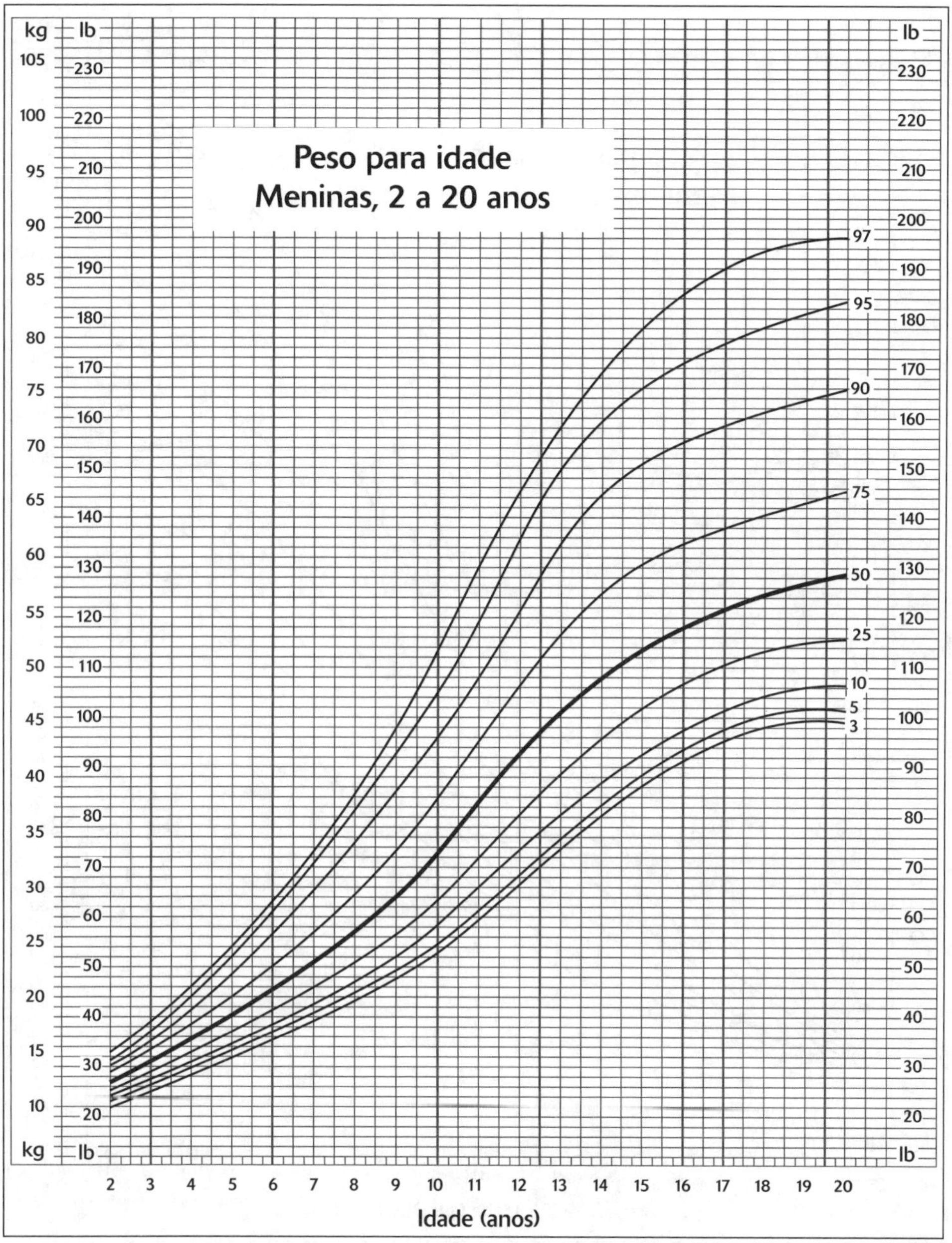

FIGURA 7 Gráfico do peso para idade de 2 a 19 anos (meninas).

Fonte: CDC. Growth Charts: United States. 2000

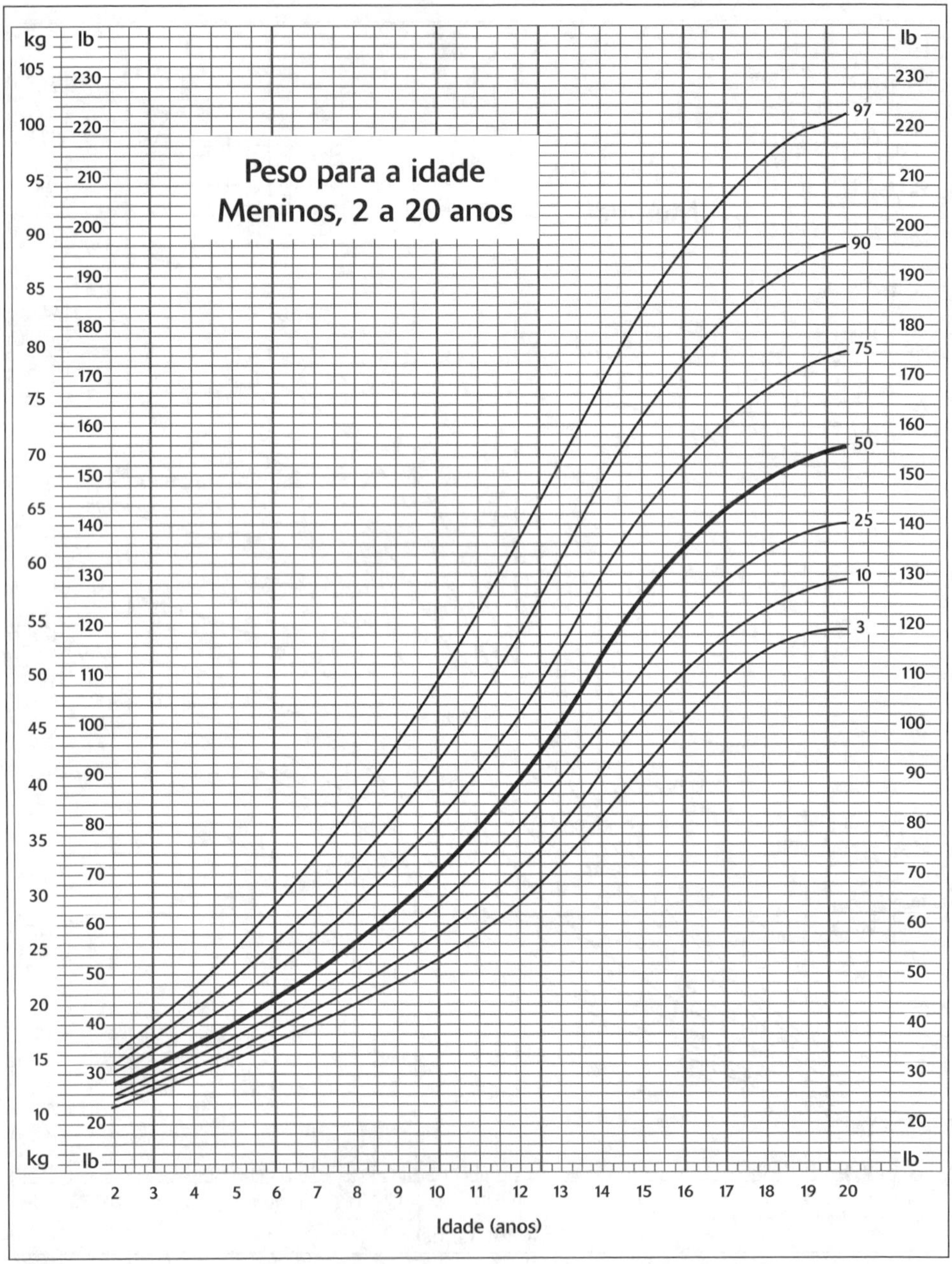

FIGURA 7 Gráfico do peso para idade de 2 a 19 anos (meninos).

Fonte: CDC. Growth Charts: United States. 2000

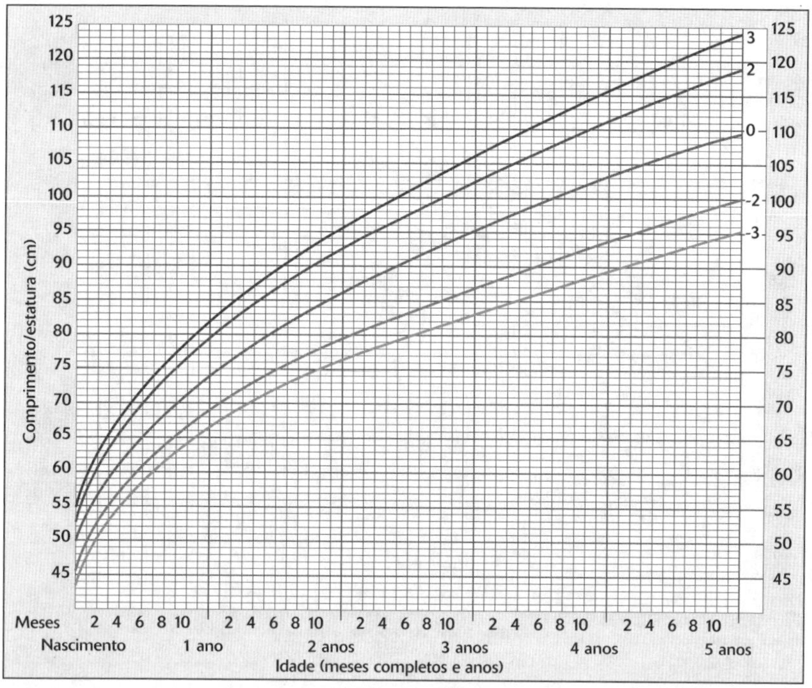

A

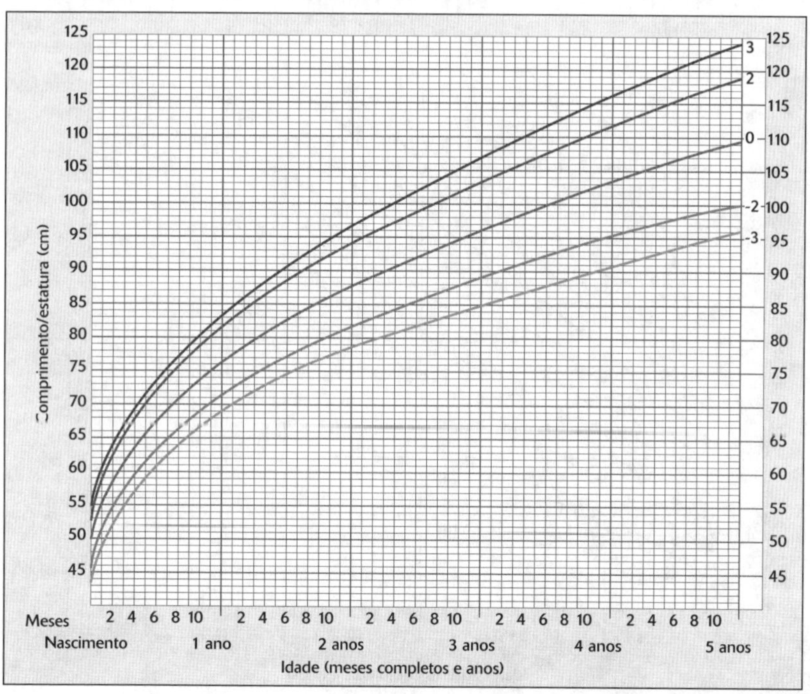

B

FIGURA 8 Gráficos do comprimento/estatura para idade de 0 a 5 anos. A: Meninas, B: Meninos.

Fonte: WHO Child Growth Standards http://www.who.int/childgrowth/en/. 2006 ou http://dab.saude.gov.br/portaldab/ape_vigilancia_alimentar.php?conteudo=curvas_de_crescimento

A

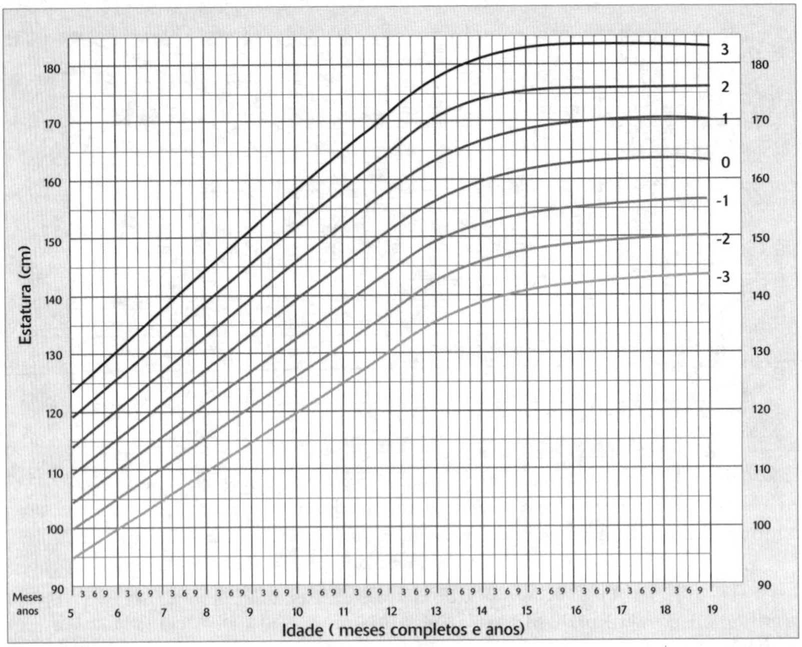

B

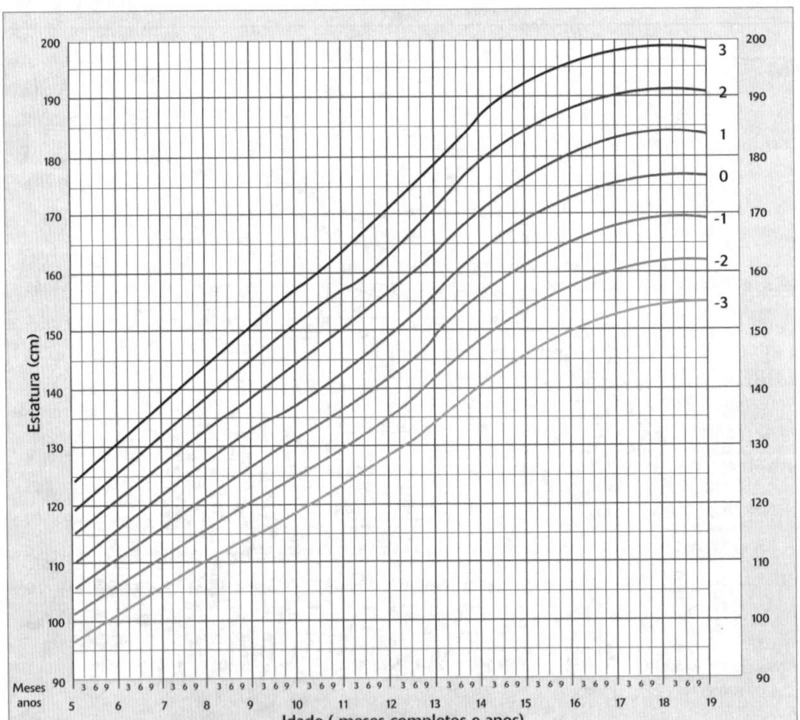

FIGURA 9 Gráficos de estatura para idade de 5 a 19 anos. A: Meninas, B: Meninos.

Fonte: WHO Child Growth Standards http://www.who.int/childgrowth/en/. 2007 ou http://dab.saude.gov.br/portaldab/ape_vigilancia_alimentar.php?conteudo=curvas_de_crescimento

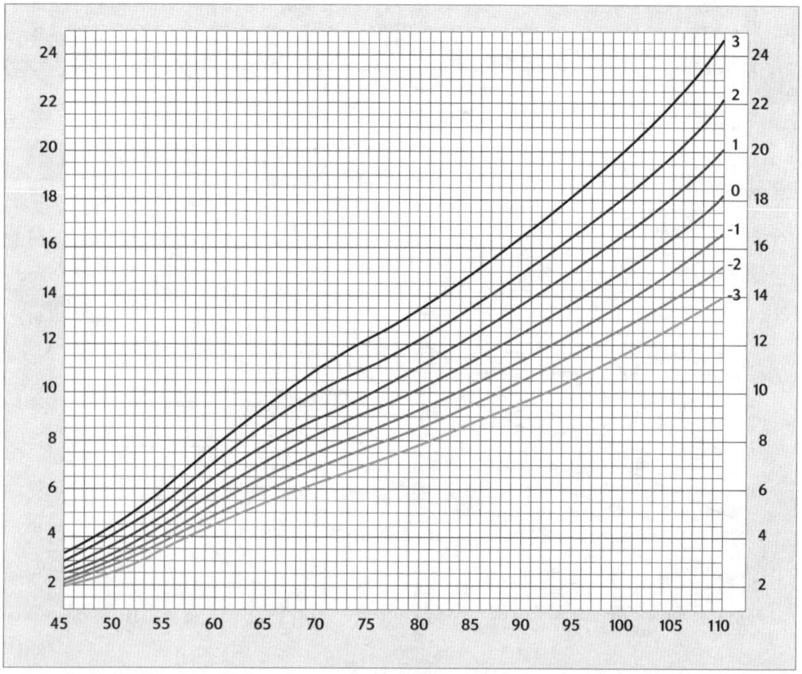

A

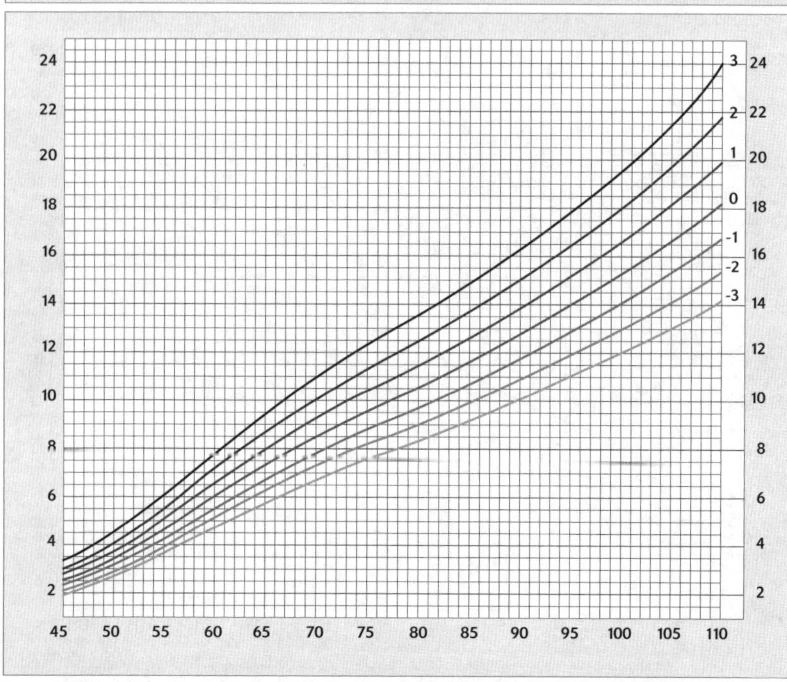

B

FIGURA 10 Gráficos do peso por comprimento de 0 a 2 anos. A: Meninas, B: Meninos.

Fonte: WHO Child Growth Standards http://www.who.int/childgrowth/en/. 2006 ou http://dab.saude.gov.br/portaldab/ape_vigilancia_alimentar.php?conteudo=curvas_de_crescimento

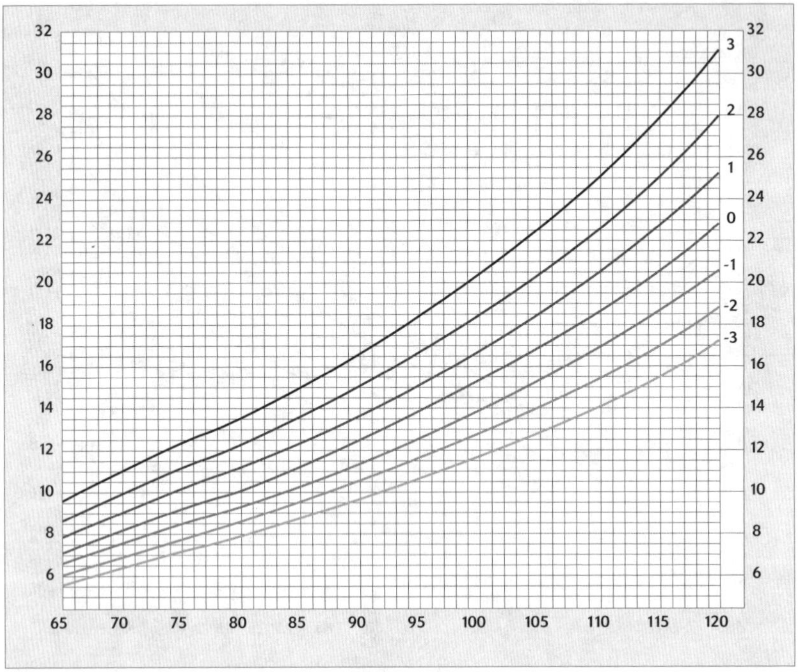

A

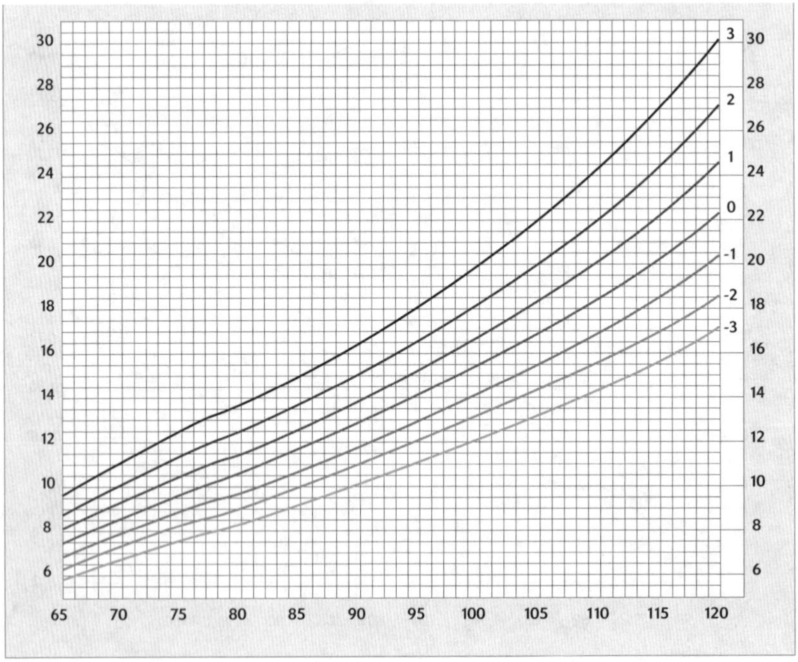

B

FIGURA 11 Gráficos do peso por estatura de 2 a 5 anos. A: Meninas, B: Meninos.

Fonte: WHO Child Growth Standards http://www.who.int/childgrowth/en/. 2006 ou http://dab.saude.gov.br/portaldab/ape_vigilancia_alimentar.php?conteudo=curvas_de_crescimento

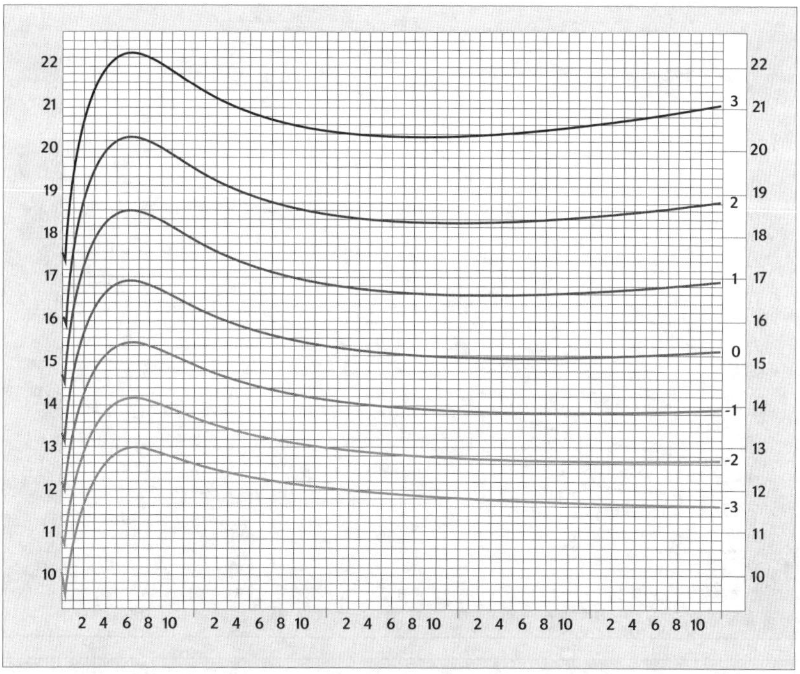

A

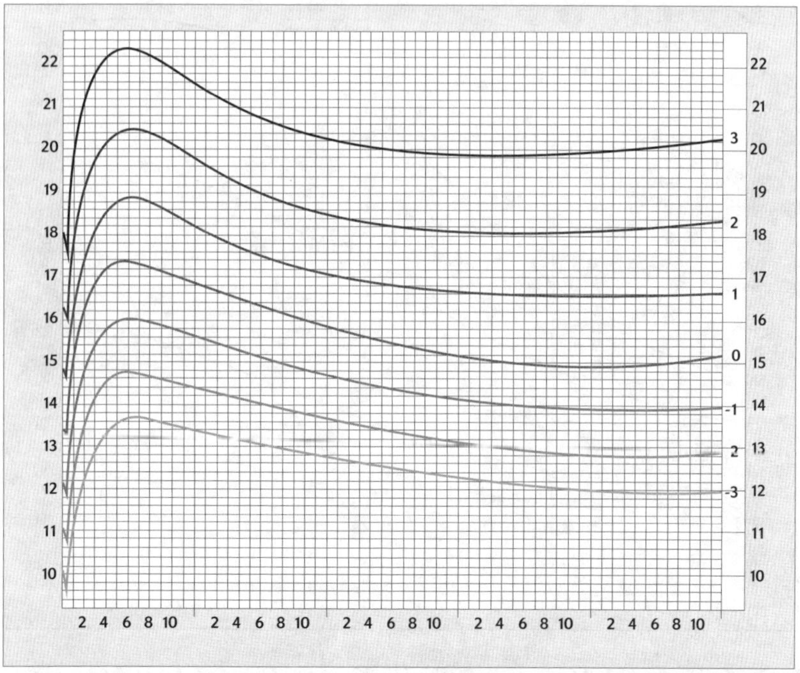

B

FIGURA 12 Gráficos de IMC por idade de 0 a 5 anos. A: Meninas, B: Meninos.

Fonte: WHO Child Growth Standards http://www.who.int/childgrowth/en/. 2006 ou http://dab.saude.gov.br/portaldab/ape_vigilancia_alimentar.php?conteudo=curvas_de_crescimento

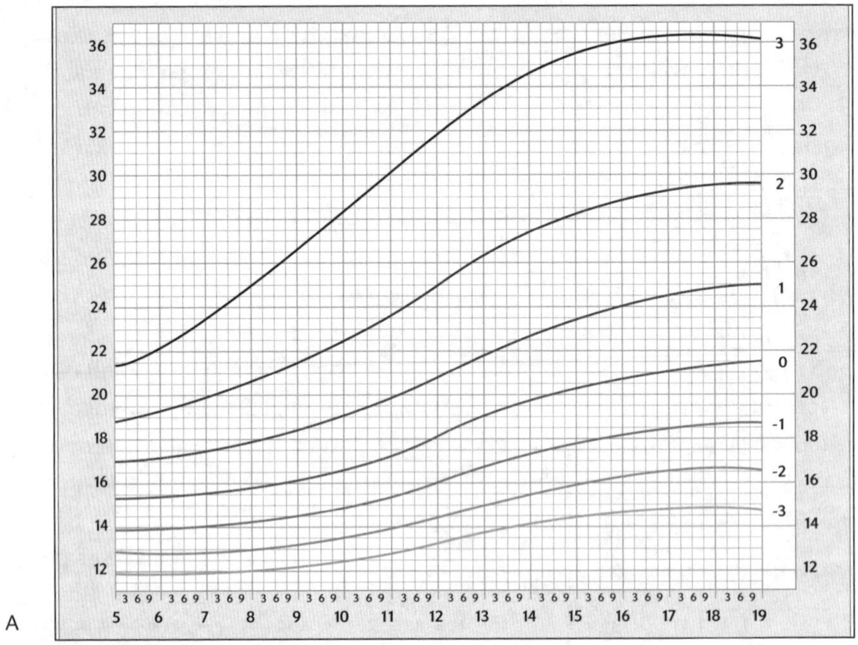

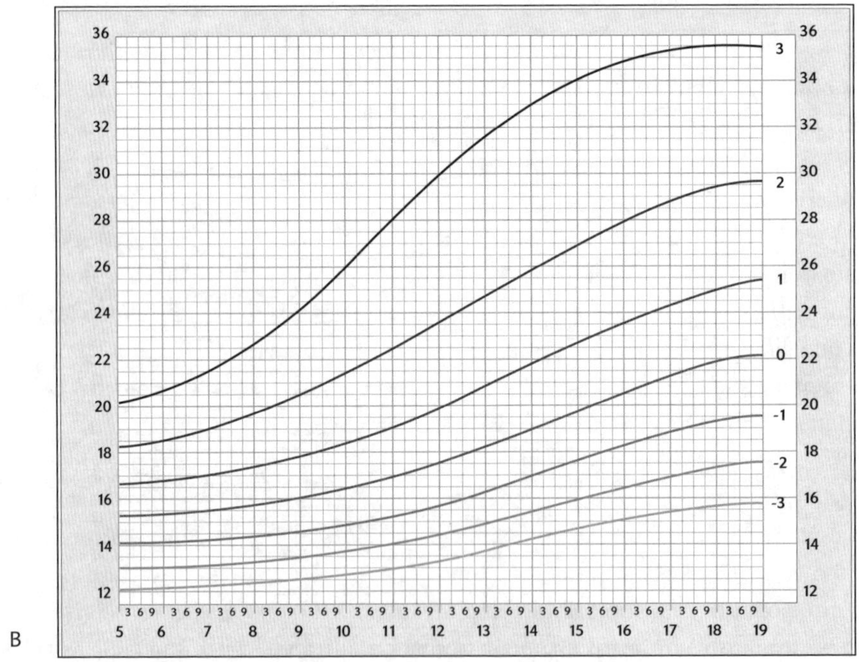

FIGURA 13 Gráficos de IMC por idade de 5 a 19 anos. A: Meninas, B: Meninos.

Fonte: WHO Child Growth Standards http://www.who.int/childgrowth/en/. 2007 ou http://dab.saude.gov.br/portaldab/ape_vigilancia_alimentar.php?conteudo=curvas_de_crescimento.

Tabela 2 Distribuição em percentis dos valores de referência (mm) para a dobra tricipital de meninos segundo a idade (anos)

Idade (anos)	Percentil 5	Percentil 10	Percentil 50	Percentil 90	Percentil 95
1 a 1,9	6	7	10	14	16
2 a 2,9	6	7	10	14	15
3 a 3,9	6	7	10	14	15
4 a 4,9	6	6	9	12	14
5 a 5,9	6	6	9	14	15
6 a 6,9	5	6	8	13	16
7 a 7,9	5	6	9	15	17
8 a 8,9	5	6	8	13	16
9 a 9,9	6	6	10	17	18
10 a 10,9	6	6	10	18	21
11 a 11,9	6	6	11	20	24
12 a 12,9	6	6	11	22	28
13 a 13,9	5	5	10	22	26
14 a 14,9	4	5	9	21	24
15 a 15,9	4	5	8	18	24
16 a 16,9	4	5	8	16	22
17 a 17,9	5	5	8	16	19
18 a 19	4	5	9	20	24

Fonte: adaptada de Frisancho. Am J Clin Nutr 1981;34:2540.

Tabela 3 Distribuição em percentis dos valores de referência (mm) para a dobra tricipital de meninas segundo a idade (anos)

Idade (anos)	Percentil 5	Percentil 10	Percentil 50	Percentil 90	Percentil 95
1 a 1,9	6	7	10	14	16
2 a 2,9	6	8	10	15	16
3 a 3,9	7	8	11	14	15
4 a 4,9	7	8	10	14	16
5 a 5,9	6	7	10	15	18
6 a 6,9	6	6	10	14	16
7 a 7,9	6	7	11	16	18
8 a 8,9	6	8	12	18	24
9 a 9,9	8	8	13	20	22
10 a 10,9	7	8	12	23	27
11 a 11,9	7	8	13	24	28
12 a 12,9	8	9	14	23	27
13 a 13,9	8	8	15	26	30
14 a 14,9	9	10	16	26	28
15 a 15,9	8	10	17	25	32
16 a 16,9	10	12	18	26	31
17 a 17,9	10	12	19	30	37
18 a 19	10	12	18	26	30

Fonte: adaptada de Frisancho. Am J Clin Nutr 1981;34:2540.

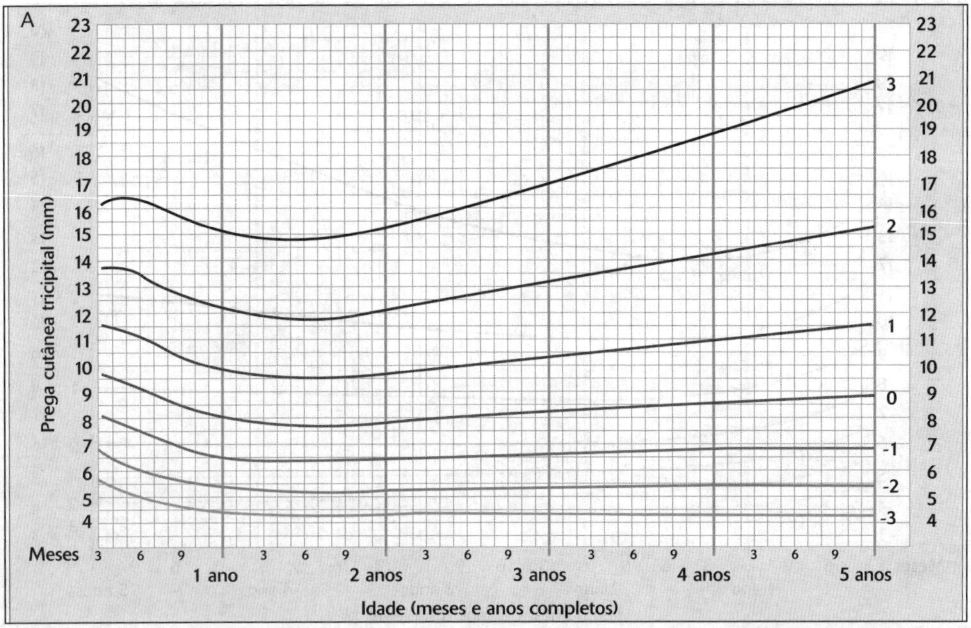

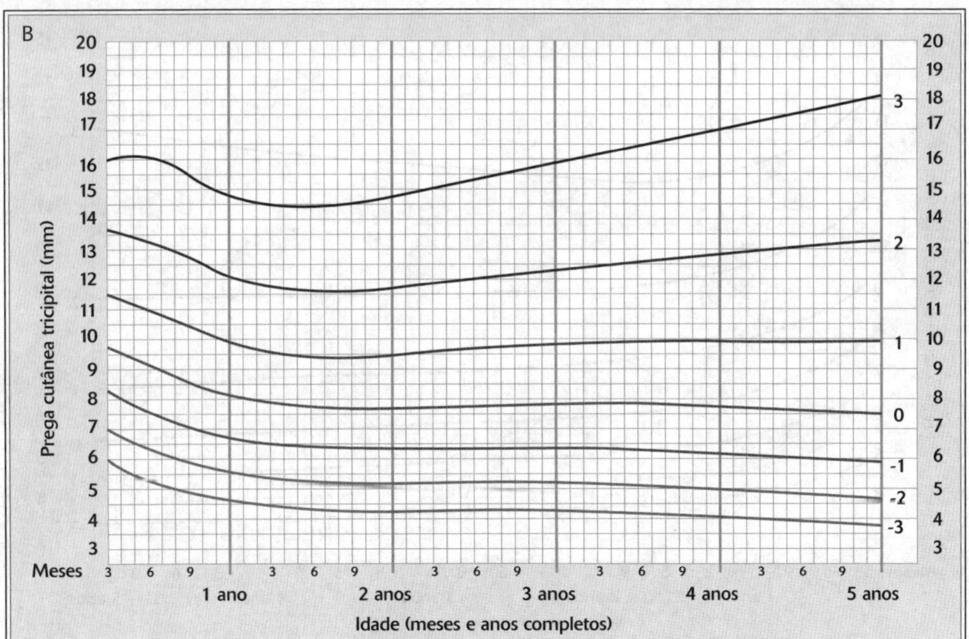

FIGURA 14 Gráficos da prega cutânea tricipital de 3 meses a 5 anos A: Meninas, B: Meninos.

Fonte: WHO Child Growth Standards http://www.who.int/childgrowth/en/. 2007.

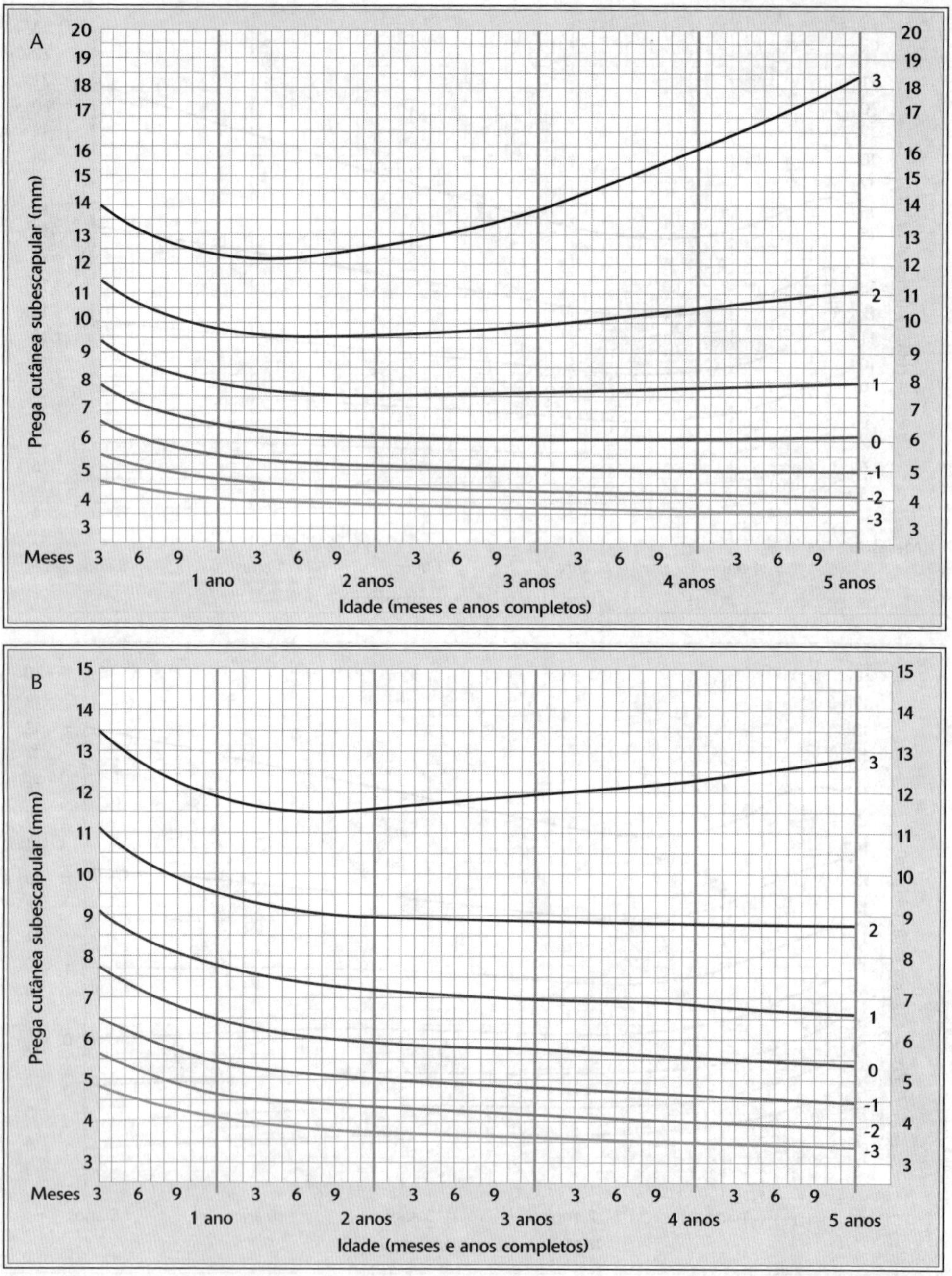

FIGURA 15 Gráficos da prega cutânea subescapular de 3 meses a 5 anos. A: Meninas, B: Meninos.

Fonte: WHO Child Growth Standards http://www.who.int/childgrowth/en/. 2007.

Tabela 4 Valores da medida da circunferência do braço (cm), segundo o sexo e a idade; distribuição em percentis

Idade (anos)	Meninos			Meninas		
	Percentil 5	Percentil 50	Percentil 95	Percentil 5	Percentil 50	Percentil 95
0 a 0,5	11,3	13,4	15,3	10,7	12,7	15
0,6 a 1,5	12,8	15,2	17,5	12,5	14,6	17
1,6 a 2,5	14,1	15,7	18	13,6	15,5	18
2,6 a 3,5	14,4	16,1	18,2	13,7	15,7	17,6
3,6 a 4,5	14,3	16,5	19	14,5	16,2	18,4
4,6 a 5,5	14,6	16,9	19,9	14,9	16,9	19,5
5,6 a 6,5	15,1	17,2	19,8	14,8	17	20,2
6,6 a 7,5	15,4	17,6	21,2	15,3	17,8	21,6
7,6 a 8,5	16,1	18,5	23,3	15,8	18,3	23,1
8,6 a 9,5	16,5	19	26,2	16,6	19,2	25,5
9,6 a 10,5	17	20	25,5	17	20,3	26,3
10,6 a 11,5	17,7	20,8	27,6	17,3	21	28
11,6 a 12,5	18,4	21,6	29,1	18,5	22	27,5
12,6 a 13,5	18,6	23	29,7	18,6	23	29,4
13,6 a 14,5	19,8	24,3	32,1	20,1	24	30,6
14,6 a 15,5	20,2	25,3	32	20,5	24,5	31
15,6 a 16,5	21,7	26,2	33,5	21,1	24,9	32,2
16,6 a 17,5	23	27,5	32,6	20,7	25	32,8
17,6 a 24,5	25	29,2	35,4	21,5	26	32,9

Fonte: adaptada de Frisancho. Am J Clin Nutr 1974;27:1052-8.

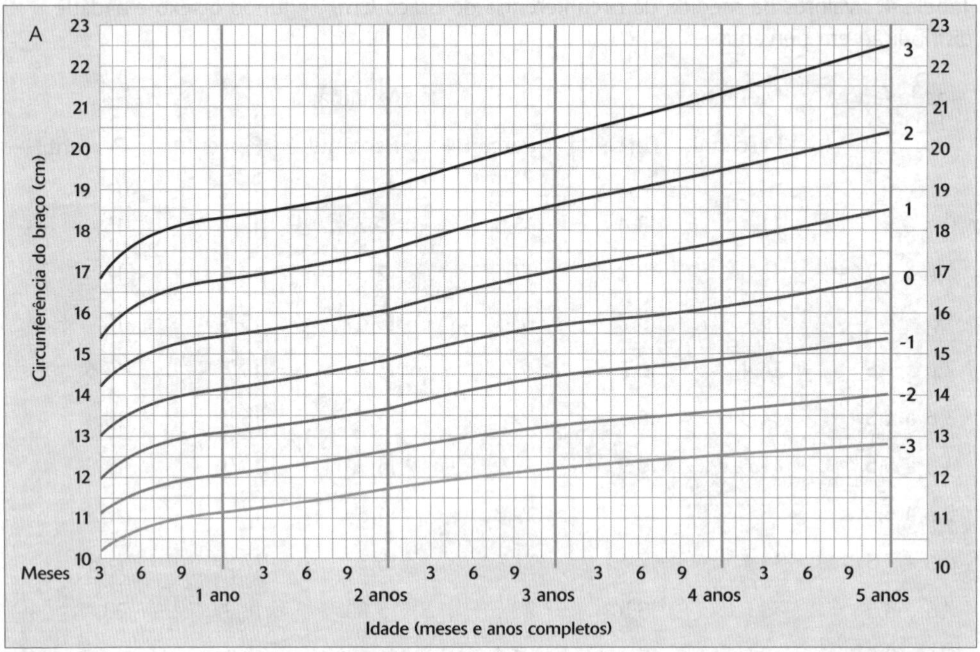

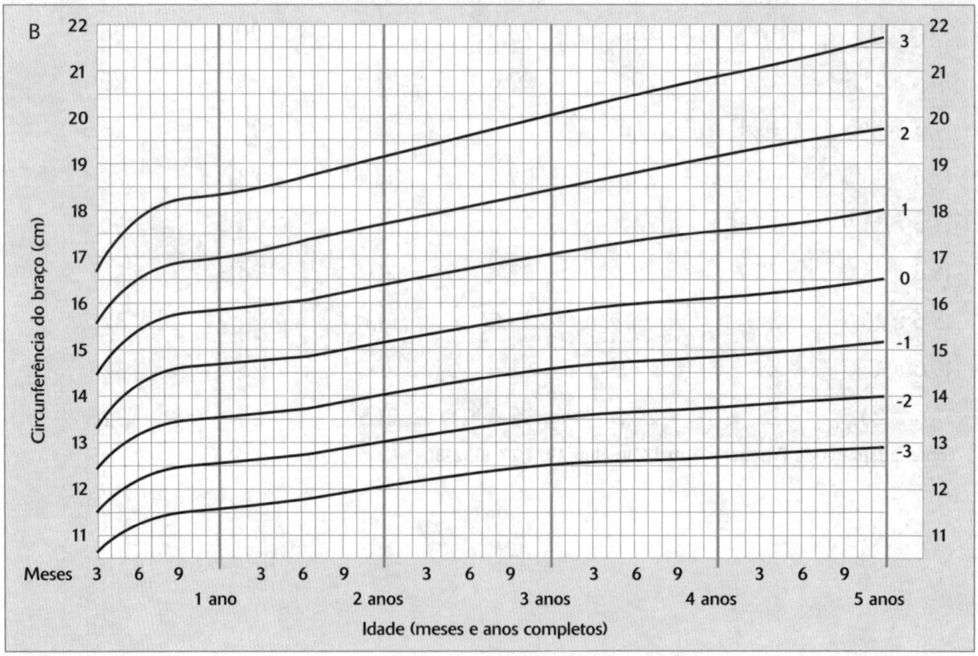

FIGURA 16 Gráficos de circunferência do braço de 3 meses a 5 anos. A: Meninas, B: Meninos.

Fonte: WHO Child Growth Standards http://www.who.int/childgrowth/en/. 2007.

Tabela 5 Circunferência abdominal em crianças e adolescentes

Etnia	Brancos				Negros			
	Meninas		Meninos		Meninas		Meninos	
	Percentil		Percentil		Percentil		Percentil	
Idade (anos)	50	90	50	90	50	90	50	90
5	52	59	51	57	52	56	52	56
6	54	61	53	60	54	60	53	59
7	55	61	54	64	56	61	56	67
8	59	75	58	73	58	67	58	65
9	62	77	60	73	60	74	61	78
10	64	88	63	75	64	79	62	79
11	68	90	66	83	64	79	67	87
12	70	89	67	83	68	87	67	84
13	77	95	69	94	68	87	67	81
14	73	99	69	96	72	85	68	92
15	73	99	69	88	72	81	72	85
16	77	97	68	93	75	91	75	90
17	79	90	66	86	78	10	71	105

Fonte: Freedman et al. Am J Clin Nutr 1999;69:308-17.

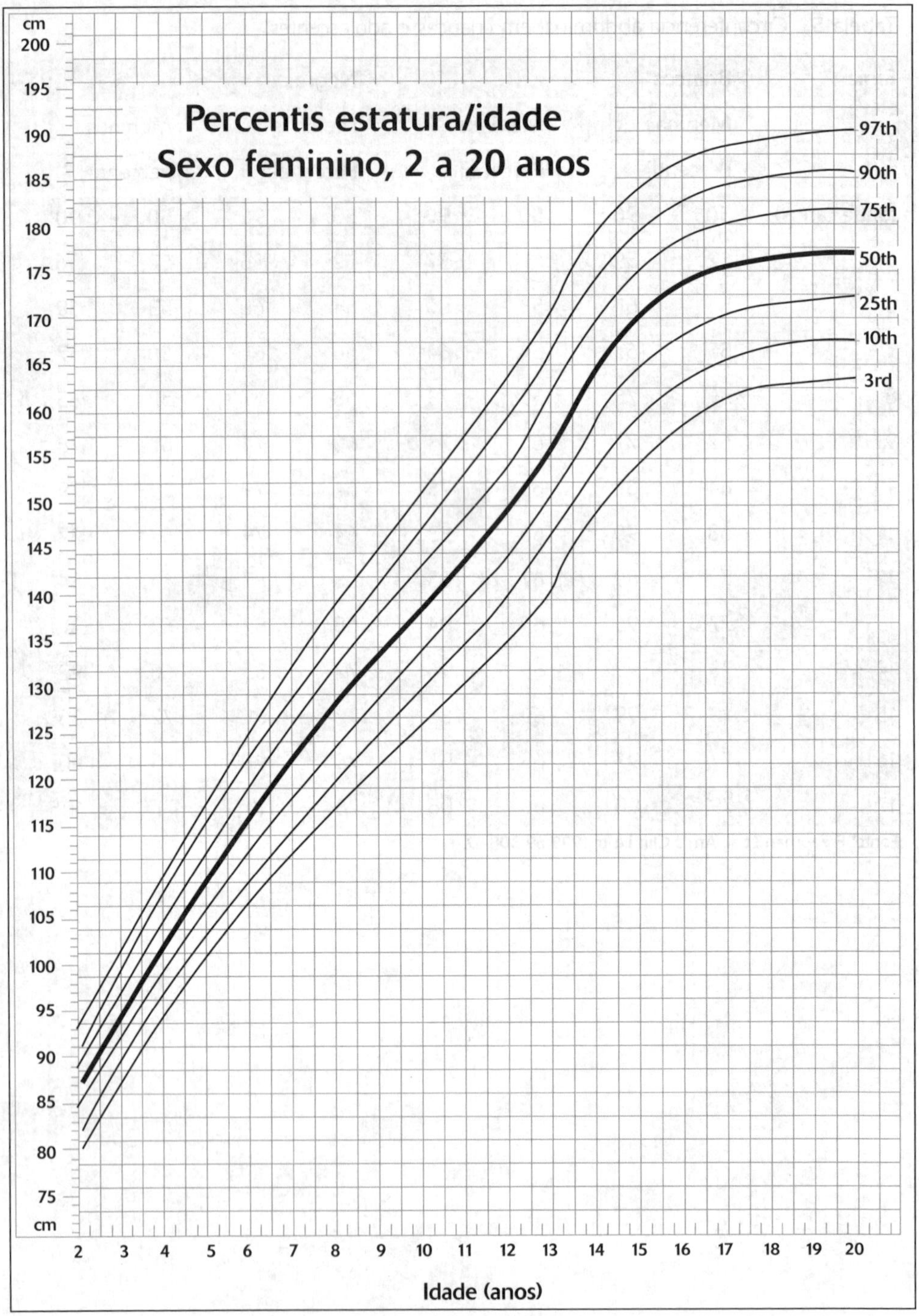

FIGURA 17 Distribuição da estatura para a idade em percentis para o sexo feminino.

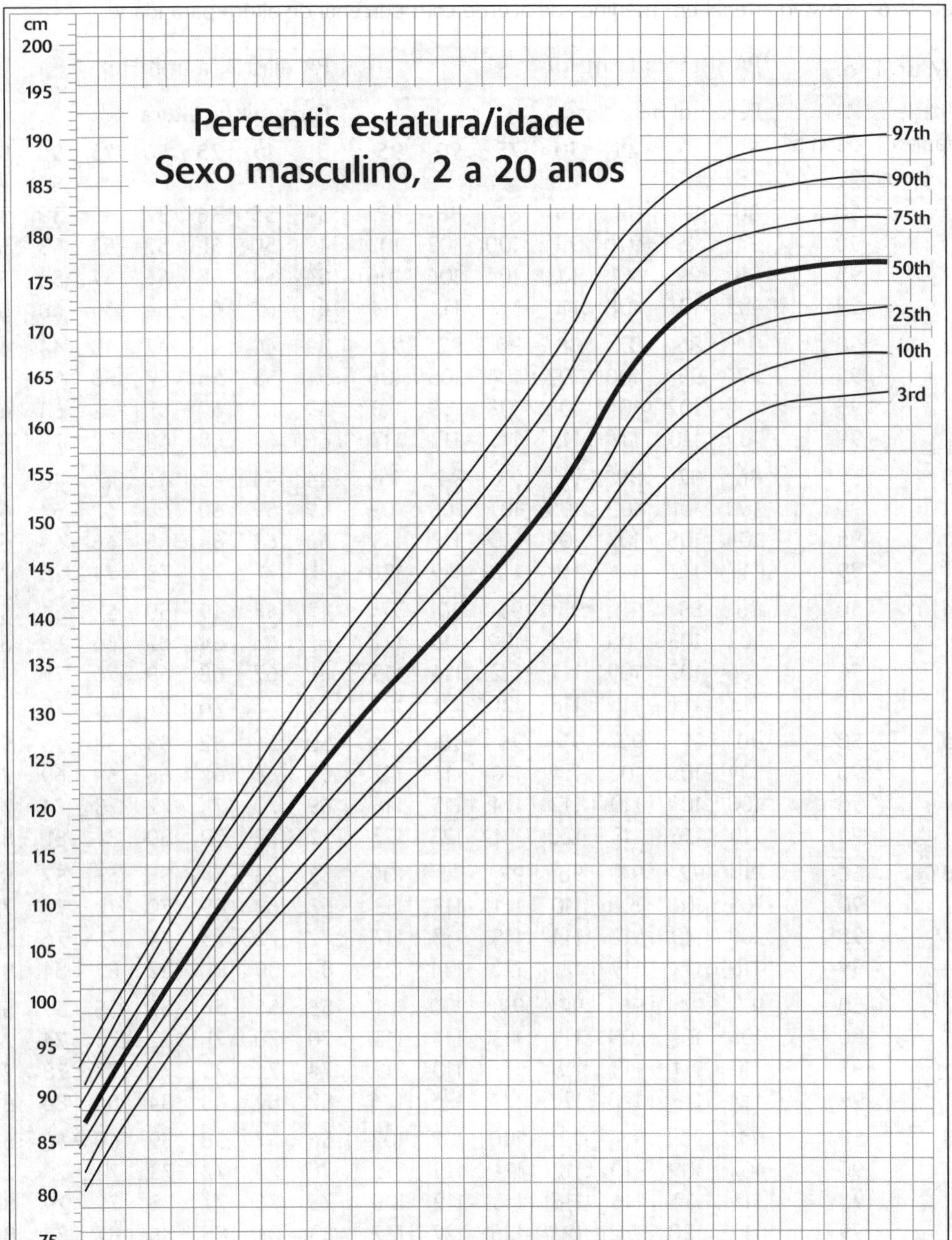

FIGURA 18 Distribuição da estatura para a idade em percentis para o sexo masculino.

Tabela 6 Pressão arterial em meninos de acordo com percentil de altura para idade

Masculino		PA sistólica (mmHg)							PA diastólica (mmHg)						
Idade (anos)	PA percentil	Percentil de altura							Percentil de altura						
		5	10	25	50	75	90	95	5	10	25	50	75	90	95
1	50	80	81	83	85	87	88	89	34	35	36	37	38	39	39
	90	94	95	97	99	100	102	103	49	50	51	52	53	53	54
	95	98	99	101	103	104	106	106	54	54	55	56	57	58	58
	99	105	106	108	110	112	113	114	61	62	63	64	65	66	66
2	50	84	85	87	88	90	92	92	39	40	41	42	43	44	44
	90	97	99	100	102	104	105	106	54	55	56	57	58	58	59
	95	101	102	104	106	108	109	110	59	59	60	61	62	63	63
	99	109	110	111	113	115	117	117	66	67	68	69	70	71	71
3	50	86	87	89	91	93	94	95	44	44	45	46	47	48	48
	90	100	101	103	105	107	108	109	59	59	60	61	62	63	63
	95	104	105	107	109	110	112	113	63	63	64	65	66	67	67
	99	111	112	114	116	118	119	120	71	71	72	73	74	75	75
4	50	88	89	91	93	95	96	97	47	48	49	50	51	51	52
	90	102	103	105	107	109	110	111	62	63	64	65	66	66	67
	95	106	107	109	111	112	114	115	66	67	68	69	70	71	71
	99	113	114	116	118	120	121	122	74	75	76	77	78	78	79
5	50	90	91	93	95	96	98	98	50	51	52	53	54	55	55
	90	104	105	106	108	110	111	112	65	66	67	68	69	69	70
	95	108	109	110	112	114	115	116	69	70	71	72	73	74	74
	99	115	116	118	120	121	123	123	77	78	79	80	81	81	82
6	50	91	92	94	96	98	99	100	53	53	54	55	56	57	57
	90	105	106	108	110	111	113	113	68	68	69	70	71	72	72
	95	109	110	112	114	115	117	117	72	72	73	74	75	76	76
	99	116	117	119	121	123	124	125	80	80	81	82	83	84	84
7	50	92	94	95	97	99	100	101	55	55	56	57	58	59	59
	90	106	107	109	111	113	114	115	70	70	71	72	73	74	74
	95	110	111	113	115	117	118	119	74	74	75	76	77	78	78
	99	117	118	120	122	124	125	126	82	82	83	84	85	86	86
8	50	94	95	97	99	100	102	102	56	57	58	59	60	60	61
	90	107	109	110	112	114	115	116	71	72	72	73	74	75	76
	95	111	112	114	116	118	119	120	75	76	77	78	79	79	80
	99	119	120	122	123	125	127	127	83	84	85	86	87	87	88
9	50	95	96	98	100	102	103	104	57	58	59	60	61	61	62
	90	109	110	112	114	115	117	118	72	73	74	75	76	76	77
	95	113	114	116	118	119	121	121	76	77	78	79	80	81	81
	99	120	121	123	125	127	128	129	84	85	86	87	88	88	89

(Continua)

Tabela 6 (cont.) Pressão arterial em meninos de acordo com percentil de altura para idade

Masculino		PA sistólica (mmHg)							PA diastólica (mmHg)						
Idade (anos)	PA percentil	Percentil de altura							Percentil de altura						
		5	10	25	50	75	90	95	5	10	25	50	75	90	95
10	50	97	98	100	102	103	105	106	58	59	60	61	61	62	63
	90	111	112	114	115	117	119	119	73	73	74	75	76	77	78
	95	115	116	117	119	121	122	123	77	78	79	80	81	81	82
	99	122	123	125	127	128	130	130	85	86	86	88	88	89	90
11	50	99	100	102	104	105	107	107	59	60	61	62	63	63	63
	90	113	114	115	117	119	120	121	74	75	75	76	77	78	78
	95	117	118	119	121	123	124	125	78	79	80	81	82	82	82
	99	124	125	127	129	130	132	132	86	87	88	89	90	90	90
12	50	101	102	104	106	108	109	110	59	60	61	62	63	63	64
	90	115	116	118	120	121	123	123	74	75	75	76	77	78	79
	95	119	120	122	123	125	127	127	78	79	80	81	82	82	83
	99	126	127	129	131	133	134	135	86	87	88	89	90	90	91
13	50	104	105	106	108	110	111	112	60	60	61	62	63	67	67
	90	117	118	120	122	124	125	126	75	75	76	77	78	79	79
	95	121	122	124	126	128	129	130	79	79	80	81	82	83	83
	99	128	130	131	133	135	136	137	87	87	88	89	90	91	91
14	50	106	107	109	111	113	114	115	60	61	62	63	64	65	65
	90	120	121	123	125	126	128	128	75	76	77	78	79	79	80
	95	124	125	127	128	130	132	132	80	80	81	82	83	84	84
	99	131	132	134	136	138	139	140	87	88	89	90	91	92	92
15	50	109	110	112	113	115	117	117	61	62	63	64	65	66	66
	90	122	124	125	127	129	130	131	76	77	78	79	80	80	81
	95	126	127	129	131	133	134	135	81	81	82	83	84	85	85
	99	134	135	136	138	140	142	142	88	89	90	91	92	93	93
16	50	111	112	114	116	118	119	120	63	63	64	65	66	67	67
	90	125	126	128	130	131	133	134	78	78	79	80	81	82	82
	95	129	130	132	134	135	137	137	82	83	83	84	85	86	87
	99	136	137	139	141	143	144	145	90	90	91	92	93	94	94
17	50	114	115	116	118	120	121	122	65	66	66	67	68	69	70
	90	127	128	130	132	134	135	136	80	80	81	82	83	84	84
	95	131	132	134	136	138	139	140	84	85	86	87	87	88	89
	99	139	140	141	143	145	146	147	92	93	93	94	95	96	97

Fonte: National High Blood Pressure Education Program Working Group, 2004.

Tabela 7 Pressão arterial em meninas de acordo com percentil de altura para idade

Feminino		PA sistólica (mmHg)							PA diastólica (mmHg)						
Idade (anos)	PA percentil	Percentil de altura							Percentil de altura						
		5	10	25	50	75	90	95	5	10	25	50	75	90	95
1	50	83	84	85	86	88	89	90	38	39	39	40	41	41	42
	90	97	97	98	100	101	102	103	52	53	53	54	55	55	56
	95	100	101	102	104	105	106	107	56	57	57	58	59	59	60
	99	108	108	109	111	112	113	114	64	64	65	65	66	66	67
2	50	85	85	87	88	89	91	91	43	44	44	45	46	46	47
	90	98	99	100	101	103	104	105	57	58	58	59	60	61	61
	95	102	103	104	105	107	108	109	61	62	62	63	64	65	65
	99	109	110	111	112	114	115	116	69	69	70	70	71	72	72
3	50	86	87	88	89	91	92	93	47	48	48	49	49	50	51
	90	100	100	102	103	104	106	106	61	62	62	62	63	64	65
	95	104	104	105	107	108	109	110	65	66	66	66	67	68	69
	99	111	111	113	114	115	116	117	73	73	74	74	74	75	76
4	50	88	88	90	91	92	94	94	50	50	51	52	52	53	54
	90	101	102	103	104	106	107	108	64	64	65	66	67	67	68
	95	105	106	107	108	110	111	112	68	68	69	70	71	71	72
	99	112	113	114	115	117	118	119	76	76	76	77	78	79	79
5	50	89	90	91	93	94	95	96	52	53	53	54	55	55	56
	90	103	103	105	106	107	109	109	66	67	67	68	69	69	70
	95	107	107	108	110	111	112	113	70	71	71	72	73	73	74
	99	114	114	116	117	118	120	120	78	78	79	79	80	81	81
6	50	91	92	93	94	96	97	98	54	54	55	56	56	57	58
	90	104	105	106	108	109	110	111	68	68	69	70	70	71	72
	95	108	109	110	111	113	114	115	72	72	73	74	74	75	76
	99	115	116	117	119	120	121	122	80	80	80	81	82	83	83
7	50	93	93	95	96	97	99	99	55	56	56	57	58	58	59
	90	106	107	108	109	111	112	113	69	70	70	71	72	72	73
	95	110	111	112	113	115	116	116	73	74	74	75	76	76	77
	99	117	118	119	120	122	123	124	81	81	82	82	83	84	84
8	50	95	95	96	98	99	100	101	57	57	57	58	59	60	60
	90	108	109	110	111	113	114	114	71	71	71	72	73	74	74
	95	112	112	114	115	116	118	118	75	75	75	76	77	78	78
	99	119	120	121	122	123	125	125	82	82	83	83	84	85	86
9	50	96	97	98	100	101	102	103	58	58	58	59	60	61	61
	90	110	110	112	113	114	116	116	72	72	72	73	74	75	75
	95	114	114	115	117	118	119	120	76	76	76	77	78	79	79
	99	121	121	123	124	125	127	127	83	83	84	84	85	86	87

(Continua)

Tabela 7 (cont.) Pressão arterial em meninas de acordo com percentil de altura para idade

Feminino		PA sistólica (mmHg)							PA diastólica (mmHg)						
Idade (anos)	PA percentil	Percentil de altura							Percentil de altura						
		5	10	25	50	75	90	95	5	10	25	50	75	90	95
10	50	98	99	100	102	103	104	105	59	59	59	60	61	62	62
	90	112	112	114	115	116	118	118	73	73	73	74	75	76	76
	95	116	116	117	119	120	121	122	77	77	77	78	79	80	80
	99	123	123	125	126	127	129	129	84	84	85	86	86	87	88
11	50	100	101	102	103	105	106	107	60	60	60	61	62	63	63
	90	114	114	116	117	118	119	120	74	74	74	75	76	77	77
	95	118	118	119	121	122	123	124	78	78	78	79	80	81	81
	99	125	125	126	128	129	130	131	85	85	86	87	87	88	89
12	50	102	103	104	105	107	108	109	61	61	61	62	63	64	64
	90	116	116	117	119	120	121	122	75	75	75	76	77	78	78
	95	119	120	121	123	124	125	126	79	79	79	80	81	82	82
	99	127	127	128	130	131	132	133	86	86	87	88	88	89	90
13	50	104	105	106	107	109	110	110	62	62	62	63	64	65	65
	90	117	118	119	121	122	123	124	76	76	76	77	78	79	79
	95	121	122	123	124	126	127	128	80	80	80	81	82	83	83
	99	128	129	130	132	133	134	135	87	87	88	89	89	90	91
14	50	106	106	107	109	110	111	112	63	63	63	64	65	66	66
	90	119	120	121	122	124	125	125	77	77	77	78	79	80	80
	95	123	123	125	126	127	129	129	81	81	81	82	83	84	84
	99	130	131	132	133	135	136	136	88	88	89	90	90	91	92
15	50	107	108	109	110	111	113	113	64	64	64	65	66	67	67
	90	120	121	122	123	125	126	127	78	78	78	79	80	81	81
	95	124	125	126	127	129	130	131	82	82	82	83	84	85	85
	99	131	132	133	134	136	137	138	89	89	90	91	91	92	93
16	50	108	108	110	111	112	114	114	64	64	65	66	66	67	68
	90	121	122	123	124	126	127	128	78	78	79	80	81	81	82
	95	125	126	127	128	130	131	132	82	82	83	84	85	85	86
	99	132	133	134	135	137	138	139	90	90	90	91	92	93	93
17	50	108	109	110	111	113	114	115	64	65	65	66	67	67	68
	90	122	122	123	125	126	127	128	78	79	79	80	81	81	82
	95	125	126	127	129	130	131	132	82	83	83	84	85	85	86
	99	133	133	134	136	137	138	139	90	90	91	91	92	93	93

Fonte: National High Blood Pressure Education Program Working Group, 2004.

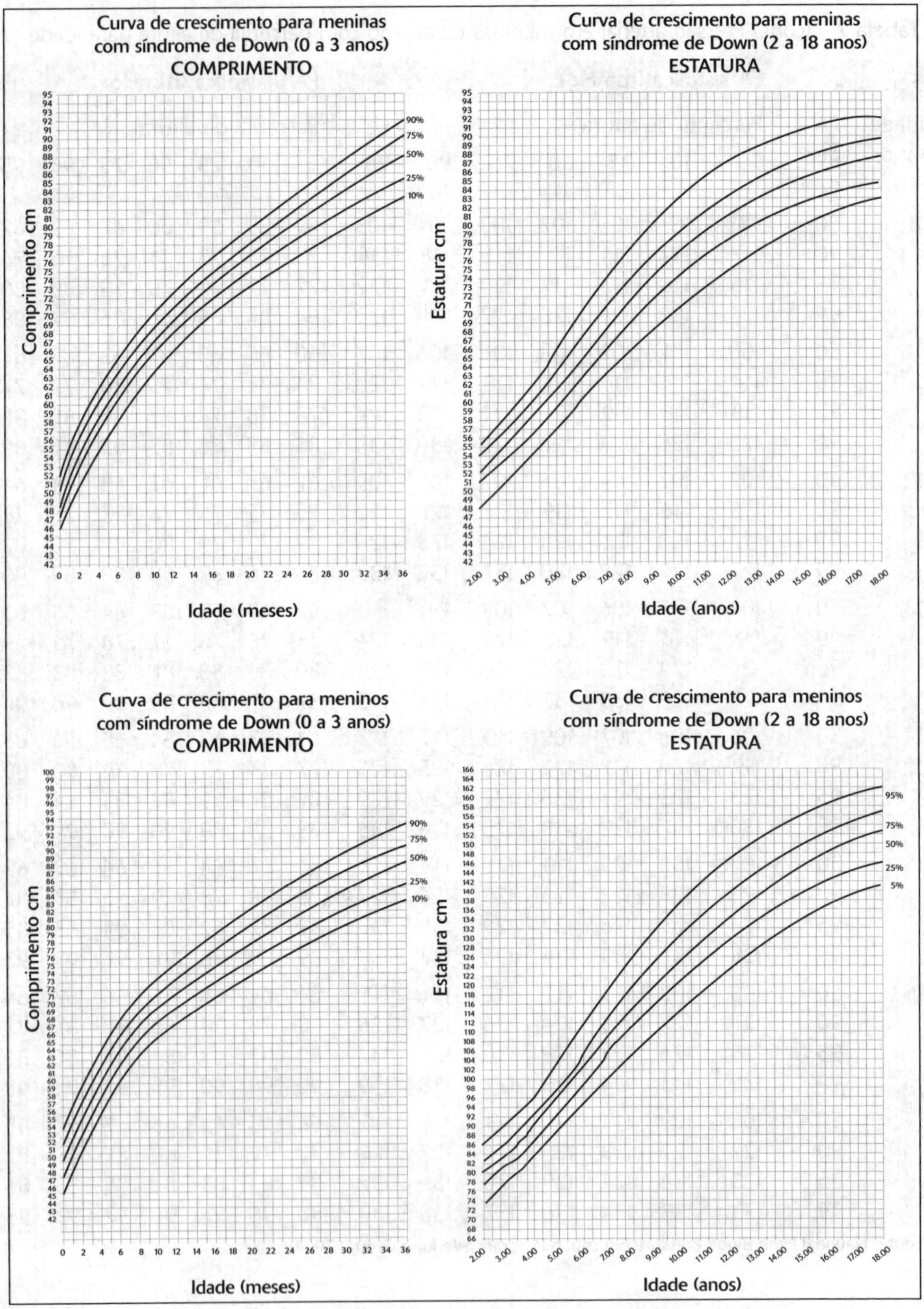

FIGURA 19 Gráfico de crescimento (comprimento e altura), segundo Cronk et al., 1988, para meninos e meninas. A: meninas, B: meninos.

Fonte: http://www.growthcharts.com.

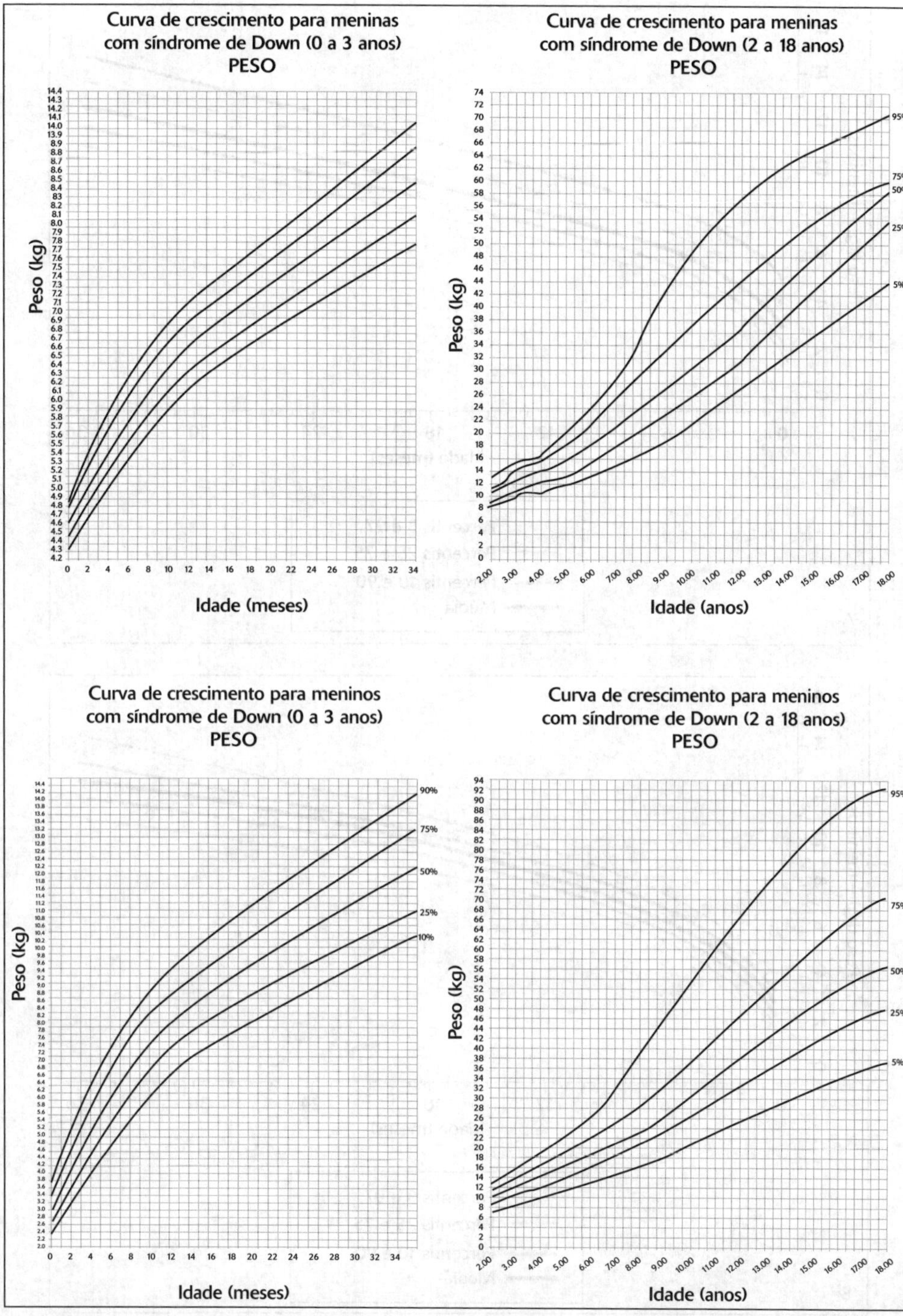

FIGURA 20 Gráfico de peso segundo Cronk et al., 1988, para meninas e meninos. A: meninas, B: meninos.

Fonte: http://www.growthcharts.com.

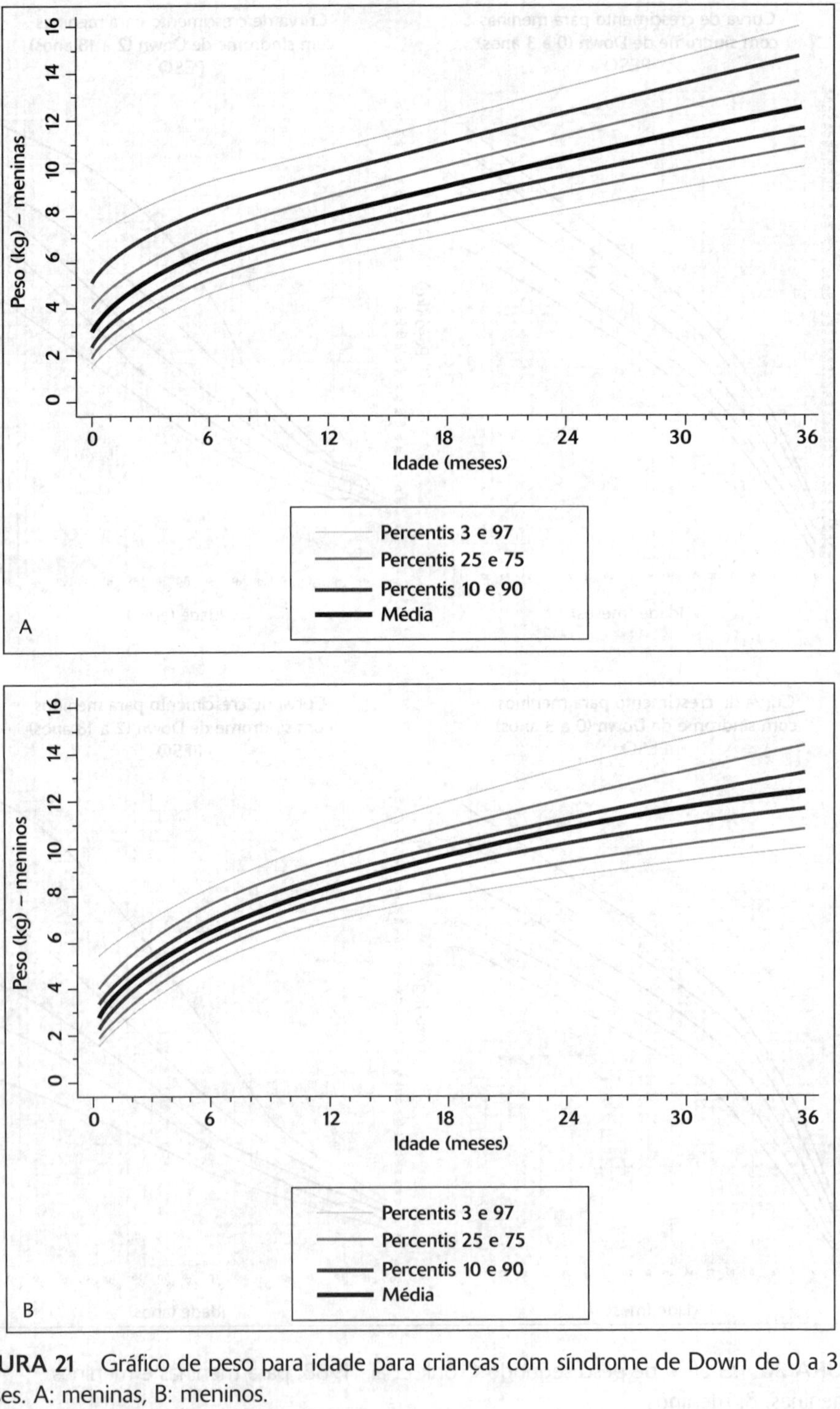

FIGURA 21 Gráfico de peso para idade para crianças com síndrome de Down de 0 a 36 meses. A: meninas, B: meninos.

Fonte: www.down21.org/salud/salud/curvas.htm.

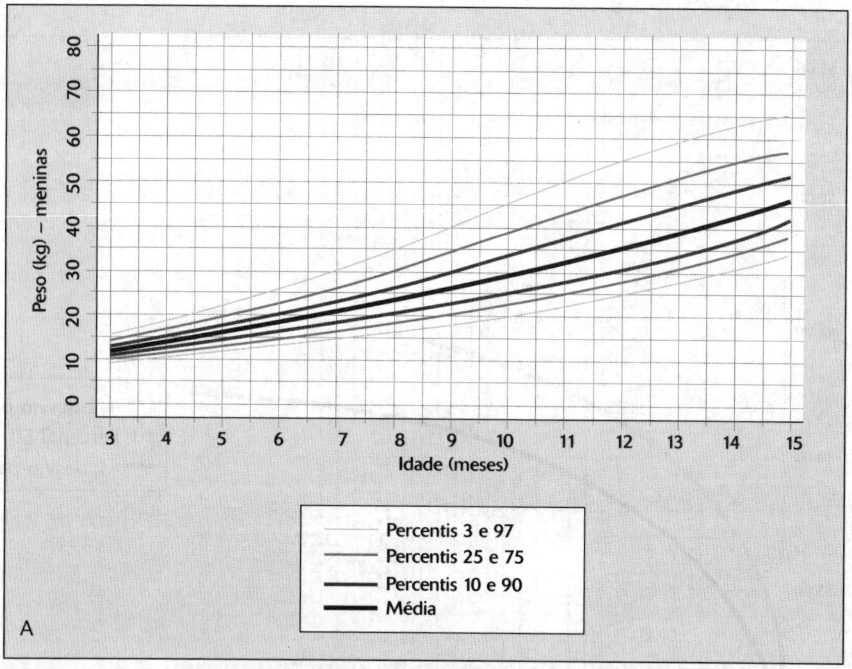

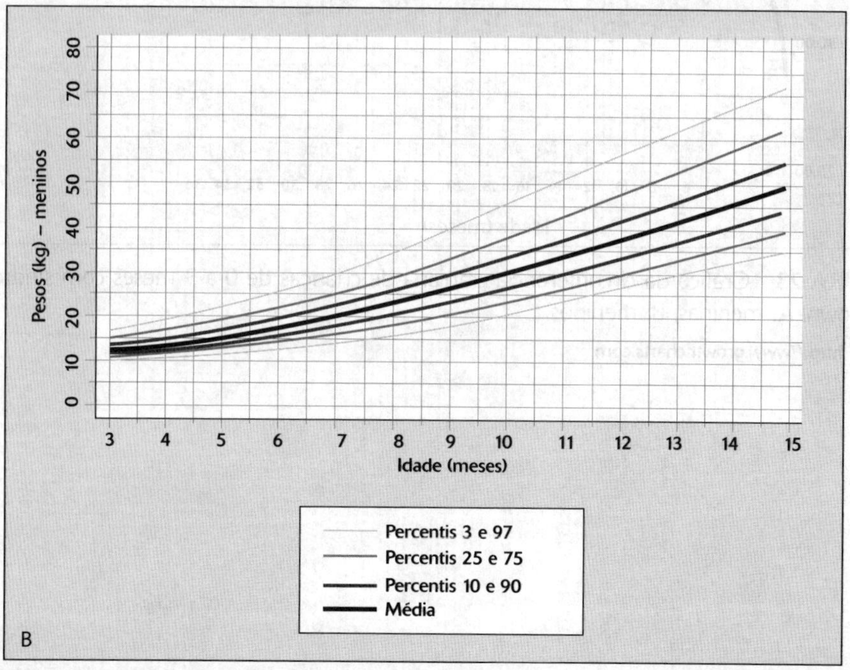

FIGURA 22 Gráfico de peso para idade para crianças com síndrome de Down de 3 a 15 anos. A: meninas, B: meninos.

Fonte: www.down21.org/salud/salud/curvas.htm.

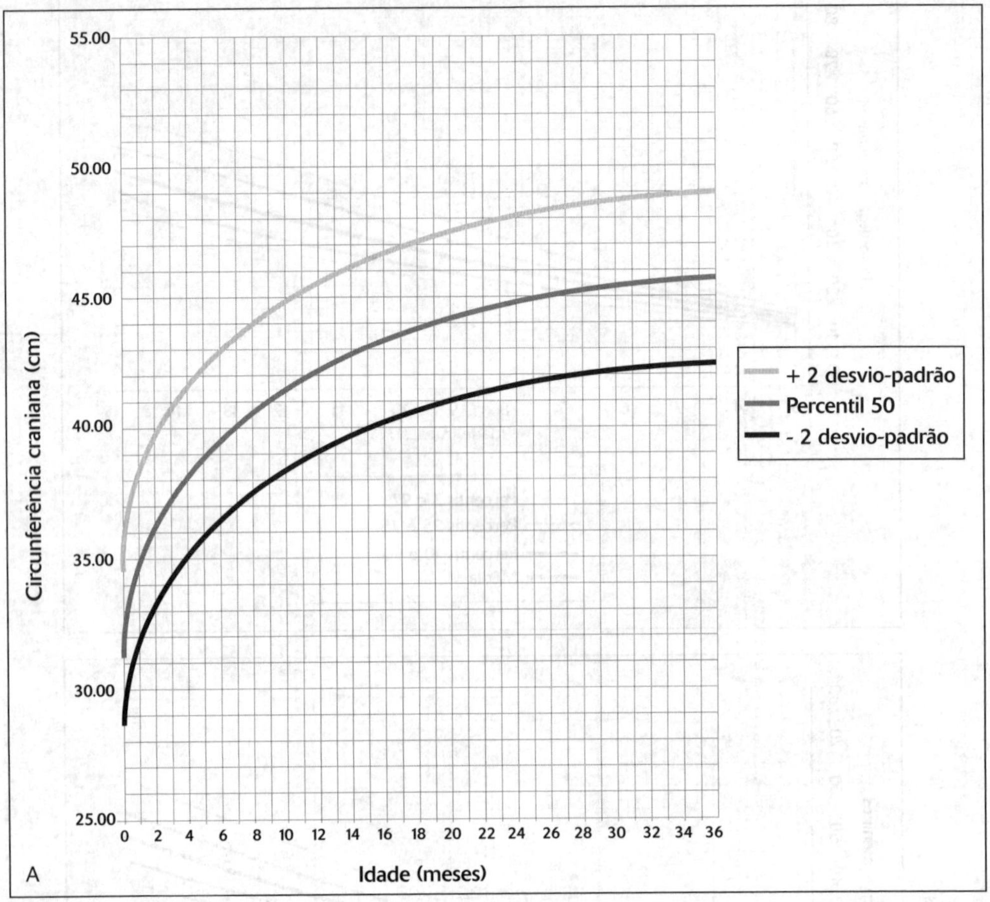

FIGURA 23 Gráfico da circunferência craniana de crianças de 0 a 3 meses com síndrome de Down. A: meninas, B: meninos.

Fonte: http://www.growthcharts.com.

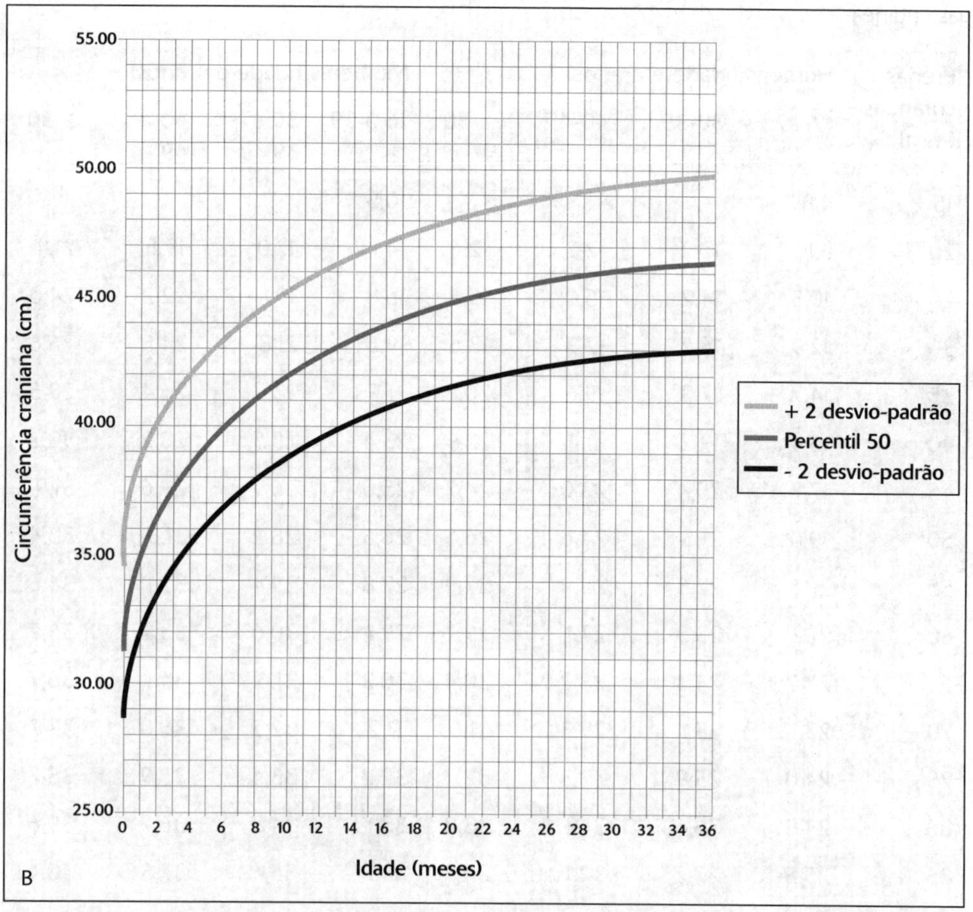

FIGURA 23 Gráfico da circunferência craniana de crianças de 0 a 3 meses com síndrome de Down. A: meninas, B: meninos.

Fonte: http://www.growthcharts.com.

Tabela 8 Percentual de gordura corporal estimado por meio da somatória das quatro pregas cutâneas*

Pregas cutâneas (mm)	Homens (idade em anos)				Mulheres (idade em anos)			
	17-29	30-39	40-49	≥ 50	16 a 29	30 a 39	40 a 49	≥ 50
15	4,8				10,5			
20	8,1	12,2	12,2	12,6	14,1	17,0	19,8	21,4
25	10,5	14,2	15,0	15,6	16,8	19,4	22,2	24,0
30	12,9	16,2	17,7	18,6	19,5	21,8	24,5	26,6
35	14,7	17,7	19,6	20,8	21,5	23,7	26,4	28,5
40	16,4	19,2	21,4	22,9	23,4	25,5	28,2	30,3
45	17,7	20,4	23,0	24,7	25,0	26,9	29,6	31,9
50	19,0	21,5	24,6	26,5	26,5	28,2	31,0	33,4
55	20,1	22,5	25,9	27,9	27,8	29,4	32,1	34,6
60	21,2	23,5	27,1	29,2	29,1	30,6	33,2	35,7
65	22,2	24,3	28,2	30,4	30,2	31,6	34,1	36,7
70	23,1	25,1	29,3	31,6	31,2	32,5	35,0	37,7
75	24,0	25,9	30,3	32,7	32,2	33,4	35,9	38,7
80	24,8	26,6	31,2	33,8	33,1	34,3	36,7	39,6
85	25,5	27,2	32,1	34,8	34,0	35,1	37,5	40,4
90	26,2	27,8	33,0	35,8	34,8	35,8	38,3	41,2
95	26,9	28,4	33,7	36,6	35,6	36,5	39,0	41,9
100	27,6	29,0	34,4	37,4	36,4	37,2	39,7	42,6
105	28,2	29,6	35,1	38,2	37,1	37,9	40,4	43,3
110	28,8	30,1	35,8	39,0	37,8	38,6	41,0	43,9
115	29,4	30,6	36,4	39,7	38,4	39,1	41,5	44,5
120	30,0	31,1	37,0	40,4	39,0	39,6	42,0	45,1
125	31,0	31,5	37,6	41,1	39,6	40,1	42,5	45,7
130	31,5	31,9	38,2	41,8	40,2	40,6	43,0	46,2
135	32,0	32,3	38,7	42,4	40,8	41,1	43,5	46,7
140	32,5	32,7	39,2	43,0	41,3	41,6	44,0	47,2

Tabela 8 (Cont.) Percentual de gordura corporal estimado por meio da somatória das quatro pregas cutâneas*

Pregas cutâneas (mm)	Homens (idade em anos)				Mulheres (idade em anos)			
	17 a 29	30 a 39	40 a 49	≥ 50	16 a 29	30 a 39	40 a 49	≥ 50
145	32,9	33,1	39,7	43,6	41,8	42,1	44,5	47,7
150	33,3	33,5	40,2	44,1	42,3	42,6	45,0	48,2
155	33,7	33,9	40,7	44,6	42,8	43,1	45,4	48,7
160	34,1	34,3	41,2	45,1	43,3	43,6	45,8	49,2
165	34,5	34,6	41,6	45,6	43,7	44,0	46,2	49,6
170	34,9	34,8	42,0	46,1	44,1	44,4	46,6	50,0
175	35,3					44,8	47,0	50,4
180	35,6					45,2	47,4	50,8
185	35,9					45,6	47,8	51,2
190						45,9	48,2	51,6
195						46,2	48,5	52,0
200						46,5	48,8	52,4
205							49,1	52,7
210							49,4	53,0

*Bíceps, tríceps, subescapular e suprailíaca.

Fonte: Durnin, Womersley, 1974.

Tabela 9 Porcentagem de gordura corporal em relação ao peso total, a partir da soma dos valores das quatro pregas cutâneas*

Pregas cutâneas (mm)	Porcentagem de gordura corporal em relação ao peso total			
	Homens	Mulheres	Adolescente (masculino)	Adolescente (feminino)
10	0,9	5,8	4,5	9,6
20	8,9	15,0	12,8	17,4
30	13,6	20,6	17,7	22,1
40	17,1	24,7	21,3	25,5
50	19,8	27,9	24,1	28,1
60	22,0	30,5	26,4	30,3
70	24,0	32,8	28,4	32,2
80	25,6	34,8	30,1	33,8
100	28,4	38,1	33,1	36,6
200	37,4	48,8	42,4	45,3

*Bíceps, tríceps, subescapular e suprailíaca.

Fonte: Durnin et al, 1967.

Tabela 10 Porcentagem de gordura corporal em relação ao peso total, a partir da soma dos valores das quatro pregas cutâneas para adolescentes de 15 e 16 anos*

Pregas cutâneas (mm)	Feminino	Masculino
15	12,5	9,0
20	16,0	12,5
25	19,0	15,5
30	21,5	17,5
35	23,5	19,5
40	25,0	21,5
45	27,0	23,0
50	28,5	24,0
55	29,5	25,5
60	30,5	26,5
65	32,0	27,5
70	33,0	28,5
75	34,0	29,5

Fonte: Durnin e Rahaman, 1967.

QUADRO 1 Estágios de maturação sexual para os sexos masculino e feminino, segundo Tanner (1962)

Genitais (sexo masculino)	
G1	Pênis, testículos e escroto de tamanho e proporções infantis.
G2	Aumento do escroto e com mudança de textura e de cor da pele escrotal que torna-se avermelhada.
G3	Crescimento peniano, principalmente em comprimento. Maior crescimento dos testículos e escroto.
G4	Continua crescimento peniano, agora principalmente em diâmetro. Maior crescimento dos testículos e do escroto.
G5	Desenvolvimento completo da genitália, que assume tamanho e forma adulta.
Mamas (sexo feminino)	
M1	Mama infantil, com elevação somente da papila.
M2	Broto mamário, aumento inicial da glândula mamária com elevação da aréola e papila, formando uma pequena saliência. Aumenta o diâmetro da aréola.
M3	Maior aumento da mama e da aréola, mas sem separação de seus contornos.
M4	Maior crescimento do mamilo e da aréola, sendo que esta agora forma uma segunda saliência acima do contorno da mama.
M5	Mamas com aspecto adulto. O contorno areolar novamente incorporado ao contorno da mama com desaparecimento da saliência presente em M4.
Pelos púbicos (ambos os sexos)	
P1	Ausência de pelos púbicos. Pode haver uma leve penugem semelhante à observada na parede abdominal.
P2	Aparecimento de pelos esparsos, levemente pigmentados, lisos ou pouco encaracolados, principalmente na base do pênis ou ao longo dos grandes lábios.
P3	Maior quantidade de pelos, agora mais grossos, escuros e encaracolados, espalhando-se esparsamente pela sínfise púbica.
P4	Pelos do tipo adulto, cobrindo mais densamente a região púbica, mas ainda sem atingir a face interna das coxas.
P5	Pilosidade púbica igual à do adulto, em quantidades e distribuição, invadindo a face interna das coxas.

Fonte: Tanner, 1962.

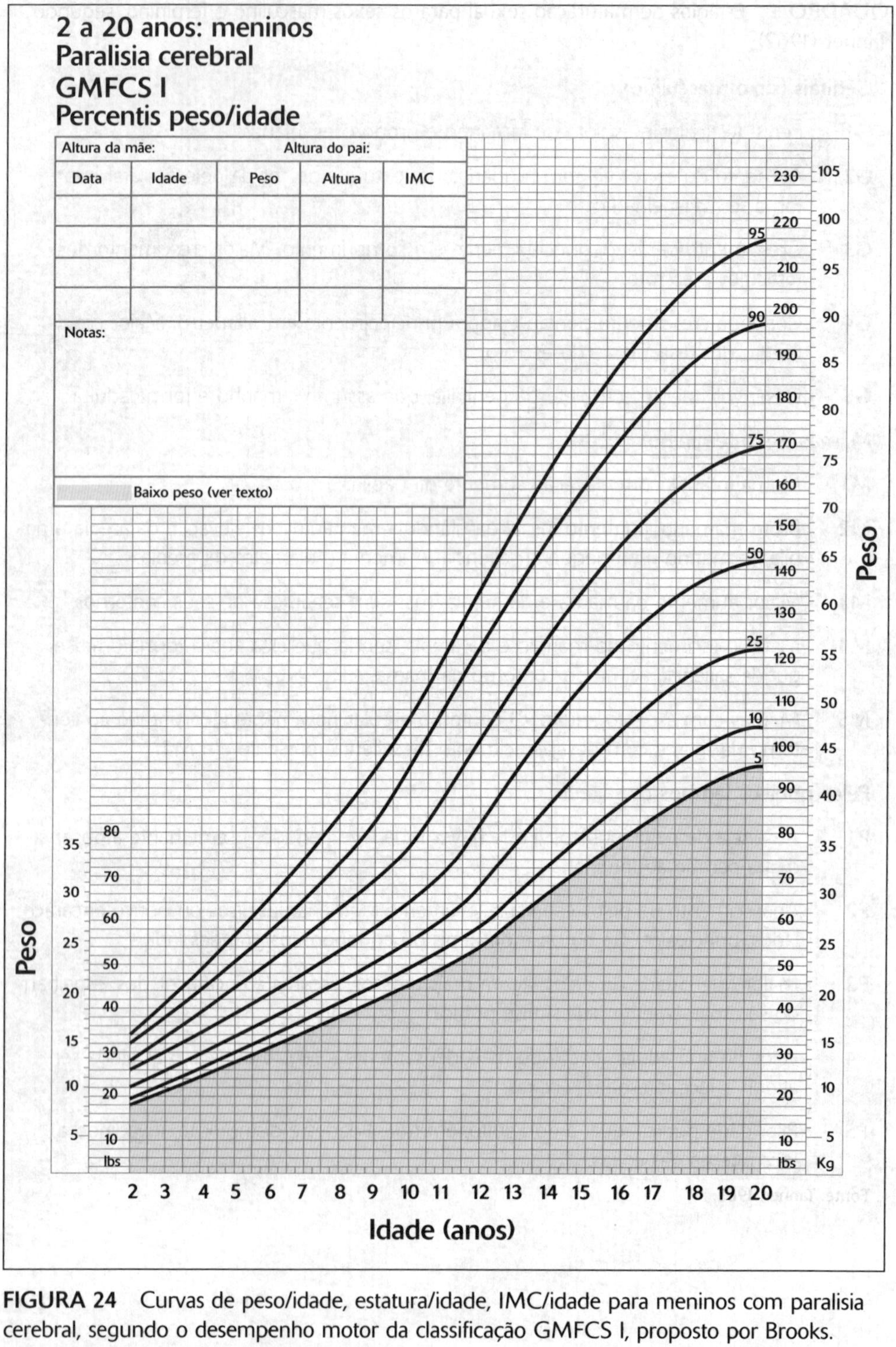

FIGURA 24 Curvas de peso/idade, estatura/idade, IMC/idade para meninos com paralisia cerebral, segundo o desempenho motor da classificação GMFCS I, proposto por Brooks.

Fonte: Pediatrics 2011;128:e299-e307.

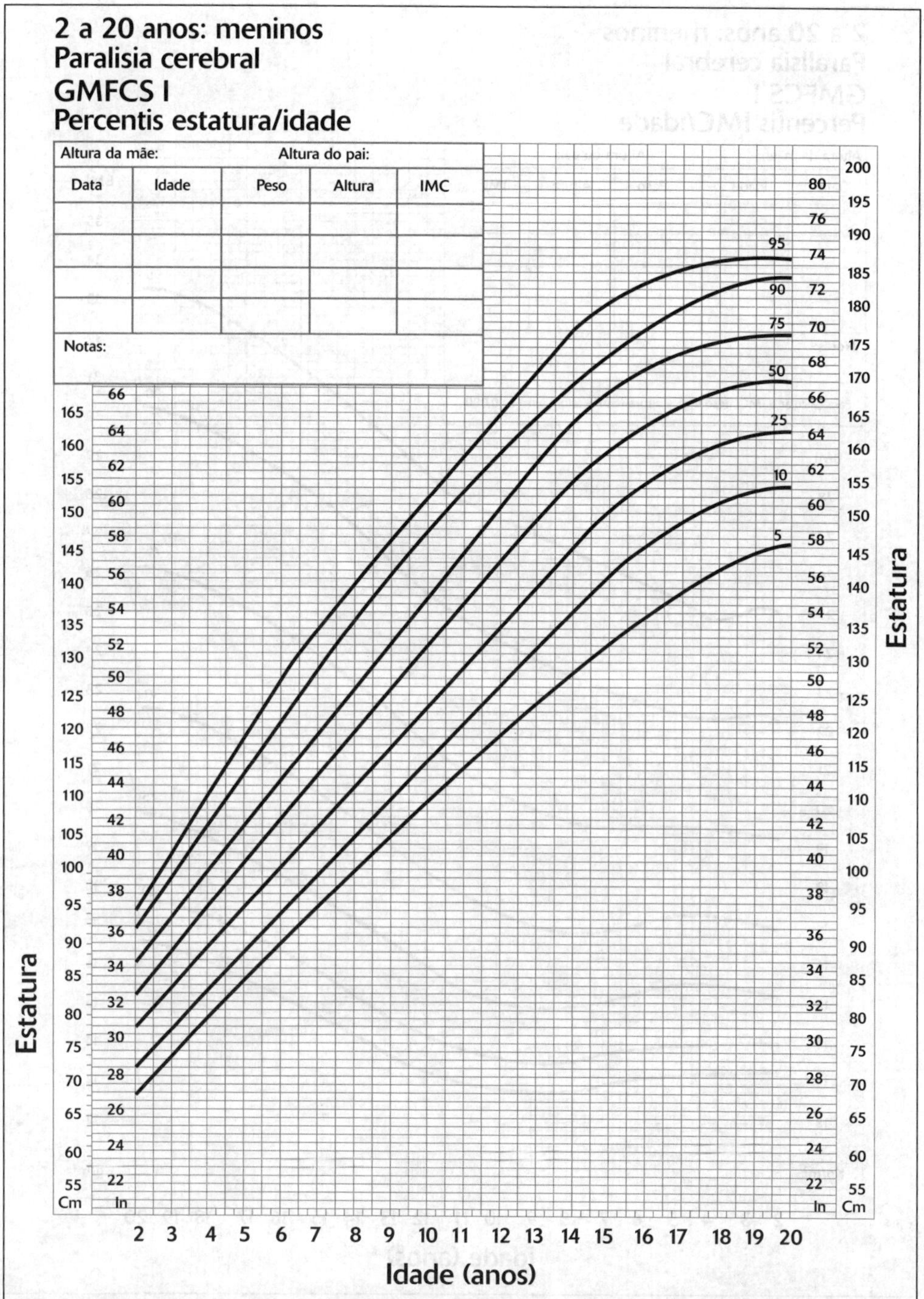

FIGURA 24 Curvas de peso/idade, estatura/idade, IMC/idade para meninos com paralisia cerebral, segundo o desempenho motor da classificação GMFCS I, proposto por Brooks.

Fonte: Pediatrics 2011;128:e299-e307.

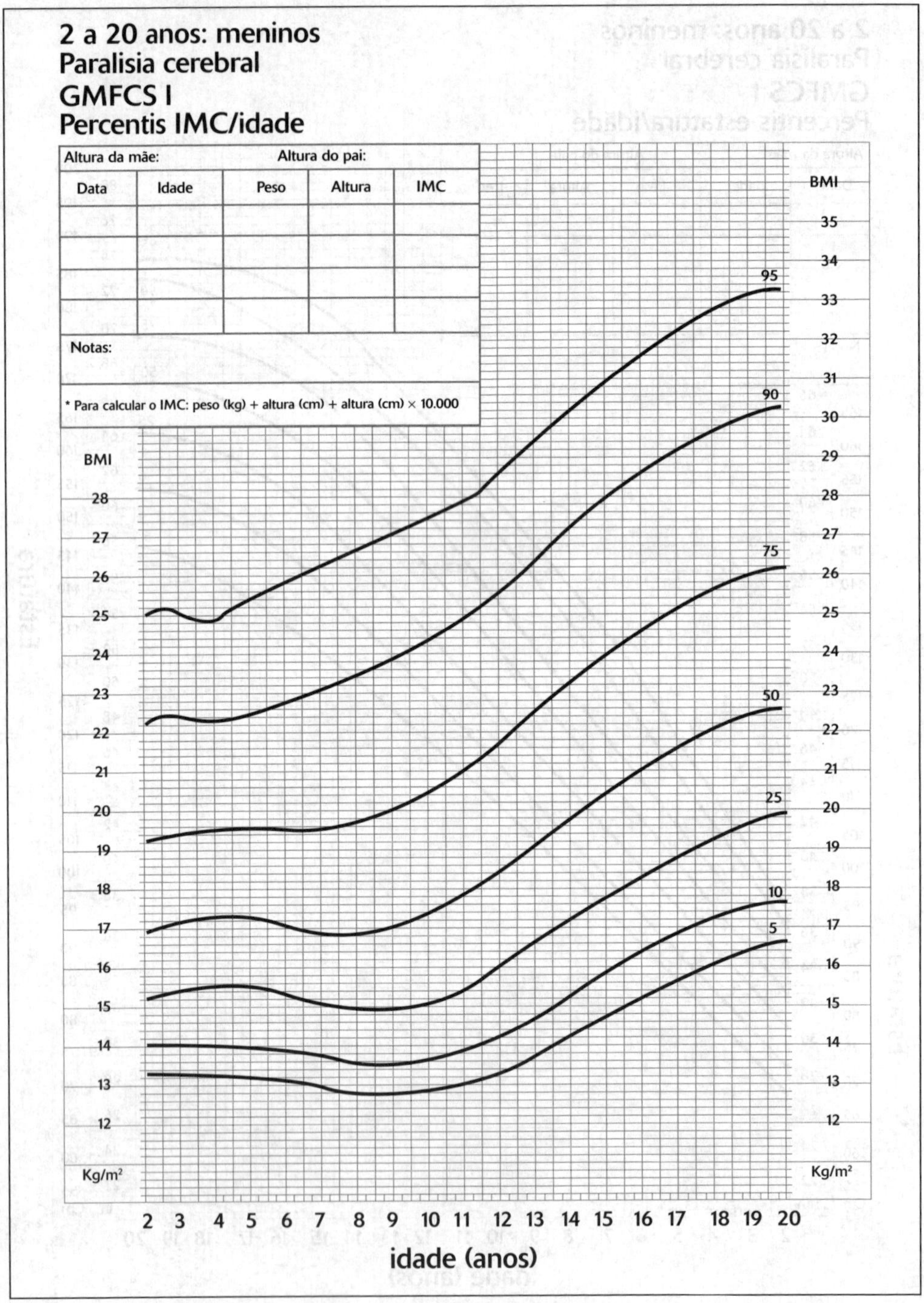

FIGURA 24 Curvas de peso/idade, estatura/idade, IMC/idade para meninos com paralisia cerebral, segundo o desempenho motor da classificação GMFCS I, proposto por Brooks.

Fonte: Pediatrics 2011;128:e299-e307.

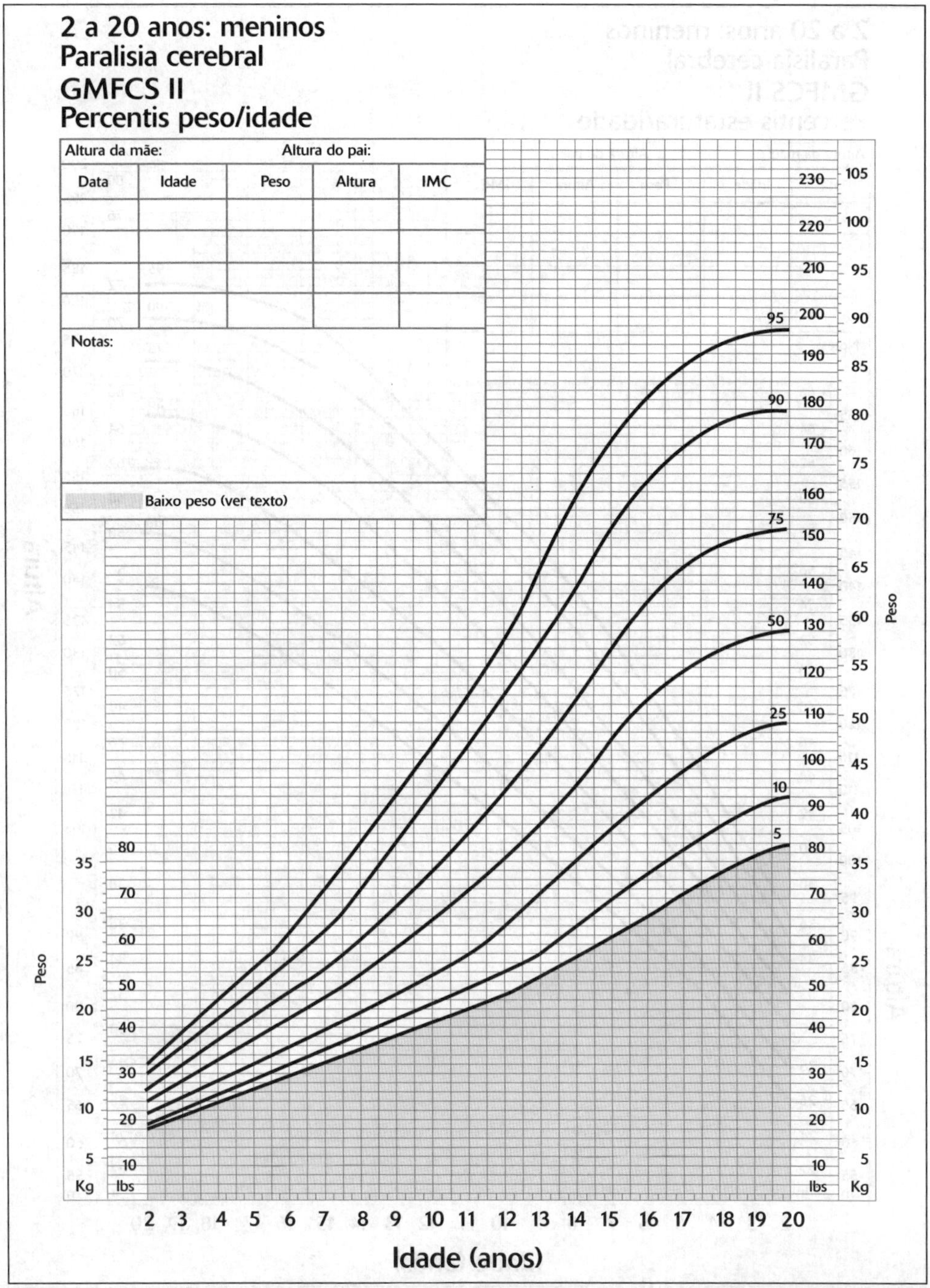

FIGURA 25 Curvas de peso/idade, estatura/idade, IMC/idade para meninos com paralisia cerebral, segundo o desempenho motor da classificação GMFCS II, proposto por Brooks.

Fonte: Pediatrics 2011;128:e299-e307.

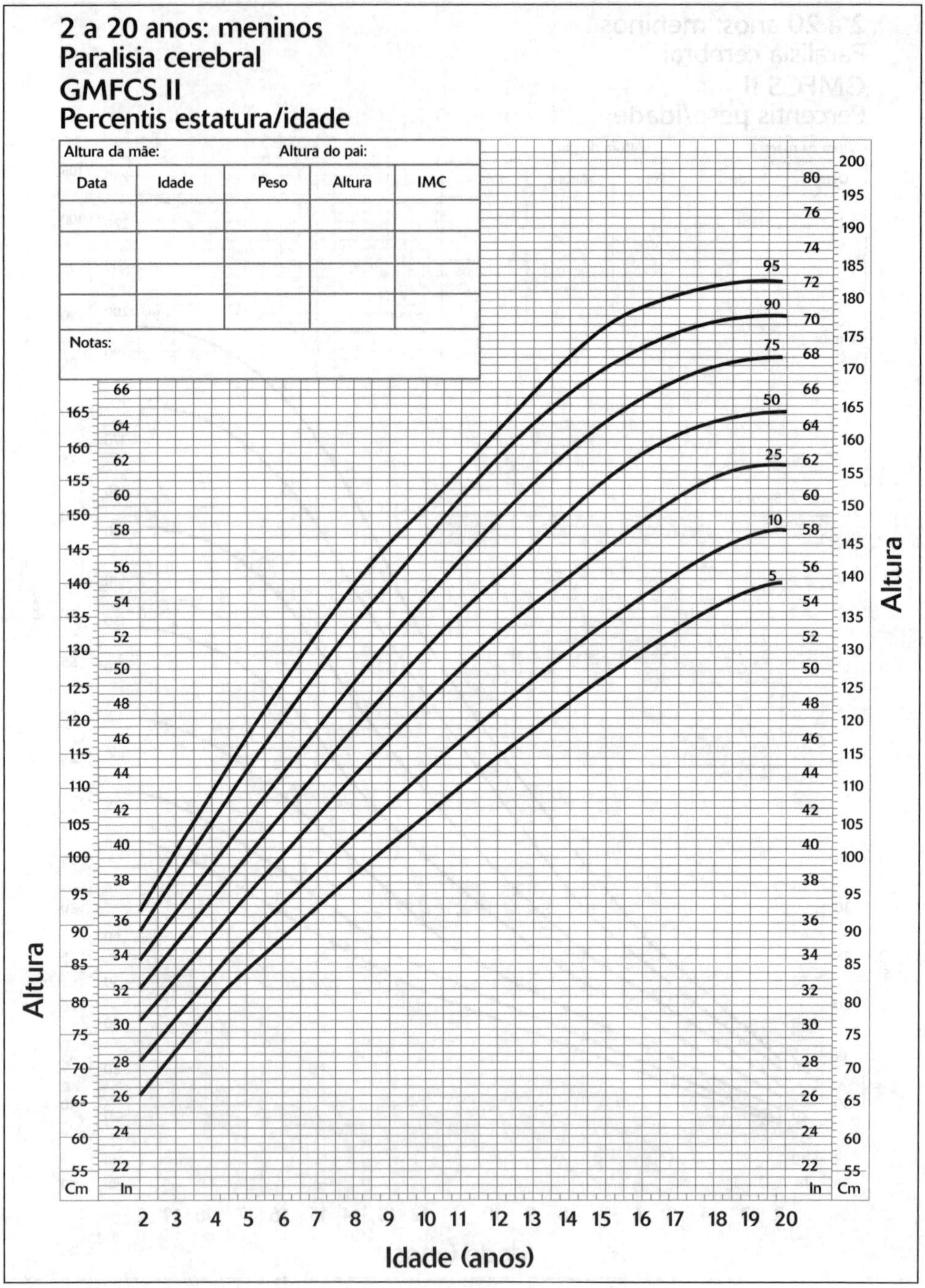

FIGURA 25 Curvas de peso/idade, estatura/idade, IMC/idade para meninos com paralisia cerebral, segundo o desempenho motor da classificação GMFCS II, proposto por Brooks.

Fonte: Pediatrics 2011;128:e299-e307.

2 a 20 anos: meninos
Paralisia cerebral
GMFCS II
Percentis IMC/idade

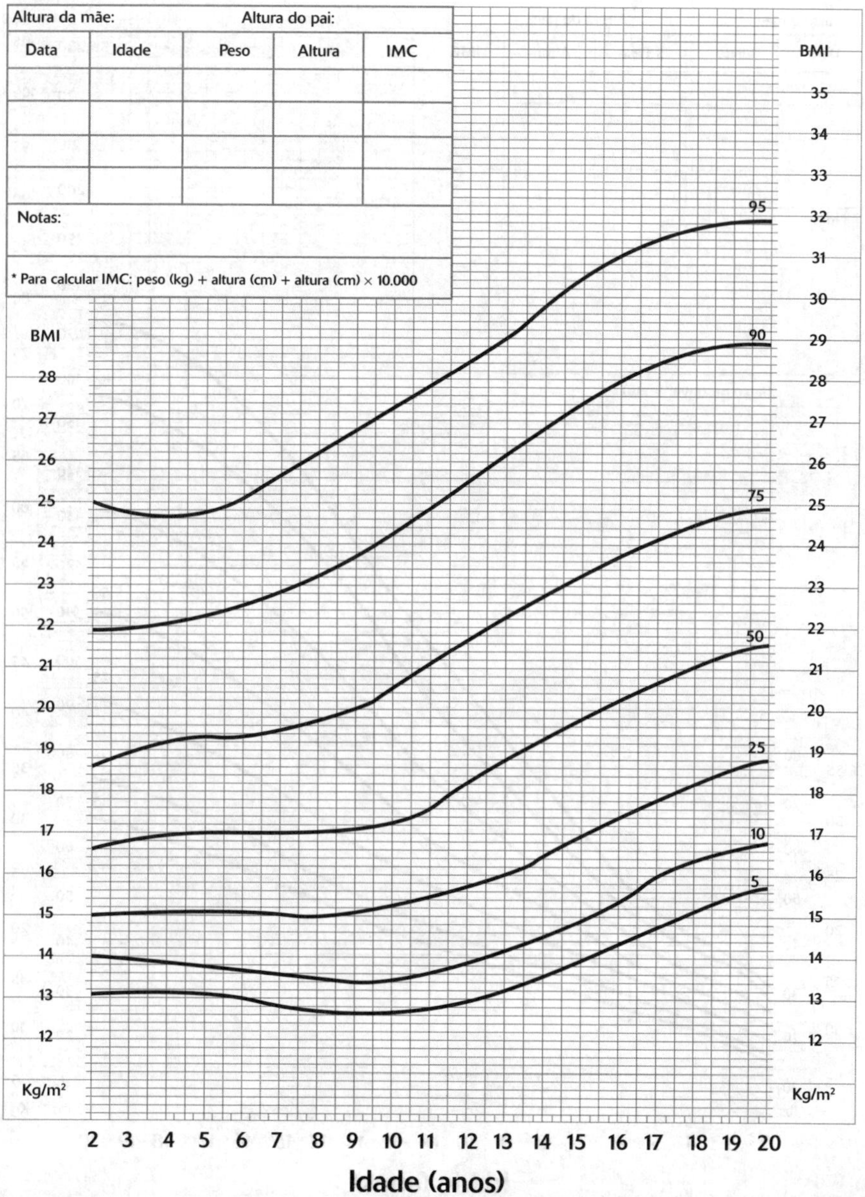

FIGURA 25 Curvas de peso/idade, estatura/idade, IMC/idade para meninos com paralisia cerebral, segundo o desempenho motor da classificação GMFCS II, proposto por Brooks.

Fonte: Pediatrics 2011;128:e299-e307.

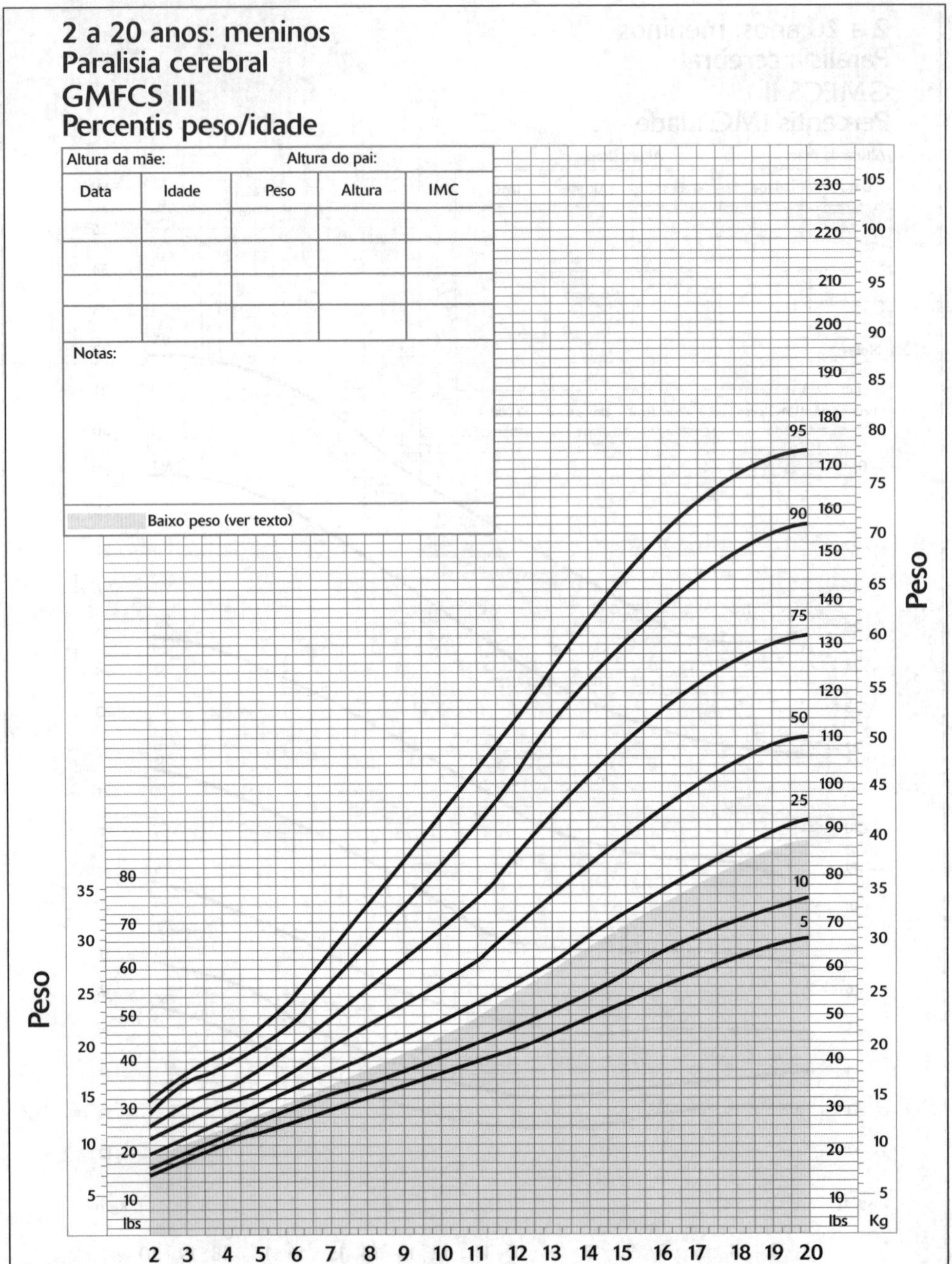

FIGURA 26 Curvas de peso/idade, estatura/idade, IMC/idade para meninos com paralisia cerebral, segundo o desempenho motor da classificação GMFCS III, proposto por Brooks.

Fonte: Pediatrics 2011;128:e299-e307.

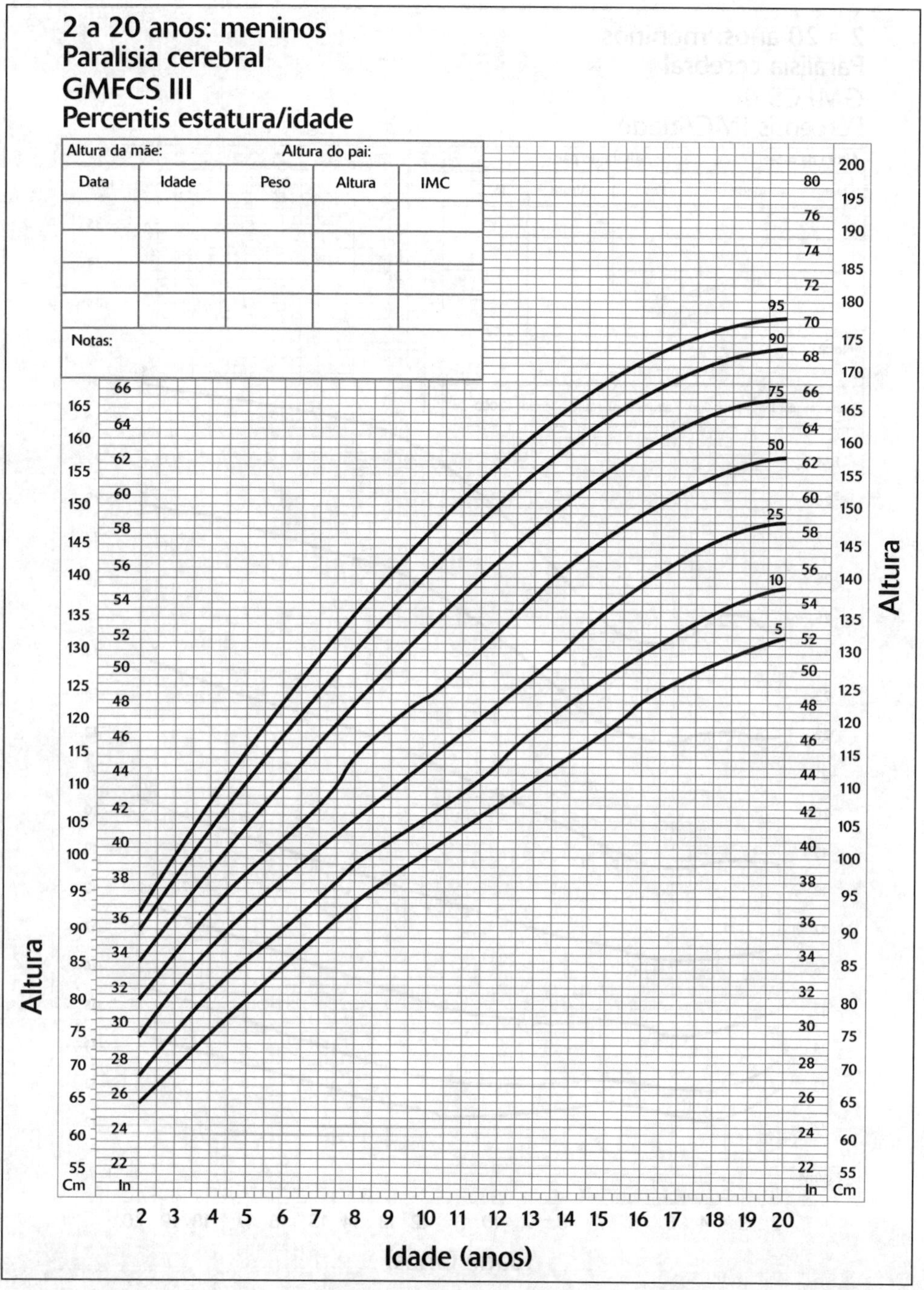

FIGURA 26 Curvas de peso/idade, estatura/idade, IMC/idade para meninos com paralisia cerebral, segundo o desempenho motor da classificação GMFCS III, proposto por Brooks.

Fonte: Pediatrics 2011;128:e299-e307.

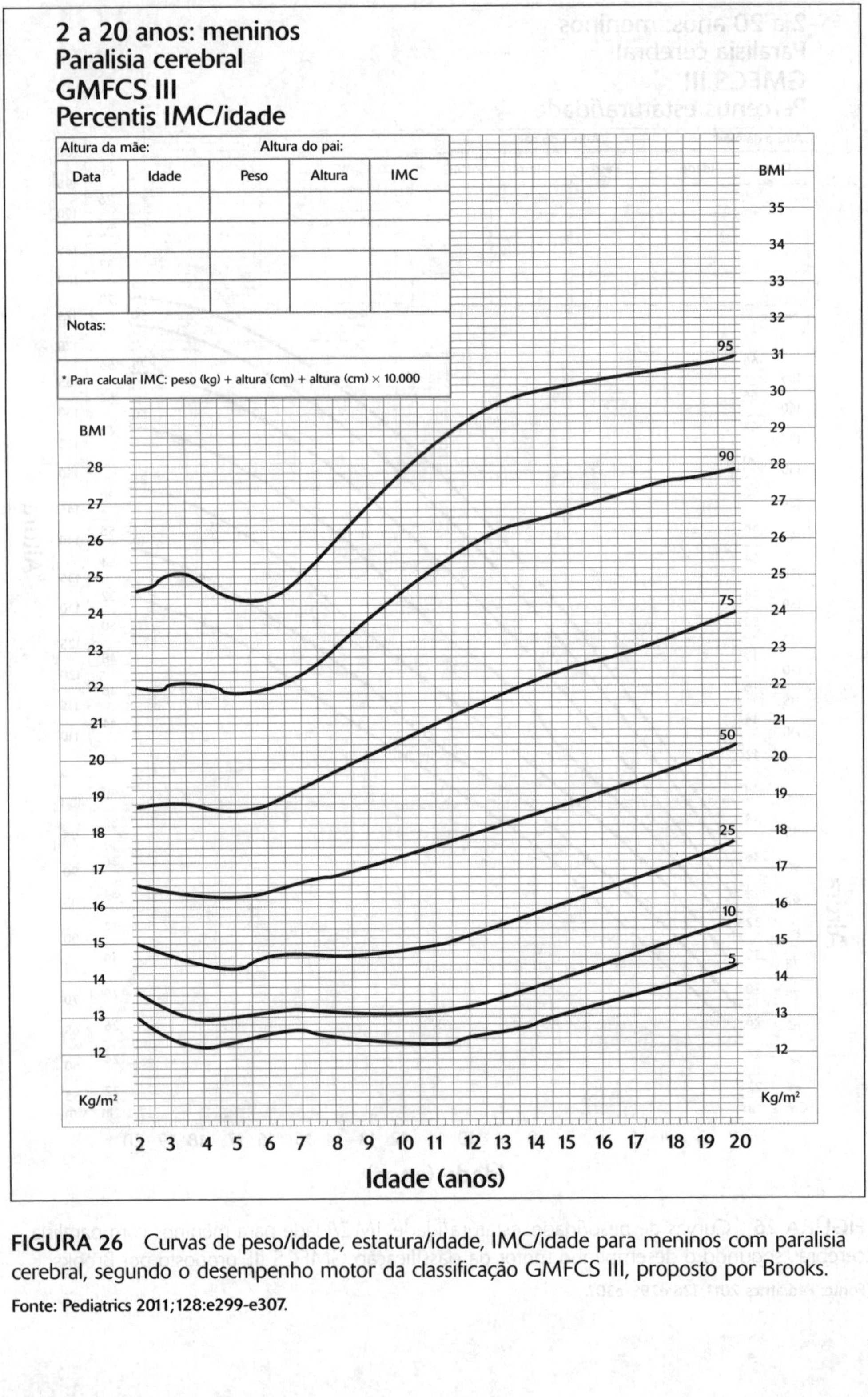

FIGURA 26 Curvas de peso/idade, estatura/idade, IMC/idade para meninos com paralisia cerebral, segundo o desempenho motor da classificação GMFCS III, proposto por Brooks.

Fonte: Pediatrics 2011;128:e299-e307.

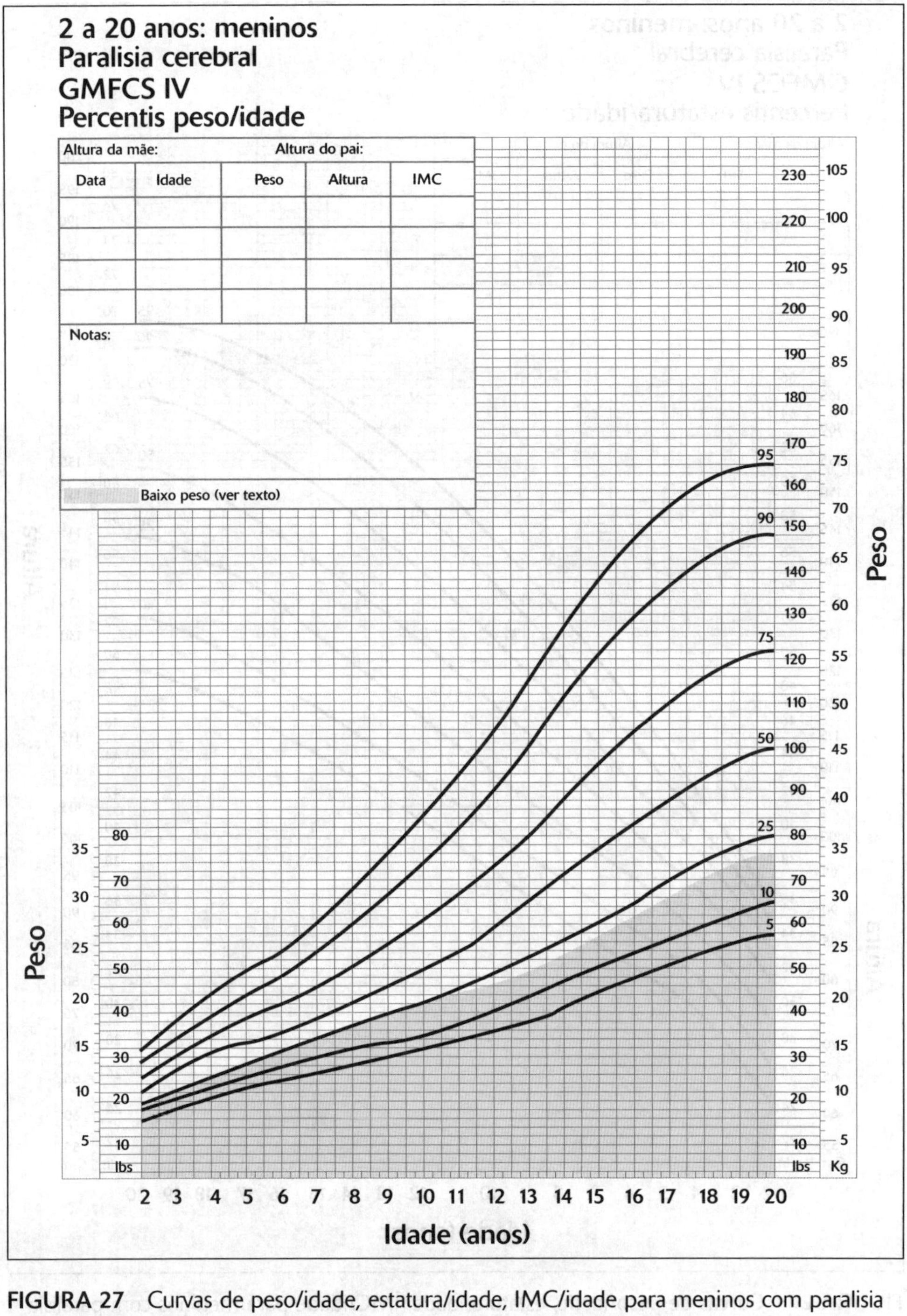

FIGURA 27 Curvas de peso/idade, estatura/idade, IMC/idade para meninos com paralisia cerebral, segundo o desempenho motor da classificação GMFCS IV, proposto por Brooks.

Fonte: Pediatrics 2011;128:e299-e307.

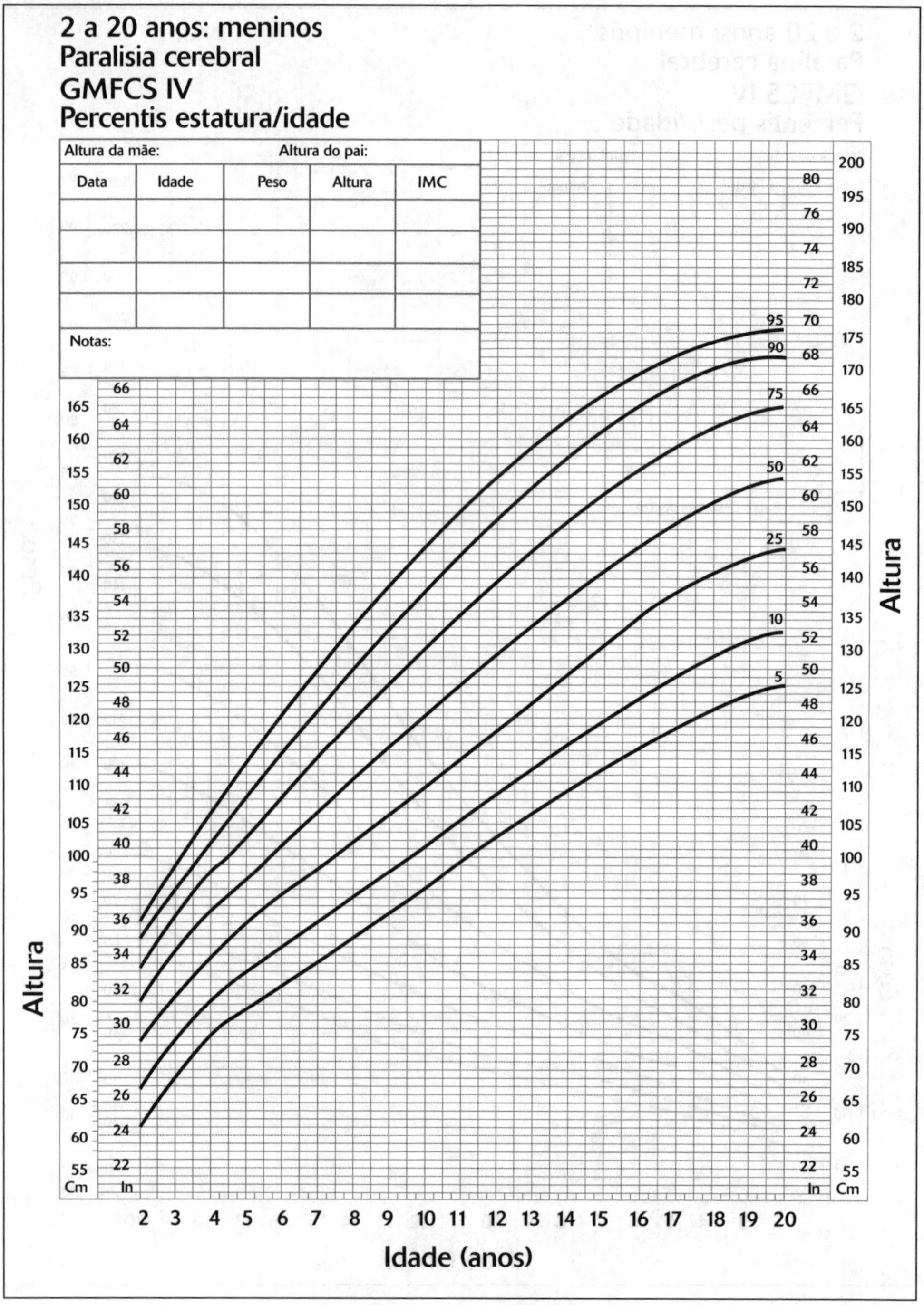

FIGURA 27 Curvas de peso/idade, estatura/idade, IMC/idade para meninos com paralisia cerebral, segundo o desempenho motor da classificação GMFCS IV, proposto por Brooks.

Fonte: Pediatrics 2011;128:e299-e307.

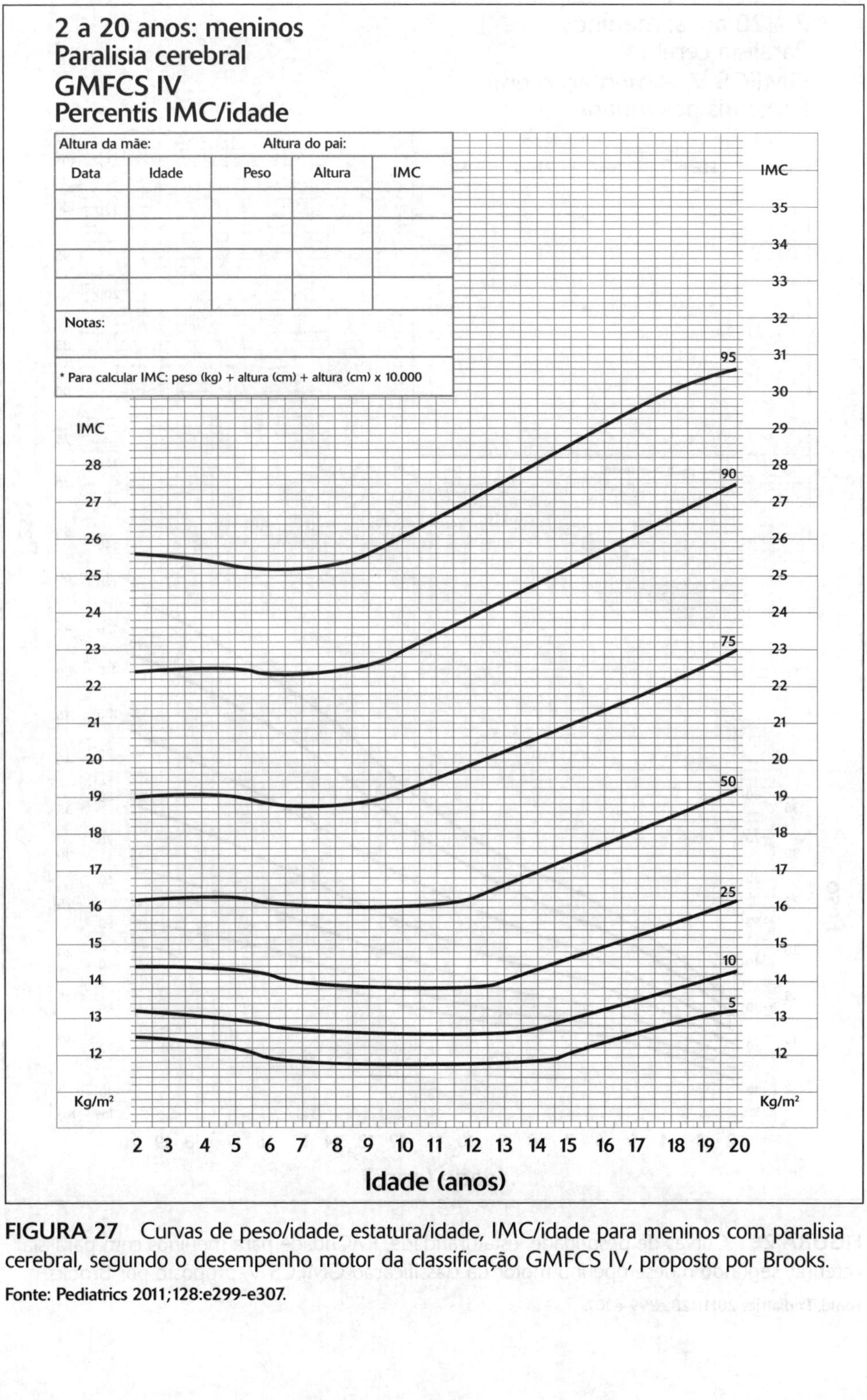

FIGURA 27 Curvas de peso/idade, estatura/idade, IMC/idade para meninos com paralisia cerebral, segundo o desempenho motor da classificação GMFCS IV, proposto por Brooks.

Fonte: Pediatrics 2011;128:e299-e307.

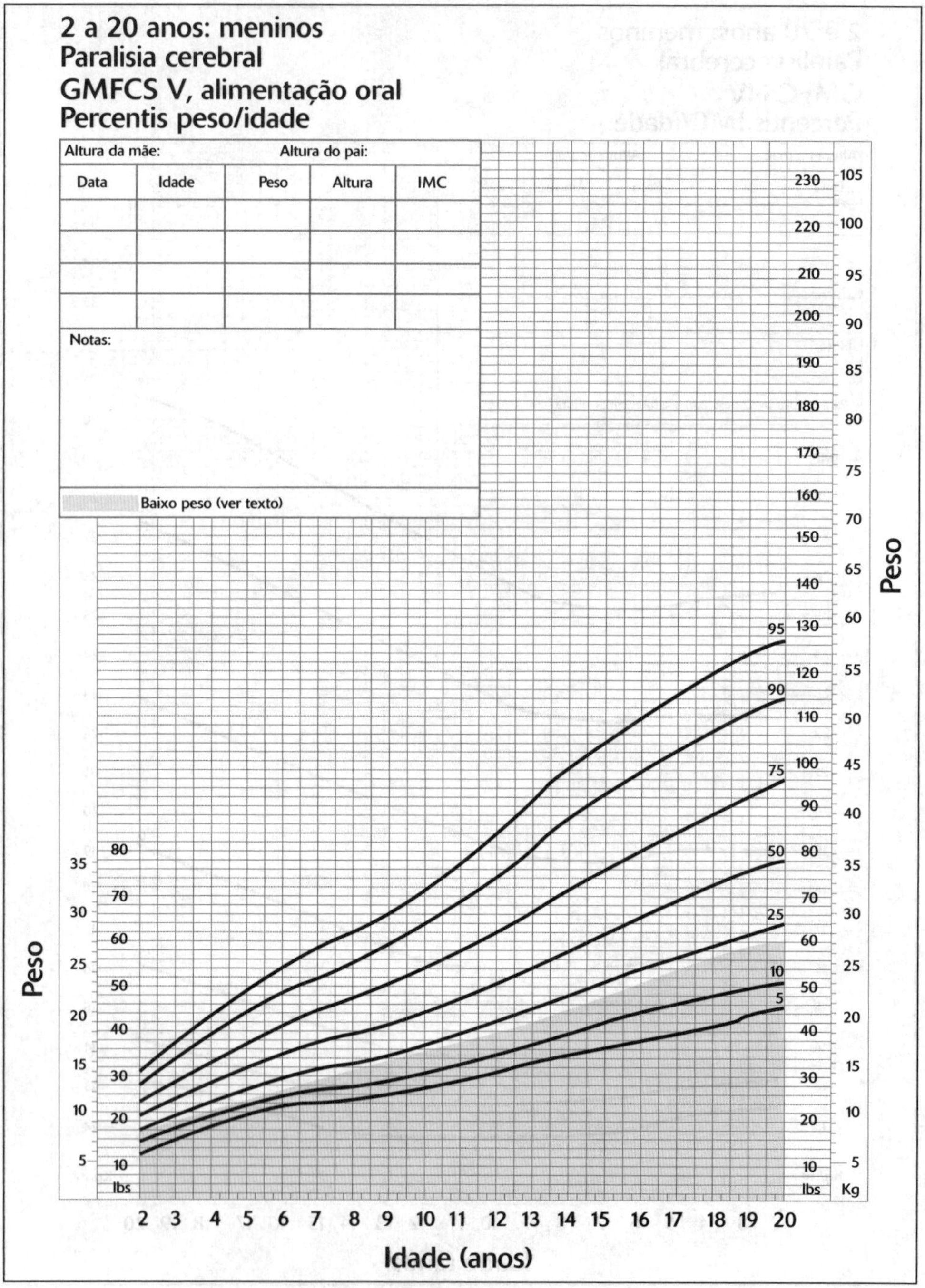

FIGURA 28 Curvas de peso/idade, estatura/idade, IMC/idade para meninos com paralisia cerebral, segundo o desempenho motor da classificação GMFCS V, proposto por Brooks.

Fonte: Pediatrics 2011;128:e299-e307.

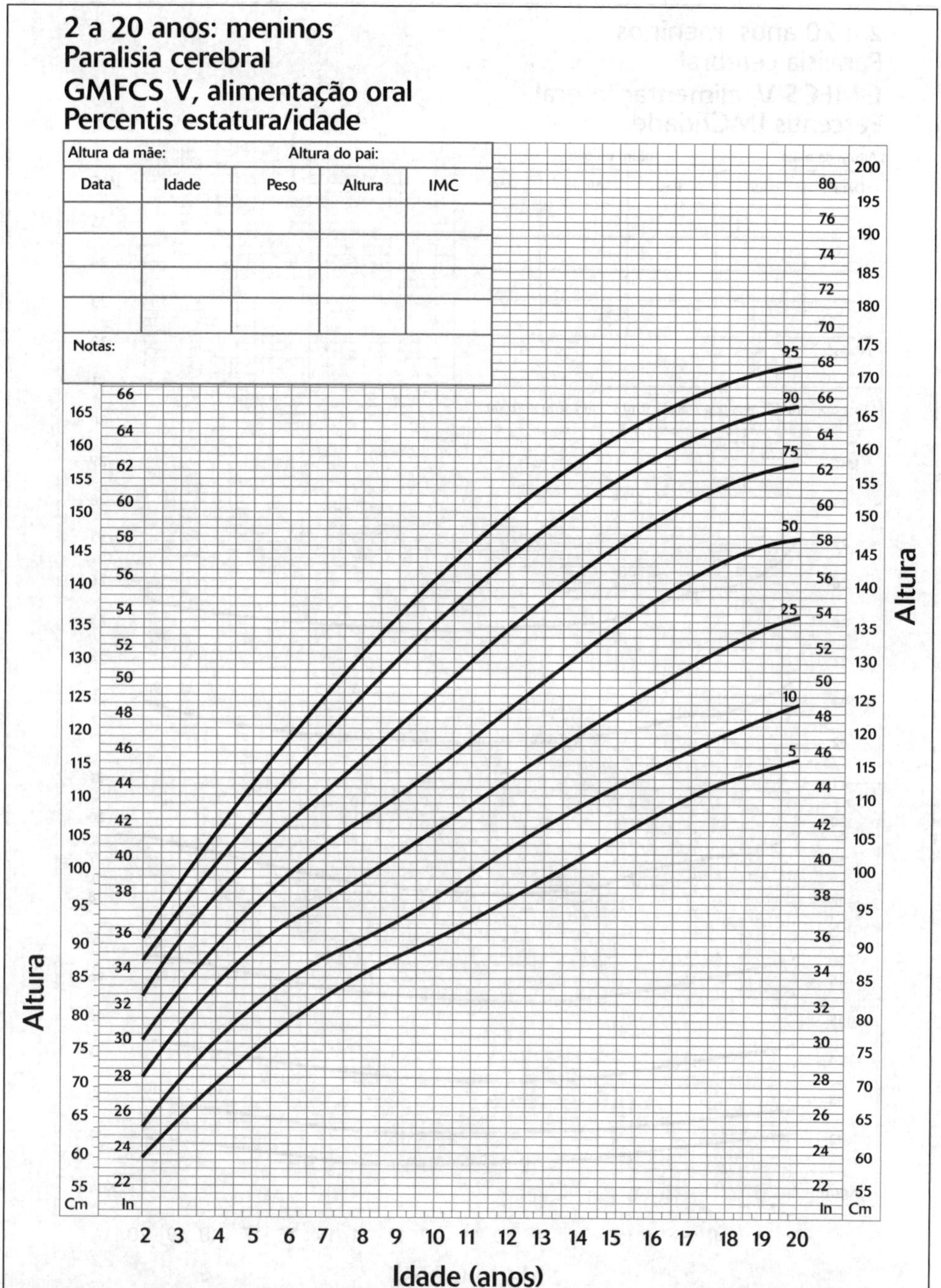

FIGURA 28 Curvas de peso/idade, estatura/idade, IMC/idade para meninos com paralisia cerebral, segundo o desempenho motor da classificação GMFCS V, proposto por Brooks.

Fonte: Pediatrics 2011;128:e299-e307.

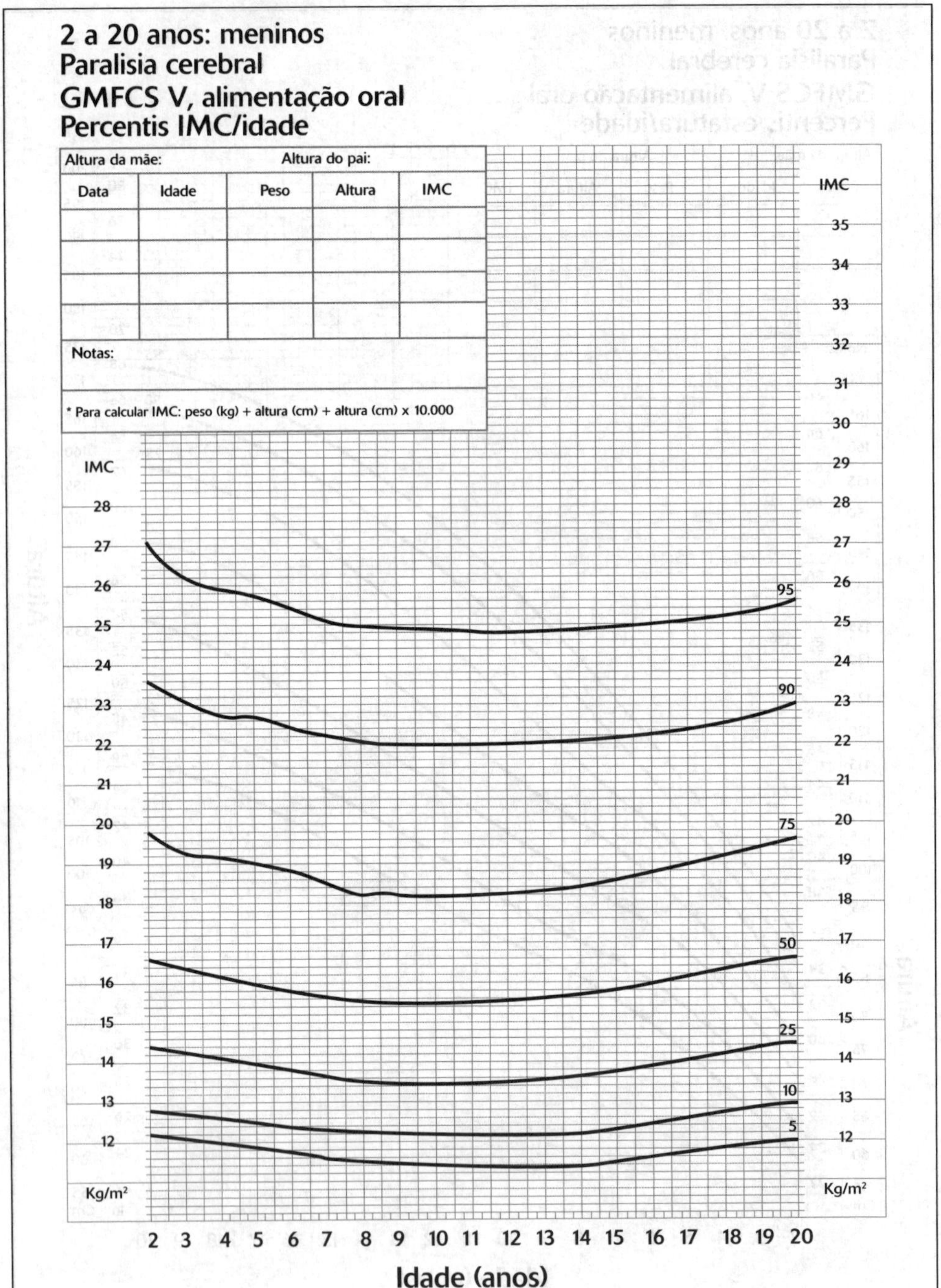

FIGURA 28 Curvas de peso/idade, estatura/idade, IMC/idade para meninos com paralisia cerebral, segundo o desempenho motor da classificação GMFCS V, proposto por Brooks.

Fonte: Pediatrics 2011;128:e299-e307.

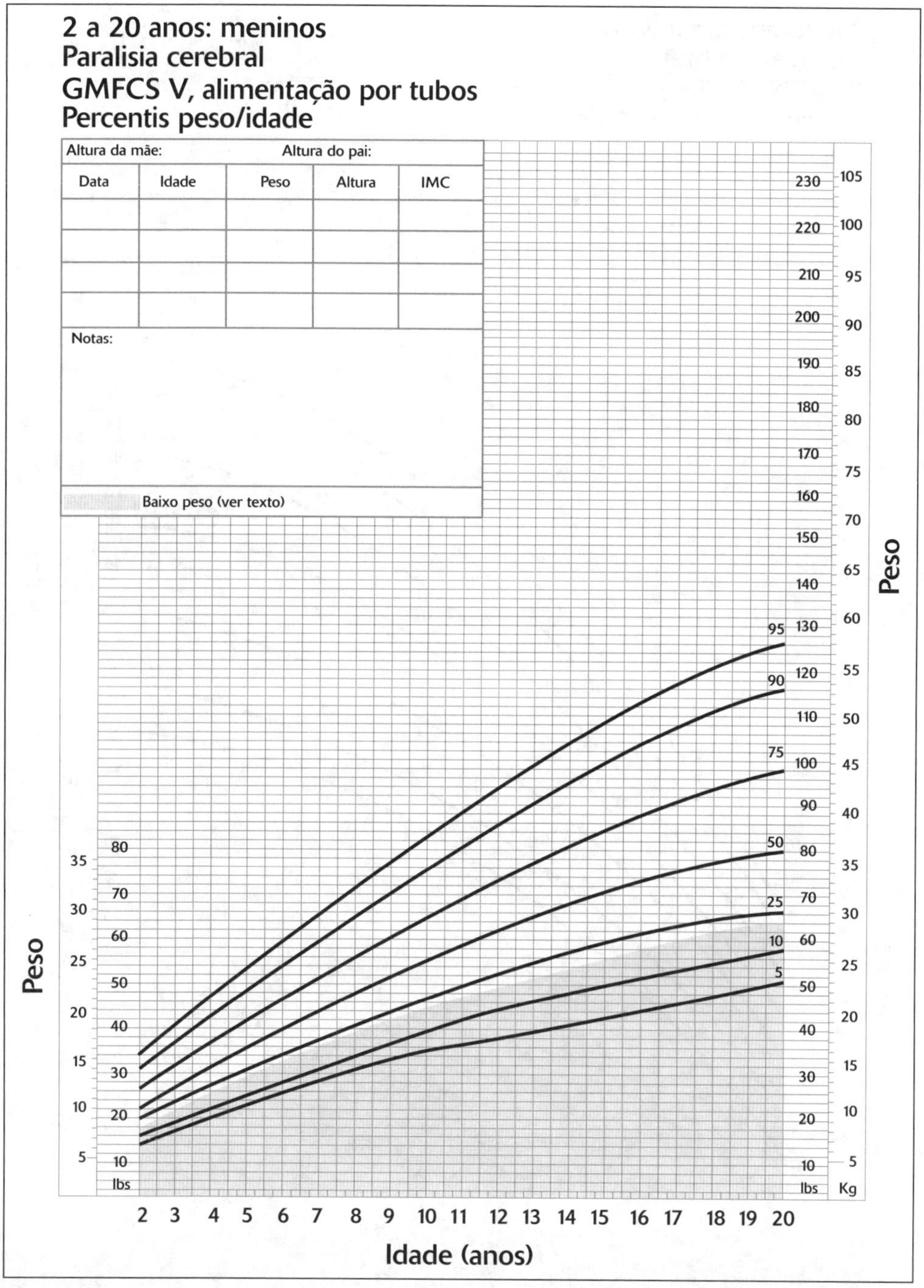

FIGURA 28 Curvas de peso/idade, estatura/idade, IMC/idade para meninos com paralisia cerebral, segundo o desempenho motor da classificação GMFCS V, proposto por Brooks.

Fonte: Pediatrics 2011;128:e299-e307.

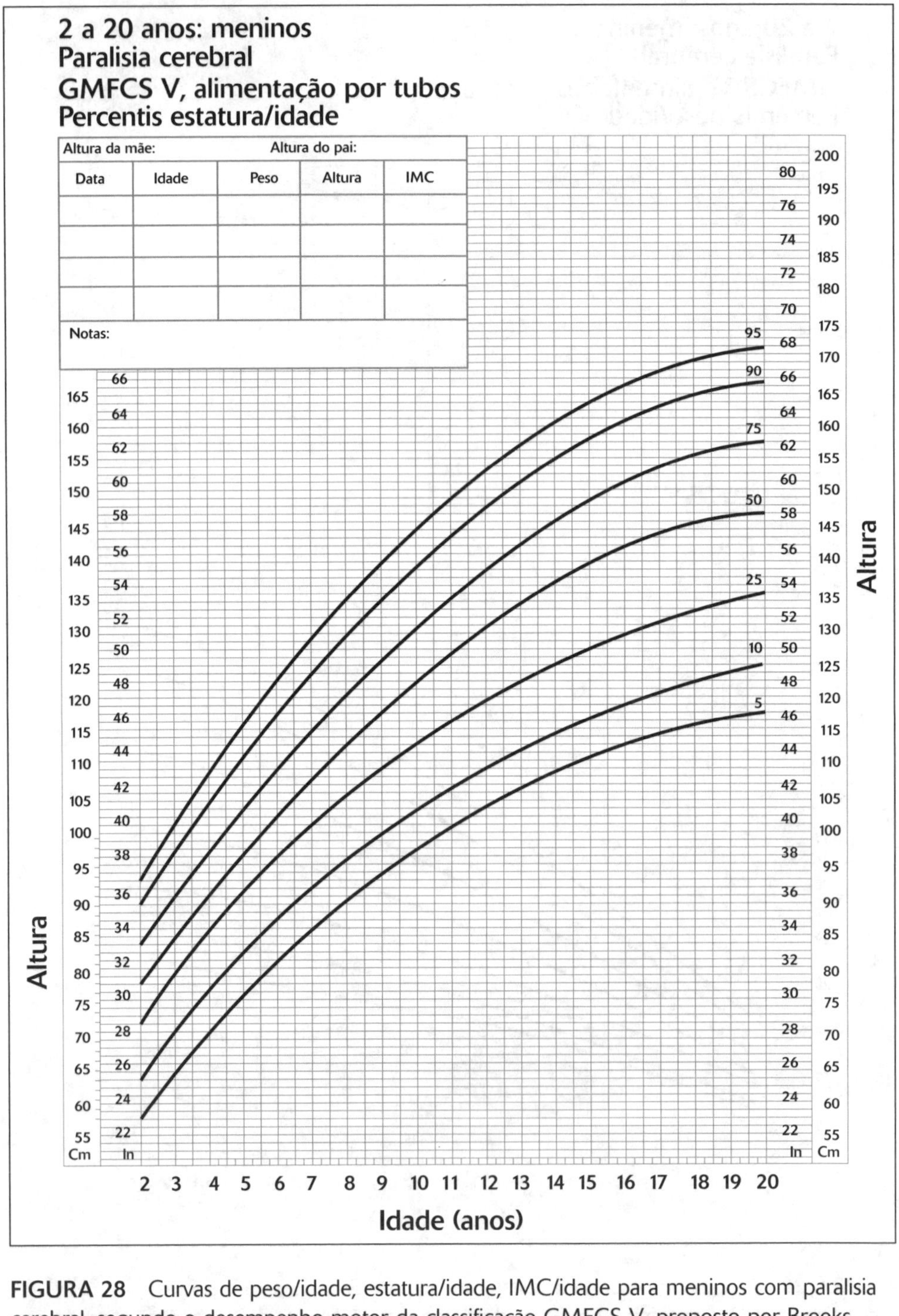

FIGURA 28 Curvas de peso/idade, estatura/idade, IMC/idade para meninos com paralisia cerebral, segundo o desempenho motor da classificação GMFCS V, proposto por Brooks.

Fonte: Pediatrics 2011;128:e299-e307.

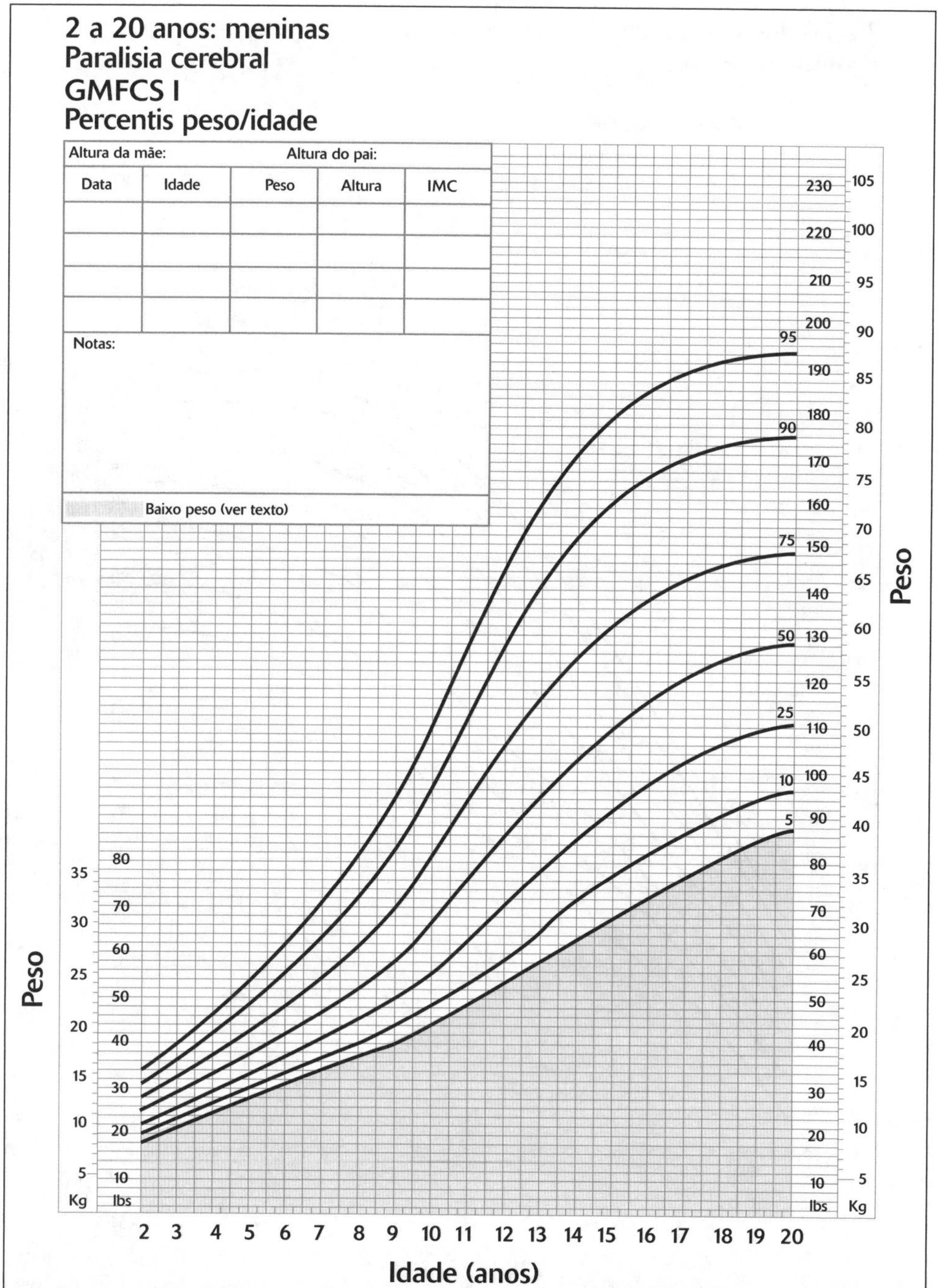

FIGURA 29 Curvas de peso/idade, estatura/idade, IMC/idade para meninas com paralisia cerebral, segundo o desempenho motor da classificação GMFCS I, proposto por Brooks.

Fonte: Pediatrics 2011;128:e299-e307.

2 a 20 anos: meninas
Paralisia cerebral
GMFCS II
Percentis estatura/idade

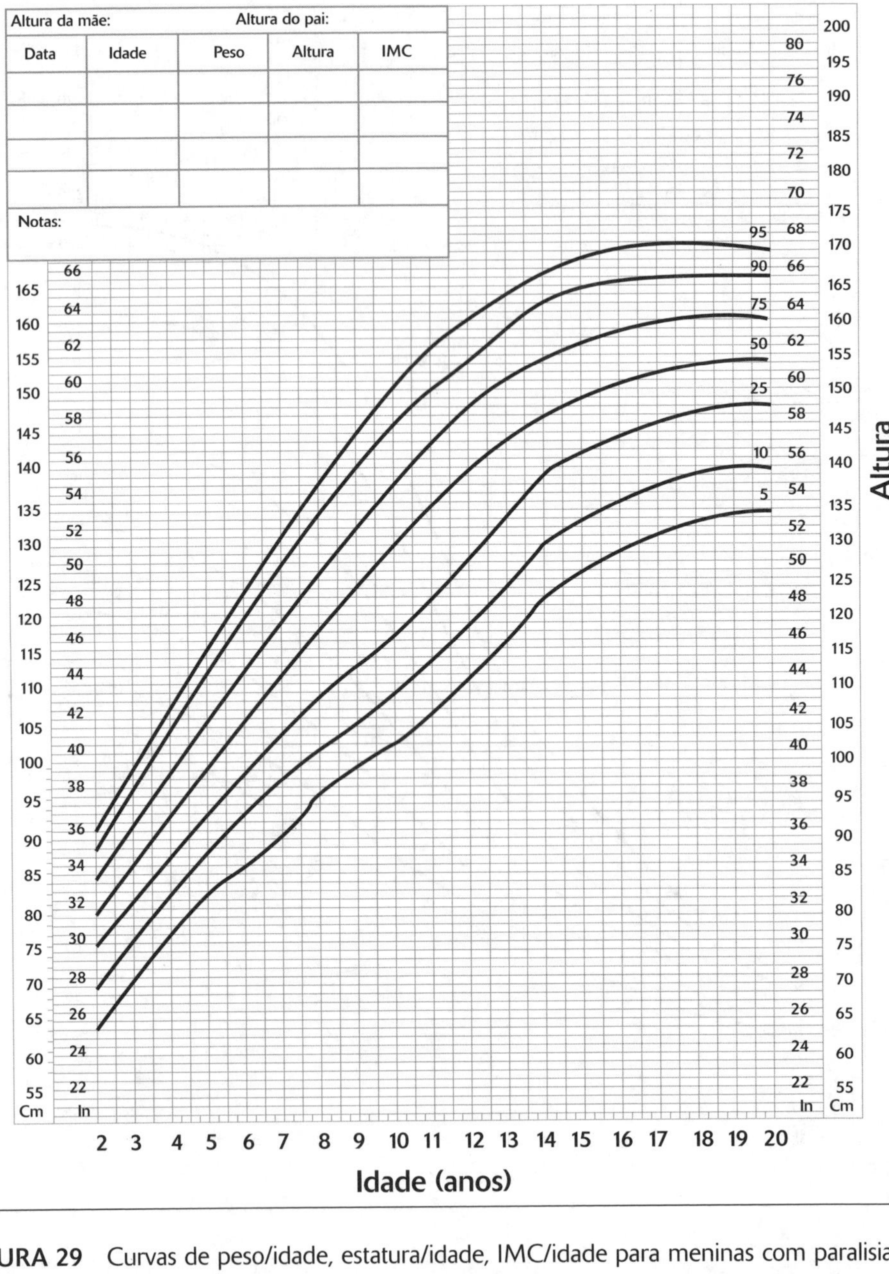

FIGURA 29 Curvas de peso/idade, estatura/idade, IMC/idade para meninas com paralisia cerebral, segundo o desempenho motor da classificação GMFCS I, proposto por Brooks.

Fonte: Pediatrics 2011;128:e299-e307.

2 a 20 anos: meninas
Paralisia cerebral
GMFCS I
Percentis IMC/idade

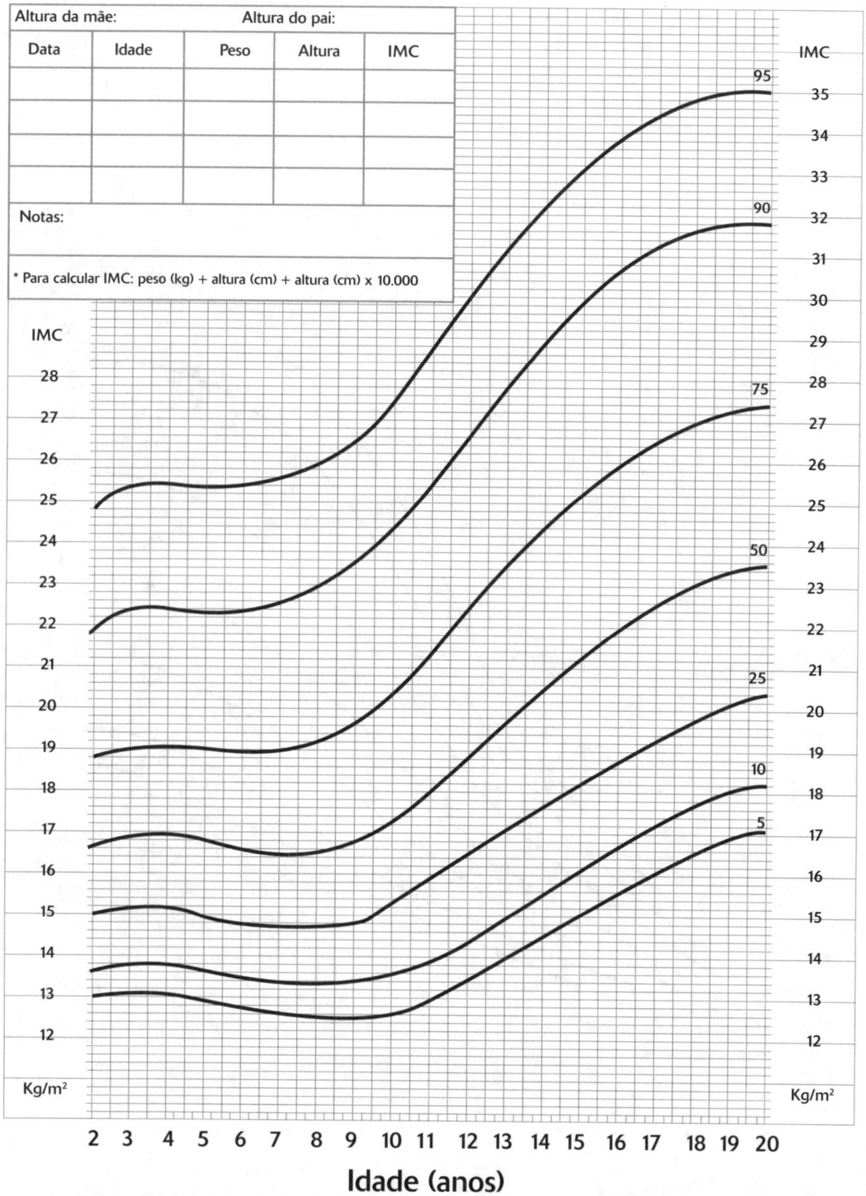

FIGURA 29 Curvas de peso/idade, estatura/idade, IMC/idade para meninas com paralisia cerebral, segundo o desempenho motor da classificação GMFCS I, proposto por Brooks.

Fonte: Pediatrics 2011;128:e299-e307.

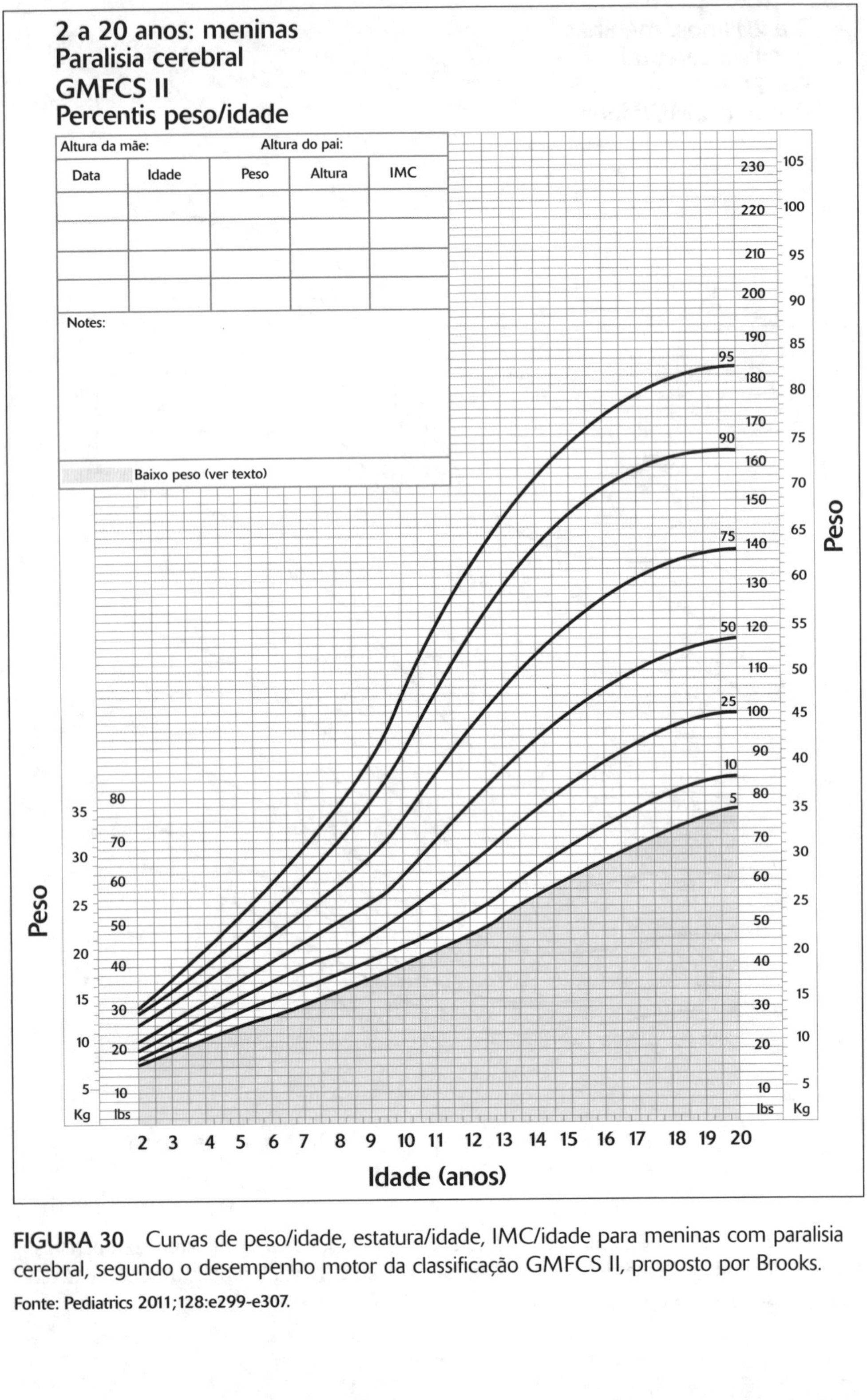

FIGURA 30 Curvas de peso/idade, estatura/idade, IMC/idade para meninas com paralisia cerebral, segundo o desempenho motor da classificação GMFCS II, proposto por Brooks.

Fonte: Pediatrics 2011;128:e299-e307.

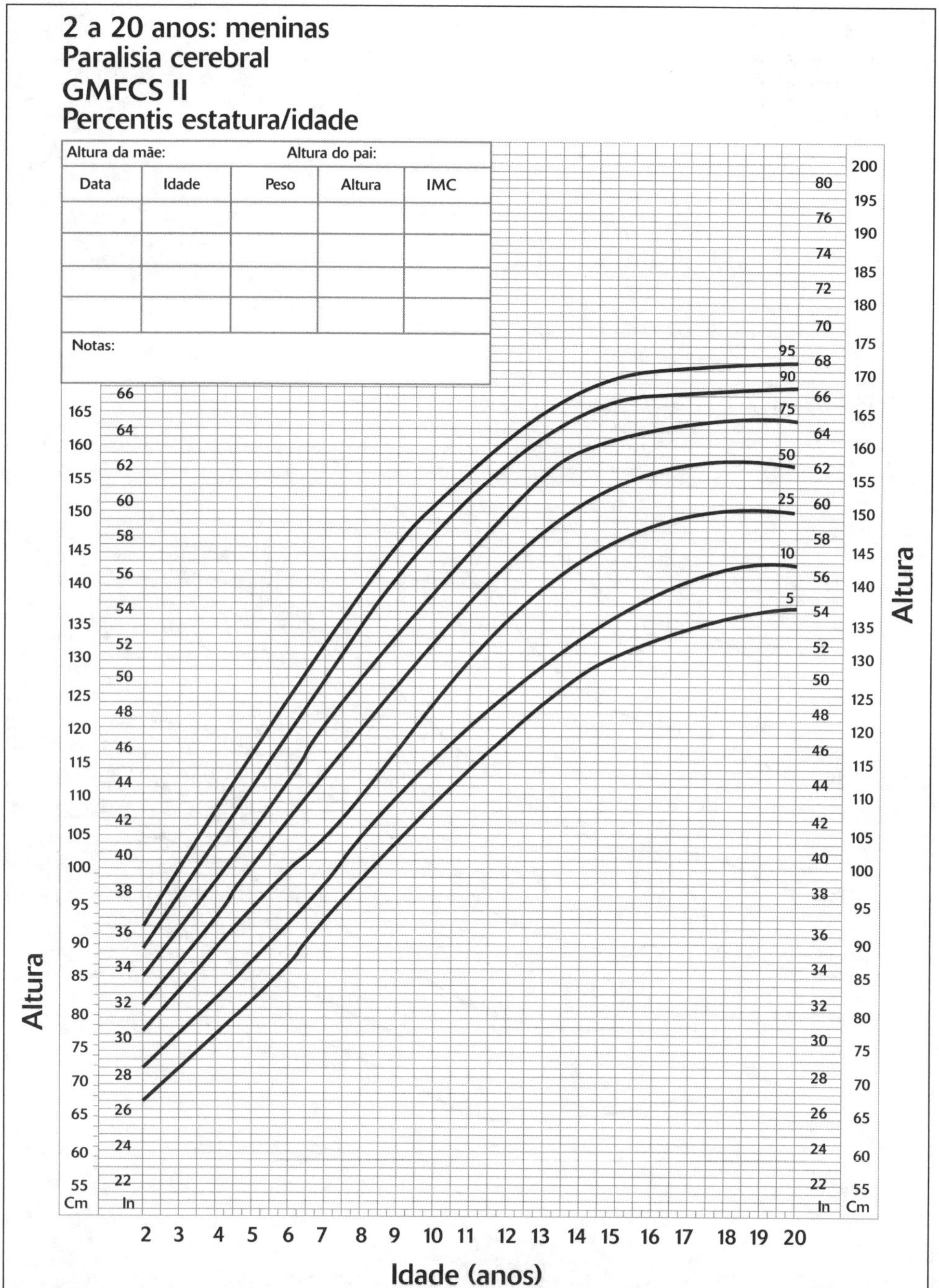

FIGURA 30 Curvas de peso/idade, estatura/idade, IMC/idade para meninas com paralisia cerebral, segundo o desempenho motor da classificação GMFCS II, proposto por Brooks.

Fonte: Pediatrics 2011;128:e299-e307.

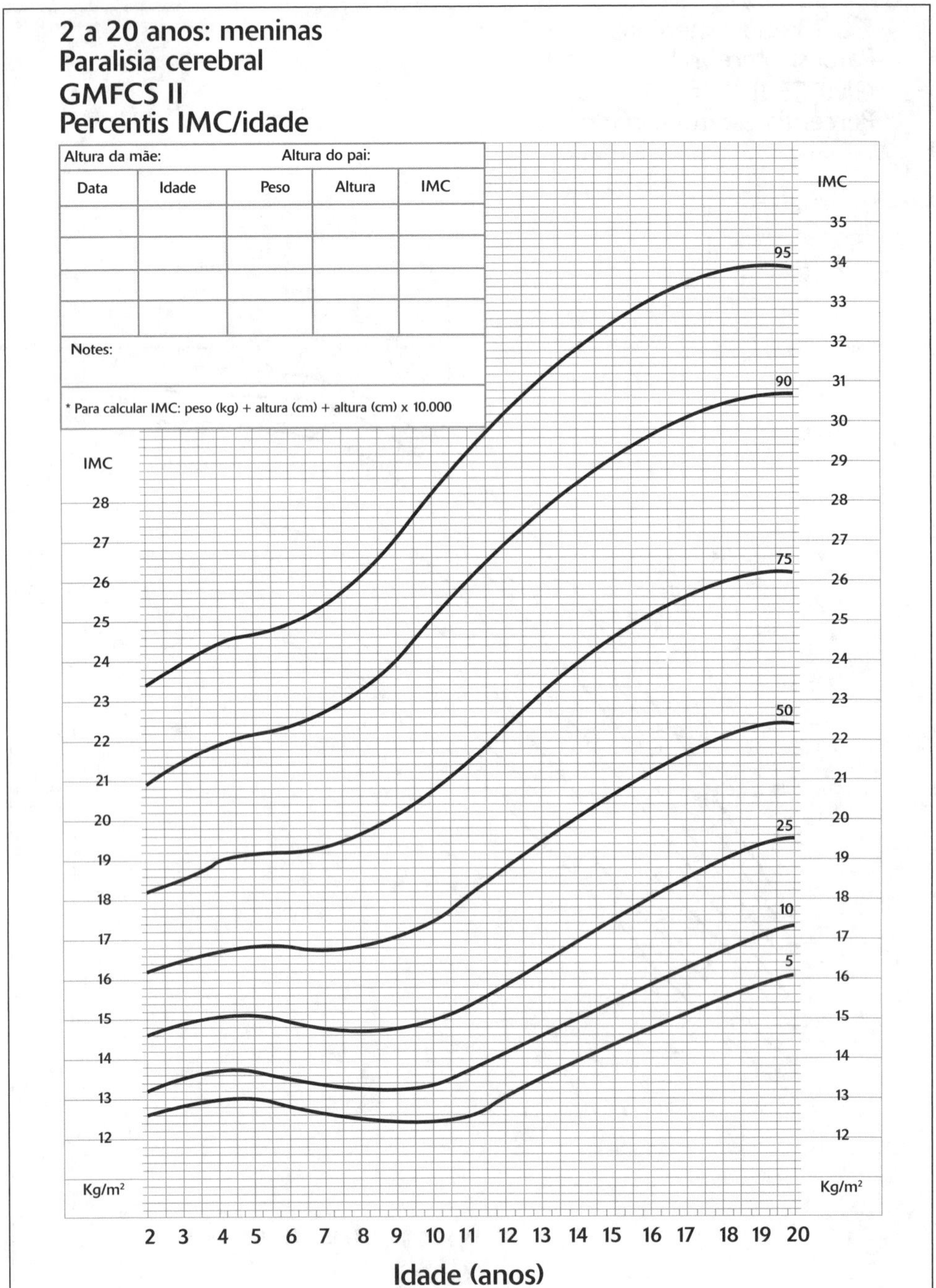

FIGURA 30 Curvas de peso/idade, estatura/idade, IMC/idade para meninas com paralisia cerebral, segundo o desempenho motor da classificação GMFCS II, proposto por Brooks.

Fonte: Pediatrics 2011;128:e299-e307.

2 a 20 anos: meninas
Paralisia cerebral
GMFCS III
Percentis peso/idade

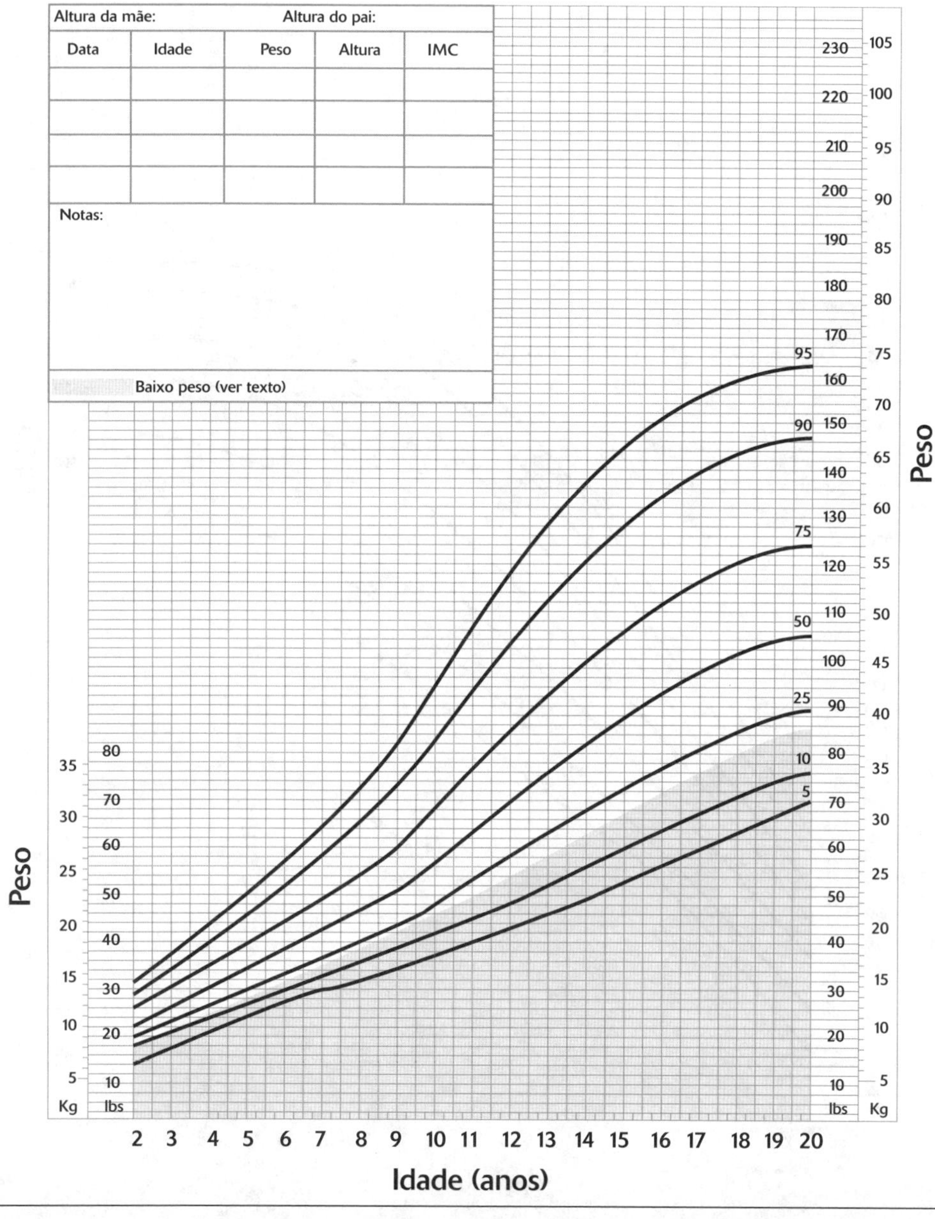

FIGURA 31 Curvas de peso/idade, estatura/idade, IMC/idade para meninas com paralisia cerebral, segundo o desempenho motor da classificação GMFCS III, proposto por Brooks.

Fonte: Pediatrics 2011;128:e299-e307.

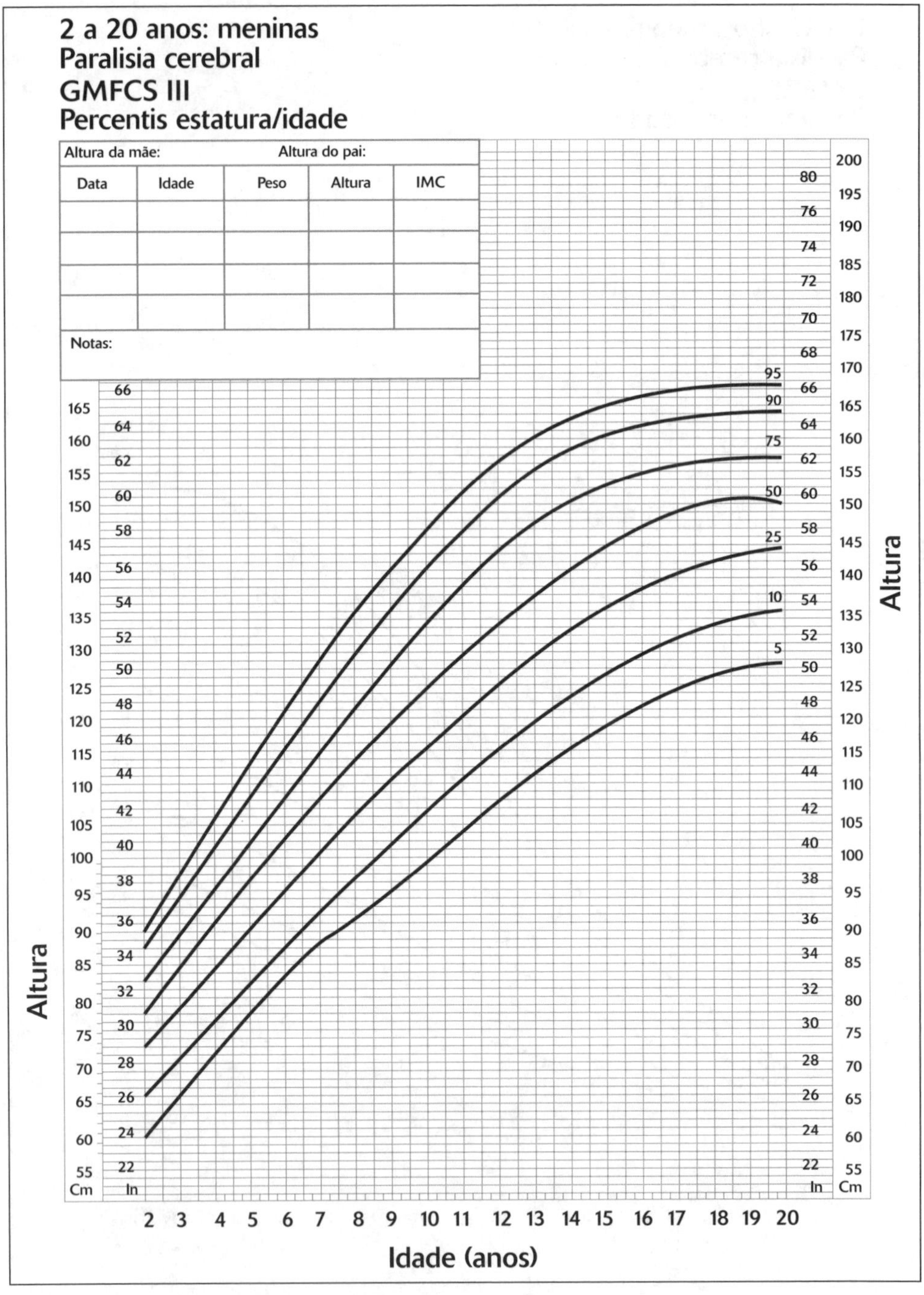

FIGURA 31 Curvas de peso/idade, estatura/idade, IMC/idade para meninas com paralisia cerebral, segundo o desempenho motor da classificação GMFCS III, proposto por Brooks.

Fonte: Pediatrics 2011;128:e299-e307.

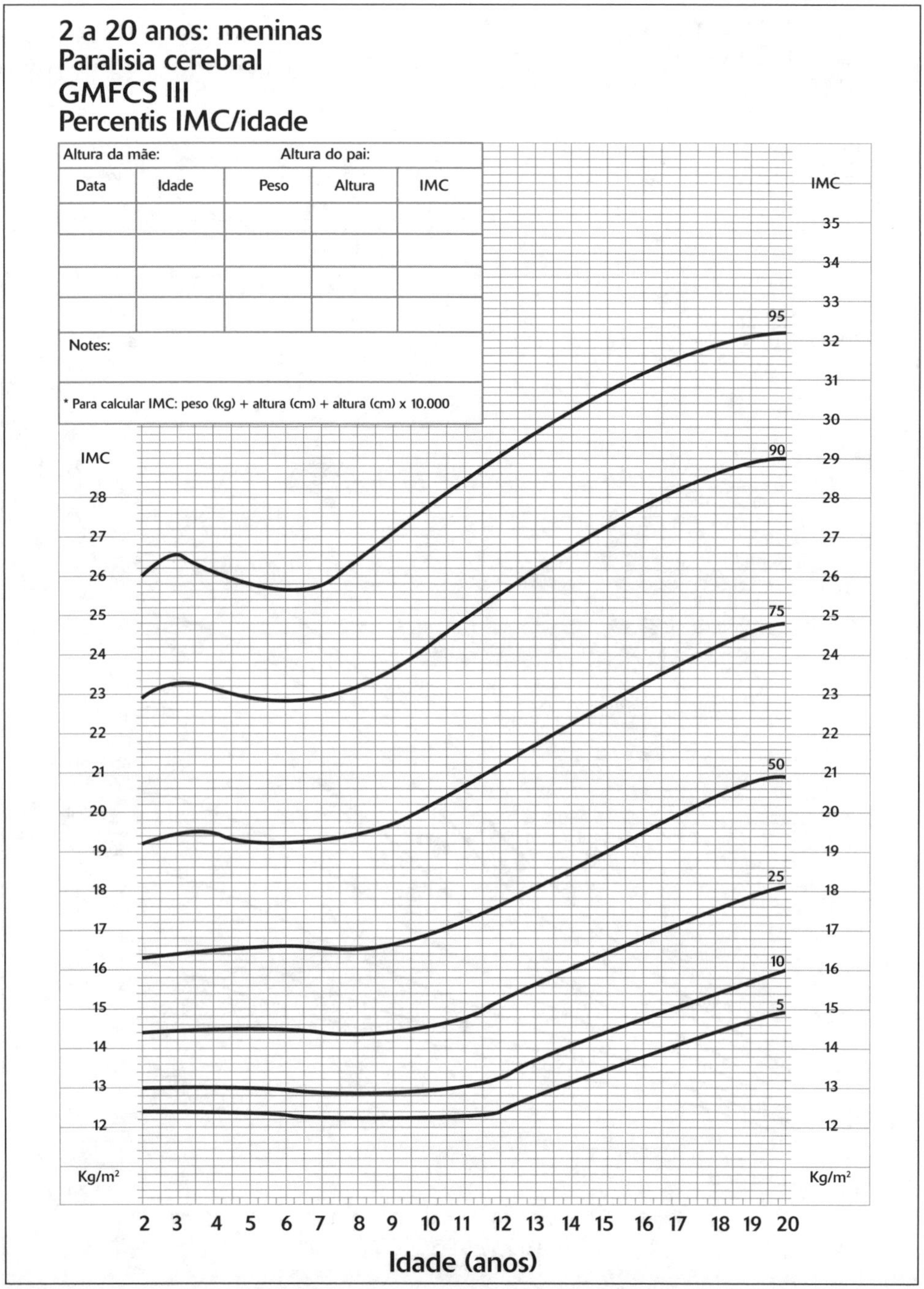

FIGURA 31 Curvas de peso/idade, estatura/idade, IMC/idade para meninas com paralisia cerebral, segundo o desempenho motor da classificação GMFCS III, proposto por Brooks.

Fonte: Pediatrics 2011;128:e299-e307.

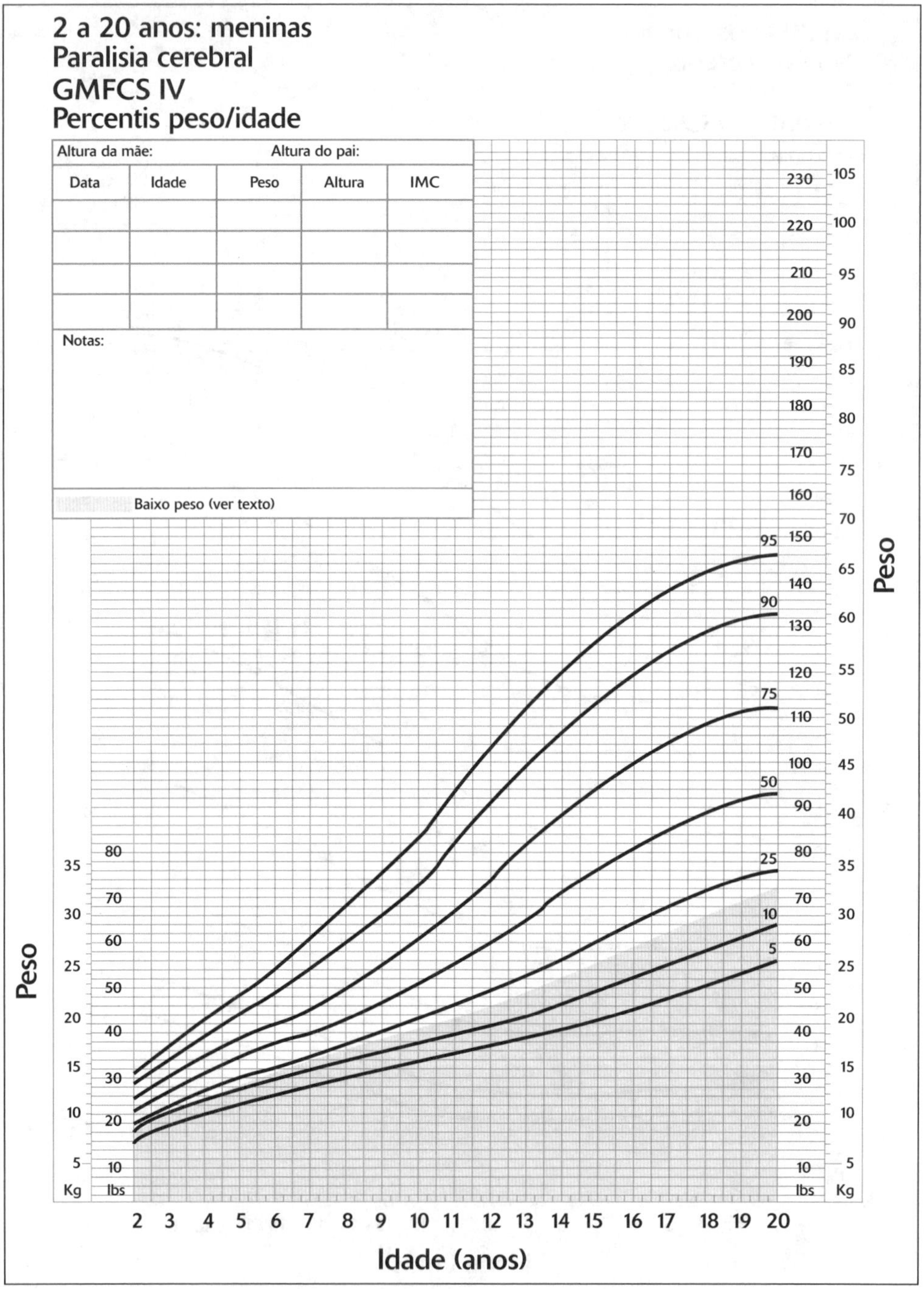

FIGURA 32 Curvas de peso/idade, estatura/idade, IMC/idade para meninas com paralisia cerebral, segundo o desempenho motor da classificação GMFCS IV proposto por Brook.

Fonte: Pediatrics 2011;128:e299-e307.

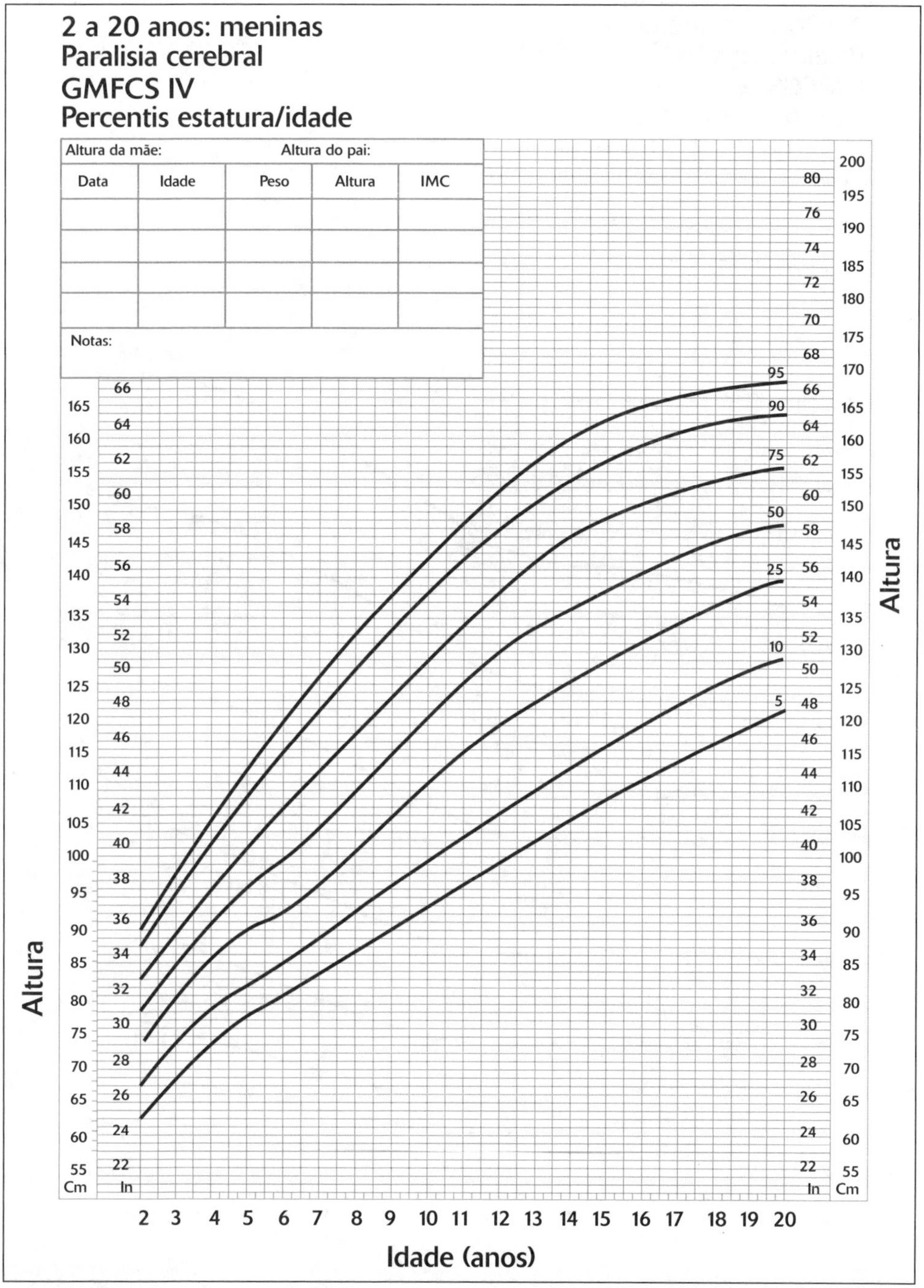

FIGURA 32 Curvas de peso/idade, estatura/idade, IMC/idade para meninas com paralisia cerebral, segundo o desempenho motor da classificação GMFCS IV proposto por Brook.

Fonte: Pediatrics 2011;128:e299-e307.

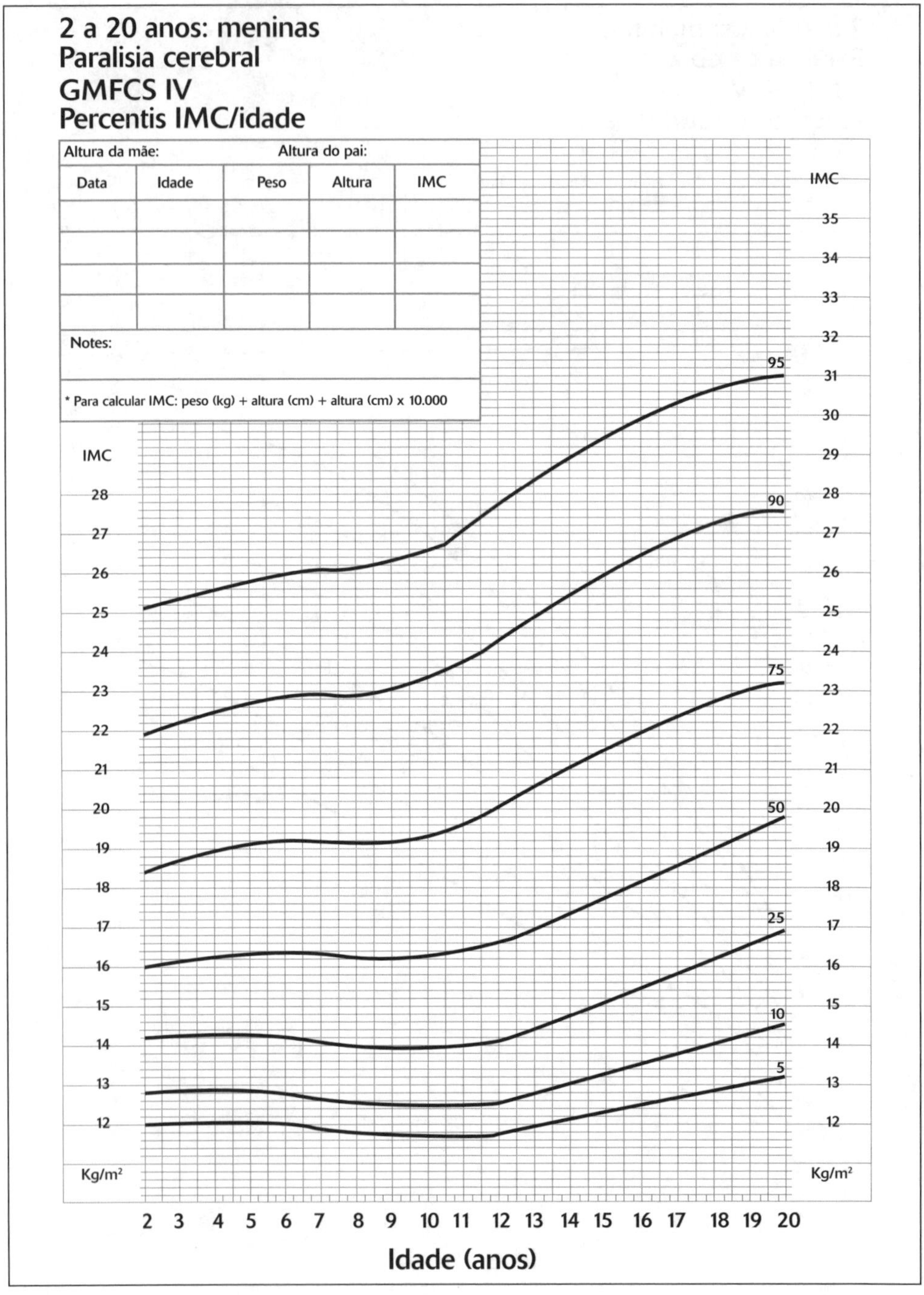

FIGURA 32 Curvas de peso/idade, estatura/idade, IMC/idade para meninas com paralisia cerebral, segundo o desempenho motor da classificação GMFCS IV proposto por Brook.

Fonte: Pediatrics 2011;128:e299-e307.

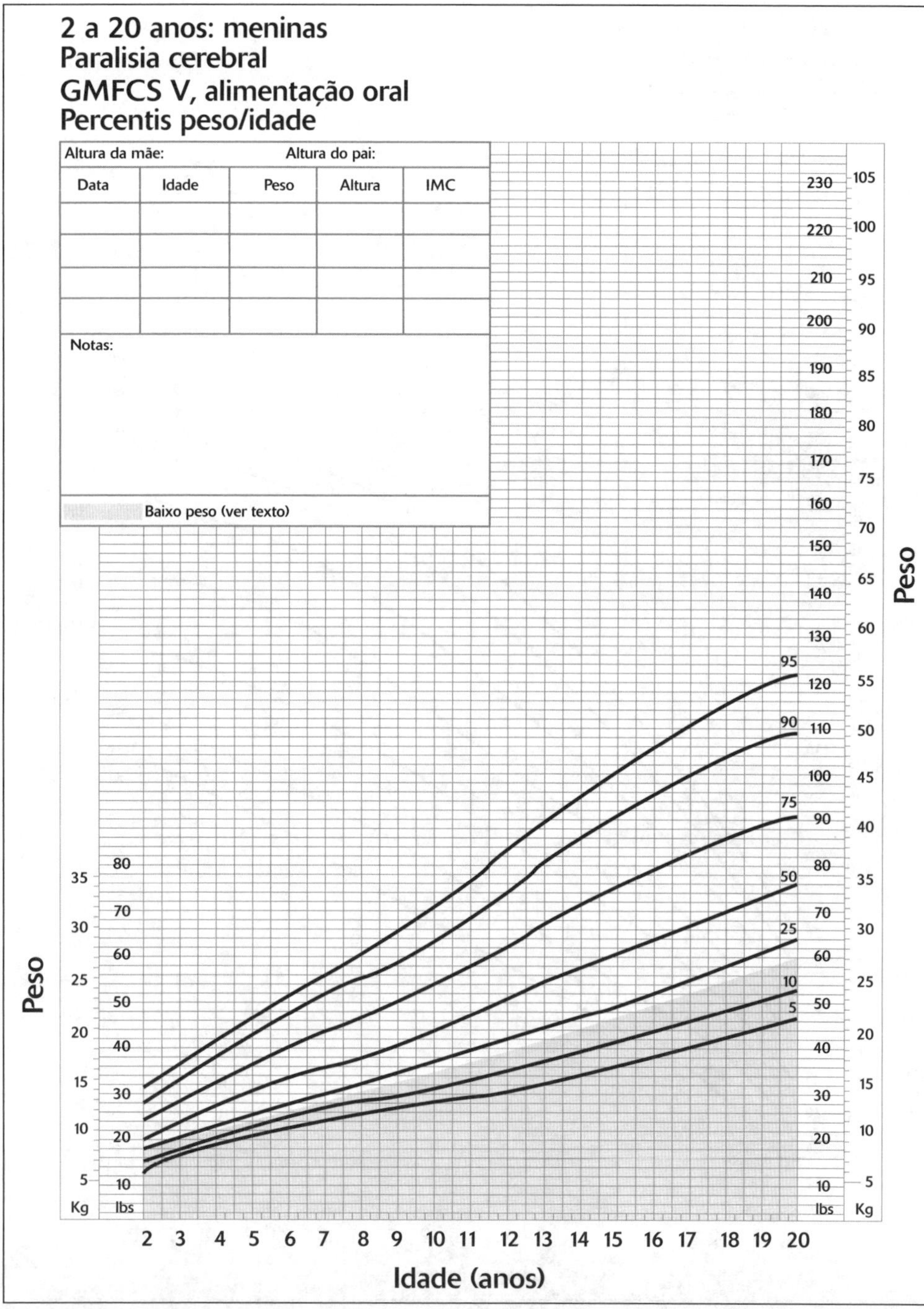

FIGURA 33 Curvas de peso/idade, estatura/idade, IMC/idade para meninas com paralisia cerebral, segundo o desempenho motor da classificação GMFCS V proposto por Brooks.

Fonte: Pediatrics 2011;128:e299-e307.

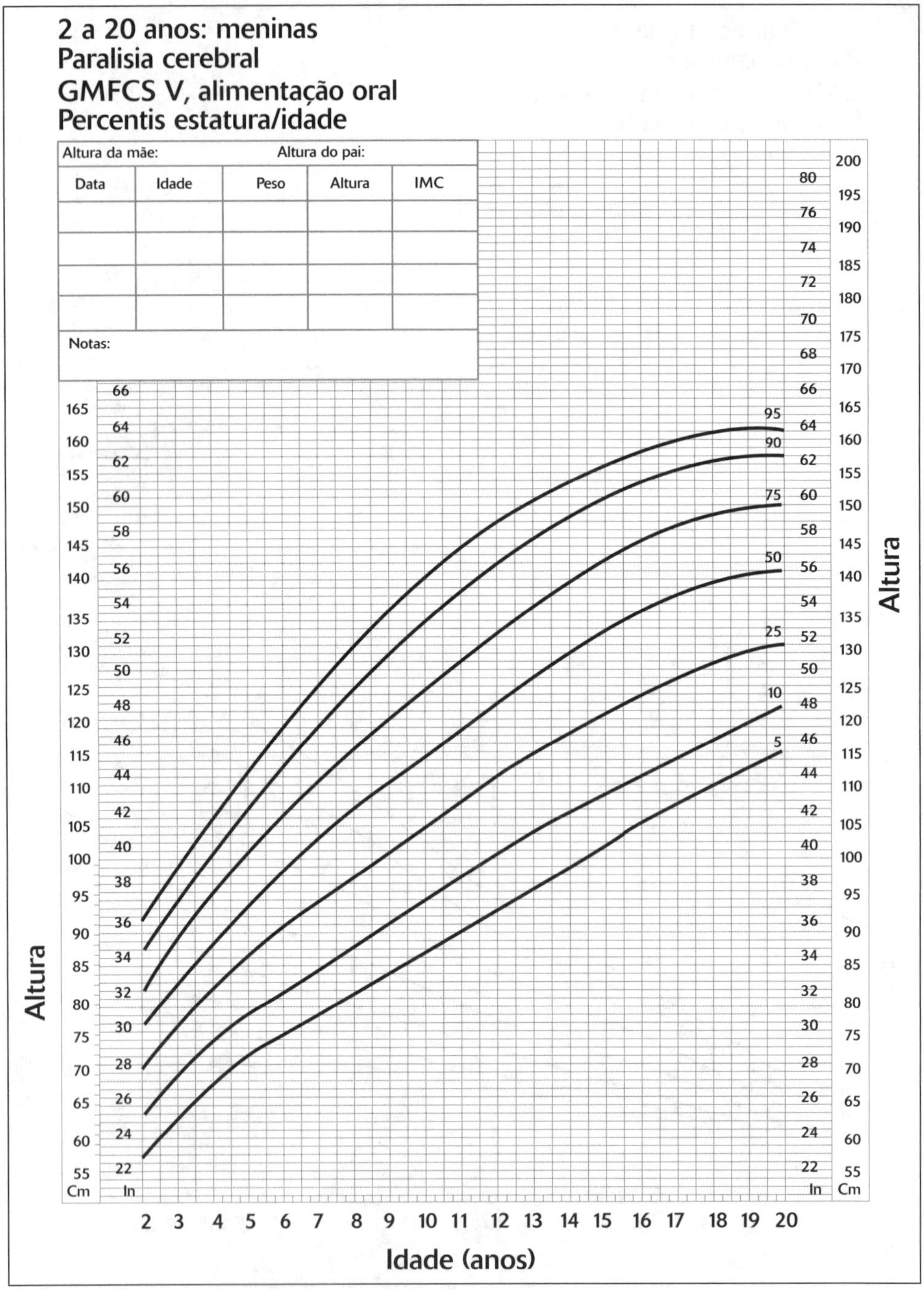

FIGURA 33 Curvas de peso/idade, estatura/idade, IMC/idade para meninas com paralisia cerebral, segundo o desempenho motor da classificação GMFCS V proposto por Brooks.

Fonte: Pediatrics 2011;128:e299-e307.

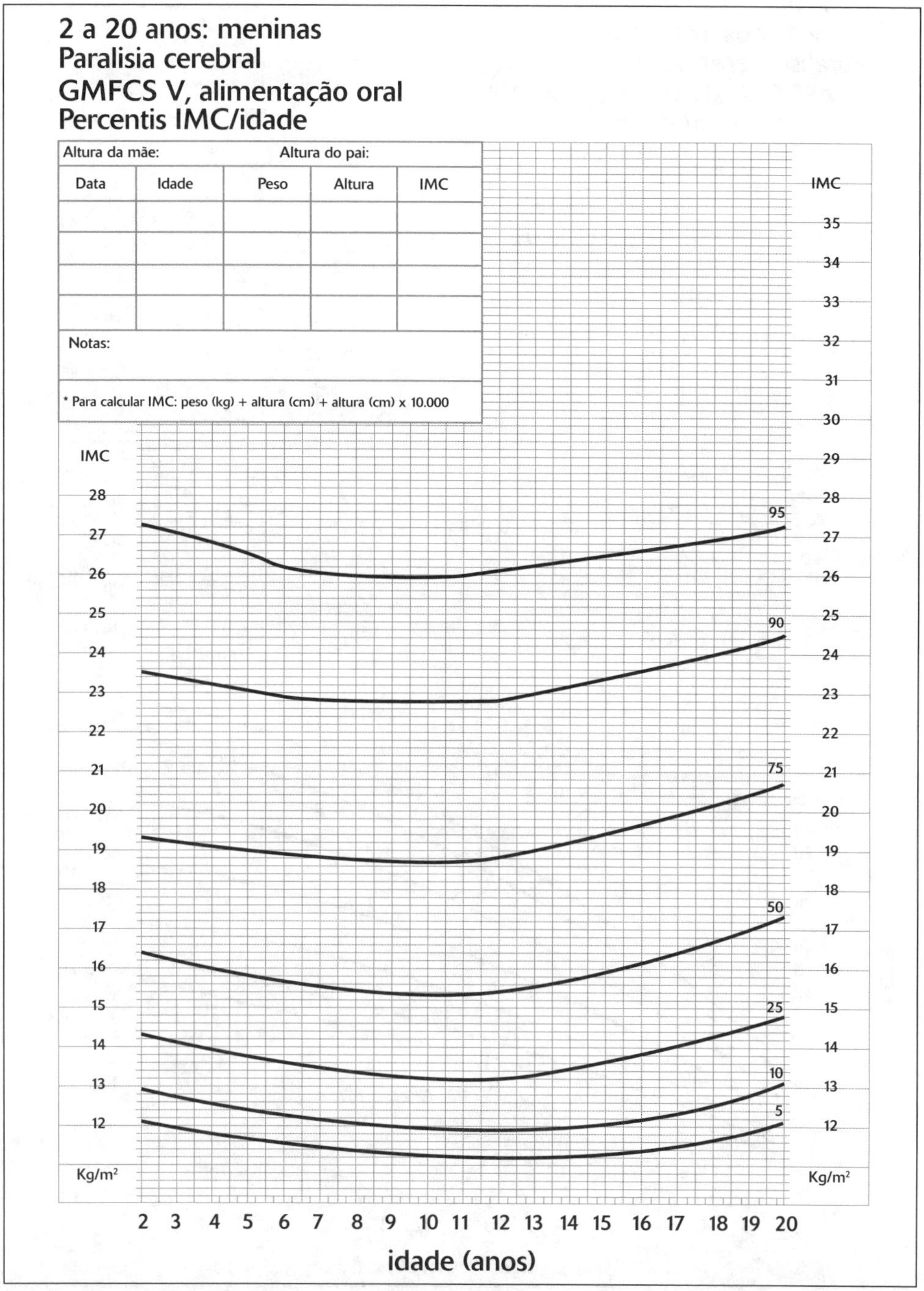

FIGURA 33 Curvas de peso/idade, estatura/idade, IMC/idade para meninas com paralisia cerebral, segundo o desempenho motor da classificação GMFCS V proposto por Brooks.

Fonte: Pediatrics 2011;128:e299-e307.

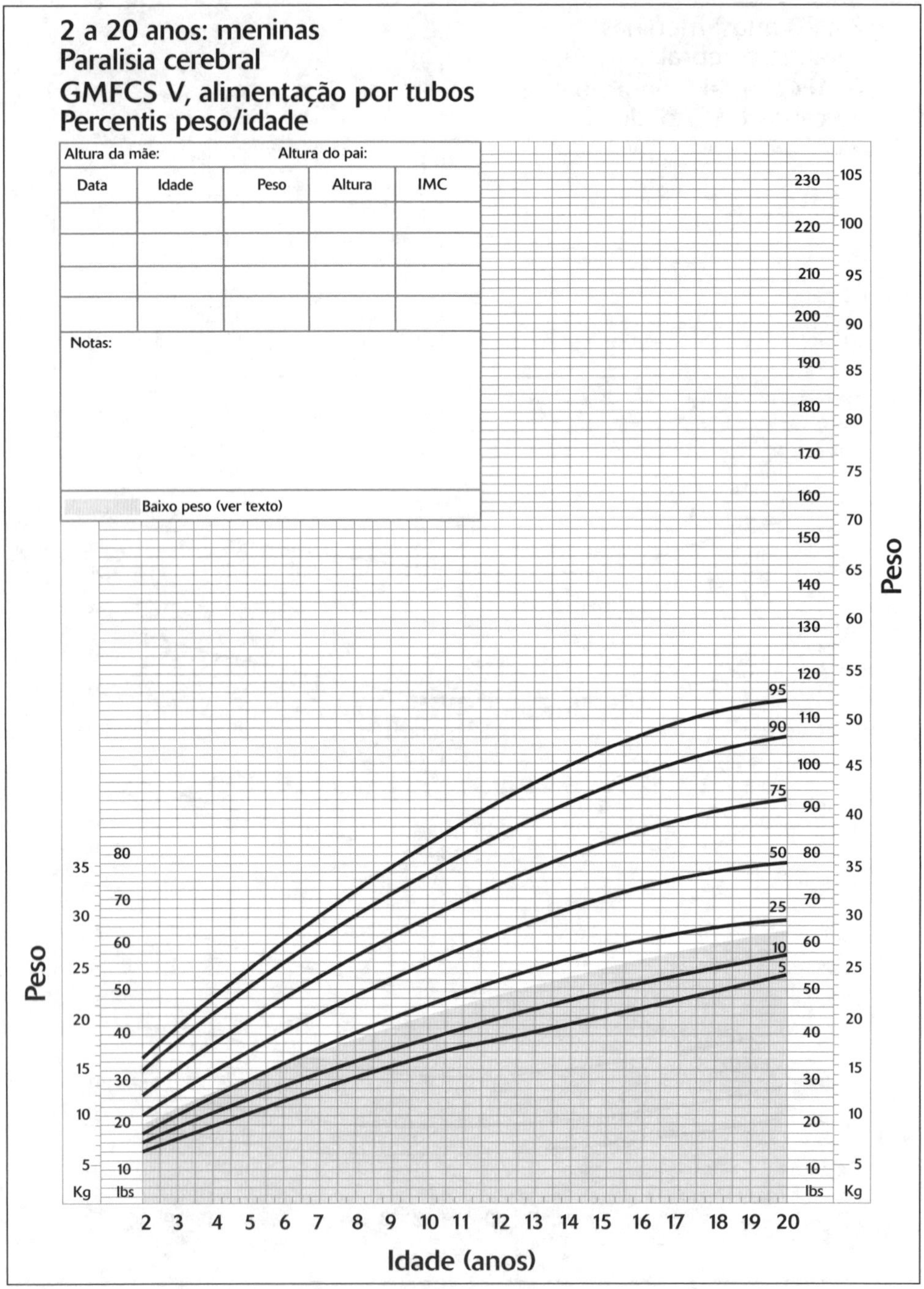

FIGURA 33 Curvas de peso/idade, estatura/idade, IMC/idade para meninas com paralisia cerebral, segundo o desempenho motor da classificação GMFCS V proposto por Brooks.

Fonte: Pediatrics 2011;128:e299-e307.

Índice remissivo

B

C

E

F

G

H

W

Z